T0155526

Abrechnung erfolgreich und optimal

Gute Leistung muss gut bezahlt werden

Je besser Ihre Kenntnis im komplexen Feld der Abrechnung medizinischer Leistungen ist, desto besser ist das Ergebnis für Ihre Praxis bzw. Klinik.

Abrechenbarkeit, Steigerungssätze, analoge Bewertungen, mögliche Ausschlüsse, aktuelle Gerichtsurteile …

Praktische Abrechnungstipps, Auslegungshinweise, Beschlüsse, Richtlinien von KBV und regionalen KVen, G-BA, SGB, BÄK und des Zentralen Konsultationsausschusses für Gebührenordnungsfragen, Berufsverbänden, PVS …

Kassenpatient, Privatpatient, Selbstzahler:

Alle Informationen für die erfolgreich optimierte Abrechnung korrekt, vollständig, verlässlich

Peter M. Hermanns
(Hrsg.)

EBM 2023 Kommentar

12., vollständig überarbeitete Auflage

Unter Mitarbeit von Stephan Turk, Wolfgang Meierin,
Wolfgang Landendörfer, Reinhard Bartezky, Jürgen Büttner,
Constanze Barufke-Haupt und Sonja Mizich

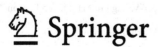 Springer

Hrsg.
Peter M. Hermanns
medical text Dr. Hermanns
München, Deutschland

Dieses Werk basiert auf Inhalten der Datenbank http://arztundabrechnung.de, Springer Medizin Verlag GmbH, Berlin

ISSN 2628-3190   ISSN 2628-3204   (electronic)
Abrechnung erfolgreich und optimal
ISBN 978-3-662-66399-8   ISBN 978-3-662-66400-1   (eBook)
https://doi.org/10.1007/978-3-662-66400-1

Die Deutsche Nationalbibliothek verzeichnet diese Publikation in der Deutschen Nationalbibliografie; detaillierte bibliografische Daten sind im Internet über http://dnb.d-nb.de abrufbar.

Fotonachweis Umschlag: © stockphoto-graf/stock.adobe.com, ID: 144594370
Umschlaggestaltung: deblik, Berlin

Planung: Hinrich Küster
Springer ist ein Imprint der eingetragenen Gesellschaft Springer-Verlag GmbH, DE und ist ein Teil von Springer Nature.
Die Anschrift der Gesellschaft ist: Heidelberger Platz 3, 14197 Berlin, Germany

Inhalt

Inhalt

Inhalt

Die Leistungen der Gebührenpositionen für ambulantes Operieren, Anästhesie, praeoperative und
fachärztliche postoperative Gebührenpositionen der Kapitel 31.2.2 bis 31.2.13, 31.3 Postoperative
Überwachungskomplexe und die Kapitel 31.4.3 bis 31.5.3 wurden wegen des großen Umfangs nicht
mit aufgenommen.

Die Leistungen der belegärztlichen Operationen, Anästhesien, postoperative Überwachung der Kapitel 36.2.2 bis 36.6.3 wurden mit Ausnahme der 36.2.14 wegen des großen Umfangs nicht mit aufgenommen.

Herausgeber und Autoren

Dr. med. Peter M. Hermanns [Hrsg.]

Geboren 1945 in Neumünster. Studium der Medizin in Hamburg. Weiterbildung: Innere Medizin im Forschungsinstitut Borstel, Radiologie an der Universitätsklinik Eppendorf in Hamburg.

1981 Niederlassung als Allgemeinmediziner in Hamburg. , dann 1995–1999 in München.

1986/87 Lehrauftrag für Allgemeinmedizin an der Medizinischen Fakultät der Universität Marburg.

Seit 1985 Geschäftsführer der Agentur medical text Dr. Hermanns in München und des medizinischen Online-Dienstes www.medical-text.de, der sich speziell an Ärzte in Praxis und Klinik wendet.

Die Agentur medical text hat zahlreiche Bücher im Bereich ärztlicher Abrechnung, Praxis-Organisation, Diagnostik und Therapie, Praxis- und Klinik-Marketing erarbeitet.

Dr. Hermanns hat für die Verlage Ecomed, Huber, Deutscher Ärzte Verlag, Elsevier Verlag, Rowohlt Verlag, Mosaik Verlag und Springer Verlag, aber auch für Pharmafirmen Broschüren und Bücher konzipiert und herausgegeben. Zu medizinischen Themen Mitarbeit an zahlreichen Publikumszeitschriften und beim Radio Schleswig-Holstein.

Seit Juli 2017 Chefredakteur der von der Agentur medical text Dr. Hermanns 2017 konzipierten Datenbank zur ärztlichen Abrechnung der verschiedenen Gebührenordnungen, die inzwischen der Springer Verlag, Berlin übernommen hat. (https://www.springermedizin.de/goae-ebm/15083006).

Dr. med. Reinhard Bartezky

Facharzt für Kinderheilkunde und Jugendmedizin Jahrgang 1968, Medizinstudium an FU und HU Berlin, Facharztausbildung Kinderklinik Lindenhof, Oberarzt in der Klinik für Kinder- und Jugendmedizin Bad Saarow, in eigener Praxis seit 2005, Sprecher des Honorarausschusses des Berufsverbandes der Kinder- und Jugendärzte (BVKJ), Landesverbandsvorsitzender LV Berlin und Mitglied im Bundesvorstand (BVKJ).

Constanze Barufke-Haupt

Geboren 1988 in Bad Muskau, Fachanwältin für Medizinrecht. Studium der Rechtswissenschaften an der Humboldt-Universität zu Berlin. Rechtsreferendariat beim Kammergericht Berlin.

Seit 2014 Rechtsanwältin bei D+B Rechtsanwälte Partnerschaft mbB. Spezialisiert auf die Beratung von Ärzten, Psychotherapeuten und MVZ insbesondere zu Fragen der Abrechnung und Honorarverteilung. Mitarbeiterin an der Springer Abrechnungs-Datenbank.

Mitglied der Arbeitsgemeinschaft für Medizinrecht im DAV sowie der Deutschen Gesellschaft für Kassenarztrecht e.V.

Dr. Jürgen Büttner

Geboren 1955 in Nürnberg, Abitur am Gymnasium Hersbruck 1975, seit 1977 verheiratet, die Ehefrau arbeitet als Diplom-Betriebswirtin, MFA, N.Pa, Verah in der Hausarztpraxis von Anfang an mit. Zwei erwachsene Kinder mit abgeschlossener Berufsausbildung.

Eintritt in die Bundeswehr 1975, Übernahme zum Sanitätsoffizier. Studium an der Friedrich-Alexander-Universität Erlangen-Nürnberg von 1976 bis 1982, dort Erlangung der Promotion zum Dr. med. 1983; Beginn der Weiterbildung zum Allgemeinarzt bzw. Vorbereitung auf die Tätigkeit als Fliegerarzt der Bundeswehr im Bundeswehrkrankenhaus Amberg; Fliegerarzt und Leiter Sanitätsbereich vom 01.04.1984 bis 30.06.1989.

Ab 1989 Abschluss der Weiterbildung zum Facharzt für Allgemeinmedizin am Bundeswehrkrankenhaus Bad Wildbad sowie in einer Allgemeinarztpraxis, Prüfung durch die Bayer. Landesärztekammer im September 1990.

Durch regelmäßige Lehrgänge, Seminare und Fortbildungsmaßnahmen Erwerb der Zusatzbezeichnungen Chirotherapie, Sportmedizin und Betriebsmedizin.

Eröffnung einer Hausarztpraxis am 01.10.1990, erste Weiterbildungs-Ermächtigung 1996, Erweiterung zur Gemeinschaftspraxis zum 01.04.2002.

Ausbildungsstätte für Medizinische Fachangestellte seit 1992, als Betriebsmediziner tätig in vielen Firmen der Region seit 1989.

Seit 1996 Mitgliedschaft im Bayerischen Hausärzteverband, dabei von 2000 bis 2018 als Schatzmeister, ab 2018 als erster stv. Landesvorsitzender Mitglied des Geschäftsführenden Vorstands des Hausärzteverbands.

Ebenfalls seit 1996 berufspolitisch aktiv in der KVB in verschiedensten Positionen wie z. B. Vorsitzende Bereitschaftsdienstausschuss, Vorsitzender Finanzausschuss.

Dr. med. Wolfgang Landendörfer

Geboren 1959 in Wunsiedel i. Fichtelgebirge, Studium der Humanmedizin in Erlangen und Promotion. Studium der Lebensmitteltechnologie in Berlin mit Abschluss als Diplomingenieur für Lebensmitteltechnologie.

Facharzt für Kinderheilkunde und Jugendmedizin, Ernährungsmediziner. Seit 2002 in eigener Praxis niedergelassen in Nürnberg-Mögeldorf.

Honorarbeauftragter des BVKJ in Bayern und Mitglied im Bundeshonorarausschuss des BVKJ (Bundesverband der Kinder- und Jugendärzte).

Dr. med. Wolfgang Meierin

Geboren am 19. Mai 1961 in München. 1967 – 1980 Schulausbildung in München, anschließend Studium der Humanmedizin/LMU München.

Von Mai 1989 bis August 1990 Wehrdienst als Truppenarzt bei der Luftwaffensanitätsstaffel Erding.

Danach bis Juni 1992 Assistenzarzt der Herzchirurgischen Klinik am ZK Augsburg. Von Juni 1992 – August 1997 Assistenzarzt der Medizinischen Abteilung am Kreiskrankenhaus Bad Aibling und der I. Medizinischen Klinik, Klinikum Rosenheim, Ausbildung zum Notarzt.

Anerkennung zum Internisten im August 1999. April 2001 Niederlassung als Internist München am Goetheplatz Seit Juni 2000 Internistischer Sachverständiger am Sozialgericht München und Landessozialgericht Bayern.

Seit 1999 Mitglied im Berufsverband deutscher Internisten.

Sonja Mizich

Jahrgang 1982, nach erfolgreicher Ausbildung zur medizinischen Fachangestellten folgte die weitere Qualifikation zur Praxismanagerin. Seit 2002 in leitender Funktion bei Dr. Wolfgang Landendörfer in einer großen Kinder- und Jugendarztpraxis in Nürnberg tätig.

Umfangreiche, bundesweite Vortragstätigkeit in allen pädiatrisch abrechnungsrelevanten Themengebieten für den BVKJ und Pädnetz Bayern.

Organisation und Referententätigkeit der „Freischwimmerworkshops" für effizientes Praxismanagement für Ärzte in Nürnberg und Berlin.

Leitung und Referententätigkeit der überregionalen Fortbildungsreihen „Kompaktabrechnungsworkshop BVKJ" und „Mach Dich schlau am Mittwoch" für medizinische Fachangestellte und Ärzte.

Mitautorin des erfolgreichen Abrechnungsratgebers „pädiatrische UV-GOÄ-Fibel". Außerdem ist Fr. Mizich Mitglied im Team der BVKJ-Service-GmbH für die Verhandlung von Selektivverträgen in Bayern.

Stephan Turk

Geboren 1966 in Solingen, nach der Lehre zum Informationselektroniker, Abitur auf dem 2. Bildungsweg und Freiberuflicher EDV-Trainer.

Seit 1992 bei der Kassenärztlichen Vereinigung Thüringen zunächst als Geschäftsführungsassistent, Hauptabteilungsleiter Abrechnung und nunmehr als Stabsstellenleiter Grundsatzfragen Honorar, EBM, HVM und ASV tätig.

Seit vielen Jahre wurden (und werden weiterhin) Seminare u.a. zu den Themen EBM, Plausibiltätsprüfung und Wirtschaftlichkeitsprüfung durchgeführt, sowie mehrere Publikationen zum Thema EBM und Abrechnung im Rahmen der GKV erstellt.

Abkürzungsverzeichnis

Abs.	Absatz
Ärzte-ZV	Zulassungsverordnung für Vertragsärzte
AEV	Verband der Arbeiter-Ersatzkassen
AG	Amtsgericht
Allg. Best.	Allgemeine Bestimmungen des EBM
Anm.	Anmerkung
AOK	Allgemeine Ortskrankenkasse
Art.	Artikel
ASV	ambulanten spezialfachärztlichen Versorgung
Az.	Aktenzeichen
BAanz	Bundesanzeiger
BÄK	Bundesärztekammer
BAnz.	Bundesanzeiger
BASFI	Bath Ankylosing Spondylitis Functional Index
BEG	Bundesentschädigungsgesetz
BG	Berufsgenossenschaften
BGBl.	Bundesgesetzblatt
BGH	Bundesgerichtshof
BKK	Betriebskrankenkassen
BMÄ	Bewertungsmaßstab – Ärzte
BMA	Bundesministerium für Arbeit und Sozialordnung (jetzt BMGS)
BMG	Bundesministerium für Gesundheit
BMV, BMV-Ä	Bundesmantelvertrag-Ärzte, vereinbart zwischen KBV und Bundesverbänden der Primärkassen
BSG	Bundessozialgericht bzw. Entscheidungssammlung des BSG mit Angabe des Bandes und der Seite
Buku	Bundesknappschaft
BVerfG	Bundesverfassungsgericht
DÄ	Deutsches Ärzteblatt, erscheint im Deutschen Ärzteverlag, Köln
DGUV	Deutsche Gesetzliche Unfallversicherung
EBM	Einheitlicher Bewertungsmaßstab gem. § 87 SGB V
ECLAM	Funktions-Fragebogen
E-GO	Ersatzkassen-Gebührenordnung
EK	Ersatzkassen
EKV	Arzt-/Ersatzkassenvertrag
G-BA	Gemeinsamer Bundesausschuss
GKV	Gesetzliche Krankenversicherung
GOA-BÄK	Gebührenordnungsausschuss der Bundesärztekammer
GOÄ	Gebührenordnung für Ärzte (amtliche Gebührenordnung)
GOP	Gebührenordnung für Psychologische Psychotherapeuten und Kinder- und Jugendlichentherapeuten (amtliche Gebührenordnung)
GOP	in der Regel auch: Gebührenordnungsposition
GOZ	Gebührenordnung für Zahnärzte (amtliche Gebührenordnung)
HAQ	Health Assessment Questionnaire (Fragebogen)
HSET	Heidelberger Sprachentwicklungstest
HVM	Honorarverteilungsmaßstab

i.d.R.	in der Regel
ICD	Internationale Klassifikation der Krankheiten
ICF	Internationale Klassifikation der Funktionsfähigkeit, Behinderung und Gesundheit
ICSI	intrazytoplasmatische Spermieninjektion
IGeL	Individuelle Gesundheitsleistungen
IKK	Innungskrankenkassen
IVF	In-vitro-Fertilisation
JAS	Jugendarbeitsschutz
JVEG	Justizvergütungs- und entschädigungsgesetz
KA	für diese Leistung hat der Bewertungsausschuss keine Kalkulationszeitvorgaben
KBV	Kassenärztliche Bundesvereinigung, Berlin
KK	Krankenkasse
KV	Kassenärztliche Vereinigung
LG	Landgericht
LK	Landwirtschaftliche Krankenkasse, jetzt SVLFG
LSG	Landessozialgericht
MDK	Medizinischer Dienst der Krankenversicherung
MMST	Mini-Mental-Status-Test
Nr.	Nummer
Nrn.	Nummern
NUB	Richtlinien über neue Untersuchungs- und Behandlungsmethoden (inzwischen durch BUB-Richtlinien ersetzt)
OLG	Oberlandesgericht
OPS	Operationen- und Prozedurenschlüssel
OVG	Oberverwaltungsgericht
PET	Psycholinguistischer Entwicklungstest
PGBA	Pflegegesetzadaptiertes Geriatrisches Basisassessment
PK	Primärkassen, dazu zählen:
	• Betriebs-KK
	• BundeskappschaftInnungs-kk
	• Landwirtschaftliche KK
	• Primärkassen
	• Orts-KK
	• See-KK
PKV	Private Krankenversicherung
Primärkassen	Orts-, Betriebs-, Innungskrankenkassen, landwirtschaftliche Krankenkassen, Seekasse, Bundesknappschaft
PsychThG	Psychotherapeutengesetz
RLV	Regelleistungsvolumen
SGB I	Sozialgesetzbuch – Erstes Buch (I), Allgemeiner Teil
SGB IV	Sozialgesetzbuch – Viertes Buch (V), enthält die Vorschriften zur Sozialversicherung
SGB V	Sozialgesetzbuch – Fünftes Buch (V), enthält das Krankenversicherungs- und auch das Kassenarztrecht
SGB X	Sozialgesetzbuch – Zehntes Buch (X), Verwaltungsverfahren und Sozialdatenschutz
SG	Sozialgericht
SKT	Syndrom-Kurztest, Demenztest
StGB	Strafgesetzbuch

STIKO	Ständige Impfkommission am Robert-Koch-Institut
TFDD	Test zur Früherkennung von Demenzen mit Depressionsabgrenzung
VdAK	Verband der Angestellten-Krankenkassen
ZKA-BÄK	Zentraler Konsultationsausschuss für Gebührenordnungsfragen bei der Bundesärztekammer, gebildet aus Vertretern des Bundesministeriums für Gesundheit, des Bundesministeriums des Inneren, des PKV-Verbandes, der Bundesärztekammer sowie eines nicht stimmberechtigten Vertreters der Privatärztlichen Verrechnungsstellen
ZPO	Zivilprozessordnung
z.T.	zum Teil

Vorwort

In dieser kommentierten 12. Gesamtausgabe des EBM 2023 für Ärzte verschiedener Fachrichtungen in Klinik und Praxis finden Sie die zahlreichen Änderungen der letzten 4 Quartale aus 2022 inklusive der Anhebung des Orientierungswerts zum **1. Januar 2023 auf 11,4915 Cent je Punkt**.

Nach Redaktionsschluss veröffentlichte Ergänzungen des Bewertungsausschusses der KBV zur Gebührenordnung EBM finden Sie wie bisher zu diesem Buch als pdf-Datei zum Download unter www.springermedizin.de/hermannsEBM.

Kritisch muss man anmerken, dass nicht nur die Systematik der Darstellung der Beschlüsse seitens KBV deutlich verbessert werden könnte, sondern auch, dass mit jedem Beschluß die Komplexität des EBM steigt und für Verwirrung in der Ärzteschaft sorgt. Die einfachste Art für Sie, kurz vor einem neuen Quartal nach Änderungen zu suchen, sind die Internetseiten Ihrer KV oder die Seiten des Bewertungsausschusses – hier finden Sie auch ältere Quartale: https://www.kbv.de/html/beschluesse_des_ba.php.

Die Frequenz der Änderungen, Streichungen und Neuaufnahmen von Gebührenordnungspositionen steigt seit Jahren. Dazu gekommen sind leider oft nur befristete, teilweise nur kurzzeitig gültige Gebührenordnungspositionen – gelegentlich auch mit kurzfristig veröffentlichten neuerliche Änderung. EBM-Klarheit mit nachhaltigen Abrechnungspositionen ist in diesen Zeiten weit in die Ferne gerückt – eine höchst bedauernswerte Entwicklung für die abrechnenden Praxen.

In der Tat sind wirklich nur Leser*innen des KBV-Newsletters immer auf dem aktuellen Stand. Selbst wenn Themen um das Coronavirus wie Impfstoffe, Impfstoffbestellung nach wie vor prioritär auftauchen, werden auch andere Aktualisierung dort zeitnah veröffentlicht. Das Abonnement dieses Newsletters lohnt sich!

Gleichzeitig soll und muss der EBM aber auch den medizinischen Fortschritt berücksichtigen. Sofern der gemeinsame Bundesausschuss (G-BA) festgestellt hat, dass die gesetzliche Krankenversicherung für eine ärztliche Leistung leistungspflichtig ist, haben die Gremien 6 Monate Zeit, diese in den EBM aufzunehmen. Bleibt dies aus, kann der Vertragsarzt/-in diese Leistung dem Patienten auf der Basis der Gebührenordnung Ärzte (GOÄ) in Rechnung stellen. Die Krankenkassen haben diese sodann auszugleichen. Die Möglichkeit einer analogen Abrechnung, in der GOÄ üblich, verbietet sich im EBM.

Vor diesem Hintergrund lebt der EBM. Die Akteure des Systems bedürfen mitunter eines großen Organisationtalents, die Vertragsärzte/-innen zeitnah über die Anpassungen und Änderungen zu informieren. Hier will das vorliegende Werk helfen.

Die Rechtsprechung des Bundessozialgerichtes hat mehrfach festgestellt, dass der EBM wortgleich auszulegen ist. Wenn dem so ist, sollte man erwarten dürfen, dass die Formulierungen, die die ärztlichen Leistungen beschreiben, die sogenannten Leistungslegenden, eindeutig sind. Wer sich jedoch mit der offiziellen amtlichen Version befasst, wird feststellen, dass bei vielen Formulierungen Interpretationsspielräume offengelassen werden.

Auch da soll dieses Werk hinweisgebend helfen. Hierbei muss jedoch darauf verwiesen werden, dass die Hinweise lediglich die persönliche Auffassung der Autoren und keine rechtsverbindlichen Aussagen darstellen.

In diesem Zusammenhang würden wir Sie gern motivieren, das Werk auch zu Ihrem täglichen Nachschlagewerk zu machen. Bei Fragen in der Anwendung des EBM's bitten wir Sie, diese zu formulieren und uns zur Kenntnis zu geben. Jede Frage, die uns erreicht, zeigt an, an welchen Stellen Interpretationsspielräume und Ermessensentscheidungen im Praxisalltag bestehen können. Die Beantwortung Ihrer Anfragen wäre für Sie selbstverständlich kostenfrei. Die Hinweise werden wir so dann in den nächsten Ausgaben aufnehmen.

Über zahlreiche Fragen, die in ihrer Beantwortung diesen EBM-Kommentar bereichern und ergänzen werden, sind wir dankbar.

Es ist das Anliegen von uns Autoren, Ihnen Hinweise zur Umsetzung zu geben, um Ihnen die Anwendung des EBM und damit einhergehend die Abrechnung Ihrer ärztlichen Leistungen zu erleichtern.

Obwohl bereits für diese Ausgabe angekündigt, lässt die **Zusammenlegung der Kapitel für die Chirurgie und die Orthopädie** immer noch auf sich warten. Wir hoffen, dass diese Neugestaltung nun endlich **im nächsten Jahr vollzogen wird**.

Bis dahin wünschen wir, dass Ihnen dieses Werk zu einer korrekten und erfolgreichen Abrechnung verhilft.

München, im Dezember 2022
Dr. Peter M. Hermanns – Dr. Jürgen Büttner

Wichtige Links zu Corona

- **COVID-19-SCHUTZIMPFUNG IN ARZTPRAXEN** – ABRECHNUNG UND DOKUMENTATION
  https://www.kbv.de/media/sp/COVID-19 Impfung_PraxisInfo_Abrechnung_Dokumentation.pdf
  https://www.kvbb.de/coronavirus/covid-19-impfungen/arztpraxen/abrechnung-und-dokumentation/
- **ÜBERSICHT: TESTS AUF SARS-CoV-2 IN DER ARZTPRAXIS**
  Die KV Nordrhein gibt eine gute Übersicht zu den Voraussetzungen und der Abrechnung von Corona-Test unter: https://coronavirus.nrw/wp-content/uploads/2020/08/kurzversion_verguetungs-uebersicht.pdf

Bitte informieren Sie sich bei der für Sie zuständigen KV über ggf. regionale Besonderheiten!

I Allgemeine Bestimmungen

1 Berechnungsfähige Leistungen, Gliederung und Struktur

Der Einheitliche Bewertungsmaßstab bestimmt den Inhalt der berechnungsfähigen Leistungen und ihr wertmäßiges, in Punkten ausgedrücktes Verhältnis zueinander. Die Begriffe Einzelleistung, Leistungskomplex, Versichertenpauschale, Grund-, Konsiliar- oder Zusatzpauschale, Strukturpauschale sowie Qualitätszuschlag beziehen sich auf berechnungsfähige Gebührenordnungspositionen. Mit Bezug auf diese Abrechnungsbestimmungen werden die Begriffe Pauschale, Versichertenpauschale, Grund-, Konsiliar- oder Zusatzpauschale mit dem Begriff Pauschale zusammengefasst. Der Katalog der berechnungsfähigen Gebührenordnungspositionen ist abschließend und einer analogen Berechnung nicht zugänglich. In Gebührenordnungspositionen enthaltene – aus der Leistungsbeschreibung ggf. nicht erkennbare – Teilleistungen sind im Verzeichnis nicht gesondert berechnungsfähiger Leistungen in Anhang 1 aufgeführt. Leistungen, die durch den Bewertungsausschuss als nicht berechnungsfähig bestimmt werden, sind im Anhang 4 zum EBM aufgeführt.

Kommentar:

Diese Einleitung stellt klar, dass nur die im EBM verzeichneten Leistungen zu Lasten der gesetzlichen Krankenkassen abgerechnet werden können. Analoge Heranziehung einzelner Leistungen, wie sie nach der GOÄ möglich sind, sind im System der vertragsärztlichen/psychotherapeutischen Abrechnung nicht zulässig. Wird eine Leistung erbracht, die im EBM nicht beschrieben ist, sollte im Zweifel die zuständige Kassenärztliche Vereinigung über eine Abrechnungsfähigkeit befragt werden.

Teilleistungen, die – wenn auch nicht immer aus der Beschreibung erkennbar – in Gebührenordnungspositionen enthalten sind, werden mit der Vergütung für diese Positionen abgegolten und sind nicht gesondert abrechnungsfähig. Eine Auflistung dieser nicht gesondert abrechnungsfähigen Teilleistungen findet sich in Anhang 1. Diese Teilleistungen dürfen, da sie Inhalt einzelner Gebührenordnungspositionen sind, dem Patienten auch nicht privat – z.B. als Individuelle **Ge**sundheitsleistung (IGeL-Leistungen) – in Rechnung gestellt werden. In der Anlage 4 sind diejenigen Leistungen aufgelistet, die vom Bewertungsausschuss als nicht berechnungsfähig bestimmt wurden.

1.1 Bezug der Allgemeinen Bestimmungen

Die Inhalte dieser Allgemeinen Bestimmungen nehmen ebenso wie die Beschreibungen der Leistungsinhalte von Gebührenordnungspositionen aus Vereinfachungsgründen nur Bezug auf den Vertragsarzt. Sie gelten gleichermaßen für Vertragsärztinnen, Psychologische Psychotherapeutinnen, Psychologische Psychotherapeuten, Kinder- und Jugendlichenpsychotherapeutinnen sowie Kinder- und Jugendlichenpsychotherapeuten, angestellte Ärzte, angestellte Ärztinnen, Medizinische Versorgungszentren sowie für weitere Leistungserbringer, die an der vertragsärztlichen Versorgung teilnehmen, es sei denn, die Berechnungsfähigkeit einzelner Gebührenordnungspositionen ist ausschließlich dem Vertragsarzt vorbehalten.

Kommentar:

Die im Laufe der Zeit über den eigentlichen „Adressatenkreis" des ehemaligen „Kassenarztrechts" deutlich hinausgewachsene Zahl der im System zulassungsfähigen „Leistungserbringer" hat diese Klarstellung notwendig gemacht. Gesondert erwähnt werden gegenüber dem EBM 2000plus angestellte Ärztinnen und Ärzte sowie medizinische Versorgungszentren.

1.2 Zuordnung der Gebührenordnungspositionen in Bereiche

Die berechnungsfähigen Gebührenordnungspositionen sind nachfolgenden Bereichen zugeordnet:
- II. Arztgruppenübergreifende allgemeine Gebührenordnungspositionen,
- III. Arztgruppenspezifische Gebührenordnungspositionen,
- IV. Arztgruppenübergreifende bei spezifischen Voraussetzungen berechnungsfähige Gebührenordnungspositionen.
Kostenpauschalen stellen einen eigenständigen Bereich V dar.
- V. Kostenpauschalen,
- VII. Ausschließlich im Rahmen der ambulanten spezialfachärztlichen Versorgung (ASV) berechnungsfähige Gebührenordnungspositionen,
- VII. Ausschließlich im Rahmen der ambulanten spezialfachärztlichen Versorgung (ASV) berechnungsfähige Gebührenordnungspositionen.

© Springer-Verlag GmbH Deutschland, ein Teil von Springer Nature 2023
P. M. Hermanns (Hrsg.), *EBM 2023 Kommentar*, Abrechnung erfolgreich
und optimal, https://doi.org/10.1007/978-3-662-66400-1_1

Kommentar:

Hier wird die übergeordnete Struktur des EBM aufgezeigt, der neben – grundsätzlich für alle Ärzte abrechnungsfähigen – arztgruppenübergreifenden allgemeinen Gebührenordnungspositionen auch arztgruppenübergreifende spezielle Gebührenordnungspositionen sowie Kostenpauschalen vorsieht und daneben – grundsätzlich nur für die jeweilige Arztgruppe abrechnungsfähige – arztgruppenspezifische Gebührenordnungspositionen beinhaltet.

Im arztgruppenübergreifenden Bereich sind natürlich nach wie vor die durch das Berufsrecht vorgegebenen Fachgebietsgrenzen zu beachten, die durch den EBM nicht aufgehoben werden. Im Wesentlichen gehören hierzu Notfallleistungen, Visiten und Besuche, Berichte, Gutachten usw., Gesundheits- und Früherkennungsleistungen, die „Kleine Chirurgie", physikalisch-therapeutische Leistungen und Infusionen.

In den arztgruppenübergreifenden speziellen Leistungen ist in der Regel eine Genehmigung der Kassenärztlichen Vereinigung erforderlich, deren Erteilung Fachkundenachweise, Nachweise apparativer Ausstattung sowie Teilnahme an Qualitätssicherungsmaßnahmen erfordern kann.

Rechtsprechung

▶ **Vergütung von Notfallbehandlungen**

Die punktzahlmäßige Bewertung des Ordinationskomplexes für Notfallbehandlungen im EBM-Ä darf nicht danach differenzieren, ob die Behandlung im organisierten vertragsärztlichen Notfalldienst oder in einem Krankenhaus durchgeführt worden ist. Für eine unterschiedliche Bewertung gibt es keinen sachlichen Grund; das Gleichheitsgebot des Art. 3 Abs.1 GG wäre verletzt.

Aktenzeichen: BSG, 17.09.2008, AZ: B 6 KA 46/07 R
Entscheidungsjahr: 2008

1.2.1 Zuordnung von Gebührenordnungspositionen zu Versorgungsbereichen

Die arztgruppenspezifischen Gebührenordnungspositionen werden in Gebührenordnungspositionen des hausärztlichen und des fachärztlichen Versorgungsbereichs unterteilt.

Kommentar:

Im hausärztlichen Bereich finden sich die Leistungen des eigentlichen hausärztlichen Versorgungsbereichs sowie die Leistungen der Kinder- und Jugendmedizin. Im fachärztlichen Bereich finden sich die Leistungen der Fachgebiete von der Anästhesiologie bis zur Physikalischen und Rehabilitiven Medizin.

1.2.2 Berechnungsfähige Gebührenordnungspositionen einer Arztgruppe

In den arztgruppenspezifischen Kapiteln bzw. Abschnitten sind entweder durch Aufzählung der Gebührenordnungspositionen in den jeweiligen Präambeln oder Auflistung im Kapitel bzw. Abschnitt alle von einer Arztgruppe berechnungsfähigen Gebührenordnungspositionen angegeben.

1.3 Qualifikationsvoraussetzungen

Ein Vertragsarzt ist verpflichtet, seine Tätigkeit auf das Fachgebiet zu beschränken, für das er zugelassen ist. Hiervon ausgenommen sind die unter 4.2.1 genannten Fälle sowie die in den Präambelnder einzelnen Fachgruppen geregelten Ausnahmen. Gleiches gilt für angestellte Ärzte. Gebührenordnungspositionen, deren Durchführung und Berechnung an ein Gebiet, eine Schwerpunktkompetenz (Teilgebiet), eine Zusatzweiterbildung oder sonstige Kriterien gebunden ist, setzen das Führen der Bezeichnung, die darauf basierende Zulassung oder eine genehmigte Anstellung und/oder die Erfüllung der Kriterien voraus. Die Durchführung und Berechnung von Leistungen, für die es vertragliche Vereinbarungen gemäß § 135 Abs. 1 oder Abs. 2 SGB V gibt, setzen die für die Berechnung der Leistungen notwendige Genehmigung durch die Kassenärztliche Vereinigung voraus. Beschäftigt der Vertragsarzt einen angestellten Arzt, kann der Vertragsarzt die durchgeführten Leistungen seines angestellten Arztes gemäß § 14a Absatz 2 Bundesmantelvertrag-Ärzte (BMV-Ä) auf der Basis des Beschlusses der Zulassungsgremienberechnen. Satz 3 und Satz 4 gelten entsprechend.

Kommentar:

Wird im EBM die Abrechnungsfähigkeit an ein Gebiet, ein Teilgebiet (Schwerpunkt) oder eine Zusatzbezeichnung geknüpft, ist auf jeden Fall die berufsrechtliche Befugnis zum Führen der Gebiets-, Teilgebiets- oder Zusatzbezeichnung erforderlich. Z.T. wird weiter auch eine entsprechend erteilte Zulassung gefordert, was zumindest bei Teilgebietsbezeichnungen problematisch sein kann.

Hier wurde aber bereits zum EBM 2000+ durch eine als Anlage zu den Gesamtverträgen beschlossene „Ergänzende Vereinbarung zur Reform des Einheitlichen Bewertungsmaßstabes (EBM) zum 1. April 2005" durch die Partner der Bundesmantelverträge (Spitzenverbände der Krankenkassen und Kassenärztliche Bundesvereinigung) zumindest für den Bereich der Inneren Medizin – in dem die Mehrzahl der Probleme hätte auftreten können – hinsichtlich der Schwerpunktbezeichnungen eine „Entschärfung" der EBM-Bestimmungen vorgenommen. Dort heißt es unter (4):

„Vertragsärzte, die mit dem Gebiet Innere Medizin ohne Schwerpunkt am 31.03.2005 zugelassen sind, können im Rahmen ihrer Weiterbildung auf Antrag solche Leistungen des EBM abrechnen, die im EBM ausschließlich einem der Schwerpunkte der Inneren Medizin zugeordnet sind (Hinweis der Autoren: z.B. Gastroskopie, Bronchoskopie). Die Kassenärztliche Vereinigung genehmigt einen Antrag, wenn der Vertragsarzt nachweist, dass er über die erforderlichen persönlichen und strukturellen Voraussetzungen zur Erbringung dieser Leistungen, die einem Schwerpunkt der Inneren Medizin im EBM zugeordnet sind und die ggf. ergänzend in Richtlinien des Bundesausschusses oder in Maßnahmen der Qualitätssicherung gemäß § 135 Abs. 2 SGB V niedergelegt sind, erfüllt und im Zeitraum vom 1. Januar 2003 bis 30. Juni 2004 schwerpunktmäßig diese Leistungen erbracht hat. Die Genehmigung ist unbefristet zu erteilen. In diesem Fall gelten für den Vertragsarzt auch die Abrechnungsbestimmungen, wie sie für einen Vertragsarzt gelten, der mit dem Gebiet Innere Medizin mit Schwerpunktbezeichnung im fachärztlichen Versorgungsbereich zur vertragsärztlichen Versorgung zugelassen ist."

Bei Leistungen, für die entweder Richtlinien des Gemeinsamen Bundesausschusses oder Vereinbarungen der Partner des Bundesmantelvertrages für die Durchführung und Abrechnung bestehen, müssen vor Leistungserbringung und Abrechnung die erforderlichen Genehmigungen erworben werden.

Wichtig ist die Regelung für angestellte Ärzte. Die von diesen erbrachten Leistungen können dann, wenn die sonst für den Vertragsarzt geltenden Voraussetzungen nur in der Person des Angestellten vorliegen, auch vom Vertragsarzt abgerechnet werden

1.4 Arztgruppenübergreifende allgemeine Gebührenordnungspositionen

Arztgruppenübergreifende allgemeine Gebührenordnungspositionen können, sofern diese in den Präambeln zu den Kapiteln für die einzelnen Arztgruppen (III Arztgruppenspezifische Gebührenordnungspositionen) aufgeführt sind, von jedem Vertragsarzt unter Berücksichtigung der berufsrechtlichen Verpflichtung zur grundsätzlichen Beschränkung der ärztlichen Tätigkeit auf das jeweilige Gebiet oder das Gebiet eines angestellten Arztes sowie unter Beachtung entsprechender vertraglicher Bestimmungen (z.B. Kinder-Richtlinie, Früherkennungs-Richtlinie) berechnet werden.

Kommentar:

Im übrigen gelten für arztgruppenübergreifende allgemeine Gebührenordnungspositionen die berufsrechtlichen Fachgebietsbeschränkungen. Zusätzlich müssen diese Positionen jeweils in der Präambel zu dem Kapitel für die betreffende Arztgruppe (Abschnitt III) aufgeführt sein. Liegen beide Voraussetzungen vor, ist eine Leistung aus dem Bereich der arztgruppenübergreifenden allgemeinen Gebührenordnungspositionen berechnungsfähig.

1.5 Arztgruppenspezifische Gebührenordnungspositionen

Arztgruppenspezifische Gebührenordnungspositionen können nur von den in der Präambel des entsprechenden Kapitels bzw. Abschnitts genannten Vertragsärzten berechnet werden, sofern sie die dort aufgeführten Kriterien erfüllen oder einen Arzt angestellt haben, der die dort aufgeführten Kriterien erfüllt.

Kommentar:

In den 23 Unterabschnitten der arztgruppenspezifischen Leistungen ist jeweils am Anfang in den Präambeln abschließend bestimmt, wer die Leistungen des jeweiligen Abschnitts bzw. Kapitels abrechnen darf.

Nach einer bereits zum EBM 2000+ als Anlage zu den Gesamtverträgen beschlossenen „Ergänzende Vereinbarung zur Reform des Einheitlichen Bewertungsmaßstabes (EBM) zum 1. April 2005" durch die Partner der Bundesmantelverträge (Spitzenverbände der Krankenkassen und Kassenärztliche Bundesvereinigung) ist das aber nur als Grundsatz zu verstehen, von dem aus Sicherstellungsgründen seitens einer Kassenärztlichen Vereinigung auch Ausnahmen zulässig sind. Dort wird unter (3) auf die Verpflichtung zur Sicherstellung der vertragsärztlichen Versorgung durch die Kassenärztlichen Vereinigungen gemäß § 72 SGB V verwiesen, „wonach aus Sicherstellungsgründen allen Vertragsärzten durch die Kassenärztliche Vereinigung sowohl eine Erweiterung des abrechnungsfähigen Leistungsspektrums als auch die Abrechnung einzelner ärztlicher Leistungen auf Antrag des Vertragsarztes genehmigt werden kann". **Siehe: SGB V:** § 72 https://www.sozialgesetzbuch-sgb.de/sgbv/72.html

1.6 Arztgruppenübergreifende bei speziellen Voraussetzungen berechnungsfähige Gebührenordnungspositionen (Arztgruppenübergreifende spezielle Gebührenordnungspositionen)

Arztgruppenübergreifende spezielle Gebührenordnungspositionen setzen bei der Berechnung besondere Fachkundenachweise, apparative Anforderungen, die Teilnahme an Maßnahmen zur Qualitätssicherung gemäß § 135 Abs. 2 SGB V und die in den entsprechenden Kapiteln bzw. Abschnitten und Präambeln zur Voraussetzung der Berechnung aufgeführten Kriterien voraus.

Die Berechnung von arztgruppenübergreifenden speziellen Gebührenordnungspositionen setzt weiterhin voraus, dass diese in den Präambeln zu den Kapiteln für die einzelnen Arztgruppen (III Arztgruppenspezifische Gebührenordnungspositionen) aufgeführt sind.

Kommentar:

Hier gilt der gleiche Kommentar wie zu 1.3. (s.o.).

1.7 Zeitbezogene Plausibilitätsprüfung

Die im Anhang 3 aufgeführten Kalkulationszeiten werden unter Berücksichtigung des Komplexierungs- und Pauschalisierungsgrades als Basis gemäß § 46 Bundesmantelvertrag-Ärzte (BMV-Ä) für die Plausibilitätsprüfungen vertragsärztlicher Leistungen verwendet.

Bei Gebührenordnungspositionen, bei denen eine Auf- oder Abschlagsregelung vorgesehen ist, wird die Prüfzeit gemäß Anhang 3 des EBM ebenfalls entsprechend angepasst.

Kommentar:

Im Rahmen der nach § 106d SGB V durchzuführenden Abrechnungsprüfungen wird u.a. die Plausibilität der Abrechnung anhand der für die Erbringung der abgerechneten Leistungen aufgewendeten Zeit überprüft. Das setzt voraus, dass den einzelnen Leistungen des EBM Zeiten als (untere) Schwellenwerte zugeordnet werden, deren Unterschreitung gegen eine ordnungsgemäße Leistungserbringung spricht. In besonderen Richtlinien zur Durchführung der Prüfungen nach § 106d SGB V (Abrechnungsprüfrichtlinie) wird das Nähere zur Ausgestaltung derartiger Prüfungen auch unter Heranziehung der Prüfzeiten gemäß Anhang 3 des EBM geregelt.

Zu den Prüfzeiten:

Nach der Rechtsprechung des Bundessozialgerichts basieren die Prüfzeiten auf ärztlichem Erfahrungswissen und können im Durchschnitt von einem erfahrenen, geübten und zügig arbeitenden Arzt nicht unterschritten werden (Urteil vom 24.11.1993 – 6 RKa 70/91). Da mit der Reform des EBM zum 01.04.2020 u.a. die Prüfzeiten nach Anhang 3 zum Teil deutlich reduziert wurden, ohne dass sich der Leistungsinhalt der einzelnen GOPen geändert hätte, ist jedoch zweifelhaft, ob die Feststellungen des BSG zu den „alten" Prüfzeiten noch Bestand haben können.

Das Bundessozialgericht hatte mit Urteil vom 24.10.2018 entschieden (B 6 KA 42/17 R), dass bei psychotherapeutischen Leistungen für die Bildung von Tagesprofilen nicht auf die Prüfzeiten abzustellen ist. In die Ermittlung der Prüfzeiten seien auch Zeiten für die Reflexion und Supervision eingeflossen, die nicht zwingend an einem bestimmten Arbeitstag erbracht werden müssen. Anhang 3 des EBM wurde daraufhin entsprechend angepasst. Hierzu:

SG Marburg: Aus der Neufassung der Prüfzeiten zum 2. Quartale 2020 folgt nicht, dass die zuvor geltenden Prüfzeiten fehlerhaft festgesetzt wurden und damit nichtig sind (SG Marburg; Gerichtsbescheid vom 21.8.2020, Az.: S 12 KA 1/18; vom 25.09.2020, Az.: S 12 KA 290/19).

SG Berlin: „Für die Annahme eines persönlichen Arzt-Patienten-Kontakts sind keine Mindestzeiten vorgesehen. Zwar muss es zu einer „direkten Interaktion" zwischen Arzt und Patient, welche auch ein kuratives Tätigwerden durch den Arzt erfordert, gekommen sein". Die Befragung eines Patienten sowie die daran geknüpfte Einschätzung, ob eine Arbeitsunfähigkeit gegeben ist, kann aber innerhalb weniger Minuten erfolgen." Selbst wenn die Prüfzeiten die Zeiten berücksichtigen, die von erfahrenen und zügig arbeitenden Ärzten für eine ordnungsgemäße Leistungserbringung benötigt werden, ist davon nicht der Fall umfasst, dass ein Arzt tatsächlich nur das absolut Notwendige (Arzt-Patienten-Kontakt) für die Abrechnung der Versichertenpauschale erbringt. Nach Auffassung des SG Berlin stoßen die Quartalsprofilzeiten bei quartalsbezogenen Pauschalen (mit vielen fakultativen Leistungsinhalten), als Indiz für eine Falschabrechnung an ihre Grenzen (SG Berlin, Urt. v. 29.07.2020, Az.: S 83 KA 101/18)

SG Dresden: Im Rahmen einer Plausibilitätsprüfung kann der Nachweis der Unrichtigkeit der vertragsärztlichen Abrechnung nicht allein an Hand der Quartalszeitprofile geführt werden, wenn zur Überschreitung der Quartalszeitfonds maßgeblich Ansätze für Grund- und Mitbetreuungspauschalen beigetragen haben, deren Prüfzeiten keine gesicherte Korrelation zum tatsächlichen Zeitaufwand für den obligaten Leistungsinhalt aufweisen. (Rn.24) (Rn.39) (Rn.41) Bei der Überprüfung der Eignung von Prüfzeiten als alleiniges Beweismittel zur Feststellung von Abrechnungsunrichtigkeiten ist von Verfassungs wegen ein strenger Maßstab anzulegen. Die Legitimation und Verlässlichkeit der Prüfzeiten muss sich nachprüfbar aus allgemein zugänglichen belastbaren empirischen Erkenntnissen oder Expertenwissen ergeben, die in einem transparenten Verfahren gewonnen worden sind. (Rn.39) (Rn.46) (SG Dresden, Urt. v. 7.09.2022 – S 25 KA 173/17)

1.8 Berechnungsfähige Kostenpauschalen bei Versendung von Berichten und Briefen
Für die Versendung bzw. den Transport der in den Versicherten-, Grund- oder Konsiliarpauschalen enthaltenen ärztlichen Untersuchungsberichte entsprechend der Gebührenordnungsposition 01600 oder individuellen Arztbriefe entsprechend der Gebührenordnungsposition 01601 sind die Kostenpauschalen nach den Gebührenordnungspositionen 40110 und 40111 berechnungsfähig.

Kommentar:

Diese Bestimmung regelt klarstellend, dass für die Versendung bzw. den Transport der genannten Untersuchungsberichte bzw. individuellen Arztbriefe entsprechende Kostenpauschalen berechnungsfähig sind.

1.9 Arztgruppen, Schwerpunkte und Zusatzbezeichnungen
Die im Einheitlichen Bewertungsmaßstab verwendeten Facharzt-, Schwerpunkt- und Zusatzbezeichnungen richten sich grundsätzlich nach der aktuell gültigen (Muster-)Weiterbildungsordnung der Bundesärztekammer und schließen die Ärzte ein, die aufgrund von Übergangsregelungen der für sie zuständigen Ärztekammern zum Führen der aktuellen Bezeichnung berechtigt sind oder eine nach den vorher gültigen Weiterbildungsordnungen erworbene entsprechende Bezeichnung führen.

2 Erbringung der Leistungen

2.1 Vollständigkeit der Leistungserbringung
Eine Gebührenordnungsposition ist nur berechnungsfähig, wenn der Leistungsinhalt vollständig erbracht worden ist. Bei arztpraxisübergreifender Behandlung durch denselben Arzt ist eine Gebührenordnungsposition von derjenigen Arztpraxis zu berechnen, in der die Vollständigkeit des Leistungsinhalts erreicht worden ist. Wirken an der Behandlung mehrere Ärzte zusammen, erfolgt die Berechnung durch denjenigen Vertragsarzt (Arztnummer), von dem die Vollständigkeit des Leistungsinhalts erreicht worden ist. Haben an der Leistungserbringung in dem selben Arztfall mehrere Arztpraxen mitgewirkt, so hat die die Gebührenordnungsposition berechnende Arztpraxis in einer der Quartalsabrechnung beizufügenden und zu unterzeichnenden Erklärung zu bestätigen, dass die Arztpraxis mit den anderen Arztpraxen eine Vereinbarung getroffen hat, wonach nur sie in den jeweiligen Fällen diese Gebührenordnungsposition berechnet.
Die Vollständigkeit der Leistungserbringung ist gegeben, wenn die obligaten Leistungsinhalte erbracht worden sind und die in den Präambeln, Leistungslegenden und Anmerkungen aufgeführten Dokumentationspflichten – auch die der Patienten- bzw. Prozedurenklassifikation (z.B. OPS, ICD 10 GM) – erfüllt, sowie die erbrachten Leistungen dokumentiert sind.
Ist im Leistungsinhalt ein Leistungsbestandteil mit „einschließlich" benannt, handelt es sich um einen obligaten Leistungsinhalt. Sind einzelne Leistungsinhalte einer Gebührenordnungsposition mit „und" verbunden, müssen alle diese Leistungsinhalte durchgeführt werden. Sofern der obligate Leistungsinhalt Aufzählungen, bspw. durch Spiegelstriche ohne eindeutige Verknüpfung, enthält, müssen alle diese aufgezählten Inhalte durchgeführt werden. Sind einzelne Leistungsinhalte einer Gebührenordnungsposition mit „oder" verbunden, müssen nur die vor bzw. nach dem „oder"

verbundenen Leistungsinhalte durchgeführt werden. Werden mehrere Leistungsinhalte durchgeführt, ist die Gebührenordnungsposition entsprechend den jeweils betreffenden durchgeführten Leistungsinhalten berechnungsfähig. Sind einzelne Leistungsinhalte einer Gebührenordnungsposition mit „und/oder" verbunden, müssen nur die vor bzw. nach dem „und/oder" aufgeführten Leistungsinhalte durchgeführt werden.
Die Durchführung mehrerer Leistungsinhalte, die mit „und/oder" verbunden sind, berechtigt nicht zur mehrfachen Abrechnung der Gebührenordnungsposition.

Kommentar:

Nur vollständig erbrachte Leistungen dürfen abgerechnet werden. Vollständig ist eine Leistung dann erbracht, wenn alle im EBM aufgeführten obligaten Leistungsanteile erbracht worden sind, die in der Leistungsbeschreibung genannten Dokumentationspflichten erfüllt und fakultativ erbrachte Leistungen dokumentiert sind.

a) Wird ein Arzt arztpraxisübergreifend tätig, kann die Leistung von der Praxis abgerechnet werden, in der die Vollständigkeit der Leistung erreicht wurde, wenn also der letzte der obligaten Bestandteile erbracht wurde.

b) Wirken an der Leistungserbringung mehrere Ärzte zusammen, rechnet derjenige unter Angabe seiner Arztnummer die Leistung ab, der die Vollständigkeit erreicht. Besonderheiten gelten allerdings dann, wenn einzelne Bestandteile einer Pauschale per Überweisung von einem anderen Arzt angefordert werden. Hier ist die Regelung in Abschnitt 2.1.6 (s.u.) zu beachten.

Für den Fall einer quartalsübergreifenden Erbringung der einzelnen Leistungsbestandteile wurde eine Abrechnungsfähigkeit nur dann angenommen, wenn eine obligate Berichterstattung oder Befundübermittlung innerhalb von 14 Tagen nach Abschluss der vollständigen Leistungserbringung stattfindet.

Rechtsprechung:

Ärzte dürfen nicht grundlos von Standardtherapie abweichen

Wenn Ärzte andere Behandlungsmethoden anwenden als die Standardtherapie, ohne ihre Patienten darauf hinzuweisen, ist das ein Behandlungsfehler. Das hat das Oberlandesgericht Hamm entschieden.

Als grob gilt der Fehler, wenn sich der Patient bereits für die Standardtherapie entschieden hatte. Ein Arzt behandelte im vorliegenden Fall die Hautkrebserkrankung eines Patienten mit einer fotodynamischen Therapie. Zuvor hatte der Patient die Standardtherapie gewünscht: eine Operation.

Der Arzt hatte den Patienten nicht darüber informiert, dass bei der fotodynamischen Therapie die Gefahr höher ist, dass der Krebs zurückkehrt.

Aktenzeichen: OLG Hamm, 25.02.2014, Az.: 26 U 157/12)
Entscheidungsjahr: 2014

2.1.1 Fakultative Leistungsinhalte

Fakultative Leistungsinhalte sind Bestandteil des Leistungskataloges in der Gesetzlichen Krankenversicherung; deren Erbringung ist vom Einzelfall abhängig.

Kommentar:

Wird ein als fakultativ bezeichneter Leistungsbestandteil erbracht, kann dieser dann nicht mehr gesondert abgerechnet werden, da er mit der eigentlichen Leistung abgegolten ist.

Genauso wenig kann ein als fakultativ bezeichneter Leistungsbestandteil, der erbracht wurde, dem Patienten privat in Rechnung gestellt werden. Eine Leistung kann auch nicht abgerechnet werden, wenn die dazu erforderliche Ausstattung fehlt (z. B. fehlendes Dermatoskop bei 01745/ 01746).

2.1.2 Unvollständige Leistungserbringung

Eine Gebührenordnungsposition, deren Leistungsinhalt nicht vollständig erbracht wurde, kann nicht berechnet werden.

Kommentar:

Das ist die logische Folgerung aus dem Grundsatz nach 2.1. Wurde die nicht vollständig erbrachte Leistung aber berechnet, kann die Kassenärztliche Vereinigung eine Rückerstattung der Vergütung verlangen.

2.1.3 Inhaltsgleiche Gebührenordnungspositionen

Für die Nebeneinanderberechnung von Gebührenordnungspositionen gilt: Inhaltsgleiche Gebührenordnungspositionen, die in mehreren Abschnitten/Kapiteln des EBM aufgeführt sind, sind nicht nebeneinander berechnungsfähig. Sämtliche Abrechnungsbestimmungen und Ausschlüsse sind entsprechend zu berücksichtigen.

Eine Gebührenordnungsposition ist nicht berechnungsfähig, wenn deren obligate und – sofern vorhanden – fakultative Leistungsinhalte vollständig Bestandteil einer anderen berechneten Gebührenordnungsposition sind. Sämtliche Abrechnungsbestimmungen und Ausschlüsse sind zu berücksichtigen.

Diese Regelung ist auch anzuwenden, wenn die Gebührenordnungsposition in verschiedenen Abschnitten/Kapiteln des EBM aufgeführt sind. Dies gilt für Gebührenordnungspositionen mit Gesprächs- und Beratungsinhalten auch dann, wenn das Gespräch mit unterschiedlicher Zielsetzung (Diagnose/Therapie) geführt wird. Erfüllen erbrachte ärztliche Leistungen die Voraussetzungen sowohl zur Berechnung von Einzelleistungen, Komplexen oder Pauschalen, so ist statt der Einzelleistung entweder der zutreffendere Komplex bzw. die Pauschale bzw. statt des Komplexes die zutreffende Pauschale zu berechnen. Dies gilt auch für den Arztfall, jedoch nicht für Auftragsleistungen.

Kommentar:

Die in diesem Abschnitt genannten sogenannten „unselbständigen Teilleistungen" finden sich vor allem – aber nicht nur – unter den in Anhang 1 genannten Leistungen, die obligate oder fakultative Teile von Gebührenordnungspositionen, insbesondere von Pauschalen und Komplexen sind. Diese sind nicht gesondert abrechnungsfähig. Das gilt auch dann, wenn die Gebührenordnungspositionen in verschiedenen Abschnitten oder Kapiteln des EBM stehen. Ferner sind in einem solchen Fall sämtliche Abrechnungsbestimmungen und – ausschlüsse zu berücksichtigen.

Aber auch weitere unselbständige Teilleistungen sind denkbar – obwohl die Leistung nicht im Anhang 1 genannt ist –, wie z.B.

- die Aufklärung eines Patienten vor der Leistungserbingung
- das Absaugen von Schleim aus der Luftröhre
- eine Blasenspülung bei der Zystoskopie
- Dehnung der Cervix uteri vor Abrasio
- Einläufe zur Reinigung vor Koloskopie u.ä.

Besonders hervorgehoben wird, dass mehrere Gesprächs- oder Beratungsleistungen während eines Arzt-Patienten-Kontaktes auch dann nicht nebeneinander abgerechnet werden können, wenn sie unterschiedliche Zielrichtungen haben.

Explizit geregelt ist, dass inhaltsgleiche Gebührenordnungspositionen nicht nebeneinander abgerechnet werden können, auch wenn sie in unterschiedlichen Abschnitten oder Kapiteln des EBM stehen und der Arzt berechtigt ist, Leistungen dieser unterschiedlichen Kapitel auch zu berechnen. Ferner sind in einem solchen Fall sämtliche Abrechnungsbestimmungen und -ausschlüsse zu berücksichtigen.

Ist eine Tätigkeit sowohl als Einzelleistung als auch als Komplex oder als Pauschale im EBM abgebildet, so kann nicht die Einzelleistung, sondern nur der Komplex bzw. die Pauschale, bzw. nicht der Komplex, sondern nur die zutreffende Pauschale berechnet werden.

2.1.4 Berichtspflicht

Die nachfolgend beschriebene Übermittlung der Behandlungsdaten und Befunde in den unten genannten Fällen setzt gemäß § 73 Abs. 1b SGBV voraus, dass hierzu eine schriftliche Einwilligung des Versicherten vorliegt, die widerrufen werden kann. Gibt der Versicherte auf Nachfrage keinen Hausarzt an bzw. ist eine schriftliche Einwilligung zur Information des Hausarztes gemäß § 73 Abs. 1b SGB V nicht erteilt, sind die nachstehend aufgeführten Gebührenordnungspositionen auch ohne schriftliche Mitteilung an den Hausarzt berechnungsfähig.

Unbeschadet der grundsätzlichen Verpflichtung zur Übermittlung von Behandlungsdaten sind die nachfolgenden Gebührenordnungspositionen insbesondere nur dann vollständig erbracht und können nur berechnet werden, wenn mindestens ein Bericht im Behandlungsfall entsprechend der Gebührenordnungsposition 01600 bzw. ein Brief entsprechend der Gebührenordnungsposition 01601 an den Hausarzt erfolgt ist, sofern sie nicht vom Hausarzt selbst erbracht worden sind, es sei denn die Leistungen werden auf Überweisung zur Durchführung von Auftragsleistungen (Indikations- oder Definitionsauftrag) gemäß § 24 Abs. 3 Bundesmantelvertrag-Ärzte (BMV-Ä) erbracht: 02311, 02312, 02313, 07310, 07311, 07320, 07330, 08310, 13250, 13300, 13350, 13500, 13501, 13502, 13545, 13561, 13600, 13601, 13602, 13650, 13700, 13701, 14313, 14314, 16230, 16231, 16232, 16233, 18310, 18311, 18320,

18330, 18331, 21230, 21231, 21233, 30110, 30111, 30702, 30704 und 30901. Für Gebührenordnungspositionen des Abschnittes 35.2. ist die Berichtspflicht erfüllt, wenn zu Beginn und nach Beendigung einer Psychotherapie, mindestens jedoch einmal im Krankheitsfall bei Therapien, die länger als ein Jahr dauern, ein Bericht an den Hausarzt entsprechend der Gebührenordnungsposition 01600 bzw. ein Brief entsprechend der Gebührenordnungsposition 01601 erstellt und versendet wird.

Bei der Leistungserbringung durch einen Arzt des fachärztlichen Versorgungsbereichs auf Überweisung durch einen anderen Arzt des fachärztlichen Versorgungsbereichs ist die Erstellung und Versendung

entweder

- eines Berichtes entsprechend der Gebührenordnungsposition 01600 bzw. eines Briefes entsprechend der Gebührenord-nungsposition 01601 an den Hausarzt

oder

- einer Kopie des an den überweisenden Facharzt gerichteten Berichts bzw. Briefes an den Hausarzt entsprechend der Gebührenordnungsposition 01602

zusätzliche Voraussetzung zur Berechnung dieser Gebührenordnungspositionen.

Bei Berechnung der nachfolgenden Gebührenordnungspositionen ist die Übermittlung mindestens einer Befundkopie an den Hausarzt Abrechnungsvoraussetzung:

01722, 01741, 01743, 01772, 01773, 01774, 01775, 01781, 01782, 01787, 01793, 01794, 01795, 01796, 01830, 01831, 01841, 01842, 01854, 01855, 01904, 01905, 01906, 02341, 02343, 06320, 06321, 06331, 06332, 06343, 08311, 08575, 08576, 09315, 09317, 09326, 09332, 13251, 13252, 13253, 13254, 13255, 13256, 13257, 13258, 13400, 13410, 13411, 13412, 13421, 13422, 13430, 13431, 13662, 13670, 14320, 14321, 14331, 16310, 16311, 16321, 16322, 16371, 20326, 20332, 20371, 21310, 21311, 21321, 26310, 26311, 26313, 26325, 26341, 27323, 27324, 30500, 30501, 30600, 30610, 30611, 30710, 30720, 30721, 30722, 30723, 30724, 30730, 30731, 30740, 30750, 30810, 30811 und 30900 sowie der Gebührenordnungsposition der Kapitel III.b-11, III.b-17, III.b-25, IV-33 und IV-34.

Kommentar:

Hinweis der Autoren:
Ob Berichte, Briefe oder Befundkopien erforderlich sind, damit die jeweilige EBM-Leistung korrekt erbracht ist, wurde bei den betreffenden EBM-Nrn. vermerkt!

An dieser Stelle wird in sehr komplexer Weise die Berichtspflicht geregelt, die im Übrigen in den Leistungsbeschreibungen der hier genannten Leistungen noch einmal gesondert Erwähnung findet.

Bereits im Gesetz (§ 73 SGB V) sowie in den Bundesmantelverträgen (§ 24 Abs. 6 BMV-Ärzte,) ist die Verpflichtung der Ärzte zur gegenseitigen Information bei der Behandlung eines GKV-Versicherten normiert.

BMV-Ä: § 24 Abs. 6, Überweisungen

Der Vertragsarzt hat dem auf Überweisung tätig werdenden Vertragsarzt, soweit es für die Durch-führung der Überweisung erforderlich ist, von den bisher erhobenen Befunden und/oder getroffenen Behandlungsmaßnahmen Kenntnis zu geben. Der auf Grund der Überweisung tätig gewordene Vertragsarzt hat seinerseits den erstbehandelnden Vertragsarzt über die von ihm erhobenen Befunde und Behandlungsmaßnahmen zu unterrichten, soweit es für die Weiterbehandlung durch den über-weisenden Arzt erforderlich ist. Nimmt der Versicherte einen an der fachärztlichen Versorgung teilneh-menden Facharzt unmittelbar in Anspruch, übermittelt dieser Facharzt mit Einverständnis des Versi-cherten die relevanten medizinischen Informationen an den vom Versicherten benannten Hausarzt.

Als Grundsatz gilt: Der Hausarzt ist immer zu informieren, auch wenn die Leistung nicht aufgrund einer von ihm ausgestellten Überweisung erbracht wurde. Voraussetzung ist natürlich, dass der Patient einen Hausarzt benannt und die Einwilligung zur Weitergabe der Information erteilt hat.

Im Zusammenhang mit Leistungen des Abschnitts 35.2 des EBM (antragspflichtige psychotherapeuti-sche Leistungen) ist der Berichtspflicht genüge getan, wenn zum Beginn und nach Ende der Therapie und bei Therapien, die länger als ein Jahr dauern, mindestens einmal im Krankheitsfall ein Bericht an den Hausarzt geht.

Die Erstellung des Berichtes selbst ist berechnungsfähig, soweit er nicht obligatorischer oder fakultativer Bestandteil der Leistung ist oder die Berechnung durch sonstige Bestimmungen ausgeschlossen ist. Nähere Hinweise finden sich jeweils bei den einzelnen Leistungen.

Leistungen aus dem Katalog der allgemeinen Bestimmungen 2.1.4 des EBM sind nur dann ohne schriftliche Mitteilung an den Hausarzt abrechenbar, wenn der Patient keinen Hausarzt angibt oder keine schriftliche Einwilligung zur Weitergabe an den Hausarzt abgibt. Sollte dies der Fall sein, muss die Symbolnummer 99970 EBM eingetragen werden.

2.1.5 Ausnahme von der Berichtspflicht

Ausschließlich auf Überweisung tätige Ärzte gemäß § 13 Abs. 4 Bundesmantelvertrag-Ärzte (BMV-Ä) sind von der Regelung in Nr. 2.1.4 entbunden.

Kommentar:

Die in Abschnitt 2.1.4 beschriebene Berichtspflicht gilt nicht für ausschließlich auftragnehmende Ärzte nach den Bestimmungen der Bundesmantelverträge. Das sind zur Zeit Ärzte für:

- Laboratoriumsmedizin
- Mikrobiologie und Infektionsepidemiologie
- Nuklearmedizin
- Pathologie
- Radiologische Diagnostik bzw. Radiologie
- Strahlentherapie und Transfusionsmedizin.

2.1.6 Beauftragung zur Erbringung von in berechnungsfähigen Versicherten-, Grund- oder Konsiliarpauschalen enthaltenen Teilleistungen

Wird ein Vertragsarzt ausschließlich zur Durchführung von Leistungen beauftragt, die im „Verzeichnis der nicht gesondert berechnungsfähigen Leistungen" (Anhang II-1) des EBM aufgeführt und die einer Versicherten-, Grund- oder Konsiliarpauschale zugeordnet sind, ist anstelle der einzelnen Leistungen die Versicherten-, Grund- oder Konsiliarpauschale der Fachgruppe einmal im Behandlungsfall mit 50 % der Punktzahl zu berechnen. Auch bei Durchführung von mehreren Auftragsleistungen (Indikations- oder Definitionsaufträge gemäß § 24 Abs. 7 Nr. 1 Bundesmantelvertrag-Ärzte (BMV-Ä) in einem Behandlungsfall ist die mit 50 % der Punktzahl zu berechnende Versicherten-, Grund- oder Konsiliarpauschale nur einmalig berechnungsfähig.

Neben den o.g. mit 50 % der Punktzahl zu berechnenden Pauschalen ist für die Berechung der jeweiligen arztgruppenspezifischen Versicherten-, Grund- oder Konsiliarpauschale anstelle der mit 50 % der Punktzahl zu berechnenden Pauschale in demselben Behandlungsfall mindestens ein weiterer persönlicher Arzt-Patienten-Kontakt außerhalb der Durchführung der Auftragsleistungen (Indikations- oder Definitionsauftrag) notwendig.

Kommentar:

Der Umstand, wonach eine Vielzahl von Leistungen wegen der umfangreichen Pauschalgebühren nicht mehr einzeln abrechnungsfähig ist, hat zu einer Regelung in den Fällen führen müssen, in denen eine derartige Leistung per Überweisung von einem anderen Arzt angefordert wird. Dieser kann die Versicherten-, Grund- oder Konsiliarpauschale der Fachgruppe einmal im Behandlungsfall zu 50 % der Punktzahlen berechnen, auch wenn er mehrere Aufträge im selben Behandlungsfall erhält. Wird er allerdings darüber hinaus außerhalb der Aufträge in mindestens einem weiteren persönlichen Arzt-Patienten-Kontakt bei dem Patienten tätig, ist anstelle der hälftigen Pauschale die jeweilige arztgruppenspezifische Versicherten- oder Grundpauschale berechnungsfähig.

Für den Auftraggeber gilt dann im übrigen: Ist die überwiesene Leistung obligatorischer Bestandteil einer Pauschale, kann diese von ihm nicht abgerechnet werden, da dann der Leistungsumfang von ihm nicht voll erbracht wurde. Abschnitt 2.1 (s.o.) ist nicht anwendbar, da es sich hier um eine Spezialregelung für Auftragsüberweisungen handelt. Ist die überwiesene Leistung allerdings fakultativer Bestandteil der Pauschale, kann diese vom Überweiser in Rechnung gestellt werden.

2.2 Persönliche Leistungserbringung

Eine Gebührenordnungsposition ist nur berechnungsfähig, wenn der an der vertragsärztlichen Versorgung teilnehmende Arzt die für die Abrechnung relevanten Inhalte gemäß §§ 14a, 15 und § 25 BMV-Ä persönlich erbringt.

Kommentar:

Für die Verpflichtung zur persönlichen Leistungserbringung gilt nach wie vor der Grundsatz, wonach jeder an der vertragsärztlichen Versorgung teilnehmende Arzt verpflichtet ist, die vertragsärztliche Tätigkeit persönlich auszuüben.

Als persönliche Leistungserbringung gilt auch die Erbringung durch genehmigte Assistenten, angestellte Ärzte und Vertreter sowie die Hilfeleistung durch nichtärztliche Mitarbeiter unter den berufsrechtlich zu beachtenden Grundsätzen (Anordnung und fachliche Überwachung durch Arzt, entsprechende Qualifizierung des Mitarbeiters). Die Regelungen des Vertragsarztrechtsänderungsgesetzes haben insbesondere hinsichtlich der Beschäftigung von angestellten Ärzten die Möglichkeiten deutlich ausgeweitet.

Zur Vermeidung von Problemen empfiehlt es sich dennoch, insbesondere wenn genehmigungspflichtige Leistungen betroffen sind, eine fachkundige Stellungnahme der zuständigen Kassenärztlichen Vereinigung einzuholen.

2.3 Ausübung der vertragsärztlichen Tätigkeit durch ermächtigte Ärzte, ermächtigte Krankenhäuser bzw. ermächtigte Institute

Die Berechnung einer Gebührenordnungsposition durch einen ermächtigten Arzt bzw. durch ermächtigte Krankenhäuser oder ermächtigte Institute ist an das Fachgebiet und den Ermächtigungsumfang gebunden. Entspricht der Ermächtigungsumfang dem eines zugelassenen Vertragsarztes, kann anstelle der Gebührenordnungspositionen 01320 und 01321 die Berechnung einer in den arztgruppenspezifischen Kapiteln genannten Pauschale durch den Zulassungsausschuss ermöglicht werden.
Ärzte mit einer Ermächtigung nach § 24 Abs. 3 Ärzte-ZV berechnen anstelle der Gebührenordnungspositionen 01320 und 01321 die Pauschalen der arztgruppenspezifischen Kapitel.

Kommentar:

Besondere Erwähnung findet die Abrechnungsbeschränkung aufgrund der Teilnahme an der vertragsärztlichen Versorgung in Form einer eingeschränkten Ermächtigung. Primär bestimmt der Umfang der erteilten Ermächtigung die abrechnungsfähigen Leistungen.

Für die Berechnung der Grundpauschalen sieht der EBM besonders für Ermächtigungen spezielle Nummern vor (Nrn. 01320 und 01321). Davon kann aber abgewichen werden, wenn die Ermächtigung ihrem Umfange nach der Zulassung eines Vertragsarztes entspricht.

Bei Ermächtigungen zur vertragsärztlichen **Tätigkeit an einem weiteren Ort im Bereich einer anderen Kassenärztlichen Vereinigung** sind immer anstelle der Nrn. 01320 und 01321 EBM die Pauschalen des jeweiligen arztgruppenspezifischen Kapitels abrechnungsfähig.

3 Behandlungs-, Krankheits-, Betriebsstätten- und Arztfall

3.1 Behandlungsfall
Der Behandlungsfall ist definiert in § 21 Abs. 1 BMV-Ä als Behandlung desselben Versicherten durch dieselbe Arztpraxis in einem Kalendervierteljahr zu Lasten derselben Krankenkasse.

Kommentar:

Der EBM benutzt den Begriff „Behandlungsfall" an verschiedenen Stellen in Leistungslegende bzw. Anmerkungen, in aller Regel als Abrechnungseinschränkung.

Die Definition des Bundesmantelvertrages, auf die ausdrücklich abgestellt wird, lautet wie folgt:

§ 21 Abs. 1 BMV-Ä: Behandlungsfall/ Krankheitsfall/Betriebsstättenfall/Arztfall
https://www.kbv.de/html/bundesmantelvertrag.php

1) Die gesamte von derselben Arztpraxis (Vertragsarzt, Vertragspsychotherapeut, Berufsausübungsgemeinschaft, Medizinisches Versorgungszentrum) innerhalb desselben Kalendervierteljahres an demselben Versicherten ambulant zu Lasten derselben Krankenkasse vorgenommene Behandlung gilt jeweils als Behandlungsfall. Ein einheitlicher Behandlungsfall liegt auch dann vor, wenn sich aus der zuerst behandelten Krankheit eine andere Krankheit entwickelt oder während der Behandlung hinzutritt oder wenn der Versicherte, nachdem er eine Zeitlang einer Behandlung nicht bedurfte, innerhalb desselben Kalendervierteljahres wegen derselben oder einer anderen Krankheit in derselben Arztpraxis behandelt wird. Ein einheitlicher Behandlungsfall liegt auch dann vor, wenn sich der Versichertenstatus während des Quartals ändert. Es wird der Versichertenstatus bei der Abrechnung zugrunde gelegt, der bei Quartalsbeginn besteht. Stationäre belegärztliche Behandlung ist ein eigenständiger Behandlungsfall auch dann, wenn in demselben Quartal ambulante Behandlung durch denselben Belegarzt

erfolgt. Unterliegt die Häufigkeit der Abrechnung bestimmter Leistungen besonderen Begrenzungen durch entsprechende Regelungen im Einheitlichen Bewertungsmaßstab (EBM), die auf den Behandlungsfall bezogen sind, können sie nur in diesem Umfang abgerechnet werden, auch wenn sie durch denselben Arzt in demselben Kalendervierteljahr bei demselben Versicherten sowohl im ambulanten als auch stationären Behandlungsfall durchgeführt werden.

Alle Leistungen, die in einer Einrichtung nach § 311 SGB V oder einem medizinischen Versorgungszentrum bei einem Versicherten pro Quartal erbracht werden, gelten als ein Behandlungsfall. Die Abrechnung der Leistungen, ihre Vergütung sowie die Verpflichtung zur Erfassung der erbrachten Leistungen werden durch die Gesamtvertragspartner geregelt.

Ein Krankheitsfall umfasst das aktuelle sowie die nachfolgenden drei Kalendervierteljahre, die der Berechnung der krankheitsfallbezogenen Leistungsposition folgen.

Alle Leistungen, die in einer Einrichtung nach § 311 SGB V oder einem MVZ bei einem Versicherten pro Quartal erbracht werden, gelten als ein Behandlungsfall. Die Abrechnung der Leistungen, ihre Vergütung sowie die Verpflichtung zur Erfassung der erbrachten Leistungen werden durch die Gesamtvertragspartner geregelt.

3.2 Krankheitsfall

Der Krankheitsfall ist definiert in § 21 Abs. 1 BMV-Ä und umfasst das aktuelle sowie die drei nachfolgenden Kalendervierteljahre, die der Berechnung der krankheitsfallbezogenen Gebührenordnungsposition folgen.

Kommentar:

Auch der Begriff „Krankheitsfall" wird an verschiedenen Stellen im EBM verwendet. Die Definition der Bundesmantelverträge, auf die ausdrücklich abgestellt wird, findet sich in § 21 Abs. 1 BMV-Ärzte und lautet:

Ein Krankheitsfall umfasst das aktuelle sowie die nachfolgenden drei Kalendervierteljahre, die der Berechnung der krankheitsfallbezogenen Leistungsposition folgen.

Krankheitsfall = Erkrankungsfall im aktuellen Quartal sowie in den darauf folgenden 3 Quartalen

Dieser Definition unterliegen damit zahlreiche langwierige oder chron. Erkrankungen z.B. Diabetes, Fettstoffwechselstörungen, Hypertonie, Asthma bronchiale.

Beispiel:

Eine Patientin wird innerhalb des **3. Quartals 2016** am 10.7.16, 18.08.16 und 28.9.16 wegen **chron. Hauterkrankung** behandelt. Der Krankheitsfall **„chron. Hauterkrankung"** endet am 31.06.2016. Ein neuer Krankheitsfall mit der unverändert vorhandenen Erkrankung **„chron. Hauterkrankung"** beginnt mit dem 01.07.2017.

Von dieser Frist ist eine andere, neu z.B. am 28.10.2016 aufgetretene Erkrankung, z.B. „Herzrhythmusstörungen" nicht betroffen. Für sie gilt – wenn sich keine Änderung einstellt – eine neue eigene Frist des Krankheitsfalles bis zum 31.09.2017.

3.3 Betriebsstättenfall

Der Betriebsstättenfall ist definiert in § 21 Abs. 1a BMV-Ä und umfasst die Behandlung desselben Versicherten in einem Kalendervierteljahr durch einen oder mehrere Ärzte derselben Betriebsstätte oder derselben Nebenbetriebsstätte zu Lasten derselben Krankenkasse unabhängig vom behandelnden Arzt.

Kommentar:

Der Begriff „Betriebsstättenfall" wird an verschiedenen Stellen im EBM verwendet. Die Definition des Bundesmantelvertrages, auf die ausdrücklich abgestellt wird, lautet:

Beim Betriebsstättenfall kommt es nicht mehr auf die Person des behandelnden Arzte an, sondern auf den Ort der Behandlung. Wird derselbe Versicherte in einem Quartal in derselben Betriebsstätte oder derselben Nebenbetriebsstätte zu Lasten derselben Krankenkasse behandelt, handelt es sich um einen Betriebsstättenfall, unabhängig von Person oder Status (zugelassen, angestellt) des behandelnden Arztes oder dem „Abrechnungssubjekt" (Arzt, Berufsausübungsgemeinschaft, MVZ).

Siehe auch Kommentar zu 3.1 Behandlungsfall.

3.4 Arztfall

Der Arztfall ist definiert in § 21 Abs. 1b Bundesmantelvertrag-Ärzte (BMV-Ä) und umfasst die Behandlung desselben Versicherten durch denselben an der vertragsärztlichen Versorgung teilnehmenden Arzt in einem Kalendervierteljahr zu Lasten derselben Krankenkasse unabhängig von der Betriebs- oder Nebenbetriebsstätte.

Kommentar:

Auch der Begriff „Arztfall" wird an verschiedenen Stellen im EBM verwendet. Die Definition der Bundesmantelverträge, auf die ausdrücklich abgestellt wird, findet sich in § 21 Abs. 1b BMV-Ärzte bzw. § 25 Abs. 1b BMV-Ärzte/Ersatzkassen.

Beim Arztfall kommt es nun nur auf die Person des behandelnden Arztes an. Wird derselbe Versicherte in einem Quartal von demselben an der vertragsärztlichen Versorgung teilnehmenden Arzt behandelt, handelt es sich um einen Arztfall, unabhängig davon, in welcher Betriebs- oder Nebenbetriebsstätte die Behandlung stattgefunden hat.

3.5 Arztgruppenfall

Der Arztgruppenfall ist definiert in § 21 Abs. 1c Bundesmantelvertrag-Ärzte (BMVÄ) und umfasst die Behandlung desselben Versicherten durch dieselbe Arztgruppe einer Arztpraxis in demselben Kalendervierteljahr zu Lasten derselben Krankenkasse. Zu einer Arztgruppe gehören diejenigen Ärzte, denen im EBM ein Kapitel bzw. in Kapitel 13 ein Unterabschnitt zugeordnet ist.

3.6 Zyklusfall

Der Zyklusfall ist in den Bestimmungen zum Abschnitt 8.5 Punkt 6 definiert.

3.7 Reproduktionsfall

Der Reproduktionsfall ist in den Bestimmungen zum Abschnitt 8.5 Punkt 7 definiert.

3.8 Zeiträume/Definitionen

3.8.1 Kalenderjahr

Behandlung desselben Versicherten durch dieselbe Arztpraxis im Kalenderjahr. Das Kalenderjahr beginnt mit dem 1. Januar (00:00 Uhr) und endet mit dem nachfolgenden 31. Dezember (24:00 Uhr).

3.8.2 Im Zeitraum von 3 Tagen beginnend mit dem Operationstag

Behandlung desselben Versicherten durch dieselbe Arztpraxis am aktuellen Tag (beginnend mit dem Zeitpunkt der Operation) sowie den zwei nachfolgenden Tagen. Der nachfolgende Tag umfasst jeweils den Zeitraum von vierundzwanzig Stunden, beginnend ab 00:00 Uhr.

3.8.3 Im Zeitraum von X Tagen

Behandlung desselben Versicherten durch dieselbe Arztpraxis am aktuellen Tag (beginnend mit dem Zeitpunkt der jeweiligen Leistung) sowie den X – 1 nachfolgenden Tagen. Die nachfolgenden Tage umfassenden Zeitraum von vierundzwanzig Stunden, beginnend ab 00:00 Uhr.

3.8.4 Im Zeitraum von X Wochen

Behandlung desselben Versicherten durch dieselbe Arztpraxis in der aktuellen Woche (beginnend mit dem Tag der Durchführung des Leistungsinhaltes der Gebührenordnungsposition) sowie den X – 1 nachfolgenden Wochen. Die Woche umfasst den Zeitraum von 7 Tagen, beginnend um 0:00 Uhr an dem Tag an dem die Leistung durchgeführt wird, bis zum 7. Tag 24:00 Uhr

3.8.5 Behandlungstag

Behandlung desselben Versicherten durch dieselbe Arztpraxis am Kalendertag der Behandlung (an einem Datum, unabhängig von der Zahl der Sitzungen). Der Tag ist als Zeitraum von vierundzwanzig Stunden, beginnend ab 00:00 Uhr, definiert.

Für in-vitro-diagnostische Leistungen gilt das Datum des Tages der Probenentnahme als Behandlungstag. Bei einer mehrfachen Berechnung einer Gebührenordnungsposition am Behandlungstag ist die medizinische Notwendigkeit durch zusätzliche Angaben (Zeitpunkt, Material, Art der Untersuchung o. ä.) kenntlich zu machen.

3.8.6 Quartal

Unterteilung eines Kalenderjahres in 4 Kalendervierteljahre.

1. Quartal: 1. Januar bis 31. März,
2. Quartal: 1. April bis 30. Juni,
3. Quartal: 1. Juli bis 30. September,
4. Quartal: 1. Oktober bis 31. Dezember

3.8.7 Der letzten vier Quartale

Umfasst den Zeitraum des Quartals, in dem der Inhalt einer Gebührenordnungsposition durchgeführt wird sowie die drei vorangegangenen Kalendervierteljahre.

3.9 Weitere Abrechnungsbestimmungen

3.9.1 Je vollendeten Minuten

Die Gebührenordnungsposition ist erst berechnungsfähig, wenn die im obligaten Leistungsinhalt genannte Zeitdauer vollständig erfüllt wurde. Für eine Mehrfachberechnung muss die genannte Zeitdauer entsprechend mehrfach vollständig erfüllt sein.

3.9.2 Je Bein, je Sitzung

Ist eine Leistung in einer Sitzung einmal je Bein berechnungsfähig, kann diese bei der Behandlung beider Beine zweimal in einer Sitzung berechnet werden.

3.9.3 Je Extremität, je Sitzung

Ist eine Leistung in einer Sitzung einmal je Extremität berechnungsfähig, kann diese bei der Behandlung mehrerer Extremitäten entsprechend der Anzahl der in der Sitzung behandelten Extremitäten berechnet werden.

3.9.4 Gebührenordnungspositionen mit „bis" verknüpft

Sind Gebührenordnungspositionen mit „bis" verknüpft, bezieht sich die Angabe auf die zuerst angegebene, alle dazwischen liegenden sowie auf die zuletzt genannte Gebührenordnungsposition

4 Berechnung der Gebührenordnungspositionen

4.1 Versicherten-, Grund- oder Konsiliarpauschale

Die Versicherten-, Grund- oder Konsiliarpauschalen sind von den in der Präambel der entsprechenden arztgruppenspezifischen oder arztgruppenübergreifenden Kapitel genannten Vertragsärzten beim ersten kurativ-ambulanten oder kurativ-stationären (belegärztlich) persönlichen Arzt-Patienten-Kontakt oder Arzt-Patienten-Kontakt im Rahmen einer

Videosprechstunde gemäß Anlage 31b zum Bundesmantelvertrag-Ärzte (BMV-Ä) im Behandlungsfall zu berechnen. Sie sind nur einmal im Behandlungsfall bzw. bei arztpraxisübergreifender Behandlung nur einmal im Arztfall (s. Allgemeine Bestimmung 4.3.4) berechnungsfähig und umfassen die in Anhang 1 aufgeführten Leistungen entsprechend der tabellarischen Gliederung. Die Versicherten-, Grund- oder Konsiliarpauschalen sind von den in der Präambel der entsprechenden arztgruppenspezifischen oder arztgruppenübergreifenden Kapitel genannten Vertragsärzten nicht in einem ausschließlich präventiv-ambulanten Behandlungsfall berechnungsfähig.

Bei einer kurativ-ambulanten und kurativ-stationären (belegärztlichen) Behandlung in demselben Quartal sind die Versicherten-, Grund- oder Konsiliarpauschalen je einmal berechnungsfähig (jeweils kurativ-ambulanter Arzt-/Behandlungsfall und kurativ-stationärer Arzt-/Behandlungsfall); hierbei ist von der Punktzahl der jeweils zweiten zur Berechnung gelangenden Versicherten-, Grund- oder Konsiliarpauschale ein Abschlag in Höhe von 50 % vorzunehmen.

Neben der Gebührenordnungsposition 01436 ist für die Berechnung der jeweiligen arztgruppenspezifischen Versicherten-, Grund- und/oder Konsiliarpauschale in demselben Behandlungsfall mindestens ein weiterer persönlicher Arzt-Patienten-Kontakt oder Arzt-Patienten-Kontakt im Rahmen einer Videosprechstunde gemäß Anlage 31b zum BMV-Ä notwendig.

Bei Überweisungen zur Durchführung von Auftragsleistungen (Indikations- oder Definitionsauftrag gemäß § 24 Abs. 7 Nr. 1 BMV-Ä, die nicht im Anhang 1 (Spalten VP und/oder GP) aufgeführt sind (s. Allgemeine Bestimmung 2.1.6) an nicht ausschließlich auf Überweisung tätige Ärzte gemäß § 13 Abs. 4 BMV-Ä, ist nicht die Versicherten- oder Grundpauschale sondern die Konsultationspauschale entsprechend der Gebührenordnungsposition 01436 zu berechnen.

Bei einer in demselben Behandlungsfall erfolgten Berechnung den Gebührenordnungspositionen 01210 bzw. 01212 (Not(-fall) pauschale im organisierten Not(-fall)dienst) ist für die Berechnung einer Versicherten-, Grund- oder Konsiliarpauschale mindestens ein weiterer persönlicher kurativer Arzt-Patienten-Kontakt außerhalb des organisierten Not(-fall)dienstes notwendig.

Kommentar:

Diese Pauschalen haben die früheren Ordinations- und Konsultationskomplexe abgelöst und setzen die bereits im EBM 2000plus begonnene Tendenz zur Pauschalierung der Vergütung ärztlicher Leistungen weiter fort.

Diese in den jetzigen Pauschalen „aufgegangenen" Leistungen sind im Anhang 1 enthalten. Da sie Bestandteil der Pauschalen sind, sind sie nicht etwa entfallen, sondern weiterhin zu erbringen, nur werden sie nicht gesondert vergütet. Sie können deshalb weder privat in Rechnung gestellt noch durch andere Leistungen „ersetzt" werden. Letzteres wäre eine Umgehung der Pauschalierung.

Die Versicherten- und Grundpauschalen werden ab dem 1.10.2013 nach fünf (zuvor drei) Altersklasse unterschiedlich hoch bewertet

- für Versicherte bis zum vollendeten 4. Lebensjahr,
- für Versicherte vom 5. Lebensjahr bis zum vollendeten 18 Lebensjahr,
- für Versicherte vom 19. Lebensjahr bis zum vollendeten 54. Lebensjahr,
- für Versicherte vom 55. Lebensjahr bis zum vollendeten 75 Lebensjahr,
- für Versicherte ab dem 76. Lebensjahr.

Voraussetzung für die Berechnung ist ein kurativer Arzt-Patienten-Kontakt. Beim ersten solchen Kontakt können die Pauschalen von den jeweils in der Präambel des entsprechenden arztgruppenspezifischen oder arztgruppenübergreifenden Kapitels genannten Ärzten berechnet werden. Ein rein präventiver Kontakt, wenn er denn wirklich so stattfindet, reicht nicht aus. Berechnungsfähig sind sie einmal im Behandlungsfall bzw. wenn die Behandlung arztpraxisübergreifend stattfindet, einmal im Arztfall (s.o. unter 3.4 und unten unter 4.3.4).

Findet neben einer kurativ-ambulanten im selben Quartal auch eine belegärztliche Behandlung des gleichen Patienten statt, können die Pauschalen bei Vorliegen den Voraussetzungen zweimal berechnet werden, allerdings die zweite Pauschale nur noch zu 50 % der Punktzahl.

Wird eine Konsultationspauschale (Nr. 01436) berechnet, ist für die Berechnung der Versicherten-, Grund- oder Konsiliarpauschale im selben Behandlungsfall mindestens ein weiterer Arzt-Patienten-Kontakt erforderlich..

Bei Auftragsüberweisungen zu Leistungen, die nicht als Bestandteil der Grund- oder Versicherten-pauschale in der Anlage 1 aufgeführt sind, kann, wenn der Überweisungsempfänger nicht ein Arzt ist, der nach den Bestimmungen der Bundesmantelverträge nur auf Überweisung tätig werden darf, von diesem anstelle der Versicherten- oder Grundpauschale nur die Konsultationspauschale nach Nr. 01436 berechnet werden.

Vielen Praxen ist nicht klar, dass sie wenn sie als Hausarzt eine Nachsorge einer ambulanten OP einen Behandlungsschein zur Mit- und Weiterbehandlung oder auch Zielauftrag bekommen, sie in ihrer Arztsoftware unbedingt einen neuen Abrechnungsschein anlegen müssen, diesen auf 21 Tage nach OP Datum begrenzen und abzurechnen ist die 01436, 88115 (Kennzeichnung amb. Operieren und die 31600 (bei Allgemeinmediziner).

Für den organisierten Notfalldienst ist eine eigene Notfallpauschale (Nr. 01210) vorgesehen. Daneben können im Falle eines weiteren persönlichen kurativen Arzt-Patienten-Kontaktes außerhalb des organisierten Notfalldienstes die Versicherten-, Grund- oder Konsiliarpauschale berechnet werden.

4.2 Diagnostische bzw. therapeutische Gebührenordnungspositionen

Gebührenordnungspositionen mit diagnostischem und/oder therapeutischem Leistungsinhalt sind als Einzelleistungen, Leistungskomplexe oder Zusatzpauschalen beschrieben. Mit Zusatzpauschalen wird der besondere Leistungsaufwand vergütet, der sich aus den Leistungs-, Struktur- und Qualitätsmerkmalen des Leistungserbringers und, soweit dazu Veranlassung besteht, in bestimmten Behandlungsfällen ergibt.

Kommentar:

Hier wird noch einmal das Nebeneinander von Einzel- und Pauschalleistungen im neuen EBM betont. Wobei die Zahl der abrechnungsfähigen Einzelleistungen insbesondere im hausärztlichen Kapitel gegenüber dem EBM 2000plus deutlich abgenommen hat. Allerdings wurden ab dem 1.10.2013 durch den sog. Hausarzt-EBM ausführliche Gespräche für Haus-, Kinder- und Jugendärzte aus den Pauschalen ausgegliedert und können seitdem als Einzelleistungen berechnet werden.

4.2.1 Abrechnung geschlechtsspezifischer Gebührenordnungspositionen bei Intersexualität oder Transsexualität

Gebührenordnungspositionen mit geschlechtsorganbezogenem Inhalt sind bei Intersexualität Gebührenordnungspositionen mit geschlechtsorganbezogenem Inhalt sind bei Intersexualität oder Transsexualität entsprechend dem geschlechtsorganbezogenen Befund (z. B. bei Vorliegen von Tests, Ovarien, Prostata) unabhängig von der personenstandsrechtlichen Geschlechtszuordnung berechnungsfähig.

Für Versicherte gemäß Satz 1. dieser Bestimmung ist bei Urethro(-zysto)skopien die Gebührenordnungsposition 08311 oder 26311 bei überwiegend interner Lage der Urethra und einer Urethralänge bis zu 8 cm zu berechnen. Bei einer Urethralänge von mehr als 8 cm und/oder nicht überwiegend interner Lage der Urethra ist die Gebührenordnungsposition 26310 zu berechnen.

Gebührenordnungspositionen ohne geschlechtsorganbezogenen Inhalt, deren Anspruchsberechtigung sich nach dem Geschlecht der Versicherten richtet (z. B. Ultraschallscreening auf Bauchaortenaneurysmen nach den Gebührenordnungspositionen 01747 und 01748), sind bei Intersexualität oder Transsexualität auch dann berechnungsfähig, wenn die personenstandsrechtliche Geschlechtszuordnung der Versicherten nicht dem anspruchsberechtigten Geschlecht für die Leistung entspricht.

Gebührenordnungspositionen ohne geschlechtsorganbezogenen Inhalt, deren Anspruchsberechtigung sich nach Alter und Geschlecht der Versicherten richtet und nicht auf ein Geschlecht beschränkt sind (z. B. Koloskopischer Komplex nach der Gebührenordnungsposition 01741), sind bei Intersexualität oder Transsexualität auch dann entsprechend der in der jeweiligen Richtlinie aufgeführten niedrigeren Altersgrenze berechnungsfähig, wenn die personenstandsrechtliche Geschlechtszuordnung nicht dem anspruchsberechtigten Geschlecht mit der niedrigeren Altersgrenze für die Leistung entspricht.

Entspricht der geschlechtsorganbezogene Befund bei Intersexualität oder Transsexualität nicht der personenstandsrechtlichen Geschlechtszuordnung, sind Gebührenordnungspositionen mit geschlechtsorganbezogenem Inhalt mit einer bundeseinheitlich kodierten Zusatzkennzeichnung zu versehen. Bei Gebührenordnungspositionen ohne geschlechtsorganbezogenen Inhalt besteht die in Abs. 4 Satz 1 genannte Kennzeichnungspflicht, wenn die personenstandsrechtliche Geschlechtszuordnung nicht dem anspruchsberechtigten Geschlecht bzw. nicht dem anspruchsberechtigten Geschlecht mit der niedrigeren Altersgrenze für die Leistung entspricht. Als Begründung ist der ICD-10-Kode für Intersexualität oder Transsexualität anzugeben. Bei Vorliegen der Kennzeichnung „X" für das unbestimmte Geschlecht oder der Kennzeichnung „D" für das diverse Geschlecht auf der elektronischen Gesundheitskarte ist keine kodierte Zusatzkennzeichnung anzugeben.

Kommentar:

Die KBV informiert zu den obigen Allgemeinen Bestimmungen mit Wirkung zum 1.7.2019 in Ihren „Entscheidungserheblichen Gründen" u.a.

... „Am 22. Dezember 2018 hat der Gesetzgeber das Personenstandsgesetz dahingehendgeändert, dass der Personenstandsfall von Neugeborenen außer als „weiblich", „männlich" oder „ohne Angabe" nunmehr auch mit der Angabe „divers" in das Geburtsregister eingetragen werden kann und dass Personen mit Varianten der Geschlechtsentwicklung ihren Personenstandseintrag entsprechend ändern oder streichen lassen können. Entsprechend wurde in Nr. 4.2.1 der Allgemeinen Bestimmungen zum EBM die Kennzeichnung „D" für das diverse Geschlecht auf der elektronischen Gesundheitskarte ergänzt. Darüber hinaus wurden Regelungen zur Berechnungsfähigkeit geschlechtsspezifischer Gebührenordnungspositionen ohne geschlechtsorganbezogenen Inhalt (z. B. Ultraschallscreening auf Bauchaortenaneurysmen nach den Gebührenordnungspositionen 01747 und 01748) bei Intersexualität oder Transsexualität in Nr. 4.2.1 der Allgemeinen Bestimmungen zum EBM aufgenommen. Demnach sind geschlechtsspezifische Gebührenordnungspositionen ohne geschlechtsorganbezogenen Inhalt bei Intersexualität oder Transsexualität auch dann berechnungsfähig, wenn die personenstandsrechtliche Geschlechtszuordnung nicht der Geschlechtszuordnung der Anspruchsberechtigten der jeweiligen Gebührenordnungsposition entspricht, sofern eine medizinische Begründungeinschließlich des ICD-10-Kodes für Intersexualität oder Transsexualität angegeben wird.

Durch die aufgenommenen Regelungen wurden die bestehenden Regelungen zur Berechnungsfähigkeit geschlechtsspezifischer Gebührenordnungspositionen mitgeschlechtsorganbezogenem Inhalt ergänzt. Als Unterscheidungskriterium der beiden Konstellationen wurde die Bezeichnung mit oder ohne geschlechtsorganbezogenem Inhalt entsprechend konkretisiert..."

4.3 Spezifische Voraussetzungen zur Berechnung

4.3.1 Arzt-Patienten-Kontakt

Ein persönlicher Arzt-Patienten-Kontakt setzt die räumliche und zeitgleiche Anwesenheit von Arzt und Patient und die direkte Interaktion derselben voraus.

Andere Arzt-Patienten-Kontakte setzen mindestens einen telefonischen Kontakt und/oder einen Kontakt im Rahmen einer Videosprechstunde gemäß Anlage 31b zum Bundesmantelvertrag-Ärzte (BMV-Ä) und/oder mittelbaren Kontakt voraus, soweit dies berufsrechtlich zulässig ist. Ein mittelbarer anderer Arzt-Patienten-Kontakt umfasst insbesondere die Interaktion des Vertragsarztes mit Bezugsperson(en) und setzt nicht die unmittelbare Anwesenheit von Arzt, Bezugsperson(en) und Patient an demselben Ort voraus.

Telefonische Arzt-Patienten-Kontakte, Arzt-Patienten-Kontakte im Rahmen einer Videosprechstunde gemäß Anlage 31b zum BMV-Ä und andere mittelbare Arzt-Patienten-Kontakte sind Inhalt der Pauschalen und nicht gesondert berechnungsfähig. Finden im Behandlungsfall ausschließlich telefonische Arzt-Patienten-Kontakte oder andere mittelbare Arzt-Patienten-Kontakte statt, sind diese nach der Gebührenordnungsposition 01435 berechnungsfähig. Finden im Behandlungsfall ausschließlich Arzt-Patienten-Kontakte im Rahmen einer Videosprechstunde gemäß Anlage 31b zum BMV-Ä statt, gilt:

1. Die Notfallpauschalen im organisierten Not(-fall)dienst, die Versicherten-, Grund- oder Konsiliarpauschale des entsprechenden arztgruppenspezifischen oder arztgruppenübergreifenden Kapitels ist einmal im Behandlungsfall bzw. bei arztpraxisübergreifender Behandlung einmal im Arztfall berechnungsfähig (s. Allge-meine Bestimmung 4.1). Es erfolgt ein Abschlag auf die Punktzahl der jeweiligen Notfall-, Versicherten-, Grund- oder Konsiliarpauschale und den Zuschlägen bzw. Zusatzpauschalen im hausärztlichen Versorgungsbereich nach den Gebührenordnungspositionen 03040, 03060, 03061 und 04040.

Die Höhe des Abschlags beträgt:

- 30 % für die Grundpauschalen der Kapitel 5, 6, 9 und 20 und die jeweiligen vorgenannten Zuschläge und für die Gebührenordnungsposition 37706,
- 25 % für die Grundpauschalen der Kapitel 7, 8, 10, 11, 13, 15, 18, 26 und 27 und die jeweiligen vorgenannten Zuschläge,
- 20 % für die Versichertenpauschalen nach den Gebührenordnungspositionen 03000 und 04000, die Grundpauschalen der Kapitel 14, 16, 21, 22 und 23, die Grund- bzw. Konsiliarpauschalen nach den Gebührenordnungspositionen 01320, 01321, 25214 und 30700 und die jeweiligen vorgenannten Zuschläge,
- 10 % für die Notfallpauschalen nach den Gebührenordnungspositionen 01210 und 01212.

Die Abschläge werden durch die zuständige Kassenärztliche Vereinigung vorgenommen.

2. Die Aufschläge auf die Versicherten-, Grund- oder Konsiliarpauschalen gemäß den Allgemeinen Bestimmungen 5.1 und 4.3.10 und den Präambeln 3.1 Nr. 8, 4.1 Nr. 4 und 4.1 Nr. 11 erfolgen auf Basis der um die Abschläge gemäß Abs. 5 Nr. 1 reduzierten Versicherten-, Grund- oder Konsiliarpauschalen.

3. Die Zuschläge nach den Gebührenordnungspositionen 01630, 01641, 03020, 04020, 05215, 05227, 06215, 06227, 07215, 07227, 08215, 08227, 09215, 09227, 10215, 10227, 11215, 12215, 13215, 13227, 13295, 13297, 13345, 13347, 13395, 13397, 13495, 13497, 13546, 13547, 13595, 13597, 13645, 13647, 13695, 13697, 14215, 14217, 15215, 16214, 16218, 17215, 18215, 18227, 19215, 20215, 20227, 21222, 21227, 21228, 22215, 22219, 23215, 24215, 25215, 26215, 26227, 27215, 27227, 30701, 30703 und 32001 sind nicht berechnungsfähig.

4. Die um die Abschläge gemäß Abs. 5 Nr. 1 reduzierte Versicherten-, Grund- oder Konsiliarpauschale ist im Behandlungsfall nicht neben der Versicherten-, Grund- oder Konsiliarpauschale bei persönlichem Arzt-Patienten-Kontakt (s. Allgemeine Bestimmung 4.1) berechnungsfähig.

5. Der Fall ist gegenüber der Kassenärztlichen Vereinigung anhand der Gebührenordnungsposition 88220 nachzuweisen.

6. Die Anzahl der Behandlungsfälle gemäß Abs. 5 ist auf 30 % aller Behandlungsfälle des Vertragsarztes begrenzt. Dabei sind Behandlungsfälle mit ausschließlichen Leistungen im Rahmen der Versorgung im organisierten Not(-fall)dienst nicht zu berücksichtigen.

Gebührenordnungspositionen, die entsprechend ihrer Leistungsbeschreibung auch im Rahmen einer Videosprechstunde gemäß Anlage 31b zum BMV-Ä durchgeführt werden können, unterliegen einer Obergrenze. Die Obergrenze beträgt 30 % je berechneter Gebührenordnungsposition je Vertragsarzt und Quartal. Abweichend hiervon bezieht sich die Obergrenze bei Leistungen des Kapitels 35 auf das Punktzahlvolumen aller vom Vertragsarzt bzw. -psychotherapeuten berechneten Gebührenordnungspositionen des Kapitels 35, die entsprechend ihrer Leistungsbeschreibung im Rahmen einer Videosprechstunde gemäß Anlage 31b zum BMV-Ä durchgeführt werden können, mit Ausnahme der Gebührenordnungsposition 35152. Für die Gebührenordnungsposition 35152 beträgt die Obergrenze gemäß Absatz 6 Satz 1 und 2 30% je Vertragsarzt und Quartal. Leistungen im Rahmen der Versorgung im organisierten Not(-fall)dienst sind bei Anwendung der Obergrenze nicht zu berücksichtigen.

Bei mehr als einer Inanspruchnahme derselben Betriebsstätte an demselben Tag sind die Uhrzeitangaben erforderlich, sofern berechnungsfähige Leistungen durchgeführt werden.

Bei Neugeborenen, Säuglingen und Kleinkindern gemäß I-4.3.5 sowie bei krankheitsbedingt erheblich kommunikationsgestörten Kranken (z.B. Taubheit, Sprachverlust) ist ein persönlicher Arzt-Patienten-Kontakt auch dann gegeben, wenn die Interaktion des Vertragsarztes indirekt über die Bezugsperson(en) erfolgt, wobei sich Arzt, Patient und Bezugsperson(en) gleichzeitig an demselben Ort befinden müssen.

Bei den Gebührenordnungspositionen 02310, 07310, 07311, 07330, 07340, 10330, 18310, 18311, 18330 und 18340, deren Berechnung mindestens drei oder mehr persönliche bzw. andere Arzt-Patienten-Kontakte im Behandlungsfall voraussetzt, kann ein persönlicher Arzt-Patienten-Kontakt auch als Arzt-Patienten-Kontakt im Rahmen einer Videosprechstunde gemäß Anlage 31b zum BMV-Ä erfolgen.

Kommentar:

Hier wird definiert, was erfüllt sein muss, um den Begriff „Arzt-Patienten-Kontakt" des EBM zu erfüllen. Hierfür gibt es zwei Möglichkeiten:

- Zunächst der persönliche Kontakt. Hierfür ist eine Kommunikation „von Angesicht zu Angesicht" erforderlich mit allen dazugehörigen Aspekten (Worte, Gesten, Mimik).

- Der ebenfalls denkbare nicht persönliche Kontakt kann telefonisch direkt (mit dem Patienten) oder indirekt (mit vom Patienten legitimierter Person) – sondern mittelbar – erfolgen. Dieser nicht persönliche Kontakt berechtigt nur zur Abrechnung der Nr. 01435 und auch nur dann, wenn ausschließlich ein telefonischer Kontakt stattfand. Ein telefonischer Arzt-Patienten-Kontakt gestattet nicht die Abrechnung von Versicherten-, Grund- oder Konsiliarpauschale, dazu ist stets **ein persönlicher Arzt-Patienten-Kontakt** nötig.

Nur ein E-Mail oder ein Briefwechsel oder ein Internet-Chatten sind nicht abrechenbar, da die vorgeschriebenen Voraussetzungen nicht erfüllt sind. Eine Ausnahme stellt die Videosprechstunde dar – siehe dort.

Werden an einer Betriebsstätte an einem Tag zu unterschiedlichen Zeiten berechnungsfähige Leistungen erbracht, müssen die Uhrzeiten angegeben werden.

Ferner ist in besonderen Fällen auch von einem „persönlichen" Arzt-Patienten.-Kontakt auszugehen, wenn die Interaktion indirekt über eine Bezugsperson erfolgt. Allerdings ist das nur unmittelbar, bei gleichzeitiger Anwesenheit von Arzt, Patient und Bezugsperson, möglich. Die Begriffe „Neugeborene", Säuglinge" und „Kleinkinder" werden nachfolgend unter 4.3.5 erläutert.

Von einer Kommunikationsstörung im Sinne dieser Bestimmung kann nur gesprochen werden, wenn diese auf einer Erkrankung des Patienten beruht, die eine dauerhafte Störung

- der Sprache, z.B. Aphasie nach Schlaganfall oder Hirntumor
- oder des Gehörs, z.B. angeboren Taubheit, erworbene Taubheit durch Meningitis

bedingt.

Eine nur vorübergehende Kommunikationsbeeinträchtigung ist ebenso wenig eine Kommunikationsstörung im Sinne des Abschnittes 4.3.1 wie Verständigungsschwierigkeiten aufgrund sprachlicher Probleme.

In 4.3.1 der Allgemeinen Bestimmungen sind Ausnahmen (Säugling, Kleinkind, krankheitsbedingt erheblich kommunikationsgestört) fest gelegt, in denen das persönliche Gespräch Arzt/Bezugsperson nur dann als persönlicher Arzt-Patienten-Kontakt gewertet werden, wenn Handlungen/Behandlunge, über den Patienten ausgetauscht werden, und in Anwesenheit des Patienten stattfindet. Arzt, Patient und Bezugsperson müssen sich gleichzeitig an demselben Ort (meist Sprechzimmer des Arztes oder Patientenwohnung oder Zimmer) befinden.

Wezel/Liebold schreibt in seinem Kommentar u.a. auch: … „Der Kontakt kann jedoch z.B. auch im Freien stattfinden. Entscheidend ist die zeitgleiche Interaktion zwischen Arzt, Patient und Bezugsperson…"

4.3.1 regelt zudem die Voraussetzungen zur Erbringung und Abrechnung von Leistungen im Rahmen der Videosprechstunde. Voraussetzungen zur Erbringung und Abrechnung richten sich u.a. nach Anlage 4b (Vereinbarung Authentifizierung Fernbehandlung), Anlage 31 (Telemedizinische Leistungen), 31b BMV-Ä (Vereinbarung Videosprechstunde) sowie § 17 Psychotherapie-Vereinbarung.

Fallzahl und Leistungsmenge per Videosprechstunde waren während der Corona-Pandemie durch eine Sonderregelung unbegrenzt möglich (vgl. Kommentierung in Vorauflagen). Seit 1. April 2022 liegt die Obergrenze bei 30 Prozent je Leistung (GOP) und Quartal. Für die Psychotherapie gilt die Obergrenze von 30 Prozent für alle per Video möglichen Leistungen nach der Psychotherapie-Richtlinie (EBM-Kapitel 35), die eine Praxis in einem Quartal abrechnet, und nicht mehr je einzelner GOP, mit Ausnahme der GOP psychotherapeutischen Akutbehandlung (GOP 35152).

Weiterführende Informationen zur Erbringung und Abrechnung sowie den technischen Anforderungen unter: https://www.kbv.de/html/videosprechstunde.php

4.3.2 Räumliche und persönliche Voraussetzungen

Die Berechnung von Gebührenordnungspositionen ist nur möglich, wenn die apparativen, räumlichen und persönlichen Voraussetzungen – in Berufsausübungsgemeinschaften, Medizinischen Versorgungszentren bzw. Arztpraxen mit angestellten Ärzten unbeschadet der Regelung gemäß § 11 Abs. 1 Bundesmantelvertrag-Ärzte (BMV-Ä) und § 41 der Bedarfsplanungs-Richtlinie zumindest von einem an der vertragsärztlichen Versorgung teilnehmenden Arzt – zur Erbringung mindestens eines obligaten sowie aller fakultativen Leistungsinhalte im Gebiet und/oder im Schwerpunkt gegeben sind. Die apparative Ausstattung zur Erbringung fakultativer Leistungsinhalte ist beim Vertragsarzt erfüllt, wenn er über die Möglichkeit der Erbringung der fakultativen Leistungsinhalte verfügt und diese der zuständigen Kassenärztlichen Vereinigung auf Anforderung nachweisen kann. Für Ärzte, die ausschließlich im Status eines angestellten Arztes tätig sind, gilt diese Regelung nur für die Betriebsstätten derselben Arztpraxis. Für die in den Versicherten-, Grund- bzw. Konsiliarpauschalen und die in Anhang VI-1 (Spalte VP / GP) genannten Leistungen findet diese Bestimmung keine Anwendung.

Kommentar:

Aus dem Wesen der Komplexe und Pauschalen folgt, dass diese nur abgerechnet werden können, wenn die auch die Ausstattung betreffenden Voraussetzungen vorliegen, um alle im Komplex auch fakultativ enthaltenen Leistungen zu erbringen und abzurechnen. Es genügt, wenn die persönlichen Voraussetzungen zumindest von einem an der vertragsärztlichen Versorgung teilnehmenden Arzt erfüllt werden und zwar für mindest einen obligatorischen sowie alle fakultativen Leistungsinhalte im Gebiet bzw. Schwerpunkt. Für die apparative Ausstattung für fakultative Leistungsinhalte reicht es, wenn der Arzt über die Möglichkeit der Erbringung verfügt.

4.3.3 Mindestkontakte

Gebührenordnungspositionen, die eine Mindestzahl an Arzt-Patienten-Kontakten im Behandlungsfall voraussetzen, sind auch berechnungsfähig, wenn die Mindestzahl an Arzt-Patienten-Kontakten im Arztfall stattfindet.

Behandlungs-, krankheits- oder arztfallbezogene Leistungskomplexe und Pauschalen sind nur mit mindestens einem persönlichen Arzt-Patienten-Kontakt berechnungsfähig, soweit in den Leistungsbeschreibungen nicht anders angegeben.

Kommentar:

Fordert der EBM für die Abrechenbarkeit einer Leistung eine Mindestzahl von Arzt-Patienten-Kontakten, muss diese nicht zwingend in derselben Betriebsstätte stattfinden. Es reicht, wenn die Mindestzahl im Arztfall erreicht wird.

Ist eine Pauschale bzw. ein Leistungskomplex je Behandlungsfall, Krankheitsfall oder Arztfall berechnungsfähig, ist mindestens eine persönliche Arzt-Patienten-Begegnung erforderlich.

4.3.4 Arztpraxisübergreifende Tätigkeit

Sämtliche auf den Behandlungsfall bezogenen Abrechnungsbestimmungen und Berechnungsausschlüsse gelten bei Erbringung von Gebührenordnungspositionen in arztpraxisübergreifender Tätigkeit bezogen auf den Arztfall. Krankheitsfallbezogene Abrechnungsbestimmungen und Berechnungsausschlüsse gelten auch bei der Erbringung von Gebührenordnungspositionen bei arztpraxisübergreifender Tätigkeit.

Kommentar:

Wird ein Arzt infolge der flexiblen Möglichkeiten nach dem Vertragsarztrechtsänderungsgesetz arztpraxisübergreifend tätig, d.h. in mehreren Betriebsstätten, gilt folgendes:

• Stellt der EBM für die Abrechnungsfähigkeit einer Leistung auf den Behandlungsfall ab, gilt in diesem Fall die Voraussetzung als erfüllt, wenn der Arztfall herangezogen wird, es kommt also nicht auf die Identität der Betriebsstätten an.
• Stellt der EBM für die Abrechnungsfähigkeit einer Leistung auf den Krankheitsfall ab, ist dieser auch gegeben, wenn die Behandlung in verschiedenen Betriebsstätten (arztpraxisübergreifend) stattfindet.

4.3.5 Altersgruppen

Die Verwendung der Begriffe Neugeborenes, Säugling, Kleinkind, Kind, Jugendlicher und Erwachsener ist an nachfolgende Zeiträume gebunden:
• Neugeborenes bis zum vollendeten 28. Lebenstag
• Säugling ab Beginn des 29. Lebenstages bis zum vollendeten 12. Lebensmonat
• Kleinkind ab Beginn des 2. bis zum vollendeten 3. Lebensjahr
• Kind ab Beginn des 4. bis zum vollendeten 12. Lebensjahr
• Jugendlicher ab Beginn des 13. bis zum vollendeten 18. Lebensjahr
• Erwachsener ab Beginn des 19. Lebensjahres
Maßgeblich für die Zuordnung zu einer Altersklasse bzw. einem Zeitraum ist das Alter des Patienten bei der ersten Inanspruchnahme bzw. am Tag der ersten Leistungsabrechnung im Kalendervierteljahr.

Kommentar:

Diese Bestimmung ist gegenüber dem EBM 2000plus unverändert. Hier finden sich eindeutige – nicht interpretationsfähige – Definitionen der Begriffe „Neugeborenes", „Säugling", „Kleinkind", „Kind", „Jugendlicher" und „Erwachsener", die keine Ausnahmen zulassen.

Auch wenn ein „Aufstieg" in die nächste „Altersklasse" am Tage nach der ersten Inanspruchnahme bzw. Leistungsabrechnung im Quartal erfolgt, bleibt die bisherige Zuordnung das gesamte restliche Quartal bestehen.

Beispiel: Wird ein Kleinkind im 3. Quartal z.B. am 13.Juli behandelt und vollendet am 6.8. das 3. Lebensjahr – feiert also den 4. Geburtstag – und wird damit nach der Definition zum „Kind", bleibt die bisherige Zuordnung als „Kleinkind" das gesamte restliche 3. Quartal bestehen.

4.3.5.1 Für Altersangaben gilt:

Ein Lebensjahr beginnt am Geburtstag (00:00 Uhr). Somit entspricht das Lebensjahr dem Alter plus 1. Ein Lebensjahr ist mit Ablauf des Kalendertages vor dem Geburtstag vollendet (24:00 Uhr).

4.3.6 Labor

Die Gebührenordnungspositionen 01700, 01701, 12220, 12225 und 32001 sind bei arztpraxisübergreifender Behandlung nur einmal im Arztfall berechnungsfähig.

Kommentar:

Die genannten Gebührenordnungspositionen beinhalten die Laborgrundpauschalen sowie den Wirtschaftlichkeitsbonus. Diese sind auch bei der Tätigkeit in mehreren Betriebsstätten (arztpraxisübergreifender Behandlung) nur einmal je Arztfall berechnungsfähig.

4.3.7 Operative Eingriffe

1.1. Die Verwendung der Begriffe klein/groß, kleinflächig/großflächig, lokal/radikal und ausgedehnt bei operativen Eingriffen entspricht den Definitionen nach dem vom Deutschen Institut für medizinische Dokumentation und Information herausgegebenen Schlüssel für Operationen und sonstige Prozeduren gemäß § 295 Abs. 1 Satz 4 SGB V:

Länge: kleiner/größer 3 cm,

Fläche: kleiner/größer 4 cm²,

lokal: bis 4 cm² oder bis zu 1 cm³,

radikal und ausgedehnt: größer 4 cm² oder größer 1 cm³.

Nicht anzuwenden ist der Begriff „klein" bei Eingriffen am Kopf und an den Händen.

2. Operative Eingriffe setzen die Eröffnung von Haut und/oder Schleimhaut bzw. eine primäre Wundversorgung voraus, soweit in den Leistungsbeschreibungen nicht anders angegeben. Punktionen mit Nadeln, Kanülen und Biopsienadeln fallen nicht unter die Definition eines operativen Eingriffs.

3. Lokalanästhesien und Leitungsanästhesien sind, soweit erforderlich, Bestandteil der berechnungsfähigen Gebührenordnungspositionen.

4. Wird der operative Eingriff und die postoperative Behandlung nach dem operativen Eingriff von unterschiedlichen Ärzten einer Berufsausübungsgemeinschaft bzw. eines medizinischen Versorgungszentrums durchgeführt, ist die Gebührenordnungsposition des Operateurs zu berechnen. Führen Ärzte gemäß Präambel 3.1 bzw. 4.1 die postoperative Behandlung durch, ist die Leistung nach der Gebührenordnungsposition 31600 zu berechnen.

Kommentar:

Mit dieser Bestimmung zu 1. sollte offensichtlich die Diskussion über sonst gelegentlich subjektiv eingeschätzte Größenverhältnisse beendet und die Begriffsdefinitionen durch klare objektive Größen geklärt werden.

Weiterer offensichtlich aus der Praxis sich ergebender Klärungsbedarf hat zu den Regelungen unter 1. und 2. geführt.

- Danach wird der Begriff „operativer Eingriff" näher definiert durch Eröffnung vom Haut und/oder Schleimhaut bzw. eine primäre Wundversorgung, es sei denn, die Leistungsbeschreibung besagt etwas anderes. Ausdrücklich ausgenommen von der Definition werden Punktionen mit Nadeln, Kanülen oder Biopsienadeln.
- Eine weitere Klarstellung erfolgte bezüglich der Lokal- und Leitungsanästhesien, diese sind, soweit sie erforderlich sind, Bestandteil der berechnungsfähigen operativen Leistung.

Rechtsprechung

▶ **Kein Vergütungsanspruch bei fehlender Erforderlichkeit einer stationären Behandlung**

Ein Krankenhaus, das im Rahmen der Heilbehandlung der gesetzlichen Unfallversicherung eine Operation stationär durchführt, die auch durch eine ambulante ärztliche Behandlung hätte vorgenommen werden können, hat keinen entsprechenden Vergütungsanspruch. Entscheide dort der Durchgangsarzt, dass eine stationäre Behandlung erforderlich sei, so unterliege die angenommene Erforderlichkeit der vollumfänglichen gerichtlichen Überprüfung, befand das Landessozialgericht (LSG) Niedersachsen-Bremen. Eine solche sei u.a. zu verneinen, wenn es gereicht hätte, den Patienten nach der Operation für einige Stunden ambulant zu beobachten, um ihn ggf. später stationär aufzunehmen.
Aktenzeichen: LSG Niedersachsen-Bremen, 15.04.2013, AZ: L 3 U 40/10
Entscheidungsjahr: 2013

4.3.8 Fachärztliche Grundversorgung

In Behandlungsfällen, in denen ausschließlich Leistungen erbracht werden, die gemäß der Kennzeichnung des Anhangs 3 des EBM der fachärztlichen Grundversorgung zugerechnet werden, können als Zuschlag zu den entsprechenden Grundpauschalen die arztgruppenspezifischen Leistungen für die fachärztliche Grundversorgung der einzelnen Kapitel berechnet werden. Dies gilt im Behandlungsfall entsprechend für die versorgungsbereichs-, schwerpunkt- oder fachgebietsübergreifende Behandlung in Berufsausübungsgemeinschaften und Praxen mit angestellten Ärzten, sofern keine von der fachärztlichen Grundversorgung ausgeschlossene(n) Leistung(en) erbracht wird (werden). Die Zuschläge können ausschließlich von an der vertragsärztlichen Versorgung teilnehmenden zugelassenen Vertragsärzten und zugelassenen medizinischen Versorgungszentren berechnet werden. Entspricht der Ermächtigungsumfang eines ermächtigten Arztes bzw. eines ermächtigten Krankenhauses oder eines ermächtigten Instituts dem eines zugelassenen Vertragsarztes, kann die Berechnung der Zuschläge durch den Zulassungsausschuss ermöglicht werden.

Rechtsprechung

▶ **Keine Abrechenbarkeit fachärztlicher Leistungen ohne Schwerpunktbezeichnung**

Einem Arzt ohne entsprechende Schwerpunktbezeichnung muss keine Abrechnungsgenehmigung für fachärztliche Leistungserbringung erteilt werden. Auf die persönliche Qualifikation des Arztes kommt es nicht an, entschied das Bundessozialgericht (BSG). Im vorliegenden Fall wollte ein Arzt für Kinder- und Jugendmedizin ohne Berechtigung, die Schwerpunktbezeichnung Neuropädiatrie zu führen, entsprechende fachärztliche Leitungen abrechnen.
Aktenzeichen: BSG, 10.12.2014, AZ: B 6 KA 49/13 R
Entscheidungsjahr: 2014

4.3.9 Ärztliche Zweitmeinung

4.3.9.1 Einleitung der Zweitmeinung

Voraussetzung für die Berechnung der Gebührenordnungsposition 01645 ist die Dokumentation der Indikation mit einer bundeseinheitlich kodierten Zusatzkennzeichnung.

4.3.9.2 Berechnung der Zweitmeinung

Für die ärztliche Zweitmeinung gemäß § 3 Abs. 1 der Richtlinie des Gemeinsamen Bundesausschusses zum Zweitmeinungsverfahren sind in Abhängigkeit der Arztgruppe des Zweitmeiners die jeweiligen arztgruppenspezifischen Versicherten-, Grund- oder Konsiliarpauschalen beim ersten persönlichen Arzt-Patienten-Kontakt oder Arzt-Patienten-Kontakt im Rahmen einer Videosprechstunde gemäß Anlage 31b zum BMV-Ä einmal im Behandlungsfall zu berechnen.

Die im Rahmen der ärztlichen Zweitmeinung abgerechneten Versicherten-, Grund- und Konsiliarpauschalen sind vom abrechnenden Arzt eingriffsspezifisch und bundeseinheitlich nach Vorgabe der Kassenärztlichen Bundesvereinigung zu kennzeichnen.

Erfolgt die ärztliche Zweitmeinung im Rahmen einer Videosprechstunde gemäß Anlage 31b zum BMV-Ä, sind zu den jeweiligen arztgruppenspezifischen Versicherten-, Grund- oder Konsiliarpauschalen die Gebührenordnungspositionen 01444 und 01450 berechnungsfähig. Die jeweiligen Abrechnungsvoraussetzungen gelten entsprechend. Bei Durchführung einer Videosprechstunde in Zusammenhang mit der Zweitmeinung gelten die Vorgaben gemäß 4.3.1 der Allgemeinen Bestimmungen Absatz 5 Nr. 6 und Absatz 6 zum Einheitlichen Bewertungsmaßstab.

4.3.9.3 Ergänzende Untersuchungen im Rahmen des Zweitmeinungsverfahrens

Neben den Versicherten-, Grund- oder Konsiliarpauschalen zur Vergütung der ärztlichen Zweitmeinung sind ausschließlich gegebenenfalls medizinisch notwendige Untersuchungen gemäß § 3 Abs. 2 der Richtlinie des Gemeinsamen Bundesausschusses zum Zweitmeinungsverfahren entsprechend den Abrechnungsbestimmungen des EBM berechnungsfähig. Die Nebeneinanderberechnung der ärztlichen Zweitmeinung gemäß Nr. 4.3.9.2 und medizinisch notwendiger Untersuchungsleistungen setzt die Angabe einer medizinischen Begründung voraus. Die im Rahmen der ärztlichen Zweitmeinung abgerechneten Untersuchungsleistungen sind vom abrechnenden Arzt bundeseinheitlich und eingriffsspezifisch nach Vorgabe der Kassenärztlichen Bundesvereinigung zu kennzeichnen. Werden im Rahmen des Zweitmeinungsverfahrens Untersuchungsleistungen veranlasst, so setzt die Berechnung der veranlassten Untersuchungsleistungen die bundeseinheitliche und eingriffsspezifische Kennzeichnung nach Vorgabe der Kassenärztlichen Bundesvereinigung voraus.

4.3.10 Terminvermittlung durch die Terminservicestelle

Kommentar:

Die Kassenärztlichen Vereinigungen wurden bereits im Rahmen des GKV-Versorgungsstärkungsgesetzes verpflichtet, seit dem 23. Januar 2016 Terminservicestellen (TSS) einzurichten. Mit dem am 11.05.2019 in Kraft getretenen Terminservice- und Versorgungsgesetz wurden u.a. die Aufgaben der Servicestellen erweitert (z.B. Vermittlung von Terminen auch an Haus- und Kinderärzte). Aufgabe der TSS ist es, gesetzlich Versicherten innerhalb einer Woche einen Behandlungstermin bei einem Vertragsarzt in ihrem KV-Bezirk zu vermitteln. Die Wartezeit auf den zu vermittelnden Behandlungstermin darf vier Wochen nach Ablauf der Wochenfrist nicht überschreiten. Die Vermittlung von Behandlungsterminen erfolgt über den eTerminservice (www.eterminservice.de) oder die bundeseinheitliche Rufnummer 116117.

Ärzte und Psychotherapeuten sind verpflichtet, freie Termine an die TSS zu melden. Die nähere Ausgestaltung dieser Verpflichtung durch die Kassenärztlichen Vereinigungen erfolgt unterschiedlich – einige Kassenärztliche Vereinigungen geben detailliert fachgruppenbezogen vor, wie viele freie Termin Ärzte im Quartal zu melden haben, andere belassen es bei einer generellen Meldepflicht ohne eine Mindestanzahl an Terminen vorzugeben.

Rechtsgrundlage: § 75 Abs. 1a SGB V, Vereinbarung über die Einrichtung von TSS und die Vermittlung von Arztterminen (Anlage 28 zum BMV-Ä)

Zum TSS-Terminfall: siehe Kommentierung zu 4.3.10.1

Zum TSS-Akutfall: siehe Kommentierung zu 4.3.10.2

Zur Terminvermittlung durch den Hausarzt: siehe Kommentierung zu 03008 EBM.

Offene Sprechstunden: Grundversorgende und der wohnortnahen Patientenversorgung zugehörige Fachärzte sind verpflichtet, mindestens fünf offene Sprechstunden pro Woche anzubieten. Dies gilt für folgende Facharzt-gruppen: Augenärzte, Chirurgen, Gynäkologen, HNO-Ärzte, Hautärzte, Kinder- und Jugendpsychiater, Nerven-ärzte, Neurologen, Orthopäden, Psychiater und Urologen.

Die KBV informiert ausführlich:
https://www.kbv.de/html/terminservicestellen.php
https://www.kbv.de/html/terminvermittlung.php

4.3.10.1 Terminservicestellen-Terminfall

Für die Behandlung eines Versicherten aufgrund einer Terminvermittlung durch die TSS (Terminservicestellen-Terminfall, kurz: TSS-Terminfall) erhält der Arzt einen Aufschlag auf die jeweilige Versicherten-, Grund- oder Konsiliarpauschale in Form eines Zuschlags. Für die Durchführung von Früherkennungsuntersuchungen bei Kindern des Abschnitts 1.7.1 (ausgenommen Laborleistungen und Gebührenordnungsposition 01720) aufgrund einer Terminvermittlung durch die TSS erhält der Arzt einen Aufschlag in Form einer Zusatzpauschale nach der Gebührenordnungsposition 01710.

Die Höhe des Zuschlags ist abhängig von der Anzahl der Kalendertage nach der Terminvermittlung durch die TSS gemäß § 75 Absatz 1a Satz 3 bis zum Tag der Behandlung und beträgt
- ab dem gleichen bis 4. Kalendertag nach der Terminvermittlung 100 % der jeweiligen altersklassenspezifischen Versicherten-, Grund- oder Konsiliarpauschale
- vom 5. bis 14. Kalendertag nach der Terminvermittlung 80 % der jeweiligen altersklassenspezifischen Versicherten-, Grund- oder Konsiliarpauschale
- vom 15. bis 35. Kalendertag nach der Terminvermittlung 40 % der jeweiligen altersklassenspezifischen Versicherten-, Grund- oder Konsiliarpauschale.

Die Höhe der Zusatzpauschale nach der Gebührenordnungsposition 01710 ist abhängig von der Anzahl der Kalendertage bis zum Tag der Behandlung und beträgt
- vom gleichen bis 4. Kalendertag nach der Terminvermittlung 217 Punkte
- vom 5. bis 14. Kalendertag nach der Terminvermittlung 173 Punkte
- vom 15. bis 35. Kalendertag nach der Terminvermittlung 87 Punkte.

Bei der Abrechnung des Zuschlags bzw. der Zusatzpauschale nach der Gebührenordnungsposition 01710 ist das zutreffende Zeitintervall des TSS-Terminfalls durch Angabe einer bundeseinheitlich kodierten Zusatzkennzeichnung zu dokumentieren.

Der Zuschlag kann nur in Fällen mit Versicherten-, Grund- oder Konsiliarpauschale berechnet werden.

Die Zusatzpauschale nach der Gebührenordnungsposition 01710 kann nur in Fällen, in denen Früherkennungsuntersuchungen bei Kindern des Abschnitts 1.7.1 (ausgenommen Laborleistungen und Gebührenordnungsposition 01720) durchgeführt werden, berechnet werden.

Der Zuschlag bzw. die Zusatzpauschale nach der Gebührenordnungsposition 01710 ist nicht in die Berechnung von Abschlägen und Aufschlägen, die auf die Versicherten-, Grund- bzw. Konsiliarpauschalen vorgenommen werden, einzubeziehen.

Der Zuschlag bzw. die Zusatzpauschale nach der Gebührenordnungsposition 01710 ist im Arztgruppenfall insgesamt nur einmal berechnungsfähig. Dies gilt auch dann, wenn in demselben Quartal eine erneute Behandlung desselben Versicherten aufgrund einer erneuten Terminvermittlung durch die TSS (TSS-Terminfall und/oder TSS-Akutfall) oder durch den Hausarzt (Hausarztvermittlungsfall) erfolgt.

Kommentar:

Die Höhe des Zuschlags ist abhängig von der Anzahl der Kalendertage bis zum Tag der Behandlung.

Wichtig: Als erster Zähltag zur Berechnung des Zuschlags gilt der Tag des Patientenkontakts mit der TSS.

Die Höhe der Zuschläge wurde zum 1.1.2023 aufgrund der Neuregelungen im GKV-Finanzstabilisierungsgesetz (GKV-FinStG) deutlich angehoben:

Vom 1. bis 8. Kalendertag von 50 % auf 100 %, vom 9. bis 14. Kalendertag von 30 % auf 80 % und vom 15. bis 35. Kalendertag von 20 % auf 40 % der Versicherten- bzw. Konsiliarpauschale.

KENNZEICHNUNG UND BERECHNUNG DER ZUSCHLÄGE MIT A, B, C ODER D

Zeitraum ab Kontaktaufnahme des Versicherten bei der TSS bis zum Behandlungstag	Bezeichnung	Zuschlag
TSS-Akutfall: Spätestens Folgetag (nach medizinischer Ersteinschätzung durch die 116117)*	A	Bis 31.12.22: 50% Ab 1.1.23 (gem. GKV-FinStG): 200%
TSS-Terminfall: spätestens am 4. Tag	B	Bis 31.12.22: 50% Ab 1.1.23 (gem. GKV-FinStG): 100%
TSS-Terminfall: spätestens am 14. Tag	C	Bis 31.12.22: 30% Ab 1.1.23 (gem. GKV-FinStG): 80%
TSS-Terminfall: spätestens am 35. Tag	D	Bis 31.12.22: 20% Ab 1.1.23 (gem. GKV-FinStG): 40%

Alle Zusatzpauschalen können nur in Fällen mit Versicherten-, Grund-, oder Konsiliarpauschale berechnet werden.

Die KBV informiert über die Details der TSVG-Regelungen nebst Beispielen unter https://www.kbv.de/html/terminvermittlung.php.

4.3.10.2 Terminservicestellen-Akutfall

Gemäß § 75 Abs. 1a Satz 3 Nr. 3 SGB V ist Versicherten durch die TSS in Akutfällen auf der Grundlage eines bundesweit einheitlichen, standardisierten Ersteinschätzungsverfahrens eine unmittelbare ärztliche Versorgung in der medizinisch gebotenen Versorgungsebene zu vermitteln (Terminservicestellen Akutfall, kurz: TSS-Akutfall).

Für die Behandlung eines Versicherten aufgrund der Vermittlung eines TSS-Akutfalls erfolgt ein Aufschlag in Höhe von 200 % auf die jeweilige Versicherten- oder Grundpauschale bzw. Konsiliarpauschale in Form eines Zuschlags. Der Zuschlag ist nur berechnungsfähig, wenn der vermittelte Termin spätestens am Kalendertag nach Kontaktaufnahme des Versicherten bei der TSS und Einschätzung als TSS-Akutfall erfolgt.

Bei der Abrechnung des Zuschlags ist der TSS-Akutfall durch Angabe einer bundeseinheitlich kodierten Zusatzkennzeichnung zu dokumentieren.

Der Zuschlag kann nur in Fällen mit Versicherten-, Grund- oder Konsiliarpauschale berechnet werden.

Der Zuschlag ist nicht in die Berechnung von Abschlägen und Aufschlägen, die auf die Versicherten-, Grund- bzw. Konsiliarpauschalen vorgenommen werden, einzubeziehen.

Der Zuschlag ist im Arztgruppenfall einmal berechnungsfähig. Das gilt auch dann, wenn in demselben Quartal eine erneute Behandlung desselben Versicherten aufgrund einer erneuten Terminvermittlung durch die TSS (TSS-Terminfall und/oder TSS-Akutfall) oder durch den Hausarzt (Hausarztvermittlungsfall) erfolgt.

Kommentar:

Der Zuschlag ist nur berechnungsfähig, wenn der vermittelte Termin spätestens am Tag nach Kontaktaufnahme des Versicherten bei der TSS und Einschätzung als TSS-Akutfall erfolgt. Die Vergütung erfolgt extrabudgetär.

Cave: Ab dem 01.01.2023 gelten andere Regelungen zur Höhe des Zuschlags, siehe Kommentierung zur 4.3.10.1

Die KBV informiert über die Details der TSVG-Regelungen nebst Beispielen unter https://www.kbv.de/html/terminvermittlung.php.

4.3.10.3 Hausarztvermittlungsfall

Für die Vermittlung eines Behandlungstermins gemäß § 73 Abs. 1 Satz 2 Nr. 2 SGB V bei einem an der fachärztlichen Versorgung teilnehmenden Vertragsarzt ist die Gebührenordnungsposition 03008 bzw. 04008 unter Berücksichtigung der jeweiligen Abrechnungsbestimmungen berechnungsfähig.

Für die Behandlung eines Versicherten aufgrund einer Terminvermittlung gemäß § 73 Abs. 1 Satz 2 Nr. 2 SGB V durch den Hausarzt gemäß § 73 Abs. 1a S. 1 SGB V (Hausarztvermittlungsfall) erhält der an der fachärztlichen Versorgung teilnehmende Vertragsarzt einen Aufschlag auf die jeweilige Versicherten-, Grund- oder Konsiliarpauschale in Form eines Zuschlags. Der Zuschlag ist berechnungsfähig, sofern eine der folgenden Bedingungen erfüllt ist:

- die Behandlung des Versicherten beginnt spätestens am 4. Kalendertag nach Feststellung der Behandlungsnotwendigkeit durch den Hausarzt

oder

- die Behandlung des Versicherten beginnt spätestens am 35. Kalendertag nach Feststellung der Behandlungsnotwendigkeit durch den Hausarzt und eine Terminvermittlung durch die Terminservicestellen der Kassenärztlichen Vereinigung oder eine eigenständige Terminvereinbarung durch den Patienten (oder eine Bezugsperson) war aufgrund der medizinischen Besonderheit des Einzelfalls nicht angemessen oder nicht zumutbar.

Der Zuschlag ist nicht berechnungsfähig, wenn der vermittelte Patient bei der an der fachärztlichen Versorgung teilnehmenden Arztgruppe derselben Praxis in demselben Quartal bereits behandelt wurde.

Die Höhe des Zuschlags ist abhängig von der Anzahl der Kalendertage nach der Feststellung der Behandlungsnotwendigkeit durch den Hausarzt bis zum Tag der Behandlung und beträgt

- ab dem gleichen bis zum 4. Kalendertag nach der Feststellung 100 % der jeweiligen altersklassenspezifischen Versicherten-, Grund- oder Konsiliarpauschale
- vom 5. bis 14. Kalendertag nach der Feststellung 80 % der jeweiligen altersklassenspezifischen Versicherten-, Grund- oder Konsiliarpauschale
- vom 15. bis 35. Kalendertag nach der Feststellung 40 % der jeweiligen altersklassenspezifischen Versicherten-, Grund- oder Konsiliarpauschale.

Bei der Abrechnung des Zuschlags ist das zutreffende Zeitintervall des Hausarztvermittlungsfalls durch Angabe einer bundeseinheitlich kodierten Zusatzkennzeichnung zu dokumentieren.

Der Zuschlag kann nur in Fällen mit Versicherten-, Grund- oder Konsiliarpauschale berechnet werden.

Der Zuschlag ist nicht in die Berechnung von Abschlägen und Aufschlägen, die auf die Versicherten-, Grund- bzw. Konsiliarpauschalen vorgenommen werden, einzubeziehen.

Der Zuschlag ist im Arztgruppenfall insgesamt nur einmal berechnungsfähig. Dies gilt auch dann, wenn in demselben Quartal eine erneute Behandlung desselben Versicherten aufgrund einer erneuten Terminvermittlung durch den Hausarzt (Hausarztvermittlungsfall) oder durch die TSS (TSS-Terminfall und/oder TSS-Akutfall) erfolgt.

4.4 Abrechnungsausschlüsse

4.4.1 Nicht neben/nicht nebeneinander

Ausschluss der Berechnungsfähigkeit im genannten Zeitraum.

4.4.2 Zuschlag

Als Zuschlag benannte Gebührenordnungspositionen sind nur in derselben Arztpraxis berechnungsfähig, welche die dem Zuschlagzugrunde liegende Gebührenordnungsposition berechnet hat. Zuschläge sind nur im zeitlichen Zusammenhang mit der in der Grundleistung ggf. genannten Abrechnungsbestimmung berechnungsfähig. Ist keine Abrechnungsbestimmung genannt, ist der Zuschlag nur in demselben Quartal berechnungsfähig.

5 Berufsausübungsgemeinschaften, Medizinische Versorgungszentren und angestellte Ärzte

5.1 Berechnungsfähige Gebührenordnungspositionen

Die Berechnung der arztgruppenspezifischen Gebührenordnungspositionen von (Teil-)Berufsausübungsgemeinschaften, Arztpraxen mit angestellten Ärzten oder Medizinischen Versorgungszentren richtet sich unter Berücksichtigung von I-1.3 der Allgemeinen Bestimmungen zum EBM nach den Arztgruppen, die in einer (Teil-)Berufsausübungsgemeinschaft, Arztpraxis mit angestellten Ärzten oder einem Medizinischen Versorgungszentrum vertreten sind.

In internistischen schwerpunktübergreifenden Berufsausübungsgemeinschaften sind, entgegen der Präambel III.b-13.1 Nrn. 3 und 4 und den Anmerkungen unter den Leistungen, unter Beachtung von I-2.1.3 und I-5.2 der Allgemeinen Bestimmungen, Leistungen aus unterschiedlichen schwerpunktorientierten Abschnitten und/oder dem Abschnitt III.b-13.2.1 nebeneinander berechnungsfähig. In pädiatrischen schwerpunktübergreifenden Berufsausübungsgemeinschaften sind, entgegen den Anmerkungen unter den Leistungen, unter Beachtung von I-2.1.3 und I-5.2 der Allgemeinen Bestimmungen, Leistungen aus unterschiedlichen schwerpunktorientierten Abschnitten nebeneinander berechnungsfähig.

In arztgruppen- und schwerpunktgleichen (Teil-)Berufsausübungsgemeinschaften oder Arztpraxen mit angestellten Ärzten derselben Arztgruppe/desselben Schwerpunktes erfolgt ein Aufschlag in Höhe von 10 % auf die jeweiligen Versicherten-, Grund- oder Konsiliarpauschalen. Finden im Behandlungsfall ausschließlich Arzt- Patienten-Kontakte im Rahmen einer Videosprechstunde gemäß Anlage 31b zum BMV-Ä statt, erfolgt der Aufschlag auf die jeweiligen Versicherten-, Grund- oder Konsiliarpauschalen auf Basis der um die Abschläge gemäß Abs. 5 Nr. 1 der Allgemeinen Bestimmungen 4.3.1 reduzierten Versicherten-, Grund- oder Konsiliarpauschalen.

Kommentar:

Für Kooperationen der verschiedensten Art gibt es eine Reihe von Sonderregelungen. Dabei ist hervorzuheben, dass ausdrücklich auch ein angestellter Arzt den Grund für die Berechnungsfähigkeit von Leistungen liefern kann, auch wenn der Arbeitgeber die Voraussetzungen nicht erfüllt.

Als Grundsatz gilt: arztgruppenspezifische Gebührenordnungspositionen können – immer unter der Voraussetzung der Qualifikationsregelungen (s.u. 1.3) von einer Berufsausübungsgemeinschaft, von Arztpraxen mit angestellten Ärzten oder von Medizinischen Versorgungszentren immer dann berechnet werden, wenn eine der erforderlichen Arztgruppen vertreten ist.

Für internistische Berufsausübungsgemeinschaften mit verschiedenen Schwerpunkten werden Abrechnungsausschlüsse des EBM aus der Präambel zu Kapitel 13 sowie den Anmerkungen einzelner Leistungen unter bestimmten Voraussetzungen (keine Inhaltsidentität, Kennzeichnung) wieder aufgehoben.

Ähnliches gilt für pädiatrische Berufsausübungsgemeinschaften mit verschiedenen Schwerpunkten.

5.1. des EBM sieht einen Kooperationszuschlag (10 %-iger Aufschlag auf die jeweiligen Versicherten-. Grund- bzw. Konsiliarpauschalen) für *„arztgruppen- und schwerpunktgleichen (Teil-)Berufsausübungsgemeinschaften oder Arztpraxen mit angestellten Ärzten derselben Arztgruppe/desselben Schwerpunktes"* vor.

Für den Fall, dass der Honorarverteilungsmaßstab einer Kassenärztlichen Vereinigung einen sog. Kooperationszuschlag auf das der Praxis zugewiesene RLV/QZV für „nicht standortübergreifende fach- und schwerpunktgleichen BAGen, MVZ und Praxen mit angestellten Ärzten der gleichen Arztgruppe" gewährt, hatte das BSG entschieden, dass hierunter auch Arztpraxen, in der ein weiterer Arzt im Rahmen des Jobsharings beschäftigt wird, fallen. Zwar bestehe keine Verpflichtung der Kassenärztlichen Vereinigung, die Behandlung in einer Jobsharing-BAG oder in einer Praxis mit Jobsharing-Anstellung in die Förderung der kooperativen Behandlung einzubeziehen. Der Ausschluss bedarf jedoch einer eindeutigen Regelung im HVM (BSG, Urt. v. 17.03.2021, Az.: B 6 KA 32/19 R). Mit Blick auf das Urteil des BSG spricht vieles dafür, dass der Aufschlag gem. 5.1. des EBM auch Praxen mit Jobsharing-Konstellation zu gewähren ist.

5.2 Kennzeichnungspflicht

Bei der Berechnung sind die Gebührenordnungspositionen nach Maßgabe der Kassenärztlichen Vereinigungen unter Angabe der Arztnummer sowie aufgeschlüsselt nach Betriebs- und Nebenbetriebsstätten gemäß § 44 Abs. 7 Bundesmantelvertrag-Ärzte (BMV-Ä) zu kennzeichnen.

I Allgemeine Bestimmungen

6 Vertragsärzte, die ihre Tätigkeit unter mehreren Gebietsbezeichnungen ausüben oder auch als Vertragszahnärzte zugelassen sind

Kommentar:

Die Trennung der Gesamtvergütungen in einen hausärztlichen und einen fachärztlichen Teil, aber insbesondere auch die erleichterten Kooperationsmöglichkeiten und die Möglichkeiten, an verschiedenen Orten tätig zu sein, machen es unverzichtbar, dass in der Abrechnung gekennzeichnet wird, wer welche Leistungen erbracht hat. Die Regelung des Bundesmantelvertrages lautet wie folgt:

§ 44 Abs. 7 BMV-Ä:

„Bei der Abrechnung sind die vertragsärztlichen Leistungen nach Maßgabe der von der Kassenärztlichen Vereinigung vorgeschriebenen Regelungen unter Angabe der Arztnummer sowie aufgeschlüsselt nach Betriebsstätten und Nebenbetriebsstätten zu kennzeichnen. Satz 1 gilt entsprechend für die Anstellung von Ärzten."

5.3 Aufhebung von Nebeneinanderberechnungsausschlüssen

Die Nebeneinanderberechnungsausschlüsse

der Gebührenordnungspositionen **02300 bis 02302** neben
den Gebührenordnungspositionen **05330 und 05331** sowie
der Gebührenordnungspositionen **des Abschnitts 31.2** neben
den Gebührenordnungspositionen **des Abschnitts 31.5.3** bzw.
der Gebührenordnungspositionen **des Abschnitts 36.2** neben
den Gebührenordnungspositionen **des Abschnitts 36.5.3**

beziehen sich nur auf die Erbringung der operativen Leistungen und der Anästhesie durch denselben an der vertragsärztlichen Versorgung teilnehmenden Arzt. Bei Erbringung der Gebührenordnungsposition durch Vertragsärzte verschiedener Fachgruppen findet dieser Ausschluss, auch in (Teil-)Berufsausübungsgemeinschaften, Arztpraxen mit angestellten Ärzten und Medizinischen Versorgungszentren von Anästhesiologen mit operativ tätigen Vertragsärzten, keine Anwendung.

Kommentar:

Auch hier werden – wie bereits oben unter Abschnitt 5.1 – Abrechnungsausschlüsse des EBM (bei Operationen und Anästhesien) relativiert. Die genannten Abrechnungsausschlüsse gelten nicht, wenn die Leistungen von Ärzten verschiedener Fachgruppen erbracht werden, auch wenn die „Fachgruppenvielfalt" durch Kooperationen oder angestellte Ärzte bedingt ist.

Hier gilt das bereits zu Abschnitt 5.1 Gesagte, dass es für die Zukunft dringend angeraten wäre, diese Ausnahmen (auch) direkt an den entsprechenden Stellen im EBM deutlich zu vermerken.

6 Vertragsärzte, die ihre Tätigkeit unter mehreren Gebietsbezeichnungen ausüben oder auch als Vertragszahnärzte zugelassen sind

6.1 Höhe der Versicherten-, Grund- bzw. Konsiliarpauschale

Für einen Vertragsarzt, der seine Tätigkeit unter mehreren Gebietsbezeichnungen bzw. mit mehreren Schwerpunktkompetenzen ausübt, richten sich die Berechnungsfähigkeit der Versicherten-, Grund- bzw. Konsiliarpauschalen nach dem Versorgungsauftrag, mit dem er in diesem Behandlungsfall überwiegend tätig war und zur vertragsärztlichen Versorgung zugelassen ist, sofern in den Präambeln der arztgruppenspezifischen Kapitel nichts anderes bestimmt ist. Der Vertragsarzt darf im Behandlungsfall nur eine Versicherten-, Grund- bzw. Konsiliarpauschale berechnen.

Kommentar:

Nimmt ein Vertragsarzt mit mehreren Gebietsbezeichnungen an der vertragsärztlichen Versorgung teil, wird die Höhe Versicherten-, Grund- oder Konsiliarpauschale an dem Versorgungsauftrag ausgerichtet. Die noch im alten EBM vorgesehene Orientierung anhand der Abrechnungsnummer wird dann, wenn die neue Nummernsystematik mit Arzt- und Betriebsstättennummer eingeführt wird, nicht mehr zwingend funktionieren, da die neue Arztnummer dann „lebenslang" gültig ist und damit die Fachgruppe oder den Versorgungsauftrag der Teilnahme an der vertragsärztlichen Versorgung nicht mehr abbilden kann. Hier werden die Kassenärztlichen Vereinigungen neue interne Kriterien schaffen müssen, um die richtige Zuordnung eines Arztes zu den für ihn gültigen Pauschalen zu gewährleisten. Dies gilt um so mehr, als die Zulassungen durch die Zulassungsausschüsse in der Vergangenheit in der Regel nicht

I Allgemeine Bestimmungen

6 Vertragsärzte, die ihre Tätigkeit unter mehreren Gebietsbezeichnungen ausüben oder auch als Vertragszahnärzte zugelassen sind

den Versorgungsaustrag, für den die Zulassung erteilt wurde, expressis verbis benannt haben. Auch wird u.U. eine Änderung notwendig werden.

6.2 Berechnungsfähige Gebührenordnungspositionen

Die Berechnung der arztgruppenspezifischen Gebührenordnungspositionen eines Vertragsarztes, der seine Tätigkeit unter mehreren Gebietsbezeichnungen ausübt, richtet sich – mit Ausnahme der Versicherten- bzw. Grundpauschale (s. I-6.1) – unter Berücksichtigung von I-1.3 dieser Bestimmungen nach den berechnungsfähigen Leistungen der Gebiete, in denen er seine vertragsärztliche Tätigkeit ausübt. Dies gilt gemäß I-2.1.3 nicht für inhaltsgleiche Gebührenordnungspositionen.

Kommentar:

Die Berechnungsfähigkeit der übrigen Leistungen eines Vertragsarztes, der mit mehreren Gebietsbezeichnungen an der vertragsärztlichen Versorgung teilnimmt, orientiert sich an den für das jeweilige Gebiet abrechnungsfähigen Leistungen. Das gilt nicht für inhaltsgleiche Gebührenordnungsnummern (s.o. zu 2.1.3).

Das bedeutet, dass ein Arzt, der mit den Gebietsbezeichnungen Gynäkologie und Chirurgie zugelassen ist, Leistungen aus den Bereichen Orthopädie und Chirurgie erbringen und abrechnen darf.

6.2.1 Nebeneinanderberechnung von Gebührenordnungspositionen der Abschnitte 4.4, 4.5 und/oder 13.3

Abweichend von den Allgemeinen Bestimmungen zum EBM ist die Nebeneinanderberechnung von Gebührenordnungspositionen der schwerpunktorientierten pädiatrischen Versorgung der Abschnitte III.a-4.4 und/oder III.a-4.5 und/oder der schwerpunktorientierten internistischen Versorgung des Abschnitts III.b-13.3 – mit Ausnahme der Grundpauschalen – durch einen Vertragsarzt, der seine Tätigkeit unter mehreren Schwerpunktbezeichnungen ausübt, bei schwerpunktübergreifender Behandlung des Patienten unter Vornahme eines Abschlags in Höhe von 10 % von der Punktzahl der jeweiligen im selben Arztfall berechneten Gebührenordnungsposition der Abschnitte III.a-4.4, III.a-4.5 und/oder III.b-13.3 möglich.
Bei den Gebührenordnungspositionen der Abschnitte III.a-4.4, III.a-4.5 und/oder III.b-13.3, auf die diese Abschlagsregelung angewendet wird, wird die Prüfzeit gemäß Anhang VI-3 des EBM ebenfalls um 10 % vermindert.

Kommentar:

Diese nicht leicht verständliche Regelung hat das Ziel, bei Behandlungen von Ärzten, die mit mehreren pädiatrischen und/oder internistischen Schwerpunktbezeichnungen an der vertragsärztlichen Versorgung teilnehmen, bei einer schwerpunktübergreifenden Behandlung eines Patienten ansonsten bestehende Abrechnungsausschlüsse im Interesse eines solchen Behandlung zu beseitigen.

Konkret heißt das: Die Gebührenordnungspositionen der Abschnitte 4.4 (schwerpunktorientierte Kinder- und Jugendmedizin) und/oder 4.5 (Pädiatrische Leistungen mit Zusatzweiterbildung) und/oder des Abschnitts 13.3 (schwerpunktorientierte internistische Versorgung) können in einem solchen Fall nebeneinander berechnet werden. **Aber:** Die Punktzahlen werden jeweils um 10 % abgesenkt und die Ausnahme gilt nicht für die Grundpauschale. Konsequenterweise wird dann in diesen Fällen auch die Prüfzeit nach Anhang 3 des EBM bei diesen Leistungen um 10 % gemindert.

6.3 Gleichzeitige Teilnahme an der vertragszahnärztlichen Versorgung

Vertragsärzte, die auch als Vertragszahnärzte gemäß § 95 Abs. 1 SGB V an der Versorgung teilnehmen, dürfen die in einem einheitlichen Behandlungsfall durchgeführten Leistungen entweder nur über die Kassenärztliche Vereinigung oder nur über die Kassenzahnärztliche Vereinigung abrechnen. Die Berechnung einzelner Leistungen über die Kassenzahnärztliche Vereinigung schließt die Berechnung weiterer Leistungen in einem einheitlichen Behandlungsfall über die Kassenärztliche Vereinigung aus. Die Aufteilung eines einheitlichen Behandlungsfalls in zwei Abrechnungsfälle ist nicht zulässig.

Kommentar:

Nimmt ein Vertragsarzt gleichzeitig aufgrund einer weiteren Zulassung an der vertragszahnärztlichen Versorgung teil, können die Leistungen eines Behandlungsfalls entweder nur über die Kassenärztliche Vereinigung oder nur über die Kassenzahnärztliche Vereinigung abgerechnet werden. Die Bildung von zwei Abrechnungsfällen aus einem Behandlungsfall ist unzulässig. Mangels geeigneter Prüfungsmöglichkeiten der Kassenärztlichen Vereinigungen kann eine Überprüfung der Einhaltung dieser Bestimmung nur durch die Krankenkassen erfolgen, bei der die Daten von KV und KZV vorliegen.

7 Kosten

7.1 In den Gebührenordnungspositionen enthaltene Kosten

In den Gebührenordnungspositionen sind – soweit nichts anderes bestimmt ist – enthalten:
- Allgemeine Praxiskosten,
- Kosten, die durch die Anwendung von ärztlichen Instrumenten und Apparaturen entstanden sind,
- Kosten für Einmalspritzen, Einmalkanülen, Einmaltrachealtuben, Einmalabsaugkatheter, Einmalhandschuhe, Einmalrasierer, Einmalharnblasenkatheter, Einmalskalpelle, Einmalproktoskope, Einmaldarmrohre, Einmalspekula, Einmalküretten, Einmal-Abdecksets,
- Kosten für Reagenzien, Substanzen und Materialien für Laboratoriumsuntersuchungen,
- Kosten für Filmmaterial,
- Versand- und Transportkosten, insbesondere Kosten für die Versendung bzw. den Transport von Briefen und/oder schriftlichen Unterlagen, Telefaxen, digitalen Befunddatenträgern sowie Kosten für fotokopierte oder EDV-technisch reproduzierte Befundmitteilungen, Berichte, Arztbriefe und andere patientenbezogene Unterlagen ausschließlich für den mit- oder weiterbehandelnden oder konsiliarisch tätigen Arzt oder den Arzt des Krankenhauses.

Kommentar:

In diesem Abschnitt ist geregelt, welche Kosten Bestandteil der jeweiligen Gebührenordnungspositionen sind. So hat der Arzt aus dem Honorar für erbrachte Leistungen die allgemeinen Praxiskosten zu finanzieren. Hierzu gehören alle Aufwendungen, die für die freiberufliche ärztliche Tätigkeit als niedergelassener Vertragsarzt in eigener Praxis anfallen. Solche allgemeinen Praxiskosten sind Raum- und Raumnebenkosten, Abschreibungen auf Geräte und Einrichtungen, Löhne und Gehälter für die Angestellten, Fortbildungskosten, Mitgliedsbeiträge, Verwaltungskosten für die KV, Wartezimmerliteratur, Bürobedarf, Telefonkosten usw.

Nicht besonders berechnungsfähig sind auch Kosten, die durch die Anwendung von ärztlichen Instrumenten und Apparaturen entstanden sind. Hierzu gehören beispielsweise Röntgenfilme und Entwickler, Stromkosten, Desinfektion, Elektroden für das EKG, Reparaturkosten usw.

Im nächsten Spiegelstrich sind bestimmte Kosten für Einmalartikel als in den Leistungen enthalten beschrieben. Dieser Katalog ist abschließend. Alle anderen Einmalartikel sind nach Abschnitt 7.3 gesondert berechnungsfähig.

Schließlich ist hier geregelt, welche Porto- und Versandkosten gesondert berechnet werden können. Diese Kosten sind pauschaliert und nach den entsprechenden EBM Nrn. abrechnungsfähig.

Die Abrechnungspositionen des EBM sind in der Regel so bewertet, dass die üblichen Vorhaltekosten der Praxis bereits enthalten sind (Raummiete, Heizung, Strom, Telefon, Reinigung, Gehälter, fiktiver „Arzt-Lohn", Anschaffungs- und Betriebs- sowie Wartungskosten für Geräte, Bürobedarf, Wartezimmerlektüre, Fortbildung usw.).

7.2 Nicht berechnungsfähige Kosten

Kosten für Versandmaterial, für die Versendung bzw. den Transport des Untersuchungsmaterials und die Übermittlung des Untersuchungsergebnisses innerhalb des Medizinischen Versorgungszentrums, einer (Teil-)Berufsausübungsgemeinschaft, zwischen Betriebsstätten derselben Arztpraxis, innerhalb einer Apparate- bzw. Laborgemeinschaft oder innerhalb eines Krankenhausgeländes sind nicht berechnungsfähig.

Kosten für externe Übertragungsgeräte (Transmitter) im Zusammenhang mit einer telemedizinischen Leistungserbringung sind nicht berechnungsfähig, sofern in den Präambeln und Gebührenordnungspositionen des EBM nichts anderes bestimmt ist.

Kommentar:

Die Versandkostenpauschalen für Laborleistungen können z.B. nicht berechnet werden, wenn eine Laborgemeinschaft die Transportwege organisiert hat und ein Laborarzt auf diesen Transportwegen ebenfalls sein Material erhält. Organisiert der Laborarzt den Transportweg für seine Praxis und wird dieser Transportweg auch von der Laborgemeinschaft benutzt, so können Versandkostenpauschalen nicht in Anrechnung gebracht werden, wenn aus demselben Körpermaterial (z.B. einer Blutentnahme) sowohl beim Laborarzt als auch in der Laborgemeinschaft Laborleistungen ausgeführt werden.

Die bereits früher bestehende Regelung für den Transport innerhalb einer Apparate- bzw. Laborgemeinschaft oder innerhalb eines Krankenhausgeländes wurde, der Weiterentwicklung der Versorgungsrealität folgend, ausgedehnt auf Transporte innerhalb eines Medizinischen Versorgungszentrums, einer (Teil-) Berufsausübungsgemeinschaft und zwischen verschiedenen Betriebsstätten derselben Arztpraxis.

Die Einführung telemedizinischer Leistungen zum 1.6.2016 in den EBM erforderte auch eine Regelung zu den Kosten für erforderliche Übertragungsgeräte (Transmitter).

7.3 Nicht in den Gebührenordnungspositionen enthaltene Kosten

In den Gebührenordnungspositionen sind – soweit nichts anderes bestimmt ist – nicht enthalten:

* Kosten für Arzneimittel, Verbandmittel, Materialien, Instrumente, Gegenstände und Stoffe, die nach der Anwendung verbraucht sind oder die der Kranke zur weiteren Verwendung behält,
* Kosten für Einmalinfusionsbestecke, Einmalinfusionskatheter, Einmalinfusionsnadeln und Einmalbiopsienadeln,

Kommentar:

Der Abschnitt 7.3 regelt, welche Kosten nicht in den abrechnungsfähigen Leistungen enthalten sind und deshalb gesondert abgerechnet bzw. auch über Sprechstundenbedarf oder Einzelverordnung angefordert werden können.

Der erste Spiegelstrich dieses Abschnitts ist eine generelle Auffangklausel und besagt, dass alle am Patienten verbrauchten Materialien nicht in den Leistungsansätzen enthalten sind, sofern dies nicht ausdrücklich in der Leistung oder aber in Abschnitt 7.1 festgestellt wird.

Der zweite Spiegelstrich verdeutlicht für einige Einmalartikel diese Regelung.

Im dritten Spiegelstrich ist der einzige Fall der Abrechnungsfähigkeit von Telefonkosten aufgeführt. Telefonkosten – und zwar der Preis je Gebühreneinheit – sind nur dann abrechnungsfähig, wenn ein niedergelassener Arzt mit einem Krankenhaus zu einer erforderlichen stationären Behandlung Rücksprache nehmen muss. Grundgebühren können als Telefonkosten auch in diesem Fall nicht mit in Ansatz gebracht werden.

7.4 Berechnung von nicht in den Gebührenordnungspositionen enthaltenen Kosten

Die Berechnung und Abgeltung der Kosten nach I-7.3 erfolgt nach Maßgabe der Gesamtverträge.

Kommentar:

Der Inhalt des Kapitels 40 (Kostenpauschalen) ist nach wie vor streng genommen nicht Teil des EBM, sondern Inhalt gesamtvertraglicher Regelungen der Vertragspartner. Da diese aber für Gesamtverträge und EBM dieselben sind, kann über diese Unebenheit hinweggesehen werden.

II Arztgruppenübergreifende allgemeine Gebührenordnungspositionen

Die Gebührenordnungspositionen dieses Bereiches sind zusätzlich in den arztgruppenspezifischen Kapiteln aufgeführt. Die Möglichkeit der Berechnung von Gebührenordnungspositionen dieses Bereiches ist für die in den Präambeln zu einem arztgruppenspezifischen Kapitel genannten Vertragsärzte grundsätzlich nur gegeben, wenn sie in der Präambel des arztgruppenspezifischen Kapitels auch aufgeführt sind.

Kommentar:

Die in diesem Kapitel aufgeführten als Einzelleistungen abrechnungsfähigen Gebührenordnungspositionen können nur unter bestimmten Voraussetzungen abgerechnet werden. Sie müssen in der Präambel eines arztgruppenspezifischen Kapitels ausdrücklich für die dort genannten Vertragsärzte als abrechnungsfähig verzeichnet sein! Die alleinige Aufnahme in den Abschnitt II des EBM sagt daher noch nichts darüber aus, wer diese Leistungen tatsächlich abrechnen darf.

Beispiel: Nr. 01420 (Überprüfung der Notwendigkeit und Koordination der verordneten häuslichen Krankenpflege)

Diese Leistung ist zwar als Einzelleistung im Abschnitt II des EBM verzeichnet, kann aber trotzdem z.B. von Hausärzten und Pädiatern nicht abgerechnet werden, da sie im Katalog der Leistungen, die nach der Präambel Nr. 3 zu Kapiteln III. a, 3 (Hausärztlicher Versorgungsbereich) und IV. (Versorgungsbereich Kinder- und Jugendmedizin), zusätzlich zu den in diesem Kapitel genannten Gebührenordnungspositionen berechnungsfähig sind, nicht enthalten ist. Dagegen kann sie z.B. von einem HNO-Arzt und Internisten abgerechnet werden, da in Nr. 3 der Präambeln 9 (Hals-Nasen-Ohrenärztliche Gebührenpositionen) und 13 (Internisten) diese Gebührenordnungsposition ausdrücklich als zusätzlich berechnungsfähig genannt ist.

Das heißt, zum einen kann aus der Aufnahme einer Leistung in den Anhang 1 (Verzeichnis der nicht gesondert berechnungsfähigen Leistungen) nicht automatisch geschlossen werden, dass alle dort genannten Leistungen in keinem Fall als Einzelleistungen berechnungsfähig sind. Andererseits läßt aber auch eine Aufnahme einer Leistung in den Abschnitt II nicht den Schluss zu, dass sie dann regelmäßig abrechnungsfähig ist.

Es ist also in jedem Fall sehr sorgfältig zu prüfen, welche Inhalte die einzelnen arztgruppenspezifischen Kapitel des Abschnittes III (Arztgruppenspezifische Gebührenordnungspositionen) haben. Nur die dort genannten Leistungen sind für die jeweils in der Präambel genannten Arztgruppen berechnungsfähig.

Siehe aber auch die auf Antrag möglichen Ausnahmen (Kommentar zu Kapitel I, Abschnitt 1.3 und 1.5). So kann z. B. ein Internist ohne Schwerpunkt, wenn er bereits am 31.03.2005 zugelassen war, bei seiner KV einen Antrag stellen gastroenterologische Leistungen nach Abschnitt 13.3.3 zu erbringen und abzurechnen, obwohl diese nach Nr. 1 der Präambel zu diesem Abschnitt nur von Fachärzten für innere Medizin mit Schwerpunkt Gastroenterologie berechnet werden dürfen. Voraussetzung ist der Nachweis der erforderlichen persönlichen und strukturellen Voraussetzungen für diese Leistungen, sofern solche Voraussetzungen z. B. in Richtlinien des Gemeinsamen Bundesausschusses niedergelegt sind, und der Umstand, dass er zwischen Januar 2003 und 30.6.2004 diese Leistungen schwerpunktmäßig erbracht hat.

© Springer-Verlag GmbH Deutschland, ein Teil von Springer Nature 2023
P. M. Hermanns (Hrsg.), *EBM 2023 Kommentar*, Abrechnung erfolgreich und optimal, https://doi.org/10.1007/978-3-662-66400-1_2

1 Allgemeine Gebührenordnungspositionen

1.1 Aufwandserstattung für die besondere Inanspruchnahme des Vertragsarztes durch einen Patienten

Rechtsprechung

▶ **Die Nr. 01100, 01101 und 01210 EBM 2005 nur im organisierten Not(fall)dienst ansetzbar.**

Es ist keine unvorhergesehene Inanspruchnahme des Vertragsarztes durch einen Patienten i.S. der Nr. 01100 EBM 2005, wenn dieser das vom Vertragsarzt vorgehaltene Angebot einer Notfallsprechstunde annimmt. Es ist dabei unerheblich, ob der medizinische Fall unvorhergesehen war oder nicht. Organisierter Not(fall)dienst i.S. der Nr. 01210 EBM ist nur der durch § 75 I 2 SGB V legal definierte Notdienst, den die KVen zur Erfüllung ihrer gesetzlichen Sicherstellungsverpflichtung zu organisieren haben. Der Ausschluss der Abrechnung nach Nr. 01210 EBM für eigenverantwortlich und freiwillig organisierte Notfalldienste außerhalb des durch die KV organisierten Notfalldienstes ist gerechtfertigt.
Aktenzeichen: LSG Hamburg, 07.06.2012, AZ: L 1 KA 59/09
Entscheidungsjahr: 2012

Allein der Umstand, dass ein Arzt für (im Fall des BSG) operierte Patienten über eine Mobiltelefonnummer rund um die Uhr erreichbar ist, hat nicht zur Folge, dass die Inanspruchnahme des Arztes durch die Patienten generell nicht mehr als „unvorhergesehen" anzusehen wäre. (BSG, Urt. v. 15.07.2020, Az.: B 6 KA 13/19 R)

Von der Abrechnung der GOP 01100 EBM sind alle Behandlungen ausgeschlossen, die im Rahmen der regulären Behandlungstätigkeit des Arztes stattfinden (z.B. Behandlung von Patienten im Rahmen der Sprechstunde oder auch nach besonderer Vereinbarung). Auch die Tätigkeit des Arztes in einer Notfallambulanz ist reguläre Dienstzeit des Arztes, der sich dort gerade aufhält, um Patienten außerhalb der üblichen Sprechstundenzeiten zu behandeln. An einer unvorhergesehenen Inanspruchnahme fehlt es auch, wenn die Initiative für die Inanspruchnahme nicht unmittelbar vom Patienten, sondern vom Operateur ausgeht. (BSG, Urt. v. 15.07.2020, Az.: B 6 KA 13/19 R)

01100 Unvorhergesehene Inanspruchnahme des Vertragsarztes durch einen Patienten **196**
• zwischen 19:00 und 22:00 Uhr **22,52**
• an Samstagen, Sonntagen und gesetzlichen Feiertagen, am 24.12. und 31.12. zwischen 07:00 und 19:00 Uhr

Anmerkung Die Gebührenordnungsposition 01100 ist nicht berechnungsfähig, wenn Sprechstunden vor 07:00 Uhr oder nach 19:00 Uhr stattfinden oder Patienten zu diesen Zeiten bestellt werden.
Im Rahmen der unvorhergesehenen Inanspruchnahme des Vertragsarztes ist die Gebührenordnungsposition 01100 auch dann nur einmal berechnungsfähig, wenn es sich um eine Gruppenbehandlung handelt.
Die Gebührenordnungsposition 01100 ist ausschließlich bei kurativer Behandlung berechnungsfähig.

Abrechnungsausschluss
am Behandlungstag 01955, 01956
in derselben Sitzung 01101, 01102, 01205, 01207, 01210, 01212, 01214, 01216, 01218, 01410, 01411 bis 01413, 01415, 01418, 01949, 01950, 01951, 03373, 04373, 37306

Aufwand in Min. **Kalkulationszeit:** KA   **Prüfzeit:** ./.   **Eignung d. Prüfzeit:** Keine Eignung
GOÄ   entsprechend oder ähnlich: Erbrachte Leistung(en) nach GOÄ + Zuschlag A, B, D
Kommentar: Die EBM-Nrn. 01100, 01101 und 01102 für Inanspruchnahme zu „Unzeiten" sind nur für den Vertragsarzt oder seinen persönlichen Vertreter – auch für die telefonische Inanspruchnahme – abrechenbar.

Eine Abrechnung der Nrn. 01100, 01101 und 01103 nebeneinander ist ausgeschlossen.

Ferner ausgeschlossen ist die Abrechnung der Nrn. Nrn. 01100 und 01101 neben:
• **01210 Notfallpauschale** – Persönlicher Arzt-Patienten-Kontakt
• **01214 Notfallkonsultationspauschale I** – Weiterer persönlicher oder anderer Arzt-Patienten-Kontakt

- **01216 Notfallkonsultationspauschale II** bei Inanspruchnahme zwischen 19:00 und 22:00 Uhr, an Samstagen, Sonntagen und gesetzlichen Feiertagen, am 24.12. und 31.12. zwischen 07:00 und 19:00 Uhr
- **01218 Notfallkonsultationspauschale III** bei Inanspruchnahme zwischen 22:00 und 7:00 Uhr, an Samstagen, Sonntagen und gesetzlichen Feiertagen, am 24.12. und 31.12. zwischen 19:00 und 7:00 Uhr
- **01410 Besuch eines Kranken,** wegen der Erkrankung ausgeführt
- **01411, 01412 Dringende Besuche** – Details siehe dort
- **01413 Besuch eines weiteren Kranken** in derselben sozialen Gemeinschaft (z. B. Familie) und/oder in beschützenden Wohnheimen bzw. Einrichtungen bzw. Pflege- oder Altenheimen mit Pflegepersonal
- **01950** Substitutionsgestützte Behandlung Opiatabhängiger
- **01951** Zuschlag zu der **Gebührenordnungsposition** 01950 für die Behandlung an Samstagen, an Sonn- und gesetzlichen Feiertagen, am 24. und 31. Dezember
- **präventiven Leistungen**
- **wenn während der Zeit eine regelmäßige Sprechstundentätigkeit ausgeübt wird.** Die gilt auch für Fälle, in denen ein Patient noch rechtzeitig während der normalen Sprechstunde die Praxis aufsucht und wegen einer längere Wartezeit erst zur „Unzeit" nach Nrn. 01100 bis 01102 behandelt wird. Ebenso ist die im Rahmen einer ambulanten Operation erforderliche Nachkontrolle, die in dem angegebenen Zeitraum der EBM-Nrn. 01100 und 01101 fällt, nicht abrechenbar.
- wenn der Arzt z.B. einen Patienten samstags zwischen 7 und 19 Uhr einbestellt.

Im Rahmen einer Gruppenbehandlung (2 Patienten sind schon eine Gruppe) kann nur für den ersten Patienten die Leistung nach 01100 oder 11001 berechnet werden.

Die „Unzeitziffern" EBM-Nrn. 01100 bis 01102 sind jedoch neben der Visite auf Belegstation nach Nr. 01414 abrechenbar.

Die nachfolgende Tabelle zeigt die gesetzlichen Feiertage im gesamten Bundesgebiet
- Neujahr
- Karfreitag
- Ostermontag
- 01.05. Maifeiertag
- Christi Himmelfahrt
- Pfingstmontag
- 03.10.Tag der Deutschen Einheit
- 25.12. und 26.12. 1. und 2. Weihnachtstag

und in den verschiedenen Bundesländern.
- 06.01. Heilige drei Könige in Baden-Württemberg, Bayern, Sachsen-Anhalt
- Fronleichnam in Baden-Württemberg, Bayern, Hessen, Nordrhein-Westfalen, Rheinland-Pfalz, Saarland, in Sachsen und Thüringen in Gemeinden mit überwiegend katholischer Bevölkerung
- 08.03. Internationaler Frauentag in Berlin
- 08.05. Tag der Befreiung in Berlin
- 08.08. Friedensfest in Augsburg
- 15.08 Mariä Himmelfahrt in Bayern (nur in Gemeinden mit überwiegend katholischer Bevölkerung), Saarland
- 31.10 Reformationstag in Brandenburg, Mecklenburg-Vorpommern, Sachsen,Sachsen-Anhalt nur in Gemeinden mit überwiegend evangelischer Bevölkerung,
- 01.11 Allerheiligen in Baden-Württemberg, Bayern, Nordrhein-Westfalen,Rheinland-Pfalz, Saarland
- Buß- und Bettag im Saarland

Neben Nrn. 01100 und 01101 abrechenbar sind z. B.
- die arztgruppenspezifische Versichertenpauschale im Hausärztlichen Versorgungsbereich nach Kapiteln III.a und III.b (Hausärzte und Ärzte im Bereich der allgemeinen Kinder- und Jugendmedizin),
- sowie die Grundpauschale bei Ärzten aus dem fachärztlichen Versorgungsbereich Kapitel III.B 5 bis 27

bei persönlichem Arzt-Patienten-Kontakt.

Für eine erforderliche und vereinbarte „vorgesehene" Inanspruchnahme z. B.

eines Verbandswechsels am Sonntag ist im EBM keine Gebührenordnungs-Nr. vorhanden, so dass nur die erbrachte Leistung abgerechnet werdenkann.

Lediglich bei unvorhergesehener Inanspruchnahme können je nach der Tageszeit die entsprechenden EBM-Nrn. nach 01100 oder 01101 auch am Wochenende abgerechnet werden.

Tipp:
Auf einen Blick: Alle möglichen unvorhergesehenen Inanspruchnahmen und die EBM Nrn.
- Mo.–Fr. 19–22 Uhr = **EBM Nr. 01100**
- Mo.–Fr. 22–07 Uhr = **EBM Nr. 01101**
- Sa. bei reguläre Sprechstunde 07–14 Uhr = **EBM Nr. 01102**
- Sa. So, feiertags 24./31.12., 07–19 Uhr = **EBM Nr. 01100**
- Sa., So., feiertags, 24./31.12. 19–07 Uhr = **EBM Nr. 01101**

Rechtsprechung: Allein die Bekanntgabe der Mobiltelefonnummer und die Gewährleistung der telefonischen Erreichbarkeit des Vertragsarztes für seine Patienten steht der „unvorhergesehenen" Inanspruchnahme und damit dem Ansatz der Gebührenordnungsposition 01100 des Einheitlichen Bewertungsmaßstabs für vertragsärztliche Leistungen (juris: EBM-Ä 2008) nicht entgegen (BSG, Urt. v. 15.07.2020, Az.: B 6 KA 13/19 R – Leitsatz).

01101 Unvorhergesehene Inanspruchnahme des Vertragsarztes durch einen Patienten **313**
- zwischen 22:00 und 07:00 Uhr 35,97
- an Samstagen, Sonntagen und gesetzlichen Feiertagen, am 24.12. und 31.12. zwischen 19:00 und 07:00 Uhr

Anmerkung Die Gebührenordnungsposition 01101 ist nicht berechnungsfähig, wenn Sprechstunden vor 07:00 Uhr oder nach 19:00 Uhr stattfinden oder Patienten zu diesen Zeiten bestellt werden.
Im Rahmen der unvorhergesehenen Inanspruchnahme des Vertragsarztes ist die Gebührenordnungsposition 01101 auch dann nur einmal berechnungsfähig, wenn es sich um eine Gruppenbehandlung handelt.
Die Gebührenordnungsposition 01101 ist ausschließlich bei kurativer Behandlung berechnungsfähig.

Abrechnungsausschluss
am Behandlungstag 01955, 01956
in derselben Sitzung 01100, 01102, 01205, 01207, 01210, 01212, 01214, 01216, 01218, 01410, 01411 bis 01413, 01415, 01418, 01949, 01950, 01951, 03373, 04373 und 37306

Aufwand in Min. **Kalkulationszeit:** KA **Prüfzeit:** ./. **Eignung d. Prüfzeit:** Keine Eignung
GOÄ entsprechend oder ähnlich: Erbrachte Leistung(en) nach GOÄ + Zuschläge A, B, C, D zu erbrachten Beratungen oder Untersuchungen
Kommentar: Siehe Kommentar zu Nr. 01100
Die EBM-Nrn. 01100, 01101 und 01102 für Inanspruchnahme zu „Unzeiten" sind nur für den Vertragsarzt oder seinen persönlichen Vertreter – auch für die telefonische Inanspruchnahme – abrechenbar.
Eine Abrechnung der Nrn. 01100, 01101 und 01103 nebeneinander ist ausgeschlossen.
Ferner ausgeschlossen ist die Abrechnung der Nrn. 01100 und 01101 neben einer Reihe weiterer Leistungen – siehe Legende der Leistung.
Im Rahmen einer Gruppenbehandlung (2 Patienten sind schon eine Gruppe) kann nur für den ersten Patienten die Leistung nach 01100 oder 01101 berechnet werden. Die „Unzeitziffern" EBM-Nrn. 01100 bis 01102 sind jedoch neben der Visite auf Belegstation nach Nr. 01414 abrechenbar.
- die arztgruppenspezifische Versichertenpauschale im Hausärztlichen Versorgungsbereich nach Kapiteln III.a und III.b (Hausärzte und Ärzte im Bereich der allgemeinen Kinder- und Jugendmedizin),
- sowie die Grundpauschale bei Ärzten aus dem fachärztlichen Versorgungsbereich Kapitel III.B 5 27.

Tipp:
Auf einen Blick: Alle möglichen unvorhergesehenen Inanspruchnahmen und die EBM Nrn.
- Mo.–Fr. 19–22 Uhr = **EBM Nr.01100**
- Mo.–Fr. 22–07 Uhr = **EBM Nr.01101**
- Sa. bei reguläre Sprechstunde 07–14 Uhr = **EBM Nr.01102**
- Sa. So, feiertags 24./31.12., 07–19 Uhr = **EBM Nr.01100**
- Sa., So., feiertags, 24./31.12. 19–07 Uhr = **EBM Nr.01101**

01102 Inanspruchnahme des Vertragsarztes an Samstagen zwischen 07:00 und 19:00 Uhr **101**

Anmerkung Im Rahmen der Inanspruchnahme des Vertragsarztes ist die Gebühren- **11,61**
ordnungsposition 01102 auch dann nur einmal berechnungsfähig, wenn es sich um
eine Gruppenbehandlung handelt.
Die Gebührenordnungsposition 01102 ist nur dann neben der Gebührenordnungsposition
01413 berechnungsfähig, wenn die Inanspruchnahme nach der Nr. 01413 in beschützenden
Wohnheimen bzw. Einrichtungen bzw. Pflege- oder Altenheimen mit Pflegepersonal auf
besondere Anforderung erfolgt.

Abrechnungsausschluss
in derselben Sitzung 01100, 01101, 01205, 01207, 01210, 01212, 01214, 01216, 01218,
01410 bis 01412, 01415, 01418, 01949, 01950, 01951, 03373, 04373, 04564, 04565,
04566, 04572, 04573, 13610, 13611, 13612, 13620, 13621, 13622, 37306
am Behandlungstag 01955, 01956

Aufwand in Min. **Kalkulationszeit:** KA **Prüfzeit:** ./. **Eignung d. Prüfzeit:** Keine Eignung

GOÄ entsprechend oder ähnlich: Erbrachte Leistung(en)nach GOÄ + Zuschlag D

Kommentar: Diese Leistung kann nur vom Vertragsarzt oder seinem persönlichen Vertreter abgerechnet
werden. Die Leistung kann abgerechnet werden
- am Samstag, wenn generell eine Sprechstunde stattfindet, aber auch wenn Patienten
entsprechend zu diesem Termin einbestellt wurden
- bei telefonischer Beratung

1.2 Gebührenordnungspositionen für die Versorgung im Notfall und im organisierten ärztlichen Not(-fall)dienst

1. Neben den Gebührenordnungspositionen dieses Abschnittes sind nur Gebührenordnungspositionen berechnungsfähig, die in unmittelbarem diagnostischen oder therapeutischen Zusammenhang mit der Notfallversorgung stehen. Die Nr. I-1.5 der Allgemeinen Bestimmungen gilt für die Berechnung von im Rahmen der Notfallversorgung erbrachten Gebührenordnungspositionen nicht.

2. Bei der ersten persönlichen Inanspruchnahme im Notfall oder im organisierten Not(-fall)dienst ist die Gebührenordnungsposition 01205, 01207, 01210 oder 01212 entsprechend der in der Leistungslegende vorgegebenen Zeiten im Behandlungsfall zu berechnen. Die Gebührenordnungspositionen 01210 und 01212 sind im organisierten Not(-fall) dienst zudem auch bei erster Inanspruchnahme im Rahmen einer Videosprechstunde entsprechend den in der Leistungslegende vorgegebenen Zeiten im Behandlungsfall berechnungsfähig. Für jede weitere Inanspruchnahme ist im Notfall oder im organisierten Not(-fall)dienst im Behandlungsfall die Gebührenordnungsposition 01214, 01216 bzw. 01218 zu berechnen. Wird bei der ersten Inanspruchnahme im Notfall oder im organisierten Not(-fall) dienst die Gebührenordnungsposition 01205 oder 01207 berechnet, sind die Gebührenordnungspositionen 01214, 01216 und 01218 nur mit ausführlicher schriftlicher medizinischer Begründung abrechnungsfähig.

3. Neben den Gebührenordnungspositionen 01205, 01207, 01210, 01212, 01214, 01216 und 01218 sind Beratungs-, Gesprächs- und Erörterungsleistungen nicht berechnungsfähig.

4. Nicht an der vertragsärztlichen Versorgung teilnehmende Ärzte, Institute und Krankenhäuser dürfen die Gebührenordnungspositionen 01210, 01212, 01214, 01216, 01218, 01223, 01224 und 01226 nur berechnen, wenn die Erkrankung des Patienten auf Grund ihrer Beschaffenheit einer sofortigen Maßnahme bedarf und die Versorgung durch einen Vertragsarzt entsprechend § 76 SGB V nicht möglich und/oder auf Grund der Umstände nicht vertretbar ist.

5. Die Berechnung der Gebührenordnungspositionen 01205, 01207, 01210, 01212, 01214, 01216 und 01218 setzt die Angabe der Uhrzeit der Inanspruchnahme voraus.

6. Sofern im Zeitraum vom 1. Januar 2008 bis zum 31. März 2015 nicht für alle Behandlungsfälle des Quartals die Angabe der Uhrzeit der Inanspruchnahmen gemäß Nr. 5 im organisierten Not(-fall)dienst oder von nicht an der vertragsärztlichen Versorgung teilnehmenden Ärzten, Instituten oder Krankenhäusern bei Inanspruchnahme in diesem Quartal gegenüber der Kassenärztlichen Vereinigung erfolgt ist bzw. nachgewiesen werden kann, wird abweichend von Nr. 2 für alle Behandlungsfälle in diesem Quartal die erste Inanspruchnahme im Notfall oder im organisierten Not(-fall)dienst wie folgt bewertet:01.01.2008 bis 31.12.2008: 430 Punkte, 01.01.2009 bis 30.9.2013: 475 Punkte, 01.10.2013 bis 31.3.2015: 168 Punkte.

7. Wenn die Erkrankung des Patienten aufgrund ihrer Beschaffenheit keiner sofortigen Maßnahme bedarf und die nachfolgende Versorgung durch einen Vertragsarzt außerhalb der Notfallversorgung möglich und/oder auf Grund der Umstände vertretbar ist, ist die Gebührenordnungsposition 01205 bzw. 01207 zu berechnen.

8. Die Gebührenordnungspositionen 01223 und 01224 sind ausschließlich bei Patienten berechnungsfähig, die aufgrund der Art, Schwere und Komplexität der Behandlungsdiagnose einer besonders aufwändigen Versorgung im Rahmen der Notfallversorgung bedürfen. Die Gebührenordnungspositionen 01223 und 01224 können nur bei Erfüllung mindestens einer der nachfolgenden gesicherten Behandlungsdiagnosen berechnet werden:

- Frakturen im Bereich der Extremitäten proximal des Metacarpus und Metatarsus,
- Schädel-Hirn-Trauma mit Bewusstlosigkeit von weniger als 30 Minuten (S06.0 und S06.70),
- Akute tiefe Beinvenenthrombose,
- Hypertensive Krise,
- Angina pectoris (ausgenommen: ICD I20.9),
- Pneumonie,
- Akute Divertikulis.

In Fällen, in denen diese Kriterien nicht erfüllt werden, aber auf Grund der Art, Schwere und Komplexität der Behandlungsdiagnose eine besonders aufwändige Versorgung im Rahmen der Notfallversorgung notwendig ist, können die Gebührenordnungspositionen 01223 und 01224 mit ausführlicher schriftlicher medizinischer Begründung im Ausnahmefall berechnet werden. Hierbei ist insbesondere die Schwere und Komplexität der Behandlungsdiagnose darzulegen.

9. Die Gebührenordnungsposition 01226 ist nur berechnungsfähig bei

- Neugeborenen, Säuglingen und Kleinkindern

oder

- Patienten mit krankheitsbedingt erheblich komplexer Beeinträchtigung kognitiver, emotionaler und verhaltensbezogener Art (ausgenommen Beeinträchtigung kognitiver, emotionaler und verhaltensbezogener Art infolge psychotroper Substanzen)

und/oder

- Patienten ab dem vollendeten 70. Lebensjahr mit geriatrischem Versorgungsbedarf und Frailty-Syndrom (Kombination von unbeabsichtigtem Gewichtsverlust, körperlicher und/oder geistiger Erschöpfung, muskulärer Schwäche, verringerter Ganggeschwindigkeit und verminderter körperlicher Aktivität)

und/oder

- Patienten mit einer der folgenden Erkrankungen: F00-F02 dementielle Erkrankungen, G30 Alzheimer-Erkrankung, G20.1 Primäres Parkinson-Syndrom mit mäßiger bis schwerer Beeinträchtigung und G20.2 Primäres Parkinson-Syndrom mit schwerster Beeinträchtigung.

Kommentar:

Im Rahmen des organisierten ärztlichen Notfalldienstes sind neben den Leistungen nach diesem Abschnitt alle die Leistungen von der Abrechnung ausgeschlossen, die nicht in unmittelbarem diagnostischen oder therapeutischen Zusammenhang mit der Notfallversorgung stehen. Die in Abschnitt 1.5. der allgemeinen Bestimmungen enthaltene Abrechnungsbeschränkung für arztgruppenspezifische Leistungen auf die jeweils in der einschlägigen Präambel genannten Arztgruppen gilt hingegen im Notfalldienst nicht.

Merke: Im Notfall und Notdienst „öffnet sich" der EBM

Die erforderliche Gabe von Infusionen nach EBM Nr. 02100 ist im Notdienst abrechenbar.

Die Abrechnung der Pauschalen nach den Nrn. 01210, 01212, 01214, 01216 und 01218 durch Ärzte oder Einrichtungen, die nicht an der vertragsärztlichen Versorgung teilnehmen ist beschränkt auf die Fälle, die als Notfall einer sofortigen Behandlung bedürfen, diese aber im Rahmen des der Kassenärztlichen Vereinigung obliegenden Sicherstellung einen an der vertragsärztlichen Versorgung teilnehmenden Arzt bzw. eine entsprechende Einrichtung nicht oder nicht unter vertretbaren Umständen in Anspruch nehmen können.

Mit Wirkung zum 1.4.2017 wurden zudem Schweregradzuschläge für besonders aufwändige Behandlungsfälle eingeführt sowie eine sog. Abklärungspauschale für Patienten, die nicht notfallmäßig in der Notfallaufnahme eines Krankenhauses oder im organisierten Notfall- bzw. Bereitschaftsdienst ersorgt werden müssen und deshalb in eine Arztpraxis weitergeleitet werden können.

Schweregradzuschläge sind nach EBM Nrn. 01223 als Zuschlag zur Nr. 01210 und 01224 als Zuschlag zur Nr. 01212 abzurechnen (s. oben) Kapitel 1.2 und Pkt. 8.)

Nur in Fällen, in denen diese Kriterien nicht erfüllt werden, dafür aber aufgrund von Art, Schwere und Komplexität der Behandlungsdiagnose eine vergleichbar aufwändige Versorgung im Rahmen der Notfallversorgung erfolgt, können die Schweregradzuschläge mit einer ausführlicher Begründung berechnet werden.

Der Zuschlag nach EBM Nr. 01226 (als Zuschlag zur Nr. 01212) ist ausschließlich bei Nacht, am Wochenende und an Feiertagen bei

- Neugeborenen, Säuglingen und Kleinkindern
- sowie Patienten mit schweren kognitiven, emotionalen und verhaltensbezogenen Beeinträchtigungen
- und/oder Demenz/Parkinson-Syndrom

berechnungsfähig.

Rechtsprechung

▶ **Vergütung von Notfallbehandlungen**
Die punktzahlmäßige Bewertung des Ordinationskomplexes für Notfallbehandlungen im EBM-Ä darf nicht danach differenzieren, ob die Behandlung im organisierten vertragsärztlichen Notfalldienst oder in einem Krankenhaus durchgeführt worden ist. Für eine unterschiedliche Bewertung gibt es keinen sachlichen Grund; das Gleichheitsgebot des Art. 3 Abs.1 GG wäre verletzt.
Aktenzeichen: BSG, 17.09.2008, AZ: B 6 KA 46/07 R
Entscheidungsjahr: 2008

01205   Notfallpauschale im organisierten Not(-fall)dienst und für nicht an der vertrags-   **45**
ärztlichen Versorgung teilnehmende Ärzte, Institute und Krankenhäuser für die   5,17
Abklärung der Behandlungsnotwendigkeit bei Inanspruchnahme
- zwischen 07:00 und 19:00 Uhr (außer an Samstagen, Sonntagen, gesetzlichen Feiertagen und am 24.12. und 31.12.)

Obligater Leistungsinhalt
- Persönlicher Arzt-Patienten-Kontakt im organisierten Not(-fall)dienst und für nicht an der vertragsärztlichen Versorgung teilnehmende Ärzte, Institute und Krankenhäuser,
- Bewertung der Dringlichkeit der Behandlungsnotwendigkeit,

Fakultativer Leistungsinhalt
- Koordination der nachfolgenden Versorgung durch einen Vertragsarzt außerhalb der Notfallversorgung,
- Erhebung Lokalbefund

Abrechnungsbestimmung einmal im Behandlungsfall

Anmerkung Gemäß der Nr. 7 der Bestimmung zum Abschnitt 1.2 ist die Gebührenordnungsposition 01205 zu berechnen, wenn die Erkrankung des Patienten auf Grund ihrer Beschaffenheit keiner sofortigen Maßnahme bedarf und die nachfolgende Versorgung durch einen Vertragsarzt außerhalb der Notfallversorgung möglich und/oder auf Grund der Umstände vertretbar ist.
Neben der Gebührenordnungsposition 01205 ist für die Berechnung der jeweiligen arztgruppenspezifischen Versicherten-, Grund- oder Konsiliarpauschale in demselben Behandlungsfall mindestens ein weiterer persönlicher Arzt-Patienten-Kontakt bzw. Arzt-Patienten-Kontakt im Rahmen einer Videosprechstunde außerhalb des organisierten ärztlichen Not(-fall)dienstes notwendig.

Abrechnungsausschluss
am Behandlungstag 01626, 01955, 01956
im Behandlungsfall 01207, 01210, 01212
in derselben Sitzung 01100, 01101, 01102, 01214, 01216, 01218, 01411, 01412, 01414, 01415, 01949, 01950, 01951, 03030, 03373, 04030, 04355, 04356, 04373, 14220, 14221, 16220, 16223, 21220, 21221, 21235, 22220, 22221, 22222, 23220, 27310, 30930, 30931, 30932, 30933, 35163 bis 35169 und 35173 bis 35179, 37306, 37500, 37510 und Kapitel 33, 34 und 35

Berichtspflicht Nein

Aufwand in Min. **Kalkulationszeit: 2   Prüfzeit:** ./.   **Eignung d. Prüfzeit:** Keine Eignung
Kommentar: **Die Abklärungspauschale:** Für Patienten, die nicht notfallmäßig in der Notaufnahme im Krankenhaus oder im organisierten Bereitschaftsdienst behandelt werden müssen und

deshalb in eine Arztpraxis weitergeleitet werden können, gibt es künftig zwei sogenannte Abklärungspauschalen:
- **Nr. 01205** – bewertet mit 45 Punkten (4,74 Euro) – für die Abklärung der Behandlungsnotwendigkeit am Tag (zwischen 7 und 19 Uhr, außer an Wochenenden, Feiertagen sowie am 24.12. und 31.12)
- **Nr. 01207** – bewertet mit 80 Punkten (8,42 Euro) – für die Abklärung der Behandlungsnotwendigkeit in der Nacht (zwischen 19 und 7 Uhr, an Wochenenden, Feiertagen sowie am 24.12. und 31.12).

Durch die Einführung einer solchen Abklärungspauschale sollen – so die KBV – vor allem die überfüllten Notaufnahmen der Kliniken entlastet werden.

Die KBV erläutert…" Die Abklärungspauschale kann abgerechnet werden, wenn ein Patient in die reguläre vertragsärztliche Versorgung weitergeleitet werden kann, weil er kein Notfall ist. Damit wird die Abklärung der Behandlungsnotwendigkeit und Koordination der weiteren Behandlung vergütet.
Die Ausschlüsse sind die gleichen wie bei den bestehenden Notfallpauschalen (EBM 01210, 01212, 01214 und 01216 und 01218).

Zudem dürfen neben der Abklärungspauschale nicht die EBM-Kapitel IV-34, IV-33, und IV-35 (bildgebende Diagnostik) abgerechnet werden…"
Siehe KBV Infos: http://www.kbv.de/html/1150_25783.php

01207 Notfallpauschale im organisierten Not(-fall)dienst und für nicht an der vertragsärztlichen Versorgung teilnehmende Ärzte, Institute und Krankenhäuser für die Abklärung der Behandlungsnotwendigkeit bei Inanspruchnahme   **80**   9,19

Obligater Leistungsinhalt
- zwischen 19:00 und 07:00 Uhr des Folgetages
- ganztägig an Samstagen, Sonntagen, gesetzlichen Feiertagen und am 24.12. und 31.12.

Fakultativer Leistungsinhalt
- Persönlicher Arzt-Patienten-Kontakt im organisierten Not(-fall)dienst und für nicht an der vertragsärztlichen Versorgung teilnehmende Ärzte, Institute und Krankenhäuser,
- Bewertung der Dringlichkeit der Behandlungsnotwendigkeit

Abrechnungsbestimmung einmal im Behandlungsfall

Anmerkung Gemäß der Nr. 7 der Bestimmung zum Abschnitt 1.2 ist die Gebührenordnungsposition 01207 zu berechnen, wenn die Erkrankung des Patienten auf Grund ihrer Beschaffenheit keiner sofortigen Maßnahme bedarf und die nachfolgende Versorgung durch einen Vertragsarzt außerhalb der Notfallversorgung möglich und/oder auf Grund der Umstände vertretbar ist.
Neben der Gebührenordnungsposition 01207 ist für die Berechnung der jeweiligen arztgruppenspezifischen Versicherten-, Grund- oder Konsiliarpauschale in demselben Behandlungsfall mindestens ein weiterer persönlicher Arzt-Patienten-Kontakt bzw. Arzt-Patienten-Kontakt im Rahmen einer Videosprechstunde außerhalb des organisierten ärztlichen Not(-fall)dienstes notwendig.

Abrechnungsausschluss
am Behandlungstag 01626, 01955 und 01956
im Behandlungsfall 01205, 01210, 01212
in derselben Sitzung 01100 bis 01102, 01214, 01216, 01218, 01411, 01412, 01414, 01415, 01950, 01951, 03030, 03373, 04030, 04355, 04356, 04373, 14220, 14221, 16220, 21220, 21221, 22220 bis 22222, 23220, 27310, 30930 bis 30933, 35163 bis 35169 und 35173 bis 35179, 37306, 37500, 37510 und Kapitel 33, 34 und 35.

Berichtspflicht Nein

Aufwand in Min.   **Kalkulationszeit: 2**   **Prüfzeit: ./.**   **Eignung d. Prüfzeit:** Keine Eignung
GOÄ   entsprechend oder ähnlich: Bei anderer Gliederung sind die Zuschläge A, B, C, D zu Beratungen und Untersuchungen möglich.

Kommentar: Siehe auch Kommentar zu Nr. 01205 und KBV Informationen unter **https://www.kbv.de/html/notfallversorgung.php**

EBM-Nr.

01210 Notfallpauschale I im organisierten Not(-fall)dienst und für nicht an der **120**
vertragsärztlichen Versorgung teilnehmenden Ärzte, Institute und Krankenhäuser **13,79**
bei Inanspruchnahme zwischen 07:00 Uhr und 19:00 Uhr (außer an Samstagen,
Sonntagen, gesetzlichen Feiertagen und am 24.12. und 31.12.)

Obligater Leistungsinhalt
* Persönlicher Arzt-Patienten-Kontakt im organisierten Not(-fall)dienst und für nicht an
  der vertragsärztlichen Versorgung teilnehmende Ärzte, Institute und Krankenhäuser
oder
* Arzt-Patienten-Kontakt im Rahmen einer Videosprechstunde im organisierten Not(-fall)
  dienst,

Fakultativer Leistungsinhalt
* In Anhang VI-1, Spalte GP, aufgeführte Leistungen,
* Funktioneller Ganzkörperstatus (27310),

Abrechnungsbestimmung einmal im Behandlungsfall

Anmerkung Neben der Gebührenordnungsposition. 01210 ist für die Berechnung der
jeweiligen arztgruppenspezifischen Versicherten-, Grund- oder Konsiliarpauschale in
demselben Behandlungsfall mindestens ein weiterer persönlicher Arzt-Patienten-Kontakt
bzw. Arzt-Patienten-Kontakt im Rahmen einer Videosprechstunde außerhalb des organisierten ärztlichen Not(-fall)dienstes notwendig.

Bei Durchführung der Leistung im Rahmen einer Videosprechstunde ist dies durch
Angabe einer bundeseinheitlich kodierten Zusatzkennzeichnung zu dokumentieren. Für
die Abrechnung gelten die Anforderungen gemäß Anlage 31b zum BMV-Ä entsprechend.

Abrechnungsausschluss
am Behandlungstag 01626, 01955, 01956
im Behandlungsfall 01205, 01207, 01212
in derselben Sitzung 01100, 01101, 01102, 01214, 01216, 01218, 01411, 01412, 01414,
01415, 01949, 01950, 01951, 03030, 03373, 04030, 04355, 04356, 04373, 14220, 14221,
16220, 16223, 21220, 21221, 21235, 22220, 22221, 22222, 23220, 27310, 30930, 30931,
30932, 30933, 35163 bis 35169 und 35173 bis 35179, 37306, 37500, 37510 und Kapitel 35

Aufwand in Min. **Kalkulationszeit:** KA   **Prüfzeit:** ./.   **Eignung d. Prüfzeit:** Keine Eignung

GOÄ   entsprechend oder ähnlich: Erbrachte Leistung(en) nach GOÄ + Zuschläge A, B, C, D

Kommentar: Nach der Legende kann die Leistung nur berechnet werden, wenn ein persönlicher Arzt-
Patienten-Kontakt stattgefunden hat.

In der Notfallpauschale sind die Leistungen des EBM, die **im Anhang 1 (Verzeichnis der
nicht gesondert abrechnungsfähigen Leistungen ...)** verzeichnet sind, integriert (somit
auch als Kassenleistungen honoriert) und können damit nicht mehr gesondert abgerechnet
werden, es sei denn, sie finden sich in den arztgruppenspezifischen Kapiteln als Leistung
angegeben.

Es ist dem Vertragsarzt nicht gestattet, die in der Anlage 1 aufgeführten Leistungen einem
GKV-Versicherten als individuelle Gesundheitsleistung (IGel) anzubieten und entsprechend
privat über GOÄ z. B. als IGeL-Leistungen abzurechnen.

Auch Beratungs-, Gesprächs- und Erörterungsleistungen sind nicht neben Nr. 01211
berechnungsfähig.

Die Abrechnung der Versichertenpauschale ist nur bei einem weiterem Arzt-Patient-
Kontakt außerhalb des organisierten Notdienstes möglich.

Die Uhrzeit der Inanspruchnahme ist anzugeben.

Die bisherigen Zusatzpauschalen für die Vergütung der Besuchsbereitschaft (EBM-Ziffern
01211, 01215, 01217 und 01219) wurden gestrichen.

01212 Notfallpauschale II im organisierten Not(-fall)dienst und für nicht an der vertrags- **195**
ärztlichen Versorgung teilnehmende Ärzte, Institute und Krankenhäuser bei **22,41**
Inanspruchnahme
– zwischen 19:00 und 07:00 Uhr des Folgetages
– ganztägig an Samstagen, Sonntagen, gesetzlichen Feiertagen
und am 24.12. und 31.12.

Obligater Leistungsinhalt
* Persönlicher Arzt-Patienten-Kontakt im organisierten Not(-fall)dienst und für nicht an der vertragsärztlichen Versorgung teilnehmende Ärzte, Institute und Krankenhäuser
oder
* Arzt-Patienten-Kontakt im Rahmen einer Videosprechstunde im organisierten Not(-fall) dienst,

Fakultativer Leistungsinhalt
* In Anhang 1, Spalte GP, aufgeführte Leistungen,
* Funktioneller Ganzkörperstatus (27310),

Abrechnungsbestimmung einmal im Behandlungsfall

Anmerkung Neben der Gebührenordnungsposition 01212 ist für die Berechnung der jeweiligen arztgruppenspezifischen Versicherten-, Grund- oder Konsiliarpauschale in demselben Behandlungsfall mindestens ein weiterer persönlicher Arzt-Patienten-Kontakt bzw. Arzt-Patienten-Kontakt im Rahmen einer Videosprechstunde außerhalb des organisierten ärztlichen Not(-fall)dienstes notwendig.
Bei Durchführung der Leistung im Rahmen einer Videosprechstunde ist dies durch Angabe einer bundeseinheitlich kodierten Zusatzkennzeichnung zu dokumentieren. Für die Abrechnung gelten die Anforderungen gemäß Anlage 31b zum BMV-Ä entsprechend.

Abrechnungsausschluss: am Behandlungstag 01626, 01955, 01956
im Behandlungsfall 01205, 01207, 01212
in derselben Sitzung 01100 bis 01102, 01214, 01216, 01218, 01411, 01412, 01414, 01415, 01949 bis 01951, 03030, 03373, 04030, 04355, 04356, 04373, 14220, 14221, 16220, 16223, 21220, 21221, 21235, 22220 bis 22222, 23220, 27310, 30930 bis 30933, 35163 bis 35169 und 35173 bis 35179, 37306, 37500, 37510 und Kapitel 35

Aufwand in Min.   **Kalkulationszeit:** KA   **Prüfzeit:** ./.   **Eignung d. Prüfzeit:** Keine Eignung

Kommentar: Neben der Gebührenordnungsposition 01212 ist für die Berechnung der jeweiligen arztgruppenspezifischen Versicherten-, Grund- oder Konsiliarpauschale in demselben Behandlungsfall mindestens ein weiterer persönlicher Arzt-Patienten-Kontakt außerhalb des organisierten ärztlichen Not(-fall)dienstes notwendig. Die Uhrzeit der Inanspruchnahme ist anzugeben. Die bisherigen Zusatzpauschalen für die Vergütung des Besuchsbereitschaft (EBM-Ziffern 01211, 01215, 01217 und 01219) wurden gestrichen.

01214
Notfallkonsultationspauschale I im organisierten Not(-fall)dienst und für nicht an der vertragsärztlichen Versorgung teilnehmende Ärzte, Institute und Krankenhäuser
   50
   5,75

Obligater Leistungsinhalt
* Weiterer persönlicher oder anderer Arzt-Patienten-Kontakt gemäß I-4.3.1 der Allgemeinen Bestimmungen im organisierten Not(-fall)dienst oder für nicht an der vertragsärztlichen Versorgung teilnehmende Ärzte, Institute und Krankenhäuser bei Inanspruchnahme außerhalb der in den Gebührenordnungspositionen 01216 und 01218 angegebenen Zeiten,

Fakultativer Leistungsinhalt
* In Anhang VI-1, Spalte GP, aufgeführte Leistungen,
* Funktioneller Ganzkörperstatus (27310),

Abrechnungsbestimmung je Arzt-Patienten-Kontakt

Abrechnungsausschluss
am Behandlungstag 01626, 01955, 01956
in derselben Sitzung 01100, 01101, 01102, 01205, 01207, 01210, 01212, 01216, 01218, 01411, 01412, 01414, 01415, 01949, 01950, 01951, 03030, 03373, 04030, 04355, 04356, 04373, 14220, 14221, 16220, 16223, 21220, 21221, 21235, 22220, 22221, 22222, 23220, 27310, 30930, 30931, 30932, 30933, 35163 bis 35169 und 35173 bis 35179, 37306, 37500, 37510 und Kapitel 35

Aufwand in Min.   **Kalkulationszeit:** KA   **Prüfzeit:** ./.   **Eignung d. Prüfzeit:** Keine Eignung

GOÄ   entsprechend oder ähnlich: Erbrachte Leistung(en) nach GOÄ.

Kommentar: Für die Abrechnung der Notfallkonsultationspauschale I ist auch ein telefonischer Kontakt zwischen Arzt und Patient ausreichend. Die Notfallkonsultationspauschale kann – wenn erforderlich – am selben Tag auch mehrmals abgerechnet werden, nur muss dann die jeweilige

Uhrzeit mit angegeben werden, obwohl eine Begründungspflicht nach Leistungslegende nicht vorgesehen ist. Bei mehrfacher Erbringung einer GOP ist eine Uhrzeitangabe erforderlich.

Neben dieser Leistung sind diagnostische und therapeutische Leistungen abrechenbar, die in Zusammenhang mit der Notfallversorgung des Patienten erforderlich sind. Zu beachten ist aber, ob diese Leistungen durch die Präambel oder durch die Leistungslegenden selber ausgeschlossen sind.

Auch Beratungs-, Gesprächs-, und Erörterungsleistungen sind nicht neben Nr. 01211 berechnungsfähig.

01216   Notfallkonsultationspauschale II im organisierten Not(-fall)dienst und für nicht an   **140**
der vertragsärztlichen Versorgung teilnehmende Ärzte, Institute und Krankenhäuser   16,09
bei Inanspruchnahme
- zwischen 19:00 und 22:00 Uhr
- an Samstagen, Sonntagen und gesetzlichen Feiertagen, am 24.12. und 31.12.
  zwischen 07:00 und 19:00 Uhr

Obligater Leistungsinhalt
- Weiterer persönlicher oder anderer Arzt-Patienten-Kontakt gemäß 4.3.1 der Allgemeinen Bestimmungen im organisierten Not(-fall)dienst oder für nicht an der vertragsärztlichen Versorgung teilnehmende Ärzte, Institute und Krankenhäuser,

Fakultativer Leistungsinhalt
- In Anhang VI-1, Spalte GP, aufgeführte Leistungen,
- Funktioneller Ganzkörperstatus (27310),

Abrechnungsbestimmung je Arzt-Patienten-Kontakt

Abrechnungsausschluss am Behandlungstag 01626, 01955, 01956
in derselben Sitzung 01100, 01101, 01102,01205, 01207, 01210, 01212, 01214, 01218, 01411, 01412, 01414, 01415, 01949, 01950, 01951, 03030, 03373, 04030, 04355, 04356, 04373, 14220, 14221, 16220, 16223, 21220, 21221, 21235, 22220 bis 22222, 23220, 27310, 30930, 30931, 30932, 30933, 35163 bis 35169 und 35173 bis 35179, 37306, 37500, 37510 und Kapitel 35

Aufwand in Min.   **Kalkulationszeit:** KA   **Prüfzeit:** ./.   **Eignung d. Prüfzeit:** Keine Eignung
GOÄ   entsprechend oder ähnlich: Erbrachte Leistung(en) nach GOÄ.
Kommentar: Wie 01214 im angegebenen Zeitrahmen abends, Sa, So und Feiertage tagsüber.

01218   Notfallkonsultationspauschale III im organisierten Not(-fall)dienst und für nicht an   **170**
der vertragsärztlichen Versorgung teilnehmende Ärzte, Institute und Krankenhäuser   19,54
bei Inanspruchnahme
- zwischen 22:00 und 7:00 Uhr
- an Samstagen, Sonntagen und gesetzlichen Feiertagen, am 24.12. und 31.12.
  zwischen 19:00 und 7:00 Uhr

Obligater Leistungsinhalt
- Weiterer persönlicher oder anderer Arzt-Patienten-Kontakt gemäß I-4.3.1 der Allgemeinen Bestimmungen im organisierten Not(fall)dienst oder für nicht an der vertragsärztlichen Versorgung teilnehmende Ärzte, Institute und Krankenhäuser,

Fakultativer Leistungsinhalt
- In Anhang VI-1, Spalte GP, aufgeführte Leistungen,
- Funktioneller Ganzkörperstatus (27310),

Abrechnungsbestimmung je Arzt-Patienten-Kontakt

Abrechnungsausschluss
am Behandlungstag 01626, 01955, 01956
in derselben Sitzung 01100, 01101, 01102, 01205, 01207, 01210, 01212, 01214, 01216, 01411, 01412, 01414, 01415, 01949, 01950, 01951, 03030, 03373, 04030, 04355, 04356, 04373, 14220, 14221, 16220, 16223, 21220, 21221, 21235, 22220, 22221, 22222, 23220, 27310, 30930, 30931, 30932, 30933, 35163 bis 35169 und 35173 bis 35179, 37306, 37500, 37510 und Kapitel 35

Aufwand in Min.   **Kalkulationszeit:** KA   **Prüfzeit:** ./.   **Eignung d. Prüfzeit:** Keine Eignung

GOÄ   entsprechend oder ähnlich: Leistung in der GOÄ nicht vorhanden. Abrechnung der einzelnen erbrachten GOÄ-Leistung(en).

Kommentar: Wie 01214 im angegebenen Zeitrahmen nachts, Sa, So und Feiertage nachts

Siehe auch Kommentar zu EBM-Nr. 01210.

01220   Reanimationskomplex   **1027**
                                                                                              118,02

Obligater Leistungsinhalt
* Künstliche Beatmung und/oder extrathorakale Herzmassage

Fakultativer Leistungsinhalt
* Infusion(en) (Nr. 02100),
* Einführung einer Magenverweilsonde (Nr. 02320),
* Legen und/oder Wechsel eines transurethralen Dauerkatheters(Nr. 02323),
* Blutentnahme durch Arterienpunktion (Nr. 02330),
* Intraarterielle Injektion(en) (Nr. 02331),
* Punktion(en) I (Nr. 02340),
* Punktion(en) II (Nr. 02341),
* Ausspülungen des Magens

Anmerkung Die Gebührenordnungsposition 01220 kann für die Reanimation eines Neugeborenen unmittelbar nach der Geburt nur in Verbindung mit dem Zuschlag nach der Nr. 01221 berechnet werden.

Abrechnungsausschluss
am Behandlungstag 01626
in derselben Sitzung 01856, 01913, 02100, 02101, 02320, 02321, 02322, 02323, 02330, 02331, 02340, 02341, 05372 und Kapitel 5.3, 31.5, 36.5

Aufwand in Min.   **Kalkulationszeit: KA**   **Prüfzeit:** ./.   **Eignung d. Prüfzeit: Keine Eignung**

GOÄ   entsprechend oder ähnlich: Erbrachte Leistung(en) nach z.B. GOÄ-Nrn. 429, 430, 431, 433

Kommentar: Neben den obligaten Leistungen einer künstlichen Beatmung und/oder extrathorakalen Herzmassage sind die fakultativen Leistungsinhalte der Notfallversorgung wie
* Infusion EBM-Nr. 02100
* Einführung Magensonde EBM-Nr. 02320 und Ausspülen des Magens
* transurethraler Blasenkatheter EBM-Nr. 02323
* Blutentnahme aus Arterien EBM-Nr. 02330
* interarterielle Injektion EBM-Nr. 02331
* Punktionen nach EBM-Nrn. 02340 und 02341

in der Leistung nach EBM-Nr. 01220 integriert und nicht gesondert abrechenbar.

Die EBM-Nr. 01220 kann für die Reanimation eines Neugeborenen unmittelbar nach der Geburt nur in Verbindung mit dem Zuschlag 01221 (Koniotomie und/oder endotracheale Intubation(en)) abgerechnet werden.

01221   Zuschlag zu der Gebührenordnungsposition 01220   **203**
                                                                                               23,33

Obligater Leistungsinhalt
* Koniotomie
und/oder
* Endotracheale Intubation(en)

Abrechnungsausschluss
am Behandlungstag 01626
in derselben Sitzung 01856, 01913, 02100, 02101, 02320, 02321, 02322, 02323, 02330, 02331, 02340, 02341, 05372 und Kapitel 5.3, 31.5, 36.5

Aufwand in Min.   **Kalkulationszeit: KA**   **Prüfzeit:** ./.   **Eignung d. Prüfzeit: Keine Eignung**

GOÄ   entsprechend oder ähnlich: Erbrachte Leistung(en) z.B. nach GOÄ-Nrn. 429, 430, 431, 433

Kommentar: Diese Leistung einer Koniotomie und/oder endotrachealer Intubation(en) kann **nur als Zuschlag** zur Reanimation nach EBM-Nr. 01220 berechnet werden.

01222   Zuschlag zu der Gebührenordnungsposition 01220   **288**
             Obligater Leistungsinhalt   33,10
- Elektrodefibrillation(en)
und/oder
- Elektrostimulation(en) des Herzens

             Abrechnungsausschluss
             am Behandlungstag 01626
             in derselben Sitzung 01856, 01913, 02100, 02101, 02320, 02321, 02322, 02323, 02330, 02331, 02340, 02341, 05372, 13551 und Kapitel 5.3, 31.5, 36.5

Aufwand in Min.   **Kalkulationszeit:** KA   **Prüfzeit:** ./.   **Eignung d. Prüfzeit:** Keine Eignung
GOÄ   entsprechend oder ähnlich: Erbrachte Leistung(en) nach GOÄ z.B. Nrn. 429, 430, 431, 433
Kommentar: Diese Leistung einer Elektrodefibrillation(en) und/oder Elektrostimulation(en) des Herzens kann **nur als Zuschlag** zur Reanimation nach EBM-Nr. 01220 berechnet werden.

01223   Zuschlag zu der Gebührenordnungsposition 01210 bei Erfüllung der Vorausset-   **128**
             zungen gemäß der Nr. 8 der Bestimmung zum Abschnitt 1.2   14,71

             Abrechnungsbestimmung   einmal im Behandlungsfall

             Anmerkung Die Berechnung der Gebührenordnungsposition 01223 setzt die Kodierung nach ICD-10-GM unter Angabe des Zusatzkennzeichens für die Diagnosesicherheit voraus.
             Die Gebührenordnungsposition 01223 ist ausschließlich bei einem persönlichen Arzt-Patienten-Kontakt berechnungsfähig.

             Abrechnungsausschluss am Behandlungstag 01626

Aufwand in Min.   **Kalkulationszeit:** KA   **Prüfzeit:** ./.   **Eignung d. Prüfzeit:** Keine Eignung
Kommentar: **Abrechnungshinweise zu Schweregradzuschlägen GOP 01223 und GOP 01224**
             Beide GOP sind ausschließlich bei Patienten berechnungsfähig, die aufgrund der Art, Schwere und Komplexität der Behandlungsdiagnose einer besonders aufwändigen Versorgung im Rahmen der Notfallversorgung bedürfen.

             Dazu muss mindestens eine der folgenden Behandlungsdiagnosen gesichert vorliegen:
- Frakturen im Bereich der Extremitäten proximal des Metacarpus und Metatarsus
- Schädel-Hirn-Trauma mit Bewusstlosigkeit von weniger als 30 Minuten (S06.0 und S06.70)
- Akute tiefe Beinvenenthrombose
- Hypertensive Krise
- Angina pectoris (ausgenommen: ICD I20.9)
- Pneumonie (J18.1-9) (Nordrhein: Bronchopneumonie J18.0 nicht akzeptiert)
- Akute Divertikulitis

             Bei Patienten mit anderen Erkrankungen, die ebenfalls eine besonders aufwändige Versorgung benötigen, können die GOP 01223 und 01224 im Einzelfall berechnet werden. Dafür ist eine ausführliche schriftliche Begründung erforderlich.

             Zur Ausnahmeregelung:
             Die vorstehend benannten Diagnosen berücksichtigen die Besonderheiten der pädiatrischen Notfallversorgung nicht. In Fällen, in denen diese Kriterien nicht erfüllt werden, aber auf Grund der Art, Schwere und Komplexität der Behandlungsdiagnose eine besonders aufwändige pädiatrische Versorgung im Rahmen der Notfallversorgung notwendig ist (z.B. Invagination, RSV-Bronchiolitis, spastische Bronchitis beim Säugling mit Partialsauerstoffinsuffizienz), kann der Zuschlag 01223 zu der Gebührenordnungsposition 01210 und der Zuschlag 01224 zu der Gebührenordnungsposition 01212 mit ausführlicher schriftlicher medizinischer Begründung im Ausnahmefall berechnet werden.
             Die Schwere und Komplexität der Behandlungsdiagnose ist darzulegen.

01224   Zuschlag zu der Gebührenordnungsposition 01212 bei Erfüllung der Vorausset-   **195**
             zungen gemäß der Nr. 8 der Bestimmung zum Abschnitt 1.2   22,41
             Abrechnungsbestimmung einmal im Behandlungsfall

Anmerkung Die Berechnung der Gebührenordnungsposition 01224 setzt die Kodierung nach ICD-10-GM unter Angabe des Zusatzkennzeichens für die Diagnosesicherheit voraus. Die Gebührenordnungsposition 01224 ist ausschließlich bei einem persönlichen Arzt-Patienten-Kontakt berechnungsfähig.

Abrechnungsausschluss
am Behandlungstag 01626
im Behandlungsfall 01226

Kommentar: Siehe Kommentar zu EBM Nr. 01223.

Aufwand in Min. **Kalkulationszeit:** KA   **Prüfzeit:** ./.   **Eignung d. Prüfzeit:** Keine Eignung

---

01226   Zuschlag zu der Gebührenordnungsposition 01212 bei Erfüllung der Vorausset-   **90**
zungen gemäß der Nr. 9 der Bestimmung zum Abschnitt 1.2   10,34

Abrechnungsbestimmung einmal im Behandlungsfall

Anmerkung Die Berechnung der Gebührenordnungsposition 01226 setzt die Kodierung nach ICD-10-GM unter Angabe des Zusatzkennzeichens für die Diagnosesicherheit voraus. Die Gebührenordnungsposition 01226 ist ausschließlich bei einem persönlichen Arzt-Patienten-Kontakt berechnungsfähig.

Abrechnungsausschluss
am Behandlungstag 01626
im Behandlungsfall 01224

Aufwand in Min. **Kalkulationszeit:** KA   **Prüfzeit:** ./.   **Eignung d. Prüfzeit:** Keine Eignung

Kommentar: **Die KBV gibt folgenden Abrechnungshinweis:**
... „Diese GOP ist nur berechnungsfähig bei:
* Neugeborenen, Säuglingen und Kleinkindern
  oder
* bei Patienten mit erheblichen krankheitsbedingten kognitiven, emotionalen und verhaltensbezogenen Beeinträchtigungen (ausgenommen Beeinträchtigung kognitiver, emotionaler und verhaltensbezogener Art infolge psychotroper Substanzen) und/oder
* Patienten ab dem vollendeten 70. Lebensjahr mit geriatrischem Versorgungsbedarf und Frailty-Syndrom (Kombination aus unbeabsichtigtem Gewichtsverlust, körperlicher und/oder geistiger Erschöpfung, muskulärer Schwäche, verringerter Ganggeschwindigkeit und verminderter körperlicher Aktivität) und/oder
* Patienten mit einer dementiellen Erkrankung (F00-F02), einer Alzheimer-Erkrankung (G30), einem primären Parkinson–Syndrom mit mäßiger bis schwerster Beeinträchtigung (G20.1 und G20.2)
  Dieser Zuschlag wird nur nachts (Nacht = 19-7 Uhr; ganztägig an Wochenenden, Feiertagen & 24./31.12) gewährt, da die Behandlung nicht durch den behandelnden Arzt erfolgen kann.
  Die beiden Schweregradzuschläge sind nicht nebeneinander berechnungsfähig ..."

1.3 Grundpauschalen für ermächtigte Ärzte, Krankenhäuser bzw. Institute

1. Werden die in den Grundpauschalen enthaltenen Leistungen entsprechend den Gebührenordnungspositionen 01600 und 01601 durchgeführt, sind für die Versendung bzw. den Transport die Kostenpauschalen nach den Gebührenordnungspositionen 40110 und 40111 berechnungsfähig.

01320*   Grundpauschale für Ärzte, Institute und Krankenhäuser, die zur Erbringung von   **92**
Leistungen innerhalb mindestens eines der Fachgebiete Anästhesiologie, Frauen-   10,57
heilkunde und Geburtshilfe, Haut- und Geschlechtskrankheiten, Mund-, Kiefer- und
Gesichtschirurgie und Humangenetik ermächtigt sind

Obligater Leistungsinhalt
* Persönlicher Arzt-Patienten-Kontakt und/oder Arzt-Patienten-Kontakt im Rahmen einer Videosprechstunde gemäß Anlage 31b zum BMV-Ä,

Fakultativer Leistungsinhalt
• Weitere persönliche oder andere Arzt-Patienten-Kontakte gemäß I-4.3.1 der Allgemeinen Bestimmungen,
• Beratung und Behandlung,
• Ärztlicher Bericht entsprechend der Gebührenordnungsposition 01600,
• Individueller Arztbrief entsprechend der Gebührenordnungsposition 01601,
• In Anhang VI-1 Spalte GP aufgeführte Leistungen,

Abrechnungsbestimmung einmal im Behandlungsfall

Anmerkung Die Berechnung der Gebührenordnungsposition 01320 richtet sich nach den Allgemeinen Bestimmungen.
Entspricht der Ermächtigungsumfang dem eines zugelassenen Vertragsarztes, kann anstelle der Gebührenordnungsposition 01320 die Berechnung einer in den arztgruppenspezifischen Kapiteln genannten Versicherten-, Grund- oder Konsiliarpauschalen genehmigt werden.
Ärzte der in der Gebührenordnungsposition 01320 aufgeführten Fachgebiete mit einer Ermächtigung nach § 24 Abs. 3 Ärzte-ZV berechnen anstelle der Gebührenordnungsposition 01320 die in den arztgruppenspezifischen Kapiteln genannten Versicherten-, Grund- oder Konsiliarpauschalen.
Umfasst der Ermächtigungsumfang sowohl Leistungen innerhalb eines Fachgebietes der Gebührenordnungsposition 01320 als auch der Gebührenordnungsposition 01321 ist die Gebührenordnungsposition 01321 berechnungsfähig.

Abrechnungsausschluss
im Behandlungsfall 01321, 01600, 01601, 33706
in derselben Sitzung 01436

Aufwand in Min.   **Kalkulationszeit:** KA   **Prüfzeit:** 6   **Eignung d. Prüfzeit:** Nur Quartalsprofil
GOÄ   entsprechend oder ähnlich: Diese Pauschale kennt die GOÄ nicht. Abzurechnen sind die erbrachten Einzelleistungen.
Kommentar: Die Grundpauschalen EBM-Nr. 01320 und EBM-Nr. 01321 für ermächtigte Ärzte, Krankenhäusern bzw. Institute ersetzen die bisher vorhandenen Grundpauschalen nach den EBM-Nrn. 01310 bis 01312, die nach dem Alter der Versicherten eingeteilt waren. Die neuen Pauschalen sind nach ärztlichen Fachgebieten geordnet und Nr. 01320 gilt für Ermächtigte der Fachgebiete:
• Laboratoriumsmedizin,
• Mikrobiologie und Infektionsepidemiologie,
• Nuklearmedizin,
• Pathologie,
• Radiologische Diagnostik bzw. Radiologie,
• Strahlentherapie,
• Transfusionsmedizin,
• Anästhesiologie,
• Frauenheilkunde und Geburtshilfe,
• Haut- und Geschlechtskrankheiten,
• Mund-, Kiefer- und Gesichtschirurgie
• Humangenetik

In der Regel können jetzt ermächtigte Ärzte und Institute und Krankenhäuser nicht mehr die in den jeweiligen Arzt-Fachgruppen-Kapiteln aufgeführten Versicherten-, Grund- oder Konsiliarpauschalen abrechnen, sondern die neuen Nummern 01320 oder 01321.
Allerdings können (s. Nrn. 01320 und 01321 Allgemeine Bestimmungen) Ärzte der in Nr. 01320 aufgeführten Fachgebiete mit einer Ermächtigung nach § 24 Abs. 3 Ärzte-ZV anstelle der EBM Nr. 01320 die in den arztgruppenspezifischen Kapiteln genannten Versicherten-, Grund- oder Konsiliarpauschalen abrechnen.

01321*   Grundpauschale für Ärzte, Institute und Krankenhäuser, die zur Erbringung von Leistungen innerhalb mindestens eines der nicht in der Gebührenordnungsposition 01320 aufgeführten Fachgebiete ermächtigt sind, mit Ausnahme der Ärzte, die nach § 13 Abs. 4 Bundesmantelvertrag-Ärzte (BMV-Ä) nur auf Überweisung in Anspruch genommen werden können   **159** 18,27

Obligater Leistungsinhalt
* Persönlicher Arzt-Patienten-Kontakt und/oder Arzt-Patienten-Kontakt im Rahmen einer Videosprechstunde gemäß Anlage 31b zum BMV-Ä,

Fakultativer Leistungsinhalt
* Weitere persönliche oder andere Arzt-Patienten-Kontakte gemäß 4.3.1 der Allgemeinen Bestimmungen,
* Beratung und Behandlung,
* Ärztlicher Bericht entsprechend der Gebührenordnungsposition 01600,
* Individueller Arztbrief entsprechend der Gebührenordnungsposition 01601,
* In Anhang VI-1 Spalte GP aufgeführte Leistungen,

Abrechnungsbestimmung einmal im Behandlungsfall

Anmerkung Die Berechnung der Gebührenordnungsposition 01321 richtet sich nach den Allgemeinen Bestimmungen.
Entspricht der Ermächtigungsumfang dem eines zugelassenen Vertragsarztes, kann anstelle der Gebührenordnungsposition 01321 die Berechnung einer in den arztgruppenspezifischen Kapiteln genannten Versicherten-, Grund- oder Konsiliarpauschalen genehmigt werden.
Ärzte der nicht in der Gebührenordnungsposition 01320 aufgeführten Fachgebiete mit einer Ermächtigung nach § 24 Abs. 3 Ärzte-ZV berechnen anstelle der Gebührenordnungsposition 01321 die in den arztgruppenspezifischen Kapiteln genannten Versicherten-, Grund- oder Konsiliarpauschalen.
Umfasst der Ermächtigungsumfang sowohl Leistungen innerhalb eines Fachgebietes der Gebührenordnungsposition 01320 als auch der Gebührenordnungsposition 01321 ist die Gebührenordnungsposition 01321 berechnungsfähig.

Abrechnungsausschluss im Behandlungsfall 01320, 01600, 01601, 33706
in derselben Sitzung 01436

Aufwand in Min.   **Kalkulationszeit:** KA   **Prüfzeit:** 11   **Eignung d. Prüfzeit:** Nur Quartalsprofil

GOÄ   entsprechend oder ähnlich: Diese Pauschale kennt die GOÄ nicht. Abzurechnen sind die erbrachten Einzelleistungen.

Kommentar: Die Grundpauschalen EBM-Nr. 01320 und EBM-Nr. 01321 für ermächtigte Ärzte, Krankenhäusern bzw. Institute ersetzen die bisher vorhandenen Grundpauschalen nach den EBM-Nrn. 01310 bis 01312, die nach dem Alter der Versicherten eingeteilt waren. In der Leistungslegende zur Nr. 01320 sind die entsprechenden Fachgebiete aufgeführt. Die Nr. 01321 gilt für mind. eines der Fachgebiete, die nicht in Nr. 01320 aufgeführt sind.

Allerdings können (s. Nrn. 01320 und 01321 Allgemeine Bestimmungen) Ärzte der in Nr. 01320 aufgeführten Fachgebiete mit einer Ermächtigung nach § 24 Abs. 3 Ärzte-ZV anstelle der EBM Nr. 01321 die in den arztgruppenspezifischen Kapiteln genannten Versicherten-, Grund- oder Konsiliarpauschalen abrechnen.

Seit Oktober 2013 stellt der Bundesmanteltarif fest, dass der Zulassungsausschuss in der Ermächtigung vorgibt, ob und welche Art von Überweisung durch den Ermächtigten erfolgen darf.

01322

Zuschlag zu der Gebührenordnungsposition 01320 für die Behandlung aufgrund einer TSS-Vermittlung und/oder Vermittlung durch den Hausarzt gemäß Allgemeiner Bestimmung 4.3.10.1, 4.3.10.2 oder 4.3.10.3

Abrechnungsbestimmung einmal im Arztgruppenfall

Anmerkung Die Gebührenordnungsposition 01322 kann durch die zuständige Kassenärztliche Vereinigung zugesetzt werden.

Abrechnungsausschluss im Arztgruppenfall 01710

Berichtspflicht Nein

Aufwand in Min.   **Kalkulationszeit:** KA   **Prüfzeit:** ./.   **Eignung d. Prüfzeit:** Keine Eignung

Kommentar: Die EBM Nrn. 01322 und 01323 können jede nur einmal im Arztgruppenfall berechnet werden, selbst bei einer neuen Behandlung des Patienten aufgrund einer erneuten Terminvermittlung durch die Terminservicestelle (TSS) .

Die KBV informiert u.a. (Deutsches Ärzteblatt | Jg. 117 | Heft 3 | 17. Januar 2020):

... „Für die Behandlung eines Versicherten aufgrund einer Terminvermittlung durch die TSS (Terminservice-stellen-Terminfall, kurz: TSS-Terminfall) erhält der Arzt einen Aufschlag auf die jeweilige Versi-cherten-, Grund- oder Konsiliarpauschale in Form einer arztgruppen-spezifischen Zusatzpauschale. eines Zuschlags. Für die Durchführung von Früherken-nungsuntersuchungen bei Kindern des Abschnitts 1.7.1 (ausgenommen Laborleistungen und Gebührenordnungsposition 01720) aufgrund einer Terminvermittlung durch die TSS erhält der Arzt einen Aufschlag in Form einer Zusatzpauschale nach der Gebührenord-nungsposition 01710. Die Höhe des Zuschlags Aufschlags ist abhängig von der Anzahl der Kalendertage bis zum Tag der Behandlung und beträgt

- vom 1. bis 8. Kalendertag 50 % der jeweiligen Altersklassenspezifischen Versicherten- oder Grundpauschale bzw. Konsiliarpauschale
- vom 9. bis 14. Kalendertag 30 % der jeweiligen Altersklassenspezifischen Versicherten- oder Grundpauschale bzw. Konsiliarpauschale
- vom 15. bis 35. Kalendertag 20 % der jeweiligen Altersklassenspezifischen Versicherten- oder Grundpauschale bzw. Konsiliarpauschale.

Die Höhe der Zusatzpauschale nach der Gebührenordnungsposition 01710 ist abhängig von der Anzahl der Kalendertage bis zum Tag der Behandlung und beträgt

- vom 1. bis 8. Kalendertag 114 Punkte
- vom 9. bis 14. Kalendertag 68 Punkte
- vom 15. bis 35. Kalendertag 45 Punkte.

Der Tag der Kontaktaufnahme des Versicherten bei der TSS gilt als erster Zähltag für die Berechnung des gestaffelten prozentualen Aufschlags. Bei der Abrechnung des Zuschlags bzw. der Zusatzpauschale nach der Gebührenordnungsposition 01710 ist das zutreffende Zeitintervall des TSS-Terminfalls durch Angabe einer bundeseinheitlich kodierten Zusatz-kennzeichnung zu dokumentieren.

Die Zusatzpauschale Der Zuschlag kann nur in Fällen mit Versicherten-, Grund- oder Konsiliarpauschale oder in Fällen, in denen ausschließlich Früherkennungsuntersuchungen bei Kindern des Abschnitts 1.7.1 (ausgenommen Laborleistungen und Gebührenordnungs-position 01720) durchgeführt werden, berechnet werden.

Die Zusatzpauschale nach der Gebührenordnungsposition 01710 kann nur in Fällen, in denen Früherkennungsuntersuchungen bei Kindern des Abschnitts 1.7.1 (ausgenommen Laborleistungen und Gebühren-ordnungsposition 01720) durchgeführt werden, berechnet werden..."

01323   Zuschlag zu der Gebührenordnungsposition 01321 für die Behandlung aufgrund einer TSS-Vermittlung und/oder Vermittlung durch den Hausarzt gemäß Allgemeiner Bestimmung 4.3.10.1, 4.3.10.2 oder 4.3.10.3

Abrechnungsbestimmung einmal im Arztgruppenfall

Anmerkung Die Gebührenordnungsposition 01323 kann durch die zuständige Kassen-ärztliche Vereinigung zugesetzt werden.

Berichtspflicht Nein

Aufwand in Min. **Kalkulationszeit:** KA   **Prüfzeit:** ./.   **Eignung d. Prüfzeit:** Keine Eignung

Kommentar: Siehe Kommentar zu EBM Nr. 01322.

Abrechnungsausschluss im Arztgruppenfall 01710

1.4 Besuche, Visiten, Prüfung der häuslichen Krankenpflege, Verordnung besonderer Behandlungsmaßnahmen, Verwaltungskomplex, telefonische Beratung, Konsultations-pauschale, Verweilen, Beratung zur Organ- und Gewebespende

1. Ein Besuch/eine Visite ist eine ärztliche Inanspruchnahme, zu der der Arzt seine Praxis, Wohnung oder einen anderen Ort verlassen muss, um sich an eine andere Stelle zur Behandlung eines Erkrankten zu begeben. Ein Besuch liegt somit auch vor, wenn der Arzt zur Notversorgung eines Unfallverletzten auf der Straße gerufen wird. Sucht der Arzt seine eigene Arztpraxis oder eine andere Betriebs- oder Nebenbetriebsstätte auf, an denen er selbst vertragsärztlich oder angestellt tätig ist, ist kein Besuch berechnungsfähig.

2. Der Vertragsarzt erhält für jeden Besuch nach den Gebührenordnungspositionen. 01410, 01411, 01412, 01415 oder 01418 sowie für die erste Visite nach der Gebührenordnungsposition 01414 einmal je Visitentag eine Wegepauschale entsprechend der vertraglichen Regelungen zu den Pauschalerstattungen. Bei Berechnung von mehr als einem Besuch und/oder mehr als einer Visite pro Tag bei demselben Patienten ist eine Begründung (Uhrzeitangabe) erforderlich. Dies gilt nicht für Visiten am Operationstag und/oder an dem auf die Operation folgenden Tag.

3. Die Gebührenordnungspositionen 01425 und 01426 sind nur von Ärzten berechnungsfähig, die berechtigt sind, Gebührenordnungspositionen der Kapitel 3, 4, 5, 7, 8, 9, 10, 13, 14, 15, 16, 18, 21, 25, 26 und/oder 27 abzurechnen.

4. Bei durchgängiger Behandlung im Sinne der spezialisierten ambulanten Palliativversorgung sind gemäß der Richtlinien des Gemeinsamen Bundesausschusses nach § 37b SGB V nach Ablauf des Versorgungszeitraumes der Erstverordnung nur noch Folgeverordnungen auszustellen, auch wenn ein neues Quartal begonnen hat. Wird die Behandlung unterbrochen und zu einem späteren Zeitpunkt eine erneute Behandlungsbedürftigkeit festgestellt, ist erneut eine Erstverordnung auszustellen.

5. Die Berechnung der Gebührenordnungsposition 01418 setzt die Angabe der Uhrzeit der Inanspruchnahme voraus.

6. Die Gebührenordnungspositionen 01442, 01444 und 01450 können nur berechnet werden, wenn die Voraussetzungen gemäß der Anlage 31b zum Bundesmantelvertrag-Ärzte (BMV-Ä) erfüllt sind und dies in Bezug auf die technischen Anforderungen durch eine Erklärung des Videodienstanbieters für die Arztpraxis gegenüber der Kassenärztlichen Vereinigung nachgewiesen wird. Jede Änderung ist der Kassenärztlichen Vereinigung anzuzeigen

7. Die Gebührenordnungsposition 01480 ist nur von Ärzten berechnungsfähig, die berechtigt sind, Gebührenordnungspositionen der Kapitel 3 und/oder 4 abzurechnen.

Kommentar:
zu Pkt. 1–2

Neben den Besuchsgebühren nach diesem Kapitel sind die anlässlich des Besuches durchgeführten Leistungen – unter Beachtung der sonstigen Bestimmungen des EBM – abrechnungsfähig, da die Besuchsgebühr eine Abgeltung des Zeitaufwandes und der Mühen aufgrund des Aufsuchens des Patienten darstellen soll.

Nicht um Besuche im Sinne dieser Vorschrift handelt es sich, wenn ein Arzt einen Ort aufsucht, an dem er zulässigerweise regelmäßig oder auch nur zeitweise seine vertragsärztliche Tätigkeit – auch z.B. als angestellter Arzt – ausübt (wie z. B. Praxis oder eine andere Betriebs- oder Nebenbetriebsstätte). Bei Besuchen am Krankenbett in der Belegklinik, aber auch in sonstigen Einrichtungen (beschützten Wohnheimen, Kranken-, Pflegeheimen) ist statt eines Besuches u. U. die Abrechnung einer Visite möglich.

Auch wenn es sich nicht im eigentlichen Sinne um einen „Besuch" handelt, ist die Tätigkeit des Arztes auch dann abrechnungsfähig, wenn er einen Kranken beim Transport zur unmittelbar notwendigen stationären Behandlung begleitet (Nr. 01416 EBM).

Wie bei allen Leistungen gilt auch hier, dass eine Abrechnung nur dann möglich ist, wenn der Besuch oder die Visite wirtschaftlich, das heißt, notwendig, zweckmäßig und ausreichend im Sinne des Wirtschaftlichkeitsgebotes ist. Reine Gefälligkeitsbesuche ohne medizinische Notwendigkeit sind demgemäß natürlich nicht zu Lasten der gesetzlichen Krankenversicherung abrechnungsfähig.

Kann ein Besuch nicht vollendet werden, weil z. B. der Arzt den Patienten nicht antrifft (wurde bereits in ein Krankenhaus gebracht, niemand öffnet die Wohnungstür o. ä.), so kann zwar die Besuchsgebühr sowie die dazugehörige Wegepauschale abgerechnet werden, weitere Leistungen – auch Ordinations- oder Konsultationskomplexe – können aus diesem Anlass nicht abgerechnet werden.

zu Pkt. 3
Die Verordnung von Palliativversorgungs (Nrn. 01425 und 01426) können von denjenigen Ärzten abgerechnet werden, die auch berechtigt sind, Leistungen folgender Kapitel zu berechnen:

- Kapitel 3: Hausärztlicher Versorgungsbereich,
- Kapitel 4: Kinder- und Jugendmedizin,
- Kapitel 5: Anästhesiologie,
- Kapitel 7: Chirurgie,
- Kapitel 8: Gynäkologie,
- Kapitel 9: HNO,
- Kapitel 10: Dermatologie,
- Kapitel 13: Innere Medizin,

- Kapitel 14: Kinder- und Jugendpsychiatrie /-psychotherapie,
- Kapitel 15: Mund-, Kiefer-, Gesichtschirurgie,
- Kapitel 16: Neurologie / Neurochirurgie,
- Kapitel 18: Orthopädie,
- Kapitel 21: Psychiatrie,
- Kapitel 25: Strahlentherapie,
- Kapitel 26: Urologie,
- Kapitel 27: Physikalische und Rehabilitative Medizin.

zu Pkt. 4

Die Nr.01425 für die Erstverordnung kann nicht jedes Quartal erneut, sondern nur einmal zum Beginn abgerechnet werden, auch wenn es sich um eine durchgängige mehrere Quartale dauernde Palliativversorgung handelt.

zu Pkt. 5

Aufgrund einer Entscheidung des Bundessozialgerichts vom 12. Dezember 2012 (B6 KA 3/12 R) war eine Neuregelung zur Höhe der Vergütung für im Krankenhaus erfolgte Notfallbehandlungen erforderlich geworden. Diese wurden vom Bewertungsausschuss am 17. Dezember 2014 beschlossen – und zwar rückwirkend zum 1. Januar 2008. In diesem Zusammenhang wurde unter anderem das Erfordernis eingeführt, bei der Abrechnung der Nr. 01418 die Uhrzeit der Inanspruchnahme anzugeben.

01410	Besuch eines Kranken, wegen der Erkrankung ausgeführt	**212** 24,36

Anmerkung: Die Berechnung der Gebührenordnungsposition 01410 im Zusammenhang mit der Durchführung von probatorischen Sitzungen im Krankenhaus gemäß § 12 Abs. 6 der Psychotherapie-Richtlinie oder im Zusammenhang mit der Versorgung gemäß den Leistungen des Abschnitts 37.5 (KSVPsych-RL) ist durch Angabe einer bundeseinheitlich kodierten Zusatzkennzeichnung zu dokumentieren.

Abrechnungsausschluss in derselben Sitzung 01100, 01101, 01102, 01411, 01412, 01413, 01414, 01415, 01721, 05230

Aufwand in Min. **Kalkulationszeit:** KA   **Prüfzeit:** 13   **Eignung d. Prüfzeit:** Tages- und Quartalsprofil

GOÄ entsprechend oder ähnlich: Nr. 50

Kommentar: Die Leistungslegende beschreibt den normalen vom Patienten bestellten Hausbesuch, der nicht sofort, sondern z. B. erst nach der Sprechstunde ausgeführt werden muss.

Nach der Rechtsprechung liegt ein Besuch nur dann vor, wenn sich der Arzt aus seinem Wirkungskreis oder seinem Aufenthaltsort heraus zum Patienten begibt und nicht der Patient sich bereits im Wirkungsbereich des Arztes aufhält. Der Arzt muss also seine Wohnung, Praxis oder einen anderen Ort verlassen, um sich an anderer Stelle zur Behandlung eines Kranken bereitzufinden.

Ein Besuch im Sinne dieser Definition liegt auch dann vor, wenn der Arzt zur Behandlung von Unfallverletzten z.B. auf die Straße gerufen wird.

Ein Besuch im Sinne des EBM liegt nicht vor, wenn der Arzt sich von seiner Wohnung zu einer zweiten (genehmigten) Zweitpraxis begibt, um dort Patienten zu behandeln.

Die Besuchsgebühren nach den Nrn. 01410 bis 01413 setzen einen direkten Arzt-Patienten-Kontakt voraus; ein Aufsuchen des Patienten durch nichtärztliches Praxispersonal z. B. MFA ist daher nicht nach den Besuchsnummern abrechenbar. Für den Besuch durch nichtärztliches Praxispersonal siehe GOP 03062 ff. bzw. 38100 ff.

Gefälligkeitsbesuch

Besuchsnummern sind nur dann abrechenbar, wenn der Patient krankheitsbedingt nicht die Praxis des Arztes aufsuchen kann; sogenannte „Gefälligkeitsbesuche" sind daher grundsätzlich nicht nach den Besuchsnummern abrechenbar.

Hausbesuch auch bei diagnostischen Maßnahmen

Einem Urteil des Sozialgerichtes München zufolge (vom 29.10.1991 – S 131 Ka 1097/91) setzt die Abrechenbarkeit der Besuchsgebühren nicht voraus, dass ausschließlich **therapeutische Maßnahmen** erfolgen. Vielmehr kann die Besuchsgebühr auch im Zusammenhang mit der Erbringung **diagnostischer Leistungen,** (z.B. Blutentnahmen für Labor) abgerechnet werden, wenn die übrigen Leistungsvoraussetzungen gegeben sind.

Dringender Besuch in beschützenden Einrichtungen, Wohnheimen, Pflege- und Altenheimen

Für diese Besuche wurde im EBM 2008 neu die EBM Nr. 01415 eingeführt.

Vergeblicher Besuch

Wenn der Arzt zum Patienten gerufen wird, die ärztlichen Leistungen dort aber nicht mehr ausgeführt werden können, z.B. weil der Patient zwischenzeitlich keiner weiteren ärztlichen Hilfe bedarf oder z.B. vom Rettungswagen ins Krankenhaus gebracht worden ist oder nicht angetroffen wird, handelt es sich um einen vergeblichen Besuch. In der Regel hat der Vertragsarzt die Unmöglichkeit der weiteren Leistungserbringung nicht zu vertreten, so dass in diesem Fall die Besuchsgebühr sowie das Wegegeld ansetzbar sind. Nicht abgerechnet werden könnten in diesem Fall Ordinations- oder Konsultationskomplex.

Besuch durch nichtärztliches Praxispersonal

Für **das Aufsuchen eines Kranken durch einen vom behandelnden Arzt beauftragten angestellten Mitarbeiter der Arztpraxis** mit abgeschlossener Ausbildung in einem nicht-ärztlichen Heilberuf zur Verrichtung medizinisch notwendiger delegierbarer Leistungen kann eine Kostenpauschale einschl. Wegekosten – entfernungsunabhängig – nach den Nrn. 03062 ff. bzw. 38100 ff. (s. dort) berechnet werden.

Hausbesuch bei einem Sterbenden oder Verstorbenen

Wird ein Arzt zu einem Moribunden gerufen, der bei seinem Eintreffen bereits verstorben ist, kann der Arzt die entsprechende Besuchsgebühr und die Wegegebühr abrechnen, nicht aber die weiteren mit der Leichenschau verbundenen Leistungen. Untersuchungen zur Todesursache oder Todeszeit sowie die Ausstellung des Totenscheines müssen nach den Bestimmungen der GOÄ Nr. 100 abgerechnet werden. Nach dem jeweiligen Bestattungsgesetz hat die Kosten der Leichenschau nämlich der sogenannte ‚Veranlasser' der Leichenschau (Angehörige, Verwandte, ggf. Polizei) zu tragen.

Verweilen beim Patienten außerhalb der Praxis

Wenn ein Verweilen bei dem Patienten erforderlich ist und wenn während dieser Zeit keine ärztliche Tätigkeit erfolgt, kann eine Verweilgebühr nach EBM-Nr. 01440 berechnet werden.

Wegepauschale

Neben jedem Hausbesuch – bis auf Nr. 01413 – ist eine Wegepauschale abrechenbar.

Siehe auch die Kommentierungen von Abschnitt 1.4 und Kommentare zu den EBM-Nummern 01411, 01412 und 01415.

01411	**Dringender Besuch wegen der Erkrankung, unverzüglich nach Bestellung ausgeführt**	**469**
	• zwischen 19:00 und 22:00 Uhr, oder an Samstagen, Sonntagen und gesetzlichen Feiertagen, am 24.12. und 31.12. zwischen 07:00 und 19:00 Uhr	**53,90**

Anmerkung Die Berechnung der Gebührenordnungsposition 01411 im Zusammenhang mit der Versorgung gemäß den Leistungen des Abschnitts 37.5 (KSVPsych-RL) ist durch Angabe einer bundeseinheitlich kodierten Zusatzkennzeichnung zu dokumentieren.

Abrechnungsausschluss in derselben Sitzung 01100, 01101, 01102, 01210, 01212, 01214, 01216, 01218, 01410, 01412, 01413, 01414, 01415, 01721, 05230

Aufwand in Min. **Kalkulationszeit:** KA **Prüfzeit:** ./. **Eignung d. Prüfzeit:** Keine Eignung

GOÄ entsprechend oder ähnlich: Nr. 50 mit Zuschlägen nach ggf. E, F, G, H, K2*

Kommentar: In der Legende zur EBM-Nr. 01411 sind die Tage und Zeiten für den dringenden Besuch vorgeschrieben.

Der „unverzüglich nach Bestellung" ausgeführte Besuch setzt nicht voraus, dass der Arzt sofort alles stehen und liegen lässt, um zum Patienten zu eilen. Unverzüglich bedeutet, ohne schuldhaftes Zögern, so dass der Arzt seinen bereits bei ihm im Sprechzimmer anwesenden Patienten zu Ende behandeln kann. Die EBM-Nr. 01411 kann allerdings nicht angesetzt werden, wenn der Arzt nach einer gewissen Zeit der Behandlung von mehren Patienten in seiner Praxis eine ‚Besuchstour' fährt.

Wird ein Vertragsarzt in dringenden Fällen (z.B. zu einem Verkehrsunfall) gerufen und wird der Patient nicht angetroffen, so kann der Vertragsarzt unter Angabe von Gründen die Nrn. 01411 oder 01412 berechnen.

Wenn ein Verweilen bei dem ggf. Patienten erforderlich ist und während dieser Zeit keine ärztliche Tätigkeit erfolgt, kann eine Verweilgebühr nach EBM-Nr. 01440 berechnet werden. Siehe Präambel Ihrer Fachgruppe, ob 01440 abgerechnet werden darf. Werden Besuche zwischen 19 und 7 Uhr (z.B. um 20 Uhr nach oder um 6.45 Uhr vor der Sprechstunde) vereinbart, so gelten diese nicht als dringende Besuche und müssen mit der Nummer für den normalen Hausbesuch EBM-Nr. 01410 abgerechnet werden.

Neben dem Hausbesuch können alle erforderlichen Leistungen abgerechnet werden, auch ein Versicherten- oder Grundpauschalen. Neben jedem Hausbesuch – bis auf Nr. 01413 – ist eine Wegpauschale abrechenbar. Siehe Kommentar zu Nr. 01410.

Der dringende Besuch im Altenheim auf besondere Anforderungen wird mit der EBM-Nr. 01415 abgerechnet.

01412	Dringender Besuch / dringende Visite auf der Belegstation wegen der Erkrankung, unverzüglich nach Bestellung ausgeführt	**626** 71,94

• Dringender Besuch zwischen 22:00 und 07:00 Uhr
oder
• Dringender Besuch an Samstagen, Sonntagen und gesetzlichen Feiertagen, am 24.12. und 31.12. zwischen 19:00 und 07:00 Uhr
oder
• Dringender Besuch bei Unterbrechen der Sprechstundentätigkeit mit Verlassen der Praxisräume
oder
• Dringende Visite auf der Belegstation bei Unterbrechen der Sprechstundentätigkeit mit Verlassen der Praxisräume

Anmerkung Die Gebührenordnungsposition 01412 ist für Besuche im Rahmen des organisierten Not(-fall)dienstes bzw. für Besuche im Rahmen der Notfallversorgung durch nicht an der vertragsärztlichen Versorgung teilnehmende Ärzte, Institute und Krankenhäuser nicht berechnungsfähig.

Sofern die Partner der Gesamtverträge eigene Regelungen zur Vergütung der dringenden Visite auf der Belegstation bei Unterbrechen der Sprechstundentätigkeit mit Verlassen der Praxisräume getroffen haben, ist die Gebührenordnungsposition 01412 für die dringende Visite auf der Belegstation bei Unterbrechen der Sprechstundentätigkeit mit Verlassen der Praxisräume nicht berechnungsfähig.

Die Berechnung der Gebührenordnungsposition 01412 im Zusammenhang mit der Versorgung gemäß den Leistungen des Abschnitts 37.5 (KSVPsych-RL) ist durch Angabe einer bundeseinheitlich kodierten Zusatzkennzeichnung zu dokumentieren.

Abrechnungsausschluss in derselben Sitzung 01100, 01101, 01102, 01210, 01214, 01216, 01218, 01410, 01411, 01413, 01414, 01415, 01721, 05230

Aufwand in Min.   **Kalkulationszeit:** KA   **Prüfzeit:** ./.   **Eignung d. Prüfzeit:** Keine Eignung

GOÄ   entsprechend oder ähnlich: Nr. 50 mit Zuschlägen nach ggf. F, G, H, K2

Kommentar: In der Legende zur EBM-Nr. 01412 sind die Tage und Zeiten für den dringenden Besuch oder die Visite auf Belagstation vorgeschrieben.

Dringende Besuche/Visiten sind immer Besuche/Visiten, die sofort ausgeführt werden. In der Regel spiegelt sich diese Notwendigkeit auch in der angegebenen Diagnose wieder. Wenn der Arzt zum dringenden Besuch/Visite gerufen wird, ist dieser auch abrechenbar und es ist für die Abrechnungsfähigkeit ohne Bedeutung, wenn es sich beim Hausbesuch/der Visite selbst erst herausstellt, dass ein dringender Besuch/eine Visite nicht erforderlich gewesen wäre.

Ansetzen des Wegegeldes nicht vergessen.

Der dringende Besuch im Altenheim wird nach der Nr. 01415, der im organisierten Notfalldienst nach der Nr. 01418 abgerechnet.

Wenn ein Verweilen bei dem Patienten erforderlich ist und während dieser Zeit keine ärztliche Tätigkeit erfolgt, kann eine Verweilgebühr nach EBM-Nr. 01440 berechnet werden. Neben dem Hausbesuch können alle erforderlichen Leistungen abgerechnet

01413   Arztgruppenübergreifende allg. Gebührenordnungspositionen II
1 Allgemeine Gebührenordnungspositionen
EBM-Nr.   EBM-Punkte / Euro

werden, auch ein Ordinations- oder Konsultationskomplex. Allerdings können die beiden Komplexe nicht bei ein und demselben Arzt-Patienten-Kontakt nebeneinander berechnet werden.

Neben jedem Hausbesuch – bis auf Nr. 01413 – ist eine Wegpauschale abrechenbar.

| 01413 | Besuch eines weiteren Kranken in derselben sozialen Gemeinschaft (z.B. Familie) und/oder in beschützenden Wohnheimen bzw. Einrichtungen bzw. Pflege- oder Altenheimen mit Pflegepersonal | **106** 12,18 |

Obligater Leistungsinhalt
* Besuch eines weiteren Kranken in derselben sozialen Gemeinschaft (z.B. Familie) und/oder in beschützenden Wohnheimen bzw. Einrichtungen bzw. Pflege- oder Altenheimen mit Pflegepersonal in unmittelbarem zeitlichen Zusammenhang mit einem Besuch nach den Nrn. 01410, 01411, 01412, 01415 oder 01418.

Anmerkung Die Gebührenordnungsposition 01413 ist nur dann neben der Gebührenordnungsposition 01102 berechnungsfähig, wenn die Inanspruchnahme nach der Nr. 01413 in beschützenden Wohnheimen bzw. Einrichtungen bzw. Pflege- oder Altenheimen mit Pflegepersonal auf besondere Anforderung erfolgt.
Die Gebührenordnungsposition 01413 ist entgegen der Leistungslegende auch im Zusammenhang mit der Durchführung von probatorischen Sitzungen im Krankenhaus gemäß § 12 Abs. 6 der Psychotherapie-Richtlinie berechnungsfähig. In diesem Fall ist die Berechnung durch Angabe einer bundeseinheitlich kodierten Zusatzkennzeichnung zu dokumentieren.
Die Berechnung der Gebührenordnungsposition 01413 im Zusammenhang mit der Versorgung gemäß den Leistungen des Abschnitts 37.5 (KSVPsych-RL) ist durch Angabe einer bundeseinheitlich kodierten Zusatzkennzeichnung zu dokumentieren.

Abrechnungsausschluss in derselben Sitzung 01100, 01101, 01410, 01411, 01412, 01414, 01415, 01418, 01721, 05230

Aufwand in Min. **Kalkulationszeit:** KA   **Prüfzeit:** 6   **Eignung d. Prüfzeit:** Tages- und Quartalsprofil

GOÄ   entsprechend oder ähnlich: Nr. 51, ggf. Zuschläge für „Unzeiten". Bei Kleinkindern ferner Zuschlag nach K2

Kommentar: Für Mit-Besuche nach Ansatz der Nrn. 01410, 01411 oder 01412 kann nur die reduzierte Gebühr nach Nr. 01413 angesetzt werden. Die EBM Nr. 01102 kann zusätzlich zur EBM Nr. 01413 abgerechnet werden, wenn eine Pflegekraft anmerkt, der Arzt solle bitte noch jemanden anderes auch ansehen.

,Dieselbe soziale Gemeinschaft' liegt nicht vor, wenn ein Patient beispielsweise in Seniorenresidenz, Schwesternheim oder Studentenheim in seiner abgeschlossenen, eigenen Wohnung besucht wird.

Zu den EBM-Nrn. 01410, 01411, 01412, 01415, 01418 und 01721 und auch für die erste Visite je Tag nach EBM-Nr. 01414 ist die Abrechnung einer Wegpauschale möglich. Eine Wegpauschale kann aber nicht neben der Nummer 01413 berechnet werden.

Merke: eigener Schlüssel, eigener Briefkasten, eigener Eingang = nicht dieselbe soziale Gemeinschaft.

Gemeinsamer Eingang, gemeinsame Post, gemeinsames Essen, kein eigener Haushalt = dieselbe soziale Gemeinschaft.

Ein „eigener Hausstand" liegt auch dann vor, wenn der Altenheimbewohner sein Essen über eine Zentralküche erhält, die zuvor genannten Kriterien aber erfüllt sind.

Ordinations- und Konsultationskomplexe (nur nicht nebeneinander bei demselben Arzt-Patienten-Kontakt) können abgerechnet werden. Die Wegpauschale kann nur für den ersten Patienten in der sozialen Gemeinschaft berechnet werden. Beim zweiten ggf. dritten Patienten ist diese Pauschale nicht mehr ansetzbar.

Wenn ein Verweilen bei dem Patienten erforderlich ist und wenn während dieser Zeit keine ärztliche Tätigkeit erfolgt, kann eine Verweilgebühr nach EBM-Nr. 01440 berechnet werden.

Auch wenn die besuchten Patienten Mitglieder unterschiedlicher Krankenkassen sind, ist die ermäßigte Besuchsgebühr abzurechnen. Bei Patienten, die nach GOÄ versichert sind, ist dies nicht erforderlich.

Palliativmedizinische Betreuung
Wird der Hausbesuch bei einem der Kranken im Rahmen einer palliativmedizinischen Betreuung erbracht, kann bei diesem Patienten zusätzlich die Nr. 03372 oder 03373 berechnet werden.

01414*   Visite auf der Belegstation, je Patient   **87** **10,00**
Abrechnungsbestimmung je Patient

Abrechnungsausschluss in derselben Sitzung 01210, 01212, 01214, 01216, 01218, 01410, 01411, 01412, 01413, 01415, 01418, 01721

Aufwand in Min.   **Kalkulationszeit:** KA   **Prüfzeit:** ./.   **Eignung d. Prüfzeit:** Keine Eignung
GOÄ   entsprechend oder ähnlich: Visiten im Krankenhaus Nrn. 45, 46 ggf. mit Zuschlag E.-In Pflegeheimen: Nr. 50 ggf. mit Zuschlägen nach ggf. E, F, G, H. Bei Kleinkindern ist zusätzlich ein Zuschlag nach K2 ansetzbar.

Kommentar: Neben der Visite können auch Versicherten- und Grundpauschalen abgerechnet werden. Die Behandlung des Patienten in einem Belegkrankenhaus ist ein eigener Behandlungsfall unabhängig davon, ob vorher eine ambulante kurative Behandlung durchgeführt wurde. Dies bedeutet, dass ein Gynäkologe, der eine Patientin zu einem stationären Eingriff ins Belegkrankenhaus bestellt und im Rahmen seiner ambulanten Behandlung die Grundpauschale schon abgerechnet hat, innerhalb seiner belegärztlichen Tätigkeit noch einmal die Grundpauschale abrechnen kann.
Neben der Visite nach der EBM-Nr. 01414 sind die „Unzeitziffern" EBM-Nrn. 01100 bis 01102 abrechenbar.

01415   Dringender Besuch eines Patienten in beschützenden Wohnheimen bzw. Einrichtungen bzw. Pflege- oder Altenheimen mit Pflegepersonal wegen der Erkrankung, noch am Tag der Bestellung ausgeführt   **546** **62,74**

Anmerkung Die Gebührenordnungsposition 01415 ist im Rahmen des organisierten Not(-fall)dienstes nicht berechnungsfähig.
Die Berechnung der Gebührenordnungsposition 01415 im Zusammenhang mit der Versorgung gemäß den Leistungen des Abschnitts 37.5 (KSVPsych-RL) ist durch Angabe einer bundeseinheitlich kodierten Zusatzkennzeichnung zu dokumentieren.

Abrechnungsausschluss in derselben Sitzung 01100, 01101, 01102, 01210, 01212, 01214, 01216, 01218, 01410, 01411, 01412, 01413, 01414, 01721, 05230

Aufwand in Min.   **Kalkulationszeit:** KA   **Prüfzeit:** ./.   **Eignung d. Prüfzeit:** Keine Eignung
GOÄ: entsprechend oder ähnlich: Ansatz der Nr. 50 mit entsprechenden Zuschlägen E oder ggf. F, G, H. Bei Kleinkindern ist zusätzlich ein Zuschlag nach K2 ansetzbar.

Kommentar: Ein Besuch nach 01415 ist nur dann möglich, wenn der Patient eine Dringlichkeit schildert oder das Pflegepersonal auf die Dringlichkeit hinweist. Nach einer Empfehlung von **Wezel/ Liebold** sollte zur Begründung die ärztliche Dokumentation folgende Angaben enthalten:
* Zeitpunkt der Bestellung des Besuches
* geschildertes Krankheitsbild, aus denen diese Dringlichkeit abgeleitet wurde
* beim Patienten erhobenen Befunde sowie
* veranlasste therapeutischen Maßnahmen.

Palliativmedizinische Betreuung
Wird der dringende Heimbesuch bei einem der Kranken im Rahmen einer palliativmedizinischen Betreuung erbracht, kann bei diesem Patienten zusätzlich die Nr. 03372 oder 03373 berechnet werden.

01416   Begleitung eines Kranken durch den behandelnden Arzt beim Transport zur unmittelbar notwendigen stationären Behandlung,   **117** **13,45**
Abrechnungsbestimmung je vollendete 10 Minuten

Abrechnungsausschluss in derselben Sitzung 01440

Aufwand in Min.   **Kalkulationszeit:** 10   **Prüfzeit:** 10   **Eignung d. Prüfzeit:** Tages- und Quartalsprofil
GOÄ   entsprechend oder ähnlich: Nr. 55

Kommentar: Nach 01416 ist die Begleitung eines Kranken zur stationären Versorgung im Krankenhaus ansetzbar. Die Aufwendung von Zeit zur Organisation der Krankenhausauflage, Anforderung eines Rettungswagens, etc. ist nicht abrechenbar, da durch die Leistung 01416 abgegolten. Allerdings wären erforderliche Telefonkosten berechnungsfähig.

Für die Rückfahrt vom Krankenhaus zurück zur Praxis kann der Arzt die Kosten z.B. eines Taxis mit entsprechender Quittung in Rechnung stellen.

Werden vom Arzt während der Begleitung im Krankenwagen Versorgungsleistungen erforderlich (Injektionen, Infusionen, Anlage-EKG und Deutung), so sind diese Leistungen auch berechnungsfähig.

Nach einem Urteil des Bundessozialgerichtes (BSG, B 6 KA 35/05 R vom 11. Okt. 2006) sind Verweilgebühren für die Transportzeit nicht ansetzbar. Die Leistung nach 01416 kann auch nur dann berechnet werden, wenn z.B. der Arzt mit einem eigenen Fahrzeug direkt hinter dem Krankentransporter hinterherfährt, so dass ein ständiger Kontakt bei Verschlechterung des Patienten möglich ist. Fährt der Arzt auf einem vom Krankentransport unabhängigem Weg ins Krankenhaus, so ist die Legende nach 01416 nicht erfüllt und kann auch die Leistung nicht berechnet werden. Auch durch einen Eigentransport des Patienten durch einen Arzt in seinem PKW wird die Leistung nach 01416 nicht erfüllt, da nicht jederzeit eine Notfallversorgung gewährleistet ist. In diesen Fällen dürfte der Arzt aber für die Fahrten im eigenen PKW Wegegebühr ansetzen.

01418   Besuch im organisierten Not(-fall)dienst   **778**
89,40

Abrechnungsausschluss: in derselben Sitzung 01100 bis 01102, 01410 bis 01415, 01721, 01950, 01955 und 05230

Aufwand in Min.   **Kalkulationszeit:** KA   **Prüfzeit:** ./.   **Eignung d. Prüfzeit:** Keine Eignung

01420   Überprüfung der Notwendigkeit und Koordination der verordneten häuslichen   **94**
Krankenpflege gemäß den Richtlinien des Gemeinsamen Bundesausschusses   10,80

Obligater Leistungsinhalt
• Anleitung der Bezugs- und Betreuungsperson(en),
• Überprüfung von Maßnahmen der häuslichen Krankenpflege,

Fakultativer Leistungsinhalt
• Koordinierende Gespräche mit einbezogenen Pflegefachkräften bzw. Pflegekräften,

Abrechnungsbestimmung einmal im Behandlungsfall

Anmerkung Die Berechnung der Gebührenordnungsposition 01420 setzt die Verordnung häuslicher Krankenpflege nach Muster 12 der Vordruckvereinbarung und die Genehmigung durch die zuständigen Krankenkassen voraus.

Aufwand in Min.   **Kalkulationszeit:** KA   **Prüfzeit:** 2   **Eignung d. Prüfzeit:** Nur Quartalsprofil

GOÄ   entsprechend oder ähnlich: Leistungskomplex in der GOÄ nicht vorhanden. Abrechnung der einzelnen erbrachten GOÄ-Leistung(en).

Kommentar: Die Verordnung häuslicher Krankenpflege kann erfolgen
• zur Vermeidung oder Abkürzung eines stationären Krankenhausaufenthaltes
• zur Sicherung der ärztlichen Behandlung.

Während die häusliche Krankenpflege zur Vermeidung oder Abkürzung eines Krankenhausaufenthaltes nur für einen Zeitraum von 2 Wochen (mit medizinischer Begründung ist eine Ausnahme und damit ein längerer Zeitraum möglich) verordnet werden darf, ist bei der häuslichen Krankenpflege zur Sicherung der ärztlichen Behandlung keine Zeitgrenze vorgeschrieben. Sie ist also unbegrenzt abhängig von der Notwendigkeit verordnungsfähig.

Die Leistung nach der EBM-Nr. 01420 kann nur einmal im Quartal abgerechnet werden. Dies gilt auch für den Fall, dass am Anfang eines Quartals eine Verordnung erforderlich ist und danach kein gewissen Zeit keine Notwendigkeit mehr dafür besteht, aber z. B. gegen Ende des Quartals wieder eine Verordnung erforderlich ist.

Tipp: Prüfen Sie in der Präambel zum Kapitel Ihrer Fachgruppe, ob diese Leistung, die auch im Anhang 1 (Verzeichnis der nicht gesondert berechnungsfähigen Leistungen) aufgelistet ist, von Ihrer Fachgruppe gesondert abgerechnet werden kann.

Finden Sie diese Leistung **nicht** in einem der Präambel-Absätze als abrechenbar aufgeführt, ist sie nicht berechnungsfähig. Die Leistung ist in der Regel dann bei Ihrer Fachgruppe Bestandteil der Versicherten- oder Grundpauschale und damit nicht gesondert berechnungsfähig.

01422 Erstverordnung von Behandlungsmaßnahmen zur psychiatrischen häuslichen Krankenpflege gemäß der Richtlinie des Gemeinsamen Bundesausschusses über die Verordnung von häuslicher Krankenpflege

149
17,12

Obligater Leistungsinhalt
- Erstverordnung über einen Zeitraum von bis zu 14 Tagen zur Erarbeitung der Pflegeakzeptanz und zum Beziehungsaufbau,
- Behandlungsplan mit Angaben zur Indikation, zu den Fähigkeitsstörungen, zur Zielsetzung der Behandlung und zu den Behandlungsschritten,
- Anwendung der GAF-Skala (Global Assessment of Functioning Scale) und Angabe des GAF-Werts auf der Verordnung,
- Überprüfung von Maßnahmen der psychiatrischen häuslichen Krankenpflege,

Fakultativer Leistungsinhalt
- Anleitung der relevanten Bezugspersonen des Patienten im Umgang mit dessen Erkrankung,
- Koordinierende Gespräche mit den einbezogenen Pflegefachkräften bzw. Pflegekräften,

Abrechnungsbestimmung einmal im Behandlungsfall

Anmerkung Die Erstverordnung von Behandlungsmaßnahmen zur psychiatrischen häuslichen Krankenpflege ist nur verordnungs- und berechnungsfähig für Indikationen und bei Vorliegen von Störungen und Einbußen nach Maßgabe des § 4 Abs. 8 bis 10 der Richtlinie über die Verordnung von häuslicher Krankenpflege.
Die Berechnung der Gebührenordnungsposition 01422 setzt die Erstverordnung von Behandlungsmaßnahmen zur psychiatrischen häuslichen Krankenpflege nach Muster 12 P der Vordruckvereinbarung und die Genehmigung durch die zuständige Krankenkasse voraus. Steht bereits zum Zeitpunkt der Erstverordnung die Behandlungsfähigkeit des Patienten fest, kann der Zeitraum der Erstverordnung länger als 14 Tage betragen. Die Begründung ist in der Verordnung anzugeben.

Abrechnungsausschluss am Behandlungstag 01424

Aufwand in Min. **Kalkulationszeit:** KA   **Prüfzeit:** ./.   **Eignung d. Prüfzeit:** Keine Eignung
GOÄ   entsprechend oder ähnlich: Leistungskomplex in der GOÄ nicht vorhanden. Abrechnung der einzelnen erbrachten GOÄ-Leistung(en).
Kommentar: Siehe Kommentar zu EBM Nr. 04124.

Berichtspflicht Nein

01424 Folgeverordnung von Behandlungsmaßnahmen zur psychiatrischen häuslichen Krankenpflege gemäß der Richtlinie des Gemeinsamen Bundesausschusses über die Verordnung von häuslicher Krankenpflege

154
17,70

Obligater Leistungsinhalt
- Folgeverordnung von Behandlungsmaßnahmen zur psychiatrischen häuslichen Krankenpflege,
- Behandlungsplan mit Angaben zur Indikation, zu den Fähigkeitsstörungen, zur Zielsetzung der Behandlung und zu den Behandlungsschritten,
- Anwendung der GAF-Skala (Global Assessment of Functioning Scale) und Angabe des GAF-Werts auf der Verordnung,
- Überprüfung von Maßnahmen der psychiatrischen häuslichen Krankenpflege,
- Begründung bei einem Verordnungszeitraum von insgesamt mehr als 4 Monaten gemäß Nr. 27 a des Verzeichnisses verordnungsfähiger Maßnahmen der häuslichen Krankenpflege,

Fakultativer Leistungsinhalt
- Anleitung der relevanten Bezugspersonen des Patienten im Umgang mit dessen Erkrankung,
- Koordinierende Gespräche mit den einbezogenen Pflegefachkräften bzw. Pflegekräften,

Abrechnungsbestimmung zweimal im Behandlungsfall

Anmerkung Die Folgeverordnung von Behandlungsmaßnahmen zur psychiatrischen häuslichen Krankenpflege ist nur verordnungs- und berechnungsfähig für Indikationen und bei Vorliegen von Störungen und Einbußen nach Maßgabe des § 4 Abs. 8 bis 10 der Richtlinie über die Verordnung von häuslicher Krankenpflege.

Die Berechnung der Gebührenordnungsposition 01424 setzt die Folgeverordnung von Behandlungsmaßnahmen zur psychiatrischen häuslichen Krankenpflege nach Muster 12 P der Vordruckvereinbarung und die Genehmigung durch die zuständige Krankenkasse voraus. Sofern eine Einschätzung der Voraussetzungen gemäß § 4 Abs. 3 der Richtlinie über die Verordnung von häuslicher Krankenpflege in dem 14-tägigen Zeitraum der Erstverordnung nicht möglich ist, kann eine Folgeverordnung für weitere 14 Tage ausgestellt werden.

Abrechnungsausschluss am Behandlungstag 01422

Aufwand in Min. **Kalkulationszeit:** KA   **Prüfzeit:** ./.   **Eignung d. Prüfzeit:** Keine Eignung

GOÄ   entsprechend oder ähnlich: Leistungskomplex in der GOÄ nicht vorhanden. Abrechnung der einzelnen erbrachten GOÄ-Leistung(en).

Kommentar: Psychiatrische Krankenpflege kann nur durch Ärzte für Nervenheilkunde, Neurologie, Psychiatrie, psychotherapeutische Medizin oder Ärzte mit der Zusatzbezeichnung Psychotherapie verordnet werden. Auch Hausärzte können dies verordnen, wenn vorher eine Diagnosesicherung durch einen Arzt der genannten Fachgebiete durchgeführt wurde.

Voraussetzung zur Verordnung der psychiatrischen häuslichen Krankenpflege ist eine ausreichende Behandlungsfähigkeit des Patienten, um die Beeinträchtigungen der Aktivitäten (Fähigkeitsstörungen) positiv beeinflussen zu können. Das verfolgte Therapieziel sollte mit der Behandlung auch umgesetzt werden können, wenn sie vom verordnenden Arzt eingeschätzt werden, können.

Die psychiatrische häusliche Krankenpflege kann für einen Zeitraum von mehr als 14 Tagen verordnet werden Ist in diesem Zeitraum eine abschließend noch nicht möglich, kann eine weitere Verordnung für 14 Tage verordnet werden.

Der Gemeinsame Bundesausschuss eine Änderung der Richtlinien-Inhalte zu den Besonderheiten der psychiatrischen häuslichen Krankenpflege im Oktober 2018 beschlossen. Diese beinhalten für die Verordnung von Leistungen nach Nr. 27a des Verzeichnisses verordnungsfähiger Leistungen (psychiatrische häusliche Krankenpflege)

Siehe: Beschluss Häusliche Krankenpflege-Richtlinie: Psychiatrische häusliche Krankenpflege unter: https://www.g-ba.de/beschluesse/3411/ (12.1.2021)

Weitere Informationen:
- Richtlinie über die Konkretisierung des Anspruchs auf eine unabhängige ärztliche Zweitmeinung gemäß § 27b Absatz 2 SGB V – Zm-RL https://www.g-ba.de/richtlinien/107/
- Patientenmerkblatt Zweitmeinungsverfahren bei geplanten Eingriffen (Dez.2018) https://www.g-ba.de/downloads/17-98-4765/2019-10-28_G-BA_Patientenmerkblatt_Zweitmeinungsverfahren_bf.pdf

Berichtspflicht Nein

01425

Erstverordnung der spezialisierten ambulanten Palliativversorgung gemäß der Richtlinie des Gemeinsamen Bundesausschusses nach § 37 b SGB V

253
29,07

Aufwand in Min. **Kalkulationszeit:** KA   **Prüfzeit:** 15   **Eignung d. Prüfzeit:** Tages- und Quartalsprofil

Kommentar: Der § 37b SGB V lautet wie folgt:

> **§ 37b Spezialisierte ambulante Palliativversorgung**
>
> (1) Versicherte mit einer nicht heilbaren, fortschreitenden und weit fortgeschrittenen Erkrankung bei einer zugleich begrenzten Lebenserwartung, die eine besonders aufwändige Versorgung benötigen, haben Anspruch auf spezialisierte ambulante Palliativversorgung. Die Leistung ist von einem Vertragsarzt oder Krankenhausarzt zu verordnen. Die spezialisierte ambulante Palliativversorgung umfasst ärztliche und pflegerische Leistungen einschließlich ihrer Koordination insbesondere zur Schmerztherapie und Symptomkontrolle und zielt darauf ab, die Betreuung der Versicherten nach Satz 1 in der vertrauten Umgebung des häuslichen oder familiären Bereichs zu ermöglichen;

hierzu zählen beispielsweise Einrichtungen der Eingliederungshilfe für behinderte Menschen und der Kinder- und Jugendhilfe. Versicherte in stationären Hospizen haben einen Anspruch auf die Teilleistung der erforderlichen ärztlichen Versorgung im Rahmen der spezialisierten ambulanten Palliativversorgung. Dies gilt nur, wenn und soweit nicht andere Leistungsträger zur Leistung verpflichtet sind. Dabei sind die besonderen Belange von Kindern zu berücksichtigen.

(2) Versicherte in stationären Pflegeeinrichtungen im Sinne von § 72 Abs. 1 des Elften Buches haben in entsprechender Anwendung des Absatzes 1 einen Anspruch auf spezialisierte Palliativversorgung. Die Verträge nach § 132d Abs. 1 regeln, ob die Leistung nach Absatz 1 durch Vertragspartner der Krankenkassen in der Pflegeeinrichtung oder durch Personal der Pflegeeinrichtung erbracht wird; § 132d Abs. 2 gilt entsprechend.

(3) Der Gemeinsame Bundesausschuss bestimmt in den Richtlinien nach § 92 das Nähere über die Leistungen, insbesondere

• die Anforderungen an die Erkrankungen nach Absatz 1 Satz 1 sowie an den besonderen Versorgungsbedarf der Versicherten,

• Inhalt und Umfang der spezialisierten ambulanten Palliativversorgung einschließlich von deren Verhältnis zur ambulanten Versorgung und der Zusammenarbeit der Leistungserbringer mit den bestehenden ambulanten Hospizdiensten und stationären Hospizen (integrativer Ansatz); die gewachsenen Versorgungsstrukturen sind zu berücksichtigen,

• Inhalt und Umfang der Zusammenarbeit des verordnenden Arztes mit dem Leistungserbringer.

01426   Folgeverordnung zur Fortführung der spezialisierten ambulanten Palliativversorgung   **152**
gemäß der Richtlinie des Gemeinsamen Bundesausschusses nach § 37 b SGB V   **17,47**

Abrechnungsbestimmung höchstens zweimal im Behandlungsfall

Aufwand in Min.   **Kalkulationszeit:** KA   **Prüfzeit:** 9   **Eignung d. Prüfzeit:** Tages- und Quartalsprofil

Kommentar: Siehe § 37b SGB V Spezialisierte ambulante Palliativversorgung – siehe in Kommentar zu EBM Nummer 01425.

01430   Verwaltungskomplex   **12**
1,38

Obligater Leistungsinhalt
• Ausstellung von Wiederholungsrezepten ohne persönlichen Arzt-Patienten-Kontakt und/oder
• Ausstellung von Überweisungsscheinen ohne persönlichen Arzt-Patienten-Kontakt und/oder
• Übermittlung von Befunden oder ärztlichen Anordnungen an den Patienten im Auftrag des Arztes durch das Praxispersonal

Fakultativer Leistungsinhalt
• Übermittlung mittels technischer Kommunikationseinrichtungen

Anmerkung Die Gebührenordnungsposition 01430 ist – mit Ausnahme der Gebührenordnungsposition 01431 – im Arztfall nicht neben anderen Gebührenordnungspositionen und nicht mehrfach an demselben Tag berechnungsfähig.
Kommt in demselben Arztfall eine Versicherten-, Grund- und/oder Konsiliarpauschale zur Abrechnung, ist die Gebührenordnungsposition 01430 nicht berechnungsfähig.

Aufwand in Min.   **Kalkulationszeit:** KA   **Prüfzeit:** ./.   **Eignung d. Prüfzeit:** Keine Eignung

GOÄ   entsprechend oder ähnlich: Nr. 2*

Kommentar: Die Leistung nach EBM Nr. 01430 kann nicht neben anderen Leistungen -Ausnahme sind Pauschalkosten für Porto nach Nr. 40110 ff. –, sondern nur alleine angesetzt werden.

Werden gleichartige Leistungen im Rahmen der Empfängnisregelung, einer Sterilisation oder eines Schwangerschaftsabbruches erbracht, ist die EBM-Nr. 01820 abzurechnen.

Werden ärztliche Anordnungen, Überweisungsscheine und Befunde nicht persönlich dem Patienten oder seinem Angehörigen übergeben, sondern per Post oder per E-mail geschickt, so kann die Leistung nach EBM-Nr. 01430 berechnet werden, aber Portokosten sind nicht berechnungsfähig.

Trotz dieser umfangreichen Reglementierungen ist die Verwendung der EBM-Ziffer 01430 sinnvoll, weil fallzahlrelevant und damit RLV erhöhend.

Für die alleinige Übermittlung von Laborwerten auf Vordrucken des Arztes oder einer Laborgemeinschaft ohne weitere Erklärungen kann die Leistung nach EBM-Nr. 01430 nicht angesetzt werden. Nur wenn von der Arzthelferin auf Anweisung des Arztes dem Patienten ein Ergebnis einer Laboruntersuchung erläutert wird, kann die Nr. 01430 berechnet werden.

Wir halten den Vorschlag von **Wezel/Liebold** in seinem Kommentar, z. B. den Buchstaben „A" zur Dokumentation bei Auskunftserteilung in die Patientenakte aufzunehmen, für sinnvoll.

01431	Zusatzpauschale zu den Gebührenordnungspositionen 01430, 01435 und 01820 für ärztliche Tätigkeiten im Zusammenhang mit der elektronischen Patientenakte	**3** 0,34

Obligater Leistungsinhalt
- Erfassung und/oder Verarbeitung und/oder Speicherung von Daten nach § 341 Absatz 2 Nrn. 1 bis 5 und 10 bis 13 SGB V aus dem aktuellen Behandlungskontext für eine einrichtungs-, fach- und sektorenübergreifende Dokumentation über den Patienten in der elektronischen Patientenakte ohne persönlichen Arzt-Patienten-Kontakt,
- Prüfung, ob erhebliche therapeutische Gründe oder sonstige erhebliche Rechte Dritter einer Übermittlung in die elektronische Patientenakte entgegenstehen,
- Prüfung und ggf. Ergänzung der zu den Dokumenten gehörenden Metadaten

Anmerkung Die Gebührenordnungsposition 01431 ist höchstens 4-mal im Arztfall berechnungsfähig.
Die Gebührenordnungsposition 01431 ist – mit Ausnahme der Gebührenordnungspositionen 01430, 01435 und 01820 – im Arztfall nicht neben anderen Gebührenordnungspositionen und nicht mehrfach an demselben Tag berechnungsfähig.
Kommt in demselben Arztfall eine Versicherten-, Grund- und/oder Konsiliarpauschale zur Abrechnung, ist die Gebührenordnungsposition 01431 nicht berechnungsfähig.

Berichtspflicht Nein

Aufwand in Min. **Kalkulationszeit:** KA   **Prüfzeit:** ./.   **Eignung d. Prüfzeit:** Keine Eignung

Kommentar: Die Vergütung der Leistung nach den EBM-Nrn. 01431 und 01647 erfolgt außerhalb der morbiditätsbedingten Gesamtvergütungen.

Diese Leistung wurde rückwirkend zum 1. Januar 2021 eingefügt zur Abrechnung für Ärzte und Psychotherapeuten, wenn sie Tätigkeiten im Zusammenhang mit der elektronischen Patientenakte (ePA) ihrer Patienten durchführen.

Die EBM Nr. 01431 ist eine Zusatzpauschale zu den EBM Nrn. 01430 (Verwaltungskomplex), 01435 (Haus-/Fachärztliche Bereitschaftspauschale) und 01820 (Rezepte, Überweisungen, Befundübermittlung) und umfasst Behandlungen mit ärztlichen Tätigkeiten im Zusammenhang mit der ePA, ohne Berechnung von Versicherten-, Grund- oder Konsiliarpauschale.

Die EBM Nr. 01431 ist im Arztfall höchstens 4-mal berechnungsfähig und ist – mit Ausnahme der EBM Nrn. 01430, 01435 und 01820 – im Arztfall nicht neben anderen EBM Leistungen und nicht mehrfach an demselben Tag berechnungsfähig.

01435	Haus-/Fachärztliche Bereitschaftspauschale	**88** 10,11

Obligater Leistungsinhalt
- Telefonische Beratung des Patienten im Zusammenhang mit einer Erkrankung durch den Arzt bei Kontaktaufnahme durch den Patienten

und/oder
- Anderer mittelbarer Arzt-Patienten-Kontakt gemäß I-4.3.1 der Allgemeinen Bestimmungen

Abrechnungsbestimmung einmal im Behandlungsfall

Anmerkung Die Gebührenordnungsposition 01435 ist im organisierten Not(-fall)dienst nicht berechnungsfähig.
Kommt in demselben Arztfall eine Versicherten-, Grund- und/oder Konsilarpauschale zur Abrechnung, ist die Gebührenordnungsposition 01435 nicht berechnungsfähig.

Die Gebührenordnungsposition 01435 ist – **mit Ausnahme der Gebührenordnungsposition 01431** – nicht neben anderen Gebührenordnungspositionen berechnungsfähig.
Die Gebührenordnungsposition 01435 ist bei Neugeborenen, Säuglingen, Kleinkindern und Kindern bis zum vollendeten 12. Lebensjahr zweimal im Behandlungsfall berechnungsfähig.

Aufwand in Min.   **Kalkulationszeit:** KA   **Prüfzeit:** ./.   **Eignung d. Prüfzeit:** Keine Eignung

GOÄ   entsprechend oder ähnlich: Nrn. 1 oder 3 (mind. 10 Minuten)

Kommentar: Die Leistung gilt nicht nur für tel. Inanspruchnahme, sondern auch für andere mittelbare Arzt-Patienten-Kontakte wie z. B. Kontakte ausschließlich über die Eltern oder über Pflegepersonal im Quartal.

Bei Kindern bis zum vollendeten 12. Lebensjahr kann diese Leistung bis zu 2x im Behandlungsfall (Quartal) berechnet werden.

Da die Bezugnahme auf den Behandlungsfall die Behandlung aller Ärzte in einer Berufsausübungsgemeinschaft einschließt, kann auch bei Verfügbarkeit mehrerer LANR (mehreren Arztsitzen) die EBM-Ziffer 01435 bis zum 12. Geburtstag höchstens 2x, danach höchsten 1x berechnet werden.

Die KV Westfalen-Lippe informiert dazu in ihren Internet-Infos für Vertragsärzte: „…Mit dieser Änderung der GOP 01435 EBM ist das Problem der Berechnung mittelbarer Arzt-Patienten-Kontakte gelöst. Hintergrund: Mit Einführung des EBM 2008 und dadurch Wegfall der Konsultationsziffer erhielt der Arzt für mittelbare telefonische Arzt-Patienten-Kontakte keine Vergütung, sofern nicht mindestens ein persönlicher Kontakt im Quartal mit dem Patienten stattfand. Erfolgt beispielsweise bei Kindern der einzige Arztkontakt im Quartal telefonisch über die Erziehungsberechtigten oder findet ausschließlich im Quartal ein Kontakt über eine Pflegeperson statt, kann in solchen Fällen die EBM-Nr. 01435 berechnet werden …"

Nr. 01435 ab 01.01.2009 auf einen Blick:
- **Haus- bzw. fachärztliche Bereitschaftspauschale.**
- **Ausschließlich für eine telefonische Beratung** des Patienten im Zusammenhang mit einer Erkrankung bei Kontaktaufnahme durch den Patienten oder andere mittelbare Arzt-Patienten-Kontakte.
- **Nicht neben einer Versicherten-, Grund- oder Konsiliarpauschale in demselben Arztfall berechnungsfähig.**
- **Abrechnung neben anderen EBM-Nrn. nicht möglich.**
- Einmal mit Behandlungsfall berechnungsfähig. **Ausnahme:** Bei Kindern bis zum vollendeten 12. Lebensjahr zweimal im Behandlungsfall berechnungsfähig. Dies gilt auch in Berufsausübungsgemeinschaften mit mehreren Arztsitzen.
- **Abrechnung im organisierten Notfall nicht möglich. Tipp:** In diesem Falle wären die Nrn. 01214, 01216 oder 01218 zzgl. Zuschlag berechenbar.

Die vom Bewertungsausschuss im Rahmen der Coronapandemie geschaffene Gebührenordnungsposition 88322 (Bewertete Pseudo GOP (10 Euro) für die ausschließliche Covid-Impfberatung ohne Impfung) ist nach Meinung der der Autoren als Nicht-EBM-Ziffern vom Abrechnungsausschluss der GOP 01435 nicht betroffen. Die Covid-Impfberatung könnte demnach auch telefonisch oder per Videosprechstunde stattfinden (537. Sitzung des Bewertungsausschuss mit Wirkung zum 1.1.2021).

01436 Konsultationspauschale   **18**   2,07

Obligater Leistungsinhalt
- Persönlicher Arzt-Patienten-Kontakt,
- Diagnostik und/oder Behandlung einer/von Erkrankung(en) eines Patienten im Rahmen einer Überweisung zur Durchführung von Auftragsleistungen (Indikations- oder Definitionsauftrag gemäß § 24 Abs. 7 Nr. 1 Bundesmantelvertrag-Ärzte (BMV-Ä) bzw. § 27 Abs. 7 Nr. 1 Bundesmantelvertrag-Ärzte (BMV-Ä)) an nicht ausschließlich auf Überweisung tätige Ärzte gemäß § 13 Abs. 4 Bundesmantelvertrag-Ärzte (BMV-Ä) und/oder
- Diagnostik einer/von Erkrankungen eines Patienten im Rahmen einer Überweisung zur Konsiliaruntersuchung, Mitbehandlung oder Weiterbehandlung gemäß § 24 Abs. 7 Nrn. 2, 3 oder 4 Bundesmantelvertrag-Ärzte (BMV-Ä) zur Erbringung von Leistungen entsprechend der Gebührenordnungspositionen des Abschnitts 31.1, ggf. in mehreren Sitzungen

und/oder
- Diagnostik und/oder Behandlung einer/von Erkrankung(en) eines Patienten im Rahmen einer Überweisung zur Konsiliaruntersuchung, Mitbehandlung oder Weiterbehandlung gemäß § 24 Abs. 7 Nrn. 2, 3 oder 4 Bundesmantelvertrag-Ärzte (BMV-Ä) innerhalb derselben Arztgruppe gemäß § 24 Abs. 4 Bundesmantelvertrag-Ärzte (BMV-Ä), zur Durchführung von Leistungen entsprechend der Gebührenordnungspositionen der Abschnitte 31.2 und/oder 31.5, ggf in mehreren Sitzungen

und/oder
- Diagnostik und/oder Behandlung einer/von Erkrankung(en) eines Patienten im Rahmen einer Überweisung zur Konsiliaruntersuchung, Mitbehandlung oder Weiterbehandlung gemäß § 24 Nrn. 2, 3 oder 4 Bundesmantelvertrag-Ärzte (BMV-Ä) innerhalb derselben Arztgruppe gemäß § 24 Abs. 4 Bundesmantelvertrag-Ärzte (BMV-Ä), zur Durchführung von Leistungen entsprechend der Gebührenordnungspositionen des Abschnitts 31.4

Anmerkung Die Gebührenordnungsposition 01436 kann nicht neben Versicherten-, Grund- und/oder Konsiliarpauschalen berechnet werden.
Neben der Gebührenordnungsposition 01436 ist für die Berechnung der jeweiligen arztgruppenspezifischen Versicherten-, Grund- und/oder Konsiliarpauschale in demselben Behandlungsfall mindestens ein weiterer persönlicher Arzt-Patienten-Kontakt notwendig.

Abrechnungsausschluss in derselben Sitzung 03000, 03010, 03030, 04000, 04010, 04030, 30700 und 33706

Aufwand in Min. **Kalkulationszeit:** KA   **Prüfzeit:** ./.   **Eignung d. Prüfzeit:** Keine Eignung
GOÄ   entsprechend oder ähnlich: Die GOÄ kennt keine entsprechende Pauschalleistung. Es sind die einzelnen erbrachten Leistungen abzurechnen.

Kommentar: Versicherten- oder Grundpauschalen dürfen nach § 13 Abs. 4 des Bundesmantelvertrages Ärzte nicht von Ärzten für Laboratoriumsmedizin, Mikrobiologie und Infektionsepidemiologie, Nuklearmedizin, Pathologie, Radiologische Diagnostik bzw. Radiologie, Strahlentherapie und Transfusionsmedizin abgerechnet werden.

Diese Arztgruppen dürfen nur auf Überweisung Patienten behandeln und neben den erbrachten angeforderten Leistungen ggf. die für ihre Arztgruppe ausgewiesenen Konsiliarpauschalen berechnen.

01438   Telefonische Kontaktaufnahme im Zusammenhang mit der Gebührenordnungsposi-   **88**
             tion 04414, 04416, 13574 oder 13576   **10,11**

Obligater Leistungsinhalt
- Telefonische Kontaktaufnahme mit dem Patienten im Zusammenhang mit der telemedizinischen Funktionsanalyse,

Abrechnungsbestimmung höchstens dreimal im Krankheitsfall

Anmerkung Die Gebührenordnungsposition 01438 ist nur in Behandlungsfällen berechnungsfähig, in denen die Gebührenordnungsposition 04414, 04416, 13574 oder 13576 berechnet wurde.

Entgegen Nr. 4.3.1 der Allgemeinen Bestimmungen ist die Gebührenordnungsposition 01438 im Behandlungsfall auch neben den Versicherten- und Grundpauschalen berecnungsfähig.

Abrechnungsausschluss
am Behandlungstag 01439
im Behandlungsfall 01435

Berichtspflicht Nein

Aufwand in Min. **Kalkulationszeit:** KA   **Prüfzeit:** ./.   **Eignung der Prüfzeit:** Keine Eignung
Kommentar: Dies ist die erste telemedizinische Leistung, die in den EBM aufgenommen wurde. Die Funktionsanalyse eines implantierten Kardioverters bzw. Defibrillators oder eines implantierten Systems zur kardialen Resynchronisationstherapie (CRT-P, CRT-D) kann ab dem 1. April 2016 auch telemedizinisch durchgeführt und abgerechnet werden.Eingeführt wurde diese Leistung für den Kontakt des Arztes mit seinem Patienten zu der ebenfalls ab 1.4.2016 abrechenbaren Leistung telemedizinische Funktionsprüfung definierter kardiologisch rhythmonologischer Implantate auch (gesondert abrechnen).

01440   Verweilen außerhalb der Praxis ohne Erbringung weiterer berechnungsfähiger   **352**
Gebührenordnungspositionen, wegen der Erkrankung erforderlich,   40,45

Abrechnungsbestimmung je vollendete 30 Minuten

Anmerkung Die Gebührenordnungsposition 01440 ist im Zusammenhang mit der Erbringung von Leistungen in der Praxis nicht berechnungsfähig.

Abrechnungsausschluss in derselben Sitzung 01416, 05210, 05211, 05212, 05230, 05310, 05320, 05330, 05331, 05340, 05341, 05350, 05372, 08410, 30708, 31820, 31821, 31822, 31823, 31824, 31825, 31826, 31827, 31828, 31830, 31831, 36820, 36821, 36822, 36823, 36824, 36825, 36826, 36827, 36828, 36830, 36831

Aufwand in Min. **Kalkulationszeit:** 30   **Prüfzeit:** 30   **Eignung d. Prüfzeit:** Tages- und Quartalsprofil

GOÄ   entsprechend oder ähnlich: Nr. 56*

Kommentar: Die Verweildauer ist gestaffelt und kann nur für je vollendete 30 Minuten berechnet werden. Der Ansatz der Verweilgebühr nach Nr.01440 setzt voraus, dass der Arzt im Wesentlichen untätig beim Patienten verweilt.

EBM Nr. 01440 ist eine GOP insbesondere für den Notdienst. Muss der Arzt auf das Eintreffen des **Krankentransportwagens** warten, weil eine stationäre **Notfalleinweisung** erforderlich ist, kann je vollendete 30 Minuten die EBM Nr. 01440 berechnet werden (Verweilen außerhalb der Praxis ohne Erbringung weiterer berechnungsfähiger Gebührenordnungspositionen, wegen der Erkrankung erforderlich).

Wird dem Patienten eine **Infusion** verabreicht, die mindestens zehn Minuten läuft, kommt die EBM Nr. 02100 (Infusion intravenös und/oder in das Knochenmark und/oder mittels Portsystem und/oder intraarteriell) zum Ansatz. **In einem solchen Fall kann allerdings die Verweilgebühr nicht berechnet werden.**

Sie hat keinen Ausschluss mit 01223, 01224 und 01226.

Tipp: **Prüfen Sie in der Präambel zum Kapitel Ihrer Fachgruppe, ob diese Leistung, die auch im Anhang 1 (Verzeichnis der nicht gesondert berechnungsfähigen Leistungen) aufgelistet ist, von Ihrer Fachgruppe gesondert abgerechnet werden kann.**

Finden Sie diese Leistung **nicht** in einem der Präambel-Absätze als abrechenbar aufgeführt, ist sie nicht berechnungsfähig. Die Leistung ist in der Regel dann bei Ihrer Fachgruppe Bestandteil der Versicherten- oder Grundpauschale und damit nicht gesondert berechnungsfähig.

01442   Videofallkonferenz mit der / den an der Versorgung des Patienten beteiligten   **86**
Pflege(fach)kraft / Pflege(fach)kräften gemäß Anlage 31b zum Bundesmantelver-   9,88
trag-Ärzte (BMV-Ä)

Obligater Leistungsinhalt
• Patientenorientierte Videofallbesprechung zwischen dem behandelnden Vertragsarzt, der die Koordination von diagnostischen und/oder therapeutischen und/oder rehabilitativen Maßnahmen und/oder der pflegerischen Versorgung für den Patienten durchführt und der Pflege(fach)kraft /den Pflege(fach)kräften, die an der Versorgung des Patienten in der Häuslichkeit des Patienten oder einer Pflegeeinrichtung oder einer beschützenden Einrichtung beteiligt ist/sind in Bezug auf den chronisch pflegebedürftigen Patienten

Anmerkung Die Gebührenordnungsposition 01442 ist höchstens dreimal im Krankheitsfall berechnungsfähig.

Die Gebührenordnungsposition 01442 ist nur berechnungsfähig, wenn im Zeitraum der letzten drei Quartale unter Einschluss des aktuellen Quartals ein persönlicher Arzt-Patienten-Kontakt in derselben Arztpraxis stattgefunden hat.

Für die Abrechnung der Gebührenordnungsposition 01442 gelten die Anforderungen gemäß Anlage 31b zum BMV-Ä entsprechend.

Abrechnungsausschluss in derselben Sitzung 01758, 30210, 30706, 30948, 37120, 37320, 37400, 37720

Aufwand in Min. **Kalkulationszeit:** KA   **Prüfzeit:** ./.   **Eignung d. Prüfzeit:** Keine Eignung

Kommentar: **Hinweise des Bewertungsausschusses:** Die Leistungen nach der Gebührenordnungsposition 01442 haben sich insbesondere im zweiten Quartal des Jahres 2020 dynamisch entwickelt und liegen im Jahr 2021 deutlich unter dem Vorjahresniveau. Der Bewertungsausschuss stellt fest, dass im Ergebnis der am 14. September 2022 vereinbarten Prüfung hinsichtlich der Finanzierung eine Verlängerung der genannten Frist zur Überprüfung der Finanzierung außerhalb der morbiditätsbedingten Gesamtvergütungen, zuletzt geändert am 14. September 2022, bis zum 31. Dezember 2023 empfohlen wird.

01444 Zuschlag zu den Versichertenpauschalen nach den Gebührenordnungspositionen **10** 03000 und 04000, zu den Grundpauschalen der Kapitel 5 bis 11, 13 bis 16, 18, 20 **1,15** bis 23, 26 und 27 und zu den Gebührenordnungspositionen 01210, 01212, 01320, 01321, 25214, 30700 und 30706 für die Authentifizierung eines unbekannten Patienten gemäß Anlage 4b zum Bundesmantelvertrag-Ärzte (BMV-Ä) im Rahmen einer Videosprechstunde gemäß Anlage 31b zum BMV-Ä durch das Praxispersonal

Obligater Leistungsinhalt
• Praxispersonal-Patienten-Kontakt im Rahmen einer Videosprechstunde oder Videofallbesprechung gemäß Anlage 31b zum BMV-Ä bei Kontaktaufnahme durch den Patienten,
• Überprüfung der vorgelegten eGK gemäß Anlage 4b zum BMV-Ä,
• Erhebung der Stammdaten,

Abrechnungsbestimmung einmal im Behandlungsfall

Anmerkung Die Gebührenordnungsposition 01444 ist nur für die Authentifizierung eines unbekannten Patienten berechnungsfähig, sofern im Behandlungsfall ausschließlich Arzt-Patienten-Kontakte im Rahmen einer Videosprechstunde gemäß Anlage 31b zum BMV-Ä stattfinden oder im Behandlungsfall ein Arzt-Patienten-Kontakt im Rahmen einer Videosprechstunde gemäß Anlage 31b zum BMV-Ä vor einem persönlichen Arzt-Patienten-Kontakt stattfindet.

Aufwand in Min. **Kalkulationszeit:** KA **Prüfzeit:** ./. **Eignung d. Prüfzeit:** Keine Eignung

Kommentar: Der Bewertungsausschuss beschließt, die bis zum 31. Dezember 2022 befristete Gebührenordnungsposition 01444 bis zum 31. Dezember 2023 weiterzuführen. Der Bewertungsausschuss prüft bis zum 30. September 2023, ob eine Verlängerung der Frist erforderlich ist.

01450 Zuschlag im Zusammenhang mit den Versichertenpauschalen nach den Gebühren- **40** ordnungspositionen 03000 und 04000, den Grundpauschalen der Kapitel 5 bis 11, **4,60** 13 bis 16, 18, 20, bis 23, 26 und 27 und den Gebührenordnungspositionen 01210, 01212, 01214, 01216, 01218, 01320, 01321, 01442, 25214, 30210, 30700, 30706, 30932, 30933, 30948, 35110 bis 35113, 35141, 35142, 35152, 35173 bis 35178, 35401, 35402, 35405, 35411, 35412, 35415, 35421, 35422, 35425, 35431, 35432, 35435, 35503 bis 35508, 35513 bis 35518, 35523 bis 35528, 35533 bis 35538, 35543 bis 35548, 35553 bis 35558, 35703 bis 35708, 35713 bis 35718, 35600, 35601, 37120, 37320, 37400, 37550, 37700, 37706 und 37720 für die Betreuung eines Patienten im Rahmen einer Videosprechstunde oder für eine Videofallkonferenz gemäß Anlage 31b zum Bundesmantelvertrag-Ärzte (BMV-Ä)

Obligater Leistungsinhalt
• Arzt-Patienten-Kontakt im Rahmen einer Videosprechstunde gemäß Anlage 31b zum BMV-Ä bei Kontaktaufnahme durch den Patienten
oder
• Videofallkonferenz gemäß Anlage 31b zum BMV-Ä durch den initiierenden Vertragsarzt,

Fakultativer Leistungsinhalt
• Dokumentation,
• Erneute Einbestellung des Patienten,
je Arzt-Patienten-Kontakt im Rahmen einer Videosprechstunde oder Videofallkonferenz 40 Punkte
Für die Gebührenordnungsposition 01450 wird ein Punktzahlvolumen je Arzt gebildet, aus dem alle gemäß der Gebührenordnungsposition 01450 durchgeführten Leistungen im Quartal zu vergüten sind. Der Höchstwert für das Punktzahlvolumen für die Gebührenordnungsposition 01450 beträgt 1.899 Punkte je abrechnendem Vertragsarzt.
Die Gebührenordnungsposition 01450 ist als Zuschlag im Zusammenhang mit den Gebührenordnungspositionen 30210, 30706, 30948, 37120, 37320 und 37400 ausschließlich berechnungsfähig, sofern die Fallkonferenz bzw. Fallbesprechung als Videofallkonferenz durchgeführt wird, die die Anforderungen gemäß Anlage 31b zum BMV-Ä erfüllt. Die Gebührenordnungsposition 01450 ist nur vom Vertragsarzt, der die Videofallkonferenz initiiert, berechnungsfähig. Dabei gilt ein Höchstwert von 40 Punkten je Arzt und je Videofallkonferenz.

Für die Gebührenordnungsposition 01450 gilt ein Höchstwert von 40 Punkten je Gruppenbehandlung nach den Gebührenordnungspositionen 35112 und 35113, aus dem alle gemäß der Gebührenordnungsposition 01450 durchgeführten Leistungen je Gruppenbehandlung zu vergüten sind.

Abrechnungsbestimmung je Arzt-Patienten-Kontakt im Rahmen einer Videosprechstunde

Anmerkung Für die Gebührenordnungsposition 01450 wird ein Punktzahlvolumen je Vertragsarzt gebildet, aus dem alle gemäß der Gebührenordnungsposition 01450 durchgeführten Leistungen im Quartal zu vergüten sind. Der Höchstwert für das Punktzahlvolumen für die Gebührenordnungsposition 01450 beträgt 1.899 Punkte je abrechnendem Vertragsarzt.

Die Gebührenordnungsposition 01450 ist als Zuschlag im Zusammenhang mit den Gebührenordnungspositionen 01442, 30210, 30706, 30948, 37120, 37320, 37400, 37550 und 37720 ausschließlich berechnungsfähig, sofern die Fallkonferenz bzw. Fallbesprechung als Videofallkonferenz durchgeführt wird, die die Anforderungen gemäß Anlage 31b zum BMV-Ä erfüllt. Die Gebührenordnungsposition 01450 ist nur vom Vertragsarzt, der die Videofallkonferenz initiiert, berechnungsfähig. Dabei gilt ein Höchstwert von 40 Punkten je Vertragsarzt und je Videofallkonferenz.

Für die Gebührenordnungsposition 01450 gilt ein Höchstwert von 40 Punkten je Gruppenbehandlung nach den Gebührenordnungspositionen 14221, 21221, 22222, 30933, 35112, 35113, 35173 bis 35178, 35503 bis 35508, 35513 bis 35518, 35523 bis 35528, 35533 bis 35538, 35543 bis 35548, 35553 bis 35558, 35703 bis 35708 und 35713 bis 35718, aus dem alle gemäß der Gebührenordnungsposition 01450 durchgeführten Leistungen je Gruppenbehandlung zu vergüten sind.

Die Gebührenordnungsposition 01450 ist als Zuschlag im Zusammenhang mit den Gebührenordnungspositionen 01670, 01671 und 01672 nur berechnungsfähig, sofern die Leistungen im Rahmen eines Videokonsiliums durchgeführt werden, das die Anforderungen gemäß Anlage 31b zum BMV-Ä erfüllt. Die Gebührenordnungsposition 01450 ist nur vom Vertragsarzt, der das Videokonsilium initiiert, berechnungsfähig.

Die Gebührenordnungsposition 01450 ist auch von im Krankenhaus tätigen, nicht ermächtigten Ärzten oder Psychotherapeuten berechnungsfähig, sofern diese das Videokonsilium mit einem das Telekonsilium einholenden Vertragsarzt initiieren.

Aufwand in Min. **Kalkulationszeit: KA   Prüfzeit: ./.   Eignung d. Prüfzeit: Keine Eignung**

Kommentar: Die EBM Nr. 01450, wurde für Kosten eingeführt, die durch die Nutzung eines Videodienstanbieters gemäß Anlage 31b Bundesmantelvertrag-Ärzte entstehen, sie gilt als Zuschlag im Zusammenhang mit den Versichertenpauschalen 03000 und 04000 im Rahmen der haus- bzw. kinderärztlichen, ferner als Zuschlag der Grundpauschalen der Kapitel 5 bis 11, 13 bis 16, 18, 20 bis 23, 26 und 27 und den Gebührenordnungspositionen 01320, 01321, 01442, 25214, 30210, 30700, 30706, 30932, 30948, 35110 bis 35113, 35141, 35142, 35401, 35402, 35405, 35411, 35412, 35415, 35421, 35422, 35425, 35600, 35601, 37120, 37320 und 37400 ferner als Zuschlag für die Betreuung eines Patienten im Rahmen einer Videosprechstunde oder für eine Videofallkonferenz gemäß Anlage 31b zum Bundesmantelvertrag-Ärzte (BMV-Ä).

Der Zuschlag für die Videosprechstunde ist auch gemäß den EBM Nrn. 35431, 35432 und 35435 bei Systemischer Therapie einer Einzelbehandlung berechnungsfähig.

Die Anlage 31b zum Bundesmantelvertrag-Ärzte (BMV-Ärzte) wurde zum 31. Mai 2020 angepasst und tritt per 21. Juli 2020 in Kraft.

Weitere Informationen und Inhalte der entsprechenden Anlage zum Bundesmantelvertrag finden sich unter: https://www.kbv.de/media/sp/Anlage_31b_Videosprechstunde.pdf.

Hinweis:

Das Kontingent von 1899 Pkt pro Quartal bezieht sich auf die Anzahl verfügbarer LANR einer Praxis, unabhängig ob es sich um volle oder hälftige Arztsitze handelt.

Beispiel Einzelpraxis: 47 Videokontakte werden vergütet

Beispiel Gemeinschaftspraxis: 47 Videokontakte je LANR werden vergütet

Bitte beachten Sie, dass Sie die durchgeführten Videosprechstunden LANR-spezifisch zuordnen, um das Kontingent ausschöpfen zu können.

1 Allgemeine Gebührenordnungspositionen

EBM-Nr.   EBM-Punkte / Euro

01470   Zusatzpauschale für das Ausstellen einer Erstverordnung einer digitalen Gesund-   **18**
heitsanwendung (DiGA) aus dem Verzeichnis gemäß § 139e SGB V)   **2,07**

Abrechnungsbestimmung einmal im Behandlungsfall

Anmerkung Bei Erstverordnung mehrerer digitaler Gesundheitsanwendungen je Versicherten im Behandlungsfall ist die Gebührenordnungsposition 01470 entsprechend der
Anzahl der Erstverordnungen mit Angabe einer Begründung (Benennung der verordneten
digitalen Gesundheitsanwendungen) mehrmals berechnungsfähig.
Die Gebührenordnungsposition 01470 ist auch bei Durchführung der Leistung im Rahmen
einer Videosprechstunde berechnungsfähig und dies durch Angabe einer bundeseinheit-
lich kodierten Zusatzkennzeichnung zu dokumentieren. Für die Abrechnung gelten die
Anforderungen gemäß Anlage 31b zum BMVÄ entsprechend.
Die Gebührenordnungsposition 01470 ist zeitlich befristet vom 1. Januar 2021 bis 31.
Dezember 2022.

Berichtspflicht Nein

Aufwand in Min.   **Kalkulationszeit:** KA   **Prüfzeit:** ./.   **Eignung d. Prüfzeit:** Keine Eignung

Kommentar: Aufgrund der Nutzungsbestimmungen der DIGA, die ein Mindestalter von 18 Jahren
vorsehen, können Kinder- und Jugendmediziner keine DIGA verordnen. Damit ist die GOP
01470 für den Bereich der Kinder- und Jugendheilkunde ohne Bedeutung.

01471   Zusatzpauschale für die Verlaufskontrolle und die Auswertung der digitalen   **64**
Gesundheitsanwendung (DiGA) somnio gemäß dem Verzeichnis für digitale   **7,35**
Gesundheitsanwendungen gemäß § 139e SGB V,

Abrechnungsbestimmung einmal im Behandlungsfall

Anmerkung Die Gebührenordnungsposition 01471 ist auch bei Durchführung der Leistung
im Rahmen einer Videosprechstunde berechnungsfähig und dies durch Angabe einer
bundeseinheitlich kodierten Zusatzkennzeichnung zu dokumentieren. Für die Abrechnung
gelten die Anforderungen gemäß Anlage 31b zum BMVÄ entsprechend.

Berichtspflicht Nein

Aufwand in Min.   **Kalkulationszeit:** KA   **Prüfzeit:** ./.   **Eignung d. Prüfzeit:** Keine Eignung

Kommentar: Die Vergütung der Leistung nach EBM-Nr. 01471 erfolgt außerhalb der morbiditätsbe-
dingten Gesamtvergütungen.
Siehe auch Kommentar zu Nr. 01470.
Die EBM-Nr. 01471 vergütet als Zusatzpauschale die Verlaufskontrolle und die Auswertung
der DiGA „somnio", einer Web-Anwendung zur Behandlung von Ein- und Durchschlaf-
störungen.
Die Leistung ist berechnungsfähig auch im Rahmen einer Videosprechstunde für folgende
Fachgruppen (auch im Rahmen einer Videosprechstunde): Hausärzte, Gynäkologen,
HNO-Ärzte, Kardiologen, Pneumologen, Lungenärzte, Internisten ohne Schwerpunkt
sowie Fachärzte, die nach Kapitel 16, 21, 22 und 23 Leistungen berechnen dürfen.
Die Leistung ist einmal im Behandlungsfall berechnungsfähig.
Da die Versorgung mit der DiGA „velibra" nach BfArM (https://diga.bfarm.de) Verzeichnis)
keine erforderlichen ärztlichen Leistungen bestimmt, wurde für diese DiGA keine gesonderte
Leistung in den EBM aufgenommen.

01472   Zusatzpauschale für die Verlaufskontrolle und die Auswertung der digitalen   **64**
Gesundheitsanwendung (DiGA) Vivira gemäß dem Verzeichnis für digitale Gesund-   **7,35**
heitsanwendungen gemäß § 139e SGB

Abrechnungsbestimmung einmal im Behandlungsfall

Anmerkung Die Gebührenordnungsposition 01472 ist im Krankheitsfall höchstens
zweimal berechnungsfähig.

Kommentar: DiGA sind nur für Erwachsene zugelassen.

Aufwand in Min.   **Kalkulationszeit:** KA   **Prüfzeit:** ./.   **Eignung d. Prüfzeit:** Keine Eignung

Berichtspflicht Nein

EBM-Nr.

01473 Zusatzpauschale für die Verlaufskontrolle und die Auswertung der digitalen Gesundheitsanwendung (DiGA) zanadio gemäß dem Verzeichnis für digitale Gesundheitsanwendungen gemäß § 139e SGB V,   **64 7,35**

Abrechnungsbestimmung einmal im Behandlungsfall

Anmerkung Die Gebührenordnungsposition 01473 ist ausschließlich bei Patientinnen berechnungsfähig.
Die Gebührenordnungsposition 01473 ist nicht in zwei aufeinanderfolgenden Quartalen berechnungsfähig.
Die Gebührenordnungsposition 01473 ist im Krankheitsfall höchstens zweimal berechnungsfähig.

Kommentar: Es handelt sich um die Verlaufskontrolle und Auswertung einer digitalen Gesundheitsanwendung (konkret Adipositas-App für BMI-Werte 30-40).

Die Erfolgskontrolle der App-Anwendung ist mit 64 Punkten dotiert und kann einmal im Behandlungsfall angesetzt werden. Die GOP 01473 ist ausschließlich bei Frauen berechnungsfähig, nicht in zwei aufeinander folgenden Quartalen und höchsten zweimal im Krankheitsfall.

Erbringen dürfen die Leistung Hausärzte und Internisten (ohne Schwerpunkt oder mit den Schwerpunkten Endokrinologie, Gastroenterologie sowie Kardiologie). Die Vergütung erfolgt – zunächst befristet auf zwei Jahre – extrabudgetär.

Berichtspflicht Nein

Aufwand in Min. **Kalkulationszeit:** KA   **Prüfzeit:** ./.   **Eignung d. Prüfzeit:** Keine Eignung

01480 Beratung über Organ- und Gewebespenden gemäß § 2 Abs. 1a TPG   **65 7,47**

Obligater Leistungsinhalt
• Persönlicher Arzt-Patienten-Kontakt,
• Beratung über Organ- und Gewebespenden gemäß § 2 Abs. 1a TP

Fakultativer Leistungsinhalt
• Aushändigung von Aufklärungsunterlagen,
• Aushändigung eines Organspendeausweises,
• Übertragung der Information, dass ein Organspendeausweis vorhanden ist, auf die elektronische Gesundheitskarte (eGK) des Patienten

Anmerkung Die Gebührenordnungsposition 01480 ist nur alle zwei Kalenderjahre berechnungsfähig.
Die Gebührenordnungsposition 01480 ist bei Versicherten ab dem vollendeten 14. Lebensjahr berechnungsfähig.
Bei der Nebeneinanderberechnung diagnostischer bzw. therapeutischer Gebührenordnungspositionen und der Gebührenordnungsposition 01480 ist eine mindestens 5 Minuten längere Arzt-Patienten-Kontaktzeit als in den entsprechenden Gebührenordnungspositionen angegeben Voraussetzung für die Berechnung der Gebührenordnungsposition 01480.

Kommentar: Hausärzte dürfen ab 1. März 2022 ihre Patienten bei Bedarf alle zwei Jahre zur Organ- und Gewebespende beraten – entsprechend dem aktualisierten Transplantationsgesetz. Mit dem Gesetz wurde eine Beratung als zusätzliche hausärztliche Leistung verankert.
Außerdem sollen sie unter anderem über die Möglichkeit, eine Erklärung zur Organ- und Gewebespende im Organspende-Register abzugeben, informieren. Die Vergütung der Beratung erfolgt extrabudgetär.
Zur Abrechnung der Leistungen wird ab 1. März 2022 die EBM-Nr. 01480 in den EBM aufgenommen. Haus- sowie Kinder- und Jugendärzte können die Gebührenordnungsposition alle zwei Jahre pro Patient ab dem vollendeten 14. Lebensjahr abrechnen.
Die Bundeszentrale für gesundheitliche Aufklärung (BZgA) hat mit der KBV, der Bundesärztekammer und dem Deutschen Hausärzteverband Informationsmaterialien für Ärzte und Patienten entwickelt. Alle Hausärzte erhalten ein Starterpaket der Infomaterialien mit Hinweis auf die kostenfreie Bestellmöglichkeit weiterer Unterlagen. Das Paket enthält Material zur Aufklärung von zehn Patientinnen und Patienten sowie 100 Organspendeausweise. Ein Manual für das Arzt-Patienten-Gespräch zur Organ- und Gewebespende sowie weitere Aufklärungsmaterialien können zusätzlich kostenfrei bei der BZgA unter folgendem Link bestellt werden: https://shop.bzga.de/alle-kategorien/organspende/

Aufwand in Min. **Kalkulationszeit:** 5   **Prüfzeit:**5.   **Eignung der Prüfzeit:** Tages- und Quartalsprofil
Berichtspflicht Nein

1.5 Ambulante praxisklinische Betreuung und Nachsorge

1. Haben an der Erbringung von Leistungen entsprechend den Gebührenordnungspositionen dieses Abschnitts mehrere Ärzte mitgewirkt, hat der die Gebührenordnungspositionen dieses Abschnitts abrechnende Vertragsarzt in einer der Quartalsabrechnung beizufügenden und von ihm zu unterzeichnenden Erklärung zu bestätigen, dass er mit den anderen Ärzten eine Vereinbarung darüber getroffen hat, wonach nur er allein in den jeweiligen Fällen diese Gebührenordnungspositionen abrechnet.

2. Die Gebührenordnungspositionen des Abschnitts II-1.5 sind bei kurativ-stationärer (belegärztlicher) Behandlung nicht berechnungsfähig.

Kommentar:

Durch diese Regelung soll gewährleistet werden, dass die gleichzeitige Abrechnung von Beobachtungs- und Betreuungsmaßnahmen durch mehrere Ärzte, die tatsächlich beteiligt waren, ausgeschlossen ist.

Sinnvoll wird diese Regelung jedoch nur dann, wenn die vorgeschriebene schriftliche Erklärung auch die Namen der „anderen Ärzte" enthält, da sonst eine Prüfung z. B. im Rahmen einer Plausibilitätsprüfung nicht möglich wäre.

Zusatzpauschalen für Beobachtung und Betreuung

01510* Dauer mehr als 2 Stunden   **443**
                                                                               50,91
Obligater Leistungsinhalt
- Beobachtung und Betreuung eines Kranken mit konsumierender Erkrankung (fortgeschrittenes Malignom, HIV-Erkrankung im Stadium AIDS) in einer Arztpraxis oder praxisklinischen Einrichtung gemäß § 115 Abs. 2 SGB V unter parenteraler intravasaler Behandlung mittels Kathetersystem
und/oder
- Beobachtung und Betreuung eines Kranken in einer Arztpraxis oder praxisklinischen Einrichtung gemäß § 115 Abs. 2 SGB V, in ermächtigten Einrichtungen oder durch einen ermächtigten Arzt gemäß §§ 31, 31a Ärzte-ZV unter parenteraler intravasaler Behandlung mit Zytostatika und/oder monoklonalen Antikörpern und/oder Alglucosidase alfa oder Avalglucosidase alfa bei Morbus Pompe und/oder nach subkutaner Injektion von Trastuzumab
und/oder
- Beobachtung und Betreuung eines kachektischen Patienten mit konsumierender Erkrankung während enteraler Ernährung über eine Magensonde oder Gastrostomie (PEG) in einer Praxis oder praxisklinischen Einrichtung gemäß § 115 Abs. 2 SGB V
und/oder
- Beobachtung und Betreuung einer Patientin, bei der ein i.v.-Zugang angelegt ist, am Tag der Follikelpunktion zur intendierten Eizellentnahme, entsprechend der Gebührenordnungsposition 08537 oder 08637
und/oder
- Beobachtung und Betreuung eines Patienten nach einer Punktion an Niere, Leber, Milz oder Pankreas

Fakultativer Leistungsinhalt
- Infusion(en)

Anmerkung Für die Behandlung mit monoklonalen Antikörpern ist nur die Gebührenordnungsposition 01510 ; in begründeten Ausnahmefällen unter Angabe des Präparates und der Infusionsdauer die Gebührenordnungsposition 01511 berechnungsfähig.
Für die Behandlung mit Alglucosidase alfa bei Morbus Pompe sind nur die Gebührenordnungspositionen 01510 und 01511 berechnungsfähig.

Abrechnungsausschluss in derselben Sitzung 01511, 01512, 01514, 01516, 01517, 01520, 01521, 01530, 01531, 01540, 01541, 01542, 01543, 01544, 01545, 01857, 01910,

01911, 02100, 02101, 02102, 04564, 04565, 04566, 04572, 04573, 13610, 13611, 13612, 13620, 13621, 13622, 30708, 32247, 34502, 34503 und Kapitel 31.5.3, 5

Aufwand in Min. **Kalkulationszeit:** 4   **Prüfzeit:** 4   **Eignung d. Prüfzeit:** Tages- und Quartalsprofil

GOÄ   entsprechend oder ähnlich: Leistungskomplex in der GOÄ nicht vorhanden. Abrechnung der einzelnen erbrachten GOÄ-Leistung(en).

Kommentar: Seit 1.10.2019 wird diese Behandlung bei den EBM Nrn. 01510 bis 01511 berechnungsfähig.

Nach einem BSG-Urteil vom 25. Januar 2017 sind die EBM Nrn. 01510 bis 01512 der Betreuungs- und Beobachtungsleistungen auch von ermächtigten stationären Einrichtungen abrechenbar.

Die Leistungen der EBM Nrn. 01510 bis 01512 können berechnet werden:

a) wenn der Kranke mehr als 2 Stunden (die reine Betreuungszeit muss mehr als zwei Stunden, also mindestens 121 Minuten gedauert haben) in der Praxis oder praxis-klinischen Einrichtung, nicht jedoch im Rahmen einer belegärztlichen Behandlung beobachtet und betreut wurde und

b) wenn es sich um eine der im Leistungslegende definierten Gruppen von Behandlungsmaßnahmen gehandelt hat.

EBM Nr. 01511 setzt mindestens eine Betreuungszeit von 241 Minuten,
EBM Nr. 01512 setzt 361 Minuten voraus.

Der Arzt darf sich während der Betreuungszeit auch um andere Patienten kümmern und ggf. eine Betreuung und Beobachtung durch eine ausgebildete Hilfskraft sicherstellen.

Die EBM Nrn. 01510 bis 01512 sind je Patient auch dann berechnungsfähig, wenn der Arzt mehrere Patienten gleichzeitig betreut. Der Arzt muss sich aber immer wieder vom Zustand seines speziellen Patienten vergewissern. Infusionen sind Bestandteil der Betreuungsleistung und nicht zusätzlich berechnungsfähig.

Leistungen, die eine nach dem EBM vergütete Beobachtung und/oder Betreuung eines Patienten erfordern, sind an demselben Behandlungstag nicht neben den EBM Nrn. 01510–01512 abrechenbar.

Rechtsprechung: Der Leistungsinhalt des 1. Spiegelstrichs der GOP 01510 EBM ist auch erfüllt, wenn vom Vertragsarzt mittels Kathetersystem Infusionen von Opiaten oder Benzodiazepin zur Analogiesedierung sowie Infusionen zur Kreislaufstabilisierung verabreicht werden. Dem Wortlaut ist nicht zu entnehmen, dass die parenterale intravasale Behandlung der (unmittelbaren) Behandlung der Krebserkrankung dienen muss. Raum für eine systematische Interpretation besteht nicht (LSG Baden-Württemberg, Urt. v. 28.04.2021, Az.: L 5 KA 1986/18 – Leitsatz).

01511* Dauer mehr als 4 Stunden   **872**
                                                                                100,21

Abrechnungsausschluss in derselben Sitzung 01510, 01512, 01514, 01516, 01517, 01520, 01521, 01530, 01531, 01540, 01541, 01542, 01543, 01544, 01545, 01857, 01910, 01911, 02100, 02101, 02102, 04564, 04565, 04566, 04572, 13612, 13620, 13621, 13622, 30708, 32247, 34503, 34504, 34505
04573, 13610, 13611, Kapitel: 5, 31.5

Aufwand in Min. **Kalkulationszeit:** 6   **Prüfzeit:** 6   **Eignung d. Prüfzeit:** Tages- und Quartalsprofil

GOÄ   entsprechend oder ähnlich: Leistungskomplex in der GOÄ nicht vorhanden. Abrechnung der einzelnen erbrachten GOÄ-Leistung(en).

Kommentar: Siehe Kommentar zu EBM Nr. 01510

01512* Dauer mehr als 6 Stunden   **1299**
                                                                                149,27

Abrechnungsausschluss in derselben Sitzung 01510, 01514, 01516, 01517, 01520, 01521, 01530, 01531, 01540, 01541, 01542, 01543, 01544, 01545, 01857, 01910, 01911, 02100, 02101, 02102, 04564, 04565, 04566, 04572, 13612, 13620, 13621, 13622, 30708, 32247, 34503, 34504, 34505
04573, 13610, 13611, Kapitel: 5, 31.5

Aufwand in Min. **Kalkulationszeit:** 8   **Prüfzeit:** 10   **Eignung d. Prüfzeit:** Tages- und Quartalsprofil

GOÄ entsprechend oder ähnlich: Leistungskomplex in der GOÄ nicht vorhanden. Abrechnung der einzelnen erbrachten GOÄ-Leistung(en).

Kommentar: Siehe Kommentar zu EBM Nr. 01510

01520* Zusatzpauschale für Beobachtung und Betreuung eines Kranken, entsprechend den Inhalten der Vereinbarung zur invasiven Kardiologie gemäß § 135 Abs. 2 SGB V zur Ausführung und Abrechnung invasiver kardiologischer Leistungen **878** 100,90

Obligater Leistungsinhalt
- Im unmittelbaren Anschluss an eine diagnostische Herzkatheteruntersuchung entsprechend der Gebührenordnungsposition 34291,
- Dauer mehr als 4 Stunden,

Abrechnungsbestimmung einmal im Behandlungsfall

Abrechnungsausschluss
im Behandlungsfall 13310, 13311
in derselben Sitzung 01510, 01511, 01512, 01521, 01530, 01531, 01540, 01541, 01542, 01543, 01544, 01545, 01857, 01910, 01911, 02100, 02101, 02102, 04564, 04565, 04566, 04572, 04573, 13610, 13611, 13612, 13620, 13621, 13622, 30708, 32247, 34502, 34503, 34504, 34505 und Kapitel 31.5.3, 5

Aufwand in Min. **Kalkulationszeit:** 6 **Prüfzeit:** 6 **Eignung d. Prüfzeit:** Tages- und Quartalsprofil

GOÄ entsprechend oder ähnlich: Nrn. 448, 449

Kommentar: Die Leistungen nach Nr. 01520 und 01521 betreffen ausschließlich die Beobachtung und Betreuung eines Patienten im unmittelbaren Anschluss an eine diagnostische oder therapeutische Herzkatheteruntersuchung
- 01520 im Zusammenhang mit der EBM-Nr. 34291: **Herzkatheteruntersuchung mit Koronarangiographie**
- 01521 im Zusammenhang mit der EBM-Nrn. 34292: **Zuschlag zu der Leistung nach der Nr. 34291 bei Durchführung einer interventionellen Maßnahme (PTCA, Stent)**,
wenn diese sich über einen Zeitraum von mehr als 4 bzw. 12 Stunden hinziehen. Die Leistung der Beobachtung und Betreuung nach EBM-Nr. 01520 oder 01521 ist an demselben Tag nicht neben zahlreichen anderen Betreuungsleistungen, wie sie in den Bestimmungen zur EBM-Nr. 01510 aufgeführt sind, abrechenbar.

01521* Zusatzpauschale für Beobachtung und Betreuung eines Kranken, entsprechend den Inhalten der Vereinbarung zur invasiven Kardiologie gemäß § 135 Abs. 2 SGB V zur Ausführung und Abrechnung invasiver kardiologischer Leistungen **1521** 174,79

Obligater Leistungsinhalt
- Im unmittelbaren Anschluss an eine therapeutische Herzkatheteruntersuchung entsprechend der Gebührenordnungsposition 34292,
- Dauer mehr als 12 Stunden,

Abrechnungsbestimmung einmal im Behandlungsfall

Abrechnungsausschluss
im Behandlungsfall 13310, 13311
in derselben Sitzung 01510, 01511, 01512, 01520, 01530, 01531, 01540, 01541, 01542, 01543, 01544, 01545, 01857, 01910, 01911, 02100, 02101, 02102, 04564, 04565, 04566, 04572, 04573, 13610, 13611, 13612, 13620, 13621, 13622, 30708, 32247, 34503, 34504, 34505 und Kapitel 31.5.3, 5

Aufwand in Min. **Kalkulationszeit:** 9 **Prüfzeit:** 9 **Eignung d. Prüfzeit:** Tages- und Quartalsprofil

GOÄ entsprechend oder ähnlich: Nrn. 448, 449

Kommentar: Die Leistungen nach Nr. 01520 und 01521 betreffen ausschließlich die Beobachtung und Betreuung eines Patienten im unmittelbaren Anschluss an eine diagnostische oder therapeutische Herzkatheteruntersuchung
- 01520 im Zusammenhang mit der EBM-Nr. 34291: **Herzkatheteruntersuchung mit Koronarangiographie**
- 01521 im Zusammenhang mit der EBM-Nrn. 34292: **Zuschlag zu der Leistung nach der Nr. 34291 bei Durchführung einer interventionellen Maßnahme (PTCA, Stent)**,

wenn diese sich über einen Zeitraum von mehr als 4 bzw. 12 Stunden hinziehen. Die Leistung der Beobachtung und Betreuung nach EBM-Nr. 01520 oder 01521 ist an demselben Tag nicht neben zahlreichen anderen Betreuungsleistungen, wie sie in den Bestimmungen zur EBM-Nr. 01510 aufgeführt sind, abrechenbar.

01530*   Zusatzpauschale für Beobachtung und Betreuung eines Kranken, entsprechend **878**
den Inhalten der Vereinbarung zur interventionellen Radiologie gemäß § 135 Abs. 2   **100,90**
SGB V zur Ausführung und Abrechnung diagnostischer angiologischer Leistungen

Obligater Leistungsinhalt
• Im unmittelbaren Anschluss an eine diagnostische angiologische Untersuchung entsprechend der Gebührenordnungsposition 34283,
• Dauer mehr als 4 Stunden,

Abrechnungsbestimmung einmal im Behandlungsfall

Abrechnungsausschluss
im Behandlungsfall 13311, 34291
in derselben Sitzung 01510, 01511, 01512, 01520, 01521, 01531, 01540, 01541, 01542, 01543, 01544, 01545, 01857, 01910, 01911, 02100, 02101, 02102, 04564, 04565, 04566, 04572, 04573, 13310, 13610, 13611, 13612, 13620, 13621, 30708, 32247, 34502, 34503, 34504, 34505 und Kapitel 31.5.3, 5

Aufwand in Min.   **Kalkulationszeit:** 6   **Prüfzeit:** 6   **Eignung d. Prüfzeit:** Tages- und Quartalsprofil
GOÄ   entsprechend oder ähnlich: Nrn. 448, 449
Kommentar: Die Leistung nach Nr. 01530 und 01531 betreffen ausschließlich die Beobachtung und Betreuung eines Patienten im unmittelbaren Anschluss an eine angiologisch diagnostische (EBM-Nr. 34283 Serienangiographie) oder therapeutische Maßnahme (Selektiver Darstellung hirnversorgender Gefäße EBM-Nrn. 34284, 34285), wenn sie sich in den entsprechenden Zeitabständen
• Nr. 01530 = mehr als 4 Stunden,
• Nr. 01531 = mehr als 6 Stunden
befinden.

01531*   Zusatzpauschale für Beobachtung und Betreuung eines Kranken, entsprechend **1521**
den Inhalten der Vereinbarung zur interventionellen Radiologie gemäß § 135 Abs. 2   **174,79**
SGB V zur Ausführung und Abrechnung therapeutischer angiologischer Leistungen

Obligater Leistungsinhalt
• Im unmittelbaren Anschluss an eine therapeutische angiologische Leistung entsprechend der Gebührenordnungspositionen 34284 und/oder 34285 und/oder 34286,
• Dauer mehr als 6 Stunden,

Abrechnungsbestimmung einmal im Behandlungsfall

Abrechnungsausschluss
am Behandlungstag 13310
im Behandlungsfall 13311, 34291
in derselben Sitzung 01510, 01511, 01512, 01520, 01521, 01530, 01540, 01541, 01542, 01543, 01544, 01545, 01857, 01910, 01911, 02100, 02101, 02102, 04564, 04565, 04566, 04572, 04573, 13610, 13611, 13612, 13620, 13621, 30708, 32247, 34502, 34503, 34504, 34505 und Kapitel 31.5.3, 5

Aufwand in Min.   **Kalkulationszeit:** 9   **Prüfzeit:** 9   **Eignung d. Prüfzeit:** Tages- und Quartalsprofil
GOÄ   entsprechend oder ähnlich: Nrn. 448, 449
Kommentar: Die Leistung nach Nr. 01530 und 01531 betreffen ausschließlich die Beobachtung und Betreuung eines Patienten im unmittelbaren Anschluss an eine angiologisch diagnostische (EBM-Nr. 34283 Serienangiographie) oder therapeutische Maßnahme (Selektiver Darstellung hirnversorgender Gefäße EBM-Nrn. 34284, 34285), wenn sie sich in den entsprechenden Zeitabständen
• Nr. 01530 = mehr als 4 Stunden,
• Nr. 01531 = mehr als 6 Stunden
befinden.

Zusatzpauschale für die Beobachtung und Betreuung eines Kranken unter Behandlung mit Arzneimitteln, einschließlich Infusionen

Obligater Leistungsinhalt

• Beobachtung und Betreuung eines Kranken unter parenteraler intravasaler Behandlung mit Sebelipase alfa und/oder Velmanase alfa

Fakultativer Leistungsinhalt

• Überwachung der Vitalparameter

Kommentar: Die Infusionsziffern 01540ff beziehen sich zum einen auf eine Fettstoffwechselstörung, die zu einem Mangel an lysosomaler saurer Lipase führt (Ziffer 01540-01542), zum anderen auf die Behandlung der Multiplen Sklerose (Ziffern 01543-01545). In beiden Fällen ist intravenöse Gabe der dafür zugelassenen Arzneimittel Sebelipase alfa und/oder Velmanase alfa, bzw. Fingolimod, Ponesimod, Siponimod oder Ozanimod obligat.

01540*   Dauer mehr als 2 Stunden   **386**
                                                                         44,36

Anmerkung Die Berechnung der Gebührenordnungspositionen 01540, 01541 und 01542 setzt die Angabe des Präparates, der Begründung der erforderlichen Überwachung gemäß der jeweils aktuell gültigen Fachinformation (z. B. Dosierung, Dosisanpassung, Erstgabe, Körpergewicht) und der Überwachungsdauer voraus.

Kommentar: Der Bewertungsausschuss hat beschlossen, zum 1. April 2022 zwei neue Katalogleistungen zur Beobachtung und Betreuung in den Abschnitt 1.5 des EBM aufzunehmen und andere zu streichen.

Dazu zählen die

• neue Zusatzpauschale für die Beobachtung und Betreuung eines Kranken unter Behandlung mit Arzneimitteln, einschließlich Infusionen, abgebildet: über die EBM Nr. 01540 für die Dauer von mehr als zwei Stunden, die EBM Nr. 01541 für die Dauer von mehr als vier Stunden und die EBM Nr. 01542 für die Dauer von mehr als sechs Stunden,

• neue Zusatzpauschale für die Beobachtung und Betreuung eines Kranken unmittelbar nach der Gabe eines Arzneimittels, durch die EBM Nrn.
EBM Nr. 01543 für die Dauer von mehr als zwei Stunden,
EBM Nr. 01544 für die Dauer von mehr als vier Stunden
EBM Nr. 01545 für die Dauer von mehr als sechs Stunden.

Gestrichen wurden die Zusatzpauschalen für die Beobachtung und Betreuung eines Kranken bei der Gabe von Velmanase alfa oder Sebelipase alfa (Gebührenordnungsposition 01514), bei der Gabe von Fingolimod (Gebührenordnungsposition 01516) sowie bei oraler Gabe von Siponimod gemäß aktuell gültiger Fachinformation (Gebührenordnungsposition 01517). Diese Streichung erfolgte, da deren Leistungsbestandteile in die neuen, oben genannten Katalogleistungen (Gebührenordnungspositionen 01540 bis 01545) überführt wurden.

Zusätzlich wurde der Inhalt der mehrstündigen Beobachtungsleistungen nach der Gabe von Ponesimod oder Ozanimod in die neuen EBM Nrn. 01543 bis 01545 aufgenommen. Die Beobachtung des Patienten nach der Gabe dieser Medikamente kann unter bestimmten Bedingungen gemäß den Fachinformationen medizinisch geboten sein, sodass eine Berücksichtigung im EBM erfolgte.

Die neuen EBM Nrn. sind berechnungsfähig durch Fachärzte für Innere Medizin, für Kinder- und Jugendmedizin (Schwerpunktpädiater), für Neurologie, für Nervenheilkunde sowie für Neurologie und Psychiatrie.

Die Vergütung der neuen Zusatzpauschalen erfolgt zunächst außerhalb der morbiditätsbedingten Gesamtvergütungen (MGV).

Abrechnungsausschluss in derselben Sitzung 01510 bis 01512, 01520, 01521, 01530, 01531, 01541 bis 01545, 01857, 01910, 01911, 02100 bis 02102, 04564 bis 04566, 04572, 04573, 13610 bis 13612, 13620 bis 13622, 30708, 32247 und 34503 bis 34505 sowie Abschnitt 31.5.3 und Kapitel 5

Aufwand in Min.   **Kalkulationszeit: 3**   **Prüfzeit:3.**   **Eignung der Prüfzeit:** Tages- und Quartalsprofil

Berichtspflicht Nein

EBM-Nr.   EBM-Punkte / Euro

01541*   Dauer mehr als 4 Stunden   **625**
                                                                          71,82

Anmerkung Die Berechnung der Gebührenordnungspositionen 01540, 01541 und 01542 setzt die Angabe des Präparates, der Begründung der erforderlichen Überwachung gemäß der jeweils aktuell gültigen Fachinformation (z. B. Dosierung, Dosisanpassung, Erstgabe, Körpergewicht) und der Überwachungsdauer voraus.

Kommentar: s. Kommentar Nr. 01540

Abrechnungsausschluss in derselben Sitzung 01510 bis 01512, 01520, 01521, 01530, 01531, 01540, 01542 bis 01545, 01857, 01910, 01911, 02100 bis 02102, 04564 bis 04566, 04572, 04573, 13610 bis 13612, 13620 bis 13622, 30708, 32247 und 34503 bis 34505 sowie Abschnitt 31.5.3 und Kapitel 5

Aufwand in Min.   **Kalkulationszeit:** 4   **Prüfzeit:**4.   **Eignung der Prüfzeit:** Tages- und Quartalsprofil
Berichtspflicht Nein

01542*   Dauer mehr als 6 Stunden   **961**
                                                                         110,43

Anmerkung Die Berechnung der Gebührenordnungspositionen 01540, 01541 und 01542 setzt die Angabe des Präparates, der Begründung der erforderlichen Überwachung gemäß der jeweils aktuell gültigen Fachinformation (z. B. Dosierung, Dosisanpassung, Erstgabe, Körpergewicht) und der Überwachungsdauer voraus.

Kommentar: s. Kommentar Nr. 01540

Abrechnungsausschluss in derselben Sitzung 01510 bis 01512, 01520, 01521, 01530, 01531, 01540, 01541, 01543 bis 01545, 01857, 01910, 01911, 02100 bis 02102, 04564 bis 04566, 04572, 04573, 13610 bis 13612, 13620 bis 13622, 30708, 32247 und 34503 bis 34505 sowie Abschnitt 31.5.3 und Kapitel 5

Aufwand in Min.   **Kalkulationszeit:** 5   **Prüfzeit:**5.   **Eignung der Prüfzeit:** Tages- und Quartalsprofil
Berichtspflicht Nein

Zusatzpauschale für die Beobachtung und Betreuung eines Kranken unmittelbar nach der Gabe eines Arzneimittels
Obligater Leistungsinhalt
• Beobachtung und Betreuung eines Kranken nach der oralen Gabe von Fingolimod oder Ozanimod oder Ponesimod oder Siponimod
Fakultativer Leistungsinhalt
• Überwachung der Vitalparameter

Kommentar: Die Infusionsziffern 01540ff beziehen sich zum einen auf eine Fettstoffwechselstörung, die zu einem Mangel an lysosomaler saurer Lipase führt (Ziffer 01540-01542), zum anderen auf die Behandlung der Multiplen Sklerose (Ziffern 01543-01545). In beiden Fällen ist intravenöse Gabe der dafür zugelassenen Arzneimittel Sebelipase alfa und/oder Velmanase alfa, bzw. Fingolimod, Ponesimod, Siponimod oder Ozanimod obligat.

01543*   Dauer mehr als 2 Stunden   **311**
                                                                          35,74

Anmerkung Die Berechnung der Gebührenordnungspositionen 01543, 01544 und 01545 setzt die Angabe des Präparates, der Begründung der erforderlichen Überwachung gemäß der jeweils aktuell gültigen Fachinformation (z. B. Dosierung, Dosisanpassung, Erstgabe, Körpergewicht) und der Überwachungsdauer voraus.

Kommentar: s. Kommentar Nr. 01540

Abrechnungsausschluss in derselben Sitzung 01510 bis 01512, 01520, 01521, 01530, 01531, 01540 bis 01542, 01544, 01545, 01857, 01910, 01911, 02100 bis 02102, 04564 bis 04566, 04572, 04573, 13610 bis 13612, 13620 bis 13622, 30708, 32247 und 34503 bis 34505 sowie Abschnitt 31.5.3 und Kapitel 5

Aufwand in Min.   **Kalkulationszeit:** 1   **Prüfzeit:**1.   **Eignung der Prüfzeit:** Tages- und Quartalsprofil
Berichtspflicht Nein

1 Allgemeine Gebührenordnungspositionen

EBM-Nr.   EBM-Punkte / Euro

01544*   Dauer mehr als 4 Stunden   **550**
                                                          63,20

              Anmerkung Die Berechnung der Gebührenordnungspositionen 01543, 01544 und 01545 setzt die Angabe des Präparates, der Begründung der erforderlichen Überwachung gemäß der jeweils aktuell gültigen Fachinformation (z. B. Dosierung, Dosisanpassung, Erstgabe, Körpergewicht) und der Überwachungsdauer voraus.

Kommentar: s. Kommentar Nr. 01540

              Abrechnungsausschluss in derselben Sitzung 01510 bis 01512, 01520, 01521, 01530, 01531, 01540 bis 01543, 01545, 01857, 01910, 01911, 02100 bis 02102, 04564 bis 04566, 04572, 04573, 13610 bis 13612, 13620 bis 13622, 30708, 32247 und 34503 bis 34505 sowie Abschnitt 31.5.3 und Kapitel 5

Aufwand in Min.   **Kalkulationszeit:** 2   **Prüfzeit:**2.   **Eignung der Prüfzeit:** Tages- und Quartalsprofil
              Berichtspflicht Nein

01545*   Dauer mehr als 6 Stunden   **885**
                                                      101,70

              Anmerkung Die Berechnung der Gebührenordnungspositionen 01543, 01544 und 01545 setzt die Angabe des Präparates, der Begründung der erforderlichen Überwachung gemäß der jeweils aktuell gültigen Fachinformation (z. B. Dosierung, Dosisanpassung, Erstgabe, Körpergewicht) und der Überwachungsdauer voraus.

Kommentar: s. Kommentar Nr. 01540

              Abrechnungsausschluss in derselben Sitzung 01510 bis 01512, 01520, 01521, 01530, 01531, 01540 bis 01544, 01857, 01910, 01911, 02100 bis 02102, 04564 bis 04566, 04572, 04573, 13610 bis 13612, 13620 bis 13622, 30708, 32247 und 34503 bis 34505 sowie Abschnitt 31.5.3 und Kapitel 5

Aufwand in Min.   **Kalkulationszeit:** 3   **Prüfzeit:**3.   **Eignung der Prüfzeit:** Tages- und Quartalsprofil
              Berichtspflicht Nein

1.6 Schriftliche Mitteilungen, Gutachten

1. Für das Ausstellen von Auskünften, Bescheinigungen, Zeugnissen, Berichten und Gutachten auf besonderes Verlangen der Krankenkassen bzw. des Medizinischen Dienstes gelten die Regelungen gemäß § 36 Bundesmantelvertrag-Ärzte (BMV-Ä).

2. Zweitschriften und alle weiteren als der erste Ausdruck EDV-gespeicherter Dokumentationen von Berichten und Arztbriefen mit Ausnahme der Gebührenordnungsposition 01602 sind nicht nach den Gebührenordnungspositionen dieses Abschnitts berechnungsfähig.

3. Die für Reproduktion und Versendung entstandenen Kosten können nach den vertraglichen Regelungen zu den Pauschalerstattungen geltend gemacht werden.

4. Bei Probenuntersuchungen ohne Arzt-Patienten-Kontakt sind die Gebührenordnungspositionen 01600 und 01601 nicht berechnungsfähig.

5. Die Gebührenordnungsposition 01640 ist von Vertragsärzten berechnungsfähig, die durch Diagnostik und/oder Therapie ein umfassendes Bild zu Befunden, Diagnosen und Therapiemaßnahmen des Patienten haben bzw. infolge einer krankheitsspezifischen Diagnostik und/oder Therapie über notfallrelevante Informationen zum Patienten verfügen.

6. Die Gebührenordnungsposition 01650 kann ausschließlich von

   – Fachärzten im Gebiet Chirurgie,
   – Fachärzten für Orthopädie,
   – Fachärzten für Frauenheilkunde und Geburtshilfe,
   – Fachärzten für Urologie
berechnet werden.

Kommentar:

Die Bundesmantelverträge regeln in den genannten Vorschriften, wann und unter welchen Voraussetzungen der Vertragsarzt verpflichtet ist, Auskünfte und sonstige Informationen an die Krankenkasse zu geben. Beispielhaft wird hier § 36 BMV-Ä:

„§ 36 Schriftliche Informationen

(1) Der Vertragsarzt ist befugt und verpflichtet, die zur Durchführung der Aufgaben der Kranken-kassen erforderlichen schriftlichen Informationen (Auskünfte, Bescheinigungen, Zeugnisse, Berichte und Gutachten) auf Verlangen an die Krankenkasse zu übermitteln. Wird kein vereinbarter Vordruck verwendet, gibt die Krankenkasse an, gemäß welcher Bestimmungen des Sozialgesetzbuches oder anderer Rechtsvorschriften die Übermittlung der Information zulässig ist.

(2) Für schriftliche Informationen werden Vordrucke vereinbart. Vereinbarte Vordrucke, kurz. B.schei-nigungen und Auskünfte sind vom Vertragsarzt ohne besonderes Honorar gegen Erstattung von Auslagen auszustellen, es sei denn, dass eine andere Vergütungsregelung vereinbart wurde. Der Vordruck enthält einen Hinweis darüber, ob die Abgabe der Information gesondert vergütet wird oder nicht. Gutachten und Bescheinigungen mit gutachtlichen Fragestellungen, für die keine Vordrucke vereinbart wurden, sind nach den Leistungspositionen des BMÄ zu vergüten.

(3) Soweit Krankenkassen Versicherte bei der Verfolgung von Schadensersatzansprüchen, die bei der Inanspruchnahme von Versicherungsleistungen aus Behandlungsfehlern entstanden sind, unter-stützen, sind die Vertragsärzte bei Vorliegen einer aktuellen Schweigepflichtsentbindung berechtigt, die erforderlichen Auskünfte zu erteilen."

Da die Übermittlungsart der schriftlichen Mitteilung nicht vorgeschrieben ist, kann diese per normaler Post, aber auch per Fax oder per E-Mail erfolgen. Bei den beiden letztgenannten Übermittlungsarten sind aber hohe Anforderungen an die datenschutzrechtlichen Belange zu stellen. So muss der Arzt sicherstellen, dass Fax bzw. E-Mail nur an den befugten Empfänger gelangen. Kann er das nicht hundertprozentig, sollte er auf diese Art der Übermittlung verzichten. Aus dem Wortlaut der Präambel, insbesondere der Nr. 1.4, ist zu schließen, dass Anlass des Berichts eine vorausgegangene Patientenuntersuchung gewesen sein muss. Entsprechend können reine Befundmitteilungen oder die Mitteilung über das Ergebnis von Proben-untersuchungen keine nach Nrn. 01600 und 01601 abrechnungsfähige Leistung darstellen. Allerdings können in solchen Fällen u. U. Versand- oder Kostenpauschalen nach Kapitel 40 anfallen.

01600	Ärztlicher Bericht über das Ergebnis einer Patientenuntersuchung	**55** 6,32

Anmerkung Der Höchstwert für die Gebührenordnungsposition 01600 und 01601 beträgt 180 Punkte je Behandlungsfall. Der Höchstwert ist auch auf den Arztfall anzuwenden.
Die Gebührenordnungsposition 01600 ist in den berechnungsfähigen Gebührenordnungs-positionen der Abschnitte III.b-8.5, IV-31.2, IV-32.2, IV-32.3, IV-36.2 und der Kapitel III.b-11, III.b-12, III.b-17, III.b-19, III.b-24, III.b-25 und IV-34 enthalten.
Die Gebührenordnungsposition 01600 ist im Behandlungsfall nicht neben den Versi-cherten-, Grund- oder Konsiliarpauschalen berechnungsfähig.

Abrechnungsausschluss
im Krankheitsfall 01838
am Behandlungstag 31010, 31011, 31012, 31013
im Behandlungsfall 01790, 01791, 01792, 01793, 01835, 01836, 01837, 03000, 03010, 03030, 04000, 04010, 04030, 25213, 30700, 33706

Aufwand in Min. **Kalkulationszeit:** KA   **Prüfzeit:** ./.   **Eignung d. Prüfzeit:** Keine Eignung

GOÄ   entsprechend oder ähnlich: Nr. 70

Kommentar: Die Vergütung der Leistung nach 01600 erfolgt außerhalb der morbiditätsbedingten Gesamtvergütung. Operationsberichte können nicht mit der EBM Nr. 01600 berechnet werden, da sie mit den OP-Gebühren abgegolten sind.

Wenn ein Patient, bei dem eine berichtpflichtige Leistung erbracht wurde, nicht die Weitergabe eines Befundes an den Hausarzt wünscht oder wenn er gar keinen hat, so ist nach den Allgemeinen Bestimmungen 2.1.4 die berichtpflichtige Leistung trotzdem vollständig erfüllt und damit auch abrechnungsfähig.

Gemäß den Allgemeinen Bestimmungen 2.1.4 muss der Bericht immer schriftlich abgefasst werden und kann nicht – auch nicht im Rahmen einer Praxisgemeinschaft – mündlich, d. h. telefonisch übermittelt werden.

Nach den allgemeinen Bestimmungen 7.1 können Versand- bzw. Kostenpauschale nach den EBM-Nrn. 40110 ff. abgerechnet werden. Nicht abrechnungsfähig sind Schreib-

1 Allgemeine Gebührenordnungspositionen

EBM-Nr.   EBM-Punkte/Euro

gebühren. Bei Übermittlung des ärztlichen Berichtes per Fax kann die EBM-Nr. 40111 zusätzlich berechnet werden.

Der Bewertungsausschuss überprüft zum 31. Dezember 2022 die Entwicklung der befristeten Aufnahme der Gebührenordnungsposition 01660 und wird über die Ergebnisse dieser Überprüfung und den Umgang mit den Ergebnissen beraten.

Tipp: Prüfen Sie in der Präambel zum Kapitel Ihrer Fachgruppe, ob diese Leistung, die auch im Anhang 1 (Verzeichnis der nicht gesondert berechnungsfähigen Leistungen) aufgelistet ist, von Ihrer Fachgruppe gesondert abgerechnet werden kann.

Finden Sie diese Leistung nicht in einem der Präambel-Absätze als abrechenbar aufgeführt, ist sie nicht berechnungsfähig. Die Leistung ist in der Regel dann bei Ihrer Fachgruppe Bestandteil der Versicherten- oder Grundpauschale und damit nicht gesondert berechnungsfähig.

01601   **Ärztlicher Brief in Form einer individuellen schriftlichen Information des Arztes an**   **108** \
         einen anderen Arzt über den Gesundheits- bzw. Krankheitszustand des Patienten   **12,41**

Obligater Leistungsinhalt
* Schriftliche Informationen zu
  - Anamnese,
  - Befund(e),
  - Epikritische Bewertung,
  - Schriftliche Informationen zur Therapieempfehlung

Anmerkung Der Höchstwert für die Gebührenordnungspositionen 01600 und 01601 beträgt 180 Punkte je Behandlungsfall. Der Höchstwert ist auch auf den Arztfall anzuwenden.

Die Gebührenordnungsposition 01601 ist in den berechnungsfähigen Gebührenordnungspositionen der Abschnitte III.b-8.5, IV-31.2, IV-32.2, IV-32.3, IV-36.2 und der Kapitel III.b-11, III.b-12, III.b-17, III.b-19, III.b-24, III.b-25 und IV-34 enthalten.

Die Gebührenordnungsposition 01601 ist im Behandlungsfall nicht neben den Versicherten-, Grund- oder Konsiliarpauschalen berechnungsfähig.

Abrechnungsausschluss

im Krankheitsfall 01838 \
am Behandlungstag 31010, 31011, 31012, 31013 \
im Behandlungsfall 01790, 01791, 01792, 01793, 01835, 01836, 01837, 03000, 03030, 04000, 04010, 04030, 25213, 25214, 30700, 33706

Aufwand in Min.   **Kalkulationszeit:** 8   **Prüfzeit:** 2   **Eignung d. Prüfzeit:** Tages- und Quartalsprofil

GOÄ   entsprechend oder ähnlich: Nrn. 75, 80 (Gutachten)

Kommentar: Nach der Leistungslegende wird eine abschließende Beurteilung (epikritische Bewertung) gefordert, so dass ein allgemeiner Bericht über die Patientenuntersuchung und die entsprechenden Befunde nicht dieser Leistungslegende entspricht, sondern nur der EBM-Nr. 01600.

Alle Kopien für den Hausarzt sind nach der festgelegten EBM-Nr. 01602 berechnungsfähig. **Wezel/Liebold** weist in seinem Kommentar nochmals darauf hin, dass die zum Zeitpunkt der Untersuchung festgestellten Symptome und Befunde relativ zeitnah am Untersuchungstermin versendet werden sollten, und gibt ein Urteil des Sozialgerichtes Stuttgart AZ.: S11Ka2267/02 vom 14. Mai 2003 an, dass nur in Ausnahmefällen der Zeitraum von 4 Wochen tolerabel ist.

01602   Gebührenordnungsposition für die Mehrfertigung (z.B. Kopie) eines Berichtes oder   **12** \
         Briefes nach den Gebührenordnungspositionen 01600, 01601, 01794, 01841 oder   **1,38** \
         08575 an den Hausarzt gemäß § 73 Abs. 1b SGB V

Anmerkung Bei der Berechnung der Gebührenordnungsposition 01602 ist auf dem Behandlungsausweis die Arztabrechnungsnummer oder der Name des Hausarztes gemäß § 73 Abs. 1b SGB V anzugeben.

Die Gebührenordnungsposition 01602 für die Kopie eines Berichtes oder Briefes an den Hausarzt ist nur berechnungsfähig, wenn bereits ein Bericht oder Brief an einen anderen Arzt erfolgt ist.

Abrechnungsausschluss im Behandlungsfall 17210, 19210, 24210, 24211, 24212, 25210, 25211, 25213, 25214

Aufwand in Min. **Kalkulationszeit:** KA   **Prüfzeit:** ./.   **Eignung d. Prüfzeit:** Keine Eignung

GOÄ   entsprechend oder ähnlich: Berechnung entstandener Kopie-Kosten nach § 10 Abs.1 GOÄ

Kommentar: Seit dem neuen EBM2000plus wird fast für jeden „Spezialisten", der diagnostische Leistungen an Patienten vollbringt, der Brief an den Hausarzt bzw. an einen anderen überweisenden Spezialisten zur Grundvoraussetzung für die Abrechnung. Erst mit Versendung dieses Briefes ist die Leistung abgeschlossen.

Erfolgt eine Überweisung von einem Spezialisten zu einem anderen, so ist sowohl ein Arztbrief an den überweisenden Spezialisten und eine Befundkopie an den Hausarzt zu senden.

Hausärzte sollten bei Überweisung ihre Patienten darauf hinweisen, dass der Gebietsarzt unverzüglich eine Befundkopie zusenden muss.

01610 Bescheinigung zur Feststellung der Belastungsgrenze (Muster 55)   **14**

Aufwand in Min. **Kalkulationszeit:** KA   **Prüfzeit:** ./.   **Eignung d. Prüfzeit:** Keine Eignung   **1,61**

GOÄ   entsprechend oder ähnlich: Nr. 70

Kommentar: Erwachsene müssen nicht mehr als 2 % ihrer jährlichen Bruttoeinnahmen aus eigener Tasche für Heil- und Hilfsmittel, Fahrtkosten, Vorsorge- und Rehabilitationsleistungen hinzuzahlen. Für chronisch Kranke, die wegen derselben schwerwiegenden Krankheit in Dauerbehandlung sind, liegt die Belastungsgrenze bei 1 % der jährlichen Bruttoeinnahmen.

Eine „Dauerbehandlung" liegt vor, wenn der Versicherte mindestens ein Jahr lang vor Ausstellung dieser Bescheinigung jeweils wenigstens einmal im Quartal wegen derselben Krankheit in ärztlicher Behandlung war.

Der Begriff der „schwerwiegenden chronischen Krankheit" wurde vom gemeinsamen Bundesausschuss in der „Richtlinie zur Definition schwerwiegender chronischer Krankheiten" im Sinne des § 62 SGB V" wie folgt definiert (§ 2 der Richtlinie):

Schwerwiegende chronische Krankheit

Eine Krankheit i. S. d. § 62 Abs. 1 Satz 2 SGB V ist ein regelwidriger körperlicher oder geistiger Zustand, der Behandlungsbedürftigkeit zur Folge hat. Gleiches gilt für die Erkrankung nach § 62 Abs. 1 Satz 4 SGB V.

Eine Krankheit ist schwerwiegend chronisch, wenn sie wenigstens ein Jahr lang, mindestens einmal pro Quartal ärztlich behandelt wurde (Dauerbehandlung) und eines der folgenden Merkmale vorhanden ist:

a) Es liegt eine Pflegebedürftigkeit der Pflegestufe 2 oder 3 nach dem zweiten Kapitel SGB XI vor.

b) Es liegt ein Grad der Behinderung (GdB) von mindestens 60 oder eine Minderung der Erwerbsfähigkeit (MdE) von mindestens 60 % vor, wobei der GdB oder die MdE nach den Maßstäben des § 30 Abs. 1 BVG oder des § 56 Abs. 2 SGB VII festgestellt und zumindest auch durch die Krankheit nach Satz 1 begründet sein muss.

c) Es ist eine kontinuierliche medizinische Versorgung (ärztliche oder psychotherapeutische Behandlung, Arzneimitteltherapie, Behandlungspflege, Versorgung mit Heil- und Hilfsmitteln) erforderlich, ohne die nach ärztlicher Einschätzung eine lebensbedrohliche Verschlimmerung, eine Verminderung der Lebenserwartung oder eine dauerhafte Beeinträchtigung der Lebensqualität durch die aufgrund der Krankheit nach Satz 1 verursachte Gesundheitsstörung zu erwarten ist.

Ist eine Person nach zumindest einem dieser Kriterien chronisch erkrankt, beträgt die Belastungsgrenze 1 % des maßgeblichen Jahreseinkommens.

Den betroffenen Patienten ist auf jeden Fall zu empfehlen, alle Quittungen von Zuzahlungen und auch die Quittungen der Praxisgebühr zu sammeln. Wenn im Laufe des Jahres die Belastungsgrenze erreicht wird, dann sollten diese Patienten ihre Einkommensnachweise mit den aufgebrachten Aufwendungen für Zuzahlungen und Praxisgebühren bei der Krankenkasse einreichen. Sie werden dann für den Rest des Jahres von den Zuzahlungen befreit.

Zur Abrechnung der Leistung nach Nr. 01610 muss das Muster 55 ausgefüllt sein.

Tipp: **Auf der u. a. KBV-Seite finden Sie die aktuelle Vordruckvereinbarung: https://www. kbv.de/media/sp/02_Vordruckvereinbarung.pdf**

Prüfen Sie in der Präambel zum Kapitel Ihrer Fachgruppe, ob diese Leistung, die auch im Anhang 1 (Verzeichnis der nicht gesondert berechnungsfähigen Leistungen) aufgelistet ist, von Ihrer Fachgruppe gesondert abgerechnet werden kann.

Finden Sie diese Leistung **nicht** in einem der Präambel-Absätze als abrechenbar aufgeführt, ist sie nicht berechnungsfähig. Die Leistung ist in der Regel dann bei Ihrer Fachgruppe Bestandteil der Versicherten- oder Grundpauschale und damit nicht gesondert berechnungsfähig.

01611 Verordnung von medizinischer Rehabilitation unter Verwendung des Vordrucks Muster 61 gemäß Anlage 2 der Richtlinie des Gemeinsamen Bundesausschusses über Leistungen zur medizinischen Rehabilitation (Rehabilitations-Richtlinie) nach § 92 Abs. 1 SGB V

302
34,70

Aufwand in Min. **Kalkulationszeit:** KA   **Prüfzeit:** 20   **Eignung d. Prüfzeit:** Tages- und Quartalsprofil

GOÄ   entsprechend oder ähnlich: Nrn. 80, 85 (aufwendiges Gutachten)

Kommentar: Die aktualisierten Rehabilitations-Richtlinien finden Sie unter: https://www.g-ba.de/informationen/richtlinien/23/ - in Kraft getreten am: 04.08.2018

Zur Abrechnung der Leistung nach Nr. 01611 muss das Muster 61 ausgefüllt sein (https://www.kbv.de/media/sp/Muster_61_VE.pdf).

Die Reha-Verordnung hat sich zum 1.7.2022 geändert – Arzt- und Psychotherapiepraxen müssen seither neue Formulare verwenden. Der Gesetzgeber wollte den Zugang zur Reha erleichtern.

Informationen zur Reha-Verordnung und der Verwendung des neuen Formulars finden sich unter:
https://www.kbv.de/html/1150_58484.php

Krankenkassen prüfen bei der Verordnung einer geriatrischen Reha nicht mehr, ob die Maßnahme medizinisch erforderlich ist, sofern ärztlicherseits im Antrag alle erforderlichen Angaben gemacht sind. Neu ist die notwendige Einwilligung der Versicherten, ob sie einer Übersendung der gutachterlichen Stellungnahme des Medizinischen Dienstes an die verordnende Praxis zustimmen. Ferner, ob sie zustimmen, dass die Krankenkassenentscheidung an Dritte, zum Beispiel Angehörige, übermittelt wird. Die Versichertenentscheidung ist auf dem Reha-Formular zu dokumentieren.

01612 Konsiliarbericht eines Vertragsarztes vor Aufnahme einer Psychotherapie durch den Psychologischen Psychotherapeuten oder Kinder- und Jugendlichenpsychotherapeuten (Muster 22) gemäß der Psychotherapie-Richtlinie

37
4,25

Aufwand in Min. **Kalkulationszeit:** KA   **Prüfzeit:** 1   **Eignung d. Prüfzeit:** Tages- und Quartalsprofil

GOÄ   entsprechend oder ähnlich: Nr. 75

Kommentar: Patienten können psychologische Psychotherapeuten und Kinder- und Jugendlichenpsychotherapeuten, die an der vertragsärztlichen Versorgung teilnehmen, unmittelbar aufsuchen, doch ist der Aufgesuchte verpflichtet, den Patienten zur Einholung des Konsiliarberichtes spätestens nach Beendigung der probatorischen Sitzungen und vor Beginn der Psychotherapie den Patienten an einen Konsiliararzt zu überweisen.

Auf der Überweisung hat er dem Konsiliararzt eine kurze Information über die von ihm erhobenen Befunde und die Indikation zur Durchführung einer Psychotherapie zukommen zu lassen.

Der Konsiliararzt hat den Konsiliarbericht nach persönlicher Untersuchung des Patienten zu erstellen. Der Bericht ist dem Psychologischen Psychotherapeuten oder Kinder- und Jugendlichenpsychotherapeuten möglichst zeitnah, spätestens aber drei Wochen nach der Untersuchung zu übermitteln.

Der Konsiliarbericht ist vom Konsiliararzt insbesondere zum Ausschluss somatischer Ursachen und gegebenenfalls psychiatrischer oder kinder- und jugendpsychiatrischer Ursachen abzugeben.

Die Angaben sind nur zur Einsicht für den Therapeuten (Muster 22a), den Konsiliararzt (Muster 22c) und gegebenenfalls den Gutachter oder Obergutachter (Muster 22b) selbst bestimmt, die Krankenkasse (Muster 22d) erhält keine Einsicht.

Ist eine psychotherapeutische Behandlung nach Ansicht des Arztes kontraindiziert und wird trotzdem ein Antrag auf therapeutische Behandlung bei der Vertragskasse gestellt, so veranlasst die Krankenkasse eine Begutachtung durch den Medizinischen Dienst der Krankenkassen.

Da die EBM-Ziffer 01612 in der Präambel zum Kapitel 04 (Kinderheilkunde) nicht als „zusätzlich zu berechnende EBM-Ziffer" aufgezählt ist, wird sie für Kinder- und Jugendärzte nicht extra vergütet.

| 01620 | Kurze Bescheinigung oder kurzes Zeugnis, nur auf besonderes Verlangen der Krankenkasse oder Ausstellung des vereinbarten Vordrucks nach dem Muster 50 | **30** 3,45 |

Abrechnungsausschluss in derselben Sitzung 01735

Aufwand in Min. **Kalkulationszeit:** KA **Prüfzeit:** ./. **Eignung d. Prüfzeit:** Keine Eignung

GOÄ entsprechend oder ähnlich: Nr. 70

Kommentar: Unter dieser Leistungsziffer sind folgende Anfragen der Krankenkasssen abzurechnen:
Muster 41 – Bericht des behandelnden Arztes – Arztanfrage
Muster 50 – Anfrage zur Zuständigkeit einer anderen Krankenkasse
Muster 58 – Bescheinigung zur Folgevereinbarung von Rehabilitationssport oder Funktionstraining

| 01621 | Krankheitsbericht, nur auf besonderes Verlangen der Krankenkasse oder Ausstellung der vereinbarten Vordrucke nach den Mustern 11, 53 oder 56 | **44** 5,06 |

Abrechnungsausschluss in derselben Sitzung 01735

Aufwand in Min. **Kalkulationszeit:** KA **Prüfzeit:** ./. **Eignung d. Prüfzeit:** Keine Eignung

GOÄ entsprechend oder ähnlich: Nr. 75

Kommentar: Unter dieser Leistungsziffer sind folgende Anfragen der Krankenkasssen abzurechnen:
Muster 11 – Bericht für den Medizinischen Dienst
Muster 53 – Anfrage Arbeitsunfähigkeitszeiten
Muster 56 – Antrag auf Kostenübernahme für Rehabilitationssport
Muster 57 – Antrag auf Kostenübernahme für Funktionstraining

| 01622 | Ausführlicher schriftlicher Kurplan oder begründetes schriftliches Gutachten oder schriftliche gutachterliche Stellungnahme, nur auf besonderes Verlangen der Krankenkasse oder Ausstellung der vereinbarten Vordrucke nach den Mustern 20 a-d, 51, 52 oder 65 | **83** 9,54 |

Aufwand in Min. **Kalkulationszeit:** KA **Prüfzeit:** ./. **Eignung d. Prüfzeit:** Keine Eignung

GOÄ entsprechend oder ähnlich: Nr. 77

Kommentar: Wegen der Wahrung des Datenschutzes ist es in jeden Fall zweckmäßig, das Einverständnis des Patienten (schrftl.) einzuholen.
Siehe Kommentar zu Nr. 01624. Formular 65 siehe bei KBV unter: http://www.kbv.de/media/sp/Muster_65.pdf.
Vereinbarung über alle Vordrucke für die vertragsärztliche Versorgung - Stand: Juli 2022 siehe unter https://www.kbv.de/media/sp/02_Vordruckvereinbarung.pdf
Die EBM Nr. 01622 kann für einen ausführlichen schriftlichen Kurplan, ein begründetes schriftliches Gutachten oder eine schriftliche gutachterliche Stellungnahme auf besonderes Verlangen der Krankenkasse berechnet werden.
Die EBM-Nr. 01622 kann für die folgende Ausstellung angesetzt werden:

Vordruck	Leistungsbeschreibung
20a–d	Maßnahmen zur stufenweisen Wiedereingliederung in das Erwerbsleben

51	Anfrage zur Zuständigkeit eines sonstigen Kostenträgers (bei Arbeits- oder sonstigem Unfall und Drittschädigung oder zum ursächlichen Zusammenhang mit einem Versorgungsleiden)
52	Anfrage bei Fortbestehen der Arbeitsunfähigkeit
65	Ärztliches Attest für/über Kind

Tipp: Kostenpauschale Nr. 40142 für Leistung Nr.01622 bei Abfassung in freier Form, wenn keine vereinbarten Vordrucke verwendbar sind.

01623 Kurvorschlag des Arztes zum Antrag auf ambulante Kur, Ausstellung des vereinbarten Vordrucks nach Muster 25 — **53** / **6,09**

Aufwand in Min. **Kalkulationszeit:** KA   **Prüfzeit:** ./.   **Eignung d. Prüfzeit:** Keine Eignung

GOÄ entsprechend oder ähnlich: Nr. 77

Kommentar: Der Vordruck Muster 25 (Kurantrag zu Lasten der GKV) besteht aus drei Teilen:
- Selbstauskunftsbogen, in dem der Patient die persönlichen Daten einträgt und ggf. seine Wunschklinik
- Bogen für die Krankenkasse
- Bogen für den Arzt

Den Unterlagen sollten noch weitere Schriftstücke beigefügt werden:
- Kopien der vorausgegangenen Operationen
- Kopien der pathologischen Befunde
- sofern vorhanden – eine Kopie des Schwerbehindertenausweises.

Neben der Leistung nach Nr. 01623 kann der Arzt für den Versand Porto nach Nrn. 40110 f. berechnen.

Vom Patienten erwartete Befundberichte, Anträge und Empfehlungen zu Heilverfahren an die Kostenträger der Rentenversicherung, der Unfallversicherung oder der privaten Versicherungen sind keine GKV-Leistungen und nicht mit der EBM-Nr. 01623 berechnungsfähig. Diese Leistungen müssen nach GOÄ-Nr. 77 (Planung und Leitung einer Kur) berechnet werden.

Siehe auch Abrechnungstipp zu Nr. 01610.

01624 Verordnung medizinischer Vorsorge für Mütter oder Väter gemäß § 24 SGB V unter Verwendung des Vordrucks Muster 64 — **210** / **24,13**

Berichtspflicht Nein

Aufwand in Min. **Kalkulationszeit:** KA   **Prüfzeit:** 14   **Eignung d. Prüfzeit:** Tages- und Quartalsprofil

Kommentar: Die Verordnung medizinischer Vorsorge für Mütter oder Väter nach § 24 SGB V (früher inkorrekt als „Mutter-Kind-Kur bezeichnet) benutzt das Muster 64. Das Formular sehen Sie bei der KBV unter http://www.kbv.de/media/sp/Muster_64.pdf, Erläuterungen zum Formular unter https://www.kbv.de/html/34806.php.

Unter dem Punkt V. Zuweisungsempfehlungen sind Angaben zu den mitreisenden Kindern zu machen. Wichtig für den Hausarzt: Nur wenn bei den Kindern eine eigenständige Behandlungsbedürftigkeit vorliegt, ist es notwendig das Muster 65 „Ärztliche Verordnung Kind zur Verordnung einer Medizinischen Vorsorge/Rehabilitation beim Kinder- und Jugendarzt ausfüllen zu lassen. Handelt es sich lediglich um begleitende Kinder ohne eigenständige medizinische Indikation („Kind altersbedingt nicht von den Eltern zu trennen"), genügt es die Personendaten der Kinder unter dem Punkt V. B. im Muster 64 einzutragen.

01626 Ärztliche Stellungnahme für die Krankenkasse bei der Beantragung einer Genehmigung gemäß § 31 Absatz 6 SGB V zur Verordnung von — **143** / **16,43**
- Cannabis in Form von getrockneten Blüten
oder
- Cannabis in Form von Extrakten

oder
- Arzneimitteln mit dem Wirkstoff Dronabinol

oder
- Arzneimitteln mit dem Wirkstoff Nabilon,

Abrechnungsbestimmung einmal je Erstverordnung

Anmerkung
Die Gebührenordnungsposition 01626 ist höchstens viermal im Krankheitsfall berechnungsfähig.

Abrechnungsausschluss am Behandlungstag 1.2

Berichtspflicht Nein

Aufwand in Min.   **Kalkulationszeit:** KA   **Prüfzeit:** 8   **Eignung d. Prüfzeit:** Tages- und Quartalsprofil

Kommentar: Die Ärzte Zeitung informiert: ... „Zudem weist die KBV darauf hin, dass ein Wechsel innerhalb der verschiedenen Cannabis-Darreichungen – von Blüten und Extrakten auf Dronabinol- oder Nabilon-Fertigarzneimittel oder umgekehrt –, als neue Therapie gilt. „Daher kann eine Berechnung je durch die Krankenkasse genehmigter Leistung erfolgen", heißt es... „

Bitte beachten Sie, dass Sie verpflichtet sind, Ihre Patienten vor der ersten Verordnung einmalig über die verpflichtende Begleiterhebung zu informieren. Bei dieser Aufklärung händigen Sie den Patienten das Informationsblatt des BfArM aus

https://www.bfarm.de/SharedDocs/Downloads/DE/Bundesopiumstelle/Cannabis/Infoblatt_Patienten.pdf?__blob=publicationFile&v=3 .

Hinweise zur Verordnung: http://www.kbv.de/html/cannabis-verordnen.php

01630   Zuschlag zu den Gebührenordnungspositionen 03000, 04000, 07345, 08345, 09345, 10345, 13435, 13437, 13561, 13601, 13675, 13677, 15345, 26315 und 30700 für die Erstellung eines Medikationsplans gemäß § 29a Bundesmantelvertrag-Ärzte (BMV-Ä)   **39** 4,48

Obligater Leistungsinhalt
- Erstellen eines Medikationsplans,
- Aushändigung des Medikationsplans in Papierform an den Patienten oder dessen Bezugsperson,

Fakultativer Leistungsinhalt
- Übertragung des elektronischen Medikationsplas auf die elektronische Gesundheitskarte (eGK) des Patienten

Anmerkung Die Gebührenordnungsposition 01630 kann im Laufe von vier Quartalen nur von einem Vertragsarzt abgerechnet werden.
Die Gebührenordnungspositionen 03222, 03362, 04222, 05227, 06227, 07227, 08227, 09227, 10227, 13227, 13297, 13347, 13397, 13497, 13547, 13597, 13647, 13697, 14217, 16218, 18227, 20227, 21227, 21228, 22219, 26227, 27227 und 30701 sind in den drei Quartalen, die der Berechnung der Gebührenordnungsposition 01630 unmittelbar folgen, nicht berechnungsfähig.

Abrechnungsausschluss im Behandlungsfall 03220, 03221, 03222, 03362, 04220, 04221, 04222, 05227, 06227, 07227, 08227, 09227, 10227, 13227, 13297, 13347, 13397, 13497, 13547, 13597, 13647, 13697, 14217, 16218, 18227, 20227, 21227, 21228, 22219, 26227, 27227, 30701

Berichtspflicht Nein

Aufwand in Min.   **Kalkulationszeit:** 2   **Prüfzeit:** 2   **Eignung d. Prüfzeit:** Nur Quartalsprofil

Kommentar: 1) Nicht chronisch kranke Patienten, die dauerhaft (Zeitraum > 28 Tage) mindestens 3 systemisch wirkende Medikamente bekommen, können einen Medikationsplan erhalten. **CAVE:** Bei Übergang in eine chronische Erkrankung „blockiert" die GOP 01630 drei Quartale lang die Chronikervergütung nach 03220 und 03221.

Voraussetzung: 03220 noch nicht abgerechnet, Versichertenpauschale abgerechnet

Abzurechnen: 01630 einmal im Krankheitsfall – gleichgültig wie oft der Plan geändert wird

2) Chronisch kranke Patienten bei denen die Chronikerziffer 03220 bereits abgerechnet wird, wird von Seiten der KV automatisch die Ziffer 03222 hinzugesetzt.

Chroniker (03220)	Nicht Chroniker
Zuschlag zur 03220	Einzelleistung als Zuschlag zur Versicher-tenpauschale
Berechnet auch ohne Erstellen des Medikationsplanes	Bedingung: Erstellen eines Medikations-planes
03222/04222 (f. Kinderärzte)	01630
Wert: 1,11 € aktuell	Wert: 4,34 €
1x im Behandlungsfall (1 Quartal)	1x im Krankheitsfall (1 Jahr)
Automatische Zusetzung durch die KV	Muss vom Praxispersonal hinzugesetzt werden
Ausschluss: 03362 und 01630 im selben Behandlungsfall, für 03362 ist in demsel-ben Behandlungsfall mind. ein weiterer persönlicher APK notwendig	

01640   Zuschlag zu den Versichertenpauschalen der Kapitel 3 und 4, den Grundpauschalen   **80**
der Kapitel 5 bis 11, 13 bis 16, 18, 20 bis 23, 26 und 27, den Konsiliarpauschalen   9,19
der Kapitel 12, 17, 19, 24 und 25 und der Gebührenordnungsposition 30700
für die Anlage eines Notfalldatensatzes gemäß Anhang 2 der Anlage 4a zum
Bundesmantelvertrag-Ärzte (BMV-Ä)

Obligater Leistungsinhalt
- Persönlicher Arzt-Patienten-Kontakt,
- Überprüfung der Notwendigkeit zur Anlage eines Notfalldatensatzes,
- Einholung der Einwilligung des Patienten zur Anlage eines Notfalldatensatzes und Anlage eines Notfalldatensatzes mit Eintragungen zu medizinisch notfallrelevanten Informationen über den Patienten,
- Übertragung des Notfalldatensatzes auf die elektronische Gesundheitskarte (eGK) des Patienten,

Fakultativer Leistungsinhalt
- Aufklärung über die Hintergründe, Ziele, Inhalte und Vorgehensweise zur Erstellung von Notfalldatensätzen gemäß § 334 Absatz 1 Satz 2 Nummer 5 SGB V,
- Erläuterung des Notfalldatensatzes gegenüber dem Patienten und/oder einer Bezugs-person,

Abrechnungsbestimmung einmal im Krankheitsfall

Anmerkung Sofern die Vertragsarztpraxis noch nicht an die Telematikinfrastruktur angeschlossen ist und nach Kenntnis der zuständigen Kassenärztlichen Vereinigung die technischen Voraussetzungen zur Nutzung der Anwendung gemäß § 334 Absatz 1 Satz 2 Nummer 5 SGB V i. V. m. Anlage 4a zum BMV-Ä noch nicht vorliegen, ist die Gebührenordnungsposition 01640 nicht berechnungsfähig.
Die Gebührenordnungsposition 01640 ist nur berechnungsfähig, sofern die Anlage des Notfalldatensatzes auf der eGK medizinisch notwendig ist und erstmalig zur Erfassung medizinisch notfallrelevanter Informationen über den Patienten (Befunddaten (z. B. zu Diagnosen oder Allergien/Unverträglichkeiten oder besonderen Hinweisen) und/oder der Medikation) erfolgt.
Die Gebührenordnungsposition 01640 ist nicht berechnungsfähig, sofern die Anlage des Notfalldatensatzes auf der eGK ausschließlich zur Erfassung von Kommunikationsdaten (Versichertendaten, Angaben zu behandelnden Ärzten, Eintragungen zu im Notfall zu kontaktierenden Personen) und/oder freiwilligen Zusatzinformationen gemäß der Spezi-fikation der gematik zum Informationsmodell Notfalldaten-Management auf Wunsch des Patienten erfolgt.
Die Gebührenordnungsposition 01640 ist nicht berechnungsfähig, sofern auf der eGK des Patienten bereits ein Notfalldatensatz mit Eintragungen zu medizinisch notfallrelevanten

Informationen über den Patienten (Befunddaten (z. B. zu Diagnosen oder Allergien/Unverträglichkeiten oder besonderen Hinweisen) und/oder Angaben der Medikation) vorhanden ist. Sofern für den Patienten bereits ein Notfalldatensatz mit Eintragungen zu medizinisch notfallrelevanten Informationen über den Patienten (Befunddaten (z. B. zu Diagnosen oder Allergien/Unverträglichkeiten oder besonderen Hinweisen) auf einer eGK angelegt wurde, die z. B. ausgetauscht oder verloren wurde, ist die Gebührenordnungsposition 01640 für die Übertragung des in der Vertragsarztpraxis bestehenden Notfalldatensatzes auf die neue eGK des Patienten nicht berechnungsfähig.

Die Gebührenordnungsposition 01640 ist in den drei Quartalen, die der Berechung der Gebührenordnungsposition 01642 zur Löschung eines Notfalldatensatzes unmittelbar folgen, nicht berechnungsfähig.

Abrechnungsausschluss im Behandlungsfall 01641, 01642

Berichtspflicht Nein

Aufwand in Min. **Kalkulationszeit:** KA   **Prüfzeit:** ./.   **Eignung d. Prüfzeit:** Keine Eignung

Kommentar: Die Leistung ist nur von Ärzten berechnungsfähig, die durch Diagnostik und/oder Therapie ein umfassendes Bild zu Befunden, Diagnosen und Therapiemaßnahmen des Patienten haben bzw. infolge einer krankheitsspezifischen Diagnostik und/oder Therapie über notfallrelevante Informa-tionen zum Patienten verfügen, vgl. Nr. 5 der Präambel zu Abschnitt 1.6.

Die KV Hessen informiert (1. Quartal 2018) ausführlich u.a.:

... „Für das Anlegen, Aktualisieren und Löschen eines Notfalldatensatzes auf der elektronischen Gesundheitskarte (eGK) werden drei neue Leistungen in den EBM aufgenommen.

Neue EBM Nrn im Abschnitt 1.6 EBM

01640 Anlage des Notfalldatensatzes

01641 Überprüfung und Aktualisierung des Notfalldatensatzes

01642 Löschung des Notfalldatensatzes – Auf Wunsch des Patienten

Das Notfalldatenmanagement (NFDM) dient der übersichtlichen Darstellung von Medikamenten, Diagnosen und Informationen, die bei einem Notfall für behandelnde Ärzte wichtig sein können, auf der eGK. Mit Einführung der neuen Leistungen und der TI-Finanzierungsvereinbarung werden die Vorgaben aus dem E-Health-Gesetz umgesetzt.

Die Leistungen für das NFDM

Für das Anlegen eines Notfalldatensatzes können Sie die **EBM Nr. 01640** abrechnen. Vorausset-zung hierfür ist, dass die Einwilligung des Patienten eingeholt wird und die Anlage medizinisch notwendig ist. Die **EBM Nr. 01640** kann zudem nur dann abgerechnet werden, wenn noch kein Notfalldatensatz auf der eGK vorhanden ist. Sie sind berechtigt, die Leistung abzurechnen, wenn Sie durch Diagnostik und/oder Therapie ein umfassendes Bild zu Befunden, Diagnosen und The-rapiemaßnahmen des Patienten haben bzw. infolge einer krankheitsspezifischen Diagnostik und/oder Therapie über notfallrelevante Informa-tionen zum Patienten verfügen.

Die neue **EBM Nr. 01641** dient der pauschalen Vergütung für verschiedene Tätigkeiten (z.B. Überprüfung und Aktualisierung des Notfalldatensatzes auf der eGK) bezogen auf den Notfallda-tensatz, unabhängig davon, ob sie tatsächlich in dem jeweiligen Quartal bei dem Patienten erfol-gen.

Die **EBM Nr. 01641** wird in der Regel automatisch von der zu jeder Versicherten-, Grund- und Konsilliarpauschale zugesetzt.

Auf ausdrücklichen Wunsch des Patienten müssen sämtliche notfallrelevanten Informationen von Ihnen gelöscht werden. Hierfür können Sie die EBM Nr. 01642 abrechnen.

Bitte beachten Sie, dass die drei Leistungen im Behandlungsfall nicht nebeneinander abgerechnet werden können. Zudem ist das Anlegen eines Notfalldatensatzes EBM Nr. 01640 nach einer Löschung (**EBM Nr. 01642**) in den unmittelbar folgenden drei Quartalen nicht berechnungsfähig.

Die drei neuen Leistungen (**EBM Nrn. 01640, 01641 und 01642**) sind für alle Fachgruppen mit persönlichen Arzt-Patienten-Kontakten vorgesehen.

Die Leistungen sollen für die nächsten drei Jahre extrabudgetär vergütet werden.

Technische Voraussetzungen
Um die drei neuen Leistungen (**EBM Nrn. 01640, 01641 und 01642**) abrechnen zu können, müssen Sie in Ihrer Praxis über die technischen Voraussetzung der Telematikinfrastruktur (TI) und die erforderlichen Komponenten (Konnektor-Modul NFDM, evtl. zusätzliches Kartenterminal im Sprechzimmer und elektronischen Heilberufsausweis) für das NFDM verfügen. Die Vergütung für die Technik, die Sie zusätzlich für das NFDM benötigen, finden Sie in der TIFinanzierungsvereinbarung. Sie haben Anspruch auf Erstattung der Kosten ab dem Zeitpunkt, zu dem Sie nachgewiesenermaßen die benötigten Komponenten für das NFDM vorhalten…"

Telematikinfrastruktur
Vertragsärztliche Leistungserbringer müssen seit dem 01.01.2019 an die Telematikinfrastruktur (TI) angeschlossen sein. Gemäß § 291 Abs. 2b SGB V sind die Leistungserbringer seitdem auch verpflichtet, das sog. Versichertenstammdatenmanagement (VSDM) anzuwenden, d.h. zu prüfen, ob die auf der elektronischen Gesundheitskarte gespeicherten Versichertenstammdaten (z.B. Name, Geburtsdatum, Anschrift, Versichertenstatus, ggf. ergänzende Informationen) aktuell sind. Bei Nicht-Durchführung ist eine Kürzung vertragsärztlicher Leistungen vorgesehen:
- Ab dem 01.01.2019: pauschal um 1 %
- Ab dem 01.03.2020: pauschal um 2,5 %.

Die Kürzung erfolgt solange, bis der Leistungserbringer das VSDM durchführt. Bis zum 30.06.2019 wurde von einer Kürzung abgesehen, wenn der Leistungserbringer gegenüber der Kassenärztlichen Vereinigung nachweisen konnte, dass er bereits vor dem 1.04.2019 die Anschaffung der für die VSDM erforderliche Ausstattung vertraglich vereinbart hatte. Ermächtigte Ärzte, ermächtigte Krankenhäuser und die nach § 75 Absatz 1b Satz 3 SGB V auf Grund einer Kooperationsvereinbarung mit der Kassenärztlichen Vereinigung in den Notdienst einbezogenen zugelassenen Krankenhäuser sind von der Kürzung bis zum 31.12.2020 ausgenommen.

An der vertragsärztlichen Versorgung teilnehmende Leistungserbringer, die Versicherte ohne persönlichen Kontakt behandeln oder in die Behandlung des Versicherten einbezogen sind, sind von dem VSDM ausgenommen. Aber: Behandeln diese Leistungserbringer ausnahmsweise doch mit persönlichem Arzt-Patienten-Kontakt, ist das VSDM durchzuführen.

Zu den weiteren TI-Anwendungen gehören
- das Notfalldatenmanagement (NFDM)
- der E-Medikationsplan (eMP)
- die elektronische Patientenakte (ePA): Pflicht zum Nachweis der hierfür erforderlichen Komponen-ten und Dienst bis zum 30.06.2021 (ggf. Verlängerung der Frist), bei Verstoß Kürzung der Vergütung vertragsärztlicher Leistungen pauschal um 1 %.

| 01641 | Zuschlag zu den Versichertenpauschalen der Kapitel 3 und 4, den Grundpauschalen der Kapitel 5 bis 11, 13 bis 16, 18, 20 bis 23, 26 und 27, den Konsiliarpauschalen der Kapitel 12, 17, 19, 24 und 25 und der Gebührenordnungsposition 30700 für den Notfalldatensatz gemäß Anhang 2 der Anlage 4a zum Bundesmantelvertrag-Ärzte (BMV-Ä) | **4** 0,46 |

Abrechnungsbestimmung einmal im Behandlungsfall

Anmerkung Sofern die Vertragsarztpraxis noch nicht an die Telematikinfrastruktur angeschlossen ist und nach Kenntnis der zuständigen Kassenärztlichen Vereinigung die technischen Voraussetzungen zur Nutzung der Anwendung gemäß § 334 Absatz 1 Satz 2 Nummer 5 SGB V i. V. m. Anlage 4a zum BMV-Ä noch nicht vorliegen, ist die Gebührenordnungsposition 01641 nicht berechnungsfähig.
Mit der Gebührenordnungsposition 01641 wird insbesondere die Überprüfung auf Notwendigkeit eines Notfalldatensatzes ohne anschließende Anlage oder die Überprüfung und ggf. Aktualisierung eines vorhandenen Notfalldatensatzes (einschließlich Anpassung des Notfalldatensatzes auf der eGK) und/oder die erstmalige Anlage oder Löschung eines Notfalldatensatzes mit ausschließlichen Eintragungen von Kommunikationsdaten (Versichertendaten, Angaben zu behandelnden Ärzten, Eintragungen zu im Notfall zu kontaktierenden Personen) und/oder freiwilligen Zusatzinformationen gemäß der Spezifikation der

gematik zum Informationsmodell Notfalldaten-Management auf Wunsch des Patienten und/oder die Übertragung des in der Vertragsarztpraxis bestehenden Notfalldatensatzes, z. B. bei einem Austausch oder Verlust der eGK des Patienten, vergütet.
Die Gebührenordnungsposition 01641 wird durch die zuständige Kassenärztliche Vereinigung zugesetzt.

Abrechnungsausschluss im Behandlungsfall 01640, 01642

Berichtspflicht Nein

Aufwand in Min. **Kalkulationszeit:** KA **Prüfzeit:** ./. **Eignung d. Prüfzeit:** Keine Eignungl

Kommentar Siehe ausführliche Anmerkungen im Kommentar zu EBM Nr. 01640.

01642 Löschen eines Notfalldatensatzes gemäß Anlage 4a zum Bundesmantelvertrag-Ärzte (BMV-Ä)
1
0,11

Abrechnungsbestimmung einmal im Behandlungsfall

Anmerkung Sofern die Vertragsarztpraxis noch nicht an die Telematikinfrastruktur angeschlossen ist und nach Kenntnis der zuständigen Kassenärztlichen Vereinigung die technischen Voraussetzungen zur Nutzung der Anwendung gemäß § 334 Absatz 1 Satz 2 Nummer 5 SGB V i. V. m. Anlage 4a zum Bundesmantelvertrag-Ärzte (BMV-Ä) noch nicht vorliegen, ist die Gebührenordnungsposition 01642 nicht berechnungsfähig.
Die Gebührenordnungsposition 01642 ist nur berechnungsfähig, sofern ein Notfalldatensatz mit medizinisch notfallrelevanten Informationen auf der eGK vorhanden ist und der Patient die Löschung sämtlicher Einträge ausdrücklich wünscht.
Die Gebührenordnungsposition 01640 ist in den drei Quartalen, die der Berechnung der Gebührenordnungsposition 01642 unmittelbar folgen, nicht berechnungsfähig.

Abrechnungsausschluss im Behandlungsfall 01640, 01641

Berichtspflicht Nein

Aufwand in Min. **Kalkulationszeit:** KA **Prüfzeit:** ./. **Eignung d. Prüfzeit:** Keine Eignungl

Kommentar Siehe ausführliche Anmerkungen im Kommentar zu EBM Nr. 01640.

01645 Aufklärung und Beratung im Zusammenhang mit einem ärztlichen Zweitmeinungsverfahren sowie die Zusammenstellung, Mehrfertigung und Aushändigung von Befundmitteilungen, Berichten, Arztbriefen und anderen patientenbezogenen Unterlagen an den Patienten gemäß § 6 Abs. 4 der Richtlinie des Gemeinsamen Bundesausschusses zum Zweitmeinungsverfahren
75
8,62

Obligater Leistungsinhalt
• Aufklärung über den Anspruch auf eine ärztliche Zweitmeinung gemäß § 27b Abs. 2 SGB V,
• Beratung im Zusammenhang mit einer ärztlichen Zweitmeinung gemäß § 27b Abs. 2 SGB V,
• Aushändigung des Informationsblattes des Gemeinsamen Bundesausschusses zum Zweitmeinungsverfahren,
• Zusammenstellung, Mehrfertigung und Aushändigung von Befundmitteilungen, Berichten, Arztbriefen und anderen patientenbezogenen Unterlagen an den Patienten,
• Information zu geeigneten Zweitmeinungsärzten,

Fakultativer Leistungsinhalt
• Zusammenführung und ggf. Aufbereitung der patientenbezogenen Unterlagen,
• Beratung nach ärztlicher Zweitmeinung,

Abrechnungsbestimmung einmal im Krankheitsfall

Anmerkung Die Gebührenordnungsposition 01645 ist nur durch den indikationsstellenden Arzt gemäß § 6 der Richtlinie des Gemeinsamen Bundesausschusses zum Zweitmeinungsverfahren berechnungsfähig.
Die Berechnung der Gebührenordnungsposition 01645 setzt die eingriffsspezifische Dokumentation gemäß der bundeseinheitlich kodierten Zusatzkennzeichnung voraus.

Aufwand in Min. **Kalkulationszeit:** KA **Prüfzeit:** ./. **Eignung d. Prüfzeit:** Keine Eignungl

Kommentar **Die KV Hessen informierte ihre Vertragsärzte sehr detailliert zur ärztlichen Zweitmeinung u.a.:**

... „Der Beschluss zur Aufnahme der ärztlichen Zweitmeinung in den EBM tritt zum 1. Januar 2019 in Kraft und wird in den Abschnitt 1.6 EBM aufgenommen. Für die ärztliche Zweitmeinung wird der neue Abschnitt 4.3.9 in den Allgemeinen Bestimmungen des EBM aufgenommen.

Durch eine zweite ärztliche Meinung soll das Risiko einer zu weiten Indikationsstellung und damit zu hohen Zahlen bestimmter planbarer „mengenanfälliger" Eingriffe, die nicht immer medizinisch geboten sind, verringert werden. **Ein rechtlicher Zweitmeinungsanspruch besteht bei einer Mandeloperation** (Tonsillotomie oder Tonsillektomie) **sowie bei einer Gebärmutterentfernung** (Hysterektomie). Weitere Indikationen sollen folgen.

In der Praxis heißt das: Rät ein HNO-Arzt einem Patienten zu einer Tonsillektomie, Tonsillotomie oder ein Gynäkologe zu einer Hysterektomie, muss er den Patienten darauf hinweisen, dass er sich vor dem Eingriff eine Zweitmeinung einholen kann. Er händigt ihm dazu alle für die Zweitmeinungsberatung nötigen Befunde sowie ein Merkblatt des G-BA aus. Der indikationsstellende Arzt muss den Patienten auf die Liste der zweitmeinungs-gebenden Ärzte hinweisen.

Der indikationsstellende Arzt rechnet für die Aufklärung zur Zweitmeinung mit den oben aufgeführten Bestandteilen die neue GOP 01645 ab. Die Leistung ist mit 8,12 Euro bewertet (75 Punkte, bundeseinheitlicher Orientierungspunktwert 2019 von 10,8226 Cent) und soll zunächst extrabudgetär vergütet werden. Die GOP 01645 kann einmal im Krankheitsfall abgerechnet werden. Die Aufklärung zur Zweit-meinung soll vom indikationsstellenden Arzt mindestens zehn Tage vor dem geplanten Eingriff erfolgen.

GOP 01645 benötigt ein Suffix: Bei der Aufklärung zur Zweitmeinung bei einer bevorste-henden Mandeloperation setzt der HNO-Arzt das Suffix „A" an. Er rechnet also die EBM Nr. 01645A ab. Bei der Aufklärung zur Zweitmeinung bei einer bevorstehenden Gebärmutter-entfernung setzt der Gynäkologe das Suffix „B" an. Er rechnet also die EBM Nr. 01645B ab.

Zweitmeinung. Im neuen Abschnitt 4.3.9 der Allgemeinen Bestimmungen EBM wird festgelegt, dass der zweitmeinungsgebende Arzt die arztgruppen-spezifischen Versi-cherten-, Grund- oder Konsiliarpauschalen seiner Arztgruppe beim ersten Arzt-Patienten-Kontakt abrechnet.

Die Zweitmeinung umfasst die Durchsicht vorliegender Befunde des indikationsstellenden Arztes und ein Anamnesegespräch. Hinzu kommen ärztliche Untersuchungen, sofern sie zur Befunderhebung und Überprüfung der Indikationsstellung erforderlich sind. Die medizi-nische Notwendigkeit der Untersuchungen muss im freien Begründungsfeld (Feldkennung 5009) angegeben werden.

Leistungen müssen gekennzeichnet werden: Der Zweitmeiner kennzeichnet alle Leistungen zum Zweitmeinungsverfahren. Die Kennzeichnung erfolgt als Begründung im freien Text. Der Beschluss zur Aufnahme der ärztlichen Zweitmeinung in den Einheitlichen Bewertungsmaß-stab (EBM) tritt zum 1. Januar 2019 in Kraft. Für den indikationsstellenden Arzt wird die neue Gebührenordnungsposition (GOP) 01645 in den Abschnitt 1.6 EBM aufgenommen. Für die ärztliche Zweitmeinung wird der neue Abschnitt 4.3.9 in den Allgemeinen Bestimmungen des EBM aufgenommen. Durch eine zweite ärztliche Meinung soll das Risiko einer zu weiten Indikationsstellung und damit zu hohen Zahlen bestimmter planbarer „mengenanfälliger" Eingriffe, die nicht immer medizinisch geboten sind, verringert werden. Ein rechtlicher Zweit-meinungsanspruch besteht bei einer Mandeloperation (Tonsillotomie oder Tonsillektomie) sowie bei einer Gebärmutter-entfernung (Hysterektomie). Weitere Indikationen sollen folgen.

01645 für indikationsstellenden Arzt

Ärzte müssen nach der Zweitmeinungsrichtlinie des Gemeinsamen Bundesausschusses (G-BA) Patienten über ihren Rechtsanspruch informieren, wenn Begründungsfeld (Feldkennung 5009).Bei der bevorstehenden Mandeloperation wird die Kennzeichnung 88200A in das freie Begründungsfeld gesetzt. Bei der bevorstehenden Gebärmutterent-fernung die Kennzeichnung 88200B.

Zweitmeinungsgebende Ärzte benötigen Genehmigung

Ab Januar 2019 kann eine Zweitmeinung zu den planbaren Eingriffen (Mandeloperationen oder Gebärmutterentfernung) von HNO-Ärzten oder Gynäkologen durchgeführt werden.Für die Teilnahme am Zweitmeinungsverfahren benötigen Ärzte eine Genehmigung der KVH.

Überweisung vom zweitmeinungsgebenden Arzt

Im Rahmen des Zweitmeinungsverfahrens können (wenn med. zwingend notwendig) Aufträge an weitere Vertragsärzte erfolgen. Der Arzt, der beauftragt wird, muss seine Leistungen kennzeichnen (88200A bei einer bevorstehenden Mandeloperation oder 88200B bei einer bevorstehenden Gebärmutterentfernung). Der zweitmeinungsgebende Arzt gibt hierfür auf der Überweisung bei dem Auftrag „Zweitmeinung" an. Alle Leistungen im Rahmen der Zweitmeinung sollen zunächst extrabudgetär vergütet werden.

Siehe:
Merkblatt des Gemeinsamen Bundesausschusses zum Zweitmeinungsverfahren bei geplanten Eingriffen: https://www.g-ba.de/richtlinien/107/

01647 Zusatzpauschale zu den Versichertenpauschalen der Kapitel 3 und 4, den Grund- **15** pauschalen der Kapitel 5 bis 11, 13 bis 16, 18, 20 bis 23, 26 und 27, zu den Konsi- **1,72** liarpauschalen der Kapitel 12, 17, 19, 24 und 25, den Gebührenordnungspositionen 01320, 01321 und 30700 und den Leistungen des Abschnitts 1.7 (ausgenommen in-vitrodiagnostische Leistungen) im Zusammenhang mit der elektronischen Patientenakte

Obligater Leistungsinhalt
* Erfassung und/oder Verarbeitung und/oder Speicherung von Daten nach § 341 Absatz 2 Nrn. 1 bis 5 und 10 bis 13 SGB V aus dem aktuellen Behandlungskontext für eine einrichtungs-, fach- und sektorenübergreifende Dokumentation über den Patienten in der elektronischen Patientenakte,
* Prüfung, ob erhebliche therapeutische Gründe oder sonstige erhebliche Rechte Dritter einer Übermittlung in die elektronische Patientenakte entgegenstehen,
* Prüfung und ggf. Ergänzung der zu den Dokumenten gehörenden Metadaten,

Fakultativer Leistungsinhalt
* Einholung der Zugriffsberechtigung vom Patienten zur Datenverarbeitung in dessen elektronischer Patientenakte.

Abrechnungsbestimmung einmal im Krankheitsfall

Abrechnungsausschluss im Behandlungsfall 01648

Berichtspflicht Nein

Aufwand in Min. **Kalkulationszeit:** 1 **Prüfzeit:** 1 **Eignung d. Prüfzeit:** Nur Quartalsprofil

Kommentar Die Vergütung der Leistung nach den EBM-Nrn. 01431 und 01647 erfolgt außerhalb der morbiditätsbedingten Gesamtvergütungen.

Rückwirkend zum 1. Januar 2021 sind EBM-Nrn. eingefügt zur Abrechnung für Ärzte und Psychotherapeuten, wenn sie Tätigkeiten im Zusammenhang mit der elektronischen Patientenakte (ePA) ihrer Patienten erbringen.

Die EBM-Nr. 01647 ist eine Zusatzpauschale zu den Versicherten-, Grund- und Konsiliarpauschalen sowie den Leistungen des Abschnitts 1.7 (ausgenommen in-vitro-diagnostische Leistungen).

Die Leistung beinhaltet Erfassung und/oder Verarbeitung und/oder Speicherung medizinischer Daten aus dem aktuellen Behandlungsunterlagen in der ePA.

Sie ist einmal im Behandlungsfall berechnungsfähig, aber nicht wenn im selben Behandlungsfall die Pauschale für die sektorenübergreifende Erstbefüllung (10 Euro) abrechnet wird.

01648 Sektorenübergreifende Erstbefüllung einer elektronischen Patientenakte **89**
10,23

Obligater Leistungsinhalt
* Speicherung von Daten gemäß der ePAErstbefüllungsvereinbarung nach § 346 Absatz 6 SGB V in der elektronischen Patientenakte,
* Prüfung, ob erhebliche therapeutische Gründe oder sonstige erhebliche Rechte Dritter einer Übermittlung in die elektronische Patientenakte entgegenstehen,
* Prüfung und ggf. Ergänzung der zu den Dokumenten gehörenden Metadaten,

Fakultativer Leistungsinhalt
• Einholung der Zugriffsberechtigung vom Patienten zur Datenverarbeitung in dessen elektronischer Patientenakte,
• Erfassung und/oder Verarbeitung und/oder Speicherung von (weiteren) Daten nach § 341 Absatz 2 Nrn. 1 bis 5 und 10 bis 13 SGB V aus dem aktuellen Behandlungskontext für eine einrichtungs-, fach- und sektorenübergreifende Dokumentation über den Patienten in der elektronischen Patientenakte im selben Behandlungsfall,

Abrechnungsbestimmung einmalig je Versicherten

Abrechnungsausschluss im Behandlungsfall 01647

Aufwand in Min.   **Kalkulationszeit:** KA   **Prüfzeit:** ./.   **Eignung der Prüfzeit:** Keine Eignung
Berichtspflicht Nein

Kommentar: **Neue GOP 01648 nur zum Befüllen der Akte**
Nach der neuen Regelung rechnen Vertragsärztinnen und Vertragsärzte die sektorenübergreifende Erstbefüllung einer ePA ab 1. Januar 2022 über die Gebührenordnungsposition (GOP) 01648 (89 Punkte / 10,03 Euro) ab. Diese ersetzt die bislang gültige Pseudo-GOP 88270. Die Vergütung erfolgt extrabudgetär.

Die Leistung umfasst das Befüllen der Akte mit Befunden, Arztbriefen und anderen Dokumenten, die für die Behandlung relevant sind. Die Beratung des Patienten ist weiterhin nicht Bestandteil der Leistung. Auch Vertragspsychotherapeuten können die Erstbefüllung vornehmen und die neue GOP abrechnen.

Einmal je Patient abrechenbar
Die GOP 01648 kann einmal je Versicherten abgerechnet werden. Ärzte sollten also vor Erstbefüllung der ePA möglichst den Patienten fragen, ob bereits Einträge durch einen anderen Arzt vorgenommen wurden. Dann ist die GOP 01648 nicht berechnungsfähig.

Eine Abrechnung neben der GOP 01647 (15 Punkte / 1,67 Euro) ist im Behandlungsfall ausgeschlossen. Die Zusatzpauschale zur Versicherten-, Grund- und Konsiliarpauschale können Ärztinnen und Ärzte einmal im Behandlungsfall ansetzen, wenn sie Daten in der ePA erfassen, verarbeiten und/oder speichern.

Bis spätestens 30. September 2022 wollen KBV und Krankenkassen im Bewertungsausschuss über die Verlängerung beziehungsweise Anpassung der Bewertung der neuen GOP 01648 entscheiden. Hintergrund ist, dass der Aufwand für die Befüllung der ePA noch nicht endgültig eingeschätzt werden kann. Die GOP 01648 enthält zudem einen Anteil zur Förderung der ePA.

Hinweis: Die Ausgabe der ePA durch die Krankenkassen ist seit Jahresbeginn 2021 möglich. Ärzte in Praxen und Krankenhäusern sind seit Juli 2021 verpflichtet, auf Wunsch des Patienten die digitalen Akten mit Befunden, Therapieplänen etc. zu befüllen. Auch Psychotherapeuten und Zahnärzte können diese Aufgabe übernehmen. Dabei darf die sektorenübergreifende Erstbefüllung je Patient nur einmal abgerechnet werden.

01650*   Zuschlag zu den Gebührenordnungspositionen 31112, 31114, 31121 bis 31126,   **47** 31131 bis 31135, 31142 bis 31146, 31152 bis 31155, 31162 bis 31164, 31202   **5,40** bis 31205, 31212 bis 31215, 31271 bis 31275, 31284, 31302, 31303, 31312 bis 31314, 36112, 36114, 36121 bis 36126, 36131 bis 36135, 36142 bis 36146, 36152 bis 36155, 36162 bis 36164, 36202 bis 36205, 36212 bis 36215, 36271 bis 36275, 36284, 36302, 36303 und 36312 bis 36314

Fakultativer Leistungsinhalt
• Einrichtungsbefragung gemäß der Richtlinie zur einrichtungs- und sektorenübergreifenden Qualitätssicherung (Qesü-RL), Verfahren 2, Anlage II Buchstabe e

Anmerkung Der Höchstwert für die Gebührenordnungsposition 01650 beträgt je Praxis 704 Punkte im Quartal.

Die Gebührenordnungsposition 01650 wird durch die zuständige Kassenärztliche Vereinigung zugesetzt.

Berichtspflicht Nein

Aufwand in Min.   **Kalkulationszeit:** KA   **Prüfzeit:** ./.   **Eignung d. Prüfzeit:** Keine Eignungl

Kommentar Zum 1. Januar 2018 rückwirkend wurde die GOP 01650 zur Vergütung des Aufwandes für die Erfüllung der Verpflichtungen zur „Vermeidung nosokomialer Infektionen – postoperative Wundinfektion" erfordert,aufgenommen.

Hier geht es um ein Honorar für das einfache Ausfüllen eines vielseitigen Fragebogens, den jeder Arzt der definierte Operationen erbringt, ausfüllen und bei der entsprechenden Datenannahmestelle einreichen muss.

Es ergibt sich Vergütung von ca. 300 Euro im Jahr für die korrekteTeilnahme an dieser Qualitätssicherungsmaßnahme.

Sanktionsmaßnahmen sollen in der nächsten Zeit veröffentlicht werden.

01660 **Zuschlag zur eArztbrief-Versandpauschale gemäß Anlage 8 § 2 Absatz 3 der Vereinbarung zur Finanzierung und Erstattung der bei den Vertragsärzten entstehenden Kosten im Rahmen der Einführung und des Betriebes der Telematikinfrastruktur zur Förderung der Versendung elektronischer Briefe** **1** 0,11

GOÄ Keine vergleichbare GOÄ Leistung vorhanden.

Aufwand in Min. **Kalkulationszeit: KA** **Prüfzeit: ./.** **Eignung d. Prüfzeit:** Keine Eignung

Kommentar: Diese Leistung ist für die Versendung eines eArztbriefes abrechenbar und soll nach KBV: ... „im Rahmen der Einführung und des Betriebes der Telematikinfrastruktur zur Förderung der Versendung elektronischer Briefe... „dienen.

Protokollnotiz der KBV:

Der Bewertungsausschuss überprüft zum 31. Dezember 2022 die Entwicklung der befristeten Aufnahme der Gebührenordnungsposition 01660 und wird über die Ergebnisse dieser Überprüfung und den Umgang mit den Ergebnissen beraten.

Empfehlung des Bewertungsausschusses:
1. Die Vergütung der Leistungen nach der Gebührenordnungsposition 01660 erfolgt außerhalb der morbiditätsbedingten Gesamtvergütungen.
2. Die Überführung der Gebührenordnungsposition 01660 in die morbiditätsbedingte Gesamtvergütung gemäß Nr. 5 des Beschlusses des Bewertungsausschusses in seiner 323. Sitzung am 25. März 2014, oder entsprechender Folgebeschlüsse, zu einem Verfahren zur Aufnahme von neuen Leistungen in den EBM erfolgt nicht.

01670* **Zuschlag im Zusammenhang mit den Versicherten-, Grund- oder Konsiliarpauschalen für die Einholung eines Telekonsiliums** **110** 12,64

Obligater Leistungsinhalt
• Beschreibung der medizinischen Fragestellung,
• Zusammenstellung und elektronische Übermittlung aller für die telekonsiliarische Beurteilung der patientenbezogenen, medizinischen Fragestellung relevanten Informationen,
• Einholung der Einwilligung des Patienten bzw. Überprüfung des Vorliegens einer Einwilligung,

Fakultativer Leistungsinhalt
• Abstimmung mit dem konsiliarisch tätigen Arzt, Zahnarzt bzw. Psychotherapeuten, Abrechnungsbestimmung zweimal im Behandlungsfall

Anmerkung Die Beauftragung nach Nr. 7 des Abschnitts 1.6 ist gemäß der Vereinbarung nach § 367 SGB V über technische Verfahren zu telemedizinischen Konsilien (Telekonsilien-Vereinbarung) vorzunehmen.

Abrechnungsausschluss:
am Behandlungstag 34.8
im Behandlungsfall 01671, 01672

Berichtspflicht Nein

Aufwand in Min. **Kalkulationszeit: 7** **Prüfzeit: 6** **Eignung d. Prüfzeit:** Tages- und Quartalsprofil

Kommentar: Am 1.10.2020 hat der ergänzende Bewertungsausschuss mit dem Ziel einer Ausweitung und Etablierung von Telekonsilien kurzfristig die Aufnahme der GOP 01670, 01671 und 01672 in den EBM beschlossen.

Bei zeitaufwändigeren telekonsiliarischen Beurteilungen kann die Nr. 01672 als Zuschlag zur Nr. 01671 je vollendete fünf Minuten maximal dreimal im Behandlungsfall berechnet werden. Wird das Telekonsilium nicht per Telefon, sondern per Video durchgeführt, lässt sich zusätzlich die Nr. 01450 vom initiierenden Arzt abrechnen. Die Leistungen werden zunächst für zwei Jahre extrabudgetär vergütet - die Umsetzung auf Landesebene ist mit den Krankenkassen noch zu vereinbaren.

Voraussetzungen für den anfragenden Arzt:
Eine patientenbezogene, interdisziplinäre medizinische Fragestellung, die außerhalb des Fachgebietes des behandelnden Vertragsarztes liegt und das Telekonsilium bei einem Konsiliararzt, Konsiliarzahnarzt oder Konsiliarpsychotherapeuten eingeholt wird, innerhalb dessen Fachgebiet die medizinische Fragestellung liegt
oder
Eine besonders komplexe medizinische Fragestellung, die innerhalb des Fachgebietes des behandelnden Vertragsarztes liegt und das Telekonsilium bei einem Konsiliararzt oder Konsiliarpsychotherapeuten desselben Fachgebietes eingeholt wird.

Voraussetzungen für den beantwortenden Konsiliararzt:
Diese rechnen die GOP 01671/01672 ab. Sie umfasst die Beurteilung der medizinischen Fragestellung, die Erstellung eines schriftlichen Berichts sowie die elektronische Übermittlung an den Arzt, der das Telekonsilium in Auftrag gegeben hat. Es dürfen nur sichere elektronische Informations-und Kommunikationstechnologien eingesetzt werden. Benötigt wird ein Dienst für Kommunikation in der Medizin (KIM-Dienst), der über die Telematikinfrastruktur läuft. Übergangsweise kann hierfür auch KV-Connect®genutzt werden.

Empfehlung:
Für telefonische Absprachen – auch mit Zahnärzten oder Psychotherapeuten – durchaus geeignet.
Im Übrigen können Pädiater auf das besser vergütete und leitlinienbasierte Expertenkonsil Paedexpert (Selektivvertragslösung mit vielen Kassen) zurückgreifen.

01671* **Telekonsiliarische Beurteilung einer medizinischen Fragestellung**   **128**
Obligater Leistungsinhalt   14,71
• Konsiliarische Beurteilung der medizinischen Fragestellung gemäß der Gebührenordnungsposition 01670 bzw. der entsprechenden Leistung nach dem Bewertungsmaßstab zahnärztlicher Leistungen,
• Erstellung eines schriftlichen Konsiliarberichtes und elektronische Übermittlung an den das Telekonsilium einholenden Vertragsarzt oder Vertragszahnarzt,
• Dauer mindestens 10 Minuten,

Fakultativer Leistungsinhalt
• Abstimmung mit dem das Telekonsilium einholenden Vertragsarzt oder Vertragszahnarzt, Abrechnungsbestimmung einmal im Behandlungsfall

Anmerkung Die Durchführung des Telekonsiliums ist gemäß der Vereinbarung nach § 367 SGB V über technische Verfahren zu telemedizinischen Konsilien (Telekonsilien-Vereinbarung) vorzunehmen.

Abrechnungsbestimmung einmal im Arztgruppenfall

Abrechnungsausschluss:
am Behandlungstag 37714 und 34.8
im Behandlungsfall 01670

Berichtspflicht Nein

Kommentar: Siehe Kommentar zu EBM-Nr. 01670
Aufwand in Min.   **Kalkulationszeit: 10   Prüfzeit: 10   Eignung d. Prüfzeit:** Tages- und Quartalsprofil

01672 Zuschlag zur Gebührenordnungsposition 01671 für die Fortsetzung der telekonsili- **65**
arischen Beurteilung   7,47

Abrechnungsbestimmung je weitere vollendete 5 Minuten, bis zu dreimal im Arztgruppenfall

Abrechnungsausschluss:
am Behandlungstag 34.8
im Behandlungsfall 01670
Berichtspflicht Nein

Kommentar: Siehe Kommentar zu EBM-Nr. 01670

Aufwand in Min. **Kalkulationszeit: 5** **Prüfzeit: 5** **Eignung d. Prüfzeit:** Tages- und Quartalsprofil

1.7 Gesundheits- und Früherkennungsuntersuchungen, Mutterschaftsvorsorge, Empfängnisregelung und Schwangerschaftsabbruch (vormals Sonstige Hilfen)

1. Für die Berechnung der in diesem Abschnitt genannten Gebührenordnungspositionen sind – mit Ausnahme der Gebührenordnungspositionen des Abschnitts 1.7.8 – die entsprechenden Richtlinien des Gemeinsamen Bundesausschusses maßgeblich.

2. Die gemäß diesen Richtlinien vorgeschriebenen (Bild-)Dokumentationen, notwendigen Bescheinigungen und Ultraschalluntersuchungen sind – soweit sie nicht gesondert in diesem Abschnitt aufgeführt sind – Bestandteil der Gebührenordnungspositionen.

3. Die Gebührenordnungspositionen der Abschnitte 1.7.4, 1.7.5 und 1.7.7 – mit Ausnahme der Gebührenordnungspositionen 01776, 01777, 01783, 01788 bis 01790, 01793 bis 01796, 01800, 01802 bis 01812, 01816, 01820, 01821, 01822, 01826, 01828, 01833, 01840 bis 01842, 01869, 01870, 01900, 01903, 01913, 01915 – sind vorbehaltlich der Regelung in Nummer 4 nur von Fachärzten für Frauenheilkunde berechnungsfähig. Die Gebührenordnungspositionen 01852, 01856, 01869, 01870, 01903 und 01913 sind nicht von Fachärzten für Frauenheilkunde berechnungsfähig. Die Gebührenordnungspositionen 01910 und 01911 können von allen Vertragsärzten – soweit dies berufsrechtlich zulässig ist – berechnet werden. Haben an der Erbringung der Gebührenordnungspositionen 01910 und 01911 mehrere Ärzte mitgewirkt, so hat der die Gebührenordnungsposition 01910 oder 01911 abrechnende Arzt in einer der Quartalsabrechnung beizufügenden und von ihm zu unterzeichnenden Erklärung zu bestätigen, dass er mit den anderen Ärzten eine Vereinbarung darüber getroffen hat, wonach nur er allein in den jeweiligen Fällen diese Gebührenordnungsposition abrechnet.

4. Die Gebührenordnungspositionen 01793 bis 01796, 01841 und 01842 sind nur von Ärzten berechnungsfähig, die berechtigt sind, Gebührenordnungspositionen des Kapitels III.b-11 abzurechnen.

5. Die Berechnung der Gebührenordnungspositionen 01738, 01763, 01767, 01783, 01800, 01802 bis 01811, 01816, 01833, 01840, 01865 bis 01867, 01869, 01915 und 01931 bis 01936 setzt eine Genehmigung der Kassenärztlichen Vereinigung nach der Qualitätssicherungsvereinbarung Spezial-Labor gemäß § 135 Abs. 2 SGB V voraus.

6. Für die Berechnung der Gebührenordnungspositionen 01852, 01856, 01857, 01903 und 01913 sind die Bestimmungen des Kapitels III.b-5 maßgeblich.

7. Sind neben den Gebührenordnungspositionen dieses Abschnitts weitere ärztliche Leistungen gemäß den Richtlinien des Gemeinsamen Bundesausschusses notwendig, so sind diese nach den übrigen Gebührenordnungspositionen anzusetzen.

8. In einem ausschließlich präventiv-ambulanten Behandlungsfall sind die Versicherten-, Grund- oder Konsiliarpauschalen von den in der Präambel der entsprechenden arztgruppenspezifischen oder arztgruppenübergreifenden Kapitel genannten Vertragsärzten nicht berechnungsfähig.

Kommentar:

Maßgeblich für die Abrechnung von Leistungen aus diesem Abschnitt sind die jeweiligen Richtlinien des Gemeinsamen Bundesausschusses, in denen Näheres zu Art, Umfang, Häufigkeit der Leistung bzw. Berechtigung zur Erbringung der Leistung usw. geregelt ist. Das gilt auch für die (Bild-)Dokumentationen, die Bescheinigungen sowie Ultraschalluntersuchungen, die nach Maßgabe der Richtlinien Bestandteil der Leistungen sind, auch wenn sie in diesem Abschnitt nicht gesondert aufgeführt werden.

Die Abrechnung bestimmter Leistungen ist zusätzlich an eine Fachgebietsbezeichnung geknüpft oder – umgekehrt – von bestimmten Fachärzten nicht berechnungsfähig. Siehe aber hierzu auch die in der Kommentierung zu Kapitel I, Abschnitt 1.3 und 1.5 beschriebenen Ausnahmemöglichkeiten. Anderer Leistungen können nur unter zusätzlichen – an anderen Stellen des EBM definierten – Voraussetzungen abgerechnet werden.

Sind an der Erbringung der Gebührenordnungsposition 01910 oder 01911 (Beobachtung und Betreuung nach Durchführung eines Schwangerschaftsabbruchs – Dauer mehr als 2 bzw. 4 Stunden) mehrere Ärzte beteiligt, so kann die Nr. nur von einem Arzt abgerechnet werden, der der Quartalsabrechnung eine Erklärung über eine Vereinbarung über seine exklusive Abrechnung mit aller beteiligten Ärzten beifügen muss.

Weitere hier nicht genannte Leistungen, die nach den Richtlinien des Gemeinsamen Bundesausschusses notwendig sind, können nach den für sie geltenden übrigen Bestimmungen des EBM abgerechnet werden.

Es empfiehlt sich, für den einzelnen Arzt anhand dieser Bestimmungen ein persönliches Abrechnungsprofil zu erstellen.

01699	Zuschlag zu der Gebührenordnungsposition 01700	**6**

(Mit Wirkung bis zum 31. Dezember 2023)   **0,69**

Abrechnungsbestimmung einmal im Behandlungsfall

Anmerkung Die Gebührenordnungsposition 01699 wird durch die zuständige Kassenärztliche Vereinigung zugesetzt.

Abrechnungsausschluss im Behandlungsfall 40100, 40110 und 40111

Aufwand in Min. **Kalkulationszeit:** KA **Prüfzeit:** ./. **Eignung d. Prüfzeit:** Keine Eignung

Kommentar: Aktuell wird die Auswirkung des Konzeptes zur zukünftigen Abbildung der Transportkosten im EBM geprüft, dessen Beratung in den Gremien des Bewertungsausschusses zusätzliche Zeit erfordert. Aus diesem Grunde wird die bisherige zeitliche Befristung bis zum 31. Dezember 2023 verlängert.

01700	Grundpauschale für Fachärzte für Laboratoriumsmedizin, Mikrobiologie und	**23**

Infektionsepidemiologie, Transfusionsmedizin und ermächtigte Fachwissenschaftler **2,64**
der Medizin für die Erbringung von Laborleistungen gemäß den Richtlinien des
Gemeinsamen Bundesausschusses über die ärztliche Betreuung während der
Schwangerschaft und nach der Entbindung (Mutterschafts-Richtlinien) und/oder der
Richtlinien des Gemeinsamen Bundesausschusses zur Empfängnisregelung und
zum Schwangerschaftsabbruch sowie von Laborleistungen nach den Gebührenordnungspositionen 01763, 01767, 01865 bis 01867 und des Abschnitts 1.7.8 bei
Probeneinsendung,

Abrechnungsbestimmung je Behandlungsfall mit Auftragsleistung(en)

Abrechnungsausschluss im Behandlungsfall 12220, 12225

Aufwand in Min. **Kalkulationszeit:** KA **Prüfzeit:** 1 **Eignung d. Prüfzeit:** Tages- und Quartalsprofil

GOÄ entsprechend oder ähnlich: Leistungskomplex in der GOÄ nicht vorhanden.

Kommentar: Die EBM-Nr. 01700 beschreibt die Grundpauschale für die angegebenen Ärztegruppen im Falle der Betreuung während der Schwangerschaft und nach der Entbindung und/oder im Rahmen der Richtlinien zur Empfängnisregelung und zum Schwangerschaftsabbruch, während die EBM-Nr.12220 die Grundpauschale je kurativ-ambulanten Behandlungsfall mit Auftragsleistung beschreibt. Beide Leistungen sind hinsichtlich der Punktzahl gleich gewichtet.

01701	Grundpauschale fürVertragsärzte aus nicht in der Gebührenordnungsposition	**5**

01700 aufgeführten Arztgruppen für die Erbringung von Laborleistungen gemäß der **0,57**
Richtlinien des Gemeinsamen Bundesausschusses über die ärztliche Betreuung
während der Schwangerschaft und nach der Entbindung (Mutterschafts-Richtlinien)
und/oder der Richtlinien des Gemeinsamen Bundesausschusses zur Empfängnisregelung und zum Schwangerschaftsabbruch, sowie nach den Gebührenordnungspositionen 01763 und 01767,

Abrechnungsbestimmung je Behandlungsfall bei Erbringung von Laboratoriumsuntersuchungen

Abrechnungsausschluss im Behandlungsfall 12220, 12225

Aufwand in Min. **Kalkulationszeit:** KA **Prüfzeit:** 1 **Eignung d. Prüfzeit:** Tages- und Quartalsprofil

GOÄ entsprechend oder ähnlich: Leistungskomplex in der GOÄ nicht vorhanden.

Kommentar: Für die nicht unter EBM-Nr. 01700 genannten Vertragsärzte gilt im Rahmen der Erbringung von Laborleistungen während der Schwangerschaft und nach der Entbindung und/oder zur Empfängnisregelung und zum Schwangerschaftsabbruch eine geringere Pauschale nach EBM-Nr. 01701.

1.7.1 Früherkennung von Krankheiten bei Kindern

Kommentar:

Maßgeblich für diesen Abschnitt ist die Richtlinie des Gemeinsamen Bundesausschusses über die Früherkennung von Krankheiten bei Kindern bis zur Vollendung des 6. Lebensjahres („Kinder-Richtlinie") in der jeweiligen Fassung.

Die Kinder-Richtlinie legt fest: Die Früherkennungsmaßnahmen bei Kindern in den ersten sechs Lebensjahren umfassen insgesamt neun Untersuchungen gemäß den im Untersuchungsheft für Kinder gegebenen Hinweisen. Die Untersuchungen können nur in den jeweils angegebenen Zeiträumen unter Berücksichtigung folgender Toleranzgrenzen in Anspruch genommen werden:

Untersuchungsstufe		Toleranzgrenze	
U 1	unmittelbar nach der Geburt		
U 2	3. – 10. Lebenstag	U 2	3. – 14. Lebenstag
U 3	5. Lebenswoche	U 3	3. – 8. Lebenswoche
U 4	3. – 4. Lebensmonat	U 4	2. – 4 ½. Lebensmonat
U 5	6. – 7. Lebensmonat	U 5	5. – 8. Lebensmonat
U 6	10. – 12. Lebensmonat	U 6	4. – 9. Lebensmonat
U 7	21. – 24. Lebensmonat	U 7	20. – 27. Lebensmonat
U 7a	34. – 36. Lebensmonat	U 7a	33. – 38. Lebensmonat
U 8	46. – 48. Lebensmonat	U 8	43. – 50. Lebensmonat
U 9	60. – 64. Lebensmonat	U 9	58. – 66. Lebensmonat

Neugeborene haben zusätzlich Anspruch auf ein erweitertes Neugeborenen-Screening nach Anlage 2 der Richtlinien.

Auf einen Blick: Früherkennungsuntersuchungen bei Kindern nach G-BA

Richtlinien über die Früherkennung von Krankheiten bei Kindern bis zur Vollendung des 6. Lebensjahres (Kinder-Richtlinien) mit Hinweisen zu den Untersuchungen und Informationen für die Eltern (zuletzt geändert am 18. Mai 2017)
https://www.g-ba.de/informationen/richtlinien/15/
Rat der Autoren: Diese Richtlinie sollte ausgedruckt in den Praxen vorliegen, die diese Früherkennungsuntersuchungen durchführen.

01702 Beratung im Rahmen des Pulsoxymetrie-Screenings gemäß Abschnitt C Kapitel V   **28**
der Kinder-Richtlinie des Gemeinsamen Bundesausschusses   3,22

Obligater Leistungsinhalt
• Aufklärung der Eltern (mindestens eines Personenberechtigten) des Neugeborenen zu Sinn, Zweck und Ziel des Pulsoxymetrie-Screenings,
• Aushändigung des Informationsblattes gemäß Anlage 6 der Kinder-Richtlinie (Elterninformation zum Pulsoxymetrie-Screening)

Anmerkung Die Gebührenordnungsposition 01702 kann bis zur U2, sofern noch kein Pulsoxymetrie-Screening im Untersuchungsheft für Kinder dokumentiert ist, berechnet werden.
Die Gebührenordnungspositionen 01702 und 01703 sind nicht bei demselben Neugeborenen berechnungsfähig.

Berichtspflicht Nein

Aufwand in Min. **Kalkulationszeit:** KA   **Prüfzeit:** 2   **Eignung d. Prüfzeit:** Tages- und Quartalsprofil

Kommentar: Mit der neuen Methode können Herzfehler bei Neugeborenen besser entdeckt und somit
frühzeitiger behandelt werden.
Die KV Hessen informiert:
... „Die EBM Nr. 01702 ist für die eingehende Aufklärung der Eltern zu Sinn, Zweck und Ziel
des Screenings auf kritische angeborene Herzfehler mittels Pulsoxymetrie berechnungsfähig, wenn auf die eingehende Aufklärung keine funktionelle Pulsoxymetrie folgt. Damit
kommt diese EBM Nr. in der Behandlungsrealität höchst selten zum Ansatz.
Die Durchführung der funktionellen Pulsoxymetrie wird mit der EBM Nr 01703 (157 Punkte)
abgerechnet und beinhaltet u.a. die Aufklärung der Eltern und die Wiederholung der
Pulsoxymetrie innerhalb von zwei Stunden nach einem kontrollbedürftigen Messergebnis
der Erstmessung.

Abrechnungsvorgaben
Beide GOP können nur bis zur U2 (Toleranzgrenze bis zum vollendeten 14. Lebenstag)
abgerechnet werden, sofern noch kein Pulsoxymetrie-Screening im Untersuchungsheft
für Kinder dokumentiert ist.
Bei demselben Neugeborenen kann jeweils eine der neuen GOP – entweder die GOP
01702 oder die 01703 – abgerechnet werden.

Wer darf abrechnen?
Die Leistungen sind von Hausärzten, Kinder- und Jugendärzten und Gynäkologen berechnungsfähig. Sie werden daher in Präambel der EBM-Kapitel 3,4 und 8 aufgenommen ...“

01703   Pulsoxymetrie-Screening gemäß Abschnitt C Kapitel V der Kinder-Richtlinie des   **157**
Gemeinsamen Bundesausschusses   18,04

Obligater Leistungsinhalt
• Persönlicher Arzt-Patienten-Kontakt,
• Funktionelle Pulsoxymetrie am Fuß,
• Dokumentation des Pulsoxymetrie-Screenings im Untersuchungsheft für Kinder

Fakultativer Leistungsinhalt
• Aufklärung und Beratung der Eltern (mindestens eines Personenberechtigten) des
  Neugeborenen zu Sinn, Zweck und Ziel des Pulsoxymetrie-Screenings,
• Aushändigung des Informationsblattes gemäß Anlage 6 der Kinder-Richtlinie (Eltern-
  information zum Pulsoxymetrie-Screening),
• Funktionelle Pulsoxymetrie am Fuß innerhalb von 2 Stunden nach einem kontrollbedürf-
  tigen Messergebnis der Erstmessung,
• Bei positivem Screeningergebnis Veranlassung der Abklärungsdiagnostik bei einem
  Facharzt für Kinder- und Jugendmedizin möglichst mit der Schwerpunktbezeichnung
  Kinderkardiologie oder Neonatologie
• Dokumentation der Kontrollmessung im Untersuchungsheft für Kinder

Anmerkung Die Gebührenordnungsposition 01703 kann bis zur U2, sofern noch kein Pulsoxymetrie-Screening im Untersuchungsheft für Kinder dokumentiert ist, berechnet werden.
Die Gebührenordnungspositionen 01702 und 01703 sind nicht bei demselben Neugeborenen
berechnungsfähig. Die GOP enthält die Kosten für die mehrfach verwendbaren Sensoren.

Berichtspflicht Nein

Aufwand in Min.   **Kalkulationszeit:** KA   **Prüfzeit:** 2   **Eignung d. Prüfzeit:** Tages- und Quartalsprofil
Kommentar: Siehe zu EBM Nr. 01702

01704   Zuschlag für die Beratung im Rahmen des Neugeborenen-Hörscreenings gemäß   **28**
Abschnitt C Kapitel IV der Kinder-Richtlinie des Gemeinsamen Bundesausschusses   3,22
im Zusammenhang mit der Erbringung der Gebührenordnungsposition 01711

Obligater Leistungsinhalt
• Aufklärung der Eltern (mindestens eines Personensorgeberechtigten) des Neugeborenen
  zu Sinn, Zweck und Ziel des Neugeborenen-Hörscreenings,
• Aushändigung des Informationsblattes gemäß Anlage 5 der Kinder-Richtlinie (Merkblatt
  des G-BA zum Neugeborenen-Hörscreening)

Anmerkung Die Beratung zum Neugeborenen-Hörscreening soll möglichst vor dem 2.
Lebenstag des Neugeborenen erfolgen.

Abrechnungsausschluss im Krankheitsfall 01705, 01706

Aufwand in Min. **Kalkulationszeit:** KA   **Prüfzeit:** 2   **Eignung d. Prüfzeit:** Tages- und Quartalsprofil

GOÄ   entsprechend oder ähnlich: Die Leistung fehlt in der GOÄ, abrechenbar wäre ggf. die GOÄ-Nr. 1

Kommentar: Weitere Informationen s. Kinder-Richtlinien bei G-BA im Internet:

https://www.g-ba.de/institution/themenschwerpunkte/frueherkennung/kinder/ ,

www.g-ba.de/informationen/richtlinien/15

01705 Neugeborenen-Hörscreening gemäß Abschnitt C Kapitel IV der Kinder-Richtlinie   **157**
des Gemeinsamen Bundesausschusses   **18,04**

Obligater Leistungsinhalt
* Durchführung der Erstuntersuchung des Neugeborenen mittels TEOAE (transitorisch evozierte otoakustische Emissionen) oder AABR (auditorisch evozierte Hirnstammpotenziale),
* Dokumentation zur Früherkennungsuntersuchung von Hörstörungen bei Neugeborenen im (gelben) Kinder-Untersuchungsheft,
* Veranlassung der Kontroll-AABR bei auffälliger Erstuntersuchung,
* Persönlicher Arzt-Patienten-Kontakt,
* beidseitig

Fakultativer Leistungsinhalt
* Aufklärung und Beratung der Eltern (mindestens eines Personensorgeberechtigten) des Neugeborenen zu Sinn, Zweck und Ziel des Neugeborenen-Hörscreenings,
* Aushändigung des Informationsblattes gemäß Anlage 5 der Kinder-Richtlinie (Merkblatt des G-BA zum Neugeborenen-Hörscreening)

Abrechnungsbestimmung einmal im Krankheitsfall

Abrechnungsausschluss
im Krankheitsfall 01704
in derselben Sitzung 01706
am Behandlungstag 04436, 09324, 14331, 16321, 20324

Aufwand in Min. **Kalkulationszeit:** KA   **Prüfzeit:** 2   **Eignung d. Prüfzeit:** Tages- und Quartalsprofil

Kommentar: Weitere Informationen s. Kinder-Richtlinien bei G-BA im Internet:

https://www.g-ba.de/institution/themenschwerpunkte/frueherkennung/kinder/ ,

www.g-ba.de/informationen/richtlinien/15

01706 Kontroll-AABR gemäß Abschnitt C Kapitel IV der Kinder-Richtlinie des Gemein-   **249**
samen Bundesausschusses nach auffälliger Erstuntersuchung entsprechend der   **28,61**
Leistung nach der Gebührenordnungsposition

Obligater Leistungsinhalt
* Durchführung einer Kontroll-AABR nach auffälligem Testergebnis der Erstuntersuchung mittels TEOAE oder AABR möglichst am selben Tag,
* Dokumentation der Kontroll-AABR im Kinder-Untersuchungsheft,
* Persönlicher Arzt-Patienten-Kontakt,
* beidseitig,

Fakultativer Leistungsinhalt
* Aufklärung und Beratung der Eltern (mindestens eines Personensorgeberechtigten),
* Organisation und Einleitung einer pädaudiologischen Konfirmationsdiagnostik bis zur zwölften Lebenswoche bei auffälligem Befund in der Kontroll-AABR,

Abrechnungsbestimmung einmal im Krankheitsfall

Abrechnungsausschluss
in derselben Sitzung 01705
im Krankheitsfall 01704
am Behandlungstag 04436, 09324, 14331, 16321, 20324

Aufwand in Min. **Kalkulationszeit:** KA **Prüfzeit:** 4 **Eignung d. Prüfzeit:** Tages- und Quartalsprofil
GOÄ   entsprechend oder ähnlich: GOÄ- Nummer 1408

01707	Erweitertes Neugeborenen-Screening gemäß Abschnitt C Kapitel I und II der Kinder-Richtlinie des Gemeinsamen Bundesausschusses	**184** 21,14

Obligater Leistungsinhalt
* Eingehende Aufklärung der Eltern bzw. der (des) Personenberechtigten des Neugeborenen zu Sinn, Zweck und Ziel des erweiterten Neugeborenen-Screenings gemäß Abschnitt C Kapitel I und des Screenings auf Mukoviszidose gemäß Abschnitt C Kapitel II,
* Aushändigung des Informationsblattes gemäß Anlage 3 der Kinder-Richtlinie (Elterninformation zum erweiterten Neugeborenen-Screening),
* Aushändigung des Informationsblattes gemäß Anlage 2 der Kinder-Richtlinie (Elterninformation zum Screening auf Mukoviszidose)

Fakultativer Leistungsinhalt
* Probenentnahme(n) von nativem Venen- oder Fersenblut als erste Blutprobe oder Kontrollblutprobe mit Probenaufbereitung im Rahmen des erweiterten Neugeborenen-Screenings und im Rahmen des Screenings auf Mukoviszidose gemäß Abschnitt C Kapitel I und II der Kinder-Richtlinie, ggf. in einer anderen Sitzung,
* Screeningdokumentation gemäß Anlage 4 der Kinder-Richtlinie,
* Versendung an das Screening-Labor

Anmerkung Die Gebührenordnungsposition 01707 kann zur U3, sofern noch kein Erweitertes Neugeborenen-Screening im Untersuchungsheft für Kinder dokumentiert ist, berechnet werden.
Neben der Gebührenordnungsposition 01707 können Kostenpauschalen für die Versendung von Untersuchungsmaterial des Kapitels 40 berechnet werden.

Abrechnungsausschlüsse
im Behandlungsfall 01709

Aufwand in Min. **Kalkulationszeit:** 10 **Prüfzeit:** 8 **Eignung d. Prüfzeit:** Tages- und Quartalsprofil
GOÄ   entsprechend oder ähnlich: Leistungskomplex in der GOÄ nicht vorhanden. Abrechnung der einzelnen erbrachten GOÄ-Leistung(en) z.B. analoger Ansatz der Nr. 26

Kommentar: Die Durchführung und Abrechnung des Erweiterten Neugeborenen-Screening ist, sofern diese noch nicht im Kinderuntersuchungsheft dokumentiert ist, bis zur U3 möglich. Aus den Richtlinien des Bundesausschusses der Ärzte und Krankenkassen über die Früherkennung von Krankheiten bei Kindern bis zur Vollendung des 6. Lebensjahres („Kinder-Richtlinien") mit Hinweisen zu den Untersuchungen und Informationen für die Eltern (zuletzt geändert am 18. Mai 2017)
https://www.g-ba.de/informationen/richtlinien/15/

Erweitertes Neugeborenen-Screening

§17 Zielkrankheiten und deren Untersuchung

(1) Im erweiterten Neugeborenen-Screening wird ausschließlich auf die nachfolgenden Zielkrankheiten gescreent:

1. Hypothyreose
2. Adrenogenitales Syndrom (AGS)
3. Biotinidasemangel
4. Galaktosämie
5. Phenylketonurie (PKU) und Hyperphenylalaninämie (HPA)
6. Ahornsirupkrankheit (MSUD)
7. Medium-Chain-Acyl-CoA-Dehydrogenase-Mangel (MCAD)
8. Long-Chain-3-OH-Acyl-CoA-Dehydrogenase-Mangel (LCHAD)

9. Very-Long-Chain-Acyl-CoA-Dehydrogenase-Mangel (VLCAD)

10. Carnitinzyklusdefekte

   a) Carnitin-Palmitoyl-Transferase-I-Mangel (CPT-I)

   b) Carnitin-Palmitoyl-Transferase-II-Mangel (CPT-II)

   c) Carnitin-Acylcarnitin-Translocase-Mangel

11. Glutaracidurie Typ I (GA I)

12. Isovalerianacidämie (IVA)

13. Tyrosinämie Typ I

14. Schwere kombinierte Immundefekte (SCID)

15. Sichelzellkrankheit

16. 5q-assoziierte spinale Muskelatrophie (SMA)

(2) Das Screening auf die Zielkrankheiten Nummern 1 – 4 erfolgt mit konventionellen Laboruntersuchungsverfahren (Nr. 1 und Nr. 2 mittels immunometrischer Teste [Radioimmunoassays/Fluoroimmunoassays], Nr. 3 mittels eines photometrischen Tests, Nr. 4 mittels eines photometrischen und fluorometrischen Tests). Das Screening auf die Zielkrankheiten Nummern 5 – 13 wird mittels der Tandemmassenspektrometrie und auf die Zielerkrankung Nummer 14 mittels quantitativer oder semi-quantitativer Polymerase Chain Reaction (PCR) durchgeführt. Das Screening auf die Zielerkrankung Nummer 15 wird mit den Messmethoden Tandemmassenspektrometrie, Hochleistungsflüssigkeitschromatographie oder Kapillarelektrophorese durchgeführt. Das Screening auf die Zielerkrankung Nummer 16 erfolgt mittels PCR zum Nachweis einer homozygoten SMN 1-Gen-Deletion.

Für das SCID- und SMA-Screening können sowohl Testverfahren in Form von CE-zertifizierten Medizinprodukten als auch sogenannte hausinterne Standardprozeduren („Inhouse SOPs") zur Anwendung kommen. Die Anwendung von hausinternen Standardprozeduren als Messverfahren setzt voraus, dass diese einer Qualitätssicherung in Form von Ringversuchen unterliegen.

(3) Die Untersuchung weiterer, nicht in Absatz 1 genannter Krankheiten ist nicht Teil des Screenings. Daten zu solchen Krankheiten sind, soweit technisch ihre Erhebung nicht unterdrückt werden kann, unverzüglich zu vernichten. Deren Nutzung, Speicherung oder Weitergabe ist nicht zulässig. Die im Rahmen des Screenings erhobenen Daten dürfen ausschließlich zu dem Zweck verwendet werden, die vorgenannten Zielkrankheiten zu erkennen und zu behandeln.

Elterninformation des Gemeinsamen Bundesausschusses zur Früherkennung von Krankheiten bei Kindern

In der **Richtlinie des Gemeinsamen Bundesausschusses über die Früherkennung von Krankheiten bei Kindern (Kinder-Richtlinie)** finden sich in den Anlagen ausformulierte Elterninformationen u.a. zum Erweiterten Neugeborenen-Screening (und weiteren Screenings): **https://www.g-ba.de/richtlinien/15/**

01709 Screening auf Mukoviszidose gemäß Abschnitt C Kapitel II der Kinder-Richtlinie des Gemeinsamen Bundesausschusses   **50**
                                                                                                       5,75

Obligater Leistungsinhalt
- Eingehende Aufklärung der Eltern bzw. der (des) Personenberechtigten des Neugeborenen zu Sinn, Zweck und Ziel des Screenings auf Mukoviszidose,
- Aushändigung des Informationsblattes gemäß Anlage 2 der Kinder-Richtlinie (Elterninformation zum Screening auf Mukoviszidose)

Fakultativer Leistungsinhalt
- Probenentnahme von nativem Venen- oder Fersenblut mit Probenaufbereitung im Rahmen des Screenings auf Mukoviszidose, ggf. in einer anderen Sitzung,
- Screeningdokumentation gemäß Anlage 4 der Kinder-Richtlinie,
- Versendung an das Screening-Labor

Anmerkung Die Gebührenordnungsposition 01709 kann bis zum vollendeten 28. Lebenstag, sofern noch kein Screening auf Mukoviszidose im Untersuchungsheft für Kinder dokumentiert ist, berechnet werden.
Neben der Gebührenordnungsposition 01709 können Kostenpauschalen für die Versendung von Untersuchungsmaterial des Kapitels 40 berechnet werden.

Abrechnungsausschluss
im Behandlungsfall 01707

Berichtspflicht Nein

Aufwand in Min.   **Kalkulationszeit:** 3   **Prüfzeit:** 2   **Eignung d. Prüfzeit:** Tages- und Quartalsprofil

Kommentar: Die EBM Nr. 01709 ist für die Aufklärung der Eltern zu Sinn, Zweck und Ziel des Screenings auf Mukoviscidose berechnungsfähig. Sie wird nur dann angestezt, wenn hierauf kein Mucoviscidosescreening im Rahmen der Fersenblutentnahme zum Neugeborenenscreening erfolgt. Damit kommt diese EBM-Nr. in der Behandlungsrealität höchst selten zum Ansatz.

In den Kinder-Richtlinie (https://www.g-ba.de/informationen/richtlinien/15/) ist das Screening der Früherkennung der Mukoviszidose bei Neugeborenen beschrieben. Mit dem Screening soll eine unverzügliche Therapieeinleitung im Krankheitsfall ermöglicht sein. Das Mukoviszidose-Screening wird in der Regel zum selben Zeitpunkt wie das erweiterte Neugeborenen-Screening (aus derselben Blutprobe) erfolgen.
Die Tests im Einzelnen (zwei biochemischen Tests und eine DNA-Mutationsanalyse)

- **IRT (= Immun Reaktives Trypsin):** Trypsin wird in der Bauchspeicheldrüse (Pankreas) gebildet und in den Darm abgegeben, wo es in seiner aktiven Form Nahrungsbestandteile spaltet. Ein Teil des Trypsins gelangt von der Bauchspeicheldrüse auch direkt in die Blutbahn. Bei Mukoviszidose ist die Bauchspeicheldrüse durch den zähen Schleim verstopft und es kommt zu einem Rückstau von Trypsin, wodurch vermehrt Trypsin in das Blut gelangt und dort gemessen werden kann.
- **PAP (= Pankreatitis Assoziiertes Protein):** das PAP ist ein Stressprotein, das von der erkrankten Bauchspeicheldrüse gebildet wird und im Blut von Neugeborenen mit Mukoviszidose erhöht ist.
- **DNA-Mutationsanalyse**

Die Eltern (Personensorgeberechtigten) des Neugeborenen sind vor der Durchführung des Screenings eingehend und mit Unterstützung eines Informationsblatts (https://www.g-ba.de/downloads/83-691-422/2016-07-01_Merkblatt_Screening_Mukoviszidose_BF.pdf) durch veranwortlichen Arzt/Ärztin entsprechen aufzuklären.
Die Eltern sind auch bei geleiteten Geburten durch Hebamme oder Entbindungspfleger über den Anspruch des Neugeborenen auf ein Mukoviszidose-Screening zu informieren. Aufklärung und Untersuchung muss von Arzt /Ärztin bis zu einem Alter des Kindes von vier Wochen (z.B. U2 oder U3) vorgenommen werden.

01710   Zusatzpauschale für die Durchführung von Früherkennungsuntersuchungen bei Kindern aufgrund einer TSS-Vermittlung gemäß Allgemeiner Bestimmung 4.3.10.1,

Wenn eine kurative Diagnose neben der Kindervorsorgeuntersuchung zum Ansatz kommt (z.B. Paukenerguss, V.a. Entwicklungsstörung, Genu valgum), kann neben der entsprechenden Kindervorsorgeuntersuchung auch die Versichertenpauschale angesetzt werden. Dann sind auch die gängigen TSS-Zusätze möglich und es bedarf nicht der EBM-Ziffer 01710.

Abrechnungsbestimmung einmal im Arztgruppenfall

Anmerkung Die Gebührenordnungsposition 01710 kann durch die zuständige Kassenärztliche Vereinigung zugesetzt werden.
Die Gebührenordnungsposition 01710 ist nicht berechnungsfähig, wenn der vermittelte Patient bei der die Früherkennungsuntersuchung duchführenden Arztgruppe derselben Praxis in demselben Quartal bereits behandelt wurde.
Die Gebührenordnungsposition 01710 ist am Behandlungstag nicht neben einer Versicherten- oder Grundpauschale berechnungsfähig.

Abrechnungsausschluss im Arztgruppenfall 01322, 01323, 03010, 04010, 05228, 06228, 07228, 08228, 09228, 10228, 11228, 13228, 13298, 13348, 13398, 13498, 13548, 13598,

13648, 13698, 14218, 15228, 16228, 17228, 18228, 20228, 21236, 21237, 22228, 23228, 23229, 24228, 25228, 25229, 25230, 26228, 27228 und 30705

Aufwand in Min. **Kalkulationszeit:** KA   **Prüfzeit:** ./.   **Eignung d. Prüfzeit:** Keine Eignungl

Kommentar: Ab 2020 kann eine Zusatzpauschale abgerechnet werden, wenn am Behandlungstag ausschließlich eine U-Untersuchung erfolgt.

Dazu wurde die EBM Nr. 01710 aufgenommen.

Die Höhe der Bewertung der Nr. 01710 ist wie bei den TSS-Zuschlägen abhängig von der Wartezeit auf einen Termin

Siehe auch Kommentar EBM Nr. 04010.

Der BVKJ Bayern informiert seine Facharztgruppe u.a.:

Kinder- und Jugendärzte rechnen die Zusatzpauschale anstatt der zeitgestaffelten Zuschläge zur Versicherten- beziehungsweise Grundpauschale ab.

Die GOP kann nur in Fällen abgerechnet werden, in denen der Termin zur Früherkennungsuntersuchung über eine Terminservicestelle vermittelt wurde <u>und</u> keine weitere kurative Leistung erbracht wurde (d.h. auch keine Versichertenpauschale!).

Die GOP ist einmal im Arztgruppenfall berechnungsfähig. Das heißt: Sie ist nicht berechnungsfähig, wenn das Kind in demselben Quartal in derselben Praxis bereits von einem Arzt der Arztgruppe, die die Früherkennungsuntersuchung durchführt, behandelt wurde.

Kennzeichnung als TSS-Terminfall und nach Zeitraum ab Kontaktaufnahme mit den Buchstaben B (50 Prozent), C (30 Prozent) und D (20 Prozent).

50 Prozent: Termin innerhalb von acht Tagen = 114 Punkte

30 Prozent: Termin innerhalb von neun bis 14 Tagen = 68 Punkte

20 Prozent: Termin innerhalb von 15 bis 35 Tagen = 45 Punkte

Komplexe für ärztliche Maßnahmen bei Kindern zur Früherkennung von Krankheiten, die ihre körperliche oder geistige Entwicklung in nicht geringfügigem Maße gefährden, entsprechend der Richtlinie des Gemeinsamen Bundesausschusses über die Früherkennung von Krankheiten bei Kindern (Kinder-Richtlinie) bzw. Jugendlichen (Richtlinien zur Jugendgesundheitsuntersuchung)

Anmerkung Die Gebührenordnungspositionen 01711 bis 01717 und 01719 sind nicht neben den Gebührenordnungspositionen 03350, 03351, 04350 bis 04353, 22230, 27310 und 27311 berechnungsfähig.

Kommentar: Für die EBM Nr. 03335 (Orientierende audiometrische Untersuchung nach vorausgegangener, dokumentierter, auffälliger Hörprüfung) wird der Nebeneinanderberechnungsausschluss zu den EBM Nrn. der Früherkennungsuntersuchungen 01711 bis 01717, 01719 und 01723 aufgehoben, da nur im Leistungsumfang der U8 (EBM Nr. 01718) eine audiometrische Untersuchung enthalten ist. Der Nebeneinanderberechnungsausschluss der EBM Nr. 03335 zur GOP 01718 bleibt bestehen.

01711   Neugeborenen-Erstuntersuchung (U1)   **126**
                                                                        14,48

Abrechnungsausschluss
im Behandlungsfall 04431
in derselben Sitzung 03350, 03351, 04350, 04351, 04352, 04353, 22230, 27310, 27311

Aufwand in Min. **Kalkulationszeit:** 8   **Prüfzeit:** 6   **Eignung d. Prüfzeit:** Tages- und Quartalsprofil

GOÄ   entsprechend oder ähnlich: Nr. 25

Kommentar: Die Neugeborenen-Erstuntersuchung erfolgt direkt nach der Geburt. Die Beurteilung des AGPAR-Tests

A	Atmung
B	Plus (Herzschlag)
G	Grundhaltung
A	Aussehen (Hautkolorit)
R	Reflexe

erfolgt nach 1 Minute, nach 5 Minuten und 10 Minuten. Desweiteren wird überprüft, ob es irgendeinen Anhalt für Ödeme, Gelbsucht oder eine äußerlich sichtbare Fehlbildung gibt. Wird diese Untersuchung im Krankenhaus ausgeführt, ist sie Bestandteil der stationären Behandlung und kann nicht im Rahmen der vertragsärztlichen Leistungen abgerechnet werden.

Siehe **Richtlinien des Bundesausschusses der Ärzte und Krankenkassen über die Früherkennung von Krankheiten bei Kindern bis zur Vollendung des 6. Lebensjahres („Kinder-Richtlinie")** mit Hinweisen zu den Untersuchungen und Informationen für die Eltern (zuletzt geändert am 21.04.2022)
https://www.g-ba.de/informationen/richtlinien/15/

Früherkennungsuntersuchungen nach den Nrn. 01711 bis 01719 können nur abgerechnet werden, wenn sie in dem vorgeschriebenen Zeitraum (einschl. der in den Richtlinien angegebenen Toleranzgrenzen – siehe unter 1.7.1 Früherkennung von Krankheiten bei Kindern) erbracht werden.

Die einzelnen Untersuchungen (U1 bis U9) können im Verlauf der Zeit von verschiedenen Ärzten erbracht werden.

01712 Neugeborenen-Basisuntersuchung am 3. bis 10. Lebenstag (U2), einschließlich der Überprüfung der erfolgten Blutentnahme zum erweiterten Neugeborenen-Screening **401** 46,08

Abrechnungsausschluss
im Behandlungsfall 04431
in derselben Sitzung 03335, 03350, 03351, 04350, 04351, 04352, 04353, 22230, 27310, 27311

Aufwand in Min. **Kalkulationszeit:** 22 **Prüfzeit:** 16 **Eignung d. Prüfzeit:** Tages- und Quartalsprofil
GOÄ entsprechend oder ähnlich: Nr. 26
Kommentar: Siehe **Richtlinien des Bundesausschusses der Ärzte und Krankenkassen über die Früherkennung von Krankheiten bei Kindern bis zur Vollendung des 6. Lebensjahres („Kinder-Richtlinien")** mit Hinweisen zu den Untersuchungen und Informationen für die Eltern (zuletzt geändert am 21.04.2022)
https://www.g-ba.de/informationen/richtlinien/15/

Früherkennungsuntersuchungen nach den Nrn. 01711 bis 01719 können nur abgerechnet werden, wenn sie in dem vorgeschriebenen Zeitraum (einschl. der in den Richtlinien angegebenen Toleranzgrenzen – siehe unter 1.7.1 Früherkennung von Krankheiten bei Kindern) erbracht werden.

Die einzelnen Untersuchungen (U1 bis U9) können im Verlauf der Zeit von verschiedenen Ärzten erbracht werden.

01713 Untersuchung in der 4. bis 5. Lebenswoche (U3) **402** 46,20

Abrechnungsausschluss
im Behandlungsfall 04431
in derselben Sitzung 03335, 03350, 03351, 04350, 04351, 04352, 04353, 22230, 27310, 27311

Aufwand in Min. **Kalkulationszeit:** 22 **Prüfzeit:** 16 **Eignung d. Prüfzeit:** Tages- und Quartalsprofil
GOÄ entsprechend oder ähnlich: Nr. 26
Kommentar: Siehe **Richtlinien des Bundesausschusses der Ärzte und Krankenkassen über die Früherkennung von Krankheiten bei Kindern bis zur Vollendung des 6. Lebensjahres („Kinder-Richtlinien")** mit Hinweisen zu den Untersuchungen und Informationen für die Eltern (zuletzt geändert am 21.04.2022)
https://www.g-ba.de/informationen/richtlinien/15/

Screening auf Hüftgelenksdysplasie und -luxation (Sonographische Untersuchung der Hüftgelenke nach Maßgabe der in der Anlage 3 dieser Richtlinien angegebenen Durchführungsempfehlungen)

Ernährungshinweise im Hinblick auf Mundgesundheit

Früherkennungsuntersuchungen nach den Nrn. 01711 bis 01719 können nur abgerechnet werden, wenn sie in dem vorgeschriebenen Zeitraum (einschl. der in den Richtlinien angegebenen Toleranzgrenzen – siehe unter 1.7.1 Früherkennung von Krankheiten bei Kindern) erbracht werden.

Die einzelnen Untersuchungen (U1 bis U9) können im Verlauf der Zeit von verschiedenen Ärzten erbracht werden.

01714 Untersuchung im 3. bis 4. Lebensmonat (U4) 402
46,20

Abrechnungsausschluss
im Behandlungsfall 04431
in derselben Sitzung 03335, 03350, 03351, 04350, 04351, 04352, 04353, 22230, 27310, 27311

Aufwand in Min. **Kalkulationszeit:** 22 **Prüfzeit:** 16 **Eignung d. Prüfzeit:** Tages- und Quartalsprofil

GOÄ entsprechend oder ähnlich: Nr. 26

Kommentar: Siehe **Richtlinien des Bundesausschusses der Ärzte und Krankenkassen über die Früherkennung von Krankheiten bei Kindern bis zur Vollendung des 6. Lebensjahres („Kinder-Richtlinien")** mit Hinweisen zu den Untersuchungen und Informationen für die Eltern (zuletzt geändert am 21.04.2022)
https://www.g-ba.de/informationen/richtlinien/15/

Früherkennungsuntersuchungen nach den Nrn. 01711 bis 01719 können nur abgerechnet werden, wenn sie in dem vorgeschriebenen Zeitraum (einschl. der in den Richtlinien angegebenen Toleranzgrenzen – siehe unter 1.7.1 Früherkennung von Krankheiten bei Kindern) erbracht werden.

Die einzelnen Untersuchungen (U1 bis U9) können im Verlauf der Zeit von verschiedenen Ärzten erbracht werden.

01715 Untersuchung im 6. bis 7. Lebensmonat (U5) 402
46,20

Abrechnungsausschluss
in derselben Sitzung 03335, 03350, 03351, 04350, 04351, 04352, 04353, 22230, 27310, 27311
im Behandlungsfall 04431

Aufwand in Min. **Kalkulationszeit:** 22 **Prüfzeit:** 16 **Eignung d. Prüfzeit:** Tages- und Quartalsprofil

GOÄ entsprechend oder ähnlich: Nr. 26

Kommentar: Siehe **Richtlinien des Bundesausschusses der Ärzte und Krankenkassen über die Früherkennung von Krankheiten bei Kindern bis zur Vollendung des 6. Lebensjahres („Kinder-Richtlinien")** mit Hinweisen zu den Untersuchungen und Informationen für die Eltern (zuletzt geändert am 21.04.2022)
https://www.g-ba.de/informationen/richtlinien/15/

01716 Untersuchung im 10. bis 12. Lebensmonat (U6) 402
46,20

Abrechnungsausschluss
im Behandlungsfall 04431
in derselben Sitzung 03335, 03350, 03351, 04350, 04351, 04352, 04353, 22230, 27310, 27311

Aufwand in Min. **Kalkulationszeit:** 22 **Prüfzeit:** 16 **Eignung d. Prüfzeit:** Tages- und Quartalsprofil

GOÄ entsprechend oder ähnlich: Nr. 26

Kommentar: Siehe **Richtlinien des Bundesausschusses der Ärzte und Krankenkassen über die Früherkennung von Krankheiten bei Kindern bis zur Vollendung des 6. Lebensjahres („Kinder-Richtlinien")** mit Hinweisen zu den Untersuchungen und Informationen für die Eltern (zuletzt geändert am 21.04.2022)
https://www.g-ba.de/informationen/richtlinien/15/

01717 Untersuchung im 21. bis 24. Lebensmonat (U7) 402
46,20

Abrechnungsausschluss
im Behandlungsfall 04431
in derselben Sitzung 03335, 03350, 03351, 04350, 04351, 04352, 04353, 22230, 27310, 27311

1 Allgemeine Gebührenordnungspositionen

EBM-Nr.   EBM-Punkte/Euro

Aufwand in Min.	**Kalkulationszeit:** 22 **Prüfzeit:** 16 **Eignung d. Prüfzeit:** Tages- und Quartalsprofil
GOÄ	entsprechend oder ähnlich: Nr. 26
Kommentar:	Siehe **Richtlinien des Bundesausschusses der Ärzte und Krankenkassen über die Früherkennung von Krankheiten bei Kindern bis zur Vollendung des 6. Lebensjahres („Kinder-Richtlinien")** mit Hinweisen zu den Untersuchungen und Informationen für die Eltern (zuletzt geändert am 21.04.2022) https://www.g-ba.de/informationen/richtlinien/15/

01718   Untersuchung im 46. bis 48. Lebensmonat (U8)   **402**
                                                                                          46,20

Abrechnungsausschluss

im Behandlungsfall 04431

in derselben Sitzung 03335, 03350, 03351, 04335, 04350, 04351, 04352, 04353, 22230, 27310, 27311

Aufwand in Min.	**Kalkulationszeit:** 22 **Prüfzeit:** 16 **Eignung d. Prüfzeit:** Tages- und Quartalsprofil
GOÄ	entsprechend oder ähnlich: Nr. 26
Kommentar:	Ausschluss der Audiometrieziffer 04335, da die Hörtestung obligater Leistungsbaustein der Vorsorge U8 ist.
	Siehe **Richtlinien des Bundesausschusses der Ärzte und Krankenkassen über die Früherkennung von Krankheiten bei Kindern bis zur Vollendung des 6. Lebensjahres („Kinder-Richtlinien")** mit Hinweisen zu den Untersuchungen und Informationen für die Eltern (zuletzt geändert am 21.04.2022) https://www.g-ba.de/informationen/richtlinien/15/

01719   Untersuchung im 60. bis 64. Lebensmonat (U9)   **402**
                                                                                          46,20

Abrechnungsausschluss

im Behandlungsfall 04431

in derselben Sitzung 03335, 03350, 03351, 04335, 04350, 04351, 04352, 04353, 22230, 27310, 27311

Aufwand in Min.	**Kalkulationszeit:** 22 **Prüfzeit:** 16 **Eignung d. Prüfzeit:** Tages- und Quartalsprofil
GOÄ	entsprechend oder ähnlich: Nr. 26
Kommentar:	Seit 1.4.2020 ist die Audiometrie nur noch bei der Vorsorge U8 ausgeschlossen. Neben der Vorsorgeuntersuchung U9 ist die Abrechnung der Audiometrie möglich, sofern ein anamnesti-scher oder klinischer Verdacht auf eine Hörstörung vorliegt und die Untersuchung kurativ recht-fertigt. Es ist dann allerdings der Abrechnungsausschluss mit der Vorsorgenzuschlags-ziffer 04354 (orientierende Audiometrie als fakultativer Leistungsinhalt inkludiert) zu beachten.
	Siehe **Richtlinien des Bundesausschusses der Ärzte und Krankenkassen über die Früherkennung von Krankheiten bei Kindern bis zur Vollendung des 6. Lebensjahres („Kinder-Richtlinien")** mit Hinweisen zu den Untersuchungen und Informationen für die Eltern (zuletzt geändert am 21.04.2022) https://www.g-ba.de/informationen/richtlinien/15/

01720   Jugendgesundheitsuntersuchung (J1)   **356**
                                                                                          40,91

Abrechnungsausschluss

in derselben Sitzung 03351, 04352, 04353, 27310; im Behandlungsfall 04431

Aufwand in Min.	**Kalkulationszeit:** 22 **Prüfzeit:** 15 **Eignung d. Prüfzeit:** Tages- und Quartalsprofil
GOÄ	entsprechend oder ähnlich: Analoger Ansatz der Nr. 26
Kommentar:	Seit 1.4.2020 ist die Audiometrie nur noch bei der Vorsorge U8 ausgeschlossen. Neben der Vorsorgeuntersuchung J1 ist die Abrechnung der Audiometrie möglich, sofern ein anamnes-tischer oder klinischer Verdacht auf eine Hörstörung vorliegt und die Untersuchung kurativ rechtfertigt. Es ist dann allerdings der Abrechnungsausschluss mit der Vorsorgenzuschlags-ziffer 04354 (orientie-rende Audiometrie als fakultativer Leistungsinhalt inkludiert) zu beachten.
	Siehe **Richtlinien des Gemeinsamen Bundesausschusses zur Jugendgesundheitsuntersuchung** http://www.kbv.de/media/sp/2016_07_21_Jugend_RL.pdf

01721
Besuch im Rahmen einer Kinderfrüherkennungsuntersuchung nach den Gebühren-ordnungspositionen 01711 und 01712   **198**
22,75

Anmerkung: Die Gebührenordnunsposition 01721 kann im Rahmen einer Kinderfrüherkennungsuntersuchung nach der Gebührenordnungsposition 01712 im Belegkrankenhaus durch einen Facharzt für Kinder- und Jugendmedizin an demselben Tag nur einmal berechnet werden, auch wenn bei mehreren Kindern eine Früherkennungsuntersuchung durchgeführt wird.

Abrechnungsausschluss in derselben Sitzung 01410, 01411, 01412, 01413, 01414, 01415 und 01421.

Aufwand in Min. **Kalkulationszeit:** KA   **Prüfzeit:** 12   **Eignung d. Prüfzeit:** Tages- und Quartalsprofil

GOÄ   entsprechend oder ähnlich: Nr. 50

Kommentar: Der Besuch im Rahmen der Kinderfrüherkennung kann nur für die Neugeborenen-Erstunterterunterterunterterterterung nach EBM-Nr. 01711 (U1) oder die Neugeborenen-Basisuntersuchung nach EBM-Nr. 01712 (U2) abgerechnet werden. Auch wenn die Untersuchung nach EBM-Nr. 01711 oder EBM-Nr. 01712 per Hausbesuch am Samstag oder an Sonn- oder Feiertagen erfolgt, ist nur die EBM-Nr. 01721 abrechenbar.

Wenn die Untersuchung der U1 oder U2 von einem Arzt in einem Belegkrankenhaus durchgeführt wird, so kann auch nur die EBM-Nr. 01721 abgerechnet werden.

01722
Sonographische Untersuchung der Säuglingshüften entsprechend der Durchführungsempfehlung nach Abschnitt C Kapitel III der Kinder-Richtlinie   **170**
19,54

Anmerkung Die Berechnung der Gebührenordnungsposition 01722 setzt eine Genehmigung der Kassenärztlichen Vereinigung nach der Ultraschall-Vereinbarung gemäß § 135 Abs. 2 SGB V voraus.

Abrechnungsausschluss in derselben Sitzung 33050, 33051

Berichtspflicht Ja

Aufwand in Min. **Kalkulationszeit:** 9   **Prüfzeit:** 7   **Eignung d. Prüfzeit:** Tages- und Quartalsprofil

GOÄ   entsprechend oder ähnlich: Nr. 413

Kommentar: Die sonographische Untersuchung der Säuglingshüfte soll nach den Kinder-Richtlinien im zeitlichen Zusammenhang mit der 3. Früherkennungsuntersuchung, also im Zeitraum zwischen der 4. und 6. Lebenswoche (Toleranzgrenze 3. – 8. Lebenswoche) durchgeführt werden. Ergeben sich bei dieser Untersuchung Anhaltspunkte, dass weitere Kontrolluntersuchungen erforderlich sind, so können diese nur nach der EBM-Nr. 33051 abgerechnet werden. Für die Untersuchung beider Säuglingshüften sind sowohl die EBM-Nrn. 01722 als auch 33051 nur 1x berechnungsfähig. Muss die Untersuchung ein anderer Arzt beauftragt werden, so kann dies im Rahmen der Überweisung erfolgen; auf dem Überweisungsschein sind Präventiv und Zielauftrag zu markieren.

Für Ärzte mit Genehmigung zur Sonographie von Säuglingshüften sind die geänderten Bestimmungen der Anlage V der Ultraschallvereinbarung wichtig:

https://www.kvberlin.de/fileadmin/user_upload/qs_leistungen/ultraschall/ultraschall_anlv_saeugl.pdf

01723
Komplexe für ärztliche Maßnahmen bei Kindern zur Früherkennung von Krankheiten, die ihre körperliche oder geistige Entwicklung in nicht geringfügigem Maße gefährden, entsprechend der Richtlinien des Gemeinsamen Bundesausschusses über die Früherkennung von Krankheiten bei Kindern (Kinder-Richtlinien) bzw. Jugendlichen (Richtlinien zur Jugendgesundheitsuntersuchung)   **402**
46,20
Untersuchung im 34. bis 36. Lebensmonat (U7a)

Abrechnungsausschluss
im Behandlungsfall 04431
in derselben Sitzung 03335, 03350, 03351, 04350, 04351, 04353, 22230, 27310, 27311

Aufwand in Min. **Kalkulationszeit:** 22   **Prüfzeit:** 16   **Eignung d. Prüfzeit:** Tages- und Quartalsprofil

GOÄ   entsprechend oder ähnlich: Nr. 26

Kommentar: Seit 1.4.2020 ist die Audiometrie nur noch bei der Vorsorge U8 ausgeschlossen. Neben der Vorsorgeuntersuchung U7a ist die Abrechnung der Audiometrie möglich, sofern ein anamnestischer oder klinischer Verdacht auf eine Hörstörung vorliegt und die Untersuchung kurativ rechtfertigt. Es ist dann allerdings der Abrechnungsausschluss mit der Vorsorgen-zuschlagsziffer 04354 (orientierende Audiometrie als fakultativer Leistungsinhalt inkludiert) zu beachten.

> Die **Richtlinien des Bundesausschusses der Ärzte und Krankenkassen über die Früherkennung von Krankheiten bei Kindern bis zur Vollendung des 6. Lebensjahres („Kinder-Richtlinien"** https://www.g-ba.de/downloads/62-492-2848/Kinder-RL_2022-04-21_iK-2022-06-23.pdf) informieren zu den Untersuchungsleistungen der U7a.

01724 bis 01727 Laboruntersuchungen gemäß Abschnitt C Kapitel I und II der Kinder-Richtlinie, einschließlich der Befundübermittlung an den verantwortlichen Einsender, gilt für die Gebührenordnungspositionen 01724 bis 01727

Abrechnungsbestimmung je Untersuchung

Anmerkung Die Berechnung der Gebührenordnungspositionen 01724 bis 01727 setzt eine Genehmigung der Kassenärztlichen Vereinigung gemäß der §§ 23 bzw. 38 der Kinder-Richtlinie voraus. Die Berechnung der Gebührenordnungspositionen 01724 bis 01727 setzt den Nachweis einer vorliegenden Einwilligung der Personensorgeberechtigten (z. B. Eltern) des Neugeborenen gemäß § 16 bzw. § 32 der Kinder-Richtlinie voraus.

Kommentar: Seit 1. Januar 2017 sind gemäß der Kinder-Richtlinien die EBM Nrn. 01724 bis 01727 aufgenommen.
- EBM Nr. 01724 bisherige Neugeborenen-Screeninguntersuchung der Zielkrankheiten
- EBM Nrn. 01725 bis 01727 dreistufige Diagnostik (serielle Kombination von zwei biochemischen Tests auf immunreaktives Trypsin [IRT] und Pankreatitis-assoziiertes Protein [PAP] und einer DNA-Mutationsanalyse) auf Mukoviszidose. Entsprechend der Kinder-Richtlinie haben Neugeborene Anspruch auf Teilnahme am erweiterten Neugeborenen-Screening bzw. am Screening auf Mukoviszidose.

Das Mukoviszidose-Screening (s. Nrn. 01725 bis 01727) kann in den ersten vier Lebens-wochen des Kindes nachgeholt werden – im Gegensatz zum erweiterten Neugeborenen-Screening (s. Nr. 01724), dass 36 Stunden nach der Geburt erfolgt.

Die bei einem auffälligen Befund indizierte Zweituntersuchung sollte vom selben Screen-inglabor durchgeführt werden um riskante Informationslücken zu vermeiden

Eine Wiederholung des Screenings ist in folgenden Fällen erforderlich:
- bei Entlassung vor der 36. Lebensstunde
- bei Frühgeborenen < 32. Schwangerschaftswoche
- nicht durchgeführtes Neugeborenenscreening
- Zweifel an der Durchführung des Neugeborenenscreenings

Das Ergebnis des Neugeborenenscreenings ist niemals eine definitive Diagnose. Es ergibt nur den Verdacht auf das Vorliegen einer Erkrankung. Es folgen daher in der Regel weitere Untersuchungen, um das Ergebnis durch weitere Methoden zu bestätigen.

01724   Erweiterte Neugeborenen-Screeninguntersuchung der Zielkrankheiten gemäß   **297**
            Abschnitt C Kapitel I § 17 der Kinder-Richtlinie   **34,13**

Aufwand in Min.   **Kalkulationszeit:** 1   **Prüfzeit:** 1   **Eignung d. Prüfzeit:** Tages- und Quartalsprofil

Kommentar: Die im erweiterten Neugeborenen-Screening erfassten Stoffwechseldefekte und endokrinen Störungen sind stets aktuell in den Kinderrichtlinien (https://www.g-ba.de/downloads/62-492-2848/Kinder-RL_2022-04-21_iK-2022-06-23.pdf) des G-BA in den Kapiteln C.I. „Erweitertes Neugeborenen-Screening" und C.II „Screening auf Mucovisci-dose" nachzulesen.

Das erweiterte Neugeborenen-Screening umfasst ausschließlich die folgenden Stoffwech-seldefekte und endokrinen Störungen:

1. Hypothyreose
2. Adrenogenitales Syndrom (AGS)
3. Biotinidasemangel
4. Galaktosämie
5. Phenylketonurie (PKU) und Hyperphenylalaninämie (HPA)
6. Ahornsirupkrankheit (MSUD)

    7. Medium-Chain-Acyl-CoA-Dehydrogenase-Mangel (MCAD)

    8. Long-Chain-3-OH-Acyl-CoA-Dehydrogenase-Mangel

    9. Very-Long-Chain-Acyl-CoA-Dehydrogenase-Mangel (VLCAD)

  10. Carnitinzyklusdefekte

    a) Carnitin-Palmitoyl-Transferase-I-Mangel (CPT-I)

    b) Carnitin-Palmitoyl-Transferase-II-Mangel (CPT-II)

    c) Carnitin-Acylcarnitin-Translocase-Mangel

  11. Glutaracidurie Typ I (GA I)

  12. Isovalerianacidämie (IVA)

  13. Tyrosinämie Typ I.

  14. Schwere kombinierte Immundefekte (SCID)

  15. Sichelzellkrankheit

  16. 5q-assoziierte spinale Muskelatrophie (SMA)

Siehe dazu auch weiterführende Erläuterungen vom Labor **Becker & Kollegen** unter https://www.labor-becker.de/leistungsverzeichnis/stichwort/neugeborenen-screening.html

01725   Immunologische Bestimmung des immunreaktiven Trypsins (IRT)   **23** 2,64

Aufwand in Min. **Kalkulationszeit:** KA   **Prüfzeit:** ./.   **Eignung d. Prüfzeit:** Keine Eignungl

Kommentar: Siehe dazu auch weiterführende Erläuterungen vom Labor **Becker & Kollegen** unter https://www.labor-becker.de/leistungsverzeichnis/stichwort/neugeborenen-screening.html

01726   Immunologische Bestimmung Pankreatitisassoziiertes Protein (PAP)   **399** 45,85

Aufwand in Min. **Kalkulationszeit:** KA   **Prüfzeit:** ./.   **Eignung d. Prüfzeit:** Keine Eignungl

Kommentar: Siehe dazu auch weiterführende Erläuterungen vom Labor **Becker & Kollegen** unter https://www.labor-becker.de/leistungsverzeichnis/stichwort/neugeborenen-screening.html

01727   Gezielte molekulargenetische Untersuchung des Cystic Fibrosis Transmembran **3746** Regulator-Gens (CFTR-Gens) gemäß Anlage 4a „DNAMutationsanalyse" der 430,47 Kinder-Richtlinie

Aufwand in Min. **Kalkulationszeit:** KA   **Prüfzeit:** ./.   **Eignung d. Prüfzeit:** Keine Eignungl

Kommentar: Die Anlage 4a KinderRL der Richtlinie des Gemeinsamen Bundesausschusses über die Früherkennung von Krankheiten bei Kindern (https://www.g-ba.de/downloads/62-492-2848/Kinder-RL_2022-04-21_iK-2022-06-23.pdf) informiert, auf welche Mutationen untersucht wird.

Der Kommentar von **Wezel/Liebold** informiert ferner dazu:

Das Screening auf Mukoviszidose gilt als positiv, wenn mindestens eine Mutation des Cystic-Fibrosis-Transmembran-Regulator-Gens (CFTR-Gens) nachgewiesen wurde ..."

Abrechnungsausschluss im Krankheitsfall 11301 und 11351

1.7.2 Früherkennung von Krankheiten bei Erwachsenen

1. Die Gebührenordnungspositionen 01745 und 01746 können berechnet werden von
   - Fachärzten für Allgemeinmedizin,
   - Fachärzten für Innere und Allgemeinmedizin,
   - Praktischen Ärzten,
   - Ärzten ohne Gebietsbezeichnung,
   - Fachärzten für Innere Medizin ohne Schwerpunktbezeichnung,
   die gegenüber dem Zulassungsausschuss ihre Teilnahme an der hausärztlichen Versorgung gemäß § 73 Abs. 1a SGB V erklärt haben und über eine Genehmigung der Kassenärztlichen Vereinigung gemäß Abschnitt D. II. der Krebsfrüherkennungs-Richtlinie verfügen.

2. Die Gebührenordnungsposition 01745 kann von Fachärzten für Haut- und Geschlechtskrankheiten mit einer Genehmigung der Kassenärztlichen Vereinigung gemäß Abschnitt D. II. der Krebsfrüherkennungs-Richtlinie berechnet werden.

3. Abweichend zu den Anmerkungen hinter den Gebührenordnungspositionen 01732, 01745 und 01746 sind die Gebührenordnungspositionen 01732, 01745 und 01746 für Beteiligte derselben fachübergreifenden Berufs-ausübungsgemeinschaft nebeneinander berechnungsfähig.

Kommentar:

Ultraschallscreening auf Bauchaortenscreening
Seit dem 1.1.2018 stehen zur Abrechnung die EBM Nrn. 01747 (zur Aufklärung) und 01748 (zur Sonographie) zur Verfügung. Beide EBM Nrn. werden extrabudgetär vergütet. Diese Leistungen können Hausärzte, Urologen, Internisten, Chirurgen und Radiologen einmalig die Früherkennung eines Baucha-ortenaneurysmas bei älteren Männern erbringen und abrechnen. Ärzte ohne Ultraschall Genehmigung der KV dürfen die Aufklärung nach EBM NR. 01747 erbringen und auch abrechnen z.B. neben dem Check up nach EBM Nr. 01732.
Falls weitere abdominelle Organe sonographisch untersucht werden müssen, darf neben der EBM Nr. 01748 eine abdominelle Sonographie nach EBM Nr. 33042 durchgeführt werden – dies in der Abrechnung aber nur in halber Höhe von 80 Punkten, da nach Information der KBV die Leistungsinhalte sich überschneiden

In den **Richtlinien des Gemeinsamen Bundesausschusses über die Früherkennung von Krebser-krankungen ("Krebsfrüherkennungs-Richtlinien")** wird ausführlich informiert, speziell **für die Frau** unter **Punkt B** (http://www.g-ba.de/downloads/62-492-141/RL_KFU_2007-06-21.pdf)

Die Sonderregelung zur Dokumentation für die organisierten Krebsfrüherkennungsprogramme Gebär-mutterhalskrebs und Darmkrebs ist am 28.2.2022 ausgelaufen. Seit 1. März 2022 erfolgt die Doku-mentation regulär, das bedeutet, dass die beteiligten Ärztinnen und Ärzte ihre Dokumentation quartals-weise an ihre Kassenärztliche Vereinigung senden. Die Übermittlung erfolgt in der Regel zusammen mit der Abrechnung. Hierzu nutzen Ärztinnen und Ärzte die entsprechenden Dokumentationsbögen in der Praxissoftware. Die elektronische Dokumentation ist Teil der Krebsfrüherkennungsprogramme. Sie erfolgt mit Hilfe der Praxissoftware, wo für die am Programm beteiligten Ärzte wie Gynäkologen, Zytologen, Gastroenterologen und Labormediziner die entsprechenden Dokumentationsbögen hinterlegt sind. Jeder füllt dabei nur den Bogen aus, der für die Untersuchung vorgesehen ist, die er durchführt. Mehr Informationen zu den Früherkennungsprogrammen Zervixkarzinom und Darmkrebs finden sie auf den Seiten der KBV:
https://www.kbv.de/html/43282.php https://www.kbv.de/html/praevention_darmkrebsfrueherkennung.php

Früherkennungsuntersuchungen außerhalb des RLV
Leistungen nach EBM-Kapitel 1.7.2 und 1.7.1 (Auswahl):

Früherkennungsuntersuchung	EBM-Nr.
Gesundheitsuntersuchung Check-up für Frau und Mann *ab 35. Geburtstag jedes zweite Kalenderjahr*	01732
Beratung gemäß § 4 der Chroniker-Richtlinie zu Früherkennungs-untersuchungen für nach dem 1. April 1987 geborene Frauen	01735
Früherkennung von Krebserkrankungen beim Mann *ab 45. Geburtstag 1x jedes Kalenderjahr*	01731
Untersuchung auf Blut im Stuhl bei Frau und Mann *ab 50. Lebensjahr 1x jährlich*	01734
Beratung zur Früherkennung des kolorektalen Karzioms bei Frau und Mann *nach Vollendung des 55. Lebensjahrs*	01740
Koloskopischer Komplex (Koloskopie) für Frau und Mann **ggf. Zuschlag zu Nr. 01741 bei durchgeführter Polypektomie**	01741 01742
Histologie bei Früherkennungskoloskopie	01743

Hautkrebs-Screening bei Frau und Mann *ab dem 35. Lebensjahr – jedes 2. Kalenderjahr*	01745
Hautkrebs-Screening - Zuschlag für Leistung 01732	01746
Früherkennung von Krankheiten bei Kindern: U 2 bis U 9 (außer U 7a)	01712– 01719
Hörscreening bei Neugeborenen	01705
Zuschlag für die Beratung im Rahmen des Neugeborenen-Hörscreenings	01704
Kontroll-AABR gemäß Anlage 6 der Kinder-Richtlinien	01706
Erweitertes Neugeborenen-Screening gemäß der Kinder-Richtlinien des G-BA	01707
Laboruntersuchungen im Rahmen des Neugeborenen-Screenings gemäß Anlage 2 der Kinder-Richtlinien des G-BA	01708
Neugeborenen-Erstuntersuchung (U1)	01711
Sonographie der Säuglingshüften bei U3	01722
Früherkennungsuntersuchung U 7a	01723
Früherkennungsuntersuchung U 10	Nur im Rahmen von Sonderverträgen
Jugendgesundheitsuntersuchung J 1	01720
Jugendgesundheitsuntersuchung J 2	Nur im Rahmen von Sonderverträgen

01731 Untersuchung zur Früherkennung von Krebserkrankungen beim Mann gemäß **144**
Abschnitt C. § 25 der Krebsfrüherkennungs-Richtlinien 16,55

Aufwand in Min. **Kalkulationszeit:** 8   **Prüfzeit:** 7   **Eignung d. Prüfzeit:** Tages- und Quartalsprofil
GOÄ entsprechend oder ähnlich: Nr. 28
Kommentar: In den **Richtlinien des Gemeinsamen Bundesausschusses über die Früherkennung von Krebserkrankungen ("Krebsfrüherkennungs-Richtlinien")** wird ausführlich informiert, speziell **für den Mann** unter **Punkt C** (http://www.g-ba.de/downloads/62-492-141/RL_KFU_2007-06-21.pdf
Es erscheint sinnvoll, die Krebsvorsorgeuntersuchung immer dann mit der möglichen Gesundheitsuntersuchung zu verbinden, wenn es sich bei den unterschiedlichen Zeitabständen von KV (jährlich) und Gesundheitsuntersuchung (3-jährlich) anbietet.

01732 Gesundheitsuntersuchung bei Erwachsenen ab dem vollendeten 18. Lebensjahr **326**
gemäß Teil B I. der Gesundheitsuntersuchungs-Richtlinien 37,46
Anmerkung Im Zusammenhang mit der Gebührenordnungsposition 01732 sind die Gebührenordnungspositionen 32880 bis 32882 in Abhängigkeit der in den Gesundheitsuntersuchungsrichtlinien jeweils geforderten Laboruntersuchungen berechnungsfähig.

Abrechnungsausschluss
im Behandlungsfall 01745
in derselben Sitzung 27310, 32025, 32033, 32057, 32060, 32061, 32062,32063

Aufwand in Min. **Kalkulationszeit:** 19   **Prüfzeit:** 15   **Eignung d. Prüfzeit:** Tages- und Quartalsprofil
GOÄ entsprechend oder ähnlich: Nr. 29
Kommentar: Die Gesundheitsuntersuchung kann von Allgemeinärzten, Internisten, Ärzten ohne Gebietsbezeichnung (praktische Ärzte) durchgeführt werden. **Alle anderen hier nicht genannten Ärzte sind nicht berechtigt, die Untersuchung durchzuführen.**
Gemäß der Richtlinie haben Versicherte ab Vollendung des 18. Lebensjahres bis zum Ende des 35. Lebensjahres einmalig Anspruch auf eine allgemeine Gesundheitsuntersuchung. Versicherte haben ab Vollendung des 35. Lebensjahres alle drei Jahre diesen Anspruch. Untersuchungen aus dem Blut sind obligat nach Vollendung des 35. Lebensjahres, davor nur bei entsprechendem Risikoprofil wie z. B. positiver Familienanamnese, Adipositas oder Bluthochdruck. Die Untersu-chungen aus dem Urin sind nur ab Vollendung des 35. Lebensjahres enthalten. Werden anhand Anamnese, Untersuchungen oder sonstiger Erkenntnisse weiterführende Untersuchungen wie EKG, Kreatinin-Bestimmung oder anderes Labor, Ultraschall, Lungenfunktionsprüfung, Glukose-belastungstest, Belastungs-EKG etc. erfor-

derlich, können sie zusätzlich erbracht und abgerechnet werden. Dabei wechselt der vorher evtl. „reinrassige" Präventionsfall in den kurativen Fall.

Es erscheint sinnvoll, die Gesundheitsuntersuchung mit der Krebsfrüherkennungsuntersuchung und ggf. der Hautkrebsvorsorge zu verbinden, soweit es die vorgegebenen Zeitabstände zulas-sen.

Im Laborkapitel siehe Abschnitt **32.2.8 Laborpauschalen im Zusammenhang mit präventiven Leistungen** mit den 3 Leistungen:

32880 Laborpauschale für Untersuchungen im Zusammenhang mit der Nr. 01732

Obligater Leistungsinhalt
- Orientierende Untersuchung auf Eiweiß, Glukose, Erythrozyten, Leukozyten und Nitrit im Urin (kurativ: Nr. 32033)

32881 Laborpauschale für Untersuchungen im Zusammenhang mit der Nr. 01732

Obligater Leistungsinhalt
- Bestimmung der Nüchternplasmaglukose (Nr. 32057)

32882 Laborpauschale für Untersuchungen im Zusammenhang mit der Nr. 01732

Obligater Leistungsinhalt
- Bestimmung des Lipidprofils (Gesamtcholesterin, LDL-, HDL-Cholesterin, Triglyceride)

Die KBV informiert dazu (http://www.kbv.de/24621.html):

01734   Zuschlag zur Gebührenordnungsposition 01732 für das Screening auf Hepatitis-B-   **41**
 und/oder auf Hepatitis-C-Virusinfektion gemäß Teil B. III. der Gesundheitsuntersu-   4,71 <br> chungs-Richtlinie

Anmerkung Die Gebührenordnungsposition 01734 ist bei Versicherten ab dem vollendeten 35. Lebensjahr einmalig berechnungsfähig.
Die Gebührenordnungspositionen 01734 und 01744 sind insgesamt nur einmal berechnungsfähig.

Kommentar: **Hinweise zu den neuen EBM-Nrn. 01734 und 01744:**

Nach Hinweisen des Bewertungsausschuss kann das Screening auf eine Hepatitis-B-Virusinfektion und auf eine Hepatitis-C-Virusinfektion zusammen durchgeführt werden.

Die Nrn. 01734 bzw. 01744 sind auch dann berechnungsfähig, wenn nur ein Screening auf eine Hepatitis-B- oder auf Hepatitis-C-Virusinfektion erforderlich ist.

Nach G-BA-Richtlinie gibt es eine Übergangsregelung:

Versicherte, bei denen im Zeitraum zwischen 13.02.2018 und 30.09.2021 eine GU durchgeführt wurde, die aber neu aktuell keinen Anspruch auf eine GU haben, können im Zeitraum bis zu ihrem nächsten Anspruch auf eine GU ein alleiniges Screening auf eine Hepatitis-B- und Hepatitis-C-Virusinfektion erhalten. Die Abrechnung erfolgt mit der neuen Nr. 01744, die deshalb bis zum 31.12.2023 befristet ist.

Für die Beratung des Versicherten mit Informationen über die Risiken für eine Hepatitis-B- und Hepatitis-C-Virusinfektion ist die neue EBM-Nr. 01734 als Zuschlag zur Nr. 01732 (GU bei Erwachsenen) berechnungsfähig.

Die G-BA informiert u.a.: ... „Versicherte ab 35 Jahren haben künftig einmalig den Anspruch, sich auf die Viruserkrankungen Hepatitis B und Hepatitis C als Bestandteil des sogenannten Check-ups (Gesundheitsuntersuchung) testen zu lassen. Damit sollen unentdeckte, weil zunächst symptomlos oder schleichend verlaufende Infektionen mit dem Hepatitis-B-Virus (HBV) oder Hepatitis-C-Virus (HCV) erkannt werden. Eine unbehandelte chronische Hepatitis kann gravierende Spätfolgen wie Leberzirrhose oder Leberkrebs nach sich ziehen. Im schlimmsten Fall wird die Leber so schwer geschädigt, dass eine Lebertransplantation nötig sein kann. Dieser schwere Verlauf kann durch die frühzeitige Gabe von antiviralen Medikamenten sehr wirksam verhindert werden.

„Die Folgen einer unbehandelten chronischen Infektion mit Hepatitis B oder C sind äußerst schwerwiegend und mit viel Leid für die betroffenen Patientinnen und Patienten verbunden. Gleichzeitig ist eine Infektion mit Hepatitis B oder C äußerst zuverlässig diagnostizier- und therapierbar. Uns stehen wirksame Behandlungsmöglichkeiten zur Verfügung. Mit dem neu eingeführten Screening kann Hepatitis frühzeitig erkannt und behandelt werden. Bei den betroffenen Menschen können so schwerwiegende Leberschädigungen verhindert werden", so Dr. Monika Lelgemann, unparteiisches Mitglied des G-BA und Vorsitzende des Unterausschusses Methodenbewertung ..."

Hinweis: Ab dem vollendeten 35. Lebensjahr haben Versicherte im Rahmen der Gesundheitsuntersuchung einmalig Anspruch auf ein Screening auf Hepatitis-B-Virusinfektion und einmalig auf Hepatitis – C-Virusinfektion. Es können die neuen EBM-Nrn. 01734, 01744 und 01865 abgerechnet werden.

Berichtspflicht Nein

Aufwand in Min.   **Kalkulationszeit:** 3   **Prüfzeit:** 2   **Eignung d. Prüfzeit:** Tages- und Quartalsprofil

01735   Beratung gemäß § 4 der Richtlinie des Gemeinsamen Bundesausschusses zur   **103**
              Umsetzung der Regelungen in § 62 SGB V für schwerwiegend chronisch Erkrankte   **11,84**
              („Chroniker-Richtlinie") zu Früherkennungsuntersuchungen für nach dem 1. April
              1987 geborene Frauen

Obligater Leistungsinhalt
* Beratung gemäß § 4 der Richtlinie des Gemeinsamen Bundesausschusses zur Umsetzung der Regelungen in § 62 SGB V für schwerwiegend chronisch Erkrankte („Chroniker-Richtlinie") über die Teilnahme und Motivation zur Teilnahme am Programm zur Früherkennung von Krebserkrankungen bei der Frau gemäß Abschnitt B II § 6 der Krebsfrüherkennungs-Richtlinien,
* Information über Inhalt, Ziel und Zweck des Programms, Häufigkeit und Krankheitsbild, Effektivität und Wirksamkeit der Früherkennungsmaßnahme,
* Information über Nachteile, Risiken und Vorgehensweise bei einem positiven Befund,
* Ausgabe des krankheitsbezogenen Merkblattes des Gemeinsamen Bundesausschusses,
* Ausstellung der Bescheinigung

Anmerkung Die Gebührenordnungsposition 01735 kann gemäß Richtlinie nur von Ärzten berechnet werden, die berechtigt sind, die entsprechenden Untersuchungen durchzuführen.
Die Gebührenordnungsposition 01735 kann gemäß Richtlinie nur einmalig im Zeitraum von 2 Jahren nach Erreichen der Anspruchsberechtigung berechnet werden.
Bis zur Vereinbarung des Dokumentationsvordrucks für die Dokumentation gemäß § 4 der Chronikerrichtlinie kann die Bescheinigung auf Muster 16 erfolgen.
Im Quartal der Berechnung der Gebührenordnungsposition 01735 und im Folgequartal sind die Gebührenordnungspositionen 01760 und 01761 nicht berechnungsfähig.

Abrechnungsausschluss in derselben Sitzung 01620, 01621

Aufwand in Min.   **Kalkulationszeit:** 6   **Prüfzeit:** 5   **Eignung d. Prüfzeit:** Tages- und Quartalsprofil

Kommentar: Die Abrechnung dieser Leistung ist bei Frauen, die nach dem 1. April 1987 geboren sind, abrechenbar, wenn die obligaten Beratungs- und Informationsleistung vollständig erfüllt wurden und die entsprechenden Merkblätter übergeben wurden.

Im § 4 **Richtlinie des Gemeinsamen Bundesausschusses zur Umsetzung der Regelungen in § 62 für schwerwiegend chronisch Erkrankte („Chroniker-Richtlinie")** zuletzt geändert am 19. Juli 2007 – in Kraft getreten am 1. Januar 2008 heißt es:

§ 4 **Ausnahmen von der Pflicht zur Teilnahme an Gesundheits- und Krebsfrüherkennungsuntersuchungen**

(1) Untersuchungen gelten gemäß § 62 Abs. 1 Satz 3 SGB V als regelmäßig in Anspruch genommen, wenn die nach dem 1. April 1987 geborenen weiblichen und nach dem 1. April 1962 geborenen männlichen Versicherten in einem Präventionspass jeweils eine auf die nachfolgenden Früherkennungsuntersuchungen bezogene und auf Merkblätter des Gemeinsamen Bundesausschusses gestützte Beratung über Chancen und Risiken der jeweiligen Untersuchungen nachweisen. Die Beratung ist von einem Arzt zu erbringen, der berechtigt ist, die entsprechende Untersuchung durchzuführen. Die Beratung ist zeitnah nach Erreichen des Anspruchsalters, längstens jedoch in einem Zeitraum von zwei Jahren nach Beginn der jeweiligen Anspruchsberechtigung wahrzunehmen, soweit in den Richtlinien des Gemeinsamen Bundesausschusses zu § 25 Abs. 1 oder 2 SGB V nichts Abweichendes geregelt ist.

(2) Die Regelung nach Absatz 1 umfasst zunächst die Untersuchungen zur Früherkennung

1. des Brustkrebses (Mammographie-Screening),

2. des Darmkrebses (Schnelltest auf occultes Blut oder Früherkennungskoloskopie) und

3. des Zervix-Karzinoms

entsprechend der Richtlinien über die Früherkennung von Krebserkrankungen und kann durch Beschlussfassungen des Gemeinsamen Bundesausschusses um weitere Vorsorgeuntersuchungen ergänzt werden. Im Übrigen muss für die sonstigen Gesundheits- und Früherkennungsuntersuchungen nach § 25 SGB V zur Bestimmung der Belastungsgrenze nach § 62 Abs. 1 Satz 3 SGB V weder eine Untersuchung noch eine Beratung durchgeführt werden.

(3) Ausgenommen von der Pflicht zur Beratung gemäß § 62 Abs. 1 Satz 5 SGB V sind Versicherte mit schweren psychischen Erkrankungen nach Nummer 9 der Richtlinien über die Durchführung von Soziotherapie in der vertragsärztlichen Versorgung gemäß § 37a in Verbindung mit § 92 Abs. 1 Satz 2 Nr. 6 SGB V (Soziotherapie-Richtlinien) oder schweren geistigen Behinderungen, denen die Teilnahme an den Vorsorgeuntersuchungen nicht zugemutet werden kann, sowie Versicherte, die bereits an der zu untersuchenden Erkrankung leiden.

(4) Die Auswirkungen dieser Beratung werden am Beispiel der Früherkennung des Zervixkarzinoms wissenschaftlich evaluiert.

01737   Ausgabe und Weiterleitung eines Stuhlprobenentnahmesystems gemäß Teil II. § 6 der   **57**
Richtlinie für organisierte Krebsfrüherkennungsprogramme (oKFE-RL), inkl. Beratung   6,55

Obligater Leistungsinhalt
* Ausgabe und Rücknahme des Stuhlprobenentnahmesystems,
* Veranlassung der Untersuchung der Stuhlprobe auf occultes Blut im Stuhl

Abrechnungsausschluss im Behandlungsfall 32457

GOÄ   entsprechend oder ähnlich: GOÄ: Nr. 3500 bzw. 3650, der Inhalt ist ähnlich.

Aufwand in Min.   **Kalkulationszeit:** KA   **Prüfzeit:** ./.   **Eignung d. Prüfzeit:** Keine Eignungl

Kommentar: Der quantitative immunologische Test (iFOBT) zur Früherkennung von Darmkrebs steht gesetzlich Versicherten seit 1. April 2017 als Kassenleistung zur Verfügung. Mit dem immunologischen Test kann nicht sichtbares Blut im Stuhl mit einer höheren Sensitivität als mit dem früheren Guajak-basierten Test nachgewiesen werden. Der Leistungsinhalt der EBM-Ziffer 01737 beinhaltet die Ausgabe des Stuhltests an den Patienten und die Weiterleitung der Stuhlprobe ins Labor. Die Auswertung des Tests erfolgt im Labor, der Laborarzt darf hierfür die EBM-Ziffer 01738 abrechnen.

DIE KBV informiert dazu unter https://www.kbv.de/html/praevention_darmkrebsfrueherkennung.php

01738   Automatisierte quantitative immunologische Bestimmung von occultem Blut   **75**
im Stuhl (iFOBT) gemäß Teil II. § 6 Abs. 4 und § 9 der Richtlinie für organisierte   8,62
Krebsfrüherkennungs programme (oKFERL), einschließlich der Kosten für das
Stuhlprobenentnahmesystem und das Probengefäß

Obligater Leistungsinhalt
* Umgehende Befundübermittlung und automatisierte Dokumentation,

Anmerkung Entgegen Nr. 2.1 der Allgemeinen Bestimmungen ist die Gebührenordnungsposition 01738 auch dann berechnungsfähig, wenn die Dokumentation als Bestandteil des Leistungsinhalts bis zum 15. Kalendertag des 2. Monats des jeweiligen Folgequartals vollständig übermittelt wird.

Die Berechnung der Gebührenordnungsposition 01738 setzt die Anwendung eines Tests, für den die Erfüllung der Kriterien gemäß Teil II. § 9 Abs. 1 der KFE-RL in Verbindung mit dem Beschluss des Bewertungsausschusses in seiner 435. Sitzung am 29. März 2019 zu den Testvorgaben iFOBT nachgewiesen ist, voraus.

Abrechnungsausschluss im Behandlungsfall 32457

Berichtspflicht Nein

Aufwand in Min.   **Kalkulationszeit:** KA   **Prüfzeit:** ./.   **Eignung d. Prüfzeit:** Keine Eignungl

Kommentar: Siehe Kommentar bei EBM Nr. 01737.

Die Laborleistung gem. GOP 01738 ist eine des Speziallabors und setzt somit eine vorherige Genehmigung der Kassenärztlichen Vereinigung (KV) voraus.

Siehe bitte auch: **Richtlinie des Gemeinsamen Bundesausschusses über die Früherkennung von Krebserkrankungen (Krebsfrüherkennungs-Richtlinie / KFE-RL)** nach Änderungen in Kraft getreten am 01.01.2019:

https://www.g-ba.de/downloads/62-492-1728/KFE-RL_2018-01-18_iK-2019-01-01.pdf

01740 Beratung zur Früherkennung des kolorektalen Karzinoms gemäß Teil II. § 5 der Richtlinie für organisierte Krebsfrüherkennungsprogramme (oKFE-RL)sinhalt

116
13,33

Obligater Leistungsinhalt
• Einmalige Beratung frühzeitig nach Vollendung des 50. Lebensjahres anhand der Versicherteninformation über Ziel und Zweck des Programms zur Früherkennung von Darmkrebs

Aufwand in Min. **Kalkulationszeit:** 6 **Prüfzeit:** 5 **Eignung d. Prüfzeit:** Tages- und Quartalsprofil

GOÄ entsprechend oder ähnlich: Leistungskomplex in der GOÄ nicht vorhanden, ggf. Beratung abrechnen.

Anmerkung Der Leistungsinhalt der Gebührenordnungsposition 01740 wird zum 19. April 2019 wirksam. Bis zum 18. April 2019 gilt der Leistungsinhalt gemäß § 38 Absatz 2 der KrebsfrüherkennungsRichtlinie.

Kommentar: Die Krebsfrüherkennungs-Richtlinien empfehlen dem Arzt, seine Patienten nach deren vollendeten 50. Lebensjahr einmalig über das Programm zur Früherkennung des colorektalen Carcinoms zu informieren und zu beraten. Gesonderte Gebühren können dafür nicht erhoben werden, sie sind mit Versicherten- oder Grundpauschale abgegolten.

Ab dem 55. Lebensjahr sollte eine erneute Beratung der Patienten stattfinden, die entsprechend der Richtlinien spezielle Inhalte umfasst. Im Rahmen dieser Beratung erhält der Patient ein Merkblatt des Bundesausschusses der Ärzte und Krankenkassen über die Darmkrebsfrüherkennung, und der Arzt kann diese Leistung nach der EBM-Nr. 01740 – allerdings nur einmal im Leben dieses Patienten – über den gesamten Zeitraum, in dem der Patient sich noch bei dem Arzt in Behandlung begibt – abrechnen.

Der koloskopische Komplex kann nur ausgeführt werden von
• Ärzten mit der Gebietsbezeichnung „Facharzt für Innere Medizin" mit entsprechender Fachkunde oder von Fachärzten für Innere Medizin mit der Schwerpunktbezeichnung „Gastroenterologie".
• Fachärzten für Chirurgie, die die entsprechende Weiterbildung und Genehmigung durch die KV zur Koloskopie und zur Polypabtragung besitzen, können dies entsprechend abrechnen.

Vorgeschrieben ist eine entsprechende apparative Ausstattung.

Wird eine Polypektomie (Polypengröße > 5 mm), eine Schlingenbiopsie oder eine Blutstillung erforderlich, so kann dafür der Zuschlag nach EBM-Nr. 01742 berechnet werden. Die Leistung nach EBM-Nr. 01741 kann nur für die totale Koloskopie abgerechnet werden. Eine Ausnahme liegt dann vor, wenn die totale Koloskopie z.B. wegen einer Kolonstenose (entzündlich oder tumorös) nicht möglich ist. In diesen Fällen kann die Leistung trotzdem abgerechnet werden. Die Leistung nach EBM-Nr. 01741 beinhaltet die Leistung Biopsie und Entfernung von Polypen mittels Zange, so dass diese nicht extra berechnet werden können.

Eine Information für Patienten kann kostenlos im Internet unter „http://www.kbv.de/media/sp/Patienteninformation__Darmkrebs_im_fruehen_Stadium.pdf" heruntergeladen und ggf. im Wartezimmer ausgelegt werden.

01741 Koloskopischer Komplex gemäß Teil II. § 3 der Richtlinie für organisierte Krebsfrüherkennungsprogramme (oKFE-RL)

1765
202,82

Obligater Leistungsinhalt
• Totale Koloskopie gemäß Teil II. § 3 der (oKFE-RL) mit Darstellung des Zökums,

- Patientenaufklärung zur Koloskopie und zur Prämedikation in angemessenem Zeitabstand vor dem Eingriff,
- Aufklärung zum Vorgehen und zu einer möglichen Polypenabtragung und anderer therapeutischer Maßnahmen in derselben Sitzung,
- Information zu Ablauf und Dauer der Darmreinigung,
- Foto-/Videodokumentation,
- Nachbeobachtung und -betreuung,
- Einhaltung der Maßnahmen der Überprüfung der Hygienequalität entsprechend der Qualitätssicherungsvereinbarung zur Koloskopie gemäß § 135 Abs. 2 SGB V,
- Vorhaltung der geeigneten Notfallausstattung entsprechend der Qualitätssicherungsvereinbarung zur Koloskopie gemäß § 135 Abs. 2 SGB V
- Dokumentation gemäß Teil II. § 11 der oKFE-RL

Fakultativer Leistungsinhalt
- Lagekontrolle durch ein bildgebendes Verfahren,
- Aushändigung aller Substanzen zur Darmreinigung,
- Probeexzision(en),
- Gerinnungsuntersuchungen und kleines Blutbild,
- Prämedikation/Sedierung

Anmerkungen Entgegen Nr. 2.1 der Allgemeinen Bestimmungen ist die Gebührenordnungsposition 01741 auch dann berechnungsfähig, wenn die Dokumentation als Bestandteil des Leistungsinhalts bis zum 15. Kalendertag des 2. Monats des jeweiligen Folgequartals vollständig übermittelt wird.

Die Koloskopie als Abklärungsdiagnostik gemäß Teil II. § 8 der oKFE-RL ist nicht mit der Gebührenordnungsposition 01741 berechnungsfähig.

Die Berechnung der Gebührenordnungsposition 01741 setzt eine Genehmigung der Kassenärztlichen Vereinigung gemäß § 135 Abs. 2 SGB V voraus.

Abrechnungsausschluss
am Behandlungstag 32110, 32111, 32112, 32113, 32114, 32115, 32116, 32117, 32120
in derselben Sitzung 02300, 02301, 02302, 02401, 04514, 04518, 10340, 10341, 10342, 13421, 13422

Berichtspflicht Ja

Aufwand in Min.   **Kalkulationszeit:** 37   **Prüfzeit:** 30   **Eignung d. Prüfzeit:** Tages- und Quartalsprofil
GOÄ   entsprechend oder ähnlich: Nr. 687
Kommentar: Ist eine totale Koloskopie – wie nach Legende gefordert – durch eine Stenose nicht möglich, ist die Stenose zu dokumentieren und die EBM Nr. 01741 ist dann trotzdem berechenbar.

Wird eine totale Koloskopie durch andere Gründe nicht möglich, kann die EBM Nr. 01741 nicht berechnet werden und auch die Nrn. 13421 oder 13422 sind hier nicht absetzbar.

Probeentnahmen oder Abtragungen von Kleinen Polypen mit einer Zange sind in der Leistung enthalten. Wenn es aber zu erforderlichen Biopsien oder Polypentfernungen mit der Zange kommen muss, sind diese durch den Zuschlag nach EMB Nr. 01742 abrechenbar.

Die für eine Genehmigung zur Abrechnung erforderlichen Befähigungen sind bei Ihrer KV zu erfragen.

Eine Information für Patienten kann kostenlos im Internet unter „http://www.kbv.de/media/sp/Patienteninformation__Darmkrebs_im_fruehen_Stadium.pdf" heruntergeladen und ggf. im Wartezimmer ausgelegt werden.

Tipp: Ggf. Kostenpauschale Nr. 40160 bei Durchführung einer interventionellen endoskopischen Untersuchung des Gastrointestinaltraktes für die beim Eingriff eingesetze(n) Einmalsklerosierungsnadel(n) (15.00 Euro)

01742   Zuschlag zu der Gebührenordnungsposition 01741   **259**
- Polypektomie(n) von Polypen mit einer Größe > 5 mm mittels Hochfrequenzdiathermieschlinge   29,76

und/oder

- Schlingenbiopsie(n) mittels Hochfrequenzdiathermieschlinge
und/oder
- Blutstillung(en)

Abrechnungsausschluss in derselben Sitzung 04515, 04520, 13423

Aufwand in Min. **Kalkulationszeit:** 7   **Prüfzeit:** 5   **Eignung d. Prüfzeit:** Tages- und Quartalsprofil
GOÄ   entsprechend oder ähnlich: Nr. 695 oder Nr. 696

01743*   Histologie bei Früherkennungskoloskopie   **131**
Obligater Leistungsinhalt   15,05
- Histologische Untersuchung eines im Rahmen einer Früherkennungskoloskopie
gewonnenen Polypen mit mindestens 8 Schnitten

Abrechnungsausschluss bei demselben Material 19310

Berichtspflicht Ja

Aufwand in Min. **Kalkulationszeit:** KA   **Prüfzeit:** 2   **Eignung d. Prüfzeit:** Tages- und Quartalsprofil
GOÄ   entsprechend oder ähnlich: Nrn. 4800, 4801

01744   Screening auf Hepatitis-B- und/oder auf Hepatitis-C-Virusinfektion im Rahmen der   **41**
Übergangsregelung gemäß Teil B. III. § 7 der Gesundheitsuntersuchungs-Richtlinie   4,71

Anmerkung Die Gebührenordnungsposition 01744 ist bei Versicherten ab dem vollendeten
35. Lebensjahr berechnungsfähig, sofern im Zeitraum zwischen 13. Februar 2018 und 30.
September 2021 eine Gesundheitsuntersuchung nach der Gebührenordnungsposition
01732 durchgeführt wurde und gemäß Teil B. I. § 2 der Gesundheitsuntersuchungs-
Richtlinie aktuell kein Anspruch auf eine Gesundheitsuntersuchung besteht.
Die Gebührenordnungspositionen 01734 und 01744 sind insgesamt nur einmal berechnungsfähig.
Die Gebührenordnungsposition 01744 ist zeitlich befristet vom 1. Oktober 2021 bis zum
31. Dezember 2023.

Kommentar: Nach Hinweisen des Bewertungsausschuss kann das Screening auf eine Hepatitis-B-
Virusinfektion und auf eine Hepatitis-C-Virusinfektion zusammen durchgeführt werden.
Die Nrn. 01734 bzw. 01744 sind auch dann berechnungsfähig, wenn nur ein Screening
auf eine Hepatitis-B- oder auf Hepatitis-C-Virusinfektion erforderlich ist.
Nach G-BA-Richtlinie gibt es folgende Übergangsregelung:
Versicherte, bei denen im Zeitraum zwischen 13.02.2018 und 30.09.2021 eine GU durch-
geführt wurde, die aber neu aktuell keinen Anspruch auf eine GU haben, können im
Zeitraum bis zu ihrem nächsten Anspruch auf eine GU ein **alleiniges Screening** auf eine
Hepatitis-B- und Hepatitis-C-Virusinfektion erhalten. Die Abrechnung erfolgt mit der neuen
Nr. 01744, die deshalb bis zum 31.12.2023 befristet ist.

Hinweis
Ab dem vollendeten 35. Lebensjahr haben Versicherte im Rahmen der Gesundheitsuntersuchung einmalig Anspruch auf ein Screening auf Hepatitis-B-Virusinfektion und einmalig
auf Hepatitis – C-Virusinfektion. Es können die neuen EBM-Nrn. 01734, 01744 und 01865
abgerechnet werden.

Berichtspflicht Nein

Aufwand in Min. **Kalkulationszeit:** 3   **Prüfzeit:** 2   **Eignung d. Prüfzeit:** Tages- und Quartalsprofil

01745   Früherkennungsuntersuchung auf Hautkrebs gemäß Abschnitt D. II. der   **253**
Krebsfrüherkennungs-Richtlinie   29,07
Siehe Hinweise Seite 85
Obligater Leistungsinhalt
- Anamnese,
- Visuelle Ganzkörperinspektion der gesamten Haut einschließlich des behaarten Kopfes
sowie aller Intertrigines,
- Befundmitteilung einschließlich diesbezüglicher Beratung,
- Dokumentation gemäß Abschnitt D. II. der Krebsfrüherkennungs-Richtlinie

Fakultativer Leistungsinhalt
* Beratung über weitergehende Maßnahmen
* Auflichtmikroskopie/Dermatoskopie

Anmerkung Erfolgt die Erstuntersuchung nicht durch einen Facharzt für Haut- und Geschlechtskrankheiten, so muss der Patient im Falle eines auffälligen Befundes zur Zweituntersuchung an einen entsprechenden Facharzt weitergeleitet werden.
Die visuelle Untersuchung mittels vergrößernden Sehhilfen ist Bestandteil der Gebührenordnungsposition 01745.

Abrechnungsausschluss im Behandlungsfall 01732, 01746

Aufwand in Min. **Kalkulationszeit:** 17   **Prüfzeit:** 13   **Eignung d. Prüfzeit:** Tages- und Quartalsprofil

GOÄ entsprechend oder ähnlich: Nr. 7 (Vollständige Untersuchung der Hautorgane) mit höherem Steigerungssatz. **Wezel-Liebold** gibt in seinem EBM Kommentar die EBM-Nrn. 27 bzw. 28 mit Inhalt ähnlich an.

Kommentar: Die Bekanntmachung eines Beschlusses des Gemeinsamen Bundesausschusses über eine Änderung der Krebsfrüherkennungs-Richtlinien: Hautkrebs-Screening – vom 05.Dezember 2019 findet sich im Internet: https://www.g-ba.de/downloads/40-268-4770/2018-01-18_KFE-RL_Anpassung-Doku-Hautkrebsscreening_TrG.pdf – Die Änderungen der Richtlinien traten am 1. Januar 2020 in Kraft.

(Nachfolgend nur Ausschnitte aus der Richtlinie und zusammengefasst von den Autoren)

Ziel der Früherkennungsuntersuchung auf Hautkrebs ist die frühzeitige Entdeckung des Malignen Melanoms, des Basalzellkarzinoms sowie des Spinozellulären Karzinoms. Die Untersuchung soll wenn möglich in Verbindung mit der Gesundheitsuntersuchung durchgeführt werden.

Anspruchsumfang

Frauen und Männer haben ab dem Alter von 35 Jahren jedes zweite Jahr Anspruch auf vertragsärztliche Maßnahmen zur Früherkennung von Hautkrebs nach Maßgabe der folgenden Bestimmungen. Eine erneute Früherkennungsuntersuchung auf Hautkrebs ist jeweils erst nach Ablauf des auf die vorangegangene Untersuchung folgenden Kalenderjahres möglich.

Bestandteile der Früherkennungsuntersuchung

Zur Untersuchung gehören obligat:
* gezielte Anamnese
* visuelle, gemäß Absatz § 32 zertifiziertem Fortbildungsprogramm standardisierte Ganzkörperinspektion der gesamten Haut einschließlich des behaarten Kopfes sowie aller Intertrigines
* Befundmitteilung mit diesbezüglicher Beratung
* Dokumentation

Ergibt sich aus der visuellen Inspektion der Haut durch einen Arzt gemäß Absatz c Nummer 1 der Verdacht auf das Vorliegen einer der Zielerkrankungen, so erfolgt die weitere Abklärung bei einem Facharzt für Haut- und Geschlechtskrankheiten gemäß Absatz c Nr. 2. Dieser führt – sofern es sich nicht um den Erstuntersucher handelt – erneut eine visuelle Ganzkörperinspektion durch, überprüft insbesondere die auffälligen Befunde des Voruntersuchers und veranlasst ggf. die histopathologische Untersuchung zur Diagnosesicherung.

Die histopathologische Beurteilung kann nur durch Pathologen sowie durch Dermatologen mit Zusatzweiterbildung in Dermatohistologie entsprechend der Vorgaben der jeweiligen Weiterbildungsordnung erfolgen; ab Inkrafttreten der diesbezüglichen Qualitätssicherungsvereinbarungen gemäß § 135 Abs. 2 SGB V müssen die dort festgelegten Anforderungen erfüllt sein.

Berechtigte Ärzte

Die Leistung „Früherkennungsuntersuchung auf Hautkrebs" darf nur von im Rahmen der in der vertragsärztlichen Versorgung tätigen Ärzten erbracht werden, welche eine entsprechende Genehmigung der zuständigen Kassenärztlichen Vereinigung (KV) vorweisen können. Unter Voraussetzung der Qualifikation nach Absatz d kann dies genehmigt werden für:

> 1. hausärztlich tätige Fachärzte für Allgemeinmedizin, Internisten, Praktische Ärzte und Ärzte ohne Gebietsbezeichnung
> 2. Fachärzte für Haut- und Geschlechtskrankheiten.

01746 Zuschlag zur Gebührenordnungsposition 01732 für die Früherkennungsuntersu- **209**
chung auf Hautkrebs gemäß Abschnitt D. II. der Krebsfrüherkennungs-Richtlinie   24,02

Obligater Leistungsinhalt

Wie GOP 01745

Fakultativer Leistungsinhalt

Wie GOP 01745

Anmerkung Die visuelle Untersuchung mittels vergrößernden Sehhilfenist Bestandteil der Gebührenordnungsposition 01746.

Abrechnungsausschluss im Behandlungsfall 01745

Aufwand in Min. **Kalkulationszeit: 13   Prüfzeit: 10   Eignung d. Prüfzeit:** Tages- und Quartalsprofil
GOÄ   entsprechend oder ähnlich: Nr. 29 mit höherem Steigerungssatz
Kommentar: Wird die Untersuchung auf Hautkrebs im Zusammenhang mit der Gesundheitsuntersuchung nach Nr. 01732 durchgeführt, kann der Zuschlag nach 01746 zusätzlich abgerechnet werden.

Sollte der fakultative Leistungsinhalt wegen fehlendem Dermatoskop nicht erfüllt werden können, ist laut mehrerer Kommentatoren die Leistung nicht vollständig erbracht und damit nicht abrechenbar.

01747 Beratung gemäß der Richtlinie des Gemeinsamen Bundesausschusses über das **82**
Ultraschallscreening auf Bauchaortenaneurysmen (US-BAA-RL)   9,42

Obligater Leistungsinhalt

• Persönlicher Arzt-Patienten-Kontakt,
• Ausgabe der Versicherteninformation gemäß Anlage zur US-BAA-RL,
• Ärztliche Aufklärung zum Screening auf Bauchaortenaneurysmen

Fakultativer Leistungsinhalt

• Veranlassung einer sonographischen Untersuchung der Bauchaorta gemäß § 4 US-BAA-RL

Anmerkung Die Gebührenordnungsposition 01747 ist bei männlichen Patienten ab dem Alter von 65 Jahren einmalig berechnungsfähig.

Aufwand in Min. **Kalkulationszeit: 5   Prüfzeit: 4   Eignung d. Prüfzeit:** Tages- und Quartalsprofil
Kommentar: Siehe auch Informationen zu Kapitel 1.7.2.
Die vom G-BA beschlossene Richtlinie Ultraschallscreening auf Bauchaortenaneurysmen (https://www.g-ba.de/downloads/40-268-4279/2017-03-16_US-BAA-RL_Versichertenin-formation_ZD.pdf Stand März 2017) sieht die sonographische Untersuchung einmalig als Screening zur Früherkennung von Bauchaortenaneurysmen für Männer ab 65 Jahren vor. Mit der EBM Nr. 01747 wird die Aufklärung zum Screening auf Bauchaortenaneurysmen abgerechnet.
Da die Beratung nur einmalig berechenbar ist, wird geraten, dass sich die abrechnende Praxis durch eine kurze schriftliche Erklärung vom Patienten absichert, dass dem Patienten der nur einmalige Anspruch bekannt ist und daher auch nur diese entsprechende Praxis für die Aufklärung/Erbringung der besagten Leistung in Anspruch genommen werden kann. So kann die Praxis einem möglichen Regreß der Krankenkasse des Patienten widersprechen.

01748 Sonographische Untersuchung auf Bauchaortenaneurysmen gemäß Teil B. II. der **124**
Gesundheitsuntersuchungs-Richtlinie (GU-RL)   14,25

Obligater Leistungsinhalt

• Sonographische Untersuchung der Bauchaorta gemäß Teil B. II. § 4 der GU-RL

Fakultativer Leistungsinhalt

• Aufklärung und Beratung zu Behandlungsmöglichkeiten bei auffälligem Befund

Anmerkung Die Berechnung der Gebührenordnungsposition 01748 setzt eine Genehmigung der Kassenärztlichen Vereinigung nach der Ultraschall-Vereinbarung gemäß § 135 Abs. 2 SGB V voraus.

Die Gebührenordnungsposition 01748 ist bei männlichen Patienten ab dem Alter von 65 Jahren einmalig berechnungsfähig.

Sofern die Gebührenordnungsposition 01748 neben der Gebührenordnungsposition 33042 berechnet wird, ist ein Abschlag von 77 Punkten auf die Gebührenordnungsposition 33042 vorzunehmen.

Abrechnungsausschluss am Behandlungstag 31682, 31683, 31684, 31685, 31686, 31687, 31688, 31689, 33040, 33043, 33081

Aufwand in Min. **Kalkulationszeit:** 6   **Prüfzeit:** 5   **Eignung d. Prüfzeit:** Tages- und Quartalsprofil

Kommentar: Siehe auch Informationen zu Kapitel 1.7.2.

Die vom G-BA beschlossene Richtlinie Ultraschallscreening auf Bauchaortenaneurysmen (https://www.g-ba.de/downloads/40-268-4279/2017-03-16_US-BAA-RL_Versicherteninformation_ZD.pdf Stand März 2017) sieht die sonographische Untersuchung einmalig als Screening zur Früherkennung von Bauchaortenaneurysmen für Männer ab 65 Jahren vor. Mit der EBM Nr. 01748 wird die Aufklärung zum Screening auf Bauchaortenaneurysmen abgerechnet.

Da die Beratung nur einmalig berechenbar ist, wird geraten, dass sich die abrechnende Praxis durch eine kurze schriftliche Erklärung vom Patienten absichert, dass dem Patienten der nur einmalige Anspruch bekannt ist und daher auch nur diese entsprechende Praxis für die Aufklärung/Erbringung der besagten Leistung in Anspruch genommen werden kann. So kann die Praxis einem möglichen Regreß der Krankenkasse des Patienten widersprechen.

01865*   Nachweis von HBs-Antigen und/oder HCV-Antikörpern gemäß Teil B III. der   **105**
Gesundheitsuntersuchungs-Richtlinie (GURL)   **12,07**

Abrechnungsausschluss am Behandlungstag 01810, 01932, 01934, 32618 und 32781

Kommentar: Für die Eingangsuntersuchung wird die EBM-Nr. 01865 berechnet. Die entsprechende Bestätigungsdiagnostik bei einem positiven Ergebnis ist als Zuschlag zur Nr. 01865 mit den EBM-Nr. 01866 und EBM-Nr. 01867 berechenbar.

Hinweis

Ab dem vollendeten 35. Lebensjahr haben Versicherte im Rahmen der Gesundheitsuntersuchung einmalig Anspruch auf ein Screening auf Hepatitis-B-Virusinfektion und einmalig auf Hepatitis – C-Virusinfektion. Es können die neuen EBM-Nrn. 01734, 01744 und 01865 abgerechnet werden.

Berichtspflicht Nein

Aufwand in Min. **Kalkulationszeit:** KA   **Prüfzeit:** ./.   **Eignung d. Prüfzeit:** keine Eignung

01866*   Zuschlag zur Gebührenordnungsposition 01865 für die Bestimmung der Hepatitis   **805**
B-Virus-DNA bei reaktivem Ergebnis der Untersuchung auf HBs-Antigen gemäß Teil   **92,51**
B III. der Gesundheitsuntersuchungs-Richtlinie (GU-RL)

Abrechnungsausschluss am Behandlungstag 32817

Kommentar: siehe Kommentar zu Nr. 01865

Berichtspflicht Nein

Aufwand in Min. **Kalkulationszeit:** KA   **Prüfzeit:** ./.   **Eignung d. Prüfzeit:** keine Eignung

01867*   Zuschlag zur Gebührenordnungsposition 01865 für den Nukleinsäurenachweis   **360**
von Hepatitis C-Virus-RNA bei reaktivem Ergebnis der Untersuchung auf HCV-   **41,37**
Antikörper gemäß Teil B III. der Gesundheitsuntersuchungs-Richtlinie (GURL)

Abrechnungsausschluss am Behandlungstag 32835

Kommentar: siehe Kommentar zu Nr. 01865

Berichtspflicht Nein

Aufwand in Min. **Kalkulationszeit:** KA   **Prüfzeit:** ./.   **Eignung d. Prüfzeit:** keine Eignung

1.7.3   Früherkennung von Krebserkrankungen bei Frauen

gemäß Abschnitt B der Krebsfrüherkennungs-Richtlinie des Gemeinsamen Bundesausschusses und den Regelungen der Anlage 9.2 zum Bundesmantelvertrag-Ärzte (BMV-Ä) und der Richtlinie für organisierte Krebsfrüherkennungs-programme (oKFE-RL): III. Besonderer Teil – Programm zur Früherkennung des Zervixkarzinoms des Gemeinsamen Bundesausschusses

Kommentar:

In den Richtlinien des Gemeinsamen Bundesausschusses über die Früherkennung von Krebserkran-kungen („Krebsfrüherkennungs-Richtlinien") wird ausführlich informiert, hier speziell für die Frau unter Punkt B. 4 Früherkennung von Brustkrebs durch Mammographie-Screening (http://www.g-ba.de/ downloads/62-492-141/RL_KFU_2007-06-21.pdf)

1.7.3.1 Früherkennung von Brustkrebs durch Mammographie-Screening

1. Die Gebührenordnungspositionen dieses Abschnitts sind nur dann berechnungsfähig, wenn alle in den Richtlinien des Gemeinsamen Bundesausschusses über die Früherkennung von Krebserkrankungen gemäß § 25 Abs. 4 i. V. m. § 92 Abs. 1 und 4 SGB V und im Bundesmantelvertrag-Ärzte (BMV-Ä) (Anlage 9.2) sowie in der Ultraschallvereinbarung gemäß § 135 Abs. 2 SGB V bzw. in der Mammographie-Vereinbarung nach § 135 Abs. 2 SGB V aufgeführten Voraussetzungen erfüllt sind und – mit Ausnahme der Gebührenordnungsposition 01758 für behandelnde Frauen- und Hausärzte – eine Genehmigung der zuständigen Kassenärztlichen Vereinigung gemäß Anlage 9.2 Bundesmantelvertrag-Ärzte (BMV-Ä) vorliegt.
2. Die Berechnung der Gebührenordnungsposition 01759 setzt zusätzlich eine Genehmigung der Kassenärztlichen Vereinigung nach der Qualitätssicherungsvereinbarung zur Vakuumbiopsie der Brust gemäß § 135 Abs. 2 SGB V voraus.
3. Die Berechnung der Gebührenordnungsposition 01751 setzt gemäß § 4 Satz 1 Nummer 2 der Brustkrebs-Früherkennungs-Verordnung die erforderliche Fachkunde im Strahlenschutz voraus.

Kommentar:

zu 1. Maßgeblich für diesen Abschnitt sind

- die Richtlinien des Gemeinsamen Bundesauschusses über die Früherkennung von Krebserkran-kungen („Krebsfrüherkennungs-Richtlinien") in der jeweiligen Fassung,
- die Anlage 9.2 zum BMV-Ärzte (Versorgung im Rahmen des Programms zur Früherkennung von Brustkrebs durch Mammographie- Sreening),
- die Ultraschallvereinbarung gemäß § 135 Abs. 2 SGB V
- sowie die Mammographie-Vereinbarung gemäß § 135 Abs. 2 SGB V.

Die Abrechnung der Nr. 01758 durch behandelnde Frauen- und Hausärzte ist ohne Genehmigung nach der Anlage 9.2 des BMV-Ä möglich. Die Abrechnung der Nr. 01759 bedarf einer zusätzlichen Genehmigung der KV nach der Qualitätssicherungsvereinbarung zur Vakuumbiopsie der Brust gemäß § 135 Abs. 2 SGB V.

In den **Richtlinien des Gemeinsamen Bundesausschusses über die Früherkennung von Krebs-erkrankungen („Krebsfrüherkennungs-Richtlinien")** wird ausführlich informiert, hier speziell **für die Frau** unter **Punkt B. 4 Früherkennung von Brustkrebs durch Mammographie-Screening** (http:// www.g-ba.de/downloads/62-492-141/RL_KFU_2007-06-21.pdf)

01750	Röntgenuntersuchung beider Mammae in zwei Ebenen (Cranio-caudal, Medio-lateral-oblique) im Rahmen des Programms zur Früherkennung von Brustkrebs durch Mammographie-Screening	**558** 64,12

Obligater Leistungsinhalt
- Röntgenuntersuchung beider Mammae in zwei Ebenen (Cranio-caudal, Medio-lateral-oblique),
- Überprüfungen vor Erstellung der Screening-Mammographieaufnahmen,
- Erstellung der Screening-Mammographieaufnahmen,
- Organisation der Beurteilung der Screening-Mammographieaufnahmen,
- Ergänzende ärztliche Aufklärung,
- Organisation und Durchführung der Qualitätssicherungsmaßnahmen

Fakultativer Leistungsinhalt
- Durchführung der Konsensuskonferenz,
- Durchführung der multidisziplinären Fallkonferenzen,
- Eintragung(en) in ein Röntgennachweisheft

Anmerkung Die Gebührenordnungsposition 01750 ist nur durch den Programmverantwortlichen Arzt gemäß § 3 Abs. 2 der Anlage 9.2 des Bundesmantelvertrags-Ärzte (BMV-Ä) berechnungsfähig.

Abrechnungsausschluss in derselben Sitzung und Kapitel 34.2.7

Aufwand in Min.   **Kalkulationszeit:** KA   **Prüfzeit:** ./.   **Eignung d. Prüfzeit:** Keine Eignung

GOÄ   entsprechend oder ähnlich: Leistungskomplex in der GOÄ nicht vorhanden. Abrechnung der einzelnen erbrachten GOÄ-Leistung(en).

01751   Aufklärungsgespräch im Rahmen des Programms zur Früherkennung von   **92**
Brustkrebs durch Mammographie-Screening   10,57

Obligater Leistungsinhalt
- Persönlicher-Arzt-Patienten-Kontakt,
- Gespräch von mindestens 5 Minuten Dauer mit der Patientin,

Fakultativer Leistungsinhalt
- Aufklärung über die Hintergründe, Ziele, Inhalte und Vorgehensweise des Früherkennungsprogramms auf Brustkrebs durch Mammographie-Screening nach Abschnitt B. III. der Richtlinien des Gemeinsamen Bundesausschusses über die Früherkennung von Krebserkrankungen,

Abrechnungsbestimmung je vollendete 5 Minuten

Anmerkung Die Gebührenordnungsposition 01751 ist höchstens dreimal im Krankheitsfall berechnungsfähig.
Die Gebührenordnungsposition 01751 ist zeitlich nicht nach der Durchführung der Leistung nach der Gebührenordnungsposition 01750 berechnungsfähig. Sofern die Leistungen nach den Gebührenordnungspositionen 01751 und 01750 am selben Behandlungstag durchgeführt werden, sind die jeweiligen Uhrzeiten anzugeben.
Die Gebührenordnungsposition 01751 ist nur vom Programmverantwortlichen Arzt gemäß § 3 Abs. 2 der Anlage 9.2 des Bundesmantelvertrags-Ärzte (BMV-Ä) oder von einem durch ihn beauftragten Arzt des Mammographiescreening-Programms, der zur Abrechnung mindestens einer der Gebührenordnungspositionen 01750 bis 01759 berechtigt ist, berechnungsfähig.

Berichtspflicht Nein

Aufwand in Min.   **Kalkulationszeit:** 5   **Prüfzeit:** 5   **Eignung d. Prüfzeit:** Tages- und Quartalsprofil

01752   Konsiliarische Beurteilung von Mammographieaufnahmen je Frau im Rahmen des   **41**
Programms zur Früherkennung von Brustkrebs gemäß den Richtlinien über die   4,71
Früherkennung von Krebserkrankungen

Obligater Leistungsinhalt
- Konsiliarische Beurteilung von Mammographieaufnahmen je Frau

Fakultativer Leistungsinhalt
- Teilnahme an Konsensuskonferenzen

Abrechnungsausschluss in derselben Sitzung und Kapitel 34.2.7

Aufwand in Min.   **Kalkulationszeit:** KA   **Prüfzeit:** 1   **Eignung d. Prüfzeit:** Tages- und Quartalsprofil

GOÄ   entsprechend oder ähnlich: Leistungskomplex in der GOÄ nicht vorhanden.

Kommentar: Ist über die konsiliarische Beurteilung hinaus noch eine Teilnahme an einer Fallkonferenz erforderlich, so kann diese Leistung nach der Kostenpauschale EBM-Nr. 40852 berechnet werden.

01753   Abklärungsdiagnostik I gemäß § 12 der Anlage 9.2 des Bundesmantelvertrags-   **897**
Ärzte (BMV-Ä)   103,08

Obligater Leistungsinhalt
- Abklärungsdiagnostik gemäß § 12 der Anlage 9.2 des Bundesmantelvertrags-Ärzte (BMV-Ä)

Fakultativer Leistungsinhalt
• Durchführung einer Stanzbiopsie unter Ultraschallkontrolle,
• Durchführung einer Stanzbiopsie unter Röntgenkontrolle

Anmerkung Entgegen der Nr. 01753 auch dann berechnet werden, wenn die Arztpraxis nicht über die Möglichkeit zur Erbringung von MRT-Untersuchungen verfügt.
Der Vertragsarzt, der gegenüber seiner Kassenärztlichen Vereinigung erklärt hat, die Gebührenordnungsposition 01753 zu berechnen, kann die Gebührenordnungsposition 01755 nicht veranlassen.
Die Berechnung der Gebührenordnungsposition 01753 setzt eine Genehmigung der Kassenärztlichen Vereinigung gemäß Anlage 9.2 des Bundesmantelvertrags-Ärzte (BMV-Ä) voraus, welche nicht gleichzeitig für die Gebührenordnungsposition 01754 erteilt werden kann.
Die Gebührenordnungsposition 01753 ist nur durch den programmverantwortlichen Arzt berechnungsfähig.

Abrechnungsausschluss in derselben Sitzung 01754, 01755 und Kapitel 34.2.7

Aufwand in Min. **Kalkulationszeit:** KA   **Prüfzeit:** 20   **Eignung d. Prüfzeit:** Tages- und Quartalsprofil

GOÄ   entsprechend oder ähnlich: Leistungskomplex in der GOÄ nicht vorhanden. Abrechnung der einzelnen erbrachten GOÄ-Leistung(en).

Kommentar: Die Stanzbiopsie nach EBM-Nr. 01753 kann entweder unter Ultraschallsicht oder unter Röntgenkontrolle durchgeführt werden. Die entsprechende Sonographie oder Röntgenkontrolle sind fakultativer Bestandteil der Leistung und können nicht zusätzlich berechnet werden.
Wichtig ist die Angabe in den Allgemeinen Bestimmungen zur Leistung: ... „Entgegen Nr. 4.3.2 der Allgemeinen Bestimmungen kann die Gebührenordnungsposition 01754 auch dann berechnet werden, wenn die Arztpraxis nicht über die Möglichkeit zur Erbringung von MRT-Untersuchungen und Stanzbiopsien verfügt..."
Nicht mit der Gebühr abgegolten sind die Kosten für Einmalbiopsienadeln. Entsprechend der regional geltenden Verträge sind die Biopsienadeln zu Lasten der Krankenkasse beziehbar.

01754   Abklärungsdiagnostik II gemäß § 12 der Anlage 9.2 der Bundesmantelverträge   **630**
             Obligater Leistungsinhalt   72,40
• Abklärungsdiagnostik gemäß § 12 der Anlage 9.2 der Bundesmantelverträge

Fakultativer Leistungsinhalt
• Durchführung einer Stanzbiopsie unter Ultraschallkontrolle

Anmerkung Entgegen Nr. I-4.3.2 der Allgemeinen Bestimmungen kann die Gebührenordnungsposition 01754 auch dann berechnet werden, wenn die Arztpraxis nicht über die Möglichkeit zur Erbringung von MRT-Untersuchungen und Stanzbiopsien verfügt.
Die Berechnung der Gebührenordnungsposition 01754 setzt eine Genehmigung der Kassenärztlichen Vereinigung gemäß Anlage 9.2 der Bundesmantelverträge voraus, welche nicht gleichzeitig für die Gebührenordnungsposition 01753 erteilt werden kann.
Die Gebührenordnungsposition 01754 ist nur durch den programmverantwortlichen Arzt berechnungsfähig.

Abrechnungsausschluss in derselben Sitzung 01753, 01755 und Kapitel 34.2.7

Aufwand in Min. **Kalkulationszeit:** KA   **Prüfzeit:** 16   **Eignung d. Prüfzeit:** Tages- und Quartalsprofil

GOÄ   entsprechend oder ähnlich: Leistungskomplex in der GOÄ nicht vorhanden. Abrechnung der einzelnen erbrachten GOÄ-Leistung(en), z.B. Punktion/Biopsie und Ultraschall.

Kommentar: Wichtig ist die Angabe in den Allgemeinen Bestimmungen zur Leistung: ... „Entgegen Nr. 4.3.2 der Allgemeinen Bestimmungen kann die Gebührenordnungsposition 01754 auch dann berechnet werden, wenn die Arztpraxis nicht über die Möglichkeit zur Erbringung von MRT-Untersuchungen und Stanzbiopsien verfügt...“
Nicht mit der Gebühr abgegolten sind die Kosten für Einmalbiopsienadeln. Entsprechend der regional geltenden Verträge sind die Biopsienadeln zu Lasten der Krankenkasse beziehbar.

01755   Stanzbiopsie(n) unter Röntgenkontrolle im Rahmen der Abklärungsdiagnostik   **1124**
             gemäß § 19 der Anlage 9.2 des Bundesmantelvertrags-Ärzte (BMV-Ä) durch den   129,16
             Arzt, der nicht die Abklärungsdiagnostik nach der Gebührenordnungsposition
             01753 oder 01754 durchführt

Obligater Leistungsinhalt
* Stanzbiopsie(n) unter Röntgenkontrolle

Abrechnungsbestimmung je Seite

Anmerkung Die Gebührenordnungsposition 01755 ist nur einmal je Seite berechnungsfähig.

Abrechnungsausschluss in derselben Sitzung 01753, 01754 und Kapitel 34.2.7

Aufwand in Min. **Kalkulationszeit:** KA   **Prüfzeit:** 12   **Eignung d. Prüfzeit:** Tages- und Quartalsprofil

GOÄ   entsprechend oder ähnlich: Leistungskomplex in der GOÄ nicht vorhanden. Abrechnung der einzelnen erbrachten GOÄ-Leistung(en), z.B. Punktion/Biopsie und Röntgen.

01756* Histologische Untersuchung eines durch eine Biopsie gewonnenen Materials   **97**
gemäß § 20 der Anlage 9.2 des Bundesmantelvertrags-Ärzte (BMV-Ä)   **11,15**

Obligater Leistungsinhalt
* Histologische Untersuchung eines durch eine Biopsie gewonnenen Materials

Abrechnungsbestimmung je 3 Stanzen

Abrechnungsausschluss in derselben Sitzung 01753, 01754 und Kapitel 34.2.7

Aufwand in Min. **Kalkulationszeit:** KA   **Prüfzeit:** 5   **Eignung d. Prüfzeit:** Tages- und Quartalsprofil

GOÄ   entsprechend oder ähnlich: Nr. 4900

01757* Zuschlag zu der Gebührenordnungsposition 01756 für die Aufarbeitung eines   **106**
durch eine Biopsie gewonnenen Materials der weiblichen Brust im Rahmen des   **12,18**
Programms zur Früherkennung von Brustkrebs

Obligater Leistungsinhalt
* Aufarbeitung eines durch eine Biopsie gewonnenen Materials der weiblichen Brust

Abrechnungsbestimmung je 3 Stanzen

Aufwand in Min. **Kalkulationszeit:** KA   **Prüfzeit:** ./.   **Eignung d. Prüfzeit:** Keine Eignung

GOÄ   entsprechend oder ähnlich: Leistung in der GOÄ nicht vorhanden. Abrechnung der einzelnen erbrachten GOÄ-Leistung(en).

01758 Teilnahme an einer multidisziplinären Fallkonferenz gemäß § 13 der Anlage 9.2   **86**
der Bundesmantelverträge, ggf. auch Teilnahme des behandelnden Frauen- und   **9,88**
Hausarztes

Obligater Leistungsinhalt
* Teilnahme an einer multidisziplinären Fallkonferenz

Anmerkung Behandelnde Frauen- und Hausärzte dürfen die Gebührenordnungsposition 01758 unter Angabe des programmverantwortlichen Arztes auch ohne Genehmigung durch die Kassenärztliche Vereinigung gemäß den Richtlinien des Gemeinsamen Bundesausschusses über die Früherkennung von Krebserkrankungen berechnen.
Die Teilnahme der Frauen- und Hausärzte kann auch durch telefonische Zuschaltung erfolgen.

Aufwand in Min. **Kalkulationszeit:** KA   **Prüfzeit:** 11   **Eignung d. Prüfzeit:** Tages- und Quartalsprofil

GOÄ   entsprechend oder ähnlich: Analoger Ansatz Nr. 60

Kommentar: Die Leistung nach Nr. 01758 kann nach **Wezel/Liebold** für jeden in der Konferenz besprochenen (eigenen) Fall berechnet werden.

01759* Vakuumbiopsie der Mamma im Zusammenhang mit der Erbringung der   **289**
Gebührenordnungsposition 01753 oder 01755 gemäß § 19 der Anlage 9.2 des   **33,21**
Bundesmantelvertrags-Ärzte (BMV-Ä) und gemäß der Qualitätssicherungsvereinbarung zur Vakuumbiopsie der Brust nach § 135 Abs. 2 SGB V

Obligater Leistungsinhalt
* Vakuumbiopsie(n) unter Röntgenkontrolle mittels geeignetem Zielgerät,

Abrechnungsbestimmung je Seite

Abrechnungsausschluss in derselben Sitzung 34270, 34271, 34273, 34275

Aufwand in Min. **Kalkulationszeit:** KA   **Prüfzeit:** 3   **Eignung d. Prüfzeit:** Tages- und Quartalsprofil

GOÄ	entsprechend oder ähnlich: Leistungskomplex in der GOÄ nicht vorhanden. Abrechnung der einzelnen erbrachten GOÄ-Leistung(en) z.B. Punktion und Röntgen.
Kommentar:	Nicht mit der Gebühr abgegolten sind die Kosten für Einmalbiopsienadeln. Entsprechend der regional geltenden Verträge sind die Biopsienadeln zu Lasten der Krankenkasse beziehbar.
Tipp:	Kostenpauschale Nr. 40854 für sämtliche Sachkosten im Zusammenhang mit der Erbringung der Leistung entsprechend der Gebührenordnungsposition Nr. 01759 mit Ausnahme der im Zuschlag nach der Nr. 40855 enthaltenen Markierungsclips. Ggf. Zuschlag Nr. 40855 zu der Kostenpauschale nach der Nr. 40854 für die Verwendung von Markierungsclips.

1.7.3.2 Früherkennung von Krebserkrankungen der Brust und des Genitales, organisiertes Programm zur Früherkennung des Zervixkarzinoms

01760 Untersuchung zur Früherkennung von Krebserkrankungen bei der Frau gemäß **159**
Abschnitt B. II. §§ 6 und 8 der Krebsfrüherkennungs-Richtlinie   18,27

Anmerkung Im Quartal der Berechnung der Gebührenordnungsposition 01760 und im Folgequartal ist die Gebührenordnungsposition 01735 nicht berechnungsfähig

Abrechnungsausschluss im Kalenderjahr 01761

Berichtspflicht Nein

Aufwand in Min.   **Kalkulationszeit:** 9   **Prüfzeit:** 7   **Eignung d. Prüfzeit:** Tages- und Quartalsprofil
Kommentar: Siehe die ausführlichen Erläuterungen des G-BA zu Früherkennungsmaßnahmen bei Männern und Frauen: **Richtlinie des Gemeinsamen Bundesausschusses über die Früherkennung von Krebserkrankungen (zuletzt geändert am 21. Juni 2007)**
http://www.g-ba.de/downloads/62-492-141/RL_KFU_2007-06-21.pdf

1.7.3.2.1 Primärscreening zur Früherkennung des Zervixkarzinoms gemäß Teil III. C. § 6 der Richtlinie für organisierte Krebsfrüherkennungsprogramme (oKFE-RL)

1. Entgegen Nr. 2.1 der Allgemeinen Bestimmungen sind die Gebührenordnungspositionen des Unterabschnittes 1.7.3.2.1 auch dann berechnungsfähig, wenn die Dokumentation als Bestandteil des Leistungsinhalts bis zum 15. Kalendertag des 2. Monats des jeweiligen Folgequartals vollständig übermittelt wird.

01761 Untersuchung zur Früherkennung des Zervixkarzinoms gemäß Teil III. C. § 6 der **215**
Richtlinie für organisierte Krebsfrüherkennungsprogramme (oKFERL)   24,71

Anmerkung Im Quartal der Berechnung der Gebührenordnungsposition 01761 und im Folgequartal ist die Gebührenordnungsposition 01735 nicht berechnungsfähig.

Abrechnungsausschluss im Behandlungsfall 01825
am Behandlungstag 01764
im Kalenderjahr 01760

Aufwand in Min.   **Kalkulationszeit:** 12   **Prüfzeit:** 10   **Eignung d. Prüfzeit:** Tages- und Quartalsprofil
Berichtspflicht Nein
Kommentar: Nähere Informationen finden Sie auf KBV-Themenseite zur Gebärmutterhalskrebs-Früherkennung: www.kbv.de/html/43282.php.
GOÄ   entsprechend oder ähnlich: GOÄ Nr. 27

01762 Zytologische Untersuchung gemäß Teil III. C. § 6 der Richtlinie für organisierte **81**
Krebsfrüherkennungsprogramme (oKFE-RL)   9,31

Obligater Leistungsinhalt
• Zytologische Untersuchung eines oder mehrerer Abstriche(s) als konventionelle(r) Abstrich(e), von der Portio-Oberfläche und aus dem Zervixkanal

Fakultativer Leistungsinhalt
• Durchführung der zytologischen Untersuchung mittels Dünnschichtverfahren anstatt als konventioneller Abstrich

Anmerkung Die Gebührenordnungsposition 01762 beinhaltet die Kosten für Objektträger/ Fixierlösung für die konventionelle Zytologie oder Probengefäß/Fixierlösung für die Dünnschichtverfahren sowie jeweils das Abstrichbesteck (Bürste und Spatel).
Die Berechnung der Gebührenordnungsposition 01762 setzt eine Genehmigung der Kassenärztlichen Vereinigung nach der Zytologie-Vereinbarung gemäß § 135 Abs. 2 SGB V voraus.
Die Gebührenordnungsposition 01762 ist nicht neben den Gebührenordnungspositionen der Abschnitte 32.3.8 bis 32.3.12 und den Gebührenordnungspositionen des Kapitels 19 für Untersuchungsmaterial, das für die Untersuchung gemäß Teil III. C. § 6 oKFE-RL gewonnen wurde, berechnungsfähig.

Abrechnungsausschluss am Behandlungstag 01766
im Behandlungsfall 01826
bei demselben Material 08315, 19327

Berichtspflicht Nein

Aufwand in Min. **Kalkulationszeit:** KA   **Prüfzeit:** 1   **Eignung d. Prüfzeit:** Nur Quartalsprofil
GOÄ   entsprechend oder ähnlich: GOÄ Nr. 4851
Kommentar: Die EBM Nr. 01762 kann nur im Rahmen des Primärscreenings auf Zervixkarzinome von Zytologen, Pathologen und Laborärzten abgerechnet werden.

01763 Nachweis von Humanen Papillom-Viren gemäß Teil III. C. § 6 der Richtlinie für **168**
organisierte Krebsfrüherkennungsprogramme (oKFE-RL)   **19,31**

Obligater Leistungsinhalt
• Detektion mindestens der High-Risk-HPV-Typen 16, 18, 31, 33, 35, 39, 45, 51, 52, 56, 58, 59 und 68,
• Genotypisierung auf HPV-Typ 16 und HPV-Typ 18, sofern High-Risk-HPV-Typen nachweisbar sind

Anmerkung Die Gebührenordnungsposition 01763 beinhaltet die Kosten für Probengefäß/ Fixierlösung sowie das Abstrichbesteck (Bürste und Spatel).
Die Berechnung der Gebührenordnungsposition 01763 setzt den Nachweis der Ergebnisse der externen Qualitätssicherungsmaßnahmen gemäß Teil III. D. § 8 Abs. 3 der oKFE-RL gegenüber der Kassenärztlichen Vereinigung voraus.
Die Berechnung der Gebührenordnungsposition 01763 setzt die Anwendung eines Tests, für den die Erfüllung der Kriterien gemäß Teil III. D. § 8 Abs. 3 der oKFE-RL nachgewiesen ist, voraus.
Die Gebührenordnungsposition 01763 ist nicht neben den Gebührenordnungspositionen der Abschnitte 32.3.8 bis 32.3.12 und den Gebührenordnungspositionen des Kapitels 19 für Untersuchungsmaterial, das für die Untersuchung gemäß Teil III. C. § 6 oKFE-RL gewonnen wurde, berechnungsfähig.

Abrechnungsausschluss am Behandlungstag 01767, 19328
bei demselben Material 08315

Berichtspflicht Nein

Aufwand in Min. **Kalkulationszeit:** KA   **Prüfzeit:** ./.   **Eignung d. Prüfzeit:** Keine Eignungl
Kommentar: Siehe Kommentar zu EBM Nr. 01768.

Die Leistung nach EBM 01763 können Zytologen, Laborärzte und Pathologen alle 3 Jahre bei Frauen ab 35 Jahren im Rahmen des Screenings auf Zervixkarzinome zusätzlich zur EBM Nr. 01762 erbringen und abrechnen.

1.7.3.2.2 Abklärungsdiagnostik zur Früherkennung des Zervixkarzinoms gemäß Teil III. C. § 7 der Richtlinie für organisierte Krebsfrüherkennungsprogramme (oKFE-RL)

1. Entgegen Nr. 2.1 der Allgemeinen Bestimmungen sind die Gebührenordnungspositionen des Unterabschnittes 1.7.3.2.2 auch dann berechnungsfähig, wenn die Dokumentation als Bestandteil des Leistungsinhalts bis zum 15. Kalendertag des 2. Monats des jeweiligen Folgequartals vollständig übermittelt wird.

01764 Abklärungsdiagnostik gemäß Teil III. C. § 7 der Richtlinie für organisierte Krebsfrüh- **93**
erkennungsprogramme (oKFERL)   **10,69**

Abrechnungsausschluss in derselben Sitzung 01825
am Behandlungstag 01761

Berichtspflicht Nein

Aufwand in Min. **Kalkulationszeit: 7**   **Prüfzeit: 6**   **Eignung d. Prüfzeit:** Tages- und Quartalsprofil

Kommentar: Bei auffälligem Befunden in der Krebsfrüherkennungsuntersuchung (Primärscreening nach Nr. 01761) können Gynäkologen zusätzlich zur Nr. 01761 die EBM Nr. 01764 berechnen.

GOÄ entsprechend oder ähnlich: GOÄ Nr. 4851

01765 Abklärungskolposkopie gemäß Teil III. C. §§ 7 und 8 der Richtlinie für organisierte Krebsfrüherkennungsprogramme (oKFERL)   **728**   **83,66**

Anmerkung Die Berechnung der Gebührenordnungsposition 01765 setzt eine Genehmigung der Kassenärztlichen Vereinigung nach der Qualitätssicherungsvereinbarung Abklärungskolposkopie gemäß § 135 Abs. 2 SGB V voraus.

Berichtspflicht Nein

Aufwand in Min. **Kalkulationszeit: KA**   **Prüfzeit: 29**   **Eignung d. Prüfzeit:** Tages- und Quartalsprofil

Kommentar: Vereinbarung von Qualitätssicherungsmaßnahmen nach § 135 Abs. 2 SGB V zur Abklärungskolposkopie (Qualitätssicherungsvereinbarung Abklärungskolposkopie) vom 1. Januar 2020

https://www.kbv.de/media/sp/Abklaerungskolposkopie.pdf

Die KBV informiert in Ihrem pdf u.a über:
• Genehmigungsvoraussetzungen
• Fachliche Befähigung
• Anforderungen an die apparative und räumliche Ausstattung Organisatorische Anforderungen
• Durchführung der Abklärungskolposkopie
• Leistungen und Befundung der Abklärungskolposkopie
• Auflagen für die Aufrechterhaltung der fachlichen Befähigung Auswertung
• etc.

01766 Zytologische Untersuchung gemäß Teil III. C. § 7 mittels Zytologie der Richtlinie für organisierte Krebsfrüherkennungsprogramme (oKFERL)   **288**   **33,10**

Obligater Leistungsinhalt
• Zytologische Untersuchung eines oder mehrerer Abstriche(s) als konventionelle(r) Abstrich(e), von der Portio-Oberfläche und aus dem Zervixkanal

Fakultativer Leistungsinhalt
• Vergleichende Beurteilung bei vorliegendem Vorbefund,
• Durchführung der zytologischen Untersuchung mittels Dünnschichtverfahren anstatt als konventioneller Abstrich,
• Weiterführende immunzytochemische Untersuchungen

Anmerkung Die Gebührenordnungsposition 01766 beinhaltet die Kosten für Objektträger/ Fixierlösung für die konventionelle Zytologie oder Probengefäß/Fixierlösung für die Dünnschichtverfahren sowie jeweils das Abstrichbesteck (Bürste und Spatel).
Die Berechnung der Gebührenordnungsposition 01766 setzt eine Genehmigung der Kassenärztlichen Vereinigung nach der Zytologie-Vereinbarung gemäß § 135 Abs. 2 SGB V voraus.
Die Gebührenordnungsposition 01766 ist nicht neben der Gebührenordnungsposition 08315, den Gebührenordnungspositionen der Abschnitte 32.3.8 bis 32.3.12 und den Gebührenordnungspositionen des Kapitels 19 für Untersuchungsmaterial, das für die Untersuchung gemäß Teil III. C. § 7 oKFE-RL gewonnen wurde, berechnungsfähig.

Abrechnungsausschluss am Behandlungstag 01762
im Behandlungsfall 01826
bei demselben Material 08315, 19327

Berichtspflicht Nein

Aufwand in Min. **Kalkulationszeit: KA**   **Prüfzeit: 10**   **Eignung d. Prüfzeit:** Nur Quartalsprofil

GOÄ entsprechend oder ähnlich: Nr. 4851, Inhalt ähnlich.

1 Allgemeine Gebührenordnungspositionen

EBM-Nr.

Kommentar: Die EBM Nr. 01766 kann bei Befunden im Primärscreening auf Zervixkarzinome von Zytologen, Pathologen und Laborärzten berechnet werden.

S. auch Kommentar zur Nr. 01762.

01767 **Nachweis von Humanen Papillom-Viren gemäß Teil III. C. § 7 der Richtlinie für**   **168**
organisierte Krebsfrüherkennungsprogramme (oKFE-RL)   **19,31**

Obligater Leistungsinhalt
* Detektion mindestens der High-Risk-HPV-Typen 16, 18, 31, 33, 35, 39, 45, 51, 52, 56, 58, 59 und 68,
* Genotypisierung auf HPV-Typ 16 und HPV-Typ 18, sofern High-Risk-HPV-Typen nachweisbar sind

Anmerkung Die Gebührenordnungsposition 01767 beinhaltet die Kosten für Probengefäß/ Fixierlösung sowie das Abstrichbesteck (Bürste und Spatel).
Die Berechnung der Gebührenordnungsposition 01767 setzt den Nachweis der Ergebnisse der externen Qualitätssicherungsmaßnahmen gemäß Teil III. D. § 8 Abs. 3 der oKFE-RL gegenüber der Kassenärztlichen Vereinigung voraus.
Die Berechnung der Gebührenordnungsposition 01767 setzt die Anwendung eines Tests, für den die Erfüllung der Kriterien gemäß Teil III. D. § 8 Abs. 3 der oKFE-RL nachgewiesen ist, voraus.
Die Gebührenordnungsposition 01767 ist nicht neben den Gebührenordnungspositionen der Abschnitte 32.3.8 bis 32.3.12 und den Gebührenordnungspositionen des Kapitels 19 für Untersuchungsmaterial, das für die Untersuchung gemäß Teil III. C. § 7 oKFE-RL gewonnen wurde, berechnungsfähig.

Abrechnungsausschluss am Behandlungstag 01763, 01826, 19328
bei demselben Material 08315

Berichtspflicht Nein

Aufwand in Min.   **Kalkulationszeit:** KA   **Prüfzeit:** ./.   **Eignung d. Prüfzeit:** Keine Eignungl

Kommentar: Bei auffällig erhobenem Befund im Primärscreening auf Karzinome der Zervix (nach EBM Nr. 01763) können Laborärzten, Zytologen und Pathologen zusätzlich zur EBM Nr. 01767 die EBM Nr. 01766 (zytologische Untersuchung) berechnen.

GOÄ   entsprechend oder ähnlich: GOÄ Nr. 4851

01768 **Histologie bei Abklärungskolposkopie gemäß Teil III. C. § 7 der Richtlinie für**   **248**
organisierte Krebsfrüherkennungsprogramme (oKFE-RL)   **28,50**

Fakultativer Leistungsinhalt
* Weiterführende Untersuchungen nach den Gebührenordnungspositionen 19320 bis 19322,

Abrechnungsbestimmung je Material

Anmerkung Die Berechnung der Gebührenordnungsposition 01826 setzt eine Genehmigung der Kassenärztlichen Vereinigung nach der Zytologie-Vereinbarung gemäß § 135 Abs. 2 SGB V voraus.
Die Gebührenordnungsposition 01768 ist bei demselben Material nicht neben den Gebührenordnungspositionen 19310 und 19320 bis 19322 berechnungsfähig.

Abrechnungsausschluss bei demselben Material 19310
im Behandlungsfall 01762, 01766

Berichtspflicht Nein

Aufwand in Min.   **Kalkulationszeit:** KA   **Prüfzeit:** 6   **Eignung d. Prüfzeit:** Nur Quartalsprofil
GOÄ   entsprechend oder ähnlich: Nr. 4851 ähnlich.
Kommentar: Die EBM Nr. 01768 kann nur im Rahmen des Primärscreenings auf Zervixkarzinome von Zytologen, Pathologen und Laborärzten abgerechnet werden.

01769 Zuschlag zu den Gebührenordnungspositionen 01763 und 01767 für die Geno-   **168**
typisierung auf HPV-Typ 16 und HPV-Typ 18 bei einem positiven Nachweis von   **19,31**
High-Risk-HPV-Typen

Aufwand in Min.   **Kalkulationszeit:** KA   **Prüfzeit:** ../.   **Eignung d. Prüfzeit:** Keine Eignung

1.7.4 Mutterschaftsvorsorge

1. Leistungen der Mutterschaftsvorsorge, die bei Vertretung, im Notfall oder bei Mit- bzw. Weiterbehandlung erbracht werden, sind nach den kurativen Gebührenordnungspositionen berechnungsfähig, wobei die nach Maßgabe der Kassenärztlichen Vereinigung für präventive Leistungen vorgegebene Kennzeichnung zu beachten ist.

2. Die Gebührenordnungspositionen 01788 bis 01790 sind nur von Fachärzten für Frauenheilkunde und Geburtshilfe berechnungsfähig, die die Qualifikationsvoraussetzung zur fachgebundenen genetischen Beratung gemäß Gendiagnostikgesetz und Richtlinie der Gendiagnostikkommission erfüllen oder Fachärzte für Humangenetik oder auf dem Fachgebiet entsprechend qualifizierte Ärzte mit der Zusatzbezeichnung Medizinische Genetik sind.

Kommentar:

Maßgeblich für diesen Abschnitt sind die Richtlinien des Gemeinsamen Bundesausschusses über ärztliche Betreuung während der Schwangerschaft und nach der Entbindung („**Mutterschafts-Richtlinien**") in der jeweiligen Fassung.

Siehe: https://www.g-ba.de/downloads/62-492-2676/Mu-RL_2021-09-16_iK-2022-01-01.pdf

Neu ist: (Ausschnitt):

… „**8. Jeder Schwangeren, die nicht bereits einen manifesten Diabetes hat, soll ein Screening auf Schwangerschaftsdiabetes mit nachfolgend beschriebenem Ablauf angeboten werden. Als Hilfestellung für die Information der Frau zu diesem Screening ist das Merkblatt mit dem Titel „Ich bin schwanger. Warum wird allen Schwangeren ein Test auf Schwangerschaftsdiabetes angeboten?" zur Verfügung zu stellen. Dieses wird der Schwangeren frühzeitig ausgehändigt, um eine informierte Entscheidung auch angesichts möglicher Therapieoptionen treffen zu können.**

Screeningablauf:

Im Zeitraum zwischen 24 +0 und 27 +6 Schwangerschaftswochen Bestimmung der Plasmaglukosekonzentration eine Stunde nach oraler Gabe von 50g Glucoselösung (unabhängig vom Zeitpunkt der letzten Mahlzeit, nicht nüchtern).

Schwangere mit Blutzuckerwerten größer oder gleich $\geq$ 7,5 mmol/l ($\geq$ 135 mg/dl) und kleiner oder gleich $\leq$ 11,1 mmol/l ($\leq$ 200 mg/dl) erhalten zeitnah einen oralen Glukosetoleranztest (oGTT) mit 75g Glukoselösung nach Einhaltung von mindestens 8 Stunden Nahrungskarenz. B.i Erreichen bzw. Überschreiten eines oder mehrerer der nachfolgend genannten Werte soll die weitere Betreuung der Schwan-geren in enger Zusammenarbeit mit einer diabetologisch qualifizierten Ärztin bzw. einem diabetologisch qualifizierten Arzt erfolgen. In die Entscheidung über eine nachfolgende Behandlung sind Möglichkeiten zur Risikosenkung durch vermehrte körperliche Betätigung und einer Anpassung der Ernährung einzubeziehen.

Grenzwerte:
Nüchtern: $\geq$ 5,1 mmol/l (92 mg/dl)
nach 1 Stunde: $\geq$ 10,0 mmol/l (180 mg/dl)
nach 2 Stunden: $\geq$ 8,5 mmol/l (153 mg/dl)

Empfehlungen zur Qualitätssicherung gemäß § 135 Absatz 1 Satz 1 Nummer 2 SGB V :

Die Blutzucker-Bestimmung erfolgt im Venenblut mittels standardge-rechter und qualitätsgesicherter Glukosemessmethodik. Das Messer-gebnis wird als Glukosekonzentration im venösen Plasma angegeben. Dabei sind geeignete Maßnahmen zur Vermeidung von Verfälschungen der Messwerte durch Glykolyse vorzusehen.

Werden zum Screening und zur Erstdiagnostik des Gestationsdiabetes Unit-use-Reagenzien und die entsprechenden Messsysteme in der patientennahen Sofortdiagnostik angewendet, müssen diese nach Herstellerempfehlungen für die ärztliche Anwendung in Diagnose und Screening vorgesehen sein.

Geräte, die lediglich zur Eigenanwendung durch den Patienten bestimmt sind, sind damit ausgeschlossen.

Neben diesen Regelungen zur Qualitätssicherung gelten unverändert die Regelungen der Richtlinie der Bundesärztekammer zur Qualitätssicherung laboratoriumsmedizinischer Untersuchungen. Dabei ist insbesondere auf die Vorgaben zur regelmäßigen Qualitätskontrolle der Messsysteme Teil B1, Abschnitte 2.1.5 und 2.1.6 der genannten Richtlinie der Bundesärztekammer hinzuweisen.

9. Der betreuende Arzt soll die Schwangere in der von ihr gewählten Entbindungsklinik rechtzeitig vor der zu erwartenden Geburt vorstellen. Dabei soll die Planung der Geburtsleitung durch den betreuenden Arzt der Entbindungsklinik erfolgen. Dies schließt eine geburtshilfliche Untersuchung, eine Besprechung mit der Schwangeren sowie gegebenenfalls eine sonographische Untersuchung ein..."

Werden Leistungen im Vertretungs- oder Notfall bzw. aufgrund einer Überweisung zur Mit- oder Weiterbehandlung erforderlich, sind diese als kurative Leistungen, aber nach einer KV-spezifischen Kennzeichnung abzurechnen.

01770   Betreuung einer Schwangeren gemäß den Richtlinien des Gemeinsamen Bundes-   **1172**
ausschusses über die ärztliche Betreuung während der Schwangerschaft und nach   134,68
der Entbindung (Mutterschafts-Richtlinien)

Obligater Leistungsinhalt
- Beratungen und Untersuchungen gemäß den Mutterschafts-Richtlinien,
- Ultraschall-Untersuchungen nach Anlage 1a ggf. mit Biometrie ohne systematische Untersuchung der fetalen Morphologie und Anlage 1b der Mutterschafts-Richtlinien,
- Bilddokumentation(en),

Abrechnungsbestimmung einmal im Behandlungsfall

Anmerkung Die Berechnung der Gebührenordnungsposition 01770 setzt eine Genehmigung der Kassenärztlichen Vereinigung nach der Ultraschall-Vereinbarung gemäß § 135 Abs. 2 SGB V voraus.
Die Gebührenordnungsposition 01770 kann für die Betreuung einer Schwangeren im Laufe eines Quartals nur von einem Vertragsarzt abgerechnet werden. Dies gilt auch, wenn mehrere Vertragsärzte in die Betreuung der Schwangeren eingebunden sind (z.B. bei Vertretung, im Notfall oder bei Mit- bzw. Weiterbehandlung).
Macht die Schwangere nach Aufklärung gemäß den Mutterschafts-Richtlinien Gebrauch von ihrem Recht auf Nichtwissen und verzichtet auf die Ultraschalluntersuchung(en) nach Abschnitt A Nr. 5 der Richtlinie, hat dieses keine Auswirkung auf die Berechnungsfähigkeit der Gebührenordnungsposition 01770.

Abrechnungsausschluss im Behandlungsfall 33043, 33044

Aufwand in Min.   **Kalkulationszeit:** 48   **Prüfzeit:** 36   **Eignung d. Prüfzeit:** Nur Quartalsprofil

GOÄ   entsprechend oder ähnlich: Leistungskomplex in der GOÄ nicht vorhanden. Abrechnung der einzelnen erbrachten GOÄ-Leistung(en) z.B. Nrn. 23, 24, 415, 3517*.

Kommentar: In der Präambel I zu Kapitel 1.7 wird festgelegt, dass die Leistung nach Nr. 01770 aus dem Kapitel 1.7.4 (Mutterschaftsvorsorge) nur von Fachärzten für Frauenheilkunde abgerechnet werden darf. Die Mutterschaftsvorsorge war nach dem alten EBM (alte EBM-Nr. 100) auch von praktischen Ärzten und Allgemeinmedizinern abrechenbar. Die EBM Nr. 01770 darf in dem Quartal nach der Geburt noch einmal abgerechnet werden.

Zu beachten ist, dass bei der Berechnung der EBM Nr. 01770 post partum die 01822 auch abgerechnet werden darf.

Siehe: Aktuelle Richtlinien des Gemeinsamen Bundesausschusses über die ärztliche Betreuung während der Schwangerschaft und nach der Entbindung („Mutterschafts-Richtlinien")
https://www.g-ba.de/downloads/62-492-2676/Mu-RL_2021-09-16_iK-2022-01-01.pdf

---

01771   Zuschlag im Zusammenhang mit der Gebührenordnungsposition 01770 bei   **418**
der Ultraschalluntersuchung mit Biometrie und systematischer Untersuchung   48,03
der fetalen Morphologie im 2. Trimenon gemäß Anlage 1a der Mutterschafts-
Richtlinien

Obligater Leistungsinhalt
- Ultraschalluntersuchung(en) im 2. Trimenon nach Anlage 1a der Mutterschafts-Richtlinien mit Biometrie und systematischer Untersuchung der fetalen Morphologie,
- Bilddokumentation(en),
- Beratungen,

Abrechnungsbestimmung einmal im Behandlungsfall

Anmerkung Die Berechnung der Gebührenordnungsposition 01771 setzt eine Genehmigung der Kassenärztlichen Vereinigung nach der Ultraschall-Vereinbarung gemäß § 135 Abs. 2 SGB V voraus.
Die Gebührenordnungsposition 01771 ist einmal je Schwangerschaft berechnungsfähig.
Bei Mehrlingen ist die Gebührenordnungsposition 01771 entsprechend der Zahl der Mehrlinge mehrfach berechnungsfähig.

Abrechnungsausschluss im Behandlungsfall 33043, 33044

Aufwand in Min. **Kalkulationszeit:** 15   **Prüfzeit:** 12   **Eignung d. Prüfzeit:** Nur Quartalsprofil

GOÄ   entsprechend oder ähnlich: Leistung in der GOÄ nicht vorhanden. Ansetzbar analog GOÄ Nr. 415.

Kommentar: Für die Sonografie der im obligaten Leistungsinhalt der Nr. 01771 im 2. Trimenon genannten Untersuchungen wurde die Leistung als Zuschlag zur EBM Nr. 01770 aufgenommen.

In einer Information an die Kassenärztliche Vereinigung schreibt die KBV: „**GOP 01771 kann auch ohne GOP 01770 abgerechnet werden** …Verfügt ein Facharzt für Gynäkologie und Geburtshilfe über die Genehmigung zur Berechnung sowohl der Schwangeren-Betreuung als auch für das erweiterte Ultraschallscreening, wird er in der Regel beides bei seinen Patientinnen durchführen. Grundsätzlich besteht jedoch die Möglichkeit das erweiterte Ultraschallscreening nach GOP 01771 auch einzeln durchzuführen, wenn die Schwangerschaftsbetreuung nach GOP 01770 durch einen anderen Vertragsarzt erfolgt. Dies kann beispielsweise im Rahmen eines Überweisungsauftrages der Fall sein und ist erforderlich, wenn der Vertragsarzt, der die Schwangerenbetreuung übernimmt, keine Genehmigung für die Abrechnung der GOP 01771 hat…"

01772   **Weiterführende sonographische Diagnostik I**   **363**
            Obligater Leistungsinhalt   41,71
* Sonographische Untersuchungen zur differentialdiagnostischen Abklärung und/oder Überwachung von pathologischen Befunden bei Vorliegen der Indikationen gemäß Anlage 1c I. der Mutterschafts-Richtlinien,
* Bilddokumentation,

Fakultativer Leistungsinhalt
* In mehreren Sitzungen,

Abrechnungsbestimmung einmal im Behandlungsfall

Anmerkung Die Berechnung der Gebührenordnungsposition 01772 setzt eine Genehmigung der Kassenärztlichen Vereinigung nach der Ultraschall-Vereinbarung gemäß § 135 Abs. 2 SGB V voraus.
Bei Mehrlingen ist die Gebührenordnungsposition 01772 entsprechend der Zahl der Mehrlinge mehrfach berechnungsfähig.

Abrechnungsausschluss im Behandlungsfall 33040, 33042, 33043, 33044, 33050, 33081

Berichtspflicht Ja

Aufwand in Min. **Kalkulationszeit:** 13   **Prüfzeit:** 8   **Eignung d. Prüfzeit:** Nur Quartalsprofil

GOÄ   entsprechend oder ähnlich: Nr. 415, bei Erschwernis mit höherem Steigerungsfaktor.

Kommentar: Eine weiterführende Sonographie-Diagnostik I nach der EBM-Nr. 01772 wird dann durchgeführt, wenn Befunde gemäß Anlage 1c I der Mutterschafts-Richtlinien einer differentialdiagnostischen Klärung oder einer Kontrolle bedürfen. Handelt es sich um eine Mehrlingsschwangerschaft, so ist die Leistung nach der EBM-Nr. 01772 entsprechend der Zahl der Mehrlinge auch mehrfach abrechenbar. Die Leistung nach EBM-Nr. 01772 kann unabhängig von der Notwendigkeit mehrerer Untersuchungen nur einmal im Quartal berechnet werden. Sie kann aber jedes Quartal – wenn Kontrollbedarf besteht – neu abgerechnet werden.

> In **Anlage 1 c zu Abschnitt B. Nr. 4 der Mutterschafts-Richtlinien**
> (im Internet unter https://www.g-ba.de/informationen/richtlinien/19/) wird informiert:
> Über die in Anlage 1 a und 1 b genannten Untersuchungen hinaus können weitere Ultraschall-Untersuchungen mittels B-Mode oder auch mit anderen sonographischen Verfahren angezeigt sein, wenn sie der Abklärung und/oder Überwachung von pathologischen Befunden dienen und eine der nachfolgend aufgeführten Indikationen vorliegt.

01773–01774   Arztgruppenübergreifende allg. Gebührenordnungspositionen II
1 Allgemeine Gebührenordnungspositionen
EBM-Nr.   EBM-Punkte/Euro

Diese Untersuchungen gehören zwar zum Programm der Mutterschaftsvorsorge, sind aber nicht mehr Bestandteil des Screening.

I.

1. Rezidivierende oder persistierende uterine Blutung
2. Gestörte intrauterine Frühschwangerschaft
3. Frühschwangerschaft bei liegendem IUP, Uterus myomatosus, Adnextumor
4. Nachkontrolle intrauteriner Eingriffe
5. Cervixmessung mittels Ultraschall bei Cervixinsuffizienz oder Verdacht
6. Bestätigter vorzeitiger Blasensprung und/oder vorzeitige Wehentätigkeit
7. Kontrolle und gegebenenfalls Verlaufsbeobachtung nach Bestätigung einer bestehenden Anomalie oder Erkrankung des Fetus
8. Verdacht auf vorzeitige Plazentalösung
9. Ultraschall-Kontrollen bei gestörtem Geburtsverlauf z. B. vor, während und nach äußerer Wendung aus Beckenend- oder Querlage in Schädellage.

01773   Weiterführende sonographische Diagnostik II   **565**
                                                           64,93

Obligater Leistungsinhalt
- Sonographische Untersuchungen zur differentialdiagnostischen Abklärung und/oder Überwachung von pathologischen Befunden bei Vorliegen der Indikationen gemäß Anlage 1c II.2 der Mutterschafts-Richtlinien,
- Bilddokumentation,

Fakultativer Leistungsinhalt
- In mehreren Sitzungen,

Abrechnungsbestimmung einmal im Behandlungsfall

Anmerkung Die Berechnung der Gebührenordnungsposition 01773 setzt eine Genehmigung der Kassenärztlichen Vereinigung nach der Ultraschall-Vereinbarung gemäß § 135 Abs. 2 SGB V voraus.
Bei Mehrlingen ist die Gebührenordnungsposition 01773 entsprechend der Zahl der Mehrlinge mehrfach berechnungsfähig.

Abrechnungsausschluss
im Behandlungsfall 33040, 33042, 33043, 33044, 33050, 33081
in derselben Sitzung 33042

Berichtspflicht Ja

Aufwand in Min.   **Kalkulationszeit:** 29   **Prüfzeit:** 21   **Eignung d. Prüfzeit:** Nur Quartalsprofil
GOÄ   entsprechend oder ähnlich: Analoge Bewertung Nr. A 1006*.
Kommentar: siehe Kommentar zu Nr. 01772

01774   Weiterführende sonographische Diagnostik des fetalen kardiovaskulären Systems   **749**
        bei Verdacht auf Fehlbildung oder Erkrankung des Föten gemäß Anlage 1d der   86,07
        Mutterschafts-Richtlinien

Obligater Leistungsinhalt
- Farbcodierte duplexsonographische Echokardiographie(n),
- Bilddokumentation,

Fakultativer Leistungsinhalt
- Dopplersonographische Untersuchung einschließlich Frequenzspektrumanalyse,
- In mehreren Sitzungen,

Abrechnungsbestimmung einmal im Behandlungsfall

Anmerkung Die Berechnung der Gebührenordnungsposition 01774 setzt eine Genehmigung der Kassenärztlichen Vereinigung nach der Ultraschall-Vereinbarung gemäß § 135 Abs. 2 SGB V voraus.
Bei Mehrlingen ist die Gebührenordnungsposition 01774 entsprechend der Zahl der Mehrlinge mehrfach berechnungsfähig.

Entgegen Nr. I-4.3.2 der Allgemeinen Bestimmungen kann die Gebührenordnungsposition 01774 auch dann berechnet werden, wenn die Arztpraxis nicht über die Möglichkeit zur Durchführung einer Frequenzspektrumanalyse verfügt.

Abrechnungsausschluss im Behandlungsfall 33021, 33022, 33043, 33060, 33061, 33062, 33063, 33070, 33071, 33072, 33073, 33074, 33075

Berichtspflicht Ja

Aufwand in Min. **Kalkulationszeit: 23   Prüfzeit: 17   Eignung d. Prüfzeit:** Nur Quartalsprofil

GOÄ   entsprechend oder ähnlich: Analoge Bewertung Nr. A 1007

Kommentar: Auch wenn mehrere Untersuchungen erforderlich sind, kann die Leistung nach EBM-Nr. 01774 jeweils nur einmal im Behandlungsfall = Quartalsfall berechnet werden. Abhängig von der Zahl kann im Rahmen einer Mehrlingsschwangerschaft entsprechend mehrfach abgerechnet werden.

Ist eine Duplex-sonographische Untersuchung des fetomaternalen Gefäßsystems bei Verdacht auf Gefährdung oder Schädigung des Feten erforderlich, dann kann diese nach EBM-Nr. 01775 zusätzlich berechnet werden.

Anlage 1 d zu Abschnitt B. Nr. 4 der Mutterschafts-Richtlinien

(im Internet unterhttps://www.g-ba.de/informationen/richtlinien/19/) wird informiert:

Dopplersonographische Untersuchungen

Die Anwendung der Dopplersonographie als Maßnahme der Mutterschaftsvorsorge ist nur bei einer oder mehreren der nachfolgend aufgeführten Indikationen und – mit Ausnahme der Fehlbildungsdiagnostik – nur in der zweiten Schwangerschaftshälfte zulässig.

3. Verdacht auf intrauterine Wachstumsretardierung
4. Schwangerschaftsinduzierte Hypertonie/Präeklampsie/Eklampsie
5. Zustand nach Mangelgeburt/intrauterinem Fruchttod
6. Zustand nach Präeklampsie/Eklampsie
7. Auffälligkeiten der fetalen Herzfrequenzregistrierung
8. Begründeter Verdacht auf Fehlbildung/fetale Erkrankung
9. Mehrlingsschwangerschaft bei diskordantem Wachstum
10. Abklärung bei Verdacht auf Herzfehler/Herzerkrankungen.

01775 **Weiterführende sonographische Diagnostik des fetomaternalen Gefäßsystems bei** **448**
          Verdacht auf Gefährdung oder Schädigung des Föten durch die in Anlage 1d der   **51,48**
          Mutterschafts-Richtlinien aufgeführten Indikationen

Obligater Leistungsinhalt
- Farbcodierte duplexsonographische Untersuchung(en) des fetomaternalen Gefäßsystems,
- Bilddokumentation,

Fakultativer Leistungsinhalt
- Dopplersonographische Untersuchung einschließlich Frequenzspektrumanalyse,
- In mehreren Sitzungen,

Abrechnungsbestimmung je Sitzung

Anmerkung Die Gebührenordnungsposition 01775 ist im Behandlungsfall höchstens zweimal berechnungsfähig.

Die Berechnung der Gebührenordnungsposition 01775 setzt eine Genehmigung der Kassenärztlichen Vereinigung nach der Ultraschall-Vereinbarung gemäß § 135 Abs. 2 SGB V voraus. Bei Mehrlingen ist die Gebührenordnungsposition 01775 entsprechend der Zahl der Mehrlinge mehrfach berechnungsfähig.

Entgegen Nr. I-4.3.2 der Allgemeinen Bestimmungen kann die Gebührenordnungsposition 01775 auch dann berechnet werden, wenn die Arztpraxis nicht über die Möglichkeit zur Durchführung einer Frequenzspektrumanalyse verfügt.

Abrechnungsausschluss im Behandlungsfall 33021, 33022, 33043, 33060, 33061, 33062, 33063, 33070, 33071, 33072, 33073, 33074, 33075

Berichtspflicht Ja

Aufwand in Min. **Kalkulationszeit:** 20   **Prüfzeit:** 14   **Eignung d. Prüfzeit:** Nur Quartalsprofil

GOÄ entsprechend oder ähnlich: Analoge Bewertung Nr. A 1008

Kommentar: **Anlage 1 d zu Abschnitt B. Nr. 4 der Mutterschafts-Richtlinien**

(im Internet unter https://www.g-ba.de/informationen/richtlinien/19/)

Siehe Kommentar zu Nr. 01774.

01776 Vortest auf Gestationsdiabetes gemäß Abschnitt A Nr. 8 der Richtlinien des Gemeinsamen Bundesausschusses (G-BA) über die ärztliche Betreuung während der Schwangerschaft und nach der Entbindung (Mutterschafts-Richtlinien)

104
11,95

Obligater Leistungsinhalt
- Orale Gabe von 50g Glukoselösung (unabhängig vom Zeitpunkt der letzten Mahlzeit),
- Entnahme von Venenblut 1h nach Gabe von 50g Glukoselösung,
- Veranlassung der Bestimmung der Plasmaglukosekonzentration,
- Beratung zum Gestationsdiabetes,
- Dokumentation im Mutterpass,

Fakultativer Leistungsinhalt
- Veranlassung eines zeitnah durchzuführenden oralen Glukosetoleranztests (oGTT) einschließlich diesbezüglicher Beratung der Schwangeren bei Überschreitung des dafür in den o.g. Richtlinien des G-BA aufgeführten unteren Grenzwerts,
- Veranlassung der weiteren Betreuung der Schwangeren in enger Zusammenarbeit mit einem diabetologisch qualifizierten Arzt bei Überschreitung des in den o.g. Richtlinien des G-BA aufgeführten oberen Grenzwerts,

Abrechnungsbestimmung höchstens zweimal im Krankheitsfall

Anmerkung Die Gebührenordnungsposition 01776 ist nur einmal je Schwangerschaft berechnungsfähig.
In der Gebührenordnungsposition 01776 sind die Kosten für die Glukoselösung nicht enthalten.

Aufwand in Min. **Kalkulationszeit:** 5   **Prüfzeit:** 4   **Eignung d. Prüfzeit:** Tages- und Quartalsprofil

01777 Oraler Glukosetoleranztest (oGTT) zum Ausschluss/Nachweis eines Gestationsdiabetes gemäß Abschnitt A Nr. 8 der Richtlinien des Gemeinsamen Bundesausschusses (G-BA) über die ärztliche Betreuung während der Schwangerschaft und nach der Entbindung (Mutterschafts-Richtlinien)

118
13,56

Obligater Leistungsinhalt
- Orale Gabe von 75g Glukoselösung nach Einhaltung von mindestens 8h Nahrungskarenz,
- Dreimalige Entnahme von Venenblut (nüchtern, 1h sowie 2h nach Gabe der Glukoselösung),
- Veranlassung der Bestimmung der Plasmaglukosekonzentration,
- Beratung zum Gestationsdiabetes,
- Dokumentation im Mutterpass,

Fakultativer Leistungsinhalt
- Veranlassung der weiteren Betreuung der Schwangeren in enger Zusammenarbeit mit einem diabetologisch qualifizierten Arzt bei Überschreiten der in den o.g. Richtlinien des G-BA aufgeführten Grenzwerte,

Abrechnungsbestimmung höchstens zweimal im Krankheitsfall

Anmerkung Die Gebührenordnungsposition 01777 ist nur einmal je Schwangerschaft berechnungsfähig.
In der Gebührenordnungsposition 01777 sind die Kosten für die Glukoselösung nicht enthalten.
Die Gebührenordnungsposition 01777 ist nur berechnungsfähig bei Schwangeren, deren Plasmaglukosekonzentration im Venenblut im Vortest auf Gestationsdiabetes nach der Gebührenordnungsposition 01776 in dem in den o.g. Richtlinien des G-BA für die Durchführung eines oGTT vorgesehenen Bereich lag.

Aufwand in Min. **Kalkulationszeit:** 5   **Prüfzeit:** 4   **Eignung d. Prüfzeit:** Tages- und Quartalsprofil

01780   Planung der Geburtsleitung durch den betreuenden Arzt der Entbindungsklinik   **348**
gemäß der Mutterschafts-Richtlinien   39,99

Obligater Leistungsinhalt
- Untersuchung(en),
- Besprechung mit der Schwangeren

Fakultativer Leistungsinhalt
- Externe kardiotokographische Untersuchung (CTG) gemäß Abschnitt B 3c und Anlage 2 der Mutterschafts-Richtlinien (Nr. 01786),
- Sonographische Untersuchung eines oder mehrerer weiblicher Genitalorgane, ggf. einschließlich Harnblase, mittels B-Mode-Verfahren (Nr. 33044)

Anmerkung Die Gebührenordnungsposition 01780 ist nicht durch den Arzt berechnungsfähig, der die Schwangere während der Schwangerschaft betreut.
Die Berechnung der Gebührenordnungsposition 01780 setzt eine Genehmigung der Kassenärztlichen Vereinigung nach der Ultraschall-Vereinbarung gemäß § 135 Abs. 2 SGB V voraus.
Die Gebührenordnungsposition 01780 ist nicht neben weiteren Leistungen berechnungsfähig.

Abrechnungsausschluss im Behandlungsfall 01786, 33042, 33043, 33044

Aufwand in Min.   **Kalkulationszeit:** 15   **Prüfzeit:** 10   **Eignung d. Prüfzeit:** Tages- und Quartalsprofil

GOÄ   entsprechend oder ähnlich: Leistungskomplex ist in der GOÄ nicht vorhanden. Abrechnung der einzelnen erbrachten GOÄ-Leistung(en) z.B. Nrn. 24, 1001* ff.

Kommentar: Diese Leistung wird in der Regel auf Überweisungsschein von einem ermächtigten Gynäkologen im Krankenhaus erbracht.

Wird die Patientin wegen Erkrankungen in der Schwangerschaft von einem ermächtigten Gynäkologen behandelt, so kann dieser die Leistung nach Nr. 01780 ebenso wie ein Belegarzt, der die Patientin in der Schwangerschaft betreut nicht abrechnen.

01781   Fruchtwasserentnahme durch Amniozentese unter Ultraschallsicht   **523**
60,10

Anmerkung Die Berechnung der Gebührenordnungsposition 01781 setzt eine Genehmigung der Kassenärztlichen Vereinigung nach der Ultraschall-Vereinbarung gemäß § 135 Abs. 2 SGB V voraus.

Abrechnungsausschluss in derselben Sitzung 01782, 02340, 02341, 02343, 33042, 33043, 33044, 33090, 33091, 33092

Berichtspflicht Ja

Aufwand in Min.   **Kalkulationszeit:** 7   **Prüfzeit:** 6   **Eignung d. Prüfzeit:** Tages- und Quartalsprofil

GOÄ   entsprechend oder ähnlich: Nr. 1011 + Ultraschall: Nrn. 410 oder 420

Kommentar: Die Leistung kann nach den Mutterschafts-Richtlinien nur bei einer Risikoschwangerschaft erbracht und abgerechnet werden.

01782   Transabdominale Blutentnahme aus der Nabelschnur unter Ultraschallsicht   **728**
Obligater Leistungsinhalt   83,66
- Transabdominale Blutentnahme aus der Nabelschnur unter Ultraschallsicht

Fakultativer Leistungsinhalt
- Fruchtwasserentnahme durch Amniozentese unter Ultraschallsicht (Nr. 01781)

Anmerkung Die Berechnung der Gebührenordnungsposition 01782 setzt eine Genehmigung der Kassenärztlichen Vereinigung nach der Ultraschall-Vereinbarung gemäß § 135 Abs. 2 SGB V voraus.

Abrechnungsausschluss in derselben Sitzung 01781, 02340, 02341, 02343, 33042, 33043, 33044, 33090, 33091, 33092

Berichtspflicht Ja

Aufwand in Min.   **Kalkulationszeit:** 16   **Prüfzeit:** 13   **Eignung d. Prüfzeit:** Tages- und Quartalsprofil

GOÄ   entsprechend oder ähnlich: Leistung in der GOÄ nicht vorhanden, ggf. Nrn. 307 + 1012 + Ultraschall nach Nrn. 410 ggf. und 420

1 Allgemeine Gebührenordnungspositionen

EBM-Nr.   EBM-Punkte / Euro

01783* Quantitative Bestimmung von Alpha-1-Feto-Protein (AFP) im Fruchtwasser oder im **60**
Serum im Rahmen der Mutterschaftsvorsorge   **6,89**

Abrechnungsausschluss in derselben Sitzung 32350

Aufwand in Min. **Kalkulationszeit:** KA **Prüfzeit:** ./. **Eignung d. Prüfzeit:** Keine Eignung
GOÄ entsprechend oder ähnlich: Nr. 3743*

01784 Amnioskopie   **56**
Aufwand in Min. **Kalkulationszeit:** 2 **Prüfzeit:** 2 **Eignung d. Prüfzeit:** Tages- und **6,44**
Quartalsprofil
GOÄ entsprechend oder ähnlich: Nr. 1010

01785 Tokographische Untersuchung vor der 28. Schwangerschaftswoche bei Verdacht **109**
auf vorzeitige Wehentätigkeit oder bei medikamentöser Wehenhemmung gemäß **12,53**
Abschnitt B 3b der Mutterschafts-Richtlinien

Abrechnungsausschluss in derselben Sitzung 01786

Aufwand in Min. **Kalkulationszeit:** 1 **Prüfzeit:** 1 **Eignung d. Prüfzeit:** Tages- und Quartalsprofil
GOÄ entsprechend oder ähnlich: Nr. 1001*

01786 Externe kardiotokographische Untersuchung (CTG) gemäß Abschnitt B 3c und **137**
Anlage 2 der Mutterschafts-Richtlinien   **15,74**

Anmerkung Die Gebührenordnungsposition 01786 ist je Tag – auch bei Mehrlingsschwangerschaften – höchstens zweimal berechnungsfähig.

Abrechnungsausschluss
im Behandlungsfall 01780
in derselben Sitzung 01785

Aufwand in Min. **Kalkulationszeit:** 1 **Prüfzeit:** 1 **Eignung d. Prüfzeit:** Tages- und Quartalsprofil
GOÄ entsprechend oder ähnlich: Nr. 1002*

Kommentar: Routinemäßige Untersuchungen sind nicht abrechenbar. In den Mutterschafts-Richtlinien (im Internet unter https://www.g-ba.de/downloads/62-492-2676/Mu-RL_2021-
09-16_iK-2022-01-01.pdf)) sind Indikationen zur kardiotogographischen Untersuchung
festgelegt:

Anlage 2 Indikationen zur Kardiotokographie (CTG) während der Schwangerschaft
Die Kardiotokographie ist im Rahmen der Schwangerenvorsorge nur angezeigt, wenn
eine der nachfolgend aufgeführten Indikationen vorliegt:
A. Indikationen zur erstmaligen CTG
 – in der 26. und 27. Schwangerschaftswoche drohende Frühgeburt
 – ab der 28. Schwangerschaftswoche
a) Auskultatorisch festgestellte Herztonalterationen
b) Verdacht auf vorzeitige Wehentätigkeit.
B. Indikationen zur CTG-Wiederholung
CTG-Alterationen
a) Anhaltende Tachykardie (> 160/Minute)
b) Bradykardie (100/Minute)
c) Dezeleration(en) (auch wiederholter Dip null)
d) Hypooszillation, Anoszillation
e) Unklarer Kardiotokogramm-Befund bei Verdacht auf vorzeitige Wehentätigkeit
f) Mehrlinge
g) Intrauteriner Fruchttod bei früherer Schwangerschaft
h) Verdacht auf Placenta-Insuffizienz nach klinischem oder biochemischem Befund
i) Verdacht auf Übertragung
j) Uterine Blutung
Medikamentöse Wehenhemmung

01787   Transzervikale Gewinnung von Chorionzottengewebe oder transabdominale   **753**
Gewinnung von Plazentagewebe unter Ultraschallsicht   86,53

Anmerkung Die Berechnung der Gebührenordnungsposition 01787 setzt eine Genehmigung der Kassenärztlichen Vereinigung nach der Ultraschall-Vereinbarung gemäß § 135 Abs. 2 SGB V voraus.

Abrechnungsausschluss in derselben Sitzung 02340, 02341, 02343, 33042, 33043, 33044, 33090, 33091, 33092

Berichtspflicht Ja

Aufwand in Min.   **Kalkulationszeit: 11   Prüfzeit: 8   Eignung d. Prüfzeit:** Tages- und Quartalsprofil
GOÄ   entsprechend oder ähnlich: Nr. 1014 + Ultraschall: Nr. 410 und 420

01788*   Beratung nach GenDG zum nicht-invasiven Pränataltest Rhesus D (NIPT-RhD)   **84**
gemäß Abschnitt C und Anlage 7 der Mutterschafts-Richtlinien   9,65

Obligater Leistungsinhalt
• Dauer mindestens 5 Minuten,

Abrechnungsbestimmung je vollendete 5 Minuten

Anmerkung Die Gebührenordnungsposition 01788 ist höchstens zweimal je Schwangerschaft berechnungsfähig.

Berichtspflicht Nein

Aufwand in Min.   **Kalkulationszeit: 5   Prüfzeit: 5   Eignung d. Prüfzeit:** Tages- und Quartalsprofil

01789   Beratung nach GenDG zum nicht-invasiven Pränataltest zur Bestimmung des   **84**
Risikos autosomaler Trisomien 13, 18 und 21 gemäß Abschnitt B und Anlage 8 der   9,65
Mutterschafts-Richtlinien

Obligater Leistungsinhalt
• Persönlicher Arzt-Patienten-Kontakt oder
• Arzt-Patienten-Kontakt im Rahmen einer Videosprechstunde gemäß Anlage 31b zum BMV-Ä bei Folgeberatung,

Fakultativer Leistungsinhalt
• Bereitstellung der Versicherteninformation „Bluttest auf Trisomien – Der nicht-invasive Pränataltest (NIPT) auf Trisomie 13, 18 und 21 – eine Versicherteninformation",
• Hinweise auf entsprechende psychosoziale Unterstützungsangebote und Selbsthilfeeinrichtungen,
• Befundmitteilung eines negativen oder nicht eindeutigen NIPT zur Bestimmung des Risikos autosomaler Trisomien 13, 18 und 21,

Abrechnungsbestimmung je vollendete 5 Minuten

Anmerkung Die Gebührenordnungsposition 01789 ist höchstens viermal je Schwangerschaft berechnungsfähig.

Aufwand in Min.   **Kalkulationszeit: 5   Prüfzeit: 5   Eignung d. Prüfzeit:** Tages- und Quartalsprofil
Berichtspflicht Nein

Kommentar: Die Nrn. 01789 und 01790 sind nur von Fachärzten für Gynäkologie und Geburtshilfe, welche die Qualifikation „fachgebundene genetische Beratung" haben, berechnungsfähig sowie von Fachärzten für Humangenetik oder auf dem Fachgebiet entsprechend qualifizierten Ärzten mit der Zusatzbezeichnung Medizinische Genetik.

01790   Beratung nach GenDG bei Vorliegen eines positiven nicht-invasiven Pränataltests   **166**
zur Bestimmung des Risikos autosomaler Trisomien 13, 18 und 21 gemäß   19,08
Abschnitt B und Anlage 8 der Mutterschafts-Richtlinien

Obligater Leistungsinhalt
• Persönlicher Arzt-Patienten-Kontakt oder
• Arzt-Patienten-Kontakt im Rahmen einer Videosprechstunde gemäß Anlage 31b zum BMV-Ä bei Folgeberatung,

Fakultativer Leistungsinhalt
- Befundmitteilung einschließlich diesbezüglicher Beratung,
- Hinweise auf psychosoziale Unterstützungsangebote und Selbsthilfeeinrichtungen,
- Konsiliarische Erörterung/fachliche Beratung mit mitbehandelnden Ärzten sowie mit Ärzten mit indikationsspezifischer Expertise für den Bereich der Verdachtsdiagnose,

Abrechnungsbestimmung je vollendete 10 Minuten

Anmerkung Die Gebührenordnungsposition 01790 ist höchstens viermal je Schwangerschaft berechnungsfähig.

Aufwand in Min. **Kalkulationszeit:** 10 **Prüfzeit:**10 **Eignung d. Prüfzeit:** Tages- und Quartalsprofil
Berichtspflicht Nein

Kommentar: siehe Kommentar zu Nr. 01789

01793* Pränatale zytogenetische Untersuchung(en) im Rahmen der Mutterschaftsvorsorge **5266**
605,14

Obligater Leistungsinhalt
- Chromosomenanalyse aus den Amnionzellen oder Chorionzotten, mit Anlage von mindestens 2 und Auswertung von mindestens einer Kultur,

Fakultativer Leistungsinhalt
- Chromosomenbandenanalyse aus unterschiedlichen Langzeit-Kultivierungen,
- Untersuchung von Chromosomenaberrationen an Metaphasechromosomen oder Interphasekernen mittels DNA-Hybridisierung,
- Fluoreszenz-in-situ-Hybridisierung (FISH),
- Fotografische Dokumentation,
- X-Chromatin-Bestimmung und/oder Y-Chromatin-Bestimmung,

Abrechnungsbestimmung je Fötus, einmal im Krankheitsfall

Abrechnungsausschluss
im Behandlungsfall 01600, 01601, 01791, 01836, 08571, 08573
im Krankheitsfall 11501, 11502, 11503, 11506, 11508, 11511, 11512, 11513, 11516, 11517

Berichtspflicht Ja

Aufwand in Min. **Kalkulationszeit:** KA **Prüfzeit:** 8 **Eignung d. Prüfzeit:** Tages- und Quartalsprofil
GOÄ entsprechend oder ähnlich: Nr. 4873*
Kommentar: Eine transzervikale Gewinnung von Chorionzottengewebe oder Amnionzellen ist nach Nr. 01787 zu berechnen.

01794 Ausführliche humangenetische Beurteilung wegen evidenten genetischen und/ **703**
oder teratogenen Risikos von bis zu 20 Minuten Dauer gemäß Abschnitt A. 3. der 80,79
Mutterschafts-Richtlinien

Obligater Leistungsinhalt
- Persönlicher Arzt-Patienten-Kontakt,
- Detaillierte Erfassung und Analyse des Stammbaums über mindestens 3 Generationen,
- Schriftliche humangenetische Beurteilung zu einem genetischen und/oder teratogenen Risiko,
- Quantifizierung des Risikos durch
  - Einbeziehung Untersuchungen
  und/oder
  - Berechnung Wahrscheinlichkeiten
  und/oder
  - Ermittlung genetisch Wiederholungsrisiken,

Fakultativer Leistungsinhalt
- Körperliche Untersuchung,
- zusätzliche schriftliche Zusammenfassung für die Schwangere,
- in mehreren Sitzungen,

Abrechnungsbestimmung höchstens zweimal im Krankheitsfall

Anmerkung Die Gebührenordnungsposition 01794 ist nur einmal je Schwangerschaft berechnungsfähig.

Abrechnungsausschluss im Behandlungsfall 01600, 01601, 01841, 08575
im Krankheitsfall 11230, 11233

Aufwand in Min. **Kalkulationszeit:** KA **Prüfzeit:** 32 **Eignung d. Prüfzeit:** Nur Quartalsprofil

GOÄ entsprechend oder ähnlich: In der GOÄ fehlt diese Leistung. Ggf analog GOÄ Nr. 21 abrechnen

Kommentar: Die EBM-Nrn. 01794 bis 01796 in den EBM den kurativen humangenetischen Beurteilungsleistungen nach den EBM-Nrn. 11233 bis 11236 angeglichen.

Nur Ärzte, Leistungen des Kapitels 11 (Humangenetische Leistungen) abrechnen dürfen, können auch die EBM-Nr. 017794 berechnen. Eine Wiederholung der EBM-Leistung Nr. 01794 ohne das inzwischen ein Partnerwechsel erfolgte, ist nicht gestattet. Dies gilt auch für die EBM-Nrn. 01795 und 01796.

01795   Zuschlag zu der Gebührenordnungsposition 01794   **703**
Neu ab 01.04.2019   80,79

Obligater Leistungsinhalt
• Persönlicher Arzt-Patienten-Kontakt,

Fakultativer Leistungsinhalt
• Beratung der Schwangeren und/oder des/der Personensorgeberechtigten,

Abrechnungsbestimmung je weitere vollendete 20 Minuten Arzt-Patienten- Kontaktzeit, bis zu dreimal im Krankheitsfall

Anmerkung Die Gebührenordnungsposition 01795 ist bei einer erneuten Schwangerschaft im selben Krankheitsfall wiederholt bis zum Höchstwert berechnungsfähig.
Die Gebührenordnungspositionen 01794 und 01795 sind nur in demselben Quartal berechnungsfähig.

Abrechnungsausschluss im Krankheitsfall 01796

Berichtspflicht Ja

Aufwand in Min. **Kalkulationszeit:** KA **Prüfzeit:** 32 **Eignung d. Prüfzeit:** Nur Quartalsprofil

GOÄ entsprechend oder ähnlich: In der GOÄ fehlt diese Leistung. Ggf analog GOÄ Nr. 21 abrechnen

Kommentar: Siehe Kommentierung zur Nr. 01794.

01796   Zuschlag zu der Gebührenordnungsposition 01794 für eine wissenschaftlich   **1030**
begründete humangenetische Beurteilung bei Vorliegen eines Befundes aus   118,36
einer weiterführenden sonographischen Diagnostik, aus einer Untersuchung von
Nabelschnurblut, Fruchtwasser und/oder Chorionzotten- oder Plazentagewebe
hinweisend auf eine genetisch bedingte Erkrankung des Fötus
Neu ab 01.04.2019

Obligater Leistungsinhalt
• Persönlicher Arzt-Patienten-Kontakt,
• Ausführliche schriftliche wissenschaftlich begründete humangenetische Beurteilung über das genetische und/oder teratogene Risiko unter Einbeziehung der relevanten Vorbefunde,
• Beurteilung der Prognose,
• Bestimmung des Wiederholungsrisikos für weitere Schwangerschaften,
• Schriftliche Zusammenfassung für die Schwangere in verständlicher Form, ggf. einschließlich Hinweise auf psychosoziale Unterstützungsangebote und Selbsthilfeeinrichtungen,

Fakultativer Leistungsinhalt
• Erfassung relevanter Vorbefunde in Kopie,
• Körperliche Untersuchung,
• Fallbezogene wissenschaftliche Recherche,
• Beratung der Schwangeren und/oder des/der Personensorgeberechtigten,
• Konsiliarische Erörterung/fachliche Beratung mit mitbehandelnden Ärzten sowie mit Ärzten mit indikationsspezifischer Expertise für den Bereich der Verdachtsdiagnose,

Abrechnungsbestimmung je weitere vollendete 20 Minuten Arzt-Patienten-Kontaktzeit, bis zu neunmal im Krankheitsfall

Anmerkung Die Gebührenordnungsposition 01796 ist bei einer erneuten Schwangerschaft im selben Krankheitsfall wiederholt bis zum Höchstwert berechnungsfähig.
Die Gebührenordnungspositionen 01794 und 01796 sind nur in demselben Quartal berechnungsfähig.

Abrechnungsausschluss im Krankheitsfall 01795

Berichtspflicht Ja

Aufwand in Min.   **Kalkulationszeit:** KA   **Prüfzeit:** 43   **Eignung d. Prüfzeit:** Nur Quartalsprofil

GOÄ   entsprechend oder ähnlich: In der GOÄ fehlt diese Leistung. Ggf analog GOÄ Nr. 21 abrechnen

Kommentar: Siehe Kommentierung zur Nr. 01794.

Siehe auch die Mutterschaftsrichtlinien unter https://www.g-ba.de/richtlinien/19/ und Informationen der KBV unter https://www.kvhb.de/sites/default/files/mutterschaftsrichtlinien.pdf

01799   Beratung durch einen Facharzt für Kinder- und Jugendmedizin oder einen   **65**
Facharzt für Kinderchirurgie gemäß Anlage 1c II.2 der Mutterschafts-Richtlinien in   **7,47**
Verbindung mit § 2a Absatz 1 Schwangerschaftskonfliktgesetz (SchKG)

Obligater Leistungsinhalt
• Aufklärung und Beratung einer Schwangeren,

Abrechnungsbestimmung je vollendete 5 Minuten

Anmerkung Die Gebührenordnungsposition 01799 ist nur durch den hinzugezogenen Arzt mit indikationsspezifischer Expertise für den Bereich der Diagnose gemäß § 2a Absatz 1 SchKG berechnungsfähig.
Die Gebührenordnungsposition 01799 ist höchstens viermal im Behandlungsfall berechnungsfähig.

Berichtspflicht Nein

Aufwand in Min.   **Kalkulationszeit:** 5   **Prüfzeit:** 5   **Eignung d. Prüfzeit:** Nur Quartalsprofil

01800*   Treponemenantikörper-Nachweis mittels TPHA/TPPA-Test (Lues-Suchreaktion) und/   **44**
oder Immunoassay im Rahmen der Mutterschaftsvorsorge   **5,06**

Abrechnungsausschluss in derselben Sitzung 32566

Aufwand in Min.   **Kalkulationszeit:** KA   **Prüfzeit:** ./.   **Eignung d. Prüfzeit:** Keine Eignung

GOÄ   entsprechend oder ähnlich: Nrn. 4232*, 4247*

Kommentar: Nach den **Mutterschafts-Richtlinien** (im Internet unter https://www.g-ba.de/informationen/richtlinien/19/) **sollte ...** „bei jeder Schwangeren zu einem möglichst frühen Zeitpunkt aus einer Blutprobe der TPHA (Treponema-pallidum-Hämagglutinationstest) als Lues-Suchreaktion durchgeführt werden..."

Bei positiver Lues-Suchreaktion sind weitere (kurative) Untersuchungen nach den Nrn. 32565 f. erforderlich und abrechenbar.
Wird die Untersuchung nicht im Rahmen der Mutterschaftsvorsorge ausgeführt, ist (kurativ) die Nr. 32566 zu berechnen.

01802*   Rötelnantikörper-Bestimmung mittels Immunoassay im Rahmen der Mutter-   **97**
schaftsvorsorge   **11,15**

Abrechnungsausschluss in derselben Sitzung 32574

Aufwand in Min.   **Kalkulationszeit:** KA   **Prüfzeit:** ./.   **Eignung d. Prüfzeit:** Keine Eignung

GOÄ   entsprechend oder ähnlich: Nrn. 4306*, 4387*, 4398*

Kommentar: Wird die Untersuchung nicht im Rahmen der Mutterschaftsvorsorge ausgeführt, ist (kurativ) die Nr. 32574 zu berechnen.

01803*   Untersuchung auf Rötelnantikörper der Klasse IgM mittels Immunoassay bei   **97**
auffälliger Rötelnanamnese im Rahmen der Mutterschaftsvorsorge   **11,15**

Fakultativer Leistungsinhalt
• Antikörperisolierung

Abrechnungsausschluss in derselben Sitzung 32574

Aufwand in Min.	**Kalkulationszeit:** KA **Prüfzeit:** ./. **Eignung d. Prüfzeit:** Keine Eignung
GOÄ	entsprechend oder ähnlich: Nrn. 3768*, 4387*, 4398*
Kommentar:	Wird die Untersuchung nicht im Rahmen der Mutterschaftsvorsorge ausgeführt, ist (kurativ) die Nr. 32574 zu berechnen.

01804* Bestimmung der Blutgruppe (A, B, 0) und des Rh-Faktors D einschl. der Serumei-   **83**
genschaften im Rahmen der Mutterschaftsvorsorge   9,54

Abrechnungsausschluss in derselben Sitzung 32540

Aufwand in Min.	**Kalkulationszeit:** KA **Prüfzeit:** ./. **Eignung d. Prüfzeit:** Keine Eignung
GOÄ	entsprechend oder ähnlich: Nr. 3982*
Kommentar:	Wird die Untersuchung nicht im Rahmen der Mutterschaftsvorsorge ausgeführt, ist (kurativ) die Nr. 32540 zu berechnen.

Die **Mutterschafts-Richtlinien** (im Internet unter https://www.g-ba.de/informationen/ richtlinien/19/) informieren:

C. Serologische Untersuchungen und Maßnahmen während der Schwangerschaft

1 d): Die Untersuchung des Rh-Merkmals D erfolgt mit mindestens zwei verschiedenen Testreagenzien. Für die Untersuchung wird die Anwendung zweier monoklonaler Antikörper (IgM-Typ), die die Kategorie D^{VI} nicht erfassen, empfohlen. Bei negativem Ergebnis beider Testansätze gilt die Schwangere als Rh negativ (D negativ). Bei übereinstimmend positivem Ergebnis der beiden Testansätze ist die Schwangere Rh positiv. Bei Diskrepanzen oder schwach positiven Ergebnissen der Testansätze ist eine Klärung z. B. im indirekten Antiglobulintest mit geeigneten Test-reagenzien notwendig. Fällt dieser Test positiv aus, so ist die Schwangere Rh positiv (D^{weak} positiv).

Die Bestimmung der Blutgruppe und des Rh-Faktors entfällt, wenn entsprechende Untersuchungsergenisse bereits vorliegen und von einem Arzt bescheinigt wurden.

01805* Untersuchung auf Dweak im Rahmen der Mutterschaftsvorsorge   **65**
                                                                        7,47

Abrechnungsausschluss in derselben Sitzung 32542

Aufwand in Min.	**Kalkulationszeit:** KA **Prüfzeit:** ./. **Eignung d. Prüfzeit:** Keine Eignung
GOÄ	entsprechend oder ähnlich: Nr. 3985*
Kommentar:	Wird die Untersuchung nicht im Rahmen der Mutterschaftsvorsorge ausgeführt, ist (kurativ) die Nr. 32542 zu berechnen.

01806* Bestimmung der Blutgruppenmerkmale C, c, E und e im Rahmen der Mutter-   **41**
schaftsvorsorge   4,71

Abrechnungsausschluss in derselben Sitzung 32541

Aufwand in Min.	**Kalkulationszeit:** KA **Prüfzeit:** ./. **Eignung d. Prüfzeit:** Keine Eignung
GOÄ	entsprechend oder ähnlich: Nr. 3984*
Kommentar:	Wird die Untersuchung nicht im Rahmen der Mutterschaftsvorsorge ausgeführt, ist kurativ pro Blutgrppenmerkmal die Nr. 32541 zu berechnen.

01807* Antikörper-Nachweis mittels indirekter Antiglobulintests gegen mindestens 2   **65**
Testerythrozyten-Präparationen (Antikörper-Suchtest) im Rahmen der Mutter-   7,47
schaftsvorsorge

Abrechnungsausschluss in derselben Sitzung 32545

Aufwand in Min.	**Kalkulationszeit:** KA **Prüfzeit:** ./. **Eignung d. Prüfzeit:** Keine Eignung
GOÄ	entsprechend oder ähnlich: Nr. 3990*
Kommentar:	Wird die Untersuchung nicht im Rahmen der Mutterschaftsvorsorge ausgeführt, ist (kurativ) die Nr. 32545 zu berechnen.

01808*   Antikörper-Differenzierung mittels indirekter Antiglobulintests gegen mindestens 8   **138**
Testerythrozyten-Präparationen bei positivem Ausfall des Antikörper-Suchtests im   **15,86**
Rahmen der Mutterschaftsvorsorge

     Abrechnungsausschluss in derselben Sitzung 32546

Aufwand in Min.   **Kalkulationszeit:** KA   **Prüfzeit:** ./.   **Eignung d. Prüfzeit:** Keine Eignung

GOÄ   entsprechend oder ähnlich: Nrn. 3989*, 3992*

Kommentar: Wird die Untersuchung nicht im Rahmen der Mutterschaftsvorsorge (im Internet unter https://www.g-ba.de/informationen/richtlinien/19/) ausgeführt, ist (kurativ) die Nr. 32546 zu berechnen.

01809*   Quantitativer Antikörpernachweis mittels indirektem Coombstest im Rahmen der   **80**
Mutterschaftsvorsorge   **9,19**

     Abrechnungsausschluss in derselben Sitzung 32554

Aufwand in Min.   **Kalkulationszeit:** KA   **Prüfzeit:** ./.   **Eignung d. Prüfzeit:** Keine Eignung

GOÄ   entsprechend oder ähnlich: Nr. 3986*

Kommentar: Wird die Untersuchung nicht im Rahmen der Mutterschaftsvorsorge ausgeführt, ist (kurativ) die Nr. 32554 zu berechnen.

01810*   Untersuchung auf Hepatitis B-Virus-Antigen (HBs-Ag) bei einer Schwangeren im   **55**
Rahmen der Mutterschaftsvorsorge   **6,32**

     Abrechnungsausschluss in derselben Sitzung 32781
am Behandlungstag 01865

Aufwand in Min.   **Kalkulationszeit:** KA   **Prüfzeit:** ./.   **Eignung d. Prüfzeit:** Keine Eignung

GOÄ   entsprechend oder ähnlich: Nr. 4643*

Kommentar: Wird die Untersuchung nicht im Rahmen der Mutterschaftsvorsorge ausgeführt, ist (kurativ) die Nr. 32781 zu berechnen.

01811*   Untersuchung auf HIV-Antikörper bei einer Schwangeren mittels Immunoassay im   **41**
Rahmen der Mutterschaftsvorsorge   **4,71**

     Abrechnungsausschluss in derselben Sitzung 32575

Aufwand in Min.   **Kalkulationszeit:** KA   **Prüfzeit:** ./.   **Eignung d. Prüfzeit:** Keine Eignung

GOÄ   entsprechend oder ähnlich: Nr. 4395*

Kommentar: Wird die Untersuchung nicht im Rahmen der Mutterschaftsvorsorge ausgeführt, sind (kurativ) die Nrn. 32575 oder 32576 zu berechnen.

01812   Glukosebestimmung im venösen Plasma im Rahmen des Screenings auf Gestations-   **16**
diabetes nach den Gebührenordnungspositionen 01776 und 01777 zum Ausschluss/   **1,84**
Nachweis eines Gestationsdiabetes gemäß Abschnitt A Nr. 8 der Richtlinien des
Gemeinsamen Bundesausschusses (G-BA) über die ärztliche Betreuung während der
Schwangerschaft und nach der Entbindung (Mutterschafts-Richtlinien)

     Obligater Leistungsinhalt
* Bestimmung der Plasmaglukosekonzentration im Venenblut mittels standardgerechter und qualitätsgesicherter Glukosemessmethodik,
* Angabe des Messergebnisses als Glukosekonzentration im venösen Plasma,

     Abrechnungsbestimmung je Untersuchung

     Abrechnungsausschluss am Behandlungstag 32025, 32057

Aufwand in Min.   **Kalkulationszeit:** KA   **Prüfzeit:** ./.   **Eignung d. Prüfzeit:** Keine Eignung

01815   Untersuchung und Beratung der Wöchnerin gemäß Abschnitt F.1. oder F.3. der   **275**
Mutterschafts-Richtlinien   **31,60**

Aufwand in Min.   **Kalkulationszeit:** 16   **Prüfzeit:** 7   **Eignung d. Prüfzeit:** Tages- und Quartalsprofil

GOÄ   entsprechend oder ähnlich: Nrn. 1, 3, 7 + 3517*

Kommentar: Versicherten- oder Grundpauschale können nicht neben Nr. 01815 abgerechnet werden.
Siehe Mutterschafts-Richtlinien.

6-8 Wochen nach der Geburt sollte jede Schwangere zur postpartalen Nachuntersuchung
in die Praxis kommen. Diese GOP darf bei jedem APK nach Partus abgerechnet werden,
also auch, wenn die Wöchnerin z. B. wegen Brustbeschwerden beim Stillen in die Praxis
kommt. Es gibt für diese GOP keine Mengenbeschränkung, auch wenn sie mehrmals in der
Woche kommt. (Quelle: http://www.arztpraxis.com/news-abrechnung/article/aus-
arztpraxis-abrechnung-betreuung-einer-schwangeren-in-der-gynaekologischen-praxis/)

01816*   Chlamydia trachomatis – Nachweis im Urin gemäß Abschnitt A, Nr. 2 b der   **85**
Mutterschaftsrichtlinie   **9,77**
Obligater Leistungsinhalt
• Nachweis von Chlamydia trachomatis im Urin mittels Nukleinsäure-amplifizierendem
Test (NAT),

Fakultativer Leistungsinhalt
• Pooling entsprechend der Richtlinie,

Abrechnungsausschluss am Behandlungstag 32852

Abrechnungsbestimmung einmal im Krankheitsfall

Aufwand in Min.   **Kalkulationszeit: KA   Prüfzeit: ./.   Eignung d. Prüfzeit:** Keine Eignung
GOÄ   entsprechend oder ähnlich: Nrn. 4780*, 4781*, 4782*, 4783*, 4784*, 4785*, 4786*, 4787*
Kommentar: Die Leistung wurde – wie auch die Leistungen nach Nrn. 01817, 01818, 01840, 01842,
01843, 01915, 01917, 01918 zum **Screening auf Chlamydia trachomatis-Infektionen
bei Frauen** (https://www.g-ba.de/informationen/richtlinien/anlage/110 /) – neu zum
1.4.2008 aufgenommen. Der Gemeinsame Bundesausschusses (G-BA) informiert in
diesem Zusammenhang über eine Änderungen der Richtlinien zur Empfängnisregelung
und zum Schwangerschaftsabbruch sowie der Mutterschafts-Richtlinien u.a.:

... „b) Hintergrund: Die genitale Chlamydia trachomatis-Infektion ist weltweit die häufigste
sexuell übertragbare bakterielle Erkrankung. Die Infektion verläuft überwiegend asymptomatisch und birgt bei der Frau die Gefahr entzündlicher Erkrankungen des kleinen Beckens (Pelvic
Inflammatory Disease, PID). Als schwere Folgeerkrankungen können insbesondere Sterilität,
chron. Unterbauchschmerzen und ektopische Schwangerschaften resultieren. Neugeborene
infizierter Mütter entwickeln in einem erheblichen Anteil Bindehautentzündungen (Konjunk-
tividen) und Lungenentzündungen (Pneumonien), darüber hinaus gibt es Hinweise für ein
erhöhtes Risiko von Frühgeburtlichkeit, vorzeitigem Blasensprung, kindlichem Untergewicht
(„small for gestational age" = SGA) und anderen Schwangerschaftskomplikationen..."

01869*   Pränatale Bestimmung des fetalen Rhesusfaktors D durch Untersuchung des   **905**
RHD-Gens an fetaler DNA aus mütterlichem Blut von RhD-negativen Schwangeren   **104,00**
mit einer Einlingsschwangerschaft im Rahmen der Mutterschaftsvorsorge
Obligater Leistungsinhalt
• Bestimmung des fetalen RHD-Status durch Nachweis eines Exons oder mehrerer
Exone des RHD-Gens an fetaler DNA aus mütterlichem Blut gemäß den Vorgaben
der Richtlinien des Gemeinsamen Bundesausschusses über die ärztliche Betreuung
während der Schwangerschaft und nach der Entbindung (Mutterschafts-Richtlinien),

Abrechnungsbestimmung höchstens zweimal im Krankheitsfall

Anmerkung Die Gebührenordnungsposition 01869 ist nur einmal je Schwangerschaft
berechnungsfähig.
Die Berechnung der Gebührenordnungsposition 01869 setzt die Anwendung eines
validierten Verfahrens voraus, für das die Erfüllung der in den Mutterschafts-Richtlinien
festgelegten Testgütekriterien belegt werden kann.

Berichtspflicht Nein

Aufwand in Min.   **Kalkulationszeit: KA   Prüfzeit: ./.   Eignung d. Prüfzeit:** keine Eignung

01870*   Pränatale Untersuchung fetaler DNA aus mütterlichem Blut auf das Vorliegen einer   **1642**
Trisomie 13, 18 oder 21 gemäß den Vorgaben der Richtlinien des Gemeinsamen   **188,69**

Bundesausschusses über die ärztliche Betreuung während der Schwangerschaft und nach der Entbindung (Mutterschafts-Richtlinien),

Abrechnungsbestimmung höchstens zweimal im Krankheitsfall

Anmerkung Die Gebührenordnungsposition 01870 ist nur einmal je Schwangerschaft berechnungsfähig.
Die Gebührenordnungsposition 01870 ist nur von Fachärzten für Humangenetik oder für Laboratoriumsmedizin berechnungsfähig.

Abrechnungsausschluss im Behandlungsfall 11301

Aufwand in Min. **Kalkulationszeit:** KA   **Prüfzeit:** 3   **Eignung d. Prüfzeit:** Nur Quartalsprofil
Berichtspflicht Nein

Kommentar: Die GOP 01870 ist nur von Fachärzten für Humangenetik oder Fachärzten für Laboratoriumsmedizin berechnungsfähig.

1.7.5 Empfängnisregelung

01820
Ausstellung von Wiederholungsrezepten, Überweisungsscheinen oder Übermittlung **11** von Befunden oder ärztlichen Anordnungen an den Patienten im Auftrag des Arztes **1,26** durch das Praxispersonal, auch mittels technischer Kommunikationseinrichtungen, im Zusammenhang mit Empfängnisregelung, Sterilisation oder Schwangerschaftsabbruch

Anmerkung Die Gebührenordnungsposition 01820 – mit Ausnahme der Gebührenordnungsposition 01431 – ist nicht neben anderen Gebührenordnungspositionen und nicht mehrfach an demselben Tag berechnungsfähig.

Aufwand in Min. **Kalkulationszeit:** KA   **Prüfzeit:** ./.   **Eignung d. Prüfzeit:** Keine Eignung
GOÄ entsprechend oder ähnlich: Nr. 2*

Kommentar: Nach den **Richtlinien zur Empfängnisregelung und zum Schwangerschaftsabbruch [vormals: Sonstige Hilfen-Richtlinien]** (https://www.g-ba.de/informationen/richtlinien/9/) soll die Verordnung von Arzneimitteln zur Empfängnisverhütung möglichst für einen Zeitraum von 6 Monaten erfolgen.

Die Kosten für im Rahmen dieser Richtlinien verordnete Mittel zur Empfängnisverhütung sowie deren Applikation fallen nicht unter die Leistungspflicht der gesetzlichen Krankenversicherung.

Ausgenommen hiervon sind verordnungspflichtige Mittel zur Empfängnisverhütung [hormonelle Antikonzeptiva und Interzeptiva (postkoitale Antikonzeptiva, „Pille danach"), Intrauterinpessare] bei Versicherten bis zum vollendeten 22. Lebensjahr.

01821
Beratung im Rahmen der Empfängnisregelung **71**
Obligater Leistungsinhalt **8,16**
• Leistungen gemäß den Richtlinien zur Empfängnisregelung und zum Schwangerschaftsabbruch des Gemeinsamen Bundesausschusses,

Abrechnungsbestimmung einmal im Krankheitsfall

Anmerkung Vertragsärzte im hausärztlichen Versorgungsbereich können die Gebührenordnungsposition 01821 berechnen, wenn sie nachweisen, dass sie diese Leistung bereits vor dem 31.12.2002 abgerechnet haben oder über eine mindestens einjährige gynäkologische Weiterbildung verfügen.

Abrechnungsausschluss
im Behandlungsfall 01822
in derselben Sitzung 01850, 01900

Aufwand in Min. **Kalkulationszeit:** 6   **Prüfzeit:** 6   **Eignung d. Prüfzeit:** Nur Quartalsprofil
GOÄ entsprechend oder ähnlich: Nr. 3

Kommentar: Zur Beratung im Rahmen der Empfängnisregelung führen die **Richtlinien zur Empfängnisregelung und zum Schwangerschaftsabbruch [vormals: Sonstige Hilfen-Richtlinien]** (https://www.g-ba.de/informationen/richtlinien/9/) u.a. aus

B. Empfängnisregelung

1. Die ärztliche Beratung über Fragen der Empfängnisregelung umfasst sowohl die Beratung über Hilfen, die geeignet sind, eine Schwangerschaft zu ermöglichen als auch eine Schwangerschaft zu verhüten. Eine allgemeine Sexualaufklärung oder Sexualberatung fällt nicht unter die Leistungspflicht der gesetzlichen Krankenversicherung. ...

2. Die ärztliche Beratung soll die wissenschaftlich anerkannten Methoden der Empfängnisregelung berücksichtigen, individuell erfolgen und sich – wenn erforderlich – auch auf den Partner beziehen.

3. Zur ärztlichen Beratung gehören auch die in diesen Richtlinien aufgeführten Untersuchungen und die Verordnung von empfängnisregelnden Mitteln. Dabei ist zu beachten, dass nicht jede Beratung über Maßnahmen zur Empfängnisregelung eine Untersuchung erfordert.

01822 Beratung ggf. einschließlich Untersuchung im Rahmen der Empfängnisregelung   **113**
                                                                                         12,99

Obligater Leistungsinhalt
* Leistungen gemäß den Richtlinien zur Empfängnisregelung und zum Schwangerschaftsabbruch des Gemeinsamen Bundesausschusses,
* Beratung im Rahmen der Empfängnisregelung (Nr. 01821),

Fakultativer Leistungsinhalt
* Untersuchung gemäß den Richtlinien zur Empfängnisregelung und zum Schwangerschaftsabbruch des Gemeinsamen Bundesausschusses,

Abrechnungsbestimmung einmal im Behandlungsfall

Anmerkung Vertragsärzte im hausärztlichen Versorgungsbereich können die Gebührenordnungsposition 01822 berechnen, wenn sie nachweisen, dass sie diese Leistung bereits vor dem 31.12.2002 abgerechnet haben oder über eine mindestens einjährige gynäkologische Weiterbildung verfügen.

Abrechnungsausschluss
im Behandlungsfall 01821
in derselben Sitzung 01850

Aufwand in Min. **Kalkulationszeit:** 9   **Prüfzeit:** 9   **Eignung d. Prüfzeit:** Nur Quartalsprofil

GOÄ   entsprechend oder ähnlich: Nrn. 3, 7, ggf. 8

Kommentar: Zur Beratung und ggf. Untersuchung im Rahmen der Empfängnisregelung führen die **Richtlinien zur Empfängnisregelung und zum Schwangerschaftsabbruch [vormals: Sonstige Hilfen-Richtlinien]** u.a. aus:

B. Empfängnisregelung

8. Vor der erstmaligen Verordnung eines Mittels zur Empfängnisverhütung sollen neben der Erhebung der Anamnese die gynäkologische Untersuchung einschließlich Blutdruckmessung und die zytologische Untersuchung des Portio-Abstrichs durchgeführt werden. Ergeben sich hieraus Hinweise auf eine Krankheit, die eine Kontraindikation zur Verordnung des Mittels zur Empfängnisverhütung sein kann, sind die dazu erforderlichen diagnostischen Maßnahmen nicht Gegenstand dieser Richtlinien, sondern Bestandteil der kurativen Versorgung.

9. Kontrolluntersuchungen während der Dauer der Anwendung eines Mittels zur Empfängnisverhütung richten sich hinsichtlich Art und Umfang nach den einzelnen Methoden. Im Einzelfall können folgende Untersuchungen notwendig sein:

a) bei hormoneller Antikonzeption

* gynäkologische Untersuchung einschl. Blutdruckmessung
* zytologische Untersuchung des Portio-Abstrichs
* mikroskopische Untersuchung des Nativabstrichs des Scheidensekrets

b) bei Anwendung des Intrauterinpessars

* zusätzlich zu den Maßnahmen nach a) eine Ultraschalluntersuchung frühestens acht, jedoch spätestens vierzehn Tage nach Applikation

Eine mikroskopische Untersuchung des Nativabstrichs des Scheidensekrets ist nach Nr. 01827 abzurechnen und eine Ultraschalluntersuchung nach Applikation eines Intrauterinpessars nach Nr. 01831.

01823   Zuschlag zu den Gebührenordnungspositionen 01821 und 01822 für die Beratung **50**
zum Chlamydienscreening gemäß Abschnitt B Nr. 6 der Richtlinie zur Empfängnisre- 5,75
gelung und zum Schwangerschaftsabbruch des Gemeinsamen Bundesausschusses
bei Patientinnen bis zum vollendeten 25. Lebensjahr

Obligater Leistungsinhalt
- Aufklärung zu Sinn, Zweck und Ziel einer Untersuchung auf genitale Chlamydia trachomatis-Infektionen (Chlamydien-Screening),
- Aushändigung des Merkblattes gemäß Anlage I der Richtlinie zur Empfängnisregelung und zum Schwangerschaftsabbruch,

Fakultativer Leistungsinhalt
- Empfehlungen zur medikamentösen Therapie, ggf. Empfehlungen zur Mitbehandlung des Sexualpartners,

Abrechnungsbestimmung einmal im Krankheitsfall

Aufwand in Min. **Kalkulationszeit:** KA   **Prüfzeit:** ./.   **Eignung d. Prüfzeit:** Keine Eignung

01824   Veranlassung der Untersuchung der Urinprobe auf Chlamydiatrachomatis nach **50**
der Gebührenordnungsposition 01840   5,75

Anmerkung Voraussetzung für die Berechnung der Gebührenordnungsposition 01824 ist die Erreichung der Durchführungsquote zum Chlamydienscreening. Die Durchführungsquote zum Chlamydienscreening je Praxis und Quartal wird wie folgt festgelegt:
01.04.2020 – 31.12.2020: 30 %
01.01.2021 – 31.12.2021: 40 %
Ab 01.01.2022: 50 %
Für die Bestimmung der Durchführungsquote ist der Anteil der Gebührenordnungsposition 01824 im Verhältnis zur Anzahl Behandlungsfälle mit Gebührenordnungsposition 01823 je Praxis und Quartal zu ermitteln.
Die Gebührenordnungsposition 01824 ist auch bei Durchführung der Leistung nach der Gebührenordnungsposition 01840 in der das Chlamydienscreening durchführenden Praxis berechnungsfähig.

Abrechnungsbestimmung einmal im Krankheitsfall

Aufwand in Min. **Kalkulationszeit:** KA   **Prüfzeit:** ./.   **Eignung d. Prüfzeit:** Keine Eignung

01825   Entnahme von Zellmaterial von der Ektozervix und aus der Endozervix im Rahmen **19**
der Empfängnisregelung   2,18

Abrechnungsausschluss in derselben Sitzung 01761,01764

Aufwand in Min. **Kalkulationszeit:** KA   **Prüfzeit:** 1   **Eignung d. Prüfzeit:** Tages- und Quartalsprofil
GOÄ   entsprechend oder ähnlich: Nr. 297
Kommentar: Eine folgende zytologische Untersuchung ist nach Nr. 01826 abzurechnen.

01826   Zytologische Untersuchung des Portio-Abstrichs im Rahmen der Empfängnisregelung **58**
Fakultativer Leistungsinhalt   6,67
- Durchführung der zytologischen Untersuchung mittels Dünnschichtverfahren anstatt als konventioneller Abstrich

Anmerkung Die Berechnung der Gebührenordnungsposition 01826 setzt eine Genehmigung der Kassenärztlichen Vereinigung nach der Zytologie-Vereinbarung gemäß § 135 Abs. 2 SGB V voraus.
Die Gebührenordnungsposition 01826 beinhaltet die Kosten für Objektträger/Fixierlösung für die konventionelle Zytologie oder Probengefäß/Fixierlösung für die Dünnschichtverfahren sowie jeweils das Abstrichbesteck (Bürste und Spatel).
Die Gebührenordnungsposition 01826 ist nicht neben den Gebührenordnungspositionen der Abschnitte 32.3.8 bis 32.3.12 und den Gebührenordnungspositionen des Kapitels

19 für Untersuchungsmaterial, das für die Untersuchung gemäß der Richtlinie des Gemeinsamen Bundesausschusses zur Empfängnisregelung und zum Schwangerschaftsabbruch Abschnitt B gewonnen wurde, berechnungsfähig.

Abrechnungsausschluss im Behandlungsfall 01762, 01766
bei demselben Material 08315, 19327

Aufwand in Min.   **Kalkulationszeit:** KA   **Prüfzeit:** 1   **Eignung d. Prüfzeit:** Nur Quartalsprofil

GOÄ   entsprechend oder ähnlich: Analoger Ansatz der Nr. 4851*, da diese Untersuchung eigentlich für Krebsdiagnostik

Kommentar: Wird die Untersuchung nicht im Rahmen der Empfängnisregelung ausgeführt, ist (kurativ) die Nr. 19311 zu berechnen.

01827   Mikroskopische Untersuchung des Nativabstrichs des Scheidensekrets im Rahmen   **27**
der Empfängnisregelung   **3,10**

Obligater Leistungsinhalt
* Mikroskopische Untersuchung des Nativabstrichs des Scheidensekrets als Nativpräparat und/oder nach einfacher Färbung (z.B. mit Methylen-Blau, Fuchsin, Laktophenol-Blau, Lugolscher Lösung)

Fakultativer Leistungsinhalt
* Phasenkontrastdarstellung,
* Dunkelfeld

Abrechnungsausschluss in derselben Sitzung 32045

Aufwand in Min.   **Kalkulationszeit:** KA   **Prüfzeit:** 1   **Eignung d. Prüfzeit:** Tages- und Quartalsprofil

GOÄ   entsprechend oder ähnlich: Nrn. 3508*, 3509* (nach Färbung)

Kommentar: Wird die Untersuchung nicht im Rahmen der Empfängnisregelung ausgeführt, ist (kurativ) die Nr. 32045 zu berechnen.

01828   Entnahme von Venenblut für den Varicella-Zoster-Virus-Antikörper-Nachweis im   **19**
Rahmen der Empfängnisregelung   **2,18**

Abrechnungsbestimmung einmal im Behandlungsfall

Anmerkung Vertragsärzte im hausärztlichen Versorgungsbereich können die Gebührenordnungsposition 01828 berechnen, wenn sie nachweisen, dass sie diese Leistung bereits vor dem 31.12.2002 abgerechnet haben oder über eine mindestens einjährige gynäkologische Weiterbildung verfügen.
Die Gebührenordnungsposition 01828 ist nur einmal im Behandlungsfall berechnungsfähig.

Abrechnungsausschluss am Behandlungstag 08210, 08211, 08212

Aufwand in Min.   **Kalkulationszeit:** KA   **Prüfzeit:** ./.   **Eignung d. Prüfzeit:** Keine Eignung

GOÄ   entsprechend oder ähnlich: Nr. 250*

Kommentar: Die Richtlinien zur Empfängnisregelung und zum Schwangerschaftsabbruch [vormals: Sonstige Hilfen-Richtlinien] führen u.a. aus:

B. Empfängnisregelung

5. Die Beratung soll sich auch auf die Risiken einer Röteln-Infektion in einer späteren Schwangerschaft erstrecken. Ergibt sich in dem Beratungsgespräch, dass die Immunitätslage gegen Röteln ungeklärt ist, so soll eine Antikörper-Bestimmung (Röteln HAH-Test) durchgeführt werden. Das Ergebnis ist in einer besonderen Bescheinigung zu dokumentieren oder im Impfbuch einzutragen. Die Immunitätslage ist als geklärt anzusehen, wenn das Ergebnis einer früheren Röteln-Antikörper-Bestimmung den Nachweis spezifischer Antikörper erbracht hat; eine entsprechende Bescheinigung ist von der Versicherten anzufordern. Wird diese vorgelegt, ist eine Antikörper-Bestimmung nicht mehr erforderlich.

Ist keine Immunität vorhanden, soll eine Röteln-Schutzimpfung empfohlen werden. Die Impfung ist nicht Gegenstand dieser Richtlinien.

01830 Einlegen, Wechseln oder Entfernung eines Intrauterinpessars (IUP) im Rahmen der **178**
Empfängnisregelung bei Frauen bis zum vollendeten 22. Lebensjahr **20,45**

Obligater Leistungsinhalt
- Einlegen, Wechseln oder Entfernung eines Intrauterinpessars (IUP) im Rahmen der Empfängnisregelung bei Frauen bis zum vollendeten 22. Lebensjahr

Fakultativer Leistungsinhalt
- Sonographische Untersuchung eines oder mehrerer weiblicher Genitalorgane, ggf. einschließlich Harnblase, mittels B-Mode-Verfahren (Nr. 33044),
- Transkavitäre Untersuchung

Anmerkung Die Berechnung der EBM Nr. 01830 setzt eine Genehmigung der Kassenärztlichen Vereinigung nach der Ultraschall-Vereinbarung gemäß § 135 Abs. 2 SGB V voraus.

Abrechnungsausschluss in derselben Sitzung 08330, 08331, 33044, 33090

Berichtspflicht Ja

Aufwand in Min. **Kalkulationszeit:** 9   **Prüfzeit:** 6   **Eignung d. Prüfzeit:** Tages- und Quartalsprofil
GOÄ   entsprechend oder ähnlich: Nr. 1091
Kommentar: Eine ggf. erforderliche Sonographie einer oder mehrerer urogenital Organe kann nicht gesondert berechnet werden, da sie nach der Leistungslegende von Nr. 01830 fakultativer Bestandteil der Leistung ist. Wird die Leistung nicht im Rahmen der Empfängnisregelung ausgeführt, ist (kurativ) die EBM Nr. 08330 (Fachkapitel: Gynäkologie) zu berechnen.

Für Versicherte bis zum 22. Lebensjahr übernehmen die GKV-Kassen für einen Intrauterinpessar und das Einlegen die Kosten und bei älteren Patientinnen nur, wenn ein Intrauterinpessar wegen einer bestehenden Erkrankung dringend erforderlich ist.

01831 Ultraschallkontrolle nach Applikation eines Intrauterinpessars (IUP) gemäß der **130**
Richtlinie des Gemeinsamen Bundesausschusses zur Empfängnisregelung und **14,94**
zum Schwangerschaftsabbruch

Fakultativer Leistungsinhalt
- Transkavitäre Untersuchung

Anmerkung Die Berechnung der Gebührenordnungsposition 01831 setzt eine Genehmigung der Kassenärztlichen Vereinigung nach der Ultraschall-Vereinbarung gemäß § 135 Abs. 2 SGB V voraus.

Abrechnungsausschluss in derselben Sitzung 08331, 33042, 33044, 33090, 33091, 33092

Berichtspflicht Ja

Aufwand in Min. **Kalkulationszeit:** 5   **Prüfzeit:** 4   **Eignung d. Prüfzeit:** Tages- und Quartalsprofil
GOÄ   entsprechend oder ähnlich: Nr. 410, ggf. Nr. 420
Kommentar: Nach **Wetzel/Liebold** kann eine sonographische Kontrolle nach Applikation unabhängig vom Alter der Patientin gegenüber der GKV berechnet werden – allerdings nur einmal. S. auch Kommentar zu Nr. 01830.

01832 Subkutane Applikation eines Depot-Kontrazeptivums im Rahmen der Empfängnis- **62**
regelung bei Frauen bis zum vollendeten 22. Lebensjahr **7,12**

Obligater Leistungsinhalt
- Subkutane Applikation eines Depot-Kontrazeptivums im Rahmen der Empfängnisregelung bei Frauen bis zum vollendeten 22. Lebensjahr

Fakultativer Leistungsinhalt
- Lokalanästhesie

Abrechnungsausschluss in derselben Sitzung 02360, 08331

Aufwand in Min. **Kalkulationszeit:** 4   **Prüfzeit:** 3   **Eignung d. Prüfzeit:** Tages- und Quartalsprofil
GOÄ   entsprechend oder ähnlich: Nr. 252 ggf. mit höherem Steigerungsfaktor, Nr. 490 (Lokalanästhesie)
Kommentar: Wird die Applikation nicht im Rahmen der Empfängnisregelung ausgeführt, ist (kurativ) die Nr. 08331 (Fachkapitel: Gynäkologie) zu berechnen.

01833* Varicella-Zoster-Virus-Antikörper-Nachweis bei ungeklärter Immunitätslage im   **106**
Rahmen der Empfängnisregelung (mindestens IgGNachweis)   12,18

Abrechnungsbestimmung einmal im Krankheitsfall

Abrechnungsausschluss in derselben Sitzung 32629

Aufwand in Min.   **Kalkulationszeit:** KA   **Prüfzeit:** ./.   **Eignung d. Prüfzeit:** Keine Eignung

01840* Chlamydia trachomatis – Nachweis im Urin gemäß Abschnitt B, Nr. 6 der Richtlinien   **67**
des Gemeinsamen Bundesausschusses zur Empfängnisregelung und zum   7,70
Schwangerschaftsabbruch

Obligater Leistungsinhalt
- Nachweis von Chlamydia trachomatis im Urin mittels Nukleinsäure-amplifizierendem Test (NAT),

Fakultativer Leistungsinhalt
- Pooling entsprechend der Richtlinie,

Abrechnungsbestimmung einmal im Krankheitsfall

Abrechnungsausschluss am Behandlungstag 32852

Aufwand in Min.   **Kalkulationszeit:** KA   **Prüfzeit:** ./.   **Eignung d. Prüfzeit:** Keine Eignung

GOÄ   entsprechend oder ähnlich: 4780* – 4787*

Kommentar: Die Leistung wurde – wie auch die Leistungen nach Nrn. 01816, 01817, 01818, 01842, 01843, 01915, 01917, 01918 zum **Screening auf Chlamydia trachomatis-Infektionen bei Frauen** – zum 1.4.2008 aufgenommen. Der Gemeinsame Bundesausschusses (G-BA) informiert in diesem Zusammenhang über eine Änderungen der Richtlinien zur Empfängnisregelung und zum Schwangerschaftsabbruch sowie der Mutterschafts-Richtlinien u.a.:

... „b) Hintergrund: Die genitale Chlamydia trachomatis-Infektion ist weltweit die häufigste sexuell übertragbare bakterielle Erkrankung. Die Infektion verläuft überwiegend asymptomatisch und birgt bei der Frau die Gefahr entzündlicher Erkrankungen des kleinen Beckens (Pelvic Inflammatory Disease, PID). Als schwere Folgeerkrankungen können insbesondere Sterilität, chron. Unterbauchschmerzen und ektopische Schwangerschaften resultieren. Neugeborene infizierter Mütter entwickeln in einem erheblichen Anteil Bindehautentzündungen (Konjunktivitiden) und Lungenentzündungen (Pneumonien), darüber hinaus gibt es Hinweise für ein erhöhtes Risiko von Frühgeburtlichkeit, vorzeitigem Blasensprung, kindlichem Untergewicht („small for gestational age"=SGA) und anderen Schwangerschaftskomplikationen..."

Der G-BA informiert Patientinnen über das Angebot eines jährlichen Chlamydientest unter https://www.g-ba.de/downloads/17-98-2509/2009-10-19-Merkblatt-Chlamydienscreening.pdf?

01841* Ausführliche humangenetische Beurteilung wegen evidenten genetischen und/   **553**
oder teratogenen Risikos gemäß B. 4. der Richtlinie des Gemeinsamen Bundesaus-   63,55
schusses zur Empfängnisregelung und zum Schwangerschaftsabbruch

Obligater Leistungsinhalt
- Persönlicher Arzt-Patienten-Kontakt,
- Detaillierte Erfassung und Analyse des Stammbaums über mindestens 3 Generationen,
- Schriftliche humangenetische Beurteilung zu einem evidenten genetischen und/oder teratogenen Risiko,
- Quantifizierung des Risikos durch
  - Einbeziehung weitergehender Untersuchungen und/oder
  - Berechnung individueller Wahrscheinlichkeitenund/oder
  - Ermittlung genetisch bedingter Wiederholungsrisiken,

Fakultativer Leistungsinhalt
- Körperliche Untersuchung,
- Zusätzliche schriftliche Zusammenfassung für den oder die Begutachtete(n),
- (Mit-)Beratung des Partners,
- In mehreren Sitzungen,

Abrechnungsbestimmung je vollendete 20 Minuten Arzt-Patienten-Kontaktzeit, bis zu sechsmal im Krankheitsfall

Anmerkung Die Gebührenordnungsposition 01841 ist im Fall der Beratung gemäß der Richtlinie nur für einen der beiden Partner berechnungsfähig.

Abrechnungsausschluss
im Behandlungsfall 01600, 01601, 01794, 08575
im Krankheitsfall 11230, 11233

Aufwand in Min.   **Kalkulationszeit:** KA   **Prüfzeit:** 32   **Eignung d. Prüfzeit:** Nur Quartalsprofil

GOÄ   entsprechend oder ähnlich: In der GOÄ fehlt diese Leistung. Ggf analog GOÄ Nr. 21 abrechnen

Kommentar: Siehe Kommentierung zur Nr. 01794.

01842*   Zuschlag zu den Gebührenordnungspositionen 11502, 11503, 11506 und 11508 für   **927**
Gemeinkosten und die wissenschaftliche ärztliche Beurteilung und Befundung im   **106,53**
Zusammenhang mit einer in-vitro- Diagnostik zur Untersuchung eines möglichen
genetischen Risikos gemäß der Richtlinie des Gemeinsamen Bundesausschusses
zur Empfängnisregelung Schwangerschaftsabbruch

Obligater Leistungsinhalt
* Schriftlicher Befundbericht mit wissenschaftlich begründeter Beurteilung,
* Dokumentation der nachgewiesenen Variante oder Mutation in einer öffentlich zugäng-
lichen Datenbank, sofern diese Variante oder Mutation bisher nicht dokumentiert ist,

Abrechnungsbestimmung einmal im Krankheitsfall

Anmerkung Die Gebührenordnungspositionen 11502, 11503, 11506 und 11508, für die der Zuschlag nach der Gebührenordnungsposition 01842 berechnet wird, sind nach Maßgabe der Kassenärztlichen Vereinigung als Leistung der Empfängnisregelung zu kennzeichnen. Die Gebührenordnungsposition 01842 unterliegt einer Staffelung je Arzt in Abhängigkeit von der im Quartal erbrachten Anzahl der Leistungen gemäß der Gebührenordnungsposition 01842. Ab der 1301. Leistung wird die Gebührenordnungsposition 01842 mit 742 Punkten bewertet.

Abrechnungsausschluss
im Behandlungsfall 08576
im Krankheitsfall 01600, 01601

Aufwand in Min.   **Kalkulationszeit:** KA   **Prüfzeit:** 24   **Eignung d. Prüfzeit:** Nur Quartalsprofil

GOÄ   entsprechend oder ähnlich: In der GOÄ fehlt diese Leistung. Ggf analog GOÄ Nr. 21 abrechnen

Kommentar: Siehe Kommentierung zur Nr. 01794.

1.7.6 Sterilisation

01850   Beratung über Methoden, Risiken und Folgen einer Sterilisation sowie über   **71**
alternative Maßnahmen zur Empfängnisverhütung   **8,16**

Obligater Leistungsinhalt
* Leistungen gemäß der Richtlinien zur Empfängnisregelung und zum Schwangerschaftsabbruch des Gemeinsamen Bundesausschusses,

Fakultativer Leistungsinhalt
* Untersuchung zur Empfehlung einer geeigneten Operationsmethode,

Abrechnungsbestimmung einmal im Behandlungsfall

Abrechnungsausschluss in derselben Sitzung 01821, 01822, 01900

Aufwand in Min.   **Kalkulationszeit:** 6   **Prüfzeit:** 4   **Eignung d. Prüfzeit:** Nur Quartalsprofil

GOÄ   entsprechend oder ähnlich: Beratung: Nr. 3 und Untersuchung: Nr. 7, ggf. auch Nr. 8

Kommentar: Die Beratung über Methoden, Risiken und Folgen einer Sterilisation sowie über alternative Maßnahmen zur Empfängnisverhütung kann auch, wenn sie in mehreren Arzt-Patienten-Kontakten ausgeführt wird, nur einmal im Quartal abgerechnet werden.

EBM-Nr.

01851*   Untersuchung zur Durchführung des operativen Eingriffs bei Sterilisation,   **73**
          Abrechnungsbestimmung einmal im Behandlungsfall   8,39

Aufwand in Min.   **Kalkulationszeit:** 4   **Prüfzeit:** 4   **Eignung d. Prüfzeit:** Nur Quartalsprofil
GOÄ   entsprechend oder ähnlich: Nr. 7, ggf. auch Nr. 8

01852*   Präanästhesiologische Untersuchung einer Patientin im Zusammenhang mit der   **144**
          Durchführung einer Narkose nach der Gebührenordnungsposition 01856   16,55
          Obligater Leistungsinhalt
          • Überprüfung der Narkosefähigkeit der Patientin,
          • Aufklärungsgespräch mit Dokumentation
          Fakultativer Leistungsinhalt
          • Auswertung ggf. vorhandener Befunde,
          • In mehreren Sitzungen
          Abrechnungsbestimmung einmal im Behandlungsfall
          Abrechnungsausschluss in derselben Sitzung 05310

Aufwand in Min.   **Kalkulationszeit:** 9   **Prüfzeit:** 7   **Eignung d. Prüfzeit:** Tages- und Quartalsprofil
GOÄ   entsprechend oder ähnlich: Nr. 7, ggf. auch Nr. 8, + Beratungsleistung

01853*   Infiltrationsanästhesie zur Durchführung der Sterilisation beim Mann   **30**
                                                                                         3,45

Aufwand in Min.   **Kalkulationszeit:** 1   **Prüfzeit:** 1   **Eignung d. Prüfzeit:** Tages- und Quartalsprofil
GOÄ   entsprechend oder ähnlich: Nr. 490

01854*   Sterilisation des Mannes bei einer Indikation gemäß der Richtlinen des   **801**
          Gemeinsamen Bundesausschusses   92,05
          Anmerkung Der operative Eingriff ist nach OPS-301 zu codieren und auf dem Behand-
          lungsschein anzugeben.
          Berichtspflicht Ja

Aufwand in Min.   **Kalkulationszeit:** KA   **Prüfzeit:** 25   **Eignung d. Prüfzeit:** Tages- und Quartalsprofil
GOÄ   entsprechend oder ähnlich: Nr. 1756
Kommentar: Eine erforderliche Infiltrationsanästhesie ist nach Nr. 01853 zu berechnen.

01855*   Sterilisation der Frau bei einer Indikation gemäß der Richtlinien des Gemeinsamen **1303**
          Bundesausschusses   149,73
          Anmerkung Der operative Eingriff ist nach OPS-301 zu codieren und auf dem Behand-
          lungsschein anzugeben.
          Berichtspflicht Ja

Aufwand in Min.   **Kalkulationszeit:** KA   **Prüfzeit:** 38   **Eignung d. Prüfzeit:** Tages- und Quartalsprofil
GOÄ   entsprechend oder ähnlich: Abrechnung der einzelnen erbrachten GOÄ-Leistung(en), z.B.
          Nr. 1156

01856*   Narkose im Zusammenhang mit einer Sterilisation   **1640**
          Obligater Leistungsinhalt   188,46
          • Anästhesie und/oder Narkose (Nr. 05330)
          Fakultativer Leistungsinhalt
          • Zuschlag zu der Gebührenordnungsposition 05330 bei Fortsetzung einer Anästhesie
          und/oder Narkose (Nr. 05331)
          Abrechnungsausschluss in derselben Sitzung 01220, 01221, 01222, 01913, 02100,
          02101, 02320, 02321, 02322, 02323, 02330, 02331, 02342, 05372, 30708 und
          Kapitel 31.5.3, 36.5.3, 5.3

Aufwand in Min.   **Kalkulationszeit:** 68   **Prüfzeit:** 62   **Eignung d. Prüfzeit:** Nur Quartalsprofil
GOÄ   entsprechend oder ähnlich: Nr. 462

01857*   Beobachtung und Betreuung nach Sterilisation im Anschluss an die Leistung entsprechend der Gebührenordnungsposition 01856   **443**   50,91

Obligater Leistungsinhalt
- Beobachtung und Betreuung für mindestens zwei Stunden,
- Stabilisierung und Kontrolle der Vitalfunktionen,
- Steuerung der postoperativen Analgesie,
- Abschlussuntersuchung,

Fakultativer Leistungsinhalt
- Infusion(en),
- Bestimmung der Blutgase und des Säure-Basen-Status,
- Postoperative Analgesie,

Abrechnungsbestimmung einmal im Behandlungsfall

Anmerkung Der Vertragsarzt hat mit der Quartalsabrechnung zu dokumentieren, dass an der Beobachtung und Betreuung kein weiterer Vertragsarzt mitgewirkt hat.
Entgegen Nr. I-4.3.2 der Allgemeinen Bestimmung kann die Gebührenordnungsposition 01857 auch dann berechnet werden, wenn die Arztpraxis nicht über die Möglichkeit zur Bestimmung der Blutgase und des Säure-Basen-Status verfügt.

Abrechnungsausschluss in derselben Sitzung 01510, 01511, 01512, 01520, 01521, 01530, 01531, 01540, 01541, 01542, 01543, 01544, 01545, 01910, 01911, 02100, 02101, 02320, 02321, 02322, 02330, 02331, 05320, 05330, 05331, 05340, 05350, 05372, 13256, 31828, 32247, 36884 und Kapitel 36.3

Aufwand in Min.   **Kalkulationszeit:** 4   **Prüfzeit:** 4   **Eignung d. Prüfzeit:** Nur Quartalsprofil

GOÄ   entsprechend oder ähnlich: Leistungskomplex in der GOÄ so nicht vorhanden. Abrechnung der einzelnen erbrachten GOÄ-Leistung(en), ggf. Verweilgebühr Nr. 56*

1.7.7 Schwangerschaftsabbruch

01900   Beratung über die Erhaltung einer Schwangerschaft und über die ärztlich bedeutsamen Gesichtspunkte bei einem Schwangerschaftsabbruch   **79**   9,08

Obligater Leistungsinhalt
- Leistungen gemäß den Richtlinien zur Empfängnisregelung und zum Schwangerschaftsabbruch des Gemeinsamen Bundesausschusses,

Fakultativer Leistungsinhalt
- Schriftliche Feststellung der Indikation für den Schwangerschaftsabbruch,
- Klinische Untersuchung,
- Immunologische Schwangerschaftstests,

Abrechnungsbestimmung einmal im Behandlungsfall

Abrechnungsausschluss in derselben Sitzung 01821, 01850

Aufwand in Min.   **Kalkulationszeit:** 6   **Prüfzeit:** 6   **Eignung d. Prüfzeit:** Nur Quartalsprofil

GOÄ   entsprechend oder ähnlich: Nrn. 7, 22, 90, ggf. Schwangerschaftstests nach Nrn. 3528*, 3529*

Kommentar: Die Beratung kann auch, wenn sie in mehreren Arzt-Patienten-Kontakten ausgeführt wird, nur einmal im Quartal abgerechnet werden.

Die Richtlinien zur Empfängnisregelung und zum Schwangerschaftsabbruch [vormals: Sonstige Hilfen-Richtlinien] führen u.a. aus:

D. Schwangerschaftsabbruch

Allgemeines

Der Schwangerschaftsabbruch ist keine Methode zur Geburtenregelung. Daher hat jeder Arzt im Rahmen der von ihm durchzuführenden ärztlichen Beratung der Schwangeren darauf hinzuwirken, dass die Schwangerschaft ausgetragen wird, soweit nicht schwerwiegende Gründe entgegenstehen.

Erwägt die Schwangere gleichwohl einen Schwangerschaftsabbruch, ist auf die Möglichkeit öffentlicher und privater sozialer Hilfen für Schwangere, Mütter und Kinder hinzuweisen. Zusätzlich ist die Schwangere über die gesundheitlichen Risiken eines Schwangerschaftsabbruchs zu beraten.

Der Arzt, der einen Schwangerschaftsabbruch vornimmt, muß unabhängig von der Art des Schwangerschaftsabbruchs

- der Schwangeren Gelegenheit geben, ihm die Gründe für ihr Verlangen nach Abbruch der Schwangerschaft darzulegen (§ 218 c Strafgesetzbuch – StGB),
- die Schwangere über die Bedeutung des Eingriffs, insbesondere über Ablauf, Folgen, Risiken, mögliche physische und psychi-sche Auswirkungen ärztlich beraten (§ 218 c StGB),
- die notwendige Nachbehandlung gewährleisten (§ 13 Abs. 1 Schwangerschaftskon-fliktgesetz – SchKG).

01901	Untersuchung zur Durchführung des operativen Eingriffs bei Schwangerschaftsabbruch	**95** **10,92**

Obligater Leistungsinhalt
- Beratung über die Bedeutung des Eingriffs sowie über Ablauf, Folgen und Risiken möglicher physischer und psychischer Auswirkungen nach § 218c des StGB,
- Klinische Untersuchung,

Abrechnungsbestimmung einmal im Behandlungsfall

Aufwand in Min. **Kalkulationszeit:** 7   **Prüfzeit:** 7   **Eignung d. Prüfzeit:** Nur Quartalsprofil

GOÄ   entsprechend oder ähnlich: Nr. 7

Kommentar: **Die Richtlinien zur Empfängnisregelung und zum Schwangerschaftsabbruch [vormals: Sonstige Hilfen-Richtlinien] führen u.a. aus:**

D. Schwangerschaftsabbruch

3.3 Kostenregelung

a) Leistungspflicht der gesetzlichen Krankenversicherung (§ 24 b Abs. 3 SGB V)

Im Falle eines unter den Voraussetzungen des § 218 a Abs. 1 StGB vorgenommenen Abbruchs der Schwangerschaft haben gesetzlich krankenversicherte Frauen Anspruch auf Leistungen, die der Gesund-heit der Frau oder, wenn es nicht zum Abbruch kommt, dem Schutz des Kindes sowie dem Kindesschutz bei weiteren Schwangerschaften dienen. Hierzu gehören die nachfolgenden Leistungen, für die die Kosten von der gesetz-lichen Krankenversicherung übernommen werden:

(aa) bei allen Schwangerschaftsabbrüchen:
- Die ärztliche Beratung über die Erhaltung und den Abbruch der Schwangerschaft,
- die ärztliche Behandlung für die Dauer der Schwangerschaft,
- die Feststellung des Schwangerschaftsalters durch eine Ultraschall-Untersuchung vor dem Abbruch,
- die Bestimmung von Blutgruppe und Rhesusfaktor,
- die bei Rhesus-negativen Frauen nach erfolgtem Abbruch durch-zuführende Rhesus-Desensibilisierung durch Injektion von Anti-D-Immunglobulin (Anti-D-Prophylaxe),
- die ärztliche Behandlung, Versorgung mit Arznei-, Verband- und Heilmitteln, wenn diese Maßnahmen erforderlich werden, um Komplikationen des Abbruchs zu behandeln,
- die Ausstellung der Arbeitsunfähigkeitsbescheinigung;

(bb) beim operativen Abbruch:
- Präoperative Beratungen und Aufklärungsgespräche im Hinblick auf Risiken und Nebenwirkungen des operativen Eingriffs,
- die prophylaktische Gabe eines Uterotonikums postoperativ,
- die histologische Untersuchung des Abradates (Schwangerschaftsgewebes),
- perioperativ und/oder intraoperativ zusätzlich erforderliche Maß-nahmen zur Vermeidung von Komplikationen;

Die Verordnung und Abrechnung erfolgt nach den sonst für die vertragsärztliche Versorgung üblichen Verfahren.

b) Zahlungspflicht der Frau (§ 24 b Abs. 4 SGB V)

Folgende Leistungen, die sich auf den Abbruch der Schwangerschaft unmittelbar erstrecken und zu seiner Durchführung im Regelfall notwendig sind, werden nicht von der gesetzlichen Krankenversicherung übernommen:

(aa) beim operativen Schwangerschaftsabbruch:

- Kombinationsnarkose mit Maske, gegebenenfalls mit endotra-chealer Intubation bzw. Spinalanästhesie oder Lokalanästhesie des Gebärmutterhalses, einschließlich der gegebenenfalls intra-operativ erforderlichen Überwachungsmaßnahmen und folgender Laboruntersuchungen der präoperativen Diagnostik, sofern sie im Einzelfall notwendig sind:
- Kleines Blutbild: Hämoglobin, Hämatokrit,
- Glucose und Eiweiß im Urin mittels Teststreifen,
- zusätzlich bei Intubationsnarkose: Kalium,
- bei rückenmarksnaher Leitungsanästhesie: Partielle Thromboplastinzeit (PTT), Thromboplastinzeit nach Quick (TPZ), Thrombozyten,
- der operative Eingriff,
- gegebenenfalls eine vaginale Behandlung einschließlich der Einbringung von Arzneimitteln in die Gebärmutter,
- die Katheterisierung der Harnblase,
- die Injektion von Medikamenten,
- gegebenenfalls die Gabe eines wehenfördernden Medikamentes,
- gegebenenfalls die Assistenz durch einen anderen Arzt,
- die körperliche Untersuchung im Rahmen der unmittelbaren Operationsvorbereitung und der Überwachung im direkten An-schluss an die Operation (Aufwachphase);

(bb) beim medikamentösen Schwangerschaftsabbruch:

- Durchführung des medikamentös ausgelösten Abbruchs bis zum 49. Tag p.m. einschließlich Überwachung und Betreuung während der Austreibungsphase,
- gegebenenfalls mit Erweiterung des Gebärmutterhalskanals,
- gegebenenfalls einschließlich der Gabe von Medikamenten zur Behandlung von Nebenwirkungen der zur Auslösung des Abbruchs verabreichten Medikamente,
- gegebenenfalls sonographische Untersuchung(en) zur Überprüfung des Behandlungserfolgs.

01902   Ultraschalluntersuchung zur Feststellung des Schwangerschaftsalters vor einem   **130**
geplanten Schwangerschaftsabbruch   14,94

Obligater Leistungsinhalt
- Sonographische Untersuchung eines oder mehrerer weiblicher Genitalorgane, ggf. einschließlich Harnblase, mittels B-Mode-Verfahren (Nr. 33044),
- Bilddokumentation,

Abrechnungsbestimmung einmal im Behandlungsfall

Anmerkung Die Berechnung der Gebührenordnungsposition 01902 setzt eine Genehmigung der Kassenärztlichen Vereinigung nach der Ultraschall-Vereinbarung gemäß § 135 Abs. 2 SGB V voraus.

Abrechnungsausschluss in derselben Sitzung 33042, 33043, 33044, 33081

Aufwand in Min.   **Kalkulationszeit:** 5   **Prüfzeit:** 5   **Eignung d. Prüfzeit:** Nur Quartalsprofil
GOÄ   entsprechend oder ähnlich: Nr. 410, 420

01903*   Präanästhesiologische Untersuchung einer Patientin im Zusammenhang mit der   **144**
Durchführung einer Narkose nach der Gebührenordnungsposition 01913   16,55

Obligater Leistungsinhalt
- Überprüfung der Narkosefähigkeit der Patientin,
- Aufklärungsgespräch mit Dokumentation,

Fakultativer Leistungsinhalt
• Auswertung ggf. vorhandener Befunde,
• In mehreren Sitzungen,

Abrechnungsbestimmung einmal im Behandlungsfall

Abrechnungsausschluss in derselben Sitzung 05310

Aufwand in Min. **Kalkulationszeit:** 9   **Prüfzeit:** 7   **Eignung d. Prüfzeit:** Nur Quartalsprofil

GOÄ   entsprechend oder ähnlich: Analoger Ansatz der Nr. 7, ggf. Beratungsleistungen

01904* Durchführung eines Schwangerschaftsabbruchs unter medizinischer oder krimino- **964**
logischer Indikation bis zur vollendeten 12. Schwangerschaftswoche p. c. bzw. bis **110,78**
zur vollendeten 14. Schwangerschaftswoche p. m.

Obligater Leistungsinhalt
• Überprüfung der Indikation,
• Durchführung des operativen Schwangerschaftsabbruchs

Fakultativer Leistungsinhalt
• Erweiterung des Gebärmutterhalskanals,
• Intrazervikale oder vaginale Prostaglandinapplikation,
• Ultraschalluntersuchung(en)

Anmerkung Die Berechnung der Gebührenordnungsposition 01904 setzt eine Genehmigung der Kassenärztlichen Vereinigung nach der Ultraschall-Vereinbarung gemäß § 135 Abs. 2 SGB V voraus.
Der zur Berechnung der Gebührenordnungsposition 01904 erforderliche Leistungsinhalt beinhaltet im Rahmen der Überprüfung der Indikation auch die Beratung über die Bedeutung des Eingriffs sowie über Ablauffolgen und Risiken möglicher physischer und psychischer Auswirkungen nach § 218 c StGB.

Abrechnungsausschluss in derselben Sitzung 33042, 33043, 33044, 33081

Berichtspflicht Ja

Aufwand in Min. **Kalkulationszeit:** KA   **Prüfzeit:** 24   **Eignung d. Prüfzeit:** Tages- und Quartalsprofil
GOÄ   entsprechend oder ähnlich: Nr. 1055
Kommentar: Siehe Kommentar zu 01900 und 01901 (Auszüge aus den Richtlinien zur Empfängnisregelung und zum Schwangerschaftsabbruch [vormals: Sonstige Hilfen-Richtlinien]).
Erforderliche Sonographien im Rahmen des Schwangerschaftsabbruchs sind Bestandteil der Leistung und können nicht zusätzlich abgerechnet werden.

01905* Durchführung eines Schwangerschaftsabbruchs unter medizinischer Indikation ab **1102**
der 13. Schwangerschaftswoche p. c. bzw. ab der 15. Schwangerschaftswoche p. m. **126,64**

Obligater Leistungsinhalt
• Überprüfung der Indikation,
• Durchführung des Schwangerschaftsabbruchs

Fakultativer Leistungsinhalt
• Erweiterung des Gebärmutterhalskanals,
• Intrazervikale oder vaginale Prostaglandinapplikation,
• Ultraschalluntersuchung(en)

Anmerkung Die Berechnung der Gebührenordnungsposition 01905 setzt eine Genehmigung der Kassenärztlichen Vereinigung nach der Ultraschall-Vereinbarung gemäß § 135 Abs. 2 SGB V voraus.
Der zur Berechnung der Gebührenordnungsposition 01905 erforderliche Leistungsinhalt beinhaltet im Rahmen der Überprüfung der Indikation auch die Beratung über die Bedeutung des Eingriffs sowie über Ablauffolgen und Risiken möglicher physischer und psychischer Auswirkungen nach § 218 c StGB.

Abrechnungsausschluss in derselben Sitzung 33044

Berichtspflicht Ja

Aufwand in Min. **Kalkulationszeit:** KA   **Prüfzeit:** 30   **Eignung d. Prüfzeit:** Tages- und Quartalsprofil
GOÄ   entsprechend oder ähnlich: Nr. 1056

01906*   Durchführung eines medikamentösen Schwangerschaftsabbruchs unter medizini-   **561**
scher oder kriminologischer Indikation bis zum 63. Tag p.m.   **64,47**

Obligater Leistungsinhalt
- Überprüfung der Indikation,
- Durchführung des medikamentösen Schwangerschaftsabbruchs

Fakultativer Leistungsinhalt
- Erweiterung des Gebärmutterhalskanals,
- Applikation wehenfördernder Mittel,
- Ultraschalluntersuchung(en)

Anmerkung Die Berechnung der Gebührenordnungsposition 01906 setzt eine Genehmigung der Kassenärztlichen Vereinigung nach der Ultraschall-Vereinbarung gemäß § 135 Abs. 2 SGB V voraus.

Der zur Berechnung der Gebührenordnungsposition 01906 erforderliche Leistungsinhalt beinhaltet im Rahmen der Überprüfung der Indikation auch die Beratung über die Bedeutung des Eingriffs sowie über Ablauffolgen und Risiken möglicher physischer und psychischer Auswirkungen nach § 218 c StGB.

Berichtspflicht Ja

Aufwand in Min.   **Kalkulationszeit:** KA   **Prüfzeit:** 25   **Eignung d. Prüfzeit:** Tages- und Quartalsprofil

GOÄ   entsprechend oder ähnlich: Nr. 1055

Kommentar: Kostenpauschale Nr. 40156 bei Durchführung eines medikamentös ausgelösten Schwangerschaftsabbruchs entsprechend der Leistung nach Nr. 01906 für den Bezug von Mifepriston. Erforderliche Kontrolluntersuchungen sind nach Nr. 01912 abzurechnen.

Beobachtung und Betreuung nach Durchführung eines Schwangerschaftsabbruchs

Obligater Leistungsinhalt
- Kontrolle von Atmung, Kreislauf, Vigilanz,
- Abschlussuntersuchung(en)

Fakultativer Leistungsinhalt
- Infusionstherapie,
- akute Schmerztherapie, mit Ausnahme der Gebührenordnungsposition des Abschnitts IV-30.7
- EKG-Monitoring

Abrechnungsbestimmung einmal im Behandlungsfall

Anmerkung Die Gebührenordnungsposition 01911 ist nur nach Durchführung eines medikamentös ausgelösten Schwangerschaftsabbruchs entsprechend der Gebührenordnungsposition 01906 berechnungsfähig.

01910*   Dauer mehr als 2 Stunden   **443**
                                                                    50,91

Obligater Leistungsinhalt
- Kontrolle von Atmung, Kreislauf, Vigilanz,
- Abschlussuntersuchung(en)

Fakultativer Leistungsinhalt
- Infusionstherapie,
- akute Schmerztherapie, mit Ausnahme der Gebührenordnungsposition des Abschnitts IV-30.7
- EKG-Monitoring

Abrechnungsbestimmung einmal im Behandlungsfall

Anmerkung Die Gebührenordnungsposition 01911 ist nur nach Durchführung eines medikamentös ausgelösten Schwangerschaftsabbruchs entsprechend der Gebührenordnungsposition 01906 berechnungsfähig.

Abrechnungsausschluss in derselben Sitzung 01540, 01541, 01542, 01543, 01544, 01545, 01857, 02100, 02101, 30710 und Kapitel 1.5, 31.3, 36.3

Aufwand in Min.   **Kalkulationszeit:** 4   **Prüfzeit:** 4   **Eignung d. Prüfzeit:** Tages- und Quartalsprofil

GOÄ   entsprechend oder ähnlich: Nr. 56*

01911* Dauer mehr als 4 Stunden   **888**
102,04

Obligater Leistungsinhalt
- Kontrolle von Atmung, Kreislauf, Vigilanz,
- Abschlussuntersuchung(en)

Fakultativer Leistungsinhalt
- Infusionstherapie,
- akute Schmerztherapie, mit Ausnahme der Gebührenordnungsposition des Abschnitts IV-30.7
- EKG-Monitoring

Abrechnungsbestimmung einmal im Behandlungsfall

Anmerkung Die Gebührenordnungsposition 01911 ist nur nach Durchführung eines medikamentös ausgelösten Schwangerschaftsabbruchs entsprechend der Gebührenordnungsposition 01906 berechnungsfähig.

Abrechnungsausschluss in derselben Sitzung 01540, 01541, 01542, 01543, 01544, 01545, 01857, 02100, 02101, 30710 und Kapitel 1.5, 31.3, 36.3

Aufwand in Min. **Kalkulationszeit:** 8   **Prüfzeit:** 8   **Eignung d. Prüfzeit:** Tages- und Quartalsprofil
GOÄ   entsprechend oder ähnlich: Nr. 56*

01912 Kontrolluntersuchung(en) nach einem durchgeführten Schwangerschaftsabbruch **183**
21,03
nach den Gebührenordnungspositionen 01904, 01905 oder 01906 zwischen dem 7. und 14. Tag nach Abbruch

Obligater Leistungsinhalt
- Beratung(en),
- Gynäkologische Untersuchung,
- Sonographische Untersuchung eines oder mehrerer weiblicher Genitalorgane, ggf. einschließlich Harnblase, mittels B-Mode-Verfahren (Nr. 33044),

Abrechnungsbestimmung einmal im Behandlungsfall

Anmerkung Die Berechnung der Gebührenordnungsposition 01912 setzt eine Genehmigung der Kassenärztlichen Vereinigung nach der Ultraschall-Vereinbarung gemäß § 135 Abs. 2 SGB V voraus.

Abrechnungsausschluss in derselben Sitzung 33044

Aufwand in Min. **Kalkulationszeit:** 9   **Prüfzeit:** 6   **Eignung d. Prüfzeit:** Nur Quartalsprofil
GOÄ   entsprechend oder ähnlich: Nrn. 5, 410, 420, 403*
Kommentar: Die Leistung muß nicht zwingend von dem Arzt, der den Abbruch durchgeführt hat, erbracht werden.

01913* Narkose im Zusammenhang mit einem Schwangerschaftsabbruch **1640**
188,46

Obligater Leistungsinhalt
- Anästhesie und/oder Narkose (Nr. 05330)

Fakultativer Leistungsinhalt
- Zuschlag zu der Gebührenordnungsposition 05330 bei Fortsetzung einer Anästhesie und/oder Narkose (Nr. 05331)

Abrechnungsausschluss in derselben Sitzung 01220, 01221, 01222, 01856, 02100, 02101, 02320, 02321, 02322, 02323, 02330, 02331, 02342, 05372 und Kapitel 31.5.3, 36.5.3, 5.3

Aufwand in Min. **Kalkulationszeit:** 68   **Prüfzeit:** 62   **Eignung d. Prüfzeit:** Nur Quartalsprofil
GOÄ   entsprechend oder ähnlich: Nr. 460

01915* Chlamydia trachomatis – Nachweis im Urin gemäß Abschnitt D, Nr. 3.3, a, (aa) der **67**
7,70
Richtlinien des Gemeinsamen Bundesausschusses zur Empfängnisregelung und zum Schwangerschaftsabbruch

Obligater Leistungsinhalt
- Nachweis von Chlamydia trachomatis im Urin mittels Nukleinsäure-amplifizierendem Test (NAT),

Fakultativer Leistungsinhalt
• Pooling entsprechend der Richtlinie,

Abrechnungsbestimmung einmal im Krankheitsfall

Abrechnungsausschluss am Behandlungstag 32852

Aufwand in Min. **Kalkulationszeit:** KA   **Prüfzeit:** ./.   **Eignung d. Prüfzeit:** Keine Eignung

GOÄ   entsprechend oder ähnlich: Nrn. 4780*, 4781*, 4782*, 4783*, 4784*, 4785*, 4786*, 4787*

Kommentar: siehe Kommentar zu Nr. 01840

1.7.8 HIV-Präexpositionsprophylaxe

Die Gebührenordnungspositionen 01920 bis 01922 können nur von Vertragsärzten berechnet werden, die über eine Genehmigung der zuständigen Kassenärztlichen Vereinigung gemäß Anlage 33 zum BundesmantelvertragÄrzte (BMV-Ä) verfügen.

Kommentar:

Auch Hausärzte können die mit der Verordnung der antiviralen Wirkstoff-Kombi Emtricitabin/Tenofovir einhergehenden Begleitleistungen unter bestimmten Voraussetzung (siehe: https://www.aerztezeitung.de/medizin/krankheiten/infektionskrankheiten/aids/article/993450/hiv-aids-darf-prep-rezept-verordnen.html) erbringen.

Die erforderlichen neuen EBM-Abrechnungsziffern sind in einem eigenen EBM-Abschnitt 1.7.8. zusammengefaßt.

Beratung, Einleitung und Kontrolle einer Präexpositionsprophylaxe werden mit den EBM Nrn. 01920 bis 01922 abgebildet. Abrechnen können diese drei Betreuungsziffern nur Ärzte, die eine KV-Genehmigung gemäß der PrEP-Anlage 33 zum Bundesmantelvertrag besitzen. Die Abrechnung einer Präexpositions-prophylaxe erfordert den persönlichen Arzt-Patienten-Kontakt.

Auf einen Blick: Die drei neuen EBM-Beratungsziffern zur PrEP:
• Die GOP **01920** (Beratung vor Beginn einer PrEP) wird je vollendete zehn Minuten mit 115 Punkten bewertet und kann bis zu dreimal im Krankheitsfall angesetzt werden.
• Die GOP **01921** (Einleitung einer PrEP) darf einmal im Krankheitsfall (= im Jahr) erbracht werden und ist gleichfalls mit 115 Punkten dotiert. Die Ziffer beinhaltet unter anderem die Indikationsstellung, eine Überprüfung des HIV- und HBV-Status' sowie die Arzneimittelverordnung.
• Die GOP **01922** (PrEP-Kontrolle) soll wenigstens fünf Minuten dauern und kann maximal dreimal im Behandlungsfall abgerechnet werden. Sie ist mit 57 Punkten dotiert und ist bei demselben Patienten frühestens vier Wochen nach Einleitung einer PrEP erstmals zu erbringen. Die Ziffer beinhaltet unter anderem eine Überprüfung des HIV-Status' sowie therapiebedingter Neben- und Wechselwirkungen.

Zudem wurden 7 Labor-Ziffern (01930 bis 01936) in das neue EBM-Kapitel zur PrEP aufgenommen. Davon kann lediglich die 01930 zur Bestimmung der Nierenfunktion mittels Kreatininwert und Berechnung der eGFR voraussetzungslos erbracht werden.

Um die übrigen Leistungen abrechnen zu dürfen, bedarf es einer KV-Genehmigung gemäß Qualitäts-sicherungsvereinbarung Spezial-Labor.

Verordnung:
• zur PrEP-Verordnung ist eine Genehmigung der KV erforderlich
• entweder gemäß Qualitätssicherungsvereinbarung HIV/Aids
• oder für einige Fachgruppen – darunter auch Allgemeinmediziner – unter bestimmten Voraussetzungen: etwa Fachkundenachweisen und im Schnitt 50 HIV/Aids-Patienten pro Quartal.

01920   Beratung vor Beginn einer HIV-Präexpositionsprophylaxe (PrEP) gemäß Anlage 33   **163**
zum BMV-Ä   18,73

Obligater Leistungsinhalt
• Persönlicher Arzt-Patienten-Kontakt,
• Prüfung der Indikation zur PrEP einschließlich Kontraindikationen,
• Beratung zu:
  – Ziel und Ablauf einer medikamentösen PrEP,
  – Prävention und Transmission von HIV und anderen sexuell übertragbaren Erkrankungen,

– Notwendigkeit der Kombination mit anderen Präventionsmaßnahmen,
– Risiko einer Resistenzentwicklung unter PrEP bei unerkannter HIV-Infektion,
– Therapiebedingten Neben- und Wechselwirkungen,
– Symptomatik einer primären HIV-Infektion,
– Weiterführenden Beratungsangeboten,
• Dauer mindestens 10 Minuten,

Fakultativer Leistungsinhalt
• Symptombezogene Untersuchungen,

Abrechnungsbestimmung je vollendete 10 Minuten

Anmerkung Die Gebührenordnungsposition 01920 ist höchstens dreimal im Krankheitsfall berechnungsfähig.

Abrechnungsausschluss am Behandlungstag 01922

Aufwand in Min.   **Kalkulationszeit:** 10   **Prüfzeit:** 10   **Eignung d. Prüfzeit:** Tages- und Quartalsprofil

---

01921   Einleitung einer HIV-Präexpositionsprophylaxe (PrEP) gemäß Anlage 33 zum BMV-Ä   **163**
18,73

Obligater Leistungsinhalt
• Persönlicher Arzt-Patienten-Kontakt,
• Überprüfung des HIV- und Hepatitis-B-Status,
• Indikationsstellung zur PrEP einschließlich Prüfung der Kontraindikationen,
• Auswahl und Verordnung geeigneter Arzneimittel zur PrEP,

Abrechnungsbestimmung einmal im Krankheitsfall

Abrechnungsausschluss am Behandlungstag 01922

Aufwand in Min.   **Kalkulationszeit:** 10   **Prüfzeit:** 8   **Eignung d. Prüfzeit:** Tages- und Quartalsprofil

---

01922   Kontrolle im Rahmen einer HIV-Präexpositionsprophylaxe (PrEP) gemäß Anlage 33   **82**
des BMV-Ä   9,42

Obligater Leistungsinhalt
• Persönlicher Arzt-Patienten-Kontakt,
• Überprüfung der Indikation zur PrEP einschließlich Kontraindikationen,
• Überprüfung des HIV-Status,
• Kontrolle und/oder Behandlung ggf. aufgetretener therapiebedingter Neben- und Wechselwirkungen,
• Dauer mindestens 5 Minuten,

Fakultativer Leistungsinhalt
• Symptombezogene Untersuchungen,
• Beratung zu:
– Risikoreduktion und Adhärenzstrategien,
– Notwendigkeit der Kombination mit anderen Präventionsmaßnahmen,

Abrechnungsbestimmung je vollendete 5 Minuten

Anmerkung Die Gebührenordnungsposition 01922 ist höchstens dreimal im Behandlungsfall berechnungsfähig.
Die Gebührenordnungsposition 01922 ist frühestens 4 Wochen nach Einleitung einer PrEP berechnungsfähig.

Abrechnungsausschluss am Behandlungstag 01920, 01921

Aufwand in Min.   **Kalkulationszeit:** 5   **Prüfzeit:** 5   **Eignung d. Prüfzeit:** Tages- und Quartalsprofil

---

01930   Bestimmung des Kreatinin im Serum und/oder Plasma und Berechnung der eGFR   **3**
im Rahmen einer Präexpositionspositionsprophylaxe   0,34

Abrechnungsbestimmung zweimal im Krankheitsfall

Abrechnungsausschluss am Behandlungstag 32066, 32067

Aufwand in Min.   **Kalkulationszeit:** KA   **Prüfzeit:** ./.   **Eignung d. Prüfzeit:** Keine Eignungl

---

01931   Nachweis von HIV-1- und HIV-2-Antikörpern und von HIV-p24-Antigen im Rahmen   **41**
einer Präexpositionsprophylaxe   4,71

Abrechnungsbestimmung einmal im Behandlungsfall

Anmerkung Davon abweichend ist die Gebührenordnungsposition 01931 im ersten Quartal zu Beginn einer Präexpositionsprophylaxe bis zu zweimal im Behandlungsfall berechnungsfähig.

Abrechnungsausschluss im Behandlungsfall 32575

Aufwand in Min.   **Kalkulationszeit:** KA   **Prüfzeit:** ./.   **Eignung d. Prüfzeit:** Keine Eignung

---

01932   Nachweis von HBs-Antigen und HBc-Antikörpern vor Beginn einer Präexpositions-   **105**
prophylaxe   12,07

Abrechnungsbestimmung einmal im Krankheitsfall

Abrechnungsausschluss in derselben Sitzung 32614, 32781
am Behandlungstag 01865

Aufwand in Min.   **Kalkulationszeit:** KA   **Prüfzeit:** ./.   **Eignung d. Prüfzeit:** Keine Eignung

---

01933   Nachweis von HBs-Antikörpern vor Beginn einer Präexpositionsprophylaxe ohne   **51**
dokumentierte Impfung gegen Hepatitis B   5,86

Abrechnungsbestimmung einmal im Krankheitsfall

Abrechnungsausschluss in derselben Sitzung 32617

Aufwand in Min.   **Kalkulationszeit:** KA   **Prüfzeit:** ./.   **Eignung d. Prüfzeit:** Keine Eignung

---

01934   Nachweis von HCV-Antikörpern   **91**
– vor Beginn einer Präexpositionsprophylaxe   10,46
oder
– während einer Präexpositionsprophylaxe
nur bei seronegativen Anwendern

Abrechnungsbestimmung höchstens zweimal im Krankheitsfall

Abrechnungsausschluss in derselben Sitzung 32618
am Behandlungstag 01865

Aufwand in Min.   **Kalkulationszeit:** KA   **Prüfzeit:** ./.   **Eignung d. Prüfzeit:** Keine Eignung

---

01935   Nachweis von Treponemenantikörpern mittels TPHA/TPPA-Test (Lues-Suchreaktion)   **42**
und/oder Immunoassay nach individueller und situativer Risikoüberprüfung im   4,83
Rahmen einer Präexpositionsprophylaxe

Abrechnungsbestimmung einmal im Behandlungsfall

Abrechnungsausschluss in derselben Sitzung 32566

Aufwand in Min.   **Kalkulationszeit:** KA   **Prüfzeit:** ./.   **Eignung d. Prüfzeit:** Keine Eignung

---

01936   Nachweis von Neisseria gonorrhoeae und /oder Chlamydien in pharyngealen,   **320**
anorektalen und/oder genitalen Abstrichen mittels **Nukleinsäureamplifikati-**   36,77
onsverfahren (NAT) nach individueller und situativer Risikoüberprüfung
im Rahmen einer Präexpositionsprophylaxe ggf. einschl. Pooling der
Materialien der Abstrichorte

Abrechnungsbestimmung einmal im Behandlungsfall

Abrechnungsausschluss in derselben Sitzung 32839
am Behandlungstag 32852

Aufwand in Min.   **Kalkulationszeit:** KA   **Prüfzeit:** ./.   **Eignung d. Prüfzeit:** Keine Eignung

---

1.7.9 COVID-19-Präexpositionsprophylaxe (gültig vom 1. Januar bis 7. April 2023)

1. Die Gebührenordnungsposition 01940 kann nur von
   – Ärzten gemäß Präambel 3.1 Nr. 1,
   – Fachärzten für Kinder- und Jugendmedizin,

– Fachärzten für Innere Medizin mit und ohne Schwerpunkt, die gegenüber dem Zulassungsausschuss ihre Teilnahme an der fachärztlichen Versorgung erklärt haben, berechnet werden.

2. Die Gebührenordnungsposition 01940 ist gemäß § 1a SARS-CoV-2- Arzneimittelversorgungsverordnung nur bei Patienten berechnungsfähig, bei denen

– aus medizinischen Gründen kein oder kein ausreichender Immunschutz gegen eine Erkrankung an der Coronavirus-Krankheit (COVID-19) durch eine Impfung erzielt werden kann

oder

– bei denen Impfungen gegen das Coronavirus SARS-CoV-2 aufgrund einer Kontraindikation nicht durchgeführt werden können und sie Risikofaktoren für einen schweren Verlauf einer Erkrankung an COVID-19 haben.

01940	COVID-19-Präexpositionsprophylaxe (COVID19-PrEP) gemäß § 1a SARS-CoV-2- Arzneimittelversorgungsverordnung	**163** 18,73

Obligater Leistungsinhalt

• Persönlicher Arzt-Patienten-Kontakt,
• Prüfung der Indikation zur COVID-19-PrEP,
• Aufklärung und Beratung,
• Dauer mindestens 10 Minuten

Fakultativer Leistungsinhalt

• Intramuskuläre Injektionen

Anmerkung Die Gebührenordnungsposition 01940 ist höchstens zweimal im Krankheitsfall berechnungsfähig. Die zweimalige Berechnung der Gebührenordnungsposition 01940 im Krankheitsfall setzt mindestens eine Gabe der COVID-19-PrEP voraus.

Die Gebührenordnungsposition 01940 ist am Behandlungstag nicht neben den Versicherten- und Grundpauschalen berechnungsfähig.

Im Quartal der Berechnung der Gebührenordnungsposition 01940 und im Folgequartal sind Leistungen gemäß § 2 Abs. 2 Nr. 2 der Monoklonale-Antikörper-Verordnung nicht berechnungsfähig.

Abrechnungsausschluss in derselben Sitzung 03220, 03230, 04220 und 04230

Aufwand in Min.   **Kalkulationszeit:** 10   **Prüfzeit:** 10   **Eignung d. Prüfzeit:** Keine Eignung

Kommentar: Die Gebührenordnungsposition 01940 zielt auf den Schutz besonders vulnerabler Patientengruppen mit dem monoklonalen Antikörper-Duo MAK Evusheld® (Wirkstoffe: Tixagevimab und Cilgavimab) vor einer Infektion mit COVID-19 ab.

Voraussetzung ist, dass aus medizinischen Gründen kein ausreichender Immunschutz gegen COVID-19 durch eine Impfung erzielt werden kann oder eine Kontraindikation zur Impfung vorliegt. Medizinische Gründe im Sinne dieser Regelung sind beispielsweise angeborene oder erworbene Immundefekte, Grunderkrankungen oder eine maßgebliche Beeinträchtigung der Immunantwort aufgrund einer immunsuppressiven Therapie.

Die i.m. Injektion der monoklonalen Antikörper ist als fakultativer Leistungsinhalt formuliert, falls nach erfolgter Beratung keine COVID-19-PrEP durchgeführt wird. Derzeit ist mit der GOP 01940 die Gabe des monoklonalen Antikörper-Duos MAK Evusheld® (Wirkstoffe: Tixagevimab und Cilgavimab) berechnungsfähig.

Bitte beachten Sie die begrenzte Gültigkeit bis 7. April 2023.

Sofern die 01940 darüber hinaus noch gültig sein sollte, müsste dies im Rahmen einer Beschlussfassung des Bewertungsausschusses beschlossen werden, die amtlich bekannt gemacht werden müsste.

Berichtspflicht: Nein

1.8 Gebührenordnungspositionen bei Substitutionsbehandlung und diamorphingestützter Behandlung der Drogenabhängigkeit

1. Die Berechnung der Gebührenordnungspositionen dieses Abschnittes setzt eine Genehmigung der Kassenärztlichen Vereinigung gemäß § 2 Nr. 2 Anlage I „Anerkannte Untersuchungs- oder Behandlungsmethoden" der Richtlinie Methoden vertragsärztliche Versorgung des Gemeinsamen Bundesausschusses zur substitutionsgestützten Behandlung Opioidabhängiger voraus.

2. Sofern nur die Leistungen entsprechend den Gebührenordnungspositionen 01949, 01950 bis 01952 und 01960 erbracht werden, sind die spezifischen, auf die diamorphingestützte Behandlung bezogenen Anforderungen des § 2 Abs. 1 Satz 2, des § 2 Abs. 2 sowie des § 9 Nr. 2 Anlage I „Anerkannte Untersuchungs- oder Behandlungsmethoden" der Richtlinie Methoden vertragsärztlichen Versorgung des Gemeinsamen Bundesausschusses zur substitutionsgestützten Behandlung Opioidabhängiger nicht zu erfüllen.

3. Die Berechnung der Gebührenordnungspositionen 01955 und 01956 setzt voraus, dass die Einrichtung zusätzlich über eine Genehmigung der zuständigen Landesbehörde gemäß § 5a Abs. 2 Betäubungsmittel-Verschreibungsverordnung (BtMVV) verfügt.

4. Der Leistungsbedarf, welcher der Substitutionsbehandlung und/oder der diamorphingestützten Behandlung zuzuordnen ist, umfasst ausschließlich die Gebührenordnungspositionen 01949, 01950 bis 01952, 01955, 01956 und 01960. Werden darüber hinaus bei demselben Patienten weitere Leistungen notwendig, sind diese dem übrigen kurativen Leistungsbereich zuzurechnen.

5. Eine Behandlungswoche im Sinne dieses Abschnittes ist jede Kalenderwoche, in der die Substitutionsbehandlung nach den Richtlinien des Gemeinsamen Bundesausschusses durchgeführt wird.

Kommentar:

Maßgeblich für die Abrechnung von Leistungen aus diesem Abschnitt ist die Richtlinie „Methoden der vertragsärztlichen Versorgung, 2. Substitutionsgestützte Behandlung Opiatabhängiger" des Gemeinsamen Bundesausschusses in der jeweiligen Fassung, in denen Näheres zu Art, Umfang, Häufigkeit der Leistung bzw. Berechtigung zur Erbringung der Leistung usw. geregelt ist.

Dabei sind die dort genannten besonderen Bestimmungen für die diamorphingestützte Behandlung nicht für die „normale" Substitutionsbehandlung anzuwenden. Bei der diampophingestützten Behandlung ist zudem eine behördliche Genehmigung nach der BtMVV erforderlich.

Es wird klargestellt, dass Leistungen der Substitutions- oder der diamorphingestützten Behandlung nur die Nrn. 01950 bis 01952 sowie 01955 und 01956 EBM sind. Dies ist u.a. für etwaige vertragliche Regelungen mit den Kostenträgern wichtig.

Die KV Hessen informiert in unter ebm.aktuell u.a:
... „EBM Änderung in der Substitutionsbehandlung zum 1. Oktober 2017
Der Bewertungsausschuss hat mit Wirkung zum 1. Oktober 2017 drei wesentliche Änderungen im EBM zur Substitutionsbehandlung Opiatabhängiger beschlossen. Diese betreffen die Take-Home-Vergabe, die Substitutionsbehandlung bei Hausbesuchen (unter bestimmten Voraussetzungen) und die Konsiliarverfahren.

Hinweis:
Neue GOP bei Take-Home-Vergabe
Für die Take-Home-Vergabe wird die GOP 01949 neu in den EBM eingeführt. Diese ist einmal je Behandlungstag, jedoch höchstens zweimal je Behandlungswoche berechnungsfähig. Die Behandlungswoche wird in dem Abschnitt 1.8 EBM als jede Kalenderwoche, in der die Substitutionsbehandlung nach den Richtlinien des Gemeinsamen Bundesausschusses durchgeführt wird, definiert.

Wenn der Opiatabhängige ebenfalls im Wechsel eine substitutionsgestützte Behandlung (GOP 01950) in der Arztpraxis benötigt, so ist diese am Behandlungstag nicht neben der neuen GOP 01949 berechnungsfähig. In der Behandlungswoche haben Sie jedoch die Möglichkeit beide GOP bei einem medizinischen Bedarf abzurechnen. Die medizinische Begründung vermerken Sie dann bitte in dem freien Begründungsfeld (Feldkennung 5009).

Die GOP 01949 beinhaltet den persönlichen Arzt-Patienten-Kontakt, das Gespräch sowie die Prüfung der Voraussetzungen für die Versorgung über die Take-Home-Vergabe. Im Regelfall ist die Take-Home-Vergabe für sieben Tage vorgesehen, in begründeten Einzelfällen kann sie jedoch auch für 30 Tage erfolgen.

Neue GOP für Konsiliarverfahren
Eine neue GOP wird für die konsiliarische Untersuchung und Beratung eines Patienten im Konsiliariusverfahren in den EBM aufgenommen. Die neue GOP 01960 kann alleinig von suchtmedizinisch qualifizierten Ärzten abgerechnet werden.

Die Konsultation muss bei substituierten Patienten jedes Quartal eingeholt werden, wenn der behandelnde Arzt nicht suchtmedizinisch qualifiziert ist.

Mit den Änderungen in der Betäubungsmittel-Verschreibungsverordnung (BtMVV) können Ärzte ohne zusätzliche Qualifikation nunmehr zehn statt bislang drei Patienten substituieren.

Abschnitt 1.8. EBM

EBM Nr.	Kurzlegende	Bewertung
01949	Substitutionsgestützte Behandlung Opiatabhängiger bei Take-Home-Vergabe gemäß § 5 Abs. 9 BtMVV Persönlicher Arzt-Patienten-Kontakt, je Behandlungstag, höchstens zweimal in der Behandlungswoche	9,34 €* (84 Punkte)
01960	Konsiliarische Untersuchung und Beratung eines Patienten im Rahmen des Konsiliariusverfahrens Persönlicher Arzt-Patienten-Kontakt, Dauer mindestens 10 Minuten, einmal im Behandlungsfall	12,24 € (110 Punkte)

Die Vergütung der neuen GOP 01949 und 01960 erfolgt extrabudgetär.

Substitutionsbehandlung bei Hausbesuch
Sie können die Substitutionsbehandlung ab 1. Oktober 2017 auch im Rahmen von Hausbesuchen durchführen. Voraussetzung hierfür ist, dass der Patient die Arztpraxis **aufgrund einer chronischen Pflegebedürftigkeit (Pflegegrad) oder aufgrund einer nicht mit der Substitution im Zusammenhang stehende Krankheit** nicht aufsuchen kann. Geben Sie unbedingt den ICD-10-Kode der ausschlaggebenden Erkrankung für den Hausbesuch bei der Abrechnung an.

Eine vorliegende Pflegestufe des Patienten vermerken Sie im freien Begründungsfeld (Feldkennung 5009). Bitte beachten Sie, dass die Substitutionsbehandlung kein alleiniger Grund für den Hausbesuch darstellen kann.

Abgerechnet wird der Hausbesuch über die GOP 01410 und 01413 für Mitbesuche sowie die GOP 01950 oder 01949 für die Substitutionsbehandlung während des Hausbesuches.

Therapeutisches Gespräch nach GOP 01952
Bei Ihren substituierten Patienten können Sie nach wie vor bei Bedarf den Zuschlag (GOP 01952) für das therapeutische Gespräch bei den GOP 01950 und 01955 abrechnen. Dies ist auch bei der neuen GOP 01949 möglich. Die GOP 01952 kann höchstens viermal je Behandlungsfall abgerechnet werden.

Abrechnungsvoraussetzungen
Eine Abrechnung der neuen GOP 01949 und 01960 kann, zusätzlich zu den Bestimmungen aus der BtMVV, nur nach Genehmigung der KV Hessen erfolgen (QS-Genehmigung). Besitzen Sie bereits die Genehmigung für den Abschnitt 1.8 EBM, erhalten Sie automatisch die Genehmigung für die GOP 01949. Sind Sie zudem suchtmedizinisch qualifizierter Arzt, erhalten Sie die Genehmigung für die GOP 01960 ebenfalls automatisch..."

01949 Substitutionsgestützte Behandlung Opioidabhängiger gemäß Nr. 2 Anlage I „Aner- **84**
kannte Untersuchungs- oder Behandlungsmethoden" der Richtlinie Methoden **9,65**
vertragsärztliche Versorgung des Gemeinsamen Bundesausschusses im Rahmen
einer Take-Home-Vergabe gemäß § 5 Abs. 9 Betäubungsmittel-Verschreibungsverordnung (BtMVV)

Obligater Leistungsinhalt
• Persönlicher Arzt-Patienten-Kontakt,
• Prüfung der Voraussetzungen für die Behandlung im Rahmen der Take-Home-Vergabe gemäß § 5 Abs. 9 BtMVV,
• Verordnung des Substitutionsmittels,

Abrechnungsbestimmung je Behandlungstag

Anmerkung
Die Gebührenordnungsposition 01949 ist höchstens zweimal in der Behandlungswoche berechnungsfähig.
Die Gebührenordnungsposition 01949 ist nur mit medizinischer Begründung in der Behandlungswoche neben der Gebührenordnungsposition 01950 berechnungsfähig.
Die Gebührenordnungspositionen 01411, 01412, 01414, 01415, 01420, 01430 und 01440 sind in demselben Behandlungsfall nur dann neben der Gebührenordnungsposition 01949

berechnungsfähig, wenn der Kranke aufgrund nicht in Zusammenhang mit der Substitutionsbehandlung stehenden Krankheitsbildern im Rahmen von Besuchen oder Visiten behandelt werden muss, weil er die Arztpraxis nicht aufsuchen kann.
Die Gebührenordnungspositionen 01410 und 01413 sind in demselben Behandlungsfall nur dann neben der Gebührenordnungsposition 01949 berechnungsfähig, wenn aufgrund des Vorliegens einer nachgewiesenen chronischen Pflegebedürftigkeit (Vorliegen eines Pflegegrades) bei dem Patienten eine Substitutionsbehandlung in der Arztpraxis nicht möglich ist oder wenn der Kranke aufgrund von nicht in Zusammenhang mit der Substitutionsbehandlung stehenden Krankheitsbildern im Rahmen von Besuchen oder Visiten behandelt werden muss, weil er die Arztpraxis nicht aufsuchen kann.

Abrechnungsausschluss
am Behandlungstag 01950, 01953, 01955, 01956, 01960
in derselben Sitzung 01101, 01102, 01214, 01216, 01218, 01100 bis 01102, 01205, 01207, 01210, 01212, 01214, 01216, 01218 und 01418

Berichtspflicht Nein

Aufwand in Min.   **Kalkulationszeit:** 7   **Prüfzeit:** 7   **Eignung d Prüfzeit:** Tages- und Quartalsprofil

Kommentar: Die Gebührenordnungsposition 01949 aus dem Abschnitt 1.8 EBM können Ärztinnen und Ärzte nur dann abrechnen, wenn sie eine Genehmigung der zuständigen KV haben und die Bestimmungen der Betäubungsmittel-Verschreibungsverordnung (BtMVV) beachten.

Die KV Hessen informiert zur Take-Home-Vergabe hierzu unter https://www.kvhessen.de/abrechnung-ebm/substitution/ wie folgt:

Die Take-Home-Vergabe nach § 5 Absatz 9 BtMVV rechnen Praxen über die GOP 01949 ab. Sie ist einmal je Behandlungstag, jedoch höchstens zweimal pro Behandlungswoche berechnungsfähig. Die Behandlungswoche ist jede Kalenderwoche, in der die Substitutionsbehandlung nach der Anlage I „Anerkannte Untersuchungs- oder Behandlungsmethoden" der Richtlinie Methoden Vertragsärztliche Versorgung (MVV-RL) des Gemeinsamen Bundesausschusses (G-BA) durchgeführt wird.

Wenn der Opioidabhängige eine substitutionsgestützte Behandlung (GOP 01950) in der Arztpraxis benötigt, ist diese am Behandlungstag selbst nicht neben der GOP 01949 berechnungsfähig. Allerdings können Praxen beide GOP in einer Kalenderwoche nebeneinander abrechnen, wenn dies medizinisch nötig ist. Die medizinische Begründung vermerken Ärztinnen und Ärzte dann an der GOP 01949 EBM in dem freien Begründungsfeld (Feldkennung 5009).

Vorsicht: Praxisorganisatorische Gründe wie geschlossene Praxen am Wochenende gelten nicht als medizinische Begründung.

Die GOP 01949 beinhaltet neben dem persönlichen Arzt-Patienten-Kontakt und -Gespräch auch, dass der Arzt/ die Ärztin prüft, ob der Patient die Voraussetzungen erfüllt, Substitutionsmittel für einen oder mehrere Tage mit nach Hause zu nehmen. Im Regelfall ist die Take-Home-Vergabe für sieben Tage vorgesehen, in begründeten Einzelfällen sind auch 30 Tage möglich.

01950   Substitutionsgestützte Behandlung Opioidabhängiger gemäß Nr. 2 Anlage I „Aner-   **46**
kannte Untersuchungs- oder Behandlungsmethoden" der Richtlinie Methoden   5,29
vertragsärztliche Versorgung des Gemeinsamen Bundesausschusses

Abrechnungsbestimmung je Behandlungstag

Anmerkung Neben der Gebührenordnungsposition 01950 sind arztgruppenspezifische Versicherten-, Grund- und Konsiliarpauschalen sowie die Gebührenordnungspositionen 01320, 01321 und 37706 nicht berechnungsfähig.
Die Gebührenordnungsposition 01950 ist nur bei persönlichem Arzt-Patienten-Kontakt berechnungsfähig.
Die Gebührenordnungspositionen 01411, 01412, 01414, 01415, 01420, 01430 und 01440 sind in demselben Behandlungsfall nur dann neben der Gebührenordnungsposition 01950 berechnungsfähig, wenn der Kranke aufgrund von nicht in Zusammenhang mit der Substitutionsbehandlung stehenden Krankheitsbildern im Rahmen von Besuchen oder Visiten behandelt werden muss, weil er die Arztpraxis nicht aufsuchen kann.

Die Gebührenordnungspositionen 01410 und 01413 sind in demselben Behandlungsfall nur dann neben der Gebührenordnungsposition 01950 berechnungsfähig, wenn aufgrund des Vorliegens einer nachgewiesenen chronischen Pflegebedürftigkeit (Vorliegen eines Pflegegrades) bei dem Patienten eine Substitutionsbehandlung in der Arztpraxis nicht möglich ist oder wenn der Kranke
aufgrund von nicht in Zusammenhang mit der Substitutionsbehandlung stehenden Krankheitsbildern im Rahmen von Besuchen oder Visiten behandelt werden muss, weil er die Arztpraxis nicht aufsuchen kann.

Abrechnungsausschluss
am Behandlungstag 01949, 01953, 01955, 01956, 01960
in derselben Sitzung 01100, 01101, 01102, 01205, 01207, 01210, 01212, 01214, 01216, 01218, 01418

Aufwand in Min.   **Kalkulationszeit:** 4   **Prüfzeit:** 4   **Eignung d. Prüfzeit:** Tages- und Quartalsprofil

GOÄ   entsprechend oder ähnlich: Leistungskomplex in der GOÄ so nicht vorhanden. Abrechnung der einzelnen erbrachten GOÄ-Leistung(en)

Kommentar: Den Leistungsinhalt der EBM Nr. 01950 finden Sie in die Anlage I Nr.2 der Richtlinien des Gemeinsamen Bundesausschusses „Methoden vertragsärztliche Versorgung" (ehemalige BUB-Richtlinien) in der Fassung vom 05. August 2022: https://www.g-ba.de/richtlinien/7/.

Diese Leistung kann – wenn erforderlich – mehrmals im Quartal abgerechnet werden und ist nicht nur für Verabreichung eines Substitutionsmittels angesetzt worden. Nicht vergessen werden sollte die Abrechnung der Fachgruppe Versichertenpauschale und ggf. die Beratungsleistung nach Chroniker-Richtlinie EBM Nr. 01735.

Weitere Information zum Leistungsinhalt der EBM Nr. 01950 finden sich in der Anlage I Nr. 2 unter § 3 der Richtlinie Methoden vertragsärztliche Versorgung in der Fassung vom 17. Januar 2006, – zuletzt geändert am 20. Oktober 2022, veröffentlicht im Bundesanzeiger (BAnz AT 24.11.2022 B2) in Kraft getreten am 25. November 2022.

Im Internet: https://www.g-ba.de/downloads/62-492-2990/MVV-RL-2022-10-20-iK-2022-11-25.pdf

https://www.g-ba.de/downloads/62-492-960/MVV-RL_2014-11-20.pdf

01951   Zuschlag zu der Gebührenordnungsposition 01950 für die Behandlung an   **101** Samstagen, an Sonn- und gesetzlichen Feiertagen, am 24. und 31. Dezember   **11,61**

Abrechnungsausschluss
am Behandlungstag 01956
in derselben Sitzung 01100, 01101, 01102, 01210, 01214, 01216, 01218

Aufwand in Min.   **Kalkulationszeit:** KA   **Prüfzeit:** ./.   **Eignung d. Prüfzeit:** Keine Eignung

GOÄ   entsprechend oder ähnlich: Nr. 1 mit Zuschlag D

Kommentar: Der Bewertungsausschuss wird spätestens zum 1. Juni 2021 prüfen, ob eine weitere Verlängerung bzw. Anpassung der Regelungen des vorgenannten Beschlusses erforderlich ist. Insbesondere wird eine Erweiterung der Gebührenordnungsposition EBM Nrn. 01951 um 01953 geprüft.

01952   Zuschlag im Zusammenhang mit den Gebührenordnungspositionen 01949, 01950,   **154** 01953 oder 01955 für das therapeutische Gespräch   **17,70**

Obligater Leistungsinhalt
• Dauer mindestens 10 Minuten,

Fakultativer Leistungsinhalt
• Beratung und Instruktion der Bezugsperson(en),

Abrechnungsbestimmung je vollendete 10 Minuten

Abrechnungsausschluss am Behandlungstag 01960

Anmerkung Die Gebührenordnungsposition 01952 ist höchstens viermal im Behandlungsfall berechnungsfähig.

01953–01955   Arztgruppenübergreifende allg. Gebührenordnungspositionen II
1 Allgemeine Gebührenordnungspositionen
EBM-Nr.   EBM-Punkte/Euro

Die Gebührenordnungsposition 01952 ist auch bei Durchführung der Leistung im Rahmen einer Videosprechstunde berechnungsfähig und dies durch Angabe einer bundeseinheitlich kodierten Zusatzkennzeichnung zu dokumentieren. Für die Abrechnung gelten die Anforderungen gemäß Anlage 31b zum BMV-Ä entsprechend.

Aufwand in Min.   **Kalkulationszeit: 12   Prüfzeit: 10   Eignung d. Prüfzeit:** Tages- und Quartalsprofil

GOÄ   entsprechend oder ähnlich: Leistungskomplex in der GOÄ so nicht vorhanden. Abrechnung der einzelnen erbrachten GOÄ-Leistung(en), z.B. Nr. 1 oder 3 ggf. mit erhöhtem Steigerungssatz

Kommentar: Diese Leistung ist auf höchstens 4x im Behandlungsfall = Quartalsfall begrenzt. Im Gegensatz dazu kann die Leistung nach Nr. 01950 (unbegrenzt) mehrmals pro Quartal erbracht werden und ist damit nicht nur auf die Verabreichung der Substitutionsmittel beschränkt.

01953   Substitutionsgestützte Behandlung Opioidabhängiger gemäß Nr. 2 Anlage I   **130**
            „Anerkannte Untersuchungs- oder Behandlungsmethoden" der Richtlinie   14,94
            Methoden vertragsärztliche Versorgung des Gemeinsamen Bundesausschusses
            mit einem Depotpräparat

Obligater Leistungsinhalt
• Persönlicher Arzt-Patienten-Kontakt
• subkutane Applikation eines Depotpräparates und/oder
• Betreuung im Rahmen der Nachsorge bei Behandlung mit einem Depotpräparat,

Fakultativer Leistungsinhalt
• Veranlassung klinischer Untersuchung(en),
   je Behandlungswoche

Anmerkung Neben der Gebührenordnungsposition 01953 sind arztgruppenspezifische Versicherten-, Grund- und Konsiliarpauschalen sowie die Gebührenordnungspositionen 01320, 01321 und 37706 nicht berechnungsfähig.
Die Gebührenordnungspositionen 01411, 01412, 01414, 01415, 01420, 01430 und 01440 sind in demselben Behandlungsfall nur dann neben der Gebührenordnungsposition 01953 berechnungsfähig, wenn der Kranke aufgrund von nicht in Zusammenhang mit der Substitutionsbehandlung stehenden Krankheitsbildern im Rahmen von Besuchen oder Visiten behandelt werden muss, weil er die Arztpraxis nicht aufsuchen kann.
Die Gebührenordnungspositionen 01410 und 01413 sind in demselben Behandlungsfall nur dann neben der Gebührenordnungsposition 01953 berechnungsfähig, wenn aufgrund des Vorliegens einer nachgewiesenen chronischen Pflegebedürftigkeit (Vorliegen eines Pflegegrades) bei dem Patienten eine Substitutionsbehandlung in der Arztpraxis nicht möglich ist oder wenn der Kranke aufgrund von nicht in Zusammenhang mit der Substitutionsbehandlung stehenden Krankheitsbildern im Rahmen von Besuchen oder Visiten behandelt werden muss, weil er die Arztpraxis nicht aufsuchen kann.

Abrechnungsausschluss am Behandlungstag 01949, 01950, 01955, 01956 und 01960 in derselben Sitzung 01100 bis 01102, 01205, 01207, 01210, 01212, 01214, 01216, 01218 und 01418

Kommentar: Diese Leistung wurde erst neu in den EBM aufgenommen. Aber rückwirkend ab 1. April 2020 können behandelnde Ärzte pro Behandlungswoche diese Leistung 1x abrechnen die Nr. 01953 abrechnen (vorerst allerdings befristet bis Ende 2020). Die Vergütung erfolgt extrabudgetär.

Grund für die Leistung ist, dass das Präparat zur Behandlung (subcutan) Buprenorphin-Depotpräparat jetzt zugelassen ist und seine Anwendung bei Opioidabhängigen zur normalen Behandlung anerkannt ist.

Die bisherige Befristung bis zum 30. September 2021 wird aufgehoben und die EBM-Nr. 01953 dauerhafter Bestandteil des EBM.

01955   Diamorphingestützte Behandlung Opioidabhängiger gemäß Nr. 2 Anlage I „Aner-   **331**
            kannte Untersuchungs- oder Behandlungsmethoden" der Richtlinie Methoden   38,04
            vertragsärztliche Versorgung des Gemeinsamen Bundesausschusses und der
            Betäubungsmittelverschreibungsverordnung (BtMVV), einschl. Kosten

Obligater Leistungsinhalt
- Parenterale Diamorphinabgabe(n),
- Alkoholatemtest (Nr. 32148) vor jeder Diamorphinabgabe,
- Postexpositionelle Überwachung nach jeder Diamorphinabgabe,
- Persönlicher Arzt-Patienten-Kontakt bei jeder Diamorphinabgabe,

Fakultativer Leistungsinhalt
- zusätzliche Methadonsubstitution (Nr. 01950)

Abrechnungsbestimmung je Behandlungstag

Abrechnungsausschluss in derselben Sitzung 01418
am Behandlungstag 01100, 01101, 01102, 01210, 01214, 01216, 01218, 01950, 32148

Berichtspflicht Nein

Anmerkung Neben der Gebührenordnungsposition 01955 sind arztgruppenspezifische Versicherten-, Grund- und Konsiliarpauschalen sowie die Gebührenordnungspositionen 01320, 01321 und 37706 nicht berechnungsfähig.
Die Gebührenordnungspositionen 01410 bis 01415, 01420, 01430 und 01440 sind in demselben Behandlungsfall nur dann neben der Gebührenordnungsposition 01955 berechnungsfähig, wenn der Kranke aufgrund nicht in Zusammenhang mit der diamorphingestützten Behandlung stehenden Krankheitsbildern im Rahmen von Besuchen oder Visiten behandelt werden muss, weil er die Arztpraxis/Einrichtung nicht aufsuchen kann.

Abrechnungsausschluss am Behandlungstag 01100, 01101, 01102, 01210, 01214, 01216, 01218, 01950, 32148

Aufwand in Min. **Kalkulationszeit:** KA   **Prüfzeit:** 8   **Eignung d. Prüfzeit:** Tages- und Quartalsprofil
GOÄ   entsprechend oder ähnlich: Leistungskomplex in der GOÄ so nicht vorhanden. Abrechnung der einzelnen erbrachten GOÄ-Leistung(en), z.B. Nr. 1 oder 3 ggf. mit erhöhtem Steigerungssatz

01956   Zuschlag zu der Gebührenordnungsposition 01955 für die Behandlung an   **203**
Samstagen, an Sonn- und gesetzlichen Feiertagen, am 24. und 31. Dezember   **23,33**

Abrechnungsbestimmung je Behandlungstag

Abrechnungsausschluss am Behandlungstag 01100, 01101, 01102, 01205, 01207, 01210, 01214, 01216, 01218, 01949, 01950, 01951

Aufwand in Min. **Kalkulationszeit:** KA   **Prüfzeit:** ./.   **Eignung d. Prüfzeit:** Keine Eignung
GOÄ   entsprechend oder ähnlich: Leistungskomplex in der GOÄ so nicht vorhanden. Abrechnung der einzelnen erbrachten GOÄ-Leistung(en), z.B. Nr. 1 oder 3 ggf. mit erhöhtem Steigerungssatz

01960   Konsiliarische Untersuchung und Beratung eines Patienten im Rahmen des Konsili-   **110**
ariusverfahrens gemäß § 5 Abs. 4 Betäubungsmittel-Verschreibungsverordnung   **12,64**

Obligater Leistungsinhalt
- Persönlicher Arzt-Patienten-Kontakt,
- Dauer mindestens 10 Minuten,

Abrechnungsbestimmung einmal im Behandlungsfall

Anmerkung
Neben der Gebührenordnungsposition 01960 sind arztgruppenspezifische Versicherten-, Grund- und Konsiliarpauschalen sowie die Gebührenordnungspositionen 01320, 01321 und 37706 nicht berechnungsfähig.

Abrechnungsausschluss am Behandlungstag 01949, 01950, 01952, 01955

Berichtspflicht Nein

Aufwand in Min. **Kalkulationszeit:** KA   **Prüfzeit:** ./.   **Eignung d Prüfzeit:** keine Eignung
Kommentar: Siehe auch Kommentar zu EBM Nr. 01950.

Eine konsiliarische Untersuchung und Beratung eines Patienten im Rahmen des Konsiliariusverfahrens gemäß § 5 Abs. 4 der BtMVV kann als EBM Nr. 01960 abgerechnet werden.

Siehe auch Betäubungsmittel-Verschreibungsverordnung (BtMVV) unter https://www.gesetze-im-internet.de/btmvv_1998/BJNR008000998.html

2 Allgemeine diagnostische und therapeutische Gebührenordnungspositionen

2.1 Infusionen, Transfusionen, Reinfusionen, Programmierung von Medikamentenpumpen

02100   Infusion   **67**
                           7,70

Obligater Leistungsinhalt
* Infusion
  – intravenös und/oder
  – in das Knochenmark und/oder
  – mittels Portsystem und/oder
  – intraarteriell
* Dauer mindestens 10 Minuten

Anmerkung Erfolgt über denselben liegenden Zugang (z.B. Kanüle, Katheter) mehr als eine Infusion nach den Gebührenordnungspositionen 02100, 02101, 02102 und/oder 30710, so sind die Gebührenordnungspositionen 02100, 02101, 02102 und/oder 30710 je Behandlungstag nur einmal berechnungsfähig.

Abrechnungsausschluss
am Behandlungstag 31800, 31801, 36800, 36801
im Behandlungsfall 04410, 13545, 13550, 26330, 34291
in derselben Sitzung 01220, 01221, 01222, 01510, 01511, 01512, 01514, 01516, 01517, 01520, 01521, 01530, 01531, 01540, 01541, 01542, 01543, 01544, 01545, 01856, 01857, 01910, 01911, 01913, 02120, 02330, 02331, 06331, 06332, 13310, 13311, 30708, 30710, 31501, 31502, 31503, 31504, 31505, 31506, 31507, 31820, 31821, 31822, 31823, 31824, 31825, 31826, 31827, 31828, 31830, 31831, 36501, 36502, 36503, 36504, 36505, 36506, 36507, 36820, 36821, 36822, 36823, 36824, 36825, 36826, 36827, 36828, 36830, 36831, 36882 und Kapitel 5, 34

Aufwand in Min.   **Kalkulationszeit: 1   Prüfzeit: 1   Eignung d. Prüfzeit:** Tages- und Quartalsprofil

GOÄ   entsprechend oder ähnlich: Nrn. 271, 272, 273, 274, 277, 278, 279

Kommentar: Werden im Rahmen des organisierten Notfalldienstes Reanimationen durchgeführt, so sind Infusionen nicht gesondert abrechenbar. Sie befinden sich im Leistungskomplex der Reanimation.

Da die EBM-Ziffern 02100 bis 02200 in der Präambel zum Kapitel 03 und 04 (Kinderheilkunde) nicht als „zusätzlich zu berechnende EBM-Ziffern" aufgezählt sind, werden sie für Haus-, Kinder- und Jugendärzte nicht extra vergütet. Diese Leistungen werden mit der Versichertenpauschale pauschal vergütet.

02101   Infusionstherapie   **165**
                                   18,96

Obligater Leistungsinhalt
* Intravasale Infusionstherapie mit Zytostatika, Virustatika, Antimykotika und/oder Antibiotika bei einem Kranken mit konsumierender Erkrankung (fortgeschrittenes Malignom, HIV-Erkrankung im Stadium AIDS)
und/oder
* Intraperitoneale bzw. intrapleurale Infusionstherapie bei einem Kranken mit konsumierender Erkrankung (z.B. fortgeschrittenes Malignom)
und/oder
* Intravasale Infusionstherapie mit monoklonalen Antikörperpräparaten,
und/oder
* Intravasale Infusionstherapie mit Immunglobulinen
* Dauer mind. 60 Minuten

Anmerkung Erfolgt über denselben liegenden Zugang (z.B. Kanüle, Katheter) mehr als eine Infusion nach den Gebührenordnungspositionen 02100, 02101, 02102 und/oder 30710, so sind die Gebührenordnungspositionen 02100, 02101, 02102 und/oder 30710 je Behandlungstag nur einmal berechnungsfähig.

Abrechnungsausschluss
im Behandlungsfall 13545, 26330, 34291

am Behandlungstag 31800, 31801, 31802, 36800, 36801
in derselben Sitzung 01220, 01221, 01222, 01856, 01857, 01910, 01911, 01913, 02120,
02330, 02331, 06331, 06332, 13310, 13311, 01540, 01541, 01542, 01543, 01544, 01545,
16225, 30708, 30712, 30720, 30721, 30722, 30723, 30724, 30730, 30731, 30740, 30750,
30751, 30760, 36882 und Kapitel 31.5.3, 36.5.3, 1.5, 5, 34

Aufwand in Min. **Kalkulationszeit:** 2   **Prüfzeit:** 2   **Eignung d. Prüfzeit:** Tages- und Quartalsprofil
GOÄ   entsprechend oder ähnlich: Nrn. 275, 276
Kommentar: Siehe EBM Nr. 02100

02102* Infusionstherapie mit Sebelipase alfa oder Velmanase alfa   **165**
Obligater Leistungsinhalt   18,96
- Intravasale Infusionstherapie mit Sebelipase alfa oder Velmanase alfa,
- Dauer mind. 60 Minuten

Anmerkung Erfolgt über denselben liegenden Zugang (z. B. Kanüle, Katheter) mehr als
eine Infusion nach den Gebührenordnungspositionen 02100, 02101, 02102 und/oder
30710, so sind die Gebührenordnungspositionen 02100, 02101, 02102 und/oder 30710
je Behandlungstag nur einmal berechnungsfähig.

Abrechnungsausschluss in derselben Sitzung 01220, 01221, 01222, 01540, 01541,
01542, 01543, 01544, 01545, 01856, 01857, 01910, 01911, 01913, 02120, 02330, 02331,
06331, 06332, 13310, 13311, 16225, 30708, 30712, 30720, 30721, 30722, 30723, 30724,
30730, 30731, 30740, 30750, 30751, 30760, 36882 sowie die Kapitel 1.5, 5, 31.5.3, 34,
36.5.3
am Behandlungstag 31800, 31801, 31802, 36800, 36801, 36802
im Behandlungsfall 13545, 26330, 34291

Berichtspflicht Nein

Aufwand in Min. **Kalkulationszeit:** 2   **Prüfzeit:** 2   **Eignung d. Prüfzeit:** Tages- und Quartalsprofil

02110* Erste Transfusion   **182**
Obligater Leistungsinhalt   20,91
- Transfusion der ersten Blutkonserve und/oder
- Transfusion der ersten Blutpräparation und/oder
- Transfusion von Frischblut

Fakultativer Leistungsinhalt
- ABO-Identitätstest (Bedside-Test)

Anmerkung Die Gabe von Humanalbumin ist nicht nach der Gebührenordnungsposition
02110 berechnungsfähig.

Abrechnungsausschluss im Behandlungsfall 34291

Aufwand in Min. **Kalkulationszeit:** 4   **Prüfzeit:** 4   **Eignung d. Prüfzeit:** Tages- und Quartalsprofil
GOÄ   entsprechend oder ähnlich: Nr. 280
Kommentar: Die erforderliche Kreuzprobe ist für jede einzelne Blutkonserve o.ä. nach Nr. 32531
                 abzurechnen. Die Konserven können über Rezept zu Lasten des Patienten bezogen
                 werden oder es werden die Kosten auf dem Behandlungsschein aufgeführt.

02111* Jede weitere Transfusion im Anschluss an die Gebührenordnungsposition 02110   **149**
Obligater Leistungsinhalt   17,12
- Weitere Transfusion im Anschluss an die Gebührenordnungsposition 02110,

Fakultativer Leistungsinhalt
- ABO-Identitätstest (Bedside-Test),

Abrechnungsbestimmung je Konserve bzw. Blutpräparation (auch Frischblut)

Anmerkung Die Gabe von Humanalbumin ist nicht nach der Gebührenordnungsposition
02111 berechnungsfähig.

Abrechnungsausschluss im Behandlungsfall 34291

Aufwand in Min.	**Kalkulationszeit:** 3 **Prüfzeit:** 3 **Eignung d. Prüfzeit:** Tages- und Quartalsprofil
GOÄ	entsprechend oder ähnlich: Nr. 282
Kommentar:	Die Leistung bezieht sich auf die zeitlich fortlaufenden Transfusion : eine erste Transfusion (nach Nr. 02110) und unmittelbar danach über liegendes System eine oder mehrere weitere Transfusionen. Bei längerem Zeitraum zwischen den Transfusionen (z.B. morgens und dann abends) und dem Legen eines **neuen** Zuganges kann die Nr. 2110 erneut berechnet werden. Auf dem Behandlungsschein sollten – um Nachfragen zu vermeiden – die verschiedenen Uhrzeiten aufgeführt werden.

02112*   Reinfusion   **141**
                                                       16,20

Obligater Leistungsinhalt
* Mindestens 200 ml Eigenblut oder Eigenplasma,
* ABO-Identitätstest (Bedside-Test)

Abrechnungsausschluss im Behandlungsfall 34291

Aufwand in Min.	**Kalkulationszeit:** 2 **Prüfzeit:** 2 **Eignung d. Prüfzeit:** Tages- und Quartalsprofil
GOÄ	entsprechend oder ähnlich: Nrn. 286, 286a
Tipp:	Prüfen Sie in der Präambel zum Kapitel Ihrer Fachgruppe, ob diese Leistung, die auch im Anhang 1 (Verzeichnis der nicht gesondert berechnungsfähigen Leistungen) aufgelistet ist, von Ihrer Fachgruppe gesondert abgerechnet werden kann.
	Finden Sie diese Leistung **nicht** in einem der Präambel-Absätze als abrechenbar aufgeführt, ist sie nicht berechnungsfähig. Die Leistung ist in der Regel dann bei Ihrer Fachgruppe Bestandteil der Versicherten- oder Grundpauschale und damit nicht gesondert berechnungsfähig.

02120*   Erstprogrammierung einer externen elektronisch programmierbaren Medikamen-   **101**
              tenpumpe zur Applikation von Zytostatika   11,61

Abrechnungsausschluss
in derselben Sitzung 02100, 02101, 30750
im Behandlungsfall 34291

Aufwand in Min.	**Kalkulationszeit:** 7 **Prüfzeit:** 7 **Eignung d. Prüfzeit:** Tages- und Quartalsprofil
GOÄ	entsprechend oder ähnlich: Nr. 784

2.2 Tuberkulintestung

02200   Tuberkulintestung   **9**
                                                       1,03

Obligater Leistungsinhalt
* Intrakutane Testung nach Mendel-Mantoux oder
* Intrakutaner TINE-Test oder
* Testung
    – kutan nach von Pirquet
* oder
    – perkutan nach Moro
* oder
    – mittels Pflaster (Hamburger-Test),

Abrechnungsbestimmung je Test

Aufwand in Min.	**Kalkulationszeit:** 1 **Prüfzeit:** 0 **Eignung d. Prüfzeit:** Tages- und Quartalsprofil
GOÄ	entsprechend oder ähnlich: Nrn. 383, 384
Kommentar:	Entsprechende Testsubstanzen können auf Rezept zu Lasten des Patienten oder eventuell über Sprechstundenbedarf verordnet werden.
	Sind mehrere der in der Legende aufgeführten Tests medizinisch erforderlich, so können diese auch abgerechnet werden.

2.3 Kleinchirurgische Eingriffe, Allgemeine therapeutische Leistungen

1. Die Vereinbarung von Qualitätssicherungsmaßnahmen beim ambulanten Operieren und bei stationsersetzenden Eingriffen gemäß § 15 des Vertrages nach § 115 b Abs. 1 SGB V gilt nicht für Leistungen dieses Abschnitts, sofern die Eingriffe nicht im Katalog zum Vertrag nach § 115 b SGB V genannt sind.

2. Operative Eingriffe setzen die Eröffnung von Haut und/oder Schleimhaut bzw. eine primäre Wundversorgung voraus.

3. Lokalanästhesien und Leitungsanästhesien sind, soweit erforderlich, Bestandteil der berechnungsfähigen Gebührenordnungspositionen.

4. Die Gebührenordnungspositionen 02300 bis 02302 sind bei Patienten mit den Diagnosen Nävuszellnävussyndrom (ICD-10-GM: D22.-) und/oder mehreren offenen Wunden (ICD-10-GM: T01.-) mehrfach in einer Sitzung – auch nebeneinander, jedoch insgesamt höchstens fünfmal am Behandlungstag – berechnungsfähig.

5. Die Berechnung der Gebührenordnungspositionen 02325 bis 02328 setzt die metrische und fotografische Dokumentation vor Beginn und nach Abschluss der Therapie voraus. Sofern die Therapie nicht abgeschlossen werden kann, ist die Fotodokumentation zu Beginn der Therapie ausreichend.

6. Die Gebührenordnungsposition 02314 kann nur von
- Fachärzten für Allgemeinmedizin,
- Fachärzten für Innere und Allgemeinmedizin,
- Praktische Ärzten,
- Ärzten ohne Gebietsbezeichnung,
- Fachärzten für Innere Medizin ohne Schwerpunktbezeichnung, die gegenüber dem Zulassungsausschuss ihre Teilnahme an der hausärztlichen Versorgung gemäß § 73 Abs. 1a SGB V erklärt haben,
- Fachärzten für Chirurgie,
- Fachärzten für Kinderchirurgie,
- Fachärzten für Plastische und Ästhetische Chirurgie,
- Fachärzten für Frauenheilkunde und Geburtshilfe,
- Fachärzten für Hals-, Nasen- und Ohrenheilkunde,
- Fachärzten für Haut- und Geschlechtskrankheiten,
- Fachärzten für Innere Medizin und Angiologie,
- Fachärzten für Innere Medizin und Endokrinologie und Diabetologie,
- Fachärzten für Mund-, Kiefer- und Gesichtschirurgie,
- Fachärzten für Neurochirurgie,
- Fachärzten für Orthopädie und Unfallchirurgie,
- Fachärzten für Urologie,
- Vertragsärzten mit der Zusatzweiterbildung „Diabetologie" oder der Bezeichnung „Diabetologe Deutsche Diabetes Gesellschaft (DDG)" oder der Zusatzweiterbildung Phlebologie
berechnet werden.

Kommentar:

Die Vereinbarung zwischen den Spitzenverbänden der Krankenkassen, der Deutschen Krankenhausgesellschaft und der Kassenärztlichen Bundesvereinigung ist für die Leistungen dieses Abschnitts nicht anwendbar. Inhalt dieser Vereinbarung ist die Qualitätssicherung für ambulante Operationen und stationsersetzende Eingriffe einschließlich der notwendigen Anästhesien. Sie regelt insbesondere die erforderliche fachliche Befähigung sowie die organisatorischen, baulichen, apparativ-technischen und hygienischen Anforderungen. Diese Vereinbarung ist übrigens, wie alle Regelungen der Bundesebene (Bundesmantelverträge, Richtlinien des Gemeinsamen Bundesausschusses u.ä.) im Internet einsehbar unter http://daris.kbv.de.

Die hier genannten Eingriffe der sog. „Kleinen Chirurgie" setzen die Eröffnung von Haut und/oder Schleimhaut bzw. eine primäre Wundversorgung voraus. Eventuell erforderliche Lokal- und Leitungsanästhesien sind Bestandteil der Leistungen und somit nicht gesondert berechnungsfähig.

In den Kapiteln des Fachärztlichen Versorgungsbereiches finden sich bei einzelnen Fachgruppen auch Leistungen der „Kleinen Chirurgie". Dies ist auch der Grund dafür, dass die Liste der Leistungsausschlüsse für die EBM Nrn. 02300 und 02301 so ausgedehnt ist.

Wenn z. B. ein Allgemeinarzt oder ein Internist eine Wundversorgung am Auge vornimmt, so kann er diese Leistung nur nach den Nrn. 02300 oder 02301 abrechnen, da die Leistungen nach den Nrn. 06350 bis 06352 entsprechend Nr. 1 der Präambel zu Kapitel 6 nur von Fachärzten für Augenheilkunde berechnet werden dürfen.

2 Allgemeine diagnostische und therapeutische Gebührenordnungspositionen
EBM-Nr.   EBM-Punkte / Euro

02300   Kleinchirurgischer Eingriff I und/oder primäre Wundversorgung und/oder Epilation   **68**
            Obligater Leistungsinhalt   7,81
* Operativer Eingriff mit einer Dauer von bis zu 5 Minuten und/oder
* Primäre Wundversorgung und/oder
* Epilation durch Elektrokoagulation im Gesicht und/oder an den Händen bei krankhaftem und entstellendem Haarwuchs,

Abrechnungsbestimmung einmal am Behandlungstag

Anmerkung Die Gebührenordnungsposition 02300 ist bei Neugeborenen, Säuglingen, Kleinkindern und Kindern bis zum vollendeten 12. Lebensjahr nach der Gebührenordnungsposition 31101 oder nach der Gebührenordnungsposition 36101 berechnungsfähig, sofern der Eingriff in Narkose erfolgt. Die Voraussetzungen gemäß § 115b SGB V müssen dabei nicht erfüllt sein, sofern die Eingriffe nicht im Katalog zum Vertrag nach § 115b SGB V genannt sind. In diesen Fällen ist die postoperative Behandlung nach den Gebührenordnungspositionen des Abschnitts IV-31.4 nicht berechnungsfähig. Die in der Präambel IV-31.2.1 Nr. 8 bzw. Präambel IV-36.2.1 Nr. 4 benannten Einschränkungen entfallen in diesen Fällen, es gelten die Abrechnungsausschlüsse der Gebührenordnungsposition 02300 entsprechend.

Abrechnungsausschluss in derselben Sitzung 01741, 02301, 02302, 02311, 02321 bis 02323, 02330, 02331, 02340 bis 02343, 02350, 02360, 03331, 04331, 04410, 04511 bis 04514, 04516, 04518, 04520, 04521, 05320, 05330, 05331, 05340, 05341, 06331, 06332, 06340, 06350 bis 06352, 07310, 07311, 07330, 07340, 08311, 08320, 08330 bis 08334, 08340, 08341, 09310, 09315 bis 09317, 09350, 09351, 09360 bis 09362, 10320, 10322, 10324, 10340 bis 10342, 13257, 13260, 13400 bis 13402, 13410 bis 13412, 13421 bis 13424, 13430, 13431, 13435, 13545, 13550, 13551, 13662, 13663, 13670, 15310, 15321 bis 15323, 16232, 20334, 26320 bis 26325, 26330, 26340, 26341, 26350 bis 26352, 30601, 30610, 30611, 36882 und die Abschnitte 18.3, 30.5, 31.5.3, 34.5 und 36.5.3
am Behandlungstag 09329, 10343 und 10344
im Behandlungsfall 02310, 02312, 10330 und 34291
im Zeitraum von 21 Tagen nach Erbringung einer Leistung des Abschnitts 31.2 Kapitel 31.4

Aufwand in Min. **Kalkulationszeit:** 4   **Prüfzeit:** 3   **Eignung d. Prüfzeit:** Tages- und Quartalsprofil

GOÄ   entsprechend oder ähnlich: Leistungskomplex in der GOÄ so nicht vorhanden, aber ggf. Wundversorgung nach Nrn. 2000 – 2006

Kommentar: Der kleinchirurgische Eingriff I ist ohne Altersbegrenzung formuliert. Er wird von Internisten, Haus-ärzten und in der Pädiatrie vor Allem zur primären Wundversorgung ohne Naht bei Jugendlichen ab dem 12.Geburtstag eingesetzt. Die kleinchirurgischen Eingriffe nach den EBM-Ziffern 02300 – 02302 sind bei mehreren Wunden bis zu 5x täglich berechenbar. Dann ist ICD-Codierung T01.x (offene Wunden) oder D22.x (Melanocyten-Nävus) erforderlich und es ist empfehlenswert die Lokalisation anzugeben.

Bei der Versorgung mehrerer Wunden ist eine „Mischung" der EBM-Ziffern 02300 - 02302 zur korrekten Wundabrechnung möglich. Auch hier ist die Angabe der jeweiligen Lokalisation zu empfehlen.

Beachten Sie den Abrechnungsausschluss zur EBM-Ziffer 31600 (postoperative Betreuung): Die EBM-Ziffern 02300-02302 sind im Zeitraum von 21 Tagen nach Erbringung einer Leistung des Abschnitts 31.2 (ambulante OP) nicht neben den EBM-Ziffern des Abschnitts 31.4 (postoperative Betreuung) berechnungsfähig.

Der Berechnungsausschluss im Zeitraum von 21 Tagen nach Erbringung einer Leistung des Abschnitts 31.2 bedeutet, dass nach einer postoperativen Behandlung nach GOP 31600 auch Wundbehandlungen aus jeglichen anderen Gründen gesperrt sind.

Beispiel: Die Wundversorgung einer Verbrühung nach GOP 02300 – 02302 kann im EBM nicht mehr abgerechnet werden, wenn im Zeitraum von 21 Tagen vorher eine postoperative Kontrolluntersuchung z.B. nach Cirkumcision stattgefunden hat. Hier liegt nach Meinung der Autoren ein Regelungsfehler im EBM vor.

Hinweis: Werden die gleichen Wunden an den Folgetagen erneut versorgt, handelt es sich nicht mehr um eine Erstversorgung.

2 Allgemeine diagnostische und therapeutische Gebührenordnungspositionen

EBM-Nr.   EBM-Punkte / Euro

Nach **W. Goldmann** (Buch Praxisabrechnung Kompakt S. 46) können die Ziffern 02300 bis 02302 in der Regel nur 1x am Behandlungstag und nicht nebeneinander berechnet werden. Außer bei zwei Diagnosen z.B. bei mehreren Wunden und Muttermalen ist dies möglich.

02301 Kleinchirurgischer Eingriff II und/oder primäre Wundversorgung mittels Naht   **133**

Obligater Leistungsinhalt   15,28
* Primäre Wundversorgung bei Säuglingen, Kleinkindern und Kindern und/oder
* Primäre Wundversorgung mittels Naht und/oder Gewebekleber und/oder
* Koagulation und/oder Kauterisation krankhafter Haut- und/oder Schleimhautveränderungen und/oder
* Operative Entfernung einer oder mehrerer Geschwülste an der Harnröhrenmündung und/oder
* Operative Entfernung eines unter der Oberfläche von Haut oder Schleimhaut gelegenen Fremdkörpers nach Aufsuchen durch Schnitt und/oder
* Öffnung eines Körperkanalverschlusses an der Körperoberfläche oder Eröffnung eines Abszesses oder Exzision eines Furunkels und/oder
* Verschiebeplastik zur Deckung eines Hautdefektes und/oder
* Eröffnung eines subcutanen Panaritiums oder einer Paronychie,

Abrechnungsbestimmung einmal am Behandlungstag

Anmerkung Die Gebührenordnungsposition 02301 ist bei Neugeborenen, Säuglingen, Kleinkindern und Kindern bis zum vollendeten 12. Lebensjahr nach der Gebührenordnungsposition 31101 oder nach der Gebührenordnungsposition 36101 berechnungsfähig, sofern der Eingriff in Narkose erfolgt. Die Voraussetzungen gemäß § 115b SGB V müssen dabei nicht erfüllt sein, sofern die Eingriffe nicht im Katalog zum Vertrag nach § 115b SGB V genannt sind. In diesen Fällen ist die postoperative Behandlung nach den Gebührenordnungspositionen des Abschnitts IV-31.4 nicht berechnungsfähig. Die in der Präambel IV-31.2.1 Nr. 8 bzw. Präambel IV-36.2.1 Nr. 4 benannten Einschränkungen entfallen in diesen Fällen, es gelten die Abrechnungsausschlüsse der Gebührenordnungsposition 02301 entsprechend.

Abrechnungsausschluss in derselben Sitzung 01741, 02300, 02302, 02311, 02321, 02322, 02331, 02340 bis 02343, 02350, 02360, 03331, 04331, 04410, 04511 bis 04514, 04516, 04518, 04520, 04521, 05320, 05330, 05331, 05340, 05341, 06331, 06332, 06340, 06350 bis 06352, 07310, 07311, 07330, 07340, 08311, 08320, 08330 bis 08334, 08340, 08341, 09310, 09315 bis 09317, 09350, 09351, 09360 bis 09362, 10320, 10322, 10324, 10340 bis 10342, 13257, 13260, 13400 bis 13402, 13410 bis 13412, 13421 bis 13424, 13430, 13431, 13545, 13550, 13551, 13662, 13663, 13670, 15310, 15321 bis 15323, 16232, 18310, 18311, 18320, 18330, 18331, 18340, 18700, 20334, 26320 bis 26325, 26330, 26340, 26341, 26350 bis 26352, 30601, 30610, 30611, 31820 bis 31828, 31830, 31831, 34500, 34501, 34503 bis 34505, 36820 bis 36828, 36830, 36831, 36882 und Abschnitt 30.5
am Behandlungstag 09329, 10343 und 10344
im Behandlungsfall 02310, 02312, 10330 und 34291
im Zeitraum von 21 Tagen nach Erbringung einer Leistung des Abschnitts 31.2 Kapitel 31.4

Aufwand in Min. **Kalkulationszeit: 5   Prüfzeit: 5   Eignung d. Prüfzeit:** Tages- und Quartalsprofil

GOÄ   entsprechend oder ähnlich: Leistungskomplex in der GOÄ so nicht vorhanden, aber ggf. Wundversorgung nach Nrn. 2000 – 2006.

Kommentar: Der kleinchirurgische Eingriff II wird von Internisten, Hausärzten und in der Pädiatrie vor Allem zur primären Wundversorgung ohne Naht bis zum 12. Geburtstag und zur primären Wundversorgung mit Naht nach dem 12. Geburtstag eingesetzt.

Die kleinchirurgischen Eingriffe nach den EBM-Ziffern 02300 – 02302 sind bei mehreren Wunden bis zu 5x täglich berechenbar. Dann ist ICD-Codierung T01.x (offene Wunden) oder D22.x (Mela-nocyten-Nävus) erforderlich und es ist empfehlenswert die Lokalisation anzugeben.

Bei der Versorgung mehrerer Wunden ist eine „Mischung" der EBM-Ziffern 02300 – 02302 zur korrekten Wundabrechnung möglich. Auch hier ist die Angabe der jeweiligen Lokalisation zu empfehlen.

Die mittels Schnitt erfolgende Entfernung eines festsitzenden Zecken-Stechrüssels kann mit der 02301 abgerechnet werden.

Beachten Sie den Abrechnungsausschluss zur EBM-Ziffer 31600 (postoperative Betreuung): Die EBM-Ziffern 02300-02302 sind im Zeitraum von 21 Tagen nach Erbringung einer Leistung des Abschnitts 31.2 (ambulante OP) nicht neben den EBM-Ziffern des Abschnitts 31.4 (postoperative Betreuung) berechnungsfähig.

Der Berechnungsausschluss im Zeitraum von 21 Tagen nach Erbringung einer Leistung des Abschnitts 31.2 bedeutet, dass nach einer postoperativen Behandlung nach GOP 31600 auch Wundbehandlungen aus jeglichen anderen Gründen gesperrt sind.

Beispiel: Die Wundversorgung einer Verbrühung nach GOP 02300 – 02302 kann im EBM nicht mehr abgerechnet werden, wenn im Zeitraum von 21 Tagen vorher eine postoperative Kontrolluntersuchung z.B. nach Cirkumcision stattgefunden hat. Hier liegt nach Meinung der Autoren ein Regelungsfehler im EBM vor.

Hinweis: Werden die gleichen Wunden an den Folgetagen erneut versorgt, handelt es sich nicht mehr um eine Erstversorgung.

Nach **W. Goldmann** (Buch Praxisabrechnung Kompakt S. 46) können die Ziffern 02300 bis 02302 in der Regel nur 1x am Behandlungstag und nicht nebeneinander berechnet werden. Außer bei zwei Diagnosen z.B. bei mehreren Wunden und Muttermalen ist dies möglich.

02302   **Kleinchirurgischer Eingriff III und/oder primäre Wundversorgung bei Säuglingen,**   **230**
 Kleinkindern und Kindern   26,43

Obligater Leistungsinhalt
* Primäre Wundversorgung mittels Naht bei Säuglingen, Kleinkindern und Kindern und/oder
* Exzision eines Bezirkes oder einer intradermalen Geschwulst aus der Haut des Gesichts mit Wundverschluss und/oder
* Hochtouriges Schleifen von Bezirken der Haut bei schweren Entstellungen durch Naevi oder Narben und/oder
* Exzision eines großen Bezirkes aus Haut und/oder Schleimhaut oder einer kleinen unter der Haut und/oder Schleimhaut gelegenen Geschwulst und/oder
* Exzision und/oder Probeexzision von tiefliegendem Körpergewebe (z.B. Fettgewebe) und/oder aus einem Organ ohne Eröffnung einer Körperhöhle und/oder
* Emmert-Plastik und/oder
* Venae sectio,

Abrechnungsbestimmung einmal am Behandlungstag

Anmerkung Die Gebührenordnungsposition 02302 ist bei Neugeborenen, Säuglingen, Kleinkindern und Kindern bis zum vollendeten 12. Lebensjahr nach der Gebührenordnungsposition 31101 oder nach der Gebührenordnungsposition 36101 berechnungsfähig, sofern der Eingriff in Narkose erfolgt. Die Voraussetzungen gemäß § 115b SGB V müssen dabei nicht erfüllt sein, sofern die Eingriffe nicht im Katalog zum Vertrag nach § 115b SGB V genannt sind. In diesen Fällen ist die postoperative Behandlung nach den Gebührenordnungspositionen des Abschnitts IV-31.4 nicht berechnungsfähig. Die in der Präambel IV-31.2.1 Nr. 8 bzw. Präambel IV-36.2.1 Nr. 4 benannten Einschränkungen entfallen in diesen Fällen, es gelten die Abrechnungsausschlüsse der Gebührenordnungsposition 02302 entsprechend.

Abrechnungsausschluss in derselben Sitzung 01741, 02300, 02301, 02311, 02321, 02322, 02331, 02340, 02341, 02342, 02343, 02350, 02360, 03331, 03332, 04331, 04332, 04410, 04511, 04512, 04513, 04514, 04516, 04518, 04520, 04521, 05320, 05330, 05331, 05340, 05341, 06331, 06332, 06340, 06350, 06351, 06352, 07310, 07311, 07330, 07340, 08311, 08320, 08330, 08331, 08332, 08333, 08334, 08340, 08341, 09310, 09315, 09316, 09317, 09350, 09351, 09360, 09361, 09362, 10320, 10322, 10324, 10340, 10341, 10342, 13260, 13400, 13401, 13402, 13410, 13411, 13412, 13420, 13421, 13422, 13423, 13424, 13430, 13431, 13545, 13550, 13551, 13662, 13663, 13670, 15310, 15321, 15322, 15323, 16232, 18310, 18311, 18330, 18340, 18700, 20334, 26320, 26321, 26322, 26323, 26324, 26325, 26330, 26340, 26341, 26350, 26351, 26352, 30601, 30610, 30611, 31820, 31821, 31822, 31823, 31824, 31825, 31826, 31827, 31828, 31830, 31831, 34500, 34501, 34502,

34503, 36820, 36821, 36822, 36823, 36824, 36825, 36826, 36827, 36828, 36830, 36831, 36882 und Abschnitt 30.5
am Behandlungstag 09329, 10343 und 10344
im Behandlungsfall 02310, 02312, 10330 und 34291
im Zeitraum von 21 Tagen nach Erbringung einer Leistung des Abschnitts 31.2 Kapitel 31.4

Aufwand in Min.	**Kalkulationszeit: 10** **Prüfzeit: 8** **Eignung d. Prüfzeit:** Tages- und Quartalsprofil
GOÄ	entsprechend oder ähnlich: Leistungskomplex in der GOÄ nicht vorhanden. Abrechnung der einzelnen erbrachten GOÄ-Leistung(en).
Kommentar:	Die EBM Nrn. 02300 bis 02302 können in der Regel nur 1x am Behandlungstag und nicht neben-einander berechnet werden. Die kleinchirurgischen Eingriffe nach den EBM-Ziffern 02300 – 02302 sind bei mehreren Wunden bis zu 5x täglich berechenbar. Dann ist ICD-Codierung T01.x (offene Wunden) oder D22.x (Melanocyten-Nävus) erforderlich und es ist empfehlenswert die Lokalisation anzugeben.

Bei der Versorgung mehrerer Wunden ist eine „Mischung" der EBM-Ziffern 02300 – 02302 zur korrekten Wundabrechnung möglich. Auch hier ist die Angabe der jeweiligen Lokalisation zu empfehlen.

Der kleinchirurgische Eingriff III wird von Internisten, Hausärzten und in der Pädiatrie vor Allem zur primären Wundversorgung mit Naht bis zum 12. Geburtstag eingesetzt. Der Wundverschluss mittels Gewebekleber Ist dem gleichgestellt.

Beachten Sie den Abrechnungsausschluss zur EBM-Ziffer 31600 (postoperative Betreuung): Die EBM-Ziffern 02300-02302 sind im Zeitraum von 21 Tagen nach Erbringung einer Leistung des Abschnitts 31.2 (ambulante OP) nicht neben den EBM-Ziffern des Abschnitts 31.4 (postoperative Betreuung) berechnungsfähig.

Der Berechnungsausschluss im Zeitraum von 21 Tagen nach Erbringung einer Leistung des Abschnitts 31.2 bedeutet, dass nach einer postoperativen Behandlung nach GOP 31600 auch Wundbehandlungen aus jeglichen anderen Gründen gesperrt sind.

Beispiel: Die Wundversorgung einer Verbrühung nach GOP 02300 – 02302 kann im EBM nicht mehr abgerechnet werden, wenn im Zeitraum von 21 Tagen vorher eine postoperative Kontrolluntersuchung z.B. nach Cirkumcision stattgefunden hat. Hier liegt nach Meinung der Autoren ein Regelungsfehler im EBM vor.

Hinweis: Werden die gleichen Wunden an den Folgetagen erneut versorgt, handelt es sich nicht mehr um eine Erstversorgung.

Nach **W. Goldmann** (Buch Praxisabrechnung Kompakt S. 46) können die Ziffern 02300 bis 02302 in der Regel nur 1x am Behandlungstag und nicht nebeneinander berechnet werden. Außer bei zwei Diagnosen z.B. bei mehreren Wunden und Muttermalen ist dies möglich.

02310 Behandlung einer/eines/von sekundär heilenden Wunde(n) und/oder Decubita- **212** lulcus (-ulcera) 24,36

Obligater Leistungsinhalt
• Abtragung von Nekrosen und/oder
• Wunddebridement und/oder
• Anlage und/oder Wechsel eines Kompressionsverbandes und/oder
• Einbringung und/oder Wechsel einer Wundtamponade,
• Mindestens 3 persönliche Arzt-Patienten-Kontakte im Behandlungsfall,

Fakultativer Leistungsinhalt
• Einbringung, Wechsel oder Entfernung von Antibiotikaketten,
• Anlage/Wechsel von Schienenverbänden,

Abrechnungsbestimmung einmal im Behandlungsfall

Anmerkung Die Gebührenordnungsposition 02310 kann nicht berechnet werden beim diabetischen Fuß, beim chronisch venösen Ulcus cruris, bei der chronisch venösen Insuffizienz, beim postthrombotischen Syndrom, beim Lymphödem und bei oberflächlichen sowie tiefen Beinvenenthrombosen.

Abrechnungsausschluss
in derselben Sitzung 02312, 02313, 02350, 15323

im Zeitraum von 21 Tagen nach Erbringung einer Leistung des Abschnitts 31.2 und Kapitel 31.4

im Behandlungsfall 02300, 02301, 02302, 02311, 02340, 02341, 02360, 07340, 10330, 10340, 10341, 10342, 18340, 34291

Aufwand in Min.	**Kalkulationszeit:** 9 **Prüfzeit:** 7 **Eignung d. Prüfzeit:** Nur Quartalsprofil
GOÄ	entsprechend oder ähnlich: Nr. 2006
Kommentar:	Es sind mindestens drei Arzt-Patienten-Kontakte im selben Abrechnungsquartal gefordert.

Bei mindestens einem der drei Arzt-Patienten-Kontakte muss eine Wundbehandlung nach EBM-Ziffer 02310 erfolgt sein.

Wichtig: Arzt-Patientenkontakte auch aus anderen Gründen als zur Wundbehandlung und vor dem Unfalltermin zählen mit!

Beachten Sie den Abrechnungsausschluss der EBM-Ziffer 02310 (sekundär heilende Wunde) neben EBM-Ziffer 02300 bis 02302 (primäre Wundbehandlung) im Behandlungsfall.

Unabhängig von der Anzahl der zu behandelnden Wunden kann die EBM-Ziffer 02310 nur einmal im Quartal abgerechnet werden.

02311 Behandlung des diabetischen Fußes
138
15,86

Obligater Leistungsinhalt
- Abtragung ausgedehnter Nekrosen der unteren Extremität beim diabetischen Fuß,
- Überprüfung und/oder Verordnung von geeignetem Schuhwerk,

Fakultativer Leistungsinhalt
- Verband,

Abrechnungsbestimmung je Bein, je Sitzung

Anmerkung Die Gebührenordnungsposition 02311 kann nur dann berechnet werden, wenn der Vertragsarzt – im Durchschnitt der letzten 4 Quartale vor Antragstellung – je Quartal die Behandlung von mindestens 100 Patienten mit Diabetes mellitus durchgeführt hat und die Qualifikation zur Durchführung von programmierten Schulungen für Diabetiker nachweisen kann. Fachärzte für Chirurgie, Orthopädie und Dermatologie können diese Leistung auch dann berechnen, wenn sie die Qualifikation zur Durchführung von programmierten Schulungen für Diabetiker nicht nachweisen können.

Abrechnungsausschluss
in derselben Sitzung 02300, 02301, 02302, 02313, 02350, 02360, 10340, 10341, 10342, 30500, 30501
im Behandlungsfall 02310, 02312, 07310, 07311, 07340, 10330, 18310, 18311, 18340

Bericht:	Berichtspflicht – Übermittlung der Behandlungsdaten siehe Allg. Bestimmungen 2.1.4 Berichtspflicht
Aufwand in Min.	**Kalkulationszeit:** 6 **Prüfzeit:** 4 **Eignung d. Prüfzeit:** Tages- und Quartalsprofil
GOÄ	entsprechend oder ähnlich: Nr. 2006
Kommentar:	Anders als beim Dekubitalulcus, bei dem die Behandlung nur einmal im Behandlungsfall = Quartalsfall abgerechnet werden kann, kann beim Diabetischen Fuß jede Behandlung/Sitzung – und dies auch je Bein – abgerechnet werden. Zur Abrechnung ist eine Genehmigung der KV erforderlich.

02312 Behandlungskomplex eines oder mehrerer chronisch venösen/r Ulcus/Ulcera cruris
55
6,32

Obligater Leistungsinhalt
- Abtragung von Nekrosen,
- Lokaltherapie unter Anwendung von Verbänden,
- Entstauende phlebologische Funktionsverbände,
- Fotodokumentation zu Beginn der Behandlung, danach alle 4 Wochen,

Fakultativer Leistungsinhalt
- Thromboseprophylaxe,
- Teilbäder,

Abrechnungsbestimmung je Bein, je Sitzung

Anmerkung Die Gebührenordnungsposition 02312 unterliegt einer Höchstpunktzahl im Behandlungsfall von 4.224 Punkten. Der Höchstwert ist auch auf den Arztfall anzuwenden.

Abrechnungsausschluss
in derselben Sitzung 02310, 02350, 02360, 07340, 10330, 18340
im Behandlungsfall 02300, 02301, 02302, 02311, 07310, 07311, 10340, 10341, 10342, 18310, 18311

Bericht: Berichtspflicht – Übermittlung der Behandlungsdaten siehe Allg. Bestimmungen 2.1.4 Berichtspflicht

Aufwand in Min. **Kalkulationszeit:** 3   **Prüfzeit:** 2   **Eignung d. Prüfzeit:** Tages- und Quartalsprofil

GOÄ   entsprechend oder ähnlich: Nr. 2006

Kommentar: Werden z.B. an einem Bein mehrere Ulcera behandelt, so kann Nr. 02312 nur 1x abgerechnet werden. Müssen an beiden Beinen Ulcera behandelt werden, kann die Nr. 02312 auch 2x abgerechnet werden. Zur Abrechnung ist eine Fotodokumentation (analog oder digital) vorgeschrieben!
Die Teilung der Höchstpunktzahl (s. Allgemeine Bestimmungen zur Leistung) pro Quartal von 12.000 Punkten durch die Punktzahl 155 der einzelnen Leistung nach 02312 ergibt, dass die Leistung im Quartal maximal 77x erbracht werden darf.
Siehe auch Kommentar zur EBM Nr. 02313.

02313   Kompressionstherapie bei der chronisch venösen Insuffizienz, beim postthrombo-   **50**
tischen Syndrom, bei oberflächlichen und tiefen Beinvenenthrombosen und/oder   5,75
beim Lymphödem

Obligater Leistungsinhalt
* Kompressionstherapie,
* Dokumentation des Beinumfangs an mindestens drei Messpunkten zu Beginn der Behandlung, danach alle vier Wochen,

Abrechnungsbestimmung je Bein, je Sitzung

Anmerkung Die Gebührenordnungsposition 02313unterliegt einer Höchstpunktzahl im Behandlungsfall von 4.244 Punkten. Der Höchstwert ist auch auf den Arztfall anzuwenden.

Abrechnungsausschluss in derselben Sitzung 02310, 02311, 02350, 07340, 10330, 18340, 30501

Bericht: Berichtspflicht – Übermittlung der Behandlungsdaten siehe Allg. Bestimmungen 2.1.4 Berichtspflicht

Aufwand in Min. **Kalkulationszeit:** 1   **Prüfzeit:** 1   **Eignung d. Prüfzeit:** Tages- und Quartalsprofil

GOÄ   entsprechend oder ähnlich: Leistungskomplex in der GOÄ so nicht vorhanden. Abrechnung der einzelnen erbrachten GOÄ-Leistung(en).

Kommentar: Die Ärzte Zeitung informiert: ... „Die GOP 02312 ist auf die Behandlung eines oder mehrerer chronisch venöser Ulcera cruris beschränkt und beinhaltet den entstauenden phlebologischen Funktionsverband. Die alleinige Diagnose „Thrombose" schließt die Berechnung dieser GOP aus.
Die Berechnung der GOP 02350 ist nur für den fixierenden Verband mit Einschluss mindestens eines großen Gelenkes unter Verwendung unelastischer, individuell anmodellierbarer, nicht weiter verwendbarer Materialien möglich.
Somit bleibt die GOP 02313 als Kompressionstherapie bei der chronisch venösen Insuffizienz, beim postthrombotischen Syndrom, bei oberflächlichen und tiefen Beinvenenthrombosen und/oder beim Lymphödem berechnungsfähig. Beachten Sie jedoch, dass die Dokumentation des Beinumfangs an mindestens drei Messpunkten zu Beginn der Behandlung und danach alle vier Wochen gefordert ist ..."
Nach Nr. 30401 ist eine intermittierende apparative Kompressionstherapie abzurechnen. Auch das **tägliche** Anlegen eines speziellen Kompressionsstrumpfs führt zur Berechtigung der Abrechenbarkeit der EBM Nr. 02314.

2 Allgemeine diagnostische und therapeutische Gebührenordnungspositionen

EBM-Nr.   EBM-Punkte/Euro

02314*   Zusatzpauschale für die Vakuumversiegelungstherapie zum intendierten sekundären **135**
Wundverschluss gemäß Nr. 33 der Anlage I „Anerkannte Untersuchungs- oder   **15,51**
Behandlungsmethoden" der Richtlinie Methoden vertragsärztliche Versorgung des
Gemeinsamen Bundesausschusses

Obligater Leistungsinhalt
- Persönlicher Arzt-Patienten-Kontakt,
- Anlage und/oder Wechsel eines Systems zur Vakuumversiegelung im unmittelbaren Anschluss an eine Wundversorgung,

Fakultativer Leistungsinhalt
- Einweisung des Patienten in die Pumpenbedienung,
- interdisziplinäre Abstimmung,
- Einstellen der Pumpe,
- Behälterwechsel,

Abrechnungsbestimmung einmal am Behandlungstag

Anmerkung Die Gebührenordnungsposition 02314 ist nur bei Patienten berechnungsfähig, bei denen aufgrund wund- oder patientenspezifischer Risikofaktoren unter einer Standardwundbehandlung keine ausreichende Heilung zu erwarten ist.

Abrechnungsausschluss am Behandlungstag 31401, 36401

Berichtspflicht Nein

Aufwand in Min.   **Kalkulationszeit:** 5   **Prüfzeit:** 4   **Eignung d. Prüfzeit:** Tages- und Quartalsprofil

Kommentar: Bei der Vakuumversiegelungstherapie wird eine Wunde mit kontinuierlich kontrolliertem Unterdruck in einem geschlossenen System benutzt, um mit Wundfüllmaterialien die Wundheilung durch die Entfernung von Wundflüssigkeiten und Exsudaten zu fördern.

Nach Kommentar von **Wezel/Liebold** sind zur Durchführung der Vakuumversiegelungstherapie zum intendierten primären Wundverschluss die folgenden operativ tätigen Fachärztinnen und Fachärzte berechtigt:

– Fachärzte im Gebiet der Chirurgie

– Fachärzte für Frauenheilkunde und Geburtshilfe

– Fachärzte für Hals-, Nasen- und Ohrenheilkunde

– Fachärzte für Mund-, Kiefer- und Gesichtschirurgie

– Fachärzte für Neurochirurgie

– Fachärzte für Haut- und Geschlechtskrankheiten

– Fachärzte für Urologie

Zur Durchführung der Vakuumversiegelungstherapie sind folgende weitere Fachärztinnen und Fachärzte berechtigt:

– Fachärzte für Allgemeinmedizin

– Fachärzte für Innere Medizin und Angiologie

– Fachärztinnen für Innere Medizin und Endokrinologie und Diabetologie

– Fachärzte mit der Zusatzweiterbildung „Diabetologie" oder der Bezeichnung „Diabetologe Deutsche Diabetes Gesellschaft (DDG)"

– Fachärztinnen und Fachärzte mit der Zusatzweiterbildung Phlebologie

Die Vakuumversiegelungstherapie ist in ein Behandlungskonzept einzubetten, das neben Verbandswechseln eine regelmäßige ärztliche Kontrolle der Wundheilung sowie Überprüfung der Indikation im Behandlungsverlauf einschließt. Alle Befunde sind in der Patientenakte zu dokumentieren.

Für die apparative Anforderungen zur Vakuumversiegelungstherapie sind zertifizierte Medizinprodukte zu verwenden; diese schließen sowohl das System zur Erzeugung des Unterdrucks als auch die erforderlichen Verbrauchsmaterialien ein.

02320*   Einführung einer Magenverweilsonde   **48**

Abrechnungsausschluss   **5,52**
im Behandlungsfall 34291

in derselben Sitzung 01220, 01221, 01222, 01856, 01857, 01913, 04513, 04521, 05330, 05331, 05340, 05370, 05371, 13412, 31821, 31822, 31823, 31824, 31825, 31826, 31827, 31828, 36821, 36822, 36823, 36824, 36825, 36826, 36827, 36828

Aufwand in Min. **Kalkulationszeit:** 3   **Prüfzeit:** 2   **Eignung d. Prüfzeit:** Tages- und Quartalsprofil
GOÄ   entsprechend oder ähnlich: Nr. 670
Kommentar: Wird die Verweilsonde aus diagnostischen Gründen sowie im Rahmen einer Anästhesie oder Narkose gelegt, kann dies nicht nach Nr. 02330 berechnet werden.

02321 Legen eines suprapubischen Harnblasenkatheters **125**
14,36
Abrechnungsausschluss
im Behandlungsfall 34291
in derselben Sitzung 01220, 01221, 01222, 01856, 01857, 01913, 02300, 02301, 02302, 02322, 02340, 02341, 05330, 05331, 05340, 05370, 05371, 10340, 10341, 10342, 31821, 31822, 31823, 31824, 31825, 31826, 31827, 31828, 36821, 36822, 36823, 36824, 36825, 36826, 36827, 36828

Aufwand in Min. **Kalkulationszeit:** 8   **Prüfzeit:** 6   **Eignung d. Prüfzeit:** Tages- und Quartalsprofil
GOÄ   entsprechend oder ähnlich: Nr. 1795
Kommentar: Nach unterschiedliche Regelungen in den einzelnen KV-Bezirken kann der Katheter per Rezept auf den Namen des/der Patient(en)in verordnet werden oder über Sprechstunden-bedarf. Katheter-Wechsel oder -Entfernung können nach Nr. 02322 berechnet werden.

02322 Wechsel oder Entfernung eines suprapubischen Harnblasenkatheters **53**
6,09
Abrechnungsausschluss
im Behandlungsfall 34291
in derselben Sitzung 01220, 01221, 01222, 01856, 01857, 01913, 02300, 02301, 02302, 02321, 02323, 02340, 02341, 05330, 05331, 05340, 05370, 05371, 10340, 10341, 10342, 31821, 31822, 31823, 31824, 31825, 31826, 31827, 31828, 36821, 36822, 36823, 36824, 36825, 36826, 36827, 36828

Aufwand in Min. **Kalkulationszeit:** 3   **Prüfzeit:** 2   **Eignung d. Prüfzeit:** Tages- und Quartalsprofil
GOÄ   entsprechend oder ähnlich: Nr. A 1833
Kommentar: Der suprapubische Katheter wird mit der Symbolnummer 90979 abgerechnet. Er kann nicht über Sprechstundenbedarf bestellt werden, sondern wird in der Apotheke gekauft und über das Ansetzen der Symbolnummer berechnet.
             Siehe auch Kommentar zu Nr. 02322.

02323 Legen und/oder Wechsel eines transurethralen Dauerkatheters **68**
7,81
Abrechnungsausschluss
im Behandlungsfall 34291
in derselben Sitzung 01220, 01221, 01222, 01856, 01913, 02300, 02322, 05330, 05331, 05340, 05370, 05371, 10340, 31821, 31822, 31823, 31824, 31825, 31826, 31827, 31828, 36821, 36822, 36823, 36824, 36825, 36826, 36827, 36828 und Kapitel 36.3

Aufwand in Min. **Kalkulationszeit:** 4   **Prüfzeit:** 3   **Eignung d. Prüfzeit:** Tages- und Quartalsprofil
GOÄ   entsprechend oder ähnlich: Nrn. 1728, 1730 + Nr. 1732
Kommentar: Die Entfernung eines transurethralen Katheters ist Bestandteil einer Versicherten- oder Grundpauschale und gesondert berechnungsfähig.
             Siehe auch Kommentar zu Nr. 02322.

02325 Epilation mittels Lasertechnik bei Mann-zu-Frau-Transsexualismus im Rahmen **88**
geschlechtsangleichender Maßnahmen im Gesicht und/oder am Hals 10,11
Obligater Leistungsinhalt
• Persönlicher Arzt-Patienten-Kontakt,
• Dauer 5 Minuten

Anmerkung
Die Berechnung der Gebührenordnungspositionen 02325 und 02326 setzt eine Begutachtung voraus, aus der hervorgeht, dass die medizinische Indikation zur Durchführung geschlechtsangleichender Maßnahmen bei Transsexualismus (ICD-10-GM: F64.0) besteht. Die Gebührenordnungspositionen 02325 und 02326 sind am Behandlungstag jeweils einmal berechnungsfähig.
Die Gebührenordnungspositionen 02325 und 02327 sind in Summe am Behandlungstag höchstens 4-mal für die Epilation im Gesicht/am Hals berechnungsfähig.
Die Gebührenordnungspositionen 02326 und 02328 sind am Behandlungstag in Summe höchstens 4-mal für die Epilation an einer Hand/den Händen berechnungsfähig.
Die Gebührenordnungspositionen 02325 und 02327 sind in Summe im Krankheitsfall höchstens 32-mal für die Epilation im Gesicht /am Hals berechnungsfähig.
Die Gebührenordnungspositionen 02326 und 02328 sind im Krankheitsfall in Summe höchstens 32-mal für die Epilation an einer Hand/den Händen berechnungsfähig.
Die Gebührenordnungspositionen 02325 und 02326 sind nicht berechnungsfähig bei einer Epilation mittels hochenergetischen Blitzlampen (IPL-Technologie). Lokalanästhesien und Verbände sind, soweit erforderlich, Bestandteil der Gebührenordnungspositionen 02325 und 02326.

Abrechnungsausschluss im Behandlungsfall 02360
in derselben Sitzung 02300 und 10340

Berichtspflicht Nein

Kommentar · Die Epilation mittels Lasertechnik kann seit 1. Oktober 2017 bei Mann-zu-Frau-Transsexualismus im Rahmen geschlechtsangleichender Maßnahmen als vertragsärztliche Leistung über den EBM abgerechnet werden.

Die Berechnung setzt eine Begutachtung voraus, aus der hervorgeht, dass die medizinische Indikation zur Durchführung geschlechtsangleichender Maßnahmen bei Transsexualismus (ICD-10-GM: F64.0) besteht.

Insgesamt werden vier neue EBM Nrn. in den Abschnitt 2.3 (Kleinchirurgische Eingriffe, Allgemeine therapeutische Leistungen) aufgenommen. Sie können von Hautärzten, Chirurgen und Gynäkologen für die Epilation im Gesicht und/oder am Hals sowie die Epilation an einer Hand und/oder den Händen berechnet werden.

Epilation mittels Lasertechnik im Gesicht und/oder am Hals

GOP	Kurzbeschreibung	Erläuterung	Bewertung
02325	Epilation von 5 Minuten Dauer	Die GOP 02325 und 02327 sind in Summe am Behandlungstag höchstens viermal (entsprechend 20 Minuten) und im Krankheitsfall höchstens 32-mal (entsprechend 160 Minuten bzw. ca. 8 Sitzungen/Tage) berechnungsfähig.	88 Punkte
02327	Zuschlag zur GOP 02325 je weitere vollendete 5 Minuten Dauer	Die GOP 02325 und 02327 sind in Summe am Behandlungstag höchstens viermal (entsprechend 20 Minuten) und im Krankheitsfall höchstens 32-mal (entsprechend 160 Minuten bzw. ca. 8 Sitzungen/Tage) berechnungsfähig.	70 Punkte

Epilation mittels Lasertechnik an einer Hand und/oder den Händen

GOP	Kurzbeschreibung	Erläuterung	Bewertung
02326	Epilation von 5 Minuten Dauer	Die GOP 02326 und 02328 sind ebenfalls in Summe am Behandlungstag höchstens viermal und im Krankheitsfall höchstens 32-mal berechnungsfähig.	88 Punkte

02328	Zuschlag zur GOP 02326 je weitere vollendete 5 Minuten Dauer	Die GOP 02326 und 02328 sind ebenfalls in Summe am Behandlungstag höchstens viermal und im Krankheitsfall höchstens 32-mal berechnungsfähig.	70 Punkte

Aufwand in Min. **Kalkulationszeit: 3**   **Prüfzeit: 2**   **Eignung d Prüfzeit:** Tages- und Quartalsprofil

02326

Epilation mittels Lasertechnik bei Mann-zu-Frau-Transsexualismus im Rahmen geschlechtsangleichender Maßnahmen an einer Hand und/oder den Händen   **88**   10,11

Obligater Leistungsinhalt
* Persönlicher Arzt-Patienten-Kontakt,
* Dauer 5 Minuten

Anmerkung
Die Berechnung der Gebührenordnungspositionen 02325 und 02326 setzt eine Begutachtung voraus, aus der hervorgeht, dass die medizinische Indikation zur Durchführung geschlechtsangleichender Maßnahmen bei Transsexualismus (ICD-10-GM: F64.0) besteht. Die Gebührenordnungspositionen 02325 und 02326 sind am Behandlungstag jeweils einmal berechnungsfähig.
Die Gebührenordnungspositionen 02325 und 02327 sind in Summe am Behandlungstag höchstens 4-mal für die Epilation im Gesicht/am Hals berechnungsfähig.
Die Gebührenordnungspositionen 02326 und 02328 sind am Behandlungstag in Summe höchstens 4-mal für die Epilation an einer Hand/den Händen berechnungsfähig.
Die Gebührenordnungspositionen 02325 und 02327 sind in Summe im Krankheitsfall höchstens 32-mal für die Epilation im Gesicht /am Hals berechnungsfähig.
Die Gebührenordnungspositionen 02326 und 02328 sind im Krankheitsfall in Summe höchstens 32-mal für die Epilation an einer Hand/den Händen berechnungsfähig.
Die Gebührenordnungspositionen 02325 und 02326 sind nicht berechnungsfähig bei einer Epilation mittels hochenergetischen Blitzlampen (IPL-Technologie). Lokalanästhesien und Verbände sind, soweit erforderlich, Bestandteil der Gebührenordnungspositionen 02325 und 02326.

Abrechnungsausschluss im Behandlungsfall 02360
in derselben Sitzung 02300 und 10340

Berichtspflicht Nein

Aufwand in Min. **Kalkulationszeit: 3**   **Prüfzeit: 2**   **Eignung d Prüfzeit:** Tages- und Quartalsprofil
Kommentar: Siehe Erläuterungen bei EBM Nr. 02325

02327

Fortsetzung der Epilation mittels Lasertechnik bei Mann-zu-Frau-Transsexualismus im Rahmen geschlechtsangleichender Maßnahmen, Zuschlag zur Gebührenordnungsposition 02325   **70**   8,04

Abrechnungsbestimmung je weitere vollendete 5 Minuten

Anmerkung
Die Berechnung der Gebührenordnungspositionen 02327 und 02328 setzt eine Begutachtung voraus, aus der hervorgeht, dass die medizinische Indikation zur Durchführung geschlechtsangleichender Maßnahmen bei Transsexualismus (ICD-10-GM: F64.0) besteht.
Die Gebührenordnungspositionen 02325 und 02326 sind in Summe am Behandlungstag höchstens 4-mal für die Epilation im Gesicht/am Hals berechnungsfähig.
Die Gebührenordnungspositionen 02326 und 02328 sind am Behandlungstag in Summe höchstens 4-mal für die Epilation an einer Hand/den Händen berechnungsfähig.
Die Gebührenordnungspositionen 02325 und 02327 sind in Summe im Krankheitsfall höchstens 32-mal für die Epilation im Gesicht /am Hals berechnungsfähig.
Die Gebührenordnungspositionen 02326 und 02328 sind im Krankheitsfall in Summe höchstens 32-mal für die Epilation an einer Hand/den Händen berechnungsfähig.

Berichtspflicht Nein

Aufwand in Min. **Kalkulationszeit: 1**   **Prüfzeit: 0**   **Eignung d Prüfzeit:** Tages- und Quartalsprofil
Kommentar: Siehe Erläuterungen bei EBM Nr. 02325

02328 Fortsetzung der Epilation mittels Lasertechnik bei Mann-zu-Frau-Transsexualismus   **70**
im Rahmen geschlechtsangleichender Maßnahmen, Zuschlag zur Gebührenord-   8,04
nungsposition 02326

Abrechnungsbestimmung je weitere vollendete 5 Minuten

Anmerkung
Die Berechnung der Gebührenordnungspositionen 02327 und 02328 setzt eine Begutachtung voraus, aus der hervorgeht, dass die medizinische Indikation zur Durchführung
geschlechtsangleichender Maßnahmen bei Transsexualismus (ICD-10-GM: F64.0) besteht.
Die Gebührenordnungspositionen 02325 und 02326 sind in Summe am Behandlungstag
höchstens 4-mal für die Epilation im Gesicht/am Hals berechnungsfähig.
Die Gebührenordnungspositionen 02326 und 02328 sind am Behandlungstag in Summe
höchstens 4-mal für die Epilation an einer Hand/den Händen berechnungsfähig.
Die Gebührenordnungspositionen 02325 und 02327 sind in Summe im Krankheitsfall
höchstens 32-mal für die Epilation im Gesicht /am Hals berechnungsfähig.
Die Gebührenordnungspositionen 02326 und 02328 sind im Krankheitsfall in Summe
höchstens 32-mal für die Epilation an einer Hand/den Händen berechnungsfähig.

Berichtspflicht Nein

Aufwand in Min. **Kalkulationszeit: 1**   **Prüfzeit: 0**   **Eignung d Prüfzeit:** Tages- und Quartalsprofil

02330* Blutentnahme durch Arterienpunktion   **49**
5,63
Abrechnungsausschluss
im Behandlungsfall 04410, 13545, 13550, 34291
in derselben Sitzung 01220, 01221, 01222, 01856, 01857, 01913, 02100, 02101, 02300,
02331, 02340, 02341, 04530, 04536, 05330, 05331, 05340, 05370, 05371, 10340, 13311,
13650, 13661, 31821, 31822, 31823, 31824, 31825, 31826, 31827, 31828, 34283, 34284,
34285, 34286, 34287, 34290, 34291, 34292, 36821, 36822, 36823, 36824, 36825, 36826,
36827, 36828, 36881, 36882 und 37705

Aufwand in Min. **Kalkulationszeit: 1**   **Prüfzeit: 1**   **Eignung d. Prüfzeit:** Tages- und Quartalsprofil
GOÄ   entsprechend oder ähnlich: Nr. 251

02331* Intraarterielle Injektion   **62**
7,12
Abrechnungsausschluss
im Behandlungsfall 04410, 13545, 13550, 34291
in derselben Sitzung 01220, 01221, 01222, 01856, 01857, 01913, 02100, 02101, 02300,
02301, 02302, 02330, 02340, 02341, 05330, 05331, 05340, 10340, 10341, 10342, 13311,
31821, 31822, 31823, 31824, 31825, 31826, 31827, 31828, 34283, 34284, 34285, 34286,
34287, 34290, 34291, 34292, 34502, 36821, 36822, 36823, 36824, 36825, 36826, 36827,
36828, 36882

Aufwand in Min. **Kalkulationszeit: 2**   **Prüfzeit: 1**   **Eignung d. Prüfzeit:** Tages- und Quartalsprofil
GOÄ   entsprechend oder ähnlich: Nr. 254
Kommentar   Siehe auch Kommentar zu 02330.

02340 Punktion I   **45**
5,17
Obligater Leistungsinhalt
• Punktion der/des
  – Lymphknoten und/oder
  – Schleimbeutel und/oder
  – Ganglien und/oder
  – Serome und/oder
  – Hygrome und/oder
  – Hämatome und/oder
  – Wasserbrüche (Hydrocelen) und/oder
  – Ascites und/oder
  – Harnblase und/oder
  – Pleura-/Lunge und/oder
  – Schilddrüse und/oder

    – Prostata und/oder
    – Speicheldrüse

Abrechnungsausschluss
im Zeitraum von 21 Tagen nach Erbringung einer Leistung des Abschnitts 31.2 und Kapitel 31.4
im Behandlungsfall 02310, 07310, 07311, 07320, 07330, 07340, 10330, 18310, 18311, 18320, 18330, 18340, 34291
in derselben Sitzung 01220, 01221, 01222, 01781, 01782, 01787, 02300, 02301, 02302, 02321, 02322, 02330, 02331, 02342, 02343, 04513, 05330, 05331, 05341, 05350, 05372, 08320, 08331, 09315, 09316, 09317, 10340, 10341, 10342, 13412, 13662, 13663, 13670, 26341, 31821, 31822, 31823, 31824, 31825, 31826, 31827, 31828, 31830, 31831, 34235, 34236, 34500, 34501, 34502, 34503, 36821, 36822, 36823, 36824, 36825, 36826, 36827, 36828, 36830, 36831

Aufwand in Min. **Kalkulationszeit:** 2   **Prüfzeit:** 1   **Eignung d. Prüfzeit:** Tages- und Quartalsprofil

GOÄ entsprechend oder ähnlich: Nrn. 303, 306, 307, 308, 318, 319

Kommentar: Die Punktion einer Schrittmachertasche ist nach Nr. 02340 zu berechnen. Mehrfache Punktionen eines Organs nach Nr. 02340 oder 02341 sind nur abrechenbar, wenn es sich um 2 unterschiedliche Punktionsarten z.B. Stanzbiopsie und Feinnadelbiopsie handelt. Ist eine Punktion unter Sonographie erforderlich sind zusätzlich die entsprechenden Sonographieleistungen nach den EBM-Nrn. 33012 ff. sowie ggf. die Zuschläge für optische Führungshilfen nach den Nrn. 33091 (zu den Nrn. 33012, 33040, 33041, 33081)oder 33092 (zu den Nrn. 33042, 33043) abrechenbar.

Da die EBM-Ziffern 02340 bis 02343 in der Präambel zum Kapitel 04 (Kinderheilkunde) nicht als „zusätzlich zu berechnende EBM-Ziffer" aufgezählt sind, werden sie für Kinder- und Jugendärzte nicht extra vergütet.

Beachten Sie: Diese Leistungen sind im Notfall und im organisierten ärztlichen Not(-fall) dienst für Pädiater zugänglich (Entfall der Fachgebietsgrenzen).

Auf einen Blick: Punktionen nach den Nrn. 02340 und 02341 von A-Z

Punktion von	EBM-Nr.
Adnextumoren, ggf. einschl. Douglasraum	02341
Ascites	02340
Ascites (Entlastungspunktion)	02341
Ganglien	02340
Gelenke	02341
Hämatome	02340
Harnblase	02340
Hoden	02341
Hydrocelen	02340
Hygrome	02340
Knochenmark	02341
Leber	02341
Lymphknoten	02340
Mammae	02341
Nieren	02341
Pankreas	02341
Pleura-/Lunge	02340
Prostata	02340
Schilddrüse	02340
Schleimbeutel	02340
Serome	02340

02341   Punktion II   **137**
                                                         15,74

Obligater Leistungsinhalt
- Punktion der/des
  - Mammae und/oder
  - Knochenmarks und/oder
  - Leber und/oder
  - Nieren und/oder
  - Pankreas und/oder
  - Gelenke und/oder
  - Adnextumoren, ggf. einschl. Douglasraum und/oder
  - Hodens und/oder
  - Ascites als Entlastungspunktion unter Gewinnung von mindestens 250 ml Ascites-Flüssigkeit und/oder
  - Milz

Abrechnungsausschluss
im Behandlungsfall 02310, 07310, 07311, 07320, 07330, 07340, 10330, 18310, 18311, 18320, 18330, 18340, 34291
in derselben Sitzung 01220, 01221, 01222, 01781, 01782, 01787, 02300, 02301, 02302, 02321, 02322, 02330, 02331, 02342, 02343, 04513, 05330, 05331, 05341, 05350, 05372, 08320, 08331, 09315, 09316, 09317, 10340, 10341, 10342, 13412, 13662, 13663, 13670, 17371, 17373, 26341, 31821, 31822, 31823, 31824, 31825, 31826, 31827, 31828, 31830, 31831, 34235, 34236, 34500, 34501, 34502, 34503, 36821, 36822, 36823, 36824, 36825, 36826, 36827, 36828, 36830, 36831
im Zeitraum von 21 Tagen nach Erbringung einer Leistung des Abschnitts 31.2 Kapitel 31.4

Berichtspflicht Ja

Aufwand in Min.   **Kalkulationszeit:** 8   **Prüfzeit:** 6   **Eignung d. Prüfzeit:** Tages- und Quartalsprofil

GOÄ   entsprechend oder ähnlich: Nrn. 300, 301, 302, 311, 314, 315, 317

Kommentar: Mehrfache Punktionen eines Organs nach Nr. 02340 oder 02341 sind nur abrechenbar, wenn es sich um 2 unterschiedliche Punktionsarten z.B. Stanzbiopsie und Feinnadel-biopsie handelt. Ist eine optische Führungshilfe unter Sonographie erforderlich sind zusätzlich die entsprechenden Sonographieleistungen nach den EBM-Nrn. 33012 ff. sowie ggf. die Zuschläge für optische Führungshilfen nach den Nrn. 33091 (zu den Nrn. 33012, 33040, 33041, 33081)oder 33092 (zu den Nrn. 33042, 33043) abrechenbar. Siehe auch Tabelle in Kommentar zu Nr. 02340.

02342*   Lumbalpunktion   **582**
                                                         66,88

Obligater Leistungsinhalt
- Abklärung einer Hirn- oder Rückenmarkserkrankung mittels Lumbalpunktion,
- Mindestens zweistündige Nachbetreuung mit ärztlicher Abschlussuntersuchung

Fakultativer Leistungsinhalt
- Lokalanästhesie,
- Messung des Liquordrucks

Anmerkung Die Gebührenordnungsposition 02342 kann nur von Fachärzten für Neurologie, Nervenheilkunde, Neurochirurgie, Psychiatrie und Psychotherapie, Innere Medizin, Fachärzten für Kinder- und Jugendmedizin oder von Fachärzten für Anästhesiologie berechnet werden.

Abrechnungsausschluss
im Behandlungsfall 34291
in derselben Sitzung 01856, 01913, 02300, 02301, 02302, 02340, 02341, 10340, 10341, 10342, 34223, 34502, 34503, 36820, 36821, 36822, 36823, 36824, 36825, 36826, 36827, 36828, 36830, 36831 und Kapitel 5.3, 5.4

Aufwand in Min.   **Kalkulationszeit:** 9   **Prüfzeit:** 7   **Eignung d. Prüfzeit:** Tages- und Quartalsprofil

GOÄ   entsprechend oder ähnlich: Nr. 305

EBM-Nr.

02343* Entlastungspunktion des Pleuraraums und/oder nichtoperative Pleuradrainage **260**
29,88
Obligater Leistungsinhalt
• Entlastungspunktion des Pleuraraums und Gewinnung von mindestens 250 ml Erguß-flüssigkeit
und/oder
• Nichtoperative Anlage einer Pleuradrainage
Fakultativer Leistungsinhalt
• Lokalanästhesie

Abrechnungsausschluss
im Behandlungsfall 34291
in derselben Sitzung 01781, 01782, 01787, 02300, 02301, 02302, 02340, 02341, 05330, 05331, 09315, 09316, 10340, 10341, 10342, 13662, 13663, 13670, 31821, 31822, 31823, 31824, 31825, 31826, 31827, 31828, 34502, 34503, 36821, 36822, 36823, 36824, 36825, 36826, 36827, 36828

Berichtspflicht Ja

Aufwand in Min. **Kalkulationszeit:** 10   **Prüfzeit:** 8   **Eignung d. Prüfzeit:** Nur Quartalsprofil
GOÄ entsprechend oder ähnlich: Nr. 307

02350 Fixierender Verband mit Einschluss mindestens eines großen Gelenkes unter **144**
Verwendung unelastischer, individuell anmodellierbarer, nicht weiter verwendbarer 16,55
Materialien

Abrechnungsausschluss
in derselben Sitzung 02300, 02301, 02302, 02310, 02311, 02312, 02313, 10340, 10341, 10342, 27332
am Behandlungstag 31614, 31615, 31616, 31617, 31618, 31619, 31620, 31621
im Zeitraum von 21 Tagen nach Erbringung einer Leistung des Abschnitts 31.2 31600, 31614, 31615, 31616, 31617, 31618, 31619, 31620, 31621
im Behandlungsfall 07310, 07311, 07330, 07340, 10330, 18310, 18311, 18330, 18340, 34291

Aufwand in Min. **Kalkulationszeit:** 5   **Prüfzeit:** 4   **Eignung d. Prüfzeit:** Nur Quartalsprofil
GOÄ entsprechend oder ähnlich: Nrn. 204, 207 (Tape- aber kein Zinkleimverband), 208, 214, 227, 230 ff.
Kommentar: Nach dieser Nr. kann auch die Wiederanlage eines Gipsverbandes – mit Einschluss mind. eines großen Gelenkes – berechnet werden. Zinkleimverbände – da nicht fixierend- können nicht nach dieser Nr. berechnet werden.

Da die EBM-Ziffer 02350 in der Präambel zum Kapitel 04 (Kinderheilkunde) nicht als „zusätzlich zu berechnende EBM-Ziffer" aufgezählt ist, wird sie für Kinder- und Jugendärzte nicht extra vergütet.

Beachten Sie: Diese Leistungen sind **im Notfall und im organisierten ärztlichen Not(-fall) dienst** für Pädiater zugänglich (Entfall der Fachgebietsgrenzen).

02360 Behandlung mit Lokalanästhetika **94**
10,80
Obligater Leistungsinhalt
• Mindestens 3 persönliche Arzt-Patienten-Kontakte im Behandlungsfall,
• Anwendung von Lokalanästhetika
– zur Behandlung funktioneller Störungen
• und/oder
– zur Schmerzbehandlung,
Abrechnungsbestimmung einmal im Behandlungsfall

Abrechnungsausschluss
im Behandlungsfall 02310, 07310, 07311, 07320, 07330, 07340, 10330, 16232, 18310, 18311, 18320, 18330, 18331, 18340, 34291
in derselben Sitzung 01832, 02300, 02301, 02302, 02311, 02312, 06350, 06351, 06352, 09315, 09316, 09317, 09351, 09360, 09361, 09362, 10340, 10341, 10342, 15321, 15322, 15323, 26350, 26351, 26352, 34503

im Zeitraum von 21 Tagen nach Erbringung einer Leistung des Abschnitts 31.2 Kapitel 31.4

Aufwand in Min.   **Kalkulationszeit:** KA   **Prüfzeit:** 3   **Eignung d. Prüfzeit:** Nur Quartalsprofil

GOÄ   entsprechend oder ähnlich: Nrn. 483 bis 494

Kommentar: Mit dieser Leistungsziffer kann auch die Neuraltherapie – einmal im Behandlungsfall = Quartalsfall – berechnet werden.

Diese Ziffer ist von Ärzten für Allgemeinmedizin nicht abrechenbar.

2.4 Diagnostische Verfahren, Tests, Corona-Abstrich

02400*   Durchführung des 13C-Harnstoff-Atemtests ohne Analyse nach der Gebührenordnungsposition 32315   **23**
2,64

Anmerkung Die Gebührenordnungsposition 02400 ist grundsätzlich nur berechnungsfähig zur Erfolgskontrolle nach Eradikationstherapie einer Helicobacter pylori-Infektion (frühestens 4 Wochen nach Ende der Therapie) oder bei Kindern mit begründetem Verdacht auf eine Ulcuserkrankung.

Abrechnungsausschluss in derselben Sitzung 04511, 13400, 32706

Aufwand in Min.   **Kalkulationszeit:** 1   **Prüfzeit:** 1   **Eignung d. Prüfzeit:** Tages- und Quartalsprofil

GOÄ   entsprechend oder ähnlich: Analoger Ansatz der Nr. A 619*

02401*   H2-Atemtest, einschl. Kosten   **78**
8,96

Obligater Leistungsinhalt
* Mehrere Probenentnahmen,
* Mehrere Messungen der H2-Konzentration,
* Zeitbezogene Dokumentation der Messergebnisse

Abrechnungsausschluss in derselben Sitzung 01741, 04514, 13421

Aufwand in Min.   **Kalkulationszeit:** 3   **Prüfzeit:** 1   **Eignung d. Prüfzeit:** Tages- und Quartalsprofil

GOÄ   entsprechend oder ähnlich: Nr. A 618*

Kommentar: Jedoch ist die Verordnung des 13C-Harnstoffs als Fertigpräparat je nach Ausgestaltung der regionalen Sprechstundenbedarfsverordnung über Sprechstundenbedarf oder auf den Namen des Patienten möglich. Die Kostenpauschale nach EBM-Ziffer 40154 darf nur angesetzt werden, wenn der 13C-Harnstoff nicht über Sprechstundenbedarf bezogen wird.

2.5 Physikalisch-therapeutische Gebührenordnungspositionen

1. In den Gebührenordnungspositionen dieses Abschnitts sind alle Kosten enthalten mit Ausnahme der Arznei- mittel und wirksamen Substanzen, die für Inhalationen, für die Thermotherapie, für die Iontophorese sowie für die Photochemotherapie erforderlich sind.

Kommentar:

Zu den nach dieser Bestimmung nicht in den Leistungsbewertungen enthaltenen Kosten gehören z. B. die bei der Inhalationsbehandlung benutzten Arzneimittel, aber auch die Kosten für wirksame Substanzen in der Thermotherapie wie Moor, Fango usw. Die hierbei verwendeten Arzneimittel sind in der Regel auf den Namen des Patienten zu verordnen, die Kosten der Substanzen für die Thermotherapie können in der Regel gesondert auf dem Behandlungsausweis geltend gemacht werden. Es ist aber in jedem Fall bei der zuständigen KV zu erfragen, ob im Rahmen der Sprechstundenbedarfsregelungen oder sonstiger Abmachungen mit den Kostenträgern abweichende Berechnungsmöglichkeiten vorgesehen sind.

02500   Einzelinhalationstherapie   **12**
1,38

Obligater Leistungsinhalt
* Intermittierende Überdruckbeatmung
und/oder
* Inhalation mittels alveolengängiger Teilchen (z.B. Ultraschallvernebelung),

Abrechnungsbestimmung je Sitzung

Abrechnungsausschluss in derselben Sitzung 02501

Aufwand in Min.   **Kalkulationszeit:** 0   **Prüfzeit:** ./.   **Eignung d. Prüfzeit:** Keine Eignung

GOÄ   entsprechend oder ähnlich: Nr. 501*

Kommentar: Auch Inhalation mit Spacer abrechenbar.

02501   Einzelinhalationstherapie mit speziellem Verneblersystem zur Pneumocystis carinii   **44**
            Prophylaxe   **5,06**

            Obligater Leistungsinhalt
            • Einzelinhalationstherapie mit speziellem Verneblersystem zur Pneumocystis carinii
              Prophylaxe

            Abrechnungsausschluss in derselben Sitzung 02500

Aufwand in Min.   **Kalkulationszeit:** KA   **Prüfzeit:** ./.   **Eignung d. Prüfzeit:** Keine Eignung

GOÄ   entsprechend oder ähnlich: Nr. 500*

Kommentar: Entsprechende Materialkosten für die zur Inhalation erforderlichen Medikamente können
             auf Rezept oder eventuell über Sprechstundenbedarf verordnet oder in Rechnung gestellt
             werden.

02510   Wärmetherapie   **21**
                                                                                                  2,41
            Obligater Leistungsinhalt
            • Mittels Packungen mit Paraffinen und/oder
            • Mittels Peloiden und/oder
            • Mittels Heißluft und/oder
            • Mittels Kurz-, Dezimeterwelle und/oder
            • Mittels Mikrowelle und/oder
            • Mittels Hochfrequenzstrom und/oder
            • Mittels Infrarotbestrahlung und/oder
            • Mittels Ultraschall mit einer Leistungsdichte von weniger als 3 Watt pro cm^2,

            Abrechnungsbestimmung je Sitzung

Aufwand in Min.   **Kalkulationszeit:** KA   **Prüfzeit:** ./.   **Eignung d. Prüfzeit:** Keine Eignung

GOÄ   entsprechend oder ähnlich: Nrn. 530*, 535*, 536*, 538*, 539*, 548*, 549*, 551*

02511   Elektrotherapie unter Anwendung niederfrequenter und/oder mittelfrequenter   **9**
            Ströme   **1,03**

            Obligater Leistungsinhalt
            • Galvanisation und/oder
            • Reizstrom und/oder
            • Neofaradischer Schwellstrom und/oder
            • Iontophorese und/oder
            • Amplituden-modulierte Mittelfrequenztherapie und/oder
            • Schwellstromtherapie und/oder
            • Interferenzstromtherapie,

            Abrechnungsbestimmung je Sitzung

            Anmerkung Die Gebührenordnungsposition 02511 ist im Behandlungsfall höchstens
            achtmal berechnungsfähig.

            Abrechnungsausschluss in derselben Sitzung 07310, 07311, 16232, 18310, 18311

Aufwand in Min.   **Kalkulationszeit:** KA   **Prüfzeit:** ./.   **Eignung d. Prüfzeit:** Keine Eignung

GOÄ   entsprechend oder ähnlich: Nrn. 551*, 552*

Kommentar: Im Behandlungsfall = Quartalsfall kann die Leistung insgesamt 8x berechnet werden
             – unabhängig von der Zahl der behandelten Erkrankungen (Diagnosen). Für eine neue
             Erkrankung (zweite Diagnose) ist die Leistung nicht erneut 8x berechenbar. Die für eine
             Iontophorese ggf. erforderlichen Medikamente können zu Lasten des Patienten verordnet
             oder über Sprechstundenbedarf bezogen werden.

2 Allgemeine diagnostische und therapeutische Gebührenordnungspositionen
EBM-Nr.   EBM-Punkte / Euro

02512	Gezielte Elektrostimulation bei spastischen und/oder schlaffen Lähmungen	**18**
		2,07

Obligater Leistungsinhalt
* Elektrostimulation,
* Festlegung der Reizparameter,

Abrechnungsbestimmung je Sitzung

Aufwand in Min.   **Kalkulationszeit:** KA   **Prüfzeit:** ./.   **Eignung d. Prüfzeit:** Keine Eignung
GOÄ   entsprechend oder ähnlich: Nr. 555*

02520*	Phototherapie eines Neugeborenen,	**96**
	Abrechnungsbestimmung je Tag	11,03

Aufwand in Min.   **Kalkulationszeit:** KA   **Prüfzeit:** ./.   **Eignung d. Prüfzeit:** Keine Eignung
GOÄ   entsprechend oder ähnlich: Nr. 566*

III Arztgruppenspezifische Gebührenordnungspositionen
III.a Hausärztlicher Versorgungsbereich

3 Hausärztlicher Versorgungsbereich

Kommentar:

Die Auflistung im Anhang 3 wurde gegenüber der bisherigen Fassung um eine Spalte ergänzt, in der zu den jeweiligen Gebührenordnungspositionen eine Kurzlegende angegeben wird.

3.1 Präambel

1. Die in diesem Kapitel aufgeführten Gebührenordnungspositionen können – unbeschadet der Regelung gemäß 6.2 der Allgemeinen Bestimmungen – ausschließlich von
   - Fachärzten für Allgemeinmedizin,
   - Fachärzten für Innere und Allgemeinmedizin,
   - Praktischen Ärzten,
   - Ärzten ohne Gebietsbezeichnung,
   - Fachärzten für Innere Medizin ohne Schwerpunktbezeichnung, die gegenüber dem Zulassungsausschuss ihre Teilnahme an der hausärztlichen Versorgung gemäß § 73 Abs. 1a SGB V erklärt haben,

berechnet werden.

Sofern sich Regelungen im Kapitel 3 auf die Anzahl der Ärzte gemäß Präambel 3.1 Nr. 1 in einer Praxis beziehen, ist für die Bestimmung der Anzahl der Ärzte der Umfang der Tätigkeit laut Zulassungs- bzw. Genehmigungsbescheid zu berücksichtigen.

2. Fachärzte für Allgemeinmedizin, Fachärzte für Innere und Allgemeinmedizin, Praktische Ärzte und Ärzte ohne Gebietsbezeichnung können – wenn sie im Wesentlichen spezielle Leistungen erbringen – gemäß § 73 Abs. 1a SGB V auf deren Antrag die Genehmigung zur ausschließlichen Teilnahme an der fachärztlichen Versorgung erhalten. Nach Erhalt der Genehmigung können sie Gebührenordnungspositionen dieses Kapitels nicht mehr berechnen.

3. Außer den in diesem Kapitel genannten Gebührenordnungspositionen sind von den in der Präambel genannten Vertragsärzten – unbeschadet der Regelungen gemäß I-5 und I-6.2 der Allgemeinen Bestimmungen – zusätzlich nachfolgende Gebührenordnungspositionen berechnungsfähig: 01100 bis 01102, 01205, 01207, 01210, 01212, 01214 bis 01222, 01223, 01224, 01226, 01320, 01321, 01322, 01323, 01410 bis 01416, 01418, 01425, 01426, 01430, 01431, 01435, 01436, 01442, 01444, 01450, 01470, 01471, 01472, 01473, 01480, 01600 bis 01602, 01610, 01611, 01620 bis 01624, 01626, 01630, 01640 bis 01642, 01645, 01647, 01648, 01660, 01670 bis 01672, 01702 bis 01704, 01707, 01709 bis 01723, 01731, 01732, 01734, 01735, 01737, 01740, 01744 bis 01748, 01750 bis 01761, 01764, 01776, 01777, 01812, 01820 bis 01824, 01828, 01940, 01949 bis 01953, 01955, 01956, 01960, 02300 bis 02302, 02310 bis 02314, 02500, 02501, 02510 bis 02512, 02520 und 30706.

4. Die Gebührenordnungspositionen 01735, 01760, 01761, 01764, 01821 bis 01824 und 01828 sind von den unter Nr. 1 genannten Vertragsärzten berechnungsfähig, wenn sie eine mindestens einjährige Weiterbildung im Gebiet Frauenheilkunde und Geburtshilfe nachweisen können oder wenn entsprechende Leistungen bereits vor dem 31.12.2002 durchgeführt und abgerechnet wurden.

5. Außer den in diesem Kapitel genannten Gebührenordnungspositionen sind bei Vorliegen der entsprechenden Qualifikationsvoraussetzungen von den in der Präambel genannten Vertragsärzten – unbeschadet der Regelungen gemäß I-5 und I-6.2 der Allgemeinen Bestimmungen – zusätzlich nachfolgende Gebührenordnungspositionen berechnungsfähig: 01920 bis 01922, 30400 bis 30402, 30410, 30411, 30420, 30421, 30430, 30900, 30905, 31912, 33000 bis 33002, 33010 bis 33012, 33040 bis 33044, 33046, 33050 bis 33052, 33060 bis 33062, 33076, 33080, 33081, 33090 bis 33092, 37700 bis 37705, 37710, 37711, 37714, 37720, 38200 und 38205, Gebührenordnungspositionen der Abschnitte IV-30.1, IV-30.2.1, IV-30.2.2, IV-30.3, IV-30.5, IV-30.6, IV-30.7, IV-30.10, IV-30.12, IV-30.13, IV-31.1, IV-31.4.2, IV-32.1, IV-32.2, IV-36.6.2, Kap. 37 und Kap. 38 sowie Gebührenordnungspositionen des Kapitels IV-35.

6. Bei der Berechnung der zusätzlich berechnungsfähigen Gebührenordnungspositionen in den Absätzen 3, 4 und 5 sind die Maßnahmen zur Qualitätssicherung gemäß § 135 Abs. 2 SGB V, die berufsrechtliche Verpflichtung zur grundsätzlichen Beschränkung auf das jeweilige Gebiet sowie die Richtlinien des Gemeinsamen Bundesausschusses zu beachten.

7. Werden die in den Versichertenpauschalen enthaltenen Leistungen entsprechend den Gebührenordnungspositionen 01600, 01601, 01610 und 01612 durchgeführt, sind für die Versendung bzw. den Transport die

© Springer-Verlag GmbH Deutschland, ein Teil von Springer Nature 2023
P. M. Hermanns (Hrsg.), *EBM 2023 Kommentar*, Abrechnung erfolgreich
und optimal, https://doi.org/10.1007/978-3-662-66400-1_3

Kostenpauschalen nach den Gebührenordnungspositionen 40110 und 40111 berechnungsfähig. Wird die in den Versichertenpauschalen enthaltene Leistung entsprechend der Gebührenordnungsposition 02400 erbracht, ist für die Durchführung der Leistung die Kostenpauschale nach der Gebührenordnungsposition 40154 berechnungsfähig.

8. Abweichend von 5.1 der Allgemeinen Bestimmungen erfolgt in fachgleichen (Teil-)Berufsausübungsgemeinschaften zwischen Ärzten gemäß Nr. 1 dieser Präambel und in fachgleichen Praxen von Ärzten gemäß Nr. 1 dieser Präambel mit angestelltem/n Arzt/Ärzten gemäß Nr. 1 dieser Präambel ein Aufschlag in Höhe von 22,5 % auf die Versichertenpauschalen nach den Gebührenordnungspositionen 03000 und 03030. Finden im Behandlungsfall ausschließlich Arzt-Patienten-Kontakte im Rahmen einer Videosprechstunde gemäß Anlage 31b zum Bundesmantelvertrag-Ärzte (BMV-Ä) statt, erfolgt der Aufschlag auf die Versichertenpauschale nach der Gebührenordnungsposition 03000 auf Basis der um die Abschläge gemäß Abs. 5 Nr. 1 der Allgemeinen Bestimmungen 4.3.1 reduzierten Versichertenpauschale.

9. Für die Gebührenordnungsposition 03230 wird ein Punktzahlvolumen für die gemäß der Gebührenordnungsposition 03230 erbrachten und berechneten Gespräche gebildet. Das Punktzahlvolumen beträgt 64 Punkte multipliziert mit der Anzahl der Behandlungsfälle gemäß Nr. 10 dieser Präambel. In Berufsausübungsgemeinschaften, Medizinischen Versorgungszentren und Praxen mit angestellten Ärzten beträgt das Punktzahlvolumen 64 Punkte für jeden Behandlungsfall gemäß Nr. 10 dieser Präambel, bei dem ein Arzt gemäß Nr. 1 dieser Präambel vertragsärztliche Leistungen durchführt und berechnet. In Berufsausübungsgemeinschaften, Medizinischen Versorgungszentren und Praxen mit angestellten Ärzten beträgt das Punktzahlvolumen 64 Punkte für jeden Behandlungsfall gemäß Nr. 10 dieser Präambel, bei dem ein Arzt gemäß Nr. 1 dieser Präambel vertragsärztliche Leistungen durchführt und berechnet.

10. Relevant für die Fallzählung
 – der Vergütung der Gebührenordnungsposition 03230,
 – gemäß Nr. 1 der Präambel zum Abschnitt 3.2.1.2,
 – der Vergütung der Gebührenordnungsposition 03060
sind alle Behandlungsfälle im Quartal gemäß § 21 Abs. 1 und Abs. 2 Bundesmantelvertrag-Ärzte (BMV-Ä) bzw. § 25 Abs. 1 und Abs. 2 Arzt-/Ersatzkassenvertrag (EKV), ausgenommen Notfälle im organisierten Notfalldienst (Muster 19 der Vordruck-Vereinbarung) und Überweisungsfälle zur Durchführung ausschließlich von Probenuntersuchungen oder zur Befundung von dokumentierten Untersuchungsergebnissen und Behandlungsfälle, in denen ausschließlich Kostenerstattungen des Kapitels 40 berechnet werden, sowie stationäre (belegärztliche) Behandlungsfälle. In Berufsausübungsgemeinschaften, Medizinischen Versorgungszentren und Praxen mit angestellten Ärzten werden nur die o. g. Behandlungsfälle berücksichtigt, in denen ein Arzt gemäß Präambel 3.1 Nr. 1 vertragsärztliche Leistungen durchführt und berechnet. In Berufsausübungsgemeinschaften, Medizinischen Versorgungszentren und Praxen mit angestellten Ärzten werden nur die o. g. Behandlungsfälle berücksichtigt, in denen ein Arzt gemäß Präambel 3.1 Nr. 1 vertragsärztliche Leistungen durchführt und berechnet.

11. Zusätzlich relevant für die Fallzählung gemäß Nr. 1 der Präambel 3.2.1.2 sowie zur Bemessung der Vergütung der Gebührenordnungsposition 03060 ist die Anzahl der selektivvertraglichen Behandlungsfälle im Quartal bei Ärzten, die an einem Selektivvertrag gemäß § 73b SGB V (HzV-Verträge) und/oder an einem Vertrag zur knappschaftsärztlichen Versorgung teilnehmen. Als Behandlungsfall werden ausschließlich selektivvertraglich eingeschriebene und/oder an der knappschaftsärztlichen Versorgung teilnehmende Versicherte mit tatsächlicher Inanspruchnahme von Leistungen eines Selektivvertrags gemäß § 73b SGB V / der knappschaftsärztlichen Versorgung gemäß Satz 1 Nr. 11 der Präambel 3.1 im jeweiligen Quartal gezählt. Dabei sind die selektivvertraglichen Behandlungsfälle von Versicherten zu zählen, bei denen im jeweiligen Quartal keine kollektivvertraglichen Leistungen gemäß § 73 SGB V von Ärzten gemäß § 73 Absatz 1a Nrn. 1, 3, 4 und 5 SGB V in derselben Praxis zusätzlich über die Kassenärztliche Vereinigung abgerechnet werden. Sofern bei diesen selektivvertraglichen Behandlungsfällen zusätzlich einzelne Leistungen des Einheitlichen Bewertungsmaßstabs erbracht werden, die nicht Bestandteil des Selektivvertrages gemäß § 73b SGB V / des Vertrages zur knappschaftsärztlichen Versorgung sind und somit grundsätzlich im Rahmen der kollektivvertraglichen Versorgung berechnet werden, sind diese nicht als kollektivvertragliche Behandlungsfälle gemäß Nr. 10 der Präambel 3.1 mitzuzählen.

12. Die in der Präambel unter 1. aufgeführten Vertragsärzte können die arztgruppenspezifische Gebührenordnungsposition 08619 berechnen.

Kommentar:

Alle Gebührenordnungspositionen des Kapitels 3 – das sind die Nrn. 03110 bis 03335 – können grundsätzlich (s. Kommyentierung zu Kapitel I, Abschnitt 1.5) nur von folgenden Ärzten abgerechnet werden:

• Fachärzte für Allgemeinmedizin
• Fachärzte für Innere und Allgemeinmedizin
• Praktische Ärzte

- Ärzte ohne Gebietsbezeichnung
  - Internisten ohne Schwerpunkt, die die Teilnahme an der hausärztlichen Versorgung gegenüber dem Zulassungsausschuss erklärt haben.

Spielt die Anzahl der Ärzte in einer Regelung eine Rolle, ist den geänderten Teilnahmemöglichkeiten an der vertragsärztlichen Versorgung dadurch Rechnung getragen worden, dass sich die Bestimmung der Anzahl nicht „stur" an der Zahl der Personen orientiert, sondern der Umfang der Tätigkeit zu berücksichtigen ist.

Kinderärzte, die an der hausärztlichen Versorgung teilnehmen, berechnen ihre Leistungen nach III Kapitel 4 und den EBM Nrn. 04110 bis 04580.

Hat ein Arzt der oben genannten Gruppen (bis auf Internisten ohne Schwerpunkt) allerdings eine Genehmigung des Zulassungsausschusses zur ausschließlichen Teilnahme an der fachärztlichen Versorgung, so kann er Gebührenordnungspositionen dieses Kapitels nicht abrechnen. Für ihn gelten die entsprechenden Abschnitte aus dem fachärztlichen Versorgungsbereich.

Zusätzlich zu den Gebührenordnungspositionen dieses Kapitels sind für die hier genannten Ärzte – ggf. nur unter bestimmten Voraussetzungen (siehe unten) – abrechnungsfähig, sofern die übrigen Abrechnungsvoraussetzungen des EBM gegeben sind:

- die nachfolgenden Gebührenordnungspositionen des Abschnitts II (arztgruppenübergreifende allgemeine Leistungen):
  - Nrn. 01100 bis 01102 Unvorhergesehene Inanspruchnahme,
  - Nrn. 01205, 01207 Notfallpauschale für die Abklärung der Behandlungsnotwendigkeit,
  - Nr. 01210 Notfallpauschale im organisierten Not(fall)dienst,
  - Nr. 01211 Zusatzpauschale für die Besuchsbereitschaft im Notfall bez. organisierten Not(fall)dienst,
  - Nr. 01212 Notfallpauschale im organisierten Not(fall)dienst
  - Nr. 01214 bis 01222 Notfallkonsultationspauschale im organisierten Not(fall)dienst, Zusatzpauschale für die Besuchsbereitschaft im Notfall bez. organisierten Not(fall)dienst, Reanimationskomplex
  - Nrn. 01223 bis 01226 Zuschlag zur Notfallpauschale in besonderen Fällen,
  - Nrn. 01320, 01321 Grundpauschale für ermächtigte Ärzte, Krankenhäuser bzw. Institute,
  - Nrn. 01410 bis 01416 Besuche, Visite, Begleitung eines Kranken beim Transport
  - Nr. 01418 Besuch im organisierten Not(fall)dienst
  - Nrn. 01425, 01426 Verordnung spezialisierter ambulanter Palliativversorgung,
  - Nr. 01430 Verwaltungskomplex,
  - Nr. 01435 Telefonische Beratung,
  - Nr. 01436 Konsultationspauschale,
  - Nrn. 01600 bis 01602 Ärztlicher Bericht/Brief,
  - Nr. 01611 Verordnung von med. Reha
  - Nrn. 01620 bis 01623 Bescheinigung, Krankheitsbericht, Kurplan, Kurvorschlag,
  - Nr. 01630 Medikamentationsplan
  - Nr. 01704 Neugeborenen-Hörscreening
  - Nr. 01707 Erweitertes Neugeborenen-Screening
  - Nrn. 01711 bis 01723 Neugeborenen-Untersuchungen Jugendgesundheitsuntersuchung, Besuch zur Früherkennung, Sonographie Säuglingshüfte,
  - Nrn. 01730 bis 01732 Früherkennung Krebskrankheiten Erwachsener,
  - Nr. 01734 Untersuchung auf Blut im Stuhl,
  - Nr. 01735 Beratung zur Früherkennung nach der Chroniker-Richtlinie
  - Nr. 01740 Beratung zur Früherkennung des kolorektalen Karzinoms,
  - Nrn. 01745, 01746 Hautkrebsfrüherkennung
  - Nr. 01758 Teilnahme an multidisziplinärer Fallkonferenz,
  - Nr. 01776 bis 01777 Gestationsdiabetessceening
  - Nr. 01812 Gestationsdiabetessceening
  - Nr. 01816 Clamydiensceening
  - Nrn. 01820 bis 01822 Empfängnisregelung,
  - Nr. 01828 Entnahme von Venenblut
  - Nrn. 01840, 01842, 01843 Clamydiensceening

- Nrn. 01915 Clamydienscreening
- Nrn. 01950 bis 01952 Substitutionsbehandlung,
- Nrn. 01955, 01956 Diamorphingestützte Behandlung Opiatabhängiger,
- Nrn. 02300 bis 02302 Kleinchirurgischer Eingriff,
- Nr. 02310 bis 02313 Diabetischer Fuß, venöse Ulcera, Kompressionstherapie
- Nrn. 02500, 02501 Einzelinhalationen,
- Nrn. 02510 bis 02512 Wärme- u. Elektrotherapie, Elektrostimulation und
- Nr. 02520 Phototherapie eines Neugeborenen

Wichtig ist, dass auch für die nach der obigen Regelung zusätzlich abrechnungsfähigen Leistungen immer auch die Abrechnungsvoraussetzungen und -ausschlüsse beachtet werden müssen, die im EBM für die Abrechnung der jeweiligen Leistung genannt sind.

- sowie die folgenden Gebührenordnungspositionen des Abschnitts IV (arztgruppenübergreifende spezielle Leistungen):
  - Nrn. 30400 bis 30402 Massage-, Kompressions- oder Unterwassertherapie,
  - Nrn. 30410, 30411 Atemgymnastik,
  - Nrn. 30420, 30421 Krankengymnastik,
  - Nr. 30430 Selektive Phototherapie,
  - Nr. 30800 Soziotherapie – Hinzuziehen eines Leistungserbringers,
  - Nr. 30900 Kardiorespiratorische Polygraphie
  - Nr. 31912 Einrichtung von Fraktur / Luxationen des Ellenbogen- / Kniegelenks
  - Nrn. 33000 bis 33002 – 33010 bis 33012 – 33040 bis 33044 – 33050 bis 33052 – 33060 bis 33062 – 33076 – 33080 – 33081 – 33090 bis 33092 Sonographische Leistungen,
- sowie die folgenden Gebührenordnungspositionen des Abschnitts V (Kostenpauschalen):
  - Nrn. 40870, 40872 Kostenpauschale für ärztlich angeordnete Hilfeleistungen anderer Personen
- Gebührenordnungspositionen der Abschnitte
  - 30.1 Allergologie
  - 30.2 Chirotherapie
  - 30.3 Neurophysiologische Übungsbehandlung
  - 30.5 Phlebologie
  - 30.6 Proktologie
  - 30.7 Schmerztherapie
  - 30.10 spezialisierte Versorgung HIV-infizierter Patienten
  - 30.12 Diagnostik und Therapie bei MRSA
  - 31.1 Präoperative Gebührenordnungspositionen
  - 31.4.2 Postoperativer Behandlungskomplex im Hausärztlichen Versorgungsbereich
  - 32.1 Labor-Grundleistungen
  - 32.2 Allgemeine Laboruntersuchungen,
  - 36.6.2 Konservativ-belegärztliche Strukturpauschalen
- Gebührenordnungspositionen des Kapitels
  - 35 Psychotherapie

Hat einer der oben genannten Ärzte eine mindestens einjährige Weiterbildung im Gebiet der Frauenheilkunde und Geburtshilfe nachgewiesen, kann er ferner aus dem Bereich des Abschnitts II (arztgruppenübergreifende allgemeine Leistungen) die Gebührenordnungspositionen 01730, 01735, 01816 bis 01818, 01821, 01822, 01828, 01840, 01842, 01843, 01915, 01917 und 01918 (Krebsfrüherkennung Frauen, Beratung und Blutentnahme bei Empfängnisregelung, Clamydienscreening) abrechnen, wenn er sie bereits vor dem 31.12.2002 erbracht und abgerechnet hatte.

Wichtig ist, dass auch für die nach der obigen Regelung zusätzlich abrechnungsfähigen Leistungen immer auch die Abrechnungsvoraussetzungen und -ausschlüsse beachtet werden müssen, die im EBM für die Abrechnung der jeweiligen Leistung genannt sind.

Generell gilt, dass die übrigen Bestimmungen des EBM sowie die Maßnahmen zur Qualitätssicherung sowie die berufsrechtlichen Fachgebietsbeschränkungen zu beachten sind. Insbesondere sollte geprüft werden, ob zur Erbringung und Abrechnung bestimmter Leistungen eine Genehmigung erforderlich ist und welche Voraussetzungen hierfür nachgewiesen werden müssen.

Werden Leistungen nach den Gebührenordnungspositionen 01600, 01601, 01610 und 01612 (Bericht, Brief, Bescheinigung) erbracht, können auch dann, wenn die Leistung nicht gesondert berechnungsfähig sein sollte, da sie in der Versichertenpauschale enthalten ist, für Versendung und Transport die Kostenpauschalen nach den Nrn. 40110 oder 40111 abgerechnet werden. Ähnliches gilt für den 13C-Harnstoff-Atemtest (Nr. 02400). Hier ist für den Bezug des 13C-Harnstoffs die Kostenpauschale nach Nr. 40154 berechnungsfähig.

Für die zum 1.10.3013 im Zuge der Neuordnung eines Hausarzt-EBMs neu eingeführten hausärztlichen Versichertenpauschalen wurden Zuschlagsregelungen für fachgleiche Kooperationen eingeführt sowie ein Punktzahlvolumen für die Leistung nach Nr. 03230 (Problemorientiertes ärztliches Gespräch im Zusammenhang mit einer lebensverändernden Erkrankung).

Kommt es auf eine Fallzahl an, so sind in der Nr. 11 dezidierte Vorgaben gemacht worden, wie mit Fällen der selektivvertraglichen bzw. der knappschaftlichen Versorgung umzugehen ist.

Struktur des hausärztlichen Versorgungsbereiches ab 1.10.2013

Das **Regelleistungsvolumen** (RLV) ermittelt sich ab Okt 2013 neu aus:

• Versichertenpauschale, hausärztlicher Zusatzpauschale, Gesprächsleistung
• Chronikerpauschale 1 und 2
• Geriatrischem Basisassessment

Zusätzlich werden folgende **Freie Leistungen** vergütet:

• Geriatrischer Betreuungskomplex
• Sozialpädiatrie
• Palliativmedizin

3.2 Gebührenordnungspositionen der allgemeinen hausärztlichen Versorgung

3.2.1 Hausärztliche Versichertenpauschalen, Versorgungsbereichsspezifische Vorhaltung

3.2.1.1 Hausärztliche Versichertenpauschale
EBM-Nr.   EBM-Punkte / Euro

03000   Versichertenpauschale
Obligater Leistungsinhalt
• Persönlicher Arzt-Patienten-Kontakt und/oder Arzt-Patienten-Kontakt im Rahmen einer Videosprechstunde gemäß Anlage 31b zum BMV-Ä,
Fakultativer Leistungsinhalt
• Allgemeine und fortgesetzte ärztliche Betreuung eines Patienten in Diagnostik und Therapie bei Kenntnis seines häuslichen und familiären Umfeldes,
• Koordination diagnostischer, therapeutischer und pflegerischer Maßnahmen, insbesondere auch mit anderen behandelnden Ärzten, nichtärztlichen Hilfen und flankierenden Diensten,
• Einleitung präventiver und rehabilitativer Maßnahmen sowie die Integration nichtärztlicher Hilfen und flankierender Dienste in die Behandlungsmaßnahmen,
• Erhebung von Behandlungsdaten und Befunden bei anderen Leistungserbringern und Übermittlung erforderlicher Behandlungsdaten und Befunde an andere Leistungserbringer, sofern eine schriftliche Einwilligung des Versicherten, die widerrufen werden kann, vorliegt,
• Dokumentation, insbesondere Zusammenführung, Bewertung und Aufbewahrung der wesentlichen Behandlungsdaten,
• Weitere persönliche oder andere Arzt-Patienten-Kontakte gemäß I-4.3.1 und der Allgemeinen Bestimmungen,
• In Anhang VI-1 aufgeführte Leistungen,
Abrechnungsbestimmung einmal im Behandlungsfall

Anmerkung Die Dokumentation der ggf. erfolgten schriftlichen, widerrufbaren Einwilligung des Versicherten zur Erhebung, Dokumentation und Übermittlung von Behandlungsdaten und Befunden an andere Leistungserbringer erfolgt nach Maßgabe der zuständigen Kassenärztlichen Vereinigung auf der Grundlage des § 73 SGB V und verbleibt beim Hausarzt.
Bei Behandlung im organisierten Not(-fall)dienst sind anstelle der Versichertenpauschale nach der Gebührenordnungsposition 03000 die Notfallpauschalen nach den Gebührenordnungspositionen 01210, 01212, 01214, 01216 und 01218 zu berechnen.
Bei einer Behandlung im Rahmen einer nach Art und Umfang definierten Überweisung (Definitionsauftrag) ist die Versichertenpauschale nach der Gebührenordnungsposition 03000 nicht berechnungsfähig.
Erfolgt im Behandlungsfall lediglich eine Inanspruchnahme durch den Patienten unvorhergesehen im Zusammenhang mit der Erbringung der Leistungen entsprechend den Gebührenordnungspositionen 01100, 01101, 01411, 01412 oder 01415, so ist anstelle der Versichertenpauschale 03000 die Versichertenpauschale 03030 zu berechnen.

Abrechnungsausschluss
in derselben Sitzung 01436
im Behandlungsfall 01600, 01601, 03010, 03030

GOÄ entsprechend oder ähnlich: Eine vergleichbare Leistung ist in der GOÄ nicht aufgeführt, daher einzelne erbrachte Leistungen ansetzen.

Kommentar: Der Arzt setzt die Versichertenpauschale nach 03000 an. Die zuständige KV (oder das Praxisverwaltungssystem) setzt die entsprechend dem Alter vorgesehene Leistung und Punktzahl an.

Es werden folgende Pseudoziffern (auch in EBM-Kommentaren) verwendet, wegen der besseren Übersicht haben wir die Pseudoziffern übernommen:

03001 bis zum vollendeten 4. Lebensjahr **225** 25,86
Aufwand in Min. **Kalkulationszeit:** 21 **Prüfzeit:** 16 **Eignung d. Prüfzeit:** Nur Quartalsprofil

03002 ab Beginn des 5. bis zum vollendeten 18. Lebensjahr **142** 16,32
Aufwand in Min. **Kalkulationszeit:** 14 **Prüfzeit:** 11 **Eignung d. Prüfzeit:** Nur Quartalsprofil

03003 ab Beginn des 19. bis zum vollendeten 54. Lebensjahr **114** 13,10
Aufwand in Min. **Kalkulationszeit:** 12 **Prüfzeit:** 9 **Eignung d. Prüfzeit:** Nur Quartalsprofil

03004 ab Beginn des 55. bis zum vollendeten 75. Lebensjahr **148** 17,01
Aufwand in Min. **Kalkulationszeit:** 15 **Prüfzeit:** 11 **Eignung d. Prüfzeit:** Nur Quartalsprofil

03005 ab Beginn des 76. Lebensjahres **200** 22,98
Aufwand in Min. **Kalkulationszeit:** 21 **Prüfzeit:** 16 **Eignung d. Prüfzeit:** Nur Quartalsprofil

03008 Zuschlag zu der Versichertenpauschale nach der Gebührenordnungsposition 03000 **131** für die Vermittlung eines aus medizinischen Gründen dringend erforderlichen 15,05 Behandlungstermins gemäß § 73 Abs. 1 Satz 2 Nr.2 SGB V

Obligater Leistungsinhalt
• Vermittlung eines Behandlungstermins bei einem an der fachärztlichen Versorgung teilnehmenden Vertragsarzt,
• Überweisung an einen an der fachärztlichen Versorgung teilnehmenden Vertragsarzt

Anmerkung Die Gebührenordnungsposition 03008 ist berechnungsfähig, sofern die Behandlung des Versicherten spätestens am 4. Kalendertag nach Feststellung der Behandlungsnotwendigkeit durch den Hausarzt beginnt.
Die Gebührenordnungsposition 03008 ist auch berechnungsfähig, wenn die Behandlung des Versicherten spätestens am 35. Kalendertag nach Feststellung der Behandlungsnotwendigkeit durch den Hausarzt beginnt und eine Terminvermittlung durch die Terminservicestellen der Kassenärztlichen Vereinigung oder eine eigenständige Terminvereinbarung durch den Patienten (oder eine Bezugsperson) aufgrund der medizinischen Besonderheit

des Einzelfalls nicht angemessen oder nicht zumutbar ist. Die Berechnungsfähigkeit der Gebührenordnungsposition 03008 ab dem 24. Kalendertag nach Feststellung der Behandlungsnotwendigkeit setzt die Angabe einer medizinischen Begründung voraus. Der Tag nach der Feststellung der Behandlungsnotwendigkeit gilt jeweils als erster Zähltag. Die Gebührenordnungsposition 03008 ist auch bei Überweisung an einen Facharzt für Kinder- und Jugendmedizin, der die Voraussetzungen zur Berechnung von Gebührenordnungspositionen des Abschnitts 4.4 oder 4.5 erfüllt, berechnungsfähig.
Die Gebührenordnungsposition 03008 ist nur dann mehrfach im Behandlungsfall berechnungsfähig, wenn der Patient in demselben Quartal zu mehreren Fachärzten unterschiedlicher Arztgruppen vermittelt wird.
Die Gebührenordnungsposition 03008 ist nicht berechnungsfähig, wenn der vermittelte Patient nach Kenntnis des vermittelnden Arztes bei der an der fachärztlichen Versorgung teilnehmenden Arztgruppe derselben Praxis in demselben Quartal bereits behandelt wurde. Der Arzt ist verpflichtet, sich zu erkundigen, ob der Patient in demselben Quartal bei dieser Arztgruppe in dieser Praxis bereits behandelt wurde.
Bei der Abrechnung der Gebührenordnungsposition 03008 ist die (Neben-)Betriebsstättennummer der Praxis, an die der Patient vermittelt wurde, anzugeben.

Aufwand in Min. **Kalkulationszeit:** KA   **Prüfzeit:** ./.   **Eignung d. Prüfzeit:** Keine Eignung

Kommentar: Die EBM Nr. 03008 bei Hausärzten und auch die EBM Nr. 04008 bei Pädiatern wurden schon zum 1. September 2019 als Zuschlag auf die hausärztliche Versichertenpauschale für die Vermittlung eines aus medizinischen Gründen dringend erforderlichen Behandlungstermins bei einem in einer anderen Praxis fachärztlich tätigen Vertragsarzt eingeführt. **Der Termin muss spätestens 4 Kalendertage nach dem Datum des hausärztlichen Kontakts erfolgen.**

„Die KV informiert u.a.– im Internet: https://www.kbv.de/html/terminvermittlung.php
Pädiater und Hausärzte erhalten ab 1.1.2023 für die zeitnahe Vermittlung des Termins beim Facharzt 15,– EUR statt wie bislang 10,– EUR. Für den 15-Euro-Zuschlag zur Versichertenpauschale rechnen Sie die GOP 03008 bzw. GOP 04008 ab.
Fachärzte können die Zuschläge (mit Ausnahme des Zuschlags im Akutfall) auch dann abrechnen, wenn der Termin durch einen Hausarzt oder Pädiater vermittelt wurde. Die Behandlung wird weiterhin extrabudgetär und damit in voller Höhe vergütet.
Wichtig: Sie müssen die BSNR der Facharztpraxis angeben: Zusätzlich geben Sie bei der Abrechnung die Betriebsstättennummer (BSNR) der Praxis an, bei der Sie für den Patienten einen Termin vereinbart haben. Hierfür gibt es das Feld „BSNR des vermittelten Facharztes". Wie finden Sie die BSNR der einzelnen Praxen? Sie können unter dem Stichwort „Kollegensuche" im Sicheren Netz nachsehen – oder einfacher persönlich erfragen."

03010 Zuschlag zu der Gebührenordnungsposition 03000 für die Behandlung aufgrund einer TSS-Vermittlung gemäß Allgemeiner Bestimmung 4.3.10.1 oder 4.3.10.2
Abrechnungsbestimmung einmal im Arztgruppenfall
Anmerkung Die Gebührenordnungsposition 03010 kann durch die zuständige Kassenärztliche Vereinigung zugesetzt werden.
Kommentar: Siehe unter EBM Nr. 03008

03020 Hygienezuschlag zur Versichertenpauschale nach der Gebührenordnungsposition   **2**
                                                                                          0,23
Abrechnungsbestimmung einmal im Behandlungsfall
Anmerkung Die Gebührenordnungsposition 03020 wird durch die zuständige Kassenärztliche Vereinigung zugesetzt.
Aufwand in Min. **Kalkulationszeit:** KA   **Prüfzeit:** ./.   **Eignung d. Prüfzeit:** Keine Eignung
Berichtspflicht Nein

03030 Versichertenpauschale bei unvorhergesehener Inanspruchnahme zwischen 19:00   **77**
und 7:00 Uhr, an Samstagen, Sonntagen, gesetzlichen Feiertagen, am 24.12. und   8,85
31.12. bei persönlichem Arzt-Patienten-Kontakt

Obligater Leistungsinhalt
- Persönlicher Arzt-Patienten-Kontakt im Zusammenhang mit der Erbringung der Leistungen entsprechend den Gebührenordnungspositionen 01100, 01101, 01411, 01412, 01415.

Fakultativer Leistungsinhalt
- In Anhang 1 aufgeführte Leistungen,

Abrechnungsbestimmung höchstens zweimal im Behandlungsfall

Anmerkung Die Versichertenpauschale nach der Nr. 03030 ist im belegärztlich-stationären Behandlungsfall nicht berechnungsfähig.
Erfolgt im Behandlungsfall lediglich eine Inanspruchnahme durch den Patienten unvorhergesehen im Zusammenhang mit der Erbringung der Leistungen entsprechend den Gebührenordnungspositionen 01100, 01101, 01411, 01412, 01415 oder 01418 so ist anstelle der Versichertenpauschale 03000 die Versichertenpauschale 03030 zu berechnen.

Abrechnungsausschluss
in derselben Sitzung 01210, 01214, 01216, 01218, 01436, 30702
im Behandlungsfall 01600, 01601, 03000, 03010

Aufwand in Min. **Kalkulationszeit:** KA   **Prüfzeit:** ./.   **Eignung d. Prüfzeit:** Keine Eignung

GOÄ   entsprechend oder ähnlich: Eine vergleichbare Leistung ist in der GOÄ nicht aufgeführt, daher einzelne erbrachte Leistungen ansetzen.

Kommentar: Die Nr. 03030 wird für Behandlungen außerhalb des organisierten Notdienstes zu den in der Legende angegeben Zeiten abgerechnet. Wird ohne Besuch bzw. in der Praxis behandelt, können zusätzlich die Nrn. 01100 oder 01101 angesetzt werden.

3.2.1.2 Versorgungsbereichsspezifische Vorhaltung, ärztlich angeordnete Hilfeleistungen

1. Voraussetzung für die Berechnung der Gebührenordnungspositionen 03060 bis 03065 ist die Genehmigung der Kassenärztlichen Vereinigung gemäß Anlage 8 zum Bundesmantelvertrag-Ärzte (BMV-Ä). Die Genehmigung wird erteilt, wenn der Kassenärztlichen Vereinigung jährlich durch eine Erklärung der Praxis die Anstellung eines/von nicht-ärztlichen Praxisassistenten gemäß Anlage 8 zum Bundesmantelvertrag-Ärzte (BMV-Ä) mit mindestens 20 Wochenstunden angezeigt wurde. Weitere Voraussetzung für die Berechnung der Gebührenordnungspositionen 03060 bis 03065 ist die Erfüllung einer der folgenden Bedingungen:

- Die Praxis hat in den letzten vier Quartalen durchschnittlich eine Mindestzahl von Behandlungsfällen gemäß Präambel 3.1 Nr. 10 und Nr. 11 je Quartal versorgt. Für die Bestimmung der Mindestzahl ist
  – die Anzahl der Ärzte gemäß Nr. 1 der Präambel 3.1 der Praxis unter Berücksichtigung des Tätigkeitsumfangs laut Zulassungs- bzw. Genehmigungsbescheid zu ermitteln und
  – je Quartal bis zu einer Anzahl von 1 (entsprechend einem Arzt gemäß Präambel 3.1 Nr. 1 mit vollem Tätigkeitsumfang) mit 700 Behandlungsfällen und
  – bei einer Anzahl größer 1 mit 521 Behandlungsfällen für jeden weiteren Arzt (entsprechend einem Arzt gemäß Präambel 3.1 Nr. 1 mit vollem Tätigkeitsumfang) zu multiplizieren.
oder
  – Die Praxis hat in den letzten vier Quartalen durchschnittlich eine Mindestzahl von Behandlungsfällen gemäß Präambel 3.1 Nr. 10 und Nr. 11 je Quartal, die mindestens das 75. Lebensjahr vollendet haben, versorgt. Für die Bestimmung der Mindestzahl ist
  – die Anzahl der Ärzte gemäß Nr. 1 der Präambel 3.1 der Praxis unter Berücksichtigung des Tätigkeitsumfangs laut Zulassungs- bzw. Genehmigungsbescheid zu ermitteln und
  – je Quartal bis zu einer Anzahl von 1 (entsprechend einem Arzt gemäß Präambel 3.1 Nr. 1 mit vollem Tätigkeitsumfang) mit 120 und bei einer Anzahl größer 1 mit 80 Behandlungsfällen für jeden weiteren Arzt (entsprechend einem Arzt gemäß Präambel 3.1 Nr. 1 mit vollem Tätigkeitsumfang) zu multiplizieren.

Sofern bei einem Arzt gemäß Präambel 3.1 Nr. 1 kein voller Tätigkeitsumfang laut Zulassungs- bzw. Genehmigungsbescheid vorliegt, ist die Mindestzahl von Behandlungsfällen gemäß Präambel 3.1 Nr. 10 und Nr. 11 entsprechend dem Tätigkeitsumfang anteilig zu ermitteln. Neu oder kürzer als 18 Monate zugelassene Ärzte gemäß Präambel 3.1 Nr. 1 werden in den auf die Zulassung folgenden sechs Quartalen mit einem Tätigkeitsumfang von null berücksichtigt.
Die Auflösung des Beschäftigungsverhältnisses mit dem angestellten nicht-ärztlichen Praxisassistenten ist gemäß § 8 Abs. 5 der Anlage 8 zum BMV-Ä der Kassenärztlichen Vereinigung anzuzeigen.
2. Voraussetzung für die Berechnung der Gebührenordnungspositionen 03060 bis 03065 durch Ärzte, die an einem Selektivvertrag gemäß § 73b SGB V (HzV-Verträge) und/oder einem Vertrag zur knappschaftsärztlichen

Versorgung teilnehmen, ist der Nachweis aller selektivvertraglichen/knappschaftsärztlichen Behandlungsfälle gemäß Nr. 11 der Präambel 3.1 im Quartal gegenüber der Kassenärztlichen Vereinigung anhand der Gebührenordnungsposition 88194.

3. Erstmals zwei Jahre nach Erteilung der Genehmigung wird durch die Kassenärztliche Vereinigung geprüft, ob die Kriterien der Voraussetzung für die Berechnung der Gebührenordnungspositionen 03060 bis 03065 weiterhin erfüllt sind. Anschließend daran erfolgt eine jährliche Prüfung durch die Kassenärztliche Vereinigung.

4. Die Gebührenordnungspositionen 03060 bis 03065 können nur von delegierenden Vertragsärzten unter Berücksichtigung

– der berufsrechtlichen Bestimmungen,
– der Anlage 8 zu § 15 Abs. 1 BMV-Ä und
– der Voraussetzungen dieser Präambel

berechnet werden, sofern die in diesen Gebührenordnungspositionen erbrachten Leistungen von entsprechend qualifizierten nicht-ärztlichen Praxisassistenten erbracht werden.

5. Die Gebührenordnungspositionen 03060 bis 03065 können vom delegierenden Vertragsarzt nur unter der Voraussetzung berechnet werden, dass die Tätigkeit des nicht-ärztlichen Praxisassistenten in ausreichender Form vom Arzt überwacht wird und dieser jederzeit erreichbar ist. Der Arzt ist im Falle des Hausbesuches regelmäßig, spätestens an dem auf den Besuch folgenden Werktag (außer Samstag), über die von dem nicht-ärztlichen Praxisassistenten erhobenen Befunde und Anweisungen zu informieren. Die von dem nicht-ärztlichen Praxisassistenten erhobenen Befunde, gegebenen Anweisungen bzw. durchgeführten Maßnahmen sind zu dokumentieren.

6. Neben den Gebührenordnungspositionen 03062 und 03063 können nur die folgenden Leistungen berechnet werden: Leistungen des Abschnitts 32.2 sowie die Gebührenordnungspositionen 03064, 03065, 03322 und 31600.

7. Die Gebührenordnungspositionen 03062 bis 03065 können nur berechnet werden, wenn in dem aktuellen Quartal oder dem Quartal, das der Berechnung unmittelbar vorausgeht, eine Versichertenpauschale berechnet wurde.

Kommentar:

Die Möglichkeit der Berechnung von Leistungen nicht-ärztlicher Praxisassistenten im Rahmen des EBM als „ärztlich delegierte Leistungen" ist an eine Reihe von zum Teil kompliziert zu ermittelnde Voraussetzungen geknüpft. Sowohl Anstellung als auch Beendigung von Beschäftigungsverhältnissen nicht-ärztlicher Praxisassistenten sind der KV anzuzeigen.

An erster Stelle steht eine Genehmigung der Kassenärztlichen Vereinigung, die an bestimmte Mindestvoraussetzungen hinsichtlich von Fallzahlen geknüpft ist. Nehmen Ärzte an selektivvertraglicher oder knappschaftlicher Versorgung teil, sieht Nr. 11 der Präambel 3.1 einen komplizierten Anrechnungs- bzw. Ausschließungsmechanismus vor, der letztlich nur von den Kassenärztlichen Vereinigungen nachvollzogen werden kann. Hierfür ist allerdings erforderlich, dass diesen die entsprechenden Fälle auch übermittelt werden. Das soll mit Hilfe der Nr. 88194 erfolgen. Beachten Sie hier die Informationen Ihrer regionalen KV, so setzt bspw. die KV Bayerns die „Zähl-GOP 88192" automatisch in die 88194 um.

Eine Überprüfung der Genehmigungskriterien durch die KV ist erstmals zwei Jahre nach Erteilung der Genehmigung, daran anschließen jährlich vorgesehen. Das kann aber nicht bedeuten, dass eine Genehmigung, bei der auch vor Ablauf dieses Zeitraumes der Wegfall der Voraussetzungen bekannt wird, aufrechterhalten werden darf, bis der reguläre Prüfungszeitraum ansteht. Ist bekannt – aus welchen Gründen auch immer – dass die Voraussetzungen für die Genehmigung nicht (mehr) vorliegen, ist diese zu entziehen.

Im Übrigen gelten neben den speziellen Voraussetzungen der Anlage 8 zum BMV-Ä und der Präambel die üblichen bei der Heranziehung nicht-ärztlicher Mitarbeiter geltenden berufs- und vertragsarztrechtlichen Voraussetzungen hinsichtlich der Überwachung, Erreichbarkeit und Dokumentation.

Neben der Leistungen nach den Nrn. 03062 und 03063, die nur berechnet werden können, wenn auch eine Versichertenpauschale abgerechnet wurde, können nur noch Allgemeiner Laboruntersuchungen (Abschnitt 32.2), die postoperative Behandlung durch den Hausarzt (Nr. 31600) und die Aufzeichnung des Langzeit-EKG (Nr. 03322) abgerechnet werden.

Hinweis:

Hausärztliche Zusatzpauschale EBM Nr. 03040

Wird von der KV zur Versichertenpauschale nach GOP 03000/ 04000, nach 03010/04010 im Vertretungsfall und nach 03030/04030 automatisch zugesetzt bei allen Patienten, bei denen keine der folgenden „hausarztuntypischen" Leistungen abgerechnet werden:

- Schmerztherapie (Abschnitte 30.7.1 und 30.7.2 EBM)
- Akupunktur (Abschnitt 30.7.3 EBM)
- Psychotherapie (Abschnitte 35.1 und 35.2 EBM), außer Psychosomatik
- Phlebologie (Abschnitt 30.5 EBM)
- Schlafstörungsdiagnostik (Abschnitt 30.9 EBM)
- „Onkologie-Vereinbarung" (Symbol-Nr. 86510 ff.)
- Fachärztliche Leistungen („KO-Katalog")
- Transcodierungsliste der K.O.-Leistungen gemäß § 6 Anlage 5 BMV-Ä

Zu beachten

- Bei Ansatz der 03010/04010 und Verbindung mit der 03030/04030 bei einmaligem Ansatz erfolgt ein Abschlag von 50 Prozent
- Aufschlag für Praxen mit mehr als 1.200 Patienten je Arzt von 14 Punkten
- Abschlag für Praxen mit weniger als 400 Patienten je Arzt mit 14 Punkten
- Für diabetologische Schwerpunktpraxen und HIV-Schwerpunktpraxen 50 Prozent der Pauschale, wenn sie bei Überweisung durch einen Hausarzt die GOP 03010 abrechnen
(Quelle: KV Nordrhein – https://www.kvno.de/downloads/honorar/EBM-Booklet.pdf)

| 03040 | Zusatzpauschale zu den Gebührenordnungspositionen 03000 und 03030 für die Wahrnehmung des hausärztlichen Versorgungsauftrags gemäß § 73 Abs. 1 SGB V | **138** 15,86 |

Obligater Leistungsinhalt

- Vorhaltung der zur Erfüllung von Aufgaben der hausärztlichen Grundversorgung notwendigen Strukturen,

Abrechnungsbestimmung einmal im Behandlungsfall

Anmerkung Bei der Nebeneinanderberechnung der Gebührenordnungsposition 03040 und der Gebührenordnungsposition 03030 in demselben Behandlungsfall ist ein Abschlag in Höhe von 50 % auf die Gebührenordnungsposition 03040 vorzunehmen. Bei zweimaliger Berechnung der Gebührenordnungsposition 03030 im Behandlungsfall neben der Gebührenordnungsposition 03040 ist kein Abschlag auf die Gebührenordnungsposition 03040 vorzunehmen.

Neben den Gebührenordnungspositionen des Abschnitts 1.2 ist für die Berechnung der Gebührenordnungsposition 03040 in demselben Behandlungsfall mindestens ein weiterer persönlicher Arzt-Patienten-Kontakt außerhalb des organisierten Not(-fall)dienstes gemäß der Gebührenordnungsposition 03000 notwendig.

Die Gebührenordnungsposition 03040 ist im Behandlungsfall nicht neben den Gebührenordnungspositionen der „Onkologie-Vereinbarung" (Anlage 7 des Bundesmantelvertrags-Ärzte (BMV-Ä)) berechnungsfähig. Diese Ausschlüsse finden in versorgungsbereichsübergreifenden Berufsausübungsgemeinschaften, Medizinischen Versorgungszentren und Praxen mit angestellten Ärzten keine Anwendung, sofern diese Leistungen von Vertragsärzten des fachärztlichen Versorgungsbereiches erbracht werden.

Die Gebührenordnungsposition 03040 ist im Behandlungsfall nicht neben Leistungen gemäß § 6 (Abgrenzungen der fachärztlichen Versorgung) Anlage 5 des Bundesmantelvertrags-Ärzte (BMV-Ä) berechnungsfähig. Diese Ausschlüsse finden in versorgungsbereichsübergreifenden Berufsausübungsgemeinschaften, Medizinischen Versorgungszentren und Praxen mit angestellten Ärzten keine Anwendung, sofern diese Leistungen von Vertragsärzten des fachärztlichen Versorgungsbereiches erbracht werden.

Bei Praxen mit weniger als 400 Behandlungsfällen je Arzt gemäß Nr. 10 der Präambel 3.1, in denen ein Arzt gemäß Nr. 1 der Präambel 3.1 vertragsärztliche Leistungen durchführt und berechnet (Behandlungsfälle der Praxis gemäß Nr. 10 der Präambel 3.1, in denen ein Arzt gemäß Nr. 1 der Präambel 3.1 vertragsärztliche Leistungen durchführt und berechnet, dividiert durch Anzahl der Ärzte gemäß Nr. 1 der Präambel 3.1) ist ein Abschlag in Höhe von 14 Punkten auf die Gebührenordnungsposition 03040 vorzunehmen.

Bei Praxen mit mehr als 1200 Behandlungsfällen je Arzt gemäß Nr. 10 der Präambel 3.1, in denen ein Arzt gemäß Nr. 1 der Präambel 3.1 vertragsärztliche Leistungen durchführt und berechnet, ist ein Aufschlag in Höhe von 14 Punkten auf die Gebührenordnungsposition 03040 vorzunehmen. Für die Bestimmung der Anzahl der Ärzte gemäß Nr. 1 der Präambel 3.1 ist der Umfang der Tätigkeit laut Zulassungs- bzw. Genehmigungsbescheid zu berücksichtigen.

Die Gebührenordnungsposition 03040 wird durch die zuständige Kassenärztliche Vereinigung zugesetzt.

Die Gebührenordnungsposition 03040 ist im Behandlungsfall nicht neben den Gebührenordnungspositionen 35111 bis 35113, 35120, 35130, 35131, 35140 bis 35142 und 35150 und nicht neben den Gebührenordnungspositionen der Abschnitte 30.5, 30.7, 30.9 und 35.2 berechnungsfähig. Diese Ausschlüsse finden in versorgungsbereichsübergreifenden Berufsausübungsgemeinschaften, Medizinischen Versorgungszentren und Praxen mit angestellten Ärzten keine Anwendung, sofern diese Leistungen von Vertragsärzten des fachärztlichen Versorgungsbereiches erbracht werden.

Abrechnungsausschluss im Behandlungsfall 30902, 30905, 32779, 35163 bis 35169 und 35173 bis 35179

Aufwand in Min.   **Kalkulationszeit:** KA   **Prüfzeit:** ./.   **Eignung d. Prüfzeit:** Keine Eignung

Kommentar: **Fallzahl entscheidet über Zuschlag:** Je nach Fallzahl werden bei Ansatz der Vorhaltepauschale (EBM-Nr. 03040/04040) Zu- oder Abschläge gezahlt: Bei mehr als 1200 Behandlungsfällen je Arzt gibt es einen Zuschlag von 10 Prozent und einen Abschlag von 10 Prozent bei weniger als 400 Behandlungsfällen je Arzt.

Bei Kooperationen ist die Berechnung relativ kompliziert: Für den Zu- oder Abschlag berechnet sich die Behandlungsfallzahl je Arzt, indem man die Gesamtbehandlungsfallzahl der Praxis durch die Anzahl der Zulassungen teilt; dabei spielt es keine Rolle, wer wie viele Fälle behandelt.

Dieses Ergebnis entscheidet über Zu- oder Abschlag. Im zweiten Schritt werden dann die Behandlungsfälle von der Gesamtbehandlungsfallzahl abgezogen, für die aufgrund spezieller Leistungen die Pauschale nicht vergütet wird. Auch wenn dadurch die Behandlungsfallzahlen je Arzt unter 1200 oder unter 400 Fälle rutscht, hat dies keine Auswirkung auf Zu- oder Abschlag.

Ein Beispiel: In einer Zweier-BAG mit zwei vollen Sitzen liegt die Gesamtfallzahl bei 2450. Damit kommen 1225 Behandlungsfälle auf jeden Arzt, es wird ein Zuschlag von 10 Prozent gezahlt.

Angenommen, durch Spezialbehandlungen, etwa Akupunktur, wird die Nr. 03040/ 04040 für 150 Fälle nicht gezahlt. Dennoch bleibt es bei dem Zuschlag von 10 Prozent – allerdings wird dieser dann nur auf 1150 Behandlungsfälle gewährt, nicht auf alle Behandlungsfälle…"

Ausgeschlossen sind neben der EBM Nr. 03040:
• Behandlung von Patienten nach der Onkologie-Vereinbarung (Anlage 7 BMV)
• Phlebologie (EBM-Abschnitt 30.5)
• Schmerztherapie (EBM-Abschnitt 30.7, z.B. Akupunktur)
• Schlafstörungsdiagnostik (EBM-Abschnitt 30.9)
• Autogenes Training, Relaxationsbehandlung nach Jacobson (Gebührenordnungspositionen 35 111 bis 35 113)
• Hypnose (Gebührenordnungsposition 35 120)
• Feststellung der Leistungspflicht zur Einleitung einer psychotherapeutischen Kurzzeit- und zur Einleitung/Verlängerung einer Langzeittherapie (Gebührenordnungspositionen 35 130/35 131)
• biographische Anamnese, vertiefte Exploration, Zuschlag zur Erhebung neurologischer und psychiatrischer Befunde (Gebührenordnungspositionen 35 140 bis 35 142)
• probatorische Sitzung (Gebührenordnungsposition 35 150)
• antragspflichtige Psychotherapie (EBM-Abschnitt 35.2)
• fachärztliche Leistungen (§ 6 Anlage 5 BMV)

GOÄ   entsprechend oder ähnlich: Keine vergleichbare Leistung.

03060   Zuschlag zu der Gebührenordnungsposition 03040   **22**
                                                                                   2,53
         Obligater Leistungsinhalt
         • Unterstützung der hausärztlichen Versorgung durch qualifizierte nichtärztliche Praxisassistenten gemäß Anlage 8 und/oder Anlage 24 zum Bundesmantelvertrag-Ärzte (BMV-Ä),
         Fakultativer Leistungsinhalt
         • Unterstützung bei der Betreuung von Patienten,

- Unterstützung bei der Koordination diagnostischer, therapeutischer und pflegerischer Maßnahmen, insbesondere auch mit anderen behandelnden Ärzten, nichtärztlichen Hilfen und flankierenden Diensten,
- Information und Beratung von Patienten, Angehörigen und Bezugspersonen,

Abrechnungsbestimmung je Behandlungsfall gemäß Präambel 3.1 Nr. 10

Anmerkung Der Höchstwert für die Gebührenordnungsposition 03060 und 03061 beträgt insgesamt je Praxis 23.800 Punkte im Quartal.
Sofern Fälle der tatsächlichen Inanspruchnahmen einer Arztpraxis gemäß Präambel 3.1 Nr. 11 mit in die Fallzählung einfließen, reduziert sich der Höchstwert für die Gebührenordnungspositionen 03060 und 03061 um 34 Punkte je Fall gemäß Präambel 3.1 Nr. 11, jedoch auf nicht weniger als 0 Punkte.
Die Gebührenordnungsposition 03060 wird entsprechend der Erklärung der Praxis durch die zuständige Kassenärztliche Vereinigung bis zum Höchstwert zugesetzt.

Kommentar: Die KBV informiert sehr ausgedehnt über die EBM-Leistungen für nichtärztliche Praxisassistenten (Stand 2022) (http://www.kbv.de/html/12491.php)

Die KBV informiert sehr ausgedehnt
… „Praxisassistenten sollen vor allem in Hausarztpraxen zum Einsatz kommen, die viele Patienten betreuen. Hausärzte, die die neuen Leistungen abrechnen wollen, müssen deshalb bestimmte Voraussetzungen erfüllen. Sie erhalten eine Genehmigung ihrer KV, wenn sie:

- gegenüber der KV erklären, dass sie einen nichtärztlichen Praxisassistenten mit der geforderten Qualifikation (gemäß Anlage 8 Bundesmantelvertrag-Ärzte / „Delegations-Vereinbarung") für mindestens 20 Wochenstunden in der Praxis beschäftigen und
- eine der folgenden Bedingungen erfüllen:
  - in den letzten vier Quartalen durchschnittlich mindestens 860 Fälle je Hausarzt (mit vollen Zulassung) und Quartal (bei mehreren Hausärzten in der Praxis erhöht sich die Fallzahl um 640 Fälle je weiterem Hausarzt mit vollem Tätigkeitsumfang: d.h. bei einem Arztsitz 860, bei zwei Sitzen 1.500, bei 2,5 Sitzen 1.820 Fälle, bei drei Sitzen 2.140 usw.)
  - in den letzten vier Quartalen im Schnitt mindestens 160 Fälle je Hausarzt bei Patienten, die älter als 75 Jahre sind (bei mehreren Hausärzten in der Praxis erhöht sich die Fallzahl um 120 Fälle je weiterem Hausarzt (mit vollem Tätigkeitsumfang): d.h. bei einem Sitz 160, bei zwei Sitzen 280, bei 2,5 Sitzen 340 Fälle, bei drei Sitzen 400 Fälle usw.)

Hinweise zur Fallzählung
Sofern ein Hausarzt nicht in Vollzeit tätig ist, wird die Fallzahl anteilig ermittelt. Nicht berücksichtigt werden Fälle im organisierten Bereitschaftsdienst, Überweisungsfälle ohne Patienten-Kontakt und stationäre (belegärztliche) Fälle. Behandlungsfälle aus Selektivverträgen (HzV-Verträge nach Paragraf 73b SGB V) und/oder aus Verträgen zur knappschaftsärztlichen Versorgung werden ebenfalls mitgezählt. Hierbei sind die Regelungen in der neuen Nr. 11 der Präambel 3.1 des EBM (gültig seit 1. Januar 2015) zu berücksichtigen. Die Genehmigung gilt zunächst für zwei Jahre, danach wird jährlich geschaut, ob die Kriterien weiterhin erfüllt sind.

Sonderregelung für Neupraxen und Praxisübernahme
Die Sonderregelung gilt für alle neu und kürzer als 18 Monate zugelassenen Hausärzte, die eine Praxis eröffnen oder eine bestehende Praxis übernehmen.
Die Regelung sieht vor, dass bei diesen Hausärzten die Vorgaben zu den Mindestfallzahlen in den auf die Zulassung folgenden sechs Quartalen nicht angewendet werden. Bei der Berechnung der Anzahl der Ärzte der Praxis zur Bestimmung der Mindestfallzahlen werden diese Ärzte mit einem Tätigkeitsumfang von 0 berücksichtigt – anstatt mit dem Tätigkeitsumfang, der im individuellen Zulassungs- beziehungsweise Genehmigungsbescheid steht.

Vergütung und Abrechnung
Hausärzte erhalten für einen nichtärztlichen Praxisassistenten einen Zuschlag von bis zu 1.320 Euro pro Praxis im Quartal. Außerdem werden die Hausbesuche des Assistenten vergütet. Das sind die neuen Leistungen:

Leistung	GOP	Vergütung
Zuschlag zur GOP 03040 (hausärztliche Strukturpauschale)	03060	22 Punkte (2,45 Euro)
Zuschlag zur GOP 03060	03061	12 Punke (1,33 Euro)
Hausbesuch des Assistenten einschließlich Wegekosten	03062	166 Punkte (18,47 Euro)
Mitbesuch des Assistenten einschließlich Wegekosten	03063	122 Punkte (13,57 Euro)

Erläuterungen zu den neuen Leistungen:
- Jeder Haus- und Mitbesuch wird zu einem festen Preis extrabudgetär vergütet. Es gibt keine Mengenbegrenzung.
- Mit dem Zuschlag (GOP 03060) sollen vor allem Ausgaben für Weiterbildung, höhere Personalkosten und zusätzliche Praxisausstattung wie Mobiltelefon für Hausbesuche finanziert werden.
- Der Zuschlag (GOP 03060) wird je Behandlungsfall gezahlt, maximal für 600 Fälle (bis zu einem Höchstwert von 12.851 Punkten) im Quartal, aber:
  - Fälle im organisierten Bereitschaftsdienst, Überweisungsfälle ohne Patienten-Kontakt und stationäre (belegärztliche) Fälle erhalten keinen Zuschlag.
  - Die Anzahl der Zuschläge verringert sich um die Zahl der Behandlungsfälle aus Selektivverträgen ohne Beteiligung der KV (HzV-Verträge nach Paragraf 73b SGB V) und/ oder aus Verträgen zur knappschaftsärztlichen Versorgung. Beispiel: Eine Praxis mit 200 Selektivvertragsfällen erhält statt für 600 Fälle nur für 400 Fälle einen Zuschlag. Der Grund ist, dass in diesen Verträgen häufig bereits eine Vergütung des Praxisassistenten vorgesehen ist.
- Neben den GOPen 03062 und 03063 können auch Leistungen des Abschnitts 32.2 sowie die GOP 31600 abgerechnet werden.
- Die neuen GOPen 03062 und 03063 ersetzten die alten Kostenpauschalen 40870 und 40872, die bisher nur für Hausbesuche von nicht-ärztlichen Praxisassistenten in unterversorgten Regionen abgerechnet werden konnten.

Aufwand in Min. **Kalkulationszeit:** KA   **Prüfzeit:** ./.   **Eignung d. Prüfzeit:** Keine Eignung

03061 Zuschlag zur Gebührenordnungsposition 03060,   **12**
                                                                                                  1,38
Abrechnungsbestimmung je Behandlungsfall gemäß Präambel 3.1 Nr. 10

Anmerkung Der Höchstwert für die Gebührenordnungspositionen 03060 und 03061 beträgt insgesamt je Praxis 23.800 Punkte im Quartal.
Sofern Fälle der tatsächlichen Inanspruchnahmen einer Arztpraxis gemäß Präambel 3.1 Nr. 11 mit in die Fallzählung einfließen, reduziert sich der Höchstwert für die Gebührenordnungspositionen 03060 und 03061 um 34 Punkte je Fall gemäß Präambel 3.1 Nr. 11, jedoch auf nicht weniger als 0 Punkte.
Die Gebührenordnungsposition 03061 wird durch die zuständige Kassenärztliche Vereinigung bis zum Höchstwert zugesetzt.

Berichtspflicht Nein

Aufwand in Min. **Kalkulationszeit:** KA   **Prüfzeit:** ./.   **Eignung d. Prüfzeit:** Keine Eignung

03062 Gebührenordnungsposition einschl. Wegekosten – entfernungsunabhängig – für   **166**
gemäß § 87 Abs. 2b Satz 5 SGB V ärztlich angeordnete Hilfeleistungen anderer   **19,08**
Personen nach § 28 Abs. 1 Satz 2 SGB V, die in der Häuslichkeit der Patienten in
Abwesenheit des Arztes erbracht werden, wenn die Voraussetzungen des § 3 der
Anlage 8 zum Bundesmantelvertrag-Ärzte (BMV-Ä) vorliegen.

Obligater Leistungsinhalt
- Persönlicher nicht-ärztlicher Praxisassistent-Patienten-Kontakt,
- Aufsuchen eines Patienten zum Zweck der Versorgung - in der Häuslichkeit und/oder
- in Alten- oder Pflegeheimen

und/oder
- in anderen beschützenden Einrichtungen

und/oder
- Aufsuchen eines Patienten zum Zweck der postoperativen Versorgung im Rahmen der Gebührenordnungsposition 31600 (1. Besuch),
- Dokumentation gemäß Nr. 5 der Präambel des Abschnitts 3.2.1.2,

Fakultativer Leistungsinhalt
- Leistungen gemäß § 5 Abs. 1 der Anlage 8 zum BMV-Ä,
- In Anhang 1 Spalte VP aufgeführte Leistungen,

Abrechnungsbestimmung je Sitzung

Anmerkung Der mit dem gesonderten Aufsuchen beauftragte nicht-ärztliche Praxisassistent darf nur Leistungen erbringen, die vom Arzt im Einzelfall angeordnet worden sind. Die Gebührenordnungsposition 03062 ist in begründetem Einzelfall neben Besuchen nach den Gebührenordnungspositionen 01410 bis 01413 und 01418 berechnungsfähig.

Abrechnungsausschluss
in derselben Sitzung 03063, 37535
am Behandlungstag 38100 und 38105

Aufwand in Min.   **Kalkulationszeit:** KA   **Prüfzeit:** ./.   **Eignung d. Prüfzeit:** Keine Eignung

03063   Gebührenordnungsposition einschl. Wegekosten - entfernungsunabhängig – für   **122**
gemäß § 87 Abs. 2b Satz 5 SGB V ärztlich angeordnete Hilfeleistungen anderer   14,02
Personen nach § 28 Abs. 1 Satz 2 SGB V, die in der Häuslichkeit der Patienten in
Abwesenheit des Arztes erbracht werden, für einen weiteren Patienten in derselben
sozialen Gemeinschaft und/oder für Patienten im Rahmen der weiteren postoperativen Behandlung gemäß der Gebührenordnungsposition 31600 bei Vorliegen der
Voraussetzungen des § 3 der Anlage 8 zum Bundesmantelvertrag-Ärzte (BMV-Ä)

Obligater Leistungsinhalt
- Persönlicher nicht-ärztlicher Praxisassistent-Patienten-Kontakt,
- Aufsuchen eines weiteren Patienten in derselben sozialen Gemeinschaft (z.B. Familie) zum Zweck der Versorgung in der Häuslichkeit

und/oder
- in Alten- oder Pflegeheimen

und/oder
- in anderen beschützenden Einrichtungen,

und/oder
- Aufsuchen eines Patienten zum Zweck der weiteren postoperativen Versorgung im Rahmen der Gebührenordnungsposition 31600 (ab dem 2. Besuch),
- Dokumentation gemäß Nr. 5 der Präambel des Abschnitt 3.2.1.2,

Fakultativer Leistungsinhalt
- Leistungen gemäß § 5 Abs. 1 der Anlage 8 zum BMV-Ä,
- In Anhang 1 Spalte VP aufgeführte Leistungen,

Abrechnungsbestimmung je Sitzung

Anmerkung Der mit dem gesonderten Aufsuchen beauftragte nicht-ärztliche Praxisassistent darf nur Leistungen erbringen, die vom Arzt im Einzelfall angeordnet worden sind. Die Gebührenordnungsposition 03063 ist in begründetem Einzelfall neben Besuchen nach den Gebührenordnungspositionen 01410 bis 01413, 01415 und 01418 berechnungsfähig.

Abrechnungsausschluss
in derselben Sitzung 03062, 37535
am Behandlungstag 38100 und 38105

Aufwand in Min.   **Kalkulationszeit:** KA   **Prüfzeit:** ./.   **Eignung d. Prüfzeit:** Keine Eignung

03064   Zuschlag zur Gebührenordnungsposition 03062   **20**
2,30

Anmerkung Die Gebührenordnungsposition 03064 wird durch die zuständige Kassenärztliche Vereinigung zugesetzt.

Berichtspflicht Nein

<small>Aufwand in Min.</small> **Kalkulationszeit:** KA   **Prüfzeit:** ./.   **Eignung d. Prüfzeit:** Keine Eignung

03065   Zuschlag zur Gebührenordnungsposition 03063   **14**
1,61

Anmerkung Die Gebührenordnungsposition 03065 wird durch die zuständige Kassen-ärztliche Vereinigung zugesetzt.

Berichtspflicht Nein

<small>Aufwand in Min.</small> **Kalkulationszeit:** KA   **Prüfzeit:** ./.   **Eignung d. Prüfzeit:** Keine Eignung

3.2.2 Chronikerpauschale, Gesprächsleistung

Die Gebührenordnungspositionen 03220 bis 03222 sind nur bei Patienten berechnungsfähig, die folgende Kriterien erfüllen:
• Vorliegen mindestens einer lang andauernden, lebensverändernden Erkrankung,
• Notwendigkeit einer kontinuierlichen ärztlichen Behandlung und Betreuung.
Eine kontinuierliche ärztliche Behandlung liegt vor, wenn im Zeitraum der letzten vier Quartale unter Einschluss des aktuellen Quartals wegen derselben gesicherten chronischen Erkrankung(en) jeweils mindestens ein Arzt-Patienten-Kontakt gemäß 4.3.1 der Allgemeinen Bestimmungen pro Quartal in mindestens drei Quartalen in derselben Praxis stattgefunden hat. Hierbei müssen in mindestens zwei Quartalen persönliche Arzt-Patienten-Kontakte stattgefunden haben, wobei davon ein persönlicher Arzt-Patienten-Kontakt auch als Arzt-Patienten-Kontakt im Rahmen einer Videosprechstunde gemäß Anlage 31b zum BMV-Ä erfolgen kann. Die Gebührenordnungspositionen 03220 bis 03222 können bei Neugeborenen und Säuglingen auch ohne die Voraussetzung der kontinuierlichen ärztlichen Behandlung berechnet werden. Eine kontinuierliche ärztliche Behandlung liegt auch vor, wenn der Patient mit mindestens einer lebensverändernden chronischen Erkrankung seinen ihn betreuenden Hausarzt gewechselt hat. In diesem Fall muss der die hausärztliche Betreuung übernehmende Hausarzt die bei einem anderen Hausarzt stattgefundenen Arzt-Patienten-Kontakte dokumentieren. Die Dokumentation ist mit der Abrechnung mittels einer kodierten Zusatznummer nachzuweisen.

Kommentar:

Der sog. „Chroniker-Komplex" wurde dahin geändert, dass der Zuschlag für die Behandlung und Betreuung eines Patienten mit chronischer Erkrankung entsprechend des Aufwandes vergütet wird.
Erläuterungen zur Berechnung der Chronikerpauschale – Info der KBV 224/2014 und auch https://www.kbv.de/html/1150_37181.php

Da es wiederholt Nachfragen gab, wie die Formulierung „im Zeitraum der letzten vier Quartale" für die Beurteilung der Chronikerpauschale zu interpretieren ist, informierten GKV-Spitzenverband und KBV in einer Kurzinformation:

Das laufende Quartal und die drei vorherigen Quartale
Geregelt wird die Berechnung der Chronikerpauschale in den Bestimmungen zum Abschnitt 3.2.2 beziehungsweise 4.2.2 des Einheitlichen Bewertungsmaßstabes (EBM). Demnach liegt eine kontinuierliche ärztliche Behandlung vor, wenn „im Zeitraum der letzten vier Quartale wegen derselben gesicherten chronischen Erkrankung(en) jeweils mindestens ein Arzt-Patienten-Kontakt pro Quartal in mindestens drei Quartalen in derselben Praxis stattgefunden hat." Der angegebene Zeitraum schließt das aktuelle Quartal mit ein. Zu den vier Quartalen zählen also das laufende Quartal und die drei vorherigen Quartale.

Ein Beispiel dazu:
Der Patient kommt im Dezember 2019 in die Praxis. Der Arzt kann die Chronikerpauschale abrechnen, da – wie nachfolgend dargestellt – in den letzten vier Quartalen in mindestens drei Quartalen ein Arzt-Patienten-Kontakt stattgefunden hat:

1. Quartal 2019: Persönlicher Arzt-Patienten-Kontakt
2. Quartal 2019: Kein Kontakt
3. Quartal 2019: Mittelbarer Arzt-Patienten-Kontakt (telefonisch oder Ausstellung eines Wiederholungs-rezeptes)
4. u. laufendes Quartal 2019 (Prüfquartal): Persönlicher Arzt-Patienten-Kontakt zu Beginn des Quartals. Abrechnung der Gebührenordnungsposition (GOP) 03220 möglich.

Siehe: Chroniker-Richtlinie

Stand: 20. August 2008 des Gemeinsamen Bundesausschusses zur Umsetzung der Regelungen in § 62 für schwerwiegend chronisch Erkrankte („Chroniker-Richtlinie") – https://www.g-ba.de/richtlinien/8/ in Kraft getreten 06.03.2018

§ 1 Allgemeines

(1) Diese Richtlinie bestimmt das Nähere zur Definition von schwerwiegenden chronischen Krankheiten und Ausnahmen gemäß § 62 Abs. 1 Sätze 5 und 10 i. V. m. § 92 Abs. 1 Satz 1 SGB V.

(2) Die Feststellung, dass Versicherte an einer schwerwiegenden chronischen Krankheit i. S. d. Richtlinie leiden, wird durch die Krankenkasse getroffen.

§ 2 Schwerwiegende chronische Krankheit

(1) Eine Krankheit i. S. d. § 62 Abs. 1 Satz 2 SGB V ist ein regelwidriger körperlicher oder geistiger Zustand, der Behandlungsbedürftigkeit zur Folge hat. Gleiches gilt für die Erkrankung nach § 62 Abs. 1 Satz 4 SGB V.

(2) Eine Krankheit ist schwerwiegend chronisch, wenn sie wenigstens ein Jahr lang, mindestens einmal pro Quartal ärztlich behandelt wurde (Dauerbehandlung) und eines der folgenden Merkmale vorhanden ist:

a) Es liegt eine Pflegebedürftigkeit der Pflegestufe 2 oder 3 nach dem zweiten Kapitel SGB XI vor.

b) Es liegt ein Grad der Behinderung (GdB) von mindestens 60 oder eine Minderung der Erwerbsfähigkeit (MdE) von mindestens 60% vor, wobei der GdB oder die MdE nach den Maßstäben des § 30 Abs. 1 BVG oder des § 56 Abs. 2 SGB VII festgestellt und zumindest auch durch die Krankheit nach Satz 1 begründet sein muss.

c) Es ist eine kontinuierliche medizinische Versorgung (ärztliche oder psycho-therapeutische Behandlung, Arzneimitteltherapie, Behandlungspflege, Versorgung mit Heil- und Hilfsmitteln) erforderlich, ohne die nach ärztlicher Einschätzung eine lebensbedrohliche Verschlimmerung, eine Verminderung der Lebenserwartung oder eine dauerhafte Beeinträchtigung der Lebensqualität durch die aufgrund der Krankheit nach Satz 1 verursachte Gesundheitsstörung zu erwarten ist

---

03220 Zuschlag zu der Versichertenpauschale nach der Gebührenordnungsposition 03000 für die Behandlung und Betreuung eines Patienten mit mindestens einer lebensverändernden chronischen Erkrankung

130
14,94

Obligater Leistungsinhalt
- Persönlicher Arzt-Patienten-Kontakt,

Fakultativer Leistungsinhalt
- Fortlaufende Beratung hinsichtlich Verlauf und Behandlung der chronischen Erkrankung(en),
- Leitliniengestützte Behandlung der chronischen Erkrankung(en),
- Anleitung zum Umgang mit der/den chronischen Erkrankung(en),
- Koordination ärztlicher und/oder pflegerischer Maßnahmen im Zusammenhang mit der Behandlung der chronischen Erkrankung(en),
- Erstellung und ggf. Aktualisierung eines Medikationsplans und ggf. Anpassung der Selbstmedikation und der Arzneimittelhandhabung,
- Überprüfung und fortlaufende Kontrolle der Arzneimitteltherapie mit dem Ziel des wirtschaftlichen und versorgungsgerechten Umgangs mit Arzneimitteln,

Abrechnungsbestimmung einmal im Behandlungsfall

Anmerkung Die Berechnung der Gebührenordnungsposition 03220 setzt die Angabe der gesicherten Diagnose(n) der chronischen Erkrankung(en) gemäß ICD-10-GM voraus. Die Gebührenordnungsposition 03220 ist im Behandlungsfall nicht neben den Gebührenordnungspositionen der „Onkologie-Vereinbarung" (Anlage 7 des Bundesmantelvertrags-Ärzte (BMV-Ä)) berechnungsfähig. Diese Ausschlüsse finden in versorgungsbereichsübergreifenden Berufsausübungsgemeinschaften, Medizinischen Versorgungszentren und Praxen mit angestellten Ärzten keine Anwendung, sofern diese Leistungen von Vertragsärzten des fachärztlichen Versorgungsbereiches erbracht werden. Die Gebührenordnungsposition 03220 ist im Behandlungsfall nicht neben Leistungen gemäß § 6 (Abgrenzungen der fachärztlichen Versorgung) Anlage 5 des Bundesmantelvertrags-Ärzte (BMV-Ä) berechnungsfähig. Diese Ausschlüsse finden in versorgungsbereichs-übergreifenden Berufsausübungsgemeinschaften, Medizinischen Versorgungszentren und Praxen mit angestellten Ärzten keine Anwendung, sofern diese Leistungen von Vertragsärzten des fachärztlichen Versorgungsbereiches erbracht werden.

Die Gebührenordnungsposition 03220 ist im Behandlungsfall nicht neben den Gebühren-ordnungspositionen 35111 bis 35113, 35120, 35130, 35131, 35140 bis 35142 und 35150 bis 35152 und nicht neben den Gebührenordnungspositionen der Abschnitte 30.5, 30.7, 30.9 und 35.2 berechnungsfähig. Diese Ausschlüsse finden in versorgungsbereichsüber-greifenden Berufsausübungsgemeinschaften, Medizinischen Versorgungszentren und Praxen mit angestellten Ärzten keine Anwendung, sofern diese Leistungen von Vertrags-ärzten des fachärztlichen Versorgungsbereiches erbracht werden.

Abrechnungsausschluss in derselben Sitzung 01940, 03370 bis 03373, 37300, 37302, 37305, 37306 und 37711

im Behandlungsfall: 01630, 30902, 30905, 35163 bis 35169, 35173 bis 35179 und 32779

Aufwand in Min. **Kalkulationszeit:** 10   **Prüfzeit:** 8   **Eignung d. Prüfzeit:** Nur Quartalsprofil

GOÄ   entsprechend oder ähnlich: Eine vergleichbare Leistung ist in der GOÄ nicht aufgeführt, ggf. Nr. 15*.

Kommentar: Chronikerzuschlag zur Versichertenpauschale GOP 03220/03221/04220/04221
Voraussetzung: Patient war innerhalb der letzten vier Quartale in Behandlung
* in mindestens drei Quartalen in derselben hausärztlichen Praxis oder in einer Vorgän-gerpraxis
* wegen derselben chronischen Erkrankung(en) mit gesicherter Diagnose(n)
* in mindestens zwei Quartalen hat ein persönlicher Arzt-Patienten-Kontakt stattgefunden
* Chronikerzuschlag 1 (GOP 03220/04220): bei einem persönlichen Arzt-Patienten-Kontakt im Quartal
* Chronikerzuschlag 2 (GOP 03221/04221): bei mindestens zwei persönl. Arzt Patienten-Kontakten im Quartal
* Nicht, wenn „hausarztuntypische" Leistungen abgerechnet werden (siehe GOP 03040/04040)

Zu beachten
* Die Leistung muss entgegen anders lautenden Aussagen in den betreffenden Fällen von der Praxis angesetzt werden
* **Bei Hausarztwechsel muss die GOP 03220/03221 bzw. 04220/04221 mit „H" gekennzeichnet werden. Das „H" muss für insgesamt 4 Quartale gesetzt werden.**
* Auch für diabetologische Schwerpunktpraxen (DSP) und HIV-Schwerpunktpraxen, wenn sie bei Überweisung durch einen Hausarzt die GOP 03010/04010 (DSP) abrechnen

03221   Zuschlag zu der Versichertenpauschale nach der Gebührenordnungsposition 03220   **40**
für die intensive Behandlung und Betreuung eines Patienten mit mindestens einer   4,60
lebensverändernden chronischen Erkrankung

Obligater Leistungsinhalt
* Mindestens zwei persönliche Arzt-Patienten-Kontakte,
oder
* Mindestens ein persönlicher Arzt-Patienten-Kontakt und ein Arzt-Patienten-Kontakt im Rahmen einer Videosprechstunde gemäß Anlage 31b zum BMV-Ä
oder
* Mindestens ein persönlicher Arzt-Patienten-Kontakt und ein telefonischer Arzt-Patienten-Kontakt,
* Überprüfung und/oder Anpassung und/oder Einleitung von Maßnahmen der leitlinien-gestützten Behandlung der chronischen Erkrankung(en),

Fakultativer Leistungsinhalt
* Fortlaufende Beratung hinsichtlich Verlauf und Behandlung der chronischen Erkrankung(en),
* Anleitung zum Umgang mit der/den chronischen Erkrankung(en),
* Koordination ärztlicher und/oder pflegerischer Maßnahmen im Zusammenhang mit der Behandlung der chronischen Erkrankung(en),

- Erstellung und ggf. Aktualisierung eines Medikationsplans und ggf. Anpassung der Selbstmedikation und der Arzneimittelhandhabung,
- Überprüfung und fortlaufende Kontrolle der Arzneimitteltherapie mit dem Ziel des wirtschaftlichen und versorgungsgerechten Umgangs mit Arzneimitteln,

Abrechnungsbestimmung einmal im Behandlungsfall

Abrechnungsausschluss im Behandlungsfall: 01630, 30902, 30905, 35163 bis 35169, 35173 bis 35179 und 32779

Aufwand in Min. **Kalkulationszeit:** 3 **Prüfzeit:** 2 **Eignung d. Prüfzeit:** Nur Quartalsprofil

03222 Zuschlag zu der Gebührenordnungsposition 03220, einmal im Behandlungsfall **10**
1,15
Die Gebührenordnungsposition 03222 wird durch die zuständige Kassenärztliche Vereinigung zugesetzt.

Anmerkung Die Gebührenordnungsposition 03222 wird durch die zuständige Kassenärztliche Vereinigung zugesetzt.

Abrechnungsausschluss im Behandlungsfall 01630, 03362

Aufwand in Min. **Kalkulationszeit:** KA **Prüfzeit:** ./. **Eignung d. Prüfzeit:** Keine Eignung

Kommentar: Hausärzte und auch Kinder- und Jugendärzte erhalten seit schon 1. Oktober 2016 für die EBM Nr. 01 630 (Erstellung des Medikationsplans) eine außerbudgetäre Vergütung für die Patienten.

Bei Patienten mit Chronikerpauschale wird der pauschale Zusatz von der KV zu Gesetz-unab-hängig davon, ob ein Medikationsplan zu erstellen ist oder nicht.

Auch Fachärzte können in seltenen Fällen einen Medikationsplan erstellen nach Nr. 01630.

03230 Problemorientiertes ärztliches Gespräch, das aufgrund von Art und Schwere der **128**
Erkrankung erforderlich ist 14,71
Obligater Leistungsinhalt
- Gespräch von mindestens 10 Minuten Dauer,
- mit einem Patienten
und/oder
- einer Bezugsperson,

Fakultativer Leistungsinhalt
- Beratung und Erörterung zu den therapeutischen, familiären, sozialen oder beruflichen Auswirkungen und deren Bewältigung im Zusammenhang mit der/den Erkrankung(en), die aufgrund von Art und Schwere das Gespräch erforderlich macht (machen),

Abrechnungsbestimmung je vollendete 10 Minuten

Anmerkung Die Gebührenordnungsposition 03230 ist auch bei Durchführung der Leistung im Rahmen einer Videosprechstunde berechnungsfähig und dies durch Angabe einer bundeseinheitlich kodierten Zusatzkennzeichnung zu dokumentieren. Für die Abrechnung gelten die Anforderungen gemäß Anlage 31b zum BMV-Ä entsprechend.
Die Gebührenordnungsposition 03230 ist im Notfall und im organisierten Not(-fall)dienst nicht berechnungsfähig.
Bei der Nebeneinanderberechnung diagnostischer bzw. therapeutischer Gebührenordnungspositionen und der Gebührenordnungsposition 03230 ist eine mindestens 10 Minuten längere Arzt-Patienten-Kontaktzeit als in den entsprechenden Gebührenordnungspositionen angegeben Voraussetzung für die Berechnung der Gebührenordnungsposition 03230.

Abrechnungsausschluss
im Behandlungsfall 30700
in derselben Sitzung 01940, 03370, 03372, 03373, 35100, 35110, 35150 bis 35152, 35163 bis 35169, 35173 bis 35179, 37300, 37302, 37305, 37306 und 37711 sowie die Abschnitte 35.2.1 und 35.2.2

Aufwand in Min. **Kalkulationszeit:** 10 **Prüfzeit:** 10 **Eignung d. Prüfzeit:** Tages- und Quartalsprofil
GOÄ entsprechend oder ähnlich: 3

3.2.3 Besondere Leistungen

1. Die Gebührenordnungsposition 03355 ist nur von Fachärzten für Allgemeinmedizin und Fachärzten für Innere Medizin jeweils mit der Zusatzweiterbildung „Diabetologie" oder der Qualifikation „Diabetologie Deutsche Diabetes Gesellschaft (DDG)" berechnungsfähig.

2. Die Gebührenordnungspositionen 03325 und 03326 sind nur von Ärzten gemäß Präambel 3.1 Nr. 1 berechnungsfähig, die Patienten im Rahmen des Telemonitoring Herzinsuffizienz gemäß Nr. 37 Anlage I „Anerkannte Untersuchungs- oder Behandlungsmethoden" der Richtlinie Methoden vertragsärztliche Versorgung des Gemeinsamen Bundesausschusses als primär behandelnder Arzt (PBA) behandeln.

03241* Computergestützte Auswertung eines kontinuierlich aufgezeichneten Langzeit-EKG **86**
von mindestens 18 Stunden Dauer **9,88**

Anmerkung Die Berechnung der Gebührenordnungsposition 03241 setzt eine Genehmigung der Kassenärztlichen Vereinigung nach der Vereinbarung zur Durchführung von Langzeitelektrokardiographischen Untersuchungen gemäß § 135 Abs. 2 SGB V voraus.

Abrechnungsausschluss
in derselben Sitzung 13253, 27323
im Behandlungsfall 13250, 13545

Aufwand in Min. **Kalkulationszeit:** 7   **Prüfzeit:** 7   **Eignung d. Prüfzeit:** Tages- und Quartalsprofil

GOÄ   entsprechend oder ähnlich: Nr. 659* (in GOÄ allerdings Untersuchung + Auswertung)

Kommentar: Wer die Genehmigung zur Auswertung von Langzeit-EKGs hat, kann die beiden Nrn. für das EKG-Aufzeichnen nach Nr. 03322 und die Auswertung nach Nr. 03241abrechnen. In einer Apparategemeinschaft zur Auswertung von Langzeit-EKGs können keine Versandkosten abgerechnet werden.

03242 Testverfahren bei Demenzverdacht **23**
Obligater Leistungsinhalt **2,64**
• Beurteilung von Hirnleistungsstörungen mittels standardisierter Testverfahren bei Patienten mit Demenzverdacht (z.B. SKT, MMST, TFDD), je Test,
Abrechnungsbestimmung bis zu dreimal im Behandlungsfall
Abrechnungsausschluss im Behandlungsfall 03360

Aufwand in Min. **Kalkulationszeit:** KA   **Prüfzeit:** 1   **Eignung d. Prüfzeit:** Keine Eignung

GOÄ   entsprechend oder ähnlich: Eine vergleichbare Leistung ist in der GOÄ nicht aufgeführt.

Kommentar: Zur Abrechnung ist es nicht erforderlich, dass die Leistung nach Nr. 03242 d.h. alle 3 vom Arzt ausgewählten Tests an einem Tag erbracht werden. Die angeführten Tests sind beispielhaft genannt; es können auch entsprechende andere standardisierte Testverfahren gewählt werden.

Syndrom Kurztest (SKT)
Ausführlicher Test zum Demenz-Screening. Es wird mit bunten Bildern und Spielsteinen gearbeitet wird. Der Test dauert ca.15 Minuten und kann auch von geschultem Praxispersonal abgenommen werden. Um bei einer Verlaufskontrolle Lerneffekte auszuschließen, gibt es den SKT in neun Parallelformen.

Mini-Mental-Status-Test (MMST)
Häufiger Test, der aber für die Frühdiagnostik von Demenz-Erkrankungen nicht sehr geeignet ist. Ab einer mittelschweren Demenz leistet der MMST aussagekräftige Ergebnisse. Test im Internet:

Test zur Früherkennung von Demenzen mit Depressionsabgrenzung (TFDD)
Leicht durchführ- und auswertbarer Test für die Praxis

* Alle Test finden Sie über gängige Suchmaschinen im Internet, meist als PDF-Datei zum Download.

Bezug von verschiedenen Testbögen kostenpflichtig über den Hogrefe-Verlag: http://www.testzentrale.de

03321*   Belastungs-Elektrokardiographie (Belastungs-EKG)   **198**
22,75

Obligater Leistungsinhalt
- Untersuchung in Ruhe und nach Belastung mit mindestens 12 Ableitungen sowie während physikalisch definierter und reproduzierbarer Belastung mit mindestens 3 Ableitungen und fortlaufender Kontrolle des Kurvenverlaufes,
- Wiederholte Blutdruckmessung

Abrechnungsausschluss
in derselben Sitzung 13251, 17330, 17332
im Behandlungsfall 13250, 13545

Aufwand in Min.   **Kalkulationszeit: 7**   **Prüfzeit: 6**   **Eignung d. Prüfzeit:** Tages- und Quartalsprofil

GOÄ   entsprechend oder ähnlich: Nr. 652

Kommentar: Eine kontinuierliche Überwachung des EKG-Kurvenverlaufes ist am Monitor erforderlich. Ein kontinuierliches Schreiben eines Papierstreifens allerdings nicht. Diese Leistung darf nur in Anwesenheit des Arztes in der Praxis durchgeführt werden.

03322*   Aufzeichnung eines Langzeit-EKG von mindestens 18 Stunden Dauer   **48**
5,52

Anmerkung Die Berechnung der Gebührenordnungsposition 03322 setzt eine Genehmigung der Kassenärztlichen Vereinigung nach der Vereinbarung zur Durchführung von Langzeitelektrokardiographischen Untersuchungen gemäß § 135 Abs. 2 SGB V voraus.

Abrechnungsausschluss
in derselben Sitzung 13252, 27322
im Behandlungsfall 13250, 13545

Aufwand in Min.   **Kalkulationszeit: 1**   **Prüfzeit: 1**   **Eignung d. Prüfzeit:** Tages- und Quartalsprofil

GOÄ   entsprechend oder ähnlich: Nr. 659* (in GOÄ mit Auswertung)

Kommentar: Eine ebenfalls durchgeführte Langzeit-Blutdruckmessung, bei der allerdings der Zeitraum zwei Stunden länger sein muss, ist zusätzlich nach Nr. 03324 abrechenbar.

03324*   Langzeit-Blutdruckmessung   **57**
6,55

Obligater Leistungsinhalt
- Automatisierte Aufzeichung von mindestens 20 Stunden Dauer,
- Computergestützte Auswertung,
- Aufzeichnung der Blutdruckwerte mindestens alle 15 Minuten während der Wach- und mindestens alle 30 Minuten während der Schlafphase mit gleichzeitiger Registrierung der Herzfrequenz,
- Auswertung und Beurteilung des Befundes

Abrechnungsausschluss
in derselben Sitzung 13254, 27324
im Behandlungsfall 13250, 13545

Aufwand in Min.   **Kalkulationszeit: 2**   **Prüfzeit: 2**   **Eignung d. Prüfzeit:** Tages- und Quartalsprofil

GOÄ   entsprechend oder ähnlich: Nr. 654*

Kommentar: Ein ebenfalls durchgeführtes Langzeit-EKG, bei dem allerdings der Zeitraum nur 18 Stunden betragen muß, ist zusätzlich nach Nr. 03322 – und ggf. bei Auswertung auch noch mit Nr. 03241 – abrechenbar.

03325   Indikationsstellung zur Überwachung eines Patienten im Rahmen des Telemonitoring bei Herzinsuffizienz gemäß Nr. 37 Anlage I „Anerkannte Untersuchungs- oder Behandlungsmethoden" der Richtlinie Methoden vertragsärztliche Versorgung des Gemeinsamen Bundesausschusses   **65**
7,47

Obligater Leistungsinhalt
- Persönlicher Arzt-Patienten-Kontakt,
- Aufklärung und Beratung zur Teilnahme am Telemonitoring bei Herzinsuffizienz,

Fakultativer Leistungsinhalt
- Schriftliche Übermittlung medizinisch relevanter Informationen an das Telemedizinische Zentrum (z. B. Medikation, anamnestische Daten, Vorliegen der Indikationsvoraussetzungen),

Abrechnungsbestimmung je vollendete 5 Minuten, höchstens dreimal im Krankheitsfall
Abrechnungsausschluss im Behandlungsfall 04325, 13578
Berichtspflicht Nein

Aufwand in Min. **Kalkulationszeit:** 5   **Prüfzeit:** 5   **Eignung der Prüfzeit:** Nur Quartalsprofil

03326 Zusatzpauschale für die Betreuung eines Patienten im Rahmen des Telemonitoring **128**
bei Herzinsuffizienz gemäß Nr. 37 Anlage I „Anerkannte Untersuchungs- oder **14,71**
Behandlungsmethoden" der Richtlinie Methoden vertragsärztliche Versorgung des
Gemeinsamen Bundesausschusses

Obligater Leistungsinhalt
• Kommunikation mit dem verantwortlichen Telemedizinischen Zentrum (TMZ),

Fakultativer Leistungsinhalt
• Bestätigung eingehender Warnmeldungen an das TMZ innerhalb von 48 Stunden,
• Information des TMZ über ergriffene Maßnahmen,
• Telefonische Kontaktaufnahme mit dem Patienten,
• Überprüfung der Indikation zur Überwachung eines Patienten im Rahmen des Telemo-
nitoring bei Herzinsuffizienz,

Abrechnungsbestimmung einmal im Behandlungsfall
Abrechnungsausschluss im Behandlungsfall 04326, 13579
Berichtspflicht Nein

Aufwand in Min. **Kalkulationszeit:** 10   **Prüfzeit:** 8   **Eignung der Prüfzeit:** Nur Quartalsprofi

03330* Spirographische Untersuchung **53**
Obligater Leistungsinhalt **6,09**
• Darstellung der Flussvolumenkurve,
• In- und exspiratorische Messungen,
• Graphische Registrierung

Abrechnungsausschluss
in derselben Sitzung 13255, 27330
am Behandlungstag 31013
im Behandlungsfall 13250

Aufwand in Min. **Kalkulationszeit:** 2   **Prüfzeit:** 2   **Eignung d. Prüfzeit:** Tages- und Quartalsprofil
GOÄ entsprechend oder ähnlich: Nrn. 605* + 605a*
Kommentar: Um diese Nr. abzurechnen, müssen alle obligaten Leistungsinhalte erbracht werden. In
der Leistungslegende findet sich keine Begrenzung der Häufigkeit zur Anwendung diese
Untersuchung, so dass ein mehrmaliger Ansatz im Quartal, wenn medizinisch erforderlich,
abrechnungsfähig ist.

03331* Prokto-/Rektoskopischer Untersuchungskomplex **94**
Obligater Leistungsinhalt **10,80**
• Rektale Untersuchung,
• Proktoskopie und/oder
• Rektoskopie,
• Patientenaufklärung,
• Information zum Ablauf der vorbereitenden Maßnahmen vor dem Eingriff und zu einer
möglichen Sedierung und/oder Prämedikation,
• Nachbeobachtung und -betreuung

Fakultativer Leistungsinhalt
• Prämedikation/Sedierung

Abrechnungsausschluss
im Behandlungsfall 13250
in derselben Sitzung 02300 bis 02302, 04516, 08333, 13257, 30600

Aufwand in Min. **Kalkulationszeit:** 4   **Prüfzeit:** 3   **Eignung d. Prüfzeit:** Tages- und Quartalsprofil
GOÄ entsprechend oder ähnlich: Leistungskomplex in der GOÄ nicht vorhanden. Abrechnung
der einzelnen erbrachten GOÄ-Leistung(en).

03335 Orientierende audiometrische Untersuchung nach vorausgegangener, dokumentierter, auffälliger Hörprüfung

90
10,34

Obligater Leistungsinhalt
- Untersuchung(en) ein und/oder beidseitig,
- Binaurikulare Untersuchung,
- Bestimmung(en) der Hörschwelle in Luftleitung mit mindestens 8 Prüffrequenzen

Fakultativer Leistungsinhalt
- Otoskopie,
- Kontinuierliche Frequenzänderung

Anmerkung Die Gebührenordnungsposition 03335 ist nur berechnungsfähig bei Verwendung eines von der PTB bzw. eines entsprechend der EU-Richtlinie 93/42/EWG zugelassenen Audiometers mit mindestens einmal jährlich durchgeführter messtechnischer Kontrolle gemäß § 14 der Verordnung über das Errichten, Betreiben und Anwenden von Medizinprodukten (MPBetreibV) durch einen zugelassenen Wartungsdienst entsprechend der MPBetreib V. Der Vertragsarzt hat in einer der Quartalsabrechnung beizufügenden Erklärung zu bestätigen, dass die Wartung durchgeführt wurde.
Entgegen Nr. I-4.3.2 der Allgemeinen Bestimmungen kann die Gebührenordnungsposition 03335 auch dann berechnet werden, wenn durch die Arztpraxis die kontinuierliche Frequenzänderung nicht vorgehalten wird.

Abrechnungsausschluss in derselben Sitzung 01718, 03351, 03352

Aufwand in Min. **Kalkulationszeit:** 3 **Prüfzeit:** 2 **Eignung d. Prüfzeit:** Tages- und Quartalsprofil
GOÄ entsprechend oder ähnlich: Nr. 1401*
Kommentar: Erläuterung: PTB = Physikalisch-technische Bundesanstalt

03350 Orientierende entwicklungsneurologische Untersuchung eines Neugeborenen, Säuglings, Kleinkindes oder Kindes

123
14,13

Obligater Leistungsinhalt
- Beurteilung der altersgemäßen Haltungs- und Bewegungskontrolle,
- Beurteilung des Muskeltonus, der Eigen- und Fremdreflexe sowie der Hirnnerven

Anmerkung Vertragsärzte des Hausärztlichen Versorgungsbereiches können die Gebührenordnungsposition 03350 berechnen, wenn sie nachweisen, dass sie diese Leistungen bereits vor dem 31.12.2002 abgerechnet haben und/oder über eine mindestens einjährige pädiatrische Weiterbildung verfügen.

Abrechnungsausschluss in derselben Sitzung 01711 bis 01719, 01723, 03352, 35142

Aufwand in Min. **Kalkulationszeit:** 9 **Prüfzeit:** 8 **Eignung d. Prüfzeit:** Tages- und Quartalsprofil
GOÄ entsprechend oder ähnlich: Nrn. 715 bis 718
Kommentar: Die Leistung nach Nr. 03350 wird innerhalb des Regelleistungsvolumens (RLV) vergütet.

03351 Orientierende Untersuchung der Sprachentwicklung eines Säuglings, Kleinkindes, Kindes oder Jugendlichen

170
19,54

Obligater Leistungsinhalt
- Standardisiertes Verfahren,
- Prüfung aktiver und passiver Wortschatz,
- Prüfung des Sprachverständnisses,
- Prüfung der Fein- und Grobmotorik,

Fakultativer Leistungsinhalt
- Orientierende audiometrische Untersuchung entsprechend der Leistung nach der Nr. 03335,

Abrechnungsbestimmung einmal im Behandlungsfall

Anmerkung Vertragsärzte des hausärztlichen Versorgungsbereiches können die Gebührenordnungsposition 03351 berechnen, wenn sie nachweisen, dass sie diese Leistungen bereits vor dem 31.12.2002 abgerechnet haben und/oder über eine mindestens einjährige pädiatrische Weiterbildung verfügen.

EBM-Nr.

Abrechnungsausschluss in derselben Sitzung 01711 bis 01719, 01720, 01723, 03335, 03352

Aufwand in Min. **Kalkulationszeit:** 11   **Prüfzeit:** 10   **Eignung d. Prüfzeit:** Nur Quartalsprofil

GOÄ   entsprechend oder ähnlich: Nr. 715 bis 718

Kommentar: Die Leistung nach Nr. 03351 wird innerhalb des Regelleistungsvolumens (RLV) vergütet.

03352   Zuschlag zu den Gebührenordnungspositionen 01712 bis 01720 und 01723 für die   **76**
Erbringung des Inhalts der Gebührenordnungspositionen 03350 und/oder 03351   8,73
bei pathologischem Ergebnis einer Kinderfrüherkennungs- bzw. Jugendgesundheitsuntersuchung

Abrechnungsausschluss in derselben Sitzung 03335, 03350, 03351

Aufwand in Min. **Kalkulationszeit:** 5   **Prüfzeit:** 4   **Eignung d. Prüfzeit:** Tages- und Quartalsprofil

GOÄ   entsprechend oder ähnlich: Keine ähnliche Leistung in der GOÄ vorhanden.

Kommentar: Die Leistung nach 03352 wird innerhalb des Regelleistungsvolumens (RLV) vergütet.

03355   Anleitung zur Selbstanwendung eines Real-Time- Messgerätes zur kontinuierli-   **72**
chen interstitiellen Glukosemessung (rtCGM)   8,27

Obligater Leistungsinhalt
* Anleitung eines Patienten und/oder einer Bezugsperson zur Selbstanwendung eines rtCGM gemäß § 3 Nr. 3 der Nr. 20 der Anlage I „Anerkannte Untersuchungs- oder Behandlungsmethoden" der Richtlinie Methoden vertragsärztliche Versorgung des Gemeinsamen Bundesausschusses von mindestens 10 Minuten Dauer,

Abrechnungsbestimmung je vollendete 10 Minuten

Anmerkung Die Gebührenordnungsposition 03355 ist höchstens 10-mal im Krankheitsfall berechnungsfähig.

Aufwand in Min. **Kalkulationszeit:** KA   **Prüfzeit:** 2   **Eignung d. Prüfzeit:** Tages- und Quartalsprofil

Kommentar: Siehe im Internet unter „Richtlinie Methoden vertragsärztliche Versorgung des Gemeinsamen Bundesausschusses zu Untersuchungs- und Behandlungsmethoden der vertragsärztlichen Versorgung", Stand: 05.08.2022
https://www.g-ba.de/downloads/62-492-2901/MVV-RL-2022-05-19-iK-2022-08-05.pdf
– in der Anlage I Punkt 20: Kontinuierliche interstitielle Glukosemessung mit Real-Time-Messgeräten (rtCGM) zur Therapiesteuerung bei Patientinnen und Patienten mit insulinpflichtigem Diabetes mellitus

3.2.4 Hausärztliche geriatrische Versorgung

1. Die Gebührenordnungspositionen 03360 und 03362 sind nur bei Patienten berechnungsfähig, die aufgrund ihrer Krankheitsverläufe einen geriatrischen Versorgungsbedarf aufweisen und folgende Kriterien erfüllen:
* Höheres Lebensalter (ab vollendetem 70. Lebensjahr) und
* Geriatrietypische Morbidität (Patienten, bei denen mindestens ein nachfolgendes geriatrisches Syndrom dokumentiert ist) und/oder Vorliegen eines Pflegegrades
  – Multifaktoriell bedingte Mobilitätsstörung einschließlich Fallneigung und Altersschwindel,
  – Komplexe Beeinträchtigung kognitiver, emotionaler oder verhaltensbezogener Art,
  – Frailty-Syndrom (Kombinationen von unbeabsichtigtem Gewichtsverlust, körperlicher und/oder geistiger Erschöpfung, muskulärer Schwäche, verringerter Ganggeschwindigkeit und verminderter körperlicher Aktivität),
  – Dysphagie,
  – Inkontinenz(en),
  – Therapierefraktäres chronisches Schmerzsyndrom oder
  – Vorliegen einer der folgenden Erkrankungen: F00-F02 dementielle Erkrankungen, G30 Alzheimer-Erkrankung, G20.1 Primäres Parkinson-Syndrom mit mäßiger bis schwerer Beeinträchtigung und G20.2 Primäres Parkinson-Syndrom mit schwerster Beeinträchtigung auch bei Patienten, die das 70. Lebensjahr noch nicht vollendet haben.
2. Die Berechnung der Gebührenordnungspositionen 03360 und 03362 setzt die Angabe eines ICD-Kodes gemäß der ICD-10-GM voraus, der den geriatrischen Versorgungsbedarf dokumentiert.

Kommentar:

Im Zuge der Neuregelung eines „Hausarzt-EBM" wurde zum 1.10.2013 die hausärztliche geriatrische Betreuung neu eingeführt, für die Krankenkassen nach einem Beschluss des Bewertungsausschusses vom 22.10.2012 zusätzliche Finanzmittel zur Verfügung stellen.

Aufschlussreiche Informationen zum Thema Geriatrie liefert frei zugänglich:
https://www.awmf.org/uploads/tx_szleitlinien/053-015l_S1_Geriatrisches_Assessment_in_der_Hausarztpraxis_2018-05-verlaengert.pdf

Beispielhaft einige relevante ICDs: R26.2, U51.ff, F06.7, E44.ff, R29.6, R13.9, N39.3 ff, R52.2

03360   Hausärztlich-geriatrisches Basisassessment

113
12,99

Obligater Leistungsinhalt
* Persönlicher Arzt-Patienten-Kontakt
* Erhebung und/oder Monitoring organbezogener und übergreifender motorischer, emotioneller und kognitiver Funktionseinschränkungen,
* Beurteilung der Selbstversorgungsfähigkeiten mittels standardisierter, wissenschaftlich validierter Testverfahren (z.B. Barthel-Index, PGBA, IADL nach Lawton/Brody, geriatrisches Screening nach LACHS),
* Beurteilung der Mobilität und Sturzgefahr durch standardisierte Testverfahren (z.B. Timed „up & go", Tandem-Stand, Esslinger Sturzrisikoassessment),

Fakultativer Leistungsinhalt
* Beurteilung von Hirnleistungsstörungen mittels standardisierter Testverfahren (z.B. MMST, SKT oder TFDD),
* Anleitung zur Anpassung des familiären und häuslichen Umfeldes an die ggf. vorhandene Fähigkeits- und Funktionsstörung,
* Anleitung zur Anpassung des Wohnraumes, ggf. Arbeitsplatzes,
* Abstimmung mit dem mitbehandelnden Arzt,

Abrechnungsbestimmung einmal im Behandlungsfall

Anmerkung Die Gebührenordnungsposition 03360 ist im Krankheitsfall höchstens zweimal berechnungsfähig.

Abrechnungsausschluss
in derselben Sitzung 03370 bis 03373, 30984, 37300, 37302, 37305, 37306 und 37711 im Behandlungsfall 03242

Aufwand in Min.   **Kalkulationszeit: 5**   **Prüfzeit: 4**   **Eignung d. Prüfzeit:** Nur Quartalsprofil

GOÄ   entsprechend oder ähnlich: Eine vergleichbare Leistung ist in der GOÄ nicht aufgeführt.

Kommentar: Zur Abrechnung der Leistungen nach EBM Nrn. 03360 und/oder 03362 ist keine besondere Qualifikation erforderlich. Die Patienten müssen allerdings einen geriatrischen Versorgungsbedarf (siehe: Allgemeine Bestimmungen im EBM-Abschnitt 3.2.4), aufweisen:
* Lebensalter ab vollendetem 70. Lebensjahr
* Geriatrietypische Morbidität und/oder Vorliegen einer Pflegestufe.
* F00-F02 dementielle Erkrankungen,
* G30 Alzheimer-Erkrankung,
* G20.1 Primäres Parkinson-Syndrom mit mäßiger bis schwerer Beeinträchtigung und
* G20.2 Primäres Parkinson-Syndrom mit schwerster Beeinträchtigung auch bei Patienten, die das 70. Lebensjahr noch nicht vollendet haben.

Die **EBM-Ziffer 03360** darf 1x im Behandlungsfall (d.h. 1x im Quartal) abgerechnet werden, höchstens zweimal im Krankheitsfall (in vier aufeinander folgende Quartalen). Wird das Assessment an nichtärztliche Mitarbeiter delegiert ist zur Abrechnung ein persönlicher Arzt-Patienten-Kontakt erforderlich.

03362   Hausärztlich-geriatrischer Betreuungskomplex

174
20,00

Obligater Leistungsinhalt
* Persönlicher Arzt-Patienten-Kontakt,
* Einleitung und/oder Koordination der Behandlung, ggf. Durchführung therapeutischer Maßnahmen zur Behandlung von geriatrischen Syndromen, z.B.
  – Stuhl- und/oder Harninkontinenz

- Sturz, lokomotorische Probleme (z.B. Schwindel, Gangunsicherheit)
- Frailty-Syndrom
- Immobilität und verzögerte Remobilität
- Hemiplegiesyndrom
- Kognitive und neuropsychologische Störungen einschließlich Depression und Demenz
- Metabolische Instabilität,
- Überprüfung, ggf. Priorisierung und Anpassung aller verordneten Arzneimittel und der Selbstmedikation sowie ggf. Überprüfung der Arzneimittelhandhabung,
- Erstellung und/oder Aktualisierung eines Medika-tionsplans,

Fakultativer Leistungsinhalt
- Verordnung und/oder Einleitung von physio- und/oder ergotherapeutischen und/oder logopädischen Maßnahmen,
- Koordination der pflegerischen Versorgung,

Abrechnungsbestimmung einmal im Behandlungsfall

Anmerkung Für die Berechnung der Gebührenordnungsposition 03362 neben der Versicher-tenpauschale nach den Gebührenordnungspositionen 03000 oder 03030 ist in demselben Behandlungsfall mindestens ein weiterer persönlicher Arzt-Patienten-Kontakt notwendig. Die Berechnung der Gebührenordnungsposition 03362 setzt das Vorliegen der Ergebnisse eines geriatrischen Basisassessments entsprechend den Inhalten der Gebührenord-nungsposition 03360 und/oder eines weiterführenden geriatrischen Assessments nach der Gebührenordnungsposition 30984 voraus. Die Durchführung des geriatrischen Basisassessments darf nicht länger als vier Quartale zurückliegen.

Abrechnungsausschluss in derselben Sitzung 03370 bis 03373, 30984, 37300, 37302, 37305, 37306 und 37711

im Behandlungsfall 01630 und 03222

Aufwand in Min. | **Kalkulationszeit:** 11   **Prüfzeit:** 9   **Eignung d. Prüfzeit:** Nur Quartalsprofil

Kommentar: | Voraussetzungen zur Abrechnung sind:
- Vorliegen des hausärztlichen-geriatrischen Basisassessments nach EBM Nr. 03360 oder weiterführenden Assessments nach 30984, das nicht länger als vier Quartale zurückliegen darf. Es darf aber auf fremd (z. B. in Kliniken, auf der Reha etc.) angefertigte Assessmentergebnisse zurückgegriffen werden.
- mindestens 2 Arzt-Patienten-Kontakte im Behandlungsfall

Erforderliche Leistungen zur Abrechnung von EBM Nr. 03362 sind:
- Einleitung und/oder Koordination der Behandlung,
- ggf. therapeutische Maßnahmen zur Therapie geriatrischer Syndromen
- Überprüfung, ggf. Priorisierung und Anpassung aller verordneten Arzneimittel und Selbstmedikation sowie
- ggf. Überprüfung derrArzneimittelhandhabung
- Erstellung/Aktualisierung eines Medikationsplans

Wichtig: Sie dürfen die EBM-Ziffer 03362 nur einmal im Behandlungsfall abrechnen.

3.2.5 Palliativmedizinische Versorgung

1. Die Gebührenordnungspositionen 03370 bis 03373 sind für die Behandlung von schwerstkranken und sterbenden Patienten in jedem Alter berechnungsfähig, die an einer nicht heilbaren, fortschreitenden und so weit fortgeschrittenen Erkrankung leiden, dass dadurch nach fachlicher Einschätzung des behandelnden Arztes die Lebenserwartung auf Tage, Wochen oder Monate gesunken ist. Eine Erkrankung ist nicht heilbar, wenn nach dem allgemein anerkannten Stand der Medizin Behandlungsmaßnahmen nicht zur Beseitigung dieser Erkrankung führen können. Sie ist fortschreitend, wenn ihrem Verlauf trotz medizinischer Maßnahmen nach dem allgemein anerkannten Stand der Medizin nicht nachhaltig entgegengewirkt werden kann. Der behandelnde Arzt ist verpflichtet, in jedem Einzelfall zu überprüfen, ob eine angemessene ambulante Versorgung in der Häuslichkeit (darunter fallen auch Pflege- und Hospizeinrichtungen) möglich ist.

2. Der grundsätzliche Anspruch eines Patienten auf eine spezialisierte ambulante Palliativversorgung (SAPV) im Sinne des § 37b SGB V wird durch das Erbringen der nachfolgenden Gebührenordnungspositionen nicht berührt.

3. Die Gebührenordnungspositionen 03371, 03372 und 03373 sind nicht bei Patienten berechnungsfähig, die eine Vollversorgung nach § 5 Abs. 2 der Richtlinie zur Verordnung von spezialisierter ambulanter Palliativversorgung (SAPV) des Gemeinsamen Bundesausschusses erhalten.

4. Die Gebührenordnungspositionen 03370 bis 03373 sind nicht berechnungsfähig, wenn der behandelnde Vertragsarzt äquivalente Leistungen bei dem Patienten im Rahmen der spezialisierten ambulanten Palliativversorgung gemäß § 37b SGB V i.V.m. § 132d Abs. 1 SGB V erbringt.

Kommentar:

Die Aufnahme der palliativmedizinischen Versorgung in den EBM ist ausdrücklich als eine Ergänzung neben der spezialisierten ambulanten Palliativversorgung (SAPV) nach den Richtlinien des Gemeinsamen Bundesausschusses konzipiert. Die SAPV beruht auf folgenden Grundlagen:

§ 37b SGB V Spezialisierte ambulante Palliativversorgung

(1) Versicherte mit einer nicht heilbaren, fortschreitenden und weit fortgeschrittenen Erkrankung bei einer zugleich begrenzten Lebenserwartung, die eine besonders aufwändige Versorgung benötigen, haben Anspruch auf spezialisierte ambulante Palliativversorgung. Die Leistung ist von einem Vertragsarzt oder Krankenhausarzt zu verordnen. Die spezialisierte ambulante Palliativversorgung umfasst ärztliche und pflegerische Leistungen einschließlich ihrer Koordination insbesondere zur Schmerztherapie und Symptomkontrolle und zielt darauf ab, die Betreuung der Versicherten nach Satz 1 in der vertrauten Umgebung des häuslichen oder familiären Bereichs zu ermöglichen; hierzu zählen beispielsweise Einrichtungen der Eingliederungshilfe für behinderte Menschen und der Kinder- und Jugendhilfe. Versicherte in stationären Hospizen haben einen Anspruch auf die Teilleistung der erforderlichen ärztlichen Versorgung im Rahmen der spezialisierten ambulanten Palliativversorgung. Dies gilt nur, wenn und soweit nicht andere Leistungsträger zur Leistung verpflichtet sind. Dabei sind die besonderen Belange von Kindern zu berücksichtigen.

(2) Versicherte in stationären Pflegeeinrichtungen im Sinne von § 72 Abs. 1 des Elften Buches haben in entsprechender Anwendung des Absatzes 1 einen Anspruch auf spezialisierte Palliativversorgung. Die Verträge nach § 132d Abs. 1 regeln, ob die Leistung nach Absatz 1 durch Vertragspartner der Krankenkassen in der Pflegeeinrichtung oder durch Personal der Pflegeeinrichtung erbracht wird; § 132d Abs. 2 gilt entsprechend.

(3) Der Gemeinsame Bundesausschuss bestimmt in den Richtlinien nach § 92 das Nähere über die Leistungen, insbesondere

1. die Anforderungen an die Erkrankungen nach Absatz 1 Satz 1 sowie an den besonderen Versorgungsbedarf der Versicherten,

2. Inhalt und Umfang der spezialisierten ambulanten Palliativversorgung einschließlich von deren Verhältnis zur ambulanten Versorgung und der Zusammenarbeit der Leistungserbringer mit den bestehenden ambulanten Hospizdiensten und stationären Hospizen (integrativer Ansatz); die gewachsenen Versorgungsstrukturen sind zu berücksichtigen,

3. Inhalt und Umfang der Zusammenarbeit des verordnenden Arztes mit dem Leistungserbringer.

03370	**Obligater Leistungsinhalt** **341** 39,19

03370 **Obligater Leistungsinhalt**   **341**
                                              39,19
- Untersuchung des körperlichen und psychischen Zustandes des Patienten,
- Beratung und Aufklärung des Patienten und/oder der betreuenden Person zur Ermittlung des Patientenwillens und ggf. Erfassung des Patientenwillens,
- Erstellung und Dokumentation eines palliativmedizinischen Behandlungsplans unter Berücksichtigung des Patientenwillens,

Abrechnungsbestimmung einmal im Krankheitsfall

Abrechnungsausschluss in derselben Sitzung 03220, 03221, 03230, 03360, 03362 im Krankheitsfall 37300

Aufwand in Min.   **Kalkulationszeit:** KA   **Prüfzeit:** ./.   **Eignung d. Prüfzeit:** Keine Eignung

GOÄ   entsprechend oder ähnlich: Eine vergleichbare Leistung ist in der GOÄ nicht aufgeführt.

03371   Zuschlag zu der Versichertenpauschale 03000 für die palliativmedizinische   **159**
                Betreuung des Patienten in der Arztpraxis   **18,27**

Obligater Leistungsinhalt
- Persönlicher Arzt-Patienten-Kontakt,
- Dauer mindestens 15 Minuten,

- Palliativmedizinische Betreuung des Patienten
- (z.B. Schmerztherapie, Symptomkontrolle),

Fakultativer Leistungsinhalt
- Koordinierung der palliativmedizinischen und -pflegerischen Versorgung in Zusammenarbeit mit anderen spezialisierten Leistungserbringern wie z.B. Vertragsärzten, Psychotherapeuten, Pflegediensten, psychosozialen Betreuungsdiensten, Hospizen,
- Anleitung und Beratung der Betreuungs- und Bezugspersonen,

Abrechnungsbestimmung einmal im Behandlungsfall

Abrechnungsausschluss in derselben Sitzung 03220, 03221, 03360, 03362, 03372, 03373, 37505, 37306 und 37400

im Behandlungsfall 37302, 37711

Aufwand in Min. **Kalkulationszeit:** KA   **Prüfzeit:** 12   **Eignung d. Prüfzeit:** Tages- und Quartalsprofil

03372 Zuschlag zu den Gebührenordnungspositionen 01410 oder 01413 für die palliativ-   **124**
medizinische Betreuung in der Häuslichkeit   **14,25**

Obligater Leistungsinhalt
- Persönlicher Arzt-Patienten-Kontakt,
- Dauer mindestens 15 Minuten,
- Palliativmedizinische Betreuung des Patienten
- (z.B. Schmerztherapie, Symptomkontrolle),

Fakultativer Leistungsinhalt
- Koordinierung der palliativmedizinischen und -pflegerischen Versorgung in Zusammenarbeit mit anderen spezialisierten Leistungserbringern wie z.B. Vertragsärzten, Psychotherapeuten, Pflegediensten, psychosozialen Betreuungsdiensten, Hospizen,
- Anleitung und Beratung der Betreuungs- und Bezugspersonen,

Abrechnungsbestimmung je vollendete 15 Minuten

Anmerkung Der Höchstwert für die Gebührenordnungsposition 03372 beträgt am Behandlungstag 620 Punkte.

Abrechnungsausschluss in derselben Sitzung 03220, 03221, 03230, 03360, 03362, 03371, 03373, 37505, 37306 und 37400

Aufwand in Min. **Kalkulationszeit:** KA   **Prüfzeit:** 12   **Eignung d. Prüfzeit:** Tages- und Quartalsprofil

03373 Zuschlag zu den Gebührenordnungspositionen 01411, 01412 oder 01415 für die   **124**
palliativmedizinische Betreuung in der Häuslichkeit   **14,25**

Obligater Leistungsinhalt
- Persönlicher Arzt-Patienten-Kontakt,
- Palliativmedizinische Betreuung des Patienten
- (z.B. Schmerztherapie, Symptomkontrolle),

Abrechnungsbestimmung je Besuch

Anmerkung Die Gebührenordnungsposition 03373 ist für Besuche im Rahmen des organisierten Not(-fall)dienstes, für Besuche im Rahmen der Notfallversorgung durch nicht an der vertragsärztlichen Versorgung teilnehmende Ärzte, Institute und Krankenhäuser sowie für dringende Visiten auf der Belegstation nicht berechnungsfähig.

Abrechnungsausschluss in derselben Sitzung 01100 bis 01102, 01205, 01207, 01210, 01214, 01216, 01218, 03220, 03221, 03230, 03360, 03362, 03371, 03372, 37505, 37306 und 37400

Aufwand in Min. **Kalkulationszeit:** KA   **Prüfzeit:** ./.   **Eignung d. Prüfzeit:** Keine Eignung

4 Versorgungsbereich Kinder- und Jugendmedizin

Kommentar:

Die im Anhang 4 aufgelisteten Leistungen wurden durch den Bewertungsausschuss aus dem EBM als abrechnungsfähige Leistungen gestrichen.

4.1 Präambel

1. Die in diesem Kapitel aufgeführten Gebührenordnungspositionen können – unbeschadet der Regelung gemäß 6.2 der Allgemeinen Bestimmungen – ausschließlich von Fachärzten für Kinder- und Jugendmedizin berechnet werden.

2. Fachärzte für Kinder- und Jugendmedizin können – wenn sie im Wesentlichen spezielle Leistungen erbringen – gemäß § 73 Abs. 1a SGB V auf deren Antrag die Genehmigung zur Teilnahme an der fachärztlichen Versorgung erhalten.

3. Die in der Präambel unter 1. aufgeführten Vertragsärzte können zusätzlich die arztgruppenspezifischen Leistungen entsprechend den Gebührenordnungspositionen 01510 bis 01512, 01520, 01521, 01530, 01531, 01540 bis 01545, 02100, 02101, 02102 sowie die Gebührenordnungspositionen der Abschnitte 4.4, 4.5, 31.2, 31.3, 31.4.3, 31.5, 31.6, 32.3, 33 und 34 berechnen, wenn sie die Voraussetzungen zur Berechnung von Gebührenordnungspositionen gemäß Abschnitt 4.4 und/oder 4.5 erfüllen.

4. Wird ein Facharzt für Kinder- und Jugendmedizin mit Schwerpunkt oder Zusatzweiterbildung im Arztfall ausschließlich im hausärztlichen Versorgungsbereich tätig, sind die pädiatrischen Versichertenpauschalen aus Abschnitt 4.2.1 berechnungsfähig. Wird ein Facharzt für Kinder- und Jugendmedizin mit Schwerpunkt oder Zusatz-weiterbildung im Arztfall im fachärztlichen Versorgungsbereich tätig, sind abweichend von 4.1 der Allgemeinen Bestimmungen die Versichertenpauschalen aus Abschnitt 4.2.1 mit einem Aufschlag in Höhe von 60 % der jeweiligen Punktzahl berechnungsfähig. Finden im Behandlungsfall ausschließlich Arzt- Patienten-Kontakte im Rahmen einer Videosprechstunde gemäß Anlage 31b zum Bundesmantelvertrag-Ärzte (BMV-Ä) statt, erfolgt der Aufschlag auf die Versichertenpauschale nach der Gebührenordnungsposition 04000 auf Basis der um die Abschläge gemäß Abs. 5 Nr. 1 der Allgemeinen Bestimmungen 4.3.1 reduzierten Versicherten-, Grund- oder Konsiliarpauschalen. Die Regelungen unter 6.1 der Allgemeinen Bestimmungen bleiben davon unberührt. Erfolgt die Behandlung eines Versicherten auf Überweisung zur Durchführung von Auftragsleistungen (Indikations- bzw. Definitionsauftrag gemäß § 24 Abs. 7 Nr. 1 BMV-Ä bzw. § 27 Abs. 7 Nr. 1) ist für den Facharzt für Kinder- und Jugendmedizin gemäß 4.1 der Allgemeinen Bestimmungen neben den Gebührenordnungspositionen seines Abschnitts die Gebührenordnungsposition 01436 – Konsultationspauschale – berechnungsfähig.

5. Außer den in diesem Kapitel genannten Gebührenordnungspositionen sind von den in der Präambel genannten Vertragsärzten – unbeschadet der Regelungen gemäß I-5 und I-6.2 der Allgemeinen Bestimmungen – zusätzlich nachfolgende Gebührenordnungspositionen berechnungsfähig: 01100 bis 01102, 01205, 01207, 01210, 01212, 01214, 01216, 01218, 01220 bis 01224, 01226, 01320 bis 01323, 01410 bis 01416, 01418, 01425, 01426, 01430, 01431, 01435, 01436, 01438, 01442, 01444, 01450, 01480, 01514, 01600 bis 01602, 01610, 01611, 01620 bis 01624, 01626, 01630, 01640 bis 01642, 01645, 01647, 01648, 01660, 01670 bis 01672, 01702 bis 01707, 01709 bis 01723, 01799, 01820 bis 01824, 01828, 01940, 01949 bis 01953, 01955, 01956, 01960, 02300 bis 02302, 02310 bis 02313, 02500, 02501, 02510 bis 02512, 02520 und 30706.

6. Die Gebührenordnungspositionen 01816, 01821 bis 01824 und 01828 sind von Fachärzten für Kinder- und Jugendmedizin berechnungsfähig, wenn sie eine mindestens einjährige Weiterbildung im Gebiet Frauenheil-kunde und Geburtshilfe nachweisen können oder wenn entsprechende Leistungen bereits vor dem 31.12.2002 durchgeführt und abgerechnet wurden.

7. Außer den in diesem Kapitel genannten Gebührenordnungspositionen sind bei Vorliegen der entsprechenden Qualifikationsvoraussetzungen von den in der Präambel genannten Vertragsärzten – unbeschadet der Regelungen gemäß I-5 und I-6.2 der Allgemeinen Bestimmungen – zusätzlich nachfolgende Gebührenordnungspositionen berechnungsfähig: 01920 bis 01922, 30400 bis 30402, 30410, 30411, 30420, 30421, 30430, 30610, 30611, 30800, 30810, 30811, 30902, 30905, 31912, 33000 bis 33002, 33010 bis 33012, 33040 bis 33044, 33050 bis 33052, 33060 bis 33062, 33076, 33080, 33081 und 33090 bis 33092, 37700 bis 37705, 37710,37711, 37714, 37720, Gebührenordnungspositionen der Abschnitte IV-30.1, IV-30.2.1, IV-30.3, IV-30.5, IV-30.7, IV-30.9, IV-30.12, IV-31.1, IV-31.1, IV-31.4.2, IV-32.1, IV-32.2, IV-36.2, IV-36.3, IV-36.6, Kap. 37 und Kap. 38 sowie Gebührenordnungspositionen des Kapitels IV-35.

8. Außer den in diesem Kapitel genannten Gebührenordnungspositionen sind bei Vorliegen der entsprechenden Qualifikationsvoraussetzungen von den in der Präambel genannten Vertragsärzten - unbeschadet der Regelungen gemäß 5 und 6.2 der Allgemeinen Bestimmungen - zusätzlich die Gebührenordnungspositionen der Abschnitte

11.3, 11.4.1, 11.4.3, 11.4.4 und 19.4 berechnungsfähig, wenn sie die Voraussetzungen zur Berechnung von Gebührenordnungspositionen gemäß Abschnitt 4.4 und/oder 4.5 erfüllen. Außer den in diesem Kapitel genannten Gebührenordnungspositionen sind bei Vorliegen der entsprechenden Qualifikationsvoraussetzungen von den in der Präambel genannten Vertragsärzten – unbeschadet der Regelungen gemäß 5 und 6.2 der Allgemeinen Bestimmungen – zusätzlich die Gebührenordnungspositionen der Abschnitte 11.3, 11.4.1, 11.4.3, 11.4.4 und 19.4 berechnungsfähig, wenn sie die Voraussetzungen zur Berechnung von Gebührenordnungspositionen gemäß Abschnitt 4.4 und/oder 4.5 erfüllen.

9. Bei der Berechnung der zusätzlichen Gebührenordnungspositionen in den Nrn. 3, 5, 6 und 7 sind die Maßnahmen zur Qualitätssicherung gemäß § 135 Abs. 2 SGB V, die berufsrechtliche Verpflichtung zur grundsätzlichen Beschränkung auf das jeweilige Gebiet sowie die Richtlinien des Gemeinsamen Bundesausschusses zu beachten.

10. Werden die in den Versichertenpauschalen enthaltenen Leistungen entsprechend den Gebührenordnungspositionen 01600, 01601, 01610 und 01612 durchgeführt, sind für die Versendung bzw. den Transport die Kostenpauschalen nach den Gebührenordnungspositionen 40110 und 40111 berechnungsfähig. Wird die in den Versichertenpauschalen enthaltene Leistung entsprechend der Gebührenordnungsposition 02400 erbracht, ist für die Erbringung der Leistung die Kostenpauschale nach der Gebührenordnungsposition 40154 berechnungsfähig.

11. Abweichend von 5.1 der Allgemeinen Bestimmungen erfolgt in fachgleichen (Teil-)Berufsausübungsgemeinschaften zwischen Ärzten gemäß Nr. 1 dieser Präambel und in fachgleichen Praxen von Ärzten gemäß Nr. 1 dieser Präambel mit angestelltem/n Arzt/Ärzten gemäß Nr. 1 dieser Präambel ein Aufschlag in Höhe von 22,5 % auf die Versichertenpauschalen nach den Gebührenordnungspositionen 04000 und 04030. Finden im Behandlungsfall ausschließlich Arzt-Patienten-Kontakte im Rahmen einer Videosprechstunde gemäß Anlage 31b zum Bundesmantelvertrag-Ärzte (BMV-Ä) statt, erfolgt der Aufschlag auf die Versichertenpauschale nach der Gebührenordnungsposition 04000 auf Basis der um die Abschläge gemäß Abs. 5 Nr. 1 der Allgemeinen Bestimmungen 4.3.1 reduzierten Versichertenpauschale.

12. Für die Gebührenordnungspositionen 04230 und 04231 wird ein Punktzahlvolumen für die gemäß den Gebührenordnungsposition 04230 erbrachten und berechneten Gespräche gebildet, aus dem alle gemäß den Gebührenordnungspositionen 04230 und 04231 erbrachten Leistungen zu vergüten sind. Das Punktzahlvolumen beträgt 45 Punkte multipliziert mit der Anzahl der Behandlungsfälle gemäß Nr. 12 dieser Präambel. In Berufsausübungsgemeinschaften, Medizinischen Versorgungszentren und Praxen mit angestellten Ärzten beträgt das Punktzahlvolumen 45 Punkte für jeden Behandlungsfall gemäß Nr. 12 dieser Präambel, bei dem ein Arzt gemäß Nr. 1 dieser Präambel vertragsärztliche Leistungen durchführt und berechnet.

13. Relevant für die Fallzählung der Vergütung der Gebührenordnungsposition 04230 sind Behandlungsfälle gemäß § 21 Abs. 1 und Abs. 2 Bundesmantelvertrag-Ärzte (BMV-Ä) bzw. § 25 Abs. 1 und Abs. 2 Arzt-/Ersatzkassenvertrag (EKV), ausgenommen Notfälle im organisierten Not(-fall)dienst (Muster 19 der Vordruck-Vereinbarung) und Überweisungsfälle zur Durchführung ausschließlich von Probenuntersuchungen oder zur Befundung von dokumentierten Untersuchungsergebnissen und Behandlungsfälle, in denen ausschließlich Kostenerstattungen des Kapitels 40 berechnet werden, sowie stationäre (belegärztliche) Behandlungsfälle.

14. Die in der Präambel unter 1. aufgeführten Vertragsärzte können die arztgruppenspezifische Gebührenordnungsposition 08619 berechnen.

Kommentar:

Alle Gebührenordnungspositionen des Kapitels 4 – das sind die Leistungen nach den Nrn. 04110 bis 04580 – können grundsätzlich (s. Kommentierung zu Kapitel I, Abschnitt 1.5) nur von Fachärzten für Kinder- und Jugendmedizin abgerechnet werden:

Erfüllt ein Kinderarzt die Voraussetzungen nach Abschnitt 4.4 (Gebührenordnungspositionen der schwerpunktorientierten Kinder- und Jugendmedizin) und/oder 4.5 (Pädiatrische Gebührenordnungspositionen mit Zusatzweiterbildung) kann er darüber hinaus folgende Gebührenordnungspositionen abrechnen:

• Nrn. 01520, 01521, 01530, 01531 Zusatzpauschale für Beobachtung und Betreuung eines Kranken, sowie die Gebührenordnungspositionen der folgenden Abschnitte
• 4.4 schwerpunktorientierte Kinder- und Jugendmedizin,
• 4.5 pädiatrische Gebührenordnungspositionen mit Zusatzweiterbildung,
• 11.3 diagnostische Humangenetik,
• 11.3 diagnostische Humangenetik,
• 31.2 ambulante Operationen,
• 31.3 Postoperativer Überwachungskomplex
• 31.4.3 Postoperativer Behandlungskomplex im fachärztlichen Versorgungsbereich,

- 31.5 Anästhesien im Zusammenhang mit ambulanten Operationen,
- 31.6 orthopädisch-chirurgisch konservative Gebührenordnungspositionen
- 32.3 Spezielle Laboruntersuchungen, molekuluargenetische und molekularpathologische Untersuchungen,
- 33 Ultraschalldiagnostik,
- 34 Radiologie, CT, NMR

In diesem Fall können nicht die Qualitäts- und Qualifikationszuschläge des Abschnitts 4.2.2 abgerechnet werden, dafür aber die Gebührenordnungspositionen aus den Bereichen II (Arztgruppenübergreifende allgemeine Gebührenordnungspositionen) und III (Arztgruppenspezifische Gebührenordnungspositionen).

Bei einem Facharzt für Kinder- und Jugendmedizin mit Schwerpunkt oder Zusatzweiterbildung richtet sich die Berechnungsfähigkeit der Versichertenpauschalen danach, wie er im Arztfall tätig wird:

- wird er im Arztfall ausschließlich im hausärztlichen Versorgungsbereich tätig, sind die pädiatrischen Versichertenpauschalen nach Abschnitt 4.2.1 zu 100 % abrechnungsfähig,
- wird er hingegen im fachärztlichen Versorgungsbereich tätig, sind die pädiatrischen Versichertenpauschalen nach Abschnitt 4.2.1 mit einem Aufschlag von 40 % der Punktzahl abrechnungsfähig.

Wird ein Kinderarzt im Rahmen einer Auftragsüberweisung tätig, kann er zusätzlich die Nr. 01436 (Konsultationspauschale) abrechnen.

Zusätzlich sind für Kinderärzte abrechnungsfähig, sofern die übrigen Abrechnungsvoraussetzungen des EBM gegeben sind

- die nachfolgenden Leistungen des Abschnitts II (arztgruppenübergreifende allgemeine Leistungen):
  - Nrn. 01100 bis 01102 Unvorhergesehene Inanspruchnahme,
  - Nrn. 01205, 01207 Notfallpauschale für die Abklärung des Behandlungsnotwendigkeit,
  - Nr. 01210 Notfallpauschale im organisierten Not(fall)dienst,
  - Nr. 01211 Zusatzpauschale für die Besuchsbereitschaft im Notfall bez. organisierten Not(fall)dienst,
  - Nr. 01212 Notfallpauschale im organisierten Not(fall)dienst,
  - Nr. 01214 bis 01222 Notfallkonsultationspauschale im organisierten Not(fall)dienst, Zusatzpauschale für die Besuchsbereitschaft im Notfall bez. organisierten Not(fall)dienst, Reanimationskomplex,
  - Nrn. 01223 bis 01226 Zuschlag zur Notfallpauschale in besonderen Fällen,
  - Nrn. 01320, 01321 Grundpauschale für ermächtigte Ärzte, Krankenhäuser bzw. Institute,
  - Nrn. 01410 bis 01416 Besuche, Visite, Begleitung eines Kranken beim Transport,
  - Nr. 01418 Besuch im organisierten Not(fall)dienst,
  - Nrn. 01425, 01426 Verordnung spezialisierter ambulanter Palliativversorgung,
  - Nr. 01430 Verwaltungskomplex,
  - Nr. 01435 Telefonische Beratung,
  - Nr. 01436 Konsultationspauschale,
  - Nrn. 01600 bis 01602 Ärztlicher Bericht/Brief,
  - Nrn. 01620 bis 01623 Bescheinigung, Krankheitsbericht, Kurplan, Kurvorschlag,
  - Nr. 01630 Meditationsplan,
  - Nr. 01704 Neugeborenen-Hörscreening,
  - Nrn. 01705, 01706 Neugeborenen-Hörscreening,
  - Nr. 01707 Erweitertes Neugeborenen-Screening
  - Nrn. 01711 bis 01723 Neugeborenen-Untersuchungen Jugendgesundheitsuntersuchung, Besuch zur Früherkennung, Sonographie Säuglingshüfte,
  - Nr. 01816 bis 01818 Clamydienscreening,
  - Nrn. 01820 bis 01822 Empfängnisregelung,
  - Nr. 01828 Entnahme von Venenblut,
  - Nrn. 01840, 01842, 01843 Clamydienscreening,
  - Nrn. 01915, 01917, 01918 Clamydienscreening,
  - Nrn. 01950 bis 01952 Substitutionsbehandlung,
  - Nrn. 01955, 01956 Diamorphingestützte Behandlung Opiatabhängiger,
  - Nrn. 02300 bis 02302 Kleinchirurgischer Eingriff,

- Nr. 02310 Behandlung sek. heilender Wunden, Dekubitalulcus,
- Nr. 02311 Diabetischer Fuß
- Nrn. 02500, 02501 Einzelinhalationen,
- Nrn. 02510 bis 02512 Wärme- u. Elektrotherapie, Elektrostimulation und
- Nr. 02520 Phototherapie eines Neugeborenen
- sowie die folgenden Gebührenordnungspositionen des Abschnitts IV (arztgruppenübergreifende spezielle Leistungen):
  - Nrn. 30400 bis 30402 Massage-, Kompressions- oder Unterwassertherapie,
  - Nrn. 30410, 30411 Atemgymnastik,
  - Nrn. 30420, 30421 Krankengymnastik,
  - Nr. 30430 Selektive Phototherapie,
  - Nrn. 30610, 30611 Hämorrhoidenbehandlung
  - Nr. 30800 Soziotherapie – Hinzuziehen eines Leistungserbringers,
  - Nr. 31912 Einrichtung von Fraktur / Luxationen des Ellenbogen- / Kniegelenks
  - Nrn. 33000 bis 33002 – 33010 bis 33012 – 33040 bis 33044 – 33050 bis 33052 – 33060 bis 33062 – 33076 – 33080 – 33081 – 33090 bis 33092 Sonographische Leistungen,
- Gebührenordnungspositionen der Abschnitte
  - 30.1 Allergologie
  - 30.2 Chirotherapie
  - 30.3 Neurophysiologische Übungsbehandlung
  - 30.5 Phlebologie
  - 30.7 Schmerztherapie
  - 30.9 Schlafstörungsdiagnostik
  - 30.12 Diagnostik und Therapie bei MRSA
  - 31.1 Präoperative Gebührenordnungspositionen
  - 31.4.2 Postoperativer Behandlungskomplex im Hausärztlichen Versorgungsbereich
  - 32.1 Labor-Grundleistungen
  - 32.2 Allgemeine Laboruntersuchungen,
  - 36.2 Belegärztliche Operationen
  - 36.3 Postoperativer Überwachungskomplex nach belegärztlichen Operationen
  - 36.6 Belegärztlich konservativer Bereich
  - 36.6.2 Konservativ-belegärztliche Strukturpauschalen
- Gebührenordnungspositionen des Kapitels
  - 35 Psychotherapie

Hat ein Kinderarzt eine mindestens einjährige Weiterbildung im Gebiet der Frauenheilkunde und Geburtshilfe nachgewiesen, kann er ferner aus dem Bereich des Abschnitts II (arztgruppenübergreifende allgemeine Leistungen) die Leistungen nach den Nrn. 01816 bis 01818, 01821, 01822, 01828, 01840, 01842, 01843, 01915, 01917 und 01918 (Beratung und Blutentnahme bei Empfängnisregelung, Clamydienscreening) abrechnen.

Wichtig ist, dass auch für die nach der obigen Regelung zusätzlich abrechnungsfähigen Leistungen immer auch die Abrechnungsvoraussetzungen und -ausschlüsse beachtet werden müssen, die im EBM für die Abrechnung der jeweiligen Leistung genannt sind.

Generell gilt, dass die übrigen Bestimmungen des EBM sowie die Maßnahmen zur Qualitätssicherung sowie die berufsrechtlichen Fachgebietsbeschränkungen zu beachten sind. Insbesondere sollte geprüft werden, ob zur Erbringung und Abrechnung bestimmter Leistungen eine Genehmigung erforderlich ist und welche Voraussetzungen hierfür nachgewiesen werden müssen.

Werden Leistungen nach den Gebührenordnungspositionen 01600, 01601, 01610 und 01612 (Bericht, Brief, Bescheinigung) erbracht, können auch dann, wenn die Leistung nicht gesondert berechnungsfähig sein sollte, da sie in der Versichertenpauschale enthalten ist, für Versendung und Transport die Kostenpauschalen nach den Nrn. 40110 oder 40111 abgerechnet werden. Ähnliches gilt für den 13C-Harnstoff-Atemtest (Nr. 02400). Hier ist für den Bezug des 13C-Harnstoffs die Kostenpauschale nach Nr. 40154 berechnungsfähig.

4.2 Gebührenordnungspositionen der allgemeinen Kinder- und Jugendmedizin

4.2.1 Pädiatrische Versichertenpauschalen, Versorgungsbereichsspezifische Vorhaltung

04000   Versichertenpauschale

Obligater Leistungsinhalt
- Persönlicher Arzt-Patienten-Kontakt und/oder Arzt-Patienten-Kontakt im Rahmen einer Videosprechstunde gemäß Anlage 31b zum BMV-Ä,

Fakultativer Leistungsinhalt
- Allgemeine und fortgesetzte ärztliche Betreuung eines Patienten in Diagnostik und Therapie bei Kenntnis seines häuslichen und familiären Umfeldes,
- Koordination diagnostischer, therapeutischer und pflegerischer Maßnahmen, insbesondere auch mit anderen behandelnden Ärzten, nichtärztlichen Hilfen und flankierenden Diensten,
- Einleitung präventiver und rehabilitativer Maßnahmen sowie die Integration nichtärztlicher Hilfen und flankierender Dienste in die Behandlungsmaßnahmen,
- Erhebung von Behandlungsdaten und Befunden bei anderen Leistungserbringern und Übermittlung erforderlicher Behandlungsdaten und Befunde an andere Leistungserbringer, sofern eine schriftliche Einwilligung des Versicherten, die widerrufen werden kann, vorliegt,
- Dokumentation, insbesondere Zusammenführung, Bewertung und Aufbewahrung der wesentlichen Behandlungsdaten,
- Weitere persönliche oder andere Arzt-Patienten-Kontakte gemäß 4.3.1 der Allgemeinen Bestimmungen,
- In Anhang 1 aufgeführte Leistungen,

Abrechnungsbestimmung einmal im Behandlungsfall

Anmerkung Die Dokumentation der ggf. erfolgten schriftlichen, widerrufbaren Einwilligung des Versicherten zur Erhebung, Dokumentation und Übermittlung von Behandlungsdaten und Befunden an andere Leistungserbringer erfolgt nach Maßgabe der zuständigen Kassenärztlichen Vereinigung auf der Grundlage des § 73 SGB V und verbleibt beim Hausarzt.
Bei Behandlung im organisierten Not(-fall)dienst sind anstelle der Versichertenpauschale nach der Gebührenordnungsposition 04000 die Notfallpauschalen nach den Gebührenordnungspositionen 01210, 01214, 01216 und 01218 zu berechnen.
Bei einer Behandlung im Rahmen einer nach Art und Umfang definierten Überweisung (Definitionsauftrag) ist die Versichertenpauschale nach der Gebührenordnungsposition 04000 nicht berechnungsfähig.
Erfolgt im Behandlungsfall lediglich eine Inanspruchnahme durch den Patienten unvorhergesehen im Zusammenhang mit der Erbringung der Leistungen entsprechend den Gebührenordnungspositionen 01100, 01101, 01411, 01412, 01415, 01418 so ist anstelle der Versichertenpauschale 04000 die Versichertenpauschale 04030 zu berechnen.

Abrechnungsausschluss in derselben Sitzung 01436

GOÄ   entsprechend oder ähnlich: Eine vergleichbare Leistung ist in der GOÄ nicht aufgeführt, daher einzelne erbrachte Leistungen ansetzen

Kommentar: Der Arzt setzt die Versichertenpauschale nach 04000 an. Die zuständige KV setzt die entsprechend dem Alter vorgesehene Leistung und Punktzahl an.

Es werden folgende Pseudoziffern (auch in Kommentaren) verwendet:

Auch in diesem Kommentar verwenden wir die Pseudoziffern:

04001   bis zum vollendeten 4. Lebensjahr   **225**
25,86

Aufwand in Min.   **Kalkulationszeit:** 21   **Prüfzeit:** 16   **Eignung d. Prüfzeit:** Nur Quartalsprofil

04002   ab Beginn des 5. bis zum vollendeten 18. Lebensjahr   **142**
16,32

Aufwand in Min.   **Kalkulationszeit:** 14   **Prüfzeit:** 11   **Eignung d. Prüfzeit:** Nur Quartalsprofil

04003   ab Beginn des 19. bis zum vollendeten 54. Lebensjahr   **114**
13,10

Aufwand in Min.   **Kalkulationszeit:** 12   **Prüfzeit:** 9   **Eignung d. Prüfzeit:** Nur Quartalsprofil

EBM-Nr.   EBM-Punkte / Euro

04004   ab Beginn des 55. bis zum vollendeten 75. Lebensjahr   **148**
Aufwand in Min. **Kalkulationszeit:** 15   **Prüfzeit:** 11   **Eignung d. Prüfzeit:** Nur Quartalsprofil   17,01

04005   ab Beginn des 76. Lebensjahres   **200**
Aufwand in Min. **Kalkulationszeit:** 21   **Prüfzeit:** 16   **Eignung d. Prüfzeit:** Nur Quartalsprofil   22,98

04008   Zuschlag zu der Versichertenpauschale nach der Gebührenordnungsposition 04000   **131**
             für die Vermittlung eines aus medizinischen Gründen dringend erforderlichen   15,05
             Behandlungstermins gemäß § 73 Abs. 1 Satz 2 Nr. 2 SGB V

Obligater Leistungsinhalt
• Vermittlung eines Behandlungstermins bei einem an der fachärztlichen Versorgung
  teilnehmenden Vertragsarzt,
• Überweisung an einen an der fachärztlichen Versorgung teilnehmenden Vertragsarzt

Anmerkung Die Gebührenordnungsposition 04008 ist berechnungsfähig, sofern die
Behandlung des Versicherten spätestens am 4. Kalendertag nach Feststellung der
Behandlungsnotwendigkeit durch den Hausarzt beginnt.
Die Gebührenordnungsposition 04008 ist auch berechnungsfähig, wenn der Termin der
Behandlung des Versicherten spätestens auf dem 35. Kalendertag nach Feststellung
der Behandlungsnotwendigkeit durch den Hausarzt beginnt und eine Terminvermittlung
durch die Terminservicestellen der Kassenärztlichen Vereinigung oder eine eigenständige
Terminvereinbarung durch den Patienten (oder eine Bezugsperson) aufgrund der medi-
zinischen Besonderheit des Einzelfalls nicht angemessen oder nicht zumutbar ist. Die
Berechnungsfähigkeit der Gebührenordnungsposition 04008 ab dem 24. Kalendertag
nach Feststellung der Behandlungsnotwendigkeit setzt die Angabe einer medizinischen
Begründung voraus.
Der Tag nach der Feststellung der Behandlungsnotwendigkeit gilt jeweils als erster Zähltag.
Die Gebührenordnungsposition 04008 ist gemäß § 17a BMV-Ä nur berechnungsfähig,
sofern der vermittelte Termin beim Facharzt innerhalb eines Zeitraums von vier Kalen-
dertagen nach Feststellung der Behandlungsnotwendigkeit liegt. Der Tag nach der
Feststellung der Behandlungsnotwendigkeit gilt als erster Zähltag am vierten Kalendertage.
Die Gebührenordnungsposition 04008 ist auch bei Überweisung an einen Facharzt für
Kinder- und Jugendmedizin, der die Voraussetzungen zur Berechnung von Gebühren-
ordnungspositionen des Abschnitts 4.4 oder 4.5 erfüllt, berechnungsfähig.
Die Gebührenordnungsposition 04008 ist nur dann mehrfach im Behandlungsfall
berechnungsfähig, wenn der Patient in demselben Quartal zu mehreren Fachärzten unter-
schiedlicher Arztgruppen vermittelt wird.
Die Gebührenordnungsposition 04008 ist nicht berechnungsfähig, wenn der vermittelte
Patient nach Kenntnis des vermittelnden Arztes bei der an der fachärztlichen Versorgung
teilnehmenden Arztgruppe derselben Praxis in demselben Quartal bereits behandelt
wurde. Der Arzt ist verpflichtet, sich zu erkundigen, ob der Patient in demselben Quartal
bei dieser Arztgruppe in dieser Praxis bereits behandelt wurde.
Bei der Abrechnung der Gebührenordnungsposition 04008 ist die (Neben-)Betriebsstät-
tennummer der Praxis, an die der Patient vermittelt wurde, anzugeben.

Aufwand in Min. **Kalkulationszeit:** KA   **Prüfzeit:** ../.   **Eignung d. Prüfzeit:** Keine Eignung
Kommentar: siehe Kommentar und Hinweise zu Nr. 03008

04010   Zuschlag zu der Gebührenordnungsposition 04000 für die Behandlung aufgrund
             einer TSS-Vermittlung und/oder Vermittlung durch den Hausarzt gemäß
             Allgemeiner Bestimmung 4.3.10.1, 4.3.10.2 oder 4.3.10.3

Abrechnungsbestimmung einmal im Arztgruppenfall

Anmerkung Die Gebührenordnungsposition 04010 kann durch die zuständige Kassenärztliche Vereinigung zugesetzt werden.

Kommentar: Die KV informiert u.a.– im Internet:
              https://www.kbv.de/html/terminvermittlung.php
              Siehe auch 4.3.10 der Allg. Bestimmungen und unter Nr. 03008

04020   Hygienezuschlag zu der Versichertenpauschale nach der Gebührenordnungsposition   **2**

           Abrechnungsbestimmung   einmal im Behandlungsfall   0,23

           Anmerkung Die Gebührenordnungsposition 04020 wird durch die zuständige Kassenärztliche Vereinigung zugesetzt.

Aufwand in Min.   **Kalkulationszeit:** KA   **Prüfzeit:** ./.   **Eignung d. Prüfzeit:** Keine Eignung

           Berichtspflicht Nein

04030   Versichertenpauschale bei unvorhergesehener Inanspruchnahme zwischen 19:00   **77**

           und 7:00 Uhr, an Samstagen, Sonntagen, gesetzlichen Feiertagen, am 24.12. und   8,85

           31.12. bei persönlichem Arzt-Patienten-Kontakt

           Obligater Leistungsinhalt

           Persönlicher Arzt-Patienten-Kontakt im Zusammenhang mit der Erbringung der Leistungen entsprechend den Gebührenordnungspositionen 01100, 01101, 01411, 01412, 01415 oder 01418

           Fakultativer Leistungsinhalt

           • In Anhang 1 aufgeführte Leistungen,

           Abrechnungsbestimmung höchstens zweimal im Behandlungsfall

           Anmerkung Die Versichertenpauschale nach der Nr. 04030 ist im belegärztlich-stationären Behandlungsfall nicht berechnungsfähig.

           Erfolgt im Behandlungsfall lediglich eine Inanspruchnahme durch den Patienten unvorhergesehen im Zusammenhang mit der Erbringung der Leistungen entsprechend den Gebührenordnungspositionen 01100, 01101, 01411, 01412, 01415 oder 01418, so ist anstelle der Versichertenpauschale 04000 die Versichertenpauschale 04030 zu berechnen.

           Abrechnungsausschluss

           in derselben Sitzung 01210, 01214, 01216, 01218, 01436, 30702

           im Behandlungsfall 01600, 01601, 04000, 04010

Aufwand in Min.   **Kalkulationszeit:** KA   **Prüfzeit:** ./.   **Eignung d. Prüfzeit:** Keine Eignung

GOÄ   entsprechend oder ähnlich: Eine vergleichbare Leistung ist in der GOÄ nicht aufgeführt, daher einzelne erbrachte Leistungen ansetzen.

Kommentar: Eine Berechnung neben der kinderärztlichen Versichertenpauschale ist dann möglich, wenn eine spezifisch neuropädiatrische Einzelbehandlung von mind. 10 Min. (z.B. persönliches Gespräches, Beratung, Erörterung oder Abklärung) erfolgt

           Allerdings gibt es einen Leistungsausschluss mit den fakultativen Inhalten der kinderärztlichen Versichertenpauschale 04000 zu beachten: Die Koordination diagnostischer, therapeutischer und pflegerischer Maßnahmen, insbesondere auch mit anderen behandelnden Ärzten, nichtärztlichen Hilfen und flankierenden Diensten darf nicht über die Ziffer 04430 abgerechnet werden. Ebenso vom Abrechnungsausschluss betroffen ist die Einleitung präventiver und rehabilitativer Maßnahmen sowie die Integration nichtärztlicher Hilfen und flankierender Dienste in die Behandlungsmaßnahmen.

           Das neuropädiatrische Gespräch ist im Notfalldienst nicht abrechenbar, da Gesprächsleistungen in der EBM-Nr. 01210 genannt sind.

           Hinweis: Siehe Informationen zur Zusatzpauschale vor EBM Nr. 03040!

04040   Zusatzpauschale zu den Gebührenordnungspositionen 04000 und 04030 für die   **138**

           Wahrnehmung des hausärztlichen Versorgungsauftrags gemäß § 73 Abs. 1 SGB V   15,86

           Obligater Leistungsinhalt

           • Vorhaltung der zur Erfüllung von Aufgaben der hausärztlichen Grundversorgung notwendigen Strukturen,

           Abrechnungsbestimmung einmal im Behandlungsfall

           Anmerkung Bei der Nebeneinanderberechnung der Gebührenordnungsposition 04040 und der Gebührenordnungsposition 04030 in demselben Behandlungsfall ist ein Abschlag in Höhe von 50 % auf die Gebührenordnungsposition 04040 vorzunehmen. Bei zweimaliger Berechnung der Gebührenordnungsposition 04030 im Behandlungsfall neben der Gebührenordnungsposition 04040 ist kein Abschlag auf die Gebührenordnungsposition 04040 vorzunehmen.

Neben den Gebührenordnungspositionen des Abschnitts 1.2 ist für die Berechnung der Gebührenordnungsposition 04040 in demselben Behandlungsfall mindestens ein weiterer persönlicher Arzt-Patienten-Kontakt außerhalb des organisierten Not(-fall)dienstes gemäß der Gebührenordnungsposition 04000 notwendig.

Die Gebührenordnungsposition 04040 ist im Behandlungsfall nicht neben den Gebühren-ordnungspositionen der „Onkologie-Vereinbarung" (Anlage 7 des Bundesmantelvertrags-Ärzte (BMV-Ä)) berechnungsfähig. Diese Ausschlüsse finden in versorgungsbereichs-übergreifenden Berufsausübungsgemeinschaften, Medizinischen Versorgungszentren und Praxen mit angestellten Ärzten keine Anwendung, sofern diese Leistungen von Vertragsärzten des fachärztlichen Versorgungsbereiches erbracht werden.

Die Gebührenordnungsposition 04040 ist im Behandlungsfall nicht neben Leistungen gemäß § 6 (Abgrenzungen der fachärztlichen Versorgung) Anlage 5 Bundesmantelvertrag-Ärzte (BMV-Ä) berechnungsfähig. Diese Ausschlüsse finden in versorgungsbereichs-übergreifenden Berufsausübungsgemeinschaften, Medizinischen Versorgungszentren und Praxen mit angestellten Ärzten keine Anwendung, sofern diese Leistungen von Vertragsärzten des fachärztlichen Versorgungsbereiches erbracht werden.

Bei Praxen mit weniger als 400 Behandlungsfällen je Arzt gemäß Nr. 12 der Präambel 4.1, an denen ein Arzt gemäß Nr. 1 der Präambel 4.1 vertragsärztliche Leistungen durchführt und berechnet (Behandlungsfälle der Praxis gemäß Nr. 12 der Präambel 4.1, an denen ein Arzt gemäß Nr. 1 der Präambel 4.1 vertragsärztliche Leistungen durchführt und berechnet, dividiert durch Anzahl der Ärzte gemäß Nr. 1 der Präambel 4.1) ist ein Abschlag in Höhe von 14 Punkten auf die Gebührenordnungsposition 04040 vorzunehmen. Bei Praxen mit mehr als 1200 Behandlungsfällen je Arzt gemäß Nr. 12 der Präambel 4.1, an denen ein Arzt gemäß Nr. 1 der Präambel 4.1 vertragsärztliche Leistungen durchführt und berechnet, ist ein Aufschlag in Höhe von 14 Punkten auf die Gebührenordnungsposition 04040 vorzunehmen. Für die Bestimmung der Anzahl der Ärzte gemäß Nr. 1 der Präambel 4.1 ist der Umfang der Tätigkeit laut Zulassungs- bzw. Genehmigungsbescheid zu berück-sichtigen.

Die Gebührenordnungsposition 04040 wird durch die zuständige Kassenärztliche Vereinigung zugesetzt.

Die Gebührenordnungsposition 04040 ist im Behandlungsfall nicht neben den Gebühren-ordnungspositionen 35111 bis 35113, 35120, 35130, 35131, 35140 bis 35142 und 35150 und nicht neben den Gebührenordnungspositionen der Abschnitte 30.5, 30.7, 30.9 und 35.2 berechnungsfähig. Diese Ausschlüsse finden in versorgungsbereichsübergreifenden Berufsausübungsgemeinschaften, Medizinischen Versorgungszentren und Praxen mit angestellten Ärzten keine Anwendung, sofern diese Leistungen von Vertragsärzten des fachärztlichen Versorgungsbereiches erbracht werden.

Abrechnungsausschluss im Behandlungsfall 30902, 30905, 35163 bis 35169, 35173 bis 35179 und 32779

Aufwand in Min. **Kalkulationszeit:** KA   **Prüfzeit:** ./.   **Eignung d. Prüfzeit:** Keine Eignung

GOÄ   entsprechend oder ähnlich: Eine vergleichbare Leistung ist in der GOÄ nicht aufgeführt.

Kommentar: Die Pauschale kann nur für Behandlungen im Rahmen der hausärztlichen Versorgung angesetzt werden, hierzu zählt auch die Behandlung von Diabetikern. Nicht zu hausärzt-lichen Versorgungsleistungen zählen nach Kommentar **Wezel/Liebold** z.B. Phlebologie, Psychotherapie, Schlfdiagnostik und Schmerztherapie, Akupunktur.

Es handelt sich um einen Finanzierungsbeitrag zu den Praxisstrukturen, die für den haus-ärztlichen Versorgungsauftrag notwendig sind. Dementsprechend wird die EBM-Ziffer 04040 nur bei haus-ärztlichen Behandlungsfällen gewährt. Der Zusatz erfolgt automati-siert durch die Kassenärztliche Vereinigung. Der EBM-Ziffer 04040 sind keine Prüfzeiten hinterlegt.

Neben fachärztlichen Leistungen der Kapitel 4.4 + 4.5 (kinderärztliche Schwerpunkte und Zu-satzbezeichnungen) ist die EBM-Ziffer 04040 grundsätzlich möglich. Nicht zum Ansatz kommt diese Ziffer bei den sogenannten KO-Leistungen. Zu den KO-Leistungen gehören unter anderem die Leistungen der antragspflichtigen Psychotherapie und Leistungen gemäß §6 Anlage 5 BMV-Ä (darunter die Duplex-Sonografie!).

Die Zusatzpauschale 04040 wird fallzahlabhängig wie folgt angepasst:

< 400 Fälle	-> minus 13 Pkt	123 Pkt	13,51 EUR
400-1200 Fälle	-> Grundbetrag	138 Pkt	15,16 EUR
>1200 Fälle	-> plus 13 Pkt	151 Pkt	16,59 EUR

4.2.2 Chronikerpauschalen, Gesprächsleistung

Die Gebührenordnungspositionen 04220 bis 04222 sind nur bei Patienten berechnungsfähig, die folgende Kriterien erfüllen:
• Vorliegen mindestens einer lang andauernden, lebensverändernden Erkrankung,
• Notwendigkeit einer kontinuierlichen ärztlichen Behandlung und Betreuung.
Eine kontinuierliche ärztliche Behandlung liegt vor, wenn im Zeitraum der letzten vier Quartale wegen derselben gesicherten chronischen Erkrankung(en) jeweils mindestens ein Arzt-Patienten-Kontakt gemäß I-4.3.1 der Allgemeinen Bestimmungen pro Quartal in mindestens drei Quartalen in derselben Praxis stattgefunden hat. Hierbei müssen in mindestens zwei Quartalen persönliche Arzt-Patienten-Kontakte stattgefunden haben , wobei davon ein persönlicher Arzt-Patienten-Kontakt auch als Arzt-Patienten-Kontakt im Rahmen einer Videosprechstunde gemäß Anlage 31b zum BMV-Ä erfolgen kann. Die Gebührenordnungspositionen 04220 bis 04222 können bei Neugeborenen und Säuglingen auch ohne die Voraussetzung der kontinuierlichen ärztlichen Behandlung berechnet werden. Eine kontinuierliche ärztliche Behandlung liegt auch vor, wenn der Patient mit mindestens einer lebensverändernden chronischen Erkrankung seinen ihn betreuenden Hausarzt gewechselt hat. In diesem Fall muss der die hausärztliche Betreuung übernehmende Hausarzt die bei einem anderen Hausarzt stattgefundenen Arzt-Patienten-Kontakte dokumentieren. Die Dokumentation ist mit der Abrechnung mittels einer kodierten Zusatznummer nachzuweisen.

Kommentar:

Der sog. „Chroniker-Komplex" wurde dahin geändert, dass der Zuschlag für die Behandlung und Betreuung eines Patienten mit chronischer Erkrankung entsprechend des Aufwandes vergütet wird. Siehe Hinweise im Kommentar zu 3.2.2 Hausärztl. Versorgungsbereich.

04220 Zuschlag zu der Versichertenpauschale nach der Gebührenordnungsposition 04000 für die Behandlung und Betreuung eines Patienten mit mindestens einer lebensverändernden chronischen Erkrankung **130**
14,94

Obligater Leistungsinhalt
• Persönlicher Arzt-Patienten-Kontakt,

Fakultativer Leistungsinhalt
• Fortlaufende Beratung hinsichtlich Verlauf und Behandlung der chronischen Erkrankung(en),
• Leitliniengestützte Behandlung der chronischen Erkrankung(en),
• Anleitung zum Umgang mit der/den chronischen Erkrankung(en),
• Koordination ärztlicher und/oder pflegerischer Maßnahmen im Zusammenhang mit der Behandlung der chronischen Erkrankung(en),
• Erstellung und ggf. Aktualisierung eines Medikationsplans und ggf. Anpassung der Selbstmedikation und der Arzneimittelhandhabung,
• Überprüfung und fortlaufende Kontrolle der Arzneimitteltherapie mit dem Ziel des wirtschaftlichen und versorgungsgerechten Umgangs mit Arzneimitteln,

Abrechnungsbestimmung einmal im Behandlungsfall

Anmerkung Die Berechnung der Gebührenordnungsposition 04220 setzt die Angabe der gesicherten Diagnose(n) der chronischen Erkrankung(en) gemäß ICD-10-GM voraus. Die Gebührenordnungsposition 04220 ist im Behandlungsfall nicht neben den Gebührenordnungspositionen der „Onkologie-Vereinbarung" (Anlage 7 des Bundesmantelvertrags-Ärzte (BMV-Ä)) berechnungsfähig. Diese Ausschlüsse finden in versorgungsbereichs-übergreifenden Berufsausübungsgemeinschaften, Medizinischen Versorgungszentren und Praxen mit angestellten Ärzten keine Anwendung, sofern diese Leistungen von Vertragsärzten des fachärztlichen Versorgungsbereiches erbracht werden.
Die Gebührenordnungsposition 04220 ist im Behandlungsfall nicht neben Leistungen gemäß § 6 (Abgrenzungen der fachärztlichen Versorgung) Anlage 5 Bundesmantelvertrag-

Ärzte (BMV-Ä) berechnungsfähig. Diese Ausschlüsse finden in versorgungsbereichs-übergreifenden Berufsausübungsgemeinschaften, Medizinischen Versorgungszentren und Praxen mit angestellten Ärzten keine Anwendung, sofern diese Leistungen von Vertragsärzten des fachärztlichen Versorgungsbereiches erbracht werden.

Die Gebührenordnungsposition 04220 ist im Behandlungsfall nicht neben den Gebühren-ordnungspositionen 35111 bis 35113, 35120, 35130, 35131, 35140 bis 35142 und 35150 und nicht neben den Gebührenordnungspositionen der Abschnitte 4.4, 4.5, 30.5, 30.7, 30.9 und 35.2 berechnungsfähig. Diese Ausschlüsse finden in versorgungsbereichsübergrei-fenden Berufsausübungsgemeinschaften, Medizinischen Versorgungszentren und Praxen mit angestellten Ärzten keine Anwendung, sofern diese Leistungen von Vertragsärzten des fachärztlichen Versorgungsbereiches erbracht werden.

Abrechnungsausschluss in derselben Sitzung 01940, 04370, 04371, 04372, 04373, 37300, 37307, 307305, 307306, 37711
im Behandlungsfall 01630, 30902, 30905, 35163 bis 35169, 35173 bis 35179 und 32779

Aufwand in Min. **Kalkulationszeit:** 10 **Prüfzeit:** 8 **Eignung d. Prüfzeit:** Nur Quartalsprofil

04221 Zuschlag zu der Gebührenordnungsposition 04220 für die intensive Behandlung **40**
und Betreuung eines Patienten mit mindestens einer lebensverändernden **4,60**
chronischen Erkrankung

Obligater Leistungsinhalt
• Mindestens zwei persönliche Arzt-Patienten-Kontakte,
oder
• Mindestens ein persönlicher Arzt-Patienten-Kontakt und ein Arzt-Patienten-Kontakt im Rahmen einer Videosprechstunde gemäß Anlage 31b zum BMV-Ä
oder
• Mindestens ein persönlicher Arzt-Patienten-Kontakt und ein telefonischer Arzt-Patienten-Kontakt,
• Überprüfung und/oder Anpassung und/oder Einleitung von Maßnahmen der leitlinien-gestützten Behandlung der chronischen Erkrankung(en),

Fakultativer Leistungsinhalt
• Fortlaufende Beratung hinsichtlich Verlauf und Behandlung der chronischen Erkrankung(en),
• Anleitung zum Umgang mit der/den chronischen Erkrankung(en),
• Koordination ärztlicher und/oder pflegerischer Maßnahmen im Zusammenhang mit der Behandlung der chronischen Erkrankung(en),
• Erstellung und ggf. Aktualisierung eines Medikationsplans und ggf. Anpassung der Selbstmedikation und der Arzneimittelhandhabung,
• Überprüfung und fortlaufende Kontrolle der Arzneimitteltherapie mit dem Ziel des wirtschaftlichen und versorgungsgerechten Umgangs mit Arzneimitteln,

Abrechnungsbestimmung einmal im Behandlungsfall
Abrechnungsausschluss im Behandlungsfall 01630, 30902, 30905, 35163 bis 35169, 35173 bis 35179 und 32779

Aufwand in Min. **Kalkulationszeit:** 3 **Prüfzeit:** 2 **Eignung d. Prüfzeit:** Nur Quartalsprofil

04222 Zuschlag zu der Gebührenordnungsposition 04220, einmal im Behandlungsfall **10**
Die Gebührenordnungsposition 04222 wird durch die zuständige Kassenärztliche **1,15**
Vereinigung zugesetzt.

Aufwand in Min. **Kalkulationszeit:** KA **Prüfzeit:** ./. **Eignung d. Prüfzeit:** Keine Eignung

04230 Problemorientiertes ärztliches Gespräch, das aufgrund von Art und Schwere der **128**
Erkrankung erforderlich ist **14,71**
Obligater Leistungsinhalt
• Gespräch von mindestens 10 Minuten Dauer,
• mit einem Patienten und/oder
• einer Bezugsperson,

Fakultativer Leistungsinhalt
- Beratung und Erörterung zu den therapeutischen, familiären, sozialen oder beruflichen Auswirkungen und deren Bewältigung im Zusammenhang mit der/den Erkrankung(en), die aufgrund von Art und Schwere das Gespräch erforderlich macht (machen),

Abrechnungsbestimmung je vollendete 10 Minuten

Anmerkung Die Gebührenordnungsposition 04230 ist auch bei Durchführung der Leistung im Rahmen einer Videosprechstunde berechnungsfähig und dies durch Angabe einer bundeseinheitlich kodierten Zusatzkennzeichnung zu dokumentieren. Für die Abrechnung gelten die Anforderungen gemäß Anlage 31b zum BMV-Ä entsprechend.
Die Gebührenordnungsposition 04230 ist im Notfall und im organisierten Not(-fall)dienst nicht berechnungsfähig.
Bei der Nebeneinanderberechnung diagnostischer bzw. therapeutischer Gebührenordnungspositionen und der Gebührenordnungsposition 04230 ist eine mindestens 10 Minuten längere Arzt-Patienten-Kontaktzeit als in den entsprechenden Gebührenordnungspositionen angegeben Voraussetzung für die Berechnung der Gebührenordnungsposition 04230.

Abrechnungsausschluss
in derselben Sitzung 01940, 04370, 04372, 04373, 35100, 35110, 35150, 35151, 35152, 35163 bis 35169 und 35173 bis 35179, 37300, 37307, 307305, 307306, 37711 und Kapitel 35.2.1, 35.2.2
im Behandlungsfall 30700

Aufwand in Min. **Kalkulationszeit:** 10   **Prüfzeit:** 10   **Eignung d. Prüfzeit:** Tages- und Quartalsprofil

GOÄ   entsprechend oder ähnlich: Nr. 3.

Kommentar: Im Zug der Aufwertung der sprechenden Medizin durch die EBM Reform 2020, erfuhr das problemorientierte ärztliche Gespräch seit dem 1.4.2020 eine Aufwertung von bisher 90 Pkt. auf nunmehr 128 Pkt. Das Vergütungsniveau entspricht dem fachärztlichen pädiatrischen Gesprächsleistungen.
Das mindestens 10 Minuten dauernde Gespräch muss aufgrund von Art und Schwere der Erkrankung notwendig sein. Der früher geforderte Begriff „lebensverändernd" ist nicht mehr nötig. Eine subjektiv empfundene Schwere des Problems oder ein Gespräch über präventivmedizinische Inhalte genügt.
Die EBM-Ziffer 04230 darf für Gespräche mit dem Patienten selbst, den Eltern und weiterer Bezugspersonen (z.B. Großeltern, Erzieher, Lehrer) verwendet werden.
Die in den Versichertenpauschalen beinhaltete Gesprächsdauer von 10 Minuten bezieht sich auf eine unterstellte Gesamtgesprächsleistung im Quartal . Daher darf die EBM-Ziffer 04230 bereits ab einer Gesprächsdauer von 10 Minuten neben der Versichertenpauschale angesetzt werden.
Die EBM-Ziffer 04230 ist neben den psychosomatischen Gesprächsziffern (35100, 35110) nicht berechnungsfähig, darf jedoch neben den Sozialpädiatrieziffern angesetzt werden (04355, 04356).
Die Gebührenordnungsposition 04230 ist im Notfall und im organisierten Not(-fall)dienst nicht berechnungsfähig.
Es ist ein Gesprächskontingent in Höhe 64 Punkte je Praxis (BSNR) pro Patient vorgegeben. Dies entspricht in etwa der halben Fallzahl im Quartal – darüber hinaus gehende Gesprächsleistungen werden nicht vergütet.
Berufsausübungsgemeinschaften, Praxen mit angestellten Ärzten und MVZ sind unabhängig von der Zahl der Behandler an das Gesprächskontingent von 64 Punkten je Patient gebunden.
Schwerpunktpädiater mit Zugriff auf die Kapitel 4.4 + 4.5 (kinderärztliche Schwerpunkte und Zusatzbezeichnungen) können die EBM-Ziffern 04230 und 04231 abrechnen, Allgemeinpädiater nur die EBM-Ziffer 04230, aber beide Gruppen haben die gleiche Menge Gespräche zur Verfügung (Quotierung 64Pkt./Behandlungsfall)

04231 Gespräch, Beratung und/oder Erörterung (Abschnitte 4.4 und 4.5)   **128**
                                                                          14,71
Obligater Leistungsinhalt
- Dauer mindestens 10 Minuten,
- mit einem Patienten und/oder
- einer Bezugsperson,

Abrechnungsbestimmungen je vollendete 10 Minuten

Anmerkung Die Gebührenordnungsposition 04231 ist auch bei Durchführung der Leistung im Rahmen einer Videosprechstunde berechnungsfähig und dies durch Angabe einer bundeseinheitlich kodierten Zusatzkennzeichnung zu dokumentieren.

Für die Abrechnung gelten die Anforderungen gemäß Anlage 31b zum BMV-Ä entsprechend.

Die Gebührenordnungsposition 04231 ist nur für Fachärzte für Kinder-und Jugendmedizin, die die Voraussetzungen zur Berechnung von Gebührenordnungspositionen des Abschnitts 4.4 oder 4.5 erfüllen, berechnungsfähig.

Die Gebührenordnungsposition 04231 ist im Notfall und im organisierten Not(-fall)dienst nicht berechnungsfähig.

Bei der Nebeneinanderberechnung diagnostischer bzw. therapeutischer Gebührenordnungspositionen und der Gebührenordnungsposition 04231 ist eine mindestens 10 Minuten längere Arzt-Patienten-Kontaktzeit als in den entsprechenden Gebührenordnungspositionen angegeben Voraussetzung für die Berechnung der Gebührenordnungsposition 04231.

Abrechnungsausschluss in derselben Sitzung 04230, 04370, 04372, 04373, 35100, 35110, 35150, 35151, 35152, 35163 bis 35169 und 35173 bis 35179, 37300, 37302, 37305, 37306, 37711 und Kap. 35.2.1, 35.2.2
im Behandlungsfall 30700

Kommentar: Seit 1.4.2020 ist das problemorientierte fachärztliche Gespräch, im Zug der Aufwertung der sprechenden Medizin durch die EBM Reform 2020 neu aufgenommen worden.

Das Vergütungsniveau entspricht mit 128Pkt. dem der anderen pädiatrischen und fachärztlichen Gesprächsleistungen.

Berechnungsfähig ist die EBM-Ziffer 04231 nur für Fachärzte für Kinder- und Jugendmedizin, die auf Gebührenordnungspositionen der Abschnitte 4.4 oder 4.5 (kinderärztliche Schwerpunkte und Zusatzbezeichnungen) zugreifen können. Diese EBM-Ziffer hat auch Ihre Bedeutung in der Sichtbar-Machung von schwerpunkt-pädiatrischen Fällen.

Eine Parallelabrechnung der EBM-Ziffern 04230 und 04231 ist für Schwerpunktpädiater möglich. Das Gesamtgesprächsbudget (EBM-Ziffern 04230 + 04231) bleibt allerdings den Allgemeinpädiatern gleichgestellt (Quotierung 64Pkt./Behandlungsfall).

Die Gebührenordnungsposition 04231 ist im Notfall und im organisierten Not(-fall)dienst nicht berechnungsfähig.

Aufwand in Min. **Kalkulationszeit:** 10   **Prüfzeit:** .10   **Eignung d. Prüfzeit:** Tages- und Quartalsprofil

4.2.3 Besondere Leistungen

1. Die Gebührenordnungspositionen 04325 und 04326 sind nur von Ärzten gemäß Präambel 4.1 Nr. 1 berechnungsfähig, die Patienten im Rahmen des Telemonitoring Herzinsuffizienz gemäß Nr. 37 Anlage I „Anerkannte Untersuchungs- oder Behandlungsmethoden" der Richtlinie Methoden vertragsärztliche Versorgung des Gemeinsamen Bundesausschusses als primär behandelnder Arzt (PBA) behandeln.

04241*   Computergestützte Auswertung eines kontinuierlich aufgezeichneten Langzeit-EKG   **86**
von mindestens 18 Stunden Dauer   **9,88**

Anmerkung Die Berechnung der Gebührenordnungsposition 04241 setzt eine Genehmigung der Kassenärztlichen Vereinigung nach der Vereinbarung zur Durchführung von Langzeitelektrokardiographischen Untersuchungen gemäß § 135 Abs. 2 SGB V voraus.

Abrechnungsausschluss
im Behandlungsfall 04410, 13250, 13545, 13550
in derselben Sitzung 13253, 27323

Aufwand in Min. **Kalkulationszeit:** 7   **Prüfzeit:** 7   **Eignung d. Prüfzeit:** Tages- und Quartalsprofil

GOÄ   entsprechend oder ähnlich: GOÄ: Nr. 659* (in GOÄ allerdings Untersuchung + Auswertung)

Kommentar: Wer die Genehmigung zur Auswertung von Langzeit-EKGs hat, kann die beiden Nrn. für das EKG-Aufzeichnen nach Nr. 04322 und die Auswertung nach Nr. 04241 abrechnen. Auch längere Zeiträume als 18 Stunden berechtigen nicht zu einem mehrfachen Ansatz der Nrn.

Versandkosten können im Rahmen einer Überweisung vom überweisenden Arzt und vom auswertenden Arzt nach Nr. 40110 oder 40111 abgerechnet werden. In einer Apparategemeinschaft zur Auswertung von Langzeit-EKGs können keine Versandkosten abgerechnet werden.

04242   **Funktionelle Entwicklungstherapie bei Ausfallerscheinungen in bzw. im**   **114**
- Motorik und/oder   13,10
- Sensorik und/oder
- Sprachbereich und/oder
- Sozialverhalten,

Obligater Leistungsinhalt
- Einzelbehandlung,
- Dauer mindestens 15 Minuten,

Abrechnungsbestimmung je vollendete 15 Minuten

Aufwand in Min.   **Kalkulationszeit: 2**   **Prüfzeit: 2**   **Eignung d. Prüfzeit:** Tages- und Quartalsprofil

04243   **Funktionelle Entwicklungstherapie bei Ausfallerscheinungen in bzw. im**   **54**
- Motorik und/oder   6,21
- Sensorik und/oder
- Sprachbereich und/oder
- Sozialverhalten

Obligater Leistungsinhalt
- Gruppenbehandlung mit bis zu 4 Teilnehmern,
- Dauer mindestens 15 Minuten,

Abrechnungsbestimmung je Teilnehmer, je vollendete 15 Minuten

Aufwand in Min.   **Kalkulationszeit: 1**   **Prüfzeit: 1**   **Eignung d. Prüfzeit:** Tages- und Quartalsprofil

04321*   **Belastungs-Elektrokardiographie (Belastungs-EKG)**   **198**
Obligater Leistungsinhalt   22,75
- Untersuchung in Ruhe und nach Belastung mit mindestens 12 Ableitungen sowie während physikalisch definierter und reproduzierbarer Belastung mit mindestens 3 Ableitungen und fortlaufender Kontrolle des Kurvenverlaufes,
- Wiederholte Blutdruckmessung

Abrechnungsausschluss
in derselben Sitzung 13251, 17330, 17332
im Behandlungsfall 04410, 04434, 13250, 13545, 13550, 27321

Aufwand in Min.   **Kalkulationszeit: 7**   **Prüfzeit: 6**   **Eignung d. Prüfzeit:** Tages- und Quartalsprofil
GOÄ   entsprechend oder ähnlich: Nr. 652
Kommentar: Eine kontinuierliche Überwachung des EKG-Kurvenverlaufes ist am Monitor erforderlich. Ein kontinuierliches Schreiben eines Papierstreifens allerdings nicht. Diese Leistung darf nur in Anwesenheit des Arztes in der Praxis durchgeführt werden.

04322*   **Aufzeichnung eines Langzeit-EKG von mindestens 18 Stunden Dauer**   **48**
Anmerkung Die Berechnung der Gebührenordnungsposition 04322 setzt eine   5,52
Genehmigung der Kassenärztlichen Vereinigung nach der Vereinbarung zur Durchführung von Langzeit-elektrokardiographischen Untersuchungen gemäß § 135 Abs. 2 SGB V voraus.

Abrechnungsausschluss
in derselben Sitzung 13252, 27322
im Behandlungsfall 04410, 04434, 13250, 13545, 13550

Aufwand in Min.   **Kalkulationszeit: 1**   **Prüfzeit: 1**   **Eignung d. Prüfzeit:** Tages- und Quartalsprofil
GOÄ   entsprechend oder ähnlich: Nr. 659* (in GOÄ mit Auswertung)
Kommentar: Eine ebenfalls durchgeführte Langzeit-Blutdruckmessung, bei der allerdings der Zeitraum zwei Stunden länger sein muss, ist zusätzlich nach Nr. 04324 abrechenbar.

EBM-Nr.

04324* Langzeit-Blutdruckmessung

57
6,55

Obligater Leistungsinhalt
- Automatisierte Aufzeichnung von mindestens 20 Stunden Dauer,
- Computergestützte Auswertung,
- Aufzeichnung der Blutdruckwerte mindestens alle 15 Minuten während der Wach- und mindestens alle 30 Minuten während der Schlafphase mit gleichzeitiger Registrierung der Herzfrequenz,
- Auswertung und Beurteilung des Befundes

Abrechnungsausschluss
im Behandlungsfall 04410, 13250, 13545, 13550
in derselben Sitzung 13254, 27324

Aufwand in Min. **Kalkulationszeit:** 2   **Prüfzeit:** 2   **Eignung d. Prüfzeit:** Tages- und Quartalsprofil
GOÄ   entsprechend oder ähnlich: Nr. 654*
Kommentar: Ein ebenfalls durchgeführtes Langzeit-EKG, bei dem allerdings der Zeitraum nur 18 Stunden betragen muß, ist zusätzlich nach Nr. 04322 – und ggf. bei Auswertung auch noch mit Nr. 04241 – abrechenbar.

04325 Indikationsstellung zur Überwachung eines Patienten im Rahmen des Telemonitoring bei Herzinsuffizienz gemäß Nr. 37 Anlage I „Anerkannte Untersuchungs- oder Behandlungsmethoden" der Richtlinie Methoden vertragsärztliche Versorgung des Gemeinsamen Bundesausschusses

65
7,47

Obligater Leistungsinhalt
- Persönlicher Arzt-Patienten-Kontakt,
- Aufklärung und Beratung zur Teilnahme am Telemonitoring bei Herzinsuffizienz,

Fakultativer Leistungsinhalt
- Schriftliche Übermittlung medizinisch relevanter Informationen an das Telemedizinische Zentrum (z. B. Medikation, anamnestische Daten, Vorliegen der Indikationsvoraussetzungen),

Abrechnungsbestimmung je vollendete 5 Minuten, höchstens dreimal im Krankheitsfall

Abrechnungsausschluss im Behandlungsfall 03325, 13578

Berichtspflicht Nein

Aufwand in Min. **Kalkulationszeit:** 5   **Prüfzeit:** 5   **Eignung der Prüfzeit:** Nur Quartalsp

04326 Zusatzpauschale für die Betreuung eines Patienten im Rahmen des Telemonitoring bei Herzinsuffizienz gemäß Nr. 37 Anlage I „Anerkannte Untersuchungs- oder Behandlungsmethoden" der Richtlinie Methoden vertragsärztliche Versorgung des Gemeinsamen Bundesausschusses

128
14,71

Obligater Leistungsinhalt
- Kommunikation mit dem verantwortlichen Telemedizinischen Zentrum (TMZ),

Fakultativer Leistungsinhalt
- Bestätigung eingehender Warnmeldungen an das TMZ innerhalb von 48 Stunden,
- Information des TMZ über ergriffene Maßnahmen,
- Telefonische Kontaktaufnahme mit dem Patienten,
- Überprüfung der Indikation zur Überwachung eines Patienten im Rahmen des Telemonitoring bei Herzinsuffizienz,

Abrechnungsbestimmung einmal im Behandlungsfall

Abrechnungsausschluss im Behandlungsfall 03326, 13579

Berichtspflicht Nein

Aufwand in Min. **Kalkulationszeit:** 10   **Prüfzeit:** 8   **Eignung der Prüfzeit:** Nur Quartalsprofil

04330* Spirographische Untersuchung

53
6,09

Obligater Leistungsinhalt
- Darstellung der Flussvolumenkurve,
- In- und exspiratorische Messungen,
- Graphische Registrierung

Abrechnungsausschluss
im Behandlungsfall 13250
in derselben Sitzung 13255, 27330
am Behandlungstag 31013

Aufwand in Min. **Kalkulationszeit:** 2   **Prüfzeit:** 2   **Eignung d. Prüfzeit:** Tages- und Quartalsprofil

GOÄ   entsprechend oder ähnlich: Nr. 605* und zusätzlich Nr. 605a*

Kommentar: In der Leistungslegende findet sich keine Begrenzung der Häufigkeit zur Anwendung diese Untersuchung, so dass ein mehrmaliger Ansatz im Quartal, wenn medizinisch erforderlich, abrechnungsfähig ist.

04331*   Prokto-/Rektoskopischer Untersuchungskomplex

94
10,80

Obligater Leistungsinhalt
• Rektale Untersuchung,
• Proktoskopie
und/oder
• Rektoskopie,
• Patientenaufklärung,
• Information zum Ablauf der vorbereitenden Maßnahmen vor dem Eingriff und zu einer möglichen Sedierung und/oder Prämedikation,
• Nachbeobachtung und -betreuung

Fakultativer Leistungsinhalt
• Prämedikation/Sedierung

Abrechnungsausschluss
im Behandlungsfall 13250
in derselben Sitzung 02300, 02301, 02302, 04516, 08333, 13257, 30600

Aufwand in Min. **Kalkulationszeit:** 4   **Prüfzeit:** 3   **Eignung d. Prüfzeit:** Tages- und Quartalsprofil

GOÄ   entsprechend oder ähnlich: Leistungskomplex in der GOÄ so nicht vorhanden. Erbrachte Einzelleistungen berechnen.

04335   Orientierende audiometrische Untersuchung nach vorausgegangener, dokumentierter, auffälliger Hörprüfung

90
10,34

Obligater Leistungsinhalt
• Untersuchung(en) ein- und/oder beidseitig,
• Binaurikulare Untersuchung,
• Bestimmung(en) der Hörschwelle in Luftleitung mit mindestens 8 Prüffrequenzen

Fakultativer Leistungsinhalt
• Otoskopie,
• Kontinuierliche Frequenzänderung

Anmerkung Die Gebührenordnungsposition 04335 ist nur berechnungsfähig bei Verwendung eines von der PTB bzw. eines entsprechend der EU-Richtlinie 93/42/EWG zugelassenen Audiometers mit mindestens einmal jährlich durchgeführter messtechnischer Kontrolle gemäß § 14 der Verordnung über das Errichten, Betreiben und Anwenden von Medizinprodukten (MPBetreibV) durch einen zugelassenen Wartungsdienst entsprechend der MPBetreibV. Der Vertragsarzt hat in einer der Quartalsabrechnung beizufügenden Erklärung zu bestätigen, dass die Wartung durchgeführt wurde.
Entgegen Nr. I-4.3.2 der Allgemeinen Bestimmungen kann die Gebührenordnungsposition 04335 auch dann berechnet werden, wenn durch die Arztpraxis die kontinuierliche Frequenzänderung nicht vorgehalten wird.

Abrechnungsausschluss in derselben Sitzung 01718, 04353, 04354

Aufwand in Min. **Kalkulationszeit:** 3   **Prüfzeit:** 2   **Eignung d. Prüfzeit:** Tages- und Quartalsprofil

GOÄ   entsprechend oder ähnlich: Nr. 1401*

Kommentar: Die Audiometrie ist seit 1.4.2020 neben Kinderfrüherkennungsuntersuchungen, ausgenommen die Vorsorge U8, berechnungsfähig. Damit ist ein Legendierungsfehler, der aus der Reform der Kinderfrüherkennungsrichtlinie vom 18.6.2015 resultiert, korrigiert worden.

Der Hörtest nach EBM Nr. 04335 ist jetzt nur noch neben der U8 ausgeschlossen und damit z.B. neben der U7a oder U9 bei Bedarf abrechenbar. Insofern wurde der frühere Legendierungsfehler korrigiert. Da die EBM Nr. 04354 einen Abrechnungsausschluss darstellt, besteht allerdings ein gravierender Nachteil, der sachlich nicht zu rechtfertigen ist: Das pathologische Ergebnis einer Früherkennungsuntersuchung nach EBM 04534 hat mit den Gründen eine Hörtestung durchzuführen (z.B. Mittelohrschwerhörigkeit durch Adenoide) nichts zu tun! Letztlich schmilzt die Vergütung für die Durchführung der Audiometrie in den meisten Fällen auf unbefriedigende 14 Pkt. = ca. 1,50,– EUR (EBM Nr. 04335/90 Pkt. minus EBM Nr. 04354/76 Pkt.) zusammen.

Die Leistung kann für eine Untersuchung beider Ohren nur einmal abgerechnet werden.

Erläuterung: PTB = Physikalisch-technische Bundesanstalt.

Die Bestimmung mit weniger als 8 Prüffrequenzen ist, ebenso wie die in der Pädiatrie häufig durchgeführte Sprachaudiometrie, nicht berechnungsfähig.

Die messtechnischen Kontrollen sind jährlich bei der zuständigen Kassenärztlichen Vereinigung nachzuweisen.

04350 Untersuchung und Beurteilung der funktionellen Entwicklung eines Säuglings,   **183**
Kleinkindes oder Kindes bis zum vollendeten 6. Lebensjahr   21,03

Obligater Leistungsinhalt
• Untersuchung von mindestens 4 Funktionsbereichen (Grobmotorik, Handfunktion, geistige Entwicklung, Perzeption, Sprache, Sozialverhalten oder Selbstständigkeit) nach standardisierten Verfahren,

Abrechnungsbestimmung je Sitzung

Anmerkung Die Gebührenordnungsposition 04350 ist im Behandlungsfall höchstens zweimal berechnungsfähig.

Abrechnungsausschluss in derselben Sitzung 01711, 01712, 01713, 01714, 01715, 01716, 01717, 01718, 01719, 01723, 04351, 04352, 04354

Aufwand in Min. **Kalkulationszeit: 13   Prüfzeit: 10   Eignung d. Prüfzeit:** Tages- und Quartalsprofil
GOÄ entsprechend oder ähnlich: Nr. 715
Kommentar: Die Leistung nach Nr. 04350 wird innerhalb des Regelleistungsvolumens (RLV) vergütet. Zur Abrechnung der Leistung müssen mind. 4 der in der Legende aufgezählten Funktionsbereiche untersucht und dies auch dokumentiert werden.

04351 Orientierende entwicklungsneurologische Untersuchung eines Neugeborenen,   **123**
Säuglings, Kleinkindes oder Kindes   14,13

Obligater Leistungsinhalt
• Beurteilung der altersgemäßen Haltungs- und Bewegungskontrolle,
• Beurteilung des Muskeltonus, der Eigen- und Fremdreflexe sowie der Hirnnerven

Abrechnungsausschluss in derselben Sitzung 01711, 01712, 01713, 01714, 01715, 01716, 01717, 01718, 01719, 01723, 04350, 04352, 04354, 35142

Aufwand in Min. **Kalkulationszeit: 9   Prüfzeit: 8   Eignung d. Prüfzeit:** Tages- und Quartalsprofil
GOÄ entsprechend oder ähnlich: Nr. 716
Kommentar: Die Leistung nach Nr. 04351 wird innerhalb des Regelleistungsvolumens (RLV) vergütet.

04352 Erhebung des vollständigen Entwicklungsstatus eines Neugeborenen, Säuglings,   **316**
Kleinkindes, Kindes oder Jugendlichen mit Störungen im Bereich der Koordination,   36,31
Visuomotorik, der kognitiven Wahrnehmungsfähigkeit unter Berücksichtigung entwicklungsneurologischer, psychologischer und sozialer Aspekte

Obligater Leistungsinhalt
• Erhebung des vollständigen Entwicklungsstatus,
• Berücksichtigung entwicklungsneurologischer, psychologischer und sozialer Aspekte,

Fakultativer Leistungsinhalt
• Entwicklungsneurologische Untersuchungen entsprechend der Gebührenordnungsposition 04351,

Abrechnungsbestimmung einmal im Behandlungsfall

Abrechnungsausschluss in derselben Sitzung 01711, 01712, 01713, 01714, 01715, 01716, 01717, 01718, 01719, 01720, 01723, 04350, 04351, 04354

Aufwand in Min.   **Kalkulationszeit:** 23   **Prüfzeit:** 18   **Eignung d. Prüfzeit:** Nur Quartalsprofil

GOÄ   entsprechend oder ähnlich: Nrn. 800, 714ff

Kommentar: Die Leistung nach Nr. 04352 wird innerhalb des Regelleistungsvolumens (RLV) vergütet.

04353 Orientierende Untersuchung der Sprachentwicklung eines Säuglings, Kleinkindes, Kindes oder Jugendlichen

170
19,54

Obligater Leistungsinhalt
- Standardisiertes Verfahren,
- Prüfung aktiver und passiver Wortschatz,
- Prüfung des Sprachverständnisses,
- Prüfung der Fein- und Grobmotorik,

Fakultativer Leistungsinhalt
- Orientierende audiometrische Untersuchung entsprechend der Gebührenordnungsposition 04335,

Abrechnungsbestimmung einmal im Behandlungsfall

Abrechnungsausschluss in derselben Sitzung 01711, 01712, 01713, 01714, 01715, 01716, 01717, 01718, 01719, 01720, 01723, 04335, 04354

Aufwand in Min.   **Kalkulationszeit:** 11   **Prüfzeit:** 10   **Eignung d. Prüfzeit:** Nur Quartalsprofil

GOÄ   entsprechend oder ähnlich: Nr. 717

Kommentar: Die Leistung nach Nr. 04353 wird innerhalb des Regelleistungsvolumens (RLV) vergütet.

04354 Zuschlag zu den Gebührenordnungspositionen 01712 bis 01720 und 01723 für die Erbringung des Inhalts der Gebührenordnungspositionen 04351 und/oder 04353 bei pathologischem Ergebnis einer Kinderfrüherkennungs- bzw. Jugendgesundheitsuntersuchung

76
8,73

Abrechnungsausschluss in derselben Sitzung 04335, 04350, 04351, 04352, 04353

Aufwand in Min.   **Kalkulationszeit:** 5   **Prüfzeit:** 4   **Eignung d. Prüfzeit:** Tages- und Quartalsprofil

GOÄ   entsprechend oder ähnlich: In der GOÄ findet sich keine ähnliche Leistung, daher ggf. höheren Steigerungssatz für die einzeln erbrachten Leistungen wählen.

Kommentar: Die Leistung nach Nr. 04354 wird innerhalb des Regelleistungsvolumens (RLV) vergütet.

4.2.4 Sozialpädiatrische Versorgung

1. Die Gebührenordnungsposition 04356 ist nur berechnungsfähig von Vertragsärzten gemäß Präambel 4.1 Nr. 1, die gegenüber der Kassenärztlichen Vereinigung eine sozialpädiatrische Qualifikation im Umfang von mindestens 40 Stunden gemäß dem Curriculum „Entwicklungs- und Sozialpädiatrie für die kinder- und jugendärztliche Praxis" der Bundesärztekammer oder eine ärztliche Tätigkeit von mindestens sechs Monaten – auch im Rahmen der Weiterbildungszeit – in einem Sozialpädiatrischen Zentrum bzw. in einer interdisziplinären Frühförderstelle nachweisen. Bis zum 30. Juni 2016 ist die Gebührenordnungsposition 04356 auch ohne Nachweis der Qualifikation berechnungsfähig, wenn Vertragsärzte gemäß Präambel 4.1 Nr. 1 die Leistung nach der Gebührenordnungsposition 04355 im Vorjahresquartal und in dem auf das Vorjahresquartal folgenden Quartal durchschnittlich in mindestens 50 Behandlungsfällen je Quartal abgerechnet haben.

2. Die Gebührenordnungsposition 04356 ist nur berechnungsfähig, wenn die Praxis mindestens folgende Kooperationen vorhält:

- Logopädie,
- Physiotherapie,
- Ergotherapie,
- Sozialpädiatrisches Zentrum,
- Fachärzte für Kinder- und Jugendpsychiatrie und -psychotherapie.

Kommentar:

Im Zuge der Neuregelung eines „Hausarzt-EBM" wurde zum 1.10.2013 die Sozialpädiatrische Versorgung neu eingeführt, für die Krankenkassen nach einem Beschluss des Bewertungsausschusses vom 22.10.2012 zusätzliche Finanzmittel zur Verfügung stellen.

Zum 1.1.2015 wurde mit der Änderung der Nr. 04355 und der Einführung der Nr. 04356 dieser Abschnitt weiterentwickelt.

04355	Sozialpädiatrisch orientierte eingehende Beratung, Erörterung und/oder Abklärung	**184** 21,14

Obligater Leistungsinhalt
• Persönlicher Arzt-Patienten-Kontakt,
• Dauer mindestens 15 Minuten,
• Als Einzelsitzung,
• Berücksichtigung krankheitsspezifischer, teilhabebezogener und prognostischer sowie entwicklungsabhängiger, familiendynamischer Faktoren,

Fakultativer Leistungsinhalt
• Erhebung der bestehenden Befunde und/oder Erkenntnisse,
• Befunderhebung(en) unter sozialpädiatrischen Kriterien zur (drohenden) Störung, körper-lichen, psychischen oder psychosomatischen Erkrankung oder (drohenden) Behinderung oder bei Verdacht/Hinweisen auf Vernachlässigung und/oder Kindesmisshandlung::
  – Entwicklungsstand,
  – Intelligenz,
  – Körperlicher und neurologischer Befund,
  – Psychischer Befund,
  – Psychosozialer Hintergrund,
• Prüfung der Anwendung ganzheitlicher Förder- und/oder Therapieverfahren,
• Berücksichtigung der Therapieprinzipien der Sozialpädiatrie,
• Dokumentation unter Anwendung standardisierter Verfahren,
• Anleitung der Bezugsperson(en),
• Einleitung und/oder Koordination störungsspezifischer Maßnahmen,

Abrechnungsbestimmung einmal im Behandlungsfall

Anmerkung Die Gebührenordnungsposition 04355 ist nur bei mindestens einer der im Folgenden genannten Erkrankungen berechnungsfähig: G25 Sonstige extrapyramidale Krankheiten und Bewegungsstörungen, G31 Sonstige degenerative Krankheiten des Nervensystems, anderenorts nicht klassifiziert, G40 Epilepsie, G43 Migräne, G44.2 Spannungskopfschmerz, G80 Infantile Zerebralparese, F45.0 Somatisierungsstörung, F45.1 Undifferenzierte Somatisierungsstörung, F45.2 Hypochondrische Störung, F45.3 Somatoforme autonome Funktionsstörung, F45.4 Anhaltende Schmerzstörung, F45.8 Sonstige somatoforme Störungen, F60-F69 Persönlichkeits- und Verhaltensstörungen, F80-F89 Entwicklungsstörungen, F90-F98 Verhaltens- und emotionale Störungen mit Beginn in der Kindheit und Jugend, R27.8 Sonstige Koordinationsstörungen, T73 Schäden durch sonstigen Mangel sowie T74 Missbrauch von Personen.
Die Gebührenordnungsposition 04355 ist auch bei Durchführung der Leistung im Rahmen einer Videosprechstunde berechnungsfähig und dies durch Angabe einer bundeseinheit-lich kodierten Zusatzkennzeichnung zu dokumentieren. Für die Abrechnung gelten die Anforderungen gemäß Anlage 31b zum BMV-Ä entsprechend.
Bei der Nebeneinanderberechnung diagnostischer bzw. therapeutischer Gebühren-ordnungspositionen und der Gebührenordnungsposition 04355 ist eine mindestens 15 Minuten längere Arzt-Patienten-Kontaktzeit als in den entsprechenden Gebührenord-nungspositionen angegeben Voraussetzung für die Berechnung der Gebührenordnungs-position 04355.

Abrechnungsausschluss in derselben Sitzung 01210, 01214, 01216, 01218, 35163 bis 35169 und 35173 bis 35179 und Kapitel 30.11, 30.3, 35.1, 35.2

Aufwand in Min. **Kalkulationszeit:** KA   **Prüfzeit:** 15   **Eignung d. Prüfzeit:** Tages- und Quartalsprofil

| 04356 | Zuschlag im Zusammenhang mit der Gebührenordnungsposition 04355 für die weiterführende sozialpädiatrisch orientierte Versorgung | 193 22,18 |

Obligater Leistungsinhalt
- Persönlicher Arzt-Patienten-Kontakt
- und/oder
- Persönlicher Kontakt des Arztes zu einer Bezugsperson,
- Erhebung und/oder Monitoring von lokalisierten oder übergreifenden motorischen, kognitiven, emotionellen und/oder organbedingten Einschränkungen und/oder Auffälligkeiten,
- Beratung zu weiterführenden Maßnahmen,
- Dauer mindestens 15 Minuten,

Fakultativer Leistungsinhalt
- Erstellung eines (interdisziplinären) Therapieplanes,
- Koordination der Heilmittelversorgung und der Schnittstelle zum Sozialpädiatrischen Zentrum,
- Untersuchung und Beratung zur Indikationsstellung einer Überweisung an ein Sozialpädiatrisches Zentrum oder eine vergleichbare Einrichtung,
- Einleitung/Überwachung medikamentöser Therapiemaßnahmen,
- Dokumentation unter Anwendung standardisierter Verfahren,
- Informationen zu entsprechenden helfenden Institutionen und/oder Personen,

Abrechnungsbestimmung höchstens dreimal im Krankheitsfall

Anmerkung Die Gebührenordnungsposition 04356 ist nur bei mindestens einer der im Folgenden genannten Erkrankungen berechnungsfähig: G25 Sonstige extrapyramidale Krankheiten und Bewegungsstörungen, G31 Sonstige degenerative Krankheiten des Nervensystems, anderenorts nicht klassifiziert, G40 Epilepsie, G43 Migräne, G44.2 Spannungskopfschmerz, G80 Infantile Zerebralparese, F45.0 Somatisierungsstörung, F45.1 Undifferenzierte Somatisierungsstörung, F45.2 Hypochondrische Störung, F45.3 Somatoforme autonome Funktionsstörung, F45.4 Anhaltende Schmerzstörung, F45.8 Sonstige somatoforme Störungen, F60-F69 Persönlichkeits- und Verhaltensstörungen, F80-F89 Entwicklungsstörungen, F90-F98 Verhaltens- und emotionale Störungen mit Beginn in der Kindheit und Jugend, R27.8 Sonstige Koordinationsstörungen, T73 Schäden durch sonstigen Mangel sowie T74 Missbrauch von Personen.
Bei der Nebeneinanderberechnung diagnostischer bzw. therapeutischer Gebührenordnungspositionen und der Gebührenordnungsposition 04356 ist eine mindestens 15 Minuten längere Arzt-Patienten-Kontaktzeit als in den entsprechenden Gebührenordnungspositionen angegeben Voraussetzung für die Berechnung der Gebührenordnungsposition 04356.

Abrechnungsausschluss in derselben Sitzung 01210, 01214, 01216, 01218, 35163 bis 35169 und 35173 bis 35179 und Kapitel 30.3, 30.11, 35.1, 35.2

Aufwand in Min. **Kalkulationszeit:** 15 **Prüfzeit:** 15 **Eignung d. Prüfzeit:** Tages- und Quartalsprofil

Kommentar: Zum 1. Januar 2017 beschloss der Bewertungsausschuss Ausschöpfung des Finanzvolumens, dass 2015 für die haus- und fachärztliche Grundversorgung zur Verfügung gestellt wurde, die bis zu 3x Ansatzmöglichkeit der EBM Nr. 04 356 im Krankheitsfall, statt wie bis 2016 nur 2x .

Kinder- und Jugendärzte dürfen die EBM Nr. 04 356 abrechnen, wenn die Qualifikations- und Kooperationsvoraussetzungen der zum Abschnitt 4.2.4 aufgenommenen Präambel sowie die übrigen geforderten Leistungsinhalte erfüllt werden. Durch die EBM Nr. 04356 ergibt sich eine Erweiterung des Behandlungsspektrums der EBM Nr. 04 355 .

Eine Kooperationen mit den Fachärzten für Kinder- und Jugendpsychiatrie sowie den anderen unter 4.2.4 Sozialpädiatrische Versorgung aufgeführten Partnern sollte eindeutig dokumentieren, dass ein entsprechender Nachweis im Falle einer Plausibilitätsprüfung zu führen ist.

4.2.5 Palliativmedizinische Versorgung

1. Die Gebührenordnungspositionen 04370 bis 04373 sind für die Behandlung von schwerstkranken und sterbenden Patienten in jedem Alter berechnungsfähig, die an einer nicht heilbaren, fortschreitenden und so weit fortgeschrittenen Erkrankung leiden, dass dadurch nach fachlicher Einschätzung des behandelnden Arztes die Lebenserwartung auf Tage, Wochen oder Monate gesunken ist. Eine Erkrankung ist nicht heilbar, wenn nach dem allgemein anerkannten Stand der Medizin Behandlungsmaßnahmen nicht zur Beseitigung dieser Erkrankung führen können. Sie ist fortschreitend, wenn ihrem Verlauf trotz medizinischer Maßnahmen nach dem allgemein anerkannten Stand der Medizin nicht nachhaltig entgegengewirkt werden kann. Der behandelnde Arzt ist verpflichtet, in jedem Einzelfall zu überprüfen, ob eine angemessene ambulante Versorgung in der Häuslichkeit (darunter fallen auch Pflege- und Hospizeinrichtungen) möglich ist.

2. Der grundsätzliche Anspruch eines Patienten auf eine spezialisierte ambulante Palliativversorgung (SAPV) im Sinne des § 37b SGB V wird durch das Erbringen der nachfolgenden Gebührenordnungspositionen nicht berührt.

3. Die Gebührenordnungspositionen 04371, 04372 und 04373 sind nicht bei Patienten berechnungsfähig, die eine Vollversorgung nach § 5 Abs. 2 der Richtlinie zur Verordnung von spezialisierter ambulanter Palliativversorgung (SAPV) des Gemeinsamen Bundesausschusses erhalten.

4. Die Gebührenordnungspositionen 04370 bis 04373 sind nicht berechnungsfähig, wenn der behandelnde Vertragsarzt äquivalente Leistungen bei dem Patienten im Rahmen der spezialisierten ambulanten Palliativversorgung gemäß § 37b SGB V i. V. m. §s 132d Abs. 1 SGB V erbringt.

Kommentar:

Die Aufnahme der palliativmedizinischen Versorgung in den EBM ist ausdrücklich als eine Ergänzung neben der spezialisierten ambulanten Palliativversorgung (SAPV) nach den Richtlinien des Gemeinsamen Bundesausschusses konzipiert. Die SAPV beruht auf folgenden Grundlagen:

§ 37b SGB V Spezialisierte ambulante Palliativversorgung

https://www.g-ba.de/themen/veranlasste-leistungen/palliativversorgung/

(1) Versicherte mit einer nicht heilbaren, fortschreitenden und weit fortgeschrittenen Erkrankung bei einer zugleich begrenzten Lebenserwartung, die eine besonders aufwändige Versorgung benötigen, haben Anspruch auf spezialisierte ambulante Palliativversorgung. Die Leistung ist von einem Vertragsarzt oder Krankenhausarzt zu verordnen. Die spezialisierte ambulante Palliativversorgung umfasst ärztliche und pflegerische Leistungen einschließlich ihrer Koordination insbesondere zur Schmerztherapie und Symptomkontrolle und zielt darauf ab, die Betreuung der Versicherten nach Satz 1 in der vertrauten Umgebung des häuslichen oder familiären Bereichs zu ermöglichen; hierzu zählen beispielsweise Einrichtungen der Eingliederungshilfe für behinderte Menschen und der Kinder- und Jugendhilfe. Versicherte in stationären Hospizen haben einen Anspruch auf die Teilleistung der erforderlichen ärztlichen Versorgung im Rahmen der spezialisierten ambulanten Palliativversorgung. Dies gilt nur, wenn und soweit nicht andere Leistungsträger zur Leistung verpflichtet sind. Dabei sind die besonderen Belange von Kindern zu berücksichtigen.

(2) Versicherte in stationären Pflegeeinrichtungen im Sinne von § 72 Abs. 1 des Elften Buches haben in entsprechender Anwendung des Absatzes 1 einen Anspruch auf spezialisierte Palliativversorgung. Die Verträge nach § 132d Abs. 1 regeln, ob die Leistung nach Absatz 1 durch Vertragspartner der Krankenkassen in der Pflegeeinrichtung oder durch Personal der Pflegeeinrichtung erbracht wird; § 132d Abs. 2 gilt entsprechend.

(3) Der Gemeinsame Bundesausschuss bestimmt in den Richtlinien nach § 92 das Nähere über die Leistungen, insbesondere

1. die Anforderungen an die Erkrankungen nach Absatz 1 Satz 1 sowie an den besonderen Versorgungsbedarf der Versicherten,

2. Inhalt und Umfang der spezialisierten ambulanten Palliativversorgung einschließlich von deren Verhältnis zur ambulanten Versorgung und der Zusammenarbeit der Leistungserbringer mit den bestehenden ambulanten Hospizdiensten und stationären Hospizen (integrativer Ansatz); die gewachsenen Versorgungsstrukturen sind zu berücksichtigen,

3. Inhalt und Umfang der Zusammenarbeit des verordnenden Arztes mit dem Leistungserbringer.

Im Zuge der Neuregelung des EBM wurde zum 1.10.2013 die Palliativmedizinische Versorgung neu eingeführt, für die Krankenkassen nach einem Beschluss des Bewertungsausschusses vom 22.10.2012 zusätzliche Finanzmittel zur Verfügung stellen.

Angesichts der bereits bestehenden Richtlinie des Gemeinsamen Bundesausschusses zur spezialisierten ambulanten Palliativversorgung (SAPV), deren praktische Umsetzung wohl nicht den Erwartungen des Richtliniengebers entsprach, war eine Aufnahme in den EBM, aber auch eine Abgrenzung zu den Leistungen der SAPV notwendig.

04370   Palliativmedizinische Ersterhebung des Patientenstatus inkl. Behandlungsplan   **341** 39,19

Obligater Leistungsinhalt
- Untersuchung des körperlichen und psychischen Zustandes des Patienten,
- Beratung und Aufklärung des Patienten und/oder der betreuenden Person zur Ermittlung des Patientenwillens und ggf. Erfassung des Patientenwillens,
- Erstellung und Dokumentation eines palliativmedizinischen Behandlungsplans unter Berücksichtigung des Patientenwillens,

Abrechnungsbestimmung einmal im Krankheitsfall

Abrechnungsausschluss in derselben Sitzung 04220, 04230
im Krankheitsfall 37300

Aufwand in Min.   **Kalkulationszeit:** KA   **Prüfzeit:** ./.   **Eignung d. Prüfzeit:** Keine Eignung

04371   Zuschlag zu der Versichertenpauschale 04000 für die palliativmedizinische   **159**
Betreuung des Patienten in der Arztpraxis   18,27

Obligater Leistungsinhalt
- Persönlicher Arzt-Patienten-Kontakt,
- Dauer mindestens 15 Minuten,
- Palliativmedizinische Betreuung des Patienten (z.B. Schmerztherapie, Symptomkontrolle),

Fakultativer Leistungsinhalt
- Koordinierung der palliativmedizinischen und -pflegerischen Versorgung in Zusammenarbeit mit anderen spezialisierten Leistungserbringern wie z.B. Vertragsärzten, Psychotherapeuten, Pflegediensten, psychosozialen Betreuungsdiensten, Hospizen,
- Anleitung und Beratung der Betreuungs- und Bezugspersonen,

Abrechnungsbestimmung einmal im Behandlungsfall

Abrechnungsausschluss in derselben Sitzung 04220, 04372, 04373, 37305
im Behandlungsfall 37302, 37711

Aufwand in Min.   **Kalkulationszeit:** KA   **Prüfzeit:** 12   **Eignung d. Prüfzeit:** Tages- und Quartalsprofil

04372   Zuschlag zu den Gebührenordnungspositionen 01410 oder 01413 für die palliativ-   **124**
medizinische Betreuung in der Häuslichkeit   14,25

Obligater Leistungsinhalt
- Persönlicher Arzt-Patienten-Kontakt,
- Dauer mindestens 15 Minuten,
- Palliativmedizinische Betreuung des Patienten (z.B. Schmerztherapie, Symptomkontrolle),

Fakultativer Leistungsinhalt
- Koordinierung der palliativmedizinischen und -pflegerischen Versorgung in Zusammenarbeit mit anderen spezialisierten Leistungserbringern wie z.B. Vertragsärzten, Psychotherapeuten, Pflegediensten, psychosozialen Betreuungsdiensten, Hospizen,
- Anleitung und Beratung der Betreuungs- und Bezugspersonen,

Abrechnungsbestimmung je vollendete 15 Minuten

Anmerkung Der Höchstwert für die Gebührenordnungsposition 04372 beträgt am Behandlungstag 620 Punkte.

Abrechnungsausschluss in derselben Sitzung 04220, 04230, 04371, 04373, 37305, 37306

Aufwand in Min.   **Kalkulationszeit:** KA   **Prüfzeit:** 12   **Eignung d. Prüfzeit:** Tages- und Quartalsprofil

04373 Zuschlag zu den Gebührenordnungspositionen 01411, 01412 oder 01415 für die **124**
palliativmedizinische Betreuung in der Häuslichkeit **14,25**

Obligater Leistungsinhalt
- Persönlicher Arzt-Patienten-Kontakt,
- Palliativmedizinische Betreuung des Patienten (z.B. Schmerztherapie, Symptomkontrolle),

Abrechnungsbestimmung je Besuch

Anmerkung Die Gebührenordnungsposition 04373 ist für Besuche im Rahmen des organisierten Not(-fall)dienstes, für Besuche im Rahmen der Notfallversorgung durch nicht an der vertragsärztlichen Versorgung teilnehmende Ärzte, Institute und Krankenhäuser sowie für dringende Visiten auf der Belegstation nicht berechnungsfähig.

Abrechnungsausschluss in derselben Sitzung 01100, 01101, 01102, 01210, 01214, 01216, 01218, 04220, 04230, 04371, 04372, 37305, 37306

Aufwand in Min. **Kalkulationszeit:** KA **Prüfzeit:** ./. **Eignung d. Prüfzeit:** Keine Eignung

4.4 Gebührenordnungspositionen der schwerpunktorientierten Kinder- und Jugendmedizin

4.4.1 Gebührenordnungspositionen der Kinder-Kardiologie

1. Die Gebührenordnungspositionen des Abschnitts III.a-4.4.1 können – unter Berücksichtigung von I-1.3 der Allgemeinen Bestimmungen – nur von Fachärzten für Kinder- und Jugendmedizin mit Schwerpunkt Kinder-Kardiologie berechnet werden.

2. Darüber hinaus kann von Fachärzten für Kinder- und Jugendmedizin mit Schwerpunkt Kinder-Kardiologie die Gebührenordnungsposition 04537 des Abschnitts 4.5.2 sowie die Gebührenordnungsposition 01645 des Abschnitts 1.6 berechnet werden.

Kommentar:

Unter der Voraussetzung des Nachweises zusätzlicher Qualifikationen gem. Abschnitt I.3 der Allgemeinen Bestimmungen können die Leistungen dieses Abschnitts nur abgerechnet werden, wenn der Facharzt für Kinder- und Jugendmedizin den Schwerpunkt Kinder-Kardiologie besitzt.

04410* Zusatzpauschale Kinderkardiologie **739**
84,92

Obligater Leistungsinhalt
- Duplex-Echokardiographische Untersuchung (Nr. 33022),
- Druckmessung(en),

Fakultativer Leistungsinhalt
- Infusion(en) (Nr. 02100),
- Arterielle Blutentnahme (Nr. 02330),
- Intraarterielle Injektion (Nr. 02331),
- Belastungs-EKG (Nr. 04321),
- Aufzeichnung Langzeit-EKG (Nr. 04322),
- Computergestützte Auswertung Langzeit-EKG (Nr. 04241),
- Langzeit-Blutdruckmessung (Nr. 04324),
- Doppler-Echokardiographische Untersuchung (Nr. 33021),
- Echokardiographische Untersuchung (Nr. 33020),
- Untersuchung mit Einschwemmkatheter in Ruhe,
- Untersuchung mit Einschwemmkatheter in Ruhe sowie während und nach physikalisch reproduzierbarer Belastung,
- Laufbandergometrie(n),
- Intraluminale Messung(en) des Arteriendrucks oder des zentralen Venendrucks,
- Messung(en) von Herzzeitvolumen und/oder Kreislaufzeiten,
- Applikation der Testsubstanz(en),

Abrechnungsbestimmung einmal im Behandlungsfall

Anmerkung Die Berechnung der Gebührenordnungsposition 04410 setzt eine Genehmigung der Kassenärztlichen Vereinigung nach der Ultraschallvereinbarung gemäß § 135 Abs. 2 SGB V voraus.

Entgegen Nr. I-4.3.2 der Allgemeinen Bestimmungen kann die Gebührenordnungsposition 04410 auch dann berechnet werden, wenn die Arztpraxis nicht über die Möglichkeit zur Erbringung von Einschwemmkathetern, der intraluminalen Messung des Arteriendrucks oder des zentralen Venendrucks, der Messung von Herzzeitvolumen und/oder Kreislaufzeiten und von Leistungsinhalten der Gebührenordnungspositionen 13300 und 13301 verfügt.

In der Gebührenordnungsposition 04410 sind die Kosten für den Einschwemmkatheter mit Ausnahme des Swan-Ganz-Katheters enthalten.

Abrechnungsausschluss
in derselben Sitzung 02300, 02301, 02302
im Behandlungsfall 02100, 02330, 02331, 04241, 04321, 04322, 04324, 13545, 33020, 33021, 33022, 34283, 36882, 36883 und Kapitel 4.4.2, 4.4.3, 4.5

Aufwand in Min. **Kalkulationszeit:** KA   **Prüfzeit:** 28   **Eignung d. Prüfzeit:** Nur Quartalsprofil

GOÄ   entsprechend oder ähnlich: Leistungskomplex in der GOÄ so nicht vorhanden. Erbrachte Einzelleistungen berechnen.

04411*

Funktionsanalyse eines Herzschrittmachers zur antibradykarden Therapie   **396**
45,51

Obligater Leistungsinhalt
* Persönlicher Arzt-Patienten-Kontakt,
* Funktionsanalyse eines Herzschrittmachers zur antibradykarden Therapie,
* Überprüfung des Batteriezustandes,
* Überprüfung und Dokumentation der programmierbaren Parameter und Messwerte durch Ausdruck des Programmiergerätes,
* Kontrolle der Funktionsfähigkeit der Elektrode(n)

Fakultativer Leistungsinhalt
* Umprogrammierung

Anmerkung Die Berechnung der Gebührenordnungsposition 04411 setzt eine Genehmigung der Kassenärztlichen Vereinigung nach der Qualitätssicherungsvereinbarung zur Rhythmusimplantat-Kontrolle gemäß § 135 Abs. 2 SGB V voraus.

Die Gebührenordnungsposition 04411 ist höchstens fünfmal im Krankheitsfall berechnungsfähig. Bei Versicherten, bei denen gleichzeitig eine Strahlentherapie durchgeführt wird, besteht mit Begründung im Krankheitsfall keine Obergrenze. Als Begründung ist der ICD-10-Kode der für die Strahlentherapie maßgeblichen Erkrankung bei der Abrechnung anzugeben.

Abrechnungsausschluss im Behandlungsfall 04220, 04221, 04413, 04414, 04415, 04416, 36881, 36882, 36883 und Kapitel 4.4.2, 4.4.3, 4.5

Berichtspflicht Nein

Aufwand in Min. **Kalkulationszeit:** KA   **Prüfzeit:** 7   **Eignung d Prüfzeit:** Tages- und Quartalsprofil

Kommentar: Die KVNord informiert u.a.: … „Die Abrechnungssystematik zur Kontrolle von Schrittmachersystemen wurde ab 1. Oktober 2017 differenzierter. In EBM-Kapitel 4 (Pädiatrie) und 13 (Innere Medizin, Kardiologie) werden jeweils drei neue Gebührenordnungspositionen für die konventionelle Kontrolle und zwei EBM Nrn. für die telemedizinische Funktionsanalyse von Schrittmachern aufgenommen. **Zugleich werden die bisherigen EBM Nrn. 04417, 04418, 13552 und 13554 gestrichen.**

Die Bewertung der neuen EBM Nrn. ist abhängig vom Aggregattyp und nicht davon, ob es sich um eine konventionelle und telemedizinische Funktionskontrolle handelt. Damit wird der Aufwand für die Kontrolle der unterschiedlichen Systeme besser berücksichtigt. Die Vergütung erfolgt – wie bei den bisherigen EBM Nrn. – innerhalb der morbiditätsbedingten Gesamtvergütung. Unterschieden werden Herzschrittmacher, implantierte Kardioverter/ Defibrillatoren und implantierte Systeme zur kardialen Resynchronisationstherapie (CRT-P, CRT-D).

Vertragsärzte, die solche Kontrolluntersuchungen durchführen wollen, benötigen eine Genehmigung der Kassenärztlichen Vereinigung.

Art der Funktionskontrolle	EBM Nr.	Bewertung (Punkte)
konventionell	04411 (Schrittmacher) 04413 (Kardioverter/Defibrillator) 04415 (CRT)	396 732 901
telemedizinisch	04414 (Kardioverter/Defibrillator) 04416 (CRT)	732 901

04413* Funktionsanalyse eines implantierten Kardioverters bzw. Defibrillators **732**
84,12

Obligater Leistungsinhalt
• Persönlicher Arzt-Patienten-Kontakt,
• Funktionsanalyse eines implantierten Kardioverters bzw. Defibrillators,
• Überprüfung des Batteriezustandes,
• Überprüfung und Dokumentation der programmierbaren Parameter und Messwerte durch Ausdruck des Programmiergerätes,
• Kontrolle der Funktionsfähigkeit der Elektrode

Fakultativer Leistungsinhalt
• Umprogrammierung

Anmerkung
Die Berechnung der Gebührenordnungsposition 04413 setzt eine Genehmigung der Kassenärztlichen Vereinigung nach der Qualitätssicherungsvereinbarung zur Rhythmusimplantat-Kontrolle gemäß § 135 Abs. 2 SGB V voraus.
Die Gebührenordnungspositionen 04413 und 04414 sind in Summe höchstens fünfmal im Krankheitsfall berechnungsfähig. Bei Versicherten, bei denen gleichzeitig eine Strahlentherapie durchgeführt wird, besteht mit Begründung im Krankheitsfall keine Obergrenze. Als Begründung ist der ICD-10-Kode der für die Strahlentherapie maßgeblichen Erkrankung bei der Abrechnung anzugeben.
Die Gebührenordnungsposition 04413 ist einmal im Krankheitsfall neben der Gebührenordnungsposition 13584 berechnungsfähig. Zum Zweck der Umprogrammierung oder bei nicht vorhergesehener Inanspruchnahme ist die Gebührenordnungsposition 04413 weitere zweimal im Krankheitsfall neben der Gebührenordnungsposition 13584 berechnungsfähig.

Abrechnungsausschluss im Behandlungsfall 04220, 04221, 04411, 04415, 04416, 36881, 36882, 36883, 4.4.2, 4.4.3, 4.5
in derselben Sitzung 04414

Berichtspflicht Nein

Aufwand in Min. **Kalkulationszeit:** KA   **Prüfzeit:** 14   **Eignung d Prüfzeit:** Tages- und Quartalsprofil
Kommentar: Siehe Kommentar zu Nr. 13571

04414* Telemedizinische Funktionsanalyse eines implantierten Kardioverters bzw. **732**
Defibrillators 84,12

Obligater Leistungsinhalt
• Telemedizinische Funktionsanalyse eines implantierten Kardioverters bzw. Defibrillators,
• Überprüfung des Batteriezustandes,
• Überprüfung und Dokumentation der erhobenen Parameter und Messwerte,
• Kontrolle der Funktionsfähigkeit der Elektrode(n)

Anmerkung
Die Berechnung der Gebührenordnungsposition 04414 setzt im Krankheitsfall mindestens eine Funktionsanalyse gemäß der Gebührenordnungsposition 04413 – möglichst in der Arztpraxis des telemedizinisch überwachenden Vertragsarztes – voraus.

Die Berechnung der Gebührenordnungsposition 04414 setzt eine Genehmigung der Kassenärztlichen Vereinigung nach der Qualitätssicherungsvereinbarung zur Rhythmusimplantat-Kontrolle gemäß § 135 Abs. 2 SGB V voraus.

Die Berechnung der Gebührenordnungsposition 04414 setzt den Nachweis der Erfüllung der Vorgaben gemäß Anlage 31 zum Bundesmantelvertrag-Ärzte (BMV-Ä) voraus.

Die Gebührenordnungspositionen 04413 und 04414 sind in Summe höchstens fünfmal im Krankheitsfall berechnungsfähig. Bei Versicherten, bei denen gleichzeitig eine Strahlentherapie durchgeführt wird, besteht mit Begründung im Krankheitsfall keine Obergrenze. Als Begründung ist der ICD-10- Kode der für die Strahlentherapie maßgeblichen Erkrankung bei der Abrechnung anzugeben.

Die Gebührenordnungsposition 04415 ist einmal im Krankheitsfall neben der Gebührenordnungsposition 13584 berechnungsfähig. Zum Zweck der Umprogrammierung oder bei nicht vorhergesehener Inanspruchnahme ist die Gebührenordnungsposition 04415 weitere zweimal im Krankheitsfall neben der Gebührenordnungsposition 13584 berechnungsfähig.

Abrechnungsausschluss im Behandlungsfall 04220, 04221, 04411, 04415, 04416, 36881, 36882, 36883, 4.4.2, 4.4.3, 4.5
in derselben Sitzung 04413

Berichtspflicht Nein

Aufwand in Min. **Kalkulationszeit:** KA   **Prüfzeit:** 14   **Eignung d Prüfzeit:** Nur Quartalsprofil

Kommentar: Siehe Kommentar zu Nr. 13574

04415*   Funktionsanalyse eines implantierten Systems zur kardialen Resynchronisations-   **901**
therapie (CRT-P, CRT-D)   103,54

Obligater Leistungsinhalt
* Persönlicher Arzt-Patienten-Kontakt,
* Funktionsanalyse eines implantierten Systems zur kardialen Resynchronisationstherapie (CRT-P, CRTD),
* Überprüfung des Batteriezustandes,
* Überprüfung und Dokumentation der programmierbaren Parameter und Messwerte durch Ausdruck des Programmiergerätes,
* Kontrolle der Funktionsfähigkeit der Elektrode

Fakultativer Leistungsinhalt
* Umprogrammierung

Anmerkung
Die Berechnung der Gebührenordnungsposition 04415 setzt eine Genehmigung der Kassenärztlichen Vereinigung nach der Qualitätssicherungsvereinbarung zur Rhythmusimplantat-Kontrolle gemäß § 135 Abs. 2 SGB V voraus.

Die Gebührenordnungspositionen 04415 und 04416 sind in Summe höchstens fünfmal im Krankheitsfall berechnungsfähig. Bei Versicherten, bei denen gleichzeitig eine Strahlentherapie durchgeführt wird, besteht mit Begründung im Krankheitsfall keine Obergrenze. Als Begründung ist der ICD-10-Kode der für die Strahlentherapie maßgeblichen Erkrankung bei der Abrechnung anzugeben.

Die Gebührenordnungsposition 04415 ist einmal im Krankheitsfall neben der Gebührenordnungsposition 13584 berechnungsfähig. Zum Zweck der Umprogrammierung oder bei nicht vorhergesehener Inanspruchnahme ist die Gebührenordnungsposition 04415 weitere zweimal im Krankheitsfall neben der Gebührenordnungsposition 13584 berechnungsfähig.

Abrechnungsausschluss im Behandlungsfall 04220, 04221, 04411, 04415, 04416, 36881, 36882, 36883, 4.4.2, 4.4.3, 4.5
in derselben Sitzung 04416

Berichtspflicht Nein

Aufwand in Min. **Kalkulationszeit:** KA   **Prüfzeit:** 18   **Eignung d Prüfzeit:** Tages- und Quartalsprofil

Kommentar: Siehe Kommentar zu Nr. 13571

04416* Telemedizinische Funktionsanalyse eines implantierten Systems zur kardialen **901**
Resynchronisationstherapie (CRT-P, CRT-D) 103,54

Obligater Leistungsinhalt
- Telemedizinische Funktionsanalyse eines implantierten Systems zur kardialen Resynchronisationstherapie (CRT-P, CRTD),
- Überprüfung des Batteriezustandes,
- Überprüfung und Dokumentation der erhobenen Parameter und Messwerte,
- Kontrolle der Funktionsfähigkeit der Elektrode(n)

Anmerkung
Die Berechnung der Gebührenordnungsposition 04416 setzt im Krankheitsfall mindestens eine Funktionsanalyse gemäß der Gebührenordnungsposition 04415 – möglichst in der Arztpraxis des telemedizinisch überwachenden Vertragsarztes – voraus.
Die Berechnung der Gebührenordnungsposition 04416 setzt eine Genehmigung der Kassenärztlichen Vereinigung nach der Qualitätssicherungsvereinbarung zur Rhythmusimplantat-Kontrolle gemäß § 135 Abs. 2 SGB V voraus.
Die Berechnung der Gebührenordnungsposition 04416 setzt den Nachweis der Erfüllung der Vorgaben gemäß Anlage 31 zum Bundesmantelvertrag-Ärzte (BMV-Ä) voraus.
Die Gebührenordnungspositionen 04415 und 04416 sind in Summe höchstens fünfmal im Krankheitsfall berechnungsfähig. Bei Versicherten, bei denen gleichzeitig eine Strahlentherapie durchgeführt wird, besteht mit Begründung im Krankheitsfall keine Obergrenze. Als Begründung ist der ICD-10- Kode der für die Strahlentherapie maßgeblichen Erkrankung bei der Abrechnung anzugeben.

Abrechnungsausschluss im Behandlungsfall 04220, 04221, 04411, 04415, 04416, 13584, 36881, 36882, 36883, 4.4.2, 4.4.3, 4.5
in derselben Sitzung 04415

Berichtspflicht Nein

Aufwand in Min. **Kalkulationszeit:** KA **Prüfzeit:** 18 **Eignung d Prüfzeit:** Nur Quartalsprofil
Kommentar: Siehe Kommentar zu Nr. 04411

04417* Zuschlag zu den Gebührenordnungspositionen 04411, 04413 und 04415 **40**
Berichtspflicht Nein 4,60

Aufwand in Min. **Kalkulationszeit:** KA **Prüfzeit:** ./. **Eignung d. Prüfzeit:** Keine Eignung
Kommentar: Seit 1.7.2020 können Kosten von Programmier- und Auslesegeräten kardial rhythmologischer Implantate (Herzschrittmacher, ICD etc.) mit der EBM-Nr. 04417 bzw. 13577 abgerechnet werden.
Wezel-Liebold weist in seinem Kommentar darauf hin: ... „Programmier- und Auslesegeräte für solche Implantate wurden Vertragsärzten zuvor meist von den Herstellern kostenfrei zur Verfügung gestellt, was aufgrund des Antikorruptionsgesetzes unzulässig erscheint..."

04419* Ergospirometrische Untersuchung **394**
Obligater Leistungsinhalt 45,28
- Ergospirometrische Untersuchung in Ruhe und unter physikalisch definierter und reproduzierbarer Belastungsstufe,
- Gleichzeitige obligatorische Untersuchung der Atemgase, Ventilationsparameter und der Herz-Kreislauf-Parameter
- Monitoring,
- Dokumentation mittels „9-FelderGraphik"

Fakultativer Leistungsinhalt
- Beratung der Bezugsperson(en)

Abrechnungsausschluss im Behandlungsfall 36881, 36882, 36883 und Kapitel 4.4.2, 4.4.3, 4.5

Aufwand in Min. **Kalkulationszeit:** 9 **Prüfzeit:** 9 **Eignung d. Prüfzeit:** Tages- und Quartalsprofil
GOÄ entsprechend oder ähnlich: Nr. 606*

04420* Behandlung eines Herz-Transplantatträgers

211
24,25

Obligater Leistungsinhalt
- Behandlung eines Transplantatträgers,
- Kontrolle der Transplantatfunktion(en),
- Überwachung des spezifischen Therapieschemas,

Fakultativer Leistungsinhalt
- Instruktion der Bezugsperson(en),
- Abstimmung mit dem Hausarzt,

Abrechnungsbestimmung einmal im Behandlungsfall

Abrechnungsausschluss im Behandlungsfall 36881, 36882, 36883 und Kapitel 4.4.2, 4.4.3, 4.5

Aufwand in Min. **Kalkulationszeit:** KA **Prüfzeit:** 15 **Eignung d. Prüfzeit:** Nur Quartalsprofil

GOÄ entsprechend oder ähnlich: Leistungskomplex in der GOÄ so nicht vorhanden. Erbrachte Einzelleistungen berechnen

4.4.2 Neuropädiatrische Gebührenordnungspositionen

1. Die Gebührenordnungspositionen des Abschnitts III.a-4.4.2 können – unter Berücksichtigung von I-1.3 der Allgemeinen Bestimmungen – nur von Fachärzten für Kinder- und Jugendmedizin mit Schwerpunkt Neuropädiatrie berechnet werden.
2. Bei Vorliegen der entsprechenden Qualifikationsvoraussetzungen sind von den Fachärzten für Kinder- und Jugendmedizin mit Schwerpunkt Neuropädiatrie – unbeschadet der Regelungen gemäß 5 und 6.2 der allgemeinen Bestimmungen – zusätzlich nachfolgende Gebührenordnungspositionen berechnungsfähig: Gebührenordnungspositionen des Abschnitts 30.11.
3. Die Gebührenordnungspositionen 01510 bis 01512, 02100 und 02101 sind entgegen der Bestimmungen im Anhang 1 des EBM für Fachärzte für Kinder- und Jugendmedizin mit Schwerpunkt Neuropädiatrie neben den Versichertenpauschalen nach den Gebührenordnungspositionen 04000 und 04030 berechnungsfähig. In diesem Fall sind die Gebührenordnungspositionen 01510 bis 01512, 02100 und 02101 mit einer bundeseinheitlich kodierten Zusatzkennzeichnung zu versehen.

Kommentar:

Unter der Voraussetzung des Nachweises entsprechender Qualifikationsvoraussetzungen können Kinder- und Jugendärzte zusätzlich die Leistungen der Neuropsychologischen Therapie nach Abschnitt 30.11 abrechnen.

04430* Neuropädiatrisches Gespräch, Behandlung, Beratung, Erörterung und/oder Abklärung (Einzelbehandlung)

128
14,71

Obligater Leistungsinhalt
- Persönlicher Arzt-Patienten-Kontakt,
- Dauer mindestens 10 Minuten,
- als Einzelbehandlung,
- Berücksichtigung krankheitsspezifischer, behinderungsbezogener und prognostischer sowie entwicklungsabhängiger, sprachlicher und familiendynamischer Faktoren,

Fakultativer Leistungsinhalt
- Erhebung der biographischen Anamnese zur Störung, Erkrankung oder Behinderung,
- Vertiefte Exploration mit differentialdiagnostischer Einordnung eines neuropädiatrischen Krankheitsbildes und der möglichen Komorbiditäten,
- Syndrombezogene therapeutische Intervention,
- Anleitung der Bezugsperson(en),

Anmerkung Die Gebührenordnungsposition 04430 ist auch bei Durchführung der Leistung im Rahmen einer Videosprechstunde berechnungsfähig und dies durch Angabe einer bundeseinheitlich kodierten Zusatzkennzeichnung zu dokumentieren. Für die Abrechnung gelten die Anforderungen gemäß Anlage 31b zum BMV-Ä entsprechend.

Abrechnungsbestimmung je vollendete 10 Minuten

Abrechnungsausschluss
im Behandlungsfall 04220, 04221 und Kapitel 4.4.1, 4.4.3, 4.5

in derselben Sitzung 35150, 35151, 35152, 35163 bis 35169 und 35173 bis 35179 und Kapitel 35.2.1, 35.2.2

Aufwand in Min. **Kalkulationszeit:** 10   **Prüfzeit:** 10   **Eignung d. Prüfzeit:** Tages- und Quartalsprofil

GOÄ   Keine vergleichbaren Leistungen

Kommentar: Das neuropädiatrische Gespräch ist im Notfalldienst nicht abrechenbar, da Gesprächsleistungen in der EBM-Nr. 01 210 genannt sind.

Eine Berechnung neben der kinderärztlichen Versichertenpauschale ist dann möglich,
• wenn mind. eine spezifisch neuropädiatrische Einzelbehandlung von mind. 10 Min. (z.B. persönliches Gespräch, Beratung , Erörterung oder Abklärung) erfolgt.

Allerdings gibt es einen Leistungausschluss mit den fakultativen Inhalten der kinderärztlichen Versichertenpauschale 04000 zu beachten: Die Koordination diagnostischer, therapeutischer und pflegerischer Maßnahmen, insbesondere auch mit anderen behandelnden Ärzten, nichtärztlichen Hilfen und flankierenden Diensten darf nicht über die Ziffer 04430 abgerechnet werden. Ebenso vom Abrechnungsausschluss betroffen ist die Einleitung präventiver und rehabilitativer Maßnahmen sowie die Integration nichtärztlicher Hilfen und flankierender Dienste in die Behandlungsmaßnahmen.

04431* Ausführliche neurologisch-motoskopische Untersuchung bei einem Säugling, **114**
Kleinkind, Kind oder Jugendlichen   13,10

Obligater Leistungsinhalt
• Prüfung von
 – altersgemäßer Haltungs- und Bewegungskontrolle,
 – muskulärem Ruhe- und Aktivitätstonus, Muskelkraft,
 – Eigen- und Fremdreflexen sowie der Hirnnerven,
 – Oberflächen- und Tiefensensibilität,
 – statischem und dynamischem Gleichgewicht,
 – Koordination, Bewegungsübergängen und -zwischenstufen,
 – Feinmotorik,

Fakultativer Leistungsinhalt
• Lateralisation, Mittellinienkreuzung,
• Motometrische Testung,

Abrechnungsbestimmung je vollendete 15 Minuten, höchstens zweimal im Behandlungsfall

Abrechnungsausschluss im Behandlungsfall 01711, 01712, 01713, 01714, 01715, 01716, 01717, 01718, 01719, 01720, 01723 und Kapitel 4.4.1, 4.4.3, 4.5

Aufwand in Min. **Kalkulationszeit:** 2   **Prüfzeit:** 2   **Eignung d. Prüfzeit:** Tages- und Quartalsprofil

GOÄ   entsprechend oder ähnlich: Nr. 800

04433* Zusatzpauschale Koordination der neuropädiatrischen Betreuung bei der fortge- **340**
setzten Betreuung von Patienten bei mindestens einer der Diagnosen: 39,07
• Epilepsie (G40, G41),
• Migräne (G43),
• infantile Zerebralparese, sonstige Lähmung (G80 bis G83),
• kombinierte Entwicklungsstörung (F83),
• tiefgreifende Entwicklungsstörung (F84 bis F89),
• geistige Behinderung (F70 bis F79),
• schwerwiegendes Fehlbildungssyndrom, Myelomeningocele (Q01 bis Q18, Q71 bis Q74, Q76 bis Q78, Q85 bis Q87, Q90 bis Q99),
• Hydrocephalus, Hypoxischer Hirnschaden (G91 bis G94),
• metabolische Erkrankung, Neuropathien, neurodegenerative Erkrankung (G10 bis G25, G32 bis G37, G50 bis G64),
• Muskeldystrophie, Myopathien (G70 bis G73),
• Zustand nach SHT III (S06.1 bis S06.9),
• Aufmerksamkeitsstörungen (F90),

Obligater Leistungsinhalt
- Ein persönlicher Arzt-Patienten-Kontakt

Fakultativer Leistungsinhalt
- Ärztliche Koordination intra- und/oder multiprofessioneller, komplementärer Versorgungsstrukturen und/oder -instanzen, psycho-, physio-, ergo- und/oder sprachtherapeutischer Einrichtungen und/oder multiprofessioneller Teams, der Gruppenarbeit mit Patienten, Angehörigen und Laienhelfern sowie der Anleitung der Eltern,

Abrechnungsbestimmung einmal im Behandlungsfall

Anmerkung Die Angabe der Diagnose nach ICD-10 ist Voraussetzung für die Berechnung der Gebührenordnungsposition 04433.

Abrechnungsausschluss im Behandlungsfall und Kapitel 4.4.1, 4.4.3, 4.5

Aufwand in Min. **Kalkulationszeit:** 25   **Prüfzeit:** 17.   **Eignung d. Prüfzeit:** Nur Quartalsprofil

GOÄ   entsprechend oder ähnlich: Leistungskomplex in der GOÄ so nicht vorhanden. Erbrachte Einzelleistungen berechnen

04434*

Elektroenzephalographische Untersuchung bei einem Neugeborenen, Säugling, Kleinkind, Kind oder Jugendlichen   **274** / 31,49

Obligater Leistungsinhalt
- Ableitungsdauer mindestens 20 Minuten,
- Aufzeichnungsdauer mindestens 20 Minuten,
- Auswertung,
- Übergangswiderstandsmessung

Fakultativer Leistungsinhalt
- Provokation(en)

Anmerkung Die für die Gebührenordnungsposition 04434 erforderliche Berichtspflicht gilt als erfüllt, wenn im Behandlungsfall ein Bericht/Arztbrief erstellt wurde.

Abrechnungsausschluss
im Behandlungsfall 04321, 04322 und Kapitel 4.4.1, 4.4.3, 4.5
in derselben Sitzung 04435, 14320, 14321, 16310, 16311, 21310, 21311, 30900, 30901, 30902 und 30905

Aufwand in Min. **Kalkulationszeit:** 11   **Prüfzeit:** 9   **Eignung d. Prüfzeit:** Tages- und Quartalsprofil

GOÄ   entsprechend oder ähnlich: Nr. 827

04435*

Pädiatrische Schlaf-EEG-Untersuchung bei einem Neugeborenen, Säugling, Kleinkind, Kind oder Jugendlichen   **612** / 70,33

Obligater Leistungsinhalt
- Ableitungsdauer mindestens 2 Stunden,
- Aufzeichnung inklusive vollständiger Einschlaf- und Aufwachphase,
- Auswertung

Fakultativer Leistungsinhalt
- Provokation(en),
- Polygraphie

Abrechnungsausschluss
im Behandlungsfall und Kapitel 4.4.1, 4.4.3, 4.5
in derselben Sitzung 04434, 14320, 14321, 16310, 16311, 21310, 21311, 30900, 30901, 30902 und 30905

Aufwand in Min. **Kalkulationszeit:** 39   **Prüfzeit:** 30   **Eignung d. Prüfzeit:** Tages- und Quartalsprofil

GOÄ   entsprechend oder ähnlich: Nrn. 827, 827a

Kommentar   Mit der EBM-Reform 2020 änderte sich zum 1.4.2020 die Leistungsbeschreibung in „pädiatrische Kurz-Schlaf-EEG-Untersuchung". Damit verbunden wurde, bei gleicher Vergütung, die Ableitungsdauer auf 45 Minuten (vorher 120 Minuten) reduziert.

04436* Neurophysiologische Untersuchung (SEP, VEP, AEP, MEP) **263**
Obligater Leistungsinhalt 30,22
- Bestimmung somatosensibel evozierter Potenziale
und/oder
- Bestimmung visuell evozierter Potenziale
und/oder
- Bestimmung akustisch evozierter Potenziale
und/oder
- Bestimmung magnetisch evozierter Potenziale,
- beidseitig,

Abrechnungsbestimmung je Sitzung

Anmerkung Die Gebührenordnungsposition 04436 ist im Behandlungsfall insgesamt höchstens zweimal berechnungsfähig.

Abrechnungsausschluss im Behandlungsfall und Kapitel 4.4.1, 4.4.3, 4.5
am Behandlungstag 01705, 01706
in derselben Sitzung 14331, 16321, 21321

Aufwand in Min. **Kalkulationszeit:** 13   **Prüfzeit:** 10   **Eignung d. Prüfzeit:** Tages- und Quartalsprofil
GOÄ   entsprechend oder ähnlich: Nr. 828

04437* Zusatzpauschale Abklärung einer peripheren neuromuskulären Erkrankung bei **209**
einem Neugeborenen, Säugling, Kleinkind, Kind oder Jugendlichen 24,02
Obligater Leistungsinhalt
- Elektromyographische Untersuchung(en) mit Oberflächen- und/oder Nadelelektroden
und/oder
- Elektroneurographische Untersuchung(en) mit Bestimmung(en) der motorischen oder
sensiblen Nervenleitgeschwindigkeit,
- Ein- und/oder beidseitig

Anmerkung Die Gebührenordnungsposition 04437, 16322 und 27331 ist im Behandlungsfall höchstens dreimal berechnungsfähig.

Abrechnungsausschluss
in derselben Sitzung 16322, 27331
im Behandlungsfall und Kapitel 4.4.1, 4.4.3, 4.5
im Zeitraum von 21 Tagen nach Erbringung einer Leistung des Abschnitts 31.2 31614, 31615, 31616, 31617, 31618, 31619, 31620, 31621

Aufwand in Min. **Kalkulationszeit:** 8   **Prüfzeit:** 8   **Eignung d. Prüfzeit:** Tages- und Quartalsprofil
GOÄ   entsprechend oder ähnlich: Leistungskomplex in der GOÄ so nicht vorhanden. Erbrachte Einzelleistungen berechnen

04439* Elektronystagmo-/Okulographie, Blinkreflexprüfung **118**
Obligater Leistungsinhalt 13,56
- Elektronystagmo-/Okulographie
und/oder
- Blinkreflexprüfung,
- Ein- und/oder beidseitig,

Abrechnungsbestimmung einmal im Behandlungsfall

Abrechnungsausschluss im Behandlungsfall 14330, 16320, 21320 und Kapitel 4.4.1, 4.4.3, 4.5

Aufwand in Min. **Kalkulationszeit:** 7   **Prüfzeit:** 6   **Eignung d. Prüfzeit:** Nur Quartalsprofil
GOÄ   entsprechend oder ähnlich: Nr. 1413

4.4.3 Gebührenordnungspositionen der pädiatrischen Hämatologie und Onkologie

Die Gebührenordnungspositionen des Abschnitts III.a-4.4.3 können - unter Berücksichtigung von I-1.3 der Allgemeinen Bestimmungen – nur von Fachärzten für Kinder- und Jugendmedizin mit Schwerpunkt Kinder-Hämatologie und -Onkologie berechnet werden.

Kommentar:

Unter der Voraussetzung des Nachweises zusätzlicher Qualifikationen gem. Abschnitt I.3 der Allgemeinen Bestimmungen können die Leistungen dieses Abschnitts nur abgerechnet werden, wenn der Facharzt für Kinder- und Jugendmedizin den Schwerpunkt Kinder-Hämatologie und -Onkologie besitzt.

04441*	Zusatzpauschale Behandlung einer laboratoriumsmedizinisch oder histologisch/zytologisch gesicherten, primär hämatologischen und/oder onkologischen und/oder immunologischenSystemerkrankung	**191** 21,95

Obligater Leistungsinhalt
- Behandlung einer laboratoriumsmedizinisch oder histologisch/zytologisch gesicherten, primär hämatologischen und/oder onkologischen und/oder immunologischen Systemerkrankung,
- Erstellung eines krankheitsspezifischen Therapiekonzeptes unter Berücksichtigung individueller Faktoren,

Abrechnungsbestimmung einmal im Behandlungsfall

Abrechnungsausschluss im Behandlungsfall 36882, 36883 und Kapitel 4.4.1, 4.4.2, 4.5

Aufwand in Min. **Kalkulationszeit:** 14 **Prüfzeit:** 13 **Eignung d. Prüfzeit:** Nur Quartalsprofil

GOÄ entsprechend oder ähnlich: Leistungskomplex in der GOÄ so nicht vorhanden. Erbrachte Einzelleistungen berechnen

04442*	Zusatzpauschale intensive, aplasieinduzierende und/oder toxizitätsadaptierte, antiproliferative Behandlung bei einem Säugling, Kleinkind, Kind oder Jugendlichen	**177** 20,34

Obligater Leistungsinhalt
- Intensive, aplasieinduzierende und/oder
- Toxizitätsadaptierte Behandlung,
- Erfassung und Dokumentation der Toxizität,

Abrechnungsbestimmung einmal im Behandlungsfall

Abrechnungsausschluss im Behandlungsfall 36882, 36883 und Kapitel 4.4.1, 4.4.2, 4.5

Aufwand in Min. **Kalkulationszeit:** 13 **Prüfzeit:** 12 **Eignung d. Prüfzeit:** Nur Quartalsprofil

GOÄ entsprechend oder ähnlich: Leistungskomplex in der GOÄ so nicht vorhanden. Erbrachte Einzelleistungen berechnen

04443*	Zusatzpauschale intensivierte Nachbetreuung nach Tumorbehandlung und/oder allogener(n) oder autologer(n) Transplantation(en) hämatopoetischer Stammzellen bei einem Säugling, Kleinkind, Kind oder Jugendlichen	**189** 21,72

Obligater Leistungsinhalt
- Intensivierte Nachbetreuung nach Tumorbehandlung und/oder
- Intensivierte Nachbehandlung nach allogener oder autologer Transplantation(en) hämatopoetischer Stammzellen und/oder
- Nachbetreuung von Patienten mit Stammzellentransplantation

Fakultativer Leistungsinhalt
- Überwachung des spezifischen Therapieschemas
- Erfassung und Dokumentation der Toxizität

Abrechnungsbestimmung einmal im Behandlungsfall

Abrechnungsausschluss im Behandlungsfall 36882, 36883 und Kapitel 4.4.1, 4.4.2, 4.5

Aufwand in Min. **Kalkulationszeit:** 13   **Prüfzeit:** 12   **Eignung d. Prüfzeit:** Nur Quartalsprofil
GOÄ   entsprechend oder ähnlich: Leistungskomplex in der GOÄ so nicht vorhanden. Erbrachte Einzelleistungen berechnen

4.5 Pädiatrische Gebührenordnungspositionen mit Zusatzweiterbildung

4.5.1 Pädiatrisch-gastroenterologische Gebührenordnungspositionen

1. Die Gebührenordnungspositionen des Abschnitts III.a-4.5.1 können – unter Berücksichtigung von I-1.3 der Allgemeinen Bestimmungen – nur von Fachärzten für Kinder- und Jugendmedizin mit der Zusatzweiterbildung Kinder-Gastroenterologie berechnet werden.

2. Die Gebührenordnungspositionen 01510 bis 01512, 02100 und 02101 sind entgegen der Bestimmung im Anhang 1 des EBM für Fachärzte für Kinder- und Jugendmedizin mit der Zusatzweiterbildung Kinder-Gastroenterologie neben den Versichertenpauschalen nach den Gebührenordnungspositionen 04000 und 04030 berechnungsfähig.
In diesem Fall sind die Gebührenordnungspositionen 01510 bis 01512, 02100 und 02101 mit einer bundeseinheitlich kodierten Zusatzkennzeichnung zu versehen.

Kommentar:
Unter der Voraussetzung des Nachweises zusätzlicher Qualifikationen gem. Abschnitt I.3 der Allgemeinen Bestimmungen (s.o.) können die Leistungen dieses Abschnitts nur abgerechnet werden, wenn der Facharzt für Kinder- und Jugendmedizin die Zusatzweiterbildung Kinder-Gastroenterologie besitzt. Zusätzlich kann die Nr. 04527 auch von Fachärzten für Kinder- und Jugendmedizin mit der Zusatzweiterbildung „Kinder-Nephrologie" berechnet werden.

04511* Zusatzpauschale Ösophago-Gastroduodenoskopie   **878**
                                                                                 100,90
Obligater Leistungsinhalt
* Ösophagoskopie
und/oder
* Ösophagogastroskopie
und/oder
* Ösophagogastroduodenoskopie,
* Patientenaufklärung zur Untersuchung und zu den möglichen therapeutischen Maßnahmen in derselben Sitzung in angemessenem Zeitabstand vor dem Eingriff,
* Aufklärung und Instruktion der Bezugsperson(en),
* Information zum Ablauf der vorbereitenden Maßnahmen vor dem Eingriff und zu einer Sedierung und/oder Prämedikation,
* Nachbeobachtung und -betreuung,
* Foto-/Videodokumentation(en)

Fakultativer Leistungsinhalt
* 13 C Harnstoff Atemtest (Nr. 02400),
* Ureasenachweis, einschl. Kosten,
* Probeexzision(en),
* Probepunktion(en),
* Fremdkörperentfernung(en),
* Blutstillung(en),
* Prämedikation, Sedierung, ggf. unter Monitoring von Blutdruck und Pulsoxymetrie

Anmerkung Entgegen Nr. I-4.3.2 der Allgemeinen Bestimmungen kann die Gebührenordnungsposition auch dann berechnet werden, wenn die Arztpraxis nicht über die Möglichkeit zur Durchführung des 13 C-Harnstoff-Atemtests nach der Gebührenordnungsposition 02400 verfügt.

Abrechnungsausschluss
im Behandlungsfall 36881, 36882, 36883 und Kapitel 4.5.2, 4.5.3, 4.5.4, 4.5.5, 4.4
in derselben Sitzung 02300, 02301, 02302, 02400, 04513

Aufwand in Min. **Kalkulationszeit:** 14   **Prüfzeit:** 11   **Eignung d. Prüfzeit:** Tages- und Quartalsprofil

GOÄ   entsprechend oder ähnlich: Leistungskomplex in der GOÄ so nicht vorhanden. Erbrachte Einzelleistungen berechnen, z.B. 680, 681, 682, 683, 684, A 619*

04512*   Langzeit-ph-Metrie des Ösophagus von mindestens 12 Stunden Dauer mit Sondeneinführung   **468**   53,78

Obligater Leistungsinhalt
• Lagekontrolle der Sonde,
• Aufklärung und Instruktion der Bezugsperson(en)

Fakultativer Leistungsinhalt
• Fixierung der Sonde

Abrechnungsausschluss
im Behandlungsfall 36881, 36882, 36883 und Kapitel 4.5.2, 4.5.3, 4.5.4, 4.5.5, 4.4
in derselben Sitzung 02300, 02301, 02302, 04515

Aufwand in Min.   **Kalkulationszeit:** 10   **Prüfzeit:** 6   **Eignung d. Prüfzeit:** Tages- und Quartalsprofil

GOÄ   entsprechend oder ähnlich: Leistungskomplex in der GOÄ so nicht vorhanden. Erbrachte Einzelleistungen berechnen, 691, 693, 694.

04513*   Perkutane Gastrostomie beim Säugling, Kleinkind, Kind oder Jugendlichen   **1197**   137,55

Obligater Leistungsinhalt
• Perkutane Gastrostomie,
• Gastroskopie (Nr. 04511),
• Patientenaufklärung in angemessenem Zeitabstand vor dem Eingriff zur Untersuchung und zu den möglichen therapeutischen Maßnahmen in derselben Sitzung,
• Aufklärung und Instruktion der Bezugsperson(en),
• Information zum Ablauf der vorbereitenden Maßnahmen vor dem Eingriff und zu einer Sedierung und/oder Prämedikation,
• Nachbeobachtung und -betreuung

Fakultativer Leistungsinhalt
• Prämedikation/Sedierung,
• Endoskopische Durchführung,
• Lokalanästhesie,
• Einführen einer Verweilsonde

Abrechnungsausschluss
in derselben Sitzung 02300, 02301, 02302, 02320, 02340, 02341, 04511
im Behandlungsfall 36881, 36882, 36883 und Kapitel 4.5.2, 4.5.3, 4.5.4, 4.5.5, 4.4

Aufwand in Min.   **Kalkulationszeit:** 30   **Prüfzeit:** 26   **Eignung d. Prüfzeit:** Tages- und Quartalsprofil

GOÄ   entsprechend oder ähnlich: Leistungskomplex in der GOÄ so nicht vorhanden. Erbrachte Einzelleistungen berechnen, 670, 682.

04514*   Zusatzpauschale Koloskopie beim Säugling, Kleinkind, Kind oder Jugendlichen   **1600**   183,86

Obligater Leistungsinhalt
• Totale Koloskopie mit Darstellung des Zökums,
• Patientenaufklärung zur Koloskopie und Prämedikation in angemessenem Zeitabstand vor dem Eingriff,
• Aufklärung und Instruktion der Bezugsperson(en),
• Aufklärung zum Vorgehen und zu einer möglichen Polyp(en)abtragung und anderer therapeutischer Maßnahmen in derselben Sitzung,
• Information zu Ablauf und Dauer der Darmreinigung,
• Aushändigung aller Substanzen zur Darmreinigung
• Foto-/Videodokumentation(en),
• Nachbeobachtung,
• Einhaltung der Maßnahmen der Überprüfung der Hygienequalität entsprechend der Qualitätssicherungsvereinbarung gemäß § 135 Abs. 2 SGB V,

* Vorhaltung der geeigneten Notfallausstattung entsprechend der Qualitätssicherungsvereinbarung gemäß § 135 SGB V

Fakultativer Leistungsinhalt
* Lagekontrolle durch ein bildgebendes Verfahren,
* Gerinnungsuntersuchungen und kleines Blutbild,
* Darstellung des terminalen Ileums,
* Probeexzision(en),
* Prämedikation, Sedierung ggf. unter Monitoring von Blutdruck und Pulsoxymetrie

Anmerkung Die Berechnung der Gebührenordnungsposition 04514 setzt eine
Genehmigung der Kassenärztlichen Vereinigung gemäß § 135 Abs. 2 SGB V voraus.

Abrechnungsausschluss
im Behandlungsfall 36881, 36882, 36883 und Kapitel 4.5.2, 4.5.3, 4.5.4, 4.5.5, 4.4
in derselben Sitzung 01741, 02300, 02301, 02302, 02401, 04518

Aufwand in Min. **Kalkulationszeit:** 37 **Prüfzeit:** 30 **Eignung d. Prüfzeit:** Tages- und Quartalsprofil

GOÄ entsprechend oder ähnlich: Leistungskomplex in der GOÄ so nicht vorhanden. Erbrachte
Einzelleistungen berechnen.

04515* Zuschlag zu den Gebührenordnungspositionen 04511, 04513 und 04514 **518**
59,53

Obligater Leistungsinhalt
* Einführen eines jejunalen Schenkels durch den Pylorus bei gastroösophagealem Reflux
oder Magenentleerungsstörung (PEJ) und/oder
* Endoskopische Sklerosierungsbehandlung(en) und/oder
* Ligatur(en) bei Varizen und Ulzeration(en) und/oder
* Vollständige Entfernung eines oder mehrerer Polypen bzw. Mukosektomie mittels
Hochfrequenzdiathermieschlinge und/oder
* Ösophagus-Manometrie bei einem Säugling, Kleinkind, Kind oder Jugendlichen

Abrechnungsausschluss
im Behandlungsfall 36881, 36882, 36883 und Kapitel 4.5.2, 4.5.3, 4.5.4, 4.5.5, 4.4
in derselben Sitzung 01742, 04512

Aufwand in Min. **Kalkulationszeit:** 10 **Prüfzeit:** 6 **Eignung d. Prüfzeit:** Tages- und Quartalsprofil

GOÄ entsprechend oder ähnlich: Leistungskomplex in der GOÄ so nicht vorhanden. Erbrachte
Einzelleistungen berechnen.

Kommentar: Die Bewertungen der EBM Nrn. 04514 (Zusatzpauschale Koloskopie) und 04560 (Zusatzpauschale kontinuierliche Betreuung eines chronisch niereninsuffizienten Patienten)
werden an die weitestgehend identischen EBM Nrn. 13421 bzw. 13600 angeglichen.

Zusätzlich wird die Kalkulations- und Prüfzeit der EBM Nr. 04514 entsprechend der EBMNr.
13421 festgelegt. Die Änderung der Prüfzeiten der EBM Nrn. 04512 (Langzeit-ph-Metrie
des Ösophagus), 04560 (Zusatzpauschale kontinuierliche Betreuung eines chronisch
niereninsuffizienten Patienten) und 13256 (Bestimmung des Säurebasenhaushalts und
Blutgasanalyse) erfolgt zur Angleichung an die Prüfzeiten der EBM Nrn. 13401, 13600
und 13661.

04516* Zusatzpauschale Rektoskopie beim Säugling, Kleinkind, Kind oder Jugendlichen **94**
10,80

Obligater Leistungsinhalt
* Rektoskopie,
* Patientenaufklärung in angemessenem Zeitabstand vor dem Eingriff,
* Aufklärung und Instruktion der Bezugsperson(en),
* Information zum Ablauf der vorbereitenden Maßnahmen vor dem Eingriff und zu einer
Sedierung und/oder Prämedikation,
* Aufklärung zum Vorgehen und zu einer möglichen Polyp(en)abtragung und anderer
therapeutischer Maßnahmen in derselben Sitzung,
* Nachbeobachtung und -betreuung,
* Information zu Ablauf und Dauer der Darmreinigung

Fakultativer Leistungsinhalt
* Blutstillung,
* Fremdkörperentfernung,

* Gewebebiopsie(n) und Veranlassung einer histologischen Untersuchung,
* Prämedikation, Sedierung, ggf. unter Monitoring von Blutdruck und Pulsoxymetrie

Abrechnungsausschluss
im Behandlungsfall 13250, 36881, 36882, 36883 und Kapitel 4.5.2, 4.5.3, 4.5.4, 4.5.5, 4.4
in derselben Sitzung 02300, 02301, 02302, 03331, 04331, 08333, 13257, 30600

Aufwand in Min. **Kalkulationszeit: 4**   **Prüfzeit: 3**   **Eignung d. Prüfzeit:** Tages- und Quartalsprofil

GOÄ   entsprechend oder ähnlich: Leistungskomplex in der GOÄ so nicht vorhanden. Erbrachte Einzelleistungen berechnen.

04518* Zusatzpauschale (Teil-)Koloskopie und/oder Sigmoidoskopie beim Säugling, **1048**
Kleinkind, Kind oder Jugendlichen   120,43

Obligater Leistungsinhalt
* (Teil-)Koloskopie entsprechend der Gebührenordnungsposition 04514 mindestens mit Darstellung des Kolon transversum
und/oder
* Sigmoidoskopie

Anmerkung Die Berechnung der Gebührenordnungsposition 04518 setzt eine Genehmigung der Kassenärztlichen Vereinigung gemäß § 135 Abs. 2 SGB V voraus.

Abrechnungsausschluss
im Behandlungsfall 13422, 36881, 36882, 36883 und Kapitel 4.5.2, 4.5.3, 4.5.4, 4.5.5, 4.4
in derselben Sitzung 01741, 02300, 02301, 02302, 04514

Aufwand in Min. **Kalkulationszeit: 24**   **Prüfzeit: 18**   **Eignung d. Prüfzeit:** Tages- und Quartalsprofil

GOÄ   entsprechend oder ähnlich: Nrn. 688, 689.

04520* Zusätzliche Leistung(en) im Zusammenhang mit den Gebührenordnungspositionen **233**
04514 oder 04518   26,78

Obligater Leistungsinhalt
* Fremdkörperentfernung(en) und/oder
* Polypektomie(n) von Polypen mit einer Größe > 5 mm mittels Hochfrequenzdiathermieschlingeund/oder
* Schlingenbiopsie(n) mittels Hochfrequenzdiathermieschlinge und/oder
* Blutstillung(en)

Abrechnungsausschluss
im Behandlungsfall 04420, 04221, 04410, 04411, 04413, 01414, 01415, 04416, 04419, 04430, 04431, 04433, 04434, 04435, 04436, 04437, 04439, 04441, 04442, 04443, 04530, 04532, 04534, 04535, 04536, 04537, 04550, 04551, 04560, 04561, 04562, 04564, 04565, 04566, 04572, 04573, 04580, 36881, 36882, 36883
in derselben Sitzung 01742, 02300, 02301, 02302, 13423

Aufwand in Min. **Kalkulationszeit: 7**   **Prüfzeit: 6**   **Eignung d. Prüfzeit:** Tages- und Quartalsprofil

GOÄ   entsprechend oder ähnlich: Nrn. 695, 696.

04523* Zusatzpauschale Behandlung eines Lebertransplantatträgers   **211**
24,25
Obligater Leistungsinhalt
* Behandlung eines Leber-Transplantatträgers,
* Kontrolle der Transplantatfunktionen,
* Überwachung des spezifischen Therapieschemas,

Fakultativer Leistungsinhalt
* Beratung und Instruktion der Bezugsperson(en),
* Abstimmung mit dem Hausarzt,

Abrechnungsbestimmung einmal im Behandlungsfall

Abrechnungsausschluss im Behandlungsfall und Kapitel 4.5.2, 4.5.3, 4.5.4, 4.5.5, 4.4

Aufwand in Min. **Kalkulationszeit: KA**   **Prüfzeit: 15**   **Eignung d. Prüfzeit:** Nur Quartalsprofil

GOÄ   entsprechend oder ähnlich: Diese Pauschale kennt die GOÄ nicht. Abzurechnen sind die erbrachten Einzelleistungen.

04527* Zusatzpauschale Behandlung eines Bauchspeicheldrüsen- oder Nieren-
Bauchspeicheldrüsen-Transplantatträgers

211
24,25

Obligater Leistungsinhalt
- Behandlung eines Bauchspeicheldrüsen- oder Nieren-Bauchspeicheldrüsen-Transplantatträgers,
- Kontrolle der Transplantatfunktionen,
- Überwachung des spezifischen Therapieschemas,

Fakultativer Leistungsinhalt
- Beratung und Instruktion der Bezugsperson(en),
- Abstimmung mit dem Hausarzt,

Abrechnungsbestimmung einmal im Behandlungsfall

Anmerkung Bei der Behandlung von Nieren-/Bauchspeicheldrüsen-Transplantatträgern ist die Gebührenordnungsposition 04527 nur von Vertragsärzten, die über eine Genehmigung zur Durchführung von Blutreinigungsverfahren gemäß § 135 Abs. 2 SGB V verfügen, berechnungsfähig.

Abrechnungsausschluss im Behandlungsfall 04561 und Kapitel 4.5.2, 4.5.3, 4.5.5, 4.4

Aufwand in Min. **Kalkulationszeit:** KA **Prüfzeit:** 15 **Eignung d. Prüfzeit:** Nur Quartalsprofil

GOÄ entsprechend oder ähnlich: Diese Pauschale kennt die GOÄ nicht. Abzurechnen sind die erbrachten Einzelleistungen.

04528* Zusatzpauschale Behandlung eines Bauchspeicheldrüsen- oder Nieren-
Bauchspeicheldrüsen- Transplantatträgers

1109
127,44

Obligater Leistungsinhalt
- Aufklärung zur Kapselendoskopie in angemessenem Zeitabstand vor der Untersuchung,
- Durchführung einer Kapselendoskopie bei Erkrankungen des Dünndarms,
- Dokumentation gemäß § 3 der Nummer 16 in der Anlage 1 „Anerkannte Untersuchungs- und Behandlungsmethoden" sowie § 7 und § 8 der Qualitätssicherungsvereinbarung Kapselendoskopie gemäß § 135 Abs. 2 SGB V,

Fakultativer Leistungsinhalt
- Aushändigung aller Substanzen zur Darmreinigung,
- Information zu Ablauf und Dauer der Darmreinigung,

Abrechnungsbestimmung einmal im Behandlungsfall

Anmerkung Die Gebührenordnungsposition 04528 enthält nicht die Kosten für die Untersuchungskapsel.
Die Berechnung der Gebührenordnungsposition 04528 setzt eine Genehmigung der Kassenärztlichen Vereinigung nach der Qualitätssicherungsvereinbarung Kapselendoskopie gemäß § 135 Abs. 2 SGB V voraus.

Abrechnungsausschluss im Behandlungsfall 04220, 04221 und Kapitel 4.5.2, 4.5.3, 4.5.4, 4.5.5, 4.4

Aufwand in Min. **Kalkulationszeit:** 10 **Prüfzeit:** 8 **Eignung d. Prüfzeit:** Tages- und Quartalsprofil

04529* Zusatzpauschale Durchführung einer Kapselendoskopie bei Erkrankungen des
Dünndarms entsprechend der Richtlinie des Gemeinsamen Bundesausschusses (Nr. 16
in der Anlage 1 „Anerkannte Untersuchungs- und Behandlungsmethoden" der Richtlinien
Methoden der vertragsärztlichen Versorgung) und entsprechend der Qualitätssicherungsvereinbarung Kapselendoskopie gemäß § 135 Abs. 2 SGB V

2474
284,30

Obligater Leistungsinhalt
- Auswertung einer Untersuchung mittels Kapselendoskopie bei Erkrankungen des Dünndarms,
- Dokumentation gemäß § 3 der Nr. 16 in der Anlage 1 „Anerkannte Untersuchungs- und Behandlungsmethoden" sowie § 7 und § 8 der Qualitätssicherungsvereinbarung Kapselendoskopie gemäß § 135 Abs. 2 SGB V,

Abrechnungsbestimmung einmal im Behandlungsfall

Anmerkung Die Berechnung der Gebührenordnungsposition 04529 setzt eine Genehmigung der Kassenärztlichen Vereinigung nach der Qualitätssicherungsvereinbarung Kapselendoskopie gemäß § 135 Abs. 2 SGB V voraus.

Abrechnungsausschluss im Behandlungsfall 04220, 04221 und Kapitel 4.5.2, 4.5.3, 4.5.4, 4.5.5, 4.4

Aufwand in Min. **Kalkulationszeit:** 75   **Prüfzeit:** 60   **Eignung d. Prüfzeit:** Tages- und Quartalsprofil

4.5.2 Pädiatrisch-pneumologische Gebührenordnungspositionen

1. Die Gebührenordnungspositionen des Abschnitts III.a-4.5.2 können – unter Berücksichtigung von I-1.3 der Allgemeinen Bestimmungen – nur von Fachärzten für Kinder- und Jugendmedizin mit der Zusatzweiterbildung Kinder-Pneumologie berechnet werden.

2. Die Gebührenordnungsposition 04537 kann darüber hinaus von Fachärzten für Kinder- und Jugendmedizin mit der Zusatzweiterbildung „Kinder-Kardiologie" berechnet werden.

Kommentar:

Unter der Voraussetzung des Nachweises zusätzlicher Qualifikationen gem. Abschnitt I.3 der Allgemeinen Bestimmungen können die Leistungen dieses Abschnitts nur abgerechnet werden, wenn der Facharzt für Kinder- und Jugendmedizin die Zusatzweiterbildung Kinder-Pneumologie besitzt.

04530*   Zusatzpauschale pädiatrische Pneumologie   **311**
                                                    35,74

Obligater Leistungsinhalt

- Ganzkörperplethysmographische Lungenfunktionsdiagnostik mit graphischer(-en) Registrierung(en) ab dem vollendeten 5. Lebensjahr und/oder
- Bestimmung des Atemwegwiderstandes (Resistance) mittels Oszillations- oder Verschlussdruckmethode und fortlaufender graphischer Registrierung bei Kindern bis zum vollendeten 6. Lebensjahr und/oder
- Bestimmung(en) der Diffusionskapazität in Ruhe und/oder physikalisch definierter und reproduzierbarer Belastung ab dem vollendeten 5. Lebensjahr und/oder
- Bestimmung(en) der Lungendehnbarkeit (Compliance) mittels Ösophaguskatheter,

Fakultativer Leistungsinhalt

- Bestimmung(en) des intrathorakalen Gasvolumens,
- Applikation(en) von bronchospasmolytisch wirksamen Substanzen,
- Bestimmung(en) der prozentualen Sauerstoffsättigung im Blut (Oxymetrie),
- Spirographische Untersuchung(en) mit Darstellung der Flussvolumenkurve bei in- und exspiratorischer Messung,
- Druckmessung an der Lunge mittels P0 I und Pmax und grafischer Registrierung bei Kindern ab dem 7. Lebensjahr und Jugendlichen,
- Bestimmung des Atemwegswiderstandes (Resistance) mittels Oszillations- oder Verschlussdruckmethode und fortlaufender graphischer Registrierung bei Kindern ab dem 7. Lebensjahr und Jugendlichen,
- Bestimmung des Säurebasenhaushalts und des Gasdrucks im Blut (Blutgasanalyse)
  - in Ruhe
  - und/oder
  - unter definierter und reproduzierbarer Belastung
  - und/oder
  - unter Sauerstoffinsufflation
- Bestimmung(en) des Residualvolumens mittels Fremdgasmethode,
- Bestimmung von Hämoglobin(en) (z.B. Met-Hb, CO-Hb) mittels des für die Oxymetrie bzw. für die Blutgasanalyse eingesetzten Gerätes,

Abrechnungsbestimmung einmal im Behandlungsfall

Anmerkung Entgegen I-4.3.2 der Allgemeinen Bestimmungen kann die Gebührenordnungsposition 04530 auch dann berechnet werden, wenn die Arztpraxis nicht über die Möglichkeit zur Bestimmung von Hämoglobin(en) (z.B. Met-Hb, CO-Hb) mittels des für die Oxymetrie bzw. für die Blutgasanalyse eingesetzten Gerätes verfügt.

Abrechnungsausschluss
im Behandlungsfall 04536 und Kapitel 4.5.1, 4.5.3, 4.5.4, 4.5.5, 4.4
in derselben Sitzung 02330

Aufwand in Min. **Kalkulationszeit:** 4 **Prüfzeit:** 3 **Eignung d. Prüfzeit:** Nur Quartalsprofil

GOÄ entsprechend oder ähnlich: Leistungskomplex in der GOÄ so nicht vorhanden. Erbrachte Einzelleistungen berechnen.

04532* Zuschlag zu der Gebührenordnungsposition 04530 für die Durchführung eines **367** unspezifischen bronchialen Provokationstests **42,17**

Obligater Leistungsinhalt
• Wiederholte Messungen mit Darstellung der Druckflusskurve
oder
• quantitativer inhalativer Mehrstufentest unter kontinuierlicher Registrierung der Druck- flusskurve oder Flussvolumenkurve
• Nachbeobachtung von mindestens 30 Minuten Dauer

Fakultativer Leistungsinhalt
• Bronchospasmolysebehandlung nach Provokation

Anmerkung Die Gebührenordnungsposition 04532 ist nicht mehrfach an demselben Tag berechnungsfähig. Voraussetzung für die Berechnung ider Gebührenordnungsposition 04532 ist die Erfüllung der notwendigen sachlichen und personellen Bedingungen für eine gegebenenfalls erforderliche notfallmedizinische Versorgung.

Abrechnungsausschluss im Behandlungsfall 04536, 36882, 36883 und Kapitel 4.5.1, 4.5.3, 4.5.4, 4.5.5, 4.4

Aufwand in Min. **Kalkulationszeit:** 6 **Prüfzeit:** 3 **Eignung d. Prüfzeit:** Tages- und Quartalsprofil

GOÄ entsprechend oder ähnlich: Leistungskomplex in der GOÄ so nicht vorhanden. Erbrachte Einzelleistungen berechnen.

04534* Ergospirometrische Untersuchung **394**
45,28

Obligater Leistungsinhalt
• Ergospirometrische Untersuchung in Ruhe und unter physikalisch definierter Belastung und reproduzierbarer Belastungsstufe ab dem vollendeten 5. Lebensjahr,
• Gleichzeitige obligatorische Untersuchung der Atemgase, Ventilationsparameter und der Herz-Kreislauf-Parameter,
• Monitoring,
• Dokumentation mittels „9-Felder-Graphik"

Abrechnungsausschluss im Behandlungsfall 36882, 36883 und Kapitel 4.5.1, 4.5.3, 4.5.4, 4.5.5, 4.4

Aufwand in Min. **Kalkulationszeit:** 9 **Prüfzeit:** 9 **Eignung d. Prüfzeit:** Tages- und Quartalsprofil

GOÄ entsprechend oder ähnlich: Nr. 606*

Kommentar: Die Leistung nach 04534 kann im Quartal nicht neben internistisch-diagnostischen Leistungen berechnet werden.

04535* Schweißtest **69**
Schweißtest zur Mukoviszidose-Diagnostik **7,93**

Obligater Leistungsinhalt
• Gewinnung von Schweiß zur Bestimmung des Elektrolytgehaltes,

Abrechnungsbestimmung je Untersuchung

Anmerkung Die Gebührenordnungsposition 04535 ist höchstens zweimal im Krankheits- fall berechnungsfähig.

Abrechnungsausschluss im Behandlungsfall 36882, 36883 und Kapitel 4.5.1, 4.5.3, 4.5.4, 4.5.5, 4.4

Aufwand in Min. **Kalkulationszeit:** 2 **Prüfzeit:** 1 **Eignung d. Prüfzeit:** Tages- und Quartalsprofil

GOÄ entsprechend oder ähnlich: Nr. 752

04536* Bestimmung des Säurebasenhaushalts und Blutgasanalyse **84**
9,65

Obligater Leistungsinhalt
- Bestimmung in Ruhe

und/oder
- Bei Belastung

und/oder
- Zur Indikationsstellung einer Sauerstoffinhalationstherapie

Abrechnungsausschluss
in derselben Sitzung 02330, 13256, 13661, 32247, 36884 und 37705
im Behandlungsfall 04530, 04532, 13250 und Kapitel 4.5.1, 4.5.3, 4.5.4, 4.5.5, 36.6.3, 4.4

Aufwand in Min. **Kalkulationszeit:** 2 **Prüfzeit:** 1 **Eignung d. Prüfzeit:** Tages- und Quartalsprofil

GOÄ entsprechend oder ähnlich: Nr. 3710*

04537* Zusatzpauschale Behandlung eines Lungen- oder Herz-Lungen-Transplantatträgers **211**
24,25

Obligater Leistungsinhalt
- Behandlung eines Lungen- oder Herz-Lungen-Transplantatträgers,
- Kontrolle der Transplantatfunktionen,
- Überwachung des spezifischen Therapieschemas,

Fakultativer Leistungsinhalt
- Beratung und Instruktion der Bezugsperson(en),
- Abstimmung mit dem Hausarzt,

Abrechnungsbestimmung einmal im Behandlungsfall

Abrechnungsausschluss im Behandlungsfall 04420, 04221, 04411, 04413, 04414, 04415, 04416, 36881, 36882, 36883 und Kapitel 4.4.2, 4.4.3, 4.5.1, 4.5.3, 4.5.4, 4.5.5

Aufwand in Min. **Kalkulationszeit:** KA **Prüfzeit:** 15 **Eignung d. Prüfzeit:** Nur Quartalsprofil

GOÄ entsprechend oder ähnlich: Diese Pauschale kennt die GOÄ nicht. Abzurechnen sind die erbrachten Einzelleistungen.

04538 FeNO-Messung zur Indikationsstellung einer Therapie mit Dupilumab **88**
10,11

Anmerkung Die Gebührenordnungsposition 04538 ist bei einer Überprüfung der Indikationsstellung zur Therapie mit Dupilumab nicht berechnungsfähig.

Abrechnungsausschluss im Behandlungsfall 04220, 04221, 04580, 13678 und Kapitel 4.4, 4.5.1, 4.5.3, 4.5.4

Berichtspflicht Nein

Aufwand in Min. **Kalkulationszeit:** 1 **Prüfzeit:** 1 **Eignung d. Prüfzeit:** Tages- und Quartalsprofil

Kommentar: Zur Abrechnung der neuen Leistung FeNO-Messung werden zum 1. April zwei Positionen in den EBM aufgenommen: Die EBM-Nr. 04538 für Pädiater mit der Zusatzweiterbildung Kinder-Pneumologie und die EBM-Nr. 13678 für Pneumologen.

Beide EBM-Nrn. sind mit 88 Punkten bewertet. Die Sachkosten für Mundstücke und gegebenenfalls Sensoren werden über die EBM-Nr. 40167 mit 7,84 Euro vergütet. Die Vergütung erfolgt zunächst extrabudgetär, außerhalb der morbiditätsorientierten Gesamtvergütung.

4.5.3 Gebührenordnungspositionen der pädiatrischen Rheumatologie

1. Die Gebührenordnungspositionen des Abschnitts III.a-4.5.3 können – unter Berücksichtigung von I-1.3 der Allgemeinen Bestimmungen – nur von Fachärzten für Kinder- und Jugendmedizin mit der Zusatzweiterbildung Kinder-Rheumatologie berechnet werden.

2. Die Gebührenordnungspositionen 01510 bis 01512, 02100 und 02101 sind entgegen der Bestimmung im Anhang 1 des EBM für Fachärzte für Kinder- und Jugendmedizin mit der Zusatzweiterbildung Kinder-Rheumatologie neben den Versi-chertenpauschalen nach den Gebührenordnungspositionen 04000 und 04030 berechnungsfähig. In diesem Fall sind die Gebührenordnungspositionen 01510 bis 01512, 02100 und 02101 mit einer bundeseinheitlich kodierten Zusatzkenn-zeichnung zu versehen.

Kommentar:

Unter der Voraussetzung des Nachweises zusätzlicher Qualifikationen gem. Abschnitt I.3 der Allgemeinen Bestimmungen können die Leistungen dieses Abschnitts nur abgerechnet werden, wenn der Facharzt für Kinder- und Jugendmedizin die Zusatzweiterbildung Kinder-Rheumatolotgie besitzt.

Zusätzlich kann die Nr. 04537 auch von Fachärzten für Kinder- und Jugendmedizin mit der Zusatzweiterbildung „Kinderkardiologie" berechnet werden.

04550* Zusatzpauschale pädiatrische Rheumatologie   **232**
              26,66

Behandlung und/oder Betreuung eines Säuglings, Kleinkindes, Kindes oder Jugendlichen mit mindestens einer der nachfolgend genannten Indikationen:
- chronische Arthritis, Kollagenose, Vaskulitis,
- systemische autoinflammatorische Erkrankung (z.B. periodisches Fiebersyndrom, PAPA, Blau-Syndrom, chronische Osteitis/Osteomyelitis),
- andere entzündlich rheumatische Systemerkrankung (z.B. M. Behcet, Sarkoidose, chronische idiopathische Uveitis),
- chronisches, funktionsbeeinträchtigendes, lokalisiertes oder generalisiertes Schmerzsyndrom mit Manifestation am Bewegungsapparat (Fibromyalgie),

Obligater Leistungsinhalt
- Kontinuierliche Betreuung eines Säuglings, Kleinkindes, Kindes oder Jugendlichen mit chronischer rheumatischer Erkrankung,
- Erhebung der Krankheitsaktivität rheumatischer Erkrankungen bei Kindern und Jugendlichen mittels visueller Analogskala bzw. numerischer Ratingskala,
- Anleitung und Führung der Bezugsperson(en),
- Mindestens 2 Arzt-Patienten-Kontakte im Behandlungsfall,

Fakultativer Leistungsinhalt
- Aufstellung eines Behandlungsplanes mit Bezugsperson(en),
- Konsiliarische Erörterung mit dem überweisenden Arzt bzw. mit dem hausärztlichen Kinderarzt,
- Aufstellung eines Hilfsmittelplanes,
- Erprobung des Einsatzes von Hilfsmitteln, Therapiemitteln der physikalischen Medizin und Ergotherapie,
- Abstimmung mit dem Hilfsmitteltechniker,
- Überprüfung der qualitätsgerechten Zurichtung der Orthesen und Hilfsmittel,
- Beratung bezüglich Schule, Ausbildung und Berufswahl,

Abrechnungsbestimmung einmal im Behandlungsfall

Abrechnungsausschluss im Behandlungsfall 36881, 36882, 36883 und Kapitel 4.5.1, 4.5.2, 4.5.4, 4.5.5, 4.4

Aufwand in Min.   **Kalkulationszeit:** 17   **Prüfzeit:** 15   **Eignung d. Prüfzeit:** Nur Quartalsprofil

GOÄ   entsprechend oder ähnlich: Leistungskomplex in der GOÄ so nicht vorhanden. Erbrachte Einzelleistungen berechnen.

04551* Zusatzpauschale spezielle kinderrheumatologische Funktionsdiagnostik   **154**
              17,70

Pädiatrisch-Rheumatologische Funktionsdiagnostik bzw. rheumatologisches Assessment zur Verlaufskontrolle mindestens einer gesicherten rheumatologischen Erkrankung oder zur Abklärung bei Verdacht auf mindestens eine der nachfolgenden Erkrankungen:
- chronische Arthritis
- Kollagenose
- Vaskulitis
- systematische autoinflammatorische Erkrankung (z.B. periodisches Fiebersyndrom, PAPA, Blau-Syndrom, chronische Osteitis/Osteomyelitis)
- andere entzündlich rheumatische Systemerkrankung (z.B. M. Behcet, Sarkoidose, chronische idiopathische Uveitis)
- chronisches, funktionsbeeinträchtigendes, lokalisiertes oder generalisiertes Schmerzsyndrom mit Manifestation am Bewegungsapparat (Fibromyalgie),

04551*

Hausärztlicher Versorgungsbereich III.a

4 Versorgungsbereich Kinder- und Jugendmedizin
EBM-Nr.

EBM-Punkte / Euro

Obligater Leistungsinhalt
- Rheumatologische Untersuchung von Funktions- und Fähigkeitsstörungen mit Quantifizierung der Funktionseinschränkung mittels standardisiertem qualitätsgesichertem Fragebogen (Childhood Health Assessment Questionnaire = CHAQ) und/oder
- Erhebung des BASDAI bei Jugendlichen mit Morbus Bechterew und/oder seronegativen Spondylarthritiden und/oder
- Erhebung des SLEDAI und/oder ECLAM bei systemischem Lupus erythematodes und/oder
- Erhebung des BIVAS bei Vaskulitiden und/oder
- Erhebung des Disease-Activity-Scores (DAS) bei Myositiden,

Fakultativer Leistungsinhalt
- Erhebung der Krankheitsaktivität rheumatischer Erkrankungen bei Kindern und Jugendlichen mittels visueller Analogskala bzw. numerischer Ratingskala,

Abrechnungsbestimmung einmal im Behandlungsfall

Abrechnungsausschluss im Behandlungsfall 36881, 36882, 36883 und Kapitel 4.5.1, 4.5.2, 4.5.4, 4.5.5, 4.4

Aufwand in Min. **Kalkulationszeit: 12** **Prüfzeit: 11** **Eignung d. Prüfzeit:** Nur Quartalsprofil

GOÄ entsprechend oder ähnlich: Leistungskomplex in der GOÄ so nicht vorhanden. Erbrachte Einzelleistungen berechnen.

4.5.4 Gebührenordnungspositionen der pädiatrischen Nephrologie und Dialyse

1. Die Gebührenordnungspositionen des Abschnitts III.a-4.5.4 können – unter Berücksichtigung von I-1.3 der Allgemeinen Bestimmungen – nur von Fachärzten für Kinder- und Jugendmedizin mit der Zusatzweiterbildung Kinder-Nephrologie berechnet werden.

2. Die Gebührenordnungspositionen 04560 und 04561 können – unter Berücksichtigung von 1.3 der Allgemeinen Bestimmungen – nur von Fachärzten für Kinder- und Jugendmedizin mit der Zusatzweiterbildung Kinder-Nephrologie und/oder Fachärzten für Kinder- und Jugendmedizin, die über eine Genehmigung zur Durchführung von Blutreinigungsverfahren gemäß § 135 Abs. 2 SGB V verfügen, berechnet werden. Die Berechnung der Gebührenordnungspositionen 04562, 04564 bis 04566 setzt eine Genehmigung der Kassenärztlichen Vereinigung nach der Vereinbarung zu den Blutreinigungsverfahren gemäß § 135 Abs. 2 SGB V voraus. Die Berechnung der Gebührenordnungspositionen 04572 und 04573 setzt eine Genehmigung der Kassenärztlichen Vereinigung nach Nr. 1 Ambulante Durchführung der Apheresen als extrakorporales Hämotherapieverfahren, Anlage I „Anerkannte Untersuchungs- oder Behandlungsmethoden" der Richtlinie Methoden vertragsärztlicher Versorgung des Gemeinsamen Bundesausschusses voraus.

3. Der Leistungsumfang der Gebührenordnungsposition 04564 bei Durchführung einer Zentrums- bzw. Praxisdialyse oder bei Apheresen entsprechend der Gebührenordnungsposition 04572 oder 04573 schließt die ständige Anwesenheit des Arztes ein. Der Leistungsumfang der Gebührenordnungsposition 04564 bei Heimdialyse oder zentralisierter Heimdialyse sowie der Gebührenordnungspositionen 04565 und 04566 schließt die ständige Bereitschaft des Arztes ein.

4. Neben den Gebührenordnungspositionen 04564 bis 04566, 04572 und 04573 sind aus den Abschnitten II-1.1, II-1.2, II-1.3, und II-1.4 nur die Gebührenordnungspositionen 01100, 01101, 01220 bis 01222, 01320 bis 01323, 01411, 01412 und 01415 berechnungsfähig.

5. Die Leistungen entsprechend den Gebührenordnungspositionen der Abschnitte II-2.1 und II-2.3 sind, soweit es sich um Maßnahmen zum Anlegen, zur Steuerung und zur Beendigung der Dialyse bzw. von Apheresen handelt, nicht neben den Gebührenordnungspositionen 04564 bis 04573 berechnungsfähig.

6. Solange sich der Kranke in Dialyse- bzw. LDL-Apherese-Behandlung befindet, können die Gebührenordnungspositionen 32038, 32039, 32065, 32066, bzw. 32067, 32068, 32081, 32082, 32083, 32086 und 32112 weder von dem die Dialyse bzw. LDL-Apherese durchführenden noch von dem Arzt berechnet werden, dem diese Leistungen als Auftrag zugewiesen werden. Für die Gebührenordnungsposition 04565 gilt dies in gleicher Weise zusätzlich für die Gebührenordnungsposition 32036.

Kommentar:

Unter der Voraussetzung des Nachweises zusätzlicher Qualifikationen gem. Abschnitt I.3 der Allgemeinen Bestimmungen (s.o.) können die Leistungen dieses Abschnitts nur abgerechnet werden, wenn der Facharzt für Kinder- und Jugendmedizin die Zusatzweiterbildung Kinder-Nephrologie besitzt.

Für die Erbringung von Leistungen der Apherese als extrakorporales Hämotherapieverfahren sind nach der Richtlinie Methoden vertragsärztlicher Versorgung des Gemeinsamen Bundesausschusses erleichterte fachliche Voraussetzungen nachzuweisen. Ferner muß er im Besitz einer Genehmigung der Kassenärztlichen Vereinigung zur Dialyse-Behandlung und/oder LDL-Elimination sein.

Die Abrechnung der Gebührenordnungspositionen 04564 (Zusatzpauschale) bei einer Zentrums- oder Praxisdialyse oder der Nrn. 04572 oder 04572 (Zusatzpauschalen) bei Aphereseverfahren setzt die ständige Anwesenheit des Arztes voraus. Dagegen genügt für die Abrechnung der Gebührenordnungspositionen 04564 (Zusatzpauschale) bei Heimdialyse oder zentralisierter Heimdialyse bzw.04565 und 04566 (Zusatzpauschale und Zuschlag) bei CAPD oder CCPD die ständige Bereitschaft des Arztes.

Neben den Pauschalen nach den Nrn. 04564 bis 04566, 04572 und 04573 sind aus den allgemeinen Gebührenordnungspositionen nur folgende Leistungen abrechnungsfähig:

- Nrn. 01100, 01101 Unvorhergesehene Inanspruchnahme
- Nrn. 01220 bis 01222 Reanimationskomplex
- Nrn. 01320, 01321 Grundpauschale für ermächtigte Ärzte, Krankenhäuser bzw. Institute,
- Nrn. 01411, 01412 und 01415 Besuch.

Wichtig ist, dass auch für die nach der obigen Regelung zusätzlich abrechnungsfähigen Leistungen immer auch die Abrechnungsvoraussetzungen und -ausschlüsse beachtet werden müssen, die im EBM für die Abrechnung der jeweiligen Leistung genannt sind.

Neben den Zusatzpauschalen nach den Nrn. 04564 bis 04573 können Leistungen nach den Abschnitten 2.1 (Infusionen, Transfusionen, Reinfusionen, Programmierung von Medikamentenpumpen) und 2.3 (Kleinchirurgische Eingriffe, Allgemeine therapeutische Leistungen) dann nicht abrechnungsfähig, wenn es sich um Maßnahmen zum Anlegen, zur Steuerung oder zur Beendigung von Dialyse oder Apherese handelt.

Während einer Dialyse- bzw. LDL-Apherese-Behandlung dürfen weder vom Dialysearzt noch von einem Arzt, an den ein entsprechender Überweisungsauftrag gerichtet wurde, folgende Laborleistungen abgerechnet werden:

32038 (Hämoglobin), 32039 (Hämatokrit), 32065 (Harnstoff), 32066 bzw. 32067 (Kreatinin), 32068 (Alkalische Phosphatase), 32081 (Kalium), 32082 (Calcium), 32083 (Natrium), 32086 (Phosphor anorganisch) und 32112 (PTT). Bei Abrechnung der Nr. 04565 (Zusatzpauschale bei CAPD oder CCPD) ist auch die Nr. 32036 (Leukozytenzählung) in gleicher Weise nicht abrechnungsfähig.

04560*	Zusatzpauschale kontinuierliche Betreuung eines chronisch niereninsuffizienten Patienten	**211** 24,25

Obligater Leistungsinhalt
- Kontinuierliche Betreuung eines chronisch niereninsuffizienten Patienten mit einer glomerulären Filtrationsrate unter 40 ml/min/1,73 m² Körperoberfläche und/oder
- Kontinuierliche Betreuung eines chronisch niereninsuffizienten Patienten mit nephrotischem Syndrom,
- Aufklärung über ein Dialyse-und/oder Transplantationsprogramm,

Fakultativer Leistungsinhalt
- Beratung und Instruktion der Bezugsperson(en),
- Eintragung und Vorbereitung in ein Dialyse- und/oder Transplantationsprogramm

Abrechnungsbestimmung einmal im Behandlungsfall

Abrechnungsausschluss im Behandlungsfall 04562, 13256, 32247 und Kapitel 4.5.1, 4.5.2, 4.5.3, 4.5.5, 36.6.3, 4.4

Aufwand in Min. **Kalkulationszeit:** KA   **Prüfzeit:** 15   **Eignung d. Prüfzeit:** Nur Quartalsprofil

GOÄ   entsprechend oder ähnlich: Leistungskomplex in der GOÄ so nicht vorhanden. Erbrachte Einzelleistungen berechnen, ggf. analoger Ansatz der Nr. 15.

Kommentar: Die Bewertungen der EBM Nrn. 04514 (Zusatzpauschale Koloskopie) und 04560 (Zusatzpauschale kontinuierliche Betreuung eines chronisch niereninsuffizienten Patienten) werden an die weitestgehend identischen EBM Nrn. 13421 bzw. 13600 angeglichen.

Zusätzlich wird die Kalkulations- und Prüfzeit der EBM Nr. 04514 entsprechend der EBMNr. 13421 festgelegt. Die Änderung der Prüfzeiten der EBM Nrn. 04512 (Langzeit-ph-Metrie des Ösophagus), 04560 (Zusatzpauschale kontinuierliche Betreuung eines chronisch niereninsuffizienten Patienten) und 13256 (Bestimmung des Säurebasenhaushalts und Blutgasanalyse) erfolgt zur Angleichung an die Prüfzeiten der EBM Nrn. 13401, 13600 und 13661.

04561* Zusatzpauschale kindernephrologische Behandlung eines Nierentransplantatträgers   **211**
24,25

Obligater Leistungsinhalt
* Behandlung eines Transplantatträgers,
* Kontrolle der Transplantatfunktion(en),
* Überwachung des spezifischen Therapieschemas,

Fakultativer Leistungsinhalt
* Beratung und Instruktion der Bezugsperson(en),
* Abstimmung mit dem Hausarzt,

Abrechnungsbestimmung einmal im Behandlungsfall

Abrechnungsausschluss im Behandlungsfall 04220, 04221, 04562, 13256, 32247 und Kapitel 4.5.1, 4.5.2, 4.5.3, 4.5.5, 36.6.3, 4.4

Aufwand in Min.   **Kalkulationszeit:** KA   **Prüfzeit:** 15   **Eignung d. Prüfzeit:** Nur Quartalsprofil

GOÄ   entsprechend oder ähnlich: Leistungskomplex in der GOÄ so nicht vorhanden. Erbrachte Einzelleistungen berechnen.

Der Kommentar von **Wezel/Liebold** rät den analogen Ansatz der GOÄ Nr. 15.

Kommentar: Eine Abrechnung der Nr. 04561 nach Nierentransplantation ist auch für möglich, wenn zuvor bereits die Nr. 04560 berechnet wurde, da sich keine Ausschlußbestimmung findet.

04562* Zusatzpauschale kontinuierliche Betreuung eines dialysepflichtigen Patienten   **302**
34,70

Obligater Leistungsinhalt
* Kontinuierliche Betreuung eines dialysepflichtigen Patienten,

Fakultativer Leistungsinhalt
* Bestimmung der Blutgase und des Säure-Basen-Status (Nr. 32247),
* Beratung und Instruktion der Bezugsperson(en),

Abrechnungsbestimmung einmal im Behandlungsfall

Abrechnungsausschluss im Behandlungsfall 04220, 04221, 04560, 04561, 13256, 32247 und Kapitel 4.5.1, 4.5.2, 4.5.3, 4.5.5, 36.6.3, 4.4
in derselben Sitzung 37705

Aufwand in Min.   **Kalkulationszeit:** 19   **Prüfzeit:** 13   **Eignung d. Prüfzeit:** Nur Quartalsprofil

GOÄ   entsprechend oder ähnlich: Leistungskomplex in der GOÄ so nicht vorhanden. Erbrachte Einzelleistungen berechnen, ggf. analoger Ansatz der Nr. 15.

04563* Zuschlag zu der Versichertenpauschale nach der Gebührenordnungsposition 04000 für die Wahrnehmung des Versorgungsauftrages gemäß § 3 Abs. 3 Buchstabe e) Anlage 9.1 BMV-Ä (Versorgung chronisch niereninsuffizienter Patienten) neu ab 01.04.2017   **950**
109,17

Abrechnungsbestimmung einmal im Behandlungsfall

Berichtspflicht Nein

Aufwand in Min.   **Kalkulationszeit:** KA   **Prüfzeit:** ./.   **Eignung d. Prüfzeit:** Keine Eignung

04564* Zusatzpauschale kindernephrologische Betreuung eines Säuglings, Kleinkindes, Kindes oder Jugendlichen bei Hämodialyse als Zentrums- bzw. Praxishämodialyse, Heimdialyse oder zentralisierter Heimdialyse, oder bei intermittierender Peritonealdialyse (IPD), einschl. Sonderverfahren (z.B. Hämofiltration, Hämodiafiltration nach der Vereinbarung zu den Blutreinigungsverfahren gemäß § 135 Abs. 2 SGB V),   **149**
17,12

Abrechnungsbestimmung je Dialysetag

Anmerkung Die Leistungen entsprechend der Gebührenordnungspositionen der Abschnitte II-2.1 und II-2.3 sind, soweit es sich um Maßnahmen zum Anlegen, zur

Steuerung und zur Beendigung der Dialyse bzw. der Apherese handelt, nicht neben der
Gebührenordnungsposition 04564 berechnungsfähig.
Abrechnungsausschluss
im Behandlungsfall 04220, 04221, 13256, 32247 und Kapitel 4.5.1, 4.5.2, 4.5.3, 4.5.5,
36.6.3, 4.4
in derselben Sitzung 01102, 01540, 01541, 01542, 01543, 01544, 01545 und Kapitel 1.5

Aufwand in Min. **Kalkulationszeit:** KA   **Prüfzeit:** 8   **Eignung d. Prüfzeit:** Tages- und Quartalsprofil
GOÄ   entsprechend oder ähnlich: Leistungskomplex in der GOÄ so nicht vorhanden. Erbrachte
Einzelleistungen berechnen, ggf. Nrn. 785, 786, 790 – 792.

04565* Zusatzpauschale kindernephrologische Betreuung bei Durchführung einer Peritone-   **74**
aldialyse (CAPD oder CCPD) eines Säuglings, Kleinkindes, Kindes oder Jugendlichen   **8,50**
Abrechnungsbestimmung je Dialysetag
Anmerkung Die Leistungen entsprechend der Gebührenordnungspositionen der
Abschnitte II-2.1 und II-2.3 sind, soweit es sich um Maßnahmen zum Anlegen, zur
Steuerung und zur Beendigung der Dialyse bzw der Apherese handelt, nicht neben der
Gebührenordnungsposition 04565 berechnungsfähig.
Abrechnungsausschluss
in derselben Sitzung 01102, 01540, 01541, 01542, 01543, 01544, 01545 und Kapitel 1.5
im Behandlungsfall 04220, 04221, 13256, 32247 und Kapitel 4.5.1, 4.5.2, 4.5.3, 4.5.5,
36.6.3, 4.4

Aufwand in Min. **Kalkulationszeit:** KA   **Prüfzeit:** 4   **Eignung d. Prüfzeit:** Tages- und Quartalsprofil
GOÄ   entsprechend oder ähnlich: Nr. 793

04566* Zuschlag zu den Gebührenordnungspositionen 04564 und 04565 für die Durchfüh-   **225**
rung einer Trainingsdialyse   **25,86**
Abrechnungsbestimmung je vollendeter Trainingswoche
Anmerkung Eine vollendete Trainingswoche umfasst mindestens 3 Hämodialysetage
oder mindestens 4 von 7 Peritoneladialysetagen.
Die Leistungen entsprechend der Gebührenordnungspositionen der Abschnitte II-2.1 und
II-2.3 sind, soweit es sich um Maßnahmen zum Anlegen, zur Steuerung und zur Beendigung
der Dialyse bzw der Apherese handelt, nicht neben der Gebührenordnungsposition 04566
berechnungsfähig.
Abrechnungsausschluss
in derselben Sitzung 01102, 01540, 01541, 01542, 01543, 01544, 01545 und Kapitel 1.5
im Behandlungsfall 04220, 04221, 13256, 32247 und Kapitel 4.5.1, 4.5.2, 4.5.3, 4.5.5,
36.6.3, 4.4

Aufwand in Min. **Kalkulationszeit:** KA   **Prüfzeit:** 12   **Eignung d. Prüfzeit:** Nur Quartalsprofil
GOÄ   entsprechend oder ähnlich: Nr. 790

04567 Zuschlag im Zusammenhang mit der Gebührenordnungsposition 04562   **90**
Obligater Leistungsinhalt   **10,34**
• Dokumentation gemäß der Richtlinie zur datengestützten einrichtungsübergreifenden
Qualitätssicherung (DeQS-RL), Verfahren 4, Anlage II Buchstabe a,
Abrechnungsbestimmung einmal im Behandlungsfall

Aufwand in Min. **Kalkulationszeit:** KA   **Prüfzeit:** ./.   **Eignung d. Prüfzeit:** Nur Quartalsprofil
Kommentar: Der Bewertungsausschuss beschließt die zeitlich befristete Weiterführung der GOP 04567
und der GOP 13603 bis zum 31. Dezember 2022.

04572* Zusatzpauschale kindernephrologische Betreuung bei einem Neugeborenen,   **149**
Säugling, Kleinkind, Kind oder Jugendlichen bei LDL-Apherese Nr. 1 Anlage I: **17,12**
„Anerkannte Untersuchungs- oder Behandlungsmethoden" der Richtlinie
Methoden vertragsärztliche Versorgung des gemeinsamen Bundesausschusses

Abrechnungsbestimmung je Apherese

Anmerkung Die Leistungen entsprechend der Gebührenordnungspositionen der Abschnitte II-2.1 und II-2.3 sind, soweit es sich um Maßnahmen zum Anlegen, zur Steuerung und zur Beendigung der Dialyse bzw. der Apherese handelt, nicht neben der Gebührenordnungsposition 04572 berechnungsfähig.

Abrechnungsausschluss
in derselben Sitzung 01102, 01540, 01541, 01542, 01543, 01544, 01545 und Kapitel 1.5 im Behandlungsfall 04220, 04221, 13256, 32247 und Kapitel 4.5.1, 4.5.2, 4.5.3, 4.5.5, 36.6.3, 4.4

Aufwand in Min. **Kalkulationszeit:** KA   **Prüfzeit:** 8   **Eignung d. Prüfzeit:** Tages- und Quartalsprofil

GOÄ   entsprechend oder ähnlich: Leistungskomplex in der GOÄ so nicht vorhanden. Erbrachte Einzelleistungen berechnen, ggf. analoger Ansatz der Nr. 792.

04573*   Zusatzpauschale kindernephrologische Betreuung bei einem Neugeborenen, **149**
Säugling, Kleinkind, Kind oder Jugendlichen bei einer Apherese bei rheumatoider 17,12
Arthritis gemäß Nr. 1 Anlage I „Anerkannte Untersuchungs- oder Behandlungsmethoden" der Richtlinie Methoden vertragsärztlicher Versorgung des gemeinsamen Bundesausschusses

Abrechnungsbestimmung je Apherese

Anmerkung Die Leistungen entsprechend der Gebührenordnungspositionen der Abschnitte II-2.1 und II-2.3 sind, soweit es sich um Maßnahmen zum Anlegen, zur Steuerung und zur Beendigung der Dialyse bzw. der Apherese handelt, nicht neben der Gebührenordnungsposition 04573 berechnungsfähig.

Abrechnungsausschluss
in derselben Sitzung 01102, 01540, 01541, 01542, 01543, 01544, 01545 und Kapitel 1.5 im Behandlungsfall 04220, 04221, 13256, 32247 und Kapitel 4.5.1, 4.5.2, 4.5.3, 4.5.5, 36.6.3, 4.4

Aufwand in Min. **Kalkulationszeit:** KA   **Prüfzeit:** 8   **Eignung d. Prüfzeit:** Tages- und Quartalsprofil

GOÄ   entsprechend oder ähnlich: Leistungskomplex in der GOÄ so nicht vorhanden. Erbrachte Einzelleistungen berechnen, ggf. analoger Ansatz der Nr. 792.

4.5.5 Gebührenordnungspositionen der pädiatrischen Endokrinologie und Diabetologie

1. Die Gebührenordnungspositionen des Abschnitts III.a-4.5.5 können – unter Berücksichtigung von I-1.3 der Allgemeinen Bestimmungen – nur von Fachärzten für Kinder- und Jugendmedizin mit der Zusatzweiterbildung Kinder-Endokrinologie und -Diabetologie berechnet werden.

2. Die Gebührenordnungsposition 04590 kann darüber hinaus von Fachärzten für Kinder- und Jugendmedizin mit der Zusatzweiterbildung „Diabetologie" oder „Kinder-Endokrinologie und -Diabetologie" **oder der Qualifikation „Diabetologe Deutsche Diabetes Gesellschaft (DDG)" berechnet werden**.

Kommentar:

Unter der Voraussetzung des Nachweises zusätzlicher Qualifikationen gem. Abschnitt I.3 der Allgemeinen Bestimmungen können die Leistungen dieses Abschnitts nur abgerechnet werden, wenn der Facharzt für Kinder- und Jugendmedizin die Zusatzweiterbildung Kinder-Endokrinologie und -Diabetologie besitzt.

04580*   Zusatzpauschale Diagnostik und Behandlung eines Patienten mit morphologischen **139**
Veränderungen einer Hormondrüse und/oder mit einer laboratoriumsmedizinisch 15,97
gesicherten Hormonüber- oder -unterfunktion

Obligater Leistungsinhalt
• Diagnostik und Behandlung eines Patienten mit morphologischen Veränderungen einer Hormondrüse und/oder mit einer laboratoriumsmedizinisch gesicherten Hormonüber- oder -unterfunktion,
• Einleitung, ggf. Durchführung und Verlaufskontrolle einer entsprechenden medikamentösen oder operativen Therapie bzw. Strahlentherapie,

Fakultativer Leistungsinhalt
* Einleitung einer endokrinologischen Stufendiagnostik (z.B. Insulin-Hypoglykämietest, Releasing-Hormon-Test, Durstversuch),
* Einbeziehung der Bezugsperson(en),

Abrechnungsbestimmung einmal im Behandlungsfall

Abrechnungsausschluss im Behandlungsfall 04220, 04221, 04562, 13256, 32247 und Kapitel 4.5.1, 4.5.2, 4.5.3, 4.5.4, 36.6.3, 4.4

Aufwand in Min. **Kalkulationszeit:** 10   **Prüfzeit:** 9   **Eignung d. Prüfzeit:** Nur Quartalsprofil

GOÄ   entsprechend oder ähnlich: Leistungskomplex in der GOÄ so nicht vorhanden. Erbrachte Einzelleistungen berechnen.

04590 Anleitung zur Selbstanwendung eines Real-Time-Messgerätes zur kontinuierlichen **72** interstitiellen Glukosemessung (rtCGM)   **8,27**

Obligater Leistungsinhalt
* Anleitung eines Patienten und/oder einer Bezugsperson zur Selbstanwendung eines rtCGM gemäß § 3 Nr. 3 der Nr. 20 der Anlage I „Anerkannte Untersuchungs- oder Behandlungsmethoden" der Richtlinie Methoden vertragsärztliche Versorgung des Gemeinsamen Bundesaus-schusses von mindestens 10 Minuten Dauer,

Abrechnungsbestimmung je vollendete 10 Minuten

Anmerkung: Die Gebührenordnungsposition 04590 ist höchstens 10-mal im Krankheitsfall berechnungsfähig

Aufwand in Min. **Kalkulationszeit:** KA   **Prüfzeit:** 2   **Eignung d. Prüfzeit:** Tages- und Quartalsprofil

III.b Fachärztlicher Versorgungsbereich

5 Anästhesiologische Gebührenordnungspositionen

5.1 Präambel

1. Die in diesem Kapitel aufgeführten Gebührenordnungspositionen können ausschließlich von Fachärzten für Anästhesiologie berechnet werden.

2. Fachärzte für Allgemeinmedizin, Praktische Ärzte und Ärzte ohne Gebietsbezeichnung können – wenn sie im Wesentlichen anästhesiologische Leistungen erbringen – gemäß § 73 Abs. 1a SGB V auf deren Antrag die Genehmigung zur ausschließlichen Teilnahme an der fachärztlichen Versorgung erhalten und Gebührenordnungspositionen dieses Kapitels berechnen. Nach Erhalt der Genehmigung können sie Gebührenordnungspositionen des Kapitels 3 nicht mehr berechnen.

3. Außer den in diesem Kapitel genannten Gebührenordnungspositionen sind von den in der Präambel genannten Vertragsärzten – unbeschadet der Regelungen gemäß I-5 und I-6.2 der Allgemeinen Bestimmungen – zusätzlich nachfolgende Gebührenordnungspositionen berechnungsfähig: 01100 bis 01102, 01205, 01207, 01210, 01212, 01214 bis 01224, 01226, 01320, 01321, 01322, 01323, 01410 bis 01416, 01418, 01420, 01425, 01426, 01430, 01431, 01435, 01436, 01442, 01444, 01450, 01470, 01510 bis 01512, 01600 bis 01602, 01610 bis 01612, 01620 bis 01624, 01626, 01630, 01640, 01641, 01642, 01645, 01647, 01648, 01660, 01670 bis 01672, 01701, 01783, 01800, 01802 bis 01811, 01852, 01856, 01857, 01903, 01910, 01913, 01949 bis 01953, 01955, 01956, 01960, 02100, 02101, 02110 bis 02112, 02120, 02200, 02300 bis 02302, 02320 bis 02323, 02330, 02331, 02340 bis 02343, 02360, 02510 bis 02512 und 30706.

4. Außer den in diesem Kapitel genannten Gebührenordnungspositionen sind bei Vorliegen der entsprechenden Qualifikationsvoraussetzungen von den in der Präambel genannten Vertragsärzten – unbeschadet der Regelungen gemäß I-5 und I-6.2 der Allgemeinen Bestimmungen – zusätzlich nachfolgende Gebührenordnungspositionen berechnungsfähig: 30400 bis 30402, 30410, 30411, 30420, 30421, 30610, 30611, 30800, 30810, 30811 und 36884, 37100, 37102, 37113, 37120, 37300, 37302, 37305, 37306, 37314, 37317, 37318, 37320, 37700 bis 37705, 37710, 37711, 37714, 37720, 38100 und 38105, Gebührenordnungspositionen der Abschnitte IV-30.1, IV-30.2.1, IV-30.2.2, IV-30.3, IV-30.5, IV-30.7, IV-30.12, IV-30.13, IV-31.2, IV-31.3, IV-31.4.3, IV-31.5, IV-31.6, IV-36.2, IV-36.5 und IV-36.6.2 und Nrn. 38100 und 38105, sowie Gebührenordnungspositionen der Kapitel IV-32, IV-33 und IV-35.

5. Voraussetzung für die Berechnung von anästhesiologischen Gebührenordnungspositionen ist ein im Rahmen der Qualitätssicherung definiertes Narkosemanagement, das die notwendigen fachlichen und personellen Bedingungen (wie z.B. EKG-Monitoring, Ausrüstung zur Reanimations- und Schockbehandlung, Lagerungs- und Ruhemöglichkeiten für die Überwachungszeit) sowie eine entsprechende fachspezifische Dokumentation beinhaltet.

6. Zur Durchführung einer Regionalanästhesie und/oder Vollnarkose sind gemäß eines einheitlichen Qualitätsstandards eine dokumentierte präoperative Untersuchung und Beratung des Patienten zwecks Erfassung und Aufklärung über ein anästhesiologisches Risiko, die dokumentierte Durchführung des gewählten anästhesiologischen Verfahrens und eine dokumentierte postoperative Überwachung des Patienten erforderlich.

7. Bei der Berechnung der zusätzlich berechnungsfähigen Gebührenordnungspositionen in den Nummern 3 und 4 sind die Maßnahmen zur Qualitätssicherung gemäß § 135 Abs. 2 SGB V, die berufsrechtliche Verpflichtung zur grundsätzlichen Beschränkung auf das jeweilige Gebiet sowie die Richtlinien des Gemeinsamen Bundesausschusses zu beachten.

8. Die Erbringung von Narkosen gemäß Abschnitt 5.3 im Zusammenhang mit zahnärztlichen und/oder mund-, kiefer-, gesichtschirurgischen Eingriffen ist nur berechnungsfähig bei:
- Kindern bis zum vollendeten 12. Lebensjahr, sofern wegen mangelnder Kooperationsfähigkeit und/oder durch den Eingriff bedingt eine andere Art der Schmerzausschaltung nicht möglich ist. Die ICD-Codierung ist mit Begründung anzugeben.
- Patienten mit mangelnder Kooperationsfähigkeit bei geistiger Behinderung und/oder schwerer Dyskinesie. Die ICD-Codierung ist mit Begründung anzugeben.
- Eingriffen entsprechend dem Abschnitt 31.2.8 des EBM, sofern eine Behandlung in Lokalanästhesie nicht möglich ist.

9. Die Erbringung von Narkosen gemäß Abschnitt 5.3 im Zusammenhang mit endoskopischen Untersuchungen der Verdauungswege ist nur berechnungsfähig bei Kindern bis zum vollendeten 12. Lebensjahr, bei Patienten mit mangelnder Kooperationsfähigkeit bei geistiger Behinderung und/oder schwerer Dyskinesie. Die ICD-Codierung ist mit Begründung anzugeben.

5 Anästhesiologische Gebührenordnungspositionen

10. Außer bei den in der Präambel Nr. 8 und 9 genannten Indikationen können Narkosen gemäß Abschnitt 5.3 im Zusammenhang mit zahnärztlichen und/oder mund-, kiefer-, gesichtschirurgischen Eingriffen oder endoskopischen Untersuchungen der Verdauungswege nur berechnet werden bei Vorliegen von Kontraindikationen gegen die Durchführung des Eingriffs in Lokalanästhesie oder Analgosedierung. Die ICD-Codierung ist mit Begründung anzugeben.

11. Werden die in den Grundpauschalen enthaltenen Leistungen entsprechend den Gebührenordnungspositionen 01600 und 01601 durchgeführt, sind für die Versendung bzw. den Transport die Kostenpauschalen nach den Gebührenordnungspositionen 40110 und 40111 berechnungsfähig.

12. Die in der Präambel unter 1. aufgeführten Vertragsärzte können die arztgruppenspezifische Gebührenordnungsposition 08619 berechnen.

Kommentar:

Alle Gebührenordnungspositionen des Kapitels 5 – also die Leistungen nach den Nrn. 05210 bis 05372 – können grundsätzlich (s. Kommentierung zu Kapitel I, Abschnitt 1.5) nur abgerechnet werden

- von Fachärzten für Anästhesiologie oder
- von Fachärzten für Allgemeinmedizin, praktischen Ärzten und Ärzten ohne Gebietsbezeichnung, die im Wesentlichen anästhesiologische Leistungen erbringen und eine Genehmigung zur ausschließlichen Teilnahme an der fachärztlichen Versorgung haben. Letztere dürfen dann Gebührenordnungspositionen des Kapitels 3 (hausärztlicher Versorgungsbereich) nicht mehr abrechnen.

Zusätzlich zu den Gebührenordnungspositionen dieses Kapitels sind für die hier genannten Ärzte abrechnungsfähig, sofern die übrigen Abrechnungsvoraussetzungen des EBM gegeben sind:

- die nachfolgenden Leistungen des Abschnitts II (arztgruppenübergreifende allgemeine Leistungen):
  - Nrn. 01100 bis 01102 Unvorhergesehene Inanspruchnahme,
  - Nrn. 01205, 01207 Notfallpauschale für die Abklärung der Behandlungsnotwendigkeit,
  - Nr. 01210 Notfallpauschale im organisierten Not(fall)dienst,
  - Zusatzpauschale für die Besuchsbereitschaft im Notfall,
  - Nr. 01212 Notfallpauschale im organisierten Not(fall)dienst,
  - Nr. 01214 bis 01222 Notfallkonsultationspauschale im organisierten Not(fall)dienst, Zusatzpauschale für die Besuchsbereitschaft im Notfall bez. organisierten Not(fall)dienst, Reanimationskomplex,
  - Nrn. 01223 bis 01226 Zuschlag zur Notfallpauschale in besonderen Fällen,
  - Nrn. 01320, 01321 Grundpauschale für ermächtigte Ärzte, Krankenhäuser bzw. Institute,
  - Nrn. 01410 bis 01416 Besuche, Visite, Begleitung eines Kranken beim Transport,
  - Nr. 01418 Besuch im organisierten Not(fall)dienst,
  - Nr. 1420 (Überprüfung und Koordination häuslicher Krankenpflege,
  - Nrn. 01425, 01426 Verordnung spezialisierter ambulanter Palliativversorgung,
  - Nr. 01430 Verwaltungskomplex,
  - Nr. 01435 Telefonische Beratung,
  - Nr. 01436 Konsultationspauschale,
  - Nr. 01510 bis 01512 Zusatzpauschale für Beobachtung und Betreuung,
  - Nrn. 01610 bis 01612 Bescheinigung, Reha-Verordnung, Konsiliarbericht vor Aufnahme in die Psychiatrie,
  - Nrn. 01620 bis 01623 Bescheinigung, Krankheitsbericht, Kurplan, Kurvorschlag,
  - Nr. 01630 Medikamentationsplan,
  - Nr. 01701 Grundpauschale Prävention,
  - Nr. 01783 Alpha-1-Feto-Protein,
  - Nrn. 01800 bis 01813 Röteln, Blutgruppenbestimmung, Antikörpernachweis,
  - Nr. 01852 Präanesthesiologische Untersuchung,
  - Nr. 01856 Narkose im Zusammenhang mit Sterilisation,
  - Nr. 01857 Beobachtung, Betreuung nach Sterilisation,
  - Nr. 01903 Präanesthesiologische Untersuchung,
  - Nr. 01910 Beobachtung und Betreuung nach Schwangerschaftsabbruch (mehr als 2 Stunden),
  - Nr. 01913 Narkose im Zusammenhang mit Schwangerschaftsabbruch,
  - Nrn. 01950 bis 01952 Substitutionsbehandlung,
  - Nrn. 01955, 01956 Diamorphingestützte Behandlung Opiatabhängiger,

- Nr. 02100 Infusion,
- Nr. 02101 Infusionstherapie,
- Nr. 02110 bis 02112 Transfusion, Reinfusion,
- Nr. 02200 Tuberkulintestung,
- Nrn. 02300 bis 02302 Kleinchirurgischer Eingriff,
- Nrn. 02320 bis 02323 Magenverweilsonde, Harnblasenkatheter, transurethraler Dauerkatheter,
- Nr. 02330 Arterienpunktion,
- Nr. 02331 Intraarterielle Injektion,
- Nrn. 02340 bis 02343 Punktion, Lumbalpunktion, Pleuradrainage,
- Nr. 02360 Behandlung mit Lokalanästhetika,
- Nrn. 02510 bis 02512 Wärme- u. Elektrotherapie, Elektrostimulation,
- sowie die folgenden Gebührenordnungspositionen des Abschnitts IV (arztgruppenübergreifende spezielle Leistungen):
  - Nrn. 30400 bis 30402 Massage-, Kompressions- oder Unterwassertherapie,
  - Nrn. 30410, 30411 Atemgymnastik,
  - Nrn. 30420, 30421 Krankengymnastik,
  - Nrn. 30610, 30611 Hämorrhoidenbehandlung
  - Nr. 30800 Soziotherapie – Hinzuziehen eines Leistungserbringers,
  - Nr. 36884 Blutgase, Säure-Basen-Status,
- Gebührenordnungspositionen der Abschnitte
  - 30.1 Allergologie,
  - 30.2 Chirotherapie,
  - 30.3 Neurophysiologische Übungsbehandlung,
  - 30.5 Phlebologie,
  - 30.7 Schmerztherapie,
  - 30.12 Diagnostik und Therapie bei MRSA,
  - 31.2 Ambulante Operationen,
  - 31.3 Postoperative Überwachungskomplexe,
  - 31.4.3 Postoperative Behandlungskomplexe im Fachärztlichen Versorgungsbereich,
  - 31.5 Anästhesien im Zusammenhang mit ambulanten Operationen,
  - 31.6 Orthopädisch-chirurgisch konservative Gebührenordnungspositionen,
  - 36.2 Belegärztliche Operationen,
  - 36.3 Postoperativer Überwachungskomplex nach belegärztlichen Operationen,
  - 36.6.2 Konservativ-belegärztliche Strukturpauschalen
- Gebührenordnungspositionen der Kapitel
  - 32 Labor,
  - 33 Ultraschalldiagnostik,
  - 35 Psychotherapie

Wichtig ist, dass auch für die nach der obigen Regelung zusätzlich abrechnungsfähigen Leistungen immer auch die Abrechnungsvoraussetzungen und -ausschlüsse beachtet werden müssen, die im EBM für die Abrechnung der jeweiligen Leistung genannt sind.

Zu berücksichtigen sind ein im Rahmen der Qualitätssicherung definiertes Narkosemanagement mit fachspezifischer Dokumentation sowie Untersuchung, Beratung, Aufklärung und postoperative Überwachung nach einheitlichen Qualitätsstandards.

Generell gilt, dass die übrigen Bestimmungen des EBM sowie die Maßnahmen zur Qualitätssicherung sowie die berufsrechtlichen Fachgebietsbeschränkungen zu beachten sind. Insbesondere sollte geprüft werden, ob zur Erbringung und Abrechnung bestimmter Leistungen eine Genehmigung erforderlich ist und welche Voraussetzungen hierfür nachgewiesen werden müssen.

Besondere Voraussetzungen gelten für Narkosen nach Abschnitt 5.3 im Zusammenhang mit zahnärztlichen und/oder mund-, kiefer-, gesichtschirurgischen Eingriffen. Diese sind nur abrechnungsfähig.

- bei Kindern bis zum vollendeten 12. Lebensjahr, wenn aus bestimmten Gründen eine andere Art der Schmerzausschaltung nicht möglich ist, mit Angabe einer ICD-Codierung mit Begründung,

- bei Patienten mit mangelnder Kooperationsfähigkeit bei geistiger Behinderung oder Dyskinesie mit Angabe einer ICD-Codierung mit Begründung,
- bei definierten operativen visceralchirurgischen Eingriffen nach Abschnitt 31.2.8, wenn eine Behandlung in Lokalanästhesie nicht möglich ist.

Bei endoskopischen Untersuchungen der Verdauungswege ist eine Narkose nur abrechnungsfähig bei Kindern bis zum vollendeten 12. Lebensjahr sowie bei Patienten mit mangelnder Kooperationsfähigkeit bei geistiger Behinderung oder Dyskinesie.

Ansonsten dürfen Anästhesien im Zusammenhang mit zahnärztlicher Behandlung, mund- kiefer-, gesichtschirurgischer Behandlung oder endoskopischen Untersuchungen der Verdauungswege nur noch abgerechnet werden, wenn eine Kontraindikation gegen die Durchführung des Eingriffs in Lokalanästhesie oder Analgosedierung vorliegt. Die Angabe einer ICD-Codierung mit Begründung ist dann erforderlich.

Werden Leistungen nach den Gebührenordnungspositionen 01600, 01601, 01610 und 01612 (Bericht, Brief, Bescheinigung) erbracht, können auch dann, wenn die Leistung nicht gesondert berechnungsfähig sein sollte, da sie in der Grundpauschale enthalten ist, für Versendung und Transport die Kostenpauschalen nach den Nrn. 40110 oder 40111 abgerechnet werden.

5.2 Anästhesiologische Grundpauschalen

Grundpauschale

Obligater Leistungsinhalt
- Persönlicher Arzt-Patienten-Kontakt und/oder Arzt-Patienten-Kontakt im Rahmen einer Videosprechstunde gemäß Anlage 31b zum BMV-Ä,

Fakultativer Leistungsinhalt
- Weitere persönliche oder andere Arzt-Patienten-Kontakte gemäß I-4.3.1 der Allgemeinen Bestimmungen,
- Ärztlicher Bericht entsprechend der Gebührenordnungsposition 01600,
- Individueller Arztbrief entsprechend der Gebührenordnungsposition 01601,
- In Anhang VI-1 aufgeführte Leistungen,

05210	für Versicherte bis zum vollendeten 5. Lebensjahr	**100** 11,49

Abrechnungsausschluss
in derselben Sitzung 01436, 01440, 01510, 01511, 01512, 01520, 01521, 01530, 01531, 02100, 02101
im Behandlungsfall 01600, 01601

Aufwand in Min. **Kalkulationszeit:** 6   **Prüfzeit:** 5   **Eignung d. Prüfzeit:** Nur Quartalsprofil

GOÄ   entsprechend oder ähnlich: Leistungskomplex in der GOÄ nicht vorhanden. Abrechnung der einzelnen erbrachten GOÄ-Leistung(en).

Kommentar: Die Pauschale ist nur einmal im Behandlungsfall bzw. bei arztgruppenübergreifender Behandlung nur einmal im Arztfall berechenbar.

Wird in demselben Quartal eine kurativ-ambulante und eine kurativ-stationäre (belegärztliche Behandlung) durchgeführt, ist die Grundpauschale je einmal berechnungsfähig. Es ist aber von der Punktzahl der zweiten zur Abrechnung kommenden Grundpauschale ein Abschlag von 50 % vorzunehmen.

In dieser Pauschale sind die Leistungen des EBM, die im **Anhang 1 (Verzeichnis der nicht gesondert abrechnungsfähigen und in Komplexen enthaltenen Leistungen ...)** enthalten sind, integriert und damit auch als Kassenleistungen honoriert und können nicht mehr gesondert abgerechnet werden, es sei denn, sie finden sich in den arztgruppenspezifischen Kapitel ausdrücklich als abrechnungsfähige Leistung angegeben.

Es ist einem Vertragsarzt nicht gestattet, die in der Anlage 1 aufgeführten Leistungen einem GKV-Versicherten als Individuelle Gesundheitsleistung (IGeL) anzubieten und privat nach GOÄ als IGeL-Leistung abzurechnen.

Wird in demselben Quartal eine kurativ-ambulante und eine kurativ-stationäre (belegärztliche Behandlung) durchgeführt, ist die Grundpauschale je einmal berechnungsfähig. Es ist aber von der Punktzahl der zweiten zur Abrechnung kommenden Grundpauschale ein Abschlag von 50 % vorzunehmen.

05211 | für Versicherte ab Beginn des 6. bis zum vollendeten 59. Lebensjahr | **90**
10,34

Abrechnungsausschluss siehe Nr. 05210.

Aufwand in Min. **Kalkulationszeit:** 6 **Prüfzeit:** 5 **Eignung d. Prüfzeit:** Nur Quartalsprofil
GOÄ entsprechend oder ähnlich: siehe Nr. 05210..

05212 | für Versicherte ab Beginn des 60. Lebensjahres | **105**
12,07

Abrechnungsausschluss siehe Nr. 05210.

Aufwand in Min. **Kalkulationszeit:** 7 **Prüfzeit:** 6 **Eignung d. Prüfzeit:** Nur Quartalsprofil
GOÄ entsprechend oder ähnlich: siehe Nr. 05210.

05215 | Hygienezuschlag zu den Gebührenordnungspositionen 05210 bis 05212 | **2**
0,23

Abrechnungsbestimmung einmal im Behandlungsfall

Anmerkung Die Gebührenordnungsposition 05215 wird durch die zuständige Kassenärztliche Vereinigung zugesetzt.

Aufwand in Min. **Kalkulationszeit:** KA **Prüfzeit:** ./. **Eignung d. Prüfzeit:** Keine Eignung
Berichtspflicht: Nein

05220 | Zuschlag für die anästhesiologische Grundversorgung gemäß Allgemeiner Bestimmung 4.3.8 zu den Gebührenordnungspositionen 05210 bis 05212 | **75**
8,62

Abrechnungsbestimmung einmal im Behandlungsfall

Anmerkung Der Zuschlag nach der Gebührenordnungsposition 05220 kann gemäß Allgemeiner Bestimmung 4.3.8 ausschließlich in Behandlungsfällen abgerechnet werden, in denen nur Leistungen der fachärztlichen Grundversorgung gemäß Anhang 3 und/oder regionaler Vereinbarungen erbracht und berechnet werden.

Aufwand in Min. **Kalkulationszeit:** KA **Prüfzeit:** ./. **Eignung d. Prüfzeit:** Keine Eignung
GOÄ entsprechend oder ähnlich: Eine vergleichbare Leistung ist in der GOÄ nicht aufgeführt.

05222 | Zuschlag zu der Gebührenordnungsposition 05220 | **20**
2,30

Abrechnungsbestimmung einmal im Behandlungsfall

Anmerkung Die Gebührenordnungsposition 05222 wird durch die zuständige Kassenärztliche Vereinigung zugesetzt.

Aufwand in Min. **Kalkulationszeit:** KA **Prüfzeit:** ./. **Eignung d. Prüfzeit:** Keine Eignung
GOÄ entsprechend oder ähnlich: Eine vergleichbare Leistung ist in der GOÄ nicht aufgeführt.

05227 | Zuschlag zu den Gebührenordnungspositionen 05210 bis 05212 | **3**
0,34

Abrechnungsbestimmung einmal im Behandlungsfall

Anmerkung Die Gebührenordnungsposition 05227 wird durch die zuständige Kassenärztliche Vereinigung zugesetzt.

Abrechnungsausschluss im Behandlungsfall 01630
Berichtspflicht: Nein

Aufwand in Min. **Kalkulationszeit:** KA **Prüfzeit:** ../. **Eignung d. Prüfzeit:** Keine Eignung

05228 | Zuschlag zu den Gebührenordnungspositionen 05210 bis 05212 für die Behandlung aufgrund einer TSS-Vermittlung und/oder Vermittlung durch den Hausarzt gemäß Allgemeiner Bestimmung 4.3.10.1, 4.3.10.2 oder 4.3.10.3

Abrechnungsbestimmung in derselben Sitzung 01514
im Arztgruppenfall 01710

Anmerkung Die Gebührenordnungsposition 05228 kann durch die zuständige Kassenärztliche Vereinigung zugesetzt werden.

Kommentar: Siehe unter EBM Nr. 03008

05230* Aufwandserstattung für das Aufsuchen eines Kranken in der Praxis eines anderen Arztes oder Zahnarztes zur Durchführung der Leistung entsprechend der Gebührenordnungspositionen 01856 oder 01913, 31840, 31841, von Anästhesien/ Narkosen des Kapitels 5 oder 31.
57
6,55

Anmerkung Die Gebührenordnungsposition 05230 ist für Partner derselben Berufsausübungsgemeinschaft oder Praxisgemeinschaft nicht berechnungsfähig.

Abrechnungsausschluss in derselben Sitzung 01410, 01411, 01412, 01413, 01415, 01440, 01510, 01511, 01512, 01520, 01521, 01530, 01531, 02100, 02101

Aufwand in Min. **Kalkulationszeit:** KA **Prüfzeit:** ./. **Eignung d. Prüfzeit:** Keine Eignung

GOÄ entsprechend oder ähnlich: bei Assistenz 61, bei Narkose Abrechnung der einzelnen erbrachten GOÄ-Leistungen

Kommentar: Diese Leistung kann für das Aufsuchen in der Praxis eines anderen Arzte oder Zahnarztes abgerechnet werden, um eine Anästhesie oder Narkose im Rahmen von
• EBM-Nr. 01856
• EBM-Nr. 01913
• Leistungen des Kapitels 5
• Leistungen des Kapitel 31
durchzuführen. Die Anästhesieleistung ist zusätzlich abzurechnen.

5.3 Diagnostische und therapeutische Gebührenordnungspositionen

05310* Präanästhesiologische Untersuchung vor einer geplanten ambulanten oder belegärztlichen Operation der Abschnitte IV-31.2 bzw. IV-36.2 oder vor einer geplanten Leistung nach der Gebührenordnungsposition 05320, 05330, 05340, 05341, 05360 oder 05370
132
15,17

Obligater Leistungsinhalt
• Überprüfung der Narkosefähigkeit des Patienten,
• Aufklärungsgespräch mit Dokumentation,

Fakultativer Leistungsinhalt
• Auswertung ggf. vorhandener Befunde,
• In mehreren Sitzungen,

Abrechnungsbestimmung einmal im Behandlungsfall

Anmerkung Für die Berechnung der Gebührenordnungsposition 05310 sind die Bestimmungen der Abschnitte IV-31.2 bzw. IV-36.2 zu beachten.

Abrechnungsausschluss in derselben Sitzung 01220, 01221, 01222, 01440, 01510, 01511, 01512, 01520, 01521, 01530, 01531, 01852, 01856, 01903, 01913, 02100, 02101, 02342, 05360, 05361, 05371, 30710, 30712, 30720, 30721, 30722, 30723, 30724, 30730, 30731, 30740, 30751, 30760, 31830, 31831, 36830, 36831

Aufwand in Min. **Kalkulationszeit:** 8 **Prüfzeit:** 7 **Eignung d. Prüfzeit:** Nur Quartalsprofil

GOÄ entsprechend oder ähnlich: 8 + 3

Kommentar: Bei Anästhesieleistungen im Rahmen z.B. von CT- oder MRT-Untersuchungen kann diese Leistung nicht berechnet werden.

05315 Zuschlag zu den Gebührenordnungspositionen 31840, 31841, 36840 und 36841
14
1,61

Anmerkung Die Gebührenordnungsposition 05315 wird durch die zuständige Kassenärztliche Vereinigung zugesetzt.

Berichtspflicht Nein

Aufwand in Min. **Kalkulationszeit:** KA **Prüfzeit:** ./. **Eignung der Prüfzeit:** Keine Eignung

05320* Leitungsanästhesie eines Nerven oder Ganglions an der Schädelbasis
165
18,96

Obligater Leistungsinhalt
• Leitungsanästhesie eines Nerven oder Ganglions an der Schädelbasis,

- Erfolgsnachweis durch fehlende Reaktion des Nervs oder Ganglions,
- Dokumentation mit Angabe des Nerven oder Ganglions

Fakultativer Leistungsinhalt
- Retrobulbäre und/oder parabulbäre und/oder peribulbäre Anästhesie

Anmerkung Die Gebührenordnungsposition 05320 ist bei der Leitungsanästhesie der nervi occipitales oder auriculares nicht berechnungsfähig.

Abrechnungsausschluss in derselben Sitzung 01220, 01221, 01222, 01440, 01510, 01511, 01512, 01520, 01521, 01530, 01531, 01856, 01857, 01913, 02100, 02101, 02300, 02301, 02302, 02342, 05330, 05331, 05340, 05341, 05360, 05361, 05371, 30708, 30710, 30712, 30720, 30721, 30722, 30723, 30724, 30730, 30731, 30740, 30751, 30760 und Kapitel 31.5.3, 36.5.3

Aufwand in Min. **Kalkulationszeit: 7   Prüfzeit: 6   Eignung d. Prüfzeit:** Tages- und Quartalsprofil

GOÄ   entsprechend oder ähnlich: 495, 2599

Kommentar: Werden die Leistungen der Nr. 05320 im Rahmen der Schmerztherapie nach Kapitel 30.7 ausgeführt ist EBM-Nr. 30720zu berechnen.

Für speziell erforderliche Anästhesien im Rahmen augenärztlicher Operationen steht zusätzlich die Nrn. 31801 durch den Operateur, der einen ambulanten oder belegärztlichen Eingriff der Kategorien U, V, W oder X entsprechend Anhang 2 erbringt zur Verfügung.

05330* Anästhesie und/oder Narkose, bis zu einer Schnitt-Naht-Zeit bzw. Eingriffszeit von   **997**
15 Minuten, zuzüglich der prä- und postanästhesiologischen Rüstzeiten, mittels   114,57
eines oder mehrerer der nachfolgend genannten Verfahren:
- Plexusanästhesie und/oder
- Spinal- und/oder Periduralanästhesie und/oder
- Intravenöse regionale Anästhesie einer Extremität und/oder
- Kombinationsnarkose mit Maske, Larynxmaske und/oder endotracheale Intubation

Obligater Leistungsinhalt
- Anästhesien oder Narkose

Fakultativer Leistungsinhalt
- Anästhesien nach der Nr. 05320,
- Kontrolle der Katheterlage durch Injektion eines Lokalanästhetikums,
- Legen einer Blutleere,
- Infusion(en) (Nr. 02100),
- Magenverweilsondeneinführung (Nr. 02320),
- Anlage suprapubischer Harnblasenkatheter (Nr. 02321),
- Wechsel/Entferung suprapubischer Harnblasenkatheter (Nr. 02322),
- Wechsel/Legen transurethraler Dauerkatheter (Nr. 02323),
- arterielle Blutentnahme (Nr. 02330),
- Multigasmessung,
- Gesteuerte Blutdrucksenkung,
- Dokumentierte Überwachung bis zur Stabilisierung der Vitalfunktionen

Abrechnungsausschluss in derselben Sitzung 01220, 01221, 01222, 01440, 01510, 01511, 01512, 01520, 01521, 01530, 01531, 01856, 01857, 01913, 02100, 02101, 02300, 02301, 02302, 02320, 02321, 02322, 02323, 02330, 02331, 02340, 02341, 02342, 02343, 05320, 05340, 05341, 05360, 05361, 05371, 30708, 30710, 30712, 30720, 30721, 30722, 30723, 30724, 30730, 30731, 30740, 30751, 30760 und Kapitel 31.5.3, 36.5.3

Aufwand in Min. **Kalkulationszeit: 36   Prüfzeit: 32   Eignung d. Prüfzeit:** Tages- und Quartalsprofil

GOÄ   entsprechend oder ähnlich: Struktur in GOÄ anders. Ggf. Nrn. 451, 452, 460, 46, 462, 463, 469, 470, 471, 472, 473, 474, 476, 477, 478, 479, eventuell zusätzlich Nrn. 446 oder 447

Kommentar: Diese Leistung honoriert die ersten 15 Minuten einer Anästhesie im Zusammenhang mit einem Eingriff, gleich welcher Art. Jede weitere vollendete 15 Minuten kann die Zuschlagsziffer nach Nr. 05331 angesetzt werden.

Werden zu den ambulant- oder belegärztlichen Operationen aus dem Abschnitt 31.2 Anästhesien und/oder Narkosen ausgeführt, so sind diese mit ihren EBM-Leistungsziffern den jeweiligen Operationskategorien/Schwierigkeitsgraden (Kategorie 1 bis Kategorie 7) zugegliedert.

05331* Zuschlag zu der Gebührenordnungsposition 05330 bei Fortsetzung einer Anästhesie und/oder Narkose,

349
40,11

Abrechnungsbestimmung je weitere vollendete 15 Minuten Schnitt-Naht-Zeit bzw. Eingriffszeit

Abrechnungsausschluss in derselben Sitzung 01220, 01221, 01222, 01440, 01510, 01511, 01512, 01520, 01521, 01530, 01531, 01856, 01857, 01913, 02100, 02101, 02300, 02301, 02302, 02320, 02321, 02322, 02323, 02330, 02331, 02340, 02341, 02342, 02343, 05320, 05340, 05341, 05360, 05361, 05371, 30708, 30710, 30712, 30720, 30721, 30722, 30723, 30724, 30730, 30731, 30740, 30751, 30760 und Kapitel 31.5.3, 36.5.3

Aufwand in Min.   **Kalkulationszeit:** 17   **Prüfzeit:** 15   **Eignung d. Prüfzeit:** Tages- und Quartalsprofil

GOÄ   entsprechend oder ähnlich: Zuschlag-Leistung in der GOÄ nicht vorhanden. Daher ggf. Nrn. 452, 460, 461, 462, 463, 469, 470, 471, 472, 473, 474, 475, 476, 477, 478, 479

Kommentar: Bei einer Anästhesie und/oder Narkose nach EBM-Nr. 05330 über 15 Minuten ist ein Zuschlag nach Nr. 05331 für je weitere vollendete 15 Minuten abrechenbar

05340* Überwachung der Vitalfunktionen

197
22,64

Obligater Leistungsinhalt
- Überwachung der Vitalfunktionen (Stand-by),
- Persönliche Anwesenheit des Arztes,
- Kontinuierliches EKG-Monitoring,

Fakultativer Leistungsinhalt
- Infusion(en) (Nr. 02100),
- Magenverweilsondeneinführung (Nr. 02320),
- Anlage suprapubischer Harnblasenkatheter (Nr. 02321),
- Wechsel/Entfernung suprapubischer Harnblasenkatheter (Nr. 02322),
- Wechsel/Legen transurethraler Dauerkatheter (Nr. 02323),
- arterielle Blutentnahme (Nr. 02330),

Abrechnungsbestimmung je vollendete 15 Minuten Schnitt-Naht-Zeit bzw. Eingriffszeit

Abrechnungsausschluss in derselben Sitzung 01220, 01221, 01222, 01440, 01510, 01511, 01512, 01520, 01521, 01530, 01531, 01856, 01857, 01913, 02100, 02101, 02300, 02301, 02302, 02320, 02321, 02322, 02323, 02330, 02331, 02342, 05320, 05330, 05331, 05341, 05360, 05361, 05371, 30708, 30710, 30712, 30720, 30721, 30722, 30723, 30724, 30730, 30731, 30740, 30751, 30760 und Kapitel 31.5.3, 36.5.3

Aufwand in Min.   **Kalkulationszeit:** 10   **Prüfzeit:** 15   **Eignung d. Prüfzeit:** Tages- und Quartalsprofil

GOÄ   entsprechend oder ähnlich: Leistungskomplex in der GOÄ nicht vorhanden. Abrechnung der einzelnen erbrachten GOÄ-Leistung(en).

Kommentar: Die Anwesenheit eines Anästhesisten reicht für die Abrechnung nicht aus. Der Anästhesist muss die obligaten Leistungs- und ggf. die fakultativen Leistungsinhalte der Überwachung der Vitalfunktion und Überprüfung des kontinuierlichen EKG-Monitorings erbringen. Die Nr. 05340 kann je vollendeten 15 Minuten Schnitt-Nahtzeit abgerechnet werden.

05341* Einleitung und Unterhaltung einer Analgesie und/oder Sedierung während eines operativen oder stationsersetzenden Eingriffs gemäß § 115b SGB V

197
22,64

Obligater Leistungsinhalt
- Verabreichung von Analgetika und/oder Sedativa,
- Intravenöser Zugang und/oder Infusion,
- Pulsoxymetrie,

Abrechnungsbestimmung je vollendete 10 Minuten

Abrechnungsausschluss in derselben Sitzung 01220, 01221, 01222, 01440, 01510, 01511, 01512, 01520, 01521, 01530, 01531, 01856, 01913, 02100, 02101, 02300, 02301, 02302, 02340, 02341, 02342, 05320, 05330, 05331, 05340, 05360, 05361, 05371, 30708,

30710, 30712, 30720, 30721, 30722, 30723, 30724, 30730, 30731, 30740, 30751, 30760
und Kapitel 31.5.3, 36.5.3

Aufwand in Min. **Kalkulationszeit:** 10   **Prüfzeit:** 10   **Eignung d. Prüfzeit:** Tages- und Quartalsprofil

GOÄ entsprechend oder ähnlich: Leistungskomplex in der GOÄ nicht vorhanden. Abrechnung
der einzelnen erbrachten GOÄ-Leistung(en).

Kommentar: Die Leistungen nach den Nrn. 05330 oder 05341 können nicht zur Sedierung/Analgesie
bei endoskopischen Untersuchungen abgerechnet werden.

05350* Beobachtung und Betreuung eines Patienten nach einem operativen oder   **443**
diagnostischen Eingriff im Anschluss an die Leistung entsprechend der Gebühren-   50,91
ordnungsposition 05330

Obligater Leistungsinhalt
• Beobachtung und Betreuung für mindestens 2 Stunden,
• Stabilisierung und Kontrolle der Vitalfunktionen,
• Steuerung der postoperativen Analgesie,
• Abschlussuntersuchung,

Fakultativer Leistungsinhalt
• Infusion(en) (Nr. 02100),
• Bestimmung der Blutgase und des Säure-Basen-Status,
• Nachinjektion in einen zur postoperativen Analgesie gelegten Plexus-, Spinal-, oder
Periduralkatheter,

Abrechnungsbestimmung je Sitzung

Anmerkung Haben an der Beobachtung und Betreuung eines Patienten nach einem
operativen oder diagnostischen Eingriff im Anschluss an die Leistung entsprechend der
Gebührenordnungsposition 05330 mehrere Ärzte mitgewirkt, hat der die Gebührenordnungsposition 05350 abrechnende Arzt mit der Quartalsabrechnung zu bestätigen, dass
kein anderer Vertragsarzt die Beobachtung und Betreuung berechnet hat.
Die Gebührenordnungsposition 05350 kann auch dann berechnet werden, wenn eine
ambulante Anästhesie/Narkose nach der Gebührenordnungsposition 05330 zur Durchführung von vertragszahnärztlichen Leistungen erbracht wurde und die Beobachtung und
Betreuung eines Kranken während der Aufwach- und/oder Erholungszeit bis zum Eintritt
der Transportfähigkeit über mindestens zwei Stunden erfolgte.

Abrechnungsausschluss in derselben Sitzung 01220, 01221, 01222, 01440, 01510,
01511, 01512, 01520, 01521, 01530, 01531, 01856, 01857, 01913, 02100, 02101, 02340,
02341, 02342, 05360, 05361, 05371, 13256, 30708, 30710, 30712, 30720, 30721, 30722,
30723, 30724, 30730, 30731, 30740, 30751, 30760, 32247, 36884 und Kapitel 31.3, 31.5,
36.3, 36.5

Aufwand in Min. **Kalkulationszeit:** 4   **Prüfzeit:** 4   **Eignung d. Prüfzeit:** Tages- und Quartalsprofil

GOÄ entsprechend oder ähnlich: Leistungskomplex in der GOÄ nicht vorhanden. **Wezel/Liebold**
schlägt ggf. zum … „Ausgleich einen höheren Multiplikator zu den Anästhesie-Numm-
mern…" vor.

Kommentar: Die Leistung nach Nr. 05330 endet erst mit der Stabilisierung der Vitalfunktionen. Erst
danach kann ggf. die Leistung nach Nr. 05350 mit einer 2stündigen Mindestzeit für die
Beobachtung und Betreuung eines Patienten angesetzt werden.

Anästhesien und/oder Narkosen im Rahmen ambulanter und belegärztlicher Operationen
werden nach den Leistungspositionen des Kapitels 31.5 Anästhesien im Zusammenhang
mit Eingriffen des Abschnitts 31.2 abgerechnet.

5.4 Anästhesien und Analgesien im Zusammenhang mit der Erbringung von Leistungen des Abschnitts 8.4

1. Die Gebührenordnungspositionen dieses Abschnitts sind nur im Zusammenhang mit der Erbringung von
Leistungen des Abschnitts III.b-8.4 (auch bei Erbringung durch einen anderen Arzt) berechnungsfähig.

2. Haben an der Erbringung einer dieser Leistungen mehrere Ärzte mitgewirkt, hat der die Gebührenordnungspositionen dieses Abschnittes abrechnende Arzt in einer der Quartalsabrechnung beizufügenden und von ihm unterzeichneten Erklärung zu bestätigen, dass er mit den anderen Ärzten eine Vereinbarung darüber getroffen hat, wonach nur er allein in den jeweiligen Fällen diese Gebührenordnungspositionen berechnet.

Kommentar:

Die Leistungen nach den Nrn. 05360 und 05361 können nur im Zusammenhang mit Leistungen der Geburtshilfe (Abschnitt 8.4) abgerechnet werden, auch wenn die geburtshilflichen Leistungen von einem anderen Arzt erbracht werden.

Waren mehrere Ärzte an der Erbringung einer der Leistungen beteiligt, muss derjenige, der die Leistung abrechnet, in einer von ihm unterzeichneten Erklärung eine Absprache mit den anderen Ärzten über die Exklusivität seiner Abrechnung bestätigen.

05360* Periduralanästhesie im Zusammenhang mit der Erbringung einer Leistung entsprechend der Gebührenordnungspositionen 08411 bis 08416   **404**
46,43

Obligater Leistungsinhalt
- Anlage eines Katheters zur Durchführung einer Periduralanalgesie

Fakultativer Leistungsinhalt
- Kontrolle der Katheterlage durch Injektion eines Lokalanästhetikums,
- Injektion(en), Filterwechsel und Verbandswechsel

Abrechnungsausschluss in derselben Sitzung 01510, 01511, 01512, 01520, 01521, 01530, 01531, 02100, 02101, 02342, 05310, 05320, 05330, 05331, 05340, 05341, 05350, 30702, 30704, 30710, 30712, 30720, 30721, 30722, 30723, 30724, 30730, 30731, 30740, 30750, 30751, 30760, 30790, 30791 und Kapitel 31.5, 36.5

Aufwand in Min.   **Kalkulationszeit:** 16   **Prüfzeit:** 12   **Eignung d. Prüfzeit:** Tages- und Quartalsprofil
GOÄ   entsprechend oder ähnlich: z.B. 451, 460, 469, 476 und die jeweils der hier angegebenen GOÄ Nr. folgenden GOÄ Nrn.

Kommentar: Bei Leistungen im Rahmen der Geburtshilfe nach Kap. 8.4. können ggf. erforderliche Leistungen nach EBM Nrn. 05360 – 05372 abgerechnet werden.

05361* Dokumentierte Überwachung im Anschluss an die Leistung entsprechend der Gebührenordnungsposition 05360   **213**
24,48

Obligater Leistungsinhalt
- kontinuierliches EKG-Monitoring,
- kontinuierliche Pulsoxymetrie,
- Zwischen- und Abschlussuntersuchungen,
- Dauer mindestens 30 Minuten

Abrechnungsausschluss in derselben Sitzung 01510, 01511, 01512, 01520, 01521, 01530, 01531, 02100, 02101, 02342 und Kapitel 5.3

Aufwand in Min.   **Kalkulationszeit:** 8   **Prüfzeit:** 4   **Eignung d. Prüfzeit:** Tages- und Quartalsprofil
GOÄ   entsprechend oder ähnlich: z.B. 451, 460, 469, 470, 476 und die jeweils der hier angegebenen GOÄ Nr. folgenden GOÄ Nrn.

Kommentar: Bei Leistungen im Rahmen der Geburtshilfe nach Kap. 8.4. können ggf. erforderliche Leistungen nach EBM Nrn. 05360 – 05372 abgerechnet werden.

05370* Anästhesie und/oder Narkose, bis zu einer Schnitt-Naht-Zeit von 15 Minuten, zuzüglich der prä- und postanästhesiologischen Rüstzeiten, im Zusammenhang mit der Erbringung der Leistung entsprechend der Gebührenordnungsposition 08415, mittels eines oder mehrerer der nachfolgend genannten Verfahren: **844**
96,99
- Spinal- und/oder Periduralanästhesie
und/oder
- Intubationsnarkose

Obligater Leistungsinhalt
- Anästhesie oder Narkose

Fakultativer Leistungsinhalt
* Injektion eines Lokalanästhetikums in den liegenden Katheter,
* Durchführung einer Spinalanästhesie,
* Infusion(en) (Nr. 02100),
* Magenverweilsondeneinführung (Nr. 02320),
* Anlage suprapubischer Harnblasenkatheter (Nr. 02321),
* Wechsel/Entferung suprapubischer Harnblasenkatheter (Nr. 02322),
* Wechsel/Legen transurethraler Dauerkatheter (Nr. 02323),
* arterielle Blutentnahme (Nr. 02330),
* Multigasmessung,
* Dokumentierte Überwachung bis zur Stabilisierung der Vitalfunktionen

Abrechnungsausschluss in derselben Sitzung 01510, 01511, 01512, 01520, 01521, 01530, 01531, 02100, 02101, 02320, 02321, 02322, 02323, 02330, 02342 und Kapitel 5.3

Aufwand in Min.   **Kalkulationszeit:** 36   **Prüfzeit:** 25   **Eignung d. Prüfzeit:** Tages- und Quartalsprofil

GOÄ   entsprechend oder ähnlich: z.B. 451, 460, 469, 476 und die jeweils der hier angegebenen GOÄ Nr. folgenden GOÄ Nrn.

Kommentar: Bei Leistungen im Rahmen der Geburtshilfe nach Kap. 8.4. können ggf. erforderliche Leistungen nach EBM Nrn. 05360 – 05373 abgerechnet werden.

05371*   Zuschlag zu der Gebührenordnungsposition 05370 bei Fortsetzung einer Anästhesie und/oder Narkose,   **318**
36,54

Abrechnungsbestimmung je weitere vollendete 15 Minuten Schnitt-Naht-Zeit

Anmerkung Die Gebührenordnungsposition 05371 ist im Behandlungsfall höchstens zweimal berechnungsfähig.

Abrechnungsausschluss in derselben Sitzung 01510, 01511, 01512, 01520, 01521, 01530, 01531, 02100, 02101, 02320, 02321, 02322, 02323, 02330, 02342 und Kapitel 5.3

Aufwand in Min.   **Kalkulationszeit:** 15   **Prüfzeit:** 10   **Eignung d. Prüfzeit:** Tages- und Quartalsprofil

GOÄ   entsprechend oder ähnlich: z.B. 451, 460, 469, 470, 476 und die jeweils der hier angegebenen GOÄ Nr. folgenden GOÄ Nrn.

Kommentar: Bei Leistungen im Rahmen der Geburtshilfe nach Kap. 8.4. können ggf. erforderliche Leistungen nach EBM Nrn. 05360 – 05372 abgerechnet werden.

05372*   Beobachtung und Betreuung eines Patienten im Anschluss an die Leistung entsprechend der Gebührenordnungsposition 05370   **465**
53,44

Obligater Leistungsinhalt
* Beobachtung und Betreuung für mindestens 2 Stunden,
* Stabilisierung und Kontrolle der Vitalfunktionen,
* Steuerung der postoperativen Analgesie,
* Abschlussuntersuchung

Fakultativer Leistungsinhalt
* Bestimmung der Blutgase und des Säure-Basen-Status,
* Nachinjektion(en) in den liegenden Periduralkatheter

Abrechnungsausschluss in derselben Sitzung 01220, 01221, 01222, 01440, 01510, 01511, 01512, 01520, 01521, 01530, 01531, 01856, 01857, 01913, 02100, 02101, 02340, 02341, 02342, 13256, 30708, 30710, 30712, 30720, 30721, 30722, 30723, 30724, 30730, 30731, 30740, 30751, 30760, 32247, 36884

Aufwand in Min.   **Kalkulationszeit:** 12   **Prüfzeit:** 8   **Eignung d. Prüfzeit:** Tages- und Quartalsprofil

GOÄ   entsprechend oder ähnlich: z.B. 451, 460, 469, 470, 476 und die jeweils der hier angegebenen GOÄ Nr. folgenden GOÄ Nrn.

Kommentar: Bei Leistungen im Rahmen der Geburtshilfe nach Kap. 8.4. können ggf. erforderliche Leistungen nach EBM Nrn. 05360 – 05372 abgerechnet werden.

6 Augenärztliche Gebührenordnungspositionen

6.1 Präambel

1. Die in diesem Kapitel aufgeführten Gebührenordnungspositionen können ausschließlich von Fachärzten für Augenheilkunde berechnet werden.

2. Außer den in diesem Kapitel genannten Gebührenordnungspositionen sind von den in der Präambel genannten Vertragsärzten – unbeschadet der Regelungen gemäß I-5 und I-6.2 der Allgemeinen Bestimmungen – zusätzlich nachfolgende Gebührenordnungspositionen berechnungsfähig: 01100 bis 01102, 01205, 01207, 01210, 01212, 01214 bis 01224, 01226, 01320, 01321, 01322, 01323, 01410 bis 01416, 01418, 01420, 01430, 01431, 01435, 01436, 01440, 01442, 01444, 01450, 01470, 01510 bis 01512, 01600 bis 01602, 01610 bis 01612, 01620 bis 01624, 01626, 01630, 01640, 01641, 01642, 01647, 01648, 01660, 01670 bis 01672, 01701, 01783, 01800, 01802 bis 01811, 01949, 01950, 01953, 01955, 01956, 01960, 02100, 02101, 02110 bis 02112, 02120, 02200, 02300 bis 02302, 02310, 02320, 02323, 02330, 02331, 02340, 02341, 02360, 02510 bis 02512 und 30706.

3. Ausser den in diesem Kapitel genannten Gebührenordnungspositionen sind bei Vorliegen der entsprechenden Qualifikationsvoraussetzungen von den in der Präambel genannten Vertragsärzten – unbeschadet der Regelungen gemäß I-5 und I-6.2 der Allgemeinen Bestimmungen – zusätzlich nachfolgende Gebührenordnungspositionen berechnungsfähig: 30400 bis 30402, 30410, 30411, 30420, 30421, 30800, 30810, 30811 und 36884, 37100, 37102, 37113, 37120, 37300, 37302, 37305, 37306, 37314, 37317, 37318 und 37320, Gebührenordnungspositionen der Abschnitte IV-30.1, IV-30.2.1, IV-30.3, IV-30.7.1, IV-30.7.2, IV-30.12, IV-30.13, IV-31.2, IV-31.3, IV-31.4.3, IV-31.5, IV-31.6, IV-36.2, IV-36.3, IV-36.5 und IV-36.6.2 sowie Gebührenordnungspositionen der Kapitel IV-32, IV-33, IV-34, IV-35 und Kap. 38.

4. Bei der Berechnung der zusätzlich berechnungsfähigen Gebührenordnungspositionen in den Nummern 2 und 3 sind die Maßnahmen zur Qualitätssicherung gemäß § 135 Abs. 2 SGB V, die berufsrechtliche Verpflichtung zur grundsätzlichen Beschränkung auf das jeweilige Gebiet sowie die Richtlinien des Gemeinsamen Bundesausschusses zu beachten.

5. Werden die in den Grundpauschalen enthaltenen Leistungen entsprechend den Gebührenordnungspositionen 01600 und 01601 durchgeführt, sind für die Versendung bzw. den Transport die Kostenpauschalen nach den Gebührenordnungspositionen 40110 und 40111 berechnungsfähig.

6. Die Gebührenordnungsposition 06225 kann nur in Behandlungsfällen berechnet werden, in denen die augenärztliche Behandlung ausschließlich durch (einen) konservativ(e) tätige(n) Augenarzt/ -ärzte erfolgt ist. Ein Augenarzt ist konservativ tätig,
   - sofern der Augenarzt in dem Quartal keine der folgenden Leistungen erbracht und berechnet hat: 31101 bis 31108, 31321 bis 31328, 31331 bis 31338, 31350, 31351, 31362, 31371 bis 31373, 36101 bis 36108, 36321 bis 36328, 36331 bis 36338, 36350, 36351, 36371 bis 36373
   - sofern der Augenarzt in dem Quartal keine Leistung(en) erbracht und berechnet hat, die auf regionaler Ebene den o.g. Leistungen entsprechen oder in regional vereinbarten Pauschalen enthalten sind,
   - Erfolgt in einem Behandlungsfall die Inanspruchnahme sowohl eines/von konservativ tätigen Augenarztes/-ärzten als auch eines/von nicht konservativ tätigen Augenarztes/-ärzten gemäß obiger Definition, so kann die Gebührenordnungsposition 06225 nicht berechnet werden.
   - Mit der Angabe der Abrechnung erfolgt die Erklärung des Arztes, dass die genannten Voraussetzungen zur Abrechnung der Gebührenordnungsposition 06225 für alle Behandlungsfälle, auch außerhalb der kollektivvertraglichen Versorgung, erfüllt worden sind.

7. Die Gebührenordnungsposition 06362 ist nur bei Patienten berechnungsfähig, bei denen gemäß der Richtlinie des Gemeinsamen Bundesausschusses (§ 2 der Nr. 27 der Anlage I „Anerkannte Untersuchungs- oder Behandlungsmethoden" der Richtlinie Methoden vertragsärztliche Versorgung) ein Keratokonus und eine subjektive Sehverschlechterung vorliegen sowie anhand mindestens eines der folgenden Kriterien eine Progedienz des Keratokonus innerhalb der letzten 12 Monate festgestellt wurde:
   - Zunahme der maximalen Hornhautbrechkraft um ≥ 1 dpt,
   - Zunahme des durch die subjektive Refraktion bestimmten Astigmatismus um ≥ 1 dpt,
   - Abnahme der Basiskurve der bestsitzenden Kontaktlinse um $\geq 0,1$ mm und ein operativer Eingriff gemäß den Gebührenordnungspositionen 31364 oder 36364 geplant ist.

8. Die in der Präambel unter 1. aufgeführten Vertragsärzte können die arztgruppenspezifische Gebührenordnungsposition 08619 berechnen.

Kommentar:

Alle Gebührenordnungspositionen des Kapitels 6 – also die Leistungen nach den Nrn. 06210 bis 06352 – können grundsätzlich (s. Kommentierung zu Kapitel I, Abschnitt 1.5) nur von Fachärzten für Augenheilkunde abgerechnet werden.

Zusätzlich zu den Gebührenordnungspositionen dieses Kapitels sind für Augenärzte abrechnungsfähig, sofern die übrigen Abrechnungsvoraussetzungen des EBM gegeben sind:

- die nachfolgenden Gebührenordnungspositionen des Abschnitts II (arztgruppenübergreifende allgemeine Leistungen):
  - Nrn. 01100 bis 01102 Unvorhergesehene Inanspruchnahme,
  - Nrn. 01205, 01207 Notfallpauschale für die Abklärung der Behandlungsnotwendigkeit,
  - Nr. 01210 Notfallpauschale im organisierten Not(fall)dienst,
  - Nr. 01211 Zusatzpauschale für die Besuchsbereitschaft im Notfall,
  - Nr. 01212 Notfallpauschale im organisierten Not(fall)dienst,
  - Nr. 01214 bis 01222 Notfallkonsultationspauschale im organisierten Not(fall)dienst, Zusatzpauschale für die Besuchsbereitschaft im Notfall bez. organisierten Not(fall)dienst, Reanimationskomplex,
  - Nrn. 01223 bis 01226 Zuschlag zur Notfallpauschale in besonderen Fällen,
  - Nrn. 01320, 01321 Grundpauschale für ermächtigte Ärzte, Krankenhäuser bzw. Institute,
  - Nrn. 01410 bis 01416 Besuche, Visite, Begleitung eines Kranken beim Transport,
  - Nr. 01418 Besuch im organisierten Not(fall)dienst,
  - Nr. 1420 (Überprüfung und Koordination häuslicher Krankenpflege,
  - Nrn. 01425, 01426 Verordnung spezialisierter ambulanter Palliativversorgung,
  - Nr. 01430 Verwaltungskomplex,
  - Nr. 01435 Telefonische Beratung,
  - Nr. 01436 Konsultationspauschale,
  - Nr. 01440 Verweilen außerhalb der Praxis,
  - Nr. 01510 bis 01512 Zusatzpauschale für Beobachtung und Betreuung,
  - Nrn. 01600 bis 01602 Ärztlicher Bericht/Brief,
  - Nrn. 01620 bis 01623 Bescheinigung, Krankheitsbericht, Kurplan, Kurvorschlag,
  - Nr. 01630 Medikamentationsplan,
  - Nr. 01701 Grundpauschale Prävention,
  - Nr. 01783 Alpha-1-Feto-Protein,
  - Nrn. 01800 bis 01813 Röteln, Blutgruppenbestimmung, Antikörpernachweis,
  - Nr. 01950 Substitutionsbehandlung,
  - Nrn. 01955, 01956 Diamorphingestützte Behandlung Opiatabhängiger,
  - Nr. 02100 Infusion
  - Nr. 02101 Infusionstherapie
  - Nr. 02110 bis 02112 Transfusion, Reinfusion
  - Nr. 02120 Erstprogrammierung Medikamentenpumpe
  - Nr. 02200 Tuberkulintestung
  - Nrn. 02300 bis 02302 Kleinchirurgischer Eingriff,
  - Nr. 02310 Behandlung sek. heilender Wunden, Dekubitalulcus,
  - Nr. 02320 Einführung Magenverweilsonde
  - Nr. 02323 transurethraler Dauerkatheter
  - Nr. 02330 Arterienpunktion
  - Nr. 02331 Intraarterielle Injektion
  - Nr. 02340, 02341 Punktion
  - Nrn. 02510 bis 02512 Wärme- u. Elektrotherapie, Elektrostimulation
- sowie die folgenden Gebührenordnungspositionen des Abschnitts IV (arztgruppenübergreifende spezielle Leistungen):
  - Nrn. 30400 bis 30402 Massage-, Kompressions- oder Unterwassertherapie,
  - Nrn. 30410, 30411 Atemgymnastik,
  - Nrn. 30420, 30421 Krankengymnastik,

- Nr. 30800 Soziotherapie – Hinzuziehen eines Leistungserbringers,
- Nrn. 31371 bis 31373 Intravitreale Medikamenteneingabe am Auge
- Nrn. 36371 bis 36373 Intravitreale Medikamenteneingabe am Auge
- Nr. 36884 Blutgase, Säure-Basen-Status
- Gebührenordnungspositionen der Abschnitte
  - 30.1 Allergologie
  - 30.2 Chirotherapie
  - 30.3 Neurophysiologische Übungsbehandlung
  - 30.7.1, 30.7.2 Schmerztherapie
  - 30.12 Diagnostik und Therapie bei MRSA
  - 31.2 Ambulante Operationen
  - 31.3 Postoperative Überwachungskomplexe
  - 31.4.3 Postoperative Behandlungskomplexe im Fachärztlichen Versorgungsbereich
  - 31.5 Anästhesien im Zusammenhang mit ambulanten Operationen
  - 31.6 Orthopädisch-chirurgisch konservative Gebührenordnungspositionen
  - 36.2 Belegärztliche Operationen
  - 36.3 Postoperativer Überwachungskomplex nach belegärztlichen Operationen
  - 36.5 Anästhesien im Zusammenhang mit belegärztlichen Operationen
  - 36.6.2 Konservativ-belegärztliche Strukturpauschalen
- Gebührenordnungspositionen der Kapitel
  - 32 Labor
  - 33 Ultraschalldiagnostik
  - 34 Radiologie, CT, NMR
  - 35 Psychotherapie

Wichtig ist, dass auch für die nach der obigen Regelung zusätzlich abrechnungsfähigen Leistungen immer auch die Abrechnungsvoraussetzungen und -ausschlüsse beachtet werden müssen, die im EBM für die Abrechnung der jeweiligen Leistung genannt sind.

Generell gilt, dass die übrigen Bestimmungen des EBM sowie die Maßnahmen zur Qualitätssicherung sowie die berufsrechtlichen Fachgebietsbeschränkungen zu beachten sind. Insbesondere sollte geprüft werden, ob zur Erbringung und Abrechnung bestimmter Leistungen eine Genehmigung erforderlich ist und welche Voraussetzungen hierfür nachgewiesen werden müssen.

Werden Leistungen nach den Gebührenordnungspositionen 01600, 01601, 01610 und 01612 (Bericht, Brief, Bescheinigung) erbracht, können auch dann, wenn die Leistung nicht gesondert berechnungsfähig sein sollte, da sie in den Grundpauschale enthalten ist, für Versendung und Transport die Kostenpauschalen nach den Nrn. 40110 oder 40111 abgerechnet werden.

Mit der Neueinführung eines Zuschlags zur Grundpauschale für ausschließlich konservativ tätige Augenärzte zum 1.1.2012 wurde eine Definition dieser Arztgruppe geliefert, die sich anhand der Leistungen bestimmt, deren Erbringung und Abrechnung eine Eingruppierung als konservativ tätiger Augenarzt ausschließen. Auch wenn diese Leistungen außerhalb des Kollektivvertrages erbracht und abgerechnet werden, kann der spezielle Zuschlag für konservativ tätige Ärzte im Kollektivvertrag nicht abgerechnet werden. Der letzte Absatz der Nr. 6 wird eine Ergänzung der sogenannten „Abrechnungssammelerklärung" erforderlich machen.

6.2 Augenärztliche Grundpauschalen

Grundpauschale

Obligater Leistungsinhalt
- Persönlicher Arzt-Patienten-Kontakt und/oder Arzt-Patienten-Kontakt im Rahmen einer Videosprechstunde gemäß Anlage 31b zum BMV-Ä,

Fakultativer Leistungsinhalt
- Weitere persönliche oder andere Arzt-Patienten-Kontakte gemäß I-4.3.1 der Allgemeinen Bestimmungen,
- Ärztlicher Bericht entsprechend der Gebührenordnungsposition 01600,

- Individueller Arztbrief entsprechend der Gebührenordnungsposition 01601,
- Klinisch-neurologische augenärztliche Basisdiagnostik,
- Bestimmung des Visus,
- Subjektive und objektive Refraktionsbestimmung,
- Bestimmung des Interferenzvisus,
- Untersuchung des Dämmerungssehens,
- Tonometrische Untersuchung,
- Gonioskopie,
- Spaltlampenmikroskopie,
- Beurteilung des zentralen Fundus,
- Messung der Hornhautkrümmungsradien,
- Prüfung der Augenstellung und Beweglichkeit in neun Hauptblickrichtungen,
- Prüfung der Kopfhaltung bei binokularer Sehanforderung in Ferne und Nähe,
- Prüfung der Simultanperzeption, Fusion und Stereopsis,
- Prüfung auf Heterophorie und (Pseudo-)Strabismus,
- Prüfung der Pupillenfunktion,
- Prüfung des Farbsinns,
- Prüfung der Tränenwege durch Messung der Sekretionsmenge und Durchgängigkeit,
- Bestimmung der break-up time,
- Entnahme von Abstrichmaterial aus dem Bindehautsack,
- Anpassung einfacher vergrößernder Sehhilfen,
- Kontrolle vorhandener Sehhilfen,
- In Anhang VI-1 aufgeführte Leistungen,

Abrechnungsbestimmung einmal im Behandlungsfall

06210 für Versicherte bis zum vollendeten 5. Lebensjahres **149**
17,12

Abrechnungsbestimmung einmal im Behandlungsfall

Abrechnungsausschluss
in derselben Sitzung 01436
im Behandlungsfall 01600, 01601

Aufwand in Min. **Kalkulationszeit:** 11 **Prüfzeit:** 8 **Eignung d. Prüfzeit:** Nur Quartalsprofil

GOÄ entsprechend oder ähnlich: Leistungskomplex in der GOÄ nicht vorhanden. Abrechnung der einzelnen erbrachten GOÄ-Leistung(en).

Kommentar: Die Grundpauschale ist beim ersten kurativ-ambulanten persönlichen Arzt-Patienten-Kontakt im Behandlungsfall berechnungsfähig. Ein persönlicher Arzt-Patienten-Kontakt setzt die räumliche und zeitgleiche Anwesenheit des Arztes und des Patienten und eine direkte Interaktion (z.B. Gespräch) voraus. Bei einem ausschließlich telefonischen Kontakt, ist die Grundpauschale nicht abrechenbar.

Die Pauschale ist nur einmal im Behandlungsfall bzw. bei arztgruppenübergreifender Behandlung nur einmal im Arztfall berechenbar.

In dieser Pauschale sind die Leistungen des EBM, die im **Anhang 1 (Verzeichnis der nicht gesondert abrechnungsfähigen und in Komplexen enthaltenen Leistungen ...)** enthalten sind, integriert und damit auch als Kassenleistungen honoriert und können nicht mehr gesondert abgerechnet werden, es sei denn, sie finden sich in den arztgruppenspezifischen Kapitel ausdrücklich als abrechnungsfähige Leistung angegeben.

Es ist einem Vertragsarzt nicht gestattet, die in der Anlage 1 aufgeführten Leistungen einem GKV-Versicherten als Individuelle Gesundheitsleistung (IGeL) anzubieten und privat nach GOÄ als IGeL-Leistung abzurechnen.

Wird in demselben Quartal eine kurativ-ambulante und eine kurativ-stationäre (belegärztliche Behandlung) durchgeführt, ist die Grundpauschale je einmal berechnungsfähig. Es ist aber von der Punktzahl der zweiten zur Abrechnung kommenden Grundpauschale ein Abschlag von 50 % vorzunehmen.

06211 für Versicherte ab Beginn des 6. bis zum vollendeten 59. Lebensjahr **117**
13,45

Abrechnungsbestimmung einmal im Behandlungsfall

6 Augenärztliche Gebührenordnungspositionen
EBM-Nr.

Abrechnungsausschluss
im Behandlungsfall 01600, 01601
in derselben Sitzung 01436

Aufwand in Min. **Kalkulationszeit:** 8 **Prüfzeit:** 7 **Eignung d. Prüfzeit:** Nur Quartalsprofil

GOÄ entsprechend oder ähnlich: Leistungskomplex in der GOÄ nicht vorhanden. Abrechnung der einzelnen erbrachten GOÄ-Leistung(en).

06212 für Versicherte ab Beginn des 60. Lebensjahres **136**
15,63

Abrechnungsbestimmung einmal im Behandlungsfall

Abrechnungsausschluss
im Behandlungsfall 01600, 01601
in derselben Sitzung 01436

Aufwand in Min. **Kalkulationszeit:** 10 **Prüfzeit:** 9 **Eignung d. Prüfzeit:** Nur Quartalsprofil

GOÄ entsprechend oder ähnlich: Leistungskomplex in der GOÄ nicht vorhanden. Abrechnung der einzelnen erbrachten GOÄ-Leistung(en).

06215 Hygienezuschlag zu den Gebührenordnungspositionen 06210 bis 06212 **2**
0,23

Abrechnungsbestimmung einmal im Behandlungsfall

Anmerkung Die Gebührenordnungsposition 06215 wird durch die zuständige Kassenärztliche Vereinigung zugesetzt.

Aufwand in Min. **Kalkulationszeit:** KA **Prüfzeit:** ./. **Eignung d. Prüfzeit:** Keine Eignung

Berichtspflicht: Nein

06220 Zuschlag für die augenärztliche Grundversorgung gemäß Allgemeiner Bestimmung **21**
4.3.8 zu den Gebührenordnungspositionen 06210 bis 06212 Abrechnungsbestim- 2,41
mung einmal im Behandlungsfall

Anmerkung Der Zuschlag nach der Gebührenordnungsposition 06220 kann gemäß Allgemeiner Bestimmung 4.3.8 ausschließlich in Behandlungsfällen abgerechnet werden, in denen nur Leistungen der fachärztlichen Grundversorgung gemäß Anhang 3 und/oder regionaler Vereinbarungen erbracht und berechnet werden.

Aufwand in Min. **Kalkulationszeit:** KA **Prüfzeit:** ./. **Eignung d. Prüfzeit:** Keine Eignung

GOÄ entsprechend oder ähnlich: Eine vergleichbare Leistung ist in der GOÄ nicht aufgeführt.

06222 Zuschlag zu der Gebührenordnungsposition 06220 **6**
0,69

Abrechnungsbestimmung einmal im Behandlungsfall

Anmerkung Die Gebührenordnungsposition 06222 wird durch die zuständige Kassenärztliche Vereinigung zugesetzt.

Aufwand in Min. **Kalkulationszeit:** KA **Prüfzeit:** ./. **Eignung d. Prüfzeit:** Keine Eignung

GOÄ entsprechend oder ähnlich: Eine vergleichbare Leistung ist in der GOÄ nicht aufgeführt.

06225 Zuschlag zu den Grundpauschalen nach den Nrn. 06210 bis 06212 für die **126**
Behandlung eines Versicherten ausschließlich durch (einen) konservativ tätige(n) 14,48
Augenarzt/-ärzte gemäß Nr. 6 der Präambel 6.1

Obligater Leistungsinhalt
• Persönlicher Arzt-Patienten-Kontakt und/oder Arzt-Patienten-Kontakt im Rahmen einer Videosprechstunde gemäß Anlage 31b zum BMV-Ä,

Abrechnungsbestimmung einmal im Behandlungsfall

Aufwand in Min. **Kalkulationszeit:** 8 **Prüfzeit:** 7 **Eignung d. Prüfzeit:** Nur Quartalsprofil

GOÄ entsprechend oder ähnlich: Eine vergleichbare Leistung ist in der GOÄ nicht aufgeführt.

06227 Zuschlag zu den Gebührenordnungspositionen 06210 bis 06212 **2**
0,23

Abrechnungsbestimmung: einmal im Behandlungsfall

Die Gebührenordnungsposition 06227 wird durch die zuständige Kassenärztliche Vereinigung zugesetzt.
Abrechnungsausschluss im Behandlungsfall 01630
Berichtspflicht: Nein

Aufwand in Min. **Kalkulationszeit:** KA   **Prüfzeit:** ./.   **Eignung d. Prüfzeit:** Keine Eignung

06228 Zuschlag zu den Gebührenordnungspositionen 06210 bis 06212 für die Behandlung aufgrund einer TSS-Vermittlung und/oder Vermittlung durch den Hausarzt gemäß Allgemeiner Bestimmung 4.3.10.1, 4.3.10.2 oder 4.3.10.3
Abrechnungsbestimmung einmal im Arztgruppenfall
Anmerkung Die Gebührenordnungsposition 06228 kann durch die zuständige Kassenärztliche Vereinigung zugesetzt werden.
Abrechnungsausschluss im Arztgruppenfall 01710

Aufwand in Min. **Kalkulationszeit:** KA   **Prüfzeit:** ./.   **Eignung d. Prüfzeit:** Keine Eignung
Kommentar: Siehe unter EBM Nr. 03008

6.3 Diagnostische und therapeutische Gebührenordnungspositionen

06310 Fortlaufende Tonometrie   **101**
                                                                                      11,61
Obligater Leistungsinhalt
* Verlaufsbestimmung des Augeninnendrucks durch mindestens 4 tonometrische Untersuchungen an demselben Tag und/oder
* Bestimmung des Abflusswiderstandes mittels fortlaufender Tonometrie,
* Ein- und/oder beidseitig

Abrechnungsausschluss
im Zeitraum von 21 Tagen nach Erbringung einer Leistung des Abschnitts 31.2 31716, 31717, 31718, 31719, 31720, 31721, 31722, 31723
am Behandlungstag 31716, 31717, 31718, 31719, 31720, 31721, 31722, 31723, 31724, 31725, 31726, 31727, 31728, 31729, 31730, 31731

Aufwand in Min. **Kalkulationszeit:** 6   **Prüfzeit:** 5   **Eignung d. Prüfzeit:** Tages- und Quartalsprofil
GOÄ   entsprechend oder ähnlich: Nr. 1257*
Kommentar: Am Behandlungstag ist die Leistung nicht neben postoperativen Behandlungen nach durchgeführten Eingriffen im Rahmen der intraokularen oder Laserchirurgie nach den Kategorien V1 bis V7 bzw. W1 – W7 abrechnungsfähig und nicht innerhalb von 21 Tagen neben postoperativen Behandlungen nach Nr. 31716 bis 31723 abrechenbar. Dies gilt unabhängig davon, ob der augenärztliche Operateur oder ein anderer Augenarzt die Leistung durchführt.

06312* Elektrophysiologische Untersuchung   **200**
                                                                                      22,98
Obligater Leistungsinhalt
* Bestimmung visuell evozierter Hirnpotentiale und/oder
* Elektrookulographie und/oder
* Elektroretinographie,
* Ein- und/oder beidseitig,

Abrechnungsbestimmung einmal im Behandlungsfall

Aufwand in Min. **Kalkulationszeit:** 12   **Prüfzeit:** 10   **Eignung d. Prüfzeit:** Nur Quartalsprofil
GOÄ   entsprechend oder ähnlich: Nr. 1237

06320 Zusatzpauschale Untersuchung und Behandlung einer krankhaften Störung des   **242**
           binokularen Sehens für Versicherte bis zum vollendeten 5. Lebensjahr   27,81
Obligater Leistungsinhalt
* Quantitative Untersuchung des Binokularsehens,
* Beurteilung des Fundus mit Fixationsprüfung(en) und/oder
* Prüfung auf Trennschwierigkeiten mit enggestellten Reihenoptotypen,

Fakultativer Leistungsinhalt
* Refraktionsbestimmung in Zykloplegie,
* Anpassung einer Prismenbrille,
* Messung der Akkommodationsbreite,
* Durchführung pleoptischer Übungen,
* Durchführung orthoptischer Übungen,
* Okklusionstherapie,

Abrechnungsbestimmung einmal im Behandlungsfall

Abrechnungsausschluss im Behandlungsfall 06321

Berichtspflicht: Ja

Aufwand in Min.   **Kalkulationszeit:** 6   **Prüfzeit:** 4   **Eignung d. Prüfzeit:** Nur Quartalsprofil

GOÄ   entsprechend oder ähnlich: Leistung in der GOÄ nicht vorhanden. Abrechnung der einzelnen erbrachten GOÄ-Leistung(en).

Kommentar: Wichtig ist für die Abrechnung der Leistung nach Nr. 06320, dass der Patient zum Zeitpunkt der ersten Inanspruchnahme des Arztes noch nicht das 5. Lebensjahr vollendet hat d. h. noch nicht den 6. Geburtstag hatte. Hat der Patient das 5. Lebensjahr vollendet ist die Nr. 06321 abzurechnen.

06321   Zusatzpauschale Untersuchung und ggf. Behandlung einer krankhaften Störung des binokularen Sehens für Versicherte ab Beginn des 6. Lebensjahres   **205**
23,56

Obligater Leistungsinhalt
* Quantitative Untersuchung des Binokularsehens,
* Beurteilung des Fundus mit Fixationsprüfung(en) und/oder
* Prüfung auf Trennschwierigkeiten mit enggestellten Reihenoptotypen,

Fakultativer Leistungsinhalt
* Refraktionsbestimmung in Zykloplegie,
* Anpassung einer Prismenbrille,
* Messung der Akkommodationsbreite,
* Durchführung pleoptischer Übungen,
* Durchführung orthoptischer Übungen,
* Okklusionstherapie,

Abrechnungsbestimmung einmal im Behandlungsfall

Abrechnungsausschluss im Behandlungsfall 06320

Berichtspflicht: Ja

Aufwand in Min.   **Kalkulationszeit:** 6   **Prüfzeit:** 4   **Eignung d. Prüfzeit:** Nur Quartalsprofil

GOÄ   entsprechend oder ähnlich: Leistung in der GOÄ nicht vorhanden. Abrechnung der einzelnen erbrachten GOÄ-Leistung(en).

Kommentar: Mit Beginn des 6. Lebensjahres ist diese Leistung statt der Nr. 06320 abrechenbar. Um die Leistung nach Nr. 06321 zu erbringen und abzurechnen, reicht der Verdacht auf eine krankhafte Störung.

06330   Perimetrie   **156**
17,93

Obligater Leistungsinhalt
* Rechnerisch gestützte schwellenbestimmende Perimetrie an mindestens 50 Prüforten und/oder
* Indikationsbezogene gleichwertige Perimetrie,
* Dokumentation,
* Ein- und/oder beidseitig

Fakultativer Leistungsinhalt
* Statistische Trendanalyse

Aufwand in Min.   **Kalkulationszeit:** 2   **Prüfzeit:** 2   **Eignung d. Prüfzeit:** Tages- und Quartalsprofil

GOÄ   entsprechend oder ähnlich: Nrn. 1225 bis 1227

Kommentar: Nach dieser Leistung können verschiedene Formen der Perimetrie abgerechnet werden; wenn die Perimetrie (an mind. 50 Prüforten) gleichwertige Ergebnisse liefert zur rechnerisch gestützten schwellenbestimmten Perimetrie.

06331* Fluoreszenzangiographische Untersuchung der terminalen Strombahn am **439**
Augenhintergrund einschl. Applikation des Teststoffes (Fluoreszein-Natrium oder   50,45
Indozyanin), einschl. Sachkosten

Obligater Leistungsinhalt
• Fluoreszenzangiographische Untersuchung der terminalen Strombahn am Augenhintergrund,
• Applikation des Teststoffes (Fluoreszein-Natrium oder Indozyanin),
• Befundauswertung,
• Ein- und/oder beidseitig

Abrechnungsausschluss
im Behandlungsfall 06332
in derselben Sitzung 02100, 02101, 02300, 02301, 02302, 06350, 06351, 06352

Berichtspflicht: Ja

Aufwand in Min. **Kalkulationszeit:** 9 **Prüfzeit:** 8 **Eignung d. Prüfzeit:** Tages- und Quartalsprofil
GOÄ entsprechend oder ähnlich: Nrn. 1248, 1249

06332* Photodynamische Therapie(n) mit Verteporfin gemäß den Beschlüssen des **2231**
Bundesausschusses der Ärzte und Krankenkassen bzw. des Gemeinsamen   256,38
Bundesausschusses einschließlich Sachkosten mit Ausnahme von Verteporfin

Obligater Leistungsinhalt
• Fluoreszenzangiographie(n),
• Beurteilung des zentralen Fundus,
• Untersuchung mit der Spaltlampe,
• Aufklärung des Patienten,
• Vorbereitung und Applikation von Verteporfin,
• Berechnung und Einstellung des Areals,
• Laserbeleuchtung,
• Nachbetreuung,
• Lichtschutzmaßnahmen,

Fakultativer Leistungsinhalt
• Nachfolgende fluoreszenzangiographische Untersuchung(en) bei akuter Visusverschlechterung,
• Tonometrie,

Abrechnungsbestimmung einmal im Behandlungsfall

Anmerkung Die Berechnung der Gebührenordnungsposition 06332 setzt eine Genehmigung der Kassenärztlichen Vereinigung gemäß der Qualitätssicherungsvereinbarung nach § 135 Abs. 2 SGB V voraus.

Abrechnungsausschluss
im Behandlungsfall 06331
in derselben Sitzung 02100, 02101, 02300, 02301, 02302, 06350, 06351, 06352

Berichtspflicht: Ja

Aufwand in Min. **Kalkulationszeit:** KA **Prüfzeit:** 32 **Eignung d. Prüfzeit:** Nur Quartalsprofil
GOÄ entsprechend oder ähnlich: Leistungskomplex in der GOÄ nicht vorhanden. Abrechnung der einzelnen erbrachten GOÄ-Leistung(en)

Kommentar: **Siehe: Vereinbarung von Qualitätssicherungsmaßnahmen nach § 135 Abs. 2 SGB V zur photodynamischen Therapie am Augenhintergrund (Qualitätssicherungsvereinbarung PDT)** vom 1. Oktober 2006 in der Fassung vom 18. Juli 2014 –
http://www.kbv.de/media/sp/PDT.pdf (es folgen Ausschnitte)

Abschnitt A – Allgemeine Bestimmungen
§ 1 Ziel und Inhalt
Diese Vereinbarung dient der Qualitätssicherung der photodynamischen Therapie (PDT) mit Verteporfin bei

1. altersabhängiger feuchter Makuladegeneration mit subfovealer klassischer chorioidaler Neovaskularisation,

2. subfovealer chorioidaler Neovaskularisation (CNV) aufgrund von pathologischer Myopie mit bestkorrigiertem Visus von mindestens 0,2 bei der ersten Indikationsstellung und einer Läsionsgröße von maximal 5400 Mikrometer

Die Vereinbarung regelt die Anforderungen an die fachliche Befähigung, die apparative Ausstattung und die Dokumentation als Voraussetzung für die Ausführung und Abrechnung der Photodynamischen Therapie(n) am Augenhintergrund im Rahmen der vertragsärztlichen Versorgung (Leistungen nach der Nummer 06332 des Einheitlichen Bewertungsmaßstabes (EBM))

§ 4 Apparative Voraussetzungen

Die sachgerechte Durchführung der PDT erfordert die Verwendung eines Lasergerätes (Photoaktivator), welches geeignet ist, den verabreichten Wirkstoff (Photosensibilisator) ausreichend zu aktivieren. Die Geräte müssen über eine CE-Kennzeichnung gemäß dem Medizinproduktegesetz verfügen. Die Erfüllung der Anforderungen ist gegenüber der Kassenärztlichen Vereinigung nachzuweisen.

§ 5 Dokumentation

Der Arzt ist verpflichtet, die Indikation und die Durchführung der PDT zu dokumentieren. Die schriftliche Dokumentation muss bei einer Erstbehandlung mindestens folgende Angaben beinhalten:

1. Name und Alter des Patienten

2. Krankheitsverlauf (Zeitpunkt von Sehverschlechterung und ggf. Metamorphopsien,)

3. Aktueller Visus (mit bester Korrektur)

4. Fundusbefund (subretinale Flüssigkeit, subretinales Blut, Drusen, intraretinale Lipid-ablagerungen, seröse/fibröse Pigmentepithelabhebung)

5. Fluoreszeinangiographischer Befund (Staining, Leckage, Lokalisation der Läsion, Angabe des Anteils der klassischen Membran beziehungsweise der okkulten Membran in Prozent, Angabe der CNV-Größe in Papillenflächen)

6. Diagnose. Bei der Diagnose „pathologische Myopie": Angabe der Refraktion oder Bulbuslänge

7. Photodynamische Therapie (Datum, Art und Menge des injizierten Wirkstoffes in ml, Spotgröße des Behandlungsstrahles); ggf. Angabe des Datums von vorherigen photo-dynamischen Therapien

Die bildliche Dokumentation muss jeweils mindestens ein repräsentatives fluoresze-inangiographisches Bild als Leeraufnahme sowie aus früher (arterieller oder arteriove-nöser) und später (länger als drei Minuten ab Injektion) Phase enthalten. Die Qualitätder Aufnahmen muss ausreichend sein, um die Indikationsstellung nachvollziehen zu können und darf keine Mängel nach § 6 Abs. 3 aufweisen.

Siehe auch: über die Verordnung von Hilfsmitteln in der vertragsärztlichen Versorgung („Hilfsmittel-Richtlinien") in der Fassung vom 17. Juni 1992 veröffentlicht im Bundesan-zeiger 1992; Nr. 183b zuletzt geändert am 19. Oktober 2004 veröffentlicht im Bundes-anzeiger 2005; Nr. 2: S. 89 in Kraft getreten am 6. Januar 2005 –

https://www.uni-marburg.de/fb01/lehrstuehle/oeffrecht/dahm/vermat_dahm/vl_dahm/vo_rl/hilfsmittelrl

06333	Binokulare Untersuchung des gesamten Augenhintergrundes	53

Obligater Leistungsinhalt   6,09

• Binokulare Untersuchung des gesamten Augenhintergrundes in Mydriasis

Aufwand in Min.	**Kalkulationszeit:** 3	**Prüfzeit:** 3	**Eignung d. Prüfzeit:** Tages- und Quartalsprofil

GOÄ   entsprechend oder ähnlich: Nr. 1242

Kommentar: Die Leistung ist für jedes Auge getrennt abrechenbar.

Kommentar: Die Leistung ist für jedes Auge getrennt abrechenbar.

06334 Zusatzpauschale für die Betreuung eines Patienten nach Durchführung einer **129** intravitrealen Medikamenteneingabe am rechten Auge nach den Gebührenord- **14,82** nungspositionen 31371, 31373, 36371 oder 36373

Obligater Leistungsinhalt
- Persönlicher Arzt-Patienten-Kontakt,
- Beratung und Betreuung hinsichtlich Verlauf und Behandlung der intravitreal behandelten Erkrankung(en),

Fakultativer Leistungsinhalt
- Koordination ärztlicher Maßnahmen im Zusammenhang mit der Behandlung der intra-vitreal behandelten Erkrankung(en)

Anmerkung Die Gebührenordnungsposition06334 ist im Zeitraum von 3 Wochen nach intravitrealer Medikamenteneingabe in das rechte Auge nicht berechnungsfähig. Das Datum der letzten intravitrealen Medikamenteneingabe in das rechte Auge ist anzugeben. Die Gebührenordnungsposition 06334 ist im Zeitraum von 26 Tagen einmal berechnungs-fähig.
Die Gebührenordnungsposition 06334 ist höchstens 6-mal innerhalb von 12 Monaten nach der letzten intravitrealen Medikamenteneingabe in das rechte Auge berechnungsfähig.
Sofern bei der Durchführung der Gebührenordnungsposition 06334 bei einem Patienten mehrere Ärzte ggf. praxisübergreifend beteiligt sind, hat der eine Gebührenordnungsposi-tion abrechnende Arzt sicherzustellen, dass die Untersuchung frühestens 3 Wochen nach intravitrealer Medikamenteneingabe in das rechte Auge, höchstens einmal innerhalb von 26 Tagen und höchstens 6-mal innerhalb von 12 Monaten nach der letzten intravitrealen Medikamenteneingabe in das rechte Auge erfolgt.
Sofern die Gebührenordnungsposition 06334 als Zusatzpauschale nach einer beidseitigen intravitrealen Medikamenteneingabe nach den Gebührenordungspositionen 31373 oder 36373 abgerechnet wird, ist ein Abschlag in Höhe von 15 Punkten auf die Gebührenord-nungsposition 06334 vorzunehmen.

Abrechnungsausschluss in derselben Sitzung 06336

Aufwand in Min. **Kalkulationszeit:** 9   **Prüfzeit:** 7   **Eignung d. Prüfzeit:** Tages- und Quartalsprofil

06335 Zusatzpauschale für die Betreuung eines Patienten nach Durchführung einer **129** intravitrealen Medikamenteneingabe am linken Auge nach den Gebührenordnungs- **14,82** positionen 31372, 31373, 36372 oder 36373

Obligater Leistungsinhalt
- Persönlicher Arzt-Patienten-Kontakt,
- Beratung und Betreuung hinsichtlich Verlauf und Behandlung der intravitreal behandelten Erkrankung(en),

Fakultativer Leistungsinhalt
- Koordination ärztlicher Maßnahmen im Zusammenhang mit der Behandlung der intra-vitreal behandelten Erkrankung(en)

Anmerkung Die Gebührenordnungsposition 06335 ist im Zeitraum von 3 Wochen nach intravitrealer Medikamenteneingabe in das linke Auge nicht berechnungsfähig. Das Datum der letzten intravitrealen Medikamenteneingabe in das linke Auge ist anzugeben.
Die Gebührenordnungsposition 06335 ist im Zeitraum von 26 Tagen einmal berechnungsfähig.
Die Gebührenordnungsposition 06335 ist höchstens 6-mal innerhalb von 12 Monaten nach der letzten intravitrealen Medikamenteneingabe in das linke Auge berechnungsfähig.
Sofern bei der Durchführung der Gebührenordnungsposition 06335 bei einem Patienten mehrere Ärzte ggf. praxisübergreifend beteiligt sind, hat der eine Gebührenordnungsposi-tion abrechnende Arzt sicherzustellen, dass die Untersuchung frühestens 3 Wochen nach intravitrealer Medikamenteneingabe in das linke Auge, höchstens einmal innerhalb von 26 Tagen und höchstens 6-mal innerhalb von 12 Monaten nach der letzten intravitrealen Medikamenteneingabe in das linke Auge erfolgt.
Sofern die Gebührenordnungsposition 06335 als Zusatzpauschale nach einer beidseitigen intravitrealen Medikamenteneingabe nach den Gebührenordungspositionen 31373 oder 36373 abgerechnet wird, ist ein Abschlag in Höhe von 15 Punkten auf die Gebühren-ord-nungsposition 06335 vorzunehmen.

Abrechnungsausschluss in derselben Sitzung 06337

Aufwand in Min. **Kalkulationszeit:** 9   **Prüfzeit:** 7   **Eignung d. Prüfzeit:** Tages- und Quartalsprofil

06336

Optische Kohärenztomographie am rechten Auge zur Diagnostik gemäß Nr. 29 der Anlage I „Anerkannte Untersuchungs- oder Behandlungsmethoden" der Richtlinie Methoden vertragsärztliche Versorgung des Gemeinsamen Bundesausschusses **404** **46,43**

Obligater Leistungsinhalt
* Persönlicher Arzt-Patienten-Kontakt,
* Optische Kohärenztomographie zur Diagnostik mittels SD-OCT oder technischer Weiterentwicklung,
* Befundauswertung,

Fakultativer Leistungsinhalt
* Bildliche Dokumentation gemäß § 5 Abs. 3 der Qualitätssicherungsvereinbarung nach § 135 Abs. 2 SGB V zur intravitrealen Medikamenteneingabe,

Abrechnungsbestimmung einmal im Behandlungsfall

Anmerkung Die Gebührenordnungsposition 06336 ist im Zeitraum von 26 Tagen einmal berechnungsfähig.

Abrechnungsausschluss im Behandlungsfall 06334, 06338

Berichtspflicht Nein

Aufwand in Min. **Kalkulationszeit:** 6   **Prüfzeit:** 5   **Eignung d. Prüfzeit:** Tages- und Quartatlsprofil

06337

Optische Kohärenztomographie am linken Auge zur Diagnostik gemäß Nr. 29 der Anlage I „Anerkannte Untersuchungs- oder Behandlungsmethoden" der Richtlinie Methoden vertragsärztliche Versorgung des Gemeinsamen Bundesausschusses **404** **46,43**

Obligater Leistungsinhalt
* Persönlicher Arzt-Patienten-Kontakt,
* Optische Kohärenztomographie zur Diagnostik mittels SD-OCT oder technischer Weiterentwicklung,
* Befundauswertung

Fakultativer Leistungsinhalt
* Bildliche Dokumentation gemäß § 5 Abs. 3 der Qualitätssicherungsvereinbarung nach § 135 Abs. 2 SGB V zur intravitrealen Medikamenteneingabe,

Abrechnungsbestimmung einmal im Behandlungsfall

Anmerkung Die Gebührenordnungsposition 06337 ist im Zeitraum von 26 Tagen einmal berechnungsfähig.

Abrechnungsausschluss im Behandlungsfall 06335, 06339

Berichtspflicht Nein

Aufwand in Min. **Kalkulationszeit:** 6   **Prüfzeit:** 5   **Eignung d. Prüfzeit:** Tages- und Quartalsprofil

06338

Optische Kohärenztomographie am rechten Auge zur Therapiesteuerung gemäß Nr. 29 der Anlage I „Anerkannte Untersuchungs- oder Behandlungsmethoden" der Richtlinie Methoden vertragsärztliche Versorgung des Gemeinsamen Bundesausschusses **404** **46,43**

Obligater Leistungsinhalt
* Persönlicher Arzt-Patienten-Kontakt,
* Optische Kohärenztomographie zur Therapiesteuerung mittels SD-OCT oder technischer Weiterentwicklung,
* Befundauswertung,

Fakultativer Leistungsinhalt
* Bildliche Dokumentation gemäß § 5 Abs. 3 der Qualitätssicherungsvereinbarung nach § 135 Abs. 2 SGB V zur intravitrealen Medikamenteneingabe,

Abrechnungsbestimmung einmal am Behandlungstag

Anmerkung Die Gebührenordnungsposition 06338 ist im Zeitraum von 3 Wochen nach intravitrealer Medikamenteneingabe in das rechte Auge nicht berechnungsfähig. Das Datum der letzten intravitrealen Medikamenteneingabe in das rechte Auge ist anzugeben. Die Gebührenordnungsposition 06338 ist im Zeitraum von 26 Tagen einmal berechnungsfähig.

Die Gebührenordnungsposition 06338 ist höchstens 6-mal innerhalb von 12 Monaten nach der letzten intravitrealen Medikamenteneingabe in das rechte Auge berechnungsfähig. Entgegen Nr. 8 der Präambel 31.2.1 und Nr. 4 der Präambel 36.2.1 kann die Gebührenordnungsposition 06338 am Operationstag neben den Gebührenordnungspositionen 31371, 31373, 36371 und 36373 berechnet werden.

Sofern bei der Durchführung der Gebührenordnungsposition 06338 bei einem Patienten mehrere Ärzte ggf. praxisübergreifend beteiligt sind, hat der eine Gebührenordnungsposition abrechnende Arzt sicherzustellen, dass die Untersuchung frühestens 3 Wochen nach intravitrealer Medikamenteneingabe in das rechte Auge, höchstens einmal innerhalb von 26 Tagen und höchstens 6-mal innerhalb von 12 Monaten nach der letzten intravitrealen Medikamenteneingabe in das rechte Auge erfolgt

Abrechnungsausschluss im Behandlungsfall 06336

Berichtspflicht Nein

Aufwand in Min. **Kalkulationszeit:** 6   **Prüfzeit:** 5   **Eignung d. Prüfzeit:** Tages- und Quartalsprofil

06339 Optische Kohärenztomographie am linken Auge zur Therapiesteuerung gemäß **404**
Nr. 29 der Anlage I „Anerkannte Untersuchungsoder Behandlungsmethoden" der **46,43**
Richtlinie Methoden vertragsärztliche Versorgung des Gemeinsamen Bundesaus-
schusses

Obligater Leistungsinhalt
* Persönlicher Arzt-Patienten-Kontakt,
* Optische Kohärenztomographie zur Therapiesteuerung mittels SD-OCT oder technischer Weiterentwicklung,
* Befundauswertung,

Fakultativer Leistungsinhalt
* Bildliche Dokumentation gemäß § 5 Abs. 3 der Qualitätssicherungsvereinbarung nach § 135 Abs. 2 SGB V zur intravitrealen Medikamenteneingabe,

Abrechnungsbestimmung einmal am Behandlungstag

Anmerkung Die Gebührenordnungsposition 06339 ist im Zeitraum von 3 Wochen nach intravitrealer Medikamenteneingabe in das linke Auge nicht berechnungsfähig. Das Datum der letzten intravitrealen Medikamenteneingabe in das linke Auge ist anzugeben.

Die Gebührenordnungsposition 06339 ist im Zeitraum von 26 Tagen einmal berechnungsfähig.

Die Gebührenordnungsposition 06339 ist höchstens 6-mal innerhalb von 12 Monaten nach der letzten intravitrealen Medikamenteneingabe in das linke Auge berechnungsfähig. Entgegen Nr. 8 der Präambel 31.2.1 und Nr. 4 der Präambel 36.2.1 kann die Gebührenordnungsposition 06339 am Operationstag neben den Gebührenordnungspositionen 31372, 31373, 36372 und 36373 berechnet werden.

Sofern bei der Durchführung der Gebührenordnungsposition 06339 bei einem Patienten mehrere Ärzte ggf. praxisübergreifend beteiligt sind, hat der eine Gebührenordnungsposition abrechnende Arzt sicherzustellen, dass die Untersuchung frühestens 3 Wochen nach intravitrealer Medikamenteneingabe in das linke Auge, höchstens einmal innerhalb von 26 Tagen und höchstens 6-mal innerhalb von 12 Monaten nach der letzten intravitrealen Medikamenteneingabe in das linke Auge erfolgt.

Abrechnungsausschluss im Behandlungsfall 06337

Berichtspflicht Nein

Aufwand in Min. **Kalkulationszeit:** 6   **Prüfzeit:** 5   **Eignung d. Prüfzeit:** Tages- und Quartalsprofil

06340 Anpassung einer Verbandlinse bei vorliegender Indikation gemäß den Richtlinien **143**
des Gemeinsamen Bundesausschusses über die Verordnung von Hilfsmitteln in der **16,43**
vertragsärztlichen Versorgung

Obligater Leistungsinhalt
- Mindestens 3 Arzt-Patienten-Kontakte im Behandlungsfall,

Fakultativer Leistungsinhalt
- Bestimmung der Tränensekretionsmenge,
- Anpassung einer Verbandlinse für das andere Auge,

Abrechnungsbestimmung einmal im Behandlungsfall

Abrechnungsausschluss
in derselben Sitzung 02300, 02301, 02302, 06350, 06351, 06352
am Behandlungstag 31708, 31709, 31710, 31711, 31712, 31713, 31714, 31715, 31716, 31717, 31718, 31719, 31720, 31721, 31722, 31723, 31724, 31725, 31726, 31727, 31728, 31729, 31730, 31731
im Behandlungsfall 06341, 06342

Aufwand in Min. **Kalkulationszeit:** 6 **Prüfzeit:** 6 **Eignung d. Prüfzeit:** Nur Quartalsprofil

GOÄ   entsprechend oder ähnlich: Leistung in der GOÄ nicht vorhanden.

Kommentar: Für die Versorgung mit Verbandslinsen sind die Indikationen nach den Hilfsmittel-Richtlinien maßgeblich:

VI. Feststellung der Verordnungsfähigkeit und Information des Kassenarztes

E.Sehhilfen

60.13 Verbandlinsen/Verbandschalen bei/nach

a) Erosionen, Epitheldefekten, Ulzeration der Hornhaut (nicht nach refraktiv-chirurgischen Eingriffen),

b) Abrasio nach Operation (nicht nach refraktiv-chirurgischen Eingriffen),

c) Verletzung,

d) Verätzung,

e) Verbrennung,

f) Hornhautperforation oder lamellierende Hornhautverletzung,

g) Keratoplastik,

h) Hornhautentzündungen und -ulzerationen, z. B. Keratitis bullosa, Keratitis neuroparalytica, Keratitis e lagophthalmo, Keratitis filiformis, Keratitis herpetica,

i) kontinuierlicher Medikamentenzufuhr als Medikamententräger.

06341   Erstanpassung und Auswahl der Kontaktlinse(n) gemäß den Richtlinien des Gemeinsamen Bundesausschusses über die Verordnung von Hilfsmitteln in der vertragsärztlichen Versorgung   **507**   58,26

Obligater Leistungsinhalt
- Refraktionsbestimmung mit der (den) Kontaktlinse(n),
- Mindestens 2 Arzt-Patienten-Kontakte im Behandlungsfall,

Fakultativer Leistungsinhalt
- Bestimmung der Tränensekretionsmenge,
- Untersuchung der Linse und des Linsensitzes mit Fluorescein,

Abrechnungsbestimmung einmal im Behandlungsfall

Abrechnungsausschluss im Behandlungsfall 06340, 06342

Aufwand in Min. **Kalkulationszeit:** 31 **Prüfzeit:** 31 **Eignung d. Prüfzeit:** Nur Quartalsprofil

GOÄ   entsprechend oder ähnlich: Nr. 1211

Kommentar: Für die Verordnungsfähigkeit Erstanpassung und Auswahl mit Kontaktlinsen sind die Indikationen nach den Hilfsmittel-Richtlinien maßgeblich.

06342   Prüfung auf Sitz und Verträglichkeit einer (von) gemäß den Richtlinien des Gemeinsamen Bundesausschusses über die Verordnung von Hilfsmitteln in der vertragsärztlichen Versorgung verordneten Kontaktlinse(n)   **85**   9,77

Obligater Leistungsinhalt
- Refraktionsbestimmung mit der (den) Kontaktlinse(n),

Fakultativer Leistungsinhalt
- Untersuchung(en) der Linse(n) und des Linsensitzes,
- Untersuchung(en) mit Fluorescein,

Abrechnungsbestimmung einmal im Behandlungsfall

Abrechnungsausschluss im Behandlungsfall 06340, 06341

Aufwand in Min. **Kalkulationszeit:** 6   **Prüfzeit:** 6   **Eignung d. Prüfzeit:** Nur Quartalsprofil

GOÄ   entsprechend oder ähnlich: Nrn. 1212, 1213

Kommentar: Auch wenn beide Augen behandelt werden, kann nur einmal die Leistung nach Nr. 06342 im Behandlungsfall = Quartalsfall abgerechnet werden.

06343   Bestimmung und/oder Anpassung von und/oder Einweisung in den Gebrauch von Fernrohr-, Lupenbrillen oder elektronischen Sehhilfen (z.B. Bildschirmvergröße-rung),   **254**   29,19

Abrechnungsbestimmung einmal im Behandlungsfall

Berichtspflicht Ja

Aufwand in Min. **Kalkulationszeit:** 11   **Prüfzeit:** 11   **Eignung d. Prüfzeit:** Nur Quartalsprofil

GOÄ   entsprechend oder ähnlich: Nr. 1215

06350   Kleinchirurgischer Eingriff am Auge I und/oder primäre Wundversorgung am Auge   **70**   8,04

Obligater Leistungsinhalt
- Operativer Eingriff am Auge mit einer Dauer von bis zu 5 Minuten und/oder
- Einführung von/einer Verweilsonde(n) und/oder
- Primäre Wundversorgung am Auge und/oder
- (Peri-)Orbitale operative Entfernung von Warzen oder anderen papillomvirusbedingten Hautveränderungen,

Abrechnungsbestimmung einmal am Behandlungstag

Anmerkung Die Gebührenordnungspositionen 06350 bis 06352 sind bei Patienten mit den Diagnosen Nävuszellnävussyndrom (ICD-10-GM: D22.-) und/oder mehreren offenen Wunden (ICD-10-GM: T01.-) mehrfach in einer Sitzung – auch nebeneinander, jedoch insgesamt höchstens fünfmal je Behandlungstag – berechnungsfähig.
Die Gebührenordnungsposition 06350 ist bei Neugeborenen, Säuglingen, Kleinkindern und Kindern bis zum vollendeten 12. Lebensjahr nach der Gebührenordnungsposition 31321 oder 36321 berechnungsfähig, sofern der Eingriff in Narkose erfolgt. Die Voraussetzungen gemäß § 115b SGB V müssen dabei nicht erfüllt sein, sofern die Eingriffe nicht im Katalog zum Vertrag nach § 115b SGB V genannt sind. In diesen Fällen ist die postoperative Behandlung nach den Gebührenordnungspositionen der Abschnitte 31.4.2 und 31.4.3 nicht berechnungsfähig. Die in der Präambel IV-31.2.1 Nr. 8 bzw. Präambel IV-36.2.1 Nr. 4 benannten Einschränkungen entfallen in diesen Fällen, es gelten die Abrechnungs-ausschlüsse der Gebührenordnungsposition 06350 entsprechend.
Lokalanästhesien und Leitungsanästhesien sind, soweit erforderlich, Bestandteil der Gebührenordnungsposition 06350.

Abrechnungsausschluss
im Zeitraum von 21 Tagen nach Erbringung einer Leistung des Abschnitts 31.2 und Kapitel 31.4.2, 31.4.3
in derselben Sitzung 02300, 02301, 02302, 02360, 06331, 06332, 06340, 06351, 06352

Aufwand in Min. **Kalkulationszeit:** 4   **Prüfzeit:** 4   **Eignung d. Prüfzeit:** Tages- und Quartalsprofil

GOÄ   entsprechend oder ähnlich: Leistung in der GOÄ so nicht vorhanden, aber ggf. Wundver-sorgung nach Nrn. 2000 f.

Kommentar: Wird die Leistung nach Nr. 06350 bei Neugeborenen, Säuglingen, Kleinkindern und Kindern bis zum vollendeten 12. Lebensjahr erbracht, so ist, wenn der Eingriff in Narkose erfolgte, die Leistung nach EBM-Nr. 31321 zu berechnen.

Wird der Eingriff nach Nr. 06351 von einem Nicht-Augenarzt ausgeführt, so kann dieser nur die Nr. 02300 abrechnen.

06351 Kleinchirurgischer Eingriff am Auge II und/oder primäre Wundversorgung am Auge mittels Naht

133
15,28

Obligater Leistungsinhalt
* Primäre Wundversorgung am Auge mittels Naht und/oder
* (Peri-)Orbitale Exzision von Haut- oder Schleimhaut und/oder
* Operative Lösung von Verwachsungen der Bindehaut ohne plastische Deckung und/oder
* Operation des Flügelfells und/oder
* Thermo- oder Kryotherapie der Hornhaut und/oder der Bindehaut,

Abrechnungsbestimmung einmal am Behandlungstag

Anmerkung Siehe bei EBM-Nr. 06350.
Lokalanästhesien und Leitungsanästhesien sind, soweit erforderlich, Bestandteil der Gebührenordnungsposition 06351.

Abrechnungsausschluss
im Zeitraum von 21 Tagen nach Erbringung einer Leistung des Abschnitts 31.2 und Kapitel 31.4.2, 31.4.3
in derselben Sitzung 02300, 02301, 02302, 02360, 06331, 06332, 06340, 06350, 06352

Aufwand in Min. | **Kalkulationszeit: 5** **Prüfzeit: 5** **Eignung d. Prüfzeit:** Tages- und Quartalsprofil

GOÄ | entsprechend oder ähnlich: Leistung in der GOÄ so nicht vorhanden, aber ggf. Wundversorgung nach Nrn. 2000 f.

Kommentar: | Wird die Leistung nach Nr. 06351 bei Neugeborenen, Säuglingen, Kleinkindern und Kindern bis zum vollendeten 12. Lebensjahr erbracht, so ist, wenn der Eingriff in Narkose erfolgte, die Leistung nach EBM-Nr. 31321 zu berechnen.

Wird der Eingriff nach Nr. 06351 von einem Nicht-Augenarzt ausgeführt, so kann dieser nur die Nr. 02301 abrechnen.

06352 Kleinchirurgischer Eingriff am Auge III und/oder primäre Wundversorgung am Auge bei Säuglingen, Kleinkindern und Kindern

262
30,11

Obligater Leistungsinhalt
* Primäre Wundversorgung am Auge bei Säuglingen, Kleinkindern und Kindern und/oder
* Entfernung eines oder mehrerer festsitzender Fremdkörper am Auge und/oder
* Operation des evertierten Tränenpünktchens und/oder
* Hintere Sklerotomie und/oder
* Entfernung einer Bindehaut- oder Lidgeschwulst (Chalazion) und/oder
* Sondierung des Tränen-Nasenganges bei Säuglingen und Kleinkindern oder Sprengung von Strikturen der Tränenwege, ggf. beidseitig und/oder
* Naht einer Bindehaut- oder einer nicht perforierenden Hornhaut- oder Lederhautwunde, ggf. einschließlich Ausschneidung der Wundränder,

Abrechnungsbestimmung einmal am Behandlungstag

Anmerkung Siehe bei EBM-Nr. 06350.

Abrechnungsausschluss
im Zeitraum von 21 Tagen nach Erbringung einer Leistung des Abschnitts 31.2 und Kapitel 31.4.3
in derselben Sitzung 02300, 02301, 02302, 02360, 06331, 06332, 06340, 06350, 06351

Aufwand in Min. | **Kalkulationszeit: 11** **Prüfzeit: 11** **Eignung d. Prüfzeit:** Tages- und Quartalsprofil

GOÄ | entsprechend oder ähnlich: Leistung in der GOÄ so nicht vorhanden, aber ggf. Wundversorgung nach Nrn. 2000 f.

Kommentar: | Wird die Leistung nach Nr. 06352 bei Neugeborenen, Säuglingen, Kleinkindern und Kindern bis zum vollendeten 12. Lebensjahr erbracht, so ist, wenn der Eingriff in Narkose erfolgte, die Leistung nach EBM-Nr. 31321 zu berechnen.

Wird der Eingriff nach Nr. 06352 von einem Nicht-Augenarzt ausgeführt, so kann dieser nur die Nr. 02302 abrechnen.

06362   Hornhauttomographie gemäß Nr. 27 Anlage I der Richtlinie Methoden vertragsärzt-   **231**
liche Versorgung des Gemeinsamen Bundesausschusses   **26,55**

Obligater Leistungsinhalt
*   Persönlicher Arzt-Patienten-Kontakt,
*   Messung der Hornhautdicke des Auges mittels Hornhauttomographie be progredientem Keratokonus,

Abrechnungsbestimmung je Auge einmal am Behandlungstag

Anmerkung Die Gebührenordnungsposition 06362 ist je Auge höchstens zweimal im Krankheitsfall berechnungsfähig. Die dreimalige Berechnung der Gebührenordnungs-position 06362 im Krankheitsfall setzt eine ausführliche Begründung der medizinischen Notwendigkeit im Einzelfall voraus.

Aufwand in Min. **Kalkulationszeit:** 3   **Prüfzeit:** 2   **Eignung d. Prüfzeit:** Tages- und Quartalsprofil

7 Chirurgische, kinderchirurgische und plastisch-chirurgische Gebühren-ordnungspositionen

7.1 Präambel

1. Die in diesem Kapitel aufgeführten Gebührenordnungspositionen können ausschließlich von
   - Fachärzten für Chirurgie,
   - Fachärzten für Kinderchirurgie,
   - Fachärzten für Plastische und Ästhetische Chirurgie
   berechnet werden.

2. Fachärzte für Allgemeinmedizin, Praktische Ärzte und Ärzte ohne Gebietsbezeichnung können – wenn sie im Wesentlichen chirurgische Leistungen erbringen – gemäß § 73 Abs. 1a SGB V auf deren Antrag die Genehmigung zur ausschließlichen Teilnahme an der fachärztlichen Versorgung erhalten und Gebührenordnungspositionen dieses Kapitels berechnen. Nach Erhalt der Genehmigung können sie Gebührenordnungspositionen des Kapitels 3 nicht mehr berechnen.

3. Die in der Präambel unter 1. aufgeführten Vertragsärzte können die arztgruppenspezifischen Gebührenordnungspositionen nach den Nrn. 13310, 13400, 13401, 13402, 13410, 13411, 13412, 13421, 13422, 13423, 13424, 13662, 13663, 13664 und 13670 sowie bei Vorliegen der entsprechenden Qualifikationsvoraussetzungen die Gebührenordnungsposition 08320 berechnen. Fachärzte für Kinderchirurgie können darüber hinaus die arztgruppenübergreifende Gebührenordnungsposition 01799 sowie die die arztgruppenspezifischen Gebührenordnungspositionen nach den Nrn. 26310, 26311, 26312, 26313 und 26320 berechnen. Fachärzte für Chirurgie können darüber hinaus die arztgruppenübergreifende Gebührenordnungsposition 01472 berechnen.

4. Außer den in diesem Kapitel genannten Gebührenordnungspositionen sind von den in der Präambel genannten Vertragsärzten – unbeschadet der Regelungen gemäß I-5 und I-6.2 der Allgemeinen Bestimmungen – zusätzlich nachfolgende Gebührenordnungspositionen berechnungsfähig: 01100 bis 01102, 01205, 01207, 01210, 01212, 01214 bis 01222, 01223, 01224, 01226, 01320, 01321, 01322, 01323, 01410 bis 01416, 01418, 01420, 01422, 01424, 01425, 01426, 01430, 01431, 01435, 01436, 01440, 01442, 01444, 01450, 01470, 01510 bis 01512, 01520, 01521, 01530, 01531, 01600 bis 01602, 01610 bis 01612, 01620 bis 01624, 01626, 01630, 01640, 01641, 01642, 01645, 01647, 01648, 01660, 01670 bis 01672, 01701, 01731, 01737, 01740 bis 01742, 01747, 01748, 01750 bis 01759, 01783, 01800, 01802 bis 01811, 01850, 01851, 01853 bis 01855, 01857, 01949 bis 01953, 01955, 01956, 01960, 02100, 02101, 02110 bis 02112, 02120, 02200, 02300 bis 02302, 02310 bis 02314, 02320 bis 02323, 02325 bis 02328, 02330, 02331, 02340, 02341, 02343, 02350, 02360, 02400, 02401, 02500, 02510 bis 02512 und 30706.

5. Ausser den in diesem Kapitel genannten Gebührenordnungspositionen sind bei Vorliegen der entsprechenden Qualifikationsvoraussetzungen von den in der Präambel genannten Vertragsärzten – unbeschadet der Regelungen gemäß I-5 und I-6.2 der Allgemeinen Bestimmungen – zusätzlich nachfolgende Gebührenordnungspositionen berechnungsfähig: 30400 bis 30402, 30410, 30411, 30420, 30421, 30800, 30810, 30811 und 36884, 37100, 37102, 37113, 37120, 37300, 37302, 37305, 37306, 37314, 37317, 37318, 37320, 37700 bis 37705, 37710, 37711, 37714, 37720, Gebührenordnungspositionen der Abschnitte IV-30.1, IV-30.2.1, IV-30.2.2, IV-30.3, IV-30.5, IV-30.6, IV-30.7, IV-30.13, IV-31.2, IV-31.3, IV-31.4.3, IV-31.5, IV-31.6, IV-36.2, IV-36.3, IV-36.5 und IV-36.6.2 sowie Gebührenordnungspositionen der Kapitel IV-32, IV-33, IV-34, IV-35 und Kap. 38.

6. Bei der Berechnung der zusätzlich berechnungsfähigen Gebührenordnungspositionen in den Nummern 4 und 5 sind die Maßnahmen zur Qualitätssicherung gemäß § 135 Abs. 2 SGB V, die berufsrechtliche Verpflichtung zur grundsätzlichen Beschränkung auf das jeweilige Gebiet sowie die Richtlinien des Gemeinsamen Bundesausschusses zu beachten.

7. Werden die in den Grundpauschalen enthaltenen Leistungen entsprechend den Gebührenordnungspositionen 01600 und 01601 durchgeführt, sind für die Versendung bzw. den Transport die Kostenpauschalen nach den Gebührenordnungspositionen 40110 und 40111 berechnungsfähig.

8. Die in der Präambel unter 1. aufgeführten Vertragsärzte können die arztgruppenspezifische Gebührenordnungsposition 08619 berechnen.

Kommentar:

Alle Gebührenordnungspositionen des Kapitels 7 – die Leistungen nach den Nrn. 07210 bis 07345 – können grundsätzlich (s. Kommentierung zu Kapitel I, Abschnitt 1.5) nur abgerechnet werden von

- Fachärzten für Chirurgie,
- Fachärzten für Kinderchirurgie,
- Fachärzten für Plastische und Ästhetische Chirurgie oder

- Fachärzten für Allgemeinmedizin, praktischen Ärzten und Ärzten ohne Gebietsbezeichnung, die im Wesentlichen chirurgische Leistungen erbringen und eine Genehmigung zur ausschließlichen Teilnahme an der fachärztlichen Versorgung haben. Letztere dürfen dann Gebührenordnungspositionen des Kapitels 3 (hausärztlicher Versorgungsbereich) nicht mehr abrechnen.

Für die oben genannten Vertragsärzte sind zusätzlich folgende arztgruppenspezifische Gebührenordnungspositionen abrechnungsfähig: Nrn.13310, 13400, 13401, 13402, 13410, 13411, 13412, 13421, 13422, 13423, 13424, 13662, 13663, 13664, 13670; für Fachärzte für Kinderchirurgie sind auch noch folgende arztgruppenspezifische Gebührenordnungspositionen abrechnungsfähig: Nrn. 26310, 26311, 26313 und 26320.

Zusätzlich zu den Gebührenordnungspositionen dieses Kapitels sind für die oben genannten Vertragsärzte abrechnungsfähig, sofern die übrigen Abrechnungsvoraussetzungen des EBM gegeben sind:

- die nachfolgenden Gebührenordnungspositionen des Abschnitts II (arztgruppenübergreifende allgemeine Leistungen):
  - Nrn. 01100 bis 01102 Unvorhergesehene Inanspruchnahme,
  - Nrn. 01205, 01207 Notfallpauschale für die Abklärung der Behandlungsnotwendigkeit,
  - Nr. 01210 Notfallpauschale im organisierten Not(fall)dienst,
  - Nr. 01211 Zusatzpauschale für die Besuchsbereitschaft im Notfall,
  - Nr. 01212 Notfallpauschale im organisierten Not(fall)dienst,
  - Nr. 01214 bis 01222 Notfallkonsultationspauschale im organisierten Not(fall)dienst, Zusatzpauschale für die Besuchsbereitschaft im Notfall bez. organisierten Not(fall)dienst, Reanimationskomplex,
  - Nrn. 01223 bis 01226 Zuschlag zur Notfallpauschale in besonderen Fällen,
  - Nrn. 01320, 01321 Grundpauschale für ermächtigte Ärzte, Krankenhäuser bzw. Institute,
  - Nrn. 01410 bis 01416 Besuche, Visite, Begleitung eines Kranken beim Transport,
  - Nr. 01418 Besuch im organisierten Not(fall)dienst,
  - Nr. 01420 (Überprüfung und Koordination häuslicher Krankenpflege,
  - Nr. 01422 Erstverordnung zur psychiatrischen häuslichen Krankenpflege,
  - Nr. 01424 Folgeverordnung zur psychiatrischen häuslichen Krankenpflege,
  - Nrn. 01425, 01426 Verordnung spezialisierter ambulanter Palliativversorgung,
  - Nr. 01430 Verwaltungskomplex,
  - Nr. 01435 Telefonische Beratung,
  - Nr. 01436 Konsultationspauschale,
  - Nr. 01440 Verweilen außerhalb der Praxis
  - Nr. 01510 bis 01512 Zusatzpauschale für Beobachtung und Betreuung
  - Nrn. 01520, 01521 Zusatzpauschalen für Beobachtung und Betreuung eines Kranken
  - Nrn. 01530, 01531 Zusatzpauschalen für Beobachtung und Betreuung eines Kranken
  - Nrn. 01600 bis 01602 Ärztlicher Bericht/Brief,
  - Nrn. 01610 bis 01612 Bescheinigung, Reha-Verordnung, Konsiliarbericht vor Aufnahme in die Psychiatrie
  - Nrn. 01620 bis 01623 Bescheinigung, Krankheitsbericht, Kurplan, Kurvorschlag,
  - Nr. 01630 Medikamentationsplan,
  - Nr. 01701 Grundpauschale Prävention
  - Nr. 01731 Krebsfrüherkennung Männer
  - Nr. 01734 Untersuchung auf Blut im Stuhl,
  - Nrn. 01740 bis 01742 Beratung zur Früherkennung des kolorektalen Karzinoms, Koloskopischer Komplex
  - Nr. 01758 Teilnahme an multidiziplinärer Fallkonferenz,
  - Nr. 01783 Alpha-1-Feto-Protein
  - Nrn. 01800, 01802 bis 01811 Röteln, Blutgruppenbestimmung, Antikörpernachweis
  - Nrn. 01850, 01851 Sterilisation
  - Nr. 01853 bis 01855 Sterilisation
  - Nr. 01857 Beobachtung, Betreuung nach Sterilisation
  - Nrn. 01904, 01905 Schwangerschaftsabbruch
  - Nrn. 01950 bis 01952 Substitutionsbehandlung,
  - Nrn. 01955, 01956 Diamorphingestützte Behandlung Opiatabhängiger,
  - Nr. 02100 Infusion

7 Chirurgische, kinderchirurgische und plastisch-chirurgische Gebührenordnungspositionen

- Nr. 02101 Infusionstherapie
- Nr. 02110 bis 02112 Transfusion, Reinfusion
- Nr. 02120 Erstprogrammierung Medikamentenpumpe
- Nr. 02200 Tuberkulintestung
- Nrn. 02300 bis 02302 Kleinchirurgischer Eingriff,
- Nrn. 02310 bis 02313 Behandlung sek. heilender Wunden, Dekubitalulcus, Diabetischer Fuß, venöse Ulcera curis
- Nrn. 02320 bis 02323 Magenverweilsonde, Harnblasenkatheter, transurethraler Dauerkatheter
- Nr. 02330 Arterienpunktion
- Nr. 02331 Intraarterielle Injektion
- Nr. 02340, 02341 Punktion
- Nr. 02343 Pleuradrainage
- Nr. 02350 Fixierender Verband
- Nr. 02360 Behandlung mit Lokalanästhetika
- Nrn. 02400, 02401 Diagnostische Verfahren, Tests
- Nr. 02500 Einzelinhalationstherapie
- Nrn. 02510 bis 02512 Wärme-, Elektrotherapie
- sowie die folgenden Gebührenordnungspositionen des Abschnitts IV (arztgruppenübergreifende spezielle Leistungen):
  - Nrn. 30400 bis 30402 Massage-, Kompressions- oder Unterwassertherapie,
  - Nrn. 30410, 30411 Atemgymnastik,
  - Nrn. 30420, 30421 Krankengymnastik,
  - Nr. 30800 Soziotherapie – Hinzuziehen eines Leistungserbringers,
  - Nr. 36884 Blutgase, Säure-Basen-Status
- Gebührenordnungspositionen der Abschnitte
  - 30.1 Allergologie
  - 30.2 Chirotherapie
  - 30.3 Neurophysiologische Übungsbehandlung
  - 30.5 Phlebologie
  - 30.6 Proktologie
  - 30.7 Schmerztherapie
  - 30.12 Diagnostik und Therapie bei MRSA
  - 31.2 Ambulante Operationen
  - 31.3 Postoperative Überwachungskomplexe
  - 31.4.3 Postoperative Behandlungskomplexe im Fachärztlichen Versorgungsbereich
  - 31.5 Anästhesien im Zusammenhang mit ambulanten Operationen
  - 31.6 Orthopädisch-chirurgisch konservative Gebührenordnungspositionen
  - 36.2 Belegärztliche Operationen
  - 36.3 Postoperativer Überwachungskomplex nach belegärztlichen Operationen
  - 36.5 Anästhesien im Zusammenhang mit belegärztlichen Operationen
  - 36.6.2 Konservativ-belegärztliche Strukturpauschalen
- Gebührenordnungspositionen der Kapitel
  - 32 Labor
  - 33 Ultraschalldiagnostik
  - 34 Radiologie, CT, NMR
  - 35 Psychotherapie

Wichtig ist, dass auch für die nach der obigen Regelung zusätzlich abrechnungsfähigen Leistungen immer auch die Abrechnungsvoraussetzungen und -ausschlüsse beachtet werden müssen, die im EBM für die Abrechnung der jeweiligen Leistung genannt sind.

Generell gilt, dass die übrigen Bestimmungen des EBM sowie die Maßnahmen zur Qualitätssicherung sowie die berufsrechtlichen Fachgebietsbeschränkungen zu beachten sind. Insbesondere sollte geprüft werden, ob zur Erbringung und Abrechnung bestimmter Leistungen eine Genehmigung erforderlich ist und welche Voraussetzungen hierfür nachgewiesen werden müssen.

Werden Leistungen nach den Gebührenordnungspositionen 01600, 01601, 01610 und 01612 (Bericht, Brief, Bescheinigung) erbracht, können auch dann, wenn die Leistung nicht gesondert berechnungsfähig sein sollte, da sie in der Grundpauschale enthalten ist, für Versendung und Transport die Kostenpauschalen nach den Nrn. 40110 oder 40111 abgerechnet werden.

7.2 Chirurgische Grundpauschalen

Grundpauschale

Obligater Leistungsinhalt
- Persönlicher Arzt-Patienten-Kontakt und/oder Arzt-Patienten-Kontakt im Rahmen einer Videosprechstunde gemäß Anlage 31b zum BMV-Ä,

Fakultativer Leistungsinhalt
- Weitere persönliche oder andere Arzt-Patienten-Kontakte gemäß I-4.3.1 der Allgemeinen Bestimmungen,
- Ärztlicher Bericht entsprechend der Gebührenordnungsposition 01600,
- Individueller Arztbrief entsprechend der Gebührenordnungsposition 01601,
- In Anhang VI-1 aufgeführte Leistungen,

Abrechnungsbestimmung einmal im Behandlungsfall

07210 für Versicherte bis zum vollendeten 5. Lebensjahr **228**
26,20

Abrechnungsbestimmung einmal im Behandlungsfall

Abrechnungsausschluss
im Behandlungsfall 01600, 01601
in derselben Sitzung 01436

Aufwand in Min. **Kalkulationszeit:** 18   **Prüfzeit:** 15   **Eignung d. Prüfzeit:** Nur Quartalsprofil

GOÄ   entsprechend oder ähnlich: Leistungskomplex in der GOÄ nicht vorhanden. Abrechnung der einzelnen erbrachten GOÄ-Leistung(en).

Kommentar: Die Grundpauschale ist beim ersten kurativ-ambulanten persönlichen Arzt-Patienten-Kontakt im Behandlungsfall berechnungsfähig. Ein persönlicher Arzt-Patienten-Kontakt setzt die räumliche und zeitgleiche Anwesenheit des Arztes und des Patienten und eine direkte Interaktion (z.B. Gespräch) voraus. Bei einem ausschließlich telefonischen Kontakt, ist die Grundpauschale nicht abrechenbar.

Die Pauschale ist nur einmal im Behandlungsfall bzw. bei arztgruppenübergreifender Behandlung nur einmal im Arztfall berechenbar.

In dieser Pauschale sind die Leistungen des EBM, die im **Anhang 1 (Verzeichnis der nicht gesondert abrechnungsfähigen und in Komplexen enthaltenen Leistungen ...)** enthalten sind, integriert und damit auch als Kassenleistungen honoriert und können nicht mehr gesondert abgerechnet werden, es sei denn, sie finden sich in den arztgruppenspezifischen Kapitel ausdrücklich als abrechnungsfähige Leistung angegeben.

Es ist einem Vertragsarzt nicht gestattet, die in der Anlage 1 aufgeführten Leistungen einem GKV-Versicherten als Individuelle Gesundheitsleistung (IGeL) anzubieten und privat nach GOÄ als IGeL-Leistung abzurechnen.

Wird in demselben Quartal eine kurativ-ambulante und eine kurativ-stationäre (belegärztliche Behandlung) durchgeführt, ist die Grundpauschale je einmal berechnungsfähig. Es ist aber von der Punktzahl der zweiten zur Abrechnung kommenden Grundpauschale ein Abschlag von 50 % vorzunehmen.

07211 für Versicherte ab Beginn des 6. bis zum vollendeten 59. Lebensjahr **231**
26,55

Abrechnungsbestimmung siehe EBM-Nr. 07211.

Aufwand in Min. **Kalkulationszeit:** 18   **Prüfzeit:** 14   **Eignung d. Prüfzeit:** Nur Quartalsprofil

07212 für Versicherte ab Beginn des 60. Lebensjahres **267**
30,68

Abrechnungsbestimmung siehe EBM-Nr. 07211.

Aufwand in Min. **Kalkulationszeit:** 21   **Prüfzeit:** 16   **Eignung d. Prüfzeit:** Nur Quartalsprofil

7 Chirurgische, kinderchirurgische und plastisch-chirurgische Gebührenordnungspositionen

EBM-Nr.   EBM-Punkte / Euro

07215   Hygienezuschlag zu den Gebührenordnungspositionen 07210 bis 07212   **2**
            Abrechnungsbestimmung einmal im Behandlungsfall   0,23

            Anmerkung Die Gebührenordnungsposition 07215 wird durch die zuständige Kassenärztliche Vereinigung zugesetzt.

Aufwand in Min.   **Kalkulationszeit:** KA   **Prüfzeit:** ./.   **Eignung d. Prüfzeit:** Keine Eignung

            Berichtspflicht Nein

07220   Zuschlag für die chirurgische Grundversorgung gemäß Allgemeiner Bestimmung   **32**
            4.3.8 zu den Gebührenordnungspositionen 07210 bis 07212   3,68

            Abrechnungsbestimmung einmal im Behandlungsfall

            Anmerkung Der Zuschlag nach der Gebührenordnungsposition 07220 kann gemäß Allgemeiner Bestimmung 4.3.8 ausschließlich in Behandlungsfällen abgerechnet werden, in denen nur Leistungen der fachärztlichen Grundversorgung gemäß Anhang 3 und/oder regionaler Vereinbarungen erbracht und berechnet werden.

Aufwand in Min.   **Kalkulationszeit:** KA   **Prüfzeit:** ./.   **Eignung d. Prüfzeit:** Keine Eignung

GOÄ   entsprechend oder ähnlich: Eine vergleichbare Leistung ist in der GOÄ nicht aufgeführt.

07222   Zuschlag zu der Gebührenordnungsposition 07220   **9**
            Abrechnungsbestimmung einmal im Behandlungsfall   1,03

            Anmerkung Die Gebührenordnungsposition 07222 wird durch die zuständige Kassenärztliche Vereinigung zugesetzt.

Aufwand in Min.   **Kalkulationszeit:** KA   **Prüfzeit:** ./.   **Eignung d. Prüfzeit:** Keine Eignung

GOÄ   entsprechend oder ähnlich: Eine vergleichbare Leistung ist in der GOÄ nicht aufgeführt.

07227   Zuschlag zu den Gebührenordnungspositionen 07210 bis 07212   **2**
            Abrechnungsbestimmung einmal im Behandlungsfall   0,23

            Anmerkung Die Gebührenordnungsposition 07227 wird durch die zuständige Kassenärztliche Vereinigung zugesetzt.

            Abrechnungsausschluss im Behandlungsfall 01630

            Berichtspflicht Nein

Aufwand in Min.   **Kalkulationszeit:** KA   **Prüfzeit:** ./.   **Eignung d. Prüfzeit:** Keine Eignung

07228   Zuschlag zu den Gebührenordnungspositionen 07210 bis 07212 für die Behandlung aufgrund einer TSS-Vermittlung und/oder Vermittlung durch den Hausarzt gemäß Allgemeiner Bestimmung 4.3.10.1, 4.3.10.2 oder 4.3.10.3

            Abrechnungsbestimmung einmal im Arztgruppenfall

            Anmerkung Die Gebührenordnungsposition 07228 kann durch die zuständige Kassenärztliche Vereinigung zugesetzt werden.

            Abrechnungsausschluss im Arztgruppenfall 01710

Kommentar: Siehe unter EBM Nr. 03008

7.3 Diagnostische und therapeutische Gebührenordnungspositionen

07310   Zusatzpauschale Behandlung und ggf. Diagnostik von Erkrankung(en) des   **233**
            Stütz- und Bewegungsapparates (angeboren, traumatisch, posttraumatisch, peri-   26,78
            operativ), entzündlicher(n) Erkrankung(en) des Stütz- und Bewegungsapparates, Skelettanomalie(n) bei Neugeborenen, Säuglingen, Kleinkindern und Kindern

            Obligater Leistungsinhalt

- Funktionsdiagnostik (ggf. segmental) und Differentialdiagnostik,
- Dokumentation von Bewegungseinschränkungen (z.B. nach der Neutral-Null-Methode),
- Weiterführende neurologische Diagnostik,
- Mindestens 3 Arzt-Patienten-Kontakte im Behandlungsfall,

7 Chirurgische, kinderchirurgische und plastisch-chirurgische Gebührenordnungspositionen

Fakultativer Leistungsinhalt
* Anlage und/oder Wiederanlage eines immobilisierenden Verbandes unter Einschluss mindestens eines großen Gelenkes und/oder Frakturen,
* Anlage und/oder Wiederanlage eines Schienenverbandes,
* Anlage und/oder Wiederanlage einer Orthese,
* Mobilisation(en) nach Funktionsdiagnostik,
* Anleitung zur Durchführung von Bewegungsübungen,
* Durchführung einer Thromboseprophylaxe,
* Gelenkpunktion(en) und/oder intraarticuläre Injektionen,

Abrechnungsbestimmung einmal im Behandlungsfall

Abrechnungsausschluss
im Zeitraum von 21 Tagen nach Erbringung einer Leistung des Abschnitts 31.2 31601, 31602, 31608, 31609, 31610, 31611, 31612, 31613, 31614, 31615, 31616, 31617, 31618, 31619, 31620, 31621, 31622, 31623, 31624, 31625, 31626, 31627, 31628, 31629, 31630, 31631, 31632, 31633, 31634, 31635, 31636, 31637
in derselben Sitzung 02300, 02301, 02302, 02511
am Behandlungstag 31614, 31615, 31616, 31617, 31618, 31619, 31620, 31621
im Behandlungsfall 02311, 02312, 02340, 02341, 02350, 02360, 07311, 07320, 07330, 07340, 07345, 18310

Bericht: Berichtspflicht – Übermittlung der Behandlungsdaten siehe Allg. Bestimmungen 2.1.4 Berichtspflicht

Aufwand in Min. **Kalkulationszeit:** 15   **Prüfzeit:** 14   **Eignung d. Prüfzeit:** Nur Quartalsprofil

GOÄ   entsprechend oder ähnlich: Erbrachte Beratungs-, Diagnostik- und Therapieleistungen

Kommentar: Die obligaten und auch fakultativen Leistungsinhalte sind klar und deutlich angegeben und müssen erbracht werden. Es müssen mindestens 3 Arzt-Patienten-Kontakte im Behandlungsfall = Quartalsfall stattgefunden haben. Die obligaten und auch fakultativen Leistungsinhalte sind klar und deutlich angegeben und müssen erbracht werden. Schwieriger ist es die zahlreichen Ausschlüsse zu bedenken. Hier hilft zur Übersicht nur eine eigene Liste (EBM Nr. und Leistung). Es müssen mindestens 3 Arzt-Patienten-Kontakte im Behandlungsfall = Quartalsfall stattgefunden haben.

Da es sich um eine diagnosebezogene Pauschalen handelt, müssen die als Diagnosen angegebenen ICD-10 Codierungen plausibel sein, um Nachfragen oder Streichungen zu vermeiden.

07311   Zusatzpauschale Behandlung und ggf. Diagnostik von Erkrankung(en) des Stütz-   **218**
und Bewegungsapparates (angeboren, erworben, degenerativ, posttraumatisch,   **25,05**
perioperativ), entzündlicher(n) Erkrankung(en) des Stütz- und Bewegungsapparates bei Jugendlichen und Erwachsenen

Obligater Leistungsinhalt
* Funktionsdiagnostik (ggf. segmental) und Differentialdiagnostik,
* Dokumentation von Bewegungseinschränkungen (z.B. nach der Neutral-Null-Methode),
* Weiterführende neurologische Diagnostik,
* Mindestens 3 Arzt-Patienten-Kontakte im Behandlungsfall,

Fakultativer Leistungsinhalt
* Anlage und/oder Wiederanlage eines immobilisierenden Verbandes unter Einschluss mindestens eines großen Gelenkes und/oder Frakturen,
* Anlage und/oder Wiederanlage eines Schienenverbandes,
* Anlage und/oder Wiederanlage einer Orthese,
* Mobilisation(en) nach Funktionsdiagnostik,
* Anleitung zur Durchführung von Bewegungsübungen,
* Durchführung einer Thromboseprophylaxe,
* Gelenkpunktion(en) und/oder intraarticuläre Injektionen,

Abrechnungsbestimmung einmal im Behandlungsfall

07320

Fachärztlicher Versorgungsbereich III.b

7 Chirurgische, kinderchirurgische und plastisch-chirurgische Gebührenordnungspositionen

EBM-Nr.   EBM-Punkte/Euro

Abrechnungsausschluss
im Zeitraum von 21 Tagen nach Erbringung einer Leistung des Abschnitts 31.2 31601, 31602, 31608, 31609, 31610, 31611, 31612, 31613, 31614, 31615, 31616, 31617, 31618, 31619, 31620, 31621, 31622, 31623, 31624, 31625, 31626, 31627, 31628, 31629, 31630, 31631, 31632, 31633, 31634, 31635, 31636, 31637
am Behandlungstag 31614, 31615, 31616, 31617, 31618, 31619, 31620, 31621
im Behandlungsfall 02311, 02312, 02340, 02341, 02350, 02360, 07310, 07320, 07330, 07340, 07345, 18311
in derselben Sitzung 02300, 02301, 02302, 02511

Bericht: Berichtspflicht – Übermittlung der Behandlungsdaten siehe Allg. Bestimmungen 2.1.4 Berichtspflicht

Aufwand in Min. **Kalkulationszeit:** 13   **Prüfzeit:** 12   **Eignung d. Prüfzeit:** Nur Quartalsprofil

GOÄ   entsprechend oder ähnlich: Erbrachte Beratungs-, Diagnostik- und Therapieleistungen

Kommentar: Die obligaten und auch fakultativen Leistungsinhalte sind klar und deutlich angegeben und müssen erbracht werden. Schwieriger ist es die zahlreichen Ausschlüsse zu bedenken. Hier hilft zur Übersicht nur eine eigene Liste (EBM Nr. und Leistung). Es müssen mindestens 3 Arzt-Patienten-Kontakte im Behandlungsfall = Quartalsfall stattgefunden haben. Die obligaten und auch fakultativen Leistungsinhalte sind klar und deutlich angegeben und müssen erbracht werden. Schwieriger ist es die zahlreichen Ausschlüsse zu bedenken. Hier hilft zur Übersicht nur eine eigene Liste (EBM Nr. und Leistung). Es müssen mindestens 3 Arzt-Patienten-Kontakte im Behandlungsfall = Quartalsfall stattgefunden haben.

Da es sich um eine diagnosebezogene Pauschalen handelt, müssen die als Diagnosen angegebenen ICD-10 Codierungen plausibel sein, um Nachfragen oder Streichungen zu vermeiden.

07320 Zusatzpauschale Diagnostik und/oder Therapie bei visceralchirurgischer(n) Erkrankung(e)n und/oder Eingriff(en)   **159** **18,27**

Obligater Leistungsinhalt
- Diagnostik und/oder Therapie bei visceralchirurgischen Erkrankungen und/oder Eingriffen und/oder
- Einleitung/Koordinierung interdisziplinärer Diagnostik und/oder Therapie und/oder
- Wiederholte eingehende symptombezogene Untersuchung,
- Mindestens 2 Arzt-Patienten-Kontakte im Behandlungsfall,

Fakultativer Leistungsinhalt
- Manuelle Reposition(en) von Hernien, eines Darmprolaps und/oder eines Anus praeter-Prolaps,
- Wundbehandlungen,

Abrechnungsbestimmung einmal im Behandlungsfall

Abrechnungsausschluss
im Behandlungsfall 02340, 02341, 02360, 07310, 07311, 07330, 07340, 07345
im Zeitraum von 21 Tagen nach Erbringung einer Leistung des Abschnitts 31.2 31601, 31602, 31608, 31609, 31610, 31611, 31612, 31613, 31614, 31615, 31616, 31617, 31618, 31619, 31620, 31621, 31622, 31623, 31624, 31625, 31626, 31627, 31628, 31629, 31630, 31631, 31632, 31633, 31634, 31635, 31636, 31637
am Behandlungstag 31614, 31615, 31616, 31617, 31618, 31619, 31620, 31621, 31630, 31631, 31632, 31633, 31634, 31635, 31636, 31637

Bericht: Berichtspflicht – Übermittlung der Behandlungsdaten siehe Allg. Bestimmungen 2.1.4 Berichtspflicht

Aufwand in Min. **Kalkulationszeit:** 10   **Prüfzeit:** 9   **Eignung d. Prüfzeit:** Nur Quartalsprofil

GOÄ   entsprechend oder ähnlich: Erbrachte Beratungs-, Diagnostik- und Therapieleistungen

Kommentar: Die Leistung kann nur abgerechnet werden, wenn die im obligaten Leistungsinhalt beschriebenen diagnostischen und therapeutischen Maßnahmen und auch mindestens 2 Arzt-Patienten-Kontakte im Behandlungsfall = Quartalsfall stattgefunden haben.

290

7 Chirurgische, kinderchirurgische und plastisch-chirurgische Gebührenordnungspositionen

EBM-Nr.   EBM-Punkte / Euro

Da es sich um eine diagnosebezogene Pauschalen handelt, müssen die als Diagnosen angegebenen ICD-10 Codierungen plausibel sein, um Nachfragen oder Streichungen zu vermeiden.

07330   Zusatzpauschale Behandlung eines Patienten mit einer Funktionsstörung der Hand   **212**
                                                                                              24,36
Obligater Leistungsinhalt
• Behandlung eines Patienten mit einer Funktionsstörung der Hand mit einer Leistungs-
  einschränkung mindestens in einer Funktionsebene,
• Dokumentation der Leistungseinschränkung mit Angabe des Bewegungsumfangs,
• Erstellung eines Behandlungsplanes und/oder
• Anlage und/oder Wiederanlage eines immobilisierenden Verbandes und/oder
• Anlage und/oder Wiederanlage eines Schienenverbandes und/oder
• Anlage und/oder Wiederanlage einer Orthese,
• Mindestens 3 Arzt-Patienten-Kontakte im Behandlungsfall,

Fakultativer Leistungsinhalt
• Anleitung zur Durchführung von Bewegungsübungen,
• Lokale Infiltrationsbehandlung,

Abrechnungsbestimmung einmal im Behandlungsfall

Anmerkung Die Gebührenordnungsposition 07330 ist nur von Fachärzten für Chirurgie oder Plastische Chirurgie mit der Zusatzbezeichnung Handchirurgie und von Fachärzten für Chirurgie nach Antrag und Genehmigung durch die zuständige Kassenärztliche Vereinigung berechnungsfähig.

Abrechnungsausschluss
in derselben Sitzung 02300, 02301, 02302
am Behandlungstag 31614, 31615, 31616, 31617, 31618, 31619, 31620, 31621
im Zeitraum von 21 Tagen nach Erbringung einer Leistung des Abschnitts 31.2 31601, 31602, 31608, 31609, 31610, 31611, 31612, 31613, 31614, 31615, 31616, 31617, 31618, 31619, 31620, 31621, 31622, 31623, 31624, 31625, 31626, 31627, 31628, 31629, 31630, 31631, 31632, 31633, 31634, 31635, 31636, 31637
im Behandlungsfall 02340, 02341, 02350, 02360, 07310, 07311, 07320, 07340, 07345, 18330

Bericht: Berichtspflicht – Übermittlung der Behandlungsdaten siehe Allg. Bestimmungen 2.1.4 Berichtspflicht

Aufwand in Min.   **Kalkulationszeit:** 13   **Prüfzeit:** 12   **Eignung d. Prüfzeit:** Nur Quartalsprofil
GOÄ   entsprechend oder ähnlich: Leistungskomplex in der GOÄ nicht vorhanden. Abrechnung der einzelnen erbrachten GOÄ-Leistung(en).
Kommentar: In diesem Leistungskomplex sind zahlreiche obligate Leistungsinhalte vorgeschrieben, die zur Abrechnung erbracht werden müssen und mind. auch 3 Arzt-Patienten-Kontakte im Behandlungsfall = Quartalsfall.

07340   Behandlung einer/eines/von sekundär heilenden Wunde(n), Verbrennung(en)   **271**
            ab 2. Grades, septischen Wundheilungsstörung(en), Abszesses/n, septischen   31,14
            Knochenprozesses/n und/oder Decubitalulcus (-ulcera)
Obligater Leistungsinhalt
• Abtragung von Nekrosen und/oder
• Wunddebridement und/oder
• Anlage und/oder Wechsel eines Kompressionsverbandes und/oder
• Einbringung und/oder Wechsel einer Wundtamponade,
• Mindestens 5 Arzt-Patienten-Kontakte im Behandlungsfall,

Fakultativer Leistungsinhalt
• Einbringung, Wechsel oder Entfernung von Antibiotikaketten,
• Anlage/Wechsel von Schienenverbänden,

Abrechnungsbestimmung einmal im Behandlungsfall

Anmerkung Die Leistung nach der Nr. 07340 kann nicht berechnet werden beim diabetischen Fuß, beim chronisch venösen Ulcus cruris, bei der chronisch venösen Insuffizienz,

7 Chirurgische, kinderchirurgische und plastisch-chirurgische Gebührenordnungspositionen
EBM-Nr.   EBM-Punkte / Euro

beim postthrombotischen Syndrom, beim Lymphödem und bei oberflächlichen sowie tiefen Beinvenenthrombosen.

Abrechnungsausschluss
im Zeitraum von 21 Tagen nach Erbringung einer Leistung des Abschnitts 31.2 und Kapitel 31.4.3
in derselben Sitzung 02300, 02301, 02302, 02312, 02313
am Behandlungstag 31614, 31615, 31616, 31617, 31618, 31619, 31620, 31621
im Behandlungsfall 02310, 02311, 02340, 02341, 02350, 02360, 07310, 07311, 07320, 07330

Aufwand in Min.	**Kalkulationszeit:** 12 **Prüfzeit:** 11 **Eignung d. Prüfzeit:** Nur Quartalsprofil
GOÄ	entsprechend oder ähnlich: Leistungskomplex in der GOÄ nicht vorhanden. Abrechnung der einzelnen erbrachten GOÄ-Leistung(en).
Kommentar:	In diesem Leistungskomplex sind zahlreiche obligate Behandlungen von sekundär heilenden Wunden und Problemwunden vorgeschrieben, die zur Abrechnung erbracht werden müssen und mind. auch 5 Arzt-Patienten-Kontakte im Behandlungsfall = Quartalsfall.

07345*

Zusatzpauschale Behandlung und/oder Betreuung eines Patienten mit einer gesicherten onkologischen Erkrankung bei laufender onkologischer Therapie oder Betreuung im Rahmen der Nachsorge

191
21,95

Obligater Leistungsinhalt
* Behandlung und/oder Betreuung eines Patienten mit einer laboratoriumsmedizinisch oder histologisch/zytologisch gesicherten onkologischen Erkrankung,
* Fortlaufende Beratung zum Umgang mit der onkologischen Erkrankung,
* Verlaufskontrolle und Dokumentation des Therapieerfolges,
* Erstellung, Überprüfung und Anpassung eines die onkologische Erkrankung begleitenden spezifischen Therapiekonzeptes unter Berücksichtigung individueller Faktoren,
* Kontrolle und/oder Behandlung ggf. auftretender therapiebedingter Nebenwirkungen,
* Planung und Koordination der komplementären Arznei-, Heil- und Hilfsmittelversorgung unter besonderer Berücksichtigung der gesicherten onkologischen Erkrankung,

Fakultativer Leistungsinhalt
* Anleitung und Führung der Bezugs- und Betreuungsperson(en),
* Fortlaufende Überprüfung des häuslichen, familiären und sozialen Umfelds im Hinblick auf die Grunderkrankung,
* Konsiliarische Erörterung/Fachliche Beratung und regelmäßiger Informationsaustausch mit dem onkologisch verantwortlichen Arzt sowie mit weiteren mitbehandelnden Ärzten,
* Überprüfung und Koordination supportiver Maßnahmen,
* Einleitung und/oder Koordination der psychosozialen Betreuung des Patienten und seiner Familie und/oder Bezugs- und Betreuungsperson(en),
* Ggf. Hinzuziehung komplementärer Dienste bzw. häuslicher Krankenpflege,

Abrechnungsbestimmung einmal im Behandlungsfall

Anmerkung Die Gebührenordnungsposition 07345 ist nur bei mindestens einer der im Folgenden genannten Erkrankungen berechnungsfähig: Bösartige Neubildungen der Verdauungsorgane C15-C26, des Knochens und des Gelenkknorpels C40-C41, der Haut C43-C44, des mesothelialen Gewebes und des Weichteilgewebes C45-C49, der Brustdrüse C50.-, der Schilddrüse und sonstiger endokriner Drüsen C73-C75, Bösartige Neubildungen sonstiger und ungenau bezeichneter Lokalisation C76, Sekundäre und nicht näher bezeichnete bösartige Neubildungen C77-C80.
Die Gebührenordnungsposition 07345 ist bei laufender medikamentöser, im Sinne einer systemischen Chemotherapie mit z.B. zytostatischen Substanzen, operativer und/oder strahlentherapeutischer Behandlung und/oder bei Betreuung im Rahmen der Nachsorge bis höchstens 2 Jahre nach Beendigung einer medikamentösen, operativen und/oder strahlentherapeutischen Behandlung eines Patienten mit gesicherter onkologischer Erkrankung berechnungsfähig.

Abrechnungsausschluss im Behandlungsfall 07310, 07311, 07320, 07330

Aufwand in Min.	**Kalkulationszeit:** 14 **Prüfzeit:** 13 **Eignung d. Prüfzeit:** Nur Quartalsprofil

Kommentar: Diese Leistung kann von Chirurgen nur abgerechnet, wenn mind. eine der folgenden bösartige Neubildungen vorliegt:
- der Verdauungsorgane,
- des Knochens und des Gelenkknorpels,
- der Haut,
- des mesothelialen Gewebes und des Weichteilgewebes,
- der Brustdrüse,
- der Schilddrüse und sonstiger endokriner Drüsen,
- oder bösartige Neubildungen sonstiger und ungenau bezeichneter Lokalisation, Sekundäre und nicht näher bezeichnete bösartige Neubildungen.

8 Frauenärztliche, geburtshilfliche und reproduktionsmedizinische Gebührenordnungspositionen

8.1 Präambel

1. Die in diesem Kapitel aufgeführten Gebührenordnungspositionen können ausschließlich von Fachärzten für Frauenheilkunde und Geburtshilfe berechnet werden.

2. Fachärzte für Allgemeinmedizin, Praktische Ärzte und Ärzte ohne Gebietsbezeichnung können – wenn sie im Wesentlichen frauenärztliche Leistungen erbringen – gemäß § 73 Abs. 1a SGB V auf deren Antrag die Genehmigung zur ausschließlichen Teilnahme an der fachärztlichen Versorgung erhalten und Gebührenordnungspositionen dieses Kapitels berechnen. Nach Erhalt der Genehmigung können sie Gebührenordnungspositionen des Kapitels 3 nicht mehr berechnen.

3. Die in der Präambel unter 1. aufgeführten Vertragsärzte können die arztgruppenspezifischen Gebührenordnungspositionen 05360, 05361 und 05372 berechnen.

4. Außer den in diesem Kapitel genannten Gebührenordnungspositionen sind von den in der Präambel genannten Vertragsärzten – unbeschadet der Regelungen gemäß I-5 und I-6.2 der Allgemeinen Bestimmungen – zusätzlich nachfolgende Gebührenordnungspositionen berechnungsfähig: 01100 bis 01102, 01205, 01207, 01210, 01212, 01214 bis 01224, 01226, 01320 bis 01323, 01410 bis 01416, 01418, 01420, 01422, 01424 bis 01426, 01430, 01431, 01435, 01436, 01440, 01442, 01444, 01450, 01470, 01471, 01510 bis 01512, 01600 bis 01602, 01610 bis 01612, 01620 bis 01624, 01626, 01630, 01640, 01641, 01642, 01645, 01647, 01648, 01660, 01670 bis 01672, 01701 bis 01704, 01707, 01709 bis 01711, 01735, 01737, 01740, 01750 bis 01761, 01764, 01765, 01770 bis 01777, 01780 bis 01790, 01800, 01802 bis 01812, 01815, 01816, 01820 bis 01825, 01827, 01828, 01830 bis 01833, 01840, 01850, 01851, 01855, 01857, 01900 bis 01902, 01904 bis 01906, 01910 bis 01912, 01915, 01949 bis 01953, 01955, 01956, 01960, 02100, 02101, 02110 bis 02112, 02120, 02200, 02300 bis 02302, 02310, 02314, 02320 bis 02323, 02325 bis 02328, 02330, 02331, 02340, 02341, 02343, 02360, 02510 bis 02512 und 30706

5. Ausser den in diesem Kapitel genannten Gebührenordnungspositionen sind bei Vorliegen der entsprechenden Qualifikationsvoraussetzungen von den in der Präambel genannten Vertragsärzten – unbeschadet der Regelungen gemäß I-5 und I-6.2 der Allgemeinen Bestimmungen – zusätzlich nachfolgende Gebührenordnungspositionen berechnungsfähig: 01826, 01920 bis 01922, 30400 bis 30402, 30410, 30411, 30420, 30421, 30610, 30611, 30800, 30810, 30811 und 36884, 37100, 37102, 37113, 37120, 37300, 37302, 37305, 37306, 37314, 37317, 37318, 37320, Gebührenordnungspositionen der Abschnitte IV-30.1, IV-30.2.1, IV-30.3, IV-30.5, IV-30.7.1, IV-30.7.2, IV-30.12, IV-30.13, IV-31.2, IV-31.3, IV-31.4.3, IV-31.5, IV-31.6, IV-36.2, IV-36.3, IV-36.5 und IV-36.6.2 sowie Gebührenordnungspositionen der Kapitel IV-32, IV-33, IV-34, IV-35 und Kap. 38.

6. Außer den in diesem Kapitel genannten Gebührenordnungspositionen sind bei Vorliegen der entsprechenden Qualifikationsvoraussetzungen von den in der Präambel genannten Vertragsärzten – unbeschadet der Regelung gemäß 5 und 6.2 der Allgemeinen Bestimmungen – zusätzlich die Gebührenordnungspositionen 19327 und 19328 berechnungsfähig. Die Qualifikationsvoraussetzungen für die Berechnung der Gebührenordnungspositionen 01762, 01763, 01766, 01767, 01769, 01826, 19327 und 19328 gelten bei Fachärzten für Frauenheilkunde und Geburtshilfe mit der Zusatz-Weiterbildung Gynäkologische Exfoliativ-Zytologie als erfüllt.

7. Bei der Berechnung der zusätzlichen Gebührenordnungspositionen in den Nummern 4 und 5 sind die Maßnahmen zur Qualitätssicherung gemäß § 135 Abs. 2 SGB V, die berufsrechtliche Verpflichtung zur grundsätzlichen Beschränkung auf das jeweilige Gebiet sowie die Richtlinien des Gemeinsamen Bundesausschusses zu beachten.

8. Werden die in den Grundpauschalen enthaltenen Leistungen entsprechend den Gebührenordnungspositionen 01600 und 01601 durchgeführt, sind für die Versendung bzw. den Transport die Kostenpauschalen nach den Gebührenordnungspositionen 40110 und 40111 berechnungsfähig.

Kommentar:

Vorbehaltlich der Bestimmungen in Abschnitt 8.5 können alle Gebührenordnungspositionen des Kapitels 8, grundsätzlich nur abgerechnet werden von

- Fachärzten für Frauenheilkunde und Geburtshilfe oder
- Fachärzten für Allgemeinmedizin, praktischen Ärzten und Ärzten ohne Gebietsbezeichnung, die im Wesentlichen frauenärztliche Leistungen erbringen und eine Genehmigung zur ausschließlichen Teilnahme an der fachärztlichen Versorgung haben. Letztere dürfen dann keine Gebührenordnungspositionen des Kapitels 3 (hausärztlicher Versorgungsbereich) nicht mehr abrechnen.

Für die oben genannten Vertragsärzte sind zusätzlich folgende arztgruppenspezifischen Gebührenordnungspositionen abrechnungsfähig: Nrn. 05360, 05361 (Periduralanästhesie), 05372 (Beobachtung und Betreuung eines Patienten) und 19310 bis 19312 (Histo-/zytologische Untersuchungen).

Zusätzlich zu den Leistungen dieses Kapitels sind für oben genannte Vertragsärzte abrechnungsfähig, sofern die übrigen Abrechnungsvoraussetzungen des EBM gegeben sind:

• die nachfolgenden Gebührenordnungspositionen des Abschnitts II (arztgruppenübergreifende allgemeine Leistungen):
  - Nrn. 01100 bis 01102 Unvorhergesehene Inanspruchnahme,
  - Nrn. 01205, 01207 Notfallpauschale für die Abklärung der Behandlungsnotwendigkeit,
  - Nr. 01210 Notfallpauschale im organisierten Not(fall)dienst,
  - Nr. 01211 Zusatzpauschale für die Besuchsbereitschaft im Notfall,
  - Nr. 01212 Notfallpauschale im organisierten Not(fall)dienst,
  - Nr. 01214 bis 01222 Notfallkonsultationspauschale im organisierten Not(fall)dienst, Zusatzpauschale für die Besuchsbereitschaft im Notfall bez. organisierten Not(fall)dienst, Reanimationskomplex,
  - Nrn. 01223 bis 01226 Zuschlag zur Notfallpauschale in besonderen Fällen,
  - Nrn. 01320, 01321 Grundpauschale für ermächtigte Ärzte, Krankenhäuser bzw. Institute,
  - Nrn. 01410 bis 01416 Besuche, Visite, Begleitung eines Kranken beim Transport,
  - Nr. 01418 Besuch im organisierten Not(fall)dienst
  - Nr. 01420 Überprüfung und Koordination häuslicher Krankenpflege,
  - Nr. 01422 Erstverordnung zur psychiatrischen häuslichen Krankenpflege,
  - Nr. 01424 Folgeverordnung zur psychiatrischen häuslichen Krankenpflege,
  - Nrn. 01425, 01426 Verordnung spezialisierter ambulanter Palliativversorgung,
  - Nr. 01430 Verwaltungskomplex,
  - Nr. 01435 Telefonische Beratung,
  - Nr. 01436 Konsultationspauschale,
  - Nr. 01440 Verweilen außerhalb der Praxis
  - Nr. 01510 bis 01512 Zusatzpauschale für Beobachtung und Betreuung
  - Nrn. 01600 bis 01602 Ärztlicher Bericht/Brief,
  - Nrn. 01610 bis 01612 Bescheinigung, Reha-Verordnung, Konsiliarbericht vor Aufnahme in die Psychiatrie
  - Nrn. 01620 bis 01623 Bescheinigung, Krankheitsbericht, Kurplan, Kurvorschlag,
  - Nr. 01630 Medikamentationsplan,
  - Nr. 01701 Grundpauschale Prävention
  - Nr. 01707 Erweitertes Neugeborenen-Screening
  - Nr. 01711 Neugeborenen-Erstuntersuchung
  - Nr. 01730 Krebsfrüherkennung Frauen
  - Nr. 01733 Früherkennungs-Zytologie
  - Nr. 01734 Untersuchung auf Blut im Stuhl,
  - Nr. 01735 Beratung zur Früherkennung nach der Chroniker-Richtlinie
  - Nr. 01740 Beratung zur Früherkennung des kolorektalen Karzinoms,
  - Nr. 01750 Röntgen Mammae
  - Nrn. 01752 bis 01755 Brustkrebsfrüherkennung
  - Nr. 01758 Teilnahme an multidiziplinärer Fallkonferenz,
  - Nr. 01759 Zuschlag Brustkrebsfrüherkennung
  - Nrn. 01770, 011771 Betreuung einer Schwangeren
  - Nrn. 01772 bis 01775 Schwangerschaftssonographie
  - Nr. 01776 bis 01777 Gestationsdiabetessceening
  - Nrn. 01780 bis 01787 Geburtsleitung
  - Nrn. 01790 bis 01792 Humangenetische Beurteilung
  - Nrn. 01800 bis 01812 Antikörpernachweis
  - Nr. 01815 Untersuchung und Beratung der Wöchnerin
  - Nr. 01816 bis 01818 Clamydienscreening
  - Nrn. 01820 bis 01822 Empfängnisregelung,
  - Nrn. 01825 bis 01832 Empfängnisregelung
  - Nr. 01833 Varicella-Zoster-Virus-Antikörper-Nachweis
  - Nr. 01835 bis 01837 Humangenetische Beratung

8 Frauenärztliche, geburtshilfliche und reproduktionsmedizinische Gebührenordnungspositionen

- Nrn. 01840 Clamydienscreening
- Nrn. 01850, 01851 Sterilisation
- Nrn. 01855 Sterilisation der Frau
- Nr. 01857 Beobachtung, Betreuung nach Sterilisation
- Nrn. 01900 bis 01902 Schwangerschaftsabbruch
- Nrn. 01904 bis 01906 Schwangerschaftsabbruch
- Nrn. 01910 bis 01912 Schwangerschaftsabbruch
- Nrn. 01915 Clamydienscreening
- Nrn. 01950 bis 01952 Substitutionsbehandlung,
- Nrn. 01955, 01956 Diamorphingestützte Behandlung Opiatabhängiger,
- Nr. 02100 Infusion
- Nr. 02101 Infusionstherapie
- Nr. 02110 bis 02112 Transfusion, Reinfusion
- Nr. 02120 Erstprogrammierung Medikamentenpumpe
- Nr. 02200 Tuberkulintestung
- Nrn. 02300 bis 02302 Kleinchirurgischer Eingriff,
- Nr. 02310 Behandlung sek. heilender Wunden, Dekubitalulcus,
- Nrn. 02320 bis 02323 Magenverweilsonde, Harnblasenkatheter, transurethraler Dauerkatheter
- Nr. 02330 Arterienpunktion
- Nr. 02331 Intraarterielle Injektion
- Nr. 02340, 02341 Punktion
- Nr. 02343 Pleuradrainage
- Nr. 02360 Behandlung mit Lokalanästhetika
- Nrn. 02510 bis 02512 Wärme-, Elektrotherapie
- sowie die folgenden Gebührenordnungspositionen des Abschnitts IV (arztgruppenübergreifende spezielle Leistungen):
  - Nrn. 30400 bis 30402 Massage-, Kompressions- oder Unterwassertherapie,
  - Nrn. 30410, 30411 Atemgymnastik,
  - Nrn. 30420, 30421 Krankengymnastik,
  - Nrn. 30610, 30611 Hämorrhoidenbehandlung
  - Nr. 30800 Soziotherapie – Hinzuziehen eines Leistungserbringers,
  - Nr. 36884 Blutgase, Säure-Basen-Status
- Gebührenordnungspositionen der Abschnitte
  - 30.1 Allergologie
  - 30.2 Chirotherapie
  - 30.3 Neurophysiologische Übungsbehandlung
  - 30.5 Phlebologie
  - 30.7.1, 30.7.2 Schmerztherapie
  - 30.12 Diagnostik und Therapie bei MRSA
  - 31.2 Ambulante Operationen
  - 31.3 Postoperative Überwachungskomplexe
  - 31.4.3 Postoperative Behandlungskomplexe im Fachärztlichen Versorgungsbereich
  - 31.5 Anästhesien im Zusammenhang mit ambulanten Operationen
  - 31.6 Orthopädisch-chirurgisch konservative Gebührenordnungspositionen
  - 36.2 Belegärztliche Operationen
  - 36.3 Postoperativer Überwachungskomplex nach belegärztlichen Operationen
  - 36.5 Anästhesien im Zusammenhang mit belegärztlichen Operationen
  - 36.6.2 Konservativ-belegärztliche Strukturpauschalen
- Gebührenordnungspositionen der Kapitel
  - 32 Labor
  - 33 Ultraschalldiagnostik
  - 34 Radiologie, CT, NMR
  - 35 Psychotherapie

8 Frauenärztliche, geburtshilfliche und reproduktionsmedizinische Gebührenordnungspositionen

EBM-Nr.   EBM-Punkte / Euro

Wichtig ist, dass auch für die nach der obigen Regelung zusätzlich abrechnungsfähigen Leistungen immer auch die Abrechnungsvoraussetzungen und -ausschlüsse beachtet werden müssen, die im EBM für die Abrechnung der jeweiligen Leistung genannt sind.

Generell gilt, dass die übrigen Bestimmungen des EBM sowie die Maßnahmen zur Qualitätssicherung sowie die berufsrechtlichen Fachgebietsbeschränkungen zu beachten sind. Insbesondere sollte geprüft werden, ob zur Erbringung und Abrechnung bestimmter Leistungen eine Genehmigung erforderlich ist und welche Voraussetzungen hierfür nachgewiesen werden müssen.

Werden Leistungen nach den Gebührenordnungspositionen 01600, 01601, 01610 und 01612 (Bericht, Brief, Bescheinigung) erbracht, können auch dann, wenn die Leistung nicht gesondert berechnungsfähig sein sollte, da sie in der Grundpauschale enthalten ist, für Versendung und Transport die Kostenpauschalen nach den Nrn. 40110 oder 40111 abgerechnet werden.

8.2 Frauenärztliche Grundpauschalen

Grundpauschale

Obligater Leistungsinhalt
- Persönlicher Arzt-Patienten-Kontakt und/oder Arzt-Patienten-Kontakt im Rahmen einer Videosprechstunde gemäß Anlage 31b zum BMV-Ä,

Fakultativer Leistungsinhalt
- Weitere persönliche oder andere Arzt-Patienten-Kontakte gemäß I-4.3.1 der Allgemeinen Bestimmungen,
- Ärztlicher Bericht entsprechend der Gebührenordnungsposition 01600,
- Individueller Arztbrief entsprechend der Gebührenordnungsposition 01601,
- Untersuchung und Behandlung der Harninkontinenz,
- Sterilitätsbehandlung mittels Gonadotropinstimulation und/oder Antiöstrogenen,
- Diagnostik und Behandlung einer Patientin mit einer morphologischen Veränderung einer Hormondrüse und/oder mit einer laboratoriumsmedizinisch gesicherten Hormonüber- oder -unterfunktion,
- In Anhang VI-1 aufgeführte Leistungen,

Abrechnungsbestimmung einmal im Behandlungsfall

08210   für Versicherte bis zum vollendeten 5. Lebensjahr   **113**
            Abrechnungsbestimmung einmal im Behandlungsfall   12,99

            Abrechnungsausschluss
            in derselben Sitzung 01436
            am Behandlungstag 01828
            im Behandlungsfall 01600, 01601

Aufwand in Min.   **Kalkulationszeit:** 9   **Prüfzeit:** 7   **Eignung d. Prüfzeit:** Nur Quartalsprofil

GOÄ   entsprechend oder ähnlich: Leistungskomplex in der GOÄ nicht vorhanden. Abrechnung der einzelnen erbrachten GOÄ-Leistung(en).

Kommentar: Die Grundpauschale ist beim ersten kurativ-ambulanten persönlichen Arzt-Patienten-Kontakt im Behandlungsfall berechnungsfähig. Ein persönlicher Arzt-Patienten-Kontakt setzt die räumliche und zeitgleiche Anwesenheit des Arztes und des Patienten und eine direkte Interaktion (z.B. Gespräch) voraus. Bei einem ausschließlich telefonischen Kontakt, ist die Grundpauschale nicht abrechenbar.

                  Die Pauschale ist nur einmal im Behandlungsfall bzw. bei arztgruppenübergreifender Behandlung nur einmal im Arztfall berechenbar.

                  In dieser Pauschale sind die Leistungen des EBM, die im Anhang 1 (Verzeichnis der nicht gesondert abrechnungsfähigen und in Komplexen enthaltenen Leistungen ...) enthalten sind, integriert und damit auch als Kassenleistungen honoriert und können nicht mehr gesondert abgerechnet werden, es sei denn, sie finden sich in den arztgruppenspezifischen Kapitel ausdrücklich als abrechnungsfähige Leistung angegeben.

                  Es ist einem Vertragsarzt nicht gestattet, die in der Anlage 1 aufgeführten Leistungen einem GKV-Versicherten als Individuelle Gesundheitsleistung (IGeL) anzubieten und privat nach GOÄ als IGeL-Leistung abzurechnen.

8 Frauenärztliche, geburtshilfliche und reproduktionsmedizinische Gebührenordnungspositionen
EBM-Nr.   EBM-Punkte / Euro

Wird in demselben Quartal eine kurativ-ambulante und eine kurativ-stationäre (belegärztliche Behandlung) durchgeführt, ist die Grundpauschale je einmal berechnungsfähig. Es ist aber von der Punktzahl der zweiten zur Abrechnung kommenden Grundpauschale ein Abschlag von 50 % vorzunehmen.

08211 für Versicherte ab Beginn des 6. bis zum vollendeten 59. Lebensjahr   **147**
Abrechnungsbestimmung Siehe EBM-Nr. 08210.   16,89

Aufwand in Min. **Kalkulationszeit:** 11   **Prüfzeit:** 9   **Eignung d. Prüfzeit:** Nur Quartalsprofil
GOÄ   entsprechend oder ähnlich: Leistungskomplex in der GOÄ nicht vorhanden. Abrechnung der einzelnen erbrachten GOÄ-Leistung(en).

08212 für Versicherte ab Beginn des 60. Lebensjahres   **151**
Abrechnungsbestimmung Siehe EBM-Nr. 08210.   17,35

Aufwand in Min. **Kalkulationszeit:** 11   **Prüfzeit:** 9   **Eignung d. Prüfzeit:** Nur Quartalsprofil
GOÄ   entsprechend oder ähnlich: Leistungskomplex in der GOÄ nicht vorhanden. Abrechnung der einzelnen erbrachten GOÄ-Leistung(en).

08215 Hygienezuschlag zu den Gebührenordnungspositionen 08210 bis 08212   **2**
Abrechnungsbestimmung einmal im Behandlungsfall   0,23

Anmerkung Die Gebührenordnungsposition 08215 wird durch die zuständige Kassenärztliche Vereinigung zugesetzt.

Aufwand in Min. **Kalkulationszeit:** KA   **Prüfzeit:** ./.   **Eignung d. Prüfzeit:** Keine Eignung
Berichtspflicht Nein

08220 Zuschlag für die gynäkologische Grundversorgung gemäß Allgemeiner   **24**
Bestimmung 4.3.8 zu den Gebührenordnungspositionen 08210 bis 08212   2,76
Abrechnungsbestimmung einmal im Behandlungsfall

Anmerkung Der Zuschlag nach der Gebührenordnungsposition 08220 kann gemäß Allgemeiner Bestimmung 4.3.8 ausschließlich in Behandlungsfällen abgerechnet werden, in denen nur Leistungen der fachärztlichen Grundversorgung gemäß Anhang 3 und/oder regionaler Vereinbarungen erbracht und berechnet werden.

Aufwand in Min. **Kalkulationszeit:** KA   **Prüfzeit:** ./.   **Eignung d. Prüfzeit:** Keine Eignung
GOÄ   entsprechend oder ähnlich: Eine vergleichbare Leistung ist in der GOÄ nicht aufgeführt.

08222 Zuschlag zu der Gebührenordnungsposition 08220   **6**
Abrechnungsbestimmung einmal im Behandlungsfall   0,69

Anmerkung Die Gebührenordnungsposition 08222 wird durch die zuständige Kassenärztliche Vereinigung zugesetzt.

Aufwand in Min. **Kalkulationszeit:** KA   **Prüfzeit:** ./.   **Eignung d. Prüfzeit:** Keine Eignung
GOÄ   entsprechend oder ähnlich: Eine vergleichbare Leistung ist in der GOÄ nicht aufgeführt.

08227 Zuschlag zu den Gebührenordnungspositionen 08210 bis 08212   **2**
Abrechnungsbestimmung einmal im Behandlungsfall   0,23

Anmerkung Die Gebührenordnungsposition 08227 wird durch die zuständige Kassenärztliche Vereinigung zugesetzt.

Abrechnungsausschluss im Behandlungsfall 01630
Berichtspflicht Nein

Aufwand in Min. **Kalkulationszeit:** KA   **Prüfzeit:** ./.   **Eignung d. Prüfzeit:** Keine Eignung

08228 Zuschlag zu den Gebührenordnungspositionen 08210 bis 08212 für die Behandlung aufgrund einer TSS-Vermittlung und/oder Vermittlung durch den Hausarzt gemäß Allgemeiner Bestimmung 4.3.10.1, 4.3.10.2 oder 4.3.10.3
Abrechnungsbestimmung einmal im Arztgruppenfall

Anmerkung Die Gebührenordnungsposition 08228 kann durch die zuständige Kassenärztliche Vereinigung zugesetzt werden.

Abrechnungsausschluss im Arztgruppenfall 01710

Kommentar: Siehe unter EBM Nr. 03008

08230* Zuschlag zur Grundpauschale im Rahmen der Reproduktionsmedizin, bei denen die   **208**
Gebührenordnungspositionen 08530, 08531, 08535, 08536, 08550, 08555, 08558   23,90
und/oder 08635 berechnet werden.

Abrechnungsbestimmung einmal im Behandlungsfall

Aufwand in Min. **Kalkulationszeit:** 16   **Prüfzeit:** 13   **Eignung d. Prüfzeit:** Nur Quartalsprofil

GOÄ entsprechend oder ähnlich: Leistungskomplex in der GOÄ nicht vorhanden. Abrechnung
der einzelnen erbrachten GOÄ-Leistung(en).

Kommentar: Bei Berechnung der folgenden Leistungen aus dem Kapitel 8.5 kann Zuschlag zur Grundpauschale nach EBM Nr. 08230 berechnet werden: **08530, 08531, 08550, 08551, 08552,
08560 oder 08561.**

08231* Zuschlag zur Grundpauschale im Rahmen der Geburtshilfe, bei denen Gebühren-   **98**
ordnungspositionen des Abschnitts III.b-8.4 berechnet werden   11,26

Abrechnungsbestimmung einmal im Behandlungsfall

Aufwand in Min. **Kalkulationszeit:** 8   **Prüfzeit:** 6   **Eignung d. Prüfzeit:** Nur Quartalsprofil

GOÄ entsprechend oder ähnlich: Leistungskomplex in der GOÄ nicht vorhanden. Abrechnung
der einzelnen erbrachten GOÄ-Leistung(en).

8.3 Diagnostische und therapeutische Gebührenordnungspositionen

08310* Apparative Untersuchung einer Patientin mit Harninkontinenz   **605**
69,52

Obligater Leistungsinhalt
* Elektromanometrische Druckmessung der Blase und des Abdomens,
* EMG,
* Fortlaufende grafische Registrierung,
* Messung des Abdominaldruckes,

Fakultativer Leistungsinhalt
* Uretrozystoskopie (Nr. 08311),
* Urethradruckprofilmessung mit fortlaufender Registrierung,
* Physikalische Funktionsteste,

Abrechnungsbestimmung einmal im Behandlungsfall

Abrechnungsausschluss in derselben Sitzung 08311, 30420, 30421

Bericht: Berichtspflicht – Übermittlung der Behandlungsdaten siehe Allg. Bestimmungen 2.1.4
Berichtspflicht

Aufwand in Min. **Kalkulationszeit:** 43   **Prüfzeit:** 32   **Eignung d. Prüfzeit:** Nur Quartalsprofil

GOÄ entsprechend oder ähnlich: GOÄ Nrn. 1793 und 1794

Kommentar: Neben der Leistung nach Nr. 08310 sind krankengymnastische Leistungen nach Nrn. 30420
und 30421 am gleichen Behandlungstag nicht berechnungsfähig.

08311* Urethro(-zysto)skopie   **281**
32,29

Obligater Leistungsinhalt
* Urethro(-zysto)skopie,
* Patientenaufklärung zur Untersuchung und zu den möglichen therapeutischen
Maßnahmen in derselben Sitzung, in angemessenem Zeitabstand vor dem Eingriff,
* Information zum Ablauf der vorbereitenden Maßnahmen vor dem Eingriff und zu einer
möglichen Sedierung und/oder Prämedikation,
* Nachbeobachtung und -betreuung

8 Frauenärztliche, geburtshilfliche und reproduktionsmedizinische Gebührenordnungspositionen

EBM-Nr.   EBM-Punkte/Euro

Fakultativer Leistungsinhalt
* Prämedikation/Sedierung,
* Lokalanästhesie,
* Probeexzision(en),
* Schlitzung des/der Harnleiterostiums/-ostien,
* Fremdkörperentfernung aus der weiblichen Harnröhre unter urethroskopischer Sicht

Abrechnungsausschluss in derselben Sitzung 02300, 02301, 02302, 08310, 26311

Berichtspflicht Ja

Aufwand in Min.   **Kalkulationszeit:** 7   **Prüfzeit:** 5   **Eignung d. Prüfzeit:** Tages- und Quartalsprofil

GOÄ   entsprechend oder ähnlich: Nrn. 1785, 1786, 1787, 1788, 1816

Kommentar: Operative Eingriffe nach den Nrn. 02300 bis 02302 und die Nr. 26311 (Urethro(-zysto)skopie der Frau – Urolog. Gebührenposition) sind neben der Nr. 08311 nicht abrechnungsfähig.

Die KV Hessen (http://www.kvhessen.de/fileadmin/ebm-aktuell_unbestimmtes-Geschlecht.pdf) informiert:

Besonderheiten Urethro(-zysto)skopien
„… Bei überwiegend interner Lage der Urethra und einer Urethralänge bis zu 8 cm kann die Urethro(-zysto)skopie gemäß der GOP 08311* oder GOP 26311 berechnet werden. Beträgt die Urethralänge mehr als 8 cm und/oder liegt die Urethra nicht überwiegend intern ist die GOP 26310 zu berechnen.
In diesem Zusammenhang werden auch die Leistungslegenden der GOP 26310 und 26311 um den Hinweis auf die 4.2.1 Allgemeinen Bestimmungen EBM ergänzt …"

08312	Zuschlag zu der Gebührenordnungsposition 08311 für die transurethrale Therapie mit Botulinumtoxin	**282** 32,41

Abrechnungsbestimmung je vollendete 10 Minuten

Anmerkung Die Berechnung der Gebührenordnungsposition 08312 setzt eine Genehmigung der Kassenärztlichen Vereinigung voraus. Die Genehmigung wird erteilt, wenn jährlich gegenüber der zuständigen Kassenärztlichen Vereinigung die Teilnahme an von der jeweiligen Landesärztekammer anerkannten Fortbildungen zur Therapie von Blasenfunktionsstörungen im Umfang von insgesamt mindestens 8 CME-Punkten nachgewiesen wird. Befristet vom 1. Oktober 2020 bis zum 30. September 2021 gilt, dass die Genehmigung auch dann erteilt wird, wenn die Teilnahme an von der jeweiligen Landesärztekammer anerkannten Fortbildungen zur Therapie von Blasenfunktionsstörungen im Umfang von insgesamt mindestens 4 CME-Punkten für das zurückliegende Jahr nachgewiesen wird.
Die Gebührenordnungsposition 08312 ist je Sitzung höchstens fünfmal berechnungsfähig.
Die Gebührenordnungsposition 08312 ist im Krankheitsfall höchstens fünfzehnmal berechnungsfähig.
Die Gebührenordnungsposition 08312 ist nur bei erwachsenen Patienten mit idiopathischer überaktiver Blase mit den Symptomen Harninkontinenz, imperativer Harndrang und Pollakisurie, die auf Anticholinergika nur unzureichend angesprochen oder diese nicht vertragen haben und/oder bei Erwachsenen mit Harninkontinenz mit neurogener Detrusorhyperaktivität bei neurogener Blase infolge einer stabilen subzervikalen Rückenmarksverletzung oder Multipler Sklerose berechnungsfähig.
Bei Berechnung des Zuschlags nach der Gebührenordnungsposition 08312 entfällt die Prüfzeit der in derselben Sitzung abgerechneten Gebührenordnungsposition 08311.

Abrechnungsausschluss in derselben Sitzung 26319

Berichtspflicht Nein

Aufwand in Min.   **Kalkulationszeit:** KA   **Prüfzeit:** 8   **Eignung d. Prüfzeit:** Tages- und Quartalsprofil

Kommentar: Die KV Nordrhein informiert zu den EBM Leistungen Nrn. 08311, 26311 u.a.
…Die Botoxbehandlung bei bestimmten Blasenfunktionsstörungen wird zum 1. Januar 2018 als neue Leistung in das gynäkologische und urologische Kapitel des Einheitlichen Bewertungsmaßstabes (EBM) aufgenommen. Zudem wird eine Sachkostenpauschale in den EBM-Abschnitt 40.5 aufgenommen.

Voraussetzung für die Abrechnung der Botoxbehandlung ist eine Genehmigung der Kassenärztlichen Vereinigung. Diese wird erteilt, wenn jährlich die Teilnahme an von der jeweiligen Landesärztekammer anerkannten Fortbildungen zur Therapie von Blasenfunktionsstörungen im Umfang von insgesamt mindestens acht CME-Punkten nachgewiesen wird.
Die Leistung ist parallel zur Zystoskopie je vollendete zehn Minuten und maximal fünf Mal pro Sitzung berechnungsfähig. Die Kosten für die Beschaffung des Arzneimittels Botox® trägt die Krankenkasse des gesetzlich versicherten Patienten. Dazu stellt der Arzt dem Patienten ein Rezept aus, das in der Apotheke eingelöst werden kann. Alternativ beschafft der Arzt das Arzneimittel und erhält die Kosten erstattet.

Vergütung erfolgt extrabudgetär
Die insgesamt fünf neuen Gebührenordnungspositionen (GOP) – sowie die bestehenden EBM Nrn. 08311, 26310 und 26311 (Zystoskopien), die in derselben Sitzung mit den neuen GOP 08312 oder 26316 (neue Zuschläge) durchgeführt werden – werden außerhalb der morbiditätsbedingten Gesamtvergütung vergütet.
Für die extrabudgetäre Vergütung der Zystoskopien nach den GOP 08311, 26310 und 26311 ist die bundeseinheitliche Kennzeichnung bei Versicherten, bei denen gleichzeitig eine transurethrale Therapie mit Botulinumtoxin durchgeführt wird, mit dem Buchstaben „T" erforderlich.
Bereits seit 2013 ist das Botulinumtoxin-A enthaltende Arzneimittel Botox® für zwei weitere Indikationsbereiche zugelassen. Einer ist die idiopathische überaktive Blase mit den Symptomen Harninkontinenz, imperativer Harndrang und Pollakisurie bei erwachsenen Patienten, die auf Anticholinergika nur unzureichend angesprochen oder diese nicht vertragen haben. Der andere Bereich ist die Harninkontinenz bei Erwachsenen mit neurogener Detrusorhyperaktivität bei neurogener Blase infolge einer stabilen subzervikalen Rückenmarksverletzung oder Multipler Sklerose...

08313* Zuschlag zu der Gebührenordnungsposition 08312 für die Beobachtung eines **143**
Patienten im Anschluss an die transurethrale Therapie mit Botulinumtoxin **16,43**
Obligater Leistungsinhalt
• Beobachtung für mindestens 30 Minuten,
• Abschlussuntersuchung(en) durch den Arzt,

Fakultativer Leistungsinhalt
• Infusion(en) (Nr. 02100),

Abrechnungsbestimmung einmal am Behandlungstag

Anmerkung Die Gebührenordnungsposition 08313 ist höchstens dreimal im Krankheitsfall berechnungsfähig.

Abrechnungsausschluss in derselben Sitzung 02100, 26317

Berichtspflicht Nein

Aufwand in Min. **Kalkulationszeit:** KA   **Prüfzeit:** 4   **Eignung d. Prüfzeit:** Tages- und Quartalsprofil
Kommentar: Der Zuschlag ist parallel zur Zystoskopie und je Sitzung höchstens fünfmal berechnungsfähig. Insgesamt kann die EBM Nr. 08313 fünfzehnmal im Krankheitsfall berechnet werden. Das entspricht unter Beachtung der Injektionsabstände in der Fachinformation zu Botox drei Behandlungen im Jahr.

08315 Zytologische Untersuchung eines oder mehrerer speziell gefärbter Abstriche zur **27**
Diagnostik der hormonellen Funktion **3,10**

Ausschluss bei demselben Material 01762, 01763, 01766, 01767, 01826, 19310 und 19327

Aufwand in Min. **Kalkulationszeit:** KA   **Prüfzeit:** 2   **Eignung d. Prüfzeit:** Tages- und Quartalsprofil
Berichtspflicht Nein

08320* Stanzbiopsie(n) der Mamma unter Ultraschallsicht **395**
Obligater Leistungsinhalt **45,39**
• Stanzbiopsie(n) der Mamma,
• Lokalanästhesie,
• Mamma – Sonographie (Nr. 33041),

8 Frauenärztliche, geburtshilfliche und reproduktionsmedizinische Gebührenordnungspositionen

EBM-Nr.   EBM-Punkte / Euro

- Veranlassung einer histologischen Untersuchung,

Fakultativer Leistungsinhalt
- Optische Führungshilfe bei Sonographie (Nr. 33091),

Abrechnungsbestimmung je Seite

Anmerkung Die Berechnung der Gebührenordnungsposition 08320 setzt eine Genehmigung der Kassenärztlichen Vereinigung nach der Ultraschall-Vereinbarung gemäß § 135 Abs. 2 SGB V voraus.

Abrechnungsausschluss in derselben Sitzung 02300, 02301, 02302, 02340, 02341, 33041, 33091, 33092

Aufwand in Min.   **Kalkulationszeit:** 17   **Prüfzeit:** 13   **Eignung d. Prüfzeit:** Tages- und Quartalsprofil

GOÄ   entsprechend oder ähnlich: Nrn. 2404 oder Nr. 2410, + Zuschlag Nr. 443

08330   Einlegen, Wechseln oder Entfernen eines Ringes oder Pessars, intrauterin oder   **62**
             vaginal, wegen einer Krankheit   **7,12**

Fakultativer Leistungsinhalt
- Lokalanästhesie

Abrechnungsausschluss in derselben Sitzung 01830, 02300, 02301, 02302

Aufwand in Min.   **Kalkulationszeit:** 4   **Prüfzeit:** 3   **Eignung d. Prüfzeit:** Tages- und Quartalsprofil

GOÄ   entsprechend oder ähnlich: Nrn. 1087 bis 1090

Kommentar: Sind Ring-Pessar oder Oklusiv-Pessar (Portiokappe) erforderlich, so kann der Arzt dies zu Lasten des Patienten auf Rezept verordnen oder die Kosten auf dem Behandlungsschein abrechnen. Wird die Leistung nach Nr. 08330 bei einer Frau bis zum 20. Lebensjahr im Rahmen der Empfängnisregelung erbracht, so ist dafür die Nr. 01830 abzurechnen.

08331   Subkutane Applikation eines Depot-Kontrazeptivums, wegen einer Krankheit   **62**
             Abrechnungsausschluss in derselben Sitzung 01830, 01831, 01832, 02300, 02301,   **7,12**
             02302, 02340, 02341

Aufwand in Min.   **Kalkulationszeit:** 4   **Prüfzeit:** 3   **Eignung d. Prüfzeit:** Tages- und Quartalsprofil

GOÄ   entsprechend oder ähnlich: Nr. 252 mit höherem Steigerungsfaktor

Kommentar: Werden die Maßnahmen nach den Nrn. 08330 und 08331 bei Patientinnen bis zum 20. Lebensjahr durchgeführt, sind die Nrn. 01830 oder 01832 abzurechnen.

08332   Vaginoskopie bei einem Kind bis zum vollendeten 12. Lebensjahr oder bei Patien-   **97**
             tinnen mit Vaginalstenose   **11,15**

Abrechnungsausschluss in derselben Sitzung 02300, 02301, 02302

Aufwand in Min.   **Kalkulationszeit:** 5   **Prüfzeit:** 3   **Eignung d. Prüfzeit:** Tages- und Quartalsprofil

GOÄ   entsprechend oder ähnlich: Nr. 1063

08333*   Zusatzpauschale Prokto-/Rektoskopie   **94**
             Obligater Leistungsinhalt   **10,80**
- Rektale Untersuchung,
- Proktoskopie und/oder
- Rektoskopie,
- Patientenaufklärung,
- Information zum Ablauf der vorbereitenden Maßnahmen vor dem Eingriff und zu einer möglichen Sedierung und/oder Prämedikation,
- Nachbeobachtung und -betreuung

Fakultativer Leistungsinhalt
- Prämedikation/Sedierung

Abrechnungsausschluss
in derselben Sitzung 02300, 02301, 02302, 03331, 04331, 04516, 13257, 30600
im Behandlungsfall 13250

Aufwand in Min.   **Kalkulationszeit:** 4   **Prüfzeit:** 3   **Eignung d. Prüfzeit:** Tages- und Quartalsprofil

EBM-Nr.   EBM-Punkte/Euro

GOÄ   entsprechend oder ähnlich: Leistungskomplex einer Zusatzpauschale in der GOÄ nicht
           vorhanden. Abrechnung der einzelnen erbrachten GOÄ-Leistung(en), z.B. Nr. 690

08334*   **Zuschlag zu der Gebührenordnungsposition 08333 für die Polypentfernung(en)**   **54**
           Obligater Leistungsinhalt   6,21
           • Vollständige Entfernung eines oder mehrerer Polypen mittels Hochfrequenzdiather-
             mieschlinge,
           • Veranlassung einer histologischen Untersuchung

           Abrechnungsausschluss
           in derselben Sitzung 02300, 02301, 02302, 13260, 30601
           im Behandlungsfall 13250

Aufwand in Min. **Kalkulationszeit: 5**   **Prüfzeit: 4**   **Eignung d. Prüfzeit:** Tages- und Quartalsprofil
GOÄ   entsprechend oder ähnlich: Nr. 695 oder Nr. 696
Kommentar: Auch wenn mehrere Polypen abgetragen werden, ist der Zuschlag nur einmal abrech-
           nungsfähig.

08340   **Gewinnung von Zellmaterial aus der Gebärmutterhöhle, einschl. Kosten**   **53**
           Obligater Leistungsinhalt   6,09
           • Gewinnung von Zellmaterial aus der Gebärmutterhöhle,
           • Aufbereitung zur zytologischen Untersuchung

           Abrechnungsausschluss in derselben Sitzung 02300, 02301, 02302

Aufwand in Min. **Kalkulationszeit: 3**   **Prüfzeit: 3**   **Eignung d. Prüfzeit:** Tages- und Quartalsprofil
GOÄ   entsprechend oder ähnlich: Nrn. 1105
Kommentar: Führt der Arzt, der das Zellmaterial gewonnen hat, auch die zytologische Untersuchung
           durch, so ist zusätzlich die Nr. 19310 anzusetzen.

08341*   **Prüfung der Eileiter auf Durchgängigkeit mittels sonographischer Kontrastmittelun-** **110**
           tersuchung   12,64
           Obligater Leistungsinhalt
           • Prüfung der Eileiter auf Durchgängigkeit,
           • Bilddokumentation,
           • Sonographische Untersuchung,
           • Kontrastmitteleinbringung(en),

           Abrechnungsbestimmung einmal im Behandlungsfall
           Anmerkung Die Berechnung der Gebührenordnungsposition 08341 setzt eine
           Genehmigung der Kassenärztlichen Vereinigung nach der Ultraschall-Vereinbarung gemäß
           § 135 Abs. 2 SGB V voraus.
           Abrechnungsausschluss
           im Zyklusfall 33091, 33092
           in derselben Sitzung 02300, 02301, 02302, 33042, 33043, 33044, 33090

Aufwand in Min. **Kalkulationszeit: 7**   **Prüfzeit: 6**   **Eignung d. Prüfzeit:** Nur Quartalsprofil
GOÄ   entsprechend oder ähnlich: Leistungskomplex in der GOÄ nicht vorhanden. Abrechnung
           der einzelnen erbrachten GOÄ-Leistung(en), z.B. Nr. 1112 – Sonographie Nr. 410 oder
           Nr. 420
Kommentar: Sonographie, optische Führungshilfen und/oder Kontrastmitteleinbringungen können nicht
           gesondert berechnet werden.

08345*   **Zusatzpauschale Behandlung und/oder Betreuung eines Patienten mit einer**   **191**
           gesicherten onkologischen Erkrankung bei laufender onkologischer Therapie oder   21,95
           Betreuung im Rahmen der Nachsorge
           Obligater Leistungsinhalt
           • Behandlung und/oder Betreuung eines Patienten mit einer laboratoriumsmedizinisch
             oder histologisch/zytologisch gesicherten onkologischen Erkrankung,
           • Fortlaufende Beratung zum Umgang mit der onkologischen Erkrankung,

- Verlaufskontrolle und Dokumentation des Therapieerfolges,
- Erstellung, Überprüfung und Anpassung eines die onkologische Erkrankung begleitenden spezifischen Therapiekonzeptes unter Berücksichtigung individueller Faktoren,
- Kontrolle und/oder Behandlung ggf. auftretender therapiebedingter Nebenwirkungen,
- Planung und Koordination der komplementären Arznei-, Heil- und Hilfsmittelversorgung unter besonderer Berücksichtigung der gesicherten onkologischen Erkrankung,

Fakultativer Leistungsinhalt
- Anleitung und Führung der Bezugs- und Betreuungsperson(en),
- Fortlaufende Überprüfung des häuslichen, familiären und sozialen Umfelds im Hinblick auf die Grunderkrankung,
- Konsiliarische Erörterung/Fachliche Beratung und regelmäßiger Informationsaustausch mit dem onkologisch verantwortlichen Arzt sowie mit weiteren mitbehandelnden Ärzten,
- Überprüfung und Koordination supportiver Maßnahmen,
- Einleitung und/oder Koordination der psychosozialen Betreuung des Patienten und seiner Familie und/oder Bezugs- und Betreuungsperson(en),
- Ggf. Hinzuziehung komplementärer Dienste bzw. häuslicher Krankenpflege,

Abrechnungsbestimmung einmal im Behandlungsfall

Anmerkung Die Gebührenordnungsposition 08345 ist nur bei mindestens einer der im Folgenden genannten Erkrankungen berechnungsfähig: Bösartige Neubildungen der Brustdrüse C50.-, der weiblichen Genitalorgane C51-C58, Bösartige Neubildungen sonstiger und ungenau bezeichneter Lokalisationen, Becken C76.3, Sekundäre und nicht näher bezeichnete bösartige Neubildungen C77-C80.

Die Gebührenordnungsposition 08345 ist bei laufender medikamentöser, im Sinne einer systemischen Chemotherapie mit z.B. zytostatischen Substanzen, operativer und/oder strahlentherapeutischer Behandlung und/oder bei Betreuung im Rahmen der Nachsorge bis höchstens 2 Jahre nach Beendigung einer medikamentösen, operativen und/oder strahlentherapeutischen Behandlung eines Patienten mit gesicherter onkologischer Erkrankung berechnungsfähig.

Aufwand in Min. **Kalkulationszeit:** 14   **Prüfzeit:** 13   **Eignung d. Prüfzeit:** Nur Quartalsprofil

GOÄ   entsprechend oder ähnlich: Eine onkologische Pauschale ist in der GOÄ nicht vorhanden, daher: Abrechnung der einzelnen erbrachten GOÄ-Leistung(en).

Kommentar: Diese Leistung beschreibt zahlreiche Leistungen, die obligat oder fakultativ zu erbringen sind. Berechnungsfähig ist die Leistung nur, wenn mind. eine der folgenden Erkrankungen vorliegt:
- bösartige Neubildungen der Brustdrüse,
- bösartige Neubildungen der weiblichen Genitalorgane,
- bösartige Neubildungen sonstiger und ungenau bezeichneter Lokalisationen, Becken, Sekundäre und nicht näher bezeichnete bösartige Neubildungen.

08347
08347   Erörterung der Besonderheiten des biomarkerbasierten Tests bei Patientinnen mit primärem Mammakarzinom gemäß Nr. 30 der Anlage I „Anerkannte Untersuchungs- oder Behandlungsmethoden" der Richtlinie Methoden vertragsärztliche Versorgung des Gemeinsamen Bundesausschusses   **65**   7,47

Obligater Leistungsinhalt
- Persönlicher Arzt-Patienten-Kontakt,
- Überprüfung der Indikation oder
- Mitteilung und Erörterung des Testergebnisses,
- Dauer mindestens 5 Minuten,

Fakultativer Leistungsinhalt
- Ausgabe des Merkblattes gemäß Abschnitt B der Nr. 30 der Anlage I „Anerkannte Untersuchungs- oder Behandlungsmethoden" der Richtlinie Methoden vertragsärztliche Versorgung des Gemeinsamen Bundesausschusses,

Abrechnungsbestimmung je vollendete 5 Minuten

Anmerkung Die Gebührenordnungsposition 08347 kann ausschließlich von Fachärzten für Frauenheilkunde und Geburtshilfe mit dem Schwerpunkt gynäkologische Onkologie, der Zusatzweiterbildung „Medikamentöse Tumortherapie" oder mit einer Genehmigung der

Kassenärztlichen Vereinigung zur Teilnahme an der „Onkologie-Vereinbarung" (Anlage 7 zum Bundesmantelvertrag-Ärzte) bzw. an regionalen Onkologie-Vereinbarungen berechnet werden. Die Gebührenordnungsposition 08347 ist höchstens fünfmal im Krankheitsfall berechnungsfähig.

Abrechnungsausschluss im Behandlungsfall   13507

Aufwand in Min. **Kalkulationszeit:** 5   **Prüfzeit:** 5   **Eignung d. Prüfzeit:** Tages- und Quartalsprofil

8.4 Geburtshilfe

08410*   Verweilen im Gebärraum ohne Erbringung weiterer berechnungsfähiger   **352**
Leistungen, wegen der Betreuung einer Geburt erforderlich,   40,45

Abrechnungsbestimmung je vollendete 30 Minuten

Anmerkung Die Gebührenordnungsposition 08410 ist nur bei belegärztlicher Behandlung berechnungsfähig.

Abrechnungsausschluss in derselben Sitzung 01440

Aufwand in Min. **Kalkulationszeit:** 30   **Prüfzeit:** 30   **Eignung d. Prüfzeit:** Tages- und Quartalsprofil

GOÄ   entsprechend oder ähnlich: Nr. 56*

Kommentar: Eine Verweilgebühr kann nur angesetzt werden, wenn der Arzt sich in den Räumlichkeiten befindet, in denen auch die Geburt stattfinden wird. Verweilen in der Praxis und Wohnung bei einer erwarteten Geburt, um möglichst umgehend zur Verfügung zu stehen, sind nicht mit der Verweilgebühr abrechenbar.

08411*   Betreuung und Leitung einer Geburt   **2990**
Obligater Leistungsinhalt   343,60
* Erst- und Folgeuntersuchungen der Gebärenden,
* Abschlussuntersuchung nach beendeter Geburt

Fakultativer Leistungsinhalt
* Kardiotokographische Leistungen während der Geburt,
* Blutentnahmen beim Feten unter der Geburt,
* Lösung des Eipols,
* Dehnung des Muttermundes,
* Intrazervikale Prostaglandinapplikation,
* Eröffnung der Fruchtblase,
* Naht eines oder mehrerer Zervixrisse(s),
* Naht von Scheidenrissen,
* Naht von Dammrissen,
* Episiotomie,
* Naht einer Episiotomie

Aufwand in Min. **Kalkulationszeit:** 53   **Prüfzeit:** 47   **Eignung d. Prüfzeit:** Tages- und Quartalsprofil

GOÄ   entsprechend oder ähnlich: Leistungskomplex in der GOÄ nicht vorhanden. Abrechnung der einzelnen erbrachten GOÄ-Leistung(en).

Kommentar: Im obligaten und fakultativen Leistungsinhalt wird genau beschrieben, was zur Abrechnung dieser Leistung gehört, die mit dem Beginn der Geburt beginnt. Die einzelnen Leistungen sind nicht getrennt und zusätzlich berechenbar.

Die Leistung nach EBM Nr. 08411 kann im Verlauf einer Geburt nur einmal berechnungsfähig und der Beginn der Geburt ist Voraussetzung.

Die Untersuchung setzt den Beginn der Geburt voraus und nicht die Untersuchung einer Schwangeren ohne Zeichen des Geburtsbeginns.

Bestandteil der EBM Nr. 08411 sind Untersuchungen in der Nachgeburtsperiode.

Ist eine Periduralanästhesie neben EBM Nrn. 08411 bis 08416 erforderlich, kann diese zusätzlich nach EBM Nr. 05360 abgerechnet werden.

8 Frauenärztliche, geburtshilfliche und reproduktionsmedizinische Gebührenordnungspositionen

EBM-Nr.   EBM-Punkte / Euro

08412* Zuschlag zu der Gebührenordnungsposition 08411 bei Leitung und Betreuung einer komplizierten Geburt **552** 63,43

Obligater Leistungsinhalt
- bei Beckenendlage und/oder Mehrlingsschwangerschaft und/oder
- bei Vakuum-Extraktion und/oder bei Entbindung durch Forceps

Aufwand in Min. **Kalkulationszeit:** 26 **Prüfzeit:** 20 **Eignung d. Prüfzeit:** Tages- und Quartalsprofil

GOÄ entsprechend oder ähnlich: Nrn. 1022, 1025, 1026, 1027

Kommentar: Als komplizierte Geburt gelten Beckenendlage, Mehrlingsschwangerschaften, Vakuum-extraktion und Entbindung durch Geburtszange.

08413* Äußere Wendung, **357** 41,02

Abrechnungsbestimmung je Sitzung

Abrechnungsausschluss in derselben Sitzung 08414

Aufwand in Min. **Kalkulationszeit:** 16 **Prüfzeit:** 12 **Eignung d. Prüfzeit:** Tages- und Quartalsprofil

GOÄ entsprechend oder ähnlich: Nr. 1028

08414* Innere oder kombinierte Wendung **518** 59,53

Obligater Leistungsinhalt
- Innere Wendung,
- In Anästhesie und/oder
- Operationsbereitschaft

Abrechnungsausschluss in derselben Sitzung 08413

Aufwand in Min. **Kalkulationszeit:** 26 **Prüfzeit:** 20 **Eignung d. Prüfzeit:** Tages- und Quartalsprofil

GOÄ entsprechend oder ähnlich: Nr. 1029

08415* Zuschlag zur Gebührenordnungsposition 08411 bei Leitung und Betreuung einer Geburt bei Schnittentbindung **815** 93,66

Obligater Leistungsinhalt
- Schnittentbindung

Fakultativer Leistungsinhalt
- Eingriffe an den Adnexen,
- Instrumentelle Dilatation der Zervix,
- Entfernung der Nachgeburt,
- Entfernung von Nachgeburtsresten

Abrechnungsausschluss in derselben Sitzung 08416

Aufwand in Min. **Kalkulationszeit:** 37 **Prüfzeit:** 28 **Eignung d. Prüfzeit:** Tages- und Quartalsprofil

GOÄ entsprechend oder ähnlich: Nr. 1032 ggf. mit höherem Steigerungsfaktor

Kommentar: Eine im Rahmen einer Schnittentbindung durchgeführte Sterilisation kann nicht gesondert berechnet werden, sondern ist fakultativer Leistungsinhalt der EBM-Nr. 08415.

Eine Sectio parva bei lebensbedrohlicher Blutung der Mutter bei lebendem Fetus ist nach Nr. 08411 und dem Zuschlag nach Nr. 08415 zu berechnen.

08416* Entfernung der Nachgeburt im Zusammenhang mit der Leistung entsprechend der Gebührenordnungsposition 08411 **315** 36,20

Obligater Leistungsinhalt
- Entfernung der Nachgeburt durch inneren Eingriff,
- Entfernung von Nachgeburtsresten durch inneren Eingriff

Fakultativer Leistungsinhalt
- Abrasio

Abrechnungsausschluss in derselben Sitzung 08415

Aufwand in Min. **Kalkulationszeit:** 16 **Prüfzeit:** 12 **Eignung d. Prüfzeit:** Tages- und Quartalsprofil

GOÄ entsprechend oder ähnlich: Nrn. 1041, 1042 ggf. auch Abrasio

8.5 Reproduktionsmedizin

1. Die Gebührenordnungspositionen 08520, 08531, 08535, 08536, 08537, 08538, 08539, 08550, 08555 und 08558 sind für zugelassene Ärzte, ermächtigte Ärzte oder ermächtigte ärztlich geleitete Einrichtungen berechnungsfähig, die eine Genehmigung gemäß § 121 a SGB V nachweisen können.

2. Die Gebührenordnungsposition 08521 ist nur für Ärzte, die zum Führen der Gebietsbezeichnung Frauenarzt berechtigt sind, sowie von solchen anderen Ärzten berechnungsfähig, die über spezielle Kenntnisse auf dem Gebiet der Reproduktionsmedizin verfügen. Darüber hinaus ist für die Berechnung der Nachweis der Berechtigung zur Teilnahme an der psychosomatischen Grundversorgung notwendig. Ferner ist die Gebührenordnungsposition 08521 nicht von dem Arzt berechnungsfähig, der die Maßnahme zur künstlichen Befruchtung durchführt.

3. Die Gebührenordnungsposition 08530 ist nur von solchen Ärzten berechnungsfähig, die zur Führung der Gebietsbezeichnung Frauenarzt berechtigt sind.

4. Die Berechnung der Gebührenordnungspositionen 08531, 08535, 08536, 08537, 08538, 08539, 08550, 08555 und 08558 setzt eine Genehmigung gemäß den Richtlinien über künstliche Befruchtung voraus.

5. Die Gebührenordnungspositionen 08575 und 08576 sind nur von Ärzten mit der Gebietsbezeichnung Humangenetik und/oder von Ärzten mit der Zusatzbezeichnung Medizinische Genetik berechnungsfähig.

6. Der Zyklusfall umfasst den 1. bis 28. Zyklustag für Patientinnen mit endogen gesteuertem Zyklus (Spontanzyklus) bzw. den Zeitraum vom 1. Stimulationstag bis 14 Tage nach Ovulationsauslösung bzw. Follikelpunktion zur intendierten Eizellentnahme für Patientinnen ohne endogen gesteuerten Zyklus. Für Patientinnen ohne endogen gesteuerten Zyklus und ohne hormonelle Stimulation umfasst der Zyklusfall einen Zeitraum von 28 Tagen.

7. Der Reproduktionsfall umfasst die Leistung der erforderlichen Laboruntersuchungen vor der ersten Keimzellgewinnung gemäß 12.1. der Richtlinie über künstliche Befruchtung des Gemeinsamen Bundesausschusses sowie umfasst die nach Maßgabe der Richtlinien über künstliche Befruchtung berechnungsfähigen Zyklusfälle.

8. Die in den Richtlinien über künstliche Befruchtung angegebene Höchstzahl berechnungsfähiger Zyklen ist bei der Abrechnung der Gebührenordnungspositionen 08530, 08531, 08535, 08536, 08537, 08539, 08550, 08555 und 08558 verbindlich. Korporale Maßnahmen sind in den Gebührenordnungspositionen 08535, 08536, 08537, 08538 und 08558 enthalten. Extrakorporale Maßnahmen sind in den Gebührenordnungspositionen 08539, 08550 und 08555 enthalten. Für die Gebührenordnungsposition 08521 sowie für extrakorporale Maßnahmen im Zusammenhang mit der Zusammenführung der Eizelle und Samenzelle (Gebührenordnungspositionen 08539, 08550 und 08555) ist die Krankenkasse der Ehefrau, für die Gebührenordnungspositionen 08520, 08540, 08575 und 08576 die Krankenkasse des Ehemannes leistungspflichtig.

9. Ärzte, die zum Führen der Gebietsbezeichnung Frauenarzt berechtigt sind, können neben der Gebührenordnungsposition 08540 im Behandlungsfall nur die Gebührenordnungspositionen 01102, 08211, 08510 und 08520 sowie die vertraglich vereinbarten Kostenpauschalen 32575, 32576, 32614, 32618, 32660 und 32781 auf dem Behandlungsausweis des Ehemannes berechnen. Ärzte, die zum Führen der Gebietsbezeichnung Frauenarzt mit Zusatzbezeichnung Medizinische Genetik berechtigt sind, können zusätzlich die Gebührenordnungspositionen 08575, 08576, 11351 auf dem Behandlungsausweis des Ehemannes berechnen.

10. In den Gebührenordnungspositionen 08535, 08536, 08550, 08555 und 08558 sind alle zur Durchführung erforderlichen Leistungen des behandelnden Arztes und alle von ihm in diesem Zusammenhang veranlassten Leistungen enthalten, mit Ausnahme derjenigen nach den Nrn. 12.1, 12.2, 12.6 und 16. der Richtlinien über künstliche Befruchtung und mit Ausnahme der Kosten für Arzneimittel.

11. Die Gebührenordnungspositionen 08535, 08536, 08550, 08555 und 08558 und deren Leistungsbestandteile können im Zyklusfall nur von einem Arzt abgerechnet werden. Dies gilt auch, wenn mehrere Ärzte in die Behandlung eingebunden sind.

12. Die Gebührenordnungspositionen 08550, 08551, 08560 und 08561 sind nicht berechnungsfähig, wenn zur Eizellgewinnung ein stationärer Aufenthalt von mehr als zwei Tagen Dauer erfolgt.

13. Gemäß § 27a SGB V ist vor Beginn der Maßnahmen zur künstlichen Befruchtung der Krankenkasse ein Behandlungsplan zur Genehmigung vorzulegen. Die gemäß Behandlungsplan im Zusammenhang mit Maßnahmen zur künstlichen Befruchtung erbrachten Leistungen sind nach Maßgabe der Kassenärztlichen Vereinigung zu kennzeichnen.

14. In den Gebührenordnungspositionen des Abschnitts III.b-8.5 sind die Leistungen entsprechend den Gebührenordnungspositionen 01600 und 01601 enthalten.

15. Die Gebührenordnungspositionen 08530, 08531, 08535, 08536, 08537 bis 08540, 08550, 08555 und 08558 sind Leistungen nach Nr. 12 der Richtlinien über künstliche Befruchtung.

Kommentar:

Im Bereich der Reproduktionsmedizin sind über die allgemeinen Voraussetzungen des Kapitels 8 hinaus zusätzliche Abrechnungsvoraussetzungen zu beachten.

8 Frauenärztliche, geburtshilfliche und reproduktionsmedizinische Gebührenordnungspositionen

Die Leistungen nach den Nrn. 08520, 08531, 08541, 08542, 08550, 08551, 08552, 08560 und 08561 setzen zusätzlich eine Genehmigung zur Durchführung künstlicher Befruchtungen durch die zuständige Behörde nach § 121a SGB V voraus.

Die Beratung eines Ehepaares gemäß Nr. 14 der Richtlinien über künstliche Befruchtung des Gemeinsamen Bundesausschusses (Nr. 08521) setzt die Berechtigung zur Führung der Gebietsbezeichnung Frauenarzt voraus oder spezielle Kenntnisse auf dem Gebiet der Reproduktionsmedizin und den Nachweis de Berechtigung zur Teilnahme an der psychosomatischen Grundversorgung. Wer die Maßnahmen der künstlichen Befruchtung durchführt, darf die Leistung nach Nr. 08521 nicht abrechen.

Die Abrechnung der Leistung nach Nr. 08530 setzt die Berechtigung zur Führung der Gebietsbezeichnung Frauenarzt voraus.

Die Abrechnung der Leistungen nach den Nrn. 08531, 08541, 08542, 08550, 08551, 08552, 08560 und 08561 bedarf einer Genehmigung nach den Richtlinien über künstliche Befruchtung des Gemeinsamen Bundesausschusses.

Die Abrechnung der Leistungen nach den Nrn. 08570 bis 08574 ist nur von Ärzten mit der Gebietsbezeichnung Humangenetik und/oder der Zusatzbezeichnung Medizinische Genetik möglich.

Wegen der oben genannten und einer Reihe weiterer besonderer Abrechnungsvoraussetzungen bei der Reproduktionsmedizin ist es für diesen Bereich besonders empfehlenswert, dass Praxen, die entsprechende Leistungen anbieten, individuelle Abrechnungsprofile für die einzelnen Ärzte der Praxis erstellen. Dies kann die Beachtung der vielfältigen Abrechnungsbestimmungen erheblich erleichtern.

Beschluss zu Änderungen des Einheitlichen Bewertungsmaßstabes (EBM) durch den Bewertungsausschuss nach § 87 Abs. 1 Satz 1 SGB V in seiner 202. Sitzung am 2. November 2009 mit Wirkung zum 1. Januar 2010

Der Bewertungsausschuss nach § 87 Abs. 1 Satz 1 SGB V beschließt die Verlängerung des in seiner 172. Sitzung (schriftliche Beschlussfassung) gefassten Beschlusses (Amtliche Bekanntmachung: Deutsches Ärzteblatt, Jg. 106, Heft 5 vom 30. Januar 2009, Seite A 212) zu Änderungen des Einheitlichen Bewertungsmaßstabes (EBM) wie folgt:

Bewertung der Leistungen der Reproduktionsmedizin

1. Die Leistungen der Reproduktionsmedizin (Gebührenordnungspositionen 08530, 08531, 08550, 08551, 08552, 08560 und 08561) wurden mit dem Anpassungsfaktor von 1,1545 höher bewertet. Diese Anpassung gilt zunächst bis zum 31. Dezember 2010 weiter.

2. Soweit die Partner der Gesamtverträge vor der Beschlussfassung des Bewertungsausschusses in seiner 202. Sitzung bereits leistungsbezogene Zuschläge zum Punktwert der Euro-Gebührenordnung zu den vorgenannten Gebührenordnungspositionen des Gebührenordnungsabschnittes 8.5 des EBM mit Wirkung über den 31. Dezember 2009 hinaus vereinbart haben, ist die Notwendigkeit und die Höhe der für diese Leistungen vereinbarten Zuschläge unter Berücksichtigung der Höherbewertung zu überprüfen und ggf. anzupassen. Dieses entfällt, soweit die Überprüfung und Anpassung der leistungsbezogenen Zuschläge nach Satz 1 im Jahr 2009 bereits stattgefunden hat

Durchführungsempfehlung des Bewertungsausschusses zu den Leistungen der künstlichen Befruchtung

Die KBV veröffentlicht: „Durchführungsempfehlung des Bewertungsausschusses nach § 87 Abs. 1 Satz 1 SGB V zu den Leistungen der künstlichen Befruchtung gemäß § 27a SGB V in seiner 214. Sitzung (schriftliche Beschlussfassung) mit Wirkung zum 1. Januar 2010"

Zu den bisherigen Maßnahmen der künstlichen Befruchtung, den damit zusammenhängenden weitergehenden ärztlichen Leistungen sowie den vertraglich vereinbarten Kostenpauschalen gemäß den Richtlinien des Gemeinsamen Bundesausschusses werden durch die in Kraft getretene gesetzliche Verordnung zur Testung von Keimzellspendern im Zusammenhang mit den Maßnahmen der künstlichen Befruchtung (TPG-Gewebeverordnung) weitere vertraglich vereinbarte Kostenpauschalen aufgenommen. In diesem Zusammenhang wird die Bundesempfehlung nach § 86 SGB V der Spitzenverbände der Krankenkassen und der Kassenärztlichen Bundesvereinigung zu den Leistungen der künstlichen Befruchtung gemäß § 27a SGB V in der Fassung vom 1. Oktober 2007 (amtliche Bekanntmachung im Deutschen Ärzteblatt, Heft 30 vom 29. Juli 2005 sowie Änderungsbeschlüsse, Heft 1–2 vom 9. Januar 2006 und Heft 33 vom 17. August 2007) durch diese Durchführungsempfehlung abgelöst.

8 Frauenärztliche, geburtshilfliche und reproduktionsmedizinische Gebührenordnungspositionen

EBM-Nr.   EBM-Punkte / Euro

Der Bewertungsausschuss gibt im Zusammenhang mit dem Beschluss des Gemeinsamen Bundesausschusses, gültig ab 30. September 2009, zur Änderung der Richtlinien über die künstliche Befruchtung
auf Grundlage der Umsetzung der im April 2008 in Kraft getretenen gesetzlichen Verordnungen (TPG-
Gewebeverordnung) zur Testung von Keimzellenspendern im Zusammenhang mit Maßnahmen der
künstlichen Befruchtung folgende Durchführungsempfehlung ab:

(1) Die unten aufgeführten Maßnahmen der künstlichen Befruchtung sowie die damit zusammenhängenden
weitergehenden ärztlichen Leistungen gemäß den Richtlinien des Gemeinsamen Bundesausschusses sind
entsprechend Beschlussteil A Ziffer 1.2 Nr. 11 des Beschlusses des Erweiterten Bewertungsausschusses
zur Neuordnung der vertragsärztlichen Vergütung im Jahr 2009 in seiner 7. Sitzung am 27. und 28. August
2008 außerhalb der morbiditätsbedingten Gesamtvergütung mit den Preisen der regionalen Euro-Gebührenordnung gemäß § 87a Abs. 2 Satz 6 SGB V zu vergüten. Dies sind die Leistungen nach den Gebühr-
ordnungspositionen 01510 bis 01512, 02100, 02341, 05310, 05330, 05340, 05341, 05350, 08510, 08530,
08531, 08540 bis 08542, 08550 bis 08552, 08560, 08561, 08570 bis 08574, 11311, 11312, 11320 bis
11322, 31272, 31503, 31600, 31608, 31609, 31822, 33043, 33044, 33090, 36272, 36503 und 36822 sowie
die vertraglich vereinbarten Kostenpauschalen der Leistungen nach den Gebührenordnungspositionen
32354, 32356, 32357, 32575, 32576, 32614, 32618, 32660 und 32781.

(2) Die in Absatz 1 genannten Leistungen werden bundeseinheitlich nach Vorgabe der Kassenärztlichen
Vereinigung durch den abrechnenden Arzt gekennzeichnet. Der so gekennzeichnete, nach sachlich-
rechnerischer Richtigstellung zur Auszahlung gelangende Leistungsbedarf der Leistungen nach Absatz 1,
wird im Formblatt 3 mit einem Anteil von 50 v.H. des berechneten Leistungsbedarfs ausgewiesen.

Protokollnotiz:

(1) Die Rechnungslegung für die Gebührenordnungspositionen 01510 bis 01512, 02100, 02341, 05310,
05330, 05340, 05341, 05350, 08510, 08530, 08531, 08540 bis 08542, 08550 bis 08552, 08560, 08561,
08570 bis 08574, 11311, 11312, 11320 bis 11322, 33043, 33044 und 33090 erfolgt im Formblatt 3,
Kontenart 400, Ebene 6.

(2) Die Rechnungslegung für die Gebührenordnungspositionen 31272, 31503, 31600, 31608, 31609
und 31822 erfolgt im Formblatt 3, Kontenart 401, Ebene 6.

(3) Die Rechnungslegung für die Gebührenordnungspositionen 36272, 36503 und 36822 erfolgt im
Formblatt 3, Kontenart 463, Ebene 6.

(4) Die Rechnungslegung für die vertraglich vereinbarten Kostenpauschalen 32354, 32356, 32357, 32575,
32576, 32614, 32618, 32660 und 32781 erfolgt im Formblatt 3, Kontenart 400, Ebene 6.

Siehe: Richtlinien des Bundesausschusses der Ärzte und Krankenkassen über ärztliche Maßnahmen
zur künstlichen Befruchtung („Richtlinien über künstliche Befruchtung") in der Fassung vom 14. August
1990 zuletzt geändert am 16.12.2021 veröffentlicht im Bundesanzeiger BAnz AT 08.02.2022 B3 – in
Kraft getreten am 09.02.2022 (https://www.g-ba.de/richtlinien/1/)

08510* Erstellung eines Behandlungsplans gemäß § 27a Abs. 3 SGB V   **67**
                                                                                    7,70
Aufwand in Min. **Kalkulationszeit:** KA   **Prüfzeit:** ./.   **Eignung d. Prüfzeit:** Keine Eignung

GOÄ   entsprechend oder ähnlich: Leistungskomplex in der GOÄ nicht vorhanden, eventuell daher
               80 (Gutachten) oder 85 abrechnen

Kommentar: Im Rahmen der Gesundheitsreform müssen Patientinnen seit 1.1.2004 sich mit 50 % an
               den Gesamtkosten der künstlichen Befruchtung beteiligen. Da die GKV-Kassen einen
               Überblick über die Durchführung der Maßnahmen haben wollen, wurde von der GKV ein
               Formular entwickelt, das vom Arzt hinsichtlich der entstehenden Kosten auszufüllen ist.
               In dem Formular werden einzelne Bereiche abgefragt und sind vom Arzt zu beantworten.

SGB V § 27a Künstliche Befruchtung

(1) Die Leistungen der Krankenbehandlung umfassen auch medizinische Maßnah-
     men zur Herbeiführung einer Schwangerschaft, wenn
     1. diese Maßnahmen nach ärztlicher Feststellung erforderlich sind,
     2. nach ärztlicher Feststellung hinreichende Aussicht besteht, daß durch die Maß-
     nahmen eine Schwangerschaft herbeigeführt wird; eine hinreichende Aussicht be-
     steht nicht mehr, wenn die Maßnahme drei Mal ohne Erfolg durchgeführt worden ist,

3. die Personen, die diese Maßnahmen in Anspruch nehmen wollen, miteinander verheiratet sind,

4. ausschließlich Ei- und Samenzellen der Ehegatten verwendet werden und

5. sich die Ehegatten vor Durchführung der Maßnahmen von einem Arzt, der die Behandlung nicht selbst durchführt, über eine solche Behandlung unter Berücksichtigung ihrer medizinischen und psychosozialen Gesichtspunkte haben unterrichten lassen und der Arzt sie an einen der Ärzte oder eine der Einrichtungen überwiesen hat, denen eine Genehmigung nach § 121a erteilt worden ist.

(2) ¹Absatz 1 gilt auch für Inseminationen, die nach Stimulationsverfahren durchgeführt werden und bei denen dadurch ein erhöhtes Risiko von Schwangerschaften mit drei oder mehr Embryonen besteht. ²Bei anderen Inseminationen ist Absatz 1 Nr. 2 zweiter Halbsatz und Nr. 5 nicht anzuwenden.

(3) ¹Anspruch auf Sachleistungen nach Absatz 1 besteht nur für Versicherte, die das 25. Lebensjahr vollendet haben; der Anspruch besteht nicht für weibliche Versicherte, die das 40. und für männliche Versicherte, die das 50. Lebensjahr vollendet haben. ²Vor Beginn der Behandlung ist der Krankenkasse ein Behandlungsplan zur Genehmigung vorzulegen. ³Die Krankenkasse übernimmt 50 vom Hundert der mit dem Behandlungsplan genehmigten Kosten der Maßnahmen, die bei ihrem Versicherten durchgeführt werden.

(4) Der Gemeinsame Bundesausschuss bestimmt in den Richtlinien nach § 92 die medizinischen Einzelheiten zu Voraussetzungen, Art und Umfang der Maßnahmen nach Absatz 1.

08520*

Beratung des Ehepaares gemäß Nr. 16 der Richtlinien über künstliche Befruchtung, **81** **9,31**

Abrechnungsbestimmung einmal im Reproduktionsfall

Aufwand in Min. **Kalkulationszeit:** KA   **Prüfzeit:** 12   **Eignung d. Prüfzeit:** Nur Quartalsprofil

GOÄ   entsprechend oder ähnlich: Nr. 34

Kommentar: Die Beratung des Ehepaares kann von dem Vertragsarzt durchgeführt werden, der die Behandlung auch später durchführt. Die Berechnung ist zu Lasten der GKV-Kasse des Ehemannes durchzuführen. Die Beratung nach Nr. 08521 allerdings ist von einem anderen Arzt als dem, der die Behandlung führen wird, zu machen.

08521*

Beratung des Ehepaares gemäß Nr. 14 der Richtlinien über künstliche Befruchtung **111** einschließlich einer Bescheinigung nach Nr. 15, **12,76**

Abrechnungsbestimmung einmal im Reproduktionsfall

Abrechnungsausschluss
im Behandlungsfall 35100, 35110
im Reproduktionsfall 08530

Aufwand in Min. **Kalkulationszeit:** KA   **Prüfzeit:** 16   **Eignung d. Prüfzeit:** Nur Quartalsprofil

GOÄ   entsprechend oder ähnlich: Nr. 34

08530*

Intrazervikale, intrauterine oder intratubare homologe Insemination im Spon- **108** tanzyklus gemäß Nr. 10.1 der Richtlinien über künstliche Befruchtung, ggf. nach **12,41** Auslösen der Ovulation durch HCG-Gabe, ggf. nach Stimulation mit Antiöstrogenen,

Abrechnungsbestimmung einmal im Zyklusfall

Abrechnungsausschluss
im Reproduktionsfall 08521
im Zyklusfall 08531, 08536, 08558
im Behandlungsfall 08550, 08551, 08552, 08560, 08561

Aufwand in Min. **Kalkulationszeit:** KA   **Prüfzeit:** 24   **Eignung d. Prüfzeit:** Nur Quartalsprofil

GOÄ   entsprechend oder ähnlich: Nr. 1114

Kommentar: Die Beratung des Ehepaares kann nicht von dem Vertragsarzt durchgeführt werden, der die Behandlung auch später durchführt.

EBM-Nr.   EBM-Punkte/Euro

08531*   Intrazervikale, intrauterine oder intratubare homologe Insemination nach   **194**
hormoneller Stimulation gemäß Nr. 10.2 der Richtlinien über künstliche   22,29
Befruchtung mit Gonadotropinen,

          Abrechnungsbestimmung einmal im Zyklusfall

          Abrechnungsausschluss
          im Zyklusfall 08530, 08536, 08558
          im Behandlungsfall 08550, 08551, 08552, 08560, 08561

Aufwand in Min.   **Kalkulationszeit:** KA   **Prüfzeit:** 24   **Eignung d. Prüfzeit:** Nur Quartalsprofil

GOÄ   entsprechend oder ähnlich: Nr. 1114

Kommentar: Bevor die Leistung nach Nr. 08531 erbracht werden kann, muss eine Beratung nach
Nr. 08521 erfolgen und die behördliche Genehmigung nach SGB V § 121a vorliegen.

          Nach den Richtlinien ist eine heterologe Insemination ausgeschlossen und wird daher in
der Leistungslegende auch nicht erwähnt.

08535*   Stimulationsbehandlung zur In-Vitro-Fertilisation (IVF), Intracytoplasmatischen   **1991**
Spermieninjektion (ICSI) oder zum intratubaren Gametentransfer (GIFT)   228,80

          Abrechnungsbestimmung einmal im Zyklusfall

          Abrechnungsausschluss im Zyklusfall 08530, 08531, 08536, 33042, 33043, 33044,
33081, 33090, 33091, 33092 und Kapitel 32, ausgenommen der Leistungen nach den
Nrn. 32575, 32614, 32618, 32660 und 32781

          Berichtspflicht Nein

Aufwand in Min.   **Kalkulationszeit:** KA   **Prüfzeit:** 18   **Eignung der Prüfzeit:** Nur Quartalsprofil

08536*   Hormonelle Vorbereitung des Endometriums gemäß Nummer 12.3 Buchstabe   **335**
b bei medizinischer Indikation nach Nummer 11.5 Buchstabe b der Richtlinien   38,50
über künstliche Befruchtung zur Durchführung einer extrakorporalen Befruchtung
mittels intrazytoplasmatischer Spermieninjektion (ICSI)

          Abrechnungsbestimmung einmal im Zyklusfall

          Abrechnungsausschluss im Zyklusfall 08530, 08531, 08535, 08537 bis 08539, 08550,
08635, 33042 bis 33044, 33081 und 33090 bis 33092 und Kapitel 32, ausgenommen
32575, 32614, 32618, 32660 und 32781

Aufwand in Min.   **Kalkulationszeit:** KA   **Prüfzeit:** 8   **Eignung d. Prüfzeit:** Nur Quartalsprofil

          Berichtspflicht Nein

08537*   Ultraschallgezielte und/oder laparoskopische Follikelpunktion zur intendierten   **365**
Eizellentnahme im Zusammenhang mit Nr. 10.3, 10.4, und 10.5 der Richtlinien über   41,94
künstliche Befruchtung

          Abrechnungsbestimmung einmal im Zyklusfall

          Abrechnungsausschluss im Zyklusfall 08536, 33042, 33043, 33044, 33081, 33090,
33091, 33092

          Berichtspflicht Nein

Aufwand in Min.   **Kalkulationszeit:** KA   **Prüfzeit:** 25   **Eignung der Prüfzeit:** Nur Quartalsprofil

08538*   Zuschlag zur Gebührenordnungsposition 08537 bei ambulanter Durchführung   **447**
          Abrechnungsausschluss im Zyklusfall 08536   51,37

Aufwand in Min.   **Kalkulationszeit:** KA   **Prüfzeit:** ./.   **Eignung der Prüfzeit:** Keine Eignung

08539*   Identifizierung von Eizelle(n) in der Follikelflüssigkeit und Beurteilung der Reifestadien   **157**
der Eizelle(n), nach Durchführung einer ultraschallgezielten und/oder einer laparosko-   18,04
pischen Follikelpunktion entsprechend der Gebührenordnungsposition 08537

          Abrechnungsbestimmung einmal im Zyklusfall

          Abrechnungsausschluss im Zyklusfall 08536

8 Frauenärztliche, geburtshilfliche und reproduktionsmedizinische Gebührenordnungspositionen

EBM-Nr.

EBM-Punkte/Euro

Anmerkung Die Gebührenordnungsposition 08539 ist im Zyklusfall nur im Zusammenhang mit der Gebührenordnungsposition 08537 berechnungsfähig

Berichtspflicht Nein

Aufwand in Min.   **Kalkulationszeit:** KA   **Prüfzeit:** 10   **Eignung der Prüfzeit:** Nur Quartalsprofi

08540*	Gewinnung und Untersuchung(en) des Spermas gemäß Nr. 12.2 der Richtlinien zur künstlichen Befruchtung, Aufbereitung und Kapazitation, ggf. einschl. laboratoriumsmedizinischer Untersuchung(en)	**168** 19,31

Abrechnungsausschluss im Behandlungsfall 32190

Aufwand in Min.   **Kalkulationszeit:** KA   **Prüfzeit:** ./.   **Eignung d. Prüfzeit:** Keine Eignung

GOÄ   entsprechend oder ähnlich: Leistungskomplex in der GOÄ nicht vorhanden, daher Abrechnung der einzelnen erbrachten GOÄ-Leistung(en) z.B. Nrn. 3667, 3668*

Kommentar: Zu Lasten der GKV-Kassen des Ehemannes kann der Frauenarzt zusätzlich die entsprechende Grundpauschale abrechnen und ggf. einen HIV-Antikörper-Nachweis. Frauenärzten mit Zusatzbezeichnung Medizinische Genetik können zusätzlich Leistungen nach EBM-Nrn.
- 08570
- 08571
- 08572
- oder 08573

berechnen.

Ein ggf. erforderliches Spermiogramm kann nur von einem andrologisch tätigen Arzt (z.B. Dermatologe, Urologe) oder Laborarzt nach Nr. 32190 berechnet werden.

08550*	Extrakorporale Befruchtung mit natürlicher Eizell-Spermien-Interaktion (In-vitro-Fertilisation (IVF)), einschl. Kultivierung bis längstens zum Embryo-Transfer (ET) gemäß Nr. 10.3 der Richtlinien über künstliche Befruchtung, einschl. aller zur Durchführung erforderlichen Leistungen im Zyklusfall außer den Maßnahmen nach Nr. 12.1, 12.2. und 12.6, einschl. der Kosten für Nährmedien	**5488** 630,65

Abrechnungsbestimmung einmal im Zyklusfall

Abrechnungsausschluss im Zyklusfall 08530, 08531, 08536, 08555, 33042, 33043, 33044, 33081, 33090, 33091, 33092 und Kapitel 32, ausgenommen der Leistungen nach den Nrn. 32575, 32614, 32618, 32660 und 32781

Aufwand in Min.   **Kalkulationszeit:** KA   **Prüfzeit:** 40   **Eignung d. Prüfzeit:** Nur Quartalsprofil

GOÄ   entsprechend oder ähnlich: Leistung in der GOÄ nicht vorhanden. Abrechnung der einzelnen erbrachten GOÄ-Leistung(en)

Kommentar: Nur **ein** Arzt kann die erforderlichen Leistungen nach Nr. 08550 bis Nrn. 08552, 08560 und 08561 abrechnen. Werden von anderen Ärzten Teilleistungen erbracht, so ist dies untereinander und nicht über die GKV finanziell aufzuregeln.

Nach den Richtlinien des Bundesausschusses der Ärzte und Krankenkassen über ärztliche Maßnahmen zur künstlichen Befruchtung („Richtlinien über künstliche Befruchtung") dürfen Kosten für die Kryokonservierung von Gameten oder befruchteten Eizellen nicht von den GKV-Kassen übernommen werden, sondern müssen nach GOÄ liquidiert werden.

Der Bewertungsausschuss stellt in seiner 202. Sitzung fest: „... Die Leistungen der Reproduktionsmedizin (08530, 08531, 08550, 08551, 08552, 08560 und 08561) werden mit dem Anpassungsfaktor von 1,1545 höher bewertet.

08555	Extrakorporale Befruchtung mittels intrazytoplasmatischer Spermieninjektion (ICSI), einschl. Kultivierung längstens bis zum Embryo-Transfer (ET) gemäß Nr. 10.5 der Richtlinien über künstliche Befruchtung, einschl. aller zur Durchführung erforderlichen Leistungen im Zyklusfall außer den Maßnahmen nach Nr. 12.1, 12.2 und 12.6, einschl. der Kosten für Nährmedien,	**9074** 1042,74

Abrechnungsbestimmung einmal im Zyklusfall

Anmerkung Die Gebührenordnungsposition 08555 ist im Zyklusfall nur im Zusammenhang mit der Gebührenordnungsposition 08535 berechnungsfähig.

Abrechnungsausschluss im Zyklusfall 08530, 08531, 08550, 33042, 33043, 33044,
33081, 33090, 33091, 33092 und Kapitel 32, ausgenommen der Leistungen nach den
Nrn. 32575, 32614, 32618, 32660 und 32781

Aufwand in Min.   **Kalkulationszeit:** KA   **Prüfzeit:** 60   **Eignung d. Prüfzeit:** Nur Quartalsprofil

08558*   Embryo-Transfer (ET), ggf. als Zygotentransfer und/oder als intratubarer Embryo-   **1293**
              Transfer (EIFT) oder intratubarer Gameten-Transfer (GIFT), einschl. der Kosten für   148,59
              Nährmedien und Transferkatheter

Abrechnungsbestimmung einmal im Zyklusfall

Anmerkung Die Gebührenordnungsposition 08558 ist mit Ausnahme der Abrechnung
eines intratubaren Gameten-Transfers (GIFT) im Zyklusfall nur im Zusammenhang mit den
Gebührenordnungspositionen 08550 oder 08555 berechnungsfähig.

Abrechnungsausschluss im Zyklusfall   08530, 08531, 33042 bis 33044, 33081, 33090
und 33092 und Kapitel 32, ausgenommen der Leistungen nach den Nrn. 32575, 32614,
32618, 32660 und 32781

Berichtspflicht Nein

Aufwand in Min.   **Kalkulationszeit:** KA   **Prüfzeit:** 22   **Eignung der Prüfzeit:** Nur Quartalsprofil

08575*   Humangenetische Beratung und Begutachtung im Zusammenhang mit einer   **553**
              Maßnahme nach Nr. 10.5 der Richtlinien über künstliche Befruchtung bei   63,55
              evidentem genetischen und/oder teratogenen Risiko

Obligater Leistungsinhalt
• Persönlicher Arzt-Patienten-Kontakt,
• Detaillierte Erfassung und Analyse des Stammbaums über mindestens 3 Generationen,
• Schriftliche humangenetische Beurteilung zu einem evidenten genetischen und/oder
  teratogenen Risiko,
• Quantifizierung des Risikos durch
  – Einbeziehung weitergehender Untersuchungen und/oder
  – Berechnung individueller Wahrscheinlichkeiten und/oder
• Ermittlung genetisch bedingter Wiederholungsrisiken,

Fakultativer Leistungsinhalt
• Körperliche Untersuchung,
• Zusätzliche schriftliche Zusammenfassung für den oder die Begutachtete(n),
• In mehreren Sitzungen,

Abrechnungsbestimmung je vollendete 20 Minuten Arzt-Patienten-Kontaktzeit,
bis zu sechsmal im Reproduktionsfall

Anmerkung Die Gebührenordnungsposition 08575 ist im Fall der Beratung gemäß der
Richtlinie nur für einen der beiden Partner berechnungsfähig.

Abrechnungsausschluss im Behandlungsfall 01794, 01841, 11230, 11233

Aufwand in Min.   **Kalkulationszeit:** KA   **Prüfzeit:** 32   **Eignung d. Prüfzeit:** Nur Quartalsprofil

08576*   Zuschlag zu den Gebührenordnungspositionen 11351, 11352, 11502, 11503, 11506   **927**
              und 11508 für Gemeinkosten und die wissenschaftliche ärztliche Beurteilung und   106,53
              Befundung im Zusammenhang mit einer Maßnahme nach Nr. 10.5 der Richtlinien
              über künstliche Befruchtung

Obligater Leistungsinhalt
• Schriftlicher Befundbericht mit wissenschaftlich begründeter Beurteilung,
• Dokumentation der nachgewiesenen Variante oder Mutation in einer öffentlich zugäng-
  lichen Datenbank, sofern diese Variante oder Mutation bisher nicht dokumentiert ist,

Abrechnungsbestimmung einmal im Reproduktionsfall

Anmerkung Die Gebührenordnungspositionen 11351, 11352, 11502, 11503, 11506
und 11508 für die der Zuschlag nach der Gebührenordnungsposition 08576 berechnet

wird, sind nach Maßgabe der Kassenärztlichen Vereinigung als Leistung der künstlichen Befruchtung zu kennzeichnen.

Die Gebührenordnungsposition 08576 unterliegt einer Staffelung je Arzt in Abhängigkeit von der im Quartal erbrachten Anzahl der Leistungen gemäß der Gebührenordnungsposition 08576. Ab der 1.301. Leistung wird die Gebührenordnungsposition 08576 mit 742 Punkten bewertet.

Abrechnungsausschluss
im Behandlungsfall 01793, 01842
im Krankheitsfall 11302

Aufwand in Min. **Kalkulationszeit:** KA   **Prüfzeit:** 24   **Eignung d. Prüfzeit:** Nur Quartalsprofil

8.6 Kryokonservierung von Ei- oder Samenzellen oder Keimzellgewebe sowie entsprechende medizinische Maßnahmen wegen keimzellschädigender Therapie

1. Die Gebührenordnungspositionen 08621 und 08623 sind ausschließlich von Fachärzten für Frauenheilkunde und Geburtshilfe mit Schwerpunkt Gynäkologische Endokrinologie und Reproduktionsmedizin einer Praxis oder Einrichtung berechnungsfähig, welche die Vorgaben gemäß § 6 Absatz 1 und Absatz 2 Nr.1 der Richtlinie zur Kryokonservierung von Ei- oder Samenzellen oder Keimzellgewebe sowie entsprechende medizinische Maßnahmen wegen keimzellschädigender Therapie (Kryo-RL) erfüllen.

2. Abweichend von Nr. 1 sind bei männlichen Versicherten die Gebührenordnungspositionen 08621 und 08623, 08640, 08641, 08645, 08647 und 08648 auch von Fachärzten mit Zusatz-Weiterbildung Andrologie berechnungsfähig, welche die jeweils erforderlichen Maßnahmen nach § 5 Absatz 2 Nr. 3 Kryo-RL im Zusammenhang mit der Gewinnung von Samenzellen und der Entnahme von Keimzellgewebe anbieten und die diesbezüglichen Vorgaben gemäß § 6 Kryo-RL erfüllen.

3. Die Gebührenordnungspositionen 08635, 08637 bis 08641 und 08644 bis 08648 sind für Vertragsärzte, ermächtigte Ärzte und ermächtigte ärztlich geleitete Einrichtungen berechnungsfähig, welche die jeweiligen Vorgaben gemäß § 6 Kryo-RL erfüllen.

4. Die Gebührenordnungspositionen des Abschnitts 8.6 können nur bei Versicherten berechnet werden, die gemäß § 2 Kryo-RL anspruchsberechtigt sind.

5. In der Gebührenordnungsposition 08635 sind alle zur Durchführung erforderlichen Leistungen des behandelnden Arztes und alle von ihm in diesem Zusammenhang veranlassten Leistungen enthalten, mit Ausnahme derjenigen nach § 5 Absatz 2 Nr. 1 und Nr. 3 Kryo-RL und mit Ausnahme der Kosten für Arzneimittel.

6. Die Gebührenordnungsposition 08635 und deren Leistungsbestandteile können nur von einem Arzt abgerechnet werden. Dies gilt auch, wenn mehrere Ärzte in die Behandlung eingebunden sind.

7. Die im Zusammenhang mit Maßnahmen zur Kryokonservierung gemäß § 5 Absatz 2 Nr. 1 Kryo-RL durchgeführten oder veranlassten in-vitrodiagnostischen Leistungen nach den Gebührenordnungspositionen 32575, 32614, 32618, 32660 und 32781 sind nach Maßgabe der Kassenärztlichen Vereinigung zu kennzeichnen.

08619 Beratung gemäß § 4 Satz 2 Nr. 1 Kryo-RL   **90**
                                                                                          10,34
Obligater Leistungsinhalt
• Persönlicher Arzt-Patienten-Kontakt und/oder Arzt-Patienten-Kontakt im Rahmen einer Videosprechstunde gemäß Anlage 31b zum BMV-Ä,

Fakultativer Leistungsinhalt
• Ausstellen einer Bescheinigung nach § 4 Satz 2 Nr. 1 Kryo-RL,

Abrechnungsbestimmung einmal im Krankheitsfall

Berichtspflicht Nein

Aufwand in Min. **Kalkulationszeit:** 7   **Prüfzeit:** 6   **Eignung der Prüfzeit:** Nur Quartalsprofil

08621* Reproduktionsmedizinische Beratung und Aufklärung zur Kryokonservierung und   **128**
           der dazugehörigen medizinischen Maßnahmen gemäß § 4 Satz 2 Nr. 2 Kryo-RL   14,71
Obligater Leistungsinhalt
• Persönlicher Arzt-Patienten-Kontakt und/oder Arzt-Patienten-Kontakt im Rahmen einer Videosprechstunde gemäß Anlage 31b zum BMV-Ä,
• Dauer mindestens 10 Minuten,

Fakultativer Leistungsinhalt
• Ausstellen einer Bescheinigung nach § 4 Satz 2 Nr. 1 Kryo-RL,

Abrechnungsbestimmung je vollendete 10 Minuten, höchstens zweimal im Krankheitsfall

Anmerkung Die dreimalige Berechnung der Gebührenordnungsposition 08621 im Krankheitsfall ist mit Begründung der medizinischen Notwendigkeit zulässig.

Berichtspflicht Nein

Aufwand in Min. **Kalkulationszeit:** 10   **Prüfzeit:** 10   **Eignung der Prüfzeit:** Nur Quartalsprofil

08623* Andrologische Beratung und Aufklärung zur Kryokonservierung und der dazugehö-   **90**
rigen medizinischen Maßnahmen gemäß § 4 Satz 2 Nr. 2 Kryo-RL   **10,34**

Obligater Leistungsinhalt
• Persönlicher Arzt-Patienten-Kontakt und/oder Arzt-Patienten-Kontakt im Rahmen einer Videosprechstunde gemäß Anlage 31b zum BMV-Ä,

Abrechnungsbestimmung einmal im Krankheitsfall

Berichtspflicht Nein

Aufwand in Min. **Kalkulationszeit:** 7   **Prüfzeit:** 6   **Eignung der Prüfzeit:** Nur Quartalsprofil

08635* Stimulationsbehandlung zur Kryokonservierung von Eizellen gemäß § 5 Absatz 2   **1991**
Nr. 2 Kryo-RL,   **228,80**

Abrechnungsbestimmung einmal im Zyklusfall

Anmerkung Die Gebührenordnungsposition 08635 ist im Zyklusfall mit medizinischer Begründung bis zu dreimal berechnungsfähig. Ab der zweiten Stimulationsbehandlung nach der Gebührenordnungsposition 08635 im Zyklusfall wird die Gebührenordnungsposition 08635 mit 1901 Punkten bewertet.
Die Gebührenordnungsposition 08635 ist im Zyklusfall nicht neben den Gebührenordnungspositionen 33042 bis 33044, 33081 und 33090 bis 33092 und nicht neben den Gebührenordnungspositionen des Kapitels 32, ausgenommen der Leistungen nach den Gebührenordnungspositionen 32575, 32614, 32618, 32660 und 32781, berechnungsfähig.

Abrechnungsausschluss im Zyklusfall 08536, 33042 bis 33044, 33081 und 33090 bis 33092 und Kapitel 32, ausgenommen der Leistungen nach den Nrn. 32575, 32614, 32618, 32660 und 32781

Berichtspflicht Nein

Aufwand in Min. **Kalkulationszeit:** KA   **Prüfzeit:** 18   **Eignung der Prüfzeit:** Nur Quartalsprofil

08637* Ultraschallgezielte und/oder laparoskopische Follikelpunktion zur intendierten   **365**
Eizellentnahme im Zusammenhang mit der Kryokonservierung von Eizellen gemäß   **41,94**
§ 5 Absatz 2 Nr. 2 Kryo-RL

Abrechnungsausschluss im Zyklusfall 33042 bis 33044, 33081 und 33090 bis 33092

Berichtspflicht Nein

Aufwand in Min. **Kalkulationszeit:** KA   **Prüfzeit:** 25   **Eignung der Prüfzeit:** Nur Quartalsprofil

08638* Zuschlag zur Gebührenordnungsposition 08637 bei ambulanter Durchführung der   **447**
Follikelpunktion   **51,37**

Berichtspflicht Nein

Aufwand in Min. **Kalkulationszeit:** KA   **Prüfzeit:** ./.   **Eignung der Prüfzeit:** Keine Eignung

08639* Identifizierung von Eizelle(n) in der Follikelflüssigkeit und Beurteilung der   **157**
Reifestadien der Eizelle(n) zur Kryokonservierung, nach Durchführung einer ultra-   **18,04**
schallgezielten und/oder einer laparoskopischen Follikelpunktion entsprechend der
Gebührenordnungsposition 08637 gemäß § 5 Absatz 2 Nr. 2 Kryo-RL

Berichtspflicht Nein

8 Frauenärztliche, geburtshilfliche und reproduktionsmedizinische Gebührenordnungspositionen

EBM-Nr. EBM-Punkte / Euro

Aufwand in Min. **Kalkulationszeit:** KA **Prüfzeit:** 10 **Eignung der Prüfzeit:** Nur Quartalsprofil

08640* Gewinnung, Untersuchung und Aufbereitung des Spermas zur Kryokonservierung, **168** einschl. Spermiogramm zur Kryokonservierung gemäß § 5 Absatz 2 Nr. 3 Kryo-RL **19,31**
Abrechnungsausschluss im Behandlungsfall 32190
Berichtspflicht Nein

Aufwand in Min. **Kalkulationszeit:** KA **Prüfzeit:** ./. **Eignung der Prüfzeit:** Keine Eignung

08641* Aufbereiten und Untersuchung von Hodengewebe nach testikulärer Spermienex- **242** traktion zur Kryokonservierung gemäß § 5 Absatz 2 Nr. 3 Kryo-RL **27,81**
Abrechnungsbestimmung je Material, höchstens achtmal
Berichtspflicht Nein

Aufwand in Min. **Kalkulationszeit:** KA **Prüfzeit:** ./. **Eignung der Prüfzeit:** Keine Eignung

08644* Aufbereiten und Einfrieren von der/den Eizelle(n) gemäß § 5 Kryo-RL **1312**
Berichtspflicht Nein **150,77**

Aufwand in Min. **Kalkulationszeit:** KA **Prüfzeit:** ./. **Eignung der Prüfzeit:** Keine Eignung

08645* Aufbereiten und Einfrieren von Samenzellen oder Keimzellgewebe gemäß § 5 **987** Kryo-RL **113,42**
Berichtspflicht Nein

Aufwand in Min. **Kalkulationszeit:** KA **Prüfzeit:** ./. **Eignung der Prüfzeit:** Keine Eignung

08646* Auftauen und Aufbereiten von der/den Eizelle(n) gemäß § 5 Kryo-RL zwecks **584** Herbeiführung einer Schwangerschaft gemäß den Richtlinien über künstliche **67,11** Befruchtung des Gemeinsamen Bundesausschusses
BerichtspflichtNein

Aufwand in Min. **Kalkulationszeit:** KA **Prüfzeit:** ./. **Eignung der Prüfzeit:** Keine Eignung

08647* Auftauen und Aufbereiten von Samenzellen oder Keimzellgewebe gemäß § 5 **384** Kryo-RL zwecks Herbeiführung einer Schwangerschaft gemäß den Richtlinien über **44,13** künstliche Befruchtung des Gemeinsamen Bundesausschusses
Berichtspflicht Nein

Aufwand in Min. **Kalkulationszeit:** KA **Prüfzeit:** ./. **Eignung der Prüfzeit:** Keine Eignung

08648* Spermienpräparation aus Hodengewebe nach testikulärer Spermienextraktion und **300** Aufbereiten nach Kryokonservierung gemäß § 5 Kryo-RL zwecks Herbeiführung **34,47** einer Schwangerschaft gemäß den Richtlinien über künstliche Befruchtung des Gemeinsamen Bundesausschusses
Abrechnungsbestimmung je Material, höchstens achtmal
Berichtspflicht Nein

Aufwand in Min. **Kalkulationszeit:** KA **Prüfzeit:** ./. **Eignung der Prüfzeit:** Keine Eignung

9 Hals-Nasen-Ohrenärztliche Gebührenordnungspositionen

9.1 Präambel

1. Die in diesem Kapitel aufgeführten Gebührenordnungspositionen können ausschließlich von Fachärzten für Hals-Nasen-Ohrenheilkunde berechnet werden.

2. Außer den in diesem Kapitel genannten Gebührenordnungspositionen sind von den in der Präambel genannten Vertragsärzten – unbeschadet der Regelungen gemäß I-5 und I-6.2 der Allgemeinen Bestimmungen – zusätzlich nachfolgende Gebührenordnungspositionen berechnungsfähig: 01100 bis 01102, 01205, 01207, 01210, 01212, 01214 bis 01224, 01226, 01320 bis 01323, 01410 bis 01416, 01418, 01420, 01425, 01426, 01430, 01431, 01435, 01436, 01440, 01442, 01444, 01450, 01470, 01471, 01510 bis 01512, 01600 bis 01602, 01610 bis 01612, 01620 bis 01624, 01626, 01630, 01640, 01641, 01642, 01645, 01647, 01648, 01660, 01670 bis 01672, 01701, 01705, 01706, 01710, 01783, 01800, 01802 bis 01811, 01949 bis 01953, 01955, 01956, 01960, 02100, 02101, 02110 bis 02112, 02120, 02200, 02300 bis 02302, 02310, 02314, 02320, 02323, 02330, 02331, 02340, 02341, 02343, 02360, 02500, 02510 bis 02512 und 30706.

3. Außer den in diesem Kapitel genannten Gebührenordnungspositionen sind bei Vorliegen der entsprechenden Qualifikationsvoraussetzungen von den in der Präambel genannten Vertragsärzten – unbeschadet der Regelungen gemäß I-5 und I-6.2 der Allgemeinen Bestimmungen – zusätzlich nachfolgende Gebührenordnungspositionen berechnungsfähig: 30400 bis 30402, 30410, 30411, 30420, 30421, 30800, 30810, 30811, 30902, 30905, 36884, 37100, 37102, 37113 und 37120, 37300, 37302, 37305, 37306, 37314, 37317, 37318, 37320, 37300, 37302, 37305, 37306, 37314, 37317, 37318, 37320, 37714, 37720, Gebührenordnungspositionen der Abschnitte IV-30.1, IV-30.2.1, IV-30.2.2, IV-30.3, IV-30.7.1, IV-30.7.2, IV-30.9, IV-30.12, IV-30.13, IV-31.2, IV-31.3, IV-31.4.3, IV-31.5, IV-31.6, IV-36.2, IV-36.3, IV-36.5 und IV-36.6.2 sowie Gebührenordnungspositionen der Kapitel IV-32, IV-33, IV-34, IV-35 und Kap. 38.

4. Bei der Berechnung der zusätzlichen Gebührenordnungspositionen in den Nummern 2 und 3 sind die Maßnahmen zur Qualitätssicherung gemäß § 135 Abs. 2 SGB V, die berufsrechtliche Verpflichtung zur grundsätzlichen Beschränkung auf das jeweilige Gebiet sowie die Richtlinien des Gemeinsamen Bundesausschusses zu beachten.

5. Werden die in den Grundpauschalen enthaltenen Leistungen entsprechend den Gebührenordnungspositionen 01600 und 01601 durchgeführt, sind für die Versendung bzw. den Transport die Kostenpauschalen nach den Gebührenordnungspositionen 40110 und 40111 berechnungsfähig.

6. Neben den in diesem Kapitel genannten Gebührenordnungspositionen sind die Gebührenordnungspositionen 20338 bis 20340, 20377 und 20378 für die unter Nr. 1 genannten Ärzte nur berechnungsfähig, wenn die Arztpraxis über folgende technische Mindestvoraussetzungen verfügt:

- Verwendung eines gemäß den Vorgaben des Gesetzes über Medizinprodukte (MPG) zugelassenen Audiometers mit entsprechend vorgegebenen Referenzwerten von Hörschwellen und mindestens einmal jährlich durchgeführter messtechnischer Kontrolle gemäß § 14 der Verordnung über das Errichten, Betreiben und Anwenden von Medizinprodukten (MPBetreibV) durch einen zugelassenen Wartungsdienst entsprechend der MPBetreibV. Der Vertragsarzt hat in einer der Quartalsabrechnung beizufügenden Erklärung zu bestätigen, dass die Wartung durchgeführt wurde.
- Eine Kinderaudiometrieanlage mit einer Mindestausstattung von fünf Audiometrielautsprechern mit Störschalllautsprecher(n) entsprechend DIN EN 60645, mindestens Klasse 2 (im Halbkreis angeordnet, 0 Grad, 45 Grad, 90 Grad, Mindestausgangsleistung 90 dB) passiv sprachsimulierendes Rauschen, Mindestabstand der Lautsprecher vom Patienten 1 m, Konditionierungsleuchten für jeden Richtungslautsprecher oder Bilddarbietung rechts und links, zweikanaliges Audiometer mit schmalbandigem frequenzspezifischem Prüfgeräusch sowie mindestens einer Powerbox mit einer Ausgangsleistung von mindestens 100 dB aktiv voraus.
- Eine zweikanalige BERA für die Untersuchung(en) mittels elektrischer Reaktionsaudiometrie.

7. Die in der Präambel unter 1. aufgeführten Vertragsärzte können die arztgruppenspezifische Gebührenordnungsposition 08619 berechnen.

Kommentar:

Alle Gebührenordnungspositionen des Kapitels 9 – also die Leistungen nach den Nrn. 09210 bis 09362 – können grundsätzlich (s. Kommentierung zu Kapitel I, Abschnitt 1.5) nur von Fachärzten für Hals-Nasen-Ohrenkrankheiten abgerechnet werden.

Zusätzlich zu den Gebührenordnungspositionen dieses Kapitels sind für oben genannte Vertragsärzte die in der Präambel genannten Leistungen abrechnungsfähig, sofern die übrigen Abrechnungsvoraussetzungen des EBM gegeben sind:

- die nachfolgenden Gebührenordnungspositionen des Abschnitts II (arztgruppenübergreifende allgemeine Leistungen):
- Nrn. 01100 bis 01102 Unvorhergesehene Inanspruchnahme,
- Nrn. 01205, 01207 Notfallpauschale für die Abklärung der Behandlungsnotwendigkeit,
- Nr. 01210 Notfallpauschale im organisierten Not(fall)dienst,
- Nr. 01211 Zusatzpauschale für die Besuchsbereitschaft im Notfall bez. organisierten Not(fall)dienst,
- Nr. 01212 Notfallpauschale im organisierten Not(fall)dienst
- Nr. 01214 bis 01222 Notfallkonsultationspauschale im organisierten Not(fall)dienst, Zusatzpauschale für die Besuchsbereitschaft im Notfall bez. organisierten Not(fall)dienst, Reanimationskomplex,
- Nrn. 01223 bis 01226 Zuschlag zur Notfallpauschale in besonderen Fällen,
- Nrn. 01320, 01321 Grundpauschale für ermächtigte Ärzte, Krankenhäuser bzw. Institute,
- Nrn. 01410 bis 01416 Besuche, Visite, Begleitung eines Kranken beim Transport
- Nr. 01418 Besuch im organisierten Not(fall)dienst
- Nr. 01420 (Überprüfung und Koordination häuslicher Krankenpflege
- Nrn. 01425, 01426 Verordnung spezialisierter ambulanter Palliativversorgung,
- Nr. 01430 Verwaltungskomplex,
- Nr. 01435 Telefonische Beratung,
- Nr. 01436 Konsultationspauschale,
- Nr. 01440 Verweilen außerhalb der Praxis
- Nr. 01510 bis 01512 Zusatzpauschale für Beobachtung und Betreuung
- Nrn. 01600 bis 01602 Ärztlicher Bericht/Brief,
- Nrn. 01610 bis 01612 Bescheinigung, Reha-Verordnung, Konsiliarbericht vor Aufnahme in die Psychiatrie
- Nrn. 01620 bis 01623 Bescheinigung, Krankheitsbericht, Kurplan, Kurvorschlag,
- Nr. 01630 Medikamentationsplan
- Nr. 01701 Grundpauschale Prävention
- Nrn. 01705, 01706 Neugeborenen-Hörscreening,
- Nr. 01783 Alpha-1-Feto-Protein
- Nr. 01800 Treponemenantikörper-Nachweis
- Nrn. 01802 bis 01813 Röteln, Blutgruppenbestimmung, Antikörpernachweis
- Nrn. 01950 bis 01952 Substitutionsbehandlung,
- Nrn. 01955, 01956 Diamorphingestützte Behandlung Opiatabhängiger,
- Nr. 02100 Infusion
- Nr. 02101 Infusionstherapie
- Nr. 02110 bis 02112 Transfusion, Reinfusion
- Nr. 02120 Erstprogrammierung Medikamentenpumpe
- Nr. 02200 Tuberkulintestung
- Nrn. 02300 bis 02302 Kleinchirurgischer Eingriff,
- Nr. 02310 Behandlung sek. heilender Wunden, Dekubitalulcus,
- Nr. 02320 Einführung Magenverweilsonde
- Nr. 02323 transurethraler Dauerkatheter
- Nr. 02330 Arterienpunktion
- Nr. 02331 Intraarterielle Injektion
- Nr. 02340, 02341 Punktion
- Nr. 02343 Pleuradrainage
- Nr. 02360 Behandlung mit Lokalanästhetika
- Nr. 02500 Einzelinhalationen
- Nrn. 02510 bis 02512 Wärme- u. Elektrotherapie, Elektrostimulation und
- sowie die folgenden Gebührenordnungspositionen des Abschnitts IV (arztgruppenübergreifende spezielle Leistungen):
- Nrn. 30400 bis 30402 Massage-, Kompressions- oder Unterwassertherapie,
- Nrn. 30410, 30411 Atemgymnastik,

- Nrn. 30420, 30421 Krankengymnastik,
- Nr. 30800 Soziotherapie – Hinzuziehen eines Leistungserbringers,
- Nr. 36884 Blutgase, Säure-Basen-Status
- Nrn. 37100, 37102 Zuschläge zur Versicherten- oder Grundpauschale für die Betreuung von Patienten in Pflegeheimen
- Nr. 37113 Zuschlag zum Besuch eines weiteren Kranken in derselben sozialen Gemeinschaft (Nr. 01413)
- Nr. 37120 Fallkonferenz gem. Kooperationsvertrag mit Pflegeheimen
- Gebührenordnungspositionen der Abschnitte
- 30.1 Allergologie
- 30.2 Chirotherapie
- 30.3 Neurophysiologische Übungsbehandlung
- 30.7.1, 30.7.2 Schmerztherapie
- 30.9 Schlafstörungsdiagnostik
- 30.12 Diagnostik und Therapie bei MRSA
- 31.2 Ambulante Operationen
- 31.3 Postoperative Überwachungskomplexe
- 31.4.3 Postoperative Behandlungskomplexe im Fachärztlichen Versorgungsbereich
- 31.5 Anästhesien im Zusammenhang mit ambulanten Operationen
- 31.6 Orthopädisch-chirurgisch konservative Gebührenordnungspositionen
- 36.2 Belegärztliche Operationen
- 36.3 Postoperativer Überwachungskomplex nach belegärztlichen Operationen
- 36.5 Anästhesien im Zusammenhang mit belegärztlichen Operationen
- 36.6.2 Konservativ-belegärztliche Strukturpauschalen
- Gebührenordnungspositionen der Kapitel
- 32 Labor
- 33 Ultraschalldiagnostik
- 34 Radiologie, CT, NMR
- 35 Psychotherapie
- 38 Delegationsfähige Leistungen

Wichtig ist, dass auch für die nach der obigen Regelung zusätzlich abrechnungsfähigen Leistungen immer auch die Abrechnungsvoraussetzungen und -ausschlüsse beachtet werden müssen, die im EBM für die Abrechnung der jeweiligen Leistung genannt sind.

Generell gilt, dass die übrigen Bestimmungen des EBM sowie die Maßnahmen zur Qualitätssicherung sowie die berufsrechtlichen Fachgebietsbeschränkungen zu beachten sind. Insbesondere sollte geprüft werden, ob zur Erbringung und Abrechnung bestimmter Leistungen eine Genehmigung erforderlich ist und welche Voraussetzungen hierfür nachgewiesen werden müssen.

Werden Leistungen nach den Gebührenordnungspositionen 01600 und 01601 (Bericht, Brief) erbracht, können, auch dann, wenn die Leistung nicht gesondert berechnungsfähig sein sollte, da sie in der Grundpauschale enthalten ist, für Versendung und Transport die Kostenpauschalen nach den Nrn. 40110 oder 40111 abgerechnet werden.

HNO-Ärzte, die Leistungen nach den Gebührenordnungspositionen 20338, 20339, 20340, 20377 und/oder 20378 abrechnen wollen, müssen die in 9.1. Nr. 6 genannten technischen Mindestvoraussetzungen erfüllen. Ferner muss der KV eine messtechnische Kontrolle nach **§ 11 MPBetreibV** nachgewiesen werden. Diese Bestimmung hat folgenden Wortlaut:

Verordnung über das Errichten, Betreiben und Anwenden von Medizinprodukten (Medizinprodukte-Betreiberverordnung)

§ 11 Messtechnische Kontrollen

(1) Der Betreiber hat meßtechnische Kontrollen

1. für die in der Anlage 2 aufgeführten Medizinprodukte,

2. für die Medizinprodukte, die nicht in der Anlage 2 aufgeführt sind und für die jedoch der Hersteller solche Kontrollen vorgesehen hat,

nach Maßgabe der Absätze 3 und 4 auf der Grundlage der anerkannten Regeln der Technik durchzuführen oder durchführen zu lassen. Messtechnische Kontrollen können auch in Form von Vergleichsmessungen durchgeführt werden, soweit diese in der Anlage 2 für bestimmte Medizinprodukte vorgesehen sind.

(2) Durch die messtechnischen Kontrollen wird festgestellt, ob das Medizinprodukt die zulässigen maximalen Messabweichungen (Fehlergrenzen) nach Satz 2 einhält. Bei den messtechnischen Kontrollen werden die Fehlergrenzen zugrunde gelegt, die der Hersteller in seiner Gebrauchsanweisung angegeben hat. Enthält eine Gebrauchsanweisung keine Angaben über Fehlergrenzen, sind in harmonisierten Normen festgelegte Fehlergrenzen einzuhalten. Liegen dazu keine harmonisierten Normen vor, ist vom Stand der Technik auszugehen.

(3) Für die messtechnischen Kontrollen dürfen, sofern keine Vergleichsmessungen nach Absatz 1 Satz 2 durchgeführt werden, nur messtechnische Normale benutzt werden, die rückverfolgbar an ein nationales oder internationales Normal angeschlossen sind und hinreichend kleine Fehlergrenzen und Messunsicherheiten einhalten. Die Fehlergrenzen gelten als hinreichend klein, wenn sie ein Drittel der Fehlergrenzen des zu prüfenden Medizinproduktes nicht überschreiten.

(4) Die messtechnischen Kontrollen der Medizinprodukte nach Absatz 1 Satz 1 Nr. 1 sind, soweit vom Hersteller nicht anders angegeben, innerhalb der in Anlage 2 festgelegten Fristen und der Medizinprodukte nach Absatz 1 Satz 1 Nr. 2 nach den vom Hersteller vorgegebenen Fristen durchzuführen. Soweit der Hersteller keine Fristen bei den Medizinprodukten nach Absatz 1 Satz 1 Nr. 2 angegeben hat, hat der Betreiber messtechnische Kontrollen in solchen Fristen durchzuführen oder durchführen zu lassen, mit denen entsprechende Mängel, mit denen auf Grund der Erfahrungen gerechnet werden muss, rechtzeitig festgestellt werden können, mindestens jedoch alle zwei Jahre. Für die Wiederholungen der messtechnischen Kontrollen gelten dieselben Fristen. Die Fristen beginnen mit Ablauf des Jahres, in dem die Inbetriebnahme des Medizinproduktes erfolgte oder die letzte messtechnische Kontrolle durchgeführt wurde. Eine messtechnische Kontrolle ist unverzüglich durchzuführen, wenn

1. Anzeichen dafür vorliegen, dass das Medizinprodukt die Fehlergrenzen nach Absatz 2 nicht einhält oder

2. die meßtechnischen Eigenschaften des Medizinproduktes durch einen Eingriff oder auf andere Weise beeinflusst worden sein könnten.

(5) Messtechnische Kontrollen dürfen nur durchführen

1. für das Messwesen zuständige Behörden oder

2. Personen, die die Voraussetzungen des § 6 Abs. 4 entsprechend für messtechnische Kontrollen erfüllen.

Personen, die messtechnische Kontrollen durchführen, haben vor Aufnahme ihrer Tätigkeit dies der zuständigen Behörde anzuzeigen und auf deren Verlangen das Vorliegen der Voraussetzungen nach Satz 1 Nr. 2 nachzuweisen.

(6) Der Betreiber darf mit der Durchführung der messtechnischen Kontrollen nur Behörden oder Personen beauftragen, die die Voraussetzungen nach Absatz 5 Satz 1 erfüllen.

(7) Derjenige, der messtechnische Kontrollen durchführt, hat die Ergebnisse der messtechnischen Kontrolle unter Angabe der ermittelten Messwerte, der Messverfahren und sonstiger Beurteilungsergebnisse in das Medizinproduktebuch unverzüglich einzutragen, soweit dieses nach § 7 Abs. 1 zu führen ist.

(8) Derjenige, der messtechnische Kontrollen durchführt, hat das Medizinprodukt nach erfolgreicher messtechnischer Kontrolle mit einem Zeichen zu kennzeichnen. Aus diesem muss das Jahr der nächsten messtechnischen Kontrolle und die Behörde oder Person, die die messtechnische Kontrolle durchgeführt haben, eindeutig und rückverfolgbar hervorgehen.

9.2 Hals-Nasen-Ohrenärztliche Grundpauschalen

Grundpauschale

Obligater Leistungsinhalt
* Persönlicher Arzt-Patienten-Kontakt und/oder Arzt-Patienten-Kontakt im Rahmen einer Videosprechstunde gemäß Anlage 31b zum BMV-Ä,

Fakultativer Leistungsinhalt
* Weitere persönliche oder andere Arzt-Patienten-Kontakte gemäß I-4.3.1 der Allgemeinen Bestimmungen,
* Ärztlicher Bericht entsprechend der Gebührenordnungsposition 01600,
* Individueller Arztbrief entsprechend der Gebührenordnungsposition 01601,
* Endoskopische organbezogene Untersuchung(en),
* Ohrmikroskopie,
* In Anhang VI-1 aufgeführte Leistungen,

Abrechnungsbestimmung einmal im Behandlungsfall

09210 für Versicherte bis zum vollendeten 5. Lebensjahr   **250**
                                                                                          28,73
Abrechnungsausschluss
in derselben Sitzung 01436
im Behandlungsfall 01600, 01601

Aufwand in Min. **Kalkulationszeit:** 20   **Prüfzeit:** 17   **Eignung d. Prüfzeit:** Nur Quartalsprofil

GOÄ   entsprechend oder ähnlich: Leistungskomplex in der GOÄ nicht vorhanden. Abrechnung der einzelnen erbrachten GOÄ-Leistung(en).

Kommentar: Die Grundpauschale ist beim ersten kurativ-ambulanten persönlichen Arzt-Patienten-Kontakt im Behandlungsfall berechnungsfähig. Ein persönlicher Arzt-Patienten-Kontakt setzt die räumliche und zeitgleiche Anwesenheit des Arztes und des Patienten und eine direkte Interaktion (z.B. Gespräch) voraus. Bei einem ausschließlich telefonischen Kontakt ist die Grundpauschale nicht abrechenbar.

Die Pauschale ist nur einmal im Behandlungsfall bzw. bei arztgruppenübergreifender Behandlung nur einmal im Arztfall berechenbar.

In dieser Pauschale sind die Leistungen des EBM, die im **Anhang 1 (Verzeichnis der nicht gesondert abrechnungsfähigen und in Komplexen enthaltenen Leistungen ...)** enthalten sind, integriert und damit auch als Kassenleistungen honoriert und können nicht mehr gesondert abgerechnet werden, es sei denn, sie finden sich in den arztgruppenspezifischen Kapiteln ausdrücklich als abrechnungsfähige Leistung angegeben.

Es ist einem Vertragsarzt nicht gestattet, die in der Anlage 1 aufgeführten Leistungen einem GKV-Versicherten als Individuelle Gesundheitsleistung (IGeL) anzubieten und privat nach GOÄ als IGeL-Leistung abzurechnen.

Wird in demselben Quartal eine kurativ-ambulante und eine kurativ-stationäre (belegärztliche Behandlung) durchgeführt, ist die Grundpauschale je einmal berechnungsfähig. Es ist aber von der Punktzahl der zweiten zur Abrechnung kommenden Grundpauschale ein Abschlag von 50 % vorzunehmen.

09211 für Versicherte ab Beginn des 6. bis zum vollendeten 59. Lebensjahr   **205**
Aufwand in Min. **Kalkulationszeit:** 16   **Prüfzeit:** 13   **Eignung d. Prüfzeit:** Nur Quartalsprofil   23,56

GOÄ   entsprechend oder ähnlich: Leistungskomplex in der GOÄ nicht vorhanden. Abrechnung der einzelnen erbrachten GOÄ-Leistung(en).

09212 für Versicherte ab Beginn des 60. Lebensjahres   **211**
Aufwand in Min. **Kalkulationszeit:** 17   **Prüfzeit:** 14   **Eignung d. Prüfzeit:** Nur Quartalsprofil   24,25

GOÄ   entsprechend oder ähnlich: Leistungskomplex in der GOÄ nicht vorhanden. Abrechnung der einzelnen erbrachten GOÄ-Leistung(en).

09215 Hygienezuschlag zu den Gebührenordnungspositionen 09210 bis 09212 **2**
0,23
Abrechnungsbestimmung einmal im Behandlungsfall
Anmerkung Die Gebührenordnungsposition 09215 wird durch die zuständige Kassenärztliche Vereinigung zugesetzt.

Aufwand in Min. **Kalkulationszeit:** KA **Prüfzeit:** ./. **Eignung d. Prüfzeit:** Keine Eignung
Berichtspflicht Nein

09220 Zuschlag für die Hals-Nasen-Ohrenärztliche Grundversorgung gemäß Allgemeiner **27**
Bestimmung 4.3.8 zu den Gebührenordnungspositionen 09210 bis 09212 3,10
Abrechnungsbestimmung einmal im Behandlungsfall
Anmerkung Der Zuschlag nach der Gebührenordnungsposition 09220 kann gemäß Allgemeiner Bestimmung 4.3.8 ausschließlich in Behandlungsfällen abgerechnet werden, in denen nur Leistungen der fachärztlichen Grundversorgung gemäß Anhang 3 und/oder regionaler Vereinbarungen erbracht und berechnet werden.

Aufwand in Min. **Kalkulationszeit:** KA **Prüfzeit:** ./. **Eignung d. Prüfzeit:** Keine Eignung
GOÄ entsprechend oder ähnlich: Eine vergleichbare Leistung ist in der GOÄ nicht aufgeführt.

09222 Zuschlag zu der Gebührenordnungsposition 09220 **7**
0,80
Abrechnungsbestimmung einmal im Behandlungsfall
Anmerkung Die Gebührenordnungsposition 09222 wird durch die zuständige Kassenärztliche Vereinigung zugesetzt.

Aufwand in Min. **Kalkulationszeit:** KA **Prüfzeit:** ./. **Eignung d. Prüfzeit:** Keine Eignung

09227 Zuschlag zu den Gebührenordnungspositionen 09210 bis 09212 **2**
0,23
Abrechnungsbestimmung einmal im Behandlungsfall
Anmerkung Die Gebührenordnungsposition 09227 wird durch die zuständige Kassenärztliche Vereinigung zugesetzt.
Abrechnungsausschluss im Behandlungsfall 01630
Berichtspflicht Nein

Aufwand in Min. **Kalkulationszeit:** KA **Prüfzeit:** ./. **Eignung d. Prüfzeit:** Keine Eignung

09228 Zuschlag zu den Gebührenordnungspositionen 09210 bis 09212 für die Behandlung aufgrund einer TSS-Vermittlung und/oder Vermittlung durch den Hausarzt gemäß Allgemeiner Bestimmung 4.3.10.1, 4.3.10.2 oder 4.3.10.3
Abrechnungsbestimmung einmal im Arztgruppenfall
Anmerkung Die Gebührenordnungsposition 09228 kann durch die zuständige Kassenärztliche Vereinigung zugesetzt werden.
Abrechnungsausschluss im Arztgruppenfall 01710
Kommentar: Siehe unter EBM Nr. 03008

9.3 Diagnostische und therapeutische Gebührenordnungspositionen

09310* Tamponade der hinteren Nasenabschnitte und/oder des Nasenrachenraumes **134**
15,40
Abrechnungsausschluss
in derselben Sitzung 02300, 02301, 02302, 09360, 09361, 09362
am Behandlungstag 09329

Aufwand in Min. **Kalkulationszeit:** 5 **Prüfzeit:** 4 **Eignung d. Prüfzeit:** Tages- und Quartalsprofil
GOÄ entsprechend oder ähnlich: Nrn. 1425, 1426, 1435
Kommentar: Auch bei der Tamponierung beider Naseabschnitte kann die Leistung nur einmal berechnet werden. Neben den kleinen operativen Leistungen nach Nrn. 02300, 02301, 02302 und den

kleinen operativen HNO-Eingriffen nach Nrn. 09360, 09361, 09362 kann die Tamponade nicht berechnet werden. Auch bei einer Tamponade beider Nasenlöcher ist die Leistung nur einmal berechnungsfähig.

09311 Lupenlaryngoskopie

74
8,50

Obligater Leistungsinhalt
• Untersuchung des Kehlkopfes mittels Endoskop (Laryngoskop)

Fakultativer Leistungsinhalt
• Untersuchung der oberen Trachea

Abrechnungsausschluss in derselben Sitzung 20310

Aufwand in Min. **Kalkulationszeit: 6   Prüfzeit: 4   Eignung d. Prüfzeit:** Tages- und Quartalsprofil

GOÄ entsprechend oder ähnlich: Nr. 1530

Kommentar: Wird bei der Kehlkopfuntersuchung keine Lupenlaryngoskopie angewandt, so ist die Untersuchung des Kehlkopfes mit der Grundpauschale ausgeglichen.

09312* Schwebe- oder Stützlaryngoskopie

163
18,73

Obligater Leistungsinhalt
• Schwebe- oder Stützlaryngoskopie in Narkose

Abrechnungsausschluss in derselben Sitzung 09313, 09314, 20311, 20312, 20313

Aufwand in Min. **Kalkulationszeit: 11   Prüfzeit: 10   Eignung d. Prüfzeit:** Tages- und Quartalsprofil

GOÄ entsprechend oder ähnlich: Nr. 1533

09313* Direkte Laryngoskopie mittels Endoskop beim Neugeborenen, Säugling, Kleinkind oder Kind bis zum vollendeten 5. Lebensjahr

246
28,27

Obligater Leistungsinhalt
• Direkte Laryngoskopie mittels Endoskop und/oder
• Direkte Laryngoskopie mittels Operationsmikroskop

Fakultativer Leistungsinhalt
• Schwebe- oder Stützlaryngoskopie (Nr. 09312)

Abrechnungsausschluss in derselben Sitzung 09312, 20311, 20312

Aufwand in Min. **Kalkulationszeit: 20   Prüfzeit: 15   Eignung d. Prüfzeit:** Tages- und Quartalsprofil

GOÄ entsprechend oder ähnlich: Nr. 1533, ggf. mit höherem Steigerungssatz

Kommentar: Die EBM Leistungen der Nr. 09312 Schwebe- oder Stützlaryngoskopie in Narkose sind fakultativer Bestandteil der Nr. 09313 und nicht gesondert berechnungsfähig.

09314* Stroboskopische Untersuchung der Stimmlippen

80
9,19

Obligater Leistungsinhalt
• Stimmlippenstroboskopie,
• Schriftliche Auswertung,
• Dokumentation

Abrechnungsausschluss in derselben Sitzung 09312, 09318, 20313, 20314

Aufwand in Min. **Kalkulationszeit: 6   Prüfzeit: 5   Eignung d. Prüfzeit:** Tages- und Quartalsprofil

GOÄ entsprechend oder ähnlich: Nr. 1416

Kommentar: Nach Leistungslegende sind Dokumentation und auch schriftliche Auswertung erforderlich.

09315* Bronchoskopie

1142
131,23

Obligater Leistungsinhalt
• Bronchoskopie,
• Patientenaufklärung zur Untersuchung und zu den möglichen therapeutischen Maßnahmen in derselben Sitzung, in angemessenem Zeitabstand vor dem Eingriff,
• Information zum Ablauf der vorbereitenden Maßnahmen vor dem Eingriff und zu einer möglichen Sedierung und/oder Prämedikation,

- Nachbeobachtung und -betreuung,
- Oberflächenanästhesie,
- Überwachung der Vitalparameter und der Sauerstoffsättigung

Fakultativer Leistungsinhalt
- Prämedikation/Sedierung,
- Probeexzision(en),
- Probepunktion(en)

Anmerkung: Die Berechnung der Gebührenordnungsposition 09315 im Zusammenhang mit der Durchführung einer Erhebung gemäß § 5 der Richtlinie des Gemeinsamen Bundesausschusses über die Verordnung von außerklinischer Intensivpflege ist durch Angabe einer bundeseinheitlich kodierten Zusatzkennzeichnung zu dokumentieren.

Abrechnungsausschluss in derselben Sitzung 02300, 02301, 02302, 02340, 02341, 02343, 02360, 09360, 09361, 09362, 13662

Berichtspflicht Ja

Aufwand in Min. **Kalkulationszeit:** 25   **Prüfzeit:** 19   **Eignung d. Prüfzeit:** Tages- und Quartalsprofil

GOÄ entsprechend oder ähnlich: Nr. 677

Kommentar: Mit der Leistungslegende sind sowohl Bronchoskopien mit flexiblem als auch mit starren Instrumentarium gemeint.

09316*   Zuschlag zu der Gebührenordnungsposition 09315 für   224
25,74
- Fremdkörperentfernung und/oder
- Blutstillung und/oder
- Perbronchiale Biopsie und/oder
- Sondierung von peripheren Rundherden und/oder
- Broncho-alveoläre Lavage

Fakultativer Leistungsinhalt
- Röntgenübersichtsaufnahme(n) der Brustorgane (Nr. 34240)
- Röntgenübersichtsaufnahme(n) der Brustorgane (Nr. 34241)

Abrechnungsausschluss in derselben Sitzung 02300, 02301, 02302, 02340, 02341, 02343, 02360, 09360, 09361, 09362, 34240, 34241

Aufwand in Min. **Kalkulationszeit:** 8   **Prüfzeit:** 7   **Eignung d. Prüfzeit:** Tages- und Quartalsprofil

GOÄ entsprechend oder ähnlich: Nr. 678

09317*   Ösophagoskopie   329
37,81
Obligater Leistungsinhalt
- Bougierung des Ösophagus,
- Patientenaufklärung zur Untersuchung und zu den möglichen therapeutischen Maßnahmen in derselben Sitzung, in angemessenem Zeitabstand vor dem Eingriff,
- Information zum Ablauf der vorbereitenden Maßnahmen vor dem Eingriff und zu einer möglichen Sedierung und/oder Prämedikation,
- Nachbeobachtung und -betreuung

Fakultativer Leistungsinhalt
- Prämedikation/Sedierung,
- Probeexzision,
- Probepunktion,
- Fremdkörperentfernung(en)

Abrechnungsausschluss in derselben Sitzung 02300, 02301, 02302, 02340, 02341, 02360, 09360, 09361, 09362

Berichtspflicht Ja

Aufwand in Min. **Kalkulationszeit:** 10   **Prüfzeit:** 8   **Eignung d. Prüfzeit:** Tages- und Quartalsprofil

GOÄ entsprechend oder ähnlich: Nr. 680

Kommentar: In der Regel werden vor Oesophaguskopien Gerinnungsuntersuchungen durchgeführt und zur Untersuchung Sedativa injiziert. Dies wird bei Wirtschaftlichkeitsprüfungen öfter moniert. Der Kommentar nach **Wezel/Liebold** hält dies für ein Problem der Wirtschaftlichkeitsprüfung, ... „*weshalb nach Ansicht der Kommentartoren* (des Wezel/Liebold) *eine* *sachlich-rechnerische Berichtigung durch die KV – auch auf Antrag eines Kassenverbandes – nicht in Frage kommen kann ..."*

Die Sedierung des Patienten im Rahmen der Endoskopie ist keine Narkoseleistung und daher auch nicht berechnungsfähig.

09318* Videostroboskopie

136
15,63

Obligater Leistungsinhalt
- Videostroboskopische Untersuchung der Stimmlippen zur Bestimmung der Schwingungsperioden, -phasen, -amplituden und des Glottisschlusses bei unterschiedlichen Intensitäten und Frequenzen, in bewegtem und stehendem Bild,
- Bilddokumentation

Abrechnungsausschluss in derselben Sitzung 09314, 20313, 20314

Aufwand in Min. **Kalkulationszeit: 11** **Prüfzeit: 8** **Eignung d. Prüfzeit:** Tages- und Quartalsprofil

GOÄ entsprechend oder ähnlich: Eine vergleichbare Leistung ist in der GOÄ nicht aufgeführt.

09320 Tonschwellenaudiometrische Untersuchung

146
16,78

Obligater Leistungsinhalt
- Untersuchung(en) ein- und/oder beidseitig,
- Bestimmung der Hörschwelle in Luft- und/oder Knochenleitung mit 8 bis 12 Prüffrequenzen oder mittels kontinuierlicher Frequenzänderung

Fakultativer Leistungsinhalt
- Vertäubung,
- Bestimmung der Intensitätsbreite

Anmerkung Die Gebührenordnungsposition 09320 ist nur berechnungsfähig bei Verwendung eines von der PTB bzw. eines entsprechend der EU-Richtlinie 93/42/EWG zugelassenen Audiometers mit mindestens einmal jährlich durchgeführter messtechnischer Kontrolle gemäß § 14 der Verordnung über das Errichten, Betreiben und Anwenden von Medizinprodukten (MPBetreibV) durch einen zugelassenen Wartungsdienst entsprechend der MPBetreibV. Der Vertragsarzt hat in einer der Quartalsabrechnung beizufügenden Erklärung zu bestätigen, dass die Wartung durchgeführt wurde.
Bei audiometrischen Untersuchungen mit Kopfhörern müssen sowohl für Normalhörige als auch für Schwerhörige die Bedingungen der DIN ISO 8253 – 1 erfüllt sein. Zusätzlich muss diese Norm auch für audiometrische Untersuchungen von Schwerhörigen oder Patienten mit unklarem Hörvermögen im freien Schallfeld erfüllt sein. Bei audiometrischen Untersuchungen zur Bestimmung der Hörschwelle im freien Schallfeld über Lautsprecher bei Normalhörigen muss zusätzlich die DIN ISO 8253 – 2 erfüllt sein.

Abrechnungsausschluss
im Behandlungsfall 09372, 09373, 09374, 20372, 20373, 20374
in derselben Sitzung 09314, 20320, 20321
am Behandlungstag 20338

Aufwand in Min. **Kalkulationszeit: 2** **Prüfzeit: 2** **Eignung d. Prüfzeit:** Tages- und Quartalsprofil

GOÄ entsprechend oder ähnlich: Nrn. 1403*, 1404*

Kommentar: Abkürzungserläuterung: PTB = Physikalisch-technische Bundesanstalt.

Die Leistung ist nur vollständig erbracht und damit abrechnungsfähig, wenn die vorgeschriebenen Anforderungen der Anzahl der Prüffrequenzen und an die Frequenzänderungen erfüllt sind. Einfache audiologische Tests sind mit Ansatz der Grundpauschale abgegolten und nicht gesondert abrechenbar.

09321 Sprachaudiometrische Bestimmung(en) des Hörvermögens im Zusammenhang mit der Erbringung der Leistung entsprechend der Gebührenordnungsposition 09320

135
15,51

Obligater Leistungsinhalt
- Untersuchung(en) ein- und/oder beidseitig, getrennt für das rechte und linke Ohr über Kopfhörer,

* Spachaudiometrie bei vorausgegangener Tonschwellenaudiometrie entsprechend der Gebührenordnungsposition 09320 und/oder
* Hörfeldskalierungen (mindestens 4 Frequenzen)

Fakultativer Leistungsinhalt
* Überschwellige audiometrische Untersuchungen (z.B. Bestimmung der Tinnitus-Verdeckungs-Kurve, SISI-Test, Lüscher-Test, Langenbeck-Geräuschaudiogramm),
* Störgeräusch(e),
* Messung im freien Schallfeld,
* Benutzung von Hörhilfen

Abrechnungsausschluss
im Behandlungsfall 09372, 09373, 09374, 20372, 20373, 20374
in derselben Sitzung 09320, 09335, 09336, 20320, 20321, 20335, 20336
am Behandlungstag 09343, 20338, 20339, 20340, 20343

Aufwand in Min. **Kalkulationszeit: 2**   **Prüfzeit: 2**   **Eignung d. Prüfzeit:** Tages- und Quartalsprofil
GOÄ   entsprechend oder ähnlich: Eine vergleichbare Leistung ist in der GOÄ nicht aufgeführt.

09322
Zuschlag zu der Gebührenordnungspostion 09320 für die Durchführung einer Kinderaudiometrie an einer sonstigen Kinderaudiometrieanlage   **47**
5,40

Obligater Leistungsinhalt
* Kinderaudiometrie beim Säugling, Kleinkind oder Kind,
* Unter Anwendung kindgerechter Hilfen,
* Unter Anwendung einer sonstigen kinderaudiometrischen Einrichtung

Abrechnungsausschluss
in derselben Sitzung 09335, 20322, 20335
am Behandlungstag 20338

Aufwand in Min. **Kalkulationszeit: 2**   **Prüfzeit: 2**   **Eignung d. Prüfzeit:** Tages- und Quartalsprofil
GOÄ   entsprechend oder ähnlich: Nr. 1404* mit höherem Steigerungssatz

09323
Reflexbestimmung an den Mittelohrmuskeln mittels Impedanzmessung   **68**
7,81

Obligater Leistungsinhalt
* Reflexbestimmung an den Mittelohrmuskeln mittels Impedanzmessung,
* Mindestens vier Prüfsequenzen,
* Ipsi- und/oder kontralaterale Ableitung,
* Ein- und/oder beidseitig

Abrechnungsausschluss
in derselben Sitzung 09324, 20323, 20324
im Behandlungsfall 09372, 20372
am Behandlungstag 20338

Aufwand in Min. **Kalkulationszeit: KA**   **Prüfzeit: 1**   **Eignung d. Prüfzeit:** Tages- und Quartalsprofil
GOÄ   entsprechend oder ähnlich: Nr. 1407

09324
Abklärung einer vestibulo-cochleären Erkrankung mittels Messung(en) otoakusti-   **104**
scher Emissionen   11,95

Obligater Leistungsinhalt
* Untersuchung(en) ein- und/oder beidseitig,
* Messung(en) otoakustischer Emissionen, einschließlich Tympanometrie

Anmerkung Die Berechnung der Gebührenordnungspostion 09324 setzt eine Genehmigung der Kassenärztlichen Vereinigung nach der Vereinbarung zur Bestimmung der otoakustischen Emissionen gemäß § 135 Abs. 1 SGB V voraus.

Abrechnungsausschluss
in derselben Sitzung 09323, 09327, 20323, 20324, 20327, 20371
am Behandlungstag 01705, 01706

Aufwand in Min. **Kalkulationszeit: 3**   **Prüfzeit: 2**   **Eignung d. Prüfzeit:** Tages- und Quartalsprofil

GOÄ   entsprechend oder ähnlich: Nr. 1409

Kommentar: Die Leistung kann nur von HNO-Ärzten und Ärzten der Phoniathrie und/oder Pädaudiologie erbracht werden. **Wezel/Liebold** verweist in seinem Kommentar als Bestätigung auf ein Urteil des Bundessozialgerichtes (BSG) vom 30.1.2000 (AZ: B6 KA 73/00 R), nach dem diese Leistung andere Ärzte – auch Kinderärzte – nicht erbringen dürfen.

09325 Prüfung der Labyrinthe mit nystagmographischer Aufzeichnung   **254**
29,19
Obligater Leistungsinhalt
• Untersuchung(en) ein- und/oder beidseitig,
• Nystagmographische Dokumentation unter Verwendung von ENG, CNG oder VNG
Abrechnungsausschluss in derselben Sitzung 09327, 20325, 20327, 20371

Aufwand in Min. **Kalkulationszeit: 7**   **Prüfzeit: 5**   **Eignung d. Prüfzeit:** Tages- und Quartalsprofil
GOÄ entsprechend oder ähnlich: Nr. 1413

09326 Abklärung einer retro-cochleären Erkrankung   **281**
32,29
Obligater Leistungsinhalt
• Untersuchung(en) ein- und/oder beidseitig,
• Untersuchung mittels elektrischer Reaktionsaudiometrie (BERA)
Abrechnungsausschluss in derselben Sitzung 09327, 20326, 20327
Berichtspflicht Ja

Aufwand in Min. **Kalkulationszeit: 13**   **Prüfzeit: 10**   **Eignung d. Prüfzeit:** Tages- und Quartalsprofil
GOÄ entsprechend oder ähnlich: Nr. 1408
Kommentar: Wird die Untersuchung in Sedierung oder Schlafauslösung durchgeführt, so ist die Nr. 09327 zu berechnen.

09327 Hörschwellenbestimmung   **493**
56,65
Obligater Leistungsinhalt
• Untersuchung(en) ein- und/oder beidseitig,
• Untersuchung(en) mittels elektrischer Reaktionsaudiometrie (BERA, MMN),
• Sedierung oder Schlafauslösung
Fakultativer Leistungsinhalt
• Abklärung einer vestibulo-cochleären Erkrankung mittels Messung(en) otoakustischer Emissionen (Nr. 09324),
• Prüfung der Labyrinthe mit nystagmographischer Aufzeichnung (Nr. 09325),
• Abklärung einer retro-cochleären Erkrankung (Nr. 09326)
Abrechnungsausschluss in derselben Sitzung 09324, 09325, 09326, 20324, 20325, 20326, 20327

Aufwand in Min. **Kalkulationszeit: 13**   **Prüfzeit: 10**   **Eignung d. Prüfzeit:** Tages- und Quartalsprofil
GOÄ entsprechend oder ähnlich: Nr. 1408
Kommentar: Wird die Untersuchung ohne Sedierung oder Schlafauslösung durchgeführt, so ist dafür die Nr. 09326 zu berechnen. Erfolgt auch eine zusätzliche Untersuchung im Wachzustand, kann diese nicht extra berechnet werden, da sich eine Abrechnung der Nrn. 09326 und 09327 ausschließt.

09329 Zusatzpauschale bei der Behandlung eines Patienten mit akuter, schwer stillbarer Nasenblutung   **299**
34,36
Obligater Leistungsinhalt
• Rhinoendoskopie,
• Lokalanästhesie und/oder Einbringen von Medikamenten,
• Dauer mindestens 25 Minuten
Fakultativer Leistungsinhalt
• Tamponade der vorderen Nasenabschnitte,
• Tamponade der hinteren Nasenabschnitte und/oder des Nasenrachenraumes (Nr. 09310),

- Einbringen hämostyptischer Substanzen

Abrechnungsbestimmung einmal am Behandlungstag

Abrechnungsausschluss am Behandlungstag 02300, 02301, 02302, 09310, 09360, 09361, 09362

Aufwand in Min. **Kalkulationszeit:** 20 **Prüfzeit:** 20 **Eignung d. Prüfzeit:** Tages- und Quartalsprofil

GOÄ entsprechend oder ähnlich: Eine vergleichbare Leistung ist in der GOÄ nicht aufgeführt.

09330 Zusatzpauschale Untersuchung der Stimme **228**
26,20

Obligater Leistungsinhalt
- Phonationsdauer,
- Erfassung psychovegetativer Stigmata,
- Dauer mindestens 20 Minuten,
- Standardisierte Dokumentation,
- Differenzierende Beurteilung(en) von
  – Stimmqualität,
  – Stimmleistung,
  – Sprechstimmlage,
  – Stimmumfang,
  – Stimmintensität,
  – Stimmeinsatz,
  – Stimmresonanz

Fakultativer Leistungsinhalt
- Stimmfeldmessung mittels Schallpegelmessung bis 110 dB mit graphischer Darstellung der frequenzbezogenen Schallpegel für minimale und maximale Lautstärke,
- Zusatzpauschale(n) Untersuchung des Sprechens und der Sprache (Nr. 09331)

Abrechnungsausschluss
in derselben Sitzung 09332, 09333, 20330, 20331, 20332, 20333
im Behandlungsfall 09331, 20330, 20331

Aufwand in Min. **Kalkulationszeit:** 15 **Prüfzeit:** 15 **Eignung d. Prüfzeit:** Tages- und Quartalsprofil

GOÄ entsprechend oder ähnlich: Nr. 1556, 1557

09331 Zusatzpauschale Untersuchung des Sprechens und der Sprache **302**
34,70

Obligater Leistungsinhalt
- Dauer mindestens 15 Minuten,
- Standardisierte Dokumentation,
- Prüfung(en)
  – der Sprachentwicklung,
  – des aktiven und des passiven Wortschatzes,
  – der Grammatik und Syntax,
  – der Artikulationsleistungen,
  – der prosodischen Faktoren,
  – des Redeflusses,
  – des Sprachverständnisses,
  – der zentralen Sprachverarbeitung

Fakultativer Leistungsinhalt
- Standardisierte(r) Sprachentwicklungstest(s),
- Zusatzpauschale(n) Untersuchung der Stimme (Nr. 09330)

Abrechnungsausschluss
in derselben Sitzung 09332, 20330, 20331, 20332
im Behandlungsfall 09330

Aufwand in Min. **Kalkulationszeit:** 13 **Prüfzeit:** 13 **Eignung d. Prüfzeit:** Tages- und Quartalsprofil

GOÄ entsprechend oder ähnlich: Nr. 1555

09332 Zusatzpauschale Abklärung einer Aphasie, Dysarthrie und/oder Dysphagie **302**
34,70

Obligater Leistungsinhalt
- Eingehende Untersuchung auf
  - Aphasie und/oder
  - Dysarthrie und/oder
  - Dysphagie,
- Anwendung standardisierter Verfahren

Abrechnungsausschluss in derselben Sitzung 09330, 09331, 20330, 20331, 20332
Berichtspflicht Ja

Aufwand in Min. **Kalkulationszeit:** 24 **Prüfzeit:** 20 **Eignung d. Prüfzeit:** Nur Quartalsprofil

GOÄ entsprechend oder ähnlich: Eine vergleichbare Leistung ist in der GOÄ nicht aufgeführt, ggf. analoger Ansatz Nr.855*

09333 Stimmfeldmessung **68**
7,81

Obligater Leistungsinhalt
- Stimmfeldmessung mittels Schallpegelmessung bis 110 dB,
- Messung von Stimmumfang und Dynamikbreite der Stimme,
- Graphische Darstellung der frequenzbezogenen Schallpegel für minimale und maximale Lautstärke

Abrechnungsausschluss in derselben Sitzung 09330, 20330, 20333

Aufwand in Min. **Kalkulationszeit:** 3 **Prüfzeit:** 3 **Eignung d. Prüfzeit:** Tages- und Quartalsprofil

GOÄ entsprechend oder ähnlich: Leistungen in der GOÄ nicht vorhanden

09335 Zuschlag zu der Gebührenordnungsposition 09320 bei Durchführung einer Kinder- **139**
audiometrie an einer speziellen Kinderaudiometrieanlage 15,97

Obligater Leistungsinhalt
- Beobachtungsaudiometrie und/oder
- konditionierte Bestimmung der Hörschwelle und/oder
- Spielaudiometrie,
- an einer Kinderaudiometrieanlage,
- im freien Schallfeld und/oder mit Kopfhörern,
- bis zum vollendeten 12. Lebensjahr,
- ein- und/oder beidseitig

Anmerkung Die Berechnung der Gebührenordnungsposition 09335 setzt eine Kinder-audiometrieanlage mit einer Mindestausstattung von fünf Audiometrielautsprechern mit Störschalllautsprecher(n) entsprechend EN 60645 (im Halbkreis angeordnet, 0 Grad, 45 Grad, 90 Grad, Mindestausgangsleistung 90 dB) passiv sprachsimulierendes Rauschen, Mindestabstand der Lautsprecher vom Patienten 1 m, Konditionierungsleuchten für jeden Richtungslautsprecher oder Bilddarbietung rechts und links, zweikanaliges Audiometer mit schmalbandigem frequenzspezifischem Prüfgeräusch sowie mindestens einer Powerbox mit einer Ausgangsleistung von mindestens 100 dB aktiv voraus.

Abrechnungsausschluss
in derselben Sitzung 09321, 09322, 20321, 20322, 20335
am Behandlungstag 20338

Aufwand in Min. **Kalkulationszeit:** KA **Prüfzeit:** 5 **Eignung d. Prüfzeit:** Tages- und Quartalsprofil

GOÄ entsprechend oder ähnlich: Nr. 1406*

09336 Kindersprachaudiometrie an einer speziellen Kinderaudiometrieanlage **152**
17,47

Obligater Leistungsinhalt
- Kinderaudiometrische Untersuchung(en) des Sprachgehörs an einer Kinderaudiome-trieanlage,
- Verwendung von Kindersprachtests entsprechend dem Sprachentwicklungsalter,
- im freien Schallfeld und/oder mit Kopfhörern,
- bis zum vollendeten 12. Lebensjahr,
- ein- und/oder beidseitig

Fakultativer Leistungsinhalt
• Bilddarbietung

Anmerkung Die Gebührenordnungsposition 09336 ist nur berechnungsfähig bei Verwendung eines von der PTB bzw. eines entsprechend der EU-Richtlinie 93/42/EWG zugelassenen Audiometers mit mindestens einmal jährlich durchgeführter messtechnischer Kontrolle gemäß § 14 der Verordnung über das Errichten, Betreiben und Anwenden von Medizinprodukten (MPBetreibV) durch einen zugelassenen Wartungsdienst entsprechend der MPBetreibV. Der Vertragsarzt hat in einer der Quartalsabrechnung beizufügenden Erklärung zu bestätigen, dass die Wartung durchgeführt wurde.
Die Berechnung der Gebührenordnungsposition 09336 setzt eine Kinderaudiometrieanlage mit einer Mindestausstattung von fünf Audiometrielautsprechern mit Störschalllautsprecher(n) entsprechend EN 60645 (im Halbkreis angeordnet, 0 Grad, 45 Grad, 90 Grad, Mindestausgangsleistung 90 dB) passiv sprachsimulierendes Rauschen, Mindestabstand der Lautsprecher vom Patienten 1 m, Konditionierungsleuchten für jeden Richtungslautsprecher oder Bilddarbietung rechts und links, zweikanaliges Audiometer mit schmalbandigem frequenzspezifischem Prüfgeräusch sowie mindestens einer Powerbox mit einer Ausgangsleistung von mindestens 100 dB aktiv voraus.

Abrechnungsausschluss
in derselben Sitzung 09321, 20321, 20336
am Behandlungstag 20338, 20339, 20340

Aufwand in Min. | **Kalkulationszeit:** KA   **Prüfzeit:** 7   **Eignung d. Prüfzeit:** Tages- und Quartalsprofil
GOÄ | entsprechend oder ähnlich: Nr. 1406*

09343   Zusatzpauschale bei Diagnostik des Tinnitus   **205**
23,56

Obligater Leistungsinhalt
• Tinnitusmatching,
• Messung der Verdeckbarkeit und/oder Maskierung,
• Beratung zum Umgang mit der Tinnituserkrankung (Dauer mindestens 10 Minuten),

Fakultativer Leistungsinhalt
• Planung und Koordination der komplementären Heil- und Hilfsmittelversorgung,
• Einleitung und/oder Koordination weiterführender Behandlungen,

Abrechnungsbestimmung einmal am Behandlungstag

Abrechnungsausschluss
am Behandlungstag 09321, 20321
im Behandlungsfall 20343

Aufwand in Min. | **Kalkulationszeit:** 16   **Prüfzeit:** 13   **Eignung d. Prüfzeit:** Nur Quartalsprofil
GOÄ | entsprechend oder ähnlich: Eine vergleichbare Leistung ist in der GOÄ nicht aufgeführt.
Wezel/Liebold kommentiert, dass mit der analogen GOÄ Nr. 1403* … „die Messung der Verdeckbarkeit oder Maskierung des Ohrgeräusches berechnet werden kann…"

09345*   Zusatzpauschale Behandlung und/oder Betreuung eines Patienten mit einer   **191**
gesicherten onkologischen Erkrankung bei laufender onkologischer Therapie oder   **21,95**
Betreuung im Rahmen der Nachsorge

Obligater Leistungsinhalt
• Behandlung und/oder Betreuung eines Patienten mit einer laboratoriumsmedizinisch oder histologisch/zytologisch gesicherten onkologischen Erkrankung,
• Fortlaufende Beratung zum Umgang mit der onkologischen Erkrankung,
• Verlaufskontrolle und Dokumentation des Therapieerfolges,
• Erstellung, Überprüfung und Anpassung eines die onkologische Erkrankung begleitenden spezifischen Therapiekonzeptes unter Berücksichtigung individueller Faktoren,
• Kontrolle und/oder Behandlung ggf. auftretender therapiebedingter Nebenwirkungen,
• Planung und Koordination der komplementären Arznei-, Heil- und Hilfsmittelversorgung unter besonderer Berücksichtigung der gesicherten onkologischen Erkrankung,

Fakultativer Leistungsinhalt
• Anleitung und Führung der Bezugs- und Betreuungsperson(en),

* Fortlaufende Überprüfung des häuslichen, familiären und sozialen Umfelds im Hinblick auf die Grunderkrankung,
* Konsiliarische Erörterung/Fachliche Beratung und regelmäßiger Informationsaustausch mit dem onkologisch verantwortlichen Arzt sowie mit weiteren mitbehandelnden Ärzten,
* Überprüfung und Koordination supportiver Maßnahmen,
* Einleitung und/oder Koordination der psychosozialen Betreuung des Patienten und seiner Familie und/oder Bezugs- und Betreuungsperson(en),
* Ggf. Hinzuziehung komplementärer Dienste bzw. häuslicher Krankenpflege,

Abrechnungsbestimmung einmal im Behandlungsfall

Anmerkung Die Gebührenordnungsposition 09345 ist nur bei mindestens einer der im Folgenden genannten Erkrankungen berechnungsfähig: Bösartige Neubildungen der Lippe, der Mundhöhle und des Pharynx C00-C14, der Nasenhöhle, des Mittelohres, der Nebenhöhlen und des Larynx C30-C32, der oberen Atmungswege, Teil nicht näher bezeichnet C39.0, Kaposi-Sarkom des Gaumens C46.2, Bösartige Neubildungen der Haut des Kopf- und Gesichtsbereichs C43.0-C43.4, C44.0-C44.4, des Bindegewebes und sonstiger Weichteile des Kopfes, des Gesichtes und des Halses C49.0, Bösartige Neubildung ungenau bezeichneter Lokalisation des Atmungssystems C39.9 sowie ungenau bezeichneter Lokalisation Kopf, Gesicht und Hals C76.0, Sekundäre und nicht näher bezeichnete bösartige Neubildungen C77-C80.

Die Gebührenordnungsposition 09345 ist bei laufender medikamentöser, im Sinne einer systemischen Chemotherapie mit z.B. zytostatischen Substanzen, operativer und/oder strahlentherapeutischer Behandlung und/oder bei Betreuung im Rahmen der Nachsorge bis höchstens 2 Jahre nach Beendigung einer medikamentösen, operativen und/oder strahlentherapeutischen Behandlung eines Patienten mit gesicherter onkologischer Erkrankung berechnungsfähig.

Aufwand in Min. | **Kalkulationszeit:** 14   **Prüfzeit:** 13   **Eignung d. Prüfzeit:** Nur Quartalsprofil

GOÄ | entsprechend oder ähnlich: Eine onkologische Pauschale ist in der GOÄ nicht vorhanden, daher: Abrechnung der einzelnen erbrachten GOÄ-Leistung(en).

Kommentar: | Diese Leistung beschreibt zahlreiche Leistungen die obligat oder fakultativ zu erbringen sind. Berechnungsfähig ist die Leistung nur, wenn mind. eine der folgenden Erkrankungen vorliegt:

* bösartige Neubildungen der Lippe, der Mundhöhle
* und des Pharynx,
* der Nasenhöhle, des Mittelohres, der Nebenhöhlen und des Larynx,
* der oberen Atmungswege, Teil nicht näher bezeichnet,
* Kaposi-Sarkom des Gaumens,
* bösartige Neubildungen der Haut des Kopf- und Gesichtsbereichs,
* des Bindegewebes und sonstiger Weichteile des Kopfes, des Gesichtes und des Halses,
* bösartige Neubildung ungenau bezeichneter Lokalisation des Atmungssystems,
* sowie ungenau bezeichneter Lokalisation Kopf, Gesicht und Hals,
* Sekundäre und nicht näher bezeichnete bösartige Neubildungen.

09350 Wechsel und/oder Entfernung einer pharyngo-trachealen Sprechprothese | **167**
19,19

Obligater Leistungsinhalt
* Wechsel und/oder Entfernung einer pharyngo-trachealen Sprechprothese,
* Absaugung

Abrechnungsausschluss in derselben Sitzung 02300, 02301, 02302, 09360, 09361, 09362

Aufwand in Min. | **Kalkulationszeit:** 13   **Prüfzeit:** 13   **Eignung d. Prüfzeit:** Tages- und Quartalsprofil

GOÄ | entsprechend oder ähnlich: Leistung in der GOÄ nicht vorhanden

09351 Anlage einer Paukenhöhlendrainage | **165**
18,96

Obligater Leistungsinhalt
* Anlage einer Paukenhöhlendrainage,

• Inzision des Trommelfells,
• Entleerung der Paukenhöhle,
• Einlegen eines Verweilröhrchens,

Abrechnungsbestimmung höchstens zweimal am Behandlungstag

Anmerkung Lokalanästhesien und Leitungsanästhesien sind, soweit erforderlich, Bestandteil der Gebührenordnungsposition 09351.
Die Gebührenordnungsposition 09351 ist bei Neugeborenen, Säuglingen, Kleinkindern und Kindern bis zum vollendeten 12. Lebensjahr nach der Gebührenordnungsposition 31231 berechnungsfähig, sofern der Eingriff in Narkose erfolgt. Die Voraussetzungen gemäß § 115 b SGB V müssen dabei nicht erfüllt sein, sofern die Eingriffe nicht im Katalog zum Vertrag nach § 115b SGB V genannt sind. In diesen Fällen ist die postoperative Behandlung nach den Gebührenordnungspositionen des Abschnitts IV-31.4.3 nicht berechnungsfähig. Die in der Präambel IV-31.2.1 Nr. 8 benannten Einschränkungen entfallen in diesen Fällen, es gelten die Abrechnungsausschlüsse der Gebührenordnungsposition 09351 entsprechend.

Abrechnungsausschluss in derselben Sitzung 02300, 02301, 02302, 02360, 09360, 09361, 09362

Aufwand in Min. **Kalkulationszeit:** KA   **Prüfzeit:** 4   **Eignung d. Prüfzeit:** Tages- und Quartalsprofil

GOÄ   entsprechend oder ähnlich: Nr. 1576 + Zuschlag 442

Kommentar: Da in der Leistungslegende keine Begrenzung angegeben ist, kann eine beidseitige Paukenhöhlendrainage entsprechend zweimal mit der Nr. 09351 abgerechnet werden. Für die spätere Entfernung des Verweilröhrchens ist keine Leistungsziffer anzusetzen, da dies Bestandteil der Grundpauschale ist (siehe Anlage 1).

09360   Kleinchirurgischer Eingriff I im Hals-Nasen-Ohren-Mund-Bereich   **59**
6,78

Obligater Leistungsinhalt
• Operativer Eingriff mit einer Dauer bis zu 5 Minuten im Hals-Nasen-Ohren-Mund-Bereich,

Abrechnungsbestimmung einmal am Behandlungstag

Anmerkung Die Gebührenordnungspositionen 09360 bis 09362 sind bei Patienten mit den Diagnosen Nävuszellnävussyndrom (ICD-10-GM: D22.-) und/oder mehreren offenen Wunden (ICD-10-GM: T01.-) mehrfach in einer Sitzung – auch nebeneinander, jedoch insgesamt höchstens fünfmal je Behandlungstag – berechnungsfähig.
Die Gebührenordnungsposition 09360 ist bei Neugeborenen, Säuglingen, Kleinkindern und Kindern bis zum vollendeten 12. Lebensjahr nach der Gebührenordnungsposition 31231 oder nach der Gebührenordnungsposition 36231 berechnungsfähig, sofern der Eingriff in Narkose erfolgt. Die Voraussetzungen gemäß § 115b SGB V müssen dabei nicht erfüllt sein, sofern die Eingriffe nicht im Katalog zum Vertrag nach § 115b SGB V genannt sind. In diesen Fällen ist die postoperative Behandlung nach den Leistungen der Abschnitte 31.4.2 und 31.4.3 nicht berechnungsfähig. Die in der Präambel 31.2.1 Nr. 8 bzw. Präambel 36.2.1 Nr. 4 benannten Einschränkungen entfallen in diesen Fällen, es gelten die Abrechnungsausschlüsse der Gebührenordnungsposition 09360 entsprechend. Lokalanästhesien und Leitungsanästhesien sind, soweit erforderlich, Bestandteil der Gebührenordnungsposition 09360.

Abrechnungsausschluss
im Zeitraum von 21 Tagen nach Erbringung einer Leistung des Abschnitts 31.2 und Kapitel 31.4.3
am Behandlungstag 09329
in derselben Sitzung 02300, 02301, 02302, 02360, 09310, 09315, 09316, 09317, 09350, 09351, 09361, 09362

Aufwand in Min. **Kalkulationszeit:** 4   **Prüfzeit:** 4   **Eignung d. Prüfzeit:** Tages- und Quartalsprofil

GOÄ   entsprechend oder ähnlich: Nr. 1429, 1430, 1435

Kommentar: Die Nrn. 09360 bis 09362 sind bei Patienten mit Nävuszellnävussyndrom (ICD-10-GM: D22.-) und/oder mehreren offenen Wunden (ICD-10-GM: T01.-) mehrfach in einer Sitzung – höchstens aber 5x je Behandlungstag – berechnungsfähig.

Werden mehrere der anderen genannten Eingriffe in einer Sitzung ausgeführt, ist die Nr. 09360 nur einmal berechnungsfähig.

Wird die Leistung nach Nr. 09360 bei Neugeborenen, Säuglingen, Kleinkindern und Kindern bis zum vollendeten 12. Lebensjahr erbracht, so ist, wenn der Eingriff in Narkose erfolgte, die Leistung nach EBM-Nrn. 31321 oder 36231 zu berechnen.

09361   **Kleinchirurgischer Eingriff II im Hals-Nasen-Ohren-Mund-Bereich und/oder primäre**   **133**
Wundversorgung im Hals-Nasen-Ohren-Mund-Bereich   **15,28**

Obligater Leistungsinhalt
- Primäre Wundversorgung und/oder
- Entfernung festsitzender Fremdkörper aus dem Hals-Nasen-Ohren-Mund-Bereich und/oder
- Eröffnung eines Abszesses ohne Eröffnung einer Körperhöhle (auch Furunkel, Karbunkel) im Hals-Nasen-Ohren-Mund-Bereich und/oder
- Punktion einer Kieferhöhle und/oder
- Parazentese und/oder
- Entfernung von Granulationen vom Trommelfell und/oder aus der Paukenhöhle und/oder
- Geschlossene Reposition einer Nasenbeinfraktur und/oder
- (Wieder-)Eröffnung eines peritonsillären Abszesses und/oder
- Sondierung und/oder Bougierung einer Stirnhöhle vom Naseninnern aus und/oder
- Aufrichtung und/oder Schienung des Trommelfells bei frischer Verletzung,

Abrechnungsbestimmung einmal am Behandlungstag

Anmerkung Die Gebührenordnungspositionen 09360 bis 09362 sind bei Patienten mit den Diagnosen Nävuszellnävussyndrom (ICD-10-GM: D22.-) und/oder mehreren offenen Wunden (ICD-10-GM: T01.-) mehrfach in einer Sitzung – auch nebeneinander, jedoch insgesamt höchstens fünfmal je Behandlungstag – berechnungsfähig.
Die Gebührenordnungsposition 09361 ist bei Neugeborenen, Säuglingen, Kleinkindern und Kindern bis zum vollendeten 12. Lebensjahr nach der Gebührenordnungsposition 31231 oder nach der Gebührenordnungsposition 36231 berechnungsfähig, sofern der Eingriff in Narkose erfolgt. Die Voraussetzungen gemäß § 115b SGB V müssen dabei nicht erfüllt sein, sofern die Eingriffe nicht im Katalog zum Vertrag nach § 115b SGB V genannt sind. In diesen Fällen ist die postoperative Behandlung nach den Gebührenordnungspositionen der Abschnitte 31.4.2 und 31.4.3 nicht berechnungsfähig. Die in der Präambel IV-31.2.1 Nr. 8 bzw. Präambel IV-36.2.1 Nr. 4 benannten Einschränkungen entfallen in diesen Fällen, es gelten die Abrechnungsausschlüsse der Gebührenordnungsposition 09361 entsprechend. Lokalanästhesien und Leitungsanästhesien sind, soweit erforderlich, Bestandteil der Gebührenordnungsposition 09361.

Abrechnungsausschluss
im Zeitraum von 21 Tagen nach Erbringung einer Leistung des Abschnitts 31.2 und Kapitel 31.4.2, 31.4.3
in derselben Sitzung 02300, 02301, 02302, 02360, 09310, 09315, 09316, 09317, 09350, 09351, 09360, 09362
am Behandlungstag 09329

Aufwand in Min.   **Kalkulationszeit:** 5   **Prüfzeit:** 5   **Eignung d. Prüfzeit:** Tages- und Quartalsprofil
GOÄ   entsprechend oder ähnlich: Nrn. 1428, 1459, 1505, 1506, 1507
Kommentar: Die Nrn. 09360 bis 09362 sind bei Patienten mit Nävuszellnävussyndrom und/oder mehreren offenen Wunden mehrfach in einer Sitzung – höchstens aber 5x je Behandlungstag – berechnungsfähig.

Werden mehrere der anderen genannten Eingriffe in einer Sitzung ausgeführt, ist die Nr. 09361 nur einmal berechnungsfähig. Erforderliche unterschiedliche Eingriffe in verschiedenen Sitzungen können jeweils einzeln mit der Nr. 09361 abgerechnet werden.

Wird die Leistung nach Nr. 09361 bei Neugeborenen, Säuglingen, Kleinkindern und Kindern bis zum vollendeten 12. Lebensjahr erbracht, so ist, wenn der Eingriff in Narkose erfolgte, die Leistung nach EBM-Nrn. 31321 oder 36231zu berechnen.

09362   **Kleinchirurgischer Eingriff III im Hals-Nasen-Ohren-Mund-Bereich und/oder**   **217**
primäre Wundversorgung bei Säuglingen, Kleinkindern und Kindern im Hals-   **24,94**
Nasen-Ohren-Mund-Bereich

Obligater Leistungsinhalt
- Primäre Wundversorgung bei Säuglingen, Kleinkindern und Kindern im Hals-Nasen-Ohren-Mund-Bereich und/oder
- Entfernung von Speichelsteinen mit Gangschlitzung und/oder
- Anbohrung einer Stirnhöhle von außen und/oder
- Entfernung von Polypen aus der Paukenhöhle und/oder
- Galvanokaustik oder Kürettement im Kehlkopf und/oder
- Fensterung einer Kieferhöhle, ggf. einschl. Absaugung,

Abrechnungsbestimmung einmal am Behandlungstag

Anmerkung Die Gebührenordnungspositionen 09360 bis 09362 sind bei Patienten mit den Diagnosen Nävuszellnävussyndrom (ICD-10-GM: D22.-) und/oder mehreren offenen Wunden (ICD-10-GM: T01.-) mehrfach in einer Sitzung – auch nebeneinander, jedoch insgesamt höchstens fünfmal je Behandlungstag – berechnungsfähig.
Die Gebührenordnungsposition 09362 ist bei Neugeborenen, Säuglingen, Kleinkindern und Kindern bis zum vollendeten 12. Lebensjahr nach der Gebührenordnungsposition 31231 oder nach der Gebührenordnungsposition 36231 berechnungsfähig, sofern der Eingriff in Narkose erfolgt. Die Voraussetzungen gemäß § 115b SGB V müssen dabei nicht erfüllt sein, sofern die Eingriffe nicht im Katalog zum Vertrag nach § 115b SGB V genannt sind. In diesen Fällen ist die postoperative Behandlung nach den Leistungen der Abschnitte 31.4.2 und 31.4.3 nicht berechnungsfähig. Die in der Präambel IV-31.2.1 Nr. 8 bzw. Präambel IV-36.2.1 Nr. 4 benannten Einschränkungen entfallen in diesen Fällen, es gelten die Abrechnungsausschlüsse der Gebührenordnungsposition 09362 entsprechend. Lokalanästhesien und Leitungsanästhesien sind, soweit erforderlich, Bestandteil der Gebührenordnungsposition 09362.

Abrechnungsausschluss
im Zeitraum von 21 Tagen nach Erbringung einer Leistung des Abschnitts 31.2 und Kapitel 31.4.3
am Behandlungstag 09329
in derselben Sitzung 02300, 02301, 02302, 02360, 09310, 09315, 09316, 09317, 09350, 09351, 09360, 09361

Aufwand in Min. **Kalkulationszeit:** 8   **Prüfzeit:** 8   **Eignung d. Prüfzeit:** Tages- und Quartalsprofil

GOÄ   entsprechend oder ähnlich: Nrn. 1428, 1438, 1439, 1440, 1441, 1472, 1519, 1527

Kommentar: Werden mehrere der genannten Eingriffe in einer Sitzung ausgeführt, ist die Nr. 09361 nur einmal berechnungsfähig. Erforderliche unterschiedliche Eingriffe in verschiedenen Sitzungen können jeweils einzeln mit der Nr. 09361 abgerechnet werden.

09364
Zusatzpauschale für Nachsorge der operativen Behandlung bei chron. Sinusitis nach ICD J32.

75
8,62

Obligater Leistungsinhalt
- Absaugung unter endoskopischer und/oder mikroskopischer Kontrolle,

Fakultativer Leistungsinhalt
- Lokalanästhesie und/oder Einbringen von Medikamenten,

Abrechnungsbestimmung einmal am Behandlungstag

Anmerkung Die Gebührenordnungspositionen 09364 und/oder 20364 sind in Summe höchstens zehnmal im Behandlungsfall berechnungsfähig.
Die Gebührenordnungsposition 09364 ist höchstens zehnmal im Behandlungsfall berechnungsfähig.
Die Gebührenordnungsposition 09364 ist nur in einem Zeitraum von 28 Tagen nach stationärer operativer Behandlung berechnungsfähig. Das Datum der Entlassung ist auf dem Behandlungsschein anzugeben.

Abrechnungsausschluss im Zeitraum von 21 Tagen nach Erbringung einer Leistung des Abschnitts 31.2 und Kapitel 31.4.3

Aufwand in Min. **Kalkulationszeit:** 6   **Prüfzeit:** 4   **Eignung d. Prüfzeit:** Tages- und Quartalsprofil

09365 Zusatzpauschale für die postoperative Nachsorge nach Tympanoplastik Typ II bis V **75**
8,62

Obligater Leistungsinhalt
* Ohrmikroskopie,
* Pflege und Reinigung des Gehörganges und/oder des Mittelohres,

Fakultativer Leistungsinhalt
* Einbringen von Medikamenten,
* Tympanoskopie,

Abrechnungsbestimmung einmal am Behandlungstag

Anmerkung Die Gebührenordnungspositionen 09365 und/oder 20365 sind in Summe höchstens viermal im Behandlungsfall berechnungsfähig.
Die Gebührenordnungsposition 09365 ist höchstens viermal im Behandlungsfall berechnungsfähig.
Die Gebührenordnungsposition 09365 ist nur in einem Zeitraum von 28 Tagen nach stationärer operativer Behandlung berechnungsfähig. Das Datum der Entlassung ist auf dem Behandlungsschein anzugeben.

Abrechnungsausschluss im Zeitraum von 21 Tagen nach Erbringung einer Leistung des Abschnitts 31.2 und Kapitel 31.4.3

Aufwand in Min.   **Kalkulationszeit:** 6   **Prüfzeit:** 4   **Eignung d. Prüfzeit:** Tages- und Quartalsprofil

GOÄ   entsprechend oder ähnlich: Eine vergleichbare Leistung ist in der GOÄ nicht aufgeführt.

09372 **Obligater Leistungsinhalt**   **494**
56,77
* Ohrmikroskopie,
* Ton- und Sprachaudiometrie,
* Reflexbestimmung an den Mittelohrmuskeln mittels Impedanzmessung,
* Bestimmung der Unbehaglichkeitsschwelle,
* Untersuchung(en) ein- und/oder beidseitig,
* Anwendung eines Fragebogens gemäß der Qualitätssicherungsvereinbarung Hörgeräteversorgung,
* Beratung über Versorgungsmöglichkeiten,
* Verordnung eines Hörgerätes/von Hörgeräten gemäß den Richtlinien des Gemeinsamen Bundesausschusses über die Verordnung von Hilfsmitteln in der vertragsärztlichen Versorgung

Abrechnungsbestimmung einmal im Krankheitsfall

Anmerkung Die Berechnung der Gebührenordnungsposition 09372 setzt eine Genehmigung der Kassenärztlichen Vereinigung nach der Qualitätssicherungsvereinbarung Hörgeräteversorgung gemäß § 135 Abs. 2 SGB V voraus.

Abrechnungsausschluss
im Krankheitsfall 20372
am Behandlungstag 09373, 20373
im Behandlungsfall 09320, 09321, 09323, 09374, 20320, 20321, 20323, 20374

Aufwand in Min.   **Kalkulationszeit:** KA   **Prüfzeit:** 11   **Eignung d. Prüfzeit:** Nur Quartalsprofil

09373 Zusatzpauschale für die erste Nachuntersuchung nach erfolgter Hörgeräteversor- **523**
gung beim Jugendlichen oder Erwachsenen   60,10

Obligater Leistungsinhalt
* Ohrmikroskopie,
* Ton- und Sprachaudiometrie im freien Schallfeld unter Benutzung eines Hörgerätes/ von Hörgeräten in einem schallisolierten Raum zur Überprüfung des Ergebnisses der Hörgeräteversorgung gemäß den Richtlinien des Gemeinsamen Bundesausschusses über die Verordnung von Hilfsmitteln in der vertragsärztlichen Versorgung,
* Anwendung eines Fragebogens gemäß der Qualitätssicherungsvereinbarung Hörgeräteversorgung,
* Kontrolle der Hörgerätehandhabung,   Kontrolle des Sitzes des Hörgerätes/von Hörgeräten,
* Untersuchung(en) ein- und/oder beidseitig,

Abrechnungsbestimmung einmal im Krankheitsfall

Anmerkung Die Berechnung der Gebührenordnungsposition 09373 setzt eine Genehmigung der Kassenärztlichen Vereinigung nach der Qualitätssicherungsvereinbarung Hörgeräteversorgung gemäß § 135 Abs. 2 SGB V voraus.

Abrechnungsausschluss
im Behandlungsfall 09320, 09321, 20320, 20321
im Krankheitsfall 20373
am Behandlungstag 09372, 09374, 20372, 20374

Aufwand in Min. **Kalkulationszeit:** KA **Prüfzeit:** 10 **Eignung d. Prüfzeit:** Nur Quartalsprofil

GOÄ entsprechend oder ähnlich: Leistungkomplex in der GOÄ so nicht vorhanden. Abrechnung der einzeln erbrachten Leistungen.

09374 Zusatzpauschale für die Nachsorge(n) bei Hörgeräteversorgung beim Jugendlichen oder Erwachsenen **452**
51,94

Obligater Leistungsinhalt
• Ohrmikroskopie,
• Ton- und/oder Sprachaudiometrie im freien Schallfeld unter Benutzung eines Hörgerätes/ von Hörgeräten in einem schallisolierten Raum zur Überprüfung des Ergebnisses der Hörgeräteversorgung gemäß den Richtlinien des Gemeinsamen Bundesausschusses über die Verordnung von Hilfsmitteln in der vertragsärztlichen Versorgung,
• Kontrolle des Sitzes des Hörgerätes/von Hörgeräten,
• Untersuchung(en) ein- und/oder beidseitig,

Abrechnungsbestimmung höchstens zweimal im Krankheitsfall

Anmerkung Die Gebührenordnungsposition 09374 ist nicht vor Ablauf von 3 Monaten nach Verordnung eines Hörgerätes/von Hörgeräten berechnungsfähig.
Die Berechnung der Gebührenordnungsposition 09374 setzt eine Genehmigung der Kassenärztlichen Vereinigung nach der Qualitätssicherungsvereinbarung Hörgeräteversorgung gemäß § 135 Abs. 2 SGB V voraus

Abrechnungsausschluss
am Behandlungstag 09373, 20373
im Behandlungsfall 09320, 09321, 09372, 20320, 20321, 20372, 20374

Aufwand in Min. **Kalkulationszeit:** KA **Prüfzeit:** 8 **Eignung d. Prüfzeit:** Nur Quartalsprofil

GOÄ entsprechend oder ähnlich: Leistungkomplex in der GOÄ so nicht vorhanden. Abrechnung der einzeln erbrachten Leistungen.

09375 Zuschlag zu den Gebührenordnungspositionen 09373 und 09374 für die Koordination des Arztes mit dem Hörgeräteakustiker innerhalb von 7 Tagen nach Durchführung der Leistung entsprechend der Gebührenordnungsposition 09373 und 09374 **58**
6,67

Obligater Leistungsinhalt
• Dokumentation entsprechend der Qualitätssicherungsvereinbarung zur Hörgeräteversorgung gemäß § 135 Abs. 2 SGB V,
• Mitteilung der durch den Arzt aktuell erhobenen Befunde an den Hörgeräteakustiker,

Abrechnungsbestimmung einmal am Behandlungstag

Anmerkung Die Gebührenordnungsposition 09375 ist im Behandlungsfall höchstens zweimal berechnungsfähig.
Wegepauschalen sind im Zusammenhang mit der Gebührenordnungsposition 09375 nicht berechnungsfähig.

Abrechnungsausschluss am Behandlungstag 20375

Aufwand in Min. **Kalkulationszeit:** 5 **Prüfzeit:** 4 **Eignung d. Prüfzeit:** Tages- und Quartalsprofil

GOÄ entsprechend oder ähnlich: Leistungkomplex in der GOÄ so nicht vorhanden. Abrechnung der einzeln erbrachten Leistungen.

10 Hautärztliche Gebührenordnungspositionen

10.1 Präambel

1. Die in diesem Kapitel aufgeführten Gebührenordnungspositionen können ausschließlich von Fachärzten für Haut- und Geschlechtskrankheiten berechnet werden.

2. Fachärzte für Allgemeinmedizin, Praktische Ärzte und Ärzte ohne Gebietsbezeichnung können – wenn sie im Wesentlichen hautärztliche Leistungen erbringen – gemäß § 73 Abs. 1a SGB V auf deren Antrag die Genehmigung zur ausschließlichen Teilnahme an der fachärztlichen Versorgung erhalten und Gebührenordnungspositionen dieses Kapitels berechnen. Nach Erhalt der Genehmigung können sie Gebührenordnungspositionen des Kapitels 3 nicht mehr berechnen.

3. Außer den in diesem Kapitel genannten Gebührenordnungspositionen sind von den in der Präambel genannten Vertragsärzten – unbeschadet der Regelungen gemäß I-5 und I-6.2 der Allgemeinen Bestimmungen – zusätzlich nachfolgende Gebührenordnungspositionen berechnungsfähig: 01100 bis 01102, 01205, 01207, 01210, 01212, 01214 bis 01224, 01226, 01320 bis 01323, 01410 bis 01416, 01418, 01420, 01425, 01426, 01430, 01431, 01435, 01436, 01440, 01442, 01444, 01450, 01470, 01510 bis 01512, 01600 bis 01602, 01610 bis 01612, 01620 bis 01624, 01626, 01630, 01640, 01641, 01642, 01647, 01648, 01660, 01670 bis 01672, 01701, 01731, 01737, 01740, 01745, 01949 bis 01953, 01955, 01956, 01960, 02100, 02101, 02110 bis 02112, 02120, 02200, 02300 bis 02302, 02310 bis 02314, 02320 bis 02323, 02325 bis 02328, 02330, 02331, 02340, 02341, 02343, 02350, 02360, 02500, 02510 bis 02512 und 30706.

4. Außer den in diesem Kapitel genannten Gebührenordnungspositionen sind bei Vorliegen der entsprechenden Qualifikationsvoraussetzungen von den in der Präambel genannten Vertragsärzten – unbeschadet der Regelungen gemäß I-5 und I-6.2 der Allgemeinen Bestimmungen – zusätzlich nachfolgende Gebührenordnungspositionen berechnungsfähig: 01920 bis 01922, 30800, 30810, 30811, 36884 und Nrn. 37100, 37102, 37113, 37120, 37300, 37302, 37305, 37306, 37314, 37317, 37318, 37320, Gebührenordnungspositionen der Abschnitte IV-30.1, IV-30.2.1, IV-30.3, IV-30.4, IV-30.5, IV-30.6, IV-30.7.1, IV-30.7.2, IV-31.2, IV-30.12, IV-30.13, IV-31.3, IV-31.4.3, IV-31.5, IV-31.6, IV-36.2, IV-36.3, IV-36.5 und IV-36.6.2 sowie Gebührenordnungspositionen der Kapitel IV-32, IV-33, IV-34, IV-35 und Kap. 38.

5. Neben den in diesem Kapitel genannten Gebührenordnungspositionen sind von den in der Präambel genannten Vertragsärzten zusätzlich die Gebührenordnungspositionen 19310, 19312 und 19320 berechnungsfähig. Diese Vertragsärzte können die Gebührenordnungspositionen 19310, 19312 und 19320 berechnen, wenn sie eine mindestens zweijährige dermatohistologische Weiterbildung nachweisen können. Die Berechnung der Gebührenordnungsposition 19315 setzt eine Genehmigung der Kassenärztlichen Vereinigung nach der Qualitätssicherungsvereinbarung Histipathologie Hautkrebs-Screening gemäß § 135 Abs. 2 SGB V voraus.

6. Bei der Berechnung der zusätzlichen Gebührenordnungspositionen in den Nummern 3 und 4 sind die Maßnahmen zur Qualitätssicherung gemäß § 135 Abs. 2 SGB V, die berufsrechtliche Verpflichtung zur grundsätzlichen Beschränkung auf das jeweilige Gebiet sowie die Richtlinien des Gemeinsamen Bundesausschusses zu beachten.

7. Ausser den in diesem Kapitel genannten Gebührenordnungspositionen sind bei Vorliegen der entsprechenden Qualifikationsvoraussetzungen von den in der Präambel genannten Vertragsärzten – unbeschadet der Regelungen gemäß 5 und 6.2 der Allgemeinen Bestimmungen – zusätzlich die Gebührenordnungspositionen der Abschnitte 11.3, 11.4.1, 11.4.3, 11.4.4 und 19.4 berechnungsfähig.

8. Werden die in den Grundpauschalen enthaltenen Leistungen entsprechend den Gebührenordnungspositionen 01600 und 01601 durchgeführt, sind für die Versendung bzw. den Transport die Kostenpauschalen nach den Gebührenordnungspositionen 40110 und 40111 berechnungsfähig.

9. Die Durchführung der Leistung nach der Gebührenordnungsposition 10350 muss in einer ärztlich geleiteten Betriebsstätte (einschließlich Apparategemeinschaft) in Anwesenheit eines Facharztes für Haut- und Geschlechtskrankheiten erfolgen.

10. Die in der Präambel unter 1. aufgeführten Vertragsärzte können die arztgruppenspezifischen Gebührenordnungspositionen nach den Nrn. 08619, 08621, 08623, 08640, 08641, 08645, 08647 und 08648 berechnen.

Kommentar:

Alle Gebührenordnungspositionen des Kapitels 10 – die Leistungen nach den Nrn. 10210 bis 10345 – können grundsätzlich (s. Kommentierung zu Kapitel I, Abschnitt1.5) nur abgerechnet werden von

- Fachärzten für Haut- und Geschlechtskrankheiten oder
- Fachärzten für Allgemeinmedizin, praktischen Ärzten und Ärzten ohne Gebietsbezeichnung, die im Wesentlichen hautärztliche Leistungen erbringen und eine Genehmigung zur ausschließlichen

Teilnahme an der fachärztlichen Versorgung haben. Letztere dürfen dann Leistungen des Kapitels 3 (hausärztlicher Versorgungsbereich) nicht mehr abrechnen.

Hat einer der oben genannten Ärzte eine mindestens zweijährige dermatohistologische Weiterbildung, kann er ferner aus dem Bereich des Abschnitts II (arztgruppenübergreifende allgemeine Leistungen – Pathologie) die Leistungen nach den Nrn. 19310, 19312 und 19320 abrechnen.

Bei Vorliegen einer Genehmigung nach der Qualitätssicherungsvereinbarung Histopathologie Hautkrebs-Screening ist für die oben genannten Ärzte auch die Nr. 19315 (Histopathologische Untersuchung) abrechnungsfähig.

Ferner sind für die oben genannten Ärzte bei Vorliegen der entsprechenden Qualifikationsvoraussetzungen zusätzlich die Gebührenordnungen des Abschnitts 11.3 (Diagnostische humangenetische Leistungen) abrechnungsfähig.

Zusätzlich zu den Leistungen dieses Kapitels sind für die hier genannten Ärzte abrechnungsfähig, sofern die übrigen Abrechnungsvoraussetzungen des EBM gegeben sind:

- die nachfolgenden Gebührenordnungspositionen des Abschnitts II (arztgruppenübergreifende allgemeine Leistungen):
  - Nrn. 01205, 01207 Notfallpauschale für die Abklärung der Behandlungsnotwendigkeit,
  - Nr. 01210 Notfallpauschale im organisierten Not(fall)dienst,
  - Nr. 01211 Zusatzpauschale für die Besuchsbereitschaft im Notfall,
  - Nr. 01212 Notfallpauschale im organisierten Not(fall)dienst,
  - Nr. 01214 bis 01222 Notfallkonsultationspauschale im organisierten Not(fall)dienst, Zusatzpauschale für die Besuchsbereitschaft im Notfall bez. organisierten Not(fall)dienst, Reanimationskomplex,
  - Nrn. 01223 bis 01226 Zuschlag zur Notfallpauschale in besonderen Fällen,
  - Nrn. 01320, 01321 Grundpauschale für ermächtigte Ärzte, Krankenhäuser bzw. Institute,
  - Nrn. 01410 bis 01416 Besuche, Visite, Begleitung eines Kranken beim Transport,
  - Nr. 01418 Besuch im organisierten Not(fall)dienst,
  - Nr. 01420 (Überprüfung und Koordination häuslicher Krankenpflege,
  - Nrn. 01425, 01426 Verordnung spezialisierter ambulanter Palliativversorgung,
  - Nr. 01430 Verwaltungskomplex,
  - Nr. 01435 Telefonische Beratung,
  - Nr. 01436 Konsultationspauschale,
  - Nr. 01440 Verweilen außerhalb der Praxis
  - Nr. 01510 bis 01512 Zusatzpauschale für Beobachtung und Betreuung
  - Nrn. 01600 bis 01602 Ärztlicher Bericht/Brief,
  - Nrn. 01610 bis 01612 Bescheinigung, Reha-Verordnung, Konsiliarbericht vor Aufnahme in die Psychiatrie
  - Nrn. 01620 bis 01623 Bescheinigung, Krankheitsbericht, Kurplan, Kurvorschlag,
  - Nr. 01630 Medikamentationsplan,
  - Nr. 01701 Grundpauschale Prävention
  - Nr. 01731 Krebsfrüherkennung Männer
  - Nr. 01734 Untersuchung auf Blut im Stuhl,
  - Nr. 01740 Beratung zur Früherkennung des kolorektalen Karzinoms,
  - Nr. 01745 Hautkrebsfrüherkennung
  - Nrn. 01950 bis 01952 Substitutionsbehandlung,
  - Nrn. 01955, 01956 Diamorphingestützte Behandlung Opiatabhängiger,
  - Nr. 02100 Infusion
  - Nr. 02101 Infusionstherapie
  - Nr. 02110 bis 02112 Transfusion, Reinfusion
  - Nr. 02120 Erstprogrammierung Medikamentenpumpe
  - Nr. 02200 Tuberkulintestung
  - Nrn. 02300 bis 02302 Kleinchirurgischer Eingriff,
  - Nrn. 02310 bis 02313 Behandlung sek. heilender Wunden, Dekubitalulcus, Diabetischer Fuß, venöse Ulcera curis

- Nrn. 02320 bis 02323 Magenverweilsonde, Harnblasenkatheter, transurethraler Dauerkatheter
- Nr. 02330 Arterienpunktion
- Nr. 02331 Intraarterielle Injektion
- Nr. 02340, 02341 Punktion
- Nr. 02343 Pleuradrainage
- Nr. 02350 Fixierender Verband
- Nr. 02360 Behandlung mit Lokalanästhetika
- Nr. 02500 Einzelinhalationen
- Nrn. 02510 bis 02512 Wärme- u. Elektrotherapie, Elektrostimulation
- sowie die folgenden Gebührenordnungspositionen des Abschnitts IV (arztgruppenübergreifende spezielle Leistungen):
  - Nr. 30800 Soziotherapie – Hinzuziehen eines Leistungserbringers,
  - Nr. 36884 Blutgase, Säure-Basen-Status
- Gebührenordnungspositionen der Abschnitte
  - 30.1 Allergologie
  - 30.2 Chirotherapie
  - 30.3 Neurophysiologische Übungsbehandlung
  - 30.4 Physikalische Therapie
  - 30.5 Phlebologie
  - 30.6 Proktologie
  - 30.7.1, 30.7.2 Schmerztherapie
  - 31.2 Ambulante Operationen
  - 31.3 Postoperative Überwachungskomplexe
  - 31.4.3 Postoperative Behandlungskomplexe im Fachärztlichen Versorgungsbereich
  - 31.5 Anästhesien im Zusammenhang mit ambulanten Operationen
  - 31.6 Orthopädisch-chirurgisch konservative Gebührenordnungspositionen
  - 36.2 Belegärztliche Operationen
  - 36.3 Postoperativer Überwachungskomplex nach belegärztlichen Operationen
  - 36.5 Anästhesien im Zusammenhang mit belegärztlichen Operationen
  - 36.6.2 Konservativ-belegärztliche Strukturpauschalen
- Gebührenordnungspositionen der Kapitel
  - 32 Labor
  - 33 Ultraschalldiagnostik
  - 34 Radiologie, CT, NMR
  - 35 Psychotherapie

Wichtig ist, dass auch für die nach der obigen Regelung zusätzlich abrechnungsfähigen Leistungen immer auch die Abrechnungsvoraussetzungen und -ausschlüsse beachtet werden müssen, die im EBM für die Abrechnung der jeweiligen Leistung genannt sind.

Generell gilt, dass die übrigen Bestimmungen des EBM sowie die Maßnahmen zur Qualitätssicherung sowie die berufsrechtlichen Fachgebietsbeschränkungen zu beachten sind. Insbesondere sollte geprüft werden, ob zur Erbringung und Abrechnung bestimmter Leistungen eine Genehmigung erforderlich ist und welche Voraussetzungen hierfür nachgewiesen werden müssen.

Werden Leistungen nach den Gebührenordnungspositionen 01600, 01601, 01610 und 01612 (Bericht, Brief, Bescheinigung) erbracht, können auch dann, wenn die Leistung nicht gesondert berechnungsfähig sein sollte, da sie in der Grundpauschale enthalten ist, für Versendung und Transport die Kostenpauschalen nach den Nrn. 40110 oder 40111 abgerechnet werden.

10.2 Hautärztliche Grundpauschalen

Grundpauschale

Obligater Leistungsinhalt
• Persönlicher Arzt-Patienten-Kontakt und/oder Arzt-Patienten-Kontakt im Rahmen einer Videosprechstunde gemäß Anlage 31b zum BMV-Ä,

Fakultativer Leistungsinhalt
• Weitere persönliche oder andere Arzt-Patienten-Kontakte gemäß I-4.3.1 der Allgemeinen Bestimmungen,
• Ärztlicher Bericht entsprechend der Gebührenordnungsposition 01600,
• Individueller Arztbrief entsprechend der Gebührenordnungsposition 01601,
• Auflichtmikroskopie/Dermatoskopie,
• In Anhang 1 aufgeführte Leistungen,

Abrechnungsbestimmung einmal im Behandlungsfall

10210 für Versicherte bis zum vollendeten 5. Lebensjahr **136**
15,63

Abrechnungsausschluss
im Behandlungsfall 01600, 01601
in derselben Sitzung 01436

Aufwand in Min. **Kalkulationszeit:** 10   **Prüfzeit:** 8   **Eignung d. Prüfzeit:** Nur Quartalsprofil

GOÄ   entsprechend oder ähnlich: Leistungskomplex in der GOÄ nicht vorhanden, daher Abrechnung der einzelnen erbrachten GOÄ-Leistung(en).

Kommentar: Die Pauschale ist nur einmal im Behandlungsfall bzw. bei arztgruppenübergreifender Behandlung nur einmal im Arztfall berechenbar.

Wird in demselben Quartal eine kurativ-ambulante und eine kurativ-stationäre (belegärztliche Behandlung) durchgeführt, ist die Grundpauschale je einmal berechnungsfähig. Es ist aber von der Punktzahl der zweiten zur Abrechnung kommenden Grundpauschale ein Abschlag von 50 % vorzunehmen.

In dieser Pauschale sind die Leistungen des EBM, die im **Anhang 1 (Verzeichnis der nicht gesondert abrechnungsfähigen und in Komplexen enthaltenen Leistungen ...)** enthalten sind, integriert und damit auch als Kassenleistungen honoriert und können nicht mehr gesondert abgerechnet werden, es sei denn, sie finden sich in den arztgruppenspezifischen Kapiteln ausdrücklich als abrechnungsfähige Leistung angegeben.

Es ist einem Vertragsarzt nicht gestattet, die in der Anlage 1 aufgeführten Leistungen einem GKV-Versicherten als Individuelle Gesundheitsleistung (IGeL) anzubieten und privat nach GOÄ als IGeL-Leistung abzurechnen.

10211 für Versicherte ab Beginn des 6. bis zum vollendeten 59. Lebensjahr **143**
16,43
Abrechnungsausschluss Siehe Nr. 10210

Aufwand in Min. **Kalkulationszeit:** 10   **Prüfzeit:** 8   **Eignung d. Prüfzeit:** Nur Quartalsprofil

GOÄ   entsprechend oder ähnlich: Leistungskomplex in der GOÄ nicht vorhanden, daher Abrechnung der einzelnen erbrachten GOÄ-Leistung(en).

10212 für Versicherte ab Beginn des 60. Lebensjahres **147**
16,89
Abrechnungsausschluss Siehe Nr. 10210

Aufwand in Min. **Kalkulationszeit:** 11   **Prüfzeit:** 9   **Eignung d. Prüfzeit:** Nur Quartalsprofil

GOÄ   entsprechend oder ähnlich: Leistungskomplex in der GOÄ nicht vorhanden, daher Abrechnung der einzelnen erbrachten GOÄ-Leistung(en).

10215 Hygienezuschlag zu den Gebührenordnungspositionen 10210 bis 10212 **2**
0,23
Abrechnungsbestimmung einmal im Behandlungsfall

Anmerkung Die Gebührenordnungsposition 10215 wird durch die zuständige Kassenärztliche Vereinigung zugesetzt.

Berichtspflicht Nein

Aufwand in Min. **Kalkulationszeit:** KA   **Prüfzeit:** ./.   **Eignung d. Prüfzeit:** Keine Eignung

10 Hautärztliche Gebührenordnungspositionen

EBM-Nr.   EBM-Punkte / Euro

10220   Zuschlag für die hautärztliche Grundversorgung gemäß Allgemeiner Bestimmung   **18**
4.3.8 zu den Gebührenordnungspositionen 10210 bis 10212   **2,07**

          Abrechnungsbestimmung einmal im Behandlungsfall

          Anmerkung Der Zuschlag nach der Gebührenordnungsposition 10220 kann gemäß
Allgemeiner Bestimmung 4.3.8 ausschließlich in Behandlungsfällen abgerechnet werden,
in denen nur Leistungen der fachärztlichen Grundversorgung gemäß Anhang 3 und/oder
regionaler Vereinbarungen erbracht und berechnet werden.

Aufwand in Min.   **Kalkulationszeit:** KA   **Prüfzeit:** ./.   **Eignung d. Prüfzeit:** Keine Eignung

GOÄ   entsprechend oder ähnlich: Eine vergleichbare Leistung ist in der GOÄ nicht aufgeführt.

10222   Zuschlag zu der Gebührenordnungsposition 10220   **5**

          Abrechnungsbestimmung einmal im Behandlungsfall   **0,57**

          Anmerkung Die Gebührenordnungsposition 10222 wird durch die zuständige Kassen-
ärztliche Vereinigung zugesetzt.

Aufwand in Min.   **Kalkulationszeit:** KA   **Prüfzeit:** ./.   **Eignung d. Prüfzeit:** Keine Eignung

GOÄ   entsprechend oder ähnlich: Eine vergleichbare Leistung ist in der GOÄ nicht aufgeführt.

10227   Zuschlag zu den Gebührenordnungspositionen 10210 bis 10212   **2**

          Abrechnungsbestimmung einmal im Behandlungsfall   **0,23**

          Anmerkung Die Gebührenordnungsposition 10227 wird durch die zuständige Kassen-
ärztliche Vereinigung zugesetzt.

          Abrechnungsausschluss im Behandlungsfall 01630

          Berichtspflicht Nein

Aufwand in Min.   **Kalkulationszeit:** KA   **Prüfzeit:** ./.   **Eignung d. Prüfzeit:** Keine Eignung

10228   Zuschlag zu den Gebührenordnungspositionen 10210 bis 10212 für die Behandlung
aufgrund einer TSS-Vermittlung und/oder Vermittlung durch den Hausarzt gemäß
Allgemeiner Bestimmung 4.3.10.1, 4.3.10.2 oder 4.3.10.3

          Abrechnungsbestimmung einmal im Arztgruppenfall

          Anmerkung Die Gebührenordnungsposition 10228 kann durch die zuständige Kassen-
ärztliche Vereinigung zugesetzt werden.

          Abrechnungsausschluss im Arztgruppenfall 01710

Kommentar: Siehe unter EBM Nr. 03008

10.3 Diagnostische und therapeutische Gebührenordnungspositionen

1. Die Gebührenordnungspositionen 10343 und 10344 sind nur für die (Teil-)Exzision von kleinen malignomverdächtigen oder malignen Hautveränderungen im Rahmen des Hautkrebsscreenings gemäß Abschnitt D II der
Krebsfrüherkennungs-Richtlinie berechnungsfähig. Exzisionen bzw. radikale Exzisionen von großen malignomverdächtigen oder malignen Hautveränderungen sind über die entsprechenden Gebührenordnungspositionen
des Kapitels IV-31 bzw. IV-36 berechnungsfähig. Dabei gilt die Definition der Begriffe klein/groß, kleinflächig/
großflächig, lokal/radikal und ausgedehnt nach den Allgemeinen Bestimmungen I-4.3.7.

2. Die Gebührenordnungspositionen 10343 und 10344 sind bei Patienten mit mehreren verdächtigen Hautveränderungen gemäß Abschnitt D II der Krebsfrüherkennungs-Richtlinie nebeneinander und/oder mehrfach in einer
Sitzung – jedoch insgesamt höchstens fünfmal am Behandlungstag – berechnungsfähig.

Kommentar:

Inhalt
10310 Bestimmung der Erythemschwelle
10320 Behandlung von Naevi flammei
10322 Behandlung von Hämangiomen
10324 Behandlung von Naevi flammei und/oder Hämangiomen
10330 Behandlungskomplex einer ausgedehnten offenen Wunde

10340 Kleinchirurgischer Eingriff I und/oder primäre Wundversorgung und/oder Epilation
10341 Kleinchirurgischer Eingriff II und/oder primäre Wundversorgung
10342 Kleinchirurgischer Eingriff III und/oder primäre Wundversorgung bei Säuglingen, Kleinkindern und/oder ...
10343 (Teil-)Exzision einer malignomverdächtigen oder malignen Hautveränderung am Körperstamm oder an den Extremitäten mit Ausnahme der in der Gebührenordnungsposition 10 344 genannten Regionen
10344 (Teil-)Exzision einer kleinen malignomverdächtigen oder malignen Hautveränderung im Kopf-/Gesicht...
10345 Zusatzpauschale Behandlung und/oder Betreuung eines Patienten mit einer gesicherten onkologischen...
10350 Balneophototherapie, einschließlich Kosten
Im Zusammenhang mit den Hautkrebsfrüherkennungsuntersuchungen notwendige (Teil-)Exzisionen von kleinen Hautveränderungen sind nach den Nrn. 10343 und 10344 berechnungsfähig.
Bei einem Patienten sind die Leistungen nach den Nrn. 10343 und 10344 nebeneinander und/oder mehrfach in einer Sitzung berechnungsfähig. Eine Obergrenze ist: insgesamt höchstens fünfmal am Behandlungstag.

10310   **Bestimmung der Erythemschwelle**   **59**
           Obligater Leistungsinhalt   6,78
- Bestimmung der Erythemschwelle,
- Überprüfung(en) der lokalen Hautreaktion(en)

Fakultativer Leistungsinhalt
- Nachkontrolle(n)

Aufwand in Min.   **Kalkulationszeit:** 2   **Prüfzeit:** 2   **Eignung d. Prüfzeit:** Tages- und Quartalsprofil
GOÄ   entsprechend oder ähnlich: Nr. 761*

10320*   **Behandlung von Naevi flammei**   **186**
           Obligater Leistungsinhalt   21,37
- Therapie mittels gepulstem Farbstofflaser,
- Metrische und fotografische Dokumentation vor Beginn und nach Abschluss der Therapie,

Fakultativer Leistungsinhalt
- Behandlung in mehreren Sitzungen,

Abrechnungsbestimmung bis zu 1 cm² Gesamtfläche des behandelten Areals und für jeden weiteren cm² je einmal

Anmerkung Die Behandlung seniler Angiome ist nicht Bestandteil dieser Gebührenordnungsposition.
Die Gebührenordnungsposition 10320 ist unabhängig von der Zahl der Sitzungen nur einmal je cm² Gesamtfläche des behandelten Areals berechnungsfähig. Im Fall eines Rezidivs ist die Gebührenordnungsposition 10320 erneut berechnungsfähig und setzt eine ausführliche Begründung der medizinischen Notwendigkeit im Einzelfall voraus.
Beträgt die insgesamt für die Gebührenordnungspositionen 10320, 10322 und 10324 abgerechnete Gesamtpunktzahl in einer (Neben-)Betriebsstätte mehr als 89.822 Punkte im Quartal, wird die Bewertung der darüber hinaus abgerechneten Gebührenordnungspositionen 10320, 10322 und 10324 jeweils um 67 Punkte gemindert.

Abrechnungsausschluss
im Behandlungsfall 10324, 10330
am Behandlungstag 10343, 10344
in derselben Sitzung 02300, 02301, 02302, 10340, 10341, 10342

Aufwand in Min.   **Kalkulationszeit:** KA   **Prüfzeit:** 1   **Eignung d. Prüfzeit:** Nur Quartalsprofil
GOÄ   entsprechend oder ähnlich: Nrn. 2440 + 440 (Zuschlag OP-Mikroskop) + Nr. 441 (Zuschlag f. Laser)
Kommentar: Die EBM-Nr. 10320 kann nur angesetzt werden, wenn ein gepulster Farbstofflaser verwendet wird. Wird eine andere Laserart genutzt, so ist die EBM-Nr. 10324 anzusetzen.

EBM-Nr.   EBM-Punkte / Euro

10322* Behandlung von Hämangiomen   **152**
17,47

Obligater Leistungsinhalt
- Therapie mittels gepulstem Farbstofflaser,
- Metrische und fotografische Dokumentation vor Beginn und nach Abschluss der Therapie,

Fakultativer Leistungsinhalt
- Behandlung in mehreren Sitzungen,

Abrechnungsbestimmung bis zu 1 cm^2 Gesamtfläche des behandelten Areals und für jeden weiteren cm^2 je einmal

Anmerkung Die Behandlung seniler Angiome ist nicht Bestandteil dieser Leistung.
Die Gebührenordnungsposition 10322 ist unabhängig von der Zahl der Sitzungen nur einmal je cm^2 Gesamtfläche des behandelten Areals berechnungsfähig. Im Fall erneuter Behandlungsbedürftigkeit ist die Gebührenordnungsposition 10322 erneut berechnungsfähig und setzt eine ausführliche Begründung der medizinischen Notwendigkeit im Einzelfall voraus.
Beträgt die insgesamt für die Gebührenordnungspositionen 10320, 10322 und 10324 abgerechnete Gesamtpunktzahl in einer (Neben-)Betriebsstätte mehr als 89.822 Punkte im Quartal, wird die Bewertung der darüber hinaus abgerechneten Gebührenordnungspositionen 10320, 10322 und 10324 jeweils um 67 Punkte gemindert.

Abrechnungsausschluss
im Behandlungsfall 10324, 10330
am Behandlungstag 10343, 10344
in derselben Sitzung 02300, 02301, 02302, 10340, 10341, 10342

Aufwand in Min. **Kalkulationszeit:** KA   **Prüfzeit:** 1   **Eignung d. Prüfzeit:** Tages- und Quartalsprofil
GOÄ   entsprechend oder ähnlich: Nrn. 2885, 2886, 441 (Zuschlag f. Laser)
Kommentar: Die EBM-Nr. 10322 kann nur angesetzt werden, wenn ein gepulster Farbstofflaser verwendet wird. Wird eine andere Laserart genutzt, so ist die EBM-Nr. 10324 anzusetzen.

10324* Behandlung von Naevi flammei und/oder Hämangiomen   **149**
17,12

Obligater Leistungsinhalt
- Therapie mittels Laser,
- Metrische und fotografische Dokumentation vor Beginn und nach Abschluss der Therapie,

Fakultativer Leistungsinhalt
- Behandlung in mehreren Sitzungen,

Abrechnungsbestimmung bis zu 1 cm^2 Gesamtfläche des behandelten Areals und für jeden weiteren cm^2 je einmal

Anmerkung Die Behandlung seniler Angiome ist nicht Bestandteil dieser Leistung.
Die Gebührenordnungsposition 10324 ist unabhängig von der Zahl der Sitzungen nur einmal je cm^2 Gesamtfläche des behandelten Areals berechnungsfähig. Im Fall eines Rezidivs von Naevi flammei und/oder erneuter Behandlungsbedürftigkeit bei Hämangiomen ist die Gebührenordnungsposition 10324 erneut berechnungsfähig und setzt eine ausführliche Begründung der medizinischen Notwendigkeit im Einzelfall voraus.
Beträgt die insgesamt für die Gebührenordnungspositionen 10320, 10322 und 10324 abgerechnete Gesamtpunktzahl in einer (Neben-)Betriebsstätte mehr als 89.822 Punkte im Quartal, wird die Bewertung der darüber hinaus abgerechneten Gebührenordnungspositionen 10320, 10322 und 10324 jeweils um 67 Punkte gemindert.

Abrechnungsausschluss
am Behandlungstag 10343, 10344
in derselben Sitzung 02300, 02301, 02302, 10340, 10341, 10342
im Behandlungsfall 10320, 10322, 10330

Aufwand in Min. **Kalkulationszeit:** KA   **Prüfzeit:** 1   **Eignung d. Prüfzeit:** Tages- und Quartalsprofil
GOÄ   entsprechend oder ähnlich: Nrn. 2440 + 444, 2885, 2886, 441 (Zuschlag f. Laser)
Kommentar: Bei dieser Leistung sind nur Laserbehandlungen von Naevi und Hämangiomen berechnungsfähig. Die Behandlung seniler Angiome kann nicht nach dieser Leistung abgerechnet werden.

10330 Behandlungskomplex einer ausgedehnten offenen Wunde **272**
31,26

Obligater Leistungsinhalt
- Mindestens 5 persönliche Arzt-Patienten-Kontakte im Behandlungfall,
- Behandlung
  - einer offenen Wunde und/oder
  - einer Verbrennung und/oder
  - einer septischen Wundheilungsstörung,

Fakultativer Leistungsinhalt
- Abtragung von Nekrosen,
- Wunddebridement,
- Anlage und/oder Wechsel eines Kompressionsverbandes,
- Einbringung und/oder Wechsel einer Wundtamponade,
- Anlage/Wechsel von Schienenverbänden,
- Einbringung, Wechsel oder Entfernung von Antibiotikaketten,

Abrechnungsbestimmung einmal im Behandlungsfall

Anmerkung Die Leistung nach der Nr. 10330 kann nicht berechnet werden beim diabetischen Fuß, beim chronisch venösen Ulcus cruris, bei der chronisch venösen Insuffizienz, beim postthrombotischen Syndrom, beim Lymphödem und bei oberflächlichen sowie tiefen Beinvenenthrombosen.

Abrechnungsausschluss
im Zeitraum von 21 Tagen nach Erbringung einer Leistung des Abschnitts 31.2 und Kapitel 31.4.3
in derselben Sitzung 02312, 02313
im Behandlungsfall 02300, 02301, 02302, 02310, 02311, 02340, 02341, 02350, 02360, 10320, 10322, 10324, 10340, 10341, 10342

Aufwand in Min. **Kalkulationszeit:** 12 **Prüfzeit:** 11 **Eignung d. Prüfzeit:** Nur Quartalsprofil

GOÄ entsprechend oder ähnlich: Auswahl aus Nrn. 2003 – 2006 u. dann mehrmals im Quartal

Kommentar: Die Leistung kann nur abgerechnet werden, wenn mindestens 5 persönliche Arzt-Patienten-Kontakte stattgefunden haben. Ist dies nicht der Fall, ist der Behandlungskomplex mit der Grundpauschale abgegolten.

10340 Kleinchirurgischer Eingriff I und/oder primäre Wundversorgung und/oder Epilation **58**
6,67

Obligater Leistungsinhalt
- Operativer Eingriff mit einer Dauer von bis zu 5 Minuten und/oder
- Primäre Wundversorgung und/oder
- Epilation durch Elektrokoagulation im Gesicht und/oder an den Händen bei krankhaftem und entstellendem Haarwuchs,

Abrechnungsbestimmung einmal am Behandlungstag

Anmerkung Die Gebührenordnungspositionen 10340 bis 10342 sind bei Patienten mit den Diagnosen Nävuszellnävussyndrom (ICD-10-GM: D22.-) und/oder mehreren offenen Wunden (ICD-10-GM: T01.-) mehrfach in einer Sitzung – auch nebeneinander, jedoch insgesamt höchstens fünfmal je Behandlungstag – berechnungsfähig.
Die Gebührenordnungsposition 10340 ist bei Neugeborenen, Säuglingen, Kleinkindern und Kindern bis zum vollendeten 12. Lebensjahr nach der Gebührenordnungsposition 31101 oder 36101 berechnungsfähig, sofern der Eingriff in Narkose erfolgt. Die Voraussetzungen gemäß § 115b SGB V müssen dabei nicht erfüllt sein, sofern die Eingriffe nicht im Katalog zum Vertrag nach § 115b SGB V genannt sind. In diesen Fällen ist die postoperative Behandlung nach den Gebührenordnungspositionen der Abschnitte 31.4.2 und 31.4.3IV-31.4.3 nicht berechnungsfähig. Die in der Präambel IV-31.2.1 Nr. 8 bzw. Präambel IV-36.2.1 Nr. 4 benannten Einschränkungen entfallen in diesen Fällen, es gelten die Abrechnungsausschlüsse der Gebührenordnungsposition 10340 entsprechend.
Lokalanästhesien und Leitungsanästhesien sind, soweit erforderlich, Bestandteil der Gebührenordnungsposition 10340.

Abrechnungsausschluss
im Behandlungsfall 02310, 02312, 10330

im Zeitraum von 21 Tagen nach Erbringung einer Leistung des Abschnitts 31.2 und Kapitel 31.4.3
am Behandlungstag 10343, 10344
in derselben Sitzung 01741, 02300, 02301, 02302, 02311, 02321, 02322, 02323, 02330, 02331, 02340, 02341, 02342, 02343, 02350, 02360, 10320, 10322, 10324, 10341, 10342 und Kapitel 30.5, 30.6

Aufwand in Min. **Kalkulationszeit:** 3   **Prüfzeit:** 3   **Eignung d. Prüfzeit:** Tages- und Quartalsprofil

GOÄ   entsprechend oder ähnlich: Auswahl aus den Nrn. 2000 – 2010, 2030, 2401 bis 2404, 2800

Kommentar: Unter „Kleinchirurgischen Eingriffen I" werden Eingriffe im Bereich der Dermatologie zusammengefasst, die in der Regel nur einer Oberflächenanästhesie bedürfen. Stellt sich während des Eingriffs heraus, dass eine Lokal- bzw. Leitungsanästhesie notwendig ist, kann diese nicht zusätzlich abgerechnet werden.

Erfolgt der Eingriff zum Beispiel bei Neugeborenen und Kindern bis zum vollendeten 12. Lebensjahr in Narkose, so ist dafür die Nr. 31101 oder 36101 abzurechnen.

Die Nrn. 10340 bis 10342 sind bei Patienten mit Nävuszellnävussyndrom und/oder mehreren offenen Wunden mehrfach in einer Sitzung – höchstens aber 5x je Behandlungstag – berechnungsfähig.

10341   Kleinchirurgischer Eingriff II und/oder primäre Wundversorgung   **129**
             Obligater Leistungsinhalt   14,82

* Primäre Wundversorgung bei Säuglingen, Kleinkindern und Kindern und/oder
* Primäre Wundversorgung mittels Naht und/oder Gewebekleber und/oder
* Koagulation und/oder Kauterisation krankhafter Haut- und/oder Schleimhautveränderungen und/oder
* Operative Entfernung einer oder mehrerer Geschwülste an der Harnröhrenmündung und/oder
* Operative Entfernung eines unter der Oberfläche von Haut oder Schleimhaut gelegenen Fremdkörpers nach Aufsuchen durch Schnitt und/oder
* Öffnung eines Körperkanalverschlusses an der Körperoberfläche oder Eröffnung eines Abszesses oder Exzision eines Furunkels und/oder
* Verschiebeplastik zur Deckung eines Hautdefektes und/oder
* Eröffnung eines subcutanen Panaritiums oder einer Paronychie,

Abrechnungsbestimmung einmal am Behandlungstag

Anmerkung Die Gebührenordnungspositionen 10340 bis 10342 sind bei Patienten mit den Diagnosen Nävuszellnävussyndrom (ICD-10-GM: D22.-) und/oder mehreren offenen Wunden (ICD-10-GM: T01.-) mehrfach in einer Sitzung – auch nebeneinander, jedoch insgesamt höchstens fünfmal je Behandlungstag – berechnungsfähig.
Die Gebührenordnungsposition 10341 ist bei Neugeborenen, Säuglingen, Kleinkindern und Kindern bis zum vollendeten 12. Lebensjahr nach der Gebührenordnungsposition 31101 oder 36101 berechnungsfähig, sofern der Eingriff in Narkose erfolgt. Die Voraussetzungen gemäß § 115b SGB V müssen dabei nicht erfüllt sein, sofern die Eingriffe nicht im Katalog zum Vertrag nach § 115b SGB V genannt sind. In diesen Fällen ist die postoperative Behandlung nach den Gebührenordnungspositionen der Abschnitte 31.4.2 und 31.4.3IV-31.4.3 nicht berechnungsfähig. Die in der Präambel IV-31.2.1 Nr. 8 bzw. Präambel IV-36.2.1 Nr. 4 benannten Einschränkungen entfallen in diesen Fällen, es gelten die Abrechnungsausschlüsse der Gebührenordnungsposition 10341 entsprechend.
Lokalanästhesien und Leitungsanästhesien sind, soweit erforderlich, Bestandteil der Gebührenordnungsposition 10341.

Abrechnungsausschluss
am Behandlungstag 10343, 10344
im Zeitraum von 21 Tagen nach Erbringung einer Leistung des Abschnitts 31.2 und Kapitel 31.4.3
im Behandlungsfall 02310, 02312, 10330
in derselben Sitzung 01741, 02300, 02301, 02302, 02311, 02321, 02322, 02331, 02340, 02341, 02342, 02343, 02350, 02360, 10320, 10322, 10324, 10340, 10342 und Kapitel 30.5, 30.6

Aufwand in Min.	**Kalkulationszeit:** 5	**Prüfzeit:** 5	**Eignung d. Prüfzeit:** Tages- und Quartalsprofil

GOÄ   entsprechend oder ähnlich: Leistung in der GOÄ nicht vorhanden, daher: Abrechnung der einzelnen erbrachten GOÄ-Leistung(en).

Kommentar: Die Nrn. 10340 bis 10342 sind bei Patienten mit Nävuszellnävussyndrom und/oder mehreren offenen Wunden mehrfach in einer Sitzung – höchstens aber 5x je Behandlungstag – berechnungsfähig.

10342   **Kleinchirurgischer Eingriff III und/oder primäre Wundversorgung bei Säuglingen,**   **234**
             Kleinkindern und Kindern   **26,89**

Obligater Leistungsinhalt

* Primäre Wundversorgung einer Wunde mittels Naht bei Säuglingen, Kleinkindern und Kindern und/oder
* Exzision eines Bezirkes oder einer intradermalen Geschwulst aus der Haut des Gesichts mit Wundverschluss und/oder
* Hochtouriges Schleifen von Bezirken der Haut bei schweren Entstellungen durch Naevi oder Narben und/oder
* Exzision eines großen Bezirkes aus Haut und/oder Schleimhaut oder einer kleinen unter der Haut und/oder Schleimhaut gelegenen Geschwulst und/oder
* Exzision und/oder Probeexzision von tiefliegendem Körpergewebe (z.B. Fettgewebe) und/oder aus einem Organ ohne Eröffnung einer Körperhöhle (z.B. Zunge) und/oder
* Emmert-Plastik und/oder
* Venae sectio,

Abrechnungsbestimmung einmal am Behandlungstag

Anmerkung Die Gebührenordnungspositionen 10340 bis 10342 sind bei Patienten mit den Diagnosen Nävuszellnävussyndrom (ICD-10-GM: D22.-) und/oder mehreren offenen Wunden (ICD-10-GM: T01.-) mehrfach in einer Sitzung – auch nebeneinander, jedoch insgesamt höchstens fünfmal je Behandlungstag – berechnungsfähig.
Die Gebührenordnungsposition 10342 ist bei Neugeborenen, Säuglingen, Kleinkindern und Kindern bis zum vollendeten 12. Lebensjahr nach der Gebührenordnungsposition 31101 oder 36101 berechnungsfähig, sofern der Eingriff in Narkose erfolgt. Die Voraussetzungen gemäß § 115b SGB V müssen dabei nicht erfüllt sein, sofern die Eingriffe nicht im Katalog zum Vertrag nach § 115b SGB V genannt sind. In diesen Fällen ist die postoperative Behandlung nach den Gebührenordnungspositionen der Abschnitte 31.4.2 und 31.4.3IV-31.4.3 nicht berechnungsfähig. Die in der Präambel IV-31.2.1 Nr. 8 bzw. Präambel IV-36.2.1 Nr. 4 benannten Einschränkungen entfallen in diesen Fällen, es gelten die Abrechnungsausschlüsse der Gebührenordnungsposition 10342 entsprechend.
Lokalanästhesien und Leitungsanästhesien sind, soweit erforderlich, Bestandteil der Gebührenordnungsposition 10342.

Abrechnungsausschluss
am Behandlungstag 10343, 10344
im Zeitraum von 21 Tagen nach Erbringung einer Leistung des Abschnitts 31.2 und Kapitel 31.4.3
im Behandlungsfall 02310, 02312, 10330
in derselben Sitzung 01741, 02300, 02301, 02302, 02311, 02321, 02322, 02331, 02340, 02341, 02342, 02343, 02350, 02360, 10320, 10322, 10324, 10340, 10341 und Kapitel 30.5, 30.6

Aufwand in Min.	**Kalkulationszeit:** 10	**Prüfzeit:** 10	**Eignung d. Prüfzeit:** Tages- und Quartalsprofil

GOÄ   entsprechend oder ähnlich: Leistung in der GOÄ nicht vorhanden. Abrechnung der einzelnen erbrachten GOÄ-Leistung(en), bei Säuglingen, Kleinkindern ggf. höherer Steigerungsfaktor

Kommentar: Unter „Kleinchirurgischen Eingriffen III" werden Eingriffe im Bereich der Dermatologie zusammengefasst, die in der Regel nur einer Oberflächenanästhesie bedürfen. Stellt sich während des Eingriffs heraus, dass eine Lokal- bzw. Leitungsanästhesie notwendig ist, kann diese nicht zusätzlich abgerechnet werden.

Erfolgt der Eingriff zum Beispiel bei Neugeborenen und Kindern bis zum vollendeten 12. Lebensjahr in Narkose, so ist dafür die Nr. 31101 abzurechnen.

Die Nrn. 10340 bis 10342 sind bei Patienten mit Nävuszellnävussyndrom und/oder mehreren offenen Wunden mehrfach in einer Sitzung – höchstens aber 5x je Behandlungstag – berechnungsfähig.

10343 **(Teil-)Exzision einer malignomverdächtigen oder malignen Hautveränderung am** **140**
Körperstamm oder an den Extremitäten mit Ausnahme der in der Gebührenord- 16,09
nungsposition 10344 genannten Regionen

Obligater Leistungsinhalt
- (Teil-)Exzision einer kleinen malignomverdächtigen oder malignen Hautveränderung,
- Veranlassung einer histologischen Untersuchung,
- Dokumentation gemäß Abschnitt D II der Krebsfrüherkennungs-Richtlinie

Fakultativer Leistungsinhalt
- Wundverschluss

Anmerkung Die Vereinbarung von Qualitätssicherungsmaßnahmen beim ambulanten Operieren und bei stationsersetzenden Eingriffen gemäß § 15 des Vertrages nach § 115b Abs. 1 SGB V gilt nicht für die Leistung der Gebührenordnungsposition 10343, sofern der Eingriff nicht im Katalog zum Vertrag nach § 115b SGB V genannt ist.

Abrechnungsausschluss am Behandlungstag 02300, 02301, 02302, 10320, 10322, 10324, 10340, 10341, 10342

Aufwand in Min. **Kalkulationszeit:** 6   **Prüfzeit:** 5   **Eignung d. Prüfzeit:** Tages- und Quartalsprofil
GOÄ entsprechend oder ähnlich: GOÄ-Nrn. 2000 bis 2010, 2030, 2401 bis 2404, 2800
Kommentar: Die EBM-Nrn. 10343 und 10344 können von Hautärzten bei Erfüllung der Leistungslegende ohne Genehmigung berechnet werden.

10344 **(Teil-)Exzision einer kleinen malignomverdächtigen oder malignen Hautverände-** **236**
rung im Kopf-/Gesichtsbereich oder an der Hand 27,12

Obligater Leistungsinhalt
- (Teil-)Exzision einer kleinen malignomverdächtigen oder malignen Hautveränderung,
- Veranlassung einer histologischen Untersuchung,
- Dokumentation gemäß Abschnitt D II der Krebsfrüherkennungs-Richtlinie

Fakultativer Leistungsinhalt
- Wundverschluss

Anmerkung Die Vereinbarung von Qualitätssicherungsmaßnahmen beim ambulanten Operieren und bei stationsersetzenden Eingriffen gemäß § 15 des Vertrages nach § 115b Abs. 1 SGB V gilt nicht für die Leistung nach der Gebührenordnungsposition 10344, sofern der Eingriff nicht im Katalog zum Vertrag nach § 115b SGB V genannt ist.

Abrechnungsausschluss am Behandlungstag 02300, 02301, 02302, 10320, 10322, 10324, 10340, 10341, 10342

Aufwand in Min. **Kalkulationszeit:** 10   **Prüfzeit:** 9   **Eignung d. Prüfzeit:** Tages- und Quartalsprofil
GOÄ entsprechend oder ähnlich: Auswahl aus den Nrn. 2401 bis 2404

10345* Zusatzpauschale Behandlung und/oder Betreuung eines Patienten mit einer **191**
gesicherten onkologischen Erkrankung bei laufender onkologischer Therapie oder 21,95
Betreuung im Rahmen der Nachsorge

Obligater Leistungsinhalt
- Behandlung und/oder Betreuung eines Patienten mit einer laboratoriumsmedizinisch oder histologisch/zytologisch gesicherten onkologischen Erkrankung,
- Fortlaufende Beratung zum Umgang mit der onkologischen Erkrankung,
- Verlaufskontrolle und Dokumentation des Therapieerfolges,
- Erstellung, Überprüfung und Anpassung eines die onkologische Erkrankung begleitenden spezifischen Therapiekonzeptes unter Berücksichtigung individueller Faktoren,
- Kontrolle und/oder Behandlung ggf. auftretender therapiebedingter Nebenwirkungen,
- Planung und Koordination der komplementären Arznei-, Heil- und Hilfsmittelversorgung unter besonderer Berücksichtigung der gesicherten onkologischen Erkrankung,

Fakultativer Leistungsinhalt
- Anleitung und Führung der Bezugs- und Betreuungsperson(en),
- Fortlaufende Überprüfung des häuslichen, familiären und sozialen Umfelds im Hinblick auf die Grunderkrankung,
- Konsiliarische Erörterung/Fachliche Beratung und regelmäßiger Informationsaustausch mit dem onkologisch verantwortlichen Arzt sowie mit weiteren mitbehandelnden Ärzten,
- Überprüfung und Koordination supportiver Maßnahmen,
- Einleitung und/oder Koordination der psychosozialen Betreuung des Patienten und seiner Familie und/oder Bezugs- und Betreuungsperson(en),
- Ggf. Hinzuziehung komplementärer Dienste bzw. häuslicher Krankenpflege,

Abrechnungsbestimmung einmal im Behandlungsfall

Anmerkung Die Gebührenordnungsposition 10345 ist nur bei mindestens einer der im Folgenden genannten Erkrankungen berechnungsfähig: Melanom und sonstige bösartige Neubildungen der Haut C43-C44, Kaposi-Sarkom C46, Bösartige Neubildung sonstiger und ungenau bezeichneter Lokalisationen C76, Sekundäre und nicht näher bezeichnete bösartige Neubildungen C77-C80, Mycosis fungoldes C84.0.
Die Gebührenordnungsposition 10345 ist bei laufender medikamentöser, im Sinne einer systemischen Chemotherapie mit z.B. zytostatischen Substanzen, operativer und/oder strahlentherapeutischer Behandlung und/oder bei Betreuung im Rahmen der Nachsorge bis höchstens 2 Jahre nach Beendigung einer medikamentösen, operativen und/oder strahlentherapeutischen Behandlung eines Patienten mit gesicherter onkologischer Erkrankung berechnungsfähig.

Aufwand in Min. | **Kalkulationszeit:** 14   **Prüfzeit:** 13   **Eignung d. Prüfzeit:** Nur Quartalsprofil

GOÄ | entsprechend oder ähnlich: Eine onkologische Pauschale ist in der GOÄ nicht vorhanden, daher: Abrechnung der einzelnen erbrachten GOÄ-Leistung(en).

Kommentar: | Diese Leistung beschreibt zahlreiche Leistungen die obligat oder fakultativ zu erbringen sind. Berechnungsfähig ist die Leistung nur, wenn mind. eine der folgenden Erkrankungen vorliegt:
- Melanom und sonstige bösartige Neubildungen der Haut,
- Kaposi-Sarkom,
- bösartige Neubildung sonstiger und ungenau bezeichneter Lokalisationen,
- sekundäre und nicht näher bezeichnete bösartige Neubildungen.

EBM Nr. 10345 ist im Behandlungsfall nicht neben der Kostenpauschale 8620 berechnungsfähig.

10350*   Balneophototherapie einschließlich Kosten

398
45,74

Obligater Leistungsinhalt
- Balneophototherapie gemäß Nummer 15 in der Anlage 1 „Anerkannte Untersuchungs- und Behandlungsmethoden" der Richtlinie Methoden vertragsärztlicher Versorgung des Gemeinsamen Bundesausschusses,
- Dokumentation

Fakultativer Leistungsinhalt
- Eingangsuntersuchung,
- Untersuchung im Verlauf

Abrechnungsbestimmung einmal am Behandlungstag

Anmerkung Die Berechnung der Gebührenordnungsposition 10350 setzt eine Genehmigung der Kassenärztlichen Vereinigung nach der Qualitätssicherungsvereinbarung Balneophtotherapie gemäß § 135 Abs. 2SGB V voraus.
Bei allen Verfahren zur Balneophototherapie ist eine Behandlungshäufigkeit von 3 bis 5 Anwendungen pro Woche anzustreben. Die Behandlung mittels Balneophototherapie ist auf höchstens 35 Einzelanwendungen beschränkt (Behandlungszyklus). Ein neuer Behandlungszyklus kann frühestens 6 Monate nach Abschluss eines vorangegangenen Behandlungszyklus erfolgen.
Die Gebührenordnungsposition 10350 enthält alle Kosten, einschließlich der Kosten für die Mittel zur Herstellung der lichtsensibilisierenden Lösung für die Bade-PUVA und Sprechstundenbedarf.

Abrechnungsausschluss am Behandlungstag 30430, 30431

Aufwand in Min. **Kalkulationszeit:** KA   **Prüfzeit:** 1   **Eignung d. Prüfzeit:** Tages- und Quartalsprofil

Kommentar: Die neue Leistungsposition EBM-Nr. 10350 wurde nach Verzögerung nach Beschlussfassung im G-BA vom 13. März 2008 auch vom Bewertungsausschuss zum 1. Oktober 2010 in den EBM aufgenommen.

In der Bewertung sind im Gegensatz zu Abschnitt I 7.3 EBM alle Kosten, einschließlich für die Mittel zur Herstellung der lichtsensibilisierenden Lösung gemäß § 2 Abs. 3 des G-BA-Beschlusses Balneophototherapie für die Bade-PUVA und Sprechstundenbedarf.

Die EBM-Nr. 10 350 kann am Behandlungstag nicht neben den Gebührenordnungspositionen 30 430 und 30 431 abgerechnet werden.

Wichtige Texte dieser Vereinbarung finden Sie (s.a. im Internet http://www.aerzteblatt.de/v4/plus/down.asp?id=6043) ausschnittsweise nachfolgend
• Diagnose und Indikation für die Balneophototherapie
• Verlauf und Ergebnis anderer vorangehender therapeutischer Ansätze
• Weitere wichtige Abrechnungsvoraussetzungen
• Fachliche Befähigung:
• Apparative Voraussetzungen:
• Räumliche Voraussetzungen:
• Organisatorische Anforderungen:
• Indikationen:
• Anerkannte Verfahren
• Photosoletherapie
• Bade-PUVA

Sehr viel weiterführende Informationen finden zur Balneotherapie unter: Zusammenfassende Dokumentation zum Beratungsverfahren des Unterausschusses „Ärztliche Behandlung des Gemeinsamen Bundesausschusses Stand: 21. Mai 2008

https://www.g-ba.de/downloads/40-268-694/2008-03-13-RMvV-Balneophototherapie_Abschluss.pdf

11 Humangenetische Gebührenordnungspositionen

11.1 Präambel

1. Die in diesem Kapitel aufgeführten Gebührenordnungspositionen können ausschließlich von
   - Fachärzten für Humangenetik,
   - Vertragsärzten mit der Zusatzbezeichnung Medizinische Genetik,
   - Vertragsärzten, die Auftragsleistungen des Kapitels 11 erbringen und über eine Genehmigung zur Abrechnung der Gebührenordnungspositionen dieses Kapitels verfügen,
   berechnet werden.

2. Die Gebührenordnungspositionen 11233 bis 11236 sind nur von Fachärzten für Humangenetik und von Vertragsärzten mit der Zusatzbezeichnung Medizinische Genetik berechnungsfähig.

3. Die Gebührenordnungspositionen 11210 bis 11212 sind nur von Fachärzten für Humangenetik berechnungsfähig.

4. Außer den in diesem Kapitel genannten Gebührenordnungspositionen sind von den in der Präambel genannten Vertragsärzten – unbeschadet der Regelungen gemäß 5 und 6.2 der Allgemeinen Bestimmungen – zusätzlich nachfolgende Gebührenordnungspositionen berechnungsfähig: 01205, 01207, 01210, 01212, 01214, 01216, 01218, 01220 bis 01224, 01226, 01320 bis 01323, 01416, 01418, 01420, 01422, 01424, 01430, 01431, 01435, 01436, 01442, 01444, 01450, 01470, 01610, 01611, 01620, 01621, 01640, 01641, 01642, 01647, 01648, 01660, 01670 bis 01672, 01701, 01783, 01788 bis 01790, 01793 bis 01796, 01800, 01802 bis 01811, 01841, 01842, 01869, 01870, 02100, 02101, 02200, 02300 und 02330.

5. Außer den in diesem Kapitel genannten Gebührenordnungspositionen sind bei Vorliegen der entsprechenden Qualifikationsvoraussetzungen von den in der Präambel genannten Vertragsärzten – unbeschadet der Regelungen gemäß 5 und 6.2 der Allgemeinen Bestimmungen – zusätzlich nachfolgende Gebührenordnungspositionen berechnungsfähig: Gebührenordnungspositionen des Abschnitts 30.12 sowie Gebührenordnungspositionen des Kapitels 32.

6. Die in der Präambel unter 1. aufgeführten Vertragsärzte können die arztgruppenspezifischen Leistungen entsprechend der Gebührenordnungspositionen des Abschnitts 19.4 und den Gebührenordnungspositionen 08575 und 08576 berechnen.

7. Gebührenordnungspositionen dieses Kapitels, die im Zusammenhang mit den Gebührenordnungspositionen 01793 bis 01796, 01841, 01842, 08575 und 08576 erbracht werden, sind nach Maßgabe der Kassenärztlichen Vereinigung zu kennzeichnen.

8. Bei der Berechnung der zusätzlichen Gebührenordnungspositionen in den Nummern 2.4 und 3.5 sind die Maßnahmen zur Qualitätssicherung gemäß § 135 Abs. 2 SGB V, die berufsrechtliche Verpflichtung zur grundsätzlichen Beschränkung auf das jeweilige Gebiet sowie die Richtlinien des Gemeinsamen Bundesausschusses zu beachten.

9. In den Gebührenordnungspositionen dieses Kapitels sind die Leistungen entsprechend den Gebührenordnungspositionen 01600 bis 01602 enthalten.

10. Werden die in den Grundpauschalen enthaltenen Leistungen entsprechend den Gebührenordnungspositionen 01600 und 01601 durchgeführt, sind für die Versendung bzw. den Transport die Kostenpauschalen nach den Gebührenordnungspositionen 40110 und 40111 berechnungsfähig.

11. Die Qualifikationsvoraussetzungen für die Berechnung von Gebührenordnungspositionen der Abschnitte 32.3.14 und 32.3.15 gemäß Nr. 35 gelten bei den in Nr. 1 genannten Vertragsärzten als erfüllt.

12. Die Arztpraxis, die auf Überweisung kurativ-ambulante Auftragsleistungen nach den Gebührenordnungspositionen des Abschnitts 11.4 EBM durchführt, teilt der überweisenden Arztpraxis zum Zeitpunkt der abgeschlossenen Untersuchung die Gebührenordnungspositionen dieser Leistungen und die Höhe der Kosten gemäß der regionalen Euro-GO getrennt nach Leistungen der Abschnitte 11.4.1, 11.4.2, 11.4.3 und 11.4.4 mit. Im Falle der Weiterüberweisung eines Auftrages oder eines Teilauftrages hat jede weiter überweisende Arztpraxis dem vorhergehenden Überweiser die Angaben nach Satz 1 sowohl über die selbst erbrachten Leistungen als auch über die Leistungen mitzuteilen, die ihr von der Arztpraxis gemeldet wurden, an die sie weiterüberwiesen hatte.

Kommentar:

Alle Gebührenordnungspositionen des Kapitels 11 – also die Leistungen nach den Nrn. 11210 bis 11322 können grundsätzlich (s. Kommentierung zu Kapitel I, Abschnitt 1.5) nur von

- Fachärzten für Humangenetik,
- Vertragsärzten mit der Zusatzbezeichnung Medizinische Genetik und
- Vertragsärzten, die eine Genehmigung zur Abrechnung von humangenetischen Leistungen als Auftragsleistungen verfügen,

abgerechnet werden.

Zusätzlich zu den Gebührenprdnungspositionen dieses Kapitels sind für die hier genannten Ärzte abrechnungsfähig, sofern die übrigen Abrechnungsvoraussetzungen des EBM gegeben sind:

- die nachfolgenden Gebührenordnungspositionen des Abschnitts II (arztgruppenübergreifende allgemeine Leistungen):
  - Nrn. 01205, 01207 Notfallpauschale für die Abklärung der Behandlungsnotwendigkeit,
  - Nr. 01210 Notfallpauschale im organisierten Not(fall)dienst,
  - Nr. 01211 Zusatzpauschale für die Besuchsbereitschaft im Notfall bez. organisierten Not(fall)dienst,
  - Nr. 01212 Notfallpauschale im organisierten Not(fall)dienst,
  - Nr. 01214 bis 01222 Notfallkonsultationspauschale im organisierten Not(fall)dienst, Zusatzpauschale für die Besuchsbereitschaft im Notfall bez. organisierten Not(fall)dienst, Reanimationskomplex,
  - Nrn. 01223 bis 01226 Zuschlag zur Notfallpauschale in besonderen Fällen
  - Nrn. 01320, 01321 Grundpauschale für ermächtigte Ärzte, Krankenhäuser bzw. Institute,
  - Nr. 01416 Begleitung eines Kranken beim Transport,
  - Nr. 01420 (Überprüfung und Koordination häuslicher Krankenpflege
  - Nr. 01422 Erstverordnung zur psychiatrischen häuslichen Krankenpflege
  - Nr. 01424 Folgeverordnung zur psychiatrischen häuslichen Krankenpflege
  - Nr. 01430 Verwaltungskomplex,
  - Nr. 01435 Telefonische Beratung,
  - Nr. 01436 Konsultationspauschale,
  - Nrn. 01610, 01611 Bescheinigung zur Feststellung der Belastungsgrenze, Verordnung von medizinischer Reha
  - Nrn. 01620, 01621 Kurze Bescheinigung, Krankheitsbericht
  - Nr. 01701 Grundpauschale Prävention
  - Nr. 01783 Alpha-1-Feto-Protein
  - Nrn. 01790 bis 01792 Humangenetische Beurteilung
  - Nrn. 01800, 01802 bis 01811 Röteln, Blutgruppenbestimmung, Antikörpernachweis
  - Nrn. 01835 bis 01839 Humangenetische Beratung/Beurteilung, Zytogenetische Untersuchung
  - Nr. 02100 Infusion
  - Nr. 02101 Infusionstherapie
  - Nr. 02200 Tuberkulintestung
  - Nr. 02300 Kleiner chirurgischer Eingriff / primäre Wundversorgung / Epilation
  - Nr. 02330 Arterienpunktion
- Gebührenordnungspositionen der Kapitel
  - 30.12 Diagnostik und Therapie bei MRSA
  - 32 Labor
- sowie aus dem Bereich der Reproduktionsmedizin (Kapitel 8.5) die Leistungen nach den Nrn. 08570 bis 08574

Werden Leistungen der Humangenetik im Zusammenhang mit den in Nr. 4 genannten Leistungen der Mutterschaftsvorsorge, der Empfängnisregelung oder der Reproduktionsmedizin erbracht, sind sie nach Maßgabe der zuständigen Kassenärztlichen Vereinigung besonders zu kennzeichnen.

Wichtig ist, dass auch für die nach der obigen Regelung zusätzlich abrechnungsfähigen Leistungen immer auch die Abrechnungsvoraussetzungen und -ausschlüsse beachtet werden müssen, die im EBM für die Abrechnung der jeweiligen Leistung genannt sind.

Berichte und Arztbriefe nach den Nrn. 01600 und 01601 sind neben den humangenetischen Leistungen des Kapitels 11 nicht abrechnungsfähig, da sie in den Leistungen enthalten sind. Es kann aber die Kostenpauschale berechnet werden.

Werden Leistungen nach den Gebührenordnungspositionen 01600, 01601, 01610 und 01612 (Bericht, Brief, Bescheinigung) erbracht, können auch d ann, wenn die Leistung nicht gesondert berechnungsfähig sein sollte, da sie in der Grundpauschale enthalten ist, für Versendung und Transport die Kostenpauschalen nach den Nrn. 40110 oder 40111 abgerechnet werden.

Wenn genetische Untersuchungen nach dem Abschnitt 11.4 (molekulargenetische Stufendiagnostik) abgerechnet werden, können die Nrn. 11320 bis 11322 nicht berechnet werden.

Generell gilt, dass die übrigen Bestimmungen des EBM sowie die Maßnahmen zur Qualitätssicherung sowie die berufsrechtlichen Fachgebietsbeschränkungen zu beachten sind. Insbesondere sollte geprüft werden, ob zur Erbringung und Abrechnung bestimmter Leistungen eine Genehmigung erforderlich ist und welche Voraussetzungen hierfür nachgewiesen werden müssen.

Für molekulargenetische Untersuchungen nach Abschnitt 32.3.14 (Nrn. 32860 bis 32863) gelten die Qualifikationsvoraussetzungen für die in Nr. 1 genannten Vertragsärzte als erfüllt.

Im Zuge der Neufassung des Bundesmantelvertrages-Ärzte (BMV-Ä) wurde die in der alten Fassung des § 26 Abs. 6 BMV-Ä vorgenommene Regelung zum 1.10.2013 in den EBM übernommen.

11.2 Humangenetische Grundpauschalen

Grundpauschale

Obligater Leistungsinhalt
• Persönlicher Arzt-Patienten-Kontakt und/oder Arzt-Patienten-Kontakt im Rahmen einer Videosprechstunde gemäß Anlage 31b zum BMV-Ä,

Fakultativer Leistungsinhalt
• Weitere persönliche oder andere Arzt-Patienten-Kontakte gemäß I-4.3.1 der Allgemeinen Bestimmungen,
• Ärztlicher Bericht entsprechend der Gebührenordnungsposition 01600,
• Individueller Arztbrief entsprechend der Gebührenordnungsposition 01601,
• Klärung der genetischen Fragestellung,
• Humangenetische Eigenanamnese,
• Humangenetische Familienanamnese,
• In Anhang VI-1 aufgeführte Leistungen,

Abrechnungsbestimmung einmal im Behandlungsfall

11210 für Versicherte bis zum vollendeten 5. Lebensjahr   **373**
                                                                          42,86
Abrechnungsbestimmung einmal im Behandlungsfall

Abrechnungsausschluss
im Behandlungsfall 01600, 01601
in derselben Sitzung 01436
Berichtspflicht Ja

Aufwand in Min. **Kalkulationszeit: KA   Prüfzeit: 34   Eignung d. Prüfzeit:** Nur Quartalsprofil

GOÄ   entsprechend oder ähnlich: Leistung in der GOÄ nicht vorhanden.

Kommentar: Die Pauschale ist nur einmal im Behandlungsfall bzw. bei arztgruppenübergreifender Behandlung nur einmal im Arztfall berechenbar.

               Wird in demselben Quartal eine kurativ-ambulante und eine kurativ-stationäre (belegärztliche Behandlung) durchgeführt, ist die Grundpauschale je einmal berechnungsfähig. Es ist aber von der Punktzahl der zweiten zur Abrechnung kommenden Grundpauschale ein Abschlag von 50 % vorzunehmen.

11211   für Versicherte ab Beginn des 6. bis zum vollendeten 59. Lebensjahr   **416**
                 Abrechnungsbestimmung Siehe Nr. 11210.   47,80
                 Berichtspflicht Ja

Aufwand in Min. **Kalkulationszeit: KA   Prüfzeit: 38   Eignung d. Prüfzeit:** Nur Quartalsprofil
GOÄ   entsprechend oder ähnlich: Leistungskomplex in der GOÄ nicht vorhanden, daher
                 Abrechnung der einzelnen erbrachten GOÄ-Leistung(en).

Aufwand in Min. **Kalkulationszeit: KA   Prüfzeit: 38   Eignung d. Prüfzeit:** Nur Quartalsprofil

11212   für Versicherte ab Beginn des 60. Lebensjahres   **391**
                 Abrechnungsbestimmung Siehe Nr. 11210.   44,93
                 Berichtspflicht Ja

Aufwand in Min. **Kalkulationszeit: KA   Prüfzeit: 35   Eignung d. Prüfzeit:** Nur Quartalsprofil
GOÄ   entsprechend oder ähnlich: Leistungskomplex in der GOÄ nicht vorhanden, daher
                 Abrechnung der einzelnen erbrachten GOÄ-Leistung(en).

Aufwand in Min. **Kalkulationszeit: KA   Prüfzeit: 35   Eignung d. Prüfzeit:** Nur Quartalsprofil

11215   Hygienezuschlag zu den Gebührenordnungspositionen 11210 bis 11212   **2**
                 Abrechnungsbestimmung einmal im Behandlungsfall   0,23
                 Anmerkung Die Gebührenordnungsposition 11215 wird durch die zuständige Kassen-
                 ärztliche Vereinigung zugesetzt.
                 Berichtspflicht Nein

Aufwand in Min. **Kalkulationszeit: KA   Prüfzeit:** ./.   **Eignung d. Prüfzeit:** Keine Eignung

11228   Zuschlag zu den Gebührenordnungspositionen 11210 bis 11212 für die Behandlung
                 aufgrund einer TSS-Vermittlung und/oder Vermittlung durch den Hausarzt gemäß
                 Allgemeiner Bestimmung 4.3.10.1, 4.3.10.2 oder 4.3.10.3
                 Abrechnungsbestimmung einmal im Arztgruppenfall
                 Anmerkung Die Gebührenordnungsposition 11228 kann durch die zuständige Kassen-
                 ärztliche Vereinigung zugesetzt werden.
                 Abrechnungsbestimmung im Arztgruppenfall 01710
Kommentar: Siehe unter EBM Nr. 03008

11.3 Diagnostische Gebührenordnungspositionen

Kommentar:

Die KBV informiert in ihrer Information der KBV 17/2010:

Kostenübermittlung ab 1. Juli 2010 auch für Leistungen des Kapitels 11.3

Arztpraxen, die auf Überweisung kurativ-ambulante Auftragsleistungen der Kapitel 11.3 EBM oder
32 E-GO durchführen, sind ab 1. Juli verpflichtet, dem überweisenden Arzt die Gebührennummern
und die Höhe der Kosten mitzuteilen. Die Mitteilung erfolgt nach Abschluss der Untersuchung. Der
Bundesmantelvertrag Ärzte und Ersatzkassen wurde entsprechend ergänzt. Eine analoge Regelung
gibt es dort bereits für Leistungen des Kapitels 32 (Anlage 3).

11230*   Wissenschaftlich begründete humangenetische Beurteilung   **143**
                  Obligater Leistungsinhalt   16,43
                  • Persönlicher Arzt-Patienten-Kontakt,
                  Fakultativer Leistungsinhalt
                  • Schriftliche Zusammenfassung für den/die Begutachtete(n),
                  Abrechnungsbestimmung einmal im Krankheitsfall

Abrechnungsausschluss
im Behandlungsfall 08572
im Krankheitsfall 01790, 01791, 01792, 01835, 01836, 01837, 08570, 08571, 11233, 11301, 19401

Berichtspflicht Ja

Aufwand in Min. **Kalkulationszeit:** KA   **Prüfzeit:** 7   **Eignung d. Prüfzeit:** Nur Quartalsprofil

GOÄ   entsprechend oder ähnlich: Nr. 85, ggf. Beratung nach Nr. 21

Kommentar: EBM-Leistungen mit gleichem Leistungsinhalt finden sich bei der
• Mutterschaftsvorsorge Nr. 01790
• Empfängnisregelung Nr. 01835
• Reproduktionsmedizin Nr. 08570

Diese genannten Leistungen sind natürlich nicht neben der Nr. 11230 oder Nr. 11231 abrechnungsfähig.

11233   Ausführliche humangenetische Beurteilung wegen evidentem genetischen und/   **553**
oder teratogenem Risiko von bis zu 20 Minuten Dauer   63,55

Obligater Leistungsinhalt
• Persönlicher Arzt-Patienten-Kontakt,
• Persönlicher Arzt-Patienten-Kontakt,
• Detaillierte Erfassung und Analyse des
• Stammbaums über mindestens 3 Generationen,
• Schriftliche humangenetische Beurteilung zu einem genetischen und/oder teratogenen Risiko,
• Quantifizierung des Risikos durch
  – Einbeziehung weitergehender Untersuchungen
    und/oder
  – Berechnung individueller Wahrscheinlichkeiten
    und/oder
  – Ermittlung genetisch bedingter Wiederholungsrisiken,

Fakultativer Leistungsinhalt
• Körperliche Untersuchung,
• Zusätzliche schriftliche Zusammenfassung für den oder die Begutachtete(n),
• in mehreren Sitzungen,

Abrechnungsbestimmung einmal im Krankheitsfall

Anmerkung Die Berechnung der Gebührenordnungsposition 11233 setzt die Angabe des phänotypischen OMIM-Kodes oder, falls kein Eintrag in OMIM vorliegt, ersatzweise die Angabe der Art der Erkrankung voraus.
Die Gebührenordnungsposition 11233 ist im Fall der Beratung eines Erkrankten und seines Partners nur für den Erkrankten berechnungsfähig.

Abrechnungsausschluss
im Behandlungsfall 08572
im Krankheitsfall 01790 bis 01792, 01835 bis 01837, 08570, 08571, 11230

Aufwand in Min. **Kalkulationszeit:** KA   **Prüfzeit:** 32   **Eignung d. Prüfzeit:** Nur Quartalsprofil

11234   Zuschlag zu der Gebührenordnungsposition 11233   **553**
                                                                               63,55
Obligater Leistungsinhalt
• Persönlicher Arzt-Patienten-Kontakt,

Fakultativer Leistungsinhalt
• Beratung des Patienten und/oder des/der Personensorgeberechtigten,

Abrechnungsbestimmung je vollendete 20 Minuten Arzt-Patienten-Kontaktzeit, bis zu fünfmal im Krankheitsfall

Anmerkung Die Gebührenordnungspositionen 11233 und 11234 sind nur in demselben Quartal berechnungsfähig.

Abrechnungsausschluss
im Krankheitsfall 11235, 11236

Aufwand in Min. **Kalkulationszeit:** KA   **Prüfzeit:** 32   **Eignung d. Prüfzeit:** Nur Quartalsprofil

11235   Zuschlag zu der Gebührenordnungsposition 11233 für eine wissenschaftlich   **761**
begründete humangenetische Beurteilung in Bezug auf komplexe genetisch   **87,45**
bedingte manifeste Erkrankungen bei einem Patienten mit einem Verdacht auf eine
seltene, genetische Erkrankung einschließlich der Tumorprädispositionssyndrome

Obligater Leistungsinhalt
• Persönlicher Arzt-Patienten-Kontakt,
• Ausführliche schriftliche wissenschaftlich begründete humangenetische Beurteilung
über das genetische und/oder teratogene Risiko unter Einbeziehung der relevanten
Vorbefunde,
• Beurteilung der Prognose für den Erkrankten,
• Bestimmung des Risikos einer Erkrankung und/oder Anlageträgerschaft für Nach-
kommen,
• Schriftliche Zusammenfassung für den Patienten, in verständlicher Form, ggf. einschließ-
lich Hinweise auf psychosoziale Unterstützungsangebote und Selbsthilfeeinrichtungen,

Fakultativer Leistungsinhalt
• Erfassung relevanter Vorbefunde in Kopie,
• Körperliche Untersuchung,
• Fallbezogene wissenschaftliche Recherche,
• Beratung des Patienten und/oder des/der Personensorgeberechtigten,
• Konsiliarische Erörterung/fachliche Beratung mit mitbehandelnden Ärzten sowie mit
Ärzten mit indikationsspezifischer Expertise für den Bereich der Verdachtsdiagnose,

Abrechnungsbestimmung je weitere vollendete 20 Minuten Arzt-Patienten-Kontaktzeit,
bis zu siebenmal im Krankheitsfall

Anmerkung Die Gebührenordnungsposition 11235 ist nur berechnungsfähig, sofern es sich
um einen Verdacht auf eine seltene genetische Erkrankung, die eine Prävalenz von höchstens
5 zu 10.000 aufweist, und es sich gleichzeitig um den Indexpatienten der Familie handelt.
Die Gebührenordnungspositionen 11233 und 11235 sind nur in demselben Quartal
berechnungsfähig.

Abrechnungsausschluss
im Krankheitsfall 11234, 11236

Aufwand in Min. **Kalkulationszeit:** KA   **Prüfzeit:** 41   **Eignung d. Prüfzeit:** Nur Quartalsprofil

11236   Zuschlag zu der Gebührenordnungsposition 11233 für eine wissenschaftlich   **863**
begründete humangenetische Beurteilung in Bezug auf manifeste unklare, schwer   **99,17**
abgrenzbare genetisch bedingte Fehlbildungssyndrome und/oder manifeste unklare
Entwicklungsstörungen bei einem Patienten bis zum vollendeten 18. Lebensjahr

Obligater Leistungsinhalt
• Persönlicher Arzt-Patienten-Kontakt,
• Körperliche Untersuchung,
• Foto- und/oder Videodokumentation,
• Erfassung relevanter Vorbefunde in Kopie,
• Fallbezogene wissenschaftlicheRecherche,
• Ausführliche schriftliche wissenschaftlichbegründete humangenetische Beurteilung,
• Beurteilung der Prognose für den Erkrankten,
• Beratung des Patienten und/oder des Personensorgeberechtigten,
• Schriftliche Zusammenfassung für den Patienten in verständlicher Form, ggf. einschließ-
lich Hinweise auf psychosoziale Unterstützungsangebote und Selbsthilfeeinrichtungen,

Fakultativer Leistungsinhalt
• Konsiliarische Erörterung/fachliche Beratung mit mitbehandelnden Ärzten sowie mit
Ärzten mit indikationsspezifischer Expertise für den Bereich der Verdachtsdiagnose,

Abrechnungsbestimmung je weitere vollendete 20 Minuten Arzt-Patienten-Kontaktzeit, bis zu neunmal im Krankheitsfall

Anmerkung Die Gebührenordnungsposition 11236 ist nur berechnungsfähig, sofern es sich bei dem Patienten um den Indexpatienten der Familie handelt und eines der folgenden Kriterien erfüllt ist:
- Es liegt eine isolierte Intelligenzminderung, die mindestens einem IQ kleiner 70 entspricht,
  – dokumentiert im Rahmen einer neuropädiatrischen und/oder entwicklungsneurologischen Vordiagnostik klinisch und/oder mit standardisierten Testverfahren – vor.
- Postnatal bestehen lebensbeeinträchtigende Fehlbildungen und/oder Anomalien in zwei oder mehr Organsystemen.

Die Gebührenordnungspositionen 11233 und 11236 sind nur in demselben Quartal berechnungsfähig.

Abrechnungsausschluss
im Krankheitsfall 11234, 11235

Aufwand in Min. **Kalkulationszeit:** KA **Prüfzeit:** 46 **Eignung d. Prüfzeit:** Nur Quartalsprofil

11.4 Indikationsbezogene molekulargenetische Stufendiagnostik

1. Die Gebührenordnungspositionen des Abschnitts 11.4 sind nur für die in-vitro-Diagnostik konstitutioneller genetischer Veränderungen in Geweben und Organen berechnungsfähig. Genexpressionsanalysen sowie Analysen freier Nukleinsäuren im Plasma sind nicht berechnungsfähig.

2. Die Berechnung der Gebührenordnungspositionen der Abschnitte 11.4.2 und 11.4.3 setzt die Angabe voraus, ob die Leistungen als diagnostische, prädiktive oder als vorgeburtliche Untersuchungen erbracht wurden. Vorgeburtliche Untersuchungen stellen je Fötus eigenständige Krankheitsfälle dar und sind nach Maßgabe der Kassenärztlichen Vereinigungen zu kennzeichnen. Die Höchstwerte sind entsprechend für die Versicherte/den Versicherten und je Fötus gesondert anzuwenden.

3. Vor Durchführung einer Leistung nach den Gebührenordnungspositionen der Abschnitte 11.4.2 und 11.4.3 sind die Voraussetzungen gemäß § 6 der Qualitätssicherungsvereinbarung Molekulargenetik gemäß § 135 Abs. 2 SGB V zu überprüfen und falls erforderlich, festzustellen. Liegen zum Indexpatienten keine oder nur unvollständige Informationen vor, so ist dies mit einer Begründung anzugeben. Gegenüber der Kassenärztlichen Vereinigung ist lediglich die Kenntnis der Information anzugeben.

4. Die Gebührenordnungspositionen 11511 bis 11513, 11516 und 11517 sind nur berechnungsfähig, sofern es sich um einen Verdacht auf eine seltene genetische Erkrankung, die eine Prävalenz von höchstens 5 zu 10.000 aufweist, handelt.

5. Darüber hinaus sind die Gebührenordnungspositionen 11508 und 11513 gemäß einer Indikationsstellung nach § 6 der Qualitätssicherungsvereinbarung Molekulargenetik gemäß § 135 Abs. 2 SGB V mit nachfolgender Ausnahme ausschließlich für den Indexpatienten der Familie berechnungsfähig: sofern nach einer Prüfung gemäß Nr. 3 zum Indexpatienten keine oder nur unvollständige Informationen bezogen auf das Untersuchungsziel vorliegen, sind die Gebührenordnungspositionen 11508 und 11513 mit ausführlicher Begründung der medizinischen Notwendigkeit im Einzelfall berechnungsfähig.

6. Sofern eine genetische Untersuchung durchgeführt wird, ist zu prüfen, ob bei einem anderen Mitglied der Familie die krankheitsauslösende(n) oder krankheitsrelevante(n) Mutation(en) genetisch gesichert wurde(n). Ist (sind) in der Familie (eine) krankheitsauslösende Mutation(en) gesichert und gemäß Präambel Nr. 3 festgestellt, so sind nur die Gebührenordnungsposition 11518 sowie die Gebührenordnungspositionen „bei bekannter Mutation" des Abschnitts 11.4.2 berechnungsfähig. Wird das Untersuchungsziel durch die Beschränkung auf die bekannte(n) Mutation(en) des/der Indexpatienten nicht erreicht, sind darüber hinausgehende Untersuchungen nur mit ausführlicher Begründung der medizinischen Notwendigkeit im Einzelfall berechnungsfähig.

7. Als Indexpatient wird eine erkrankte und genetisch mit dem Versicherten verwandte Person und als Anlagenträger ein (noch) symptomfreier Versicherter mit nachgewiesener Mutation bezeichnet. Eine Risikoperson ist ein Versicherter mit formalgenetisch möglicher Anlagenträgerschaft. Die Untersuchung auf Anlagenträgerschaft setzt eine Indikation gemäß § 3 Nr. 8 Gendiagnostikgesetz voraus.

8. Die Berechnung der Gebührenordnungspositionen 11511 bis 11513, 11516 bis 11518 sowie 11521 und 11522 setzt die Begründung, die die Art der Erkrankung enthält, und die Angabe der Art der Untersuchung (Gennummer, Genname nach OMIM) und des Multiplikators voraus.

9. Die Berechnung der Gebührenordnungspositionen des Abschnitts 11.4.2 setzt eine Genehmigung der Kassenärztlichen Vereinigung nach der Qualitätssicherungsvereinbarung Molekulargenetik gemäß § 135 Abs. 2 SGB V voraus.

10. Für Leistungen, die nach den Abschnitten 11.4.2 und 11.4.3 berechnungsfähig sind, ist eine Stufendiagnostik durchzuführen.

11. Sofern (eine) indikationsbezogene genetische Untersuchung(en) mit (einer) Gebührenordnungsposition(en) des Abschnitts 11.4.2 vorgenommen werden kann/können, sind die Gebührenordnungspositionen des Abschnitts 11.4.2 zu berechnen. Der Untersuchungsumfang der indikationsbezogenen Stufendiagnostik nach Abschnitt 11.4.2 ist für diese Indikation abschließend.

12. Die vollständige Untersuchung eines Gens umfasst mindestens die Mutationsanalyse der kodierenden Sequenzen (Exone) und der transkriptions- und translationsrelevanten flankierenden Signalsequenzen.

13. Untersuchungen, die zur Amplifikations-, Kontaminations- oder Identitätskontrolle eingesetzt werden, sind nicht gesondert berechnungsfähig.

14. Untersuchungen zur Abklärung, ob genetische Eigenschaften vorliegen, die die Wirkung eines Arzneimittels beeinflussen können, sind nicht nach den Gebührenordnungspositionen des Abschnitts 11.4.4 berechnungsfähig.

Kommentar:

Mit Wirkung zum 1.7.2016 wurden im Rahmen der Weiterentwicklung humangenetischer Leistungen des Kapitels 11 diese in konstitutionell genetische (Abschnitt 11.4.) und tumorgenetische (Abschnitt 19.4 im Kapitel 19) Laborleistungen differenziert.

In den aktuellen Leistungsbeschreibungen werden jetzt pathogenetische und nicht mehr wie zuvor methodische Leistungsinhalte beschrieben.

Die fachlichen Anforderungen bleiben überwiegend unverändert bis auf die Qualifikationsnachweise, die Fachärzte für Kinder- und Jugendmedizin sowie Fachärzte für Pathologie bzw. Neuropathologie nachweisen müssen. Während Kinder – und Jugendärzte bisher Leistungen des Abschnitts 11.3 abrechnen durften, wenn sie die Voraussetzungen für die Abrechnung der Leistungen des Abschnitts 4.4 (schwerpunktorientierte Kinder- und Jugendmedizin) oder 4.5 (Pädiatrie mit Zusatzweiterbildung) erfüllten, benötigen sie jetzt zusätzlich die Qualifikationsvoraussetzungen für die Leistungen des Abschnitts 11.4. Bei Pathologen bzw. Neuropathologen gelten die Qualifikationsvoraussetzungen jetzt auch dann als vorliegend, wenn sie eine Weiterbildung gemäß der Musterweiterbildungsordnung 2003 nachgewiesen haben.

§ 3 Nr. 8 Gendiagnostikgesetz hat folgenden Wortlaut:

„§ 3 Begriffsbestimmungen
Im Sinne dieses Gesetzes 8. ist prädiktive genetische Untersuchung eine genetische Untersuchung mit dem Ziel der Abklärung
a) einer erst zukünftig auftretenden Erkrankung oder gesundheitlichen Störung oder
b) einer Anlageträgerschaft für Erkrankungen oder gesundheitliche Störungen bei Nachkommen,...“

11.4.1 Pauschalen der in-vitro-Diagnostik konstitutioneller genetischer Veränderungen

Kommentar:

In dem neugefassten Unterabschnitt 11.4.1 sind fallbezogene Pauschalen der in-vitro-Diagnostik konstitutioneller genetischer Veränderungen zusammengefasst.

11301* Grundpauschale humangenetische in-vitro-Diagnostik bei Probeneinsendung   **224**
25,74

Obligater Leistungsinhalt
- Prüfung der Indikationsstellung,
- Probenaufarbeitung,
- Ärztliche Beurteilung und Befundung,

Fakultativer Leistungsinhalt
- Prüfung der Indikationsstellung auf Grundlage zugesandter schriftlicher Unterlagen,
- Konsultation des Überweisers zum Auftrag,
- Probenvernichtung,

Abrechnungsbestimmung einmal im Behandlungsfall

Anmerkung Die Gebührenordnungsposition 11301 ist im Behandlungsfall nicht neben Versicherten-, Grund- und/oder Konsiliarpauschalen berechnungsfähig.

Abrechnungsausschlüsse

im Krankheitsfall 11210, 11211, 11212, 11230, 11233, 11234, 11235, 11236, 11303, 19401
im Behandlungsfall 01870

Berichtspflicht Ja

Aufwand in Min. **Kalkulationszeit:** KA   **Prüfzeit:** 6   **Eignung der Prüfzeit:** Nur Quartalsprofil

11302* Zuschlag zu den Gebührenordnungspositionen des Abschnitts 11.4.2 und den **927**
Gebührenordnungspositionen 11502 bis 11518 für Gemeinkosten und die wissen- **106,53**
schaftliche ärztliche Beurteilung und Befundung komplexer genetischer Analysen
im individuellen klinischen Kontext bei seltenen Erkrankungen

Obligater Leistungsinhalt
- Schriftlicher Befundbericht mit wissenschaftlich begründeter Beurteilung,
- Dokumentation der nachgewiesenen Variante oder Mutation in einer öffentlich zugänglichen Datenbank, sofern diese Variante oder Mutation bisher nicht dokumentiert ist,

Abrechnungsbestimmung einmal im Behandlungsfall

Anmerkung Die Gebührenordnungsposition 11302 unterliegt einer Staffelung je Arzt in Abhängigkeit von der im Quartal erbrachten Anzahl der Leistungen gemäß der Gebührenordnungsposition 11302. Ab der 1.301. Leistung wird die Gebührenordnungsposition 11302 mit 742 Punkten bewertet.
Die Berechnung der Gebührenordnungsposition 11302 setzt die Kodierung nach ICD-10-GM unter Angabe des Zusatzkennzeichens für die Diagnosensicherheit voraus.

Abrechnungsausschluss

Im Behandlungsfall 11521, 11522
im Krankheitsfall 11303, 19401

Aufwand in Min. **Kalkulationszeit:** KA   **Prüfzeit:** 14   **Eignung der Prüfzeit:** Nur Quartalsprofil

11303* Erneute Beurteilung und Befundung von vor mindestens 4 Jahren erhobenen **492**
Rohdaten genetischer Analysen der Gebührenordnungspositionen 11508 und **56,54**
11513 auf Krankheitsrelevanz von Varianten mit vormals unklarer klinischer
Signifikanz im Erstbefund

Obligater Leistungsinhalt
- Schriftlicher Befundbericht mit wissenschaftlich begründeter Beurteilung,

Abrechnungsbestimmung einmal im Krankheitsfall

Anmerkung Die Berechnung der Gebührenordnungsposition 11303 setzt die Kodierung nach ICD-10-GM unter Angabe des Zusatzkennzeichens für die Diagnosensicherheit voraus.

Abrechnungsausschluss

im Behandlungsfall 11521, 11522
im Krankheitsfall 11301, 11302, 19401

Berichtspflicht Ja

Aufwand in Min. **Kalkulationszeit:** KA   **Prüfzeit:** 18   **Eignung der Prüfzeit:** Nur Quartalsprofil

11.4.2 Indikationsbezogene genetische in-vitro-Diagnostik monogener Erkrankungen

Kommentar:
In diesem Abschnitt finden sich vererbbare Erkrankungen. Für diese durchaus seltenen Erkrankungen finden sich teilweise Hinweise zu einer Stufendiagnostik.

11351* Cystische Fibrose – Gezielte Untersuchung auf die häufigsten Mutationen im **2945**
CFTR-Gen **338,42**

Abrechnungsbestimmung einmal im Krankheitsfall

Anmerkung Die Untersuchung umfasst mindestens die folgenden Mutationen: N1303K, F508del, R553X, G542X, G551D, R347P, 3849+10kb C>T, 1717-1G>A, CFTRdele2,3, W1282X, 2789+5G>A, 2183AA>G, R1162X, M1101K, 2143delT, 2184delA, 3272-26A>G, delI507, G85E, 621+1G>T, 3659delC, R334W, 1677delTA, 1078delT, E92X, 3905insT, E60X, I336K, 2184insA, A455E und Y1092X.

Berichtspflicht Ja

11352* Cystische Fibrose – vollständige Untersuchung   **9764**
                                                                            1122,03
Obligater Leistungsinhalt
• vollständige Untersuchung des CFTR-Gens,

Abrechnungsbestimmung einmal im Krankheitsfall

Anmerkung Die Gebührenordnungsposition 11352 ist nur berechnungsfähig, wenn die diagnostische Fragestellung auf Grund der Analyseergebnisse entsprechend der Gebührenordnungsposition 11351 nicht vollständig beantwortet werden konnte.

11355* Noonan-Syndrom – Mutationssuche   **3111**
                                                                            357,50
Obligater Leistungsinhalt
• Mutationssuche im PTPN11 Gen,

Abrechnungsbestimmung einmal im Krankheitsfall

Anmerkung Der Höchstwert für die Gebührenordnungspositionen 11355 und 11356 beträgt 24.914 Punkte im Krankheitsfall.

Berichtspflicht Nein

11356* Noonan Syndrom – weitere Gene   **24914**
                                                                            2862,99
Obligater Leistungsinhalt
• Mindestens vollständige Untersuchung der Gene SOS1, RAF1, RIT1, BRAF und KRAS,

Abrechnungsbestimmung einmal im Krankheitsfall

Anmerkung Die Gebührenordnungsposition 11356 ist nur berechnungsfähig, wenn die diagnostische Fragestellung aufgrund des Analyseergebnisses entsprechend der Gebührenordnungsposition 11355 nicht vollständig beantwortet werden konnte.
Der Höchstwert für die Gebührenordnungspositionen 11355 und 11356 beträgt 24.914 Punkte im Krankheitsfall.

Berichtspflicht Nein

11360* Fragiles X- und Fragiles X-assoziiertes Tremor-/Ataxie-Syndrom - Analyse einer   **2123**
             Repeat-Expansion – auch bei bekannter Mutation   243,96
Obligater Leistungsinhalt
• Untersuchung auf eine CGG-Expansion im FMR1-Gen,

Fakultativer Leistungsinhalt
• Untersuchung auf eine CGG-Expansion mit Analyse des Methylierungsstatus im FMR1-Gen bei einem Erkrankten oder bei einer weiblichen Risikoperson,

Abrechnungsbestimmung einmal im Krankheitsfall

Berichtspflicht Nein

11370* Muskeldystrophie Typ Duchenne/Becker – Untersuchung auf Deletionen und   **2457**
             Duplikationen – auch bei bekannter Mutation   282,35
Obligater Leistungsinhalt
• Untersuchung auf große Deletionen und Duplikationen im Dystrophin-Gen,

Abrechnungsbestimmung einmal im Krankheitsfall

11371* Muskeldystrophie Typ Duchenne/Becker – vollständige Untersuchung   **20615**
                                                                            2368,97
Obligater Leistungsinhalt
• Vollständige Untersuchung des Dystrophin-Gens,

Abrechnungsbestimmung einmal im Krankheitsfall

Anmerkung Die Gebührenordnungsposition 11371 ist nur berechnungsfähig, wenn die diagnostische Fragestellung auf Grund des Analyseergebnisses entsprechend der Gebührenordnungsposition 11370 nicht vollständig beantwortet werden konnte.

11380*   Chorea Huntington – auch bei bekannter Mutation   **867**
            Obligater Leistungsinhalt   99,63
* Untersuchung auf eine CAG-Repeat-Expansion im Huntingtin-Gen,

            Abrechnungsbestimmung einmal im Krankheitsfall

11390*   Myotone Dystrophie Typ 1 (DM1, Curshman-Steinert) – Analyse einer Repeat-   **1705**
            Expansion – auch bei bekannter Mutation   195,93
            Obligater Leistungsinhalt
* Untersuchung auf eine CTG-Expansion des DMPK-Gens mittels PCR und Fragmentanalyse,

            Fakultativer Leistungsinhalt
* Untersuchung auf eine CTG-Expansion des DMPK-Gens mittels Southern-Blot-Hybridisierung,

            Abrechnungsbestimmung einmal im Krankheitsfall

11395*   Myotone Dystrophie 2 (DM2, PROMM) – Analyse einer Repeat-Expansion – auch bei   **1578**
            bekannter Mutation   181,34
            Obligater Leistungsinhalt
* Untersuchung auf eine CCTG-Expansion des ZNF-9-Gens mittels PCR und Fragmentanalyse,

            Fakultativer Leistungsinhalt
* Untersuchung auf eine CTG-Expansion des DMPK-Gens mittels Southern-Blot-Hybridisierung,

            Abrechnungsbestimmung einmal im Krankheitsfall

11400*   Hämophilie A – Analyse einer Inversion – auch bei bekannter Mutation   **867**
            Obligater Leistungsinhalt   99,63
* Untersuchung auf eine Inversion in Intron 22 und Intron 1 des F8-Gens,

            Abrechnungsbestimmung einmal im Krankheitsfall

11401*   Hämophilie A – vollständige Untersuchung   **16418**
            Obligater Leistungsinhalt   1886,67
* Vollständige Untersuchung des F8-Gens auf Deletionen und Mutationen,

            Abrechnungsbestimmung einmal im Krankheitsfall

            Anmerkung Die Gebührenordnungsposition 11401 ist nur berechnungsfähig, wenn die diagnostische Fragestellung auf Grund des Analyseergebnisses entsprechend der Gebührenordnungsposition 11400 nicht vollständig beantwortet werden konnte.

11410*   Spinale Muskelatrophie – Untersuchung auf eine Deletion und Duplikation – auch   **1229**
            bei bekannter Mutation   141,23
            Obligater Leistungsinhalt
* Untersuchung auf eine Deletion und Duplikation des SMN1- und SMN2-Gens,

            Abrechnungsbestimmung einmal im Krankheitsfall

11411*   Spinale Muskelatrophie – vollständige Untersuchung   **4484**
            Obligater Leistungsinhalt   515,28
* Vollständige Untersuchung des SMN1- und SMN2-Gens,

            Abrechnungsbestimmung einmal im Krankheitsfall

Anmerkung Soweit beim Versicherten eine Untersuchung nach der Gebührenordnungs-position 11410 eine homozygote Deletion ergeben hat, ist die Gebührenordnungsposition 11411 nicht berechnungsfähig.
Soweit bei einer Risikoperson eine Untersuchung nach der Gebührenordnungsposition 11410 eine heterozygote Deletion ergeben hat, ist die Gebührenordnungsposition 11411 nicht berechnungsfähig.

11420* Sensorineurale Schwerhörigkeit Typ I – Untersuchung auf eine Mutation im GJB2-Gen   **5022**
          577,10

Obligater Leistungsinhalt
• Untersuchung auf eine Mutation im GJB2-Gen (Connexin 26),
und/oder
• Untersuchung auf die Deletion del(GJB6-D13S1830) im GJB6-Gen (Connexin 30),

Abrechnungsbestimmung einmal im Krankheitsfall

11431* Lynch-Syndrom (Hereditäres non-polypöses kolorektales Karzinom, HNPCC) – Untersuchung bei einer nachgewiesenen Mikrosatelliteninstabilität entsprechend den Gebührenordnungspositionen 19426 oder 19464 und/oder einer Expressions-minderung der Gene MLH1, PMS2, MSH2 oder MSH6 um mehr als 50% im Tumorgewebe   **13435**
   1543,88

Obligater Leistungsinhalt
• Vollständige Untersuchung auf konstitutionelle Deletionen und Mutationen der Gene
– MLH1 und/oder PMS2
und/oder
• MSH2 und/oder MSH6,

Abrechnungsbestimmung einmal im Krankheitsfall

Abrechnungsausschluss im Krankheitsfall 11432

11432* Lynch-Syndrom (Hereditäres non-polypöses kolorektales Karzinom, HNPCC) – Untersuchung, wenn kein Tumormaterial vorliegt   **21444**
   2464,24

Obligater Leistungsinhalt
• Untersuchung auf Deletionen, Duplikationen und Mutationen der Gene MLH1, MSH2, MSH6 bzw. PMS2,

Abrechnungsbestimmung einmal im Krankheitsfall

Abrechnungsausschluss im Krankheitsfall 11431, 19426, 19464

11440* Hereditäres Mamma- und Ovarialkarzinom (HBOC)   **21085**
   2422,98
Obligater Leistungsinhalt
• Vollständige Untersuchung der Gene BRCA1 und BRCA2,

Fakultativer Leistungsinhalt
• Untersuchung weiterer Gene

Abrechnungsbestimmung einmal im Krankheitsfall

Anmerkung Nach dem Nachweis einer Mutation in den Genen BRCA1 und/oder BRCA2 mittels der Untersuchung gemäß Gebührenordnungspostion 19456 ist die Untersuchung zur Bestätigung als konstitutionelle Mutation nur über die Gebührenordnungsposition 11518 berechnungsfähig.

11444* Marfan-Syndrom und Typ 1 Fibrillinopathien – MutationssucheMarfan-Syndrom und Typ 1 Fibrillinopathien - Mutationssuche   **19878**
   2284,28
Obligater Leistungsinhalt
• Mutationssuche im FBN1-Gen,Mutationssuche im FBN1-Gen,

Fakultativer Leistungsinhalt
• Mutationssuche in den Genen TGFBR1 und/oder TGFBR2,Mutationssuche in den Genen TGFBR1 und/oder TGFBR2,

Abrechnungsbestimmung einmal im Krankheitsfall

Anmerkung Der Höchstwert für die Gebührenordnungspositionen 11444 bis 11448 beträgt 32.228 Punkte im Krankheitsfall.

Berichtspflicht Ja

11445* Marfan-Syndrom und Typ 1 Fibrillinopathien – Deletions-/Duplikationsanalyse   **2457**
282,35

Obligater Leistungsinhalt
* Untersuchung des FBN1-Gens auf Deletionen und/oder Duplikationen,

Fakultativer Leistungsinhalt
* Untersuchung des/der TGFBR1- und/oder TGFBR2-Gens/Gene auf Deletionen und/oder Duplikationen,

Abrechnungsbestimmung einmal im Krankheitsfall

Anmerkung Die Gebührenordnungsposition 11445 ist nur berechnungsfähig, wenn die diagnostische Fragestellung aufgrund des Analyseergebnisses entsprechend der Gebührenordnungsposition 11444 nicht vollständig beantwortet werden konnte.
Der Höchstwert für die Gebührenordnungspositionen 11444 bis 11448 beträgt 32.228 Punkte im Krankheitsfall.

Berichtspflicht Ja

11446* Ehlers-Danlos-Syndrom, vaskulärer Typ (Typ IV) – Mutationssuche   **11392**
1309,11

Obligater Leistungsinhalt
* Mutationssuche im COL3A1-Gen,

Abrechnungsbestimmung einmal im Krankheitsfall

Anmerkung Der Höchstwert für die Gebührenordnungspositionen 11444 bis 11448 beträgt 32.228 Punkte im Krankheitsfall.

Berichtspflicht Ja

11447* Ehlers-Danlos-Syndrom, vaskulärer Typ (Typ IV) – Deletions-/Duplikationsanalyse   **2457**
282,35

Obligater Leistungsinhalt
* Untersuchung des COL3A1-Gens auf Deletionen und/oder Duplikationen,

Abrechnungsbestimmung einmal im Krankheitsfall

Anmerkung Die Gebührenordnungsposition 11447 ist nur berechnungsfähig, wenn die diagnostische Fragestellung aufgrund des Analyseergebnisses entsprechend der Gebührenordnungsposition 11446 nicht vollständig beantwortet werden konnte.
Der Höchstwert für die Gebührenordnungspositionen 11444 bis 11448 beträgt 32.228 Punkte im Krankheitsfall.

Berichtspflicht Ja

11448* Mutationssuche in Genen, die eine thorakale Aortenerweiterung auslösen und mit einem Risiko der Aortendissektion einhergehen   **32288**
3710,38

Obligater Leistungsinhalt
* Mindestens Untersuchung der Gene ACTA2, COL3A1, FBN1, MYH11, MYLK, SMAD3, TGFB2, TGFBR1 und TGFBR2,

Fakultativer Leistungsinhalt
* Untersuchung auf große Deletionen und/oder Duplikationen,

Abrechnungsbestimmung einmal im Krankheitsfall

Anmerkung Der Höchstwert für die Gebührenordnungspositionen 11444 bis 11448 beträgt 32.228 Punkte im Krankheitsfall.

Berichtspflicht Ja

11.4.3 In-vitro-Diagnostik konstitutioneller genetischer Veränderungen bei syndromalen oder seltenen Erkrankungen

Kommentar:

In dem Unterabschnitt 11.4.3 wurden die Leistungen für die genetische Diagnostik bei syndromalen oder seltenen Erkrankungen zusammengefasst

11501*	Zuschlag zu den Gebührenordnungspositionen 11502 und 11503 für die Anwendung eines Kulturverfahrens zur Anzucht von Zellen und Präparation der Zellkerne zu weiteren Analysen	**772** 88,71

Obligater Leistungsinhalt
- Anlage einer Kultur,
- Aufbringen der Zellen auf Träger zu weiteren Analysen,

Fakultativer Leistungsinhalt
- Anlage weiterer Kulturen,
- Langzeitkultur,
- Wachstumsfaktoren,
- Differenzierungsfaktoren,

Abrechnungsbestimmung einmal im Krankheitsfall

Abrechnungsausschluss

Leistung(en) im Krankheitsfall 08574

Berichtspflicht Ja

11502*	Postnatale Bestimmung des konstitutionellen Karyotyps mittels lichtmikroskopischer Bänderungsanalyse	**701** 80,56

Obligater Leistungsinhalt
- G- und/oder R-Bänderungsanalyse,
- Bilddokumentation des Karyotyps von mindestens vier Metaphasen,
- Befundung des Karyotyps unter Verwendung des aktuellen International System for Human Cytogenomic Nomenclature,

Fakultativer Leistungsinhalt
- Weitere Färbungen,

Abrechnungsbestimmung einmal im Krankheitsfall

Abrechnungsausschluss

Leistung(en) im Krankheitsfall 08574

Berichtspflicht Ja

11503*	Postnatale molekularzytogenetische Charakterisierung konstitutioneller chromosomaler Aberrationen an Inter- oder Metaphasen mittels in-situ-Hybridisierung	**414** 47,57

Obligater Leistungsinhalt
- Auswertung von mindestens 10 Zellen,
- Bilddokumentation von mindestens 3 Zellen oder bei mehreren Zielsequenzen mindestens 2 Zellen je Zielsequenz,
- Befundung unter Verwendung des aktuellen International System for Human Cytogenomic Nomenclature,
- Fakultativer Leistungsinhalt
- Vorbereitung und Aufbringen der Zellen auf Träger,

Abrechnungsbestimmung je Zielsequenz

Anmerkung Der Höchstwert für die Untersuchungen der Gebührenordnungsposition 11503 beträgt 4.140 Punkte im Krankheitsfall.
Der Höchstwert für die Untersuchungen der Gebührenordnungspositionen 11503 bis 11508 beträgt 12.000 Punkte im Krankheitsfall.

Abrechnungsausschluss

Leistung(en) im Krankheitsfall 08574

11506*   Untersuchung einer uniparentalen Disomie mit mindestens acht polymorphen   **578**
Zielsequenzen   66,42

Obligater Leistungsinhalt
* Befundung des Karyotyps unter Verwendung des aktuellen International System for Human Cytogenomic Nomenclature,

Abrechnungsbestimmung einmal im Krankheitsfall

Anmerkung Der Höchstwert für die Untersuchungen der Gebührenordnungspositionen 11503 bis 11508 beträgt 12.000 Punkte im Krankheitsfall.

Berichtspflicht Ja

11508*   Postnatale gesamtgenomische Untersuchung auf konstitutionelle Imbalancen   **8818**
                                                           1013,32
Obligater Leistungsinhalt
* Untersuchung auf Mikrodeletionen und -duplikationen mit einer diagnostischen Auflösung von 50 Kilobasen oder besser,
* Befundung des Karyotyps unter Verwendung des aktuellen International System for Human Cytogenomic Nomenclature,

Abrechnungsbestimmung Die Gebührenordnungsposition 11508 ist nur berechnungsfähig, wenn die Fragestellung aufgrund der Analyseergebnisse entsprechend der Gebührenordnungsposition 11502 nicht vollständig beantwortet werden konnte.
Der Höchstwert für die Untersuchungen der Gebührenordnungspositionen 11503 bis 11508 beträgt 12.000 Punkte im Krankheitsfall.

Berichtspflicht Ja

11511*   Gezielter Nachweis oder Ausschluss einer krankheitsrelevanten oder krankheits-   **211**
auslösenden konstitutionellen genomischen Punktmutation, Deletion, Duplikation   24,25
oder Inversion in kodierenden oder regulatorischen Sequenzen

Abrechnungsbestimmung je Zielsequenz

Anmerkung Der Höchstwert für die Untersuchung der Gebührenordnungsposition 11511 beträgt 3.165 Punkte im Krankheitsfall.
Die Gebührenordnungsposition 11511 ist nur berechnungsfähig, sofern die Mutation Bestandteil der Zielsequenz ist. Darüber hinaus ist Gebührenordnungsposition nur einmal je Mutationsstelle berechnungsfähig.

Berichtspflicht Ja

11512*   Gezielter Nachweis oder Ausschluss von krankheitsrelevanten oder krankheitsaus-   **1229**
lösenden großen Deletionen und/oder Duplikationen   141,23

Abrechnungsbestimmung je Gen

Anmerkung Die Gebührenordnungsposition 11512 ist nicht für zytogenetische Fragestellungen berechnungsfähig.
Die Gebührenordnungsposition 11512 ist nur berechnungsfähig, sofern die Bruchpunkte außerhalb der Zielsequenz liegen.
Die Gebührenordnungsposition 11512 ist z. B. für die Anwendung der MLPA-Technik, eines Arrays oder einer semiquantitativen Mutationssuche berechnungsfähig.
Der Höchstwert für die Untersuchungen der Gebührenordnungsposition 11512 beträgt 7.374 Punkte im Krankheitsfall.

Berichtspflicht Ja

11513*   Postnatale Mutationssuche zum Nachweis oder Ausschluss einer krankheitsrele-   **542**
vanten oder krankheitsauslösenden konstitutionellen genomischen Mutation   62,28

Obligater Leistungsinhalt
* Vollständige Sequenzanalyse,
* Bioinformatische Auswertung der erhobenen Sequenzdaten,

Fakultativer Leistungsinhalt
* Untersuchung nicht-kodierender genetischer Elemente,
* Nach- und/oder Bestätigungsdiagnostik zur analytischen Validierung mittels weiterer Verfahren,

Abrechnungsbestimmung je vollendete 250 kodierende Basen

Anmerkung Ab der 21. Leistung im Krankheitsfall wird die Gebührenordnungsposition 11513 mit 271 Punkten je vollendeten 250 kodierenden Basen bewertet.
Der Höchstwert für die Untersuchungen der Gebührenordnungsposition 11513 beträgt 24.914 Punkte im Krankheitsfall.
Der Leistungsinhalt ist durch den Umfang der für die Fragestellung auszuwertenden kodierenden Sequenzlänge bestimmt, nicht durch die Sequenzlänge der Rohdaten.

Abrechnungsausschluss im Krankheitsfall 01793

Berichtspflicht Ja

11516* Untersuchung auf konstitutionelle epigenetische Veränderungen mittels methylie- **571**
rungssensitiver Techniken   65,62

Abrechnungsbestimmung je Zielsequenz

Berichtspflicht Ja

11517* Vollständige Untersuchung auf eine konstitutionelle krankheitsauslösende Repeat- **867**
Expansion   99,63

Abrechnungsbestimmung je Gen

Anmerkung Der Höchstwert für die Untersuchung nach der Gebührenordnungsposition 11517 beträgt 5.202 Punkte im Krankheitsfall.

Berichtspflicht Ja

11518* Untersuchung auf eine oder mehrere in der Familie bekannte konstitutionelle **667**
Mutation(en)   76,65

Abrechnungsbestimmung je Zielsequenz

Anmerkung Der Höchstwert für die Untersuchungen der Gebührenordnungsposition 11518 beträgt 2.668 Punkte im Krankheitsfall.

Berichtspflicht Ja

11.4.4 Allgemeine in-vitro-Diagnostik konstitutioneller genetischer Veränderungen

11521 Gezielter Nachweis oder Ausschluss einer krankheitsrelevanten oder krankheits- **211**
auslösenden konstitutionellen genomischen Punktmutation, Deletion, Duplikation 24,25
oder Inversion in kodierenden oder regulatorischen Sequenzen,

Abrechnungsbestimmung je Zielsequenz

Anmerkung Der Höchstwert für die Untersuchungen der Gebührenordnungsposition 11521 beträgt 2.110 Punkte im Krankheitsfall.

Abrechnungsausschlüsse

im Behandlungsfall 11302,11303. Kapitel 11.4.2, 11.4.3

Berichtspflicht Ja

11522 Mutationssuche zum Nachweis oder Ausschluss einer krankheitsrelevanten oder **542**
krankheitsauslösenden genomischen Mutation mittels Sequenzierung menschli- 62,28
cher DNA,

Abrechnungsbestimmung je vollendete 250 kodierende Basen

Anmerkung Der Höchstwert für die Untersuchungen der Gebührenordnungsposition 11522 beträgt 5.420 Punkte im Krankheitsfall.

Abrechnungsausschlüsse

im Behandlungsfall 11302, 11303, Kapitel 11.4.2, 11.4.3

Berichtspflicht Ja

11.4.5 In-vitro-Diagnostik hereditärer Veränderungen zur Indikationsstellung einer pharmakologischen Therapie

1. Die Gebührenordnungspositionen des Abschnitts 11.4.5 EBM sind ausschließlich für zwingend erforderliche Untersuchungen auf klinisch relevante hereditäre Veränderungen mittels zyto- und/oder molekulargenetischer Verfahren zur Indikationsstellung einer gemäß jeweils gültiger Fachinformation einer für diese Indikation zugelassenen medikamentösen Behandlung berechnungsfähig.

2. Die Berechnung der Gebührenordnungsposition 11601 setzt die Angabe der zur Behandlung geplanten und/oder eingesetzten Arzneimittel voraus

11601*	Nachweis oder Ausschluss von Mutationen in den Genen BRCA1 und BRCA2 in der Keimbahn zur Indikationsstellung einer gezielten medikamentösen Behandlung, wenn dieser laut Fachinformation obligat ist	**19470** 2237,40

Obligater Leistungsinhalt
* Vollständige Untersuchung der Gene BRCA1 und BRCA2,
* Bioinformatische Auswertung einschließlich schriftlicher molekulargenetischer Interpretation,
* schriftlicher Befundbericht mit wissenschaftlich begründeter Beurteilung,
* Dokumentation der nachgewiesenen Variante oder Mutation in einer öffentlich zugänglichen Datenbank, sofern diese Variante oder Mutation bisher nicht dokumentiert ist,

Abrechnungsbestimmung einmal im Krankheitsfall

Anmerkung Die Gebührenordnungsposition 11601 ist nur berechnungsfähig, wenn die Indikationskriterien für eine Untersuchung nach der Gebührenordnungsposition 11440 auf ein hereditäres Mamma- und Ovarialkarzinom nicht erfüllt sind oder wenn die Untersuchung auf eine bekannte konstitutionelle Mutation in den Genen BRCA1 und/oder BRCA2 nach der Gebührenordnungsposition 11518 diese Mutation nicht bestätigt.

Abrechnungsausschluss im Krankheitsfall 11302, 11440, 19456

Berichtspflicht Ja

Aufwand in Min.   **Kalkulationszeit:** KA   **Prüfzeit:** 17   **Eignung d. Prüfzeit:** Nur Quartalsprofil

Kommentar   **Die KBV informiert:**
Mit Wirkung zum 1. Januar 2020 wird im Zusammenhang mit der Untersuchung auftherapierelevante BRCA1/2 Mutationen beim Mammakarzinom ohne Hinweise auf eine hereditäre Komponente die Gebührenordnungsposition 11601 in den Abschnitt 11.4.5des EBM aufgenommen. Die Aufnahme der Gebührenordnungsposition 11601 in den EBM führt nicht zu Einsparungen bei anderen Gebührenordnungspositionen (keine Substitution). Da die erforderliche Vergütung derzeit nicht genau quantifiziert werden kann, empfiehlt der Bewertungsausschuss, die Leistungen nach der Gebührenordnungsposition 11601zunächst außerhalb der morbiditätsbedingten Gesamtvergütungen zu finanzieren.
Der Bewertungsausschuß begründet:
Im Rahmen der frühen Nutzenbewertung des Gemeinsamen Bundesausschusses nach § 35a SGB V ergab die Prüfung gemäß § 87 Abs. 5b Satz 5 SGB V einen Anpassungsbedarf im EBM. Die Anwendung von Lynparza® (Wirkstoff Olaparib) wurde um die Indikationen Adenokarzinom des Pankreas und Prostatakarzinom unter jeweils spezifischen Anwendungsvoraussetzungen erweitert. Hierfür ist eine Untersuchung auf eine BRCA1/2 Mutation in der Keimbahn erforderlich. Der Leistungsinhalt der Gebührenordnungsposition 11601 im Abschnitt 11.4.5 EBM wird entsprechend erweitert. Gemäß der Fachinformation kann für das Anwendungsgebiet Prostatakarzinom diese Untersuchung alternativ im Tumorgewebe durchgeführt werden. Hierfür wird der Leistungsinhalt der Gebührenordnungsposition 19456 im Abschnitt 19.4.4 EBM entsprechend erweitert.
Ärzte geben bei der Abrechnung der GOP 11601 das zur Behandlung geplante und/oder eingesetzte Arzneimittel im freien Begründungsfeld an (Feldkennung 5009).

III.b Fachärztlicher Versorgungsbereich

12 Laboratoriumsmedizinische, mikrobiologische, virologische und infektionsepidemiologische sowie transfusionsmedizinische Gebührenordnungspositionen

12 Laboratoriumsmedizinische, mikrobiologische, virologische und infektionsepidemiologische sowie transfusionsmedizinische Gebührenordnungspositionen

12.1 Präambel

1. Die in diesem Kapitel aufgeführten Gebührenordnungspositionen können ausschließlich von
- Fachärzten für Laboratoriumsmedizin,
- Fachärzten für Mikrobiologie und Infektionsepidemiologie,
- Fachärzten für Transfusionsmedizin,
- Ermächtigten Fachwissenschaftlern der Medizin,
- Vertragsärzten, die Auftragsleistungen des Kapitels IV-32 erbringen und ggf. über eine Genehmigung zur Abrechnung von Gebührenordnungspositionen des Speziallabors nach der Qualitätssicherungsvereinbarung Spezial-Labor gemäß § 135 Abs. 2 SGB V verfügen,
berechnet werden.

2. Außer den in diesem Kapitel genannten Gebührenordnungspositionen sind von den in der Präambel genannten Vertragsärzten – unbeschadet der Regelungen gemäß I-5 und I-6.2 der Allgemeinen Bestimmungen – zusätzlich nachfolgende Gebührenordnungspositionen berechnungsfähig: 01205, 01207, 01210, 01212, 01214 bis 01224, 01226, 01416, 01420, 01422, 01424, 01430, 01431, 01435, 01450, 01610, 01611, 01620, 01621, 01640, 01641, 01642, 01647, 01648, 01660, 01670 bis 01672, 01699, 01700, 01701, 01724 bis 01727, 01738, 01783, 01793, 01800, 01802 bis 01812, 01816, 01828, 01833, 01840, 01842, 01869, 01870, 01915, 02100, 02101, 02200, 02300, 02330, 02400 und 02401.

3. Ausser den in diesem Kapitel genannten Gebührenordnungspositionen sind bei Vorliegen der entsprechenden Qualifikationsvoraussetzungen von den in der Präambel genannten Vertragsärzten – unbeschadet der Regelungen gemäß I-5 und I-6.2 der Allgemeinen Bestimmungen – zusätzlich nachfolgende Gebührenordnungspositionen berechnungsfähig: 01865 bis 01867, 30948, Gebührenordnungspositionen des Abschnitts IV-30.12.2, Gebührenordnungspositionen des Kapitels IV-32.

4. Bei der Berechnung der zusätzlichen Gebührenordnungspositionen in den Nummern 2 und 3 sind die Maßnahmen zur Qualitätssicherung gemäß § 135 Abs. 2 SGB V, die berufsrechtliche Verpflichtung zur grundsätzlichen Beschränkung auf das jeweilige Gebiet sowie die Richtlinien des Gemeinsamen Bundesausschusses zu beachten.

5. In den Gebührenordnungspositionen dieses Kapitels sind die Leistungen entsprechend den Gebührenordnungspositionen 01600 bis 01602 enthalten.

6. Ausser den in diesem Kapitel genannten Gebührenordnungspositionen sind bei Vorliegen der entsprechenden Qualifikationsvoraussetzungen von Fachärzten für Transfusionsmedizin zusätzlich die Gebührenordnungspositionen 02110, 02111, 02112, 04572, 04573 und 13620 bis 13622 berechnungsfähig. Bei der Berechnung der Gebührenordnungspositionen 04572, 04573 und 13620 bis 13622 sind abweichend von Nr. 2 dieser Präambel zusätzlioch die Gebührenordnungspositionen 01100, 01101, 01411, 01412 und 01415 berechnungsfähig.

7. Außer den in diesem Kapitel genannten Gebührenordnungspositionen sind bei Vorliegen der entsprechenden Qualifikationsvoraussetzungen von den in der Präambel genannten Vertragsärzten – unbeschadet der Regelungen gemäß 5 und 6.2 der Allgemeinen Bestimmungen – zusätzlich die Gebührenordnungsposition 19328 und die Gebührenordnungspositionen der Abschnitte 11.3, 11.4 und 19.4 berechnungsfähig. Die Qualifikationsvoraussetzungen für die Berechnung der Gebührenordnungsposition 19328 und von Gebührenordnungspositionen der Abschnitte 11.3, 11.4, und 19.4 gemäß Satz 1 gelten bei Fachärzten für Laboratoriumsmedizin und ermächtigten Fachwissenschaftlern der Medizin als erfüllt.

Kommentar:

Alle Gebührenordnungspositionren des Kapitels 12 – also die Leistungen nach den Nrn. 12210 bis 12225 – können grundsätzlich (s. Kommentierung zu Kapitel I, Abschnitt 1.5) nur abgerechnet werden von

- Fachärzten für Laboratoriumsmedizin,
- Vertragsärzten für Mikrobiologie und Infektionsepidemiologie,
- Ermächtigte Fachwissenschaftler der Medizin (§ 7 Bundesmantelvertrag – Ärzte bzw. § 11 Bundesmantelvertrag – Ärzte/Ersatzkassen) und von
- Vertragsärzten, die die Leistungen dieses Kapitels als Auftragsleistungen erbringen und – falls erforderlich – über eine Genehmigung nach der Vereinbarung zu den Laboratoriumsuntersuchungen gem. § 135 Abs. 2 SGB V (Anhang zu den Laborrichtlinien der Kassenärztlichen Bundesvereinigung) verfügen.

Neben diesem Kapitel sind Laborleistungen im EBM im Kapitel 32 als arztgruppenübergreifende spezielle Leistungen geregelt.

12 Laboratoriumsmedizinische, mikrobiologische, virologische und infektionsepidemiologische sowie transfusionsmedizinische Gebührenordnungspositionen

Weiter sind für die oben genannten Ärzte bei Vorliegen der entsprechenden Qualifikationsvoraussetzungen zusätzlich die Gebührenordnungen des Abschnitts 11.3 (Diagnostische humangenetische Leistungen) und 11.4 (Molekulargenetische Stufendiagnostik) abrechnungsfähig. Diese Qualifikationsvoraussetzungen gelten bei Fachärzten für Laboratoriumsmedizin und ermächtigten Fachwissenschaftlern der Medizin als erfüllt.

Ferner sind für Fachärzte für Transfusionsmedizin bei Vorliegen der entsprechenden Qualifikationsvoraussetzungen zusätzlich die Gebührenordnungspositionen 02110, 02111 und 02112 (Transfusion, Reinfusion) sowie 04572, 04573 und 13620 bis 13622 (Aphereseverfahren) abrechnungsfähig.

Zusätzlich zu den Leistungen dieses Kapitels sind für die hier genannten Ärzte abrechnungsfähig, sofern die übrigen Abrechnungsvoraussetzungen des EBM gegeben sind:

- die nachfolgenden Gebührenordnungspositionen des Abschnitts II (arztgruppenübergreifende allgemeine Leistungen):
  - Nrn. 01205, 01207 Notfallpauschale für die Abklärung der Behandlungsnotwendigkeit,
  - Nr. 01210 Notfallpauschale im organisierten Not(fall)dienst,
  - Nr. 01211 Zusatzpauschale für die Besuchsbereitschaft im Notfall bez. organisierten Not(fall)dienst,
  - Nr. 01212 Notfallpauschale im organisierten Not(fall)dienst,
  - Nr. 01214 bis 01222 Notfallkonsultationspauschale im organisierten Not(fall)dienst, Zusatzpauschale für die Besuchsbereitschaft im Notfall bez. organisierten Not(fall)dienst, Reanimationskomplex,
  - Nrn. 01223 bis 01226 Zuschlag zur Notfallpauschale in besonderen Fällen,
  - Nr. 01416 Begleitung eines Kranken beim Transport,
  - Nr. 01420 (Überprüfung und Koordination häuslicher Krankenpflege,
  - Nr. 01422 Erstverordnung zur psychiatrischen häuslichen Krankenpflege,
  - Nr. 01424 Folgeverordnung zur psychiatrischen häuslichen Krankenpflege,
  - Nr. 01430 Verwaltungskomplex,
  - Nr. 01435 Telefonische Beratung,
  - Nrn. 01610, 01611 Bescheinigung zur Feststellung der Belastungsgrenze, Verordnung von medizinischer Reha,
  - Nrn. 01620, 01621 Kurze Bescheinigung, Krankheitsbericht,
  - Nr. 01700 Grundpauschale für Prävention, Empfängnisregelung, Schwangerschaftsabbruch,
  - Nr. 01701 Grundpauschale für Prävention, Empfängnisregelung, Schwangerschaftsabbruch,
  - Nr. 01708 Labor Neugeborenen-Screening,
  - Nr. 01783 Alpha-1-Feto-Protein,
  - Nr. 01793 Pränatale zytogenetische Untersuchung,
  - Nrn. 01810 bis 01812 Antikörpernachweis
  - Nr. 01816 Clamydienscreening
  - Nr. 01828 Entnahme von Venenblut
  - Nr. 01829 Rötelnantiköroer-Nachweis
  - Nr. 01833 Varicella-Zoster-Virus-Antikörper-Nachweis
  - Nrn. 01838, 01839 Postnatale zytogenetische Untersuchung
  - Nrn. 01840 Clamydienscreening
  - Nrn. 01915 Clamydienscreening
  - Nr. 02100 Infusion
  - Nr. 02101 Infusionstherapie
  - Nr. 02200 Tuberkulintestung
  - Nr. 02300 Kleiner chirurgischer Eingriff / primäre Wundversorgung / Epilation
  - Nr. 02330 Arterienpunktion
  - Nr. 02400 13C-Harnstoff-Atemtest
  - Nr. 02401 H2-Atemtest
  - Nr. 30948 MRSA-Fall- und/oder Netzwerkkonferenz
- Gebührenordnungspositionen der Kapitel
  - 30.12 Diagnostik und Therapie bei MRSA
  - 32 Labor

**12 Laboratoriumsmedizinische, mikrobiologische, virologische und infektionsepidemiologische sowie
transfusionsmedizinische Gebührenordnungspositionen**

EBM-Nr.   EBM-Punkte / Euro

Wichtig ist, dass auch für die nach der obigen Regelung zusätzlich abrechnungsfähigen Leistungen immer auch die Abrechnungsvoraussetzungen und -ausschlüsse beachtet werden müssen, die im EBM für die Abrechnung der jeweiligen Leistung genannt sind.

Berichte und Arztbriefe nach den Nrn. 01600 und 01601 sind neben den Laborleistungen des Kapitels 12 nicht abrechnungsfähig.

Werden Leistungen nach den Gebührenordnungspositionen 01600, 01601, 01610 und 01612 (Bericht, Brief, Bescheinigung) erbracht, können auch dann, wenn die Leistung nicht gesondert berechnungsfähig sein sollte, da sie in der Grund- oder Konsiliarpauschale enthalten ist, für Versendung und Transport die Kostenpauschalen nach den Nrn. 40110 oder 40111 abgerechnet werden.

Generell gilt, dass die übrigen Bestimmungen des EBM sowie die Maßnahmen zur Qualitätssicherung sowie die berufsrechtlichen Fachgebietsbeschränkungen zu beachten sind. Insbesondere sollte geprüft werden, ob zur Erbringung und Abrechnung bestimmter Leistungen eine Genehmigung erforderlich ist und welche Voraussetzungen hierfür nachgewiesen werden müssen.

12.2 Laboratoriumsmedizinische Pauschalen

12210* Konsiliarpauschale   **80**
                                                                                9,19
Obligater Leistungsinhalt
* Persönlicher Arzt-Patienten-Kontakt im Rahmen von Auftragsleistungen des Kapitels IV-32,

Fakultativer Leistungsinhalt
* Entnahme von Körpermaterial für Laboratoriumsuntersuchungen,

Abrechnungsbestimmung einmal im Behandlungsfall

Anmerkung Die Gebührenordnungsposition 12210 ist für Fachärzte für Transfusionsmedizin auch dann berechnungsfähig, wenn keine Auftragsleistung aus dem Kapitel 32 vorliegt.

Abrechnungsausschluss im Behandlungsfall 01600, 01601

Aufwand in Min. **Kalkulationszeit:** 6   **Prüfzeit:** 4   **Eignung d. Prüfzeit:** Nur Quartalsprofil

GOÄ   entsprechend oder ähnlich: Leistungskomplex in der GOÄ nicht vorhanden, daher Beratung + entsprechende Materialentnahme abrechnen.

Kommentar: Bei einem persönlichen Kontakt zwischen Patient und Laborarzt kann diese Leistung berechnet werden.

12215 Hygienezuschlag zu der Gebührenordnungsposition 12210   **2**
                                                                                0,23
Abrechnungsbestimmung einmal im Behandlungsfall

Anmerkung Die Gebührenordnungsposition 12215 wird durch die zuständige Kassenärztliche Vereinigung zugesetzt.

Berichtspflicht Nein

Aufwand in Min. **Kalkulationszeit:** KA   **Prüfzeit:** ./.   **Eignung d. Prüfzeit:** Keine Eignung

12220* Grundpauschale für Fachärzte für Laboratoriumsmedizin, Mikrobiologie und Infek-   **14**
tionsepidemiologie, Transfusionsmedizin und ermächtigte Fachwissenschaftler der   1,61
Medizin bei Probeneinsendungen,

Abrechnungsbestimmung je kurativ-ambulanten Behandlungsfall mit Auftragsleistung(en) des Kapitels 32

Anmerkung Die Grundpauschale nach der Nr. 12220 wird ab dem 6001. bis zum 12000. Behandlungsfall mit Auftragsleistungen des Kapitels IV-32 mit 4 Punkten je kurativ-ambulanten Behandlungsfall mit Auftragsleistungen des Kapitels IV-32 bewertet.
Die Grundpauschale nach der Nr. 12220 wird ab dem 12001. und jedem weiteren Behandlungsfall mit Auftragsleistungen des Kapitels IV-32 mit 1 Punkt je kurativ-ambulanten Behandlungsfall mit Auftragsleistungen des Kapitels IV-32 bewertet.
Bei Berufsausübungsgemeinschaften ist die fallzahlbezogene Abstaffelung der Grundpauschale nach der Nr. 12220 je beteiligten Vertragsarzt anzuwenden.

12 Laboratoriumsmedizinische, mikrobiologische, virologische und infektionsepidemiologische sowie
transfusionsmedizinische Gebührenordnungspositionen

EBM-Nr.   EBM-Punkte / Euro

Bei Berufsausübungsgemeinschaften zwischen den in den Nrn. 12220 und 12225 genannten Arztgruppen ist für die Höhe der Leistungsbewertung und Abstaffelung die Regelung nach der Nr. 12220 anzuwenden.

Abrechnungsausschluss im Behandlungsfall 01700, 01701, 32001

Aufwand in Min.   **Kalkulationszeit:** KA   **Prüfzeit:** ./.   **Eignung d. Prüfzeit:** Keine Eignung

GOÄ   entsprechend oder ähnlich: Leistungskomplex in der GOÄ nicht vorhanden, daher durchgeführte Beratungen + entsprechende Materialentnahme abrechnen.

Kommentar: Neben der Grundpauschale nach Nr. 12220 können von den in der Legende genannten Ärzten die Kosten für die Laboruntersuchungen nach 32.2 und 32.3 berechnet werden.

Die Grundpauschale nach der Nr. 12220 wird mit Auftragsleistungen des Kapitels 32
• ab dem 6.001. bis zum 12.000. Behandlungsfall mit 10 Punkten
• ab dem 12.001. und jedem weiteren Behandlungsfall mit 2 Punkten

je kurativ-ambulanten Behandlungsfall bewertet.

Bei Berufsausübungsgemeinschaften ist die fallzahlbezogene Abstaffelung der Grundpauschale nach der Nr. 12220 je beteiligten Vertragsarzt anzuwenden.

12225*   Grundpauschale für Vertragsärzte aus nicht in der Nr. 12220 aufgeführten   **5**
           Arztgruppen bei Probeneinsendung,   0,57

Abrechnungsbestimmung je kurativ-ambulanten Behandlungsfall mit Auftragsleistung(en) des Kapitels 32

Anmerkung Die Grundpauschale nach der Nr. 12225 wird ab dem 12001. und jedem weiteren Behandlungsfall mit Auftragsleistungen des Kapitels IV-32 mit 1 Punkt je kurativ-ambulanten Behandlungsfall mit Auftragsleistungen des Kapitels IV-32 bewertet.
Bei Berufsausübungsgemeinschaften ist die fallzahlbezogene Abstaffelung der Grundpauschale nach der Nr. 12225 je beteiligten Vertragsarzt anzuwenden.
Bei Berufsausübungsgemeinschaften zwischen den in den Nrn. 12220 und 12225 genannten Arztgruppen ist für die Höhe der Leistungsbewertung und Abstaffelung die Regelung nach der Nr. 12220 anzuwenden.

Abrechnungsausschluss im Behandlungsfall 01700, 01701, 32001

Aufwand in Min.   **Kalkulationszeit:** KA   **Prüfzeit:** ./.   **Eignung d. Prüfzeit:** Keine Eignung

GOÄ   entsprechend oder ähnlich: Leistungskomplex in der GOÄ nicht vorhanden, daher durchgeführte Beratungen + entsprechende Materialentnahme abrechnen.

Kommentar: Die Grundpauschale nach der Nr. 12220 wird mit Auftragsleistungen des Kapitels 32
• ab dem 12.001. und jedem weiteren Behandlungsfall mit 3 Punkten

je kurativ-ambulanten Behandlungsfall mit Auftragsleistungen des Kapitels 32 bewertet.

Bei Berufsausübungsgemeinschaften ist die fallzahlbezogene Abstaffelung der Grundpauschale nach der Nr. 12220 je beteiligten Vertragsarzt anzuwenden.

Bei Berufsausübungsgemeinschaften zwischen den in den Nrn. 12220 und 12225 genannten Arztgruppen ist für die Höhe der Leistungsbewertung und Abstaffelung die Regelung nach der Nr. 12220 anzuwenden.

12230   Zuschlag zu den Gebührenordnungspositionen 12210 und 12220   **6**
           (Mit Wirkung bis zum 31. Dezember 2023)   0,69

Abrechnungsbestimmung einmal im Behandlungsfall

Anmerkung Die Gebührenordnungsposition 12230 wird durch die zuständige Kassenärztliche Vereinigung zugesetzt.

Abrechnungsausschluss im Behandlungsfall 40100, 40110 und 40111

Aufwand in Min.   **Kalkulationszeit:** KA   **Prüfzeit:** ./.   **Eignung d. Prüfzeit:** Keine Eignung

Kommentar: Aktuell wird die Auswirkung des Konzeptes zur zukünftigen Abbildung der Transportkosten im EBM geprüft, dessen Beratung in den Gremien des Bewertungsausschusses zusätzliche Zeit erfordert. Aus diesem Grunde wird die zeitliche Befristung erneut bis zum 31. Dezember 2023 verlängert.

13 Gebührenordnungspositionen der Inneren Medizin

13.1 Präambel

1. Die in diesem Kapitel aufgeführten Gebührenordnungspositionen können ausschließlich von Fachärzten für Innere Medizin, die nicht an der hausärztlichen Versorgung gemäß § 73 Abs. 1a SGB V teilnehmen, berechnet werden.

2. Fachärzte für Allgemeinmedizin, Praktische Ärzte und Ärzte ohne Gebietsbezeichnung können – wenn sie im Wesentlichen internistische Leistungen erbringen – gemäß § 73 Abs. 1a SGB V auf deren Antrag die Genehmigung zur ausschließlichen Teilnahme an der fachärztlichen Versorgung erhalten und Gebührenordnungspositionen dieses Kapitels berechnen. Nach Erhalt der Genehmigung können sie Gebührenordnungspositionen des Kapitels 3 nicht mehr berechnen. Die Gebührenordnungspositionen 13578 und 13579 können von den in 13.3.5 Nr. 1, 13.3.6 Nr. 1 und 13.3.7 Nr. 1 aufgeführten Vertragsärzten berechnet werden.

3. Fachärzte für Innere Medizin mit Schwerpunkt können in diesem Kapitel entweder nur die Gebührenord-nungspositionen ihres jeweiligen Schwerpunktes in den Abschnitten 13.3.1, 13.3.2, 13.3.3, 13.3.4, 13.3.5, 13.3.6, 13.3.7, 13.3.8 oder die Grundpauschale ihres Schwerpunktes sowie die Leistung nach Nr. 13250 oder die Grundpauschale ihres Schwerpunktes sowie die Gebührenordnungspositionen 13360, 13400, 13402, 13421, 13422 und 13423, 13571 und 13573 bis 13577 berechnen. Die Gebührenordnungspositionen 13578 und 13579 können von den in 13.3.5 Nr. 1, 13.3.6 Nr. 1 und 13.3.7 Nr. 1 aufgeführten Vertragsärzten berechnet werden.

4. Fachärzte für Innere Medizin ohne Schwerpunkt können in diesem Kapitel neben Gebührenordnungspositionen des Abschnitts 13.2.1 die Gebührenordnungsposition 13250 sowie zusätzlich die Gebührenordnungspositionen 13360, 13400, 13402, 13421, 13422, 13423, 13435, 13507, 13571 und 13573 bis 13579 berechnen. Bei einer in Art und Umfang definierten Überweisung (Definitionsauftrag) können Fachärzte für Innere Medizin ohne Schwerpunkt im Behandlungsfall anstelle der Gebührenordnungsposition 13250 die Gebührenordnungspositionen des Unterabschnitts 13.2.2.3 berechnen.

5. Erfolgt eine in Art und Umfang definierte Überweisung (Definitionsauftrag) zu einer in der Gebührenord-nungsposition 13250 oder der Gebührenordnungspositionen der Abschnitte 13.3.1, 13.3.2, 13.3.3, 13.3.4, 13.3.5, 13.3.6, 13.3.7, 13.3.8 enthaltenen Teilleistungen, so können Fachärzte für Innere Medizin mit Schwerpunkt im Behandlungsfall anstelle der Komplexleistung die entsprechenden Gebührenordnungspo-sitionen des Unterabschnitts 13.2.2.3 oder die entsprechenden Gebührenordnungspositionen der Bereiche II und IV berechnen.

6. Außer den in diesem Kapitel genannten Gebührenordnungspositionen sind von den in der Präambel genannten Vertragsärzten – unbeschadet der Regelungen gemäß I-5 und I-6.2 der Allgemeinen Bestim-mungen – zusätzlich nachfolgende Gebührenordnungspositionen berechnungsfähig: 01100 bis 01102, 01205, 01207, 01210, 01212, 01214 bis 01222, 01223, 01224, 01226, 01320 bis 01323, 01410 bis 01416, 01418, 01420, 01422, 01424 bis 01426, 01430, 01431, 01435, 01436, 01438, 01440, 01442, 01444, 01450, 01470, 01510 bis 01512, 01514, 01520, 01521, 01530, 01531, 01540 bis 01545, 01600 bis 01602, 01610 bis 01612, 01620 bis 01624, 01626, 01630, 01640, 01641, 01642, 01645, 01647, 01648, 01660, 01670 bis 01672, 01701, 01731, 01732, 01734, 01737, 01740 bis 01742, 01744, 01747, 01748, 01776, 01777, 01783, 01800, 01802 bis 01812, 01820, 01940, 01949 bis 01953, 01955, 01956, 01960, 02100 bis 02102, 02110 bis 02112, 02120, 02200, 02300 bis 02302, 02310 bis 02314, 02320 bis 02323, 02330, 02331, 02340 bis 02343, 02350, 02360, 02400, 02401, 02500, 02501, 02510 bis 02512 und 30706.

7. Außer den in diesem Kapitel genannten Gebührenordnungspositionen sind bei Vorliegen der entspre-chenden Qualifikationsvoraussetzungen von den in der Präambel genannten Vertragsärzten – unbeschadet der Regelungen gemäß I-5 und I-6.2 der Allgemeinen Bestimmungen – zusätzlich nachfolgende Gebühren-ordnungspositionen berechnungsfähig: 01920 bis 01922, 30400 bis 30402, 30410, 30411, 30420, 30421, 30810, 30811, 30902, 30905, 37100, 37102, 37113, 37120, 37300, 37302, 37305, 37306, 37314, 37317, 37318, 37322, 37700 bis 37705, 37710,37711, 37714, 37720, Gebührenordnungspositionen der Abschnitte IV-30.1, IV-30.2.1, IV-30.2.2, IV-30.3, IV-30.5, IV-30.6, IV-30.7, IV-30.10, IV-30.12, IV-30.13, IV-31.2, IV-31.3, IV-31.4.3, IV-31.5 und IV-31.6 sowie Gebührenordnungspositionen der Kapitel IV-32, IV-33, IV-34, IV-35, IV-36 und Kap. 38.

8. Bei der Berechnung der zusätzlichen Gebührenordnungspositionen in den Nummern 3, 4, 6 und 7 sind die Maßnahmen zur Qualitätssicherung gemäß § 135 Abs. 2 SGB V, die berufsrechtliche Verpflichtung zur grundsätz-lichen Beschränkung auf das jeweilige Gebiet sowie die Richtlinien des Gemeinsamen Bundesausschusses zu beachten.

9. Ausser den in diesem Kapitel genannten Gebührenordnungspositionen sind bei Vorliegen der entsprechenden Qualifikationsvoraussetzungen von den in der Präambel genannten Vertragsärzten – unbeschadet der Regelungen

gemäß 5 und 6.2 der Allgemeinen Bestimmungen – zusätzlich die Gebührenordnungspositionen des Abschnitts III.b-11.3 berechnungsfähig.

10. Werden die in den Grundpauschalen enthaltenen Leistungen entsprechend den Gebührenordnungspositionen 01600 und 01601 durchgeführt, sind für die Versendung bzw. den Transport die Kostenpauschalen nach den Gebührenordnungspositionen 40110 und 40111 berechnungsfähig.

11. Außer den in diesem Kapitel genannten Gebührenordnungspositionen ist die Gebührenordnungsposition 01471 von Fachärzten für Innere Medizin ohne Schwerpunkt, Fachärzten für Innere Medizin mit dem Schwerpunkt Kardiologie und Fachärzten für Innere Medizin mit dem Schwerpunkt Pneumologie und Lungenärzten berechnungsfähig. Die Gebührenordnungsposition 01472 ist von Fachärzten für Innere Medizin ohne Schwerpunkt berechnungsfähig. Die Gebührenordnungsposition 01473 ist von Fachärzten für Innere Medizin ohne Schwerpunkt, Fachärzten für Innere Medizin mit dem Schwerpunkt Endokrinologie, Fachärzten für Innere Medizin mit dem Schwerpunkt Gastroenterologie und Fachärzten für Innere Medizin mit dem Schwerpunkt Kardiologie berechnungsfähig.

12. Die in der Präambel unter 1. aufgeführten Vertragsärzte können die arztgruppenspezifischen Gebührenordnungspositionen nach den Nrn. 08619, 08621, 08623, 08640, 08641, 08645, 08647 und 08648 berechnen.

Kommentar:

Alle Gebührenordnungspositionen des Kapitels 13 – also die Leistungen nach den Nrn. 13210 bis 13701 – können – vorbehaltlich der weiteren Bestimmungen dieses Kapitels – grundsätzlich (s. Kommentierung zu Kapitel I, Abschnitt 1.3 und 1.5) nur abgerechnet werden von

- Fachärzten für innere Medizin, die nicht an der hausärztlichen Versorgung teilnehmen, oder
- Fachärzten für Allgemeinmedizin, praktischen Ärzten und Ärzten ohne Gebietsbezeichnung, die im Wesentlichen internistische Leistungen erbringen und eine Genehmigung zur ausschließlichen Teilnahme an der fachärztlichen Versorgung haben. Letztere dürfen dann Leistungen des Kapitels 3 (hausärztlicher Versorgungsbereich) nicht mehr abrechnen.

Ferner ergeben sich für die Gruppe der Internisten mit Schwerpunkt und die Gruppe der Internisten ohne Schwerpunkt zusätzliche differenzierte Abrechnungsvoraussetzungen.

1. Internisten mit Schwerpunkt können neben den Leistungen des Abschnitts 13.2.1 (Internistische Grundleistungen)

- **entweder nur** Leistungen ihres jeweiligen Schwerpunktes nach den Abschnitten 13.3.1 (Angiologie), 13.3.2 (Endokrinologie), 13.3.3 (Gastroenterologie), 13.3.4 (Hämato-/Onkologie), 13.3.5 (Kardiologie), 13.3.6 (Nephrologie und Dialyse), 13.3.7 (Pneumologie), 13.3.8 (Rheumatologie)
- **oder** die Grundpauschale ihres Schwerpunktes und die Leistung nach Nr. 13250 (Zusatzpauschale für fachinternistische Behandlung)
- **oder** die Grundpauschale ihres Schwerpunktes und die Leistungen nach den Nrn. 13400, 13402, 13421, 13422, 13423 und 13552 (Komplexleistungen aus dem Bereich Gastroenterologie und Kardiologie) abrechnen.
- Bei Definitionsaufträgen zu einer in der Zusatzpauschale für fachinternistische Behandlung (Nr. 13250) oder zu einer in den Abschnitten 13.3.1 (Angiologie), 13.3.2 (Endokrinologie), 13.3.3 (Gastroenterologie), 13.3.4 (Hämato-/ Onkologie), 13.3.5 (Kardiologie), 13.3.6 (Nephrologie und Dialyse), 13.3.7 (Pneumologie), 13.3.8 (Rheumatologie) enthaltenen Teilleistung bzw. Leistung, kann im Behandlungsfall an Stelle der Komplexleistung die entsprechende Leistung des Unterabschnitts 13.2.2.3 (weitere nur bei Definitionsauftrag berechnungsfähige Gebührenordnungspositionen) oder die entsprechende Leistung aus den Bereichen II (arztgruppenübergreifende allgemeine Leistungen) oder IV (arztgruppenübergreifende spezielle Leistungen) abgerechnet werden.

2. Internisten ohne Schwerpunkt können neben den Leistungen des Abschnitts 3.2.1 (Internistische Grundpauschalen)

- Leistungen nach Nr. 13250 (Zusatzpauschale für fachinternistische Behandlung) abrechnen
- **und zusätzlich** Leistungen nach den Nrn. 13400, 13402, 13421, 13422, 13423 (Gastroenterologie/ Koloskopie), 13435 (onkologische Betreuung) **oder** 13552 (Schrittmacherkontrolle).
- Bei einem Definitionsauftrag (nach Art und Umfang definierter Überweisung) können an Stelle der Zusatzpauschale für fachinternistische Behandlung (Nr. 13250) Leistungen des Unterabschnitts 13.2.2.3 (Weitere nur bei Definitionsauftrag berechnungsfähige Gebührenordnungspositionen) abgerechnet werden.

Zusätzlich zu den Leistungen dieses Kapitels sind für die hier genannten Ärzte abrechnungsfähig, sofern die übrigen Abrechnungsvoraussetzungen des EBM gegeben sind:

- die nachfolgenden Gebührenordnungspositionen des Abschnitts II (arztgruppenübergreifende allgemeine Leistungen):
  - Nrn. 01205, 01207 Notfallpauschale für die Abklärung der Behandlungsnotwendigkeit,
  - Nr. 01210 Notfallpauschale im organisierten Not(fall)dienst,
  - Nr. 01211 Zusatzpauschale für die Besuchsbereitschaft im Notfall bez. organisierten Not(fall)dienst,
  - Nr. 01212 Notfallpauschale im organisierten Not(fall)dienst,
  - Nr. 01214 bis 01222 Notfallkonsultationspauschale im organisierten Not(fall)dienst, Zusatzpauschale für die Besuchsbereitschaft im Notfall bez. organisierten Not(fall)dienst, Reanimationskomplex,
  - Nrn. 01223 bis 01226 Zuschlag zur Notfallpauschale in besonderen Fällen,
  - Nrn. 01320, 01321 Grundpauschale für ermächtigte Ärzte, Krankenhäuser bzw. Institute,
  - Nrn. 01410 bis 01416 Besuche, Visite, Begleitung eines Kranken beim Transport,
  - Nr. 01418 Besuch im organisierten Not(fall)dienst
  - Nr. 01420 (Überprüfung und Koordination häuslicher Krankenpflege,
  - Nr. 01422 Erstverordnung zur psychiatrischen häuslichen Krankenpflege,
  - Nr. 01424 Folgeverordnung zur psychiatrischen häuslichen Krankenpflege,
  - Nrn. 01425, 01426 Verordnung spezialisierter ambulanter Palliativversorgung,
  - Nr. 01430 Verwaltungskomplex,
  - Nr. 01435 Telefonische Beratung,
  - Nr. 01436 Konsultationspauschale,
  - Nr. 01440 Verweilen außerhalb der Praxis
  - Nr. 01510 bis 01512 Zusatzpauschale für Beobachtung und Betreuung
  - Nrn. 01520, 01521 Zusatzpauschalen für Beobachtung und Betreuung eines Kranken
  - Nrn. 01530, 01531 Zusatzpauschalen für Beobachtung und Betreuung eines Kranken
  - Nrn. 01600 bis 01602 Ärztlicher Bericht/Brief,
  - Nrn. 01610 bis 01612 Bescheinigung, Reha-Verordnung, Konsiliarbericht vor Aufnahme in die Psychiatrie
  - Nrn. 01620 bis 01623 Bescheinigung, Krankheitsbericht, Kurplan, Kurvorschlag,
  - Nr. 01701 Grundpauschale für Prävention, Empfängnisregelung, Schwangerschaftsabbruch
  - Nr. 01731 Krebsfrüherkennung Männer
  - Nr. 01732 Gesundheitsuntersuchung
  - Nr. 01734 Untersuchung auf Blut im Stuhl,
  - Nrn. 01740 bis 01742 Beratung zur Früherkennung des kolorektalen Karzinoms, Koloskopischer Komplex
  - Nr. 01776 bis 01777 Gestationsdiabetessceening
  - Nr. 01783 Alpha-1-Feto-Protein
  - Nrn. 01800 bis 01812 Röteln, Blutgruppenbestimmung, Antikörpernachweis
  - Nr. 01820 Wiederholungsrezept, Überweisungsschein, Befundübermittlung bei Empfängnisregelung
  - Nrn. 01950 bis 01952 Substitutionsbehandlung,
  - Nrn. 01955, 01956 Diamorphingestützte Behandlung Opiatabhängiger,
  - Nr. 02100 Infusion
  - Nr. 02101 Infusionstherapie
  - Nr. 02110 bis 02112 Transfusion, Reinfusion
  - Nr. 02120 Erstprogrammierung Medikamentenpumpe
  - Nr. 02200 Tuberkulintestung
  - Nrn. 02300 bis 02302 Kleinchirurgischer Eingriff,

- Nrn. 02310 bis 02313 Behandlung sek. heilender Wunden, Dekubitalulcus, Diabetischer Fuß, venöse Ulcera curis
- Nrn. 02320 bis 02323 Magenverweilsonde, Harnblasenkatheter, transurethraler Dauerkatheter
- Nr. 02330 Arterienpunktion
- Nr. 02331 Intraarterielle Injektion
- Nrn. 02340 bis 02343 Punktion, Lumbalpunktion, Pleuradrainage
- Nr. 02350 Fixierender Verband
- Nr. 02360 Behandlung mit Lokalanästhetika
- Nr. 02400 13C-Harnstoff-Atemtest
- Nr. 02401 H2-Atemtest
- Nrn. 02500, 02501 Einzelinhalationen,
- Nrn. 02510 bis 02512 Wärme- u. Elektrotherapie, Elektrostimulation
• sowie die folgenden Gebührenordnungspositionen des Abschnitts IV (arztgruppenübergreifende spezielle Leistungen):
- Nrn. 30400 bis 30402 Massage-, Kompressions- oder Unterwassertherapie,
- Nrn. 30410, 30411 Atemgymnastik,
- Nrn. 30420, 30421 Krankengymnastik,
- Nr. 30800 Soziotherapie – Hinzuziehen eines Leistungserbringers,
• Gebührenordnungspositionen der Abschnitte
- 30.1 Allergologie
- 30.2 Chirotherapie
- 30.3 Neurophysiologische Übungsbehandlung
- 30.5 Phlebologie
- 30.6 Proktologie
- 30.7 Schmerztherapie
- 30.9 Schlafstörungsdiagnostik
- 30.10 Leistungen der spezialisierten Versorgung HIV-infizierter Patienten gemäß Qualitätssicherungsvereinbarung nach § 135 Abs. 2 SGB V
- 30.12 Diagnostik und Therapie bei MRSA31.2 Ambulante Operationen
- 31.3 Postoperative Überwachungskomplexe
- 31.4.3 Postoperative Behandlungskomplexe im Fachärztlichen Versorgungsbereich
- 31.5 Anästhesien im Zusammenhang mit ambulanten Operationen
- 31.6 Orthopädisch-chirurgisch konservative Gebührenordnungspositionen
- 37.3. Besonders qualifizierte und koordinierte palliativmedizinische Versorgung gemäß Anlage 30 zum BMV-Ä
- 37.4. Versorgungsplanung gemäß der Vereinbarung nach § 132g Abs. 3 SGB V
• Gebührenordnungspositionen der Kapitel
- 32 Labor
- 33 Ultraschalldiagnostik
- 34 Radiologie, CT, NMR
- 35 Psychotherapie
- 36 Belegärztliche Leistungen
• Gebührenordnungspositionen der Abschnitte
- 11.3
- 11.4.1
- 11.4.3
- 11.4.4
- 19.4

Das Sozialgericht Marburg entschied mit Urteil vom 21.11.2018 (S 12 KA 162/17, Berufung anhängig beim LSG Darmstadt – L 4 KA 45/18), dass fachärztlich tätige Internisten nach Nr. 13.1.9 EBM humangenetische Leistungen aus den Abschnitten 11.4.3 und 19.4.1 und 19.4.2 EBM ohne Genehmigung erbringen können. Konkret streitgegenständlich waren die Leistungen nach 11511, 11512, 11513, 11516 und 11518 sowie 19401, 19402, 19403 und 19404 sowie 19411, 19421 und 19424 EBM. Die zusätzlichen Voraussetzungen in Nr. 11.1 EBM seien nicht maßgeblich, Nr. 13.1.9 EBM sei insoweit die speziellere Vorschrift.

Wichtig ist, dass auch für die nach der obigen Regelung zusätzlich abrechnungsfähigen Leistungen immer auch die Abrechnungsvoraussetzungen und -ausschlüsse beachtet werden müssen, die im EBM für die Abrechnung der jeweiligen Leistung genannt sind.

Generell gilt, dass die übrigen Bestimmungen des EBM sowie die Maßnahmen zur Qualitätssicherung sowie die berufsrechtlichen Fachgebietsbeschränkungen zu beachten sind. Insbesondere sollte geprüft werden, ob zur Erbringung und Abrechnung bestimmter Leistungen eine Genehmigung erforderlich ist und welche Voraussetzungen hierfür nachgewiesen werden müssen.

Für die Durchführung und Abrechnung der Leistungen der Humangenetik nach Nrn. 11511, 11512, 11513, 11516 und 11518 EBM aus Abschnitt 11.4.3 EBM, Nrn. 19401, 19402, 19403 und 19404 EBM aus Abschnitt 19.4.1 EBM sowie Nrn. 19411, 19421 und 19424 EBM aus Abschnitt 19.4.2 EBM bedarf es nach Ansicht des Hessischen Landessozialgerichts keiner gesonderten Abrechnungsgenehmigung. 13.1.9 EBM knüpft die Abrechenbarkeit der Leistungen nicht an eine (vorherige) Erlaubnis, sondern gestaltet die qualitativen Anforderungen durch den Passus „bei Vorliegen der entsprechenden Qualifikationsvoraussetzungen" lediglich als Abrechnungsvoraussetzung aus, bei deren Fehlen die Vergütung der Leistung verweigert werden kann. Dem Wortlaut der Norm ist keine Ermächtigung der Kassenärztlichen Vereinigung zum Erlass eines (rechtsgestaltenden) Verwaltungsakts zur Erteilung bzw. Verweigerung einer Abrechnungsgenehmigung zu entnehmen (Hessisches LSG, Urt. v. 28.10.2020, AZ.: L 4 KA 45/18; nachgehend: BSG, Az. B 6 KA 50/20 B).

Werden Leistungen nach den Gebührenordnungspositionen 01600, 01601, 01610 und 01612 (Bericht, Brief, Bescheinigung) erbracht, können auch dann, wenn die Leistung nicht gesondert berechnungsfähig sein sollte, da sie in der Grundpauschale enthalten ist, für Versendung und Transport die Kostenpauschalen nach den Nrn. 40110 oder 40111 abgerechnet werden.

13.2 Gebührenordnungspositionen der allgemeinen internistischen Grundversorgung

13.2.1 Internistische Grundpauschalen

Grundpauschale

Obligater Leistungsinhalt
• Persönlicher Arzt-Patienten-Kontakt und/oder Arzt-Patienten-Kontakt im Rahmen einer Videosprechstunde gemäß Anlage 31b zum BMV-Ä,

Fakultativer Leistungsinhalt
• Weitere persönliche oder andere Arzt-Patienten-Kontakte gemäß I-4.3.1 der Allgemeinen Bestimmungen,
• Ärztlicher Bericht entsprechend der Gebührenordnungsposition 01600,
• Individueller Arztbrief entsprechend der Gebührenordnungsposition 01601,
• In Anhang VI-1 aufgeführte Leistungen,

Abrechnungsbestimmung einmal im Behandlungsfall

13210 für Versicherte bis zum vollendeten 5. Lebensjahr   **124**
                                                                                    14,25
Obligater Leistungsinhalt
• Persönlicher Arzt-Patienten-Kontakt und/oder Arzt-Patienten-Kontakt im Rahmen einer Videosprechstunde gemäß Anlage 31b zum BMV-Ä,

Fakultativer Leistungsinhalt
• Weitere persönliche oder andere Arzt-Patienten-Kontakte gemäß I-4.3.1 der Allgemeinen Bestimmungen,
• Ärztlicher Bericht entsprechend der Gebührenordnungsposition 01600,
• Individueller Arztbrief entsprechend der Gebührenordnungsposition 01601,
• In Anhang VI-1 aufgeführte Leistungen,

Abrechnungsbestimmung einmal im Behandlungsfall

Abrechnungsausschluss
in derselben Sitzung 01436
im Behandlungsfall 01600, 01601, 13390, 13391, 13392, 13401, 13410, 13411, 13412, 13424, 13430, 13431, 13540, 13541, 13542, 13545, 13550, 13551, 13560, 13561, 13583, 13584, 13586, 13622, 36881, 36882, 36883, 36884 und Kapitel 13.3.1, 13.3.2, 13.3.4, 13.3.6, 13.3.7, 13.3.8

Aufwand in Min. **Kalkulationszeit:** 9 **Prüfzeit:** 8 **Eignung d. Prüfzeit:** Nur Quartalsprofil

GOÄ entsprechend oder ähnlich: Leistungskomplex in der GOÄ nicht vorhanden, daher Ansatz der erbrachten Einzelleistungen.

Kommentar: Die Grundpauschale ist beim ersten kurativ-ambulanten persönlichen Arzt-Patienten-Kontakt im Behandlungsfall berechnungsfähig. Bei dem internistischen fachärztlichen Versorgungsbereich wurden in den einzelnen Bereichen Grundpauschalen neu eingeführt. Ein persönlicher Arzt-Patienten-Kontakt setzt die räumliche und zeitgleiche Anwesenheit des Arztes und des Patienten und eine direkte Interaktion (z.B. Gespräch) voraus. Bei einem ausschließlich telefonischen Kontakt, ist die Grundpauschale nicht abrechenbar.

Die Pauschale ist nur einmal im Behandlungsfall bzw. bei arztgruppenübergreifender Behandlung nur einmal im Arztfall berechenbar.

In dieser Pauschale sind die Leistungen des EBM, die im **Anhang 1 (Verzeichnis der nicht gesondert abrechnungsfähigen und in Komplexen enthaltenen Leistungen ...)** enthalten sind, integriert und damit auch als Kassenleistungen honoriert und können nicht mehr gesondert abgerechnet werden, es sei denn, sie finden sich in den arztgruppenspezifischen Kapiteln ausdrücklich als abrechnungsfähige Leistung angegeben.

Es ist einem Vertragsarzt nicht gestattet, die in der Anlage 1 aufgeführten Leistungen einem GKV-Versicherten als Individuelle Gesundheitsleistung (IGeL) anzubieten und privat nach GOÄ als IGeL-Leistung abzurechnen.

Wird in demselben Quartal eine kurativ-ambulante und eine kurativ-stationäre (belegärztliche Behandlung) durchgeführt, ist die Grundpauschale je einmal berechnungsfähig. Es ist aber von der Punktzahl der zweiten zur Abrechnung kommenden Grundpauschale ein Abschlag von 50 % vorzunehmen.

13211 für Versicherte ab Beginn des 6. bis zum vollendeten 59. Lebensjahr **202**
Abrechnungsbestimmung einmal im Behandlungsfall 23,21
Abrechnungsausschluss
in derselben Sitzung 01436
im Behandlungsfall 01600, 01601, 13390, 13391, 13392, 13401, 13410, 13411, 13412, 13424, 13430, 13431, 13540, 13541, 13542, 13545, 13550, 13551, 13560, 13561, 13583, 13584, 13586, 13622, 36881, 36882, 36883, 36884 und Kapitel 13.3.1, 13.3.2, 13.3.4, 13.3.6, 13.3.7, 13.3.8

Aufwand in Min. **Kalkulationszeit:** 14 **Prüfzeit:** 11 **Eignung d. Prüfzeit:** Nur Quartalsprofil

GOÄ entsprechend oder ähnlich: Leistungskomplex in der GOÄ nicht vorhanden, daher Ansatz der erbrachten Einzelleistungen.

13212 für Versicherte ab Beginn des 60. Lebensjahres **216**
Abrechnungsbestimmung Siehe Nr. 13210. 24,82

Aufwand in Min. **Kalkulationszeit:** 15 **Prüfzeit:** 12 **Eignung d. Prüfzeit:** Nur Quartalsprofil

GOÄ entsprechend oder ähnlich: Leistungskomplex in der GOÄ nicht vorhanden, daher Ansatz der erbrachten Einzelleistungen.

Abrechnungsausschluss im Behandlungsfall 01600, 01601, 13340, 13341, 13342, 13344, 13346, 13347, 13350, 13390, 13391, 13392, 13401, 13410, 13411, 13412, 13424, 13430, 13431, 13540, 13541, 13542, 13545, 13550, 13551, 13560, 13561, 13583, 13584, 13586, 36881, 36882, 36883, 36884 und Kapitel 13.3.1, 13.3.4, 13.3.6, 13.3.7, 13.3.8

13215 Hygienezuschlag zu den Gebührenordnungspositionen 13210 bis 13212 **2**
Abrechnungsbestimmung einmal im Behandlungsfall 0,23

Anmerkung Die Gebührenordnungsposition 13215 wird durch die zuständige Kassenärztliche Vereinigung zugesetzt.

Berichtspflicht Nein

Aufwand in Min.   **Kalkulationszeit:** KA   **Prüfzeit:** ./.   **Eignung d. Prüfzeit:** Keine Eignung

13220   Zuschlag für die allgemeine internistische Grundversorgung gemäß Allgemeiner   **41**
            Bestimmung 4.3.8 zu den Gebührenordnungspositionen 13210 bis 13212   **4,71**

            Abrechnungsbestimmung einmal im Behandlungsfall

            Anmerkung Der Zuschlag nach der Gebührenordnungsposition 13220 kann gemäß
            Allgemeiner Bestimmung 4.3.8 ausschließlich in Behandlungsfällen abgerechnet werden,
            in denen nur Leistungen der fachärztlichen Grundversorgung gemäß Anhang 3 und/oder
            regionaler Vereinbarungen erbracht und berechnet werden.

Aufwand in Min.   **Kalkulationszeit:** KA   **Prüfzeit:** ./.   **Eignung d. Prüfzeit:** Keine Eignung

GOÄ   entsprechend oder ähnlich: Eine vergleichbare Leistung ist in der GOÄ nicht aufgeführt.

Kommentar: Berechenbar sind die Zuschläge in Behandlungsfällen, in denen ausschließlich Leistungen
            erbracht werden, die der fachärztlichen Grundversorgung zugerechnet werden

            Wezel-Liebold informiert in seinem Kommentar weiter: ... „Definiert wird in den Allgemeinen
            Bestimmungen 4.3 (Unterabschnitt 8) die fachärztliche Grundversorgung über im Anhang 3
            des EBM gekennzeichnete Leistungen.

            Gleichzeitig erfolgt eine Regelung zur Abrechnungsfähigkeit der fachärztlichen Grundpau-
            schale auch in denjenigen Fällen, bei denen ausschließlich Leistungen erbracht werden, die
            nicht mittels Kennzeichnung des Anhangs 3 des EBM der fachärztlichen Grundversorgung
            zugerechnet werden können.

            Aufgrund dieser Kennzeichnung können die Kassenärztlichen Vereinigungen in allen Fällen,
            in denen keine entsprechenden Gebührenordnungspositionen abgerechnet werden, die
            jeweiligen PFG zusetzen. Es ist nicht erforderlich, diese Leistungen „aktiv" anzusetzen.
            Es ist also darauf zu achten, welche fachärztlichen Spezialleistungen erbracht und
            abgerechnet werden, da bei deren Ansatz eine Zufügung der Pauschale für die fachärzt-
            liche Grundversorgung durch die jeweilige KV nicht erfolgt, auch wenn die „Spezialleis-
            tung" ggf. niedriger bewertet sein sollte.

            Zum 1. Januar 2014 fand eine Anhebung der Bewertung um 5 Punkte statt. Dies war
            Ausdruck einer weiteren Aufwertung der Pauschalen der fachärztlichen Grundversorgung
            (PFG) durch den Bewertungsausschuss. Parallel hierzu wurden auch die hausärztlichen
            Vorhaltepauschalen um jeweils 4 Punkte erhöht..."

13222   Zuschlag zu der Gebührenordnungsposition 13220   **11**
            Abrechnungsbestimmung einmal im Behandlungsfall   **1,26**

            Anmerkung Die Gebührenordnungsposition 13222 wird durch die zuständige Kassen-
            ärztliche Vereinigung zugesetzt.

Aufwand in Min.   **Kalkulationszeit:** KA   **Prüfzeit:** ./.   **Eignung d. Prüfzeit:** Keine Eignung

13227   Zuschlag zu den Gebührenordnungspositionen 13210 bis 13212   **9**
            Abrechnungsbestimmung einmal im Behandlungsfall   **1,03**

            Anmerkung Die Gebührenordnungsposition 13227 wird durch die zuständige Kassen-
            ärztliche Vereinigung zugesetzt.

            Abrechnungsausschluss im Behandlungsfall 01630

            Berichtspflicht Nein

Aufwand in Min.   **Kalkulationszeit:** KA   **Prüfzeit:** ./.   **Eignung d. Prüfzeit:** Keine Eignung

13228   Zuschlag zu den Gebührenordnungspositionen 13210 bis 13212 für die Behandlung
            aufgrund einer TSS-Vermittlung und/oder Vermittlung durch den Hausarzt gemäß
            Allgemeiner Bestimmung 4.3.10.1, 4.3.10.2 oder 4.3.10.3

            Abrechnungsbestimmung einmal im Arztgruppenfall

            Abrechnungsausschluss im Arztgruppenfall 01710

Anmerkung Die Gebührenordnungsposition 13228 kann durch die zuständige Kassenärztliche Vereinigung zugesetzt werden.

Abrechnungsausschluss im Arztgruppenfall 01710

Aufwand in Min. **Kalkulationszeit: KA   Prüfzeit: ./.   Eignung d. Prüfzeit:** Keine Eignung

Kommentar: Siehe unter EBM Nr. 03008

13.2.2 Allgemeine internistische Gebührenordnungspositionen

13.2.2.1 Präambel

1. Die Gebührenordnungspositionen dieses Unterabschnittes können von allen Fachärzten für Innere Medizin mit und ohne Schwerpunkt berechnet werden, die an der fachärztlichen Versorgung teilnehmen. Neben den in diesem Kapitel genannten Gebührenordnungspositionen sind bei Vorliegen der entsprechenden Qualifikationsvoraussetzungen von den in der Präambel genannten Vertragsärzten – unbeschadet der Regelungen gemäß I-5 und I-6.2 der Allgemeinen Bestimmungen – zusätzlich nachfolgende qualifikationsgebundene Gebührenordnungspositionen berechnungsfähig: Gebührenordnungspositionen 30400 bis 30402, 30410, 30411, IV-30.1, IV-30.2.1, IV-30.3, IV-30.5, IV-30.6, IV-30.7, IV-30.9, IV-31.2, IV-31.3, IV-31.4.3, IV-31.5, IV-31.6, IV-32, IV-33, IV-34 und IV-35.

Kommentar:

Alle Gebührenordnungspositionen dieses Unterabschnitts – also die Leistungen nach den Nrn. 13250 bis 13260 – können grundsätzlich (s. Kommentierung zu Kapitel I, Abschnitt 1.3 und 1.5) nur abgerechnet werden von Fachärzten für Innere Medizin mit oder ohne Schwerpunkt, die an der fachärztlichen Versorgung teilnehmen.

Zusätzlich zu den Gebührenordnungspositionen dieses Unterabschnitts sind für die hier genannten Ärzte abrechnungsfähig, sofern die übrigen Abrechnungsvoraussetzungen des EBM gegeben sind:

* die folgenden Gebührenordnungspositionen des Abschnitts IV (arztgruppenübergreifende spezielle Leistungen):
  – Nrn. 30400 bis 30402 Massage-, Kompressions- oder Unterwassertherapie,
  – Nrn. 30410, 30411 Atemgymnastik,
  – Nrn. 30420, 30421 Krankengymnastik,
  – Nr. 30800 Soziotherapie – Hinzuziehen eines Leistungserbringers,
* Gebührenordnungspositionen der Abschnitte
  – 30.1 Allergologie
  – 30.2 Chirotherapie
  – 30.3 Neurophysiologische Übungsbehandlung
  – 30.5 Phlebologie
  – 30.6 Proktologie
  – 30.7 Schmerztherapie
  – 30.9 Schlafstörungsdiagnostik
  – 31.2 Ambulante Operationen
  – 31.3 Postoperative Überwachungskomplexe
  – 31.4.3 Postoperative Behandlungskomplexe im Fachärztlichen Versorgungsbereich
  – 31.5 Anästhesien im Zusammenhang mit ambulanten Operationen
  – 31.6 Orthopädisch-chirurgisch konservative Gebührenordnungspositionen

Wichtig ist, dass auch für die nach der obigen Regelung zusätzlich abrechnungsfähigen Leistungen immer auch die Abrechnungsvoraussetzungen und -ausschlüsse beachtet werden müssen, die im EBM für die Abrechnung der jeweiligen Leistung genannt sind.

* Gebührenordnungspositionen der Kapitel
  – 32 Labor
  – 33 Ultraschalldiagnostik
  – 34 Radiologie, CT, NMR
  – 35 Psychotherapie

Generell gilt, dass die übrigen Bestimmungen des EBM sowie die Maßnahmen zur Qualitätssicherung sowie die berufsrechtlichen Fachgebietsbeschränkungen zu beachten sind. Insbesondere sollte geprüft werden, ob zur Erbringung und Abrechnung bestimmter Leistungen eine Genehmigung erforderlich ist und welche Voraussetzungen hierfür nachgewiesen werden müssen.

13.2.2.2 Allgemeine diagnostisch-internistische Gebührenordnungspositionen

13250*   Zusatzpauschale fachinternistische Behandlung   **157**
                    18,04

Obligater Leistungsinhalt
- **Erhebung des Ganzkörperstatus**
und/oder
- **Elektrokardiographische Untersuchung in Ruhe und nach Belastung** (Belastungs-EKG) mit mindestens 12 Ableitungen sowie während physikalisch definierter und reproduzierbarer Belastung mit mindestens 3 Ableitungen und fortlaufender Kontrolle des Kurvenverlaufes mit wiederholter Blutdruckmessung und/oder
- **Aufzeichnung eines Langzeit-EKG von mindestens 18 Stunden Dauer** und computergestützte Auswertung eines kontinuierlich aufgezeichneten Langzeit-EKG von mindestens 18 Stunden Dauer und/oder
- **Langzeitblutdruckmessung** mit
  – Automatisierter Aufzeichnung von mindestens 20 Stunden Dauer,
  – Computergestützter Auswertung,
  – Aufzeichnung der Blutdruckwerte mindestens alle 15 Minuten während der Wach- und mindestens alle 30 Minuten während der Schlafphase mit gleichzeitiger Registrierung der Herzfrequenz,
  – Auswertung und Beurteilung des Befundes und/oder
- **Spirographische Untersuchung** mit
  – Darstellung der Flussvolumenkurve,
  – In- und exspiratorischen Messungen,
  – Graphischer Registrierung und/oder
- **Bestimmung des Säurebasenhaushalts und des Gasdrucks im Blut (Blutgasanalyse)**
  – in Ruhe und/oder
  – unter definierter Belastung und/oder
  – unter Sauerstoffinsufflation und/oder
- **Prokto-/Rektoskopischer Untersuchungskomplex** mit
  – Rektoskopie, ggf. einschließlich Polypenentfernung(en),
  – Patientenaufklärung,
  – Information zum Ablauf der vorbereitenden Maßnahmen vor dem Eingriff und zu einer möglichen Sedierung und/oder Prämedikation,
  – Nachbeobachtung und -betreuung und/oder
- **Allergologische Basisdiagnostik,** einschl. Kosten
  – Allergologische Anamnese,
  – Prick-Testung, mindestens 10 Tests,

Fakultativer Leistungsinhalt
- **Klinisch-neurologische Basisdiagnostik,**
- **Prämedikation/Sedierung,**
- **Proktoskopie,**
- **Rektale Palpation,**

Abrechnungsbestimmung einmal im Behandlungsfall

Anmerkung Die Erbringung von Langzeit-EKG-Untersuchungen setzt eine Genehmigung der Kassenärztlichen Vereinigung zur Durchführung von Langzeitelektrokardiographischen Untersuchungen gemäß § 135 Abs. 2 SGB V voraus.
Entgegen Nr. I-4.3.2 der Allgemeinen Bestimmungen kann die Gebührenordnungsposition 13250 mit Ausnahme der Aufzeichnung und Auswertung eines Langzeit-EKG auch dann berechnet werden, wenn die Arztpraxis nicht über eine Genehmigung der Kassenärztlichen Vereinigung zur Durchführung von Langzeitelektrokardiographischen Untersuchungen gemäß § 135 Abs. 2 SGB V verfügt.

Abrechnungsausschluss
in derselben Sitzung 30600, 32247 und 37705
im Behandlungsfall 03241, 03321, 03322, 03324, 03330, 03331, 04241, 04321, 04322, 04324, 04330, 04331, 04516, 04536, 08333, 08334, 13300, 13301, 13310, 13311, 13350, 13410, 13411, 13412, 13430, 13431, 13437, 13438, 13500, 13501, 13502, 13545, 13550, 13551, 13560, 13561, 13600, 13601, 13602, 13610, 13611, 13612, 13620, 13621, 13622, 13650, 13651, 13660, 13661, 13662, 13663, 13664, 13670, 13675, 13677, 13700, 13701, 22230, 27310, 27311, 27321, 27322, 27323, 27324, 27330, 30110, 30111, 30120, 30121, 30122, 30123, 36881, 36882, 36883, 36884

Bericht: Berichtspflicht – Übermittlung der Behandlungsdaten siehe Allg. Bestimmungen 2.1.4 Berichtspflicht

Aufwand in Min. **Kalkulationszeit:** 7   **Prüfzeit:** 7   **Eignung d. Prüfzeit:** Nur Quartalsprofil

GOÄ entsprechend oder ähnlich: Leistungskomplex in der GOÄ nicht vorhanden, daher Abrechnung der einzelnen erbrachten GOÄ-Leistung(en).

Kommentar: Bei Fach-Internisten sind Ganzkörperstatus, Belastungs-EKG, Langzeit-EKG, Langzeit-Blutdruckmessung, Spirographie usw. und auch Ganzkörperstatus, Belastungs-EKG mit mind. 12 Ableitungen, Langzeit-EKG, Langzeitblutdruckmessung, Spirographie, Bestimmung der Blutgase und des Säure-Basen-Status, Prokto-/Rektoskopie und allergologische Basisdiagnostik obligate Bestandteile der Zusatzpauschale.

Wird ein Ruhe-EKG mit weniger als 12 Ableitungen erbracht oder Kontroll-EKGs innerhalb des Quartals, so sind diese mit der Grundpauschale abgegolten.

Diese Zusatzpauschale nach Nr. 13250 steht vor allen Dingen fachärztlich tätigen Internisten ohne eine Schwerpunktbezeichnung zur Verfügung. Die Grund- und Zusatzpauschalen im Bereich der Internisten mit Schwerpunkt z.B. Angiologie, Hämatologie/Onkologie, Endokrinologie u.a. sind höher bewertet. Neben der fachinternistischen Zusatzpauschale sind Definitionsaufträge nach Abschnitt 13.2.2.3 nicht berechnungsfähig.

13.2.2.3 Weitere, nur bei Definitionsauftrag berechnungsfähige Gebührenordnungspositionen

13251* Elektrokardiographische Untersuchung (Belastungs-EKG)   **198**
22,75

Obligater Leistungsinhalt
• Untersuchung in Ruhe und nach Belastung mit mindestens 12 Ableitungen sowie während physikalisch definierter und reproduzierbarer Belastung mit mindestens 3 Ableitungen und fortlaufender Kontrolle des Kurvenverlaufes,
• Wiederholte Blutdruckmessung

Abrechnungsausschluss
im Behandlungsfall 13250, 13545, 13550, 13551, 13560, 13561, 36881, 36882, 36883, 36884 und Kapitel 13.3.1, 13.3.2, 13.3.3, 13.3.4, 13.3.7, 13.3.8
in derselben Sitzung 03321, 04321, 17330, 17332, 27321

Berichtspflicht Ja

Aufwand in Min. **Kalkulationszeit:** 7   **Prüfzeit:** 6   **Eignung d. Prüfzeit:** Tages- und Quartalsprofil

GOÄ entsprechend oder ähnlich: Nr. 652

Kommentar: Eine kontinuierliche Überwachung des EKG-Kurvenverlaufes ist am Monitor erforderlich. Ein kontinuierliches Schreiben eines Papierstreifens allerdings nicht. Diese Leistung darf nur in Anwesenheit des Arztes in der Praxis durchgeführt werden.

Neben der fachinternistischen Zusatzpauschale können Definitionsaufträge nicht berechnet werden.

Die Leistung nach Nr. 13251 ist im Behandlungsfall = Quartalsfall nicht neben Leistungen aus dem Bereich 13.3 abrechnungsfähig.

13252*   Aufzeichnung eines Langzeit-EKG von mindestens 18 Stunden Dauer   **48**
5,52

Anmerkung Die Berechnung der Gebührenordnungsposition 13252 setzt eine Genehmigung der Kassenärztlichen Vereinigung nach der Vereinbarung zur Durchführung von Langzeitelektrokardiographischen Untersuchungen gemäß § 135 Abs. 2 SGB V voraus.

Abrechnungsausschluss
in derselben Sitzung 03322, 04322, 27322
im Behandlungsfall 13250, 13545, 13550, 13551, 13560, 13561, 13622, 36881, 36882, 36883, 36884 und Kapitel 13.3.1, 13.3.2, 13.3.3, 13.3.4, 13.3.6, 13.3.7, 13.3.8

Berichtspflicht Ja

Aufwand in Min.   **Kalkulationszeit:** 1   **Prüfzeit:** 1   **Eignung d. Prüfzeit:** Nur Quartalsprofil
GOÄ   entsprechend oder ähnlich: Nr. 659*
Kommentar: Eine neben dem Langzeit-EKG durchgeführte Langzeit-Blutdruckmessung, bei der allerdings der Zeitraum zwei Stunden länger sein muss, ist zusätzlich nach Nr. 13254 abrechenbar. Die Leistung nach Nr. 13252 ist im Behandlungsfall = Quartalsfall nicht neben Leistungen aus dem Bereich 13.3 abrechnungsfähig und nicht neben der fach-internistischen Zusatzpauschale nach Nr. 13250.

Langzeit-elektrokardiographische Untersuchungen dürfen Vereinbarung von Qualifikationsvoraussetzungen gemäß § 135 Abs. 2 SGB V zur Durchführung von Langzeit-elektrokardiographischen Untersuchungen – Stand 1. Januar 2015 (Anlagen zum BMV-Ä – https://www.kbv.de/media/sp/Langzeit-EKG.pdf

13253*   Computergestützte Auswertung eines kontinuierlich aufgezeichneten Langzeit-EKG   **86**
von mindestens 18 Stunden Dauer   9,88

Anmerkung Die Berechnung der Gebührenordnungsposition 13253 setzt eine Genehmigung der Kassenärztlichen Vereinigung nach der Vereinbarung zur Durchführung von Langzeitelektrokardiographischen Untersuchungen gemäß § 135 Abs. 2 SGB V voraus.

Abrechnungsausschluss
in derselben Sitzung 03241, 04241, 27323
im Behandlungsfall 13250, 13545, 13550, 13551, 13560, 13561, 13622, 36881, 36882, 36883, 36884 und Kapitel 13.3.1, 13.3.2, 13.3.3, 13.3.4, 13.3.6, 13.3.7, 13.3.8

Berichtspflicht Ja

Aufwand in Min.   **Kalkulationszeit:** 7   **Prüfzeit:** 7   **Eignung d. Prüfzeit:** Nur Quartalsprofil
GOÄ   entsprechend oder ähnlich: Nr. 659*
Kommentar: Wer die Genehmigung zur Auswertung von Langzeit-EKGs hat, kann beide Nrn. für das EKG-Aufzeichnen nach Nr. 13252 und die Auswertung nach Nr. 13253 abrechnen. Versandkosten können im Rahmen einer Überweisung vom überweisenden Arzt und vom auswertenden Arzt nach Nr. 40110 f. abgerechnet werden.

Umfasst der Definitionsauftrag zusätzlich eine Langzeit-Blutdruckmessung, so kann diese auch zusätzlich zu der Nr. 13252 abgerechnet werden.

Wird die Aufzeichnung von einem und die Auswertung von einem zweiten Arzt durchgeführt, so muss dem Arzt für die Auswertung ein Überweisungsschein ausgestellt werden.

Die Leistung nach Nr. 13253 ist im Behandlungsfall = Quartalsfall nicht neben Leistungen aus dem Bereich 13.3 abrechnungsfähig und nicht neben der fach-internistischen Zusatzpauschale nach Nr. 13250.

13254*   Langzeit-Blutdruckmessung   **57**
Obligater Leistungsinhalt   6,55
• Automatisierte Aufzeichnung von mindestens 20 Stunden Dauer,
• Computergestützte Auswertung,
• Aufzeichnung der Blutdruckwerte mindestens alle 15 Minuten während der Wach- und mindestens alle 30 Minuten während der Schlafphase mit gleichzeitiger Registrierung der Herzfrequenz,
• Auswertung und Beurteilung des Befundes

Abrechnungsausschluss
in derselben Sitzung 03324, 04324, 27324
im Behandlungsfall 13250, 13545, 13550, 13551, 13560, 13561, 36881, 36882, 36883, 36884 und Kapitel 13.3.1, 13.3.2, 13.3.3, 13.3.4, 13.3.7, 13.3.8

Berichtspflicht Ja

Aufwand in Min. **Kalkulationszeit:** 2   **Prüfzeit:** 2   **Eignung d. Prüfzeit:** Tages- und Quartalsprofil

GOÄ   entsprechend oder ähnlich: Nr. 654* – aber nur 18 Stunden

Kommentar: Die Leistung nach Nr. 13254 ist im Behandlungsfall = Quartalsfall nicht neben Leistungen aus dem Bereich 13.3 abrechnungsfähig und nicht neben der fach-internistischen Zusatzpauschale nach Nr. 13250.

13255*   Spirographische Untersuchung   **53**
                                                                                6,09
Obligater Leistungsinhalt
• Darstellung der Flussvolumenkurve,
• In- und exspiratorische Messungen,
• Graphische Registrierung

Abrechnungsausschluss
in derselben Sitzung 03330, 04330, 27330
im Behandlungsfall 13250, 13545, 13550, 13551, 13560, 13561, 13622, 36881, 36882, 36883, 36884 und Kapitel 13.3.1, 13.3.2, 13.3.3, 13.3.4, 13.3.6, 13.3.7, 13.3.8

Berichtspflicht Ja

Aufwand in Min. **Kalkulationszeit:** 2   **Prüfzeit:** 2   **Eignung d. Prüfzeit:** Tages- und Quartalsprofil

GOÄ   entsprechend oder ähnlich: Nr. 605*, 605a*

Kommentar: Die Leistung nach Nr. 13255 ist im Behandlungsfall = Quartalsfall nicht neben Leistungen aus dem Bereich 13.3 abrechnungsfähig und nicht neben der fach-internistischen Zusatzpauschale nach Nr. 13250.

13256*   Bestimmung der Blutgase und des Säure-Basen-Status   **84**
                                                                                9,65
Obligater Leistungsinhalt
• Bestimmung in Ruhe und/oder
• Bestimmung bei Belastung und/oder
• Zur Indikationsstellung einer Sauerstoffinhalationstherapie

Abrechnungsausschluss
im Behandlungsfall 04560, 04561, 04562, 04564, 04565, 04566, 04572, 04573, 13250, 13545, 13550, 13551, 13560, 13561, 13622, 36881, 36882, 36883, 36884 und Kapitel 13.3.1, 13.3.2, 13.3.3, 13.3.4, 13.3.6, 13.3.7, 13.3.8
in derselben Sitzung 01857, 04536, 05350, 05372, 32247, 36884 und 37705

Berichtspflicht Ja

Aufwand in Min. **Kalkulationszeit:** 2   **Prüfzeit:** 1   **Eignung d. Prüfzeit:** Tages- und Quartalsprofil

GOÄ   entsprechend oder ähnlich: Nr. 3710*

Kommentar: Die Leistung nach Nr. 13256 ist im Behandlungsfall = Quartalsfall nicht neben Leistungen aus dem Bereich 13.3 (Schwerpunktorientierte internistische Versorgung) abrechnungsfähig und nicht neben der fach-internistischen Zusatzpauschale nach Nr. 13250.

Werden mehrere Bestimmungen nach Belastung und/oder zur Indikationsstellung einer Sauerstoffinhalationstherapie durchgeführt, so ist trotzdem die Leistung nur einmal abrechenbar.

13257*   Zusatzpauschale Prokto-/Rektoskopie   **84**
                                                                                10,80
Obligater Leistungsinhalt
• Rektale Untersuchung,
• Proktoskopie und/oder
• Rektoskopie,
• Patientenaufklärung,

- Information zum Ablauf der vorbereitenden Maßnahmen vor dem Eingriff und zu einer möglichen Sedierung und/oder Prämedikation,
- Nachbeobachtung und -betreuung

Fakultativer Leistungsinhalt
- Prämedikation/Sedierung

Abrechnungsausschluss
in derselben Sitzung 02300, 02301, 03331, 04331, 04516, 08333, 30600
im Behandlungsfall 13250, 13545, 13550, 13551, 13560, 13561, 13622, 36881, 36882, 36883, 36884 und Kapitel 13.3.1, 13.3.2, 13.3.3, 13.3.4, 13.3.6, 13.3.7, 13.3.8

Berichtspflicht Ja

Aufwand in Min.	**Kalkulationszeit:** 4 **Prüfzeit:** 3 **Eignung d. Prüfzeit:** Tages- und Quartalsprofil
GOÄ	entsprechend oder ähnlich: Nrn. 690 (Rektoskopie), 705 (Proktoskopie)
Kommentar:	Die Leistung nach Nr. 13257 ist im Behandlungsfall = Quartalsfall nicht neben Leistungen aus dem Bereich 13.3 (Schwerpunktorientierte internistische Versorgung) abrechnungsfähig und nicht neben der fach-internistischen Zusatzpauschale nach Nr. 13250. Leistungen der kleinen Chirurgie EBM-Nrn. 02300 und 02301 können nicht neben Nr. 13557 abgerechnet werden.

Mit dem Ordinationskomplex sind abgegolten(siehe Anlage 1):
- anorektale Austastung,
- digitale Untersuchung der Prostata,
- Untersuchung mit Spreizspekulum,
- Digitale Ausräumung,
- Unblutige Erweiterung des Schließmuskels,
- Einbringung von Fäden in eine Analfistel

13258*   Allergologische Basisdiagnostik (einschl. Kosten)   **80**
9,19

Obligater Leistungsinhalt
- Allergologische Anamnese,
- Prick-Testung, mindestens 10 Tests,

Abrechnungsbestimmung einmal im Behandlungsfall

Abrechnungsausschluss
im Behandlungsfall 13250, 13545, 13550, 13551, 13560, 13561, 30110, 30111, 30120, 30121, 30122, 30123, 36881, 36882, 36883, 36884 und Kapitel 13.3.1, 13.3.2, 13.3.3, 13.3.4, 13.3.6, 13.3.7, 13.3.8

Berichtspflicht Ja

Aufwand in Min.	**Kalkulationszeit:** 3 **Prüfzeit:** 3 **Eignung d. Prüfzeit:** Nur Quartalsprofil
GOÄ	entsprechend oder ähnlich: Leistung in der GOÄ nicht vorhanden. Abrechnung der einzelnen erbrachten GOÄ-Leistung(en) z.B. Nrn. 380 ff.
Kommentar:	Die Leistung nach Nr. 13258 ist im Behandlungsfall = Quartalsfall nicht neben Leistungen aus dem Bereich 13.3 abrechnungsfähig und nicht neben der fach-internistischen Zusatzpauschale nach Nr. 13250.

13260*   Zuschlag zu der Gebührenordnungsposition 13257 für Polypenentfernung(en)   **54**
6,21

Obligater Leistungsinhalt
- vollständige Entfernung eines oder mehrerer Polypen mittels Hochfrequenzdiather-mieschlinge,
- Veranlassung einer histologischen Untersuchung

Abrechnungsausschluss
in derselben Sitzung 02300, 02301, 02302, 08334, 30600, 30601
im Behandlungsfall 13250, 13545, 13550, 13551, 13560, 13561, 30600, 30601, 36881, 36882, 36883, 36884 und Kapitel 13.3.1, 13.3.2, 13.3.3, 13.3.4, 13.3.6, 13.3.7, 13.3.8

Aufwand in Min.	**Kalkulationszeit:** 5 **Prüfzeit:** 4 **Eignung d. Prüfzeit:** Tages- und Quartalsprofil
GOÄ	entsprechend oder ähnlich: Nr. 696
Kommentar:	Auch wenn in einer Sitzung mehrere Polypen entfernt werden, kann der Zuschlag nur einmal abgerechnet werden.

13.3 Schwerpunktorientierte internistische Versorgung

13.3.1 Angiologische Gebührenordnungspositionen

1. Die Gebührenordnungspositionen des Abschnitts III.b-13.3.1 können – unter Berücksichtigung von I-1.3 der Allgemeinen Bestimmungen – nur von Fachärzten für Innere Medizin mit Schwerpunkt Angiologie berechnet werden.

Kommentar:

Auf einen Blick: Inhalte des Kapitels 13.3 und Angabe der berechnenden Arztgruppen

13.3.1 Angiologische Gebührenordnungspositionen
Diese Leisungen können nur von Fachärzten für Innere Medizin mit Schwerpunkt Angiologie berechnet werden.

13.3.2 Endokrinologische Gebührenordnungspositionen
Diese Leisungen können nur von Fachärzten für Innere Medizin mit Schwerpunkt Endokrinologie berechnet werden.

13.3.3 Gastroenterologische Gebührenordnungspositionen
Diese Leisungen können nur von Fachärzten für Innere Medizin mit Schwerpunkt Gastroenterologie berechnet werden.

13.3.4 Hämato-/Onkologische Gebührenordnungspositionen
Diese Leisungen können nur von Fachärzten für Innere Medizin mit Schwerpunkt Hämatologie und Internistische Onkologie berechnet werden.

13.3.5 Kardiologische Gebührenordnungspositionen
Diese Leisungen können nur von Fachärzten für Innere Medizin mit Schwerpunkt Kardiologie berechnet werden.

13.3.6 Gebührenordnungspositionen der Nephrologie und Dialyse
Diese Leistungen können nur von Fachärzten für Innere Medizin mit Schwerpunkt Nephrologie und/oder Vertragsärzten, die über eine Genehmigung zur Durchführung von Blutreinigungsverfahren gemäß § 135 Abs. 2 SGB V verfügen, berechnet werden.

13.3.7 Pneumologische Gebührenordnungspositionen
Diese Leistungen können nur von Fachärzten für Innere Medizin mit Schwerpunkt Pneumologie und Lungenfachärzten berechnet werden.

13.3.8 Gebührenordnungspositionen der Rheumatologie
Diese Leisungen können nur von Fachärzten für Innere Medizin mit Schwerpunkt Rheumatologie berechnet werden.

In den jeweiligen Kapiteln wird zusätzlich auch beschrieben, welche Vertragsärzte einzelne Leistungen nach Genehmigung durch die KV berechnen dürfen.

Leistungen der Abschnitte 13.3.3 bis 13.3.8 sind auch Kinder- und Jugendärzten mit den entsprechenden Schwerpunkten gestattet.

Nach den Allgemeinen Bestimmungen (s. Absätze 5.1 und 6.2) wird seit Jahren ermöglicht, dass bei entsprechender Behandlung des Patienten an sich unverträgliche Leistungen aus verschiedenen internistischen Schwerpunkten (Abschnitt 13.3) doch nebeneinander berechnet werden können.

Wezel/Liebold informiert in seinem Kommentar:

... „Dies ist für einen Arzt, der in mehreren Schwerpunkten tätig wird, mit einem Abschlag von 10 % sowohl an der Punktzahl als auch an der Prüfzeit verbunden. Dies gilt seit dem 1. Oktober 2012 auch für die Nebeneinanderberechnung mit schwerpunktorientierten pädiatrischen Leistungen der Abschnitte 4.4 und 4.5. Solche Leistungen sind ggf. zu kennzeichnen (Hinweise der regionalen KV beachten)..."

Grundpauschale
Obligater Leistungsinhalt
- Persönlicher Arzt-Patienten-Kontakt und/oder Arzt-Patienten-Kontakt im Rahmen einer Videosprechstunde gemäß Anlage 31b zum BMV-Ä,

Fakultativer Leistungsinhalt
*   Weitere persönliche oder andere Arzt-Patienten-Kontakte gemäß I-4.3.1 der Allgemeinen Bestimmungen,
*   Ärztlicher Bericht entsprechend der Gebührenordnungsposition 01600,
*   Individueller Arztbrief entsprechend der Gebührenordnungsposition 01601,
*   In Anhang VI-1 aufgeführte Leistungen,

Abrechnungsbestimmung einmal im Behandlungsfall

13290   für Versicherte bis zum vollendeten 5. Lebensjahr   **195**
              Abrechnungsausschluss   22,41
              in derselben Sitzung 01436
              im Behandlungsfall 01600, 01601, 13210, 13211, 13212, 13390, 13391, 13392, 13401,
              13410, 13411, 13412, 13424, 13430, 13431, 13435, 13437, 13438, 13439, 13540, 13541,
              13542, 13545, 13550, 13551, 13560, 13561, 13622, 36881 und Kapitel 13.3.2, 13.3.4,
              13.3.6, 13.3.7, 13.3.8

Aufwand in Min. **Kalkulationszeit:** 15   **Prüfzeit:** 12   **Eignung d. Prüfzeit:** Nur Quartalsprofil
GOÄ   entsprechend oder ähnlich: Leistungskomplex in der GOÄ nicht vorhanden. Abrechnung
                 der einzelnen erbrachten GOÄ-Leistung(en).
Kommentar: Die Grundpauschale ist beim ersten kurativ-ambulanten persönlichen Arzt-Patienten-
                 Kontakt im Behandlungsfall berechnungsfähig. Bei dem internistischen fachärztlichen
                 Versorgungsbereich wurden in den einzelnen Bereichen Grundpauschalen neu eingeführt.
                 Ein persönlicher Arzt-Patienten-Kontakt setzt die räumliche und zeitgleiche Anwesenheit
                 des Arztes und des Patienten und eine direkte Interaktion (z.B. Gespräch) voraus. Bei
                 einem ausschließlich telefonischen Kontakt, ist die Grundpauschale nicht abrechenbar.
                 Die Pauschale ist nur einmal im Behandlungsfall bzw. bei arztgruppenübergreifender
                 Behandlung nur einmal im Arztfall berechenbar.
                 In dieser Pauschale sind die Leistungen des EBM, die im **Anhang 1 (Verzeichnis der
                 nicht gesondert abrechnungsfähigen und in Komplexen enthaltenen Leistungen ...)**
                 enthalten sind, integriert und damit auch als Kassenleistungen honoriert und können nicht
                 mehr gesondert abgerechnet werden, es sei denn, sie finden sich in den arztgruppenspe-
                 zifischen Kapiteln ausdrücklich als abrechnungsfähige Leistung angegeben.
                 Es ist einem Vertragsarzt nicht gestattet, die in der Anlage 1 aufgeführten Leistungen einem
                 GKV-Versicherten als Individuelle Gesundheitsleistung (IGeL) anzubieten und privat nach
                 GOÄ als IGeL-Leistung abzurechnen.
                 Wird in demselben Quartal eine kurativ-ambulante und eine kurativ-stationäre (belegärzt-
                 liche Behandlung) durchgeführt, ist die Grundpauschale je einmal berechnungsfähig. Es
                 ist aber von der Punktzahl der zweiten zur Abrechnung kommenden Grundpauschale ein
                 Abschlag von 50 % vorzunehmen.
Aufwand in Min. **Kalkulationszeit:** 15   **Prüfzeit:** 12   **Eignung d. Prüfzeit:** Keine Eignung

13291   für Versicherte ab Beginn des 6. bis zum vollendeten 59. Lebensjahr   **206**
              Abrechnungsbestimmung Siehe Nr. 13290.   23,67

Aufwand in Min. **Kalkulationszeit:** 16   **Prüfzeit:** 13   **Eignung d. Prüfzeit:** Nur Quartalsprofil
GOÄ   entsprechend oder ähnlich: Leistungskomplex in der GOÄ nicht vorhanden. Abrechnung
                 der einzelnen erbrachten GOÄ-Leistung(en).

13292   für Versicherte ab Beginn des 60. Lebensjahres   **211**
              Abrechnungsbestimmung Siehe Nr. 13290.   24,25

Aufwand in Min. **Kalkulationszeit:** 16   **Prüfzeit:** 13   **Eignung d. Prüfzeit:** Nur Quartalsprofil
GOÄ   entsprechend oder ähnlich: Leistungskomplex in der GOÄ nicht vorhanden. Abrechnung
                 der einzelnen erbrachten GOÄ-Leistung(en).

13294   Zuschlag zu den Gebührenordnungspositionen 13290 bis 13292 für die   **41**
angiologisch-internistische Grundversorgung   4,71

Abrechnungsbestimmung einmal im Behandlungsfall

Anmerkung Der Zuschlag nach der Gebührenordnungsposition 13294 kann nur in Behandlungsfällen abgerechnet werden, in denen ausschließlich die Gebührenordnungspositionen 01444, 01450, 01640 bis 01642, 01647, 01648, 01670 bis 01672, 01940, 13290 bis 13292, 13295 bis 13298 und/oder 32001 berechnet werden.

Aufwand in Min.   **Kalkulationszeit:** KA   **Prüfzeit:** ./.   **Eignung d. Prüfzeit:** Keine Eignung

13295   Hygienezuschlag zu den Gebührenordnungspositionen 13290 bis 13292   **2**
   0,23

Abrechnungsbestimmung einmal im Behandlungsfall

Anmerkung Die Gebührenordnungsposition 13295 wird durch die zuständige Kassenärztliche Vereinigung zugesetzt.

Berichtspflicht Nein

Aufwand in Min.   **Kalkulationszeit:** KA   **Prüfzeit:** ./.   **Eignung d. Prüfzeit:** Keine Eignung

13296   Zuschlag zu der Gebührenordnungsposition 13294   **11**
   1,26

Abrechnungsbestimmung einmal im Behandlungsfall

Anmerkung Die Gebührenordnungsposition 13296 wird durch die zuständige Kassenärztliche Vereinigung zugesetzt.

Aufwand in Min.   **Kalkulationszeit:** KA   **Prüfzeit:** ./.   **Eignung d. Prüfzeit:** Keine Eignung

13297   Zuschlag zu den Gebührenordnungspositionen 13290 bis 13292   **2**
   0,23

Abrechnungsbestimmung einmal im Behandlungsfall

Anmerkung Die Gebührenordnungsposition 13297 wird durch die zuständige Kassenärztliche Vereinigung zugesetzt.

Abrechnungsausschluss im Behandlungsfall 01630

Berichtspflicht Nein

Aufwand in Min.   **Kalkulationszeit:** KA   **Prüfzeit:** ./.   **Eignung d. Prüfzeit:** Keine Eignung

13298   Zuschlag zu den Gebührenordnungspositionen 13290 bis 13292 für die Behandlung aufgrund einer TSS-Vermittlung gemäß Allgemeiner Bestimmung 4.3.10.1 oder 4.3.10.2,

Abrechnungsbestimmung einmal im Arztgruppenfall

Anmerkung Die Gebührenordnungsposition 13298 kann durch die zuständige Kassenärztliche Vereinigung zugesetzt werden.

Abrechnungsausschluss im Arztgruppenfall 01710

Kommentar: Siehe unter EBM Nr. 03008

13300*   Zusatzpauschale Angiologie   **535**
   61,48

Obligater Leistungsinhalt
- Sonographische Untersuchung(en) der extrakraniellen hirnversorgenden Gefäße mittels Duplex-Verfahren von mindestens 6 Gefäßabschnitten (Nr. 33070) und/oder
- Sonographische Untersuchung(en) der intrakraniellen hirnversorgenden Gefäße mittels Duplex-Verfahren (Nr. 33071) und/oder
- Sonographische Untersuchung(en) der extremitätenver- und/oder entsorgenden Gefäße mittels Duplex-Verfahren (Nr. 33072) und/oder
- Sonographische Untersuchung(en) der abdominellen und/oder retroperitonealen Gefäße oder des Mediastinums mittels Duplex-Verfahren (Nr. 33073),
- Farbcodierte Untersuchung(en) (Nr. 33075),

Fakultativer Leistungsinhalt
- Sonographische Untersuchung(en) extrakranieller hirnversorgender Gefäße und der Periorbitalarterien mittels CW-Doppler-Verfahren an mindestens 12 Ableitungsstellen (Nr. 33060),

- Sonographische Untersuchung(en) der extremitätenver- und entsorgenden Gefäße mittels CW-Doppler-Verfahren an mindestens 3 Ableitungsstellen (Nr. 33061),
- Sonographische Untersuchung(en) der Venen einer Extremität mittels B-Mode-Verfahren von mindestens 8 Beschallungsstellen (Nr. 33076),
- Kontrastmitteleinbringung(en),
- Verschlussplethysmographische Untersuchung(en) in Ruhe, mit reaktiver Hyperämie,
- Photoplethysmographie(n),
- Kapilarmikroskopische Untersuchung(en) mit Bilddokumentation, Funktionstest(en),
- Blutige Venendruckmessung(en) in Ruhe, mit Belastung und graphischer Registrierung,

Abrechnungsbestimmung einmal im Behandlungsfall

Anmerkung Die Berechnung der Gebührenordnungsposition 13300 setzt eine Genehmigung der Kassenärztlichen Vereinigung nach der Ultraschallvereinbarung gemäß § 135 Abs. 2 SGB V voraus.
Entgegen Nr. I-4.3.2 der Allgemeinen Bestimmungen kann die Gebührenordnungsposition 13300 auch dann berechnet werden, wenn die Arztpraxis nicht über die Möglichkeit zur Erbringung von verschlussplethysmographischen bzw. photoplethysmographischen, kapillarmikroskopischen sowie blutigen phlebodynamometrischen Untersuchungen oder der Leistung entsprechend der Gebührenordnungsposition 33071 verfügt.
Entgegen Nr. I-2.1.3 der Allgemeinen Bestimmungen kann in schwerpunktübergreifenden Berufsausübungsgemeinschaften und in Medizinischen Versorgungszentren die Gebührenordnungsposition 13300 neben der Gebührenordnungsposition 13550 berechnet werden.

Abrechnungsausschluss im Behandlungsfall 30500, 33060, 33061, 33063, 33070, 33071, 33072, 33073, 33075, 33076 und Kapitel 13.2.1, 13.2.2, 13.3.2, 13.3.3, 13.3.4, 13.3.5, 13.3.6, 13.3.7, 13.3.8

Bericht: Berichtspflicht – Übermittlung der Behandlungsdaten siehe Allg. Bestimmungen 2.1.4 Berichtspflicht

Aufwand in Min. **Kalkulationszeit:** 29 **Prüfzeit:** 26 **Eignung d. Prüfzeit:** Nur Quartalsprofil

GOÄ entsprechend oder ähnlich: Leistung in der GOÄ nicht vorhanden. Abrechnung der einzelnen erbrachten GOÄ-Leistung(en).

Kommentar: Die Leistung nach Nr. 13300 ist im Behandlungsfall = Quartalsfall nicht neben anderen allgemein internistischen Leistungen, speziellen Leistungen des Kapitels 33 (Ultraschalldiagnostik) sowie Leistungen aus dem Bereich 13.3 abrechnungsfähig.

13301* Laufband-Ergometrie im Zusammenhang mit der Gebührenordnungsposition 13300 **61**
7,01
Obligater Leistungsinhalt
- Laufband-Ergometrie zur Objektivierung der Gehfähigkeit unter fortlaufender Monitorkontrolle

Fakultativer Leistungsinhalt
- Bestimmung des Dopplerdruckindex nach Belastung,
- Kaltluftprovokation

Abrechnungsausschluss im Behandlungsfall 13210, 13211, 13212, 13622 und Kapitel 13.2.2, 13.3.2, 13.3.3, 13.3.4, 13.3.5, 13.3.6, 13.3.7, 13.3.8

Aufwand in Min. **Kalkulationszeit:** 1 **Prüfzeit:** 1 **Eignung d. Prüfzeit:** Tages- und Quartalsprofil

GOÄ entsprechend oder ähnlich: Nr. A 796

13310* Zusatzpauschale intermittierende fibrinolytische Therapie und/oder Prostanoid- **235**
Therapie im fortgeschrittenen Stadium (ab Stadium IIb) der peripheren arteriellen **27,01**
Verschlusskrankheit nach Fontaine

Obligater Leistungsinhalt
- Intermittierende fibrinolytische Therapie im fortgeschrittenen Stadium (ab Stadium IIb) der peripheren arteriellen Verschlusskrankheit nach Fontaine
und/oder
- Prostanoid-Therapie im fortgeschrittenen Stadium (ab Stadium IIb) der peripheren arteriellen Verschlusskrankheit nach Fontaine

Fakultativer Leistungsinhalt
- Nachbetreuung von mindestens 60 Minuten Dauer,
- EKG-Monitoring

Abrechnungsausschluss
in derselben Sitzung 01530, 02100, 02101
am Behandlungstag 01531
im Behandlungsfall 01520, 01521, 13210, 13211, 13212, 36881, 36882 und Kapitel 13.2.2,
13.3.2, 13.3.3, 13.3.4, 13.3.5, 13.3.6, 13.3.7, 13.3.8

Aufwand in Min.	**Kalkulationszeit: 4 Prüfzeit: 4 Eignung d. Prüfzeit:** Tages- und Quartalsprofil
GOÄ	entsprechend oder ähnlich: Analoger Ansatz entsprechend GOÄ § 6 (2*) der Nrn. 275, 276
Kommentar:	Die Leistung nach Nr. 13310 ist im Behandlungsfall = Quartalsfall nicht neben anderen allgemein internistischen Leistungen, sowie Leistungen aus dem Bereich 13.3 abrechnungsfähig. Die Leistung dürfen auch Chirurgen abrechnen.

13311* Systemische fibrinolytische Therapie arterieller oder venöser Thrombosen bei   **82**
belegärztlicher Behandlung   9,42

Obligater Leistungsinhalt
- Systemische Fibrinolyse arterieller oder venöser Thrombosen bei belegärztlicher Behandlung

Fakultativer Leistungsinhalt
- Nachbetreuung von mindestens 60 Minuten Dauer,
- EKG-Monitoring

Abrechnungsausschluss
in derselben Sitzung 02100, 02101, 02330, 02331
im Behandlungsfall 01520, 01521, 01530, 01531, 13210, 13211, 13212, 36881, 36882 und
Kapitel 13.2.2, 13.3.2, 13.3.3, 13.3.4, 13.3.5, 13.3.6, 13.3.7, 13.3.8

Aufwand in Min.	**Kalkulationszeit: 5 Prüfzeit: 5 Eignung d. Prüfzeit:** Tages- und Quartalsprofil
GOÄ	entsprechend oder ähnlich: Leistung in der GOÄ nicht vorhanden. Abrechnung der einzelnen erbrachten GOÄ-Leistung(en) z.B. analog Nrn. 272, 274, 277
Kommentar:	Diese Leistung kann nur im Rahmen belegärztlicher Tätigkeit berechnet werden. Die Leistung nach Nr. 13311 ist im Behandlungsfall = Quartalsfall nicht neben anderen allgemein internistischen Leistungen, sowie Leistungen aus dem Bereich 13.3 abrechnungsfähig.

13.3.2 Endokrinologische Gebührenordnungspositionen

1. Die Gebührenordnungspositionen des Abschnitts III.b-13.3.2 können – unter Berücksichtigung von I-1.3 der Allgemeinen Bestimmungen – nur von Fachärzten für Innere Medizin mit Schwerpunkt Endokrinologie berechnet werden.

Kommentar:

Alle Leistungen dieses Abschnitts können grundsätzlich nur von Fachärzten für Innere Medizin mit Schwerpunkt Endokrinologie abgerechnet werden. Nach Abschnitt 1.3. der Allgemeinen Bestimmungen ist Voraussetzung das Führen der Bezeichnung, die darauf basierende Zulassung und/oder die Erfüllung der Kriterien.

Grundpauschale
Obligater Leistungsinhalt
- Persönlicher Arzt-Patienten-Kontakt und/oder Arzt-Patienten-Kontakt im Rahmen einer Videosprechstunde gemäß Anlage 31b zum BMV-Ä,

Fakultativer Leistungsinhalt
- Weitere persönliche oder andere Arzt-Patienten-Kontakte gemäß I-4.3.1 der Allgemeinen Bestimmungen,
- Ärztlicher Bericht entsprechend der Gebührenordnungsposition 01600,
- Individueller Arztbrief entsprechend der Gebührenordnungsposition 01601,
- In Anhang VI-1 aufgeführte Leistungen,

Abrechnungsbestimmung einmal im Behandlungsfall

13340   **für Versicherte bis zum vollendeten 5. Lebensjahr**   **170**
                                                                                  19,54
Abrechnungsbestimmung einmal im Behandlungsfall

Abrechnungsausschluss
in derselben Sitzung 01436
im Behandlungsfall 01600, 01601, 13210, 13211, 13212, 13390, 13391, 13392, 13401,
13410, 13411, 13412, 13424, 13430, 13431, 13435, 13437, 13438, 13439, 13540,
13541, 13542, 13545, 13550, 13551, 13560, 13561, 13622, 36881, 36882, 36883 und
Kapitel 13.3.1, 13.3.4, 13.3.6, 13.3.7, 13.3.8

Aufwand in Min. **Kalkulationszeit:** 13   **Prüfzeit:** 11   **Eignung d. Prüfzeit:** Nur Quartalsprofil

GOÄ   entsprechend oder ähnlich: Leistungskomplex in der GOÄ nicht vorhanden. Abrechnung
            der einzelnen erbrachten GOÄ-Leistung(en).

Kommentar: Die Grundpauschale ist beim ersten kurativ-ambulanten persönlichen Arzt-Patienten-
            Kontakt im Behandlungsfall berechnungsfähig. Bei dem internistischen fachärztlichen
            Versorgungsbereich wurden in den einzelnen Bereichen Grundpauschalen neu eingeführt.
            Ein persönlicher Arzt-Patienten-Kontakt setzt die räumliche und zeitgleiche Anwesenheit
            des Arztes und des Patienten und eine direkte Interaktion (z.B. Gespräch) voraus. Bei
            einem ausschließlich telefonischen Kontakt, ist die Grundpauschale nicht abrechenbar.
            Die Pauschale ist nur einmal im Behandlungsfall bzw. bei arztgruppenübergreifender
            Behandlung nur einmal im Arztfall berechenbar.
            In dieser Pauschale sind die Leistungen des EBM, die im **Anhang 1 (Verzeichnis der
            nicht gesondert abrechnungsfähigen und in Komplexen enthaltenen Leistungen ...)**
            enthalten sind, integriert und damit auch als Kassenleistungen honoriert und können nicht
            mehr gesondert abgerechnet werden, es sei denn, sie finden sich in den arztgruppenspe-
            zifischen Kapiteln ausdrücklich als abrechnungsfähige Leistung angegeben.
            Es ist einem Vertragsarzt nicht gestattet, die in der Anlage 1 aufgeführten Leistungen einem
            GKV-Versicherten als Individuelle Gesundheitsleistung (IGeL) anzubieten und privat nach
            GOÄ als IGeL-Leistung abzurechnen.
            Wird in demselben Quartal eine kurativ-ambulante und eine kurativ-stationäre (belegärzt-
            liche Behandlung) durchgeführt, ist die Grundpauschale je einmal berechnungsfähig. Es
            ist aber von der Punktzahl der zweiten zur Abrechnung kommenden Grundpauschale ein
            Abschlag von 50 % vorzunehmen.

13341   für Versicherte ab Beginn des 6. bis zum vollendeten 59. Lebensjahr   **213**
                                                                                  24,48
Abrechnungsbestimmung Siehe Nr. 13340.

Aufwand in Min. **Kalkulationszeit:** 16   **Prüfzeit:** 13   **Eignung d. Prüfzeit:** Nur Quartalsprofil

GOÄ   entsprechend oder ähnlich: Leistungskomplex in der GOÄ nicht vorhanden. Abrechnung
            der einzelnen erbrachten GOÄ-Leistung(en).

13342   für Versicherte ab Beginn des 60. Lebensjahres   **207**
                                                                                  23,79
Abrechnungsbestimmung Siehe Nr. 13340.

Aufwand in Min. **Kalkulationszeit:** 16   **Prüfzeit:** 13   **Eignung d. Prüfzeit:** Nur Quartalsprofil

GOÄ   entsprechend oder ähnlich: Leistungskomplex in der GOÄ nicht vorhanden. Abrechnung
            der einzelnen erbrachten GOÄ-Leistung(en).

13344   Zuschlag zu den Gebührenordnungspositionen 13340 bis 13342 für die   **41**
            endokrinologisch-internistische Grundversorgung   4,71

Abrechnungsbestimmung einmal im Behandlungsfall

Anmerkung Der Zuschlag nach der Gebührenordnungsposition 13344 kann nur in
Behandlungsfällen abgerechnet werden, in denen ausschließlich die Gebührenordnungspositionen 01444, 01450, 01640 bis 01642, 01647, 01648, 01670 bis 01672, 01940, 13340
bis 13342, 13345 bis 13348 und/oder 32001 berechnet werden.

Aufwand in Min. **Kalkulationszeit:** KA   **Prüfzeit:** ./.   **Eignung d. Prüfzeit:** Keine Eignung

13345 Hygienezuschlag zu den Gebührenordnungspositionen 13340 bis 13342 **2**
0,23

Abrechnungsbestimmung einmal im Behandlungsfall

Anmerkung Die Gebührenordnungsposition 13345 wird durch die zuständige Kassenärztliche Vereinigung zugesetzt.

Berichtspflicht Nein

Aufwand in Min. **Kalkulationszeit:** KA **Prüfzeit:** ./. **Eignung d. Prüfzeit:** Keine Eignung

13346 Zuschlag zu der Gebührenordnungsposition 13344 **11**
1,26

Abrechnungsbestimmung einmal im Behandlungsfall

Anmerkung Die Gebührenordnungsposition „13346" wird durch die zuständige Kassenärztliche Vereinigung zugesetzt.

Aufwand in Min. **Kalkulationszeit:** KA **Prüfzeit:** ./. **Eignung d. Prüfzeit:** Keine Eignung

13347 Zuschlag zu den Gebührenordnungspositionen 13340 bis 13342 **3**
0,34

Abrechnungsbestimmung einmal im Behandlungsfall

Anmerkung Die Gebührenordnungsposition 13347 wird durch die zuständige Kassenärztliche Vereinigung zugesetzt.

Abrechnungsausschluss im Behandlungsfall 01630

Berichtspflicht Nein

Aufwand in Min. **Kalkulationszeit:** KA **Prüfzeit:** ./. **Eignung d. Prüfzeit:** Keine Eignung

13348 Zuschlag zu den Gebührenordnungspositionen 13340 bis 13342 für die Behandlung aufgrund einer TSS-Vermittlung und/oder Vermittlung durch den Hausarzt gemäß Allgemeiner Bestimmung 4.3.10.1, 4.3.10.2 oder 4.3.10.3

Honorar wird von der jeweiligen KV zugesetzt

Abrechnungsbestimmung einmal im Arztgruppenfall

Anmerkung Die Gebührenordnungsposition 13348 kann durch die zuständige Kassenärztliche Vereinigung zugesetzt werden.

Abrechnungsausschluss im Arztgruppenfall 01710

Berichtspflicht Nein

Kommentar Siehe unter EBM Nr. 03008

13350* Zusatzpauschale Diagnostik und Behandlung eines Patienten mit morphologischen **139** Veränderungen einer Hormondrüse und/oder mit einer laboratoriumsmedizinisch 15,97 gesicherten Hormonüber- oder -unterfunktion

Obligater Leistungsinhalt
* Diagnostik und Behandlung eines Patienten mit morphologischen Veränderungen einer Hormondrüse und/oder mit einer laboratoriumsmedizinisch gesicherten Hormonüber- oder -unterfunktion,
* Einleitung, ggf. Durchführung und Verlaufskontrolle einer medikamentösen oder operativen Therapie bzw. Strahlentherapie,

Fakultativer Leistungsinhalt
* Einleitung einer endokrinologischen Stufendiagnostik (z.B. Durstversuch, Metopirontest, Insulinhypoglykämietest, Releasing-Hormon-Test),
* Einbeziehung der Bezugsperson(en),

Abrechnungsbestimmung einmal im Behandlungsfall

Abrechnungsausschluss im Behandlungsfall 13210, 13211, 13212, 13622 und Kapitel 13.2.2, 13.3.1, 13.3.3, 13.3.4, 13.3.5, 13.3.6, 13.3.7, 13.3.8, 36.6.3

Bericht: Berichtspflicht – Übermittlung der Behandlungsdaten siehe Allg. Bestimmungen 2.1.4 Berichtspflicht

Aufwand in Min. **Kalkulationszeit:** 10 **Prüfzeit:** 9 **Eignung d. Prüfzeit:** Nur Quartalsprofil

EBM-Nr.	EBM-Punkte / Euro

GOÄ entsprechend oder ähnlich: Leistung in der GOÄ nicht vorhanden. Abrechnung der einzelnen erbrachten GOÄ-Leistung(en)

13360 Anleitung zur Selbstanwendung eines Real-Time- Messgerätes zur kontinuierli- **72** chen interstitiellen Glukosemessung (rtCGM) **8,27**

Obligater Leistungsinhalt

*   Anleitung eines Patienten und/oder einer Bezugsperson zur Selbstanwendung eines rtCGM gemäß § 3 Nr. 3 der Nr. 20 der Anlage I „Anerkannte Untersuchungs- oder Behandlungsmethoden" der Richtlinie Methoden vertragsärztliche Versorgung des Gemeinsamen Bundesausschusses von mindestens 10 Minuten Dauer,

Abrechnungsbestimmung je vollendete 10 Minuten

Anmerkung Die Gebührenordnungsposition 13360 ist höchstens 10-mal im Krankheitsfall berechnungsfähig.

Aufwand in Min. **Kalkulationszeit:** KA **Prüfzeit:** 2 **Eignung d. Prüfzeit:** Tages- und Quartalsprofil

Kommentar Siehe. Kommentar zur Nr. 03355.

13.3.3 Gastroenterologische Gebührenordnungspositionen

1. Die Gebührenordnungspositionen des Abschnitts III.b-13.3.3 können – unter Berücksichtigung von I-1.3 der Allgemeinen Bestimmungen – nur von Fachärzten für Innere Medizin mit Schwerpunkt Gastroenterologie berechnet werden.

2. Die Gebührenordnungspositionen 13421 bis 13423 können darüber hinaus von allen in der Präambel III.b-13.1 unter 1. aufgeführten Vertragsärzten nach Genehmigung durch die Kassenärztliche Vereinigung berechnet werden. Die Gebührenordnungspositionen 13400 und 13402 können von allen in der Präambel III.b-13.1 unter 1. aufgeführten Vertragsärzten berechnet werden.

3. Die Gebührenordnungsposition 13439 kann darüber hinaus von Fachärzten für Innere Medizin mit der Schwerpunktbezeichnung „Nephrologie" berechnet werden.

Kommentar:

Alle Leistungen dieses Abschnitts können grundsätzlich nur von Fachärzten für Innere Medizin mit Schwerpunkt Gastroenterologie abgerechnet werden. Nach Abschnitt 1.3. der Allgemeinen Bestimmungen ist Voraussetzung das Führen der Bezeichnung, die darauf basierende Zulassung und/oder die Erfüllung der Kriterien.

Darüber hinaus können

*   die Leistungen nach den Nrn. 13421 bis 13423 von allen Fachärzten für Innere Medizin, die nicht an der hausärztlichen Versorgung teilnehmen und eine entsprechende Genehmigung der Kassenärztlichen Vereinigung haben,
*   die Leistungen nach Nrn. 13400 und 13402 von allen Fachärzten für Innere Medizin, die nicht an der hausärztlichen Versorgung teilnehmen,
*   die Leistung nach der Nr. 13439 (Zusatzpauschale: Bauchspeicheldrüsen oder Nieren-Bauchspei-cheldrüsen-Transplantatträger) von Fachärzten für Innere Medizin mit der Schwerpunktbezeichnung „Nephrologie" abgerechnet werden.

Grundpauschale

Obligater Leistungsinhalt

*   Persönlicher Arzt-Patienten-Kontakt und/oder Arzt-Patienten-Kontakt im Rahmen einer Videosprechstunde gemäß Anlage 31b zum BMV-Ä,

Fakultativer Leistungsinhalt

*   Weitere persönliche oder andere Arzt-Patienten-Kontakte gemäß I-4.3.1 der Allgemeinen Bestimmungen,
*   Ärztlicher Bericht entsprechend der Gebührenordnungsposition 01600,
*   Individueller Arztbrief entsprechend der Gebührenordnungsposition 01601,
*   In Anhang VI-1 aufgeführte Leistungen,

Abrechnungsbestimmung einmal im Behandlungsfall

13390 für Versicherte bis zum vollendeten 5. Lebensjahr **113**
12,99

Abrechnungsbestimmung einmal im Behandlungsfall

Abrechnungsausschluss
in derselben Sitzung 01436
im Behandlungsfall 01600, 01601, 13210, 13211, 13212, 13540, 13541, 13542, 13545, 13550, 13551, 13560, 13561, 13622, 36881, 36882, 36883 und Kapitel 13.3.1, 13.3.2, 13.3.4, 13.3.6, 13.3.7, 13.3.8

Aufwand in Min. **Kalkulationszeit:** 8 **Prüfzeit:** 7 **Eignung d. Prüfzeit:** Nur Quartalsprofil

GOÄ entsprechend oder ähnlich: Leistungskomplex in der GOÄ nicht vorhanden. Abrechnung der einzelnen erbrachten GOÄ-Leistung(en).

Kommentar: Die Grundpauschale ist beim ersten kurativ-ambulanten persönlichen Arzt-Patienten-Kontakt im Behandlungsfall berechnungsfähig. Ein persönlicher Arzt-Patienten-Kontakt setzt die räumliche und zeitgleiche Anwesenheit des Arztes und des Patienten und eine direkte Interaktion (z.B. Gespräch) voraus. Bei einem ausschließlich telefonischen Kontakt, ist die Grundpauschale nicht abrechenbar.

Die Pauschale ist nur einmal im Behandlungsfall bzw. bei arztgruppenübergreifender Behandlung nur einmal im Arztfall berechenbar.

In dieser Pauschale sind die Leistungen des EBM, die im **Anhang 1 (Verzeichnis der nicht gesondert abrechnungsfähigen und in Komplexen enthaltenen Leistungen ...)** enthalten sind, integriert und damit auch als Kassenleistungen honoriert und können nicht mehr gesondert abgerechnet werden, es sei denn, sie finden sich in den arztgruppenspezifischen Kapiteln ausdrücklich als abrechnungsfähige Leistung angegeben.

Es ist einem Vertragsarzt nicht gestattet, die in der Anlage 1 aufgeführten Leistungen einem GKV-Versicherten als Individuelle Gesundheitsleistung (IGeL) anzubieten und privat nach GOÄ als IGeL-Leistung abzurechnen.

Wird in demselben Quartal eine kurativ-ambulante und eine kurativ-stationäre (belegärztliche Behandlung) durchgeführt, ist die Grundpauschale je einmal berechnungsfähig. Es ist aber von der Punktzahl der zweiten zur Abrechnung kommenden Grundpauschale ein Abschlag von 50 % vorzunehmen.

13391 für Versicherte ab Beginn des 6. bis zum vollendeten 59. Lebensjahr **169**
19,42

Abrechnungsbestimmung Siehe Nr. 13390.

Aufwand in Min. **Kalkulationszeit:** 13 **Prüfzeit:** 10 **Eignung d. Prüfzeit:** Nur Quartalsprofil

GOÄ entsprechend oder ähnlich: Leistungskomplex in der GOÄ nicht vorhanden. Abrechnung der einzelnen erbrachten GOÄ-Leistung(en).

13392 für Versicherte ab Beginn des 60. Lebensjahres **177**
20,34

Abrechnungsbestimmung Siehe Nr. 13390.

Aufwand in Min. **Kalkulationszeit:** 13 **Prüfzeit:** 11 **Eignung d. Prüfzeit:** Nur Quartalsprofil

GOÄ entsprechend oder ähnlich: Leistungskomplex in der GOÄ nicht vorhanden. Abrechnung der einzelnen erbrachten GOÄ-Leistung(en).

13394 Zuschlag zu den Gebührenordnungspositionen 13390 bis 13392 für die **41**
gastroenterologisch-internistische Grundversorgung 4,71

Abrechnungsbestimmung einmal im Behandlungsfall

Anmerkung Der Zuschlag nach der Gebührenordnungsposition 13394 kann nur in Behandlungsfällen abgerechnet werden, in denen ausschließlich die Gebührenordnungspositionen 01444, 01450, 01640 bis 01642, 01647, 01648, 01670 bis 01672, 01940, 13390 bis 13392, 13395 bis 13398 und/oder 32001 berechnet werden.

Aufwand in Min. **Kalkulationszeit:** KA **Prüfzeit:** ./. **Eignung d. Prüfzeit:** Keine Eignung

Kommentar: Siehe Kommentar zu Nr. 13220.

13395 Hygienezuschlag zu den Gebührenordnungspositionen 13390 bis 13392 **2**
0,23

Abrechnungsbestimmung einmal im Behandlungsfall

Anmerkung Die Gebührenordnungsposition 13395 wird durch die zuständige Kassenärztliche Vereinigung zugesetzt.

Berichtspflicht Nein

Aufwand in Min. **Kalkulationszeit:** KA **Prüfzeit:** ./. **Eignung d. Prüfzeit:** Keine Eignung

13396 Zuschlag zu der Gebührenordnungsposition 13394   **11**
     1,26

Abrechnungsbestimmung einmal im Behandlungsfall

Anmerkung Die Gebührenordnungsposition 13396 wird durch die zuständige Kassenärztliche Vereinigung zugesetzt.

Aufwand in Min. **Kalkulationszeit:** KA **Prüfzeit:** ./. **Eignung d. Prüfzeit:** Keine Eignung

13397 Zuschlag zu den Gebührenordnungspositionen 13390 bis 13392   **2**
     0,23

Abrechnungsbestimmung einmal im Behandlungsfall

Anmerkung Die Gebührenordnungsposition 13397 wird durch die zuständige Kassenärztliche Vereinigung zugesetzt.

Abrechnungsausschluss im Behandlungsfall 01630

Berichtspflicht Nein

Aufwand in Min. **Kalkulationszeit:** KA **Prüfzeit:** ./. **Eignung d. Prüfzeit:** Keine Eignung

13398 Zuschlag zu den Gebührenordnungspositionen 13390 bis 13392 für die Behandlung aufgrund einer TSS-Vermittlung und/oder Vermittlung durch den Hausarzt gemäß Allgemeiner Bestimmung 4.3.10.1, 4.3.10.2 oder 4.3.10.3

Abrechnungsbestimmung einmal im Arztgruppenfall

Abrechnungsausschluss im Arztgruppenfall 01710

Anmerkung Die Gebührenordnungsposition 13398 kann durch die zuständige Kassenärztliche Vereinigung zugesetzt werden.

Kommentar: Siehe unter EBM Nr. 03008

13400* Zusatzpauschale Ösophago-Gastroduodenoskopie   **878**
     100,90

Obligater Leistungsinhalt
- Ösophagoskopie und/oder
- Ösophagogastroskopie und/oder
- Ösophagogastroduodenoskopie,
- Patientenaufklärung zur Untersuchung und zu den möglichen therapeutischen Maßnahmen in derselben Sitzung in angemessenem Zeitabstand vor dem Eingriff,
- Information zum Ablauf der vorbereitenden Maßnahmen vor dem Eingriff und zu einer möglichen Sedierung und/oder Prämedikation,
- Nachbeobachtung und -betreuung,
- Foto-/Videodokumentation(en)

Fakultativer Leistungsinhalt
- 13C-Harnstoff-Atemtest (Nr. 02400),
- Ureasenachweis, einschl. Kosten,
- Probeexzision,
- Probepunktion,
- Fremdkörperentfernung(en),
- Blutstillung(en),
- Prämedikation/Sedierung

Anmerkung Entgegen Nr. I-4.3.2 der Allgemeinen Bestimmungen kann die Gebührenordnungsposition auch dann berechnet werden, wenn die Arztpraxis nicht über die Möglichkeit zur Durchführung des 13C-Harnstoff-Atemtests nach der Gebührenordnungsposition 02400 verfügt.

Abrechnungsausschluss
in derselben Sitzung 02300, 02301, 02302, 02400, 13411, 13412, 13430, 13431

im Behandlungsfall 13300, 13301, 13310, 13350, 13500, 13501, 13502, 13545, 13550, 13551, 13560, 13561, 13600, 13601, 13602, 13610, 13611, 13612, 13620, 13621, 13622, 13650, 13651, 13660, 13661, 13662, 13663, 13664, 13670, 13675, 13700, 13701, 36881, 36882, 36883, 13677 und Kapitel 13.2.2.3

Berichtspflicht Ja

Aufwand in Min.   **Kalkulationszeit:** 14   **Prüfzeit:** 11   **Eignung d. Prüfzeit:** Tages- und Quartalsprofil

GOÄ   entsprechend oder ähnlich: Leistung in der GOÄ nicht vorhanden. Abrechnung der einzelnen erbrachten GOÄ-Leistung(en) z.B. Nr. 680 ff.

Kommentar: Diese Leistung und ggf. der Zuschlag nach Nr. 13402 können auch fachärztliche Internisten ohne Schwerpunktbezeichnung abrechnen. Gestattet ist die Abrechnung neben der fach-internistischen Zusatzpauschale nach Nr. 13250. Auch Chirurgen dürfen diese Leistung abrechnen.

13401*   Zusätzliche Leistung(en) im Zusammenhang mit der Gebührenordnungsposition 13400   **465**
                                                                      53,44

Obligater Leistungsinhalt
- Langzeit-pH-Metrie des Ösophagus von mindestens 12 Stunden Dauer mit Sonden-einführung und/oder
- Endoskopische Sklerosierungsbehandlung(en) und/oder
- Ligatur(en) bei Varizen und Ulzeration(en) und/oder
- Durchzugsmanometrie des Ösophagus und/oder
- Therapeutische Mukosektomie(n) mittels Hochfrequenzelektroschlinge

Abrechnungsausschluss
in derselben Sitzung 02300, 02301, 02302
im Behandlungsfall 13210, 13211, 13212, 13251, 13252, 13253, 13254, 13255, 13256, 13257, 13258, 13260, 36881, 36882, 36883 und Kapitel 13.3.1, 13.3.2, 13.3.4, 13.3.5, 13.3.6, 13.3.7, 13.3.8

Aufwand in Min.   **Kalkulationszeit:** 10   **Prüfzeit:** 6   **Eignung d. Prüfzeit:** Tages- und Quartalsprofil

GOÄ   entsprechend oder ähnlich: Leistung in der GOÄ nicht vorhanden. Abrechnung der einzelnen erbrachten GOÄ-Leistung(en) z.B. Nrn. 691, 693

Kommentar: Diese Leistung kann auch von Chirurgen abgerechnet werden. Kostenpauschale Nr. 40160 bei Durchführung einer interventionellen endoskopischen Untersuchung des Gastrointestinaltraktes entsprechend der Nr. 13401 für die beim Eingriff eingesetze(n) Einmalsklerosierungsnadel(n).

13402*   Polypektomie(n) im Zusammenhang mit der Gebührenordnungsposition 13400   **265**
     Obligater Leistungsinhalt   30,45
- Vollständige Entfernung eines oder mehrerer Polypen mittels Hochfrequenzdiather-mieschlinge,
- Veranlassung einer histologischen Untersuchung

Abrechnungsausschluss
in derselben Sitzung 02300, 02301, 02302, 13423
im Behandlungsfall 13300, 13301, 13310, 13350, 13500, 13501, 13502, 13545, 13550, 13551, 13560, 13561, 13600, 13601, 13602, 13610, 13611, 13612, 13620, 13621, 13622, 13650, 13651, 13660, 13661, 13662, 13663, 13664, 13670, 13675, 13677, 13700, 13701, 36881, 36882, 36883 und Kapitel 13.2.2.3

Aufwand in Min.   **Kalkulationszeit:** 9   **Prüfzeit:** 7   **Eignung d. Prüfzeit:** Tages- und Quartalsprofil

GOÄ   entsprechend oder ähnlich: Nr. 695

Kommentar: Nach der Leistungslegende ist die Nr. 13402 nur für Polypektomien mit Hochfrequenzdia-thermieschlinge abrechnungsfähig.

Eine Polypektomie im Rahmen der Leistung Nr. 13421 oder 13422 wird nach Nr. 13423 berechnet

13410* Bougierung des Ösophagus oder Kardiasprengung

349
40,11

Obligater Leistungsinhalt
- Bougierung des Ösophagus und/oder
- Dehnung des unteren Ösophagussphinkters (Kardiasprengung),
- Patientenaufklärung in angemessenem Zeitabstand vor dem Eingriff zur Untersuchung und zu den möglichen therapeutischen Maßnahmen in derselben Sitzung,
- Information zum Ablauf der vorbereitenden Maßnahmen vor dem Eingriff und zu einer möglichen Sedierung und/oder Prämedikation,
- Nachbeobachtung und -betreuung

Fakultativer Leistungsinhalt
- Prämedikation/Sedierung

Abrechnungsausschluss
in derselben Sitzung 02300, 02301, 02302
im Behandlungsfall 13210, 13211, 13212, 36881, 36882, 36883 und Kapitel 13.2.2, 13.3.1, 13.3.2, 13.3.4, 13.3.5, 13.3.6, 13.3.7, 13.3.8

Berichtspflicht Ja

Aufwand in Min. **Kalkulationszeit:** 10 **Prüfzeit:** 9 **Eignung d. Prüfzeit:** Tages- und Quartalsprofil
GOÄ entsprechend oder ähnlich: Nrn. 780, 781
Kommentar: Die Leistung nach Nr. 13410 ist im Behandlungsfall = Quartalsfall nicht neben anderen allgemein internistischen Leistungen, sowie Leistungen aus dem Bereich 13.3 abrechnungsfähig.

Diese Leistung kann auch von Chirurgen berechnet werden. Wird die Bougierung von HNO-Ärzten ausgeführt, ist die Nr. 09317 abzurechnen

13411* Einsetzen einer Ösophagusprothese

1191
136,86

Obligater Leistungsinhalt
- Einsetzen einer Ösophagusprothese,
- Gastroskopie (Nr. 13400),
- Patientenaufklärung in angemessenem Zeitabstand vor dem Eingriff zur Untersuchung und zu den möglichen therapeutischen Maßnahmen in derselben Sitzung,
- Information zum Ablauf der vorbereitenden Maßnahmen vor dem Eingriff und zu einer möglichen Sedierung und/oder Prämedikation,
- Nachbeobachtung und -betreuung

Fakultativer Leistungsinhalt
- Prämedikation/Sedierung

Abrechnungsausschluss
in derselben Sitzung 02300, 02301, 02302, 13400
im Behandlungsfall 13210, 13211, 13212, 36881, 36882, 36883 und Kapitel 13.2.2, 13.3.1, 13.3.2, 13.3.4, 13.3.5, 13.3.6, 13.3.7, 13.3.8

Berichtspflicht Ja

Aufwand in Min. **Kalkulationszeit:** 32 **Prüfzeit:** 29 **Eignung d. Prüfzeit:** Tages- und Quartalsprofil
GOÄ entsprechend oder ähnlich: Analoger Ansatz entsprechend GOÄ § 6 (2*) Nr. 681
Kommentar: Neben dieser Leistung kann die Zusatzpauschale Ösophago-Gastroduodenoskopie nicht berechnet werden. Die Leistung nach Nr. 13411 ist im Behandlungsfall = Quartalsfall nicht neben anderen allgemein internistischen Leistungen, sowie Leistungen aus dem Bereich 13.3 (Schwerpunktorientierte internistische Versorgung) abrechnungsfähig.

Diese Leistung kann auch von Chirurgen berechnet werden.

13412* Perkutane Gastrostomie

1197
137,55

Obligater Leistungsinhalt
- Perkutane Gastrostomie,
- Gastroskopie (Nr. 13400),
- Patientenaufklärung in angemessenem Zeitabstand vor dem Eingriff zur Untersuchung und zu den möglichen therapeutischen Maßnahmen in derselben Sitzung,

- Information zum Ablauf der vorbereitenden Maßnahmen vor dem Eingriff und zu einer möglichen Sedierung und/oder Prämedikation,
- Nachbeobachtung und -betreuung

Fakultativer Leistungsinhalt
- Prämedikation/Sedierung,
- Endoskopische Durchführung,
- Lokalanästhesie,
- Einführen einer Verweilsonde

Abrechnungsausschluss
in derselben Sitzung 02300, 02301, 02302, 02320, 02340, 02341, 13400
im Behandlungsfall 13210, 13211, 13212, 36881, 36882, 36883 und Kapitel 13.2.2, 13.3.1, 13.3.2, 13.3.4, 13.3.5, 13.3.6, 13.3.7, 13.3.8

Berichtspflicht Ja

Aufwand in Min. **Kalkulationszeit:** 30 **Prüfzeit:** 26 **Eignung d. Prüfzeit:** Tages- und Quartalsprofil

GOÄ entsprechend oder ähnlich: Leistung in der GOÄ nicht vorhanden. Abrechnung der einzelnen erbrachten GOÄ-Leistung(en) z.B. Nrn. 670, 682

Kommentar: Neben dieser Leistung kann die Zusatzpauschale Ösophago-Gastroduodenoskopie nicht berechnet werden. Die Leistung nach Nr. 13411 ist im Behandlungsfall = Quartalsfall nicht neben anderen allgemein internistischen Leistungen, sowie Leistungen aus dem Bereich 13.3 abrechnungsfähig. Chirurgen dürfen diese Leistung auch erbringen.

13421* Zusatzpauschale Koloskopie

1600
183,86

Obligater Leistungsinhalt
- Totale Koloskopie mit Darstellung des Zökums,
- Patientenaufklärung zur Koloskopie und zur Prämedikation in angemessenem Zeitabstand vor dem Eingriff,
- Aufklärung zum Vorgehen und zu einer möglichen Polypenabtragung und anderer therapeutischer Maßnahmen in derselben Sitzung,
- Information zu Ablauf und Dauer der Darmreinigung,
- Foto-/Videodokumentation,
- Nachbeobachtung und -betreuung,
- Einhaltung der Maßnahmen der Überprüfung der Hygienequalität entsprechend der Qualitätssicherungsvereinbarung zur Koloskopie gemäß § 135 Abs. 2 SGB V,
- Vorhaltung der geeigneten Notfallausstattung entsprechend der Qualitätssicherungsvereinbarung zur Koloskopie gemäß § 135 Abs. 2 SGB V

Fakultativer Leistungsinhalt
- Lagekontrolle durch ein bildgebendes Verfahren,
- Probeexzision(en),
- Aushändigung aller Substanzen zur Darmreinigung,
- Gerinnungsuntersuchungen und kleines Blutbild,
- Prämedikation/Sedierung,
- Darstellung des terminalen Ileums
- Dokumentation gemäß Teil II. § 11 der oKFE-RL

Anmerkung Die Berechnung der Gebührenordnungsposition 13421 setzt eine Genehmigung der Kassenärztlichen Vereinigung gemäß § 135 Abs. 2 SGB V voraus.
Die Gebührenordnungsposition 13421 ist für die Koloskopie als Abklärungsdiagnostik nach Teil II. § 8 der Richtlinie für organisierte Krebsfrüherkennungsprogramme (oKFE-RL) berechnungsfähig. Dies ist durch Angabe einer bundeseinheitlich kodierten Zusatzkennzeichnung zu dokumentieren.
Entgegen Nr. 2.1 der Allgemeinen Bestimmungen ist die Gebührenordnungsposition 13421 auch dann berechnungsfähig, wenn die Dokumentation als Bestandteil des Leistungsinhalts bis zum 15. Kalendertag des 2. Monats des jeweiligen Folgequartals vollständig übermittelt wird.

Abrechnungsausschluss
in derselben Sitzung 01741, 02300, 02301, 02302, 02401, 13422, 13430, 13431
im Behandlungsfall 13251, 13252, 13253, 13254, 13255, 13256, 13257, 13258, 13260, 13300, 13301, 13310, 13350, 13500, 13501, 13502, 13545, 13550, 13551, 13560, 13561,

13571, 13573, 13574, 13575, 13576, 13600, 13601, 13602, 13610, 13611, 13612, 13620, 13621, 13622, 13650, 13651, 13660, 13661, 13662, 13663, 13664, 13670, 13675, 13677, 13700, 13701, 36881, 36882, 36883

Berichtspflicht Ja

Aufwand in Min. **Kalkulationszeit:** 37   **Prüfzeit:** 30   **Eignung d. Prüfzeit:** Tages- und Quartalsprofil

GOÄ   entsprechend oder ähnlich: Leistungskomplex in der GOÄ nicht vorhanden. Abrechnung der einzelnen erbrachten GOÄ-Leistung(en) z.B. Nr. 687 + Beratungsleistungen

Kommentar: Die Leistung nach Nr. 13421 ist im Behandlungsfall = Quartalsfall nicht neben anderen allgemein internistischen Leistungen, sowie Leistungen aus dem Bereich 13.3 (Schwerpunktorientierte internistische Versorgung) abrechnungsfähig.

Diese Leistung und auch die Zusatzpauschalen nach Nrn. 13423 und 13424 können auch von Chirurgen berechnet werden.

Die für eine Genehmigung zur Abrechnung erforderlichen Befähigungen und Geräte sind bei Ihrer KV zu erfragen.

Wichtig: Informationen der KBV : Qualitätssicherung Koloskopie https://www.kvb.de/fileadmin/kvb/dokumente/Praxis/Infomaterial/Qualitaet/KVB-Broschuere-Qualitaetssicherung-Koloskopie.pdf

Kostenpauschale Nr. 40160 bei Durchführung einer interventionellen endoskopischen Untersuchung des Gastrointestinaltraktes entsprechend der Nr.13421 für die beim Eingriff eingesetze(n) Einmalsklerosierungsnadel(n).

13422* Zusatzpauschale (Teil-)Koloskopie   **982**
                                                                112,85
Obligater Leistungsinhalt
* (Teil-)Koloskopie entsprechend der Gebührenordnungsposition 13421 mindestens mit Darstellung des Kolon transversum

Anmerkung Die Berechnung der Gebührenordnungsposition 13422 setzt eine Genehmigung der Kassenärztlichen Vereinigung gemäß § 135 Abs. 2 SGB V voraus.

Abrechnungsausschluss
in derselben Sitzung 01741, 02300, 02301, 02302, 13421
im Behandlungsfall 04518, 13300, 13301, 13310, 13350, 13500, 13501, 13502, 13545, 13550, 13551, 13560, 13561, 13571, 13573, 13574, 13575, 13576, 13600, 13601, 13602, 13610, 13611, 13612, 13620, 13621, 13622, 13650, 13651, 13660, 13661, 13662, 13663, 13664, 13670, 13675, 13677, 13700, 13701, 36881, 36882, 36883 und Kapitel 13.2.2.3

Berichtspflicht Ja

Aufwand in Min. **Kalkulationszeit:** 23   **Prüfzeit:** 18   **Eignung d. Prüfzeit:** Tages- und Quartalsprofil

GOÄ   entsprechend oder ähnlich: Nr. 688

Kommentar: Erfolgt keine Darstellung des Colon transversums, ist nur die Nr. 13257 abrechenbar.

Die Leistung nach Nr. 13422 kann auch von Chirurgen berechnet werden.

Kostenpauschale Nr. 40160 bei Durchführung einer interventionellen endoskopischen Untersuchung des Gastrointestinaltraktes entsprechend der Nr. 13422 für die beim Eingriff eingesetze(n) Einmalsklerosierungsnadel(n).

13423* Zusätzliche Leistung(en) im Zusammenhang mit den Gebührenordnungspositionen   **233**
            13421 oder 13422   26,78
Obligater Leistungsinhalt
* Fremdkörperentfernung(en) und/oder
* Polypektomie(n) von Polypen mit einer Größe > 5 mm mittels Hochfrequenzdiathermieschlinge und/oder
* Schlingenbiopsie(n) mittels Hochfrequenzdiathermieschlinge und/oder
* Blutstillung(en)

Abrechnungsausschluss
in derselben Sitzung 01742, 02300, 02301, 02302, 04520, 13402
im Behandlungsfall 13300, 13301, 13310, 13350, 13500, 13501, 13502, 13545, 13550, 13551, 13560, 13561, 13571, 13573, 13574, 13575, 13576, 13600, 13601, 13602, 13610,

13611, 13612, 13620, 13621, 13622, 13650, 13651, 13660, 13661, 13662, 13663, 13664, 13670, 13675, 13677, 13700, 13701, 36881, 36882, 36883 und Kapitel 13.2.2.3

Aufwand in Min.	**Kalkulationszeit:** 7 **Prüfzeit:** 6 **Eignung d. Prüfzeit:** Tages- und Quartalsprofil
GOÄ	entsprechend oder ähnlich: Nr. 695 oder Nr. 696
Kommentar:	Wird eine Polypektomie oder Biopsie im Rahmen der Krebsfrüherkennung ausgeführt, so sind Nr. 01741 mit Nr. 01742 abzurechnen.

Diese Leistung kann auch von Chirurgen berechnet werden.

13424*   Laservaporisation(en) und/oder Argon-Plasma-Koagulation(en) im Zusammenhang   **523**
mit den Gebührenordnungspositionen 13400, 13421 und 13422   **60,10**

Obligater Leistungsinhalt
* Laservaporisation(en) und/oder Argon-Plasma-Koagulation(en)

Abrechnungsausschluss
in derselben Sitzung 02300, 02301, 02302
im Behandlungsfall 13210, 13211, 13212, 36881, 36882, 36883 und Kapitel 13.2.2.3, 13.3.1, 13.3.2, 13.3.4, 13.3.5, 13.3.6, 13.3.7, 13.3.8

Aufwand in Min.	**Kalkulationszeit:** 7 **Prüfzeit:** 6 **Eignung d. Prüfzeit:** Tages- und Quartalsprofil
GOÄ	entsprechend oder ähnlich: Nr. 706
Kommentar:	Die Leistung kann je Sitzung nur einmal berechnet werden, auch wenn mehrere Laservaporisationen und/oder Argon-Plasma-Koagulationen ausgeführt werden.

Diese Leistung kann auch von Chirurgen berechnet werden.

13425*   Zusatzpauschale Durchführung einer Kapselendoskopie bei Erkrankungen des   **1109**
Dünndarms entsprechend der Richtlinie des Gemeinsamen Bundesausschusses   **127,44**
(Nr. 16 in der Anlage 1 „Anerkannte Untersuchungs- und Behandlungsmethoden" der Richtlinien Methoden der vertragsärztlichen Versorgung) und
entsprechend der Qualitätssicherungsvereinbarung Kapselendoskopie gemäß
§ 135 Abs. 2 SGB V

Obligater Leistungsinhalt
* Aufklärung zur Kapselendoskopie in angemessenem Zeitabstand vor der Untersuchung,
* Durchführung einer Kapselendoskopie bei Erkrankungen des Dünndarms,
* Dokumentation gemäß § 3 der Nr. 16 in der Anlage 1 „Anerkannte Untersuchungs- und Behandlungsmethoden" sowie § 7 und § 8 der Qualitätssicherungsvereinbarung Kapselendoskopie gemäß § 135 Abs. 2 SGB V,

Fakultativer Leistungsinhalt
* Aushändigung aller Substanzen zur Darmreinigung,
* Information zu Ablauf und Dauer der Darmreinigung,

Abrechnungsbestimmung einmal im Behandlungsfall

Anmerkung Die Gebührenordnungsposition 13425 enthält nicht die Kosten für die Untersuchungskapsel.
Die Berechnung der Gebührenordnungsposition 13425 setzt eine Genehmigung der Kassenärztlichen Vereinigung nach der Qualitätssicherungsvereinbarung Kapselendoskopie gemäß § 135 Abs. 2 SGB V voraus.

Abrechnungsausschluss
in derselben Sitzung 01741, 13430, 13431
am Behandlungstag 36881, 36882, 36883 und Kapitel 13.2.2.3, 13.3.1, 13.3.2, 13.3.4, 13.3.5, 13.3.6, 13.3.7, 13.3.8

Aufwand in Min.	**Kalkulationszeit:** 10 **Prüfzeit:** 8 **Eignung d. Prüfzeit:** Tages- und Quartalsprofil

13426*   Zusatzpauschale Auswertung einer Untersuchung mittels Kapselendoskopie bei   **2474**
Erkrankungen des Dünndarms entsprechend der Richtlinie des Gemeinsamen   **284,30**
Bundesausschusses (Nr. 16 in der Anlage 1 „Anerkannte Untersuchungs- und
Behandlungsmethoden" der Richtlinien Methoden der vertragsärztlichen

Versorgung) und entsprechend der Qualitätssicherungsvereinbarung Kapselendoskopie gemäß § 135 Abs. 2 SGB V

Obligater Leistungsinhalt
* Auswertung einer Untersuchung mittels Kapselendoskopie bei Erkrankungen des
  Dünndarms,
* Dokumentation gemäß § 3 der Nr. 16 in der Anlage 1 „Anerkannte Untersuchungs-
  und Behandlungsmethoden" sowie § 7 und § 8 der Qualitätssicherungsvereinbarung
  Kapselendoskopie gemäß § 135 Abs. 2 SGB V,

Abrechnungsbestimmung einmal im Behandlungsfall

Anmerkung Die Berechnung der Gebührenordnungsposition 13426 setzt eine
Genehmigung der Kassenärztlichen Vereinigung nach der Qualitätssicherungsvereinbarung Kapselendoskopie gemäß § 135 Abs. 2 SGB V voraus.

Abrechnungsausschluss im Behandlungsfall 36881, 36882, 36883 und Kapitel 13.2.2.3,
13.3.1, 13.3.2, 13.3.4, 13.3.5, 13.3.6, 13.3.7, 13.3.8

Aufwand in Min. **Kalkulationszeit:** 75   **Prüfzeit:** 60   **Eignung d. Prüfzeit:** Tages- und Quartalsprofil

13430*   Zusatzpauschale bilio-pankreatische Diagnostik   **1674**
                                                                            192,37
Obligater Leistungsinhalt
* Endoskopische Sondierung(en) der Papilla vateri,
* Patientenaufklärung in angemessenem Zeitabstand vor dem Eingriff,
* Information zum Ablauf der vorbereitenden Maßnahmen vor dem Eingriff und zu einer
  möglichen Sedierung und/oder Prämedikation,
* Nachbeobachtung und -betreuung,
* Endoskopische Einbringung(en) von Kontrastmittel(n),
* Röntgendokumentation(en),
* Dokumentation

Fakultativer Leistungsinhalt
* Entnahme von Sekret(en), Bürstenbiopsien,
* Probeexzision(en),
* Foto-/Videodokumentation(en),
* Prämedikation/Sedierung

Anmerkung Die Berechnung der Gebührenordnungsposition 13430 setzt eine
Genehmigung der Kassenärztlichen Vereinigung nach der Vereinbarung zur Strahlendiagnostik und -therapie gemäß § 135 Abs. 2 SGB V voraus.

Abrechnungsausschluss
im Behandlungsfall 13210, 13211, 13212, 13250, 36881, 36882, 36883 und Kapitel 13.2.2.3,
13.3.1, 13.3.2, 13.3.4, 13.3.5, 13.3.6, 13.3.7, 13.3.8
in derselben Sitzung 02300, 02301, 02302, 13400, 13421, 13425, 13431, 34250

Berichtspflicht Ja

Aufwand in Min. **Kalkulationszeit:** 30   **Prüfzeit:** 27   **Eignung d. Prüfzeit:** Tages- und Quartalsprofil

GOÄ   entsprechend oder ähnlich: Leistung in der GOÄ so nicht vorhanden. Abrechnung der
              einzelnen erbrachten Leistung(en) z.B. Nr. 686 u.a.

Kommentar: Die Leistung nach Nr. 13430 ist im Behandlungsfall = Quartalsfall nicht neben Leistungen
              aus dem Bereich 13.3, nicht neben Leistungen nach Definitionsauftrag und nicht neben
              dem koloskopischen Komplex nach Nr. 13421 abrechnungsfähig.

13431*   Zusatzpauschale bilio-pankreatische Therapie   **2479**
                                                                            284,87
Obligater Leistungsinhalt
* Endoskopische Sondierung(en) der Papilla vateri entsprechend der Gebührenordnungs-
  position 13430 mit
  – Papillotomie(n) und/oder
  – Zertrümmerung von Steinen und/oder
  – Extraktion von Steinen und/oder
  – Legen einer Verweilsonde und/oder

– Platzierung und/oder Entfernung einer Drainage im Gallen- oder Pankreasgang,
- Patientenaufklärung zur Untersuchung und zu den möglichen therapeutischen Maßnahmen in derselben Sitzung in angemessenem Zeitabstand vor dem Eingriff,
- Information zum Ablauf der vorbereitenden Maßnahmen vor dem Eingriff und zu einer möglichen Sedierung und/oder Prämedikation,
- Nachbeobachtung und -betreuung,
- Röntgendokumentation(en),
- Dokumentation

Fakultativer Leistungsinhalt
- Prämedikation/Sedierung,
- Endoskopische Einbringung(en) von Kontrastmittel(n),
- Foto-/Videodokumentation

Anmerkung Die Berechnung der Gebührenordnungsposition 13431 setzt eine Genehmigung der Kassenärztlichen Vereinigung nach der Vereinbarung zur Strahlendiagnostik und -therapie gemäß § 135 Abs. 2 SGB V voraus.

Abrechnungsausschluss
in derselben Sitzung 02300, 02301, 02302, 13400, 13421, 13425, 13430, 34250
im Behandlungsfall 13210, 13211, 13212, 13250, 36881, 36882, 36883 und Kapitel 13.2.2.3, 13.3.1, 13.3.2, 13.3.4, 13.3.5, 13.3.6, 13.3.7, 13.3.8

Berichtspflicht Ja

Aufwand in Min. **Kalkulationszeit:** 50 **Prüfzeit:** 44 **Eignung d. Prüfzeit:** Tages- und Quartalsprofil

GOÄ entsprechend oder ähnlich: Leistung in der GOÄ so nicht vorhanden. Abrechnung der einzelnen erbrachten Leistung(en) z.B. Nr. 686

Kommentar: Neben der Leistung nach Nr. 13411 ist die Zusatzpauschale nach Nr. 13430 nicht abrechenbar; ebenfalls nicht zusätzlich abrechenbar sind Röntgenaufnahmen von Gallen- und Pankreasgängen.

13435*

13435* Zusatzpauschale Behandlung und/oder Betreuung eines Patienten mit einer **191** gesicherten onkologischen Erkrankung bei laufender onkologischer Therapie oder **21,95** Betreuung im Rahmen der Nachsorge

Obligater Leistungsinhalt
- Behandlung und/oder Betreuung eines Patienten mit einer laboratoriumsmedizinisch oder histologisch/zytologisch gesicherten onkologischen Erkrankung,
- Fortlaufende Beratung zum Umgang mit der onkologischen Erkrankung,
- Verlaufskontrolle und Dokumentation des Therapieerfolges,
- Erstellung, Überprüfung und Anpassung eines die onkologische Erkrankung begleitenden spezifischen Therapiekonzeptes unter Berücksichtigung individueller Faktoren,
- Kontrolle und/oder Behandlung ggf. auftretender therapiebedingter Nebenwirkungen,
- Planung und Koordination der komplementären Arznei-, Heil- und Hilfsmittelversorgung unter besonderer Berücksichtigung der gesicherten onkologischen Erkrankung,

Fakultativer Leistungsinhalt
- Anleitung und Führung der Bezugs- und Betreuungsperson(en),
- Fortlaufende Überprüfung des häuslichen, familiären und sozialen Umfelds im Hinblick auf die Grunderkrankung,
- Konsiliarische Erörterung/Fachliche Beratung und regelmäßiger Informationsaustausch mit dem onkologisch verantwortlichen Arzt sowie mit weiteren mitbehandelnden Ärzten,
- Überprüfung und Koordination supportiver Maßnahmen,
- Einleitung und/oder Koordination der psychosozialen Betreuung des Patienten und seiner Familie und/oder Bezugs- und Betreuungsperson(en),
- Ggf. Hinzuziehung komplementärer Dienste bzw. häuslicher Krankenpflege,

Abrechnungsbestimmung einmal im Behandlungsfall

Anmerkung Die Gebührenordnungsposition 13435 ist nur bei mindestens einer der im Folgenden genannten Erkrankungen berechnungsfähig: Bösartige Neubildungen der Verdauungsorgane C15-C26, Bösartige Neubildungen sonstiger und ungenau bezeichneter

Lokalisation Abdomen C76.2, Sekundäre und nicht näher bezeichnete bösartige Neubildungen C77-C80.

Die Gebührenordnungsposition 13435 ist bei laufender medikamentöser, im Sinne einer systemischen Chemotherapie mit z.B. zytostatischen Substanzen, operativer und/oder strahlentherapeutischer Behandlung und/oder bei Betreuung im Rahmen der Nachsorge bis höchstens 2 Jahre nach Beendigung einer medikamentösen, operativen und/oder strahlentherapeutischen Behandlung eines Patienten mit gesicherter onkologischer Erkrankung berechnungsfähig.

Abrechnungsausschluss
in derselben Sitzung 02300
im Behandlungsfall 36881, 36882, 36883 und Kapitel 13.2.2.3, 13.3.1, 13.3.2, 13.3.4, 13.3.5, 13.3.6, 13.3.7, 13.3.8

Aufwand in Min. **Kalkulationszeit:** 14   **Prüfzeit:** 13   **Eignung d. Prüfzeit:** Nur Quartalsprofil

GOÄ entsprechend oder ähnlich: Eine onkologische Pauschale ist in der GOÄ nicht vorhanden, daher: Abrechnung der einzelnen erbrachten GOÄ-Leistung(en).

Kommentar: Auszüge aus **Vereinbarung über die qualifizierte ambulante Versorgung krebskranker Patienten „Onkologie-Vereinbarung" (Anlage 7 zu den Bundesmantelverträgen) –** zuletzt geändert am 31.10.2011, In Kraft getreten am 01.01.2015 **Onkologie-Vereinbarung – im Internet:**

http://www.kbv.de/media/sp/07_Onkologie.pdf

13437* Zusatzpauschale Behandlung eines Lebertransplantatträgers

211
24,25

Obligater Leistungsinhalt
• Behandlung eines Leber-Transplantatträgers,
• Kontrolle der Transplantatfunktionen,
• Überwachung des spezifischen Therapieschemas,

Fakultativer Leistungsinhalt
• Beratung und Instruktion der Bezugsperson(en),
• Abstimmung mit dem Hausarzt,

Abrechnungsbestimmung einmal im Behandlungsfall

Abrechnungsausschluss im Behandlungsfall 13210, 13211, 13212, 13622 und Kapitel 13.2.2, 13.3.1, 13.3.2, 13.3.4, 13.3.5, 13.3.6, 13.3.7, 13.3.8

Aufwand in Min. **Kalkulationszeit:** KA   **Prüfzeit:** 15   **Eignung d. Prüfzeit:** Nur Quartalsprofil

GOÄ entsprechend oder ähnlich: Diese Pauschale kennt die GOÄ nicht. Abzurechnen sind die erbrachten Einzelleistungen.

13439* Zusatzpauschale Behandlung eines Bauchspeicheldrüsen- oder Nieren-Bauchspeicheldrüsen-Transplantatträgers

211
24,25

Obligater Leistungsinhalt
• Behandlung eines Bauchspeicheldrüsen- oder Nieren-Bauchspeicheldrüsen-Transplantatträgers,
• Kontrolle der Transplantatfunktionen,
• Überwachung des spezifischen Therapieschemas,

Fakultativer Leistungsinhalt
• Beratung und Instruktion der Bezugsperson(en),
• Abstimmung mit dem Hausarzt,

Abrechnungsbestimmung einmal im Behandlungsfall

Anmerkung Bei der Behandlung von Nieren-/Bauchspeicheldrüsen-Transplantatträgern ist die Gebührenordnungsposition 13439 nur von Vertragsärzten, die über eine Genehmigung zur Durchführung von Blutreinigungsverfahren gemäß § 135 Abs. 2 SGB V verfügen, berechnungsfähig.

Abrechnungsausschluss im Behandlungsfall 13210, 13211, 13212, 13250, 13252, 13253, 13255, 13256, 13257, 13258, 13260, 13601, 13622, 32247 und Kapitel 13.3.1, 13.3.2, 13.3.4, 13.3.5, 13.3.7, 13.3.8

13 Gebührenordnungspositionen der Inneren Medizin
EBM-Nr.   EBM-Punkte/Euro

Aufwand in Min. **Kalkulationszeit:** KA   **Prüfzeit:** 15   **Eignung d. Prüfzeit:** Nur Quartalsprofil

GOÄ   entsprechend oder ähnlich: Diese Pauschale kennt die GOÄ nicht. Abzurechnen sind die
            erbrachten Einzelleistungen.

13.3.4 Hämato-/Onkologische Gebührenordnungspositionen

1. Die Gebührenordnungspositionen des Abschnitts III.b-13.3.4 können – unter Berücksichtigung von I-1.3
der Allgemeinen Bestimmungen – nur von Fachärzten für Innere Medizin mit Schwerpunkt Hämatologie und
Internistische Onkologie berechnet werden.

2. Die Gebührenordnungsposition 13507 kann darüber hinaus von Fachärzten für Innere Medizin ohne Schwerpunkt
mit der Genehmigung zur Teilnahme an der „Onkologie-Vereinbarung" (Anlage 7 zum Bundesmantelvertrag-Ärzte)
bzw. an regionalen Onkologie-Vereinbarungen oder mit der Zusatzbezeichnung „Medikamentöse Tumortherapie"
berechnet werden.

Kommentar:

Alle Leistungen nach den Nrn. 13490 bis 13502 – können grundsätzlich nur von Fachärzten für Innere
Medizin mit Schwerpunkt Hämatologie und Internistische Onkologie abgerechnet werden.

Grundpauschale

Obligater Leistungsinhalt
• Persönlicher Arzt-Patienten-Kontakt und/oder Arzt-Patienten-Kontakt im Rahmen einer
  Videosprechstunde gemäß Anlage 31b zum BMV-Ä,

Fakultativer Leistungsinhalt
• Weitere persönliche oder andere Arzt-Patienten-Kontakte gemäß I-4.3.1 der Allgemeinen
  Bestimmungen,
• Ärztlicher Bericht entsprechend der Gebührenordnungsposition 01600,
• Individueller Arztbrief entsprechend der Gebührenordnungsposition 01601,
• In Anhang VI-1 aufgeführte Leistungen,

Abrechnungsbestimmung einmal im Behandlungsfall

13490   für Versicherte bis zum vollendeten 5. Lebensjahr   **256**
                                                                                29,42
            Obligater Leistungsinhalt
• Persönlicher Arzt-Patienten-Kontakt und/oder Arzt-Patienten-Kontakt im Rahmen einer
  Videosprechstunde gemäß Anlage 31b zum BMV-Ä,

Fakultativer Leistungsinhalt
• Weitere persönliche oder andere Arzt-Patienten-Kontakte gemäß I-4.3.1 der Allgemeinen
  Bestimmungen,
• Ärztlicher Bericht entsprechend der Gebührenordnungsposition 01600,
• Individueller Arztbrief entsprechend der Gebührenordnungsposition 01601,
• In Anhang VI-1 aufgeführte Leistungen,

Abrechnungsbestimmung einmal im Behandlungsfall

Abrechnungsausschluss
in derselben Sitzung 01436
im Behandlungsfall 01600, 01601, 13210, 13211, 13212, 13390, 13391, 13392, 13401,
13410, 13411, 13412, 13424, 13430, 13431, 13435, 13437, 13438, 13439, 13540,
13541, 13542, 13545, 13550, 13551, 13560, 13561, 13622, 36881, 36882, 36883 und
Kapitel 13.3.1, 13.3.2, 13.3.6, 13.3.7, 13.3.8

Aufwand in Min. **Kalkulationszeit:** 19   **Prüfzeit:** 15   **Eignung d. Prüfzeit:** Nur Quartalsprofil

GOÄ   entsprechend oder ähnlich: Leistungskomplex in der GOÄ nicht vorhanden. Abrechnung
            der einzelnen erbrachten GOÄ-Leistung(en).

Kommentar: Die Pauschale ist nur einmal im Behandlungsfall bzw. bei arztgruppenübergreifender
            Behandlung nur einmal im Arztfall berechenbar.

            Wird in demselben Quartal eine kurativ-ambulante und eine kurativ-stationäre (belegärzt-
            liche Behandlung) durchgeführt, ist die Grundpauschale je einmal berechnungsfähig. Es

ist aber von der Punktzahl der zweiten zur Abrechnung kommenden Grundpauschale ein Abschlag von 50 % vorzunehmen.

13491 für Versicherte ab Beginn des 6. bis zum vollendeten 59. Lebensjahr   **314**
Abrechnungsbestimmung Siehe Nr. 13490.   36,08

Aufwand in Min.   **Kalkulationszeit:** 24   **Prüfzeit:** 20   **Eignung d. Prüfzeit:** Nur Quartalsprofil
GOÄ   entsprechend oder ähnlich: Leistungskomplex in der GOÄ nicht vorhanden. Abrechnung der einzelnen erbrachten GOÄ-Leistung(en).

13492 für Versicherte ab Beginn des 60. Lebensjahres   **330**
Abrechnungsbestimmung Siehe Nr. 13490.   37,92

Aufwand in Min.   **Kalkulationszeit:** 25   **Prüfzeit:** 20   **Eignung d. Prüfzeit:** Nur Quartalsprofil
GOÄ   entsprechend oder ähnlich: Leistungskomplex in der GOÄ nicht vorhanden. Abrechnung der einzelnen erbrachten GOÄ-Leistung(en).

13494 Zuschlag zu den Gebührenordnungspositionen 13490 bis 13492 für die hämato-/ **41**
onkologisch-internistische Grundversorgung   4,71
Abrechnungsbestimmung einmal im Behandlungsfall
Anmerkung Der Zuschlag nach der Gebührenordnungsposition 13494 kann nur in Behandlungsfällen abgerechnet werden, in denen ausschließlich die Gebührenordnungspositionen 01444, 01450, 01640 bis 01642, 01647, 01648, 01670 bis 01672, 01940, 13490, 13491, 13492, 13495 bis 13498 und/oder 32001 berechnet werden.

Aufwand in Min.   **Kalkulationszeit:** KA   **Prüfzeit:** ./.   **Eignung d. Prüfzeit:** Keine Eignung
Kommentar: Siehe unter EBM Nr.13220.

13495 Hygienezuschlag zu den Gebührenordnungspositionen 13490 bis 13492   **2**
Abrechnungsbestimmung einmal im Behandlungsfall   0,23
Anmerkung Die Gebührenordnungsposition 13495 wird durch die zuständige Kassenärztliche Vereinigung zugesetzt.
Berichtspflicht Nein

Aufwand in Min.   **Kalkulationszeit:** KA   **Prüfzeit:** ./.   **Eignung d. Prüfzeit:** Keine Eignung

13496 Zuschlag zu der Gebührenordnungsposition 13494   **11**
Abrechnungsbestimmung einmal im Behandlungsfall   1,26
Anmerkung Die Gebührenordnungsposition 13496 wird durch die zuständige Kassenärztliche Vereinigung zugesetzt.

Aufwand in Min.   **Kalkulationszeit:** KA   **Prüfzeit:** ./.   **Eignung d. Prüfzeit:** Keine Eignung

13497 Zuschlag zu den Gebührenordnungspositionen 13490 bis 13492   **9**
Abrechnungsbestimmung einmal im Behandlungsfall   1,03
Anmerkung Die Gebührenordnungsposition 13497 wird durch die zuständige Kassenärztliche Vereinigung zugesetzt.
Abrechnungsausschluss im Behandlungsfall 01630
Berichtspflicht Nein

Aufwand in Min.   **Kalkulationszeit:** KA   **Prüfzeit:** ./.   **Eignung d. Prüfzeit:** Keine Eignung

13498 Zuschlag zu den Gebührenordnungspositionen 13490 bis 13492 für die Behandlung aufgrund einer TSS-Vermittlung und/oder Vermittlung durch den Hausarzt gemäß Allgemeiner Bestimmung 4.3.10.1, 4.3.10.2 oder 4.3.10.3
Abrechnungsbestimmung einmal im Arztgruppenfall
Abrechnungsausschluss im Arztgruppenfall 01710

Anmerkung Die Gebührenordnungsposition 13498 kann durch die zuständige Kassenärztliche Vereinigung zugesetzt werden.

Kommentar: Siehe unter EBM Nr. 03008

13500* Zusatzpauschale Behandlung einer laboratoriumsmedizinisch oder histologisch/ zytologisch gesicherten, primär hämatologischen und/oder onkologischen und/ oder immunologischen Systemerkrankung

191
21,95

Obligater Leistungsinhalt
- Behandlung einer laboratoriumsmedizinisch oder histologisch/zytologisch gesicherten, primär hämatologischen und/oder onkologischen und/oder immunologischen Systemerkrankung,
- Erstellung eines krankheitsspezifischen Therapiekonzeptes unter Berücksichtigung individueller Faktoren,

Abrechnungsbestimmung einmal im Behandlungsfall

Abrechnungsausschluss im Behandlungsfall 13210, 13211, 13212, 13622, 36882, 36883 und Kapitel 13.2.2, 13.3.1, 13.3.2, 13.3.3, 13.3.5, 13.3.6, 13.3.7, 13.3.8

Bericht: Berichtspflicht – Übermittlung der Behandlungsdaten siehe Allg. Bestimmungen 2.1.4 Berichtspflicht

Aufwand in Min. **Kalkulationszeit:** 14 **Prüfzeit:** 13 **Eignung d. Prüfzeit:** Nur Quartalsprofil

GOÄ entsprechend oder ähnlich: Leistung in der GOÄ so nicht vorhanden. Abrechnung der einzelnen erbrachten Leistung(en).

Kommentar: Die Leistung nach Nr. 13500 ist im Behandlungsfall = Quartalsfall nicht neben allgemein diagnostisch-internistischen Leistungen und Leistungen aus dem Bereich 13.3 abrechnungsfähig. Eine erforderliche zytostatische Therapie ist zusätzlich nach Nr. 13502 abrechenbar.

13501* Zusatzpauschale intensivierte Nachbetreuung nach allogener(n) oder autologer(n) Transplantation(en) hämatopoetischer Stammzellen

191
21,95

Obligater Leistungsinhalt
- Intensivierte Nachbetreuung nach allogener oder autologer Transplantation(en) hämatopoetischer Stammzellen,
- Nachbetreuung von Patienten mit Stammzelltransplantation,

Fakultativer Leistungsinhalt
- Überwachung des spezifischen Therapieschemas,
- Erfassung und Dokumentation der Toxizität,

Abrechnungsbestimmung einmal im Behandlungsfall

Abrechnungsausschluss im Behandlungsfall 13210, 13211, 13212, 13622, 36882, 36883 und Kapitel 13.2.2, 13.3.1, 13.3.2, 13.3.3, 13.3.5, 13.3.6, 13.3.7, 13.3.8

Bericht: Berichtspflicht – Übermittlung der Behandlungsdaten siehe Allg. Bestimmungen 2.1.4 Berichtspflicht

Aufwand in Min. **Kalkulationszeit:** 13 **Prüfzeit:** 12 **Eignung d. Prüfzeit:** Nur Quartalsprofil

GOÄ entsprechend oder ähnlich: Leistung in der GOÄ so nicht vorhanden. Abrechnung der einzelnen erbrachten Leistung(en).

Kommentar: Die Leistung nach Nr. 13551ist im Behandlungsfall = Quartalsfall nicht neben allgemein diagnostisch-internistischen Leistungen und Leistungen aus dem Bereich 13.3 abrechnungsfähig.

13502* Zusatzpauschale intensive, aplasieinduzierende und/oder toxizitätsadaptierte antiproliferative Behandlung

177
20,34

Obligater Leistungsinhalt
- Intensive, aplasieinduzierende
und/oder
- Toxizitätsadaptierte Behandlung,
- Erfassung und Dokumentation der Toxizität,

Abrechnungsbestimmung einmal im Behandlungsfall

Abrechnungsausschluss im Behandlungsfall 13210, 13211, 13212, 13622, 36882, 36883 und Kapitel 13.2.2, 13.3.1, 13.3.2, 13.3.3, 13.3.5, 13.3.6, 13.3.7, 13.3.8

Bericht:
Berichtspflicht – Übermittlung der Behandlungsdaten siehe Allg. Bestimmungen 2.1.4 Berichtspflicht

Aufwand in Min. **Kalkulationszeit: 13   Prüfzeit: 12   Eignung d. Prüfzeit:** Nur Quartalsprofil

GOÄ
entsprechend oder ähnlich: Leistung in der GOÄ so nicht vorhanden. Abrechnung der einzelnen erbrachten Leistung(en).

Kommentar:
Die Leistung nach Nr. 13552 ist im Behandlungsfall = Quartalsfall nicht neben allgemein diagnostisch-internistischen Leistungen und Leistungen aus dem Bereich 13.3 abrechnungsfähig. Eine erforderliche Behandlung nach Nr. 13500 ist zusätzlich abrechenbar.

13505* Aderlass mit Entnahme von mindestens 200 ml Blut   **165**
Obligater Leistungsinhalt   18,96
• Persönlicher Arzt-Patienten-Kontakt

Anmerkung Die Leistung nach der Gebührenordnungsposition 13505 ist entgegen der Bestimmungen im Anhang 1 des EBM für Fachärzte für Innere Medizin mit dem Schwerpunkt Hämatologie und Internis-tische Onkologie neben den Grundpauschalen nach den Gebührenordnungspositionen 13490 bis 13492 berechnungsfähig.
Die Gebührenordnungsposition 13505 ist ausschließlich bei Patienten mit den Diagnosen Polycythaemia vera (ICD-10-GM: D45) und/oder Hämochromatose (ICD-10-GM: E83.1) berechnungsfähig.

Abrechnungsausschluss im Behandlungsfall 36881, 36882, 36883 und Kapitel 13.2.1, 13.2.2, 13.3.1, 13.3.2, 13.3.3, 13.3.5, 13.3.6, 13.3.7, 13.3.8

Berichtspflicht Nein

Aufwand in Min. **Kalkulationszeit: 2   Prüfzeit: 2   Eignung der Prüfzeit:** Tages- und Quartalsprofil

13507* Erörterung der Besonderheiten des biomarkerbasierten Tests bei Patientinnen   **65**
mit primärem Mammakarzinom gemäß Nr. 30 der Anlage I „Anerkannte Untersu-   7,47
chungs- oder Behandlungsmethoden" der Richtlinie Methoden vertragsärztliche
Versorgung des Gemeinsamen Bundesausschusses
Obligater Leistungsinhalt
• Persönlicher Arzt-Patienten-Kontakt,
• Überprüfung der Indikation oder
• Mitteilung und Erörterung des Testergebnisses,
• Dauer mindestens 5 Minuten,

Fakultativer Leistungsinhalt
• Ausgabe des Merkblattes gemäß Abschnitt B der Nr. 30 der Anlage I „Anerkannte Untersuchungs- oder Behandlungsmethoden" der Richtlinie Methoden vertragsärztliche Versorgung des Gemeinsamen Bundesausschusses

Abrechnungsbestimmung je vollendete 5 Minuten

Anmerkung Die Gebührenordnungsposition 13507 ist höchstens fünftmal im Krankheitsfall berechnungsfähig
Abrechnungsausschluss im Behandlungsfall 08347, 36881, 36882, 36883 und Kapitel 13.3.1, 13.3.2, 13.3.3, 13.3.5, 13.3.6, 13.3.7, 13.3.8

Aufwand in Min. **Kalkulationszeit: 5   Prüfzeit: 5   Eignung d. Prüfzeit:** Keine Eignung

13.3.5 Kardiologische Gebührenordnungspositionen

1. Die Gebührenordnungspositionen des Abschnitts III.b-13.3.5 können – unter Berücksichtigung von I-1.3 der Allgemeinen Bestimmungen nur von Fachärzten für Innere Medizin mit Schwerpunkt Kardiologie berechnet werden.
2. Die Gebührenordnungspositionen 13571 und 13573 bis 13567 können darüber hinaus von allen in der PrDie Gebührenordnungspositionen 13571 und 13573 bis 13576 können darüber hinaus von allen in der Präambel 13.1

13 Gebührenordnungspositionen der Inneren Medizin

EBM-Nr.   EBM-Punkte / Euro

unter 1. aufgeführten Vertragsärzten nach Genehmigung durch die Kassenärztliche Vereinigung berechnet werden. Die Gebührenordnungspositionen 13578 und 13579 können von den in 13.3.5 Nr. 1, 13.3.6 Nr. 1 und 13.3.7 Nr. 1 aufgeführten Vertragsärzten und von Fachärzten für Innere Medizin ohne Schwerpunkt berechnet werden.

3. Die Gebührenordnungspositionen 13578 und 13579 sind nur von Fachärzten für Innere Medizin berechnungsfähig, die Patienten im Rahmen des Telemonitoring Herzinsuffizienz gemäß Nr. 37 Anlage I „Anerkannte Untersuchungs- oder Behandlungsmethoden" der Richtlinie Methoden vertragsärztliche Versorgung des Gemeinsamen Bundesausschusses als primär behandelnder Arzt (PBA) behandeln.

4. Die Berechnung der Gebührenordnungspositionen 13583 bis 13587 und 40910 setzt eine Genehmigung der Kassenärztlichen Vereinigung nach der Qualitätssicherungsvereinbarung Telemonitoring bei Herzinsuffizienz gemäß § 135 Abs. 2 SGB V voraus. Die Berechnung der Gebührenordnungspositionen 13583 bis 13587 und 40910 setzt eine Genehmigung der Kassenärztlichen Vereinigung nach der Qualitätssicherungsvereinbarung zur Rhythmusimplantat-Kontrolle gemäß § 135 Abs. 2 SGB V voraus.

5. Sofern der Patient bereits mit einem externen Übertragungsgerät (Transmitter) versorgt wurde, das auch im Rahmen des Telemonitoring Herzinsuffizienz mittels kardialer Aggregate gemäß Nr. 37 Anlage I „Anerkannte Untersuchungs- oder Behandlungsmethoden" der Richtlinie Methoden vertragsärztliche Versorgung des Gemeinsamen Bundesausschusses genutzt werden kann, kann kein weiterer Transmitter zu Lasten der Krankenkassen bereitgestellt werden.

6. Die Gebührenordnungspositionen 13584 bis 13587 und 40910 können im Laufe eines Quartals nur von einem Telemedizinischen Zentrum abgerechnet werden.

7. Die im Zusammenhang mit dem Telemonitoring bei Herzinsuffizienz entstehenden Kosten für die technische Ausstattung des Telemedizinischen Zentrums und für die informationstechnische Infrastruktur (inkl. Nutzungsentgelten und Lizenz- oder Leasinggebühren sowie die gesamten Kosten in Zusammenhang mit der Datenübermittlung) sind mit Ausnahme der Gebührenordnungsposition 40910 nicht gesondert berechnungsfähig, sondern Bestandteil der Gebührenordnungspositionen 13583 bis 13587.

Kommentar:

Alle Leistungen dieses Abschnitts können grundsätzlich nur von Fachärzten für Innere Medizin mit Schwerpunkt Kardiologie abgerechnet werden. Nach Abschnitt 1.3. der Allgemeinen Bestimmungen ist Voraussetzung das Führen der Bezeichnung, die darauf basierende Zulassung und/oder die Erfüllung der Kriterien.

Darüber hinaus kann die Leistung nach Nr. 13552 von allen Fachärzten für Innere Medizin abgerechnet werden, die nicht an der hausärztlichen Versorgung teilnehmen und eine entsprechende Genehmigung der Kassenärztlichen Vereinigung haben.

Für Praxen, die einen Kippliege-Ergometer zur Erbringung der Stressechokardiographie bei physikalischer Belastung haben, ist die Zusatzpauschale Kardiologie I (Nr. 13545) nicht abrechnungsfähig. Für Praxen, die eine solche Möglichkeit nicht vorhalten, ist die Zusatzpauschale Kardiologie II (Nr. 13550) nicht abrechnungsfähig.

Grundpauschale

Obligater Leistungsinhalt

- Persönlicher Arzt-Patienten-Kontakt und/oder Arzt-Patienten-Kontakt im Rahmen einer Videosprechstunde gemäß Anlage 31b zum BMV-Ä,

Fakultativer Leistungsinhalt

- Weitere persönliche oder andere Arzt-Patienten-Kontakte gemäß I-4.3.1 der Allgemeinen Bestimmungen,
- Ärztlicher Bericht entsprechend der Gebührenordnungsposition 01600,
- Individueller Arztbrief entsprechend der Gebührenordnungsposition 01601,
- In Anhang VI-1 aufgeführte Leistungen,

Abrechnungsbestimmung einmal im Behandlungsfall

13540 für Versicherte bis zum vollendeten 5. Lebensjahr   **154**
                                                                                    17,70
Abrechnungsbestimmung einmal im Behandlungsfall

Abrechnungsausschluss
in derselben Sitzung 01436

im Behandlungsfall 01600, 01601, 13210, 13211, 13212, 13390, 13391, 13392, 13401, 13410, 13411, 13412, 13424, 13430, 13431, 13435, 13437, 13438, 13439, 13622, 36881, 36882, 36883 und Kapitel 13.3.1, 13.3.2, 13.3.4, 13.3.6, 13.3.7, 13.3.8

Aufwand in Min. **Kalkulationszeit:** 12 **Prüfzeit:** 10 **Eignung d. Prüfzeit:** Nur Quartalsprofil

GOÄ entsprechend oder ähnlich: Leistungskomplex in der GOÄ nicht vorhanden. Abrechnung der einzelnen erbrachten GOÄ-Leistung(en).

Kommentar: Die Grundpauschale ist beim ersten kurativ-ambulanten persönlichen Arzt-Patienten-Kontakt im Behandlungsfall berechnungsfähig. Bei dem internistischen fachärztlichen Versorgungsbereich wurden in den einzelnen Bereichen Grundpauschalen neu eingeführt. Ein persönlicher Arzt-Patienten-Kontakt setzt die räumliche und zeitgleiche Anwesenheit des Arztes und des Patienten und eine direkte Interaktion (z.B. Gespräch) voraus. Bei einem ausschließlich telefonischen Kontakt, ist die Grundpauschale nicht abrechenbar.

Die Pauschale ist nur einmal im Behandlungsfall bzw. bei arztgruppenübergreifender Behandlung nur einmal im Arztfall berechenbar.

In dieser Pauschale sind die Leistungen des EBM, die im **Anhang 1 (Verzeichnis der nicht gesondert abrechnungsfähigen und in Komplexen enthaltenen Leistungen ...)** enthalten sind, integriert und damit auch als Kassenleistungen honoriert und können nicht mehr gesondert abgerechnet werden, es sei denn, sie finden sich in den arztgruppenspezifischen Kapiteln ausdrücklich als abrechnungsfähige Leistung angegeben.

Es ist einem Vertragsarzt nicht gestattet, die in der Anlage 1 aufgeführten Leistungen einem GKV-Versicherten als Individuelle Gesundheitsleistung (IGeL) anzubieten und privat nach GOÄ als IGeL-Leistung abzurechnen.

Wird in demselben Quartal eine kurativ-ambulante und eine kurativ-stationäre (belegärztliche Behandlung) durchgeführt, ist die Grundpauschale je einmal berechnungsfähig. Es ist aber von der Punktzahl der zweiten zur Abrechnung kommenden Grundpauschale ein Abschlag von 50 % vorzunehmen.

13541 für Versicherte ab Beginn des 6. bis zum vollendeten 59. Lebensjahr **215** 24,71
Abrechnungsbestimmung Siehe Nr. 13540.

Aufwand in Min. **Kalkulationszeit:** 16 **Prüfzeit:** 13 **Eignung d. Prüfzeit:** Nur Quartalsprofil
GOÄ entsprechend oder ähnlich: Leistungskomplex in der GOÄ nicht vorhanden. Abrechnung der einzelnen erbrachten GOÄ-Leistung(en).

13542 für Versicherte ab Beginn des 60. Lebensjahres **223** 25,63
Abrechnungsbestimmung Siehe Nr. 13540.

Aufwand in Min. **Kalkulationszeit:** 17 **Prüfzeit:** 14 **Eignung d. Prüfzeit:** Nur Quartalsprofil
GOÄ entsprechend oder ähnlich: Leistungskomplex in der GOÄ nicht vorhanden. Abrechnung der einzelnen erbrachten GOÄ-Leistung(en).

13543 Zuschlag zu den Gebührenordnungspositionen 13540 bis 13542 für die kardiologisch-internistische Grundversorgung **41** 4,71
Abrechnungsbestimmung einmal im Behandlungsfall
Anmerkung Der Zuschlag nach der Gebührenordnungsposition 13543 kann nur in Behandlungsfällen abgerechnet werden, in denen ausschließlich die Gebührenordnungspositionen 01444, 01450, 01640 bis 01642, 01647, 01648, 01670 bis 01672, 01940, 13540 bis 13542, 13544, 13546 bis 13548 und/oder 32001 berechnet werden.

Aufwand in Min. **Kalkulationszeit:** KA **Prüfzeit:** ./. **Eignung d. Prüfzeit:** Keine Eignung

13544 Zuschlag zu der Gebührenordnungsposition 13543 **11** 1,26
Abrechnungsbestimmung einmal im Behandlungsfall
Anmerkung Die Gebührenordnungsposition 13544 wird durch die zuständige Kassenärztliche Vereinigung zugesetzt.

Aufwand in Min. **Kalkulationszeit:** KA **Prüfzeit:** ./. **Eignung d. Prüfzeit:** Keine Eignung

13545*　Zusatzpauschale Kardiologie

739
84,92

Obligater Leistungsinhalt
- Duplex-Echokardiographische Untersuchung (Nr. 33022),
- Druckmessung(en),

Fakultativer Leistungsinhalt
- Infusion(en) (Nr. 02100),
- Arterielle Blutentnahme (Nr. 02330),
- Intraarterielle Injektion (Nr. 02331),
- Belastungs-EKG (Nr. 13251),
- Aufzeichnung Langzeit-EKG (Nr. 13252),
- Computergestützte Auswertung Langzeit-EKG (Nr. 13253),
- Langzeit-Blutdruckmessung (Nr. 13254),
- Doppler-Echokardiographische Untersuchung (Nr. 33021),
- Echokardiographische Untersuchung (Nr. 33020),
- Untersuchung mittels Einschwemmkatheter in Ruhe,
- Untersuchung mittels Einschwemmkatheter in Ruhe sowie während und nach physikalisch definierter und reproduzierbarer Belastung,
- Laufbandergometrie(n),
- Intraluminale Messung(en) des Arteriendrucks oder des zentralen Venendrucks,
- Messung(en) von Herzzeitvolumen und/oder Kreislaufzeiten,
- Applikation der Testsubstanz(en),

Abrechnungsbestimmung einmal im Behandlungsfall

Anmerkung Die Berechnung der Gebührenordnungsposition 13545 setzt eine Genehmigung der Kassenärztlichen Vereinigung nach der Ultraschallvereinbarung gemäß § 135 Abs. 2 SGB V voraus.
Entgegen Nr. I-4.3.2 der Allgemeinen Bestimmungen kann die Gebührenordnungsposition 13545 auch dann berechnet werden, wenn die Arztpraxis nicht über die Möglichkeit zur Erbringung von Einschwemmkathetern, der intraluminalen Messung des Arteriendrucks oder des zentralen Venendrucks, der Messung von Herzzeitvolumen und/oder Kreislaufzeiten und von Leistungsinhalten der Gebührenordnungspositionen 13300 und 13301 verfügt.
In schwerpunktübergreifenden Berufsausübungsgemeinschaften und in medizinischen Versorgungszentren kann die Gebührenordnungsposition 13545 neben der Gebührenordnungsposition 13300 berechnet werden.
In der Gebührenordnungsposition 13545 sind die Kosten für den Einschwemmkatheter mit Ausnahme des Swan-Ganz-Katheters enthalten.

Abrechnungsausschluss
in derselben Sitzung 02300, 02301, 02302
im Behandlungsfall 02100, 02101, 02102, 02330, 02331, 03241, 03321, 03322, 03324, 04241, 04321, 04322, 04324, 04410, 13210, 13211, 13212, 13250, 13550, 13622, 27321, 27322, 27323, 27324, 30500, 33020, 33021, 33022, 33030, 33031, 36882, 36883 und Kapitel 13.2.2.3, 13.3.1, 13.3.2, 13.3.3, 13.3.4, 13.3.6, 13.3.7, 13.3.8

Bericht:　Berichtspflicht – Übermittlung der Behandlungsdaten siehe Allg. Bestimmungen 2.1.4 Berichtspflicht

Aufwand in Min.　**Kalkulationszeit:** KA　　**Prüfzeit:** 28　　**Eignung d. Prüfzeit:** Nur Quartalsprofil

GOÄ　entsprechend oder ähnlich: Leistungskomplex in der GOÄ nicht vorhanden. Abrechnung der einzelnen erbrachten GOÄ-Leistung(en).

Kommentar:　Die Leistung nach Nr. 13545 ist im Behandlungsfall = Quartalsfall nicht neben allgemein diagnostisch-internistischen Leistungen und Leistungen aus dem Bereich 13.3 abrechnungsfähig.

Die Leistungslegende und Kurzlegende der EBM Nr. 13545 werden redaktionell korrigiert.
Mit der Ergänzung der Leistungslegende der EBM Nr.13652 wird klargestellt, dass die EBM Nr. 13652 auch dann berechnet werden kann, wenn die Leistung entsprechend der EBM Nr. 13650 (Zusatzpauschale Pneumologisch-Diagnostischer Komplex) bereits an einem anderen Tag durchgeführt und berechnet wurde.

13546   Hygienezuschlag zu den Gebührenordnungspositionen 13540 bis 13542   **2**
           Abrechnungsbestimmung einmal im Behandlungsfall   0,23

Anmerkung Die Gebührenordnungsposition 13546 wird durch die zuständige Kassenärztliche Vereinigung zugesetzt.

Berichtspflicht Nein

Aufwand in Min.   **Kalkulationszeit:** KA   **Prüfzeit:** ./.   **Eignung d. Prüfzeit:** Keine Eignung

13547   Zuschlag zu den Gebührenordnungspositionen 13540 bis 13542   **2**
           Abrechnungsbestimmung einmal im Behandlungsfal   0,23

Anmerkung Die Gebührenordnungsposition 13547 wird durch die zuständige Kassenärztliche Vereinigung zugesetzt.

Abrechnungsausschluss im Behandlungsfall 01630

Berichtspflicht Nein

Aufwand in Min.   **Kalkulationszeit:** KA   **Prüfzeit:** ./.   **Eignung d. Prüfzeit:** Keine Eignung

13548   Zuschlag zu den Gebührenordnungspositionen 13540 bis 13542 für die Behandlung aufgrund einer TSS-Vermittlung gemäß Allgemeiner Bestimmung 4.3.10.1 oder 4.3.10.2,
           Abrechnungsbestimmung einmal im Arztgruppenfall

Anmerkung Die Gebührenordnungsposition 13548 kann durch die zuständige Kassenärztliche Vereinigung zugesetzt werden.

Berichtspflicht Nein

Abrechnungsausschluss im Arztgruppenfall 01710

13551*   Elektrostimulation des Herzens   **517**
           Obligater Leistungsinhalt   59,41

- Temporäre transvenöse Elektrostimulation des Herzens,
- Elektrodeneinführung,
- EKG-Monitoring

Fakultativer Leistungsinhalt
- Elektrokardiographische Untersuchung mittels intrakavitärer Ableitung

Abrechnungsausschluss
in derselben Sitzung 01222, 02300, 02301, 02302
im Behandlungsfall 13210, 13211, 13212, 36881, 36882, 36883 und Kapitel 13.2.2, 13.3.1, 13.3.2, 13.3.3, 13.3.4, 13.3.6, 13.3.7, 13.3.8

Aufwand in Min.   **Kalkulationszeit:** 22   **Prüfzeit:** 20   **Eignung d. Prüfzeit:** Tages- und Quartalsprofil

GOÄ   entsprechend oder ähnlich: Nr. 430

13560*   Ergospirometrische Untersuchung   **394**
           Obligater Leistungsinhalt   45,28

- Ergospirometrische Untersuchung in Ruhe und unter physikalisch definierter Belastung und reproduzierbarer Belastungsstufe,
- Gleichzeitige obligatorische Untersuchung der Atemgase, Ventilationsparameter und der Herz-Kreislauf-Parameter,
- Monitoring,
- Dokumentation mittels „9-Felder-Graphik"

Abrechnungsausschluss im Behandlungsfall 13210, 13211, 13212, 13622, 36881, 36882, 36883 und Kapitel 13.2.2, 13.3.1, 13.3.2, 13.3.3, 13.3.4, 13.3.6, 13.3.7, 13.3.8

Aufwand in Min.   **Kalkulationszeit:** 9   **Prüfzeit:** 9   **Eignung d. Prüfzeit:** Tages- und Quartalsprofil

GOÄ   entsprechend oder ähnlich: Nr. 606*

Kommentar: Die Leistung nach Nr. 13560 ist im Behandlungsfall = Quartalsfall nicht neben allgemein diagnostisch-internistischen Leistungen und Leistungen aus dem Bereich 13.3 abrechnungsfähig.

13561* Zusatzpauschale Behandlung eines Herz-Transplantatträgers   **211**
24,25

Obligater Leistungsinhalt
* Behandlung eines Transplantatträgers,
* Kontrolle der Transplantatfunktion(en),
* Überwachung des spezifischen Therapieschemas,

Fakultativer Leistungsinhalt
* Instruktion der Bezugsperson(en),
* Abstimmung mit dem Hausarzt,

Abrechnungsbestimmung einmal im Behandlungsfall

Abrechnungsausschluss im Behandlungsfall 13210, 13211, 13212, 13622, 36881, 36882, 36883 und Kapitel 13.2.2, 13.3.1, 13.3.2, 13.3.3, 13.3.4, 13.3.6, 13.3.7, 13.3.8

Bericht: Berichtspflicht – Übermittlung der Behandlungsdaten siehe Allg. Bestimmungen 2.1.4 Berichtspflicht

Aufwand in Min.   **Kalkulationszeit:** KA   **Prüfzeit:** 15   **Eignung d. Prüfzeit:** Nur Quartalsprofil

GOÄ   entsprechend oder ähnlich: Leistung in der GOÄ so nicht vorhanden. Abrechnung der einzelnen erbrachten Leistung(en).

Kommentar: Die Leistung nach Nr. 13561 ist im Behandlungsfall = Quartalsfall nicht neben allgemein diagnostisch-internistischen Leistungen und Leistungen aus dem Bereich 13.3 (Schwerpunktorientierte internistische Versorgung) abrechnungsfähig.

13571* Funktionsanalyse eines Herzschrittmachers zur antibradykarden Therapie   **216**
24,82

Obligater Leistungsinhalt
* Persönlicher Arzt-Patienten-Kontakt,
* Funktionsanalyse eines Herzschrittmachers zur antibradykarden Therapie,
* Überprüfung des Batteriezustandes,
* Überprüfung und Dokumentation der programmierbaren Parameter und Messwerte durch Ausdruck des Programmiergerätes,
* Kontrolle der Funktionsfähigkeit der Elektrode(n)

Fakultativer Leistungsinhalt
* Umprogrammierung

Anmerkung
Die Berechnung der Gebührenordnungsposition 13571 setzt eine Genehmigung der Kassenärztlichen Vereinigung nach der Qualitätssicherungsvereinbarung zur Rhythmusimplantat-Kontrolle gemäß § 135 Abs. 2 SGB V voraus.
Die Gebührenordnungsposition 13571 ist höchstens fünfmal im Krankheitsfall berechnungsfähig. Bei Versicherten, bei denen gleichzeitig eine Strahlentherapie durchgeführt wird, besteht mit Begründung im Krankheitsfall keine Obergrenze. Als Begründung ist der ICD-10-Kode der für die Strahlentherapie maßgeblichen Erkrankung bei der Abrechnung anzugeben.

Abrechnungsausschluss im Behandlungsfall 13300, 13301, 13310, 13311, 13350, 13400 bis 13402, 13410 bis 13412, 13421 bis 13426, 13430, 13431, 13435, 13437 bis 13439, 13500 bis 13502, 13573 bis 13576, 13600 bis 13602, 13610 bis 13612, 13620 bis 13622, 13650, 13651, 13660 bis 13664, 13670, 13675, 13700, 13701 und 36881 bis 36883

Berichtspflicht Nein

Aufwand in Min.   **Kalkulationszeit:** KA   **Prüfzeit:** 7   **Eignung d Prüfzeit:** Tages- und Quartalsprofil

Kommentar: Die KVNord informiert u.a.: … „Die Abrechnungssystematik zur Kontrolle von Schrittmachersystemen wird ab 1. Oktober 2017 differenzierter. In EBM-Kapitel 4 (Pädiatrie) und 13 (Innere Medizin, Kardiologie) werden jeweils drei neue Gebührenordnungspositionen für die konventionelle Kontrolle und zwei EBM Nrn. für die telemedizinische Funktionsanalyse von Schrittmachern aufgenommen. Zugleich werden die bisherigen EBM Nrn. 04417, 04418, 13552 und 13554 gestrichen.

Die Bewertung der neuen EBM Nrn. ist abhängig vom Aggregattyp und nicht davon, ob es sich um eine konventionelle und telemedizinische Funktionskontrolle handelt. Damit wird der Aufwand für die Kontrolle der unterschiedlichen Systeme besser berücksichtigt. Die Vergütung erfolgt – wie bei den bisherigen EBM Nrn.– innerhalb der morbiditätsbedingten Gesamtvergütung. Unterschieden werden Herzschrittmacher, implantierte Kardioverter/Defibrillatoren und implantierte Systeme zur kardialen Resynchronisationstherapie (CRT-P, CRT-D).

Vertragsärzte, die solche Kontrolluntersuchungen durchführen wollen, benötigen eine Genehmigung der Kassenärztlichen Vereinigung. Ab Januar 2018 gelten die Anforderungen der neuen Vereinbarung..."

Art der Funktionskontrolle	EBM Nr.	Bewertung (Punkte)
konventionell	13571 (Schrittmacher)	216
	13573 (Kardioverter/Defibrillator)	400
	13575 (CRT)	492
telemedizinisch	13574 (Kardioverter/Defibrillator)	400
	13576 (CRT)	492

Zu den Anforderungen der fachlichen Fähigkeiten, an die apparative Ausstattung u.ä. siehe die Informationen bei den regionalen KVen – hier ein Beispiel der KV Bremen: https://www.kvhb.de/sites/default/files/rili-herzschrittmacher.pdf

13573* Funktionsanalyse eines implantierten Kardioverters bzw. Defibrillators   **400**
                                                                                        45,97

Obligater Leistungsinhalt
- Persönlicher Arzt-Patienten-Kontakt,
- Funktionsanalyse eines implantierten Kardioverters bzw. Defibrillators,
- Überprüfung des Batteriezustandes,
- Überprüfung und Dokumentation der programmierbaren Parameter und Messwerte durch Ausdruck des Programmiergerätes,
- Kontrolle der Funktionsfähigkeit der Elektrode

Fakultativer Leistungsinhalt
- Umprogrammierung

Anmerkung
Die Berechnung der Gebührenordnungsposition 13573 setzt eine Genehmigung der Kassenärztlichen Vereinigung nach der Qualitätssicherungsvereinbarung zur Rhythmusimplantat-Kontrolle gemäß § 135 Abs. 2 SGB V voraus.
Die Gebührenordnungspositionen 13573 und 13574 sind in Summe höchstens fünfmal im Krankheitsfall berechnungsfähig. Bei Versicherten, bei denen gleichzeitig eine Strahlentherapie durchgeführt wird, besteht mit Begründung im Krankheitsfall keine Obergrenze. Als Begründung ist der ICD-10-Kode der für die Strahlentherapie maßgeblichen Erkrankung bei der Abrechnung anzugeben.
Die Gebührenordnungsposition 13573 ist einmal im Krankheitsfall neben der Gebührenordnungsposition 13584 berechnungsfähig. Zum Zweck der Umprogrammierung oder bei nicht vorhergesehener Inanspruchnahme ist die Gebührenordnungsposition 13573 weitere zweimal im Krankheitsfall neben der Gebührenordnungsposition 13584 berechnungsfähig.

Abrechnungsausschluss in derselben Sitzung 13574
im Behandlungsfall 13300, 13301, 13310, 13311, 13350, 13400 bis 13402, 13410 bis 13412, 13421 bis 13426, 13430, 13431, 13435, 13437 bis 13439, 13500 bis 13502, 13571, 13575, 13576, 13600 bis 13602, 13610 bis 13612, 13620 bis 13622, 13650, 13651, 13660 bis 13664, 13670, 13675, 13700, 13701 und 36881 bis 36883

Berichtspflicht Nein

Aufwand in Min. **Kalkulationszeit:** KA   **Prüfzeit:** 14   **Eignung d Prüfzeit:** Tages- und Quartalsprofil
Kommentar: Siehe Kommentar zu Nr. 13571

13574*   Telemedizinische Funktionsanalyse eines implantierten Kardioverters bzw.   **400**
Defibrillators   45,97

Obligater Leistungsinhalt
- Telemedizinische Funktionsanalyse eines implantierten Kardioverters bzw.Defibrillators,
- Überprüfung des Batteriezustandes,
- Überprüfung und Dokumentation der erhobenen Parameter und Messwerte,
- Kontrolle der Funktionsfähigkeit der Elektrode(n)

Anmerkung
Die Berechnung der Gebührenordnungsposition 13574 setzt im Krankheitsfallmindestens eine Funktionsanalyse gemäß der Gebührenordnungsposition 13573 – möglichst in der Arztpraxis des telemedizinisch überwachenden Vertragsarztes – voraus.
Die Berechnung der Gebührenordnungsposition 13574 setzt eine Genehmigung der Kassenärztlichen Vereinigung nach der Qualitätssicherungsvereinbarung zur Rhythmusimplantat-Kontrolle gemäß § 135 Abs. 2 SGB V voraus.
Die Berechnung derGebührenordnungsposition 13574 setzt den Nachweis der Erfüllung der Vorgaben gemäß Anlage 31 zum Bundesmantelvertrag-Ärzte (BMV-Ä) voraus.
Die Gebührenordnungspositionen 13573 und 13574 sind in Summe höchstens fünfmal im Krankheitsfall berechnungsfähig. Bei Versicherten, bei denen gleichzeitig eine Strahlentherapie durchgeführt wird, besteht mit Begründung im Krankheitsfall keine Obergrenze. Als Begründung ist der ICD-10-Kode der für die Strahlentherapie maßgeblichen Erkrankung bei der Abrechnung anzugeben.
Abrechnungsausschluss im Behandlungsfall 13300, 13301, 13310, 13311, 13350, 13400, 13401, 13402, 13410, 13411, 13412, 13421, 13422, 13423, 13424, 13425, 13426, 13430, 13431, 13435, 13437, 13438, 13439, 13500, 13501, 13502, 13571, 13575, 13576, 13584, 13600, 13601, 13602, 13610, 13611, 13612, 13620, 13621, 13622, 13650, 13651, 13660, 13661, 13662, 13663, 13664, 13670, 13675, 13700, 13701, 36881, 36882, 36883
in derselben Sitzung 13573

Berichtspflicht Nein

Aufwand in Min.   **Kalkulationszeit:** KA   **Prüfzeit:** 14   **Eignung d Prüfzeit:** Nur Quartalsprofil
Kommentar: Siehe Kommentar zu Nr. 13571

13575*   Funktionsanalyse eines implantierten Systems zur kardialen Resynchronisations-   **492**
therapie (CRT-P, CRT-D)   56,54

Obligater Leistungsinhalt
- Persönlicher Arzt-Patienten-Kontakt,
- Funktionsanalyse eines implantiertenSystems zur kardialenResynchronisationstherapie (CRT-P, CRT-D),
- Überprüfung des Batteriezustandes,
- Überprüfung und Dokumentation derprogrammierbaren Parameter und Messwerte durch Ausdruck des Programmiergerätes,
- Kontrolle der Funktionsfähigkeit der Elektrode(n)

Fakultativer Leistungsinhalt
- Umprogrammierung

Anmerkung
Die Berechnung der Gebührenordnungsposition 13575 setzt eine Genehmigung der Kassenärztlichen Vereinigung nach der Qualitätssicherungsvereinbarung zur Rhythmusimplantat-Kontrolle gemäß § 135 Abs.2 SGB V voraus.
Die Gebührenordnungspositionen 13575 und 13576 sind in Summe höchstens fünfmal im Krankheitsfall berechnungsfähig. Bei Versicherten, bei denen gleichzeitig eine Strahlentherapie durchgeführt wird, besteht mit Begründung im Krankheitsfall keine Obergrenze. Als Begründung ist der ICD-10-Kode der für die Strahlentherapie maßgeblichen Erkrankung bei der Abrechnung anzugeben.
Die Gebührenordnungsposition 13575 ist einmal im Krankheitsfall neben der Gebührenordnungsposition 13584 berechnungsfähig. Zum Zweck der Umprogrammierung oder bei

nicht vorhergesehener Inanspruchnahme ist die Gebührenordnungsposition 13575 weitere zweimal im Krankheitsfall neben der Gebührenordnungsposition 13584 berechnungsfähig.

Abrechnungsausschluss im Behandlungsfall 13300, 13301, 13310, 13311, 13350, 13400, 13401, 13402, 13410, 13411, 13412, 13421, 13422, 13423, 13424, 13425, 13426, 13430, 13431, 13435, 13437, 13438, 13439, 13500, 13501, 13502, 13571, 13575, 13576, 13600, 13601, 13602, 13610, 13611, 13612, 13620, 13621, 13622, 13650, 13651, 13660, 13661, 13662, 13663, 13664, 13670, 13675, 13700, 13701, 36881, 36882, 36883
in derselben Sitzung 13576

Berichtspflicht Nein

Aufwand in Min.   **Kalkulationszeit:** KA   **Prüfzeit:** 18   **Eignung d Prüfzeit:** Tages- und Quartalsprofil

Kommentar: Siehe Kommentar zu Nr. 13571

13576*   Telemedizinische Funktionsanalyse eines implantierten Systems zur kardialen   **492**
Resynchronisationstherapie (CRT-P, CRTD)   56,54

Obligater Leistungsinhalt
* Telemedizinische Funktionsanalyse eines implantierten Systems zur kardialen Resynchronisationstherapie (CRT-P, CRT-D),
* Überprüfung des Batteriezustandes,
* Überprüfung und Dokumentation dererhobenen Parameter und Messwerte,
* Kontrolle der Funktionsfähigkeit derElektrode(n)

Anmerkung
Die Berechnung der Gebührenordnungsposition 13576 setzt im Krankheitsfall mindestens eine Funktionsanalyse gemäß der Gebührenordnungsposition 13575 – möglichst in der Arztpraxis des telemedizinisch überwachenden Vertragsarztes – voraus.
Die Berechnung der Gebührenordnungsposition 13576 setzt eine Genehmigung der Kassenärztlichen Vereinigung nach der Qualitätssicherungsvereinbarung zur Rhythmusimplantat-Kontrolle gemäß § 135 Abs. 2 SGB V voraus.
Die Berechnung der Gebührenordnungsposition 13576 setzt den Nachweis der Erfüllung der Vorgaben gemäß Anlage 31 zum Bundesmantelvertrag-Ärzte (BMV-Ä) voraus.
Die Gebührenordnungspositionen 13575 und 13576 sind in Summe höchstens fünfmal im Krankheitsfall berechnungsfähig. Bei Versicherten, bei denen gleichzeitig eine Strahlentherapie durchgeführt wird, besteht mit Begründung im Krankheitsfall keine Obergrenze. Als Begründung ist der ICD-10-Kode der für die Strahlentherapie maßgeblichen Erkrankung bei der Abrechnung anzugeben.

Abrechnungsausschluss im Behandlungsfall 13300, 13301, 13310, 13311, 13350, 13400, 13401, 13402, 13410, 13411, 13412, 13421, 13422, 13423, 13424, 13425, 13426, 13430, 13431, 13435, 13437, 13438, 13439, 13500, 13501, 13502, 13571, 13575, 13576, 13584, 13600, 13601, 13602, 13610, 13611, 13612, 13620, 13621, 13622, 13650, 13651, 13660, 13661, 13662, 13663, 13664, 13670, 13675, 13700, 13701, 36881, 36882, 36883
in derselben Sitzung 13575

Berichtspflicht Nein

Aufwand in Min.   **Kalkulationszeit:** KA   **Prüfzeit:** 18   **Eignung d Prüfzeit:** Nur Quartalsprofil

Kommentar: Siehe Kommentar zu Nr. 13571

13577*   Zuschlag zu den Gebührenordnungspositionen 13571, 13573 und 13575   **40**
Berichtspflicht Nein   4,60

Aufwand in Min.   **Kalkulationszeit:** KA   **Prüfzeit:** ./.   **Eignung d. Prüfzeit:** Keine Eignung

Kommentar: Siehe Kommentar 04417

13578   Indikationsstellung zur Überwachung eines Patienten im Rahmen des Telemonito-   **65**
ring bei Herzinsuffizienz gemäß Nr. 37 Anlage I „Anerkannte Untersuchungs- oder   7,47
Behandlungsmethoden" der Richtlinie Methoden vertragsärztliche Versorgung des
Gemeinsamen Bundesausschusses

Obligater Leistungsinhalt
- Persönlicher Arzt-Patienten-Kontakt,
- Aufklärung und Beratung zur Teilnahme am Telemonitoring bei Herzinsuffizienz,

Fakultativer Leistungsinhalt
- Schriftliche Übermittlung medizinisch relevanter Informationen an das Telemedizinische Zentrum (z. B. Medikation, anamnestische Daten, Vorliegen der Indikationsvoraussetzungen),

Abrechnungsbestimmung je vollendete 5 Minuten, höchstens dreimal im Krankheitsfall

Abrechnungsausschluss im Behandlungsfall 03325, 04325

Berichtspflicht Nein

Aufwand in Min. **Kalkulationszeit:** 5   **Prüfzeit:** 5   **Eignung der Prüfzeit:** Nur Quartalsprofil

13579 Zusatzpauschale für die Betreuung eines Patienten im Rahmen des Telemonitoring **128**
bei Herzinsuffizienz gemäß Nr. 37 Anlage I „Anerkannte Untersuchungs- oder **14,71**
Behandlungsmethoden" der Richtlinie Methoden vertragsärztliche Versorgung des
Gemeinsamen Bundesausschusses

Obligater Leistungsinhalt
- Kommunikation mit dem verantwortlichen Telemedizinischen Zentrum (TMZ),

Fakultativer Leistungsinhalt
- Bestätigung eingehender Warnmeldungen an das TMZ innerhalb von 48 Stunden,
- Information des TMZ über ergriffene Maßnahmen,
- Telefonische Kontaktaufnahme mit dem Patienten,
- Überprüfung der Indikation zur Überwachung eines Patienten im Rahmen des Telemonitoring bei Herzinsuffizienz,

Abrechnungsbestimmung einmal im Behandlungsfall

Abrechnungsausschluss im Behandlungsfall 03326, 04326

Berichtspflicht Nein

Aufwand in Min. **Kalkulationszeit:** 5   **Prüfzeit:** 5   **Eignung der Prüfzeit:** Nur Quartalsprofil

13583* Anleitung und Aufklärung durch ein Telemedizinisches Zentrum zum Telemonitoring **95**
bei Herzinsuffizienz gemäß Nr. 37 Anlage I „Anerkannte Untersuchungs- und **10,92**
Behandlungsmethoden" der Richtlinie Methoden vertragsärztliche Versorgung des
Gemeinsamen Bundesausschusses

Abrechnungsbestimmung einmal im Krankheitsfall

Abrechnungsausschluss im Behandlungsfall 13210, 13211, 13212, 36881, 36882,
36883, Kapitel 13.2.2, 13.3.1, 13.3.2, 13.3.3, 13.3.4, 13.3.6, 13.3.7, 13.3.8

Berichtspflicht Nein

Aufwand in Min. **Kalkulationszeit:** 6   **Prüfzeit:** 4   **Eignung der Prüfzeit:** Nur Quartalsprofil

13584* Telemonitoring bei Herzinsuffizienz mittels kardialem Aggregat durch ein Tele- **1100**
medizinisches Zentrum gemäß Nr. 37 Anlage I „Anerkannte Untersuchungs- oder **126,41**
Behandlungsmethoden" der Richtlinie Methoden vertragsärztliche Versorgung des
Gemeinsamen Bundesausschusses

Obligater Leistungsinhalt
- Kommunikation mit dem primär behandelnden Arzt,
- Versenden eines Quartalsberichts an den primär behandelnden Arzt,
- Telemonitoring gemäß § 3 Absatz 2, Absatz 3 Nr. 2 bis 3 und Absatz 4 Nr. 1 bis 4 der Nr. 37 Anlage I MVV-Richtlinie,
- Dokumentation gemäß § 4 Absatz 6 der Nr. 37 Anlage I MVV-Richtlinie,

Abrechnungsbestimmung einmal im Behandlungsfall

Abrechnungsausschluss im Behandlungsfall 04414, 04416, 13210, 13211, 13212,
13574, 13576, 13586, 13587, 36881, 36882, 36883, Kapitel 13.2.2, 13.3.1, 13.3.2, 13.3.3,
13.3.4, 13.3.6, 13.3.7, 13.3.8

Berichtspflicht Nein

Aufwand in Min.   **Kalkulationszeit:** 28   **Prüfzeit:** 22   **Eignung der Prüfzeit:** Nur Quartalsprofil

13585*   Zuschlag zur Gebührenordnungsposition 13584 für das intensivierte Telemonitoring   **235**
bei Herzinsuffizienz mittels kardialem Aggregat durch ein Telemedizinisches   27,01
Zentrum gemäß Nr. 37 Anlage I „Anerkannte Untersuchungs- oder Behandlungsmethoden" der Richtlinie Methoden vertragsärztliche Versorgung des
Gemeinsamen Bundesausschusses

Obligater Leistungsinhalt
• Telemedizinische Datenabfrage und Auswertung bei Patienten mit einem implantierten
 Kardioverter bzw. Defibrillator oder einem implantierten System zur kardialen Resynchronisationstherapie (CRT-P, CRT-D) an Samstagen, Sonntagen, gesetzlichen Feiertagen
 und/oder am 24.12. und 31.12.,

Fakultativer Leistungsinhalt
• Telefonische Kontaktaufnahme mit dem Patienten bei Warnmeldungen mit Handlungs-
 bedarf,
• Therapieanpassung,
• Sicherstellung zeitnaher notwendiger Interventionen,

Abrechnungsbestimmung einmal im Behandlungsfall

Anmerkung Die Gebührenordnungsposition 13585 ist nur berechnungsfähig, sofern eine
patientenindividuelle schriftliche Vereinbarung zwischen primär behandelndem Arzt und
Telemedizinischem Zentrum getroffen wurde.
Die Berechnung der Gebührenordnungsposition 13585 setzt eine medizinische Begründung
der Notwendigkeit der Intensivierung des Monitorings voraus.

Berichtspflicht Nein

Aufwand in Min.   **Kalkulationszeit:** 10   **Prüfzeit:** 8   **Eignung der Prüfzeit:** Nur Quartalsprofil

13586*   Telemonitoring bei Herzinsuffizienz mittels externer Messgeräte durch ein Tele-   **2100**
medizinisches Zentrum gemäß Nr. 37 Anlage I „Anerkannte Untersuchungs- oder   241,32
Behandlungsmethoden" der Richtlinie Methoden vertragsärztliche Versorgung des
Gemeinsamen Bundesausschusses

Obligater Leistungsinhalt
• Kommunikation mit dem primär behandelnden Arzt,
• Versenden eines Quartalsberichts an den primär behandelnden Arzt,
• Telemonitoring gemäß § 3 Absatz 2, Absatz 3 Nr. 2 bis 3 und Absatz 4 Nr. 1 bis 4 der
 Nr. 37 Anlage I MVV-Richtlinie,
• Dokumentation gemäß § 4 Absatz 6 der Nr. 37 Anlage I MVV-Richtlinie,

Abrechnungsbestimmung einmal im Behandlungsfall

Abrechnungsausschluss im Behandlungsfall 13210, 13211, 13212, 13584, 13585,
36881, 36882, 36883, Kapitel 13.2.2, 13.3.1, 13.3.2, 13.3.3, 13.3.4, 13.3.6, 13.3.7, 13.3.8

Berichtspflicht Nein

Aufwand in Min.   **Kalkulationszeit:** 31   **Prüfzeit:** 25   **Eignung der Prüfzeit:** Nur Quartalsprofil

13587*   Zuschlag zur Gebührenordnungsposition 13586 für das intensivierte Telemonitoring   **235**
bei Herzinsuffizienz mittels externer Messgeräte durch ein Telemedizinisches   27,01
Zentrum gemäß Nr. 37 Anlage I „Anerkannte Untersuchungs- oder Behandlungsmethoden" der Richtlinie Methoden vertragsärztliche Versorgung des
Gemeinsamen Bundesausschusses

Obligater Leistungsinhalt
• Telemedizinische Datenabfrage und Auswertung bei Patienten mit externen Geräten
 an Samstagen, Sonntagen, gesetzlichen Feiertagen und/oder am 24.12. und 31.12.,

Fakultativer Leistungsinhalt
• Telefonische Kontaktaufnahme mit dem Patienten bei Warnmeldungen mit Handlungs-
 bedarf,

- Therapieanpassung,
- Sicherstellung zeitnaher notwendiger Interventionen,

Abrechnungsbestimmung einmal im Behandlungsfall

Anmerkung Die Gebührenordnungsposition 13587 ist nur berechnungsfähig, sofern eine patientenindividuelle schriftliche Vereinbarung zwischen primär behandelndem Arzt und Telemedizinischem Zentrum getroffen wurde.
Die Berechnung der Gebührenordnungsposition 13587 setzt eine medizinische Begründung der Notwendigkeit der Intensivierung des Monitorings voraus.

Berichtspflicht Nein

Aufwand in Min. **Kalkulationszeit:** 10 **Prüfzeit:** 8 **Eignung der Prüfzeit:** Nur Quartalsprofil

13.3.6 Gebührenordnungspositionen der Nephrologie und Dialyse

1. Die Gebührenordnungspositionen 13590 bis 13592, 13600 und 13601 können – unter Berücksichtigung von 1.3 der Allgemeinen Bestimmungen – nur von Fachärzten für Innere Medizin mit dem Schwerpunkt Nephrologie und/oder Vertragsärzten, die über eine Genehmigung zur Durchführung von Blutreinigungsverfahren gemäß § 135 Abs. 2 SGB V verfügen, berechnet werden. Die Berechnung der Gebührenordnungspositionen 13602, 13610 bis 13612 und 13620 bis 13622 setzt eine Genehmigung der Kassenärztlichen Vereinigung nach der Vereinbarung zu den Blutreinigungsverfahren und/oder zur ambulanten Durchführung der LDL-Elimination als extrakorporales Hämotherapieverfahren gemäß § 135 Abs. 2 SGB V voraus. Die Berechnung der Gebührenordnungspositionen 13620 bis 13622 setzt eine Genehmigung der Kassenärztlichen Vereinigung nach Nr. 1 Anlage I „Anerkannte Untersuchungs- oder Behandlungsmethoden" der Richtlinie Methoden vertragsärztlicher Versorgung des Gemeinsamen Bundesausschusses voraus.

2. Der Leistungsumfang der Gebührenordnungsposition 13610 bei Durchführung einer Zentrums- bzw. Praxisdialyse oder bei Apheresen entsprechend der Gebührenordnungsposition 13620, 13621 oder 13622 schließt die ständige Anwesenheit des Arztes ein. Der Leistungsumfang der Gebührenordnungsposition 13610 bei Heimdialyse oder zentralisierter Heimdialyse sowie der Gebührenordnungspositionen 13611 und 13612 schließt die ständige Bereitschaft des Arztes ein.

3. Neben den Gebührenordnungspositionen 13610, 13611, 13612, 13620, 13621 und 13622 sind aus den Abschnitten 1.1, 1.2, 1.3 und 1.4 nur die Gebührenordnungspositionen 01100, 01101, 01220 bis 01222, 01320 bis 01323, 01411, 01412 und 01415 berechnungsfähig.

4. Die Gebührenordnungspositionen nach den Abschnitten 13610 bis 13612 und 13620 bis 13622 berechnungsfähig.

5. Solange sich der Kranke in Dialyse- bzw. LDL-Apherese-Behandlung befindet, können die Gebührenordnungspositionen 32038, 32039, 32065, 32066 bzw. 32067, 32068, 32081, 32082, 32083, 32086 und 32112 weder von dem die Dialyse bzw. LDL-Apherese durchführenden noch von dem Arzt berechnet werden, dem diese Leistungen als Auftrag zugewiesen werden. Für die Gebührenordnungsposition 13611 gilt dies in gleicher Weise zusätzlich für die Gebührenordnungsposition 32036.

6. Entgegen der Beschränkung der Erbringung von Gebührenordnungspositionen des Abschnitts der Anlage 9.1.3 des Bundesmantelvertrags-Ärzte (BMV-Ä) die Gebührenordnungspositionen 13251 und 13254 für Fachärzte für Innere Medizin mit der Schwerpunktbezeichnung „Nephrologie" und/oder Vertragsärzten, die über eine Genehmigung zur Durchführung von Blutreinigungsverfahren gemäß § 135 Abs. 2 SGB V verfügen, berechnungsfähig. Die Leistungen nach der Anlage 9.1 des Bundesmantelvertrags-Ärzte (BMV-Ä) sind durch Fachärzte für Innere Medizin mit Schwerpunktbezeichnung „Nephrologie" und/oder Vertragsärzten, die über eine Genehmigung zur Durchführung von Blutreinigungsverfahren gemäß § 135 Abs. 2 SGB V verfügen, berechnungsfähig.

Kommentar:

Die Abrechnung der in diesem Abschnitt genannten Gebührenordnungspositionen (Nrn. 13590 bis 13621) setzt den Besitz einer Genehmigung der Kassenärztlichen Vereinigung zur Dialyse-Behandlung und/oder LDL-Elemination voraus. Die Berechnung der Leistungen nach den Nrn. 13590 bis 13592, 13600 und 13601 ist auch Ärzten für Innere Medizin mit dem Schwerpunkt Nephrologie gestattet, die keine solche Genehmigung haben. Für die Erbringung von Leistungen der Apherese als extrakorporales Hämotherapieverfahren sind nach der Richtlinie Methoden vertragsärztlicher Versorgung des Gemeinsamen Bundesausschusses erleichterte fachliche Voraussetzungen nachzuweisen.

Die Abrechnung der Gebührenordnungspositionen 13610 (Zusatzpauschale) bei einer Zentrums-oder Praxisdialyse oder der Nrn. 13620 oder 13621 (Zusatzpauschalen) bei Aphereseverfahren setzt die ständige Anwesenheit des Arztes voraus. Dagegen genügt für die Abrechnung der Gebührenordnungspositionen 13610 (Zusatzpauschale) bei Heimdialyse oder zentralisierter Heimdialyse bzw.13611 und 13612 (Zusatzpauschale und Zuschlag) bei CAPD oder CCPD die ständige Bereitschaft des Arztes.

Neben den Pauschalen nach den Nrn. 13610,13611, 13612, 13620 und 13621 sind aus den allgemeinen Gebührenordnungspositionen nur folgende Leistungen abrechnungsfähig:

* 01100, 01101 Unvorhergesehene Inanspruchnahme,
* 01220 bis 01222 Reanimationskomplex,
* Nrn. 01320, 01321 Grundpauschale für ermächtigte Ärzte, Krankenhäuser bzw. Institute,
* 01411, 01412 und 01415 Besuch.

Wichtig ist, dass auch für die nach der obigen Regelung zusätzlich abrechnungsfähigen Leistungen immer auch die Abrechnungsvoraussetzungen und -ausschlüsse beachtet werden müssen, die im EBM für die Abrechnung der jeweiligen Leistung genannt sind. Neben den Zusatzpauschalen nach den Nrn. 13610 bis 13621 sind Leistungen nach den Abschnitten 2.1 (Infusionen, Transfusionen, Reinfusionen, Programmierung von Medikamentenpumpen) und 2.3 (Kleinchirurgische Eingriffe, Allgemeine therapeutische Leistungen) dann nicht abrechnungsfähig, wenn es sich um Maßnahmen zum Anlegen, zur Steuerung oder zur Beendigung von Dialyse oder Apherese handelt.

Während einer Dialyse- bzw. LDL-Apherese-Behandlung dürfen weder vom Dialysearzt noch von einem Arzt, an den ein entsprechender Überweisungsauftrag gerichtet wurde, folgende Laborleistungen abgerechnet werden:

32038 (Hämoglobin), 32039 (Hämatokrit), 32065 (Harnstoff), 32066 bzw. 32067 (Kreatinin), 32068 (Alkalische Phosphatase), 32081 (Kalium), 32082 (Calcium), 32083 (Natrium), 32086 (Phosphor anorganisch) und 32112 (PTT). Bei Abrechnung der Nr. 13611 (Zusatzpauschale bei CAPD oder CCPD) ist auch die Nr. 32036 (Leukozytenzählung) in gleicher Weise nicht abrechnungsfähig.

Die Einschränkungen der Erbringung der Gebührenordnungspositionen des Abschnitts 13.2.2.3 auf Definitionsaufträge gelten hinsichtlich der Nrn. 13251 (Belastungs-EKG und 13252 (Langzeit-EKG) wegen der Vorgaben der Anlage 9.1.3 der Bundesmantelverträge nicht für Fachärzte für Innere Medizin mit der Schwerpunktbezeichnung „Nephrologie" und/oder Vertragsärzte mit einer Dialysegenehmigung.

Die in der Anlage 9.1. der Bundesmantelverträge (Versorgung chronisch niereninsuffizienter Patienten) genannten Leistungen können nur von Fachärzten für Innere Medizin mit der Schwerpunktbezeichnung „Nephrologie" und/oder Vertragsärzten mit einer Dialysegenehmigung abgerechnet werden.

Siehe auch: **Vereinbarung gemäß § 135 Abs. 2 SGB V zur Ausführung und Abrechnung von Blutreinigungsverfahren (Qualitätssicherungsvereinbarung zu den Blutreinigungsverfahren) vom 16. Juni 1997 in der Fassung vom 01. Juli 2009 Vereinbarung zu den Blutreinigungsverfahren – im Internet:** http://www.kbv.de/media/sp/Blutreinigungsverfahren.pdf

Grundpauschale

Obligater Leistungsinhalt
* Persönlicher Arzt-Patienten-Kontakt und/oder Arzt-Patienten-Kontakt im Rahmen einer Videosprechstunde gemäß Anlage 31b zum BMV-Ä,

Fakultativer Leistungsinhalt
* Weitere persönliche oder andere Arzt-Patienten-Kontakte gemäß I-4.3.1 der Allgemeinen Bestimmungen,
* Ärztlicher Bericht entsprechend der Gebührenordnungsposition 01600,
* Individueller Arztbrief entsprechend der Gebührenordnungsposition 01601,
* In Anhang VI-1 aufgeführte Leistungen,

Abrechnungsbestimmung einmal im Behandlungsfall

13590 für Versicherte bis zum vollendeten 5. Lebensjahr   **149**
            Abrechnungsbestimmung einmal im Behandlungsfall   17,12

Abrechnungsausschluss
im Behandlungsfall 01600, 01601, 13210, 13211, 13212, 13390, 13391, 13392, 13401, 13410, 13411, 13412, 13424, 13430, 13431, 13435, 13437, 13438, 13540, 13541, 13542, 13545, 13550, 13551, 13560, 13561, 36881, 36882, 36883 und Kapitel 13.3.1, 13.3.2, 13.3.4, 13.3.7, 13.3.8
in derselben Sitzung 01436

Aufwand in Min. **Kalkulationszeit:** 11   **Prüfzeit:** 9   **Eignung d. Prüfzeit:** Nur Quartalsprofil

GOÄ   entsprechend oder ähnlich: Leistungskomplex in der GOÄ nicht vorhanden. Abrechnung der einzelnen erbrachten GOÄ-Leistung(en).

Kommentar: Die Grundpauschale ist beim ersten kurativ-ambulanten persönlichen Arzt-Patienten-Kontakt im Behandlungsfall berechnungsfähig. Bei dem internistischen fachärztlichen Versorgungsbereich wurden in den einzelnen Bereichen Grundpauschalen neu eingeführt. Ein persönlicher Arzt-Patienten-Kontakt setzt die räumliche und zeitgleiche Anwesenheit des Arztes und des Patienten und eine direkte Interaktion (z.B. Gespräch) voraus. Bei einem ausschließlich telefonischen Kontakt, ist die Grundpauschale nicht abrechenbar.

Die Pauschale ist nur einmal im Behandlungsfall bzw. bei arztgruppenübergreifender Behandlung nur einmal im Arztfall berechenbar.

In dieser Pauschale sind die Leistungen des EBM, die im **Anhang 1 (Verzeichnis der nicht gesondert abrechnungsfähigen und in Komplexen enthaltenen Leistungen ...)** enthalten sind, integriert und damit auch als Kassenleistungen honoriert und können nicht mehr gesondert abgerechnet werden, es sei denn, sie finden sich in den arztgruppenspezifischen Kapitel ausdrücklich als abrechnungsfähige Leistung angegeben.

Es ist einem Vertragsarzt nicht gestattet, die in der Anlage 1 aufgeführten Leistungen einem GKV-Versicherten als Individuelle Gesundheitsleistung (IGeL) anzubieten und privat nach GOÄ als IGeL-Leistung abzurechnen.

Wird in demselben Quartal eine kurativ-ambulante und eine kurativ-stationäre (belegärztliche Behandlung) durchgeführt, ist die Grundpauschale je einmal berechnungsfähig. Es ist aber von der Punktzahl der zweiten zur Abrechnung kommenden Grundpauschale ein Abschlag von 50 % vorzunehmen.

13591   für Versicherte ab Beginn des 6. bis zum vollendeten 59. Lebensjahr   **228**
             Abrechnungsbestimmung Siehe Nr. 13590.   26,20

Aufwand in Min. **Kalkulationszeit:** 17   **Prüfzeit:** 14   **Eignung d. Prüfzeit:** Nur Quartalsprofil

GOÄ   entsprechend oder ähnlich: Leistungskomplex in der GOÄ nicht vorhanden. Abrechnung der einzelnen erbrachten GOÄ-Leistung(en).

13592   für Versicherte ab Beginn des 60. Lebensjahres   **236**
             Abrechnungsbestimmung Siehe Nr. 13590.   27,12

Aufwand in Min. **Kalkulationszeit:** 18   **Prüfzeit:** 14   **Eignung d. Prüfzeit:** Nur Quartalsprofil

GOÄ   entsprechend oder ähnlich: Leistungskomplex in der GOÄ nicht vorhanden. Abrechnung der einzelnen erbrachten GOÄ-Leistung(en).

13594   Zuschlag zu den Gebührenordnungspositionen 13590 bis 13592 für die   **41**
             nephrologisch-internistische Grundversorgung   4,71

             Abrechnungsbestimmung einmal im Behandlungsfall

             Anmerkung Der Zuschlag nach der Gebührenordnungsposition 13594 kann nur in Behandlungsfällen abgerechnet werden, in denen ausschließlich die Gebührenordnungspositionen 01444, 01450, 01640 bis 01642, 01647, 01648, 01670 bis 01672, 01940, 13590 bis 13592, 13595 bis 13598 und/oder 32001 berechnet werden.

Aufwand in Min. **Kalkulationszeit:** KA   **Prüfzeit:** ./.   **Eignung d. Prüfzeit:** Keine Eignung

13595   Hygienezuschlag zu den Gebührenordnungspositionen 13590 bis 13592   **2**
             Abrechnungsbestimmung einmal im Behandlungsfall   0,23

Anmerkung Die Gebührenordnungsposition 13595 wird durch die zuständige Kassenärztliche Vereinigung zugesetzt.

Berichtspflicht Nein

Aufwand in Min. **Kalkulationszeit:** KA   **Prüfzeit:** ./.   **Eignung d. Prüfzeit:** Keine Eignung

13596   Zuschlag zu der Gebührenordnungsposition 13594   **11**
1,26

Abrechnungsbestimmung einmal im Behandlungsfall

Anmerkung Die Gebührenordnungsposition 13596 wird durch die zuständige Kassenärztliche Vereinigung zugesetzt.

Aufwand in Min. **Kalkulationszeit:** KA   **Prüfzeit:** ./.   **Eignung d. Prüfzeit:** Keine Eignung

13597   Zuschlag zu den Gebührenordnungspositionen 13590 bis 13592   **9**
1,03

Abrechnungsbestimmung einmal im Behandlungsfall

Anmerkung Die Gebührenordnungsposition 13594 wird durch die zuständige Kassenärztliche Vereinigung zugesetzt.

Abrechnungsausschluss im Behandlungsfall 01630

Berichtspflicht Nein

Aufwand in Min. **Kalkulationszeit:** KA   **Prüfzeit:** ./.   **Eignung d. Prüfzeit:** Keine Eignung

13598   Zuschlag zu den Gebührenordnungspositionen 13590 bis 13592 für die Behandlung aufgrund einer TSS-Vermittlung und/oder Vermittlung durch den Hausarzt gemäß Allgemeiner Bestimmung 4.3.10.1, 4.3.10.2 oder 4.3.10.3

Abrechnungsbestimmung einmal im Arztgruppenfall

Anmerkung Die Gebührenordnungsposition 13598 kann durch die zuständige Kassenärztliche Vereinigung zugesetzt werden.

Berichtspflicht Nein

Abrechnungsausschluss im Arztgruppenfall 01710

13600*   Zusatzpauschale kontinuierliche Betreuung eines chronisch niereninsuffizienten Patienten   **211**
24,25

Obligater Leistungsinhalt
* Kontinuierliche Betreuung eines chronisch niereninsuffizienten Patienten mit einer glomerulären Filtrationsrate unter 40 ml/min/1,73 m² Körperoberfläche und/oder
* Kontinuierliche Betreuung eines chronisch niereninsuffizienten Patienten mit nephrotischem Syndrom,
* Aufklärung über ein Dialyse- und/oder Transplantationsprogramm,

Fakultativer Leistungsinhalt
* Beratung und Instruktion der Bezugsperson(en),
* Eintragung und Vorbereitung in ein Dialyse- und/oder Transplantationsprogramm,

Abrechnungsbestimmung einmal im Behandlungsfall

Anmerkung Die Gebührenordnungsposition 13600 ist nur von Fachärzten für Innere Medizin mit der Schwerpunktbezeichnung „Nephrologie" und/oder Vertragsärzten, die über eine Genehmigung zur Durchführung von Blutreinigungsverfahren gemäß § 135 Abs. 2 SGB V verfügen, berechnungsfähig.

Abrechnungsausschluss im Behandlungsfall 13210, 13211, 13212, 13250, 13252, 13253, 13255, 13256, 13257, 13258, 13260, 13602, 32247 und Kapitel 13.3.1, 13.3.2, 13.3.3, 13.3.4, 13.3.5, 13.3.7, 13.3.8, 36.6.3

Bericht: Berichtspflicht – Übermittlung der Behandlungsdaten siehe Allg. Bestimmungen 2.1.4 Berichtspflicht

Aufwand in Min. **Kalkulationszeit:** KA   **Prüfzeit:** 15   **Eignung d. Prüfzeit:** Nur Quartalsprofil

GOÄ   entsprechend oder ähnlich: GOÄ: Leistung in der GOÄ so nicht vorhanden. Abrechnung der
               einzelnen erbrachten Leistung(en) z.B. anloger Ansatz entsprechend GOÄ § 6 (2*) Nr. 15 etc.

Kommentar: Die Leistung nach Nr. 13600 ist im Behandlungsfall = Quartalsfall nicht neben allgemein
               diagnostisch-internistischen Leistungen und Leistungen aus dem Bereich 13.3 abrech-
               nungsfähig.

               Voraussetzung zu den Blutreinigungsverfahren ist die Berechtigung zur Schwerpunktbe-
               zeichnung NEPHROLOGIE.

               Die Leistung nach Nr. 13600 ist im Behandlungsfall = Quartalsfall nicht neben allgemein
               diagnostisch-internistischen Leistungen und Leistungen aus dem Bereich 13.3 (Schwer-
               punktorientierte internistische Versorgung) abrechnungsfähig.

               Siehe: Qualitätssicherungsvereinbarung der KBV zu den Blutreinigungsverfahren (2014):
               Fachliche Qualifikation,Organisation, Apparative Ausstattung u.ä.)

               http://www.kbv.de/media/sp/Blutreinigungsverfahren.pdf

13601*   Zusatzpauschale Behandlung eines Nieren-Transplantatträgers   **211**
                                                                                                24,25
               Obligater Leistungsinhalt
               • Behandlung eines Nieren-Transplantatträgers,
               • Kontrolle der Transplantatfunktionen,
               • Überwachung des spezifischen Therapieschemas,

               Fakultativer Leistungsinhalt
               • Beratung und Instruktion der Bezugsperson(en),
               • Abstimmung mit dem Hausarzt,

               Abrechnungsbestimmung einmal im Behandlungsfall

               Anmerkung Die Gebührenordnungsposition 13601 ist nur von Fachärzten für Innere
               Medizin mit der Schwerpunktbezeichnung „Nephrologie" und/oder Vertragsärzten, die
               über eine Genehmigung zur Durchführung von Blutreinigungsverfahren gemäß § 135
               Abs. 2 SGB V verfügen, berechnungsfähig.

               Abrechnungsausschluss im Behandlungsfall 13210, 13211, 13212, 13250, 13252,
               13253, 13255, 13256, 13257, 13258, 13260, 13602, 32247 und Kapitel 13.3.1, 13.3.2,
               13.3.3, 13.3.4, 13.3.5, 13.3.7, 13.3.8, 36.6.3

Bericht: Berichtspflicht – Übermittlung der Behandlungsdaten siehe Allg. Bestimmungen 2.1.4
               Berichtspflicht

Aufwand in Min. **Kalkulationszeit:** KA   **Prüfzeit:** 15   **Eignung d. Prüfzeit:** Nur Quartalsprofil
GOÄ   entsprechend oder ähnlich: Leistung in der GOÄ so nicht vorhanden. Abrechnung der
               einzelnen erbrachten Leistung(en) z.B. anloger Ansatz entsprechend GOÄ § 6 (2) Nr. 15 etc.

13602*   Zusatzpauschale kontinuierliche Betreuung eines dialysepflichtigen Patienten   **302**
                                                                                                34,70
               Obligater Leistungsinhalt
               • Kontinuierliche Betreuung eines dialysepflichtigen Patienten,

               Fakultativer Leistungsinhalt
               • Bestimmung der Blutgase und des Säure-Basen-Status (Nr. 13256),

               Abrechnungsbestimmung einmal im Behandlungsfall

               Anmerkung Die Gebührenordnungsposition 13602 ist nur von Fachärzten für Innere
               Medizin mit der Schwerpunktbezeichnung „Nephrologie" und/oder Vertragsärzten, die
               über eine Genehmigung zur Durchführung von Blutreinigungsverfahren gemäß § 135
               Abs. 2 SGB V verfügen, berechnungsfähig.

               Abrechnungsausschluss im Behandlungsfall 13210, 13211, 13212, 13250, 13252,
               13253, 13255, 13256, 13257, 13258, 13260, 13600, 13601, 32247 und Kapitel 13.3.1,
               13.3.2, 13.3.3, 13.3.4, 13.3.5, 13.3.7, 13.3.8, 36.6.3
               in derselben Sitzung 37705

Bericht: Berichtspflicht – Übermittlung der Behandlungsdaten siehe Allg. Bestimmungen 2.1.4
               Berichtspflicht

Aufwand in Min. | **Kalkulationszeit:** 19   **Prüfzeit:** 13   **Eignung d. Prüfzeit:** Nur Quartalsprofil

GOÄ entsprechend oder ähnlich: Leistung in der GOÄ so nicht vorhanden. Abrechnung der einzelnen erbrachten Leistung(en) z.B. anloger Ansatz entsprechend GOÄ § 6 (2*) Nr. 15 etc.

Kommentar: Die Leistung nach Nr. 13602 ist im Behandlungsfall = Quartalsfall nicht neben allgemein diagnostisch-internistischen Leistungen und Leistungen aus dem Bereich 13.3 abrechnungsfähig.

13603   Zuschlag im Zusammenhang mit der Gebührenordnungsposition 13602   **90**   10,34

Obligater Leistungsinhalt
* Dokumentation gemäß der Richtlinie zur datengestützten einrichtungsübergreifenden Qualitätssicherung (DeQS-RL), Verfahren 4, Anlage II Buchstabe a,

Abrechnungsbestimmung einmal im Behandlungsfall

Aufwand in Min. | **Kalkulationszeit:** KA   **Prüfzeit:** ./.   **Eignung d. Prüfzeit:** Nur Quartalsprofil

Kommentar: Der Bewertungsausschuss beschließt die zeitlich befristete Weiterführung der GOP 04567 und der GOP 13603 bis zum 31. Dezember 2022.

13610*   Zusatzpauschale ärztliche Betreuung bei Hämodialyse als Zentrums- bzw.   **149**   17,12

Praxishämodialyse, Heimdialyse oder zentralisierter Heimdialyse, oder bei intermittierender Peritonealdialyse (IPD), einschl. Sonderverfahren (z.B. Hämofiltration, Hämodiafiltration nach der Vereinbarung zu den Blutreinigungsverfahren gemäß § 135 Abs. 2 SGB V),

Abrechnungsbestimmung je Dialysetag

Anmerkung Die Leistungen entsprechend der Gebührenorndungspositionen der Abschnitte II-2.1 und II-2.3 sind, soweit es sich um Maßnahmen zum Anlegen, zur Steuerung und zur Beendigung der Dialyse bzw. der Apherese handelt, nicht neben der Gebührenordnungsposition 13610 berechnungsfähig.

Abrechnungsausschluss
in derselben Sitzung 01102, 01540, 01541, 01542, 01543, 01544, 01545 und Kapitel 1.5
im Behandlungsfall 13210, 13211, 13212, 13250, 13252, 13253, 13255, 13256, 13257, 13258, 13260, 32247 und Kapitel 13.3.1, 13.3.2, 13.3.3, 13.3.4, 13.3.5, 13.3.7, 13.3.8, 36.6.3

Aufwand in Min. | **Kalkulationszeit:** 17   **Prüfzeit:** 14   **Eignung d. Prüfzeit:** Tages- und Quartalsprofil

GOÄ entsprechend oder ähnlich: Leistung in der GOÄ so nicht vorhanden. Abrechnung der einzelnen erbrachten Leistung(en) z.B. Nrn. 785, 786, 790, 791, 792

Kommentar: Die Leistung nach Nr. 13610 ist im Behandlungsfall = Quartalsfall nicht neben allgemein diagnostisch-internistischen Leistungen und Leistungen aus dem Bereich 13.3 abrechnungsfähig.

13611*   Zusatzpauschale ärztliche Betreuung bei Durchführung einer Peritonealdialyse   **74**   8,50

(CAPD oder CCPD),

Abrechnungsbestimmung je Dialysetag

Anmerkung Die Leistungen entsprechend der Gebührenorndungspositionen der Abschnitte II-2.1 und II-2.3 sind, soweit es sich um Maßnahmen zum Anlegen, zur Steuerung und zur Beendigung der Dialyse bzw. der Apherese handelt, nicht neben der Gebührenordnungsposition 13611 berechnungsfähig.

Abrechnungsausschluss
im Behandlungsfall 13210, 13211, 13212, 13250, 13252, 13253, 13255, 13256, 13257, 13258, 13260, 32247 und Kapitel 13.3.1, 13.3.2, 13.3.3, 13.3.4, 13.3.5, 13.3.7, 13.3.8, 36.6.3
in derselben Sitzung 01102, 01540, 01541, 01542, 01543, 01544, 01545 und Kapitel 1.5

Aufwand in Min. | **Kalkulationszeit:** KA   **Prüfzeit:** 4   **Eignung d. Prüfzeit:** Tages- und Quartalsprofil

GOÄ entsprechend oder ähnlich: Nr. 793

Kommentar: Die Leistung nach Nr. 13611 ist im Behandlungsfall = Quartalsfall nicht neben allgemein diagnostisch-internistischen Leistungen und Leistungen aus dem Bereich 13.3 abrechnungsfähig.

13612* Zuschlag zu den Gebührenordnungspositionen 13610 oder 13611 für die Durchführung einer Trainingsdialyse, **225** **25,86**

Abrechnungsbestimmung je vollendeter Trainingswoche

Anmerkung Eine vollendete Trainingswoche umfasst mindestens 3 Hämodialysetage oder mindestens 4 von 7 Peritoneladialysetagen.
Die Leistungen der Abschnitte II-2.1 und II-2.3 sind, soweit es sich um Maßnahmen zum Anlegen, zur Steuerung und zur Beendigung der Dialyse bzw. der Apherese handelt, nicht neben der Gebührenordnungsposition 13612 berechnungsfähig.

Abrechnungsausschluss
in derselben Sitzung 01102, 01540, 01541, 01542, 01543, 01544, 01545 und Kapitel 1.5
im Behandlungsfall 13210, 13211, 13212, 13250, 13252, 13253, 13255, 13256, 13257, 13258, 13260, 32247 und Kapitel 13.3.1, 13.3.2, 13.3.3, 13.3.4, 13.3.5, 13.3.7, 13.3.8, 36.6.3

Aufwand in Min. **Kalkulationszeit:** KA   **Prüfzeit:** 12   **Eignung d. Prüfzeit:** Nur Quartalsprofil

GOÄ   entsprechend oder ähnlich: Nr. 790

Kommentar: Die Leistung nach Nr. 13612 ist im Behandlungsfall = Quartalsfall nicht neben allgemein diagnostisch-internistischen Leistungen und Leistungen aus dem Bereich 13.3 (Schwerpunktorientierte internistische Versorgung) abrechnungsfähig.

13620* Zusatzpauschale ärztliche Betreuung bei LDL-Apherese gemäß Nr. 1 Anlage I „Anerkannte Untersuchungs- oder Behandlungsmethoden" der Richtlinie Methoden vertragsärztlicher Versorgung des Gemeinsamen Bundesausschusses, ausgenommen bei isolierter Lp(a)-Erhöhung **149** **17,12**

Abrechnungsbestimmung je Apherese

Anmerkung Die Leistungen entsprechend der Gebührenordnungspositionen der Abschnitte II-2.1 und II-2.3 sind, soweit es sich um Maßnahmen zum Anlegen, zur Steuerung und zur Beendigung der Dialyse bzw. der Apherese handelt, nicht neben der Gebührenordnungsposition 13620 berechnungsfähig.

Abrechnungsausschluss
im Behandlungsfall 13210, 13211, 13212, 13250, 13252, 13253, 13255, 13256, 13257, 13258, 13260, 32247 und Kapitel 13.3.1, 13.3.2, 13.3.3, 13.3.4, 13.3.5, 13.3.7, 13.3.8, 36.6.3
in derselben Sitzung 01102, 01510, 01511, 01512, 01520, 01521, 01530, 01531, 01540, 01541, 01542, 01543, 01544, 01545

Aufwand in Min. **Kalkulationszeit:** KA   **Prüfzeit:** 8   **Eignung d. Prüfzeit:** Tages- und Quartalsprofil

GOÄ   entsprechend oder ähnlich: Leistung in der GOÄ so nicht vorhanden, analoger Ansatz entsprechend GOÄ § 6 (2*) Nr. 792

Kommentar: Die Leistung nach Nr. 13620 ist im Behandlungsfall = Quartalsfall nicht neben allgemein diagnostisch-internistischen Leistungen und Leistungen aus dem Bereich 13.3 (Schwerpunktorientierte internistische Versorgung) abrechnungsfähig.

Ein Antragsverfahren ist für jeden Einzelfall erforderlich. Erst, wenn die Krankenkasse ihrem Versicherten einen positiven Leistungsbescheid mitteilt, kann der Arzt mit der Behandlung beginnen – s. folgende Richtlinie:

Richtlinie des Gemeinsamen Bundesausschusses zu Untersuchungs- und Behandlungsmethoden der vertragsärztlichen Versorgung (Richtlinie Methoden vertragsärztliche Versorgung) in der Fassung vom 17. Januar 2006, zuletzt geändert am in Kraft getreten am 1. Januar 2009 – im Internet unter: http://www.kvwl.de/arzt/qsqm/struktur/genehmigung/antrag/ldl/

EBM-Nr.

13621* Zusatzpauschale ärztliche Betreuung bei einer Apherese bei rheumatoider Arthritis **149**
gemäß den Richtlinien des Gemeinsamen Bundesausschusses und gemäß Nr. 1   17,12
Anlage I „Anerkannte Untersuchungs- und Behandlungsmethoden" der Richtlinie
Methoden vertragsärztlicher Versorgung des gemeinsamen Bundesausschusses

Abrechnungsbestimmung je Apherese

Anmerkung Die Leistungen entsprechend der Gebührenordnungspositionen der
Abschnitte II-2.1 und II-2.3 sind, soweit es sich um Maßnahmen zum Anlegen, zur
Steuerung und zur Beendigung der Dialyse bzw. der Apherese handelt, nicht neben der
Gebührenordnungsposition 13621 berechnungsfähig.

Abrechnungsausschluss
in derselben Sitzung 01102, 01510, 01511, 01512, 01520, 01521, 01530, 01531, 01540,
01541, 01542, 01543, 01544, 01545
im Behandlungsfall 13210, 13211, 13212, 13250, 13252, 13253, 13255, 13256, 13257,
13258, 13260, 32247 und Kapitel 13.3.1, 13.3.2, 13.3.3, 13.3.4, 13.3.5, 13.3.7, 13.3.8, 36.6.3

Aufwand in Min. **Kalkulationszeit:** KA   **Prüfzeit:** 8   **Eignung d. Prüfzeit:** Tages- und Quartalsprofil

GOÄ   entsprechend oder ähnlich: Leistung in der GOÄ so nicht vorhanden, analoger Ansatz
entsprechend GOÄ § 6 (2*) Nr. 792

Kommentar: Die Leistung nach Nr. 13621 ist im Behandlungsfall = Quartalsfall nicht neben allgemein
diagnostisch-internistischen Leistungen und Leistungen aus dem Bereich 13.3 (Schwerpunktorientierte internistische Versorgung) abrechnungsfähig.

Ein Antragsverfahren ist für jeden Einzelfall erforderlich. Erst, wenn die Krankenkasse ihrem
Versicherten einen positiven Leistungsbescheid mitteilt, kann der Arzt mit der Behandlung
beginnen. Siehe unter Nr. 13620: **Richtlinie des Gemeinsamen Bundesausschusses
zu Untersuchungs- und Behandlungsmethoden der vertragsärztlichen Versorgung
(Richtlinie Methoden vertragsärztliche Versorgung).**

13622* Zusatzpauschale ärztliche Betreuung bei LDL-Apherese gemäß Nr. 1 Anlage I   **149**
„Anerkannte Untersuchungs- oder Behandlungsmethoden" der Richtlinie   17,12
Methoden vertragsärztlicher Versorgung des Gemeinsamen Bundesausschusses
bei isolierter Lp(a)-Erhöhung,

Abrechnungsbestimmung je Apherese

Anmerkung Die Gebührenordnungsposition 13622 ist einmal pro Behandlungswoche
berechnungsfähig.
Die Leistungen entsprechend der Gebührenordnungspositionen der Abschnitte II-2.1
und VI-2.3 sind, soweit es sich um Maßnahmen zum Anlegen, zur Steuerung und zur
Beendigung der Dialyse bzw. der Apherese handelt, nicht neben der Gebührenordnungsposition 13622 berechnungsfähig.

Abrechnungsausschluss
in derselben Sitzung 01102, 01510, 01511, 01512, 01520, 01521, 01530, 01531, 01540,
01541, 01542, 01543, 01544, 01545
im Behandlungsfall 13210, 13211, 13212, 13252, 13253, 13255, 13256, 13257, 13258,
13260, 32247 und Kapitel 13.3.1, 13.3.2, 13.3.3, 13.3.4, 13.3.5, 13.3.7, 13.3.8, 36.6.3

Aufwand in Min. **Kalkulationszeit:** KA   **Prüfzeit:** 8   **Eignung d. Prüfzeit:** Tages- und Quartalsprofil

13.3.7 Pneumologische Gebührenordnungspositionen

1. Die Gebührenordnungspositionen des Abschnitts III.b-13.3.7 können – unter Berücksichtigung von I-1.3
der Allgemeinen Bestimmungen – nur von Fachärzten für Innere Medizin mit Schwerpunkt Pneumologie und
Lungenärzten berechnet werden.

2. Die Gebührenordnungsposition 13677 kann darüber hinaus von Fachärzten für Innere Medizin mit der
Schwerpunktbezeichnung „Kardiologie" berechnet werden.

Kommentar:

Alle Leistungen dieses Abschnitts können grundsätzlich (s. Kommentierung zu Kapitel I, Abschnitt 1.3
und 1.5) nur von Fachärzten für Innere Medizin mit Schwerpunkt Pneumologie und von Lungenärzten

abgerechnet werden. Nach Abschnitt 1.3. der Allgemeinen Bestimmungen ist Voraussetzung das Führen der Bezeichnung, die darauf basierende Zulassung und/oder die Erfüllung der Kriterien.

Darüber hinaus kann die Leistung nach der Nr. 13677 (Zusatzpauschale Lungen- oder Herz-Lungen-Transplantatträger) von Fachärzten für Innnere Medizin mit der Schwerpunktbezeichnung „Kardiologie" berechnet werden.

Grundpauschale

Obligater Leistungsinhalt
* Persönlicher Arzt-Patienten-Kontakt und/oder Arzt-Patienten-Kontakt im Rahmen einer Videosprechstunde gemäß Anlage 31b zum BMV-Ä,

Fakultativer Leistungsinhalt
* Weitere persönliche oder andere Arzt-Patienten-Kontakte gemäß I-4.3.1 der Allgemeinen Bestimmungen,
* Ärztlicher Bericht entsprechend der Gebührenordnungsposition 01600,
* Individueller Arztbrief entsprechend der Gebührenordnungsposition 01601,
* In Anhang VI-1 aufgeführte Leistungen,

Abrechnungsbestimmung einmal im Behandlungsfall

13640 für Versicherte bis zum vollendeten 5. Lebensjahr   **177**
20,34

Abrechnungsbestimmung einmal im Behandlungsfall

Abrechnungsausschluss
in derselben Sitzung 01436
im Behandlungsfall 01600, 01601, 13210, 13211, 13212, 13390, 13391, 13392, 13401, 13410, 13411, 13412, 13424, 13430, 13431, 13435, 13437, 13438, 13439, 13540, 13541, 13542, 13545, 13550, 13551, 13560, 13561, 13622 und Kapitel 13.3.1, 13.3.2, 13.3.4, 13.3.6, 13.3.8

Aufwand in Min.   **Kalkulationszeit:** 13   **Prüfzeit:** 11   **Eignung d. Prüfzeit:** Nur Quartalsprofil

GOÄ   entsprechend oder ähnlich: Leistungskomplex in der GOÄ nicht vorhanden. Abrechnung der einzelnen erbrachten GOÄ-Leistung(en).

Kommentar: Die Grundpauschale ist beim ersten kurativ-ambulanten persönlichen Arzt-Patienten-Kontakt im Behandlungsfall berechnungsfähig. Bei dem internistischen fachärztlichen Versorgungsbereich wurden in den einzelnen Bereichen Grundpauschalen neu eingeführt. Ein persönlicher Arzt-Patienten-Kontakt setzt die räumliche und zeitgleiche Anwesenheit des Arztes und des Patienten und eine direkte Interaktion (z.B. Gespräch) voraus. Bei einem ausschließlich telefonischen Kontakt, ist die Grundpauschale nicht abrechenbar.

Die Pauschale ist nur einmal im Behandlungsfall bzw. bei arztgruppenübergreifender Behandlung nur einmal im Arztfall berechenbar.

In dieser Pauschale sind die Leistungen des EBM, die im **Anhang 1 (Verzeichnis der nicht gesondert abrechnungsfähigen und in Komplexen enthaltenen Leistungen ...)** enthalten sind, integriert und damit auch als Kassenleistungen honoriert und können nicht mehr gesondert abgerechnet werden, es sei denn, sie finden sich in den arztgruppenspezifischen Kapiteln ausdrücklich als abrechnungsfähige Leistung angegeben.

Es ist einem Vertragsarzt nicht gestattet, die in der Anlage 1 aufgeführten Leistungen einem GKV-Versicherten als Individuelle Gesundheitsleistung (IGeL) anzubieten und privat nach GOÄ als IGeL-Leistung abzurechnen.

Wird in demselben Quartal eine kurativ-ambulante und eine kurativ-stationäre (belegärztliche Behandlung) durchgeführt, ist die Grundpauschale je einmal berechnungsfähig. Es ist aber von der Punktzahl der zweiten zur Abrechnung kommenden Grundpauschale ein Abschlag von 50 % vorzunehmen.

13641 für Versicherte ab Beginn des 6. bis zum vollendeten 59. Lebensjahr   **208**
23,90

Abrechnungsbestimmung Siehe Nr. 13640.

Aufwand in Min.   **Kalkulationszeit:** 16   **Prüfzeit:** 13   **Eignung d. Prüfzeit:** Nur Quartalsprofil

GOÄ   entsprechend oder ähnlich: Leistungskomplex in der GOÄ nicht vorhanden. Abrechnung der einzelnen erbrachten GOÄ-Leistung(en).

13642   für Versicherte ab Beginn des 60. Lebensjahres   **211**
            Abrechnungsbestimmung Siehe Nr. 13640.   24,25

Aufwand in Min.   **Kalkulationszeit:** 16   **Prüfzeit:** 13   **Eignung d. Prüfzeit:** Nur Quartalsprofil

GOÄ   entsprechend oder ähnlich: Leistungskomplex in der GOÄ nicht vorhanden. Abrechnung
                  der einzelnen erbrachten GOÄ-Leistung(en).

13644   Zuschlag zu den Gebührenordnungspositionen 13640 bis 13642 für die   **41**
            pneumologisch-internistische Grundversorgung   4,71
            Abrechnungsbestimmung einmal im Behandlungsfall

            Anmerkung Der Zuschlag nach der Gebührenordnungsposition 13644 kann nur in
            Behandlungsfällen abgerechnet werden, in denen ausschließlich die Gebührenordnungs-
            positionen 01444, 01450, 01640 bis 01642, 01647, 01648, 01670 bis 01672, 01940, 13640
            bis 13642, 13645 bis 13648 und/oder 32001 berechnet werden.

Aufwand in Min.   **Kalkulationszeit:** KA   **Prüfzeit:** ./.   **Eignung d. Prüfzeit:** Keine Eignung

13645   Hygienezuschlag zu den Gebührenordnungspositionen 13640 bis 13642   **2**
            Abrechnungsbestimmung einmal im Behandlungsfall   0,23

            Anmerkung Die Gebührenordnungsposition 13645 wird durch die zuständige Kassen-
            ärztliche Vereinigung zugesetzt.

            Berichtspflicht Nein

Aufwand in Min.   **Kalkulationszeit:** KA   **Prüfzeit:** ./.   **Eignung d. Prüfzeit:** Keine Eignung

13646   Zuschlag zu der Gebührenordnungsposition 13644   **11**
            Abrechnungsbestimmung einmal im Behandlungsfall   1,26

            Anmerkung Die Gebührenordnungsposition 13646 wird durch die zuständige Kassen-
            ärztliche Vereinigung zugesetzt.

Aufwand in Min.   **Kalkulationszeit:** KA   **Prüfzeit:** ./.   **Eignung d. Prüfzeit:** Keine Eignung

13647   Zuschlag zu den Gebührenordnungspositionen 13640 bis 13642   **6**
            Abrechnungsbestimmung einmal im Behandlungsfall   0,69

            Anmerkung Die Gebührenordnungsposition 13647 wird durch die zuständige Kassen-
            ärztliche Vereinigung zugesetzt.

            Abrechnungsausschluss im Behandlungsfall 01630

            Berichtspflicht Nein

Aufwand in Min.   **Kalkulationszeit:** KA   **Prüfzeit:** ./.   **Eignung d. Prüfzeit:** Keine Eignung

13648   Zuschlag zu den Gebührenordnungspositionen 13640 bis 13642 für die Behandlung
            aufgrund einer TSS-Vermittlung und/oder Vermittlung durch den Hausarzt gemäß
            Allgemeiner Bestimmung 4.3.10.1, 4.3.10.2 oder 4.3.10.3
            Abrechnungsbestimmung einmal im Arztgruppenfall

            Anmerkung Die Gebührenordnungsposition 13648 kann durch die zuständige Kassen-
            ärztliche Vereinigung zugesetzt werden.

            Berichtspflicht Nein

            Abrechnungsausschluss im Arztgruppenfall 01710

13650* Zusatzpauschale Pneumologisch-Diagnostischer Komplex   **311**
            Obligater Leistungsinhalt   35,74
            • Ganzkörperplethysmographische Lungenfunktionsdiagnostik mit grafischer(-en)
              Registrierung(en) und/oder
            • Bestimmung des Atemwegwiderstandes (Resistance) mittels Oszillations- oder
              Verschlussdruckmethode und fortlaufender graphischer Registrierung bei Kindern bis
              zum vollendeten 6. Lebensjahr und/oder

- Bestimmung(en) der Diffusionskapazität in Ruhe und/oder unter physikalisch definierter und reproduzierbarer Belastung und/oder
- Bestimmung(en) der Lungendehnbarkeit (Compliance) mittels Ösophaguskatheter,

Fakultativer Leistungsinhalt
- Bestimmung(en) des intrathorakalen Gasvolumens,
- Applikation(en) von broncholytisch wirksamen Substanzen,
- Bestimmung(en) der prozentualen Sauerstoffsättigung im Blut (Oxymetrie),
- Spirographische Untersuchung(en) mit Darstellung der Flussvolumenkurve und in- und exspiratorischer Messung,
- Druckmessung an der Lunge mittels P0 I und Pmax und grafischer Registrierung,
- Bestimmung des Atemwegswiderstandes (Resistance) mittels Oszillations- oder Verschlussdruckmethode und fortlaufender graphischer Registrierung bei Kindern ab dem 7. Lebensjahr, Jugendlichen und Erwachsenen,
- Bestimmung von Hämoglobin(en) (z.B. Met-Hb, CO-Hb) mittels des für die Oxymetrie bzw. für die Blutgasanalyse eingesetzten Geräts,
- Bestimmung des Säurebasenhaushalts und des Gasdrucks im Blut (Blutgasanalyse)
  – in Ruhe und/oder
  – unter definierter und reproduzierbarer Belastung und/oder
  – unter Sauerstoffinsufflation,
- Bestimmung(en) des Residualvolumens mittels Fremdgasmethode,

Abrechnungsbestimmung einmal im Behandlungsfall

Anmerkung Entgegen Nr. I-4.3.2 der Allgemeinen Bestimmungen kann die Gebührenordnungsposition 13650 auch dann berechnet werden, wenn die Arztpraxis nicht über die Möglichkeit zur Bestimmung von Hämoglobin(en) (z.B. Met-Hb, CO-Hb) mittels des für die Oxymetrie bzw. für die Blutgasanalyse eingesetzten Gerätes verfügt.

Abrechnungsausschluss in derselben Sitzung 02330, 37705
Im Behandlungsfall 13210, 13211, 13212, 13661

Bericht: Berichtspflicht – Übermittlung der Behandlungsdaten siehe Allg. Bestimmungen 2.1.4 Berichtspflicht

Aufwand in Min.   **Kalkulationszeit:** 4   **Prüfzeit:** 3   **Eignung d. Prüfzeit:** Nur Quartalsprofil

GOÄ   entsprechend oder ähnlich: Leistungskomplex in der GOÄ so nicht vorhanden. Abrechnung der einzelnen erbrachten Leistung(en) z.B. Nrn. 603, 604, 610*, 611*.

Kommentar: Die Leistung nach Nr. 13650 ist im Behandlungsfall = Quartalsfall nicht neben allgemein diagnostisch-internistischen Leistungen und Leistungen aus dem Bereich 13.3 abrechnungsfähig.

13651*   Zuschlag zu der Gebührenordnungsposition 13650 für die Durchführung eines   **367**
unspezifischen bronchialen Provokationstests   42,17

Obligater Leistungsinhalt
- Quantitativer inhalativer Mehrstufentest unter kontinuierlicher Registrierung der Druckflusskurve oder Flussvolumenkurve,
- Nachbeobachtung von mindestens 30 Minuten Dauer

Fakultativer Leistungsinhalt
- Bronchospasmolysebehandlung nach Provokation

Anmerkung Die Gebührenordnungsposition 13651 ist nicht mehrfach an demselben Tag berechnungsfähig.
Voraussetzung für die Berechnung der Gebührenordnungsposition 13651 ist die Erfüllung der notwendigen sachlichen und personellen Bedingungen für eine gegebenenfalls erforderliche notfallmedizinische Versorgung.

Abrechnungsausschluss
in derselben Sitzung 30122
im Behandlungsfall 13210, 13211, 13212, 13661, 36882, 36883
und Kapitel 13.2.2, 13.3.1, 13.3.2, 13.3.3, 13.3.4, 13.3.5, 13.3.6, 13.3.8

Aufwand in Min.   **Kalkulationszeit:** 6   **Prüfzeit:** 3   **Eignung d. Prüfzeit:** Tages- und Quartalsprofil

GOÄ   entsprechend oder ähnlich: Nrn. 609*, 612*

Kommentar: Wird ein Provokationstest mit spezifischen Allergenen durchgeführt, so ist dies mit Nr. 30122 abzurechnen.

Die Leistung nach Nr. 13651 ist im Behandlungsfall = Quartalsfall nicht neben allgemein diagnostisch-internistischen Leistungen und Leistungen aus dem Bereich 13.3 abrechnungsfähig.

13652* Zuschlag im Zusammenhang mit der Gebührenordnungsposition 13650 für eine Erstverordnung der Sauerstofflangzeittherapie

262
30,11

Obligater Leistungsinhalt
- Bestimmungen des Säurebasenhaushalts und des Gasdrucks im Blut (Blutgasanalyse) in Ruhe
  - ohne Sauerstoffinsufflation und
  - unter Sauerstoffinsufflation,

Fakultativer Leistungsinhalt
- Bestimmungen des Säurebasenhaushalts und des Gasdrucks im Blut (Blutgasanalyse) unter definierter und reproduzierbarer Belastung,

Abrechnungsbestimmung einmal im Krankheitsfall

Anmerkung Die Gebührenordnungsposition 13652 ist nur bei Vorliegen mindestens einer der folgenden Erkrankungen gemäß ICD-10-GM berechnungsfähig: J96.0- Akute respiratorische Insuffizienz, anderenorts nicht klassifiziert, J96.1- Chronische respiratorische Insuffizienz, anderenorts nicht klassifiziert und J96.9- Respiratorische Insuffizienz, nicht näher bezeichnet. Bei Vorliegen einer Erkrankung gemäß ICD-10-GM J96.0- Akute respiratorische Insuffizienz, anderenorts nicht klassifiziert ist die Gebührenordnungsposition 13652 nur mit medizinischer Begründung berechnungsfähig.
Die Angabe der Diagnose nach ICD-10-GM ist Voraussetzung für die Berechnung der Gebührenordnungsposition 13652.

Abrechnungsausschluss in derselben Sitzung 02330, 04536, 32247, 37705
im Behandlungsfall 13210, 13211, 13212, 13661 und Kapitel 13.2.2, 13.3.1, 13.3.2, 13.3.3, 13.3.4, 13.3.5, 13.3.6, 13.3.8, 36.6.3

Berichtspflicht   Nein

Aufwand in Min. **Kalkulationszeit:** KA   **Prüfzeit:** ./.   **Eignung der Prüfzeit:** Keine Eignung

Kommentar: Die Leistungslegende und Kurzlegende der EBM Nr. 13545 werden redaktionell korrigiert. Mit der Ergänzung der Leistungslegende der EBM Nr.13652 wird klargestellt, dass die EBM Nr. 13652 auch dann berechnet werden kann, wenn die Leistung entsprechend der EBM Nr. 13650 (Zusatzpauschale Pneumologisch-Diagnostischer Komplex) bereits an einem anderen Tag durchgeführt und berechnet wurde.

13660* Ergospirometrische Untersuchung

394
45,28

Obligater Leistungsinhalt
- Ergospirometrische Untersuchung in Ruhe und unter physikalisch definierter Belastung und reproduzierbarer Belastungsstufe,
- Gleichzeitige obligatorische Untersuchung der Atemgase, Ventilationsparameter und der Herz-Kreislauf-Parameter,
- Monitoring,
- Dokumentation mittels „9-Felder-Graphik"

Abrechnungsausschluss
in derselben Sitzung 02330, 04536, 32247
im Behandlungsfall 13210, 13211, 13212, 36882, 36883 und Kapitel 13.2.2, 13.3.1, 13.3.2, 13.3.3, 13.3.4, 13.3.5, 13.3.6, 13.3.8

Aufwand in Min. **Kalkulationszeit:** 9   **Prüfzeit:** 9   **Eignung d. Prüfzeit:** Tages- und Quartalsprofil

GOÄ entsprechend oder ähnlich: Nr. 606*

Kommentar: Die Leistung nach Nr. 13660 ist im Behandlungsfall = Quartalsfall nicht neben allgemein diagnostisch-internistischen Leistungen und Leistungen aus dem Bereich 13.3 abrechnungsfähig.

13661* Bestimmung des Säurebasenhaushalts und Blutgasanalyse   **84**
9,65

Obligater Leistungsinhalt
- Bestimmung des Säurebasenhaushalts und des Gasdrucks im Blut (Blutgasanalyse)
  – in Ruhe und/oder
  – unter definierter und reproduzierbarer Belastung und/oder
  – unter Sauerstoffinsufflation

Anmerkung Die Gebührenordnungsposition 13661 ist nur bei Vorliegen einer nach Art und Umfang definierten Überweisung berechnungsfähig.

Abrechnungsausschluss
in derselben Sitzung 02330, 04536, 32247, 37705
im Behandlungsfall 13210, 13211, 13212, 13650, 13651 und Kapitel 13.2.2, 13.3.1, 13.3.2, 13.3.3, 13.3.4, 13.3.5, 13.3.6, 13.3.8, 36.6.3

Aufwand in Min.   **Kalkulationszeit:** 2   **Prüfzeit:** 1   **Eignung d. Prüfzeit:** Tages- und Quartalsprofil

GOÄ   entsprechend oder ähnlich: Nr. 710

Kommentar: Die Leistung nach Nr. 13661 ist im Behandlungsfall = Quartalsfall nicht neben allgemein diagnostisch-internistischen Leistungen und Leistungen aus dem Bereich 13.3 abrechnungsfähig.

13662* Bronchoskopie   **1142**
131,23

Obligater Leistungsinhalt
- Bronchoskopie,
- Patientenaufklärung zur Untersuchung und zu den möglichen therapeutischen Maßnahmen in derselben Sitzung in angemessenem Zeitabstand vor dem Eingriff,
- Information zum Ablauf der vorbereitenden Maßnahmen vor dem Eingriff und zu einer möglichen Sedierung und/oder Prämedikation,
- Nachbeobachtung und -betreuung,
- Oberflächenanästhesie,
- Überwachung der Vitalparameter und der Sauerstoffsättigung

Fakultativer Leistungsinhalt
- Prämedikation/Sedierung,
- Probeexzision(en),
- Probepunktion(en)

Anmerkung: Die Berechnung der Gebührenordnungsposition 13662 im Zusammenhang mit der Durchführung einer Erhebung gemäß § 5 der Richtlinie des Gemeinsamen Bundesausschusses über die Verordnung von außerklinischer Intensivpflege ist durch Angabe einer bundeseinheitlich kodierten Zusatzkennzeichnung zu dokumentieren

Abrechnungsausschluss
in derselben Sitzung 02300, 02301, 02302, 02340, 02341, 02343, 09315
im Behandlungsfall 13210, 13211, 13212, 36882, 36883 und Kapitel 13.2.2, 13.3.1, 13.3.2, 13.3.3, 13.3.4, 13.3.5, 13.3.6, 13.3.8

Berichtspflicht Ja

Aufwand in Min.   **Kalkulationszeit:** 25   **Prüfzeit:** 19   **Eignung d. Prüfzeit:** Tages- und Quartalsprofil

GOÄ   entsprechend oder ähnlich: Nr. 677

Kommentar: Die Leistung nach Nr. 13662 ist im Behandlungsfall = Quartalsfall nicht neben allgemein diagnostisch-internistischen Leistungen und Leistungen aus dem Bereich 13.3 (Schwerpunktorientierte internistische Versorgung) abrechnungsfähig.

Auch Chirurgen können diese Leistung und auch die Zuschläge nach Nrn. 13663, 13664 abrechnen.

13663* Zuschlag zu der Gebührenordnungsposition 13662 für   **224**
25,74

- Fremdkörperentfernung und/oder
- Blutstillung und/oder
- Perbronchiale Biopsie und/oder
- Sondierung von peripheren Rundherden und/oder
- Broncho-alveoläre Lavage

Fakultativer Leistungsinhalt
• Gebührenordnungsposition 34240 und/oder 34241

Abrechnungsausschluss
in derselben Sitzung 02300, 02301, 02302, 02340, 02341, 02343, 34240, 34241
im Behandlungsfall 13210, 13211, 13212, 36882, 36883 und Kapitel 13.2.2, 13.3.1, 13.3.2, 13.3.3, 13.3.4, 13.3.5, 13.3.6, 13.3.8

Aufwand in Min. **Kalkulationszeit:** 8   **Prüfzeit:** 7   **Eignung d. Prüfzeit:** Tages- und Quartalsprofil

GOÄ   entsprechend oder ähnlich: Leistung in der GOÄ so nicht vorhanden, ggf. für EBM-Nrn. 13622 + 13663 nur GOÄ-Nr. 678, ggf. mit höherem Faktor.

Kommentar: Auch Chirurgen können die Leistung nach Nr. 13662 und die Zuschläge nach Nrn. 13663, 13664 abrechnen.

Die Leistung nach Nr. 13663 ist im Behandlungsfall = Quartalsfall nicht neben allgemein diagnostisch-internistischen Leistungen und Leistungen aus dem Bereich 13.3 (Schwerpunktorientierte internistische Versorgung) abrechnungsfähig.

13664*   Zuschlag zu der Gebührenordnungsposition 13662

453
52,06

Obligater Leistungsinhalt
• Laservaporisation(en) und/oder Argon-Plasma-Koagulation(en)

Abrechnungsausschluss im Behandlungsfall 13210, 13211, 13212, 13250, 13251, 13252, 13253, 13254, 13255, 13256, 13257, 13258, 13260, 13290, 13291, 13292, 13300, 13301, 13310, 13311, 13340, 13341, 13342, 13350, 13390, 13391, 13392, 13400, 13401, 13402, 13410, 13411, 13412, 13421, 13422, 13423, 13424, 13430, 13431, 13435, 13437, 13438, 13439, 13490, 13491, 13492, 13500, 13501, 13502, 13540, 13541, 13542, 13545, 13550, 13551, 13560, 13561, 13590, 13591, 13592, 13600, 13601, 13602, 13610, 13611, 13612, 13620, 13621, 13622, 13690, 13691, 13692, 13700, 13701, 36882, 36883

Aufwand in Min. **Kalkulationszeit:** 14   **Prüfzeit:** 10   **Eignung d. Prüfzeit:** Tages- und Quartalsprofil

GOÄ   entsprechend oder ähnlich: Leistung in der GOÄ so nicht vorhanden, ggf. für EBM-Nrn. 13662 + 13664 nur GOÄ-Nr. 678, ggf. mit höherem Faktor.

Kommentar: Auch Chirurgen können die Leistung nach Nr. 13662 und die Zuschläge nach Nrn. 13663, 13664 abrechnen.

13670*   Thorakoskopie

1192
136,98

Obligater Leistungsinhalt
• Endoskopische Untersuchung des Pleuraraums,
• Gewebeentnahme aus der Pleura bzw. Lunge,
• Einbringen der Drainage,
• Patientenaufklärung zur Untersuchung und zu den möglichen therapeutischen Maßnahmen in derselben Sitzung in angemessenem Zeitabstand vor dem Eingriff,
• Information zum Ablauf der vorbereitenden Maßnahmen vor dem Eingriff und zu einer möglichen Sedierung und/oder Prämedikation,
• Nachbeobachtung und -betreuung,
• Überwachung der Vitalparameter und der Sauerstoffsättigung

Fakultativer Leistungsinhalt
• Prämedikation/Sedierung,
• Medikamentöse Pleurodese,
• Probepunktion(en)

Anmerkung Die Gebührenordnungsposition 13670 ist nur von Fachärzten für Innere Medizin berechnungsfähig, die die Voraussetzungen gemäß § 115b SGB V erfüllen.

Abrechnungsausschluss
in derselben Sitzung 02300, 02301, 02302, 02340, 02341, 02343
im Behandlungsfall 13210, 13211, 13212, 36882, 36883

Berichtspflicht Ja

Aufwand in Min. **Kalkulationszeit:** 50   **Prüfzeit:** 38   **Eignung d. Prüfzeit:** Tages- und Quartalsprofil

GOÄ   entsprechend oder ähnlich: Nrn. 2990, 2992

Kommentar: Die Leistung nach Nr. 13670 ist im Behandlungsfall = Quartalsfall nicht neben allgemein diagnostisch-internistischen Leistungen und Leistungen aus dem Bereich 13.3 (Schwerpunktorientierte internistische Versorgung) abrechnungsfähig.

Auch Chirurgen können diese Leistung abrechnen.

13675* Zusatzpauschale Behandlung und/oder Betreuung eines Patienten mit einer gesicherten onkologischen Erkrankung bei laufender onkologischer Therapie oder Betreuung im Rahmen der Nachsorge **191** **21,95**

Obligater Leistungsinhalt
• Behandlung und/oder Betreuung eines Patienten mit einer laboratoriumsmedizinisch oder histologisch/zytologisch gesicherten onkologischen Erkrankung,
• Fortlaufende Beratung zum Umgang mit der onkologischen Erkrankung,
• Verlaufskontrolle und Dokumentation des Therapieerfolges,
• Erstellung, Überprüfung und Anpassung eines die onkologische Erkrankung begleitenden spezifischen Therapiekonzeptes unter Berücksichtigung individueller Faktoren,
• Kontrolle und/oder Behandlung ggf. auftretender therapiebedingter Nebenwirkungen,
• Planung und Koordination der komplementären Arznei-, Heil- und Hilfsmittelversorgung unter besonderer Berücksichtigung der gesicherten onkologischen Erkrankung,

Fakultativer Leistungsinhalt
• Anleitung und Führung der Bezugs- und Betreuungsperson(en),
• Fortlaufende Überprüfung des häuslichen, familiären und sozialen Umfelds im Hinblick auf die Grunderkrankung,
• Konsiliarische Erörterung/Fachliche Beratung und regelmäßiger Informationsaustausch mit dem onkologisch verantwortlichen Arzt sowie mit weiteren mitbehandelnden Ärzten,
• Überprüfung und Koordination supportiver Maßnahmen,
• Einleitung und/oder Koordination der psychosozialen Betreuung des Patienten und seiner Familie und/oder Bezugs- und Betreuungsperson(en),
• Ggf. Hinzuziehung komplementärer Dienste bzw. häuslicher Krankenpflege.

Abrechnungsbestimmung einmal im Behandlungsfall

Anmerkung Die Gebührenordnungsposition 13675 ist nur bei mindestens einer der im Folgenden genannten Erkrankungen berechnungsfähig: Bösartige Neubildungen der Trachea, der Bronchien, der Lunge, des Thymus, des Herzens, des Mediastinums und der Pleura C33-C38, der Atmungsorgane und sonstiger intrathorakalen Organe mehrere Teilbereiche überlappend C39.8, bösartige Neubildungen ungenau bezeichneter Lokalisation des Atmungssystems C39.9 – bösartige Neubildungen des mesothelialen Gewebes (Pleura) C45.0 sowie bösartige Neubildungen ungenau bezeichneter Lokalisation Thorax C76.1, sekundäre und nicht näher bezeichnete bösartige Neubildungen C77-C80.
Die Gebührenordnungsposition 13675 ist bei laufender medikamentöser, im Sinne einer systemischen Chemotherapie mit z.B. zytostatischen Substanzen, operativer und/oder strahlentherapeutischer Behandlung und/oder bei Betreuung im Rahmen der Nachsorge bis höchstens 2 Jahre nach Beendigung einer medikamentösen, operativen und/oder strahlentherapeutischen Behandlung eines Patienten mit gesicherter onkologischer Erkrankung berechnungsfähig.

Abrechnungsausschluss im Behandlungsfall 13210, 13211, 13212, 13250, 36882 und Kapitel 13.3.1, 13.3.2, 13.3.3, 13.3.4, 13.3.5, 13.3.6, 13.3.8

Aufwand in Min. **Kalkulationszeit:** 14   **Prüfzeit:** 13   **Eignung d. Prüfzeit:** Nur Quartalsprofil

GOÄ entsprechend oder ähnlich: Eine onkologische Pauschale ist in der GOÄ nicht vorhanden, daher: Abrechnung der einzelnen erbrachten GOÄ-Leistung(en).

Kommentar: Diese Leistung beschreibt zahlreiche Leistungen, die obligat oder fakultativ zu erbringen sind. Berechnungsfähig ist die Leistung nur, wenn mind. eine der folgenden Erkrankungen vorliegt:
• bösartige Neubildungen der Trachea, der Bronchien, der Lunge, des Thymus, des Herzens, des Mediastinums und der Pleura,
• bösartige Neubildungen der Atmungsorgane und sonstiger intrathorakalen Organe mehrere Teilbereiche überlappend,

- bösartige Neubildungen ungenau bezeichneter Lokalisation des Atmungssystems sowie ungenau bezeichneter Lokalisation Thorax,
- sekundäre und nicht näher bezeichnete bösartige Neubildungen.

13677*   Zusatzpauschale Behandlung eines Lungen- oder Herz-Lungen-Transplantatträgers   **211**
24,25

Obligater Leistungsinhalt
- Behandlung eines Lungen- oder Herz-Lungen-Transplantatträgers,
- Kontrolle der Transplantatfunktionen,
- Überwachung des spezifischen Therapieschemas,

Fakultativer Leistungsinhalt
- Beratung und Instruktion der Bezugsperson(en),
- Abstimmung mit dem Hausarzt,

Abrechnungsbestimmung einmal im Behandlungsfall

Abrechnungsausschluss im Behandlungsfall 13210, 13211, 13212, 13561, 36881, 36882, 36883 und Kapitel 13.2.2, 13.3.1, 13.3.2, 13.3.3, 13.3.4, 13.3.6, 13.3.8

Aufwand in Min.   **Kalkulationszeit:** KA   **Prüfzeit:** 15   **Eignung d. Prüfzeit:** Nur Quartalsprofil

GOÄ   entsprechend oder ähnlich: Diese Pauschale kennt die GOÄ nicht. Abzurechnen sind die erbrachten Einzelleistungen.

13678*   FeNO-Messung zur Indikationsstellung einer Therapie mit Dupilumab   **88**
10,11

Anmerkung Die Gebührenordnungsposition 13678 ist bei einer Überprüfung der Indikationsstellung zur Therapie mit Dupilumab nicht berechnungsfähig.

Abrechnungsausschluss im Behandlungsfall 04538, 13210, 13212 und Kapitel 13.2.2, 13.3.1, 13.3.2, 13.3.3, 13.3.4, 13.3.5, 13.3.6, 13.3.8, 36.6.3

Berichtspflicht Nein

Aufwand in Min.   **Kalkulationszeit:** 1   **Prüfzeit:** 1   **Eignung der Prüfzeit:** Tages- und Quartalsprofil

Kommentar: Zur Abrechnung der neuen Leistung FeNO-Messung wurden zum 1. April zwei Positionen in den EBM aufgenommen: Die EBM-Nr. 13678 für Pneumologen und die EBM-Nr. 04538 für Pädiater mit der Zusatzweiterbildung Kinder-Pneumologie.

Beide EBM-Nrn. sind mit 88 Punkten bewertet. Die Sachkosten für Mundstücke und gegebenenfalls Sensoren werden über die EBM-Nr. 40167 mit 7,84 Euro vergütet. Die Vergütung erfolgt zunächst extrabudgetär, außerhalb der morbiditätsorientierten Gesamtvergütung.

13.3.8 Gebührenordnungspositionen der Rheumatologie

1. Die Gebührenordnungspositionen des Abschnitts III.b-13.3.8 können – unter Berücksichtigung von I-1.3 der Allgemeinen Bestimmungen – nur von Fachärzten für Innere Medizin mit Schwerpunkt Rheumatologie berechnet werden.

Kommentar:

Alle Leistungen dieses Abschnitts können grundsätzlich nur von Fachärzten für Innere Medizin mit Schwerpunkt Rheumatologie abgerechnet werden. Nach Abschnitt 1.3. der Allgemeinen Bestimmungen ist Voraussetzung das Führen der Bezeichnung, die darauf basierende Zulassung und/oder die Erfüllung der Kriterien.

Grundpauschale

Obligater Leistungsinhalt
- Persönlicher Arzt-Patienten-Kontakt und/oder Arzt-Patienten-Kontakt im Rahmen einer Videosprechstunde gemäß Anlage 31b zum BMV-Ä,

Fakultativer Leistungsinhalt
- Weitere persönliche oder andere Arzt-Patienten-Kontakte gemäß I-4.3.1 der Allgemeinen Bestimmungen,
- Ärztlicher Bericht entsprechend der Gebührenordnungsposition 01600,
- Individueller Arztbrief entsprechend der Gebührenordnungsposition 01601,

• In Anhang VI-1 aufgeführte Leistungen,
Abrechnungsbestimmung einmal im Behandlungsfall

13690 für Versicherte bis zum vollendeten 5. Lebensjahr   **145**
                                                                              16,66
Abrechnungsbestimmung einmal im Behandlungsfall

Abrechnungsausschluss
in derselben Sitzung 01436
im Behandlungsfall 01600, 01601, 13210, 13211, 13212, 13390, 13391, 13392, 13401,
13410, 13411, 13412, 13424, 13430, 13431, 13435, 13437, 13438, 13439, 13540, 13541,
13542, 13545, 13550, 13551, 13560, 13561, 36881, 36882, 36883 und Kapitel 13.3.1,
13.3.2, 13.3.4, 13.3.6, 13.3.7

Aufwand in Min. **Kalkulationszeit:** 11   **Prüfzeit:** 9   **Eignung d. Prüfzeit:** Nur Quartalsprofil

GOÄ   entsprechend oder ähnlich: Leistungskomplex in der GOÄ nicht vorhanden. Abrechnung
             der einzelnen erbrachten GOÄ-Leistung(en).

Kommentar: Die Grundpauschale ist beim ersten kurativ-ambulanten persönlichen Arzt-Patienten-
             Kontakt im Behandlungsfall berechnungsfähig. Bei dem internistischen fachärztlichen
             Versorgungsbereich wurden in den einzelnen Bereichen Grundpauschalen neu eingeführt.
             Ein persönlicher Arzt-Patienten-Kontakt setzt die räumliche und zeitgleiche Anwesenheit
             des Arztes und des Patienten und eine direkte Interaktion (z.B. Gespräch) voraus. Bei
             einem ausschließlich telefonischen Kontakt, ist die Grundpauschale nicht abrechenbar.

             Die Pauschale ist nur einmal im Behandlungsfall bzw. bei arztgruppenübergreifender
             Behandlung nur einmal im Arztfall berechenbar.

             In dieser Pauschale sind die Leistungen des EBM, die im **Anhang 1 (Verzeichnis der
             nicht gesondert abrechnungsfähigen und in Komplexen enthaltenen Leistungen ...)**
             enthalten sind, integriert und damit auch als Kassenleistungen honoriert und können nicht
             mehr gesondert abgerechnet werden, es sei denn, sie finden sich in den arztgruppenspe-
             zifischen Kapiteln ausdrücklich als abrechnungsfähige Leistung angegeben.

             Es ist einem Vertragsarzt nicht gestattet, die in der Anlage 1 aufgeführten Leistungen einem
             GKV-Versicherten als Individuelle Gesundheitsleistung (IGeL) anzubieten und privat nach
             GOÄ als IGeL-Leistung abzurechnen.

             Wird in demselben Quartal eine kurativ-ambulante und eine kurativ-stationäre (belegärzt-
             liche Behandlung) durchgeführt, ist die Grundpauschale je einmal berechnungsfähig. Es
             ist aber von der Punktzahl der zweiten zur Abrechnung kommenden Grundpauschale ein
             Abschlag von 50 % vorzunehmen.

13691 für Versicherte ab Beginn des 6. bis zum vollendeten 59. Lebensjahr   **248**
                                                                                   28,50
Abrechnungsbestimmung Siehe Nr. 13690.

Aufwand in Min. **Kalkulationszeit:** 19   **Prüfzeit:** 16   **Eignung d. Prüfzeit:** Nur Quartalsprofil

GOÄ   entsprechend oder ähnlich: Leistungskomplex in der GOÄ nicht vorhanden. Abrechnung
             der einzelnen erbrachten GOÄ-Leistung(en).

13692 für Versicherte ab Beginn des 60. Lebensjahres   **246**
                                                                                   28,27
Abrechnungsbestimmung Siehe Nr. 13690.

Aufwand in Min. **Kalkulationszeit:** 19   **Prüfzeit:** 15   **Eignung d. Prüfzeit:** Nur Quartalsprofil

GOÄ   entsprechend oder ähnlich: Leistungskomplex in der GOÄ nicht vorhanden. Abrechnung
             der einzelnen erbrachten GOÄ-Leistung(en).

13694 Zuschlag zu den Gebührenordnungspositionen 13690 bis 13692 für die   **41**
           rheumatologisch-internistische Grundversorgung   4,71
           Abrechnungsbestimmung einmal im Behandlungsfall

           Anmerkung Der Zuschlag nach der Gebührenordnungsposition 13694 kann nur in
           Behandlungsfällen abgerechnet werden, in denen ausschließlich die Gebührenordnungs-

positionen 01444, 01450, 01640 bis 01642, 01647, 01648, 01670 bis 01672, 01940, 13690 bis 13692, 13695 bis 13698 und/oder 32001 berechnet werden.

Aufwand in Min. **Kalkulationszeit:** KA   **Prüfzeit:** ./.   **Eignung d. Prüfzeit:** Keine Eignung

13695   Hygienezuschlag zu den Gebührenordnungspositionen 13690 bis 13692   **2**
0,23

Abrechnungsbestimmung einmal im Behandlungsfall

Anmerkung Die Gebührenordnungsposition 13695 wird durch die zuständige Kassenärztliche Vereinigung zugesetzt.

Berichtspflicht Nein

Aufwand in Min. **Kalkulationszeit:** KA   **Prüfzeit:** ./.   **Eignung d. Prüfzeit:** Keine Eignung

13696   Zuschlag zu der Gebührenordnungsposition 13694   **11**
1,26

Abrechnungsbestimmung einmal im Behandlungsfall

Anmerkung Die Gebührenordnungsposition 13696 wird durch die zuständige Kassenärztliche Vereinigung zugesetzt.

Aufwand in Min. **Kalkulationszeit:** KA   **Prüfzeit:** ./.   **Eignung d. Prüfzeit:** Keine Eignung

13697   Zuschlag zu den Gebührenordnungspositionen 13690 bis 13692   **6**
0,69

Abrechnungsbestimmung   einmal im Behandlungsfall

Anmerkung Die Gebührenordnungsposition 13697 wird durch die zuständige Kassenärztliche Vereinigung zugesetzt.

Abrechnungsausschluss im Behandlungsfall 01630

Berichtspflicht Nein

Aufwand in Min. **Kalkulationszeit:** KA   **Prüfzeit:** ./.   **Eignung d. Prüfzeit:** Keine Eignung

13698   Zuschlag zu den Gebührenordnungspositionen 13690 bis 13692 für die Behandlung aufgrund einer TSS-Vermittlung und/oder Vermittlung durch den Hausarzt gemäß Allgemeiner Bestimmung 4.3.10.1, 4.3.10.2 oder 4.3.10.3

Abrechnungsbestimmung einmal im Arztgruppenfall

Anmerkung Die Gebührenordnungsposition 13698 kann durch die zuständige Kassenärztliche Vereinigung zugesetzt werden.

Berichtspflicht Nein

Abrechnungsausschluss im Arztgruppenfall 01710

13700*   Zusatzpauschale Behandlung eines Patienten mit mindestens einer der   **232**
nachfolgend genannten Indikationen   26,66

- Poly- und Oligoarthritis,
- Seronegativer Spondarthritis,
- Kollagenose,
- Vaskulitis,
- Myositis

Abrechnungsbestimmung einmal im Behandlungsfall

Abrechnungsausschluss im Behandlungsfall 13210, 13211, 13212, 36881, 36882, 36883 und Kapitel 13.2.2, 13.3.1, 13.3.2, 13.3.3, 13.3.4, 13.3.5, 13.3.6, 13.3.7

Bericht: Berichtspflicht – Übermittlung der Behandlungsdaten siehe Allg. Bestimmungen 2.1.4 Berichtspflicht

Aufwand in Min. **Kalkulationszeit:** 17   **Prüfzeit:** 15   **Eignung d. Prüfzeit:** Nur Quartalsprofil

GOÄ   entsprechend oder ähnlich: Leistung in der GOÄ so nicht vorhanden. Abrechnung der einzelnen erbrachten Leistung(en)

Kommentar: Die Leistung nach Nr. 13700 ist im Behandlungsfall = Quartalsfall nicht neben allgemein diagnostisch-internistischen Leistungen und Leistungen aus dem Bereich 13.3 (Schwerpunktorientierte internistische Versorgung) abrechnungsfähig.

13701* Zusatzpauschale Rheumatologische Funktionsdiagnostik bzw. rheumatologisches **154**
Assessment mittels Untersuchungsinventaren **17,70**

Obligater Leistungsinhalt
* Rheumatologische Untersuchung von Funktions- und Fähigkeitsstörungen mit Quantifizierung der Funktionseinschränkung mittels standardisierter qualitätsgesicherter Fragebögen (FFbH bzw. HAQ bei rheumatoider Arthritis, BASFI bzw. FFbH bei seronegativer Spondylarthritis) und/oder
* Erhebung des Disease-Activity-Scores (DAS) bei rheumatoider Arthritis und/oder
* Erhebung des BASDAI bei Morbus Bechterew und/oder seronegativen Spondylarthritiden und/oder
* Erhebung des SLEDAI und/oder ECLAM bei systemischem Lupus erythematodes und/oder
* Erhebung des BIVAS bei Vaskulitiden,

Fakultativer Leistungsinhalt
* Kapillarmikroskopische Untersuchungen,
* Aufstellung eines Behandlungsplanes,
* Aufstellung eines Hilfsmittelplanes,
* Erprobung des Einsatzes von Hilfsmitteln, Therapiemittel der physikalischen Medizin und Ergotherapie,
* Abstimmung mit dem Hilfsmitteltechniker,
* Überprüfung der qualitätsgerechten Zurichtung der Orthesen und Hilfsmittel,
* Anleitung zur Anpassung des Wohnraumes und Arbeitsplatzes in Absprache mit dem Hausarzt,

Abrechnungsbestimmung einmal im Behandlungsfall

Abrechnungsausschluss im Behandlungsfall 13210, 13211, 13212, 36881, 36882, 36883 und Kapitel 13.2.2, 13.3.1, 13.3.2, 13.3.3, 13.3.4, 13.3.5, 13.3.6, 13.3.7

Bericht: Berichtspflicht – Übermittlung der Behandlungsdaten siehe Allg. Bestimmungen 2.1.4 Berichtspflicht

Aufwand in Min. **Kalkulationszeit: 12   Prüfzeit: 11   Eignung d. Prüfzeit:** Nur Quartalsprofil

GOÄ entsprechend oder ähnlich: Leistung in der GOÄ so nicht vorhanden. Abrechnung der einzelnen erbrachten Leistung(en)

Kommentar: Die Leistung nach Nr. 13701 ist im Behandlungsfall = Quartalsfall nicht neben allgemein diagnostisch-internistischen Leistungen und Leistungen aus dem Bereich 13.3 (Schwerpunktorientierte internistische Versorgung) abrechnungsfähig.

Erläuterung der Abkürzungen in der Leistungslegende:

BASDAI: bath ankylosing spondylitis disease activity index

BASFI: bath ankylosing spondylitis functions-index

BIVAS: Birmingham vasculitis activity score

DAS: disease-activity-scores

ECLAM: european consensus lupus activity measurement score

FFbH: Funktionsfragebogen Hannover

HAQ: health assessment questionnaire

SLEDAI: SLE disease activity index

14 Gebührenordnungspositionen der Kinder- und Jugendpsychiatrie und -psychotherapie

14.1 Präambel

1. Die in diesem Kapitel aufgeführten Gebührenordnungspositionen können ausschließlich von Fachärzten für Kinder- und Jugendpsychiatrie bzw. Fachärzten für Kinder- und Jugendpsychiatrie und -psychotherapie berechnet werden.

2. Außer den in diesem Kapitel genannten Gebührenordnungspositionen sind von den in der Präambel genannten Vertragsärzten – unbeschadet der Regelungen gemäß I-5 und I-6.2 der Allgemeinen Bestimmungen – zusätzlich nachfolgende Gebührenordnungspositionen berechnungsfähig: 01100 bis 01102, 01205, 01207, 01210, 01212, 01214 bis 01224, 01226, 01320 bis 01323, 01410 bis 01416, 01418, 01420, 01422, 01424, 01425, 01426, 01430, 01431, 01435, 01436, 01440, 01442, 01444, 01450, 01470, 01600 bis 01602, 01610 bis 01612, 01620 bis 01624, 01626, 01630, 01640, 01641, 01642, 01647, 01648, 01660, 01670 bis 01672, 01949 bis 01953, 01955, 01956, 01960, 02100, 02101, 02200, 02300 bis 02302, 02320, 02330, 02510 bis 02512 und 30706.

3. Außer den in diesem Kapitel genannten Gebührenordnungspositionen sind bei Vorliegen der entsprechenden Qualifikationsvoraussetzungen von den in der Präambel genannten Vertragsärzten – unbeschadet der Regelungen gemäß I-5 und I-6.2 der Allgemeinen Bestimmungen – zusätzlich nachfolgende Gebührenordnungspositionen berechnungsfähig: 30400 bis 30402, 30410, 30411, 30420, 30421, 37300, 37302, 37305, 37306, 37314, 37317, 37318, 37320, 37550, 37714, 37720, 38100 und 38105, Gebührenordnungspositionen der Abschnitte IV-30.1, IV-30.2.1, IV-30.3, IV-30.7.1, IV-30.7.2, IV-30.8, IV-30.11, IV-30.13 und IV-36.6.2 sowie Gebührenordnungspositionen der Kapitel IV-32, IV-33, IV-34, IV-35 und Nrn. 38100 und 38105.

4. Bei der Berechnung der zusätzlichen Gebührenordnungspositionen in den Nummern 2 und 3 sind die Maßnahmen zur Qualitätssicherung gemäß § 135 Abs. 2 SGB V, die berufsrechtliche Verpflichtung zur grundsätzlichen Beschränkung auf das jeweilige Gebiet sowie die Richtlinien des Gemeinsamen Bundesausschusses zu beachten.

5. Werden die in den Grundpauschalen enthaltenen Leistungen entsprechend den Gebührenordnungspositionen 01600 und 01601 durchgeführt, sind für die Versendung bzw. den Transport die Kostenpauschalen nach den Gebührenordnungspositionen 40110 und 40111 berechnungsfähig.

6. Die Gebührenordnungspositionen dieses Kapitels sind für Versicherte bis zum vollendeten 21. Lebensjahr berechnungsfähig. Für Versicherte jenseits des vollendeten 21. Lebensjahres sind die Gebührenordnungspositionen dieses Kapitels nur bei Fortführung einer bereits aufgenommenen Behandlung unter Angabe einer besonderen Begründung berechnungsfähig.

7. Die in der Präambel unter 1. aufgeführten Vertragsärzte können die arztgruppenspezifische Gebührenordnungsposition 08619 berechnen.

Kommentar:

Alle Gebührenordnungspositionen des Kapitels 14 – also die Leistungen nach den Nrn. 14210 bis 14331 – können grundsätzlich (s. Kommentierung zu Kapitel I, Abschnitt 1.5) nur abgerechnet werden von

- Fachärzten für Kinder- und Jugendpsychiatrie und
- Fachärzten für Kinder- und Jugendpsychiatrie und – psychotherapie.

Zusätzlich zu den Gebührenordnungspositionen dieses Kapitels sind für die hier genannten Ärzte abrechnungsfähig, sofern die übrigen Abrechnungsvoraussetzungen des EBM gegeben sind:

- die nachfolgenden Gebührenordnungspositionen des Abschnitts II (arztgruppenübergreifende allgemeine Leistungen):
  - Nrn. 01205, 01207 Notfallpauschale für die Abklärung der Behandlungsnotwendigkeit,
  - Nr. 01210 Notfallpauschale im organisierten Not(fall)dienst,
  - Nr. 01211 Zusatzpauschale für die Besuchsbereitschaft im Notfall bez. organisierten Not(fall)dienst,
  - Nr. 01212 Notfallpauschale im organisierten Not(fall)dienst,
  - Nr. 01214 bis 01222 Notfallkonsultationspauschale im organisierten Not(fall)dienst, Zusatzpauschale für die Besuchsbereitschaft im Notfall bez. organisierten Not(fall)dienst, Reanimationskomplex,
  - Nrn. 01223 bis 01226 Zuschlag zur Notfallpauschale in besonderen Fällen,
  - Nrn. 01320, 01321 Grundpauschale für ermächtigte Ärzte, Krankenhäuser bzw. Institute,
  - Nrn. 01410 bis 01416 Besuche, Visite, Begleitung eines Kranken beim Transport,
  - Nr. 01418 Besuch im organisierten Not(fall)dienst,
  - Nr. 01420 (Überprüfung und Koordination häuslicher Krankenpflege,

14 Gebührenordnungspositionen der Kinder- und Jugendpsychiatrie und -psychotherapie

- Nr. 01422 Erstverordnung zur psychiatrischen häuslichen Krankenpflege,
- Nr. 01424 Folgeverordnung zur psychiatrischen häuslichen Krankenpflege,
- Nrn. 01425, 01426 Verordnung spezialisierter ambulanter Palliativversorgung,
- Nr. 01430 Verwaltungskomplex,
- Nr. 01435 Telefonische Beratung,
- Nr. 01436 Konsultationspauschale,
- Nr. 01440 Verweilen außerhalb der Praxis
- Nrn. 01600 bis 01602 Ärztlicher Bericht/Brief,
- Nrn. 01610 bis 01612 Bescheinigung, Reha-Verordnung, Konsiliarbericht vor Aufnahme in die Psychiatrie
- Nrn. 01620 bis 01623 Bescheinigung, Krankheitsbericht, Kurplan, Kurvorschlag,
- Nr. 01630 Medikamentationsplan,
- Nrn. 01950 bis 01952 Substitutionsbehandlung,
- Nrn. 01955, 01956 Diamorphingestützte Behandlung Opiatabhängiger,
- Nr. 02100 Infusion
- Nr. 02101 Infusionstherapie
- Nr. 02200 Tuberkulintestung
- Nrn. 02300 bis 02302 Kleinchirurgischer Eingriff,
- Nr. 02320 Einführung Magenverweilsonde
- Nr. 02330 Arterienpunktion
- Nrn. 02510 bis 02512 Wärme- u. Elektrotherapie, Elektrostimulation
- sowie die folgenden Gebührenordnungspositionen des Abschnitts IV (arztgruppenübergreifende spezielle Leistungen):
  - Nrn. 30400 bis 30402 Massage-, Kompressions- oder Unterwassertherapie,
  - Nrn. 30410, 30411 Atemgymnastik,
  - Nrn. 30420, 30421 Krankengymnastik,
- Gebührenordnungspositionen der Abschnitte
  - 30.1 Allergologie
  - 30.2 Chirotherapie
  - 30.3 Neurophysiologische Übungsbehandlung
  - 30.7.1, 30.7.2 Schmerztherapie
  - 30.8 Soziotherapie
  - 30.11 Neuropsychologische Therapie
  - 36.6.2 Konservativ-belegärztliche Strukturpauschalen
- Gebührenordnungspositionen der Kapitel
  - 32 Labor
  - 33 Ultraschalldiagnostik
  - 34 Radiologie, CT, NMR
  - 35 Psychotherapie

Wichtig ist, dass auch für die nach der obigen Regelung zusätzlich abrechnungsfähigen Leistungen immer auch die Abrechnungsvoraussetzungen und -ausschlüsse beachtet werden müssen, die im EBM für die Abrechnung der jeweiligen Leistung genannt sind.

Generell gilt, dass die übrigen Bestimmungen des EBM sowie die Maßnahmen zur Qualitätssicherung sowie die berufsrechtlichen Fachgebietsbeschränkungen zu beachten sind. Insbesondere sollte geprüft werden, ob zur Erbringung und Abrechnung bestimmter Leistungen eine Genehmigung erforderlich ist und welche Voraussetzungen hierfür nachgewiesen werden müssen.

Werden Leistungen nach den Gebührenordnungspositionen 01600, 01601, 01610 und 01612 (Bericht, Brief, Bescheinigung) erbracht, können auch dann, wenn die Leistung nicht gesondert berechnungsfähig sein sollte, da sie in der Grundpauschale enthalten ist, für Versendung und Transport die Kostenpauschalen nach den Nrn. 40110 oder 40111 abgerechnet werden.

14.2 Kinder- und jugendpsychiatrische und -psychotherapeutische Grundpauschalen

Grundpauschale

Obligater Leistungsinhalt
- Persönlicher Arzt-Patienten-Kontakt und/oder Arzt-Patienten-Kontakt im Rahmen einer Videosprechstunde gemäß Anlage 31b zum BMV-Ä,

Fakultativer Leistungsinhalt
- Weitere persönliche oder andere Arzt-Patienten-Kontakte gemäß I-4.3.1 der Allgemeinen Bestimmungen,
- Ärztlicher Bericht entsprechend der Gebührenordnungsposition 01600,
- Individueller Arztbrief entsprechend der Gebührenordnungsposition 01601,
- Beratung und Behandlung bis zu 10 Minuten Dauer,
- Erhebung des vollständigen psychiatrischen Status,
- Erhebung des vollständigen neurologischen Status,
- In Anhang VI-1 aufgeführte Leistungen,

Abrechnungsbestimmung einmal im Behandlungsfall

Anmerkung Die Gebührenordnungsposition nach der Nr. 14211 ist auch bei Versicherten jenseits des vollendeten 21. Lebensjahres berechnungsfähig, wenn die Behandlung vor Vollendung des 21. Lebensjahres begonnen wurde.

14210   für Versicherte bis zum vollendeten 5. Lebensjahr   **181**
                                                                               20,80
Abrechnungsbestimmung einmal im Behandlungsfall

Anmerkung Die Gebührenordnungsposition nach der Nr. 14211 ist auch bei Versicherten jenseits des vollendeten 21. Lebensjahres berechnungsfähig, wenn die Behandlung vor Vollendung des 21. Lebensjahres begonnen wurde.

Abrechnungsausschluss
am Behandlungstag 14222
im Behandlungsfall 01600, 01601
in derselben Sitzung 01436

Aufwand in Min.   **Kalkulationszeit:** 13   **Prüfzeit:** 11   **Eignung d. Prüfzeit:** Nur Quartalsprofil
GOÄ   entsprechend oder ähnlich: Leistungskomplex in der GOÄ nicht vorhanden, daher Abrechnung der einzelnen erbrachten GOÄ-Leistung(en).
Kommentar: Die Pauschale ist nur einmal im Behandlungsfall bzw. bei arztgruppenübergreifender Behandlung nur einmal im Arztfall berechenbar.

                 Wird in demselben Quartal eine kurativ-ambulante und eine kurativ-stationäre (belegärztliche Behandlung) durchgeführt, ist die Grundpauschale je einmal berechnungsfähig. Es ist aber von der Punktzahl der zweiten zur Abrechnung kommenden Grundpauschale ein Abschlag von 50 % vorzunehmen.

14211   für Versicherte ab Beginn des 6. bis zum vollendeten 21. Lebensjahr   **185**
                                                                               21,26
Abrechnungsbestimmung Siehe Nr. 14210.

Aufwand in Min.   **Kalkulationszeit:** 13   **Prüfzeit:** 11   **Eignung d. Prüfzeit:** Nur Quartalsprofil
GOÄ   entsprechend oder ähnlich: Leistungskomplex in der GOÄ nicht vorhanden, daher Abrechnung der einzelnen erbrachten GOÄ-Leistung(en).

14214   Zuschlag für die kinder- und jugendpsychiatrische Grundversorgung gemäß   **85**
            Allgemeiner Bestimmung 4.3.8 zu den Gebührenordnungspositionen 14210 und 14211   9,77
Abrechnungsbestimmung einmal im Behandlungsfall

Anmerkung Der Zuschlag nach der Gebührenordnungsposition 14214 kann gemäß Allgemeiner Bestimmung 4.3.8 ausschließlich in Behandlungsfällen abgerechnet werden, in denen nur Leistungen der fachärztlichen Grundversorgung gemäß Anhang 3 und/oder regionaler Vereinbarungen erbracht und berechnet werden.

Aufwand in Min.   **Kalkulationszeit:** KA   **Prüfzeit:** ./.   **Eignung d. Prüfzeit:** Keine Eignung
GOÄ   entsprechend oder ähnlich: Eine vergleichbare Leistung ist in der GOÄ nicht aufgeführt.

14215   Hygienezuschlag zu den Gebührenordnungspositionen 14210 und 14211   **2**
0,23
Abrechnungsbestimmung einmal im Behandlungsfall

Anmerkung Die Gebührenordnungsposition 14215 wird durch die zuständige Kassenärztliche Vereinigung zugesetzt.

Berichtspflicht Nein

Aufwand in Min.   **Kalkulationszeit:** KA   **Prüfzeit:** ./.   **Eignung d. Prüfzeit:** Keine Eignung

14216   Zuschlag zu der Gebührenordnungsposition 14214   **23**
2,64
Abrechnungsbestimmung einmal im Behandlungsfall

Anmerkung Die Gebührenordnungsposition 14216 wird durch die zuständige Kassenärztliche Vereinigung zugesetzt.

Aufwand in Min.   **Kalkulationszeit:** KA   **Prüfzeit:** ./.   **Eignung d. Prüfzeit:** Keine Eignung
GOÄ   entsprechend oder ähnlich: Eine vergleichbare Leistung ist in der GOÄ nicht aufgeführt.

14217   Zuschlag zu den Gebührenordnungspositionen 14210 bis 14211   **2**
0,23
Abrechnungsbestimmung einmal im Behandlungsfall

Anmerkung Die Gebührenordnungsposition 14217 wird durch die zuständige Kassenärztliche Vereinigung zugesetzt.

Abrechnungsausschluss im Behandlungsfall 01630

Berichtspflicht Nein

Aufwand in Min.   **Kalkulationszeit:** KA   **Prüfzeit:** ./.   **Eignung d. Prüfzeit:** Nur Quartalsprofil

14218   Zuschlag zu den Gebührenordnungspositionen 14210 und 14211 für die
Behandlung aufgrund einer TSS-Vermittlung und/oder Vermittlung durch den
Hausarzt gemäß Allgemeiner Bestimmung 4.3.10.1, 4.3.10.2 oder 4.3.10.3

Abrechnungsbestimmung einmal im Arztgruppenfall

Anmerkung Die Gebührenordnungsposition 14218 kann durch die zuständige Kassenärztliche Vereinigung zugesetzt werden.

Berichtspflicht Nein

Abrechnungsausschluss im Arztgruppenfall 01710

14.3 Diagnostische und therapeutische Gebührenordnungspositionen

14220   Kinder- und jugendpsychiatrisches Gespräch, kinder- und jugendpsychiatrische   **154**
Behandlung, Beratung, Erörterung und/oder Abklärung   17,70
Obligater Leistungsinhalt
* Persönlicher Arzt-Patienten-Kontakt und/oder Arzt-Patienten-Kontakt im Rahmen einer
Videosprechstunde gemäß Anlage 31b zum BMV-Ä,
* Dauer mindestens 10 Minuten,
* Einzelbehandlung,
* Berücksichtigung
  – entwicklungsphysiologischer Faktoren,
  – entwicklungspsychologischer Faktoren,
  – entwicklungssoziologischer Faktoren,
  – familiendynamischer Faktoren,

Fakultativer Leistungsinhalt
* Erhebung der biographischen Anamnese zur Psychopathologie,
* Vertiefte Exploration mit differentialdiagnostischer Einordnung eines psychiatrischen
Krankheitsbildes,
* Syndrombezogene therapeutische Intervention,
* Anleitung der Bezugsperson(en),

Abrechnungsbestimmung je vollendete 10 Minuten

Anmerkung Die Gebührenordnungsposition 14220 ist auch bei Durchführung der Leistung
im Rahmen einer Videosprechstunde berechnungsfähig und dies durch Angabe einer

bundeseinheitlich kodierten Zusatzkennzeichnung zu dokumentieren. Für die Abrechnung gelten die Anforderungen gemäß Anlage 31b zum BMV-Ä entsprechend.

Bei der Nebeneinanderberechnung der Gebührenordnungspositionen 14210, 14211 und 14220 ist eine Arzt-Patienten-Kontaktzeit von mindestens 20 Minuten Voraussetzung für die Berechnung der Gebührenordnungsposition 14220.

Bei der Nebeneinanderberechnung diagnostischer bzw. therapeutischer Gebührenordnungspositionen und der Gebührenordnungsposition 14220 ist eine mindestens 10 Minuten längere Arzt-Patienten-Kontaktzeit als in den entsprechenden Gebührenordnungspositionen angegeben Voraussetzung für die Berechnung der Gebührenordnungsposition 14220.

Abrechnungsausschluss in derselben Sitzung 01210, 01214, 01216, 01218, 14221, 14222, 14310, 14311, 14313, 14314, 30930, 30931, 30932, 30933, 35163 bis 35169 und 35173 bis 35179 und Kapitel 30.3, 35.1, 35.2

Aufwand in Min. **Kalkulationszeit: 13   Prüfzeit: 11   Eignung d. Prüfzeit:** Tages- und Quartalsprofil

GOÄ   entsprechend oder ähnlich: Nrn. 807, 817, 886

Kommentar: Die Abrechnung der Nr. 14220 erfordert eine mind. 10minütige Beratung, Erörterung und/oder Abklärung auch mit Dritten. Überschreitet der Zeitraum für die Beratung etc. mehrere Male das Intervall von jeweils 10 Minuten, so kann entsprechend häufig die Leistung nach Nr. 14220 berechnet werden.

Eine Berechung der Leistung neben den Grundpauschalen nach EBM Nrn. 14210 und 14211 erfordert eine mindestens 20minütige Beratung/Erörterung/Behandlung.

Nebeneinander können Nr. 14220 und neurophysiologische Übungsbehandlungen nicht berechnet werden.

14221 Kinder- und jugendpsychiatrische Behandlung eines Kleinkindes, Kindes oder   **169**
Jugendlichen (Gruppenbehandlung)   **19,42**

Obligater Leistungsinhalt
• Persönlicher Arzt-Patienten-Kontakt und/oder Arzt-Patienten-Kontakt im Rahmen einer Videosprechstunde gemäß Anlage 31b zum BMV-Ä,
• Dauer mindestens 25 Minuten,
• Gruppenbehandlung,
• Mindestens 3, höchstens 6 Teilnehmer,
• Berücksichtigung
  – entwicklungsphysiologischer Faktoren,
  – entwicklungspsychologischer Faktoren,
  – entwicklungssoziologischer Faktoren,
  – familiendynamischer Faktoren,

Fakultativer Leistungsinhalt
• Syndrombezogene therapeutische Intervention,
• Anleitung der Bezugsperson(en),

Abrechnungsbestimmung je Teilnehmer, höchstens zweimal am Behandlungstag

Anmerkung Im Falle der Berechnung der Gebührenordnungsposition 14221 bei Durchführung der Leistung im Rahmen einer Videosprechstunde ist dies durch Angabe einer bundeseinheitlich kodierten Zusatzkennzeichnung zu dokumentieren.

Bei der Nebeneinanderberechnung der Gebührenordnungspositionen 14210, 14211 und 14221 ist eine Gesprächsdauer von mindestens 35 Minuten Voraussetzung für die Berechnung der Gebührenordnungsposition 14221.

Abrechnungsausschluss in derselben Sitzung 01210, 01214, 01216, 01218, 14220, 14310, 14311, 30930, 30931, 30932, 30933, 35163 bis 35169 und 35173 bis 35179 und Kapitel 30.3, 35.1, 35.2

Aufwand in Min. **Kalkulationszeit: 10   Prüfzeit: 6   Eignung d. Prüfzeit:** Tages- und Quartalsprofil

GOÄ   entsprechend oder ähnlich: Nrn. 807, 886

Kommentar: Nebeneinander können Nr. 14221 und neurophysiologische Übungsbehandlungen nicht berechnet werden. Bei Neugeborenen und Säuglingen kann die Leistung nach Nr. 14221 nicht abgerechnet werden.

14222 Eingehende situationsbezogene Anleitung der Bezugs- oder Kontaktperson(en) **119**
eines Patienten mit psychopathologisch definiertem Krankheitsbild **13,67**

Obligater Leistungsinhalt
• Anleitung der Bezugs- oder Kontaktperson(en),
• Dauer mindestens 10 Minuten,

Abrechnungsbestimmung je vollendete 10 Minuten

Anmerkung Die Gebührenordnungsposition 14222 ist auch bei Durchführung der Leistung im Rahmen einer Videosprechstunde berechnungsfähig und dies durch Angabe einer bundeseinheitlich kodierten Zusatzkennzeichnung zu dokumentieren. Für die Abrechnung gelten die Anforderungen gemäß Anlage 31b zum BMV-Ä entsprechend.
Bei der Nebeneinanderberechnung der Gebührenordnungspositionen 14210, 14211 und 14222 ist jeweils eine Kontaktzeit von mindestens 20 Minuten Voraussetzung für die Berechnung der Ge-bührenordnungsposition 14222.

Abrechnungsausschluss
in derselben Sitzung 14220, 30930, 30931, 30932, 30933, 35163 bis 35169 und 35173 bis 35179 und Kapitel 35.1, 35.2

Aufwand in Min. **Kalkulationszeit:** 10 **Prüfzeit:** 10 **Eignung d. Prüfzeit:** Tages- und Quartalsprofil
GOÄ entsprechend oder ähnlich: Nr. 886 ggf. mit erhöhtem Steigerungssatz
Kommentar: Nur der Arzt, der bei dem Kleinkind, Kind oder Jugendlichen mit psychopathologisch definiertem Krankheitsbild die Leistungen nach den EBM-Nrn. 14200 oder 14201 erbracht hat, kann Nr. 14222 berechnen. Leistungen aus dem Bereich der Psychotherapie sind nicht neben Nr. 14222 berechenbar.

14240 Ärztliche Koordination bei psychiatrischer Betreuung **194**
22,29
Obligater Leistungsinhalt
• Ärztliche Koordination
 – intra- und/oder multiprofessioneller, extramuraler komplementärer Versorgungsstrukturen und/oder -instanzen,
 – psycho-, ergo- und/oder sprachtherapeutischer Einrichtungen und/oder multiprofessioneller Teams,
 – der Gruppenarbeit mit Patienten, Angehörigen und Laienhelfern,

Abrechnungsbestimmung einmal im Behandlungsfall

Anmerkung Die Gebührenordnungsposition 14240 kann nur in Quartalen mit persönlichem Arzt-Patienten-Kontakt berechnet werden.

Abrechnungsausschluss im Behandlungsfall 14313, 14314

Aufwand in Min. **Kalkulationszeit:** 10 **Prüfzeit:** 10 **Eignung d. Prüfzeit:** Nur Quartalsprofil
GOÄ entsprechend oder ähnlich: Analoger Ansatz der Nr. 15 entsprechend GOÄ § 6 (2*).
Kommentar: Die Leistung kann nur bei persönlichem Arzt-Patienten-Kontakt abgerechnet werden.

14310 Funktionelle Entwicklungstherapie (Einzelbehandlung) eines Kleinkindes, Kindes **114**
oder Jugendlichen im Rahmen eines kinder- und jugendpsychiatrischen Behand- **13,10**
lungskonzeptes bei Ausfallserscheinungen des (Psycho)-Sozialverhaltens und/oder
der Ich-Funktion und/oder von Sensorik und Motorik

Obligater Leistungsinhalt
• Einzelbehandlung,
• Dauer mindestens 15 Minuten,

Abrechnungsbestimmung je vollendete 15 Minuten

Abrechnungsausschluss in derselben Sitzung 14221, 30930, 30931, 30932, 30933, 35163 bis 35169 und 35173 bis 35179 und Kapitel 30.3, 35.1, 35.2

Aufwand in Min. **Kalkulationszeit:** 2 **Prüfzeit:** 2 **Eignung d. Prüfzeit:** Tages- und Quartalsprofil
GOÄ entsprechend oder ähnlich: Nr. 719
Kommentar: Die im obligaten Leistungsinhalt angegebene Mindestdauer von 15 Minuten gilt nur für die Behandlung und nicht für Ruhezeiten dazwischen.

Nebeneinander können Nr. 14220 und neurophysiologische Übungsbehandlungen sowie Psychotherapie-Leistungen nicht berechnet werden.

14311   Funktionelle Entwicklungstherapie (Gruppenbehandlung) eines Kleinkindes, Kindes   **54**
oder Jugendlichen im Rahmen eines kinder- und jugendpsychiatrischen Behand-   **6,21**
lungskonzeptes bei Ausfallerscheinungen des (Psycho)-Sozialverhaltens und/oder
der Ich-Funktion und/oder von Sensorik und Motorik

Obligater Leistungsinhalt
- Gruppenbehandlung mit bis zu 3 Teilnehmern,
- Dauer mindestens 15 Minuten,

Abrechnungsbestimmung je Teilnehmer, je vollendete 15 Minuten

Abrechnungsausschluss in derselben Sitzung 14221, 30930, 30931, 30932, 30933, 35163 bis 35169 und 35173 bis 35179 und Kapitel 30.3, 35.1, 35.2

Aufwand in Min.   **Kalkulationszeit:** 1   **Prüfzeit:** 1   **Eignung d. Prüfzeit:** Tages- und Quartalsprofil
GOÄ   entsprechend oder ähnlich: Nr. 719

14312   Untersuchung und Beurteilung der funktionellen Entwicklung eines Neugeborenen,   **183**
Säuglings, Kleinkindes oder Kindes bis zum vollendeten 6. Lebensjahr   **21,03**

Obligater Leistungsinhalt
- Untersuchung von mindestens 4 Funktionsbereichen (Grobmotorik, Handfunktion, geistige Entwicklung, Perzeption, Sprache, Sozialverhalten oder Selbständigkeit) nach standardisierten Verfahren,

Abrechnungsbestimmung je Sitzung

Aufwand in Min.   **Kalkulationszeit:** 13   **Prüfzeit:** 10   **Eignung d. Prüfzeit:** Tages- und Quartalsprofil
GOÄ   entsprechend oder ähnlich: Nr. 715
Kommentar: Nach **Wezel/Liebold** kann mit dieser Leistung auch eine Untersuchung mittels **Denver-skalen** (Erfassung von: Grobmotorik, Sprache, Feinmotorik-Adaptation, Sozialkontakten) abgerechnet werden.

14313   Zusatzpauschale kontinuierliche Mitbetreuung eines Patienten mit einer psychiatri-   **377**
schen Erkrankung in der häuslichen und/oder familiären Umgebung   **43,32**

Obligater Leistungsinhalt
- Kontinuierliche Mitbetreuung eines in der familiären und/oder häuslichen Umgebung versorgten Patienten mit einer kinder- und jugendpsychiatrischen Erkrankung,
- Mindestens 2 Arzt-Patienten-Kontakte im Behandlungsfall,

Fakultativer Leistungsinhalt
- Erstellung eines Behandlungsplans unter Einbeziehung der Bezugsperson(en),

Abrechnungsbestimmung einmal im Behandlungsfall

Anmerkung Die Gebührenordnungsposition 14313 ist nur bei mindestens einer der im folgenden genannten Erkrankungen berechnungsfähig: F07.0 Organische Hirnstörung mit Verhaltensstörung, Schizophrenie, schizotype und wahnhafte Störungen, F10.- bis F16.- Störungen durch Alkohol, Opioide, Cannabinoide, Sedativa oder Hypnotika, Kokain, Stimulanzien, Halluzinogene (inkl. bei Substitutions- und Aversivbehandlung), F20 bis F29, F30, F31.2, F31.4, F31.5, F32.2, F32.3, F33.3, F34.1, F41.1 generalisierte Angststörungen, F42.1/42.2 schwere Zwangsrituale, F50.0 Anorexia nervosa, F71.8 Verhaltensstörung bei mittelgradiger Intelligenzminderung, F72.1 Schwere Intelligenzminderung mit deutlicher Verhaltensstörung, F73.1 Schwerste Intelligenzminderung mit deutlicher Verhaltensstörung, F79.1 Schwachsinn mit deutlicher Verhaltensstörung, F84-F84.4 tiefgreifende Entwicklungs-störungen einschließlich Autismus, F90.1 schwere hyperkinetische Störung mit Störung des Sozialverhaltens, F93.1 phobische emotionale Störungen des Kindesalters (Schulphobien), F94.0 elektiver Mutismus, F95.2 Tourette-Syndrom, F98.4 stereotype Bewegungsstörungen.

Abrechnungsausschluss
im Behandlungsfall 14240, 14314
in derselben Sitzung 14220

Bericht: Berichtspflicht – Übermittlung der Behandlungsdaten siehe Allg. Bestimmungen 2.1.4 Berichtspflicht

Aufwand in Min. **Kalkulationszeit:** 32   **Prüfzeit:** 26   **Eignung d. Prüfzeit:** Nur Quartalsprofil

GOÄ entsprechend oder ähnlich: Analoger Ansatz der Nr. 15 entsprechend GOÄ § 6 (2*).

14314 Zusatzpauschale kontinuierliche Mitbetreuung eines Patienten mit einer psychiatrischen Erkrankung in beschützenden Einrichtungen oder Pflegeheimen   **212**   24,36

Obligater Leistungsinhalt
- Kontinuierliche Mitbetreuung eines in beschützenden Einrichtungen oder Pflegeheimen mit Pflegepersonal versorgten Patienten mit einer kinder- und jugendpsychiatrischen Erkrankung,

Fakultativer Leistungsinhalt
- Erstellung eines Behandlungsplans unter Einbeziehung der Bezugsperson(en),

Abrechnungsbestimmung einmal im Behandlungsfall

Anmerkung Die Gebührenordnungsposition 14314 ist nur bei mindestens einer der im folgenden genannten Erkrankungen berechnungsfähig: F07.0 Organische Hirnstörung mit Verhaltensstörung, Schizophrenie, schizotype und wahnhafte Störungen, F10.- bis F16.- Störungen durch Alkohol, Opioide, Cannabinoide, Sedativa oder Hypnotika, Kokain, Stimulanzien, Halluzinogene (inkl. bei Substitutions- und Aversivbehandlung), F20 bis F29, F30, F31.2, F31.4, F31.5, F32.2, F32.3, F33.3, F34.1, F41.1 generalisierte Angststörungen, F42.1/42.2 schwere Zwangsrituale, F50.0 Anorexia nervosa, F71.8 Verhaltensstörung bei mittelgradiger Intelligenzminderung, F72.1 Schwere Intelligenzminderung mit deutlicher Verhaltensstörung, F73.1 Schwerste Intelligenzminderung mit deutlicher Verhaltensstörung, F79.1 Schwachsinn mit deutlicher Verhaltensstörung, F84-F84.4 tiefgreifende Entwicklungsstörungen einschließlich Autismus, F90.1 schwere hyperkinetische Störung mit Störung des Sozialverhaltens, F93.1 phobische emotionale Störungen des Kindesalters (Schulphobien), F94.0 elektiver Mutismus, F95.2 Tourette-Syndrom, F98.4 stereotype Bewegungsstörungen.

Abrechnungsausschluss
in derselben Sitzung 14220
im Behandlungsfall 14240, 14313, 16231, 21231

Bericht: Berichtspflicht – Übermittlung der Behandlungsdaten siehe Allg. Bestimmungen 2.1.4 Berichtspflicht

Aufwand in Min. **Kalkulationszeit:** 18   **Prüfzeit:** 14   **Eignung d. Prüfzeit:** Nur Quartalsprofil

GOÄ entsprechend oder ähnlich: Analoger Ansatz der Nr. 15 entsprechend GOÄ § 6 (2*).

Kommentar: Im Gegensatz zur Leistung nach Nr. 14313, kann Nr. 13314 – bei gleichem Leistungsinhalt – nur in beschützenden Einrichtungen oder Pflegeheimen erbracht werden.

14320 Elektroenzephalographische Untersuchung   **274**   31,49

Obligater Leistungsinhalt
- Ableitungsdauer mindestens 20 Minuten,
- Aufzeichnungsdauer mindestens 20 Minuten,
- Auswertung,
- Übergangswiderstandsmessung

Fakultativer Leistungsinhalt
- Provokation(en)

Anmerkung Die für die Gebührenordnungsposition 14320 erforderliche Berichtspflicht ist erfüllt, wenn sie einmal im Behandlungsfall erfolgt ist.

Abrechnungsausschluss in derselben Sitzung 04434, 04435, 14321, 16310, 16311, 21310, 21311, 30900, 30901, 30902 und 30905

Berichtspflicht Ja

Aufwand in Min. **Kalkulationszeit:** 11   **Prüfzeit:** 9   **Eignung d. Prüfzeit:** Tages- und Quartalsprofil

GOÄ entsprechend oder ähnlich: Nr. 827

Kommentar: Bei einer Ableitungsdauer von mind. 120 Minuten ist Nr. 14321 abzurechnen.

14 Gebührenordnungspositionen der Kinder- und Jugendpsychiatrie und -psychotherapie

EBM-Nr.   EBM-Punkte / Euro

14321   Langzeitelektroenzephalographische (Schlaf-)Untersuchung   **612**
             Obligater Leistungsinhalt   70,33
             • Ableitungsdauer mindestens 2 Stunden,
             • Aufzeichnung,
             • Auswertung
             Fakultativer Leistungsinhalt
             • Provokation(en),
             • Polygraphie
             Abrechnungsausschluss in derselben Sitzung 04434, 04435, 14320, 16310, 16311,
             21310, 21311, 30900, 30901, 30902 und 30905
             Berichtspflicht Ja

Aufwand in Min. **Kalkulationszeit:** 39   **Prüfzeit:** 30   **Eignung d. Prüfzeit:** Tages- und Quartalsprofil
GOÄ   entsprechend oder ähnlich: Nrn. 827, 827a

14330   Elektronystagmo-/Okulographie, Blinkreflexprüfung   **118**
             Obligater Leistungsinhalt   13,56
             • Elektronystagmo-/Okulographie und/oder
             • Blinkreflexprüfung,
             • Ein- und/oder beidseitig,
             Abrechnungsbestimmung einmal im Behandlungsfall
             Abrechnungsausschluss im Behandlungsfall 04439, 16320, 21320

Aufwand in Min. **Kalkulationszeit:** 7   **Prüfzeit:** 6   **Eignung d. Prüfzeit:** Nur Quartalsprofil
GOÄ   entsprechend oder ähnlich: Nr. 1413

14331* Neurophysiologische Untersuchung (SEP, VEP, AEP, MEP)   **263**
             Obligater Leistungsinhalt   30,22
             • Bestimmung somatosensibel evozierter Potentiale und/oder
             • Bestimmung visuell evozierter Potentiale und/oder
             • Bestimmung akustisch evozierter Potentiale und/oder
             • Bestimmung magnetisch evozierter Potentiale,
             • Beidseitig,
             Abrechnungsbestimmung je Sitzung
             Anmerkung Die Gebührenordnungsposition 14331 ist im Behandlungsfall höchstens
             zweimal berechnungsfähig.
             Abrechnungsausschluss
             in derselben Sitzung 04436, 16321, 21321
             am Behandlungstag 01705, 01706
             Berichtspflicht Ja

Aufwand in Min. **Kalkulationszeit:** 13   **Prüfzeit:** 10   **Eignung d. Prüfzeit:** Nur Quartalsprofil
GOÄ   entsprechend oder ähnlich: Nr. 828
Kommentar: Auch wenn mehrere unterschiedliche evozierte Potentiale untersucht werden, kann die
                 Leistung im Behandlungsfall = Quartalsfall nur 2x berechnet werden. Die neben den
                 evozierten Potentialen durchgeführte Ableitung eines EEGs kann nach den Nrn. 14320
                 oder 14321 zusätzlich abgerechnet werden.

15 Gebührenordnungspositionen der Mund-, Kiefer- und Gesichtschirurgie

15.1 Präambel

1. Die in diesem Kapitel aufgeführten Gebührenordnungspositionen können ausschließlich von Fachärzten für Mund-, Kiefer- und Gesichtschirurgie berechnet werden.

2. Außer den in diesem Kapitel genannten Gebührenordnungspositionen sind von den in der Präambel genannten Vertragsärzten – unbeschadet der Regelungen gemäß I-5 und I-6.2 der Allgemeinen Bestimmungen – zusätzlich nachfolgende Gebührenordnungspositionen berechnungsfähig: 01100 bis 01102, 01205, 01207, 01210, 01212, 01214 bis 01224, 01226, 01320 bis 01323, 01410 bis 01416, 01418, 01420, 01425, 01426, 01430, 01431, 01435, 01436, 01440, 01442, 01444, 01450, 01470, 01510 bis 01512, 01600 bis 01602, 01610 bis 01612, 01620 bis 01624, 01626, 01630, 01640, 01641, 01642, 01647, 01648, 01660, 01670 bis 01672, 01783, 01800, 01802 bis 01811, 02100, 02101, 02110 bis 02112, 02120, 02200, 02300 bis 02302, 02310, 02314, 02320, 02323, 02330, 02340, 02341, 02343, 02350, 02360, 02500, 02510 bis 02512 und 30706.

3. Außer den in diesem Kapitel genannten Gebührenordnungspositionen sind bei Vorliegen der entsprechenden Qualifikationsvoraussetzungen von den in der Präambel genannten Vertragsärzten – unbeschadet der Regelungen gemäß I-5 und I-6.2 der Allgemeinen Bestimmungen – zusätzlich nachfolgende Gebührenordnungspositionen berechnungsfähig: 30400 bis 30402, 30410, 30411, 30420, 30421, 30800, 30810, 30811, 30902, 30905, 36884, 37100, 37102, 37113 und 37120, 37300, 37302, 37305, 37306, 37314, 37317, 37318, 37320, 37714, 37720, Gebührenordnungspositionen der Abschnitte IV-30.1, IV-30.2.1, IV-30.3, IV-30.7.1, IV-30.7.2, IV-30.9, IV-30.12, IV-30.13, IV-31.2, IV-31.3, IV-31.4.3, IV-31.5, IV-31.6, IV-36.2, IV-36.3, IV-36.5 und IV-36.6.2 sowie Gebührenordnungspositionen der Kapitel IV-32, IV-33, IV-34, IV-35 und Kap. 38.

4. Bei der Berechnung der zusätzlichen Gebührenordnungspositionen in den Nummern 2 und 3 sind die Maßnahmen zur Qualitätssicherung gemäß § 135 Abs. 2 SGB V, die berufsrechtliche Verpflichtung zur grundsätzlichen Beschränkung auf das jeweilige Gebiet sowie die Richtlinien des Gemeinsamen Bundesausschusses zu beachten.

5. Werden die in den Grundpauschalen enthaltenen Leistungen entsprechend den Gebührenordnungspositionen 01600 und 01601 durchgeführt, sind für die Versendung bzw. den Transport die Kostenpauschalen nach den Gebührenordnungspositionen 40110 und 40111 berechnungsfähig.

6. Die in der Präambel unter 1. aufgeführten Vertragsärzte können die arztgruppenspezifische Gebührenordnungsposition 08619 berechnen.

Kommentar:

Alle Gebührenordnungspositionen des Kapitels 15 – also die Leistungen nach den Nrn. 15210 bis 15345 – können grundsätzlich (s. Kommentierung zu Kapitel I, Abschnitt 1.5) nur von Fachärzten für Mund- Kiefer- und Gesichtschirurgie abgerechnet werden.

Zusätzlich zu den Gebührenordnungspositionen dieses Kapitels sind für oben genannte Vertragsärzte abrechnungsfähig, sofern die übrigen Abrechnungsvoraussetzungen des EBM gegeben sind:

• die nachfolgenden Gebührenordnungspositionen des Abschnitts II (arztgruppenübergreifende allgemeine Leistungen):
  – Nrn. 01205, 01207 Notfallpauschale für die Abklärung der Behandlungsnotwendigkeit,
  – Nr. 01210 Notfallpauschale im organisierten Not(fall)dienst,
  – Nr. 01211 Zusatzpauschale für die Besuchsbereitschaft im Notfall bez. organisierten Not(fall)dienst,
  – Nr. 01212 Notfallpauschale im organisierten Not(fall)dienst,
  – Nr. 01214 bis 01222 Notfallkonsultationspauschale im organisierten Not(fall)dienst, Zusatzpauschale für die Besuchsbereitschaft im Notfall bez. organisierten Not(fall)dienst, Reanimationskomplex,
  – Nrn. 01223 bis 01226 Zuschlag zur Notfallpauschale in besonderen Fällen,
  – Nrn. 01320, 01321 Grundpauschale für ermächtigte Ärzte, Krankenhäuser bzw. Institute,
  – Nrn. 01410 bis 01416 Besuche, Visite, Begleitung eines Kranken beim Transport,
  – Nr. 01418 Besuch im organisierten Not(fall)dienst,
  – Nr. 01420 Überprüfung und Koordination häuslicher Krankenpflege,
  – Nrn. 01425, 01426 Verordnung spezialisierter ambulanter Palliativversorgung,
  – Nr. 01430 Verwaltungskomplex,
  – Nr. 01435 Telefonische Beratung,
  – Nr. 01436 Konsultationspauschale,

- Nr. 01440 Verweilen außerhalb der Praxis
- Nr. 01510 bis 01512 Zusatzpauschale für Beobachtung und Betreuung
- Nrn. 01600 bis 01602 Ärztlicher Bericht/Brief,
- Nrn. 01610 bis 01612 Bescheinigung, Reha-Verordnung, Konsiliarbericht vor Aufnahme in die Psychiatrie
- Nrn. 01620 bis 01623 Bescheinigung, Krankheitsbericht, Kurplan, Kurvorschlag,
- Nr. 01630 Medikamentationsplan,
- Nr. 01783 Alpha-1-Feto-Protein
- Nr. 01800 Trepanonemenantikörper – Nachweis
- Nrn. 01802 bis 01811 Röteln, Blutgruppenbestimmung, Antikörpernachweis
- Nr. 02100 Infusion
- Nr. 02101 Infusionstherapie
- Nr. 02110 bis 02112 Transfusion, Reinfusion
- Nr. 02120 Erstprogrammierung Medikamentenpumpe
- Nr. 02200 Tuberkulintestung
- Nrn. 02300 bis 02302 Kleinchirurgischer Eingriff,
- Nr. 02310 Behandlung sek. heilender Wunden, Dekubitalulcus,
- Nr. 02320 Einführung Magenverweilsonde
- Nr. 02323 transurethraler Dauerkatheter
- Nr. 02330 Arterienpunktion
- Nr. 02340, 02341 Punktion
- Nr. 02343 Pleuradrainage
- Nr. 02350 Fixierender Verband
- Nr. 02360 Behandlung mit Lokalanästhetika
- Nr. 02500 Einzelinhalationen
- Nrn. 02510 bis 02512 Wärme- u. Elektrotherapie, Elektrostimulation
- sowie die folgenden Gebührenordnungspositionen des Abschnitts IV (arztgruppenübergreifende spezielle Leistungen):
  - Nrn. 30400 bis 30402 Massage-, Kompressions- oder Unterwassertherapie,
  - Nrn. 30410, 30411 Atemgymnastik,
  - Nrn. 30420, 30421 Krankengymnastik,
  - Nr. 30800 Soziotherapie – Hinzuziehen eines Leistungserbringers,
  - Nr. 36884 Blutgase, Säure-Basen-Status
- Gebührenordnungspositionen der Abschnitte
  - 30.1 Allergologie
  - 30.2 Chirotherapie
  - 30.3 Neurophysiologische Übungsbehandlung
  - 30.7.1, 30.7.2 Schmerztherapie
  - 30.12 Diagnostik und Therapie bei MRSA
  - 31.2 Ambulante Operationen
  - 31.3 Postoperative Überwachungskomplexe
  - 31.4.3 Postoperative Behandlungskomplexe im Fachärztlichen Versorgungsbereich
  - 31.5 Anästhesien im Zusammenhang mit ambulanten Operationen
  - 31.6 Orthopädisch-chirurgisch konservative Gebührenordnungspositionen
  - 36.2 Belegärztliche Operationen
  - 36.3 Postoperativer Überwachungskomplex nach belegärztlichen Operationen
  - 36.5 Anästhesien im Zusammenhang mit belegärztlichen Operationen
  - 36.6.2 Konservativ-belegärztliche Strukturpauschalen
- Gebührenordnungspositionen der Kapitel
  - 32 Labor
  - 33 Ultraschalldiagnostik

- 34 Radiologie, CT, NMR
- 35 Psychotherapie

Wichtig ist, dass auch für die nach der obigen Regelung zusätzlich abrechnungsfähigen Leistungen immer auch die Abrechnungsvoraussetzungen und -ausschlüsse beachtet werden müssen, die im EBM für die Abrechnung der jeweiligen Leistung genannt sind.

Generell gilt, dass die übrigen Bestimmungen des EBM sowie die Maßnahmen zur Qualitätssicherung sowie die berufsrechtlichen Fachgebietsbeschränkungen zu beachten sind. Insbesondere sollte geprüft werden, ob zur Erbringung und Abrechnung bestimmter Leistungen eine Genehmigung erforderlich ist und welche Voraussetzungen hierfür nachgewiesen werden müssen.

Werden Leistungen nach den Gebührenordnungspositionen 01600, 01601, 01610 und 01612 (Bericht, Brief, Bescheinigung) erbracht, können auch dann, wenn die Leistung nicht gesondert berechnungsfähig sein sollte, da sie in der Grundpauschale enthalten ist, für Versendung und Transport die Kostenpauschalen nach den Nrn. 40110 oder 40111 abgerechnet werden.

15.2 Mund-, Kiefer- und Gesichtschirurgische Grundpauschalen

Grundpauschale

Obligater Leistungsinhalt
- Persönlicher Arzt-Patienten-Kontakt und/oder Arzt-Patienten-Kontakt im Rahmen einer Videosprechstunde gemäß Anlage 31b zum BMV-Ä,

Fakultativer Leistungsinhalt
- Weitere persönliche oder andere Arzt-Patienten-Kontakte gemäß I-4.3.1 der Allgemeinen Bestimmungen,
- Ärztlicher Bericht entsprechend der Gebührenordnungsposition 01600,
- Individueller Arztbrief entsprechend der Gebührenordnungsposition 01601,
- In Anhang VI-1 aufgeführte Leistungen,

Abrechnungsbestimmung einmal im Behandlungsfall

15210	für Versicherte bis zum vollendeten 5. Lebensjahr	**143** 16,43

Abrechnungsbestimmung einmal im Behandlungsfall

Abrechnungsausschluss
im Behandlungsfall 01600, 01601
in derselben Sitzung 01436

Aufwand in Min.   **Kalkulationszeit:** 11   **Prüfzeit:** 8   **Eignung d. Prüfzeit:** Nur Quartalsprofil

GOÄ   entsprechend oder ähnlich: Leistungskomplex in der GOÄ nicht vorhanden, daher Abrechnung der einzelnen erbrachten GOÄ-Leistung(en).

Kommentar: Die Pauschale ist nur einmal im Behandlungsfall bzw. bei arztgruppenübergreifender Behandlung nur einmal im Arztfall berechenbar.

Wird in demselben Quartal eine kurativ-ambulante und eine kurativ-stationäre (belegärzt-liche Behandlung) durchgeführt, ist die Grundpauschale je einmal berechnungsfähig. Es ist aber von der Punktzahl der zweiten zur Abrechnung kommenden Grundpauschale ein Abschlag von 50 % vorzunehmen.

15211	für Versicherte ab Beginn des 6. bis zum vollendeten 59. Lebensjahr	**129** 14,82

Abrechnungsbestimmung Siehe Nr. 15210.

Aufwand in Min.   **Kalkulationszeit:** 10   **Prüfzeit:** 6   **Eignung d. Prüfzeit:** Nur Quartalsprofil

GOÄ   entsprechend oder ähnlich: Leistungskomplex in der GOÄ nicht vorhanden, daher Abrechnung der einzelnen erbrachten GOÄ-Leistung(en).

15212	für Versicherte ab Beginn des 60. Lebensjahres	**121** 13,90

Abrechnungsbestimmung Siehe Nr. 15210.

Aufwand in Min.   **Kalkulationszeit:** 9   **Prüfzeit:** 7   **Eignung d. Prüfzeit:** Nur Quartalsprofil

EBM-Nr.   EBM-Punkte / Euro

GOÄ   entsprechend oder ähnlich: Leistungskomplex in der GOÄ nicht vorhanden, daher
          Abrechnung der einzelnen erbrachten GOÄ-Leistung(en).

15215   Hygienezuschlag zu den Gebührenordnungspositionen 15210 bis 15212   **2**
                                                                                 0,23
          Abrechnungsbestimmung einmal im Behandlungsfall

          Anmerkung Die Gebührenordnungsposition 15215 wird durch die zuständige Kassen-
          ärztliche Vereinigung zugesetzt.

          Berichtspflicht Nein

Aufwand in Min. **Kalkulationszeit:** KA   **Prüfzeit:** ./.   **Eignung d. Prüfzeit:** Keine Eignung

15228   Zuschlag zu den Gebührenordnungspositionen 15210 bis 15212 für die Behandlung
          aufgrund einer TSS-Vermittlung und/oder Vermittlung durch den Hausarzt gemäß
          Allgemeiner Bestimmung 4.3.10.1, 4.3.10.2 oder 4.3.10.3

          Abrechnungsbestimmung einmal im Arztgruppenfall

          Abrechnungsausschluss im Arztgruppenfall 01710

          Berichtspflicht Nein

          Anmerkung Die Gebührenordnungsposition 15228 kann durch die zuständige Kassen-
          ärztliche Vereinigung zugesetzt werden.

Kommentar: Siehe unter EBM Nr. 03008

15.3 Diagnostische und therapeutische Gebührenordnungspositionen

15310*   Zusatzpauschale Behandlung von Patienten mit Myoarthropathien der Kieferge-   **60**
          lenke   6,89

          Obligater Leistungsinhalt
          • Behandlung von Patienten mit Myoarthropathien der Kiefergelenke,
          • Bissregistrierung,

          Fakultativer Leistungsinhalt
          • Manuelle Therapie,

          Abrechnungsbestimmung einmal im Behandlungsfall

          Abrechnungsausschluss in derselben Sitzung 02300, 02301, 02302, 15321, 15322, 15323

Aufwand in Min. **Kalkulationszeit:** 3   **Prüfzeit:** 3   **Eignung d. Prüfzeit:** Nur Quartalsprofil
GOÄ   entsprechend oder ähnlich: Leistung in der GOÄ nicht vorhanden – siehe GOZ.
Kommentar: Erforderliche Situationsmodelle nach Nr. 15311 können zusätzlich berechnet werden.

15311*   Situationsmodell(e)   **48**
                                                                                         5,52
          Obligater Leistungsinhalt
          • Abformung eines und/oder beider Kiefer für Situationsmodelle,
          • Bissregistrierung

          Abrechnungsausschluss in derselben Sitzung 15323

Aufwand in Min. **Kalkulationszeit:** 4   **Prüfzeit:** 4   **Eignung d. Prüfzeit:** Tages- und Quartalsprofil
GOÄ   entsprechend oder ähnlich: Leistung in der GOÄ nicht vorhanden – siehe GOZ
Kommentar: Materialkosten für den Abdruck können berechnet werden. **Wezel/Liebold** rät in seinem
          Kommentar, dass „...der Einfachheit halber jeweils die Pauschbeträge angesetzt werden,
          die für die Zahnärzte im Rahmen der zahnärztlichen Gebührenordnung (Bema bzw. Gebüh-
          rentarif B für Ersatzkassen) vereinbart sind."

15321*   Kleinchirurgischer Eingriff im Mund-Kiefer-Gesichts-Bereich I   **89**
                                                                                         10,23
          Obligater Leistungsinhalt
          • Operativer Eingriff mit einer Dauer bis zu 5 Minuten im Mund-Kiefer-Gesichts-Bereich
          und/oder
          • Extraktion von bis zu zwei einwurzeligen oder eines mehrwurzeligen Zahnes,

15 Gebührenordnungspositionen der Mund-, Kiefer- und Gesichtschirurgie
EBM-Nr.   EBM-Punkte/Euro

Abrechnungsbestimmung einmal am Behandlungstag

Anmerkung Die Gebührenordnungspositionen 15321 bis 15323 sind bei Patienten mit mehreren offenen Wunden (ICD-10-GM: T01.-) mehrfach in einer Sitzung – auch nebeneinander, jedoch insgesamt höchstens fünfmal je Behandlungstag – berechnungsfähig. Die Gebührenordnungsposition 15321 ist bei Neugeborenen, Säuglingen, Kleinkindern und Kindern bis zum vollendeten 12. Lebensjahr nach der Gebührenordnungsposition 31221 oder 36221 berechnungsfähig, sofern der Eingriff in Narkose erfolgt. Die Voraussetzungen gemäß § 115b SGB V müssen dabei nicht erfüllt sein, sofern die Eingriffe nicht im Katalog zum Vertrag nach § 115b SGB V genannt sind. In diesen Fällen ist die postoperative Behandlung nach den Gebührenordnungspositionen IV-31.2.1 Nr. 8 bzw. Präambel IV-36.2.1 Nr. 4 benannten Einschränkungen entfallen in diesen Fällen, es gelten die Abrechnungsausschlüsse der Gebührenordnungsposition 15321 entsprechend. Lokalanästhesien und Leitungsanästhesien sind, soweit erforderlich, Bestandteil der Gebührenordnungsposition 15321.

Abrechnungsausschluss
in derselben Sitzung 02300, 02301, 02302, 02360, 15310, 15322, 15323
im Zeitraum von 21 Tagen nach Erbringung einer Leistung des Abschnitts 31.2 und Kapitel 31.4.2 und 31.4.3

Aufwand in Min.   **Kalkulationszeit:** 4   **Prüfzeit:** 4   **Eignung d. Prüfzeit:** Tages- und Quartalsprofil

GOÄ   entsprechend oder ähnlich: Leistung in der GOÄ nicht vorhanden – siehe GOZ. Nach GOÄ Abrechnung der erbrachten Einzelleistungen.

Kommentar: Unter „kleinen operativen Eingriffen I" werden Eingriffe im Bereich der MKG-Chirurgie zusammengefasst, die in der Regel nur einer Oberflächen-, Lokal- oder Leitungsanästhesie bedürfen.

Erfolgt der Eingriff zum Beispiel bei Neugeborenen und Kindern bis zum vollendeten 12. Lebensjahr in Narkose, so ist dafür die Nr. 31221 oder 36221 abzurechnen.

Bei Patienten mit den Diagnosen Nävuszellnävussyndrom und/oder mehreren offenen Wunden sind die Leistungen nach Nrn. 15321 – 15323 mehrfach in einer Sitzung – höchstens 5x je Behandlungstag – berechnungsfähig.

15322*   **Kleinchirurgischer Eingriff II im Mund-Kiefer-Gesichts-Bereich und/oder primäre**   **166**
               Wundversorgung im Mund-Kiefer-Gesichts-Bereich   **19,08**

Obligater Leistungsinhalt
- Primäre Wundversorgung und/oder
- Operative Blutstillung einer konservativ unstillbaren Blutung im Mund-Kiefer-Bereich und/oder
- Extraktion von 3 oder 4 einwurzeligen oder 2 mehrwurzeligen Zähnen und/oder
- Entfernung festsitzender Fremdkörper aus dem Mund-Kiefer-Gesichts-Bereich und/oder
- Transorale Eröffnung eines dentogenen, submucösen Abszesses ohne Eröffnung einer Körperhöhle (auch Furunkel/Karbunkel) im Mund-Kiefer-Gesichts-Bereich und/oder
- Probeexzision aus der Zunge und/oder aus der Mundhöhle und/oder
- Punktion einer Kieferhöhle und/oder
- Extirpation von Kieferzysten durch Präparation von der Alveole aus und/oder
- Reposition eines Zahnes und/oder
- Wurzelspitzenresektion im Frontzahnbereich,

Abrechnungsbestimmung einmal am Behandlungstag

Anmerkung Die Gebührenordnungspositionen 15321 bis 15323 sind bei Patienten mit mehreren offenen Wunden (ICD-10-GM: T01.-) mehrfach in einer Sitzung – auch nebeneinander, jedoch insgesamt höchstens fünfmal am Behandlungstag – berechnungsfähig. Die Gebührenordnungsposition 15322 ist bei Neugeborenen, Säuglingen, Kleinkindern und Kindern bis zum vollendeten 12. Lebensjahr nach der Gebührenordnungsposition 31221 oder 36221 berechnungsfähig, sofern der Eingriff in Narkose erfolgt. Die Voraussetzungen gemäß § 115b SGB V müssen dabei nicht erfüllt sein, sofern die Eingriffe nicht im Katalog zum Vertrag nach § 115b SGB V genannt sind. In diesen Fällen ist die postoperative Behandlung nach den Gebührenordnungspositionen IV-31.2.1 Nr. 8 bzw.

Präambel IV-36.2.1 Nr. 4 benannten Einschränkungen entfallen in diesen Fällen, es gelten die Abrechnungsausschlüsse der Gebührenordnungsposition 15322 entsprechend. Lokalanästhesien und Leitungsanästhesien sind, soweit erforderlich, Bestandteil der Gebührenordnungsposition 15322.

Abrechnungsausschluss
im Zeitraum von 21 Tagen nach Erbringung einer Leistung des Abschnitts 31.2 und Kapitel 31.4.2 und 31.4.3
in derselben Sitzung 02300, 02301, 02302, 02360, 15310, 15321, 15323

Aufwand in Min. **Kalkulationszeit:** 7   **Prüfzeit:** 6   **Eignung d. Prüfzeit:** Tages- und Quartalsprofil

GOÄ   entsprechend oder ähnlich: Leistung in der GOÄ nicht vorhanden – siehe GOZ. Nach GOÄ Abrechnung der erbrachten Einzelleistungen.

Kommentar: Werden mehrere der genannten Eingriffe an einem Behandlungstag ausgeführt, ist die Nr. 15322 nur einmal berechnungsfähig. Erforderliche unterschiedliche Eingriffe an verschiedenen Behandlungstagen können jeweils einzeln mit der Nr. 15322 abgerechnet werden.

Bei Patienten mit den Diagnosen Nävuszellnävussyndrom und/oder mehreren offenen Wunden sind die Leistungen nach Nrn. 15321 – 15323 mehrfach in einer Sitzung – höchstens 5x je Behandlungstag – berechnungsfähig.

15323* Kleinchirurgischer Eingriff III im Mund-Kiefer-Gesichts-Bereich und/oder primäre **285** Wundversorgung bei Säuglingen, Kleinkindern und Kindern im Mund-Kiefer- 32,75 Gesichts-Bereich

Obligater Leistungsinhalt
• Primäre Wundversorgung bei Säuglingen, Kleinkindern und Kindern bis zum vollendeten 12. Lebensjahr im Mund-Kiefer-Gesichts-Bereich und/oder
• Eröffnung eines subperiostalen oder tiefen Abszesses im Mund-Kiefer-Gesichts-Bereich, ggf. auch von extraoral und/oder
• Entfernung eines tief zerstörten Zahnes auch durch Osteotomie und/oder
• Resektion einer Wurzelspitze an einem Seitenzahn und/oder
• Lippen- oder Zungenbandplastik oder Gingivektomie von bis zu vier Zähnen und/oder
• Knochenresektion am Alveolarfortsatz zur Formung eines Prothesenlagers im Frontzahnbereich oder in einer Kieferhälfte und/oder
• Reimplantation eines Zahnes und/oder
• Manuelle Reposition eines zahntragenden Bruchstückes des Alveolarfortsatzes,

Abrechnungsbestimmung einmal am Behandlungstag

Anmerkung Die Gebührenordnungspositionen 15321 bis 15323 sind bei Patienten mit mehreren offenen Wunden (ICD-10-GM: T01.-) mehrfach in einer Sitzung – auch nebeneinander, jedoch insgesamt höchstens fünfmal am Behandlungstag – berechnungsfähig. Die Gebührenordnungsposition 15323 ist bei Neugeborenen, Säuglingen, Kleinkindern und Kindern bis zum vollendeten 12. Lebensjahr nach der Gebührenordnungsposition 31221 oder 36221 berechnungsfähig, sofern der Eingriff in Narkose erfolgt. Die Voraussetzungen gemäß § 115b SGB V müssen dabei nicht erfüllt sein, sofern die Eingriffe nicht im Katalog zum Vertrag nach § 115b SGB V genannt sind. In diesen Fällen ist die postoperative Behandlung nach den Gebührenordnungspositionen des Abschnitts IV-31.2.1 Nr. 8 bzw. Präambel IV-36.2.1 Nr. 4 benannten Einschränkungen entfallen in diesen Fällen, es gelten die Abrechnungsausschlüsse der Gebührenordnungsposition 15323 entsprechend. Lokalanästhesien und Leitungsanästhesien sind, soweit erforderlich, Bestandteil der Gebührenordnungsposition 15323.

Abrechnungsausschluss
im Zeitraum von 21 Tagen nach Erbringung einer Leistung des Abschnitts 31.2 und Kapitel 31.4.2 und 31.4.3
in derselben Sitzung 02300, 02301, 02302, 02310, 02360, 15310, 15311, 15321, 15322

Aufwand in Min. **Kalkulationszeit:** 12   **Prüfzeit:** 10   **Eignung d. Prüfzeit:** Tages- und Quartalsprofil

GOÄ   entsprechend oder ähnlich: Leistungskomplex in der GOÄ nicht so vorhanden. Abrechnung der einzelnen erbrachten GOÄ-Leistung(en) siehe GOZ.

Kommentar: Bei Patienten mit den Diagnosen Nävuszellnävussyndrom und/oder mehreren offenen Wunden sind die Leistungen nach Nrn. 15321 – 15323 mehrfach in einer Sitzung – höchstens 5x je Behandlungstag – berechnungsfähig.

15324* Zuschlag zu den Gebührenordnungspositionen 15321 bis 15323 für die zusätzliche **139** Wurzelkanalbehandlung **15,97**

Obligater Leistungsinhalt
• Wurzelkanalaufarbeitung und/oder
• Wurzelkanalfüllung

Anmerkung Die Gebührenordnungsposition kann je behandeltem Wurzelkanal einmalig berechnet werden.

Abrechnungsausschluss im Zeitraum von 21 Tagen nach Erbringung einer Leistung des Abschnitts 31.2 und Kapitel 31.4.3

Aufwand in Min. **Kalkulationszeit:** 4   **Prüfzeit:** 4   **Eignung d. Prüfzeit:** Nur Quartalsprofil

GOÄ   entsprechend oder ähnlich: Leistungskomplex in der GOÄ nicht vorhanden – siehe GOZ. Abrechnung der einzelnen erbrachten GOÄ-Leistung(en)

15345* Zusatzpauschale Behandlung und/oder Betreuung eines Patienten mit einer **191** gesicherten onkologischen Erkrankung bei laufender onkologischer Therapie oder **21,95** Betreuung im Rahmen der Nachsorge

Obligater Leistungsinhalt
• Behandlung und/oder Betreuung eines Patienten mit einer laboratoriumsmedizinisch oder histologisch/zytologisch gesicherten onkologischen Erkrankung,
• Fortlaufende Beratung zum Umgang mit der onkologischen Erkrankung,
• Verlaufskontrolle und Dokumentation des Therapieerfolges,
• Erstellung, Überprüfung und Anpassung eines die onkologische Erkrankung begleitenden spezifischen Therapiekonzeptes unter Berücksichtigung individueller Faktoren,
• Kontrolle und/oder Behandlung ggf. auftretender therapiebedingter Nebenwirkungen,
• Planung und Koordination der komplementären Arznei-, Heil- und Hilfsmittelversorgung unter besonderer Berücksichtigung der gesicherten onkologischen Erkrankung,

Fakultativer Leistungsinhalt
• Anleitung und Führung der Bezugs- und Betreuungsperson(en),
• Fortlaufende Überprüfung des häuslichen, familiären und sozialen Umfelds im Hinblick auf die Grunderkrankung,
• Konsiliarische Erörterung/Fachliche Beratung und regelmäßiger Informationsaustausch mit dem onkologisch verantwortlichen Arzt sowie mit weiteren mitbehandelnden Ärzten,
• Überprüfung und Koordination supportiver Maßnahmen,
• Einleitung und Koordination der psychosozialen Betreuung des Patienten und seiner Familie und/oder Bezugs- und Betreuungsperson(en),
• Ggf. Hinzuziehung komplementärer Dienste bzw. häuslicher Krankenpflege,

Abrechnungsbestimmung einmal im Behandlungsfall

Anmerkung Die Gebührenordnungsposition 15345 ist nur bei mindestens einer der im Folgenden genannten Erkrankungen berechnungsfähig: Bösartige Neubildungen der Lippe, der Mundhöhle und des Pharynx C00-C14, der Nasenhöhle, des Mittelohres, der Nebenhöhlen und des Larynx C30-C32, der oberen Atmungswege, Teil nicht näher bezeichnet C39.0, Kaposi-Sarkom des Gaumens C46.2, Bösartige Neubildungen des Knochens im Kopf- und Gesichtsbereich C41.0-C41.1, der Haut des Kopf- und Gesichtsbereichs C43.0-C43.4, C44.0-C44.4, des Bindegewebes und sonstiger Weichteile des Kopfes, der peripheren Nerven des Kopfes, des Gesichtes und des Halses C47.0, des Gesichtes und des Halses C49.0, Bösartige Neubildung ungenau bezeichneter Lokalisation des Atmungssystems C39.9 sowie ungenau bezeichneter Lokalisation Kopf, Gesicht und Hals C76.0, Sekundäre und nicht näher bezeichnete bösartige Neubildungen C77-C80. Die Gebührenordnungsposition 15345 ist bei laufender medikamentöser, im Sinne einer systemischen Chemotherapie mit z.B. zytostatischen Substanzen, operativer und/oder strahlentherapeutischer Behandlung und/oder bei Betreuung im Rahmen der Nachsorge bis höchstens 2 Jahre nach Beendigung einer medikamentösen, operativen und/oder strahlentherapeutischen Behandlung eines Patienten mit gesicherter onkologischer Erkrankung berechnungsfähig.

Aufwand in Min. **Kalkulationszeit: 14   Prüfzeit: 13   Eignung d. Prüfzeit:** Nur Quartalsprofil

GOÄ entsprechend oder ähnlich: Eine onkologische Pauschale ist in der GOÄ nicht vorhanden, daher: Abrechnung der einzelnen erbrachten GOÄ-Leistung(en).

Kommentar: Diese Leistung beschreibt zahlreiche Leistungen die obligat oder fakultativ zu erbringen sind. Berechnungsfähig ist die Leistung nur, wenn mind. eine der folgenden Erkrankungen vorliegt:
- bösartige Neubildungen der Lippe, der Mundhöhle und des Pharynx,
- bösartige Neubildungen der Nasenhöhle, des Mittelohres, der Nebenhöhlen und des Larynx,
- bösartige Neubildungen der oberen Atmungswege, Teil nicht näher bezeichnet,
- Kaposi-Sarkom des Gaumens,
- bösartige Neubildungen des Knochens im Kopf- und Gesichtsbereich,
- bösartige Neubildungen der Haut des Kopf- und Gesichtsbereichs,
- bösartige Neubildungen des Bindegewebes und sonstiger Weichteile des Kopfes, des Gesichtes und des Halses,
- bösartige Neubildung ungenau bezeichneter Lokalisation des Atmungssystems C39.9 sowie ungenau bezeichneter Lokalisation Kopf, Gesicht und Hals,
- sekundäre und nicht näher bezeichnete bösartige Neubildungen.

16 Neurologische und neurochirurgische Gebührenordnungspositionen

16.1 Präambel

1. Die in diesem Kapitel aufgeführten Gebührenordnungspositionen können ausschließlich von
   - Fachärzten für Neurologie,
   - Fachärzten für Nervenheilkunde,
   - Fachärzten für Neurologie und Psychiatrie,
   - Fachärzten für Neurochirurgie

berechnet werden.

2. Fachärzte für Nervenheilkunde sowie Fachärzte für Neurologie und Psychiatrie berechnen abweichend von Nr. 6 der Allgemeinen Bestimmungen immer die Grundpauschalen nach den Gebührenordnungspositionen 21213 bis 21215 sowie den Zuschlag für die nervenheilkundliche Grundversorgung nach der Gebührenordnungsposition 21225 und den Zuschlag für die Behandlung aufgrund einer TSS-Vermittlung und/oder Vermittlung durch den Hausarzt nach der Gebührenordnungsposition 21237. Der Zuschlag zu den Gebührenordnungspositionen 21213 bis 21215 nach der Gebührenordnungsposition 21228 wird durch die zuständige Kassenärztliche Vereinigung zugesetzt.

3. Außer den in diesem Kapitel genannten Gebührenordnungspositionen sind von den in der Präambel genannten Vertragsärzten – unbeschadet der Regelungen gemäß I-5 und I-6.2 der Allgemeinen Bestimmungen – zusätzlich nachfolgende Gebührenordnungspositionen berechnungsfähig: 01100 bis 01102, 01205, 01207, 01210, 01212, 01214 bis 01224, 01226, 01320 bis 01323, 01410 bis 01416, 01418, 01420, 01422, 01424, 01425, 01426, 01430, 01431, 01435, 01436, 01440, 01442, 01444, 01450, 01470, 01471, 01510 bis 01512, 01514, 01516, 01517, 01540 bis 01545, 01600 bis 01602, 01610 bis 01612, 01620 bis 01624, 01626, 01630, 01640, 01641, 01642, 01645, 01647, 01648, 01660, 01670 bis 01672, 01783, 01800, 01802 bis 01811, 01949 bis 01953, 01955, 01956, 01960, 02100, 02101, 02110 bis 02112, 02120, 02200, 02300 bis 02302, 02310, 02311, 02314, 02320 bis 02323, 02330, 02331, 02340 bis 02343, 02350, 02360, 02500, 02510 bis 02512 und 30706.

4. Außer den in diesem Kapitel genannten Gebührenordnungspositionen sind bei Vorliegen der entsprechenden Qualifikationsvoraussetzungen von den in der Präambel genannten Vertragsärzten – unbeschadet der Regelungen gemäß I-5 und I-6.2 der Allgemeinen Bestimmungen – zusätzlich nachfolgende Gebührenordnungspositionen berechnungsfähig: 30400 bis 30402, 30410, 30411, 30420, 30421, 30902, 30905 und 36884, 37700 bis 37705, 37710, 37711, 37714, 37720, Gebührenordnungspositionen der Abschnitte IV-30.1, IV-30.2.1, IV-30.3, IV-30.7, IV-30.8, IV-30.9, IV-30.11, IV-30.12, IV-30.13, IV-31.2, IV-31.3, IV-31.4.3, IV-31.5, IV-31.6, IV-36.2, IV-36.3, IV-36.5, IV-36.6.2 und IV-37.5 sowie Gebührenordnungspositionen der Kapitel IV-32, IV-33, IV-34, IV-35 und Kap. IV-37 und IV-38.

5. Bei der Berechnung der Gebührenordnungspositionen in den Nummern 3 und 4 sind die Maßnahmen zur Qualitätssicherung gemäß § 135 Abs. 2 SGB V, die berufsrechtliche Verpflichtung zur grundsätzlichen Beschränkung auf das jeweilige Gebiet sowie die Richtlinien des Gemeinsamen Bundesausschusses zu beachten.

6. Die Gebührenordnungsposition 16232 ist nur von Fachärzten für Neurochirurgie berechnungsfähig.

7. Werden die in den Grundpauschalen enthaltenen Leistungen entsprechend den Gebührenordnungspositionen 01600 und 01601 durchgeführt, sind für die Versendung bzw. den Transport die Kostenpauschalen nach den Gebührenordnungspositionen 40110 und 40111 berechnungsfähig.

8. Die in der Präambel unter 1. aufgeführten Vertragsärzte können die arztgruppenspezifische Gebührenordnungsposition 08619 berechnen.

Kommentar:

Alle Gebührenordnungspositionen des Kapitels 16 – also die Leistungen nach den Nrn. 16210 bis 16371 – können grundsätzlich (s. Kommentierung zu Kapitel I, Abschnitt 1.5) nur abgerechnet werden von

- Fachärzten für Neurologie,
- Fachärzten für Nervenheilkunde,
- Fachärzten für Neurologie und Psychiatrie und
- Fachärzten für Neurochirurgie.

Für Fachärzte für Nervenheilkunde sowie Fachärzte für Neurologie und Psychiatrie ist entgegen der Regelung in Abschnitt 6 (6.1) der Allgemeinen Bestimmungen die Höhe der Grundpauschale nicht an den Versorgungsauftrag gekoppelt, sondern für diese Fachärzte gelten generell die Grundpauschalen nach den Nrn. 21213 bis 21215, sowie der Zuschlag nach Nr. 21225.

Ausschließlich den Fachärzten für Neurochirurgie ist die Abrechnung der Nr. 16232 (Diagnostik und/ oder Behandlung von Erkrankungen der Wirbelsäule bei Jugendlichen und Erwachsenen) vorbehalten. Die übrigen in Nr. 1 der Präambel genannten Arztgruppen dürfen diese Leistung nicht abrechnen.

Zusätzlich zu den Leistungen dieses Kapitels sind für oben genannten Vertragsärzte abrechnungsfähig, sofern die übrigen Abrechnungsvoraussetzungen des EBM gegeben sind:

- die nachfolgenden Gebührenordnungspositionen des Abschnitts II (arztgruppenübergreifende allgemeine Leistungen):
  - Nrn. 01205, 01207 Notfallpauschale für die Abklärung der Behandlungsnotwendigkeit,
  - Nr. 01210 Notfallpauschale im organisierten Not(fall)dienst,
  - Nr. 01211 Zusatzpauschale für die Besuchsbereitschaft im Notfall bez. organisierten Not(fall)dienst,
  - Nr. 01212 Notfallpauschale im organisierten Not(fall)dienst,
  - Nr. 01214 bis 01222 Notfallkonsultationspauschale im organisierten Not(fall)dienst, Zusatzpauschale für die Besuchsbereitschaft im Notfall bez. organisierten Not(fall)dienst, Reanimationskomplex,
  - Nrn. 01223 bis 01226 Zuschlag zur Notfallpauschale in besonderen Fällen,
  - Nrn. 01320, 01321 Grundpauschale für ermächtigte Ärzte, Krankenhäuser bzw. Institute,
  - Nrn. 01410 bis 01416 Besuche, Visite, Begleitung eines Kranken beim Transport,
  - Nr. 01418 Besuch im organisierten Not(fall)dienst,
  - Nr. 01420 Überprüfung und Koordination häuslicher Krankenpflege,
  - Nr. 01422 Erstverordnung zur psychiatrischen häuslichen Krankenpflege,
  - Nr. 01424 Folgeverordnung zur psychiatrischen häuslichen Krankenpflege,
  - Nrn. 01425, 01426 Verordnung spezialisierter ambulanter Palliativversorgung,
  - Nr. 01430 Verwaltungskomplex,
  - Nr. 01435 Telefonische Beratung,
  - Nr. 01436 Konsultationspauschale,
  - Nr. 01440 Verweilen außerhalb der Praxis,
  - Nr. 01510 bis 01512 Zusatzpauschale für Beobachtung und Betreuung,
  - Nrn. 01600 bis 01602 Ärztlicher Bericht/Brief,
  - Nrn. 01610 bis 01612 Bescheinigung, Reha-Verordnung, Konsiliarbericht vor Aufnahme in die Psychiatrie,
  - Nrn. 01620 bis 01623 Bescheinigung, Krankheitsbericht, Kurplan, Kurvorschlag,
  - Nr. 01783 Alpha-1-Feto-Protein,
  - Nrn. 01800, 01802 bis 01813 Röteln, Blutgruppenbestimmung, Antikörpernachweis,
  - Nrn. 01950 bis 01952 Substitutionsbehandlung,
  - Nrn. 01955, 01956 Diamorphingestützte Behandlung Opiatabhängiger,
  - Nr. 02100 Infusion,
  - Nr. 02101 Infusionstherapie,
  - Nr. 02110 bis 02112 Transfusion, Reinfusion,
  - Nr. 02120 Erstprogrammierung Medikamentenpumpe,
  - Nr. 02200 Tuberkulintestung,
  - Nrn. 02300 bis 02302 Kleinchirurgischer Eingriff,
  - Nr. 02310 Behandlung sek. heilender Wunden, Dekubitalulcus,
  - Nr. 02311 Diabetischer Fuß,
  - Nrn. 02320 bis 02323 Magenverweilsonde, Harnblasenkatheter, transurethraler Dauerkatheter,
  - Nr. 02330 Arterienpunktion,
  - Nr. 02331 Intraarterielle Injektion,
  - Nrn. 02340 bis 02343 Punktion, Lumbalpunktion, Pleuradrainage,
  - Nr. 02350 Fixierender Verband,
  - Nr. 02360 Behandlung mit Lokalanästhetika,
  - Nr. 02500 Einzelinhalationen,
  - Nrn. 02510 bis 02512 Wärme- u. Elektrotherapie, Elektrostimulation
- sowie die folgenden Gebührenordnungspositionen des Abschnitts IV (arztgruppenübergreifende spezielle Leistungen):
  - Nrn. 30400 bis 30402 Massage-, Kompressions- oder Unterwassertherapie,
  - Nrn. 30410, 30411 Atemgymnastik,
  - Nrn. 30420, 30421 Krankengymnastik,
  - Nr. 36884 Blutgase, Säure-Basen-Status

- Gebührenordnungspositionen der Abschnitte
  - 30.1 Allergologie
  - 30.2 Chirotherapie
  - 30.3 Neurophysiologische Übungsbehandlung
  - 30.7 Schmerztherapie
  - 30.8 Soziotherapie
  - 30.9 Schlafstörungsdiagnostik
  - 30.11 Neuropsychologische Therapie
  - 30.12 Diagnostik und Therapie bei MRSA
  - 31.2 Ambulante Operationen
  - 31.3 Postoperative Überwachungskomplexe
  - 31.4.3 Postoperative Behandlungskomplexe im Fachärztlichen Versorgungsbereich
  - 31.5 Anästhesien im Zusammenhang mit ambulanten Operationen
  - 31.6 Orthopädisch-chirurgisch konservative Gebührenordnungspositionen
  - 36.2 Belegärztliche Operationen
  - 36.3 Postoperativer Überwachungskomplex nach belegärztlichen Operationen
  - 36.5 Anästhesien im Zusammenhang mit belegärztlichen Operationen
  - 36.6.2 Konservativ-belegärztliche Strukturpauschalen
- Gebührenordnungspositionen der Kapitel
  - 32 Labor
  - 33 Ultraschalldiagnostik
  - 34 Radiologie, CT, NMR
  - 35 Psychotherapie

Wichtig ist, dass auch für die nach der obigen Regelung zusätzlich abrechnungsfähigen Leistungen immer auch die Abrechnungsvoraussetzungen und -ausschlüsse beachtet werden müssen, die im EBM für die Abrechnung der jeweiligen Leistung genannt sind.

Generell gilt, dass die übrigen Bestimmungen des EBM sowie die Maßnahmen zur Qualitätssicherung sowie die berufsrechtlichen Fachgebietsbeschränkungen zu beachten sind. Insbesondere sollte geprüft werden, ob zur Erbringung und Abrechnung bestimmter Leistungen eine Genehmigung erforderlich ist und welche Voraussetzungen hierfür nachgewiesen werden müssen.

Werden Leistungen nach den Gebührenordnungspositionen 01600, 01601, 01610 und 01612 (Bericht, Brief, Bescheinigung) erbracht, können auch dann, wenn die Leistung nicht gesondert berechnungsfähig sein sollte, da sie in der Grundpauschale enthalten ist, für Versendung und Transport die Kostenpauschalen nach den Nrn. 40110 oder 40111 abgerechnet werden.

16.2 Neurologische Grundpauschalen

Grundpauschale

Obligater Leistungsinhalt
- Persönlicher Arzt-Patienten-Kontakt und/oder Arzt-Patienten-Kontakt im Rahmen einer Videosprechstunde gemäß Anlage 31b zum BMV-Ä,

Fakultativer Leistungsinhalt
- Weitere persönliche oder andere Arzt-Patienten-Kontakte gemäß I-4.3.1 der Allgemeinen Bestimmungen,
- Ärztlicher Bericht entsprechend der Gebührenordnungsposition 01600,
- Individueller Arztbrief entsprechend der Gebührenordnungsposition 01601,
- Erhebung des vollständigen neurologischen Status, ggf. zusätzlich ergänzende Erhebung des psychiatrischen Status bei neurologischen Fällen,
- Erhebung des vollständigen psychiatrischen Status, ggf. zusätzlich ergänzende Erhebung des neurologischen Status bei psychiatrischen Fällen,
- In Anhang VI-1 aufgeführte Leistungen,

Abrechnungsbestimmung einmal im Behandlungsfall

16 Neurologische und neurochirurgische Gebührenordnungspositionen

EBM-Nr.   EBM-Punkte/Euro

16210 für Versicherte bis zum vollendeten 5. Lebensjahr   **195**
                                                                              22,41
Abrechnungsbestimmung einmal im Behandlungsfall

Abrechnungsausschluss
im Behandlungsfall 01600, 01601
in derselben Sitzung 01436

Aufwand in Min. **Kalkulationszeit:** 12   **Prüfzeit:** 10   **Eignung d. Prüfzeit:** Nur Quartalsprofil

GOÄ   entsprechend oder ähnlich: Leistungskomplex in der GOÄ nicht vorhanden, daher Abrechnung der einzelnen erbrachten GOÄ-Leistung(en).

Kommentar: Die Pauschale ist nur einmal im Behandlungsfall bzw. bei arztgruppenübergreifender Behandlung nur einmal im Arztfall berechenbar.

                 Wird in demselben Quartal eine kurativ-ambulante und eine kurativ-stationäre (belegärzt-liche Behandlung) durchgeführt, ist die Grundpauschale je einmal berechnungsfähig. Es ist aber von der Punktzahl der zweiten zur Abrechnung kommenden Grundpauschale ein Abschlag von 50 % vorzunehmen.

16211 für Versicherte ab Beginn des 6. bis zum vollendeten 59. Lebensjahr **183**
                                                                                21,03
Abrechnungsbestimmung Siehe Nr. 16210.

Aufwand in Min. **Kalkulationszeit:** 12   **Prüfzeit:** 10   **Eignung d. Prüfzeit:** Nur Quartalsprofil

GOÄ   entsprechend oder ähnlich: Leistungskomplex in der GOÄ nicht vorhanden, daher Abrechnung der einzelnen erbrachten GOÄ-Leistung(en).

16212 für Versicherte ab Beginn des 60. Lebensjahres   **184**
                                                                              21,14
Abrechnungsbestimmung Siehe Nr. 16210.

Aufwand in Min. **Kalkulationszeit:** 12   **Prüfzeit:** 10   **Eignung d. Prüfzeit:** Nur Quartalsprofil

GOÄ   entsprechend oder ähnlich: Leistungskomplex in der GOÄ nicht vorhanden, daher Abrechnung der einzelnen erbrachten GOÄ-Leistung(en).

16214 Hygienezuschlag zu den Gebührenordnungspositionen 16210 bis 16212 **2**
                                                                              0,23
Abrechnungsbestimmung einmal im Behandlungsfall

Anmerkung Die Gebührenordnungsposition 16214 wird durch die zuständige Kassen-ärztliche Vereinigung zugesetzt.

Berichtspflicht Nein

Aufwand in Min. **Kalkulationszeit:** KA   **Prüfzeit:** ./.   **Eignung d. Prüfzeit:** Keine Eignung

16215 Zuschlag für die neurologische Grundversorgung gemäß Allgemeiner Bestimmung **39**
           4.3.8 zu den Gebührenordnungspositionen 16210 bis 16212   4,48
Abrechnungsbestimmung einmal im Behandlungsfall

Anmerkung Der Zuschlag nach der Gebührenordnungsposition 16215 kann gemäß Allgemeiner Bestimmung 4.3.8 ausschließlich in Behandlungsfällen abgerechnet werden, in denen nur Leistungen der fachärztlichen Grundversorgung gemäß Anhang 3 und/oder regionaler Vereinbarungen erbracht und berechnet werden.

Aufwand in Min. **Kalkulationszeit:** KA   **Prüfzeit:** ./.   **Eignung d. Prüfzeit:** Keine Eignung

GOÄ   entsprechend oder ähnlich: Eine vergleichbare Leistung ist in der GOÄ nicht aufgeführt.

16217 Zuschlag zu der Gebührenordnungsposition 16215   **10**
                                                                              1,15
Abrechnungsbestimmung einmal im Behandlungsfall

Anmerkung Die Gebührenordnungsposition 16217 wird durch die zuständige Kassen-ärztliche Vereinigung zugesetzt.

Aufwand in Min. **Kalkulationszeit:** KA   **Prüfzeit:** ./.   **Eignung d. Prüfzeit:** Keine Eignung

16218 Zuschlag zu den Gebührenordnungspositionen 16210 bis 16212   **6**
                                                                              0,69
Abrechnungsbestimmung einmal im Behandlungsfall

Anmerkung Die Gebührenordnungsposition 16218 wird durch die zuständige Kassen-ärztliche Vereinigung zugesetzt.

Abrechnungsausschluss Leistung(en)

im Krankheitsfall 01630

Berichtspflicht Nein

Aufwand in Min. **Kalkulationszeit:** KA   **Prüfzeit:** ./.   **Eignung d. Prüfzeit:** Keine Eignung

16.3 Diagnostische und therapeutische Gebührenordnungspositionen

16220 Neurologisches Gespräch, neurologische Behandlung, Beratung, Erörterung und/   **154**
oder Abklärung   17,70

Obligater Leistungsinhalt
• Dauer mindestens 10 Minuten,
• Als Einzelbehandlung,

Fakultativer Leistungsinhalt
• Erhebung neuropsychologischer/verhaltensneurologische Befunde,
• Vertiefte Exploration und differentialdiagnostische Einordnung,
• Syndrombezogene therapeutische Intervention,
• Anleitung von Bezugspersonen,

Abrechnungsbestimmung je vollendete 10 Minuten

Anmerkung Die Gebührenordnungsposition 16220 ist auch bei Durchführung der Leistung im Rahmen einer Videosprechstunde berechnungsfähig und dies durch Angabe einer bundeseinheitlich kodierten Zusatzkennzeichnung zu dokumentieren. Für die Abrechnung gelten die Anforderungen gemäß Anlage 31b zum BMV-Ä entsprechend.
Bei der Nebeneinanderberechnung der Gebührenordnungspositionen 16210 bis 16212 oder 21213 bis 21215 und der Gebührenordnungsposition 16220 ist eine Arzt-Patienten-Kontaktzeit von mindestens 20 Minuten Voraussetzung für die Berechnung der Gebüh-renordnungsposition 16220.
Bei der Nebeneinanderberechung diagnostischer bzw. therapeutischer Gebührenord-nungspositionen und der Gebührenordnungsposition 16220 ist eine mindestens 10 Minuten längere Arzt-Patienten- Kontaktzeit als in den entsprechenden Gebührenord-nungspositionen angegeben Voraussetzung für die Berechnung der Gebührenordnungs-position 16220.

Abrechnungsausschluss
in derselben Sitzung 01205, 01207, 01210, 01214, 01216, 01218, 21220, 21221, 30930, 30931, 30932, 30933, 35163 bis 35169 und 35173 bis 35179, 37300, 37302, 37711 und Kapitel 30.3, 35.1, 35.2

Aufwand in Min. **Kalkulationszeit:** 13   **Prüfzeit:** 11   **Eignung d. Prüfzeit:** Tages- und Quartalsprofil
GOÄ   entsprechend oder ähnlich: GOÄ Nr. 3.
Kommentar: Diese Leistung wurde zum 1.7.2010 in den EBM eingeführt. Bisher konnten die Fachgruppen der Nervenärzten und die Fachärzte für Neurologie und Psychiatrie erforderliche neurolo-gische Gespräche mit der EBM Nr. 21222 abrechnen.

Der Fachgruppe der **nur** Neurologen war dies nicht genehmigt, da diese Fachgruppe in der Präambel zum Kapitel 21 Psychiatrische und Psychotherapeutische Gebührenpositionen (Psychiater) nicht aufgeführt

16222 Zuschlag zu der Gebührenordnungsposition 16220 bei Patienten mit schweren   **136**
neuropsychologischen und verhaltensneurologischen Störungen auf Basis der in   15,63
der Anmerkung genannten Erkrankungen.

Fakultativer Leistungsinhalt
• Erhebung einer/von Fremdanamnese(n),

Abrechnungsbestimmung einmal im Behandlungsfall

Anmerkung Die Gebührenordnungsposition 16222 ist zusätzlich nur berechnungsfähig bei Patienten mit schweren Einschränkungen der Kommunikationsfähigkeit und/oder der kognitiven Fähigkeiten und mindestens einer der im Folgenden genannten Erkrankungen: A81 Atypische Virus-Infektionen des Zentralnervensystems (z.B. Creutzfeldt-Jakob-Krankheit), C71.- bis C72.- Bösartige Neubildungen des Gehirns und des Rückenmarkes, F00.- bis F03.- Demenz, F06.9 Hirnorganisches Syndrom, F07.- Organische Hirnstörung mit Verhaltensstörung, F70.- bis F79.- Intelligenzstörung, G09.- Folgen einer Enzephalomyelitis, G10.- bis G13.- Systematrophien, G20.- Morbus Parkinson, G35.- Multiple Sklerose, G40.- Epilepsie, G61.- Guillain-Barree-Syndrom und chron. inflammatorisch demyelisierende Polyneuritis, G70.- und G71.- Myasthenia gravis, Muskeldystrophien und Myopathien, G80.- bis G82.- Hemi-/Paraparese, Hemi-/Paraplegie, G83.- Diplegie/Monoplegie, G91.- Hydrocephalus, G95.0 bis G95.2 Sonstige Erkrankungen des Rückenmarkes, I60.- bis I69.- Hirnblutungen und Hirninfarkte, M33.- Polymyositis, R47.- Aphasie.

Aufwand in Min. **Kalkulationszeit:** KA   **Prüfzeit:** 8   **Eignung d. Prüfzeit:** Tages- und Quartalsprofil

GOÄ   entsprechend oder ähnlich: Die Leistung ist in der GOÄ nicht vorhanden. Ggf. GOÄ Nr. 3 mit erhöhtem Steigerungssatz berechnen.

Kommentar: Der erforderliche Aufwand bei Patienten mit den nach der Legende aufgeführten schweren Störungen wird durch den Zuschlag honoriert.

16223   Psychiatrische Kontrolluntersuchung   **107**
12,30

Obligater Leistungsinhalt
• Psychiatrische Untersuchung,
• Zwischen- und/oder Fremdanamnese,

Abrechnungsbestimmung einmal im Behandlungsfal

Anmerkung Die Gebührenordnungsposition 16223 kann nur von Fachärzten für Neurologie, Fachärzten für Nervenheilkunde und Fachärzten für Neurologie und Psychiatrie berechnet werden.

Abrechnungsausschluss in derselben Sitzung 01205, 01207, 01210, 01212, 01214, 01216, 01218, 16220, 16222, 21216, 21220, 21221, 21235, 30930, 30931, 30932, 30933, 35163 bis 35169 und 35173 bis 35179, 37300, 37302, 37711 und Kapitel 30.3, 35.1, 35.2

Berichtspflicht Nein

Aufwand in Min. **Kalkulationszeit:** 8   **Prüfzeit:** 6   **Eignung d. Prüfzeit:** Tages- und Quartalsprofil

16225   Überprüfung einer Duodenal-DOPA-Pumpe bei Parkinsonpatienten   **199**
22,87

Fakultativer Leistungsinhalt
• Injektion(en) und Verbandwechsel,
• Funktionskontrolle(n),
• Umprogrammierung(en),
• Wiederauffüllung,

Abrechnungsbestimmung einmal im Behandlungsfall

Abrechnungsausschluss in derselben Sitzung 02101
im Behandlungsfall 16230, 16233

Berichtspflicht Nein

Aufwand in Min. **Kalkulationszeit:** 14   **Prüfzeit:** 11   **Eignung d. Prüfzeit:** Tages- und Quartalsprofil

16228   Zuschlag zu den Gebührenordnungspositionen 16210 bis 16212 für die Behandlung aufgrund einer TSS-Vermittlung und/oder Vermittlung durch den Hausarzt gemäß Allgemeiner Bestimmung 4.3.10.1, 4.3.10.2 oder 4.3.10.3

Abrechnungsbestimmung einmal im Arztgruppenfall

Abrechnungsausschluss im Arztgruppenfall 01710

Anmerkung Die Gebührenordnungsposition 16228 kann durch die zuständige Kassenärztliche Vereinigung zugesetzt werden.

Kommentar: Siehe unter EBM Nr. 03008

16230 Zusatzpauschale kontinuierliche Mitbetreuung eines Patienten mit einer **377**
Erkrankung des zentralen Nervensystems und/oder des peripheren Nervensystems **43,32**
in der häuslichen und/oder familiären Umgebung

Obligater Leistungsinhalt
- Kontinuierliche Mitbetreuung eines Patienten mit einer Erkrankung des zentralen Nervensystems und/oder des peripheren Nervensystems in der familiären und/oder häuslichen Umgebung versorgten Patienten mit einer neurologischen Erkrankung,
- Erhebung ergänzender neurologischer Untersuchungsbefunde,
- Einbeziehung sozialer und biographischer Ereignisse,
- Mindestens zwei persönliche Arzt-Patienten-Kontakte im Behandlungsfall,

Fakultativer Leistungsinhalt
- Einleitung und/oder Führung einer Therapie mit Immunsuppressiva oder Immunmodulatoren, Antiepileptika, Parkinsonmitteln, Clozapin,
- Krankheits- und Therapiemonitoring mittels spezifischer Messskalen,
- Ergänzende Familienanamnese, Führung und Betreuung von Angehörigen bei Erkrankten mit gestörter Kommunikationsfähigkeit,
- Erstellung eines Behandlungsplans unter Einbeziehung der Bezugsperson(en),

Abrechnungsbestimmung einmal im Behandlungsfall

Anmerkung Die Gebührenordnungsposition 16230 ist nur bei mindestens einer der im folgenden genannten Erkrankungen berechnungsfähig: A81 Atypische Virus-Infektionen des Zentralnervensystems (z.B. Creutzfeldt-Jakob-Krankheit), C71.- bis C72.- Bösartige Neubildungen des Gehirns und des Rückenmarkes, F00.- bis F03.- Demenz, F06.9 Hirnorganisches Syndrom, G09.- Folgen einer Enzephalomyelitis, G10.- bis G13.- Systematrophien, G20.- Morbus Parkinson, G35.- Multiple Sklerose, G40.- Epilepsie, G43.- Migräne, G50.- Krankheiten des N. trigeminus, G54.- Krankheiten von Nervenwurzeln und Nervenplexus, G55.-* Kompression von Nervenwurzeln und Nervenplexus bei anderenorts klassifizierten Krankheiten, G60.- Hereditäre und idiopathische Neuropathie, G61.- Guillain-Barree-Syndrom und chron. inflammatorisch demyelisierende Polyneuritis, G70.- und G71.- Myasthenia gravis, Muskeldystrophien und Myopathien, G80.- bis G82.- Hemi-/Paraparese, Hemi-/Paraplegie, G83.- Diplegie/Monoplegie, G91.- Hydrocephalus, G95.- Sonstige Erkrankungen des Rückenmarkes, I60.- bis I69.- Hirnblutungen und Hirninfarkte, M33.- Polymyositis, M79.- Neuralgie, R26.- Störungen des Ganges und der Mobilität, R47.- Aphasie.

Abrechnungsausschluss im Behandlungsfall 16231, 16233
in derselben Sitzung 35150, 35151, 35152, 35163 bis 35169 und 35173 bis 35179, 37300, 37302, 37711 und Kapitel 35.2.1, 35.2.2

Bericht: Berichtspflicht – Übermittlung der Behandlungsdaten siehe Allg. Bestimmungen 2.1.4 Berichtspflicht

Aufwand in Min. **Kalkulationszeit:** 32 **Prüfzeit:** 26 **Eignung d. Prüfzeit:** Nur Quartalsprofil

GOÄ entsprechend oder ähnlich: Leistungskomplex in der GOÄ nicht so vorhanden. Abrechnung der einzelnen erbrachten GOÄ-Leistung(en).

Kommentar: Die Zusatzpauschale nach Nr. 16230 darf nur abgerechnet werden, wenn mind. eine der folgenden Erkrankungen vorliegt:
- Atypische Virus-Infektionen des Zentralnervensystems (z.B. Creutzfeldt-Jakob-Krankheit),
- Bösartige Neubildungen des Gehirns und des Rückenmarkes,
- Demenz,
- Hirnorganisches Syndrom,
- Folgen einer Enzephalomyelitis,
- Systematrophien,
- Morbus Parkinson,
- Multiple Sklerose,
- Epilepsie, G43.- Migräne,
- Krankheiten des N. trigeminus,
- Krankheiten von Nervenwurzeln und Nervenplexus,
- Kompression von Nervenwurzeln und Nervenplexus bei anderenorts klassifizierten Krankheiten,

* Hereditäre und idiopathische Neuropathie,
* Guillain-Barree-Syndrom und chron. inflammatorisch demyelisierende Polyneuritis,
* Myasthenia gravis, Muskeldystrophien und Myopathien,
* Hemi-/Paraparese, Hemi-/Paraplegie,
* Diplegie/Monoplegie,
* Hydrocephalus,
* Sonstige Erkrankungen des Rückenmarkes,
* Hirnblutungen und Hirninfarkte,
* Polymyositis,
* Neuralgie,
* Störungen des Ganges und der Mobilität,
* Aphasie.

Die in der Legende obligat geforderten 2 Arzt-Patienten-Kontakte müssen persönliche Kontakte und nicht telefonische sein.

16231 Zusatzpauschale kontinuierliche Mitbetreuung eines Patienten mit einer neurologi- **212**
schen Erkrankung in beschützenden Einrichtungen oder Pflege- und Altenheimen **24,36**

Obligater Leistungsinhalt
* Kontinuierliche Mitbetreuung eines in beschützenden Einrichtungen oder Pflege- und Altenheimen mit Pflegepersonal versorgten Patienten mit einer neurologischen Erkrankung,

Fakultativer Leistungsinhalt
* Erstellung eines Behandlungsplans unter Einbeziehung der Bezugsperson(en),

Abrechnungsbestimmung einmal im Behandlungsfall

Anmerkung Die Gebührenordnungsposition 16231 ist nur bei mindestens einer der im folgenden genannten Erkrankungen berechnungsfähig: A81 Atypische Virus-Infektionen des Zentralnervensystems (z.B. Creutzfeldt-Jakob-Krankheit), C71.- bis C72.- Bösartige Neubildungen des Gehirns und des Rückenmarkes, F00.- bis F03.- Demenz, F06.9 Hirnorganisches Syndrom, G09.- Folgen einer Enzephalomyelitis, G10.- bis G13.- Systematrophien, G20.- Morbus Parkinson, G35.- Multiple Sklerose, G40.- Epilepsie, G43.- Migräne, G50.- Krankheiten des N. trigeminus, G54.- Krankheiten von Nervenwurzeln und Nervenplexus, G55.-* Kompression von Nervenwurzeln und Nervenplexus bei anderenorts klassifizierten Krankheiten, G60.- Hereditäre und idiopathische Neuropathie, G61.- Guillain-Barree-Syndrom und chron. inflammatorisch demyelisierende Polyneuritis, G70.- und G71.- Myasthenia gravis, Muskeldystrophien und Myopathien, G80.- bis G82.- Hemi-/Paraparese, Hemi-/Paraplegie, G83.- Diplegie/Monoplegie, G91.- Hydrocephalus, G95.- Sonstige Erkrankungen des Rückenmarkes, I60.- bis I69.- Hirnblutungen und Hirninfarkte, M33.- Polymyositis, M79.- Neuralgie, R26.- Störungen des Ganges und der Mobilität, R47.- Aphasie.

Abrechnungsausschluss
in derselben Sitzung 16311, 21311, 35150, 35151, 35152, 35163 bis 35169 und 35173 bis 35179, 37300, 37302, 37711 und Kapitel 35.2.1, 35.2.2
im Behandlungsfall 14314, 16230, 16233, 21231

Bericht: Berichtspflicht – Übermittlung der Behandlungsdaten siehe Allg. Bestimmungen 2.1.4 Berichtspflicht

Aufwand in Min. **Kalkulationszeit:** 18   **Prüfzeit:** 14   **Eignung d. Prüfzeit:** Nur Quartalsprofil

GOÄ   entsprechend oder ähnlich: Leistungskomplex in der GOÄ nicht so vorhanden. Abrechnung der einzelnen erbrachten GOÄ-Leistung(en).

Kommentar: Siehe Kommentar zu EBM Nr. 16230. Bei Nr. 16231 allerdings sind keine 2 persönliche Arzt-Patienten-Kontakte gefordert.

16232 Diagnostik und/oder Behandlung von Erkrankungen der Wirbelsäule bei Jugendli- **185**
chen und Erwachsenen **21,26**

Obligater Leistungsinhalt
* Diagnostik und/oder Therapie von Erkrankungen der Wirbelsäule
und/oder

* Segmentale Funktionsdiagnostik und Differentialdiagnostik,
* Mindestens zwei persönliche Arzt-Patienten-Kontakte im Behandlungsfall,

Fakultativer Leistungsinhalt
* Anlage und/oder Wiederanlage einer Orthese,
* Mobilisationen nach Funktionsdiagnostik,
* Anleitung zur Durchführung von Bewegungsübungen,
* Behandlung mit Lokalanästhetika,
* Haltungsschulung,

Abrechnungsbestimmung einmal im Behandlungsfall

Abrechnungsausschluss
im Behandlungsfall 02360
in derselben Sitzung 02300, 02301, 02302, 02511, 35163 bis 35169 und 35173 bis 35179
am Behandlungstag 31614, 31615, 31616, 31617, 31618, 31619, 31620, 31621

Bericht: Berichtspflicht – Übermittlung der Behandlungsdaten siehe Allg. Bestimmungen 2.1.4
Berichtspflicht

Aufwand in Min.   **Kalkulationszeit:** 13   **Prüfzeit:** 11   **Eignung d. Prüfzeit:** Nur Quartalsprofil

GOÄ   entsprechend oder ähnlich: Leistungskomplex in der GOÄ nicht so vorhanden. Abrechnung
der einzelnen erbrachten GOÄ-Leistung(en).

Kommentar: Die in der Legende obligat geforderten 2 Arzt-Patienten-Kontakte müssen persönliche
Kontakte und nicht telefonische sein. Siehe auch Kommentar zu EBM Nr. 16230.

16233   Zusatzpauschale Mitbetreuung eines Patienten mit einer Erkrankung des zentralen   **340**
Nervensystems und/oder des peripheren Nervensystems in der häuslichen und/   39,07
oder familiären Umgebung

Obligater Leistungsinhalt
* Mitbetreuung eines, mit einer Erkrankung des zentralen Nervensystems und/oder des
peripheren Nervensystems in der familiären und/oder häuslichen Umgebung versorgten,
Patienten mit einer neurologischen Erkrankung,
* Erhebung ergänzender neurologischer Untersuchungsbefunde,
* Einbeziehung sozialer und biografischer Ereignisse,
* Ein persönlicher Arzt-Patienten-Kontakt im Behandlungsfall,
* Dauer mindestens 15 Minuten,

Fakultativer Leistungsinhalt
* Einleitung und/oder Führung einer Therapie mit Immunsuppressiva oder Immunmodu-
latoren, Antiepileptika, Parkinsonmitteln, Clozapin,
* Krankheits- und Therapiemonitoring mittels spezifischer Messskalen,
* Ergänzende Familienanamnese, Führung und Betreuung von Angehörigen bei Erkrankten
mit gestörter Kommunikationsfähigkeit,
* Erstellung eines Behandlungsplans unter Einbeziehung der Bezugsperson(en),

Abrechnungsbestimmung einmal im Behandlungsfall

Anmerkung Die Gebührenordnungsposition 16233 ist nur bei mindestens einer der im
folgenden genannten Erkrankungen berechnungsfähig: A81 Atypische Virus-Infektionen
des Zentralnervensystems (z.B. Creutzfeldt-Jakob-Krankheit), C71.- bis C72.- Bösartige
Neubildungen des Gehirns und des Rückenmarks, F00. bis F03. Demenz, F06.9
Hirnorganisches Syndrom, G09.- Folgen einer Enzephalomyelitis, G10.- bis G13.-
Systematrophien, G20.- Morbus Parkinson, G35.- Multiple Sklerose, G40.- Epilepsie,
G43.- Migräne, G50.- Krankheiten des N. trigeminus, G54.- Krankheiten von Nervenwur-
zeln und Nervenplexus, G55.-* Kompression von Nervenwurzeln und Nervenplexus bei
anderenorts klassifizierten Krankheiten, G60.- Hereditäre und idiopathische Neuropathie,
G61.- Guillain-Barré-Syndrom und chron. inflammatorisch demyelisierende Polyneuritis,
G70.- und G71.- Myasthenia gravis, Muskeldystrophien und Myopathien, G80.- bis G82.-
Hemi-/Paraparese, Hemi./Paraplegie, G83.- Diplegie/Monoplegie, G91.- Hydrocephalus,
G95.- Sonstige Erkrankungen des Rückenmarks, I60.- bis I69.- Hirnblutungen und
Hirninfarkte, M33.- Polymyositis, M79.- Neuralgie, R26.- Störungen des Ganges und der
Mobilität, R47.- Aphasie.

Abrechnungsausschluss im Behandlungsfall 16230, 16231 in derselben Sitzung 35150, 35151, 35152, 35163 bis 35169 und 35173 bis 35179, 37300, 37302, 37711 und Kapitel 35.2.1, 35.2.2

Bericht: Berichtspflicht – Übermittlung der Behandlungsdaten siehe Allg. Bestimmungen 2.1.4 Berichtspflicht

Aufwand in Min. **Kalkulationszeit:** 25 **Prüfzeit:** 17 **Eignung d. Prüfzeit:** Nur Quartalsprofil

GOÄ entsprechend oder ähnlich: Leistungskomplex in der GOÄ nicht so vorhanden. Abrechnung der einzelnen erbrachten GOÄ-Leistung(en).

Kommentar: Siehe Kommentar zu EBM Nr. 16230. Bei Nr. 16233 allerdings sind keine 2 persönliche Arzt-Patienten-Kontakte gefordert.

16310 Elektroenzephalographische Untersuchung

274
31,49

Obligater Leistungsinhalt
- Ableitungsdauer mindestens 20 Minuten,
- Aufzeichnungsdauer mindestens 20 Minuten,
- Auswertung,
- Übergangswiderstandsmessung

Fakultativer Leistungsinhalt
- Provokation(en)

Anmerkung Die für die Gebührenordnungsposition 16310 erforderliche Berichtspflicht ist erfüllt, wenn sie einmal im Behandlungsfall erfüllt wurde.

Abrechnungsausschluss in derselben Sitzung 04434, 04435, 14320, 14321, 16311, 21310, 21311, 30900, 30901, 30902 und 30905

Berichtspflicht Ja

Aufwand in Min. **Kalkulationszeit:** 11 **Prüfzeit:** 9 **Eignung d. Prüfzeit:** Tages- und Quartalsprofil

GOÄ entsprechend oder ähnlich: Nr. 827

Kommentar: Zu den geforderten Provokationen gehören z.B.
- Hyperventilation (z.B. Forcierte Mehratmung über 3 – 5 Min. mit ca. 25 tiefen Atemzügen pro Minute)
- Fotostimulation (Applikation hochfrequenter Flimmerreize)
- Geräuschstimulatonen
- Ableitung eines EEGs nach komplettem Schlafentzug (Schlafentzugs-EEG)

Ein Video-EEG ist auch nach Nr. 16310 abzurechnen. Nach dem Kommentar von **Wezel/ Liebold** ist die simultane Ableitung (Monitoring) eines EKGs nicht zusätzlich berechnungsfähig.

16311 Langzeitelektroenzephalographische (Schlaf-)Untersuchung

611
70,21

Obligater Leistungsinhalt
- Ableitungsdauer mindestens 2 Stunden,
- Aufzeichnung,
- Auswertung

Fakultativer Leistungsinhalt
- Provokation(en),
- Polygraphie

Abrechnungsausschluss in derselben Sitzung 04434, 04435, 14320, 14321, 16231, 16310, 21310, 21311, 30900, 30901, 30902 und 30905

Berichtspflicht Ja

Aufwand in Min. **Kalkulationszeit:** 39 **Prüfzeit:** 30 **Eignung d. Prüfzeit:** Tages- und Quartalsprofil

GOÄ entsprechend oder ähnlich: 827a (Dauer 18 Stunden)

Kommentar: Zu den geforderten Provokationen gehören z.B.
- Hyperventilation (z.B. Forcierte Mehratmung über 3 – 5 Min. mit ca. 25 tiefen Atemzügen pro Minute)
- Geräuschstimulationen

* Fotostimulation (Applikation hochfrequenter Flimmerreize)
* Ableitung eines EEGs nach komplettem Schlafentzug (Schlafentzugs-EEG)

Nach dem Kommentar von **Wezel/Liebold** ist die simultane Ableitung (Monitoring) eines EKGs nicht zusätzlich berechnungsfähig.

16320 Elektronystagmo-/Okulographie, Blinkreflexprüfung

118
13,56

Obligater Leistungsinhalt
* Elektronystagmo-/Okulographie und/oder
* Blinkreflexprüfung,
* Ein- und/oder beidseitig,

Abrechnungsbestimmung einmal im Behandlungsfall

Abrechnungsausschluss im Behandlungsfall 04439, 14330, 21320

Aufwand in Min. **Kalkulationszeit:** 7   **Prüfzeit:** 6   **Eignung d. Prüfzeit:** Nur Quartalsprofil
GOÄ   entsprechend oder ähnlich: Nr. 1413

16321 Neurophysiologische Untersuchung (SEP, VEP, AEP, MEP)

263
30,22

Obligater Leistungsinhalt
* Bestimmung somatosensibel evozierter Potentiale und/oder
* Bestimmung visuell evozierter Potentiale und/oder
* Bestimmung akustisch evozierter Potentiale und/oder
* Bestimmung magnetisch evozierter Potentiale,
* Beidseitig,

Abrechnungsbestimmung je Sitzung

Anmerkung Die Gebührenordnungsposition 16321 ist im Behandlungsfall insgesamt höchstens zweimal berechnungsfähig.

Abrechnungsausschluss
am Behandlungstag 01705, 01706
in derselben Sitzung 04436, 14331, 21321

Berichtspflicht Ja

Aufwand in Min. **Kalkulationszeit:** 13   **Prüfzeit:** 10   **Eignung d. Prüfzeit:** Nur Quartalsprofil
GOÄ   entsprechend oder ähnlich: Nr. 828
Kommentar: Auch wenn mehrere unterschiedliche evozierte Potentiale untersucht werden, kann die Leistung im Behandlungsfall = Quartalsfall nur 2x berechnet werden. Werden evozierte Potential und EEG zur selben Zeit erbracht, kann das EEG nach Nr. 16310 oder 16311 zusätzlich berechnet werden.

16322 Zusatzpauschale Abklärung einer peripheren neuromuskulären Erkrankung

209
24,02

Obligater Leistungsinhalt
* Elektromyographische Untersuchung(en) mit Oberflächen- und/oder Nadelelektroden und/oder
* Elektroneurographische Untersuchung(en) mit Bestimmung(en) der motorischen oder sensiblen Nervenleitgeschwindigkeit,
* Beidseitig,

Abrechnungsbestimmung je Sitzung

Anmerkung Die Gebührenordnungsposition 16322 ist im Behandlungsfall insgesamt höchstens zweimal berechnungsfähig.

Abrechnungsausschluss
in derselben Sitzung 04437, 27331
im Zeitraum von 21 Tagen nach Erbringung einer Leistung des Abschnitts 31.2 31614, 31615, 31616, 31617, 31618, 31619, 31620, 31621

Berichtspflicht Ja

Aufwand in Min. **Kalkulationszeit:** 8   **Prüfzeit:** 8   **Eignung d. Prüfzeit:** Tages- und Quartalsprofil
GOÄ   entsprechend oder ähnlich: Nrn. 829, 840

16340 Testverfahren bei Demenzverdacht — **23** / 2,64

Obligater Leistungsinhalt
• Durchführung standardisierter Testverfahren bei Patienten mit Demenzverdacht (z.B. SKT, MMST, TFDD),

Abrechnungsbestimmung bis zu dreimal im Behandlungsfall

Anmerkung Die Gebührenordnungspositionen 16340 und 21340 sind im Bedarfsfall insgesamt höchstens dreimal berechnungsfähig.

Abrechnungsausschluss in derselben Sitzung 16371

Aufwand in Min. **Kalkulationszeit:** KA   **Prüfzeit:** 1   **Eignung d. Prüfzeit:** Nur Quartalsprofil

GOÄ entsprechend oder ähnlich: Nr. 857*

Kommentar: Zur Abrechnung ist es nicht erforderlich, dass die Leistung nach Nr. 16340, d.h. alle 3 vom Arzt ausgewählten Tests, an einem Tag erbracht wird.

Syndrom Kurztest (SKT)*

Ausführlicher Test zum Demenz-Screening. Es wird mit bunten Bildern und Spielsteinen gearbeitet. Der Test dauert ca.15 Minuten und kann auch von geschultem Praxispersonal abgenommen werden. Um bei einer Verlaufskontrolle Lerneffekte auszuschließen, gibt es den SKT in neun Parallelformen.

Mini-Mental-Status-Test (MMST)*

Häufiger Test, der aber für die Frühdiagnostik von Demenz-Erkrankungen nicht sehr geeignet ist. Ab einer mittelschweren Demenz leistet der MMST aussagekräftige Ergebnisse.

Test zur Früherkennung von Demenzen mit Depressionsabgrenzung (TFDD)*
Leicht durchführ- und auswertbarer Test für die Praxis

Die in der Legende aufgeführten Testverfahren sind nur Beispiele für mögliche Verfahren, es sind auch andere standardisierte Tests möglich z.B. Basic Activities of Daily Living (B-ADL) – Test zur Verlaufskontrolle von Verhaltensauffälligkeiten im Bereich der Alltagsaktivitäten. Brief Cognitive Raiting Scale (BCSR) – Test für Diagnostik, Schweregradbestimmung und Verlaufskontrolle. Im Internet unter www.ifap.de/bdamanuale/demenz/download/bcrs.pdf als pdf-Datei downloadbar Zahlen-Verbindungs-Test (ZVT) – Test zur Verlaufskontrolle bei frühen Stadien der Demenz.

* fast alle Tests finden Sie über gängige Suchmaschinen im Internet, meist als pdf-Datei zum download. Bezug von Testbögen über Hogrefe-Verlag: http://www.testzentrale.de

16371* Anwendung und Auswertung des Aachener Aphasietests (AAT) als Eingangsdiagnostik vor der Erstverordnung einer Stimm-, Sprech- und/oder Sprachtherapie gemäß der Richtlinie des Gemeinsamen Bundesausschusses über die Verordnung von Heilmitteln in der vertragsärztlichen Versorgung (Heilmittel-Richtlinien) — **555** / 63,78

Obligater Leistungsinhalt
• Aachener Aphasietest (AAT),
• Schriftliche Dokumentation,

Abrechnungsbestimmung einmal im Behandlungsfall

Abrechnungsausschluss
im Behandlungsfall 20371, 35300, 35301, 35302
in derselben Sitzung 16340

Berichtspflicht Ja

Aufwand in Min. **Kalkulationszeit:** 40   **Prüfzeit:** 35   **Eignung d. Prüfzeit:** Nur Quartalsprofil

GOÄ entsprechend oder ähnlich: Nr. 855*

17 Nuklearmedizinische Gebührenordnungspositionen

Im gesamten Kapitel besteht bei allen EBM-Nummern Berichtspflicht (mind. Befundkopie an de Hausarzt – siehe Allgem. Bestimmungen 2.1.4).

17.1 Präambel

1. Die in diesem Kapitel aufgeführten Gebührenordnungspositionen können ausschließlich von Fachärzten für Nuklearmedizin und Vertragsärzten, die über eine Genehmigung zur Ausführung und Abrechnung nuklearmedizinischer Leistungen gemäß der Vereinbarungen zur Strahlendiagnostik und -therapie gemäß § 135 Abs. 2 SGB V verfügen, berechnet werden. Für Vertragsärzte, die über eine Genehmigung zur Ausführung und Abrechnung nuklearmedizinischer Leistungen gemäß der Vereinbarungen zur Strahlendiagnostik und -therapie gemäß § 135 Abs. 2 SGB V verfügen, sind die Gebührenordnungspositionen 17210 und 17214 nicht berechnungsfähig.

2. Außer den in diesem Kapitel genannten Gebührenordnungspositionen sind von den in der Präambel genannten Vertragsärzten – unbeschadet der Regelungen gemäß I-5 und I-6.2 der Allgemeinen Bestimmungen – zusätzlich nachfolgende Gebührenordnungspositionen berechnungsfähig: : 01102, 01205, 01207, 01210, 01212, 01214 bis 01224, 01226, 01414, 01416, 01418, 01422, 01424, 01430, 01431, 01435, 01450, 01470, 01610, 01611, 01620 bis 01622, 01624, 01630, 01640, 01641, 01642, 01647, 01648, 01660, 01670 bis 01672, 02100, 02101, 02200, 02300, 02320, 02323, 02330, 02331, 02340, 02341, 02343 und 30706.

3. Außer den in diesem Kapitel genannten Gebührenordnungspositionen sind bei Vorliegen der entsprechenden Qualifikationsvoraussetzungen von den in der Präambel genannten Vertragsärzten – unbeschadet der Regelungen gemäß I-5 und I-6.2 der Allgemeinen Bestimmungen – zusätzlich nachfolgende Gebührenordnungspositionen berechnungsfähig: 30400 bis 30402, 30410, 30411, 30420 und 30421, 30810, 30811, Gebührenordnungspositionen der Abschnitte IV-30.1, IV-30.2.1, IV-30.3, IV-30.7.1, IV-30.7.2, IV-30.12 und IV-36.6.2 sowie Gebührenordnungspositionen der Kapitel IV-32, IV-33, IV-34 und IV-35.

4. Bei der Berechnung der zusätzlichen Gebührenordnungspositionen in den Nummern 2 und 3 sind die Maßnahmen zur Qualitätssicherung gemäß § 135 Abs. 2 SGB V, die berufsrechtliche Verpflichtung zur grundsätzlichen Beschränkung auf das jeweilige Gebiet sowie die Richtlinien des Gemeinsamen Bundesausschusses zu beachten.

5. In den Gebührenordnungspositionen dieses Kapitels sind die Leistungen entsprechend den Gebührenordnungspositionen 01600 bis 01602 enthalten.

6. Werden die in den Konsiliarpauschalen enthaltenen Leistungen entsprechend den Gebührenordnungspositionen 01600 und 01601 durchgeführt, sind für die Versendung bzw. den Transport die Kostenpauschalen nach den Gebührenordnungspositionen 40110 und 40111 berechnungsfähig.

7. Die in der Präambel unter 1. aufgeführten Vertragsärzte können die arztgruppenspezifische Gebührenordnungsposition 08619 berechnen.

Kommentar:

Alle Gebührenordnungspositionen des Kapitels 17 – also die Leistungen nach den Nrn. 17210 bis 17373 – können grundsätzlich (s. Kommentierung zu Kapitel I, Abschnitt 1.5) nur abgerechnet werden von

- Fachärzten für Nuklearmedizin und
- Vertragsärzten, die eine Genehmigung zur Ausführung und Abrechnung nuklearmedizinischer Leistungen nach der Vereinbarung von Qualifikationsvoraussetzungen gemäß § 135 Abs. 2 SGB V zur Durchführung von Untersuchungen in der Diagnostischen Radiologie und Nuklearmedizin und von Strahlentherapie (Vereinbarung zur Strahlendiagnostik und -therapie) – Anlagen 3 zum Bundesmantelvertrag Ärzte bzw. Bundesmantelvertrag Ärzte/Ersatzkassen – haben.

Dabei sind die nuklearmedizinischen Konsiliarpauschalen (Nrn. 17210 und 17214) nur von Fachärzten für Nuklearmedizin abrechnungsfähig. Wichtig ist, dass auch Fachärzte für Nuklearmedizin zur Erbringung und Abrechnung der Leistungen dieses Kapitels eine Genehmigung nach der Vereinbarung für Strahlendiagnostik und -therapie benötigen.

Zusätzlich zu den Leistungen dieses Kapitels sind für oben genannten Vertragsärzte abrechnungsfähig, sofern die übrigen Abrechnungsvoraussetzungen des EBM gegeben sind:

- die nachfolgenden Gebührenordnungspositionen des Abschnitts II (arztgruppenübergreifende allgemeine Leistungen):
  – Nr. 01102 Inanspruchnahme an Samstagen
  – Nr. 01210 Notfallpauschale im organisierten Not(fall)dienst,

- Nr. 01212 Notfallpauschale im organisierten Not(fall)dienst,
- Nr. 01214 bis 01222 Notfallkonsultationspauschale im organisierten Not(fall)dienst, Zusatzpauschale für die Besuchsbereitschaft im Notfall bez. organisierten Not(fall)dienst, Reanimationskomplex
- Nr. 01414 Visite auf Belegstation
- Nr. 01416 Begleitung eines Kranken beim Transport,
- Nr. 01422 Erstverordnung zur psychiatrischen häuslichen Krankenpflege
- Nr. 01424 Folgeverordnung zur psychiatrischen häuslichen Krankenpflege
- Nr. 01430 Verwaltungskomplex,
- Nr. 01435 Telefonische Beratung,
- Nr. 01436 Konsultationspauschale,
- Nrn. 01610, 01611 Bescheinigung zur Feststellung der Belastungsgrenze, Verordnung von medizinischer Reha
- Nrn. 01620 bis 01622 Bescheinigung, Krankheitsbericht, Kurplan,
- Nr. 02100 Infusion
- Nr. 02101 Infusionstherapie
- Nr. 02200 Tuberkulintestung
- Nr. 02300 Kleiner chirurgischer Eingriff / primäre Wundversorgung / Epilation
- Nr. 02320 Einführung Magenverweilsonde
- Nr. 02323 transurethraler Dauerkatheter
- Nr. 02330 Arterienpunktion
- Nr. 02331 Intraarterielle Injektion
- Nr. 02340, 02341 Punktion
- Nr. 02343 Pleuradrainage
- sowie die folgenden Gebührenordnungspositionen des Abschnitts IV (arztgruppenübergreifende spezielle Leistungen):
  - Nrn. 30400 bis 30402 Massage-, Kompressions- oder Unterwassertherapie,
  - Nrn. 30410, 30411 Atemgymnastik,
  - Nrn. 30420, 30421 Krankengymnastik,
- Gebührenordnungspositionen der Abschnitte
  - 30.1 Allergologie
  - 30.2 Chirotherapie
  - 30.3 Neurophysiologische Übungsbehandlung
  - 30.7.1, 30.7.2 Schmerztherapie
  - 30.12 Diagnostik und Therapie bei MRSA
  - 36.6.2 Konservativ-belegärztliche Strukturpauschalen
- Gebührenordnungspositionen der Kapitel
  - 32 Labor
  - 33 Ultraschalldiagnostik
  - 34 Radiologie, CT, NMR
  - 35 Psychotherapie

Wichtig ist, dass auch für die nach der obigen Regelung zusätzlich abrechnungsfähigen Leistungen immer auch die Abrechnungsvoraussetzungen und -ausschlüsse beachtet werden müssen, die im EBM für die Abrechnung der jeweiligen Leistung genannt sind.

Berichte und Arztbriefe nach den Nrn. 01600 und 01601 sind neben den nuklearmedizinischen Leistungen des Kapitels 17 nicht abrechnungsfähig.

Werden Leistungen nach den Gebührenordnungspositionen 01600, 01601, 01610 und 01612 (Bericht, Brief, Bescheinigung) erbracht, können auch dann, wenn die Leistung nicht gesondert berechnungsfähig sein sollte, da sie in der Konsiliarpauschale enthalten ist, für Versendung und Transport die Kostenpauschalen nach den Nrn. 40110 oder 40111 abgerechnet werden.

Generell gilt, dass die übrigen Bestimmungen des EBM sowie die Maßnahmen zur Qualitätssicherung sowie die berufsrechtlichen Fachgebietsbeschränkungen zu beachten sind. Insbesondere sollte geprüft werden, ob zur Erbringung und Abrechnung bestimmter Leistungen eine Genehmigung erforderlich ist und welche Voraussetzungen hierfür nachgewiesen werden müssen.

17.2 Nuklearmedizinische Konsiliarpauschalen

17210*　Konsiliarpauschale　　　　　　　　　　　　　　　　　　　**88**
10,11

Obligater Leistungsinhalt
- Persönlicher Arzt-Patienten-Kontakt,
- Überprüfung der vorliegenden Indikation,

Fakultativer Leistungsinhalt
- Veranlassung und Durchführung der Aufnahme(n) bzw. Messung(en),
- Interpretation,
- In Anhang VI-1 aufgeführte Leistungen,

Abrechnungsbestimmung einmal im Behandlungsfall

Abrechnungsausschluss im Behandlungsfall 01600, 01601, 01602

Berichtspflicht Ja

Aufwand in Min.　**Kalkulationszeit:** 7　　**Prüfzeit:** 5　　　**Eignung d. Prüfzeit:** Nur Quartalsprofil

GOÄ　　　　entsprechend oder ähnlich: Leistungskomplex in der GOÄ nicht so vorhanden. Abrechnung der einzelnen erbrachten GOÄ-Leistung(en).

Kommentar:　Die Leistung kann nur berechnet werden, wenn ein persönlicher Arzt-Patienten-Kontakt stattgefunden hat.

17214*　Zuschlag zur Konsiliarpauschale 17210 bei Neugeborenen, Säuglingen, Kleinkin-　**166**
dern und Kindern　　　　　　　　　　　　　　　　　　　　　　19,08

Berichtspflicht Ja

Aufwand in Min.　**Kalkulationszeit:** 12　　**Prüfzeit:** 12　　**Eignung d. Prüfzeit:** Tages- und Quartalsprofil

GOÄ　　　　entsprechend oder ähnlich: Leistung in der GOÄ nicht so vorhanden. Abrechnung der einzelnen erbrachten GOÄ-Leistung(en).

17215　Hygienezuschlag zu der Gebührenordnungsposition 17210　　　　　　**2**
0,23

Abrechnungsbestimmung einmal im Behandlungsfall

Anmerkung Die Gebührenordnungsposition 17215 wird durch die zuständige Kassen-ärztliche Vereinigung zugesetzt.

Berichtspflicht Nein

Aufwand in Min.　**Kalkulationszeit:** KA　　**Prüfzeit:** ./.　　**Eignung d. Prüfzeit:** Keine Eignung

17228　Zuschlag zu der Gebührenordnungsposition 17210 für die Behandlung aufgrund einer TSS-Vermittlung und/oder Vermittlung durch den Hausarzt gemäß Allgemeiner Bestimmung 4.3.10.1, 4.3.10.2 oder 4.3.10.3

Abrechnungsbestimmung einmal im Arztgruppenfall

Abrechnungsausschluss im Arztgruppenfall 01710

Anmerkung Die Gebührenordnungsposition 17228 kann durch die zuständige Kassen-ärztliche Vereinigung zugesetzt werden.

Aufwand in Min.　**Kalkulationszeit:** KA　　**Prüfzeit:** ./.　　**Eignung d. Prüfzeit:** Keine Eignung

Kommentar:　Siehe unter EBM Nr. 03008

17.3 Diagnostische und therapeutische Gebührenordnungspositionen

17310*　Teilkörperszintigraphische Untersuchung　　　　　　　　　　　**401**
46,08

Anmerkung Bei der Abrechnung der Gebührenordnungsposition 17310 ist das untersuchte Organ bzw. sind die untersuchten Organe anzugeben.

Abrechnungsausschluss in derselben Sitzung 17311, 17312, 17320, 17321, 17330, 17331, 17332, 17333, 17340, 17341, 17350, 17351, 17370, 17371, 17372, 17373

Berichtspflicht Ja

Aufwand in Min.　**Kalkulationszeit:** 16　　**Prüfzeit:** 13　　**Eignung d. Prüfzeit:** Tages- und Quartalsprofil

GOÄ　　　　entsprechend oder ähnlich: Auswahl aus Nrn. 5400* ff.

17 Nuklearmedizinische Gebührenordnungspositionen

EBM-Nr.   EBM-Punkte / Euro

Kommentar: **Auf einen Blick: Kostenpauschalen für Radionuklide**
- **40500** bei Verwendung von **99mTc-Pertechnetat (Schilddrüse)**   3.20 Euro
- **40502** bei Verwendung von **99mTc-Phosphonaten (Knochen/Skelett)**   33.69 Euro
- **40504** bei Verwendung von **99mTc-Makroaggregaten (Lunge)**   22.31 Euro
- **40506** bei Verwendung von **99mTc-Aerosol (Lunge)**   123.12 Euro
- **40508** bei Verwendung von **99mTc-HMPAO. 99mTc-ECD (Hirn)**   208.81 Euro
- **40510** bei Verwendung von **99mTc-DMSA. 99m Tc-DTPA (Niere)**   33.85 Euro
- **40512** bei Verwendung von **99mTc-DTPA (Hirn)**   78.53 Euro
- **40520** bei Verwendung von **99mTc-markierten Perfusionsmarkern**
  (Herz. Schilddrüse)   77.84 Euro
- **40524** bei Verwendung von **99mTc-markierten Liganden**
  (Tumorlokalisation)   373.81 Euro
- **40526** bei Verwendung von **99mTc-markierten Antikörpern**
  (Knochenmark. Entzündungslokalisation)   383.55 Euro
- **40528** bei Verwendung von **99mTc-markierten Mikro-/**
  Nanokolloiden (Lymphknotendiagnostik)   66.14 Euro
- **40532** bei Verwendung von **201-TL-CL (Myokard)**   70.00 Euro
- **40534** bei Verwendung von **123-J (Schilddrüse)**   95.00 Euro
- **40536** bei Verwendung von **123-J MIBG (chromaffine Tumoren/**
  Nebennierenmark)   350.00 Euro
- **40538** bei Verwendung von **123-J-FP-CIT (M. Parkinson)**   830.00 Euro
- **40550** bei Verwendung von **111-In-Okteotid (Somatostatinrezeptor-**
  Diagnostik)   766.00 Euro
- **40552** bei Verwendung von **111-In DTPA**   304.70 Euro
- **40576** bei Verwendung von **radioaktiven Gasen (Lunge)**   350.00 Euro

17311*   Ganzkörperszintigraphische Untersuchung   **566**
                                                                                                            65,04
Abrechnungsausschluss in derselben Sitzung 17310, 17320, 17321, 17330,
17331, 17332, 17333, 17340, 17341, 17350, 17351, 17372

Berichtspflicht Ja

Aufwand in Min. **Kalkulationszeit:** 16   **Prüfzeit:** 13   **Eignung d. Prüfzeit:** Tages- und Quartalsprofil
GOÄ   entsprechend oder ähnlich: Nr. 5431*

17320*   Quantitative und qualitative szintigraphische Untersuchung der Schilddrüse **351**
                                                                                                            40,34
Obligater Leistungsinhalt
- Untersuchung mittels Gammakamera,
- Rechnergestützte Auswertung zur Erstellung globaler und ggf. regionaler Funktions-
  parameter (z.B. thyreoidale Jodaktivität [TJ], 99m-TC-Thyreoidea-Uptake [TcTU],
  Radiojodclearance [RJC], Radiojod-Thyreoidea-Uptake [RJTU]),

Abrechnungsbestimmung einmal im Behandlungsfall

Abrechnungsausschluss in derselben Sitzung 17310, 17311, 17321, 17361, 17362,
17363, 17370

Berichtspflicht Ja

Aufwand in Min. **Kalkulationszeit:** 14   **Prüfzeit:** 11   **Eignung d. Prüfzeit:** Nur Quartalsprofil
GOÄ   entsprechend oder ähnlich: Nr. 5401*

17321*   Radiojod-Zweiphasentest   **525**
                                                                                                            60,33
Obligater Leistungsinhalt
- Quantitative und qualitative szintigraphische Untersuchung der Schilddrüse (Nr. 17320),
- Mehrmalige Aktivitätsmessung über der Schilddrüse,

Abrechnungsbestimmung einmal im Behandlungsfall

Abrechnungsausschluss in derselben Sitzung 17310, 17311, 17320, 17361, 17362, 17363

Berichtspflicht Ja

Aufwand in Min. **Kalkulationszeit:** 20   **Prüfzeit:** 17   **Eignung d. Prüfzeit:** Nur Quartalsprofil
GOÄ   entsprechend oder ähnlich: Nrn. 5402*, 5403*

17 Nuklearmedizinische Gebührenordnungspositionen
EBM-Nr.   EBM-Punkte/Euro

17330* Zusatzpauschale Szintigraphische Untersuchung des Herzmuskels (Belastungsun-   **815**
tersuchung)   93,66

Obligater Leistungsinhalt
- Untersuchung unter physikalisch definierter und reproduzierbarer bzw. unter pharma-kodynamischer Stufenbelastung

Fakultativer Leistungsinhalt
- Belastungs-EKG-Untersuchung

Abrechnungsausschluss
im Behandlungsfall 27321
in derselben Sitzung 03321, 04321, 13251, 17310, 17311

Berichtspflicht Ja

Aufwand in Min.   **Kalkulationszeit:** 24   **Prüfzeit:** 16   **Eignung d. Prüfzeit:** Tages- und Quartalsprofil
GOÄ   entsprechend oder ähnlich: Auswahl aus Nrn. 5420* – 5424*
Kommentar: Die Abrechnung der Leistungen Nrn. 17330, 17331,17332, 17333 nebeneinander ist durch keine Bestimmung ausgeschlossen. Entsprechende Indikationen sind anzugeben. Neben Nr. 17330 sind ggf. Zuschläge nach den Nrn. 17362 oder 17363 abrechenbar.

17331* Zusatzpauschale Szintigraphische Untersuchung des Herzmuskels in Ruhe   **604**
Abrechnungsausschluss in derselben Sitzung 17310, 17311   69,41

Berichtspflicht Ja

Aufwand in Min.   **Kalkulationszeit:** 15   **Prüfzeit:** 9   **Eignung d. Prüfzeit:** Tages- und Quartalsprofil
GOÄ   entsprechend oder ähnlich: Auswahl aus Nrn. 5420* – 5424*
Kommentar: Die Abrechnung der Leistungen Nrn. 17330, 17331,17332, 17333 nebeneinander ist durch keine Bestimmung ausgeschlossen. Neben Nr. 17331 sind ggf. Zuschläge nach den Nrn. 17362 oder 17363 abrechenbar.

17332* Zusatzpauschale nuklearmedizinische Herzfunktionsdiagnostik (Belastungsunter-   **782**
suchung)   89,86

Obligater Leistungsinhalt
- Untersuchung unter physikalisch definierter und reproduzierbarer bzw. unter pharma-kodynamischer Stufenbelastung,
- Bestimmung der Auswurffraktion

Fakultativer Leistungsinhalt
- Belastungs-EKG-Untersuchung

Abrechnungsausschluss
im Behandlungsfall 27321
in derselben Sitzung 03321, 04321, 13251, 17310, 17311, 17361

Berichtspflicht Ja

Aufwand in Min.   **Kalkulationszeit:** 28   **Prüfzeit:** 19   **Eignung d. Prüfzeit:** Tages- und Quartalsprofil
GOÄ   entsprechend oder ähnlich: Auswahl aus Nrn. 5420* – 5424*
Kommentar: Die Abrechnung der Leistungen Nrn. 17330, 17331,17332, 17333 nebeneinander ist durch keine Bestimmung ausgeschlossen. Entsprechende Indikationen sind anzugeben.

Auf einen Blick: Kostenpauschalen für Radionuklide
- **40522** bei Verwendung von **99mTc-markierten Eigenerythrozyten**
  (Herz. Leber. abdominale Blutungssuche)   60.00 Euro

17333* Zusatzpauschale nuklearmedizinische Herzfunktionsdiagnostik   **385**
Obligater Leistungsinhalt   44,24
- Untersuchung in Ruhe,
- Bestimmung der Auswurffraktion

Abrechnungsausschluss in derselben Sitzung 17310, 17311, 17361

Berichtspflicht Ja

Aufwand in Min.   **Kalkulationszeit:** 16   **Prüfzeit:** 10   **Eignung d. Prüfzeit:** Tages- und Quartalsprofil

GOÄ   entsprechend oder ähnlich: Auswahl aus Nrn. 5420* – 5424*

Kommentar: Die Abrechnung der Leistungen Nrn. 17330, 17331,17332, 17333 nebeneinander ist durch
            keine Bestimmung ausgeschlossen. Entsprechende Indikationen sind anzugeben.

            Auf einen Blick: Kostenpauschalen für Radionuklide
            • **40522** bei Verwendung von **99mTc-markierten Eigenerythrozyten**
              (Herz. Leber. abdominale Blutungssuche)   60.00 Euro

17340*   Zusatzpauschale Nierenfunktionsdiagnostik mit Bestimmung der seitengetrennten   **634**
            tubulären und/oder glomerulären Clearance   **72,86**

            Abrechnungsausschluss in derselben Sitzung 17310, 17311, 17361, 17362, 17363

            Berichtspflicht Ja

Aufwand in Min. **Kalkulationszeit:** 18   **Prüfzeit:** 11   **Eignung d. Prüfzeit:** Tages- und Quartalsprofil

GOÄ   entsprechend oder ähnlich: Auswahl aus Nrn. 5440* – 5444*

Kommentar: Je Sitzung kann die Leistung nur 1x abgerechnet werden. Bei Durchführung interventio-
            neller Maßnahmen kann ein Zuschlag nach Nr. 17341 abgerechnet werden.

            Auf einen Blick: Kostenpauschalen für Radionuklide
            • **40510** bei Verwendung von **99mTc-DMSA. 99m Tc-DTPA (Niere)**   33.85 Euro
            • **40514** bei Verwendung von **99mTc-MAG3 (Niere)**   83.57 Euro
            • **40568** bei Verwendung von **123-J-Hippur (Niere)**   143.00 Euro

17341*   Zuschlag zu der Gebührenordnungsposition 17340 bei Durchführung einer   **330**
            interventionellen Maßnahme (Verabreichung von Diuretika, Lagewechsel)   **37,92**

            Abrechnungsausschluss in derselben Sitzung 17310, 17311, 17361, 17362, 17363

            Berichtspflicht Ja

Aufwand in Min. **Kalkulationszeit:** 13   **Prüfzeit:** 7   **Eignung d. Prüfzeit:** Tages- und Quartalsprofil

GOÄ   entsprechend oder ähnlich: Auswahl aus Nrn. 5440* – 5444*

17350*   Zusatzpauschale nuklearmedizinisch-hämatologische Untersuchung(en) (z.B.   **486**
            Bestimmung(en) der Eisenkinetik, Zellmarkierungen, Lokalisationsdiagnostik)   **55,85**

            Abrechnungsausschluss in derselben Sitzung 17310, 17311, 17361, 17362, 17363

            Berichtspflicht Ja

Aufwand in Min. **Kalkulationszeit:** 16   **Prüfzeit:** 11   **Eignung d. Prüfzeit:** Tages- und Quartalsprofil

GOÄ   entsprechend oder ähnlich: Nr. 5462*

Kommentar: Je Sitzung kann die Leistung nur 1x abgerechnet werden.

            Auf einen Blick: Kostenpauschalen für Radionuklide
            • **40522** bei Verwendung von **99mTc-markierten Eigenerythrozyten**
              (Herz, Leber, abdominale Blutungssuche)   56.98 Euro
            • **40526** bei Verwendung von **99mTc-markierten Antikörpern**
              (Knochenmark. Entzündungslokalisation)   383.55 Euro
            • **40548** bei Verwendung von **111-In Oxinat (Zellmarkierung)**   140.00 Euro

17351*   Zusatzpauschale nuklearmedizinisch-intestinale Funktionsdiagnostik   **510**
                                                                                          58,61

            Abrechnungsausschluss in derselben Sitzung 17310, 17311, 17361, 17362, 17363

            Berichtspflicht Ja

Aufwand in Min. **Kalkulationszeit:** 16   **Prüfzeit:** 11   **Eignung d. Prüfzeit:** Tages- und Quartalsprofil

GOÄ   entsprechend oder ähnlich: Leistungskomplex in der GOÄ nicht so vorhanden. Abrechnung
            der einzelnen erbrachten GOÄ-Leistung(en).

Kommentar: Je Sitzung kann die Leistung nur 1x abgerechnet werden.

            Auf einen Blick: Kostenpauschalen für Radionuklide
            • **40516** bei Verwendung von **99mTC-Kolloid** (Leber)   57.41 Euro
            • **40518** bei Verwendung von **99mTC-IDA_Verbindungen** Galle)   34.94 Euro

- **40530** bei Verwendung einer **99mTc-markierten Testmahlzeit**
  (gastrointestinale Motilität)   32.48 Euro
- **40554** bei Verwendung von **75-Se-SeHCAT** Gallensäure)   474.75 Euro

17360* Zuschlag zu den Gebührenordnungspositionen 17310 oder 17311 für die szintigraphische Untersuchung der Extravasalphase im Rahmen einer Mehrphasenszintigraphie   **156**
17,93

Anmerkung Der Zuschlag nach der Nr. 17360 ist an demselben Behandlungstag nicht mehrfach berechnungsfähig.

Abrechnungsausschluss in derselben Sitzung 17361, 17363

Berichtspflicht Ja

Aufwand in Min. **Kalkulationszeit:** 2   **Prüfzeit:** 2   **Eignung d. Prüfzeit:** Tages- und Quartalsprofil
GOÄ   entsprechend oder ähnlich: Leistung in der GOÄ nicht so vorhanden.

17361* Zuschlag zu den Gebührenordnungspositionen 17310 oder 17311 für die sequentielle Aufnahmetechnik   **263**
30,22

Abrechnungsausschluss in derselben Sitzung 17320, 17321, 17332, 17333, 17340, 17341, 17350, 17351, 17360, 17362, 17363, 17370, 17371, 17372, 17373

Berichtspflicht Ja

Aufwand in Min. **Kalkulationszeit:** 6   **Prüfzeit:** 5   **Eignung d. Prüfzeit:** Tages- und Quartalsprofil
GOÄ   entsprechend oder ähnlich: Nr. 5481*

17362* Zuschlag für die Einkopf-Single-Photonen- Emissions-Computertomographie (SPECT)   **538**
61,82

Abrechnungsausschluss in derselben Sitzung 17320, 17321, 17340, 17341, 17350, 17351, 17361, 17363

Berichtspflicht Ja

Aufwand in Min. **Kalkulationszeit:** KA   **Prüfzeit:** ./.   **Eignung d. Prüfzeit:** Keine Eignung
GOÄ   entsprechend oder ähnlich: Nrn. 5486*, 5487*
Kommentar: Sofern erforderlich, ist der Zuschlag neben den Leistungen nach den Nrn. 17310 bis 17312, 17330 bis 17333 und Nr. 17360 abrechenbar.

17363* Zuschlag für die Zwei- oder Mehrkopf-Single- Photonen-Emissions-Computertomographie (SPECT)   **961**
110,43

Abrechnungsausschluss in derselben Sitzung 17320, 17321, 17340, 17341, 17350, 17351, 17360, 17361, 17362

Berichtspflicht Ja

Aufwand in Min. **Kalkulationszeit:** KA   **Prüfzeit:** ./.   **Eignung d. Prüfzeit:** Keine Eignung
GOÄ   entsprechend oder ähnlich: Nrn. 5486*, 5487*
Kommentar: Sofern erforderlich ist der Zuschlag neben den Leistungen nach den Nrn. 17310 bis 17312, 17330 bis 17333 abrechenbar.

17370* Radiojodtherapie von Schilddrüsenerkrankungen, einschl. der erforderlichen Kontrollmessungen   **528**
60,68

Anmerkung Die Gebührenordnungsposition 17370 ist nur bei kurativ-stationärer (belegärztlicher) Behandlung berechnungsfähig.

Abrechnungsausschluss in derselben Sitzung 17310, 17320, 17361

Berichtspflicht Ja

Aufwand in Min. **Kalkulationszeit:** 25   **Prüfzeit:** 19   **Eignung d. Prüfzeit:** Tages- und Quartalsprofil
GOÄ   entsprechend oder ähnlich: Nr. 5600*

EBM-Nr.   EBM-Punkte / Euro

17371*   Zusatzpauschale Radiosynoviorthese an einem kleinen Gelenk oder Anwendung   **255**
von offenen Radionukliden in vorgeformten Körperhöhlen   29,30

Obligater Leistungsinhalt
- Radiosynoviorthese an einem kleinen Gelenk (mit Ausnahme der in der Gebührenord-
  nungsposition 17373 genannten Gelenke) oder
- Anwendung von offenen Radionukliden in vorgeformten Körperhöhlen,
- Dokumentation(en),

Fakultativer Leistungsinhalt
- Gelenkpunktion(en) (Nr. 02341),
- Kontrolle der Nadellage mittels bildgebender Verfahren,
- Szintigraphische Kontrollmessung(en),

Abrechnungsbestimmung höchstens viermal am Behandlungstag

Anmerkung Wird die Gebührenordnungsposition 17373 an demselben Behandlungstag
einmal/zweimal berechnet, reduziert sich die Berechnungsfähigkeit der Gebührenordnungsposition 17371 dementsprechend auf höchstens dreimal/zweimal je Behandlungstag.

Abrechnungsausschluss in derselben Sitzung 02341, 17310, 17361, 34235, 34236

Berichtspflicht Ja

Aufwand in Min.   **Kalkulationszeit:** 13   **Prüfzeit:** 10   **Eignung d. Prüfzeit:** Tages- und Quartalsprofil

GOÄ   entsprechend oder ähnlich: Nr. 5604*

Kommentar: **Auf einen Blick: Kostenpauschalen für Radionuklide**
- **40556** bei Verwendung von **90-Yttrium-Colloid (Radiosynoviorthese)**   100.00 Euro
- **40558** bei Verwendung von **186-Rhenium-Colloid (Radiosynoviorthese)**   125.00 Euro
- **40560** bei Verwendung von **169-Erbium-Colloid (Radiosynoviorthese)**   95.00 Euro

17372*   Zusatzpauschale Radionuklidtherapie von Knochenmetastasen, blutbildenden   **729**
Organen, Geschwülsten und/oder Geschwulstmetastasen in einer Körperhöhle oder   83,77
in einem Hohlorgan oder von Entzündungen

Obligater Leistungsinhalt
- Radionuklidtherapie,

Fakultativer Leistungsinhalt
- Szintigraphische Kontrollmessung(en) der Bremsstrahlung

Abrechnungsausschluss in derselben Sitzung 17310, 17311, 17361
Bei Anwendung von Radium-223-dichlorid sind die Kosten des Produktes nicht über die
Kostenpauschale 40562 berechnungsfähig.
Bei Anwendung von Radium-223-dichlorid sind die Kosten, die im Rahmen des Umgangs, der
Beschaffung und Lagerung des Produktes sowie der Materialverwaltung, der Anwendung,
der Abfallbeseitigung und Entsorgung gemäß Strahlenschutzverordnung (StrlSchV) sowie
dem Gesetz über den Verkehr mit Arzneimitteln (AMG) entstehen, nicht über die Kostenpau-
schale 40562, sondern über die Kostenpauschale 40582 berechnungsfähig.

Berichtspflicht Ja

Aufwand in Min.   **Kalkulationszeit:** 41   **Prüfzeit:** 32   **Eignung d. Prüfzeit:** Tages- und Quartalsprofil

GOÄ   entsprechend oder ähnlich: Nrn. 5602*, 5603*, 5604*

Kommentar: **Auf einen Blick: Kostenpauschalen für Radionuklide**
- **40546** bei Verwendung von **131-J MIBG**   1784.00 Euro
- **40562** zur Therapie von **Knochenmetastasen mit Radioisotopen**   1.355.00 Euro

17373*   Zusatzpauschale Radiosynoviorthese an großen oder mittleren Gelenken   **775**
Obligater Leistungsinhalt   89,06
- Radiosynoviorthese an Knie- oder Hüft- oder Schulter- oder Ellenbogen- oder Hand-
  oder unterem und/oder oberem Sprunggelenk,
- Teilkörperszintigraphische Untersuchung (Nr. 17310),
- Dokumentation(en),

Fakultativer Leistungsinhalt
* Gelenkpunktion(en) (Nr. 02341),
* Kontrolle der Nadellage mittels bildgebender Verfahren,

Abrechnungsbestimmung einmal je Gelenk, höchstens zweimal am Behandlungstag

Anmerkung Entgegen Nr. I-4.3.2 der Allgemeinen Bestimmungen kann die Gebühren-ordnungsposition 17373 bei der Radiosynoviorthese am Kniegelenk auch dann berechnet werden, wenn die Arztpraxis nicht über die Möglichkeit von Durchleuchtungen verfügt.

Abrechnungsausschluss in derselben Sitzung 02341, 17310, 17361, 34235, 34236

Berichtspflicht Ja

Aufwand in Min. **Kalkulationszeit:** 31 **Prüfzeit:** 24 **Eignung d. Prüfzeit:** Tages- und Quartalsprofil

Kommentar: **Auf einen Blick: Kostenpauschalen für Radionuklide**
* **40556** bei Verwendung von **90-Yttrium-Colloid (Radiosynoviorthese)** 100.00 Euro
* **40558** bei Verwendung von **186-Rhenium-Colloid (Radiosynoviorthese)** 125.00 Euro

18 Orthopädische Gebührenordnungspositionen

18.1 Präambel

1. Die in diesem Kapitel aufgeführten Gebührenordnungspositionen können ausschließlich von
   - Fachärzten für Orthopädie,
   - Fachärzten für Orthopädie und Unfallchirurgie,
   berechnet werden.

2. Außer den in diesem Kapitel genannten Gebührenordnungspositionen sind von den in der Präambel genannten Vertragsärzten – unbeschadet der Regelungen gemäß I-5 und I-6.2 der Allgemeinen Bestimmungen – zusätzlich nachfolgende Gebührenordnungspositionen berechnungsfähig: 01100 bis 01102, 01205, 01207, 01210, 01212, 01214 bis 01224, 01226, 01320 bis 01323, 01410 bis 01416, 01418, 01420, 01422, 01424, 01425, 01426, 01430, 01431, 01435, 01436, 01440, 01442, 01444, 01450, 01470, 01472, 01510 bis 01512, 01600 bis 01602, 01610 bis 01612, 01620 bis 01624, 01626, 01630, 01640, 01641, 01642, 01645, 01647, 01648, 01660, 01670 bis 01672, 01710, 01722, 01783, 01800, 01802 bis 01808, 01810, 01811, 01949 bis 01953, 01955, 01956, 01960, 02100, 02101, 02110 bis 02112, 02120, 02200, 02300 bis 02302, 02310 bis 02314, 02320, 02323, 02330, 02331, 02340, 02341, 02350, 02360, 02510 bis 02512 und 30706.

3. Außer den in diesem Kapitel genannten Gebührenordnungspositionen sind bei Vorliegen der entsprechenden Qualifikationsvoraussetzungen von den in der Präambel genannten Vertragsärzten – unbeschadet der Regelungen gemäß I-5 und I-6.2 der Allgemeinen Bestimmungen – zusätzlich nachfolgende Gebührenordnungspositionen berechnungsfähig: 30400 bis 30402, 30410, 30411, 30420, 30421, 30800, 30810, 30811, 36884, 37100, 37102, 37113 und 37120, 37300, 37302, 37305, 37306, 37314, 37317, 37318, 37320, 37714, 37720, Gebührenordnungspositionen der Abschnitte IV-30.1, IV-30.2.1, IV-30.2.2, IV-30.3, IV-30.5, IV-30.7, IV-30.12, IV-31.2, IV-31.3, IV-31.4.3, IV-31.5, IV-31.6, IV-30.12, IV-30.13, IV-36.2, IV-36.3, IV-36.5 und IV-36.6.2 sowie Gebührenordnungspositionen der Kapitel IV-32, IV-33, IV-34, IV-35 und Kap. 38.

4. Bei der Berechnung der zusätzlichen Gebührenordnungspositionen in den Nummern 2 und 3 sind die Maßnahmen zur Qualitätssicherung gemäß § 135 Abs. 2 SGB V, die berufsrechtliche Verpflichtung zur grundsätzlichen Beschränkung auf das jeweilige Gebiet sowie die Richtlinien des Gemeinsamen Bundesausschusses zu beachten.

5. Werden die in den Grundpauschalen enthaltenen Leistungen entsprechend den Gebührenordnungspositionen 01600 und 01601 durchgeführt, sind für die Versendung bzw. den Transport die Kostenpauschalen nach den Gebührenordnungspositionen 40110 und 40111 berechnungsfähig.

6. Die in der Präambel unter 1. aufgeführten Vertragsärzte können die arztgruppenspezifische Gebührenordnungsposition 08619 berechnen.

Kommentar:

Alle Gebührenordnungspositionen des Kapitels 18 – also die Leistungen nach den Nrn. 18210 bis 18700 – können grundsätzlich (s. Kommentierung zu Kapitel I, Abschnitt 1.5) nur von

- Fachärzten für Orthopädie
- Fachärzten für Orthopädie und Unfallchirurgie

abgerechnet werden.

Zusätzlich zu den Leistungen dieses Kapitels sind für oben genannten Vertragsärzte abrechnungsfähig, sofern die übrigen Abrechnungsvoraussetzungen des EBM gegeben sind:

- die nachfolgenden Gebührenordnungspositionen des Abschnitts II (arztgruppenübergreifende allgemeine Leistungen):
  - Nrn. 01205, 01207 Notfallpauschale für die Abklärung der Behandlungsnotwendigkeit,
  - Nr. 01210 Notfallpauschale im organisierten Not(fall)dienst,
  - Nrn. 01205, 01207 Notfallpauschale für die Abklärung der Behandlungsnotwendigkeit,
  - Nr. 01212 Notfallpauschale im organisierten Not(fall)dienst,
  - Nr. 01214 bis 01222 Notfallkonsultationspauschale im organisierten Not(fall)dienst, Zusatzpauschale für die Besuchsbereitschaft im Notfall bez. organisierten Not(fall)dienst, Reanimationskomplex,
  - Nrn. 01223 bis 01226 Zuschlag zur Notfallpauschale in besonderen Fällen,
  - Nrn. 01320, 01321 Grundpauschale für ermächtigte Ärzte, Krankenhäuser bzw. Institute,
  - Nrn. 01410 bis 01416 Besuche, Visite, Begleitung eines Kranken beim Transport,
  - Nr. 01418 Besuch im organisierten Not(fall)dienst,
  - Nr. 01420 Überprüfung und Koordination häuslicher Krankenpflege,

- Nr. 01422 Erstverordnung zur psychiatrischen häuslichen Krankenpflege,
- Nr. 01424 Folgeverordnung zur psychiatrischen häuslichen Krankenpflege,
- Nrn. 01425, 01426 Verordnung spezialisierter ambulanter Palliativversorgung,
- Nr. 01430 Verwaltungskomplex,
- Nr. 01435 Telefonische Beratung,
- Nr. 01436 Konsultationspauschale,
- Nr. 01440 Verweilen außerhalb der Praxis,
- Nr. 01510 bis 01512 Zusatzpauschale für Beobachtung und Betreuung,
- Nrn. 01600 bis 01602 Ärztlicher Bericht/Brief,
- Nrn. 01610 bis 01612 Bescheinigung, Reha-Verordnung, Konsiliarbericht vor Aufnahme in die Psychiatrie,
- Nrn. 01620 bis 01623 Bescheinigung, Krankheitsbericht, Kurplan, Kurvorschlag,
- Nr. 01722 Sonographie Säuglingshüfte,
- Nr. 01783 Alpha-1-Feto-Protein,
- Nrn. 01800 bis 01808 Röteln, Blutgruppenbestimmung, Antikörpernachweis,
- Nrn. 01810 bis 01813 Antikörpernachweis,
- Nrn. 01950 bis 01952 Substitutionsbehandlung,
- Nrn. 01955, 01956 Diamorphingestützte Behandlung Opiatabhängiger,
- Nr. 02100 Infusion,
- Nr. 02101 Infusionstherapie,
- Nr. 02110 bis 02112 Transfusion, Reinfusion,
- Nr. 02120 Erstprogrammierung Medikamentenpumpe,
- Nr. 02200 Tuberkulintestung,
- Nrn. 02300 bis 02302 Kleinchirurgischer Eingriff,
- Nrn. 02310 bis 02313 Behandlung sek. heilender Wunden, Dekubitalulcus, Diabetischer Fuß, venöse Ulcera curis,
- Nr. 02320 Einführung Magenverweilsonde,
- Nr. 02323 transurethraler Dauerkatheter,
- Nr. 02330 Arterienpunktion,
- Nr. 02331 Intraarterielle Injektion,
- Nr. 02340, 02341 Punktion,
- Nr. 02350 Fixierender Verband,
- Nr. 02360 Behandlung mit Lokalanästhetika,
- Nrn. 02510 bis 02512 Wärme- u. Elektrotherapie, Elektrostimulation
- sowie die folgenden Gebührenordnungspositionen des Abschnitts IV (arztgruppenübergreifende spezielle Leistungen):
  - Nrn. 30400 bis 30402 Massage-, Kompressions- oder Unterwassertherapie,
  - Nrn. 30410, 30411 Atemgymnastik,
  - Nrn. 30420, 30421 Krankengymnastik,
  - Nr. 30800 Soziotherapie – Hinzuziehen eines Leistungserbringers,
  - Nr. 36884 Blutgase, Säure-Basen-Status
- Gebührenordnungspositionen der Abschnitte
  - 30.1 Allergologie
  - 30.2 Chirotherapie
  - 30.3 Neurophysiologische Übungsbehandlung
  - 30.7 Schmerztherapie
  - 30.12 Diagnostik und Therapie bei MRSA
  - 31.2 Ambulante Operationen
  - 31.3 Postoperative Überwachungskomplexe
  - 31.4.3 Postoperative Behandlungskomplexe im Fachärztlichen Versorgungsbereich
  - 31.5 Anästhesien im Zusammenhang mit ambulanten Operationen
  - 31.6 Orthopädisch-chirurgisch konservative Gebührenordnungspositionen

- 36.2 Belegärztliche Operationen
- 36.3 Postoperativer Überwachungskomplex nach belegärztlichen Operationen
- 36.5 Anästhesien im Zusammenhang mit belegärztlichen Operationen
- 36.6.2 Konservativ-belegärztliche Strukturpauschalen
• Gebührenordnungspositionen der Kapitel
- 32 Labor
- 33 Ultraschalldiagnostik
- 34 Radiologie, CT, NMR
- 35 Psychotherapie

Wichtig ist, dass auch für die nach der obigen Regelung zusätzlich abrechnungsfähigen Leistungen immer auch die Abrechnungsvoraussetzungen und -ausschlüsse beachtet werden müssen, die im EBM für die Abrechnung der jeweiligen Leistung genannt sind.

Generell gilt, dass die übrigen Bestimmungen des EBM sowie die Maßnahmen zur Qualitätssicherung sowie die berufsrechtlichen Fachgebietsbeschränkungen zu beachten sind. Insbesondere sollte geprüft werden, ob zur Erbringung und Abrechnung bestimmter Leistungen eine Genehmigung erforderlich ist und welche Voraussetzungen hierfür nachgewiesen werden müssen.

Werden Leistungen nach den Gebührenordnungspositionen 01600, 01601, 01610 und 01612 (Bericht, Brief, Bescheinigung) erbracht, können auch dann, wenn die Leistung nicht gesondert berechnungsfähig sein sollte, da sie in der Grundpauschale enthalten ist, für Versendung und Transport die Kostenpauschalen nach den Nrn. 40110 oder 40111 abgerechnet werden.

18.2 Orthopädische Grundpauschalen

Grundpauschale

Obligater Leistungsinhalt
• Persönlicher Arzt-Patienten-Kontakt und/oder Arzt-Patienten-Kontakt im Rahmen einer Videosprechstunde gemäß Anlage 31b zum BMV-Ä,

Fakultativer Leistungsinhalt
• Weitere persönliche oder andere Arzt-Patienten-Kontakte gemäß I-4.3.1 der Allgemeinen Bestimmungen,
• Ärztlicher Bericht entsprechend der Gebührenordnungsposition 01600,
• Individueller Arztbrief entsprechend der Gebührenordnungsposition 01601,
• In Anhang VI-1 aufgeführte Leistungen,

Abrechnungsbestimmung einmal im Behandlungsfall

18210 für Versicherte bis zum vollendeten 5. Lebensjahr   **182**
                                                                                            20,91
Abrechnungsbestimmung einmal im Behandlungsfall

Abrechnungsausschluss
in derselben Sitzung 01436
im Behandlungsfall 01600, 01601

Aufwand in Min. **Kalkulationszeit:** 14   **Prüfzeit:** 13   **Eignung d. Prüfzeit:** Nur Quartalsprofil
GOÄ   entsprechend oder ähnlich: Leistungskomplex in der GOÄ nicht vorhanden, daher Abrechnung der einzelnen erbrachten GOÄ-Leistung(en).
Kommentar: Die Pauschale ist nur einmal im Behandlungsfall bzw. bei arztgruppenübergreifender Behandlung nur einmal im Arztfall berechenbar.
                 Wird in demselben Quartal eine kurativ-ambulante und eine kurativ-stationäre (belegärztliche Behandlung) durchgeführt, ist die Grundpauschale je einmal berechnungsfähig. Es ist aber von der Punktzahl der zweiten zur Abrechnung kommenden Grundpauschale ein Abschlag von 50 % vorzunehmen.

18211 für Versicherte ab Beginn des 6. bis zum vollendeten 59. Lebensjahr   **192**
                                                                                            22,06
Abrechnungsbestimmung Siehe Nr. 18210.

Aufwand in Min. **Kalkulationszeit:** 15   **Prüfzeit:** 14   **Eignung d. Prüfzeit:** Nur Quartalsprofil

GOÄ   entsprechend oder ähnlich: Leistungskomplex in der GOÄ nicht vorhanden, daher
             Abrechnung der einzelnen erbrachten GOÄ-Leistung(en).

18212   für Versicherte ab Beginn des 60. Lebensjahres   **222**
             Abrechnungsbestimmung Siehe Nr. 18210.   25,51

Aufwand in Min. **Kalkulationszeit: 17   Prüfzeit: 16   Eignung d. Prüfzeit:** Nur Quartalsprofil
GOÄ   entsprechend oder ähnlich: Leistungskomplex in der GOÄ nicht vorhanden, daher
             Abrechnung der einzelnen erbrachten GOÄ-Leistung(en).

18215   Hygienezuschlag zu den Gebührenordnungspositionen 18210 bis 18212   **2**
             Abrechnungsbestimmungveinmal im Behandlungsfall   0,23
             Anmerkung Die Gebührenordnungsposition 18215 wird durch die zuständige Kassen-
             ärztliche Vereinigung zugesetzt.
             Berichtspflicht Nein

Aufwand in Min. **Kalkulationszeit: KA   Prüfzeit: ./.   Eignung d. Prüfzeit:** Keine Eignung

18220   Zuschlag für die orthopädische Grundversorgung gemäß Allgemeiner Bestimmung **31**
             4.3.8 zu den Gebührenordnungspositionen 18210 bis 18212   3,56
             Abrechnungsbestimmung einmal im Behandlungsfall
             Anmerkung Der Zuschlag nach der Gebührenordnungsposition 18220 kann gemäß
             Allgemeiner Bestimmung 4.3.8 ausschließlich in Behandlungsfällen abgerechnet werden,
             in denen nur Leistungen der fachärztlichen Grundversorgung gemäß Anhang 3 und/oder
             regionaler Vereinbarungen erbracht und berechnet werden.

Aufwand in Min. **Kalkulationszeit: KA   Prüfzeit: ./.   Eignung d. Prüfzeit:** Keine Eignung

18222   Zuschlag zu der Gebührenordnungsposition 18220   **8**
             Abrechnungsbestimmung einmal im Behandlungsfall   0,92
             Anmerkung Die Gebührenordnungsposition 18222 wird durch die zuständige Kassen-
             ärztliche Vereinigung zugesetzt.

Aufwand in Min. **Kalkulationszeit: KA   Prüfzeit: ./.   Eignung d. Prüfzeit:** Keine Eignung

18227   Zuschlag zu den Gebührenordnungspositionen 18210 bis 18212   **2**
             Abrechnungsbestimmung einmal im Behandlungsfall   0,23
             Anmerkung Die Gebührenordnungsposition 18227 wird durch die zuständige Kassen-
             ärztliche Vereinigung zugesetzt.
             Abrechnungsausschluss im Behandlungsfall 01630
             Berichtspflicht Nein

Aufwand in Min. **Kalkulationszeit: KA   Prüfzeit: ./.   Eignung d. Prüfzeit:** Keine Eignung

18228   Zuschlag zu den Gebührenordnungspositionen 18210 bis 18212 für die Behandlung
             aufgrund einer TSS-Vermittlung und/oder Vermittlung durch den Hausarzt gemäß
             Allgemeiner Bestimmung 4.3.10.1, 4.3.10.2 oder 4.3.10.3
             Abrechnungsbestimmung einmal im Arztgruppenfall
             Abrechnungsausschluss im Arztgruppenfall 01710
             Anmerkung Die Gebührenordnungsposition 18228 kann durch die zuständige Kassen-
             ärztliche Vereinigung zugesetzt werden.
Kommentar: Siehe unter EBM Nr. 03008

18.3 Diagnostische und therapeutische Gebührenordnungspositionen

18310 Zusatzpauschale Behandlung und ggf. Diagnostik von Erkrankungen des Stütz- und **233**
Bewegungsapparates (angeboren, traumatisch, posttraumatisch, perioperativ) **26,78**
und/oder von (einer) entzündlichen Erkrankung(en) des Stütz- und Bewegungsapparates und/oder von (einer) Skelettanomalie(n) bei Neugeborenen, Säuglingen, Kleinkindern und Kindern

Obligater Leistungsinhalt
- Funktionsdiagnostik (ggf. segmental) und Differentialdiagnostik,
- Dokumentation von Bewegungseinschränkungen (z.B. nach der Neutral-Null-Methode),
- Weiterführende neurologische Diagnostik,
- Mindestens 3 Arzt-Patienten-Kontakte im Behandlungsfall,

Fakultativer Leistungsinhalt
- Anlage und/oder Wiederanlage eines immobilisierenden Verbandes unter Einschluss mindestens eines großen Gelenkes und/oder einer/mehrerer Fraktur(en),
- Anlage und/oder Wiederanlage eines Schienenverbandes,
- Anlage und/oder Wiederanlage einer Orthese,
- Mobilisation(en) nach Funktionsdiagnostik,
- Anleitung zur Durchführung von Bewegungsübungen,
- Durchführung einer Thromboseprophylaxe,
- Gelenkpunktion(en) und/oder intraartikuläre Injektionen,

Abrechnungsbestimmung einmal im Behandlungsfall

Abrechnungsausschluss
im Zeitraum von 21 Tagen nach Erbringung einer Leistung des Abschnitts 31.2 31601, 31602, 31608, 31609, 31610, 31611, 31612, 31613, 31614, 31615, 31616, 31617, 31618, 31619, 31620, 31621, 31622, 31623, 31624, 31625, 31626, 31627, 31628, 31629, 31630, 31631, 31632, 31633, 31634, 31635, 31636, 31637
in derselben Sitzung 02300, 02301, 02302, 02511
am Behandlungstag 31614, 31615, 31616, 31617, 31618, 31619, 31620, 31621
im Behandlungsfall 02311, 02312, 02340, 02341, 02350, 02360, 07310, 18311, 18320, 18330, 18340, 18700

Bericht: Berichtspflicht – Übermittlung der Behandlungsdaten siehe Allg. Bestimmungen 2.1.4 Berichtspflicht

Aufwand in Min. **Kalkulationszeit: 15   Prüfzeit: 14   Eignung d. Prüfzeit:** Nur Quartalsprofil

GOÄ entsprechend oder ähnlich: Leistungskomplex in der GOÄ nicht vorhanden. Abrechnung der einzelnen erbrachten GOÄ-Leistung(en)

Kommentar: Für die Abrechnung dieses Leistungskomplexes sind mind. 3 persönliche Arzt-Patienten-Kontakte erforderlich.

18311 Zusatzpauschale Behandlung und ggf. Diagnostik von Erkrankungen des Stütz- **218**
und Bewegungsapparates (angeboren, erworben, degenerativ, posttraumatisch, **25,05**
perioperativ) und/oder einer entzündlichen Erkrankung des Stütz- und Bewegungsapparates bei Jugendlichen und bei Erwachsenen(außer degenerativen und funktionellen Erkrankungen der Wirbelsäule)

Obligater Leistungsinhalt
- Funktionsdiagnostik (ggf. segmental) und Differentialdiagnostik,
- Dokumentation von Bewegungseinschränkungen (z.B. nach der Neutral-Null-Methode),
- Weiterführende neurologische Diagnostik,
- Mindestens 3 Arzt-Patienten-Kontakte im Behandlungsfall,

Fakultativer Leistungsinhalt
- Anlage und/oder Wiederanlage eines immobilisierenden Verbandes unter Einschluss mindestens eines großen Gelenkes und/oder einer/mehrerer Fraktur(en),
- Anlage und/oder Wiederanlage eines Schienenverbandes,
- Anlage und/oder Wiederanlage einer Orthese,
- Mobilisation(en) nach Funktionsdiagnostik,

- Anleitung zur Durchführung von Bewegungsübungen,
- Durchführung einer Thromboseprophylaxe,
- Gelenkpunktion(en) und/oder intraartikuläre Injektionen,

Abrechnungsbestimmung einmal im Behandlungsfall

Abrechnungsausschluss
am Behandlungstag 31614, 31615, 31616, 31617, 31618, 31619, 31620, 31621
im Zeitraum von 21 Tagen nach Erbringung einer Leistung des Abschnitts 31.2 31601, 31602, 31608, 31609, 31610, 31611, 31612, 31613, 31614, 31615, 31616, 31617, 31618, 31619, 31620, 31621, 31622, 31623, 31624, 31625, 31626, 31627, 31628, 31629, 31630, 31631, 31632, 31633, 31634, 31635, 31636, 31637
in derselben Sitzung 02300, 02301, 02302, 02511
im Behandlungsfall 02311, 02312, 02340, 02341, 02350, 02360, 07311, 18310, 18320, 18330, 18340, 18700

Bericht: Berichtspflicht – Übermittlung der Behandlungsdaten siehe Allg. Bestimmungen 2.1.4 Berichtspflicht

Aufwand in Min.   **Kalkulationszeit:** 13   **Prüfzeit:** 12   **Eignung d. Prüfzeit:** Nur Quartalsprofil

GOÄ   entsprechend oder ähnlich: Leistungskomplex in der GOÄ nicht vorhanden. Abrechnung der einzelnen erbrachten GOÄ-Leistung(en)

Kommentar: Die Behandlung und ggf. Diagnostik degenerativer Erkrankungen der Wirbelsäule ist nach Nr. 18331 abzurechnen.

18320* Zusatzpauschale Orthopädische oder orthopädisch-rheumatologische Funktionsdi-   **154**
agnostik bzw. Assessment mittels Untersuchungsinventaren   **17,70**

Obligater Leistungsinhalt
- Rheumatologische Untersuchung von Funktions- und Fähigkeitsstörungen mit Quantifizierung der Funktionseinschränkung mittels standardisierter qualitätsgesicherter Fragebögen (FFvH bzw. HAQ bei rheumatoider Arthritis, BASFI bzw. FFbH bei seronegativer Spondylarthritis) und/oder
- Erhebung des Disease-Activity-Scores (DAS) bei rheumatoider Arthritis und/oder
- Erhebung des BASDAI bei M. Bechterew und/oder seronegativen Spondylarthritiden und/oder
- Erhebung des SLEDAI bei systemischem Lupus erythematodes und/oder
- Erhebung des BIVAS bei Vaskulitiden,

Fakultativer Leistungsinhalt
- Kapillarmikroskopische Untersuchungen,
- Aufstellung eines Behandlungsplanes,
- Aufstellung eines Hilfsmittelplanes,
- Erprobung des Einsatzes von Hilfsmitteln, Therapiemitteln der physikalischen Medizin und Ergotherapie,
- Abstimmung mit dem Hilfsmitteltechniker,
- Überprüfung der qualitätsgerechten Zurichtung der Orthesen und Hilfsmittel,
- Anleitung zur Anpassung des Wohnraumes und des Arbeitsplatzes in Absprache mit dem Hausarzt,

Abrechnungsbestimmung einmal im Behandlungsfall

Abrechnungsausschluss
in derselben Sitzung 02300, 02301
im Zeitraum von 21 Tagen nach Erbringung einer Leistung des Abschnitts 31.2 31601, 31602, 31608, 31609, 31610, 31611, 31612, 31613, 31614, 31615, 31616, 31617, 31618, 31619, 31620, 31621, 31622, 31623, 31624, 31625, 31626, 31627, 31628, 31629, 31630, 31631, 31632, 31633, 31634, 31635, 31636, 31637
am Behandlungstag 31614, 31615, 31616, 31617, 31618, 31619, 31620, 31621
im Behandlungsfall 02340, 02341, 02360, 18310, 18311, 18330, 18340

Bericht: Berichtspflicht – Übermittlung der Behandlungsdaten siehe Allg. Bestimmungen 2.1.4 Berichtspflicht

Aufwand in Min.   **Kalkulationszeit:** 12   **Prüfzeit:** 11   **Eignung d. Prüfzeit:** Nur Quartalsprofil

GOÄ · entsprechend oder ähnlich: Leistungskomplex in der GOÄ nicht vorhanden. Abrechnung der einzelnen erbrachten GOÄ-Leistung(en)

Kommentar: · Im obligaten Leistungsinhalt werden zahlreiche Untersuchungen und Score-Erhebungen aufgeführt. Im fakultativen Teil Maßnahmen zur Behandlung.

Erläuterung der Abkürzungen aus der Legende der Nr. 18320:

BASDAI	Bath Ankylosing Spondylitis Disease Activity Index – Morbus Bechterew-Index
BASFI	Bath Ankylosing Spondylitis Functional Index
BIVAS	Birmingham Vasculitis Activity Score
ECLAM	Funktions-Fragebogen
FFdH	European Consensus Lupus Activity Measurement score
HAQ	Health Assessment Questionnaire (Fragebogen)
SLEDA I	Disease Activity Index

18330 Zusatzpauschale Diagnostik und/oder orthopädische Therapie eines Patienten mit einer Funktionsstörung der Hand

212
24,36

Obligater Leistungsinhalt
· Behandlung eines Patienten mit einer Funktionsstörung der Hand mit einer Leistungs-einschränkung mindestens in einer Funktionsebene,
· Dokumentation der Leistungseinschränkung mit Angabe des Bewegungsumfangs,
· Erstellung eines Behandlungsplans und/oder
· Anlage und/oder Wiederanlage eines immobilisierenden Verbandes und/oder
· Anlage und/oder Wiederanlage eines Schienenverbandes und/oder
· Anlage und/oder Wiederanlage einer Orthese,
· Mindestens 3 Arzt-Patienten-Kontakte im Behandlungsfall,

Fakultativer Leistungsinhalt
· Anleitung zur Durchführung von Bewegungsübungen,
· Lokale Infiltrationsbehandlung,

Abrechnungsbestimmung einmal im Behandlungsfall

Anmerkung Die Gebührenordnungsposition 18330 ist nur von Fachärzten für Orthopädie bzw. Fachärzten für Orthopädie und Unfallchirurgie mit der Zusatzbezeichnung Handchirurgie und von Fachärzten für Orthopädie bzw. Fachärzten für Orthopädie und Unfallchirurgie nach Antrag und Genehmigung durch die zuständige Kassenärztliche Vereinigung berechnungsfähig.

Abrechnungsausschluss
am Behandlungstag 31614, 31615, 31616, 31617, 31618, 31619, 31620, 31621
im Zeitraum von 21 Tagen nach Erbringung einer Leistung des Abschnitts 31.2 31601, 31602, 31608, 31609, 31610, 31611, 31612, 31613, 31614, 31615, 31616, 31617, 31618, 31619, 31620, 31621, 31622, 31623, 31624, 31625, 31626, 31627, 31628, 31629, 31630, 31631, 31632, 31633, 31634, 31635, 31636, 31637
in derselben Sitzung 02300, 02301, 02302
im Behandlungsfall 02340, 02341, 02350, 02360, 07330, 18310, 18311, 18320, 18340, 18700

Bericht: Berichtspflicht – Übermittlung der Behandlungsdaten siehe Allg. Bestimmungen 2.1.4 Berichtspflicht

Aufwand in Min. **Kalkulationszeit:** 13 **Prüfzeit:** 12 **Eignung d. Prüfzeit:** Nur Quartalsprofil

GOÄ · entsprechend oder ähnlich: Leistungskomplex in der GOÄ nicht vorhanden. Abrechnung der einzelnen erbrachten GOÄ-Leistung(en)

18331 Zusatzpauschale Diagnostik und/oder Behandlung von degenerativen Erkran-kungen der Wirbelsäule bei Jugendlichen und bei Erwachsenen

168
19,31

Obligater Leistungsinhalt
· Diagnostik und/oder Therapie von Erkrankungen der Wirbelsäule und/oder
· Segmentale Funktionsdiagnostik und Differentialdiagnostik und/oder
· Weiterführende neurologische Diagnostik,
· Mindestens 2 Arzt-Patienten-Kontakte im Behandlungsfall,

Fakultativer Leistungsinhalt
- Anlage und/oder Wiederanlage einer Orthese,
- Mobilisationen nach Funktionsdiagnostik,
- Anleitung zur Durchführung von Bewegungsübungen,
- Behandlung mit Lokalanästhetika,
- Haltungsschulung,

Abrechnungsbestimmung einmal im Behandlungsfall

Abrechnungsausschluss
am Behandlungstag 31614, 31615, 31616, 31617, 31618, 31619, 31620, 31621
im Behandlungsfall 02360, 18700
in derselben Sitzung 02300, 02301

Bericht: Berichtspflicht – Übermittlung der Behandlungsdaten siehe Allg. Bestimmungen 2.1.4
Berichtspflicht

Aufwand in Min.   **Kalkulationszeit:** 10   **Prüfzeit:** 9   **Eignung d. Prüfzeit:** Nur Quartalsprofil

GOÄ   entsprechend oder ähnlich: Leistungskomplex in der GOÄ nicht vorhanden. Abrechnung
der einzelnen erbrachten GOÄ-Leistung(en)

18340   Behandlung einer/eines/von sekundär heilenden Wunde(n), septischen   **271**
Wundheilungsstörung(en), Abszesses/n, septischen Knochenprozesses/n und/oder   31,14
Decubitalulcus (-ulcera)

Obligater Leistungsinhalt
- Abtragung von Nekrosen und/oder
- Wunddebridement und/oder
- Anlage und/oder Wechsel eines Kompressionsverbandes und/oder
- Einbringung und/oder Wechsel einer Wundtamponade,
- Mindestens 5 Arzt-Patienten-Kontakte im Behandlungsfall,

Fakultativer Leistungsinhalt
- Einbringung, Wechsel oder Entfernung von Antibiotikaketten,
- Anlage/Wechsel von Schienenverbänden,

Abrechnungsbestimmung einmal im Behandlungsfall

Anmerkung Die Leistung nach der Nr. 18340 kann nicht berechnet werden beim diabetischen Fuß, beim chronisch venösen Ulcus cruris, bei der chronisch venösen Insuffizienz,
beim postthrombotischen Syndrom, beim Lymphödem und bei oberflächlichen sowie
tiefen Beinvenenthrombosen.

Abrechnungsausschluss
am Behandlungstag 31614, 31615, 31616, 31617, 31618, 31619, 31620, 31621
im Zeitraum von 21 Tagen nach Erbringung einer Leistung des Abschnitts 31.2 und
Kapitel 31.4.3
in derselben Sitzung 02300, 02301, 02302, 02312, 02313
im Behandlungsfall 02310, 02311, 02340, 02341, 02350, 02360, 18310, 18311, 18320,
18330, 18700

Aufwand in Min.   **Kalkulationszeit:** 12   **Prüfzeit:** 11   **Eignung d. Prüfzeit:** Nur Quartalsprofil

GOÄ   entsprechend oder ähnlich: Leistungskomplex in der GOÄ nicht vorhanden. Abrechnung
der einzelnen erbrachten GOÄ-Leistung(en)

Kommentar: Für die Abrechnung dieses umfangreichen Leistungskomplexes sind mind. 5 persönliche
Arzt-Patienten-Kontakte erforderlich.

18700*   Zusatzpauschale Behandlung eines Patienten mit mindestens einer der   **250**
nachfolgend genannten Indikationen: 28,73

Obligater Leistungsinhalt
- Rheumatoide Arthritis,
- Seronegative Spondylarthritis,
- Kollagenose,
- Myositis,

Abrechnungsbestimmung einmal im Behandlungsfall

Anmerkung Die Gebührenordnungsposition 18700 kann nur von Fachärzten für Orthopädie mit Schwerpunkt Rheumatologie bzw. Fachärzten für Orthopädie und Unfallchirurgie mit der Zusatzbezeichnung Orthopädische Rheumatologie berechnet werden.

Abrechnungsausschluss
im Behandlungsfall 18310, 18311, 18330, 18331, 18340
im Zeitraum von 21 Tagen nach Erbringung einer Leistung des Abschnitts 31.2 31601, 31602, 31608, 31609, 31610, 31611, 31612, 31613, 31614, 31615, 31616, 31617, 31618, 31619, 31620, 31621, 31622, 31623, 31624, 31625, 31626, 31627, 31628, 31629, 31630, 31631, 31632, 31633, 31634, 31635, 31636, 31637
in derselben Sitzung 02300, 02301, 02302

Aufwand in Min. **Kalkulationszeit:** 19   **Prüfzeit:** 17   **Eignung d. Prüfzeit:** Nur Quartalsprofil

GOÄ   entsprechend oder ähnlich: Leistungskomplex in der GOÄ nicht vorhanden.

19 Pathologische Gebührenordnungspositionen

19.1 Präambel

1. Die in diesem Kapitel aufgeführten Gebührenordnungspositionen können ausschließlich von
   - Fachärzten für Pathologie,
   - Fachärzten für Neuropathologie,
   - Vertragsärzten, die gemäß Präambel zu ihren Kapiteln zur Abrechnung von Gebührenordnungspositionen dieses Kapitels berechtigt sind,

berechnet werden.
Für Fachärzte für Pathologie und Fachärzte für Neuropathologie gilt darüber hinaus zusätzlich für die Berechnung der Bewertungsausschuss nach § 87 Absatz 1 Satz 1 SGB V Geschäftsführung des Bewertungsausschusses Seite 26 von 44 Gebührenordnungspositionen des Abschnitts 19.4, dass diese ausschließlich von

- Fachärzten für Pathologie mit Erwerb der Facharztbezeichnung nach 2003 oder mit dem Erwerb der fakultativen Weiterbildung „Molekularpathologie,"
- Fachärzten für Neuropathologie mit Erwerb der Facharztbezeichnung nach 2003 oder mit dem Erwerb der fakultativen Weiterbildung „Molekularpathologie",
- Fachärzten für Pathologie, sofern diese nicht einer der beiden vorgenannten Gruppen angehören, bei Vorliegen der entsprechenden Qualifikationsvoraussetzungen - unbeschadet der Regelungen gemäß 5 und 6.2 der Allgemeinen Bestimmungen –, berechnet werden können.

2. Außer den in diesem Kapitel genannten Gebührenordnungspositionen sind von den in der Präambel genannten Vertragsärzten – unbeschadet der Regelungen gemäß I-5 und I-6.2 der Allgemeinen Bestimmungen – zusätzlich nachfolgende Gebührenordnungspositionen berechnungsfähig: 01205, 01207, 01210, 01212, 01214 bis 01218, 01223, 01224, 01226, 01416, 01418, 01431, 01435, 01450, 01620, 01621, 01640, 01641, 01642, 01647, 01648, 01660, 01670 bis 01672, 01701, 01743, 01750 bis 01759, 01762, 01763, 01766 bis 01769, 01826, 02100, 02101, 02200 und 02300.

3. Außer den in diesem Kapitel genannten Gebührenordnungspositionen sind bei Vorliegen der entsprechenden Qualifikationsvoraussetzungen von den in der Präambel genannten Vertragsärzten – unbeschadet der Regelungen gemäß I-5 und I-6.2 der Allgemeinen Bestimmungen – zusätzlich nachfolgende Gebührenordnungspositionen berechnungsfähig: Gebührenordnungspositionen der Kapitel IV-30.12 und IV-32.

4. Die fachliche Befähigung zur Durchführung der Leistungen entsprechend den Gebührenordnungspositionen 01763, 01767, 01769, 32825 und 32839 gilt für Fachärzte für Pathologie und Fachärzte für Neuropathologie mit der Berechtigung zum Führen der jeweiligen Arztbezeichnung als nachgewiesen.

5. Ein Organ bzw. Gewebe einheitlicher histologischer Struktur oder ein Organteil bzw. Gewebeteil unterschiedlich definierter histologischer Struktur oder unterschiedlich definierter Lokalisation wird nachfolgend als je ein Material bezeichnet. Histologische Untersuchungen eines Materials ohne topographische oder pathogenetische Beziehung zum Krankheitsprozess sind nicht berechnungsfähig.

6. In den Gebührenordnungspositionen dieses Kapitels sind die Leistungen entsprechend den Gebührenord-nungspositionen 01600 bis 01602 enthalten.

7. Bei der Berechnung der zusätzlichen Gebührenordnungspositionen in den Nummern 2 und 3 sind die Maßnahmen zur Qualitätssicherung gemäß § 135 Abs. 2 SGB V, die berufsrechtliche Verpflichtung zur grundsätzlichen Beschrän-kung auf das jeweilige Gebiet sowie die Richtlinien des Gemeinsamen Bundesausschusses zu beachten.

8. Werden die in der Konsiliarpauschale enthaltenen Leistungen entsprechend den Gebührenordnungspositionen 01600 und 01601 durchgeführt, sind für die Versendung bzw. den Transport die Kostenpauschalen nach den Gebührenordnungspositionen 40110 und 40111 berechnungsfähig.

9. Die Berechnung der Gebührenordnungsposition 19315 setzt eine Genehmigung der Kassenärztlichen Vereinigung nach der Qualitätssicherungsvereinbarung Histopathologie Hautkrebs-Screening gemäß § 135 Abs. 2 SBG V voraus.

Kommentar:

Alle Gebührenordnungspositionen des Kapitels 19 können – vorbehaltlich der weiteren Bestimmungen dieses Kapitels – grundsätzlich nur abgerechnet werden von

- Fachärzten für Pathologie
- Fachärzten für Neuropatholgie,
- Vertragsärzten, die gemäß der Präambel zu ihren Kapiteln zur Abrechnung von -einzelnen(!) – Gebüh-renordnungspositionen dieses Kapitels berechtigt sind

Zusätzlich zu den Gebührenordnungspositionen dieses Kapitels sind für oben genannte Vertragsärztedie in der Präambel genannten Leistungen abrechnungsfähig.

- die nachfolgenden Gebührenordnungspositionen des Abschnitts II (arztgruppenübergreifende allgemeine Leistungen):
  - Nrn. 01205, 01207 Notfallpauschale für die Abklärung der Behandlungsnotwendigkeit
  - Nr. 01210 Notfallpauschale im organisierten Not(fall)dienst,
  - Nr. 01211 Zusatzpauschale für die Besuchsbereitschaft im Notfall bez. organisierten Not(fall)dienst,
  - Nr. 01212 Notfallpauschale im organisierten Not(fall)dienst
  - Nr. 01214 bis 01219 Notfallkonsultationspauschale im organisierten Not(fall)dienst, Zusatzpauschale für die Besuchsbereitschaft im Notfall bez. organisierten Not(fall)dienst
  - Nrn. 01223 bis 01226 Zuschlag zur Notfallpauschale in besonderen Fällen
  - Nr. 01416 Begleitung eines Kranken beim Transport
  - Nr. 01418 Besuch im organisierten Not(fall)dienst
  - Nr. 01435 Telefonische Beratung,
  - Nrn. 01620, 01621 Kurze Bescheinigung, Krankheitsbericht
  - Nr. 01743 Histologie bei Früherkennungskoloskopie
  - Nrn. 01756 bis 01758 Histologische Untersuchung, Teilnahme an multidiziplinärer Fallkonferenz
  - Nr. 01826 Zytologische Untersuchung bie Empfängnisregelung
  - Nr. 02100 Infusion
  - Nr. 02101 Infusionstherapie
  - Nr. 02200 Tuberkulintestung
  - Nr. 02300 Kleiner chirurgischer Eingriff / primäre Wundversorgung / Epilation
  - Gebührenordnungspositionen des Abschnitts
  - 11.3 Diagnostische Humangenetik
  - 30.12 Diagnostik und Therapie bei MRSA
  - Gebührenordnungspositionen des Kapitels
  - 32 Labor

Dabei wird für die Laborleistungen nach Nrn. 32820, 32822 und 32825 vorausgesetzt, dass die fachliche Befähigung für Fachärzte für Pathologie und Fachärzte für Neuropathologie mit der Berechtigung zur Führung der jeweiligen Arztbezeichnung als nachgewiesen gilt, während für die Leistungen nach den Nrn. 11320 bis 11323 die fachliche Befähigung für die unter 1. genannten Ärzte den Erwerb der fakultativen Weiterbildung „Molekularpathologie" voraussetzt.

Bei Vorliegen einer Genehmigung nach der Qualitätssicherungsvereinbarung Histopathologie Hautkrebs-Screening ist auch die Nr. 19315 abrechnungsfähig.

Bei Vorliegen einer Genehmigung nach der Qualitätssicherungsvereinbarung Molekulargenetik sind auch die Nrn. 11430 abrechnungsfähig.

Berichte und Arztbriefe nach den Nrn. 01600 und 01601 sind neben den pathologischen Leistungen des Kapitels 19 nicht abrechnungsfähig.

Werden Leistungen nach den Gebührenordnungspositionen 01610 und 01612 erbracht, können auch dann, wenn die Leistung nicht gesondert berechnungsfähig sein sollte, da sie in der Konsiliarpauschale enthalten ist, für Versendung und Transport die Kostenpauschalen nach den Nrn. 40110 oder 40111 abgerechnet werden.

19.2 Pathologische Konsiliarpauschalen

19210* Konsiliarpauschale   **64**
                     7,35
  Obligater Leistungsinhalt
  • Persönlicher Arzt-Patienten-Kontakt,

  Fakultativer Leistungsinhalt
  • Entnahme von Material für histologische und zytologische Untersuchungen,
  • In Anhang VI-1 aufgeführte Leistungen,

  Abrechnungsbestimmung einmal im Behandlungsfall

Abrechnungsausschluss im Behandlungsfall 01600, 01601, 01602

Aufwand in Min.   **Kalkulationszeit:** KA   **Prüfzeit:** 5   **Eignung d. Prüfzeit:** Nur Quartalsprofil

GOÄ   entsprechend oder ähnlich: Leistungskomplex in der GOÄ nicht vorhanden. Abrechnung der einzelnen erbrachten GOÄ-Leistung(en)

Kommentar: Ggf. Kostenpauschale nach Nr. 40100 berechnen.

19215

Hygienezuschlag zu der Gebührenordnungsposition 19210   **2**   0,23

Abrechnungsbestimmung einmal im Behandlungsfall

Anmerkung Die Gebührenordnungsposition 19215 wird durch die zuständige Kassenärztliche Vereinigung zugesetzt.

Berichtspflicht Nein

Aufwand in Min.   **Kalkulationszeit:** KA   **Prüfzeit:** ./.   **Eignung d. Prüfzeit:** Keine Eignung

19.3 Diagnostische Gebührenordnungspositionen

19310*

Histologische oder zytologische Untersuchung eines Materials   **83**   9,54

Obligater Leistungsinhalt
- Histologische Untersuchung oder
- Zytologische Untersuchung ausgenommen von Material der Portio-Oberfläche, aus dem Zervixkanal oder von Urin

Fakultativer Leistungsinhalt
- Aufbereitung

Abrechnungsausschluss 01733, 01743, 01826, 08315, 19311, 19315, 19327

Aufwand in Min.   **Kalkulationszeit:** KA   **Prüfzeit:** 4   **Eignung d. Prüfzeit:** Tages- und Quartalsprofil

GOÄ   entsprechend oder ähnlich: Nrn. 4800, 4850*

Kommentar: Bei histologischer **und auch** zytologischer Untersuchung eines Materials kann die Nr. 19310 2x berechnet werden.

Werden aus einmal Material mehrere histologische (oder in einem anderen Fall: zytologische) Präparate angefertigt und untersucht kann die Leistung nur einmal berechnet werden.

19312*

Zuschlag zu den Gebührenordnungspositionen 19310, 19315 und 19319 für die histologische oder zytologische Untersuchung eines Materials unter Anwendung von Sonderverfahren   **51**   5,86

Obligater Leistungsinhalt
- Anwendung eines histo- oder zytochemischen Sonderverfahrens (Nachweis von organischen und anorganischen Stoffen oder Enzymaktivitäten durch definierte chemische Reaktionen) und/oder
- Anwendung eines optischen Sonderverfahrens (Morphometrie, Interferenz- oder Polarisationsmikroskopie)

Fakultativer Leistungsinhalt
- Aufbereitung

Abrechnungsbestimmung je Material, höchstens fünfmal

Aufwand in Min.   **Kalkulationszeit:** KA   **Prüfzeit:** 1   **Eignung d. Prüfzeit:** Nur Quartalsprofil

GOÄ   entsprechend oder ähnlich: Nr. 4815

Kommentar: Bei histo- und auch zytochemischer Untersuchung eines Materials kann die Nr. 19312 für jedes Untersuchungsverfahren getrennt bis zu 5x (insgesamt also 10x) berechnet werden.

19313*

Zuschlag zu den Gebührenordnungspositionen 19310 und 19315 für die histologische und/oder zytologische Sofortuntersuchung eines Materials während einer Operation (z.B. Schnellschnitt)   **242**   27,81

Aufwand in Min.   **Kalkulationszeit:** KA   **Prüfzeit:** 12   **Eignung d. Prüfzeit:** Tages- und Quartalsprofil

GOÄ   entsprechend oder ähnlich: Nr. 4816

EBM-Nr.

19314*   Zuschlag zu der Gebührenordnungsposition 19310 für die Einbettung in Kunststoff   **362**
zur Anwendung technischer Sonderverfahren (z.B. Semidünnschnitttechnik,   41,60
Elektronenmikroskopie, Knochenuntersuchung ohne Entkalkung)

Aufwand in Min.   **Kalkulationszeit:** KA   **Prüfzeit:** 2   **Eignung d. Prüfzeit:** Tages- und Quartalsprofil

GOÄ   entsprechend oder ähnlich: Nr. 4802

Kommentar: Ausgeschlossen sind neben Nr. 19314 Bundberichte, Arztbriefe und Kopien an den
Hausarzt.

19315*   Histopathologische Untersuchung entsprechend der Qualitätssicherungsvereinba-   **83**
rung zur histopathologischen Untersuchung im Rahmen des Hautkrebs-Screenings   9,54
gemäß § 135 Abs. 2 SGB V

Anmerkung Die Gebührenordnungsposition 19315 kann bei demselben Material nur mit
besonderer Begründung (z.B. Differenzialdiagnostik bei Lymphom) neben den Gebührenordnungspositionen des Abschnitts 19.4 berechnet werden. Die Begründung ist einschließlich des ICD-10-Kodes für die betreffende Erkrankung bei der Abrechnung anzugeben.

Abrechnungsausschluss bei demselben Material 19310

Aufwand in Min.   **Kalkulationszeit:** KA   **Prüfzeit:** 3   **Eignung d. Prüfzeit:** Tages- und Quartalsprofil

GOÄ   entsprechend oder ähnlich: GOÄ Nr. 4810

Kommentar: Zur Abrechnung der Leistung nach Nr. 19315 ist eine Genehmigung gemäß der Qualifika-
tionsvereinbarung Histopathologie Hautscreening erforderlich.

Siehe Informationen: **Qualitätssicherungsvereinbarung Histopathologie Hautkrebs-
Screening 4 Abschnitt B Genehmigungsvoraussetzungen** – bei KBV

http://www.kbv.de/media/sp/Histopathologie_Hautkrebs_Screening.pdf:

19317*   Grading mittels Morphometrie sowie immunhistochemische Bestimmung des   **1356**
Estrogen- und Progesteron-Rezeptorstatus eines Materials gemäß Krebsfrüherken- 155,82
nungs-Richtlinie Anlage VI Nummer 2.6

Fakultativer Leistungsinhalt
• Bestimmung des HER2-Rezeptorstatus,
• Bestimmung des Ki-67-Proliferationsindex

Abrechnungsausschluss Leistung(en)
am Behandlungstag 19310, 19321, 19322

Berichtspflicht Nein

Aufwand in Min.   **Kalkulationszeit:** KA   **Prüfzeit:** 10   **Eignung d. Prüfzeit:** Tages- und Quartalsprofil

19319   Zytologische Untersuchung von Urin auf Tumorzellen   **58**
Fakultativer Leistungsinhalt   6,67
• Aufbereitung

Anmerkung Die Gebührenordnungsposition 19319 ist bei demselben Material nicht
neben der Gebührenordnungsposition 19310 berechnungsfähig.

Abrechnungsausschluss bei demselben Material 19310

Berichtspflicht Nein

Aufwand in Min.   **Kalkulationszeit:** KA   **Prüfzeit:** 1   **Eignung d. Prüfzeit:** Nur Quartalsprofil

19320*   Histologische oder zytologische Untersuchung eines Materials unter Anwendung   **244**
eines immunchemischen Sonderverfahrens   28,04

Obligater Leistungsinhalt
• Histologische oder zytologische Untersuchung unter Anwendung eines immunhisto-
oder immunzytochemischen Sonderverfahrens (Nachweis von antigenen Strukturen
durch definierte immunchemische Reaktionen) unter Angabe der Art der antigenen
Zielstruktur(en),

Fakultativer Leistungsinhalt
• Aufbereitung,

Abrechnungsbestimmung je Material, höchstens fünfmal

Abrechnungsausschluss bei demselben Material 19327

Anmerkung Die Gebührenordnungsposition 19320 ist für Rezeptorennachweise nicht neben den Gebührenordnungspositionen 19321 und 19322 berechnungsfähig.

Aufwand in Min. **Kalkulationszeit:** KA **Prüfzeit:** 3 **Eignung d. Prüfzeit:** Tages- und Quartalsprofil

GOÄ entsprechend oder ähnlich: Nr. 4815, 4852*

Kommentar: Bei Anwendung mehrerer immunologischer histo- und auch zytochemischer Untersuchungen eines Materials kann die Nr. 19320 für jedes Untersuchungsverfahren getrennt bis zu 5x (insgesamt also 10x) berechnet werden.

19321* Immunhistochemischer und/oder immunzytochemischer Nachweis von Rezeptoren 355
40,79

Obligater Leistungsinhalt

• Histologische oder zytologische Untersuchung zum immunhistochemischen und/oder immunzytochemischen Nachweis eines Rezeptors unter Angabe der Art des Rezeptors,

Fakultativer Leistungsinhalt

• Aufbereitung,

Abrechnungsbestimmung je Material, höchstens zweimal

Abrechnungsausschluss bei demselben Material 19327

Anmerkung Neben der Gebührenordnungsposition 19321 ist für Rezeptorennachweise die Gebührenordnungsposition 19320 nicht berechnungsfähig.

Aufwand in Min. **Kalkulationszeit:** KA **Prüfzeit:** 3 **Eignung d. Prüfzeit:** Tages- und Quartalsprofil

GOÄ entsprechend oder ähnlich: Leistungskomplex in der GOÄ so nicht vorhanden, ggf. analoger Ansatz der Nr. 4808 entsprechend GOÄ § 6 (2*)

Kommentar: Bei Anwendung mehrerer immunologischer histo- und auch zytochemischer Untersuchungen eines Materials kann die Nr. 19321 für jedes Untersuchungsverfahren getrennt bis zu 2x (insgesamt also 4x) berechnet werden.

19322* Immunhistochemischer Nachweis des HER2-Rezeptors 525
60,33

Obligater Leistungsinhalt

• Histologische Untersuchung zum immunhistochemischen Nachweis des HER2-Rezeptors

Fakultativer Leistungsinhalt

• Aufbereitung

Abrechnungsausschluss bei demselben Material 19327

Anmerkung Neben der Gebührenordnungsposition 19322 sind für den HER2-Rezeptor-Nachweis die Gebührenordnungspositionen 19320 und 19321 nicht berechnungsfähig.

Aufwand in Min. **Kalkulationszeit:** KA **Prüfzeit:** 4 **Eignung d. Prüfzeit:** Tages- und Quartalsprofil

GOÄ entsprechend oder ähnlich: Leistungskomplex in der GOÄ so nicht vorhanden, ggf. analoger Ansatz der Nr. 4088* entsprechend GOÄ § 6 (2*).

19327* Zytologische Untersuchung eines oder mehrerer Abstriche(s) von der Portio- 180
Oberfläche und/oder aus dem Zervixkanal 20,68

Fakultativer Leistungsinhalt

• Durchführung der zytologischen Untersuchung mittels Dünnschichtverfahren anstatt als konventioneller Abstrich,

• weiterführende immunzytochemische Untersuchungen,

• mittels spezieller Färbung zur Diagnostik der hormonellen Funktion,

Abrechnungsbestimmung einmal am Behandlungstag

Anmerkung Die Gebührenordnungsposition 19327 ist auch berechnungsfähig, sofern die zytologische Untersuchung aus Material des Apex vaginae durchgeführt wird.
Die Gebührenordnungsposition 19327 beinhaltet die Kosten für Objektträger/Fixierlösung für die konventionelle Zytologie oder Probengefäß/Fixierlösung für die Dünnschichtverfahren sowie jeweils das Abstrichbesteck (Bürste und Spatel).

Die Berechnung der Gebührenordnungsposition 19327 setzt eine Genehmigung der Kassenärztlichen Vereinigung nach der Qualitätssicherungsvereinbarung ZervixZytologie gemäß § 135 Abs. 2 SGB V voraus.

Abrechnungsausschluss bei demselben Material 01762, 01766, 01826, 08315, 19310 und 19320 bis 19322

Berichtspflicht Nein

Aufwand in Min. **Kalkulationszeit:** KA   **Prüfzeit:** .3   **Eignung d. Prüfzeit:** Nur Quartalsprofil

19328* DNA- und/oder mRNA-Nachweis ausschließlich von High-Risk-HPV-Typen sowie   **188**
Genotypisierung auf HPV-Typ 16 und HPV-Typ 18, sofern   **21,60**
High-Risk-HPV-Typen nachweisbar sind bei
• Zustand nach operativem (operativen) Eingriff(en) an der Cervix uteri wegen einer zervikalen intraepithelialen Neoplasie
und/oder
• einem Zervixzytologiebefund ab Gruppe II-p, II-g oder IIID1 nach Münchner Nomenklatur III
und/oder
• positivem HPV-Nachweis frühestens nach 6 Monaten zur Kontrolle,

Abrechnungsbestimmung einmal im Behandlungsfall

Anmerkung Neben der Gebührenordnungsposition 19328 sind kulturelle Untersuchungen und/oder Antigennachweise zum Nachweis desselben Erregers nicht berechnungsfähig. Die Berechnung der Gebührenordnungsposition 19328 setzt eine Genehmigung der Kassenärztlichen Vereinigung nach der Qualitätssicherungsvereinbarung Spezial-Labor gemäß § 135 Abs. 2 SGB V voraus.

Abrechnungsausschluss am Behandlungstag 01763 und 01767.

Berichtspflicht Nein

Aufwand in Min. **Kalkulationszeit:** KA   **Prüfzeit:** .1   **Eignung d. Prüfzeit:** Nur Quartalsprofil

19330* Zytologische Untersuchung eines Materials mit DNA-Bestimmung   **286**
Obligater Leistungsinhalt   **32,87**
• Densitometrische DNA-Bestimmung an mindestens 100 Zellkernen nach Spezialfärbung,
• Auswertung und Dokumentation

Aufwand in Min. **Kalkulationszeit:** KA   **Prüfzeit:** 4   **Eignung d. Prüfzeit:** Tages- und Quartalsprofil
GOÄ   entsprechend oder ähnlich: Leistungskomplex in der GOÄ nicht vorhanden, ggf. analoger Ansatz der Nr. 3920* entsprechend GOÄ § 6 (2*).

19332* Histologisch-topographiespezifische Bestimmung(en) und Identifizierung(en) der   **265**
zu untersuchenden Zell- oder Gewebestruktur(en) an morphologischem Untersu-   **30,45**
chungsgut in Zusammenhang mit den Gebührenordnungspositionen des Abschnitts
19.4 EBM
Obligater Leistungsinhalt
• Mikrodissektion(en) unter mikroskopischer Kontrolle,
• Korrelation der tumorgenetischen Ergebnisse mit der Vordiagnostik,
• Erstellung einer Konsensusdiagnose
Fakultativer Leistungsinhalt
• Entparaffinierung der Gewebeschnitte,
• Individuelles Design spezifischer Primer-Paare bzw. DNA-Sequenzen,
• Makrodissektion(en) unter mikroskopischer Kontrolle,
• Erstellung von Dünnschnitten bei formalinfixiertem, paraffineingebettetem Gewebe oder von Ausstrichen,
• Gewebespezifischer Verdau

Aufwand in Min. **Kalkulationszeit:** KA   **Prüfzeit:** 12   **Eignung d. Prüfzeit:** Tages- und Quartalsprofil
GOÄ   entsprechend oder ähnlich: Leistungskomplex in der GOÄ so nicht vorhanden. Abrechnung der einzelnen erbrachten einzelnen GOÄ-Leistung(en).

19.4 In-vitro-Diagnostik tumorgenetischer Veränderungen

1. Die Gebührenordnungspositionen des Abschnitts 19.4 EBM sind nur für eine in-vitro-Diagnostik tumorgenetischer Veränderungen in neoplastisch veränderten Geweben und Organen berechnungsfähig. Analysen freier Nukleinsäuren im Plasma sowie Genexpressionsanalysen mit Ausnahme der Untersuchungen nach den Gebührenordnungspositionen 19435, 19460 bis 19463, 19465, 19503 bis 19506 sind nicht berechnungsfähig.

2. Untersuchungen tumorgenetischer Veränderungen mittels zyto- und/oder molekulargenetischer Verfahren zur Indikationsstellung einer gezielten medikamentösen Behandlung sind ausschließlich nach den Gebührenordnungspositionen des Abschnitts 19.4.4 EBM berechnungsfähig.

3. Die Berechnung der Gebührenordnungspositionen 19421 und 19424, 19451 bis 19453 und 19456 setzt die Begründung, die die Art der Erkrankung gemäß der Kodierung nach ICD-10-GM enthält, die Angabe der Art der Untersuchung (Gennummer, Genname nach OMIM) und des Multiplikators voraus.

4. Sofern eine Gebührenordnungsposition eine Mindestanforderung an die Nachweisgrenze beinhaltet, ist die Angabe auf das Ausgangsmaterial bezogen.

5. Untersuchungen, die zur Amplifikations-, Kontaminations- oder Identitätskontrolle eingesetzt werden, sind nicht gesondert berechnungsfähig.

6. Untersuchungen zur Abklärung, ob konstitutionelle genetische Eigenschaften vorliegen, die die Wirkung eines Arzneimittels beeinflussen können, sind nicht nach den Gebührenordnungspositionen dieses Abschnittes berechnungsfähig.

19.4.1 Pauschalen der in-vitro-Diagnostik tumorgenetischer Veränderungen

Kommentar

In dem Unterabschnitt 19.4.1 sind die Pauschalen der in-vitro-Diagnostik tumorgenetischer Veränderungen zusammengefasst.

19401* Grundpauschale tumorgenetische in-vitro-Diagnostik   **145**
16,66

Obligater Leistungsinhalt
- Überprüfung der Indikationsstellung,
- Ärztliche Beurteilung und Befundung,

Fakultativer Leistungsinhalt
- Prüfung der Indikationsstellung auf Grundlage zugesandter schriftlicher Unterlagen,
- Konsultation des Überweisers zum Auftrag,

Abrechnungsbestimmung einmal im Behandlungsfall

Anmerkung Die Gebührenordnungsposition 19401 ist im Behandlungsfall nicht neben Versicherten-, Grund- und/oder Konsiliarpauschalen berechnungsfähig.

Abrechnungsausschluss
im Krankheitsfall 11210, 11211, 11212, 11230, 11233, 11234, 11235, 11236, 11301, 11302, 11303

Berichtspflicht Nein

Aufwand in Min.   **Kalkulationszeit:** KA   **Prüfzeit:** 6   **Eignung der Prüfzeit:** Nur Quartalsprofil

19402* Zuschlag zu den Gebührenordnungspositionen 19410, 19411, 19421, 19424, 19426,   **416**
19432, 19450, 19453, 19464 und 19503 bis 19506 für eine wissenschaftliche   47,80
ärztliche Beurteilung komplexer krankheitsrelevanter tumorgenetischer Analysen
im individuellen Kontext

Obligater Leistungsinhalt
- Schriftlicher Befundbericht mit wissenschaftlich begründeter Beurteilung,

Abrechnungsbestimmung einmal im Behandlungsfall

Anmerkung Die Berechnung der Gebührenordnungsposition 19402 setzt die Kodierung nach ICD-10-GM unter Angabe des Zusatzkennzeichens für die Diagnosensicherheit voraus.

Berichtspflicht Nein

Kalkulationszeit: KA   **Prüfzeit:** 14   **Eignung der Prüfzeit:** Nur Quartalsprofil

Kommentar: Die Berechnung der Gebührenordnungsposition 19402 setzt die Kodierung nach ICD-10-GM unter Angabe des Zusatzkennzeichens für die Diagnosensicherheit voraus. Die Gebührenordnungsposition 19402 kann entgegen Nr. 4.4.2 der Allgemeinen Bestimmungen auch im Folgequartal berechnet werden.

19403* Laborgrundpauschale Tumorgenetik   **383**
44,01

Obligater Leistungsinhalt
• Probenvorbereitung,

Fakultativer Leistungsinhalt
• Archivierung von Untersuchungsmaterial,
• Vernichtung,

Abrechnungsbestimmung einmal im Behandlungsfall

Anmerkung Die Gebührenordnungsposition 19403 unterliegt einer Staffelung je Arzt in Abhängigkeit von der im Quartal erbrachten Anzahl der Leistungen gemäß der Gebührenordnungsposition 19403. Ab der 1301. Leistung wird die Gebührenordnungsposition 19403 mit 306 Punkten bewertet.

Berichtspflicht: Nein

19404* Aufarbeitung einer Gewebe- oder Organprobe   **236**
27,12

Obligater Leistungsinhalt
• DNA- und/oder RNA-Extraktion,

Abrechnungsbestimmung einmal je eingesandter Gewebe- oder Organprobe

Anmerkung Der Höchstwert für die Untersuchungen der Gebührenordnungsposition 19404 beträgt 944 Punkte im Behandlungsfall.

Berichtspflicht Nein

19.4.2 In-vitro-Diagnostik tumorgenetischer Veränderungen

Kommentar

In dem Unterabschnitt 19.4.2 wurden die Leistungen für die in-vitro-Diagnostik der tumorgenetischen Veränderungen für solide und hämatologische Erkrankungen zusammengefasst.

19410* Molekularzytogenetische Charakterisierung chromosomaler Aberrationen an   **518**
Inter- oder Metaphasen mittels in-situ-Hybridisierung oder Untersuchung auf   59,53
Mikrodeletionen/-duplikationen

Obligater Leistungsinhalt
• Auswertung von
  – mindestens dreißig Interphasekernen in Geweben oder mindestens einhundert Interphasekernen in Kulturen, und/oder
  – drei Metaphasen,
• Bilddokumentation von mindestens drei Zellen oder bei mehreren Zielsequenzen mindestens zwei Zellen je Zielsequenz,
• Befundung unter Verwendung des aktuellen International System for Human Cytogenomic Nomenclature,

Fakultativer Leistungsinhalt
• Vorbereitung und Aufbringen der Zellen auf Träger,

Abrechnungsbestimmung je Zielsequenz

Berichtspflicht Nein

19411*   Gezielte Untersuchung einer/eines krankheitsrelevanten oder krankheitsauslö-   **858**
senden Translokation/Fusionsgens   98,60

Obligater Leistungsinhalt
- Molekularzytogenetische Untersuchung der Translokation und Befundung unter Verwendung des aktuellen International System for Human Cytogenomic Nomenclature und/oder
- Molekulargenetische Untersuchung unter Angabe des Fusionsgens,

Abrechnungsbestimmung je Zielsequenz (Translokation/Fusionsgen)

Anmerkung Der Höchstwert für die Untersuchungen der Gebührenordnungsposition 19411 beträgt 4.290 Punkte im Behandlungsfall.

Berichtspflicht Nein

19421*   Gezielter Nachweis oder Ausschluss einer krankheitsrelevanten oder krankheits-   **211**
auslösenden somatischen genomischen Punktmutation, Deletion oder Duplikation   24,25
in kodierenden oder regulatorischen Sequenzen,

Abrechnungsbestimmung je Zielsequenz

Anmerkung Die Gebührenordnungsposition 19421 ist nur berechnungsfähig, sofern die Mutation Bestandteil der Zielsequenz ist. Die Gebührenordnungsposition ist nur einmal je Mutationsstelle berechnungsfähig.
Der Höchstwert für die Untersuchung nach der Gebührenordnungsposition 19421 beträgt 3.165 Punkte im Behandlungsfall.

Berichtspflicht Nein

19424*   Mutationssuche zum Nachweis oder Ausschluss einer krankheitsrelevanten oder   **678**
krankheitsauslösenden somatischen genomischen Mutation mit klinisch relevanten   77,91
Eigenschaften

Obligater Leistungsinhalt
- Nachweisgrenze für die Erfassung einer Mutation <= 10 %,
- Bioinformatische Auswertung der erhobenen Sequenzdaten,

Fakultativer Leistungsinhalt
- Sequenzierung nicht-kodierender genetischer Elemente,

Abrechnungsbestimmung je vollendete 250 kodierende Basen

Anmerkung Ab der 21. Leistung im Krankheitsfall wird die Gebührenordnungsposition 19424 mit 339 Punkten je vollendete 250 kodierende Basen bewertet.
Der Leistungsinhalt ist durch den Umfang der für die Fragestellung auszuwertenden kodierenden Sequenzlänge bestimmt, nicht durch die Sequenzlänge der Rohdaten.
Der Höchstwert für die Untersuchungen der Gebührenordnungsposition 19424 beträgt 24.914 Punkte im Behandlungsfall.

Berichtspflicht Nein

19426*   Untersuchung einer Mikrosatelliteninstabilität im Tumormaterial   **867**
   99,63
Abrechnungsbestimmung einmal im Krankheitsfall

Abrechnungsausschlüsse
im Krankheitsfall 11432, 19464

Berichtspflicht Nein

19.4.3 Indikationsbezogene Diagnostik hämatologischer Neoplasien

1. Die Gebührenordnungspositionen des Abschnitts 19.4.3 können nur durch Fachärzte für Innere Medizin und Hämatologie und Onkologie, Fachärzte für Innere Medizin mit Schwerpunkt Hämatologie und Onkologie, Fachärzte für Kinder- und Jugendmedizin mit Schwerpunkt Kinder-Hämatologie und -Onkologie, Fachärzte, die an der „Onkologie-Vereinbarung" (Anlage 7 zum Bundesmantelvertrag-Ärzte) teilnehmen, veranlasst werden.

2. Ergänzend zu Nr. 1 können Fachärzte für Pathologie und Fachärzte für Neuropathologie eine Untersuchung nach der Gebührenordnungsposition 19433 im Zusammenhang mit weiteren Leistungen des Abschnitts 19.3 veranlassen oder erbringen und berechnen.

Kommentar

In dem Unterabschnitt 19.4.3 wurden besondere in-vitro-diagnostische Verfahren abgebildet, die ausschließlich bei hämatologischen Erkrankungen angewendet werden. Die Veranlassen (Überweisung) ist auf den hier genannten Kreis der Fachärzte beschränkt.

19430*	Affinitätsanreicherung neoplastischer Zellen mittels spezifischer Ligand-Zell-Interaktion (z. B. immunomagnetische Anreicherung)	**278** 31,95

Abrechnungsbestimmung je Gewebe- oder Organprobe

Anmerkung Der Höchstwert für die Untersuchungen der Gebührenordnungsposition 19430 beträgt 556 Punkte im Behandlungsfall.

19431	Anwendung eines Kulturverfahrens zur Anzucht von Zellen und Präparation der Zellkerne zu weiteren Analysen	**906** 104,11

Obligater Leistungsinhalt
* Anlage von bis zu fünf Kulturen,
* Aufbringen der Zellen auf Träger zur weiteren Analyse,

Fakultativer Leistungsinhalt
* Wachstumsfaktoren,
* Differenzierungsfaktoren,

Abrechnungsbestimmung einmal je eingesandter Gewebe- oder Organprobe

Anmerkung Der Höchstwert für die Untersuchungen der Gebührenordnungsposition 19431 beträgt 2.718 Punkte im Behandlungsfall.

Berichtspflicht Nein

Abrechnungsausschlüsse

im Behandlungsfall 32510

Berichtspflicht Nein

19432*	Bestimmung des Karyotyps mittels lichtmikroskopischer Bänderungsanalyse	**842** 96,76

Obligater Leistungsinhalt
* G- und/oder R-Bänderungsanalyse,
* Elektronische Bilddokumentation des Karyotyps von mindestens vier Metaphasen zuzüglich mindestens einer Metaphase pro aberrantem Klon,
* Befundung des Karyotyps unter Verwendung des aktuellen International System for Human Cytogenomic Nomenclature,

Fakultativer Leistungsinhalt
* Weitere Färbungen,

Abrechnungsbestimmung einmal je eingesandter Gewebe- oder Organprobe

Anmerkung Der Höchstwert für die Untersuchungen der Gebührenordnungsposition 19432 beträgt 2.526 Punkte im Behandlungsfall.

Berichtspflicht Nein

19433*	B-Zell- oder T-Zell-Klonalitätsuntersuchung	**3512** 403,58

Obligater Leistungsinhalt
* Bestimmung der Größenverteilung der rearrangierten variablen T-Zell-Rezeptor- und/oder Immunglobulin-Region zum Nachweis einer Monoklonalität,

Abrechnungsbestimmung einmal im Behandlungsfall

Berichtspflicht Nein

19434*	Chimärismusanalyse nach allogener Stammzelltransplantation	**1156** 132,84

Obligater Leistungsinhalt
* Quantifizierung des Empfängerzellanteils mit einer unteren Nachweisgrenze von mindestens 2 %,

Fakultativer Leistungsinhalt
- Vergleichende Untersuchung von Spender- und Empfängermaterial vor Transplantation, sofern entsprechendes Material gewonnen wurde,

Abrechnungsbestimmung dreimal im Behandlungsfall

Berichtspflicht Nein

19435*	Nachweis einer minimalen Resterkrankung bei hämatologischen Neoplasien	**1348** 154,91

Obligater Leistungsinhalt
- Quantifizierung einer Zielsequenz mit einer unteren Nachweisgrenze von mindestens 2 %,

Abrechnungsbestimmung viermal im Behandlungsfall

Berichtspflicht Nein

19439*	Zuschlag zur Gebührenordnungsposition 19435 für die Quantifizierung patientenspezifischer rearrangierter TCR- oder IG-Regionen zum Nachweis klonaler Genumlagerungen	**1973** 226,73

Berichtspflicht Nein

19.4.4 In-vitro-Diagnostik tumorgenetischer Veränderungen zur Indikationsstellung einer pharmakologischen Therapie

1. Die Gebührenordnungspositionen des Abschnitts 19.4.4 EBM sind ausschließlich für zwingend erforderliche Untersuchungen auf klinisch relevante tumorgenetische Veränderungen mittels zyto- und/oder molekulargenetischer Verfahren zur Indikationsstellung einer gemäß jeweils gültiger Fachinformation einer für diese Indikation zugelassenen medikamentösen Behandlung berechnungsfähig. Für die Untersuchung derselben Mutation sind die Gebührenordnungspositionen dieses Abschnitts nicht nebeneinander berechnungsfähig.

2. Die Berechnung der Gebührenordnungspositionen 19451 bis 19456 setzt die Angabe der zur Behandlung geplanten und/oder eingesetzten Arzneimittel voraus.

Kommentar

In dem Unterabschnitt 19.4.4 wurden zwingend erforderliche tumorgenetische Untersuchungen aufgenommen, die als begleitende Diagnostik durchgeführt werden.

19450*	Molekularzytogenetische Charakterisierung chromosomaler Aberrationen an Inter- oder Metaphasen mittels in-situ-Hybridisierung oder Untersuchung auf Mikrodeletionen/-duplikationen	**518** 59,53

Obligater Leistungsinhalt
- Auswertung von
  - mindestens dreißig Interphasekernen in Geweben oder mindestens einhundert Interphasekernen in Kulturen und/oder
  - drei Metaphasen,
- Bilddokumentation von mindestens drei Zellen oder bei mehreren Zielsequenzen mindestens zwei Zellen je Zielsequenz,
- Befundung unter Verwendung des aktuellen International System for Human Cytogenomic Nomenclature,

Fakultativer Leistungsinhalt
- Vorbereitung und Aufbringen der Zellen auf Träger,

Abrechnungsbestimmung je Zielsequenz

Berichtspflicht Nein

19451*	Gezielte Untersuchung einer somatischen genomischen Punktmutation, einer Deletion oder Duplikation in kodierenden oder regulatorischen Sequenzen,	**211** 24,25

Abrechnungsbestimmung je Zielsequenz

Anmerkung Die Gebührenordnungsposition 19451 ist nur berechnungsfähig, sofern die Mutation Bestandteil der Zielsequenz ist. Die Gebührenordnungsposition ist nur einmal je Mutationsstelle berechnungsfähig.

Der Höchstwert für die Untersuchung nach der Gebührenordnungsposition 19451 beträgt 3.165 Punkte im Behandlungsfall.

Berichtspflicht Nein

19452* Gezielte Untersuchung einer/eines krankheitsrelevanten oder krankheitsauslö- **858**
senden Translokation/Fusionsgens **98,60**

Obligater Leistungsinhalt
• Molekularzytogenetische Untersuchung der Translokation und Befundung unter Verwendung des aktuellen International System for Human Cytogenomic Nomenclature und/oder
• Molekulargenetische Untersuchung unter Angabe des Fusionsgens,

Abrechnungsbestimmung je Zielsequenz (Translokation/Fusionsgen)

Anmerkung Der Höchstwert für die Untersuchungen der Gebührenordnungsposition 19452 beträgt 4.290 Punkte im Behandlungsfall.

Berichtspflicht Nein

19453* Mutationssuche zum Nachweis oder Ausschluss einer krankheitsrelevanten oder **678**
krankheitsauslösenden somatischen genomischen Mutation mit klinisch relevanten **77,91**
Eigenschaften

Obligater Leistungsinhalt
• Nachweisgrenze für die Erfassung einer Mutation<= 10 %,
• Bioinformatische Auswertung der erhobenen Sequenzdaten,

Fakultativer Leistungsinhalt
• Sequenzierung nicht-kodierender genetischer Elemente,

Abrechnungsbestimmung je vollendete 250 kodierende Basen

Anmerkung Ab der 21. Leistung im Krankheitsfall wird die Gebührenordnungsposition 19453 mit 339 Punkten je vollendete 250 kodierende Basen bewertet.

Der Höchstwert für die Untersuchungen der Gebührenordnungsposition 19453 beträgt 24.914 Punkte im Behandlungsfall.

Berichtspflicht Nein

19456* Nachweis oder Ausschluss von Mutationen in den Genen BRCA1 und BRCA2 **18543**
im Tumormaterial zur Indikationsstellung einer gezielten medikamentösen **2130,87**
Behandlung, wenn dieser laut Fachinformation obligat ist

Obligater Leistungsinhalt
• Untersuchung auf genetische Veränderungen des BRCA1-Gens,
• Untersuchung auf genetische Veränderungen des BRCA2-Gens,
• Bioinformatische Auswertung einschließlich schriftlicher molekulargenetischer Interpretation,

Abrechnungsbestimmung einmal im Krankheitsfall

Abrechnungsausschluss

Im Krankenfall 19453

Berichtspflicht Nein

Kommentar: Zum 1. Juli 2019 wurde die Leistungslegende der Gebührenordnungsposition 19456 im Abschnitt 19.4.4 EBM ergänzt. Die regelmäßige Prüfung zur frühen Nutzenbewertung des Gemeinsamen Bundesausschusses ergab einen Anpassungsbedarf im EBM. Rubraca® ist demnach indiziert als Monotherapie zur Behandlung von erwachsenen Patientinnen mit platin-sensitivem, rezidiviertem oder progressivem high-grade epithelialem Ovarial-, Eileiter- oder Peritonealkarzinom mit BRCA-Mutationen (Keimbahn und/oder somatisch), die mit zwei oder mehr vorherigen platinbasierten Chemotherapielinien behandelt wurden und keine weitere platinhaltige Chemotherapie tolerieren.

19460* Bewertung des relativen Anteils der T790MEGFR-Mutation im Verhältnis zum Anteil der bekannten EGFR-aktivierenden Mutation unter Verwendung von zirkulierender Tumor-DNA in derselben Probe zur Indikationsstellung einer gezielten medikamentösen Behandlung von erwachsenen Patienten mit lokal fortgeschrittenem oder metastasiertem nicht kleinzelligem Lungenkarzinom zum Nachweis der T790M-EGFR-Mutation, die laut Fachinformation obligat ist, **3934** 452,08

Abrechnungsbestimmung zweimal im Behandlungsfall

Anmerkung Die Gebührenordnungsposition 19460 ist höchstens viermal im Krankheitsfall berechnungsfähig.
Die Berechnung der Gebührenordnungsposition 19460 setzt die Anwendung eines validierten Verfahrens voraus, für das anhand von Vergleichsproben Nachweisgrenzen von ≤1 % für Mutationen in den Exonen 18 bis 21 und die T790M-Mutation im EGFR-Gen belegt werden können.
Die Gebührenordnungsposition 19460 ist für das Therapiemonitoring nicht berechnungsfähig.
Das Untersuchungsverfahren muss Maßnahmen zur Erkennung falsch positiver Mutationsnachweise im Einzelfall vorsehen.

Berichtspflicht Nein

19461* Nachweis oder Ausschluss von allen bekannten EGFR-aktivierenden Mutationen in den Exonen 18 bis 21 unter Verwendung von zirkulierender Tumor- DNA zur Indikationsstellung einer gezielten Behandlung von erwachsenen Patienten mit lokal fortgeschrittenem oder metastasiertem nicht kleinzelligem Lungenkarzinom, wenn diese laut Fachinformation obligat ist **3934** 452,08

Abrechnungsbestimmung zweimal im Krankheitsfall

Anmerkung Die Gebührenordnungsposition 19461 ist nur dann berechnungsfähig, wenn ein nicht kleinzelliges Lungenkarzinom histologisch nachgewiesen ist und nicht genügend Tumorgewebe als Untersuchungsmaterial zur Verfügung steht oder gewonnen werden kann.
Die Berechnung der Gebührenordnungsposition 19461 setzt die Anwendung eines validierten Verfahrens voraus, für das anhand von Vergleichsproben Nachweisgrenzen von <=1 % für aktivierende Mutationen in den Exonen 18 bis 21 im EGFR-Gen belegt werden können.
Die Gebührenordnungsposition 19461 ist für das Therapiemonitoring nicht berechnungsfähig.
Das Untersuchungsverfahren muss Maßnahmen zur Erkennung falsch positiver Mutationsnachweise im Einzelfall vorsehen.

Protokollnotiz:
Die Berechnung der Gebührenordnungsposition 19461 setzt die Anwendung eines validierten Verfahrens voraus, für das anhand von Vergleichsproben Nachweisgrenzen von <=1 % für aktivierende Mutationen in den Exonen 18 bis 21 im EGFR-Gen belegt werden können.
Die Gebührenordnungsposition 19461 ist für das Therapiemonitoring nicht berechnungsfähig.
Das Untersuchungsverfahren muss Maßnahmen zur Erkennung falsch positiver Mutationsnachweise im Einzelfall vorsehen.
Nach Vorliegen der Abrechnungsdaten der ersten zwei Jahre nach Einführung der Leistung nach der Gebührenordnungsposition 19461 in den Einheitlichen Bewertungsmaßstab überprüft der Bewertungsausschuss den Anteil an allen Krankheitsfällen, in denen eine zweimalige Abrechnung der Gebührenordnungsposition 19461 erfolgt.
Sollte sich aus der Überprüfung ergeben, dass der Anteil der Versicherten mit zweimaliger Berechnung der Gebührenordnungsposition 19461 im Krankheitsfall mehr als 20 Prozent beträgt, wird der Bewertungsausschuss durch Aufnahme einer Anmerkung die Notwendigkeit einer medizinischen Begründung bei zweimaliger Abrechnung der Ge-

bührenordnungsposition im Einzelfall beschließen, sofern nicht die Prüfung des dann aktuellen Stands der medizinischen Wissenschaft die mindestens zweimalige Testung begründet. Die Evaluation erfolgt durch das Institut des Bewertungsausschusses.

Berichtspflicht Nein

19462*	Bestimmung des PIK3CA-Mutationsstatus unter Verwendung von zirkulierender Tumor- DNA zur Indikationsstellung einer gezielten Behandlung von postmenopausalen Frauen und Männern mit einem Hormonrezeptor (HR)-positiven, humanen epidermalen Wachstumsfaktor-Rezeptor-2 (HER2)-negativen, lokal fortgeschrittenen oder metastasierten Mammakarzinom bei Fortschreiten der Erkrankung nach endokriner Therapie als Monotherapie, wenn diese laut Fachinformation obligat ist,	**3934** 452,08

Obligater Leistungsinhalt
• Mutationssuche auf aktivierende Mutationen in den Exonen 7, 9 und 20 im PIK3CA-Gen, Abrechnungsbestimmung zweimal im Krankheitsfall

Anmerkung Die Gebührenordnungsposition 19462 ist nur dann berechnungsfähig, wenn ein Mammakarzinom histologisch nachgewiesen ist und nicht genügend Tumorgewebe zur Beurteilung des aktuellen Mutationsstatus als Untersuchungsmaterial zur Verfügung steht oder gewonnen werden kann.
Die Berechnung der Gebührenordnungsposition 19462 setzt die Anwendung eines validierten Verfahrens voraus, für das Nachweisgrenzen von <=1 % für die im PIK3CA-Gen zu bestimmenden Mutationen belegt werden können.
Die Gebührenordnungsposition 19462 ist für das Therapiemonitoring nicht berechnungsfähig.
Das Untersuchungsverfahren muss Maßnahmen zur Erkennung falsch positiver Mutationsnachweise vorsehen.

Berichtspflicht Nein

Aufwand in Min.   **Kalkulationszeit:** KA   **Prüfzeit:** ./.   **Eignung d. Prüfzeit:** Keine Eignung

19463*	Gezielte Bestimmung von PIK3CA-Mutationen unter Verwendung von zirkulierender Tumor- DNA zur Indikationsstellung einer gezielten Behandlung von postmenopausalen Frauen und Männern mit einem Hormonrezeptor (HR)-positiven, humanen epidermalen Wachstumsfaktor-Rezeptor-2 (HER2)-negativen, lokal fortgeschrittenen oder metastasierten Mammakarzinom bei Fortschreiten der Erkrankung nach endokriner Therapie als Monotherapie, wenn diese laut Fachinformation obligat ist,	**2100** 241,32

Obligater Leistungsinhalt
• gezielte Untersuchung der aktivierenden Mutationen E542K, E545K, und H1047R sowie von bis zu 7 weiteren aktivierenden Mutationen in den Exonen 7, 9 und 20 im PIK3CA-Gen,

Abrechnungsbestimmung zweimal im Krankheitsfall

Anmerkung Die Gebührenordnungsposition 19463 ist nur dann berechnungsfähig, wenn ein Mammakarzinom histologisch nachgewiesen ist und nicht genügend Tumorgewebe zur Beurteilung des aktuellen Mutationsstatus als Untersuchungsmaterial zur Verfügung steht oder gewonnen werden kann.
Die Berechnung der Gebührenordnungsposition 19463 setzt die Anwendung eines validierten Verfahrens voraus, für das Nachweisgrenzen von <=0,5 % für die im PIK3CA-Gen zu bestimmenden Mutationen belegt werden können.
Die Gebührenordnungsposition 19463 ist für das Therapiemonitoring nicht berechnungsfähig.

Berichtspflicht Nein

Aufwand in Min.   **Kalkulationszeit:** KA   **Prüfzeit:** ./.   **Eignung d. Prüfzeit:** Keine Eignung

19464*	Untersuchung einer Mikrosatelliteninstabilität im Tumormaterial zur Indikationsstellung einer gezielten medikamentösen Behandlung, wenn diese laut Fachinformation obligat ist	**867** 99,63

Abrechnungsbestimmung zweimal im Krankheitsfall

Abrechnungsausschluss im Krankheitsfall   11432, 19426

Berichtspflicht Nein

Aufwand in Min. **Kalkulationszeit:** KA   **Prüfzeit:**/.   **Eignung d. Prüfzeit:** keine Eignung

19465*   Nachweis oder Ausschluss von allen bekannten MET-Exon-14-Skipping-Mutationen unter Verwendung von zirkulierender Tumor-DNA zur Indikationsstellung einer gezielten Behandlung von erwachsenen Patienten mit fortgeschrittenem nicht-kleinzelligem Lungenkarzinom, wenn dies laut Fachinformation obligat ist,   **3934**   452,08

Abrechnungsbestimmung zweimal im Krankheitsfall

Anmerkung Die Gebührenordnungsposition 19465 ist nur dann berechnungsfähig, wenn ein nicht-kleinzelliges Lungenkarzinom histologisch nachgewiesen ist und nicht genügend Tumorgewebe als Untersuchungsmaterial zur Verfügung steht oder gewonnen werden kann.

Die Berechnung der Gebührenordnungsposition 19465 setzt die Anwendung eines validierten Verfahrens voraus, für das anhand von Vergleichsproben Nachweisgrenzen von ≤ 1 % für MET-Exon-14-Skipping-Mutationen belegt werden können.

Die Gebührenordnungsposition 19465 ist für das Therapiemonitoring nicht berechnungsfähig. Das Untersuchungsverfahren muss Maßnahmen zur Erkennung falsch positiver Mutationsnachweise im Einzelfall vorsehen.

Berichtspflicht Nein

19.4.5 Biomarkerbasierte Testverfahren

1. Die Gebührenordnungspositionen 19503 bis 19506 können ausschließlich von Fachärzten für Pathologie abgerechnet werden, die berechtigt sind, die Gebührenordnungsposition 19332 und die Gebührenordnungspositionen des Abschnitts 19.4 zu berechnen.

19503*   Biomarkerbasierter Test unter Anwendung der Vorgehensweise des EndoPredict® gemäß Nr. 30 der Anlage I „Anerkannte Untersuchungs- oder Behandlungsmethoden" der Richtlinie Methoden vertragsärztliche Versorgung des Gemeinsamen Bundesausschusses   **15280**   1755,90

Abrechnungsbestimmung einmal im Krankheitsfall

Abrechnungsausschluss im Krankheitsfall 19504 bis 19506

Berichtspflicht Nein

Aufwand in Min. **Kalkulationszeit:** KA   **Prüfzeit:** ./.   **Eignung d. Prüfzeit:** Keine Eignung

19504*   Biomarkerbasierter Test unter Anwendung der Vorgehensweise des MammaPrint® gemäß Nr. 30 der Anlage I „Anerkannte Untersuchungs- oder Behandlungsmethoden" der Richtlinie Methoden vertragsärztliche Versorgung des Gemeinsamen Bundesausschusses   **18880**   2169,60

Abrechnungsbestimmung einmal im Krankheitsfall

Abrechnungsausschluss im Krankheitsfall 19503, 19505 und 19506

Berichtspflicht Nein

Aufwand in Min. **Kalkulationszeit:** KA   **Prüfzeit:** ./.   **Eignung d. Prüfzeit:** Keine Eignung

19505*   Biomarkerbasierter Test unter Anwendung der Vorgehensweise des Prosigna® gemäß Nr. 30 der Anlage I „Anerkannte Untersuchungs- oder Behandlungsmethoden" der Richtlinie Methoden vertragsärztliche Versorgung des Gemeinsamen Bundesausschusses   **18880**   2169,60

Abrechnungsbestimmung einmal im Krankheitsfall

Abrechnungsausschluss im Krankheitsfall 19503, 19504 und 19506

Berichtspflicht Nein

Aufwand in Min. **Kalkulationszeit:** KA   **Prüfzeit:** ./.   **Eignung d. Prüfzeit:** Keine Eignung

19506* Biomarkerbasierter Test unter Anwendung der Vorgehensweise des Oncotype DX **23732**
Breast Recurrence Score® gemäß Nr. 30 der Anlage I „Anerkannte Untersuchungs- 2727,16
oder Behandlungsmethoden" der Richtlinie Methoden vertragsärztliche Versorgung
des Gemeinsamen Bundesausschusses,

Der Bewertungsausschuss gibt im Zusammenhang mit der Aufnahme von Leistungen
nach der Gebührenordnungsposition 19506 in den Einheitlichen Bewertungsmaßstab
(EBM) zum 1. Oktober 2021 folgende Empfehlung gemäß § 87a Abs. 5 Satz 1 Nr. 3 SGB
V bzw. § 87a Abs. 5 Satz 7 i.V.m. § 87a Abs. 4 Satz 1 Nr. 3 SGB V ab:

1. Die Vergütung der Leistungen nach der Gebührenordnungsposition 19506 erfolgt
   außerhalb der morbiditätsbedingten Gesamtvergütungen.
2. Die Überführung der Gebührenordnungsposition 19506 in die morbiditätsbedingte
   Gesamtvergütung erfolgt gemäß Nr. 5 des Beschlusses des Bewertungsausschusses
   in seiner 323. Sitzung am 25. März 2014, oder entsprechender Folgebeschlüsse, zu
   einem Verfahren zur Aufnahme von neuen Leistungen in den EBM.

Abrechnungsbestimmung einmal im Krankheitsfall

Berichtspflicht Nein

Abrechnungsausschluss im Krankheitsfall 19503, 19504 und 19505

20 Gebührenordnungspositionen der Fachärzte für Sprach-, Stimm- und kindliche Hörstörungen

20.1 Präambel

1. Die in diesem Kapitel aufgeführten Gebührenordnungspositionen können ausschließlich von Fachärzten für Sprach-, Stimm- und kindliche Hörstörungen (Phoniater und Pädaudiologen) berechnet werden.

2. Außer den in diesem Kapitel genannten Gebührenordnungspositionen sind von den in der Präambel genannten Vertragsärzten – unbeschadet der Regelungen gemäß I-5 und I-6.2 der Allgemeinen Bestimmungen – zusätzlich nachfolgende Gebührenordnungspositionen berechnungsfähig: 01100 bis 01102, 01205, 01207, 01210, 01212, 01214 bis 01224, 01226, 01320 bis 01323, 01410 bis 01416, 01418, 01420, 01430, 01431, 01435, 01436, 01440, 01442, 01444, 01450, 01470, 01510 bis 01512, 01600 bis 01602, 01610 bis 01612, 01620 bis 01624, 01626, 01630, 01640, 01641, 01642, 01647, 01648, 01660, 01670 bis 01672, 01701, 01705, 01706, 01710, 02100, 02101, 02110 bis 02112, 02200, 02300 bis 02302, 02500, 02510 bis 02512 und 30706.

3. Außer den in diesem Kapitel genannten Gebührenordnungspositionen sind bei Vorliegen der entsprechenden Qualifikationsvoraussetzungen von den in der Präambel genannten Vertragsärzten – unbeschadet der Regelungen gemäß I-5 und I-6.2 der Allgemeinen Bestimmungen – zusätzlich nachfolgende Gebührenordnungspositionen berechnungsfähig: 30400 bis 30402, 30410, 30411, 30420, 30421 und 30800, 30810, 30811, 37714, 37720, Gebührenordnungspositionen der Abschnitte IV-30.1, IV-30.2.1, IV-30.3, IV-30.7.1, IV-30.7.2, IV-30.12, IV-30.13, IV-31.4.3 und IV-36.6.2 sowie Gebührenordnungspositionen der Kapitel IV-32, IV-33, IV-35, 38100 und 38105.

4. Bei der Berechnung der zusätzlichen Gebührenordnungspositionen in den Nummern 2 und 3 sind die Maßnahmen zur Qualitätssicherung gemäß § 135 Abs. 2 SGB V, die berufsrechtliche Verpflichtung zur grundsätzlichen Beschränkung auf das jeweilige Gebiet sowie die Richtlinien des Gemeinsamen Bundesausschusses zu beachten.

5. Werden die in den Grundpauschalen enthaltenen Leistungen entsprechend den Gebührenordnungspositionen 01600 und 01601 durchgeführt, sind für die Versendung bzw. den Transport die Kostenpauschalen nach den Gebührenordnungspositionen 40110 und 40111 berechnungsfähig.

6. Neben den in diesem Kapitel genannten Gebührenordnungspositionen sind die Gebührenordnungspositionen 20338 bis 20340, 20377 und 20378 für die unter Nr. 1 genannten Ärzte nur berechnungsfähig, wenn die Arztpraxis über folgende technische Mindestvoraussetzungen verfügt:

- Verwendung eines gemäß den Vorgaben des Gesetzes über Medizinprodukte (MPG) zugelassenen Audiometers mit entsprechend vorgegebenen Referenzwerten von Hörschwellen und mindestens einmal jährlich durchgeführter messtechnischer Kontrolle gemäß § 14 der Verordnung über das Errichten, Betreiben und Anwenden von Medizinprodukten (MPBetreibV) durch einen zugelassenen Wartungsdienst entsprechend der MPBetreibV. Der Vertragsarzt hat in einer der Quartalsabrechnung beizufügenden Erklärung zu bestätigen, dass die Wartung durchgeführt wurde.
- Eine Kinderaudiometrieanlage mit einer Mindestausstattung von fünf Audiometrielautsprechern mit Störschalllautsprecher(n) entsprechend DIN EN 60645, mindestens Klasse 2 (im Halbkreis angeordnet, 0 Grand, 45 Grad, 90 Grand, Mindestausgangsleistung 90 dB) passiv sprachsimulierendes Rauschen, Mindestabstand der Lautsprecher vom Patienten 1 m, Konditionierungsleuchten für jeden Richtungslautsprecher oder Bilddarbietung rechts und links, zweikanaliges Audiometer mit schmalbandigem frequenzspezifischem Prüfgeräusch sowie mindestens einer Powerbox mit einer Ausgangsleistung von mindestens 100 dB aktiv voraus.
- Eine zweikanalige BERA für die Untersuchung(en) mittels elektrischer Reaktionsaudiometrie.

7. Die in der Präambel unter 1. aufgeführten Vertragsärzte können die arztgruppenspezifische Gebührenordnungsposition 08619 berechnen.

Kommentar:

Alle Gebührenordnungspositionen des Kapitels 20 – also die Leistungen nach den Nrn. 20210 bis 20371 – können grundsätzlich (s. Kommentierung zu Kapitel I, Abschnitt 1.5) nur von Fachärzten für Phoniatrie und Pädaudiologie abgerechnet werden. Hier könnten sich Versorgungsprobleme ergeben, da diese Leistungen in der Vergangenheit unter bestimmten Voraussetzungen auch von spezialisierten HNO-Ärzten erbracht und abgerechnet werden konnten, denen das jetzt nicht mehr möglich ist, es sei denn, die zuständige Kassenärztliche Vereinigung macht auf Antrag eines solch spezialisierten HNO-Arztes Gebrauch von der Ausnahmemöglichkeit nach der „Ergänzenden Vereinbarung zur Reform des Einheitlichen Bewertungsmaßstabes (EBM)", welche nach Aussagen der Kassenärztlichen Bundesvereinigung auch weiterhin gültig sind.

Zusätzlich zu den Gebührenordnungspositionen dieses Kapitels sind für oben genannten Vertragsärzte abrechnungsfähig, sofern die übrigen Abrechnungsvoraussetzungen des EBM gegeben sind:

- die nachfolgenden Gebührenordnungspositionen des Abschnitts II (arztgruppenübergreifende allgemeine Leistungen):
  - Nrn. 01100 bis 01102 Unvorhergesehene Inanspruchnahme,
  - Nrn. 01205, 01207 Notfallpauschale für die Abklärung der Behandlungsnotwendigkeit,
  - Nr. 01210 Notfallpauschale im organisierten Not(fall)dienst,
  - Nr. 01211 Zusatzpauschale für die Besuchsbereitschaft im Notfall bez. organisierten Not(fall)dienst,
  - Nr. 01212 Notfallpauschale im organisierten Not(fall)dienst,
  - Nr. 01214 bis 01222 Notfallkonsultationspauschale im organisierten Not(fall)dienst, Zusatzpauschale für die Besuchsbereitschaft im Notfall bez. organisierten Not(fall)dienst, Reanimationskomplex,
  - Nrn. 01223 bis 01226 Zuschlag zur Notfallpauschale in besonderen Fällen
  - Nrn. 01320, 01321 Grundpauschale für ermächtigte Ärzte, Krankenhäuser bzw. Institute,
  - Nrn. 01410 bis 01416 Besuche, Visite, Begleitung eines Kranken beim Transport,
  - Nr. 01418 Besuch im organisierten Not(fall)dienst,
  - Nr. 01420 Überprüfung und Koordination häuslicher Krankenpflege
  - Nr. 01430 Verwaltungskomplex,
  - Nr. 01435 Telefonische Beratung,
  - Nr. 01436 Konsultationspauschale,
  - Nr. 01440 Verweilen außerhalb der Praxis
  - Nr. 01510 bis 01512 Zusatzpauschale für Beobachtung und Betreuung
  - Nrn. 01600 bis 01602 Ärztlicher Bericht/Brief,
  - Nrn. 01610 bis 01612 Bescheinigung, Reha-Verordnung, Konsiliarbericht vor Aufnahme in die Psychiatrie
  - Nrn. 01620 bis 01623 Bescheinigung, Krankheitsbericht, Kurplan, Kurvorschlag
  - Nr. 01630 Medikmentationsplan
  - Nr. 01701 Grundpauschale für Prävention, Empfängnisregelung, Schwangerschaftsabbruch
  - Nrn. 01705, 01706 Neugeborenen-Hörscreening,
  - Nr. 02100 Infusion
  - Nr. 02101 Infusionstherapie
  - Nr. 02110 bis 02112 Transfusion, Reinfusion
  - Nr. 02200 Tuberkulintestung
  - Nrn. 02300 bis 02302 Kleinchirurgischer Eingriff,
  - Nr. 02500 Einzelinhalationen
  - Nrn. 02510 bis 02512 Wärme- u. Elektrotherapie, Elektrostimulation
- sowie die folgenden Gebührenordnungspositionen des Abschnitts IV (arztgruppenübergreifende spezielle Leistungen):
  - Nrn. 30400 bis 30402 Massage-, Kompressions- oder Unterwassertherapie,
  - Nrn. 30410, 30411 Atemgymnastik,
  - Nrn. 30420, 30421 Krankengymnastik,
  - Nr. 30800 Soziotherapie – Hinzuziehen eines Leistungserbringers,
- Gebührenordnungspositionen der Abschnitte
  - 30.1 Allergologie
  - 30.2 Chirotherapie
  - 30.3 Neurophysiologische Übungsbehandlung
  - 30.7.1, 30.7.2 Schmerztherapie
  - 30.12 Diagnostik und Therapie bei MRSA
  - 31.4.3 Postoperative Behandlungskomplexe im Fachärztlichen Versorgungsbereich
  - 36.6.2 Konservativ-belegärztliche Strukturpauschalen
- Gebührenordnungspositionen der Kapitel
  - 32 Labor

- 33 Ultraschalldiagnostik
- 35 Psychotherapie

Wichtig ist, dass auch für die nach der obigen Regelung zusätzlich abrechnungsfähigen Leistungen immer auch die Abrechnungsvoraussetzungen und -ausschlüsse beachtet werden müssen, die im EBM für die Abrechnung der jeweiligen Leistung genannt sind.

Werden Leistungen nach den Gebührenordnungspositionen 01600 und 01601 (Bericht, Brief) erbracht, können auch dann, wenn die Leistung nicht gesondert berechnungsfähig sein sollte, da sie in der Grundpauschale enthalten ist, für Versendung und Transport die Kostenpauschalen nach den Nrn. 40110 oder 40111 abgerechnet werden.

Phoniater und Pädaudiologen, die Leistungen nach den Gebührenordnungspositionen 20338, 20339, 20340, 20377 und/oder 20378 abrechnen wollen, müssen die in 9.1. Nr. 6 genannten technischen Mindestvoraussetzungen erfüllen. Ferner muss der KV eine messtechnische Kontrolle nach § 11 MPBetreibV nachgewiesen werden. Diese Bestimmung hat folgenden Wortlaut:

„Verordnung über das Errichten, Betreiben und Anwenden von Medizinprodukten (Medizinprodukte-Betreiberverordnung)

§ 11 Messtechnische Kontrollen

(1) Der Betreiber hat meßtechnische Kontrollen

1. für die in der Anlage 2 aufgeführten Medizinprodukte,

2. für die Medizinprodukte, die nicht in der Anlage 2 aufgeführt sind und für die jedoch der Hersteller solche Kontrollen vorgesehen hat,

nach Maßgabe der Absätze 3 und 4 auf der Grundlage der anerkannten Regeln der Technik durchzuführen oder durchführen zu lassen. Messtechnische Kontrollen können auch in Form von Vergleichsmessungen durchgeführt werden, soweit diese in der Anlage 2 für bestimmte Medizinprodukte vorgesehen sind.

(2) Durch die messtechnischen Kontrollen wird festgestellt, ob das Medizinprodukt die zulässigen maximalen Messabweichungen (Fehlergrenzen) nach Satz 2 einhält. Bei den messtechnischen Kontrollen werden die Fehlergrenzen zugrunde gelegt, die der Hersteller in seiner Gebrauchsanweisung angegeben hat. Enthält eine Gebrauchsanweisung keine Angaben über Fehlergrenzen, sind in harmonisierten Normen festgelegte Fehlergrenzen einzuhalten. Liegen dazu keine harmonisierten Normen vor, ist vom Stand der Technik auszugehen.

(3) Für die messtechnischen Kontrollen dürfen, sofern keine Vergleichsmessungen nach Absatz 1 Satz 2 durchgeführt werden, nur messtechnische Normale benutzt werden, die rückverfolgbar an ein nationales oder internationales Normal angeschlossen sind und hinreichend kleine Fehlergrenzen und Messunsicherheiten einhalten. Die Fehlergrenzen gelten als hinreichend klein, wenn sie ein Drittel der Fehlergrenzen des zu prüfenden Medizinproduktes nicht überschreiten.

(4) Die messtechnischen Kontrollen der Medizinprodukte nach Absatz 1 Satz 1 Nr. 1 sind, soweit vom Hersteller nicht anders angegeben, innerhalb der in Anlage 2 festgelegten Fristen und der Medizinprodukte nach Absatz 1 Satz 1 Nr. 2 nach den vom Hersteller vorgegebenen Fristen durchzuführen. Soweit der Hersteller keine Fristen bei den Medizinprodukten nach Absatz 1 Satz 1 Nr. 2 angegeben hat, hat der Betreiber messtechnische Kontrollen in solchen Fristen durchzuführen oder durchführen zu lassen, mit denen entsprechende Mängel, mit denen auf Grund der Erfahrungen gerechnet werden muss, rechtzeitig festgestellt werden können, mindestens jedoch alle zwei Jahre. Für die Wiederholungen der messtechnischen Kontrollen gelten dieselben Fristen. Die Fristen beginnen mit Ablauf des Jahres, in dem die Inbetriebnahme des Medizinproduktes erfolgte oder die letzte messtechnische Kontrolle durchgeführt wurde. Eine messtechnische Kontrolle ist unverzüglich durchzuführen, wenn

1. Anzeichen dafür vorliegen, dass das Medizinprodukt die Fehlergrenzen nach Absatz 2 nicht einhält oder

2. die meßtechnischen Eigenschaften des Medizinproduktes durch einen Eingriff oder auf andere Weise beeinflusst worden sein könnten.

(5) Messtechnische Kontrollen dürfen nur durchführen

1. für das Messwesen zuständige Behörden oder

2. Personen, die die Voraussetzungen des § 6 Abs. 4 entsprechend für messtechnische Kontrollen erfüllen.

Personen, die messtechnische Kontrollen durchführen, haben vor Aufnahme ihrer Tätigkeit dies der zuständigen Behörde anzuzeigen und auf deren Verlangen das Vorliegen der Voraussetzungen nach Satz 1 Nr. 2 nachzuweisen.

(6) Der Betreiber darf mit der Durchführung der messtechnischen Kontrollen nur Behörden oder Personen beauftragen, die die Voraussetzungen nach Absatz 5 Satz 1 erfüllen.

(7) Derjenige, der messtechnische Kontrollen durchführt, hat die Ergebnisse der messtechnischen Kontrolle unter Angabe der ermittelten Messwerte, der Messverfahren und sonstiger Beurteilungsergebnisse in das Medizinproduktebuch unverzüglich einzutragen, soweit dieses nach § 7 Abs. 1 zu führen ist.

(8) Derjenige, der messtechnische Kontrollen durchführt, hat das Medizinprodukt nach erfolgreicher messtechnischer Kontrolle mit einem Zeichen zu kennzeichnen. Aus diesem muss das Jahr der nächsten messtechnischen Kontrolle und die Behörde oder Person, die die messtechnische Kontrolle durchgeführt haben, eindeutig und rückverfolgbar hervorgehen."

20.2 Phoniatrische und pädaudiologische Grundpauschalen

Grundpauschale

Obligater Leistungsinhalt
* Persönlicher Arzt-Patienten-Kontakt und/oder Arzt-Patienten-Kontakt im Rahmen einer Videosprechstunde gemäß Anlage 31b zum BMV-Ä,

Fakultativer Leistungsinhalt
* Weitere persönliche oder andere Arzt-Patienten-Kontakte gemäß I-4.3.1 der Allgemeinen Bestimmungen,
* Ärztlicher Bericht entsprechend der Gebührenordnungsposition 01600,
* Individueller Arztbrief entsprechend der Gebührenordnungsposition 01601,
* Endoskopische organbezogene Untersuchung(en),
* Ohrmikroskopie,
* Rhinomanometrische Funktionsprüfung,
* In Anhang VI-1 aufgeführte Leistungen,

Abrechnungsbestimmung einmal im Behandlungsfall

20210   für Versicherte bis zum vollendeten 5. Lebensjahr   **299**
                                                                               34,36
Abrechnungsausschluss
in derselben Sitzung 01436
im Behandlungsfall 01600, 01601

Aufwand in Min.   **Kalkulationszeit:** 24   **Prüfzeit:** 20   **Eignung d. Prüfzeit:** Nur Quartalsprofil

GOÄ   entsprechend oder ähnlich: Leistungskomplex in der GOÄ nicht vorhanden, daher Abrechnung der einzelnen erbrachten GOÄ-Leistung(en).

Kommentar: Die Pauschale ist nur einmal im Behandlungsfall bzw. bei arztgruppenübergreifender Behandlung nur einmal im Arztfall berechenbar.

Wird in demselben Quartal eine kurativ-ambulante und eine kurativ-stationäre (belegärztliche Behandlung) durchgeführt, ist die Grundpauschale je einmal berechnungsfähig. Es ist aber von der Punktzahl der zweiten zur Abrechnung kommenden Grundpauschale ein Abschlag von 50 % vorzunehmen.

20211   für Versicherte ab Beginn des 6. bis zum vollendeten 59. Lebensjahr   **202**
                                                                               23,21
Abrechnungsbestimmung Siehe Nr. 20210.

Aufwand in Min.   **Kalkulationszeit:** 16   **Prüfzeit:** 13   **Eignung d. Prüfzeit:** Nur Quartalsprofil

GOÄ   entsprechend oder ähnlich: Leistungskomplex in der GOÄ nicht vorhanden, daher Abrechnung der einzelnen erbrachten GOÄ-Leistung(en).

20 Gebührenordnungspositionen der Fachärzte für Sprach-, Stimm- und kindliche Hörstörungen

EBM-Nr.   EBM-Punkte / Euro

20212 für Versicherte ab Beginn des 60. Lebensjahres   **203**
                                                                    23,33
Abrechnungsbestimmung Siehe Nr. 20210.

Aufwand in Min.   **Kalkulationszeit:** 16   **Prüfzeit:** 13   **Eignung d. Prüfzeit:** Nur Quartalsprofil
GOÄ   entsprechend oder ähnlich: Leistungskomplex in der GOÄ nicht vorhanden, daher Abrechnung der einzelnen erbrachten GOÄ-Leistung(en).

20215 Hygienezuschlag zu den Gebührenordnungspositionen 20210 bis 20212   **2**
                                                                    0,23
Abrechnungsbestimmung einmal im Behandlungsfall

Anmerkung Die Gebührenordnungsposition 20215 wird durch die zuständige Kassenärztliche Vereinigung zugesetzt.

Berichtspflicht Nein

Aufwand in Min.   **Kalkulationszeit:** KA   **Prüfzeit:** ./.   **Eignung d. Prüfzeit:** Keine Eignung

20220 Zuschlag für die phoniatrisch-pädaudiologische Grundversorgung gemäß Allgemeiner Bestimmung 4.3.8 zu den Gebührenordnungspositionen 20210 bis 20212   **27**
                                                                    3,10
Abrechnungsbestimmung einmal im Behandlungsfall

Anmerkung Der Zuschlag nach der Gebührenordnungsposition 20220 kann gemäß Allgemeiner Bestimmung 4.3.8 ausschließlich in Behandlungsfällen abgerechnet werden, in denen nur Leistungen der fachärztlichen Grundversorgung gemäß Anhang 3 und/oder regionaler Vereinbarungen erbracht und berechnet werden.

Aufwand in Min.   **Kalkulationszeit:** KA   **Prüfzeit:** ./.   **Eignung d. Prüfzeit:** Keine Eignung

20222 Zuschlag zu der Gebührenordnungsposition 20220   **7**
                                                                    0,80
Abrechnungsbestimmung einmal im Behandlungsfall

Anmerkung Die Gebührenordnungsposition 20222 wird durch die zuständige Kassenärztliche Vereinigung zugesetzt.

Aufwand in Min.   **Kalkulationszeit:** KA   **Prüfzeit:** ./.   **Eignung d. Prüfzeit:** Keine Eignung

20227 Zuschlag zu den Gebührenordnungspositionen 20210 bis 20212   **2**
                                                                    0,23
Abrechnungsbestimmung einmal im Behandlungsfall

Anmerkung Die Gebührenordnungsposition 20227 wird durch die zuständige Kassenärztliche Vereinigung zugesetzt.

Abrechnungsausschluss Leistung(en)

im Krankheitsfall 01630

Berichtspflicht Nein

Aufwand in Min.   **Kalkulationszeit:** KA   **Prüfzeit:** ./.   **Eignung d. Prüfzeit:** Keine Eignung

20228 Zuschlag zu den Gebührenordnungspositionen 20210 bis 20212 für die Behandlung aufgrund einer TSS-Vermittlung und/oder Vermittlung durch den Hausarzt gemäß Allgemeiner Bestimmung 4.3.10.1, 4.3.10.2 oder 4.3.10.3

Abrechnungsbestimmung einmal im Arztgruppenfall

Abrechnungsausschluss im Arztgruppenfall 01710

Anmerkung Die Gebührenordnungsposition 20228 kann durch die zuständige Kassenärztliche Vereinigung zugesetzt werden.

Kommentar: Siehe unter EBM Nr. 03008

20.3 Diagnostische und therapeutische Gebührenordnungspositionen

20310 Lupenlaryngoskopie   **74**
                                                                    8,50
Obligater Leistungsinhalt
• Untersuchung des Kehlkopfes mittels Endoskop (Laryngoskop)

Fakultativer Leistungsinhalt
- Untersuchung der oberen Trachea

Abrechnungsausschluss in derselben Sitzung 09311

Aufwand in Min.   **Kalkulationszeit:** 6   **Prüfzeit:** 4   **Eignung d. Prüfzeit:** Tages- und Quartalsprofil

GOÄ   entsprechend oder ähnlich: Nr. 1530

Kommentar: Wird bei der Kehlkopfuntersuchung keine Lupenlaryngoskopie angewandt, so ist die Untersuchung des Kehlkopfes mit der Grundpauschale ausgeglichen.

20311*   Schwebe- oder Stützlaryngoskopie   163
18,73

Obligater Leistungsinhalt
- Schwebe- oder Stützlaryngoskopie in Narkose

Abrechnungsausschluss in derselben Sitzung 09312, 09313, 20312, 20313

Aufwand in Min.   **Kalkulationszeit:** 11   **Prüfzeit:** 10   **Eignung d. Prüfzeit:** Tages- und Quartalsprofil

GOÄ   entsprechend oder ähnlich: Nr. 1533

20312*   Direkte Laryngoskopie beim Neugeborenen, Säugling, Kleinkind oder Kind bis zum   246
vollendeten 5. Lebensjahr   28,27

Obligater Leistungsinhalt
- Direkte Laryngoskopie mittels Endoskop und/oder
- Direkte Laryngoskopie mittels Operationsmikroskop

Fakultativer Leistungsinhalt
- Schwebe- oder Stützlaryngoskopie (Nr. 20311)

Abrechnungsausschluss in derselben Sitzung 09312, 09313, 20311

Aufwand in Min.   **Kalkulationszeit:** 11   **Prüfzeit:** 10   **Eignung d. Prüfzeit:** Tages- und Quartalsprofil

GOÄ   entsprechend oder ähnlich: Nrn. 1530, 1533

20313*   Stroboskopische Untersuchung der Stimmlippen   80
9,19

Obligater Leistungsinhalt
- Stimmlippenstroboskopie,
- Schriftliche Auswertung,
- Dokumentation

Abrechnungsausschluss in derselben Sitzung 09312, 09314, 09318, 20311, 20314

Aufwand in Min.   **Kalkulationszeit:** 6   **Prüfzeit:** 5   **Eignung d. Prüfzeit:** Tages- und Quartalsprofil

GOÄ   entsprechend oder ähnlich: Nr. 1416

20314*   Videostroboskopie   136
15,63

Obligater Leistungsinhalt
- Videostroboskopische Untersuchung der Stimmlippen zur Bestimmung der Schwingungsperioden, -phasen, -amplituden und des Glottisschlusses bei unterschiedlichen Intensitäten und Frequenzen, in bewegtem und stehendem Bild,
- Bilddokumentation

Abrechnungsausschluss in derselben Sitzung 09314, 09318, 20313

Aufwand in Min.   **Kalkulationszeit:** 11   **Prüfzeit:** 8   **Eignung d. Prüfzeit:** Tages- und Quartalsprofil

GOÄ   entsprechend oder ähnlich: Leistungskomplex in der GOÄ so nicht vorhanden, ggf. Nr. 1416 mit erhöhtem Steigerungsfaktor

20320   Tonschwellenaudiometrische Untersuchung   146
16,78

Obligater Leistungsinhalt
- Untersuchung(en) ein- und/oder beidseitig,
- Bestimmung der Hörschwelle in Luft- und/oder Knochenleitung mit 8 bis 12 Prüffrequenzen oder mittels kontinuierlicher Frequenzänderung

Fakultativer Leistungsinhalt
- Vertäubung,
- Bestimmung der Intensitätsbreite

Abrechnungsbestimmung je Sitzung

Anmerkung Die Gebührenordnungsposition 20320 ist nur berechnungsfähig bei Verwendung eines von der PTB bzw. eines entsprechend der EU-Richtlinie 93/42/EWG zugelassenen Audiometers mit mindestens einmal jährlich durchgeführter messtechnischer Kontrolle gemäß § 14 der Verordnung über das Errichten, Betreiben und Anwenden von Medizinprodukten (MPBetreibV) durch einen zugelassenen Wartungsdienst entsprechend der MPBetreibV. Der Vertragsarzt hat in einer der Quartalsabrechnung beizufügenden Erklärung zu bestätigen, dass die Wartung durchgeführt wurde.

Bei audiometrischen Untersuchungen mit Kopfhörern müssen sowohl für Normalhörige als auch für Schwerhörige die Bedingungen der DIN ISO 8253 – 1 erfüllt sein. Zusätzlich muss diese Norm auch für audiometrische Untersuchungen von Schwerhörigen oder Patienten mit unklarem Hörvermögen im freien Schallfeld erfüllt sein. Bei audiometrischen Untersuchungen zur Bestimmung der Hörschwelle im freien Schallfeld über Lautsprecher bei Normalhörigen muss zusätzlich die DIN ISO 8253 – 2 erfüllt sein.

Abrechnungsausschluss
im Behandlungsfall 09340, 20340
in derselben Sitzung 09320, 09321, 20321

Aufwand in Min. | **Kalkulationszeit:** 2   **Prüfzeit:** 2   **Eignung d. Prüfzeit:** Tages- und Quartalsprofil
GOÄ | entsprechend oder ähnlich: Nrn. 1403*, 1406* (Kinderaudiometrie)
Kommentar: | PTB = Physikalisch-technische Bundesanstalt. Bei Durchführung an einer speziellen Kinderaudiometrieanlage können die Zuschläge nach den Nrn. 20335 (Kinderaudiometrie) oder 20336 (Kindersprachaudiometrie) berechnet werden.

20321 Sprachaudiometrische Bestimmung(en) des Hörvermögens im Zusammenhang mit   **135**
der Erbringung der Leistung entsprechend der Gebührenordnungsposition 20320   15,51

Obligater Leistungsinhalt
- Untersuchungen ein- und/oder beidseitig,
- Spachaudiometrie bei vorausgegangener Tonschwellenaudiometrie entsprechend der Gebührenordnungsposition 20320 und/oder
- Hörfeldskalierungen (mindestens 4 Frequenzen) und/oder
- In-situ-Messungen

Fakultativer Leistungsinhalt
- Überschwellige audiometrische Untersuchungen (z.B. Bestimmung der Tinnitus-Verdeckungs-Kurve, SISI-Test, Lüscher-Test, Langenbeck-Geräuschaudiogramm),
- Reflexbestimmung an den Mittelohrmuskeln mit mindestens 4 Prüffrequenzen, ipsi- und/oder kontralateraler Ableitung,
- Störgeräusch(e),
- Messung im freien Schallfeld,
- Benutzung von Hörhilfen

Abrechnungsausschluss
im Behandlungsfall 09340, 20340
in derselben Sitzung 09320, 09321, 09335, 09336, 20320, 20335, 20336

Aufwand in Min. | **Kalkulationszeit:** 2   **Prüfzeit:** 2   **Eignung d. Prüfzeit:** Tages- und Quartalsprofil
GOÄ | entsprechend oder ähnlich: Nr. 1404*

20322 Zuschlag zur Gebührenordnungsposition 20320 für die Durchführung einer   **47**
Kinderaudiometrie an einer sonstigen Kinderaudiometrieanlage   5,40

Obligater Leistungsinhalt
- Kinderaudiometrie beim Säugling, Kleinkind oder Kind,
- Unter Anwendung kindgerechter Hilfen,
- Unter Anwendung einer sonstigen kinderaudiometrischen Einrichtung

Abrechnungsausschluss in derselben Sitzung 09322, 09335, 20335

Aufwand in Min. | **Kalkulationszeit:** 2   **Prüfzeit:** 2   **Eignung d. Prüfzeit:** Tages- und Quartalsprofil
GOÄ | entsprechend oder ähnlich: Nrn. 1406* (Kinderaudiometrie bis 7. Lebensjahr), ab 8. Lebensjahr 1403*, 1404*

20 Gebührenordnungspositionen der Fachärzte für Sprach-, Stimm- und kindliche Hörstörungen

EBM-Nr.   EBM-Punkte / Euro

20323   Reflexbestimmung an den Mittelohrmuskeln mittels Impedanzmessung   **68**
                                                                                    7,81
Obligater Leistungsinhalt
• Reflexbestimmung an den Mittelohrmuskeln mittels Impedanzmessung,
• Mindestens vier Prüfsequenzen,
• Ipsi- und/oder kontralaterale Ableitung,
• Ein- und/oder beidseitig

Fakultativer Leistungsinhalt
• Bestimmung des Relexdecay

Abrechnungsausschluss in derselben Sitzung 09323, 09324, 20324

Aufwand in Min. **Kalkulationszeit:** KA   **Prüfzeit:** 1   **Eignung d. Prüfzeit:** Tages- und Quartalsprofil
GOÄ   entsprechend oder ähnlich: Nr. 1407

20324   Abklärung einer vestibulo-cochleären Erkrankungmittels Messung(en) otoakusti- **104**
             scher Emissionen   11,95
Obligater Leistungsinhalt
• Untersuchung(en) ein- und/oder beidseitig,
• Messung(en) otoakustischer Emissionen, einschließlich Tympanometrie

Anmerkung Die Berechnung der Gebührenordnungsposition 20324 setzt eine
Genehmigung der Kassenärztlichen Vereinigung nach der Vereinbarung zur Bestimmung
der otoakustischen Emissionen gemäß § 135 Abs. 1 SGB V voraus.

Abrechnungsausschluss
im Behandlungsfall 09340, 20340
am Behandlungstag 01705, 01706
in derselben Sitzung 09323, 09324, 09327, 20323, 20327, 20371

Aufwand in Min. **Kalkulationszeit:** 3   **Prüfzeit:** 2   **Eignung d. Prüfzeit:** Tages- und Quartalsprofil
GOÄ   entsprechend oder ähnlich: Nr. 1409

20325   Prüfung der Labyrinthe mit elektronystagmographischer Aufzeichnung mittels ENG/ **254**
             VNG   29,19
Obligater Leistungsinhalt
• Untersuchungen(en) ein- und/oder beidseitig,
• Elektronystagmographische Aufzeichnung mittels ENG/VNG

Abrechnungsausschluss
im Behandlungsfall 09340, 20340
in derselben Sitzung 09325, 09327, 20327, 20371

Aufwand in Min. **Kalkulationszeit:** 7   **Prüfzeit:** 5   **Eignung d. Prüfzeit:** Tages- und Quartalsprofil
GOÄ   entsprechend oder ähnlich: Nrn. 1412, 1413

20326   Abklärung einer retro-cochleären Erkrankung   **281**
                                                                                    32,29
Obligater Leistungsinhalt
• Untersuchung(en) ein- und/oder beidseitig,
• Untersuchung mittels elektrischer Reaktionsaudiometrie (BERA)

Abrechnungsausschluss
im Behandlungsfall 09340, 20340
in derselben Sitzung 09326, 09327, 20327

Berichtspflicht Ja

Aufwand in Min. **Kalkulationszeit:** 13   **Prüfzeit:** 10   **Eignung d. Prüfzeit:** Tages- und Quartalsprofil
GOÄ   entsprechend oder ähnlich: Nr. 1408

20327   Hörschwellenbestimmung   **493**
                                                                                    56,65
Obligater Leistungsinhalt
• Untersuchung(en) ein- und/oder beidseitig,
• Untersuchung(en) mittels elektrischer Reaktionsaudiometrie (BERA, MMN),
• Sedierung oder Schlafauslösung

20 Gebührenordnungspositionen der Fachärzte für Sprach-, Stimm- und kindliche Hörstörungen

EBM-Nr.   EBM-Punkte / Euro

Fakultativer Leistungsinhalt
- Abklärung einer vestibulo-cochleären Erkrankung mittels Messung(en) otoakustischer Emissionen (Nr. 20324),
- Prüfung der Labyrinthe mit elektronystagmographischer Aufzeichnung mittels ENG/ VNG (Nr. 20325),
- Abklärung einer retro-cochleären Erkrankung (Nr. 20326)

Abrechnungsausschluss in derselben Sitzung 09324, 09325, 09326, 09327, 20324, 20325, 20326

Aufwand in Min. **Kalkulationszeit:** 13 **Prüfzeit:** 10 **Eignung d. Prüfzeit:** Tages- und Quartalsprofil

GOÄ entsprechend oder ähnlich: Nr. 1408 mit erhöhtem Multiplikator

20330 Zusatzpauschale Untersuchung der Stimme   **228**
                                                                           26,20
Obligater Leistungsinhalt
- Phonationsdauer,
- Erfassung psychovegetativer Stigmata,
- Dauer mindestens 20 Minuten,
- Standardisierte Dokumentation,
- Differenzierende Beurteilung(en) von
  - Stimmqualität,
  - Stimmleistung,
  - Sprechstimmlage,
  - Stimmumfang,
  - Stimmintensität,
  - Stimmeinsatz,
  - Stimmresonanz

Fakultativer Leistungsinhalt
- Stimmfeldmessung mittels Schallpegelmessung bis 110 dB mit graphischer Darstellung der frequenzbezogenen Schallpegel für minimale und maximale Lautstärke,
- Zusatzpauschale(n) Untersuchung des Sprechens und der Sprache (Nr. 20331)

Abrechnungsausschluss
in derselben Sitzung 09330, 09331, 09332, 09333, 20331, 20332, 20333
im Behandlungsfall 09330

Aufwand in Min. **Kalkulationszeit:** 15 **Prüfzeit:** 15 **Eignung d. Prüfzeit:** Tages- und Quartalsprofil

GOÄ entsprechend oder ähnlich: Nr. 1556

Kommentar: Auch wenn die Leistung in mehreren Sitzungen erbracht wird, kann die Nr. 20330 nur 1x abgerechnet werden.

20331 Zusatzpauschale Untersuchung des Sprechens und der Sprache   **302**
                                                                           34,70
Obligater Leistungsinhalt
- Dauer mindestens 15 Minuten,
- Standardisierte Dokumentation,
- Prüfung(en)
  - der Sprachentwicklung,
  - des aktiven und des passiven Wortschatzes,
  - der Grammatik und Syntax,
  - der Artikulationsleistungen,
  - der prosodischen Faktoren,
  - des Redeflusses,
  - des Sprachverständnisses,
  - der zentralen Sprachverarbeitung,

Fakultativer Leistungsinhalt
- Standardisierte(r) Sprachentwicklungstest(s),
- Zusatzpauschale(n) Untersuchung der Stimme (Nr. 20330),

Abrechnungsbestimmung je Sitzung

Abrechnungsausschluss
in derselben Sitzung 09330, 09331, 09332, 20330, 20332
im Behandlungsfall 09330

Aufwand in Min. **Kalkulationszeit:** 13   **Prüfzeit:** 13   **Eignung d. Prüfzeit:** Tages- und Quartalsprofil
GOÄ   entsprechend oder ähnlich: Nr. 1555, ggf. für Sprachentwicklungstests Nr. 856*
Kommentar: Auch wenn die Leistung in mehreren Sitzungen erbracht wird, kann die Nr. 20331 nur 1x
                 abgerechnet werden.

20332 Zusatzpauschale Abklärung einer Aphasie, Dysarthrie und/oder Dysphagie   **302**
           Obligater Leistungsinhalt   34,70
           • Eingehende Untersuchung auf
             – Aphasie und/oder
             – Dysarthrie und/oder
             – Dysphagie,
           • Anwendung standardisierter Verfahren

           Abrechnungsausschluss in derselben Sitzung 09330, 09331, 09332, 20330, 20331
           Berichtspflicht Ja

Aufwand in Min. **Kalkulationszeit:** 24   **Prüfzeit:** 20   **Eignung d. Prüfzeit:** Tages- und Quartalsprofil
GOÄ   entsprechend oder ähnlich: Leistung in der GOÄ so nicht vorhanden. Ggf. Untersuchungs-
                 leistungen und analoger Ansatz der Nr. 855* entsprechend GOÄ § 6 (2*).
Kommentar: Auch wenn die Leistung in mehreren Sitzungen erbracht wird, kann die Nr. 20332 nur 1x
                 abgerechnet werden.

20333 Stimmfeldmessung   **68**
           Obligater Leistungsinhalt   7,81
           • Stimmfeldmessung mittels Schallpegelmessung bis 110dB,
           • Messung von Stimmumfang und Dynamikbreite der Stimme,
           • Graphische Darstellung der frequenzbezogenen Schallpegel für minimale und maximale
             Lautstärke

           Abrechnungsausschluss in derselben Sitzung 09330, 09333, 20330

Aufwand in Min. **Kalkulationszeit:** 3   **Prüfzeit:** 3   **Eignung d. Prüfzeit:** Tages- und Quartalsprofil

20334 Wechsel und/oder Entfernung einer pharyngo-trachealen Sprechprothese   **167**
           Obligater Leistungsinhalt   19,19
           • Wechsel und/oder Entfernung einer pharyngo-trachealen Sprechprothese,
           • Absaugung

           Abrechnungsausschluss in derselben Sitzung 02300, 02301, 02302

Aufwand in Min. **Kalkulationszeit:** 13   **Prüfzeit:** 13   **Eignung d. Prüfzeit:** Tages- und Quartalsprofil

20335 Zuschlag zur Gebührenordnungsposition 20320 bei Durchführung einer Kinderau-   **139**
           diometrie an einer speziellen Kinderaudiometrieanlage   15,97
           Obligater Leistungsinhalt
           • Beobachtungsaudiometrie und/oder
           • konditionierte Bestimmung der Hörschwelle und/oder
           • Spielaudiometrie,
           • an einer Kinderaudiometrieanlage,
           • im freien Schallfeld und/oder mit Kopfhörern,
           • bis zum vollendeten 12. Lebensjahr,
           • ein- und/oder beidseitig

           Anmerkung Die Berechnung der Gebührenordnungsposition 20335 setzt eine Kinder-
           audiometrieanlage mit einer Mindestausstattung von fünf Audiometrielautsprechern mit
           Störschalllautsprecher(n) entsprechend EN 60645 (im Halbkreis angeordnet, 0 Grad, 45
           Grad, 90 Grad, Mindestausgangsleistung 90 dB) passiv sprachsimulierendes Rauschen,

Mindestabstand der Lautsprecher vom Patienten 1 m, Konditionierungsleuchten für jeden Richtungslautsprecher oder Bilddarbietung rechts und links, zweikanaliges Audiometer mit schmalbandigem frequenzspezifischem Prüfgeräusch sowie mindestens einer Powerbox mit einer Ausgangsleistung von mindestens 100 dB aktiv voraus.

Abrechnungsausschluss in derselben Sitzung 09321, 09322, 09335, 20321, 20322

Aufwand in Min. **Kalkulationszeit:** KA **Prüfzeit:** 5 **Eignung d. Prüfzeit:** Tages- und Quartalsprofil

GOÄ entsprechend oder ähnlich: Analoger Ansatz der Nr. 1406* entsprechend GOÄ § 6 (2*).

20336 Kindersprachaudiometrie an einer speziellen Kinderaudiometrieanlage **152**
17,47
Obligater Leistungsinhalt
• Kinderaudiometrische Untersuchung(en) des Sprachgehörs,
• an einer Kinderaudiometrieanlage,
• Verwendung von Kindersprachtests entsprechend dem Sprachentwicklungsalter,
• im freien Schallfeld und/oder mit Kopfhörern,
• bis zum vollendeten 12. Lebensjahr,
• ein- und/oder beidseitig

Fakultativer Leistungsinhalt
• Bilddarbietung

Anmerkung Die Gebührenordnungsposition 20336 ist nur berechnungsfähig bei Verwendung eines von der PTB bzw. eines entsprechend der EU-Richtlinie 93/42/EWG zugelassenen Audiometers mit mindestens einmal jährlich durchgeführter messtechnischer Kontrolle gemäß § 14 der Verordnung über das Errichten, Betreiben und Anwenden von Medizinprodukten (MPBetreibV) durch einen zugelassenen Wartungsdienst entsprechend der MPBetreibV. Der Vertragsarzt hat in einer der Quartalsabrechnung beizufügenden Erklärung zu bestätigen, dass die Wartung durchgeführt wurde.
Die Berechnung der Gebührenordnungsposition 20336 setzt eine Kinderaudiometrieanlage mit einer Mindestausstattung von fünf Audiometrielautsprechern mit Störschalllautsprecher(n) entsprechend EN 60645 (im Halbkreis angeordnet, 0 Grad, 45 Grad, 90 Grad, Mindestausgangsleistung 90 dB) passiv sprachsimulierendes Rauschen, Mindestabstand der Lautsprecher vom Patienten 1 m, Konditionierungsleuchten für jeden Richtungslautsprecher oder Bilddarbietung rechts und links, zweikanaliges Audiometer mit schmalbandigem frequenzspezifischem Prüfgeräusch sowie mindestens einer Powerbox mit einer Ausgangsleistung von mindestens 100 dB aktiv voraus.

Abrechnungsausschluss in derselben Sitzung 09321, 09336, 20321

Aufwand in Min. **Kalkulationszeit:** KA **Prüfzeit:** 7 **Eignung d. Prüfzeit:** Tages- und Quartalsprofil

GOÄ entsprechend oder ähnlich: Leistungskomplex in GOÄ nicht vorhanden. Abrechnung der einzelnen erbrachten Leistungen.

20338 Pauschale zur Neuverordnung eines Hörgerätes/von Hörgeräten beim Säugling, **1449**
Kleinkind oder Kind bei Schwerhörigkeit gemäß Qualitätssicherungsvereinbarung 166,51
nach § 135 Abs. 2 SGB V
Obligater Leistungsinhalt
• Ohrmikroskopie,
• Stapediusreflex- und Impedanzmessung,
• Tonschwellenaudiometrie sobald entwicklungs-bedingt durchführbar,
• Entwicklungs- und altersgerechte Audiometrieverfahren (Reflex-, Ablenk-, Spielaudiometrie bzw. sobald entwicklungsbedingt durchführbar Sprachaudiometrie mit geeignetem Kindersprachtestmaterial) unter Anwendung einer speziellen Kinderaudiometrieanlage, DIN EN 60645, mindestens Klasse 2,
• Bestimmung der Unbehaglichkeitsschwelle sobald entwicklungsbedingt durchführbar,
• Erhebung und Dokumentation des Sprachentwicklungsstandes vor der Hörgeräteversorgung sobald entwicklungsbedingt durchführbar,
• Dokumentation,
• Einbeziehung und Beratung der Bezugsperson(en),
• Beratung über die altersgerechten gerätetechnischen Versorgungsmöglichkeiten,
• Verordnung eines Hörgerätes/von Hörgeräten,

- Untersuchung(en) ein- und/oder beidseitig,

Fakultativer Leistungsinhalt
- Kommunikation mit anderen Therapeuten (z.B. Logopäden, Ergotherapeuten),
- Kommunikation mit dem Hörgeräte-(Päd-)akustiker,

Abrechnungsbestimmung einmal im Krankheitsfall

Anmerkung Die Berechnung der Gebührenordnungsposition 20338 setzt eine Genehmigung der Kassenärztlichen Vereinigung nach der Qualitätssicherungsvereinbarung zur Hörgeräteversorgung gemäß § 135 Abs. 2 SGB V voraus.

Abrechnungsausschluss
im Behandlungsfall 20340
am Behandlungstag 09320, 09321, 09322, 09323, 09335, 09336, 20320, 20321, 20322, 20323, 20335, 20336

Aufwand in Min.   **Kalkulationszeit:** 55   **Prüfzeit:** 44   **Eignung d. Prüfzeit:** Tages- und Quartalsprofil

Kommentar: Siehe: Qualitätssicherungsvereinbarung – Hörgeräteversorgung Kinder
http://www.kbv.de/media/sp/Hoergeraeteversorgung_Kinder.pdf –

20339   Zusatzpauschale für die erste Nachuntersuchung nach erfolgter Hörgeräteversor-   **820**
gung beim Säugling, Kleinkind oder Kind   94,23

Obligater Leistungsinhalt
- Ohrmikroskopie,
- Kontrolle des Sitzes des Hörgerätes/der Hörgeräte,
- Einbeziehung und Beratung der Bezugsperson(en),
- Erfolgskontrolle mittels entwicklungs- und altersgerechter Audiometrieverfahren (Reflex-, Ablenk-, Spiel-audiometrie bzw. sobald entwicklungsbedingt durchführbar Sprachaudiometrie mit geeignetem Kindersprachtestmaterial) unter Anwendung einer speziellen Kinderaudiometrieanlage, DIN EN 60645, mindestens Klasse 2, im Freifeld und, soweit indikativ geboten, im Störschall,
- Dokumentation,
- Kontrolle der Hörgerätehandhabung,
- Untersuchung(en) ein- und/oder beidseitig,

Fakultativer Leistungsinhalt
- Kommunikation mit anderen Therapeuten (z.B. Logopäden, Ergotherapeuten),

Abrechnungsbestimmung einmal im Krankheitsfall

Anmerkung Die Berechnung der Gebührenordnungsposition 20339 setzt eine Genehmigung der Kassenärztlichen Vereinigung nach der Qualitätssicherungsvereinbarung zur Hörgeräteversorgung gemäß § 135 Abs. 2 SGB V voraus.

Abrechnungsausschluss am Behandlungstag 09321, 09336, 20321, 20336, 20340

Aufwand in Min.   **Kalkulationszeit:** 37   **Prüfzeit:** 30   **Eignung d. Prüfzeit:** Tages- und Quartalsprofil

GOÄ   entsprechend oder ähnlich: Leistungkomplex in der GOÄ so nicht vorhanden. Abrechnung der einzeln erbrachten Leistungen.

20340   Hörgeräteanpassungs- und Gebrauchsschulung beim Säugling, Kleinkind, Kind   **741**
oder Jugendlichen   85,15

Obligater Leistungsinhalt
- Ohrmikroskopie,
- Kontrolle des Sitzes des Hörgerätes/der Hörgeräte,
- Erfolgskontrolle mittels entwicklungs- und altersgerechter Audiometrieverfahren (Reflex-, Ablenk-, Spielaudiometrie bzw. sobald entwicklungsbedingt durchführbar Sprachaudiometrie mit geeignetem Kindersprachtestmaterial) unter Anwendung einer speziellen Kinderaudiometrieanlage, DIN EN 60645, mindestens Klasse 2, im Freifeld und, soweit indikativ geboten, im Störschall,
- Kontrolle der Hörgerätefunktion, ggf. in Zusammenarbeit mit dem Hörgeräte-(Päd-)akustiker,
- Einbeziehung und Beratung der Bezugsperson(en),
- Untersuchung(en) ein- und/oder beidseitig,

20343–20352*

20 Gebührenordnungspositionen der Fachärzte für Sprach-, Stimm- und kindliche Hörstörungen
EBM-Nr.

Fachärztlicher Versorgungsbereich III.b

EBM-Punkte/Euro

Fakultativer Leistungsinhalt
- Kontrolle und Dokumentation der Sprachentwicklung nach der Hörgeräteversorgung,
- Kontrolle der Hörgerätehandhabung,
- Kommunikation mit anderen Therapeuten (z.B. Logopäden, Ergotherapeuten),

Abrechnungsbestimmung je Sitzung

Anmerkung Die Berechnung der Gebührenordnungsposition 20340 setzt eine Genehmigung der Kassenärztlichen Vereinigung nach der Qualitätssicherungsvereinbarung zur Hörgeräteversorgung gemäß § 135 Abs. 2 SGB V voraus.

Abrechnungsausschluss
im Behandlungsfall 20338
am Behandlungstag 09321, 09336, 20321, 20336, 20339

Aufwand in Min. **Kalkulationszeit:** 24   **Prüfzeit:** 19   **Eignung d. Prüfzeit:** Tages- und Quartalsprofil

GOÄ   entsprechend oder ähnlich: Leistungskomplex in der GOÄ so nicht vorhanden, analoger Ansatz der Nr. 518* und Nr. 1405* entsprechend GOÄ § 6 (2*), ggf. Ansatz eines höheren Steigerungssatzes.

20343   Zusatzpauschale bei der Diagnostik des Tinnitus   **205**
23,56

Obligater Leistungsinhalt
- Tinnitusmatching,
- Messung der Verdeckbarkeit und/oder Maskierung,
- Beratung zum Umgang mit der Tinnituserkrankung (Dauer mindestens 10 Minuten),

Fakultativer Leistungsinhalt
- Planung und Koordination der komplementären Heil- und Hilfsmittelversorgung,
- Einleitung und/oder Koordination weiterführender Behandlungen,

Abrechnungsbestimmung einmal im Behandlungsfall

Abrechnungsausschluss
im Behandlungsfall 09343
am Behandlungstag 09321, 20321

Aufwand in Min. **Kalkulationszeit:** 16   **Prüfzeit:** 13   **Eignung d. Prüfzeit:** Nur Quartalsprofil

---

20350*   Pneumographie   **216**
24,82

Obligater Leistungsinhalt
- Pneumographische Untersuchung der Atembewegungen in Ruhe, beim Sprechen und Singen,
- Graphische Registrierung

Aufwand in Min. **Kalkulationszeit:** 7   **Prüfzeit:** 6   **Eignung d. Prüfzeit:** Tages- und Quartalsprofil

GOÄ   entsprechend oder ähnlich: Leistung in der GOÄ so nicht vorhanden, analog Nr. 605*.

20351*   Elektroglottographie   **264**
30,34

Obligater Leistungsinhalt
- Elektroglottographische Untersuchung mit Bestimmung der Schwingungsperioden, -phasen und -amplituden bei verschiedenen Tonhöhen und Lautstärken,
- Graphische Registrierung

Aufwand in Min. **Kalkulationszeit:** 9   **Prüfzeit:** 8   **Eignung d. Prüfzeit:** Tages- und Quartalsprofil

GOÄ   entsprechend oder ähnlich: Nr. 1557

20352*   Schallspektrographie   **264**
30,34

Obligater Leistungsinhalt
- Schallspektrographische Untersuchung der Stimme mit Bestimmung des Leistungsdichtespektrums, der Grundfrequenz und der Formantstrukturen,
- Graphische Registrierung

Aufwand in Min. **Kalkulationszeit:** 9   **Prüfzeit:** 8   **Eignung d. Prüfzeit:** Tages- und Quartalsprofil

20 Gebührenordnungspositionen der Fachärzte für Sprach-, Stimm- und kindliche Hörstörungen

EBM-Nr.   EBM-Punkte/Euro

GOÄ   entsprechend oder ähnlich: Leistung in der GOÄ so nicht vorhanden, analoger Ansatz der Nr. 1557 entsprechend GOÄ § 6 (2*).

20353* Palatographie   **228**
                  Obligater Leistungsinhalt   26,20
* Palatographische Untersuchung,
* Sensomotorische Diagnostik im Orofacialbereich,
* Bilddokumentation

Aufwand in Min.   **Kalkulationszeit:** 8   **Prüfzeit:** 7   **Eignung d. Prüfzeit:** Tages- und Quartalsprofil

GOÄ   entsprechend oder ähnlich: Leistung in der GOÄ so nicht vorhanden, analoger Ansatz der Nr. 856* entsprechend GOÄ § 6 (2*).

Kommentar: Auch wenn die Untersuchungen nach dieser Nr. auf mehrere Termine verteilt werden, ist die Leistung nur einmal abrechenbar.

20360* Stimm- und/oder Sprachtherapie in Einzelbehandlung   **185**
                  Obligater Leistungsinhalt   21,26
* Stimmtherapie und/oder Sprachtherapie als Einzelbehandlung,
* Dauer mindestens 30 Minuten,

Abrechnungsbestimmung je vollendete 15 Minuten

Abrechnungsausschluss in derselben Sitzung 20361

Aufwand in Min.   **Kalkulationszeit:** 15   **Prüfzeit:** 15   **Eignung d. Prüfzeit:** Tages- und Quartalsprofil

GOÄ   entsprechend oder ähnlich: Nrn. 1558*, 1559*, 1560*

Kommentar: Entsprechend der Leistungslegende wird für den obligaten Leistungsinhalt eine Dauer von mind. 30 Min. angesetzt. Da die Bewertung der Leistung je 15 Min. zählt, kann die erbrachte Leistung nach Nr. 20353 schon 2x mit Ansatz von Nr. 20360 abgerechnet werden. Dauert die Untersuchung noch länger, kann für je vollendete 15 Min. ein weiteres Mal die Leistung berechnet werden. Dauert die Untersuchung 45 Min. kann also 3x die Nr. 20360 abgerechnet werden.

20361* Stimm- und/oder Sprachtherapie als Gruppenbehandlung   **98**
                  Obligater Leistungsinhalt   11,26
* Stimmtherapie und/oder Sprachtherapie als Gruppenbehandlung,
* Dauer mindestens 60 Minuten,
* Mindestens 3, höchstens 4 Teilnehmer,

Abrechnungsbestimmung je Teilnehmer, je vollendete 30 Minuten

Abrechnungsausschluss in derselben Sitzung 20360

Aufwand in Min.   **Kalkulationszeit:** 8   **Prüfzeit:** 8   **Eignung d. Prüfzeit:** Tages- und Quartalsprofil

GOÄ   entsprechend oder ähnlich: Leistungskomplex in der GOÄ nicht vorhanden. Ggf. analoger Ansatz für die Nrn. 1558*, 1559*, 1560* – in der GOÄ aber als Einzelbehandlung angegeben.

Kommentar: Entsprechend der Leistungslegende wird für den obligaten Leistungsinhalt eine Dauer von mind. 60 Min. angesetzt.

20364 Zusatzpauschale für die Nachsorge der operativen Behandlung eines Patienten mit **75**
       chronischer Sinusitis nach ICD J32   8,62
       Obligater Leistungsinhalt
* Absaugung unter endoskopischer und/oder mikroskopischer Kontrolle,

Fakultativer Leistungsinhalt
* Lokalanästhesie und/oder Einbringen von Medikamenten,

Abrechnungsbestimmung einmal am Behandlungstag

Anmerkung Die Gebührenordnungsposition 20364 ist höchstens zehnmal im Behandlungsfall berechnungsfähig.

Die Gebührenordnungspositionen 09364 und/oder 20364 sind in Summe höchstens zehnmal im Behandlungsfall berechnungsfähig.

Die Gebührenordnungsposition 20364 ist nur in einem Zeitraum von 28 Tagen nach stationärer operativer Behandlung berechnungsfähig. Das Datum der Entlassung ist auf dem Behandlungsschein anzugeben.

Abrechnungsausschluss im Zeitraum von 21 Tagen nach Erbringung einer Leistung des Abschnitts 31.2 31.4.3

Aufwand in Min.   **Kalkulationszeit:** 6   **Prüfzeit:** 4   **Eignung d. Prüfzeit:** Tages- und Quartalsprofil

---

20365   Zusatzpauschale für die postoperative Nachsorge nach Tympanoplastik Typ II bis V   **75**

               8,62

Obligater Leistungsinhalt

• Ohrmikroskopie,
• Pflege und Reinigung des Gehörganges und/oder Mittelohres

Fakultativer Leistungsinhalt

• Einbringen von Medikamenten,
• Tympanoskopie,

Abrechnungsbestimmung einmal am Behandlungstag

Anmerkung Die Gebührenordnungsposition 20365 ist höchstens viermal im Behandlungsfall berechnungsfähig.

Die Gebührenordnungspositionen 09365 und/oder 20365 sind in Summe höchstens viermal im Behandlungsfall berechnungsfähig.

Die Gebührenordnungsposition 20365 ist nur in einem Zeitraum von 28 Tagen nach stationärer operativer Behandlung berechnungsfähig. Das Datum der Entlassung ist auf dem Behandlungsschein anzugeben.

Abrechnungsausschluss im Zeitraum von 21 Tagen nach Erbringung einer Leistung des Abschnitts 31.2 31.4.3

Aufwand in Min.   **Kalkulationszeit:** 6   **Prüfzeit:** 4   **Eignung d. Prüfzeit:** Tages- und Quartalsprofil

---

20370*   Zusatzpauschale Abklärung einer Störung der zentral-auditiven Wahrnehmung   **162**

               18,62

Obligater Leistungsinhalt

• Erbringung standardisierter Hörtests zur Diagnostik zentral-auditiver Hörstörungen oder
• Prüfung des Richtungsgehörs mit mindestens 5 Lautsprechern oder
• Ergänzende sprachaudiometrische Untersuchung im Störschall mit mindestens 2 weiteren über den Leistungsinhalt der Gebührenordnungsposition 20321 hinausgehenden Schallpegeln oder
• Anwendung von Testverfahren (z.B. zeitkomprimierte Sprache, HLAD, binaurale Fusion),

Abrechnungsbestimmung höchstens viermal im Behandlungsfall

Anmerkung Audiometrische Untersuchungen ohne Kopfhörer haben in einem – nach DIN ISO 8253 EN – schallisolierten Raum zu erfolgen.

Aufwand in Min.   **Kalkulationszeit:** 8   **Prüfzeit:** 8   **Eignung d. Prüfzeit:** Tages- und Quartalsprofil

GOÄ   entsprechend oder ähnlich: Leistungskomplex in der GOÄ so nicht vorhanden, ggf. Nrn. 1403*, 1404*, mit höherem Steigerungssatz.

20371*   Anwendung und Auswertung des Aachener Aphasietests (AAT) als Eingangsdiagnostik vor der Erstverordnung einer Stimm-, Sprech- und/oder Sprachtherapie gemäß der Richtlinie des Gemeinsamen Bundesausschusses über die Verordnung von Heilmitteln in der vertragsärztlichen Versorgung (Heilmittel-Richtlinien)   **555**

               63,78

Obligater Leistungsinhalt

• Aachener Aphasietest (AAT),
• Schriftliche Dokumentation,

Abrechnungsbestimmung einmal im Behandlungsfall

Abrechnungsausschluss

im Behandlungsfall 16371, 35300, 35301, 35302
in derselben Sitzung 09324, 09325, 20324, 20325

Berichtspflicht Ja

Aufwand in Min. **Kalkulationszeit:** 40   **Prüfzeit:** 35   **Eignung d. Prüfzeit:** Nur Quartalsprofil

GOÄ   entsprechend oder ähnlich: Leistungskomplex in der GOÄ so nicht vorhanden, ggf. analoger Ansatz der Nr. 855*.

Kommentar: Auch wenn die einzelnen Leistung nach dieser Nr. auf mehrere Termine verteilt werden, ist die Nr. 20371 nur einmal abrechenbar.

20372   Pauschale zur Neuverordnung eines Hörgerätes/von Hörgeräten beim Jugendlichen   **494**
            oder Erwachsenen bei Schwerhörigkeit   **56,77**

Obligater Leistungsinhalt
* Ohrmikroskopie,
* Ton- und Sprachaudiometrie,
* Reflexbestimmung an den Mittelohrmuskeln mittels Impedanzmessung,
* Bestimmung der Unbehaglichkeitsschwelle,
* Untersuchung(en) ein- und/oder beidseitig,
* Anwendung eines Fragebogens gemäß der Qualitätssicherungsvereinbarung Hörgeräteversorgung,
* Beratung über Versorgungsmöglichkeiten,
* Verordnung eines Hörgerätes/von Hörgeräten gemäß den Richtlinien des Gemeinsamen Bundesausschusses über die Verordnung von Hilfsmitteln in der vertragsärztlichen Versorgung,

Abrechnungsbestimmung einmal im Krankheitsfall

Anmerkung Die Berechnung der Gebührenordnungsposition 20372 setzt eine Genehmigung der Kassenärztlichen Vereinigung nach der Qualitätssicherungsvereinbarung Hörgeräteversorgung gemäß § 135 Abs. 2 SGB V voraus.

Abrechnungsausschluss
am Behandlungstag 09373, 20373
im Behandlungsfall 09320, 09321, 09323, 09374, 20320, 20321, 20323, 20374
im Krankheitsfall 09372

Aufwand in Min. **Kalkulationszeit:** KA   **Prüfzeit:** 11   **Eignung d. Prüfzeit:** Nur Quartalsprofil

GOÄ   entsprechend oder ähnlich: Leistungkomplex in der GOÄ so nicht vorhanden. Abrechnung der einzeln erbrachten Leistungen.

20373   Zusatzpauschale für die erste Nachuntersuchung nach erfolgter Hörgeräteversor-   **523**
            gung beim Jugendlichen oder Erwachsenen   **60,10**

Obligater Leistungsinhalt
* Ohrmikroskopie,
* Ton- und Sprachaudiometrie im freien Schallfeld unter Benutzung eines Hörgerätes/ von Hörgeräten in einem schallisolierten Raum zur Überprüfung des Ergebnisses der Hörgeräteversorgung gemäß den Richtlinien des Gemeinsamen Bundesausschusses über die Verordnung von Hilfsmitteln in der vertragsärztlichen Versorgung,
* Anwendung eines Fragebogens gemäß der Qualitätssicherungsvereinbarung Hörgeräteversorgung,
* Kontrolle der Hörgerätehandhabung,
* Kontrolle des Sitzes des Hörgerätes/von Hörgeräten,
* Untersuchung(en) ein- und/oder beidseitig,

Abrechnungsbestimmung einmal im Krankheitsfall

Anmerkung Die Berechnung der Gebührenordnungsposition 20373 setzt eine Genehmigung der Kassenärztlichen Vereinigung nach der Qualitätssicherungsvereinbarung Hörgeräteversorgung gemäß § 135 Abs. 2 SGB V voraus.

Abrechnungsausschluss
im Krankheitsfall 09373
am Behandlungstag 09372, 09374, 20372, 20374
im Behandlungsfall 09372, 09374, 20372, 20374

Aufwand in Min. **Kalkulationszeit:** KA   **Prüfzeit:** 10   **Eignung d. Prüfzeit:** Nur Quartalsprofil

GOÄ   entsprechend oder ähnlich: Leistungkomplex in der GOÄ so nicht vorhanden. Abrechnung der einzeln erbrachten Leistungen.

20374   Zusatzpauschale für Nachsorgen bei Hörgeräteversorgung beim Jugendlichen oder **452**
Erwachsenen   51,94

Obligater Leistungsinhalt
* Ohrmikroskopie,
* Ton- und/oder Sprachaudiometrie im freien Schallfeld unter Benutzung eines Hörgerätes/ von Hörgeräten in einem schallisolierten Raum zur Überprüfung des Ergebnisses der Hörgeräteversorgung gemäß den Richtlinien des Gemeinsamen Bundesausschusses über die Verordnung von Hilfsmitteln in der vertragsärztlichen Versorgung,
* Kontrolle der Hörgerätehandhabung,
* Kontrolle des Sitzes des Hörgerätes/von Hörgeräten,
* Untersuchung(en) ein- und/oder beidseitig,

Abrechnungsbestimmung höchstens zweimal im Krankheitsfall

Anmerkung Die Gebührenordnungsposition 20374 ist nicht vor Ablauf von 3 Monaten nach Verordnung
eines Hörgerätes/von Hörgeräten berechnungsfähig.
Die Berechnung der Gebührenordnungsposition 20374 setzt eine Genehmigung der Kassenärztlichen Vereinigung nach der Qualitätssicherungsvereinbarung Hörgeräteversorgung gemäß § 135 Abs. 2 SGB V voraus.

Abrechnungsausschluss
am Behandlungstag 09373, 20373
im Behandlungsfall 09320, 09321, 09372, 09374, 20320, 20321, 20372

Aufwand in Min.   **Kalkulationszeit:** KA   **Prüfzeit:** 8   **Eignung d. Prüfzeit:** Nur Quartalsprofil

20375   Zuschlag zu den Gebührenordnungspositionen 20373 und 20374 für die **62**
Koordination des Arztes mit dem Hörgeräteakustiker innerhalb von 7 Tagen nach   7,12
Durchführung der Leistung entsprechend der Gebührenordnungsposition 20373
und 20374

Obligater Leistungsinhalt
* Dokumentation entsprechend der Qualitätssicherungsvereinbarung zur Hörgeräteversorgung gemäß § 135 Abs. 2
* SGB V, Mitteilung der durch den Arzt aktuell erhobenen Befunde an den Hörgeräteakustiker,

Abrechnungsbestimmung einmal am Behandlungstag

Anmerkung Die Gebührenordnungsposition 20375 ist im Behandlungsfall höchstens zweimal berechnungsfähig.
Wegepauschalen sind im Zusammenhang mit der Gebührenordnungsposition 20375 nicht berechnungsfähig.

Abrechnungsausschluss im Behandlungsfall 09375

Aufwand in Min.   **Kalkulationszeit:** 5   **Prüfzeit:** 4   **Eignung d. Prüfzeit:** Tages- und Quartalsprofil

GOÄ   entsprechend oder ähnlich: Leistungkomplex in der GOÄ so nicht vorhanden. Abrechnung der einzeln erbrachten Leistungen.

20377   Zuschlag zu den Gebührenordnungspositionen 20339 und 20340 für die Koordina- **62**
tion des Arztes über Maßnahmen mit dem Hörgeräte-(Päd-)akustiker innerhalb von   7,12
7 Tagen nach Durchführung der Leistung entsprechend der Gebührenordnungsposition 20339 und 20340

Obligater Leistungsinhalt
* Dokumentation,
* Mitteilung der durch den Arzt aktuell erhobenen Befunde an den Hörgeräte-(Päd-) akustiker und Berücksichtigung der durch den Hörgeräte-(Päad-)akustiker erhobenen Anpassungsergebnisse,

Abrechnungsbestimmung einmal am Behandlungstag

Anmerkung Die Gebührenordnungsposition 20377 ist im Behandlungsfall höchstens zweimal berechnungsfähig.

Wegepauschalen sind im Zusammenhang mit der Gebührenordnungsposition 20377 nicht berechnungsfähig.

Aufwand in Min. **Kalkulationszeit:** 5   **Prüfzeit:** 4   **Eignung d. Prüfzeit:** Tages- und Quartalsprofil

20378   Zuschlag zu den Gebührenordnungspositionen 20339 und 20340 für die Koordina-   **134**
tion des Arztes mit pädagogischen Einrichtungen im direkten Zusammenhang mit   **15,40**
der Durchführung der Leistungen

Obligater Leistungsinhalt
• Dokumentation,
• Rücksprache zur individuellen Hör- und Sprachentwicklung,

Abrechnungsbestimmung einmal am Behandlungstag

Anmerkung Die Gebührenordnungsposition 20378 ist im Behandlungsfall höchstens zweimal berechnungsfähig.

Wegepauschalen sind im Zusammenhang mit der Gebührenordnungsposition 20378 nicht berechnungsfähig.

Aufwand in Min. **Kalkulationszeit:** 10   **Prüfzeit:** 8   **Eignung d. Prüfzeit:** Tages- und Quartalsprofil

21 Psychiatrische und Psychotherapeutische Gebührenordnungspositionen (Psychiater)

21.1 Präambel

1. Die in diesem Kapitel aufgeführten Gebührenordnungspositionen können ausschließlich von
   - Fachärzten für Psychiatrie und Psychotherapie
   - Fachärzten für Nervenheilkunde
   - Fachärzten für Neurologie und Psychiatrie

berechnet werden.

2. Fachärzte für Nervenheilkunde sowie Fachärzte für Neurologie und Psychiatrie berechnen abweichend von Nr. 6 der Allgemeinen Bestimmungen immer die Grundpauschalen nach den Gebührenordnungspositionen 21213 bis 21215 sowie den Zuschlag für die nervenheilkundliche Grundversorgung nach der Gebührenordnungsposition 21225 und den Zuschlag für die Behandlung aufgrund einer TSS-Vermittlung und/oder Vermittlung durch den Hausarzt nach der Gebührenordnungsposition 21237. Die Zuschläge zu den Gebührenordnungspositionen 21213 bis 21215 nach den Gebührenordnungspositionen 21222 und 21228 werden durch die zuständige Kassenärztliche Vereinigung zugesetzt.

3. Außer den in diesem Kapitel genannten Gebührenordnungspositionen sind von den in der Präambel genannten Vertragsärzten – unbeschadet der Regelungen gemäß I-5 und I-6.2 der Allgemeinen Bestimmungen – zusätzlich nachfolgende Gebührenordnungspositionen berechnungsfähig: 01100 bis 01102, 01205, 01207, 01210, 01212, 01214 bis 01224, 01226, 01320 bis 01323, 01410 bis 01416, 01418, 01420, 01422, 01424 bis 01426, 01430, 01431, 01435, 01436, 01440, 01442, 01444, 01450, 01470, 01471, 01600 bis 01602, 01610 bis 01612, 01620 bis 01624, 01626, 01630, 01640, 01641, 01642, 01647, 01648, 01660, 01670 bis 01672, 01800, 01802 bis 01811, 01949 bis 01953, 01955, 01956, 01960, 02100, 02101, 02110 bis 02112, 02200, 02300 bis 02302, 02320, 02342, 02510 bis 02512 und 30706.

4. Außer den in diesem Kapitel genannten Gebührenordnungspositionen sind bei Vorliegen der entsprechenden Qualifikationsvoraussetzungen von den in der Präambel genannten Vertragsärzten – unbeschadet der Regelungen gemäß I-5 und I-6.2 der Allgemeinen Bestimmungen – zusätzlich nachfolgende Gebührenordnungspositionen berechnungsfähig: 30400 bis 30402, 30410, 30411, 30420, 30421, 30610 und 30611, 30902 und 30905, 37714, 37720, Gebührenordnungspositionen der Abschnitte IV-30.1, IV-30.2.1, IV-30.3, IV-30.7.1, IV-30.7.2, IV-30.8, IV-30.9, IV-30.11, IV-30.13, IV-36.6.2 und IV-37.5 sowie Gebührenordnungspositionen der Kapitel IV-32, IV-33, IV-35, IV-37 und IV-38.

5. Bei der Berechnung der zusätzlichen Gebührenordnungspositionen in den Nummern 3 und 4 sind die Maßnahmen zur Qualitätssicherung gemäß § 135 Abs. 2 SGB V, die berufsrechtliche Verpflichtung zur grundsätzlichen Beschränkung auf das jeweilige Gebiet sowie die Richtlinien des Gemeinsamen Bundesausschusses zu beachten.

6. Werden die in den Grundpauschalen enthaltenen Leistungen entsprechend den Gebührenordnungspositionen 01600 und 01601 durchgeführt, sind für die Versendung bzw. den Transport die Kostenpauschalen nach den Gebührenordnungspositionen 40110 und 40111 berechnungsfähig.

7. Die in der Präambel unter 1. aufgeführten Vertragsärzte können die arztgruppenspezifische Gebührenordnungsposition 08619 berechnen.

Kommentar:

Alle Gebührenordnungspositionen des Kapitels 21 – also die Leistungen nach den Nrn. 21210 bis 21340 – können grundsätzlich (s. Kommentierung zu Kapitel I, Abschnitt 1.5) nur abgerechnet werden von

- Fachärzten für Psychiatrie und Psychotherapie,
- Fachärzten für Nervenheilkunde und
- Fachärzten für Neurologie und Psychiatrie.

Für Fachärzte für Nervenheilkunde sowie Fachärzte für Neurologie und Psychiatrie ist entgegen der Regelung in Abschnitt 6 (6.1) der Allgemeinen Bestimmungen die Höhe der Grundpauschale nicht an den Versorgungsauftrag gekoppelt, sondern für diese Fachärzte gelten generell die Grundpauschalen nach den Nrn. 21213 bis 21215 und der Zuschlag nach Nr. 21225.

Zusätzlich zu den Gebührenordnungspositionen dieses Kapitels sind für oben genannten Vertragsärzte abrechnungsfähig, sofern die übrigen Abrechnungsvoraussetzungen des EBM gegeben sind:

- die nachfolgenden Gebührenordnungspositionen des Abschnitts II (arztgruppenübergreifende allgemeine Leistungen):
  - Nrn. 01100 bis 01102 Unvorhergesehene Inanspruchnahme,
  - Nrn. 01205, 01207 Notfallpauschale für die Abklärung der Behandlungsnotwendigkeit,

- Nr. 01210 Notfallpauschale im organisierten Not(fall)dienst,
- Nr. 01211 Zusatzpauschale für die Besuchsbereitschaft im Notfall bez. organisierten Not(fall)dienst,
- Nr. 01212 Notfallpauschale im organisierten Not(fall)dienst,
- Nr. 01214 bis 01222 Notfallkonsultationspauschale im organisierten Not(fall)dienst, Zusatzpauschale für die Besuchsbereitschaft im Notfall bez. organisierten Not(fall)dienst, Reanimationskomplex,
- Nrn. 01223 bis 01226 Zuschlag zur Notfallpauschale in besonderen Fällen
- Nrn. 01320, 01321 Grundpauschale für ermächtigte Ärzte, Krankenhäuser bzw. Institute,
- Nrn. 01410 bis 01416 Besuche, Visite, Begleitung eines Kranken beim Transport,
- Nr. 01418 Besuch im organisierten Not(fall)dienst,
- Nr. 01420 Überprüfung und Koordination häuslicher Krankenpflege,
- Nr. 01422 Erstverordnung zur psychiatrischen häuslichen Krankenpflege,
- Nr. 01424 Folgeverordnung zur psychiatrischen häuslichen Krankenpflege,
- Nrn. 01425, 01426 Verordnung spezialisierter ambulanter Palliativversorgung,
- Nr. 01430 Verwaltungskomplex,
- Nr. 01435 Telefonische Beratung,
- Nr. 01436 Konsultationspauschale,
- Nr. 01440 Verweilen außerhalb der Praxis,
- Nrn. 01600 bis 01602 Ärztlicher Bericht/Brief,
- Nrn. 01610 bis 01612 Bescheinigung, Reha-Verordnung, Konsiliarbericht vor Aufnahme in die Psychiatrie,
- Nrn. 01620 bis 01623 Bescheinigung, Krankheitsbericht, Kurplan, Kurvorschlag,
- Nr. 01630 Medikamentationsplan,
- Nrn. 01800 bis 01813 Röteln, Blutgruppenbestimmung, Antikörpernachweis,
- Nrn. 01950 bis 01952 Substitutionsbehandlung,
- Nrn. 01955, 01956 Diamorphingestützte Behandlung Opiatabhängiger,
- Nr. 02100 Infusion,
- Nr. 02101 Infusionstherapie,
- Nr. 02110 bis 02112 Transfusion, Reinfusion,
- Nr. 02200 Tuberkulintestung,
- Nrn. 02300 bis 02302 Kleinchirurgischer Eingriff,
- Nr. 02320 Einführung Magenverweilsonde,
- Nr. 02342 Lumbalpunktion,
- Nrn. 02510 bis 02512 Wärme- u. Elektrotherapie, Elektrostimulation
- sowie die folgenden Gebührenordnungspositionen des Abschnitts IV (arztgruppenübergreifende spezielle Leistungen):
  - Nrn. 30400 bis 30402 Massage-, Kompressions- oder Unterwassertherapie,
  - Nrn. 30410, 30411 Atemgymnastik,
  - Nrn. 30420, 30421 Krankengymnastik,
  - Nrn. 30610, 30611 Hämorrhoidenbehandlung
- Gebührenordnungspositionen der Abschnitte
  - 30.1 Allergologie
  - 30.2 Chirotherapie
  - 30.3 Neurophysiologische Übungsbehandlung
  - 30.7.1, 30.7.2 Schmerztherapie
  - 30.8 Soziotherapie
  - 30.9 Schlafstörungsdiagnostik
  - 30.11 Neuropsychologische Therapie
  - 36.6.2 Konservativ-belegärztliche Strukturpauschalen
- Gebührenordnungspositionen der Kapitel
  - 32 Labor
  - 33 Ultraschalldiagnostik
  - 35 Psychotherapie

Wichtig ist, dass auch für die nach der obigen Regelung zusätzlich abrechnungsfähigen Leistungen immer auch die Abrechnungsvoraussetzungen und -ausschlüsse beachtet werden müssen, die im EBM für die Abrechnung der jeweiligen Leistung genannt sind.

Generell gilt, dass die übrigen Bestimmungen des EBM sowie die Maßnahmen zur Qualitätssicherung sowie die berufsrechtlichen Fachgebietsbeschränkungen zu beachten sind. Insbesondere sollte geprüft werden, ob zur Erbringung und Abrechnung bestimmter Leistungen eine Genehmigung erforderlich ist und welche Voraussetzungen hierfür nachgewiesen werden müssen.

Werden Leistungen nach den Gebührenordnungspositionen 01600 und 01601 (Bericht, Brief) erbracht, können auch dann, wenn die Leistung nicht gesondert berechnungsfähig sein sollte, da sie in der Grundpauschale enthalten ist, für Versendung und Transport die Kostenpauschalen nach den Nrn. 40110 oder 40111 abgerechnet werden.

21.2 Psychiatrische und nervenheilkundliche Grundpauschalen

Psychiatrische Grundpauschale

Obligater Leistungsinhalt
• Persönlicher Arzt-Patienten-Kontakt und/oder Arzt-Patienten-Kontakt im Rahmen einer Videosprechstunde gemäß Anlage 31b zum BMV-Ä,

Fakultativer Leistungsinhalt
• Weitere persönliche oder andere Arzt-Patienten-Kontakte gemäß I-4.3.1 der Allgemeinen Bestimmungen,
• Ärztlicher Bericht entsprechend der Gebührenordnungsposition 01600,
• Individueller Arztbrief entsprechend der Gebührenordnungsposition 01601,
• Beratung und Behandlung bis zu 10 Minuten Dauer,
• Erhebung des vollständigen psychiatrischen Status, ggf. zusätzlich ergänzende Erhebung des neurologischen Status bei psychiatrischen Fällen
• Erhebung des vollständigen neurologischen Status, ggf. zusätzlich ergänzende Erhebung des psychiatrischen Status bei neurologischen Fällen
• In Anhang VI-1 aufgeführte Leistungen,

Abrechnungsbestimmung einmal im Behandlungsfall

21210	für Versicherte bis zum vollendeten 5. Lebensjahr	**201** 23,10

Abrechnungsbestimmung einmal im Behandlungsfall

Abrechnungsausschluss
in derselben Sitzung 01436
im Behandlungsfall 01600, 01601

Aufwand in Min.   **Kalkulationszeit:** 12   **Prüfzeit:** 10   **Eignung d. Prüfzeit:** Nur Quartalsprofil

GOÄ   entsprechend oder ähnlich: Leistungskomplex in der GOÄ nicht vorhanden, daher Abrechnung der einzelnen erbrachten GOÄ-Leistung(en).

Kommentar: Die Pauschale ist nur einmal im Behandlungsfall bzw. bei arztgruppenübergreifender Behandlung nur einmal im Arztfall berechenbar.

Wird in demselben Quartal eine kurativ-ambulante und eine kurativ-stationäre (belegärztliche Behandlung) durchgeführt, ist die Grundpauschale je einmal berechnungsfähig. Es ist aber von der Punktzahl der zweiten zur Abrechnung kommenden Grundpauschale ein Abschlag von 50 % vorzunehmen.

21211	für Versicherte ab Beginn des 6. bis zum vollendeten 59. Lebensjahr	**192** 22,06

Abrechnungsbestimmung Siehe Nr. 21210.

Aufwand in Min.   **Kalkulationszeit:** 13   **Prüfzeit:** 11   **Eignung d. Prüfzeit:** Nur Quartalsprofil

GOÄ   entsprechend oder ähnlich: Leistungskomplex in der GOÄ nicht vorhanden, daher Abrechnung der einzelnen erbrachten GOÄ-Leistung(en).

21212	für Versicherte ab Beginn des 60. Lebensjahres	**191** 21,95

Abrechnungsbestimmung Siehe Nr. 21210.

Aufwand in Min. **Kalkulationszeit:** 13   **Prüfzeit:** 11   **Eignung d. Prüfzeit:** Nur Quartalsprofil

GOÄ   entsprechend oder ähnlich: Leistungskomplex in der GOÄ nicht vorhanden, daher Abrechnung der einzelnen erbrachten GOÄ-Leistung(en).

Grundpauschale für Fachärzte für Nervenheilkunde und Fachärzte für Neurologie und Psychiatrie

Obligater Leistungsinhalt
• Persönlicher Arzt-Patienten-Kontakt,

Fakultativer Leistungsinhalt
• Weitere persönliche oder andere Arzt-Patienten-Kontakte gemäß 4.3.1 der Allgemeinen Bestimmungen,
• Ärztlicher Bericht entsprechend der Gebührenordnungsposition 01600,
• Individueller Arztbrief entsprechend der Gebührenordnungsposition 01601,
• Beratung und Behandlung bis zu 10 Minuten Dauer,
• Erhebung des vollständigen neurologischen Status, ggf. zusätzlich ergänzende Erhebung des psychiatrischen Status bei neurologischen Fällen,
• Erhebung des vollständigen psychiatrischen Status, ggf. zusätzlich ergänzende Erhebung des neurologischen Status bei psychiatrischen Fällen,
• In Anhang 1 aufgeführte Leistungen,

Abrechnungsbestimmung einmal im Behandlungsfall

21213   für Versicherte bis zum vollendeten 5. Lebensjahr   **273**
                                                                  31,37
Abrechnungsbestimmung einmal im Behandlungsfall

Abrechnungsausschluss
im Behandlungsfall 01600, 01601
in derselben Sitzung 01436

Aufwand in Min. **Kalkulationszeit:** 18   **Prüfzeit:** 14   **Eignung d. Prüfzeit:** Nur Quartalsprofil

GOÄ   entsprechend oder ähnlich: Diese Pauschale kennt die GOÄ nicht. Abzurechnen sind die erbrachten Einzelleistungen.

Kommentar: Werden die Grundpauschalen nach den EBM-Nrn. 21213 bis 21215 neben den Gesprächs-leistungen nach Nr. 21220 oder Nr. 21222 abgerechnet, ist eine Arzt-Patienten-Kontaktzeit von mindestens 20 Minuten Voraussetzung für die Abrechenbarkeit der Nrn. 21220 oder 21222.

Dies gilt nicht, wenn die EBM-Nr. 21220 oder EBM-Nr. 21222 an anderen Tagen als die Grundleistung erbracht und abgerechnet wird. In solchen Fällen ist eine Kontaktzeit von 10 Minuten ausreichend.

21214   für Versicherte ab Beginn des 6. bis zum vollendeten 59. Lebensjahr   **253**
                                                                                     29,07
Abrechnungsbestimmung Siehe Nr. 21213.

Aufwand in Min. **Kalkulationszeit:** 18   **Prüfzeit:** 14   **Eignung d. Prüfzeit:** Nur Quartalsprofil

GOÄ   entsprechend oder ähnlich: Diese Pauschale kennt die GOÄ nicht. Abzurechnen sind die erbrachten Einzelleistungen.

21215   für Versicherte ab Beginn des 60. Lebensjahres   **261**
                                                                 29,99
Abrechnungsbestimmung Siehe Nr. 21213.

Aufwand in Min. **Kalkulationszeit:** 18   **Prüfzeit:** 15   **Eignung d. Prüfzeit:** Nur Quartalsprofil

GOÄ   entsprechend oder ähnlich: Diese Pauschale kennt die GOÄ nicht. Abzurechnen sind die erbrachten Einzelleistungen

21216   Fremdanamnese und/oder Anleitung bzw. Betreuung von Bezugspersonen schwer   **206**
            psychisch erkrankter Patienten mit dadurch gestörter Kommunikationsfähigkeit,   23,67

Abrechnungsbestimmung je 10 Minuten, höchstens fünfmal im Behandlungsfall

Aufwand in Min. **Kalkulationszeit:** 11   **Prüfzeit:** 10   **Eignung d. Prüfzeit:** Tages- und Quartalsprofil

GOÄ   entsprechend oder ähnlich: Nr. 4

Anmerkung Die Gebührenordnungsposition 21216 ist auch bei Durchführung der Leistung im Rahmen einer Videosprechstunde berechnungsfähig und dies durch Angabe einer bundeseinheitlich kodierten Zusatzkennzeichnung zu dokumentieren. Für die Abrechnung gelten die Anforderungen gemäß Anlage 31b zum BMV-Ä entsprechend

Abrechnungsausschluss in derselben Sitzung 35150, 35151, 35152, 35163 bis 35169 und 35173 bis 35179 und Kapitel 35.2.1, 35.2.2

Kommentar: Das Erheben einer Fremdanamnese und/oder die Anleitung von Bezugspersonen je 10 Minuten kann im Behandlungsfall = Quartalsfall insgesamt für 50 Minuten durchgeführt werden. Daneben sind die entsprechenden Grundpauschalen abrechenbar.

Bei den Kontakten mit Bezugspersonen sind keine normalen, sich stets wiederholenden Gespräche über den Zustand des Patienten gemeint, sondern Anleitungen der Bezugsperson zur Behandlung bzw. zum Umgang mit dem Patienten. Verständigungsprobleme mit Ausländern, die z.B. der deutschen Sprache nicht mächtig sind, können nicht nach Nr. 21216 berechnet werden.

Beispiel:

Bei einer schwer psychisch erkrankten 61jährigen Patientin werden mehrmals Anleitungsgespräche mit einer Bezugsperson geführt.

Erstkontakt: 07.01.	Grundpauschale EBM Nrn. 21211 (Fakultativer Inhalt: 10 Min. Gespräch) + 21216 x 1 (für 10 Minuten Gesprächsdauer) = 20 Min. Gesamtgesprächsdauer
08.01.	21216 x 1 (für 10 Minuten Gesprächsdauer)
05.02.	21216 x 1 (für 10 Minuten Gesprächsdauer)
28.02.	21216 x 2 (für 20 Minuten Gesprächsdauer

Es wurde also die erlaubte Zahl von 5x Nr. 21216 im Quartal abgerechnet. Sind weitere Gespräch dieser Art mit dem Patienten erforderlich, können sie nicht mehr abgerechnet werden.

Rechtsprechung:
LSG Baden-Württemberg: „Für die Fremdanamnese nach der GOP 21216 EBM bedarf es nicht der umfassenden Erhebung der lebensgeschichtlichen und sozialen Daten des Kranken. Gespräche über die Vorkommnisse und Entwicklungen des Kranken während des letzten Quartals oder seit der letzten Visite sind ausreichend und genügend" (Urt. v. 26.10.2022, Az.: L 5 KA 3703/21, anhängig bei BSG: B 6 KA 25/22 R).

21217	Supportive psychiatrische Behandlung eines affektiv, psychotisch, psychomotorisch und/oder hirnorganisch akut dekompensierten Patienten,	**38** 4,37

Abrechnungsbestimmung höchstens dreimal im Behandlungsfall

Aufwand in Min. **Kalkulationszeit:** 3   **Prüfzeit:** 3   **Eignung d. Prüfzeit:** Tages- und Quartalsprofil

GOÄ entsprechend oder ähnlich: Nr. 812

Kommentar: Die Leistung kann nur im persönlichen Arzt-Patienten-Kontakt erbracht werden. Meist wird die Leistung im Rahmen eines dringend angeforderten Hausbesuch erbracht.

21218	Zuschlag für die psychiatrische Grundversorgung gemäß Allgemeiner Bestimmung 4.3.8 zu den Gebührenordnungspositionen 21210 bis 21212	**44** 5,06

Abrechnungsbestimmung einmal im Behandlungsfall

Anmerkung Der Zuschlag nach der Gebührenordnungsposition 21218 kann gemäß Allgemeiner Bestimmung 4.3.8 ausschließlich in Behandlungsfällen abgerechnet werden, in denen nur Leistungen der fachärztlichen Grundversorgung gemäß Anhang 3 und/oder regionaler Vereinbarungen erbracht und berechnet werden.

Aufwand in Min. **Kalkulationszeit:** KA   **Prüfzeit:** ./.   **Eignung d. Prüfzeit:** Keine Eignung

21219	Zuschlag zu der Gebührenordnungsposition 21218	**12** 1,38

Abrechnungsbestimmung einmal im Behandlungsfall

Anmerkung Die Gebührenordnungsposition 21219 wird durch die zuständige Kassenärztliche Vereinigung zugesetzt.

Aufwand in Min. **Kalkulationszeit:** KA   **Prüfzeit:** ./.   **Eignung d. Prüfzeit:** Keine Eignung
GOÄ   entsprechend oder ähnlich: Eine vergleichbare Leistung ist in der GOÄ nicht aufgeführt.

21.3 Diagnostische und therapeutische Gebührenordnungspositionen

21220 Psychiatrisches Gespräch, Psychiatrische Behandlung, Beratung, Erörterung und/   **154**
oder Abklärung,   **17,70**

Obligater Leistungsinhalt
• Dauer mindestens 10 Minuten,
• Als Einzelbehandlung,

Fakultativer Leistungsinhalt
• Erhebung der biographischen Anamnese zur Psychopathologie unter Berücksichtigung
der entwicklungspsychologischen Gesichtspunkte,
• Vertiefte Exploration mit differentialdiagnostischer Einordnung eines psychiatrischen
Krankheitsbildes,
• Syndrombezogene therapeutische Intervention,
• Anleitung der Bezugsperson(en),

Abrechnungsbestimmung je vollendete 10 Minuten

Anmerkung Die Gebührenordnungsposition 21220 ist auch bei Durchführung der Leistung
im Rahmen einer Videosprechstunde berechnungsfähig und dies durch Angabe einer
bundeseinheitlich kodierten Zusatzkennzeichnung zu dokumentieren. Für die Abrechnung
gelten die Anforderungen gemäß Anlage 31b zum BMV-Ä entsprechend.
Bei der Nebeneinanderberechnung der Gebührenordnungspositionen 21210 bis 21212
und 21220 oder der Gebührenordnungspositionen 21213 bis 21215 und 21220 ist eine
Arzt-Patienten-Kontaktzeit von mindestens 20 Minuten Voraussetzung für die Berechnung
der Gebührenordnungsposition 21220.
Bei der Nebeneinanderberechnung diagnostischer bzw. therapeutischer Gebührenordnungspositionen und der Gebührenordnungsposition 21220 ist eine mindestens 10
Minuten längere Arzt-Patienten-Kontaktzeit als in den entsprechenden Gebührenordnungspositionen angegeben Voraussetzung für die Berechnung der Gebührenordnungsposition 21220.

Abrechnungsausschluss in derselben Sitzung 01205, 01207, 01210, 01212, 01214,
01216, 01218, 16220, 16223, 21221, 21235, 30930, 30931, 30932, 30933, 37300,37302,
37711 und Kapitel 30.3, 35.1, 35.2

Aufwand in Min. **Kalkulationszeit:** 13   **Prüfzeit:** 11   **Eignung d. Prüfzeit:** Tages- und Quartalsprofil
GOÄ   entsprechend oder ähnlich: Nr. 804, 886 (Kinder)
Kommentar: Die in der Legende vorgegebene Gesprächsdauer beträgt mind. 10 Minuten. Ist eine
längere Gesprächsdauer erforderlich, so kann für jeweils weitere vollendete 10 Minuten
erneut die Nr. 21220 abgerechnet werden.

Wird die Leistung nach EBM Nr. 21220 neben den Grundpauschalen nach 21210 bis 21212
oder nach den Grundpauschalen für Fachärzte für Nervenheilkunde und Fachärzte für
Neurologie und Psychiatrie nach EBM Nrn. 21213 bis 21215 erbracht und berechnet, dann
müssen mind. 20 Minuten Gesprächsdauer aufgewendet worden sein.

Die Leistung nach EBM Nr. 21220 kann nur abgerechnet werden, wenn ein persönlicher
Arzt-Patientenkontakt stattgefunden hat und dies nicht im Rahmen eines Telefonates.

Sind im Rahmen der Erhebung der biographischen Anamnese Gespräche (auch ohne
Anwesenheit des Patienten) mit Dritten, z.B. mit Lehrern, Erziehern, Eltern und anderen
Angehörigen erforderlich, so sind diese in der Leistung der Nr. 21220 mit eingeschlossen.

21221 Psychiatrische Behandlung (Gruppenbehandlung)   **166**
   19,08
Obligater Leistungsinhalt
• Dauer mindestens 40 Minuten,
• Gruppenbehandlung,
• Mindestens 3, höchstens 8 Teilnehmer,

Fakultativer Leistungsinhalt
* Syndrombezogene therapeutische Intervention,
* Anleitung der Bezugsperson(en),

Abrechnungsbestimmung je Teilnehmer, je vollendete 40 Minuten

Anmerkung Die Gebührenordnungsposition 21221 ist auch bei Durchführung der Leistung im Rahmen einer Videosprechstunde berechnungsfähig und dies durch Angabe einer bundeseinheitlich kodierten Zusatzkennzeichnung zu dokumentieren. Für die Abrechnung gelten die Anforderungen gemäß Anlage 31b zum BMV-Ä entsprechend.
Bei der Nebeneinanderberechnung der Gebührenordnungspositionen 21210 bis 21212 und 21221 oder der Gebührenordnungspositionen 21213 bis 21215 und 21221 ist eine Arzt-Patienten-Kontaktzeit von mindestens 50 Minuten Voraussetzung für die Berechnung der Gebührenordnungsposition 21221.

Abrechnungsausschluss in derselben Sitzung 01210, 01214, 01216, 01218, 16220, 21220, 35163 bis 35169 und 35173 bis 35179 und Kapitel 30.3, 35.1, 35.2

Aufwand in Min.   **Kalkulationszeit:** 10   **Prüfzeit:** 7   **Eignung d. Prüfzeit:** Tages- und Quartalsprofil

GOÄ   entsprechend oder ähnlich: Nr. A 888

Kommentar: Eine Aufteilung der Sitzungsdauer von 40 Minuten auf z.B. zwei Termine mit je 20 Min. ist nach der Legende nicht gestattet.

21222   Hygienezuschlag zu den Gebührenordnungspositionen 21210 bis 21215   **2**
           0,23

Abrechnungsbestimmung einmal im Behandlungsfall

Anmerkung Die Gebührenordnungsposition 21222 wird durch die zuständige Kassenärztliche Vereinigung zugesetzt.

Berichtspflicht Nein

Aufwand in Min.   **Kalkulationszeit:** KA   **Prüfzeit:** ./.   **Eignung d. Prüfzeit:** Keine Eignung

21225   Zuschlag für die nervenheilkundliche Grundversorgung gemäß Allgemeiner   **39**
        Bestimmung 4.3.8 zu den Gebührenordnungspositionen 21213 bis 21215   **4,48**

Abrechnungsbestimmung einmal im Behandlungsfall

Anmerkung Der Zuschlag nach der Gebührenordnungsposition 21225 kann gemäß Allgemeiner Bestimmung 4.3.8 ausschließlich in Behandlungsfällen abgerechnet werden, in denen nur Leistungen der fachärztlichen Grundversorgung gemäß Anhang 3 und/oder regionaler Vereinbarungen erbracht und berechnet werden.

Aufwand in Min.   **Kalkulationszeit:** KA   **Prüfzeit:** ./.   **Eignung d. Prüfzeit:** Keine Eignung

GOÄ   entsprechend oder ähnlich: Eine vergleichbare Leistung ist in der GOÄ nicht aufgeführt.

21226   Zuschlag zu der Gebührenordnungsposition 21225   **10**
           1,15

Abrechnungsbestimmung einmal im Behandlungsfall

Anmerkung Die Gebührenordnungsposition 21226 wird durch die zuständige Kassenärztliche Vereinigung zugesetzt.

Aufwand in Min.   **Kalkulationszeit:** KA   **Prüfzeit:** ./.   **Eignung d. Prüfzeit:** Keine Eignung

GOÄ   entsprechend oder ähnlich: Eine vergleichbare Leistung ist in der GOÄ nicht aufgeführt.

21227   Zuschlag zu den Gebührenordnungspositionen 21210 bis 21212   **6**
           0,69

Abrechnungsbestimmung einmal im Behandlungsfall

Anmerkung Die Gebührenordnungsposition 21227 wird durch die zuständige Kassenärztliche Vereinigung zugesetzt.

Abrechnungsausschluss Leistung(en)

im Krankheitsfall 01630

Berichtspflicht Nein

Aufwand in Min.   **Kalkulationszeit:** KA   **Prüfzeit:** ./.   **Eignung d. Prüfzeit:** Keine Eignung

21228 Zuschlag zu den Gebührenordnungspositionen 21213 bis 21215   **6**
Abrechnungsbestimmung einmal im Behandlungsfall   0,69
Anmerkung Die Gebührenordnungsposition 21228 wird durch die zuständige Kassen-
ärztliche Vereinigung zugesetzt.
Abrechnungsausschluss Leistung(en)
im Krankheitsfall 01630
Berichtspflicht Nein

Aufwand in Min. **Kalkulationszeit:** KA   **Prüfzeit:** ./.   **Eignung d. Prüfzeit:** Keine Eignung

21230 Zusatzpauschale Kontinuierliche Mitbetreuung eines Patienten mit einer psychiatri-   **377**
schen Erkrankung in der häuslichen und/oder familiären Umgebung   43,32
Obligater Leistungsinhalt
• Kontinuierliche Mitbetreuung eines in der familiären und/oder häuslichen Umgebung
  versorgten Patienten mit einer Erkrankung aus dem affektiven oder schizophrenen
  Formenkreis, einer hirnorganischen oder Persönlichkeitsstörung oder einer Abhängig-
  keitserkrankung,
• Erhebung ergänzender psychopathologischer Befunde,
• Einbeziehung sozialer und pathobiographischer Ereignisse,
• Mindestens zwei persönliche Arzt-Patienten-Kontakte im Behandlungsfall,
Fakultativer Leistungsinhalt
• Erstellung eines Behandlungsplans unter Einbeziehung der Bezugsperson(en),
• Einleitung und/oder Führung einer Therapie mit Lithium und/oder anderen Phasenpro-
  phylaktika, Clozapin, Depotneuroleptika oder Stimulanzientherapie,
• Einleitung und/oder Führung einer Schlafentzugstherapie,
• Führung von Patienten mit vormundschaftsgerichtlicher Betreuung oder Therapieauf-
  lagen,
Abrechnungsbestimmung einmal im Behandlungsfall
Anmerkung Die Gebührenordnungsposition 21230 ist nur bei mindestens einer der im
folgenden genannten Erkrankungen berechnungsfähig: F00.- bis F02.- Demenz, F07.-
Organische Hirnstörung mit Verhaltensstörung, F10.- bis F16.- Störungen durch Alkohol,
Opioide, Cannabinoide, Sedativa oder Hypnotika, Kokain, Stimulantien, Halluzinogene (inkl.
bei Substitutions- und Aversivbehandlung), F20.- Schizophrenie, F21 Schizotype Störung,
F22.- Anhaltende wahnhafte Störung, F25.- Schizzoaffektive Störung, F28 Sonstige nichtor-
ganische psychotische Störungen, F29 Nicht näher bezeichnete nichtorganische Psychose,
F30.- Manie, F31.2, F31.4, F31.5, F32.2, F32.3, F33.3, F34.1 Depression, F41.1 Genera-
lisierte Angststörung, F41.2 Angst und depressive Störung, gemischt, F42.1 Vorwiegend
Zwangshandlungen [Zwangsrituale], F42.2 Zwangsgedanken und – handlungen, gemischt,
F50.- Essstörungen, F71.8 Verhaltensstörung bei mittelgradiger Intelligenzminderung,
F72.1 Schwere Intelligenzminderung mit deutlicher Verhaltensstörung, F73.1 Schwerste
Intelligenzminderung mit deutlicher Verhaltensstörung, F79.1 Schwachsinn mit deutlicher
Verhaltensstörung, F84.- Autismus, F94.0 Mutismus.
Abrechnungsausschluss im Behandlungsfall 21231, 21233
in derselben Sitzung 35150, 35151, 35152, 35163 bis 35169 und 35173 bis 35179, 37300,
37302, 37711 und Kapitel 35.2.1, 35.2.2

Bericht: Berichtspflicht – Übermittlung der Behandlungsdaten siehe Allg. Bestimmungen 2.1.4
            Berichtspflicht

Aufwand in Min. **Kalkulationszeit:** 32   **Prüfzeit:** 26   **Eignung d. Prüfzeit:** Nur Quartalsprofil
GOÄ   entsprechend oder ähnlich: Leistungskomplex in der GOÄ nicht vorhanden, analoger
            Ansatz der Nr. 15.
Kommentar: Die Zusatzpauschale nach Nr. 21230 kann nur für die **kontinuierliche** Mitbetreuung von
            Patienten in der häuslichen und/oder familiären Umgebung abgerechnet werden, wenn
            mind. eine der folgenden Erkrankungen vorliegt:
            • F00.- bis F02.- Demenz,
            • F07.- Organische Hirnstörung mit Verhaltensstörung,
            • F10.- bis F16.- Störungen durch Alkohol, Opioide, Cannabinoide, Sedativa oder

Hypnotika, Kokain, Stimulantien, Halluzinogene (inkl. bei Substitutions- und Aversivbehandlung),
- F20.- Schizophrenie,
- F21 Schizotype Störung,
- F22.- Anhaltende wahnhafte Störung,
- F25.- Schizzoaffektive Störung,
- F28 Sonstige nichtorganische psychotische Störungen,
- F29 Nicht näher bezeichnete nichtorganische Psychose,
- F30.- Manie,
- F31.2, F31.4, F31.5, F32.2, F32.3, F33.3, F34.1 Depression,
- F41.1 Generalisierte Angststörung,
- F41.2 Angst und depressive Störung, gemischt,
- F42.1 Vorwiegend Zwangshandlungen [Zwangsrituale],
- F42.2 Zwangsgedanken und – handlungen, gemischt,
- F50.- Essstörungen,
- F71.8 Verhaltensstörung bei mittelgradiger Intelligenzminderung,
- F72.1 Schwere Intelligenzminderung mit deutlicher Verhaltensstörung,
- F73.1 Schwerste Intelligenzminderung mit deutlicher Verhaltensstörung,
- F79.1 Schwachsinn mit deutlicher Verhaltensstörung,
- F84.- Autismus,
- F94.0 Mutismus.

Auch wenn zwei oder sogar mehr Erkrankungen aus dieser Übersicht vorliegen und behandelt werden, kann die Leistung nach Nr. 21230 trotzdem nur 1x im Quartal abgerechnet werden.

21231	Zusatzpauschale Kontinuierliche Mitbetreuung eines Patienten mit einer psychiatrischen Erkrankung in beschützenden Einrichtungen oder Pflege- und Altenheimen	**212** 24,36

Obligater Leistungsinhalt
- Kontinuierliche Mitbetreuung eines in beschützenden Einrichtungen oder Pflege- und Altenheimen mit Pflegepersonal versorgten Patienten mit einer psychiatrischen Erkrankung,

Fakultativer Leistungsinhalt
- Erstellung eines Behandlungsplans unter Einbeziehung der Bezugsperson(en),

Abrechnungsbestimmung einmal im Behandlungsfall

Anmerkung Die Gebührenordnungsposition 21231 ist nur bei mindestens einer der im folgenden genannten Erkrankungen berechnungsfähig: F00.- bis F02.- Demenz, F07.- Organische Hirnstörung mit Verhaltensstörung, F10.- bis F16.- Störungen durch Alkohol, Opioide, Cannabinoide, Sedativa oder Hypnotika, Kokain, Stimulantien, Halluzinogene (inkl. bei Substitutions- und Aversivbehandlung), F20.- Schizophrenie, F21 Schizotype Störung, F22.- Anhaltende wahnhafte Störung, F25.- Schizzoaffektive Störung, F28 Sonstige nichtorganische psychotische Störungen, F29 Nicht näher bezeichnete nichtorganische Psychose, F30.- Manie, F31.2, F31.4, F31.5, F32.2, F32.3, F33.3, F34.1 Depression, F41.1 Generalisierte Angststörung, F41.2 Angst und depressive Störung, gemischt, F42.1 Vorwiegend Zwangshandlungen [Zwangsrituale], F42.2 Zwangsgedanken und – handlungen, gemischt, F50.- Essstörungen, F71.8 Verhaltensstörung bei mittelgradiger Intelligenzminderung, F72.1 Schwere Intelligenzminderung mit deutlicher Verhaltensstörung, F73.1 Schwerste Intelligenzminderung mit deutlicher Verhaltensstörung, F79.1 Schwachsinn mit deutlicher Verhaltensstörung, F84.- Autismus, F94.0 Mutismus.

Abrechnungsausschluss im Behandlungsfall 14314, 16231, 21230, 21233
in derselben Sitzung 35150, 35151, 35152, 35163 bis 35169 und 35173 bis 35179, 37300, 37302, 37711 und Kapitel 35.2.1, 35.2.2

Bericht: Berichtspflicht – Übermittlung der Behandlungsdaten siehe Allg. Bestimmungen 2.1.4 Berichtspflicht

Aufwand in Min. **Kalkulationszeit:** 18   **Prüfzeit:** 14   **Eignung d. Prüfzeit:** Nur Quartalsprofil

GOÄ entsprechend oder ähnlich: Leistung in der GOÄ nicht vorhanden, analoger Ansatz der Nr. 15.

Kommentar: Siehe Kommentar zu EBM-Nr. 2130.

21233 Zusatzpauschale Mitbetreuung eines Patienten mit einer psychiatrischen Erkrankung in der häuslichen und/oder familiären Umgebung

299
34,36

Obligater Leistungsinhalt
* Mitbetreuung eines in der familiären und/oder häuslichen Umgebung versorgten Patienten mit einer Erkrankung aus dem affektiven oder schizophrenen Formenkreis, einer hirnorganischen oder Persönlichkeitsstörung oder einer Abhängigkeitserkrankung,
* Erhebung ergänzender psychopathologischer Befunde,
* Einbeziehung sozialer und pathobiographischer Ereignisse,
* Ein persönlicher Arzt-Patienten-Kontakt im Behandlungsfall,
* Dauer mindestens 15 Minuten,

Fakultativer Leistungsinhalt
* Erstellung eines Behandlungsplans unter Einbeziehung der Bezugsperson(en),
* Einleitung und/oder Führung einer Therapie mit Lithium und/oder anderen Phasenprophylaktika, Clozapin, Depotneuroleptika oder Stimulanzientherapie,
* Einleitung und/oder Führung einer Schlafentzugstherapie,
* Führung von Patienten mit vormundschaftsgerichtlicher Betreuung oder Therapieauflagen,

Abrechnungsbestimmung einmal im Behandlungsfall

Anmerkung Die Gebührenordnungsposition 21233 ist nur bei mindestens einer der im folgenden genannten Erkrankungen berechnungsfähig: F 00.- bis F02.- Demenz, F07.- Organische Hirnstörung mit Verhaltensstörung, F10.- bis F16.- Störungen durch Alkohol, Opioide, Cannabinoide, Sedativa oder Hypnotika, Kokain, Stimulantien, Halluzinogene (inkl. bei Substitutions- und Aversivbehandlung), F20.- Schizophrenie, F21 Schizotype Störung, F22.- Anhaltende wahnhafte Störung, F25.- Schizzoaffektive Störung, F28 Sonstige nichtorganische psychotischeStörungen, F29 Nicht näher bezeichnete nichtorganische Psychose, F30.- Manie, F31.2, F31.4, F31.5, F32.2, F32.3, F33.3, F34.1 Depression, F41.1 Generalisierte Angststörung, F41.2 Angst und depressive Störung, gemischt, F42.1 Vorwiegend Zwangshandlungen [Zwangsrituale], F42.2 Zwangsgedanken und – handlungen, gemischt, F50.- Essstörungen, F71.8 Verhaltensstörung bei mittelgradiger Intelligenzminderung, F72.1 Schwere Intelligenzminderung mit deutlicher Verhaltensstörung, F73.1 Schwerste Intelligenzminderung mit deutlicher Verhaltensstörung, F79.1 Schwachsinn mit deutlicher Verhaltensstörung, F84.- Autismus, F94.0 Mutismus.

Abrechnungsausschluss im Behandlungsfall 21230, 21231
in derselben Sitzung 35150, 35151, 35152, 35163 bis 35169 und 35173 bis 35179, 37300, 37302, 37711 und Kapitel 35.2.1, 35.2.2

Bericht: Berichtspflicht – Übermittlung der Behandlungsdaten siehe Allg. Bestimmungen 2.1.4 Berichtspflicht

Aufwand in Min. **Kalkulationszeit:** 25 **Prüfzeit:** 17 **Eignung d. Prüfzeit:** Nur Quartalsprofil

GOÄ entsprechend oder ähnlich: Leistungskomplex in der GOÄ nicht vorhanden, analoger Ansatz der Nr. 15.

Kommentar: Siehe Kommentar zu EBM-Nr. 2130.

21235 Neurologische Kontrolluntersuchung

107
12,30

Obligater Leistungsinhalt
* Neurologische Untersuchung,
* Zwischen- und/oder Fremdanamnese,

Abrechnungsbestimmung einmal im Behandlungsfall

Abrechnungsausschluss in derselben Sitzung 01205, 01207, 01210, 01212, 01214, 01216, 01218, 16220, 16223, 21216, 21220, 21221, 30930, 30931, 30932, 30933, 35163 bis 35169 und 35173 bis 35179, 37300, 37302, 37711 und Kapitel 30.3, 35.1, 35.2

21 Psychiatrische und Psychotherapeutische Gebührenordnungspositionen (Psychiater)

EBM-Nr.   EBM-Punkte/Euro

Berichtspflicht Nein

Aufwand in Min.   **Kalkulationszeit:** 8   **Prüfzeit:** 6   **Eignung d. Prüfzeit:** Tages- und Quartalsprofil

21236
Zuschlag zu den Gebührenordnungspositionen 21210 bis 21212 für Fachärzte für Psychiatrie und Psychotherapie für die Behandlung aufgrund einer TSS-Vermittlung und/oder Vermittlung durch den Hausarzt gemäß Allgemeiner Bestimmung 4.3.10.1, 4.3.10.2 oder 4.3.10.3

Abrechnungsbestimmung einmal im Arztgruppenfall

Abrechnungsausschluss im Arztgruppenfall 01710

Anmerkung Die Gebührenordnungsposition 21236 kann durch die zuständige Kassenärztliche Vereinigung zugesetzt werden.

Kommentar: Siehe unter EBM Nr. 03008

21237
Zuschlag zu den Gebührenordnungspositionen 21213 bis 21215 für Fachärzte für Nervenheilkunde und Fachärzte für Neurologie und Psychiatrie für die Behandlung aufgrund einer TSS-Vermittlung und/oder Vermittlung durch den Hausarzt gemäß Allgemeiner Bestimmung 4.3.10.1, 4.3.10.2 oder 4.3.10.3

Abrechnungsbestimmung einmal im Arztgruppenfall

Abrechnungsausschluss im Arztgruppenfall 01710

Anmerkung Die Gebührenordnungsposition 21237 kann durch die zuständige Kassenärztliche Vereinigung zugesetzt werden.

Kommentar: Siehe unter EBM Nr. 03008

21310
Elektroenzephalographische Untersuchung   **274**
                                                                    31,49

Obligater Leistungsinhalt
* Ableitungsdauer mindestens 20 Minuten,
* Aufzeichnungsdauer mindestens 20 Minuten,
* Auswertung,
* Übergangswiderstandsmessung

Fakultativer Leistungsinhalt
* Provokation(en)

Anmerkung Die für die Gebührenordnungsposition 21310 erforderliche Berichtspflicht ist erfüllt, wenn sie einmal im Behandlungsfall erfolgt ist.

Abrechnungsausschluss in derselben Sitzung 04434, 04435, 14320, 14321, 16310, 16311, 21311, 30900, 30901, 30902 und 30905

Berichtspflicht Ja

Aufwand in Min.   **Kalkulationszeit:** 11   **Prüfzeit:** 9   **Eignung d. Prüfzeit:** Tages- und Quartalsprofil

GOÄ   entsprechend oder ähnlich: Nr. 827

Kommentar: Wird eine Ableitungsdauer von 120 Min. erforderlich, ist die Nr. 21311 zu berechnen.

21311
Langzeitelektroenzephalographische (Schlaf-)Untersuchung   **612**
                                                                    70,33

Obligater Leistungsinhalt
* Ableitungsdauer mindestens 2 Stunden,
* Aufzeichnung,
* Auswertung

Fakultativer Leistungsinhalt
* Provokation(en),
* Polygraphie

Abrechnungsausschluss in derselben Sitzung 04434, 04435, 14320, 14321, 16231, 16310, 16311, 21310, 30900, 30901, 30902 und 30905

Berichtspflicht Ja

Aufwand in Min.   **Kalkulationszeit:** 39   **Prüfzeit:** 30   **Eignung d. Prüfzeit:** Tages- und Quartalsprofil

GOÄ   entsprechend oder ähnlich: Nrn. 827, 827a
Kommentar: Nach dem Kommentar von **Wezel/Liebold** ist die simultane Ableitung (Monitoring) eines
            EKGs nicht zusätzlich berechnungsfähig.

21320   Elektronystagmo-/Okulographie, Blinkreflexprüfung   **118**
           Obligater Leistungsinhalt   13,56
           • Elektronystagmo-/Okulographie und/oder
           • Blinkreflexprüfung,
           • Ein- und/oder beidseitig,
           Abrechnungsbestimmung einmal im Behandlungsfall
           Abrechnungsausschluss im Behandlungsfall 04439, 14330, 16320

Aufwand in Min. **Kalkulationszeit:** 7   **Prüfzeit:** 6   **Eignung d. Prüfzeit:** Nur Quartalsprofil
GOÄ   entsprechend oder ähnlich: Nr. 1413. **Wezel-Liebold** gibt auch die GOÄ Nr. 829 an.

21321   Neurophysiologische Untersuchung (SEP, VEP, AEP, MEP)   **263**
           Obligater Leistungsinhalt   30,22
           • Bestimmung somatosensibel evozierter Potentiale und/oder
           • Bestimmung visuell evozierter Potentiale und/oder
           • Bestimmung akustisch evozierter Potentiale und/oder
           • Bestimmung magnetisch evozierter Potentiale,
           • Beidseitige Untersuchung(en),
           Abrechnungsbestimmung je Sitzung
           Anmerkung Die Gebührenordnungsposition 21321 ist im Behandlungsfall insgesamt
           höchstens zweimal berechnungsfähig.
           Abrechnungsausschluss in derselben Sitzung 04436, 14331, 16321
           Berichtspflicht Ja

Aufwand in Min. **Kalkulationszeit:** 13   **Prüfzeit:** 10   **Eignung d. Prüfzeit:** Nur Quartalsprofil
GOÄ   entsprechend oder ähnlich: Nr. 828
Kommentar: Auch wenn mehrere unterschiedliche evozierte Potentiale untersucht werden, kann die
            Leistung im Behandlungsfall = Quartalsfall nur 2x berechnet werden. Wird im Zusam-
            menhang mit der Leistung nach Nr. 21321 auch ein EEG abgeleitet, kann zusätzlich die
            Nr. 21310 oder die Nr. 21311 berechnet werden.

21330* Konvulsionsbehandlung unter Vollnarkose,   **94**
           Abrechnungsbestimmung je Sitzung   10,80

Aufwand in Min. **Kalkulationszeit:** KA   **Prüfzeit:** ./.   **Eignung d. Prüfzeit:** Keine Eignung
GOÄ   entsprechend oder ähnlich: Nrn. 836, 837 und entsprechende Narkoseleistung.

21340   Testverfahren bei Demenzverdacht   **23**
           Obligater Leistungsinhalt   2,64
           • Durchführung standardisierter Testverfahren bei Patienten mit Demenzverdacht (z.B.
             SKT, MMST, TFDD),
           Abrechnungsbestimmung bis zu dreimal im Behandlungsfall
           Anmerkung Die Gebührenordnungspositionen 03242, 16340 und 21340 sind im Behand-
           lungsfall insgesamt höchstens dreimal berechnungsfähig.

Aufwand in Min. **Kalkulationszeit:** KA   **Prüfzeit:** 1   **Eignung d. Prüfzeit:** Nur Quartalsprofil
GOÄ   entsprechend oder ähnlich: Nrn. 855*, 856*, 857*.
Kommentar: Zur Abrechnung ist es nicht erforderlich, dass die Leistung nach Nr. 21340, d.h. alle 3 vom
            Arzt ausgewählten Tests, an einem Tag erbracht wird.
            Die Durchführung der Testverfahren ist delegierbar. Die Indikation zum Test, die Testauswahl
            und Auswertung sind ärztliche Leistungen.

Syndrom Kurztest (SKT)*

Ausführlicher Test zum Demenz-Screening. Es wird mit bunten Bildern und Spielsteinen gearbeitet wird. Der Test dauert ca.15 Minuten und kann auch von geschultem Praxispersonal abgenommen werden. Um bei einer Verlaufskontrolle Lerneffekte auszuschließen, gibt es den SKT in neun Parallelformen.

Mini-Mental-Status-Test (MMST)*

Häufiger Test, der aber für die Frühdiagnostik von Demenz-Erkrankungen nicht sehr geeignet ist. Ab einer mittelschweren Demenz leistet der MMST aussagekräftige Ergebnisse.

Test zur Früherkennung von Demenzen mit Depressionsabgrenzung (TFDD)*

Leicht durchführ- und auswertbarer Test für die Praxis

Die in der Legende aufgeführten Testverfahren sind nur Beispiele für mögliche Verfahren, es sind auch andere standardisierte Tests möglich z.B.

Basic Activities of Daily Living (B-ADL) – Test zur Verlaufskontrolle von Verhaltensauffälligkeiten im Bereich der Alltagsaktivitäten.

Brief Cognitive Raiting Scale (BCSR) – Test für Diagnostik, Schweregradbestimmung und Verlaufskontrolle. Im Internet unter www.ifap.de/bda-manuale/demenz/download/bcrs.pdf als pdf-Datei downloadbar

Zahlen-Verbindungs-Test (ZVT) – Test zur Verlaufskontrolle bei frühen Stadien der Demenz.

Fast alle Tests finden Sie über gängige Suchmaschinen im Internet, meist als pdf-Datei zum download. – Zu den wichtigsten Bezugsquellen von Testmaterial im deutschen Sprachraum zählen der Hogrefe-Verlag (http://www.testzentrale.de) mit der übernommenen Beltz Test GmbH und der Huber-Verlag (http://verlag-hanshuber.ciando.com/index.cfm)

22 Gebührenordnungspositionen der Psychosomatischen Medizin und Psychotherapie (Fachärzte für Psychosomatische Medizin und Psychotherapie)

22.1 Präambel

1. Die in diesem Kapitel aufgeführten Gebührenordnungspositionen können ausschließlich von Fachärzten für Psychosomatische Medizin und Psychotherapie berechnet werden.

2. Außer den in diesem Kapitel genannten Gebührenordnungspositionen sind von den in der Präambel genannten Vertragsärzten – unbeschadet der Regelungen gemäß I-5 und I-6.2 der Allgemeinen Bestimmungen – zusätzlich nachfolgende Gebührenordnungspositionen berechnungsfähig: 01100 bis 01102, 01205, 01207, 01210, 01212, 01214 bis 01224, 01226, 01320 bis 01323, 01410 bis 01416, 01418, 01422, 01424, 01430, 01431, 01435, 01436, 01440, 01442, 01444, 01450, 01470, 01471, 01600 bis 01602, 01610 bis 01612, 01620 bis 01624, 01626, 01630, 01640, 01641, 01642, 01647, 01648, 01660, 01670 bis 01672, 01949 bis 01953, 01955, 01956, 01960, 02100, 02101, 02110 bis 02112, 02200, 02300 bis 02302, 02320, 02323, 02510 bis 02512 und 30706.

3. Außer den in diesem Kapitel genannten Gebührenordnungspositionen sind bei Vorliegen der entsprechenden Qualifikationsvoraussetzungen von den in der Präambel genannten Vertragsärzten – unbeschadet der Regelungen gemäß I-5 und I-6.2 der Allgemeinen Bestimmungen – zusätzlich nachfolgende Gebührenordnungspositionen berechnungsfähig: 30400 bis 30402, 30410, 30411, 30420, 30421, 30700 bis 30705 und 30708, Gebührenordnungspositionen der Abschnitte IV-30.1, IV-30.2.1, IV-30.3.1, IV-30.7.2, IV-30.7.3, IV-30.8, IV-30.9, IV-30.11, IV-30.13, IV-36.6.2, IV-37.3, IV-37.4 IV-37,5 und IV-38 sowie Gebührenordnungspositionen der Kapitel IV-32, IV-33, IV-35, und IV-40.

4. Bei der Berechnung der zusätzlichen Gebührenordnungspositionen in den Nummern 2 und 3 sind die Maßnahmen zur Qualitätssicherung gemäß § 135 Abs. 2 SGB V, die berufsrechtliche Verpflichtung zur grundsätzlichen Beschränkung auf das jeweilige Gebiet sowie die Richtlinien des Gemeinsamen Bundesausschusses zu beachten.

5. Werden die in den Grundpauschalen enthaltenen Leistungen entsprechend den Gebührenordnungspositionen 01600 und 01601 durchgeführt, sind für die Versendung bzw. den Transport die Kostenpauschalen nach den Gebührenordnungspositionen 40110 und 40111 berechnungsfähig.

Kommentar:

Alle Gebührenordnungspositionen des Kapitels 22 – also die Leistungen nach den Nrn. 22210 bis 22230 – können grundsätzlich (s. Kommentierung zu Kapitel I, Abschnitt 1.5) nur von **Fachärzten für Psychosomatische Medizin und Psychotherapie** abgerechnet werden. Früher waren die Leistungen dieses Kapitels für Fachärzte für Psychotherapeutische Medizin berechnungsfähig. Die Umbenennung beruht auf der Weiterentwicklung des Weiterbildungsrechts der Ärztekammern. Da nach den allgemeinen Übergangsbestimmungen der Weiterbildungsordnungen einmal erworbene Weiterbildungsbezeichnungen weitergeführt werden dürfen und die Inhalte dieses Kapitels gegenüber dem EBM 2000plus im wesentlichen unverändert sind, ist davon auszugehen, dass auch nach wie vor die Fachärzte für Psychotherapeutische Medizin die Leistungen dieses Kapitels weiterhin berechnen können.

Zusätzlich zu den Gebührenordnungspositionen dieses Kapitels sind für oben genannten Vertragsärzte abrechnungsfähig, sofern die übrigen Abrechnungsvoraussetzungen des EBM gegeben sind:

- die nachfolgenden Gebührenordnungspositionen des Abschnitts II (arztgruppenübergreifende allgemeine Leistungen):
  - Nrn. 01100 bis 01102 Unvorhergesehene Inanspruchnahme,
  - Nrn. 01205, 01207 Notfallpauschale für die Abklärung der Behandlungsnotwendigkeit,
  - Nr. 01210 Notfallpauschale im organisierten Not(fall)dienst,
  - Nr. 01211 Zusatzpauschale für die Besuchsbereitschaft im Notfall bez. organisierten Not(fall)dienst,
  - Nr. 01212 Notfallpauschale im organisierten Not(fall)dienst,
  - Nr. 01214 bis 01222 Notfallkonsultationspauschale im organisierten Not(fall)dienst, Zusatzpauschale für die Besuchsbereitschaft im Notfall bez. organisierten Not(fall)dienst, Reanimationskomplex,
  - Nrn. 01223 bis 01226 Zuschlag zur Notfallpauschale in besonderen Fällen
  - Nrn. 01320, 01321 Grundpauschale für ermächtigte Ärzte, Krankenhäuser bzw. Institute,
  - Nrn. 01410 bis 01416 Besuche, Visite, Begleitung eines Kranken beim Transport,
  - Nr. 01418 Besuch im organisierten Not(fall)dienst,

- Nr. 01422 Erstverordnung zur psychiatrischen häuslichen Krankenpflege
- Nr. 01424 Folgeverordnung zur psychiatrischen häuslichen Krankenpflege
- Nr. 01430 Verwaltungskomplex,
- Nr. 01435 Telefonische Beratung,
- Nr. 01436 Konsultationspauschale,
- Nr. 01440 Verweilen außerhalb der Praxis
- Nrn. 01600 bis 01602 Ärztlicher Bericht/Brief,
- Nrn. 01610 bis 01612 Bescheinigung, Reha-Verordnung, Konsiliarbericht vor Aufnahme in die Psychiatrie
- Nrn. 01620 bis 01623 Bescheinigung, Krankheitsbericht, Kurplan, Kurvorschlag
- Nr. 01630 Medikamentationsplan,
- Nrn. 01950 bis 01952 Substitutionsbehandlung,
- Nrn. 01955, 01956 Diamorphingestützte Behandlung Opiatabhängiger,
- Nr. 02100 Infusion
- Nr. 02101 Infusionstherapie
- Nr. 02110 bis 02112 Transfusion, Reinfusion
- Nr. 02200 Tuberkulintestung
- Nrn. 02300 bis 02302 Kleinchirurgischer Eingriff,
- Nr. 02320 Einführung Magenverweilsonde
- Nr. 02323 transurethraler Dauerkatheter
- Nrn. 02510 bis 02512 Wärme- u. Elektrotherapie, Elektrostimulation
- sowie die folgenden Gebührenordnungspositionen des Abschnitts IV (arztgruppenübergreifende spezielle Leistungen):
  - Nrn. 30400 bis 30402 Massage-, Kompressions- oder Unterwassertherapie,
  - Nrn. 30410, 30411 Atemgymnastik,
  - Nrn. 30420, 30421 Krankengymnastik,
  - Nr. 30800 Soziotherapie – Hinzuziehen eines Leistungserbringers,
- Gebührenordnungspositionen der Abschnitte
  - 30.1 Allergologie
  - 30.2 Chirotherapie
  - 30.3 Neurophysiologische Übungsbehandlung
  - 30.7.1, 30.7.2 Schmerztherapie
  - 30.11 Neuropsychologische Therapie
  - 36.6.2 Konservativ-belegärztliche Strukturpauschalen
- Gebührenordnungspositionen der Kapitel
  - 32 Labor
  - 33 Ultraschalldiagnostik
  - 35 Psychotherapie

Wichtig ist, dass auch für die nach der obigen Regelung zusätzlich abrechnungsfähigen Leistungen immer auch die Abrechnungsvoraussetzungen und -ausschlüsse beachtet werden müssen, die im EBM für die Abrechnung der jeweiligen Leistung genannt sind.

Generell gilt, dass die übrigen Bestimmungen des EBM sowie die Maßnahmen zur Qualitätssicherung sowie die berufsrechtlichen Fachgebietsbeschränkungen zu beachten sind. Insbesondere sollte geprüft werden, ob zur Erbringung und Abrechnung bestimmter Leistungen eine Genehmigung erforderlich ist und welche Voraussetzungen hierfür nachgewiesen werden müssen.

Werden Leistungen nach den Gebührenordnungspositionen 01600 und 01601 (Bericht, Brief) erbracht auch dann, wenn die Leistung nicht gesondert berechnungsfähig sein sollte, da sie in der Grundpauschale enthalten ist, für Versendung und Transport die Kostenpauschalen nach den Nrn. 40110 oder 40111 abgerechnet werden.

Rechtsprechung

▶ **Approbation als Voraussetzung für Kostenübernahme bei Psychotherapie**

Das Bundessozialgericht (BSG) hat höchstrichterlich entschieden, dass Kosten für eine psychotherapeutische Behandlung nur dann von der GKV übernommen werden können, wenn der Therapeut über die Approbation als Arzt oder die berufsrechtliche Erlaubnis nach dem Psychotherapeutengesetz verfügt. Im vorliegenden Fall hatte die Kasse die Übernahme der Behandlungskosten für eine Psychotherapie bei einer Heilpraktikerin abgelehnt. Das Gericht bestätigte, dass Heilpraktiker in jedem Fall aus dem GKV-System ausgeschlossen seien, was nicht gegen Verfassungsrecht verstoße.
Aktenzeichen: BSG, Urteil vom 13. Dezember 2016, Az.: B 1 KR 4/16 R
Entscheidungsjahr: 2016

22.2 Psychosomatisch und Psychotherapeutisch-medizinische Grundpauschalen

Grundpauschale

Obligater Leistungsinhalt
• Persönlicher Arzt-Patienten-Kontakt und/oder Arzt-Patienten-Kontakt im Rahmen einer Videosprechstunde gemäß Anlage 31b zum BMV-Ä,

Fakultativer Leistungsinhalt
• Weitere persönliche oder andere Arzt-Patienten-Kontakte gemäß I-4.3.1 der Allgemeinen Bestimmungen,
• Ärztlicher Bericht entsprechend der Gebührenordnungsposition 01600,
• Individueller Arztbrief entsprechend der Gebührenordnungsposition 01601,
• Beratung und Behandlung bis zu 10 Minuten Dauer,
• In Anhang VI-1 aufgeführte Leistungen,

Abrechnungsbestimmung einmal im Behandlungsfall

22210 für Versicherte bis zum vollendeten 5. Lebensjahr **134**
15,40

Obligater Leistungsinhalt
• Persönlicher Arzt-Patienten-Kontakt und/oder Arzt-Patienten-Kontakt im Rahmen einer Videosprechstunde gemäß Anlage 31b zum BMV-Ä,

Fakultativer Leistungsinhalt
• Weitere persönliche oder andere Arzt-Patienten-Kontakte gemäß I-4.3.1 der Allgemeinen Bestimmungen,
• Ärztlicher Bericht entsprechend der Gebührenordnungsposition 01600,
• Individueller Arztbrief entsprechend der Gebührenordnungsposition 01601,
• Beratung und Behandlung bis zu 10 Minuten Dauer,
• In Anhang VI-1 aufgeführte Leistungen,

Abrechnungsbestimmung einmal im Behandlungsfall

Abrechnungsausschluss
im Behandlungsfall 01600, 01601
in derselben Sitzung 01436

Aufwand in Min. **Kalkulationszeit:** 10 **Prüfzeit:** 9 **Eignung d. Prüfzeit:** Nur Quartalsprofil
GOÄ entsprechend oder ähnlich: Leistungskomplex in der GOÄ nicht vorhanden, daher Abrechnung der einzelnen erbrachten GOÄ-Leistung(en).
Kommentar: Die Pauschale ist nur einmal im Behandlungsfall bzw. bei arztgruppenübergreifender Behandlung nur einmal im Arztfall berechenbar.

22211 für Versicherte ab Beginn des 6. bis zum vollendeten 59. Lebensjahr **175**
20,11
Abrechnungsbestimmung Siehe Nr. 22210.

Aufwand in Min. **Kalkulationszeit:** 14 **Prüfzeit:** 11 **Eignung d. Prüfzeit:** Nur Quartalsprofil
GOÄ entsprechend oder ähnlich: Leistungskomplex in der GOÄ nicht vorhanden, daher Abrechnung der einzelnen erbrachten GOÄ-Leistung(en).

22 Gebührenordnungspositionen der Psychosomatischen Medizin und Psychotherapie
EBM-Nr.   EBM-Punkte/Euro

22212 für Versicherte ab Beginn des 60. Lebensjahres **151**
17,35
Abrechnungsbestimmung Siehe Nr. 22210.

Aufwand in Min. **Kalkulationszeit:** 12 **Prüfzeit:** 10 **Eignung d. Prüfzeit:** Nur Quartalsprofil
GOÄ entsprechend oder ähnlich: Leistungskomplex in der GOÄ nicht vorhanden, daher Abrechnung der einzelnen erbrachten GOÄ-Leistung(en).

22213 Fremdanamnese und/oder Anleitung bzw. Betreuung von Bezugspersonen schwer **206**
psychisch erkrankter Patienten mit dadurch gestörter Kommunikationsfähigkeit 23,67
Abrechnungsbestimmung je 10 Minuten, höchstens fünfmal im Behandlungsfall
Abrechnungsausschluss in derselben Sitzung 35150, 35151, 35152, 35163 bis 35169 und 35173 bis 35179 und Kapitel 35.2.1, 35.2.2
Berichtspflicht Nein

Aufwand in Min. **Kalkulationszeit:** 11 **Prüfzeit:** 10 **Eignung d. Prüfzeit:** Tages- und Quartalsprofil

22215 Hygienezuschlag zu den Gebührenordnungspositionen 22210 bis 22212 **2**
0,23
Abrechnungsbestimmung einmal im Behandlungsfall
Anmerkung Die Gebührenordnungsposition 22215 wird durch die zuständige Kassenärztliche Vereinigung zugesetzt.
Berichtspflicht Nein

Aufwand in Min. **Kalkulationszeit:** KA **Prüfzeit:** ./. **Eignung d. Prüfzeit:** Keine Eignung

22216 Zuschlag für die psychosomatisch und psychotherapeutisch-medizinische **164**
Grundversorgung gemäß Allgemeiner Bestimmung 4.3.8 zu den Gebührenord- 18,85
nungspositionen 22210 bis 22212
Abrechnungsbestimmung einmal im Behandlungsfall
Anmerkung Der Zuschlag nach der Gebührenordnungsposition 22216 kann gemäß Allgemeiner Bestimmung 4.3.8 ausschließlich in Behandlungsfällen abgerechnet werden, in denen nur Leistungen der fachärztlichen Grundversorgung gemäß Anhang 3 und/oder regionaler Vereinbarungen erbracht und berechnet werden.

Aufwand in Min. **Kalkulationszeit:** KA **Prüfzeit:** ./. **Eignung d. Prüfzeit:** Keine Eignung

22218 Zuschlag zu der Gebührenordnungsposition 22216 **44**
5,06
Abrechnungsbestimmung einmal im Behandlungsfall
Anmerkung Die Gebührenordnungsposition 22218 wird durch die zuständige Kassenärztliche Vereinigung zugesetzt.

Aufwand in Min. **Kalkulationszeit:** KA **Prüfzeit:** ./. **Eignung d. Prüfzeit:** Keine Eignung

22219 Zuschlag zu den Gebührenordnungspositionen 22210 bis 22212 **2**
0,23
Abrechnungsbestimmung einmal im Behandlungsfall
Anmerkung Die Gebührenordnungsposition 22219 wird durch die zuständige Kassenärztliche Vereinigung zugesetzt.
Abrechnungsausschluss Leistung(en)
im Krankheitsfall 01630
Berichtspflicht Nein

Aufwand in Min. **Kalkulationszeit:** KA **Prüfzeit:** ./. **Eignung d. Prüfzeit:** Keine Eignung

22.3 Diagnostische und therapeutische Gebührenordnungspositionen

22220 Psychotherapeutisches Gespräch (Einzelbehandlung) **154**
17,70
Obligater Leistungsinhalt
• Dauer mindestens 10 Minuten,
• Als Einzelbehandlung,

22 Gebührenordnungspositionen der Psychosomatischen Medizin und Psychotherapie

Fakultativer Leistungsinhalt
* Syndrombezogene therapeutische Intervention,
* Instruktion der Bezugsperson(en),

Abrechnungsbestimmung je vollendete 10 Minuten, höchstens 15-mal im Behandlungsfall

Anmerkung Die Gebührenordnungsposition 22220 ist auch bei Durchführung der Leistung im Rahmen einer Videosprechstunde berechnungsfähig und dies durch Angabe einer bundeseinheitlich kodierten Zusatzkennzeichnung zu dokumentieren. Für die Abrechnung gelten die Anforderungen gemäß Anlage 31b zum BMV-Ä entsprechend.
Die Berechnung der Gebührenordnungsposition 22220 im Zusammenhang mit der Versorgung gemäß den Leistungen des Abschnitts 37.5 (KSVPsych-RL) ist durch Angabe einer bundeseinheitlich kodierten Zusatzkennzeichnung zu dokumentieren. In diesem Fall ist die Gebührenordnungsposition 22220 höchstens 20-mal im Behandlungsfall berechnungsfähig.
Bei der Nebeneinanderberechnung der Gebührenordnungspositionen 22210 bis 22212 und 22220 ist eine Arzt-Patienten-Kontaktzeit von mindestens 20 Minuten Voraussetzung für die Berechnung der Gebührenordnungsposition 22220.
Bei der Nebeneinanderberechnung diagnostischer bzw. therapeutischer Gebührenordnungspositionen und der Gebührenordnungsposition 22220 ist eine mindestens 10 Minuten längere Arzt-Patienten-Kontaktzeit als in den entsprechenden Gebührenordnungspositionen angegeben Voraussetzung für die Berechnung der Gebührenordnungsposition 22220.
Bei der Nebeneinanderberechnung der Gebührenordnungspositionen 35111 bis 35113, 35120 und 22220 ist jeweils eine mindestens 10 Minuten längere Arzt-Patienten-Kontaktzeit als in den entsprechenden Gebührenordnungspositionen angegeben Voraussetzung für die Berechnung der Gebührenordnungsposition 22220.

Abrechnungsausschluss in derselben Sitzung 01210, 01214, 01216, 01218, 22221, 22222, 30930, 30931, 30932, 30933, 35163 bis 35169 und 35173 bis 35179 und Kapitel 35.1, 35.2

Aufwand in Min.   **Kalkulationszeit:** 13   **Prüfzeit:** 11   **Eignung d. Prüfzeit:** Tages- und Quartalsprofil

GOÄ   entsprechend oder ähnlich: Nr. 849

Kommentar: Die Abrechnung der Nr. 22220 erfordert ein mindestens 10minütige psychotherapeutisches Gespräch. Überschreitet der Zeitraum für das Gespräch etc. mehrere Male das Intervall von jeweils 10 Minuten, so kann entsprechend häufig – bis zu 15x im Behandlungsfall = Quartalsfall – die Leistung nach Nr. 22220 berechnet werden.

Wird die Nr. 22220 zusätzlich zu einer Grundpauschalen nach 22210 bis 22212 berechnet, muss der persönliche Arzt-Patienten-Kontakt bei einer Beratung und Behandlung mind. 20 Minuten gedauert haben, da in der Legende der Grundpauschale schon ein Zeitrahmen von 10 Minuten vorgeschrieben ist.

Beispiel:
Eine 40jährige Patientin sucht den Arzt am Montag, den 7.1.07 auf (Gesprächsdauer 30 Minuten) und es folgen weitere 4 Konsultationen im Quartal=Behandlungsfall von unterschiedlicher Gesprächsdauer. Damit ergibt sich folgende Abrechnung:

Erstkontakt: 07.01.	Grundpauschale EBM Nrn. 22211(Fakultativer Inhalt: 10 Min. Gespräch) + 23220 x 2 (für 20 Minuten Gesprächsdauer) = 30 Min. Gesamtgesprächsdauer
08.01.	22220 x 3 (für 30 Minuten Gesprächsdauer)
05.02.	22220 x 4 (für 40 Minuten Gesprächsdauer)
06.02.	22220 x 3 (für 30 Minuten Gesprächsdauer)
07.02.	22220 x 3 (für 30 Minuten Gesprächsdauer)

Es wurde also die erlaubte Zahl von 15 Psychotherapeutischen Gesprächen nach Nr. 22220 abgerechnet. Sind weitere Gespräch dieser Art mit dem Patienten erforderlich, können sie nicht mehr abgerechnet werden. Finden die Gespräche nicht immer „in einem Stück" an einem Tag statt, sondern zu unterschiedlichen Zeiten, empfiehlt es sich, die Zeiten bei der Abrechnung anzugeben.

Antragspflichtige Leistungen gemäß Psychotherapie-Richtlinien aus dem Abschnitt 35.1 können nicht neben der Nr. 22220 berechnet werden.

Hinweis des Bewertungsausschlusses:
Die Vergütung der Leistungen nach den Gebührenordnungspositionen 22220 und 23220, die häufiger als 15-mal und bis zum gemäß EBM geltenden Höchstwert im Behandlungsfall im Zusammenhang mit der Versorgung gemäß den Leistungen des Abschnitts 37.5 abgerechnet werden, erfolgt außerhalb der morbiditätsbedingten Gesamtvergütungen.

Die Überführung der Leistungen nach den Gebührenordnungspositionen 22220 und 23220 für die Sachverhalte nach Nr. 3 in die morbiditätsbedingte Gesamtvergütung erfolgt gemäß Nr. 5 des Beschlusses des Bewertungsausschusses in seiner 323. Sitzung am 25. März 2014, oder entsprechender Folgebeschlüsse, zu einem Verfahren zur Aufnahme von neuen Leistungen in den EBM.

22221 Psychosomatisches Gespräch, psychosomatisch-medizinische Behandlung, Beratung, Erörterung und/oder Abklärung (Einzelbehandlung) **154**
17,70

Obligater Leistungsinhalt
* Vertiefte Exploration mit differentialdiagnostischer Einordnung eines psychosomatisch und/oder psychopathologisch definierten Krankheitsbildes,
* Einbeziehung psychosozialer Gesichtspunkte,
* Dauer mindestens 10 Minuten,
* Als Einzelbehandlung,

Fakultativer Leistungsinhalt
* Syndrombezogene therapeutische Intervention,
* Instruktion der Bezugsperson(en),

Abrechnungsbestimmung je vollendete 10 Minuten

Anmerkung Die Gebührenordnungsposition 22221 ist auch bei Durchführung der Leistung im Rahmen einer Videosprechstunde berechnungsfähig und dies durch Angabe einer bundeseinheitlich kodierten Zusatzkennzeichnung zu dokumentieren. Für die Abrechnung gelten die Anforderungen gemäß Anlage 31b zum BMV-Ä entsprechend.
Bei der Nebeneinanderberechnung der Gebührenordnungspositionen 22210 bis 22212 und 22221 ist eine Arzt-Patienten-Kontaktzeit von mindestens 20 Minuten Voraussetzung für die Berechnung der Gebührenordnungsposition 22221.
Bei der Nebeneinanderberechnung diagnostischer bzw. therapeutischer Gebührenordnungspositionen und der Gebührenordnungsposition 22221 ist eine mindestens 10 Minuten längere Arzt-Patienten-Kontaktzeit als in den entsprechenden Gebührenordnungspositionen angegeben Voraussetzung für die Berechnung der Gebührenordnungsposition 22221.

Abrechnungsausschluss in derselben Sitzung 01210, 01214, 01216, 01218, 22220, 22222, 30930, 30931, 30932, 30933, 35163 bis 35169 und 35173 bis 35179 und Kapitel 35.1, 35.2

Aufwand in Min. **Kalkulationszeit:** 13 **Prüfzeit:** 11 **Eignung d. Prüfzeit:** Tages- und Quartalsprofil

GOÄ entsprechend oder ähnlich: Nr. 849

Kommentar: Neben der Leistung nach EBM Nr. 22221 können antragspflichtige und nicht-antragspflichtige Leistungen der Psychotherapie nicht abgerechnet werden.

22222 Psychosomatisch-medizinische Behandlung (Gruppenbehandlung) **166**
19,08

Obligater Leistungsinhalt
* Dauer mindestens 40 Minuten,
* Als Gruppenbehandlung,
* Mindestens 3, höchstens 8 Teilnehmer,

Fakultativer Leistungsinhalt
* Syndrombezogene therapeutische Intervention,
* Instruktion der Bezugsperson(en),

Abrechnungsbestimmung je Teilnehmer, je vollendete 40 Minuten

Anmerkung Die Gebührenordnungsposition 22222 ist auch bei Durchführung der Leistung im Rahmen einer Videosprechstunde berechnungsfähig und dies durch Angabe einer bundeseinheitlich kodierten Zusatzkennzeichnung zu dokumentieren. Für die Abrechnung gelten die Anforderungen gemäß Anlage 31b zum BMV-Ä entsprechend.
Bei der Nebeneinanderberechnung der Gebührenordnungspositionen 22210 bis 22212 und 22222 ist eine Arzt-Patienten-Kontaktzeit von mindestens 50 Minuten Voraussetzung für die Berechnung der Gebührenordnungsposition 22222.

Abrechnungsausschluss in derselben Sitzung 01210, 01214, 01216, 01218, 22220, 22221, 30930, 30931, 30932, 30933, 35163 bis 35169 und 35173 bis 35179 und Kapitel 35.1, 35.2

Aufwand in Min.   **Kalkulationszeit:** 10   **Prüfzeit:** 8   **Eignung d. Prüfzeit:** Tages- und Quartalsprofil

GOÄ   entsprechend oder ähnlich: Nr. 849

Kommentar: Zur Abrechnung der Leistung ist ein Gruppe von mind. 3 bis höchstens 8 Teilnehmern und eine Dauer von mind. 40 Minuten erforderlich. Eine Aufteilung der Gruppenbehandlung auf geringe zeitliche Einheiten z.B. 2 Tage, je 20 Min. ist nicht gestattet. Antragspflichtige oder nicht antragspflichtige Leistungen gemäß Psychotherapie-Richtlinien aus den Abschnitten 35.1 und 35.2. können nicht neben der Nr. 22222 berechnet werden.

22228   Zuschlag zu den Gebührenordnungspositionen 22210 bis 22212 für die Behandlung aufgrund einer TSS-Vermittlung und/oder Vermittlung durch den Hausarzt gemäß Allgemeiner Bestimmung 4.3.10.1, 4.3.10.2 oder 4.3.10.3

Abrechnungsbestimmung einmal im Arztgruppenfall

Abrechnungsausschluss im Arztgruppenfall 01710

Anmerkung Die Gebührenordnungsposition 22228 kann durch die zuständige Kassenärztliche Vereinigung zugesetzt werden.

Kommentar: Siehe unter EBM Nr. 03008

22230   Klinisch-neurologische Basisdiagnostik   **73**
                                                          8,39

Obligater Leistungsinhalt
* Erhebung des Reflexstatus,
* Prüfung der Motorik,
* Prüfung der Sensibilität,

Fakultativer Leistungsinhalt
* Prüfung der Funktion der Hirnnerven,
* Prüfung der Funktion des extrapyramidalen System,
* Prüfung des Vegetativums,
* Untersuchung der hirnversorgenden Gefäße,

Abrechnungsbestimmung einmal im Behandlungsfall

Abrechnungsausschluss
im Behandlungsfall 13250, 27311
in derselben Sitzung 01711, 01712, 01713, 01714, 01715, 01716, 01717, 01718, 01719, 01723, 35142

Aufwand in Min.   **Kalkulationszeit:** 5   **Prüfzeit:** 5   **Eignung d. Prüfzeit:** Nur Quartalsprofil

GOÄ   entsprechend oder ähnlich: Leistungskomplex in der GOÄ nicht vorhanden, Abrechnung der Nr. 800 mit erhöhtem Steigerungssatz.

Kommentar: Um die Leistung berechnen zu können, müssen die drei vorgeschriebenen obligaten Untersuchungen (Reflexstatus, Prüfung der Motorik und Sensibilität) erbracht sein. Antragspflichtige oder nicht antragspflichtige Leistungen gemäß Psychotherapie-Richtlinien aus den Abschnitten 35.1 und 35.2. können nicht neben den Nrn. 22222 und 22230 berechnet werden.

23 Psychotherapeutische Gebührenordnungspositionen (Ärztliche und psychologische Psychotherapeuten, Kinder- und Jugendlichenpsychotherapeuten)

23.1 Präambel

1. Die in diesem Kapitel aufgeführten Gebührenordnungspositionen können ausschließlich von
   - Ärztlichen und psychologischen Psychotherapeuten
   - Kinder- und Jugendlichenpsychotherapeuten (ausschließlich für die Behandlung von Patienten bis zum vollendeten 21. Lebensjahr bzw. bei Patienten, deren Behandlung vor Vollendung des 21. Lebensjahres begonnen wurde)

berechnet werden.

2. Außer den in diesem Kapitel genannten Gebührenordnungspositionen sind von den in der Präambel genannten Vertragsärzten – unbeschadet der Regelungen gemäß I-5 und I-6.2 der Allgemeinen Bestimmungen – zusätzlich nachfolgende Gebührenordnungspositionen berechnungsfähig: 01100 bis 01102, 01205, 01207, 01210, 01212, 01214 bis 01224, 01226, 01320 bis 01323, 01410 bis 01416, 01418, 01422, 01424, 01430, 01431, 01435, 01436, 01442, 01444, 01450, 01470, 01471, 01600 bis 01602, 01610 bis 01612, 01620 bis 01624, 01626, 01630, 01640, 01641, 01642, 01647, 01648, 01660, 01670 bis 01672, 02100, 02101, 02200, 02300 bis 02302, 02320, 02323, 02510 bis 02512 und 30706.

3. Außer den in diesem Kapitel genannten Gebührenordnungspositionen sind bei Vorliegen der entsprechenden Qualifikationsvoraussetzungen von den in der Präambel genannten Vertragsärzten – unbeschadet der Regelungen gemäß I-5 und I-6.2 der Allgemeinen Bestimmungen – zusätzlich nachfolgende Gebührenordnungspositionen berechnungsfähig: 30400 bis 30402, 30410, 30411, 30420, 30421, 30700 bis 30705 und 30708, 37500, 37520, 37525, 37530, 37535, 37550, 37551, 37570, 37714, 37720, Gebührenordnungspositionen der Abschnitte IV-30.1, IV-30.2.1, IV-30.3.1, IV-30.7.2, IV-30.8, IV-30.11, IV-30.13, IV-36.6.2, IV-37.3, IV-37.4 und IV-38.2 sowie Gebührenordnungspositionen der Kapitel IV-32, IV-33, IV-35 und IV-40.

4. (unbesetzt)

5. Bei der Berechnung der zusätzlichen Gebührenordnungspositionen in den Nummern 2 und 3 sind die Maßnahmen zur Qualitätssicherung gemäß § 135 Abs. 2 SGB V, die berufsrechtliche Verpflichtung zur grundsätzlichen Beschränkung auf das jeweilige Gebiet sowie die Richtlinien des Gemeinsamen Bundesausschusses zu beachten.

6. Für Psychotherapeuten und Kinder- und Jugendlichenpsychotherapeuten sind außer den Gebührenordnungspositionen in diesem Kapitel nur die Gebührenordnungspositionen 01100 bis 01102, 01410 bis 01413, 01415, 01416, 01422, 01424, 01430, 01431, 01435, 01442, 01444, 01450, 01470, 01471, 01600 bis 01602, 01611, 01620 bis 01622, 01647, 01648, 01660, 01670 bis 01672, 30706, 37500, 37520, 37525, 37530, 37535, 37550, 37551, 37570 und bei Vorliegen der entsprechenden Qualifikationsvoraussetzungen die Gebührenordnungspositionen 30810 und 30811, die Gebührenordnungspositionen des Abschnitts 30.11 sowie die Gebührenordnungspositionen der Kapitel 35 und 40 berechnungsfähig.

Samstagssprechstunde (Psychotherapie)
Psychologische Psychotherapeuten sowie Kinder- und Jugendlichenpsychotherapeuten können die GOP 01102 berechnen, wenn sie samstags Patienten behandeln.
Die GOP 01102 (Inanspruchnahme des Vertragsarztes an Samstagen zwischen 7:00 und 14:00 Uhr) wird rückwirkend zum 01.04.2005 in die Nummer 5 der Präambel zum Abschnitt 23.1 aufgenommen. Die rückwirkende Änderung des EBM wird auf nicht bestandskräftige Honorarbescheide angewendet.

---

7. Werden die in den Grundpauschalen enthaltenen Leistungen entsprechend den Gebührenordnungspositionen 01600 und 01601 durchgeführt, sind für die Versendung bzw. den Transport die Kostenpauschalen nach den Gebührenordnungspositionen 40110 und 40111 berechnungsfähig.

Kommentar:

Alle Gebührenordnungspositionen des Kapitels 23 – also die Leistungen nach den Nrn. 23210 bis 23220 – können grundsätzlich (s. Kommentierung zu Kapitel I, Abschnitt 1.5) nur abgerechnet werden von

- Ärztlichen und Psychologischen Psychotherapeuten
- Kinder- und Jugendlichenpsychotherapeuten (ausschließlich für die Behandlung von Patienten bis zum vollendeten 21. Lebensjahr bzw. bei Patienten, deren Behandlung vor Vollendung des 21. Lebensjahres begonnen wurde).

Die Erweiterung der Patientengruppe für Kinder- und Jugendlichentherapeuten auf diejenigen Patienten, deren Behandlung vor Vollendung des 21. Lebensjahres begonnen wurde, ist gegenüber dem EBM 2000plus eine Neuerung. Dadurch wird vermieden, dass eine einmal begonnene Therapie mit Vollendung des 21. Lebensjahres beendet bzw. bei einem Erwachsenentherapeuten fortgesetzt werden muss.

Zusätzlich zu den Gebührenordnungspositionen dieses Kapitels sind für **Ärztliche Psychotherapeuten** abrechnungsfähig, sofern die übrigen Abrechnungsvoraussetzungen des EBM gegeben sind:

- die nachfolgenden Gebührenordnungspositionen des Abschnitts II (arztgruppenübergreifende allgemeine Leistungen):
  - Nrn. 01100 bis 01102 Unvorhergesehene Inanspruchnahme,
  - Nrn. 01205, 01207 Notfallpauschale für die Abklärung der Behandlungsnotwendigkeit,
  - Nr. 01210 Notfallpauschale im organisierten Not(fall)dienst,
  - Nr. 01211 Zusatzpauschale für die Besuchsbereitschaft im Notfall bez. organisierten Not(fall)dienst,
  - Nr. 01212 Notfallpauschale im organisierten Not(fall)dienst,
  - Nr. 01214 bis 01222 Notfallkonsultationspauschale im organisierten Not(fall)dienst, Zusatzpauschale für die Besuchsbereitschaft im Notfall bez. organisierten Not(fall)dienst, Reanimationskomplex,
  - Nrn. 01223 bis 01226 Zuschlag zur Notfallpauschale in besonderen Fällen,
  - Nrn. 01320, 01321 Grundpauschale für ermächtigte Ärzte, Krankenhäuser bzw. Institute,
  - Nrn. 01410 bis 01416 Besuche, Visite, Begleitung eines Kranken beim Transport,
  - Nr. 01418 Besuch im organisierten Not(fall)dienst,
  - Nr. 01422 Erstverordnung zur psychiatrischen häuslichen Krankenpflege
  - Nr. 01424 Folgeverordnung zur psychiatrischen häuslichen Krankenpflege
  - Nr. 01430 Verwaltungskomplex,
  - Nr. 01435 Telefonische Beratung,
  - Nr. 01436 Konsultationspauschale,
  - Nrn. 01600 bis 01602 Ärztlicher Bericht/Brief,
  - Nrn. 01610 bis 01612 Bescheinigung, Reha-Verordnung, Konsiliarbericht vor Aufnahme in die Psychiatrie
  - Nrn. 01620 bis 01622 Bescheinigung, Krankheitsbericht, Kurplan, Kurvorschlag
  - Nr. 02100 Infusion
  - Nr. 02101 Infusionstherapie
  - Nr. 02200 Tuberkulintestung
  - Nrn. 02300 bis 02302 Kleinchirurgischer Eingriff,
  - Nr. 02320 Einführung Magenverweilsonde
  - Nr. 02323 transurethraler Dauerkatheter
  - Nrn. 02510 bis 02512 Wärme- u. Elektrotherapie, Elektrostimulation
- sowie die folgenden Gebührenordnungspositionen des Abschnitts IV (arztgruppenübergreifende spezielle Leistungen):
  - Nrn. 30400 bis 30402 Massage-, Kompressions- oder Unterwassertherapie,
  - Nrn. 30410, 30411 Atemgymnastik,
  - Nrn. 30420, 30421 Krankengymnastik,
  - Nr. 30800 Soziotherapie – Hinzuziehen eines Leistungserbringers,
- Gebührenordnungspositionen der Abschnitte
  - 30.1 Allergologie
  - 30.2 Chirotherapie
  - 30.3 Neurophysiologische Übungsbehandlung
  - 30.7.1, 30.7.2 Schmerztherapie
  - 30.11 Neuropsychologische Therapie
  - 36.6.2 Konservativ-belegärztliche Strukturpauschalen
- Gebührenordnungspositionen der Kapitel
  - 32 Labor
  - 33 Ultraschalldiagnostik
  - 35 Psychotherapie

Für Psychologische Psychotherapeuten und Kinder- und Jugendlichenpsychotherapeuten sind abrechnungsfähig, sofern die übrigen Abrechnungsvoraussetzungen des EBM gegeben sind:

- die nachfolgenden Gebührenordnungspositionen des Abschnitts II (arztgruppenübergreifende allgemeine Leistungen):
  - Nrn. 01100, 01101 Unvorhergesehene Inanspruchnahme
  - Nrn. 01410 bis 01413 und 01415 Besuch
  - Nr. 01430 Verwaltungskomplex,
  - Nr. 01435 Telefonische Beratung,
  - Nrn. 01600 bis 01602 Ärztlicher Bericht/Brief,
  - Nrn. 01620 bis 01622 Bescheinigung, Krankheitsbericht, Kurplan,
- Gebührenordnungspositionen des Kapitels
  - 35 Psychotherapie

Wichtig ist, dass auch für die nach der obigen Regelung zusätzlich abrechnungsfähigen Leistungen immer auch die Abrechnungsvoraussetzungen und -ausschlüsse beachtet werden müssen, die im EBM für die Abrechnung der jeweiligen Leistung genannt sind.

Generell gilt, dass die übrigen Bestimmungen des EBM sowie die Maßnahmen zur Qualitätssicherung sowie die berufsrechtlichen Fachgebietsbeschränkungen zu beachten sind. Insbesondere sollte geprüft werden, ob zur Erbringung und Abrechnung bestimmter Leistungen eine Genehmigung erforderlich ist und welche Voraussetzungen hierfür nachgewiesen werden müssen.

Werden Leistungen nach den Gebührenordnungspositionen 01600 und 01601 (Bericht, Brief) erbracht, können auch dann, wenn die Leistung nicht gesondert berechnungsfähig sein sollte, da sie in der Grundpauschale enthalten ist, für Versendung und Transport die Kostenpauschalen nach den Nrn. 40110 oder 40111 abgerechnet werden.

23.2 Psychotherapeutische Grundpauschalen

Grundpauschale für ärztliche und psychologische Psychotherapeuten

Obligater Leistungsinhalt
- Persönlicher Arzt-Patienten-Kontakt und/oder Arzt-Patienten-Kontakt im Rahmen einer Videosprechstunde gemäß Anlage 31b zum BMV-Ä,

Fakultativer Leistungsinhalt
- Weitere persönliche oder andere Arzt-Patienten-Kontakte gemäß I-4.3.1 der Allgemeinen Bestimmungen,
- Ärztlicher Bericht entsprechend der Gebührenordnungsposition 01600,
- Individueller Arztbrief entsprechend der Gebührenordnungsposition 01601,
- Beratung und Behandlung bis zu 10 Minuten Dauer,
- In Anhang VI-1 aufgeführte Leistungen,

Abrechnungsbestimmung einmal im Behandlungsfall

23210 für Versicherte bis zum vollendeten 5. Lebensjahr   **60**
                                                                                6,89
Abrechnungsbestimmung einmal im Behandlungsfall

Abrechnungsausschluss
im Behandlungsfall 01600, 01601
in derselben Sitzung 01436, 23214

Aufwand in Min. **Kalkulationszeit:** 5   **Prüfzeit:** 4   **Eignung d. Prüfzeit:** Nur Quartalsprofil

GOÄ   entsprechend oder ähnlich: Leistungskomplex in der GOÄ nicht vorhanden, daher Abrechnung der einzelnen erbrachten GOÄ-Leistung(en).

Kommentar: Die Grundpauschale ist beim ersten kurativ-ambulanten persönlichen Arzt-Patienten-Kontakt im Behandlungsfall berechnungsfähig. Ein persönlicher Arzt-Patienten-Kontakt setzt die räumliche und zeitgleiche Anwesenheit des Arztes und des Patienten und eine direkte Interaktion (z.B. Gespräch) voraus. Bei einem ausschließlich telefonischen Kontakt, ist die Grundpauschale nicht abrechenbar.

Zum Leistungsinhalt der Grundpauschalen nach 23210 bis 23212 gehört im Rahmen des persönlichen Arzt-Patienten-Kontaktes u. a. eine Beratung und Behandlung von bis zu 10 Minuten Dauer. Bei längerer Dauer kann für jeweils weitere 10 Minuten die Leistung nach Nr. 23220 berechnet werden – anders als im Kapitel 22 (Psychosomatische Medizin – Psychotherapie) findet sich in der Legende keine Begrenzung zur Abrechnungshäufigkeit der Leistung nach Nr. 23220 im Quartal. Die Leistungen nach den Nrn. 23210 bis 2312 und Nr. 23214 können im Rahmen einer Gruppenbehandlung für jeden Patienten einzeln abgerechnet werden. Ändert sich während des Behandlungsfalls=Quartal das Alter des Patienten und wird er dadurch einer anderen Grundpauschalen-Altersgruppe zugehörig, ergibt sich daraus keine neue Grundpauschale. Maßgeblich für die Zuordnung zu einer Altersgruppe ist das Alter des Patienten bei der ersten Inanspruchnahme bzw. am Tag der ersten Leistungserbringung im Quartal – siehe Allgemeine Bestimmungen I 4.3.5 (Altersgruppen)

Die Pauschale ist nur einmal im Behandlungsfall bzw. bei arztgruppenübergreifender Behandlung nur einmal im Arztfall berechenbar.

In dieser Pauschale sind die Leistungen des EBM, die im **Anhang 1 (Verzeichnis der nicht gesondert abrechnungsfähigen und in Komplexen enthaltenen Leistungen ...)** enthalten sind, integriert und damit auch als Kassenleistungen honoriert und können nicht mehr gesondert abgerechnet werden, es sei denn, sie finden sich in den arztgruppenspezifischen Kapitel ausdrücklich als abrechnungsfähige Leistung angegeben.

Es ist einem Vertragsarzt nicht gestattet, die in der Anlage 1 aufgeführten Leistungen einem GKV-Versicherten als Individuelle Gesundheitsleistung (IgeL) anzubieten und privat nach GOÄ als IgeL-Leistung abzurechnen.

Wird in demselben Quartal eine kurativ-ambulante und eine kurativ-stationäre (belegärztliche Behandlung) durchgeführt, ist die Grundpauschale je einmal berechnungsfähig. Es ist aber von der Punktzahl der zweiten zur Abrechnung kommenden Grundpauschale ein Abschlag von 50 % vorzunehmen.

23211	für Versicherte ab Beginn des 6. bis zum vollendeten 59. Lebensjahr	**79**
	Abrechnungsbestimmung Siehe Nr. 23210.	9,08

Aufwand in Min. **Kalkulationszeit:** 6   **Prüfzeit:** 5   **Eignung d. Prüfzeit:** Nur Quartalsprofil

GOÄ   entsprechend oder ähnlich: Leistungskomplex in der GOÄ nicht vorhanden, daher Abrechnung der einzelnen erbrachten GOÄ-Leistung(en).

23212	für Versicherte ab Beginn des 60. Lebensjahres	**73**
	Abrechnungsbestimmung Siehe Nr. 23210.	8,39

Aufwand in Min. **Kalkulationszeit:** 6   **Prüfzeit:** 5   **Eignung d. Prüfzeit:** Nur Quartalsprofil

GOÄ   entsprechend oder ähnlich: Leistungskomplex in der GOÄ nicht vorhanden, daher Abrechnung der einzelnen erbrachten GOÄ-Leistung(en).

23214	Grundpauschale für Kinder- und Jugendlichenpsychotherapeuten	**293**
	Obligater Leistungsinhalt	33,67

- Persönlicher Arzt-Patienten-Kontakt und/oder Arzt-Patienten-Kontakt im Rahmen einer Videosprechstunde gemäß Anlage 31b zum BMV-Ä,
- Bei Säuglingen, Kleinkindern, Kindern, Jugendlichen und Erwachsenen bei Therapien, die vor dem vollendeten 21. Lebensjahr begonnen wurden,

Fakultativer Leistungsinhalt

- Weitere persönliche oder andere Arzt-Patienten-Kontakte gemäß I-4.3.1 der Allgemeinen Bestimmungen,
- Ärztlicher Bericht entsprechend der Gebührenordnungsposition 01600,
- Individueller Arztbrief entsprechend der Gebührenordnungsposition 01601,
- Beratung und Behandlung bis zu 10 Minuten Dauer,
- In Anhang VI-1 aufgeführte Leistungen,
- Intensive Beratung zu den therapeutischen, familiären, sozialen oder beruflichen bzw. schulischen Auswirkungen und deren Bewältigung,

Abrechnungsbestimmung einmal im Behandlungsfall

Anmerkung Die Gebührenordnungsposition 23214 ist nur von Kinder- und Jugendlichen-psychotherapeuten sowie ärztlichen und psychologischen Psychotherapeuten, die die Voraussetzungen nach den §§ 5 Abs. 4 oder 6 Abs. 4 der Psychotherapie-Vereinbarungen erfüllen und über eine entsprechende Abrechnungsgenehmigung ihrer Kassenärztlichen Vereinigung verfügen, berechnungsfähig.

Abrechnungsausschluss in derselben Sitzung 23210, 23211, 23212

Aufwand in Min. | **Kalkulationszeit:** KA **Prüfzeit:** 16 **Eignung d. Prüfzeit:** Nur Quartalsprofil

GOÄ | entsprechend oder ähnlich: Leistungskomplex in der GOÄ nicht vorhanden, Abrechnung der erbrachten Einzelleistungen.

Kommentar: | Siehe Kommentar zu EBM Nummer. 23210.

Die Grundpauschale ist nur 1x im Behandlungsfall=Quartalsfall bzw. bei arztgruppenüber-greifender Behandlung nur einmal im Arztfall berechenbar.

Diese Leistung nach Nr. 23214 können nur Kinder- und Jugendlichenpsychotherapeuten mit Genehmigung der KV abrechnen.

Die Leistungen nach den Nrn. 23210 bis 23212 und Nr. 23214 können im Rahmen einer Gruppenbehandlung für jeden Patienten einzeln abgerechnet werden.

23215 Hygienezuschlag zu den Gebührenordnungspositionen 23210 bis 23212 und 23214 **2** 0,23

Abrechnungsbestimmung einmal im Behandlungsfall

Anmerkung Die Gebührenordnungsposition 23215 wird durch die zuständige Kassen-ärztliche Vereinigung zugesetzt.

Berichtspflicht Nein

Aufwand in Min. | **Kalkulationszeit:** KA **Prüfzeit:** ./. **Eignung d. Prüfzeit:** Keine Eignung

23216 Zuschlag für die psychotherapeutische Grundversorgung gemäß Allgemeiner Bestimmung 4.3.8 zu den Gebührenordnungspositionen 23210 bis 23212 und 23214 **170** 19,54

Abrechnungsbestimmung einmal im Behandlungsfall

Anmerkung Der Zuschlag nach der Gebührenordnungsposition 23216 kann gemäß Allgemeiner Bestimmung 4.3.8 ausschließlich in Behandlungsfällen abgerechnet werden, in denen nur Leistungen der fachärztlichen Grundversorgung gemäß Anhang 3 und/oder regionaler Vereinbarungen erbracht und berechnet werden.

Aufwand in Min. | **Kalkulationszeit:** KA **Prüfzeit:** ./. **Eignung d. Prüfzeit:** Keine Eignung

23218 Zuschlag zu der Gebührenordnungsposition 23216 **46** 5,29

Abrechnungsbestimmung einmal im Behandlungsfall

Anmerkung Die Gebührenordnungsposition 23218 wird durch die zuständige Kassen-ärztliche Vereinigung zugesetzt.

Aufwand in Min. | **Kalkulationszeit:** KA **Prüfzeit:** ./. **Eignung d. Prüfzeit:** Keine Eignung

GOÄ | entsprechend oder ähnlich: Eine vergleichbare Leistung ist in der GOÄ nicht aufgeführt.

23.3 Therapeutische Gebührenordnungsposition

23220 Psychotherapeutisches Gespräch als Einzelbehandlung **154** 17,70

Obligater Leistungsinhalt
• Dauer mindestens 10 Minuten,
• Einzelbehandlung,

Fakultativer Leistungsinhalt
• Syndrombezogene therapeutische Intervention,
• Krisenintervention,
• Anleitung der Bezugsperson(en),

Abrechnungsbestimmung je vollendete 10 Minuten, höchstens 15-mal im Behandlungsfall

Anmerkung Die Gebührenordnungsposition 23220 ist auch bei Durchführung der Leistung im Rahmen einer Videosprechstunde berechnungsfähig und dies durch Angabe einer bundeseinheitlich kodierten Zusatzkennzeichnung zu dokumentieren. Für die Abrechnung gelten die Anforderungen gemäß Anlage 31b zum BMV-Ä entsprechend.
Die Berechnung der Gebührenordnungsposition 23220 im Zusammenhang mit der Versorgung gemäß den Leistungen des Abschnitts 37.5 (KSVPsych-RL) ist durch Angabe einer bundeseinheitlich kodierten Zusatzkennzeichnung zu dokumentieren. In diesem Fall ist die Gebührenordnungsposition 23220 höchstens 20-mal im Behandlungsfall berechnungsfähig.
Bei der Nebeneinanderberechnung der Gebührenordnungspositionen 23210 bis 23212, 23214 und 23220 ist eine Gesprächsdauer von mindestens 20 Minuten Voraussetzung für die Berechnung der Gebührenordnungsposition 23220.
Bei der Nebeneinanderberechnung der Gebührenordnungspositionen 35111 bis 35113, 35120 und 23220 ist jeweils eine mindestens 10 Minuten längere Arzt-Patienten-Kontaktzeit als in den entsprechenden Gebührenordnungspositionen angegeben Voraussetzung für die Berechnung der Gebührenordnungsposition 23220.

Abrechnungsausschluss in derselben Sitzung 01205, 01207, 01210, 01212, 01214, 01216, 01218, 30930, 30931, 30932, 30933, 35100, 35110, 35130, 35131, 35140, 35141, 35142, 35150, 35151, 35152, 35163 bis 35169 und 35173 bis 35179 und Kapitel 35.2

Aufwand in Min. **Kalkulationszeit:** 13 **Prüfzeit:** 11 **Eignung d. Prüfzeit:** Tages- und Quartalsprofil

GOÄ entsprechend oder ähnlich: Nr. 849

Kommentar: Die Abrechnung der Nr. 23220 erfordert ein mindestens 10minütiges psychotherapeutisches Gespräch. Überschreitet der Zeitraum für das Gespräch mehrere Male das Intervall von jeweils 10 Minuten, so kann entsprechend häufig – bis zu 15x im Behandlungsfall = Quartalsfall – die Leistung nach Nr. 23220 berechnet werden

Nach **Wezel/Liebold** ist zur Abrechnung der Leistung keine Genehmigung der KV erforderlich, „...da die psychotherapeutischen Gespräche nach der Nr. 23220 nicht Bestandteil der Psychotherapie-Richtlinien sind...“
Die Leistung kann neben den Nrn. 23210 – 23212 und 23214 zusätzlich berechnet werden. Die Gesamtgesprächsdauer muss dann mind. 20 Minuten betragen

Beispiel:
Ein 52jähriger Patient sucht den Arzt erstmals am Freitag, den 4.1.07 auf (Gesprächsdauer 40 Minuten) und es folgen weitere 3 Konsultationen im Quartal=Behandlungsfall von jeweils 40 Minuten Gesprächsdauer. Damit ergibt sich folgende Abrechnung:
04.01. Grundpauschale EBM Nrn. 23211 (Fakultativer Inhalt: 10 Min. Gespräch) + 23220 x 3 (für 30 Minuten Gesprächsdauer)
07.01. 23220 x 4 (für 40 Minuten Gesprächsdauer)
08.01. 23220 x 4 (für 40 Minuten Gesprächsdauer)
09.01. 23220 x 4 (für 40 Minuten Gesprächsdauer)
Es wurde also die erlaubte Zahl von 15 Psychotherapeutischen Gesprächen nach Nr. 23220 abgerechnet. Sind weitere Gespräche dieser Art mit dem Patienten oder auch zur Anleitung einer Bezugsperson erforderlich, können sie nicht mehr abgerechnet werden. Finden die Gespräche nicht immer „in einem Stück" an einem Tag statt, sondern zu unterschiedlichen Zeiten, empfiehlt es sich die Zeiten bei der Abrechnung anzugeben.

Hinweis des Bewertungsausschlusses:
Die Vergütung der Leistungen nach den Gebührenordnungspositionen 22220 und 23220, die häufiger als 15-mal und bis zum gemäß EBM geltenden Höchstwert im Behandlungsfall im Zusammenhang mit der Versorgung gemäß den Leistungen des Abschnitts 37.5 abgerechnet werden, erfolgt außerhalb der morbiditätsbedingten Gesamtvergütungen.
Die Überführung der Leistungen nach den Gebührenordnungspositionen 22220 und 23220 für die Sachverhalte nach Nr. 3 in die morbiditätsbedingte Gesamtvergütung erfolgt gemäß Nr. 5 des Beschlusses des Bewertungsausschusses in seiner 323. Sitzung am 25. März

2014, oder entsprechender Folgebeschlüsse, zu einem Verfahren zur Aufnahme von neuen Leistungen in den EBM.

23228 Zuschlag zu den Gebührenordnungspositionen 23210 bis 23212 für ärztliche und psychologische Psychotherapeuten für die Behandlung aufgrund einer TSS-Vermittlung und/oder Vermittlung durch den Hausarzt gemäß Allgemeiner Bestimmung 4.3.10.1, 4.3.10.2 oder 4.3.10.3

Abrechnungsbestimmung einmal im Arztgruppenfall

Abrechnungsausschluss im Arztgruppenfall 01710

Anmerkung Die Gebührenordnungsposition 23228 kann durch die zuständige Kassenärztliche Vereinigung zugesetzt werden.

Kommentar: Siehe unter EBM Nr. 03008

23229 Zuschlag zu der Gebührenordnungsposition 23214 für Kinder- und Jugendlichenpsychotherapeuten für die Behandlung aufgrund einer TSS-Vermittlung und/oder Vermittlung durch den Hausarzt gemäß Allgemeiner Bestimmung 4.3.10.1, 4.3.10.2 oder 4.3.10.3

Abrechnungsbestimmung einmal im Arztgruppenfall

Abrechnungsausschluss im Arztgruppenfall 01710

Anmerkung Die Gebührenordnungsposition 23229 kann durch die zuständige Kassenärztliche Vereinigung zugesetzt werden.

Aufwand in Min. **Kalkulationszeit:** KA   **Prüfzeit:** ./.   **Eignung d. Prüfzeit:** Keine Eignung

Kommentar: Siehe unter EBM Nr. 03008

24 Radiologische Gebührenordnungspositionen

24.1 Präambel

1. Die in diesem Kapitel aufgeführten Gebührenordnungspositionen können ausschließlich von Fachärzten für Diagnostische Radiologie berechnet werden.

2. Außer den in diesem Kapitel genannten Gebührenordnungspositionen sind von den in der Präambel genannten Vertragsärzten – unbeschadet der Regelungen gemäß I-5 und I-6.2 der Allgemeinen Bestimmungen – zusätzlich nachfolgende Gebührenordnungspositionen berechnungsfähig: 01102, 01205, 01207, 01210, 01212, 01214 bis 01224, 01226, 01414, 01416, 01418, 01422, 01424, 01430, 01431, 01435, 01450, 01470, 01520, 01521, 01530, 01531, 01610, 01611, 01620, 01621, 01640, 01641, 01642, 01647, 01648, 01660, 01670 bis 01672, 01747, 01748, 01750 bis 01759, 02100, 02101, 02200, 02300, 02310, 02320, 02323, 02330, 02340, 02341 und 02343.

3. Außer den in diesem Kapitel genannten Gebührenordnungspositionen sind bei Vorliegen der entsprechenden Qualifikationsvoraussetzungen von den in der Präambel genannten Vertragsärzten – unbeschadet der Regelungen gemäß I-5 und I-6.2 der Allgemeinen Bestimmungen – zusätzlich nachfolgende Gebührenordnungspositionen berechnungsfähig: 30810, 30811, 36884, 37300, 37302, 37305, 37306, 37314, 37317, 37318, 37320, Gebührenordnungspositionen der Abschnitte IV-30.12, IV-31.2, IV-31.3, IV-31.4.3, IV-31.5, IV-31.6, IV-36.2, IV-36.3, IV-36.5 und IV-36.6.2 sowie Gebührenordnungspositionen der Kapitel IV-32, IV-33 und IV-34.

4. Bei der Berechnung der zusätzlichen Gebührenordnungspositionen in den Nummern 2 und 3 sind die Maßnahmen zur Qualitätssicherung gemäß § 135 Abs. 2 SGB V, die berufsrechtliche Verpflichtung zur grundsätzlichen Beschränkung auf das jeweilige Gebiet sowie die Richtlinien des Gemeinsamen Bundesausschusses zu beachten.

5. In den Gebührenordnungspositionen dieses Kapitels sind die Leistungen entsprechend den Gebührenordnungspositionen 01600 bis 01602 enthalten.

6. Werden die in den Konsiliarpauschalen enthaltenen Leistungen entsprechend den Gebührenordnungspositionen 01600 und 01601 durchgeführt, sind für die Versendung bzw. den Transport die Kostenpauschalen nach den Gebührenordnungspositionen 40110 und 40111 berechnungsfähig.

7. Die in der Präambel unter 1. aufgeführten Vertragsärzte können bei Vorliegen der entsprechenden Qualifikationsvoraussetzungen die arztgruppenspezifische Gebührenordnungsposition 08320 berechnen.

Kommentar:

Alle Gebührenordnungspositionen des Kapitels 24 – also die Leistungen nach den Nrn. 24210 bis 24212 – können grundsätzlich (s. Kommentierung zu Kapitel I, Abschnitt 1.5) nur von Fachärzten für Diagnostische Radiologie abgerechnet werden.

Zusätzlich zu den Gebührenordnungspositionen dieses Kapitels sind für oben genannte Vertragsärzte abrechnungsfähig, sofern die übrigen Abrechnungsvoraussetzungen des EBM gegeben sind:

- die nachfolgenden Gebührenordnungspositionen des Abschnitts II (arztgruppenübergreifende allgemeine Leistungen):
  - Nrn. 01205, 01207 Notfallpauschale für die Abklärung der Behandlungsnotwendigkeit,
  - Nr. 01210 Notfallpauschale im organisierten Not(fall)dienst,
  - Nr. 01211 Zusatzpauschale für die Besuchsbereitschaft im Notfall bez. organisierten Not(fall)dienst,
  - Nr. 01212 Notfallpauschale im organisierten Not(fall)dienst,
  - Nr. 01214 bis 01222 Notfallkonsultationspauschale im organisierten Not(fall)dienst, Zusatzpauschale für die Besuchsbereitschaft im Notfall bez. organisierten Not(fall)dienst, Reanimationskomplex,
  - Nrn. 01223 bis 01226 Zuschlag zur Notfallpauschale in besonderen Fällen,
  - Nr. 01414 Visite auf Belegstation
  - Nr. 01416 Begleitung eines Kranken beim Transport
  - Nr. 01422 Erstverordnung zur psychiatrischen häuslichen Krankenpflege
  - Nr. 01424 Folgeverordnung zur psychiatrischen häuslichen Krankenpflege
  - Nr. 01430 Verwaltungskomplex,
  - Nr. 01435 Telefonische Beratung,
  - Nrn. 01520, 01521 Zusatzpauschalen für Beobachtung und Betreuung eines Kranken
  - Nrn. 01530, 01531 Zusatzpauschalen für Beobachtung und Betreuung eines Kranken

- Nrn. 01610, 01611 Bescheinigung zur Feststellung der Belastungsgrenze, Verordnung von medizinischer Reha
- Nrn. 01620, 01621 Kurze Bescheinigung, Krankheitsbericht
- Nr. 01750 Röntgen Mammae
- Nrn. 01752 bis 01755 Brustkrebsfrüherkennung
- Nr. 01758 Teilnahme an multidiziplinärer Fallkonferenz,
- Nr. 01759 Zuschlag Brustkrebsfrüherkennung
- Nr. 02100 Infusion
- Nr. 02101 Infusionstherapie
- Nr. 02200 Tuberkulintestung
- Nr. 02300 Kleiner chirurgischer Eingriff / primäre Wundversorgung / Epilation
- Nr. 02310 Behandlung sek. heilender Wunden, Dekubitalulcus,
- Nr. 02320 Einführung Magenverweilsonde
- Nr. 02323 transurethraler Dauerkatheter
- Nr. 02330 Arterienpunktion
- Nr. 02340, 02341 Punktion
- Nr. 02343 Pleuradrainage
• sowie die folgende Gebührenordnungsposition des Abschnitts IV (arztgruppenübergreifende spezielle Leistungen):
- Nr. 36884 Blutgase, Säure-Basen-Status
• Gebührenordnungspositionen der Abschnitte
- 30.12 Diagnostik und Therapie bei MRSA
- 31.2 Ambulante Operationen
- 31.3 Postoperative Überwachungskomplexe
- 31.4.3 Postoperative Behandlungskomplexe im Fachärztlichen Versorgungsbereich
- 31.5 Anästhesien im Zusammenhang mit ambulanten Operationen
- 31.6 Orthopädisch-chirurgisch konservative Gebührenordnungspositionen
- 36.2 Belegärztliche Operationen
- 36.3 Postoperativer Überwachungskomplex nach belegärztlichen Operationen
- 36.5 Anästhesien im Zusammenhang mit belegärztlichen Operationen
- 36.6.2 Konservativ-belegärztliche Strukturpauschalen
• Gebührenordnungspositionen der Kapitel
- 32 Labor
- 33 Ultraschalldiagnostik
- 34 Radiologie, CT, NMR
Wichtig ist, dass auch für die nach der obigen Regelung zusätzlich abrechnungsfähigen Leistungen immer auch die Abrechnungsvoraussetzungen und -ausschlüsse beachtet werden müssen, die im EBM für die Abrechnung der jeweiligen Leistung genannt sind.

Berichte und Arztbriefe nach den Nrn. 01600 und 01601 sind neben den radiologischen Leistungen des Kapitels 24 nicht abrechnungsfähig.

Werden Leistungen nach den Gebührenordnungspositionen 01600 und 01601 (Bericht, Brief) erbracht, können auch dann, wenn die Leistung nicht gesondert berechnungsfähig sein sollte, da sie in der Konsiliarpauschale enthalten ist, für Versendung und Transport die Kostenpauschalen nach den Nrn. 40110 oder 40111 abgerechnet werden.

Generell gilt, dass die übrigen Bestimmungen des EBM sowie die Maßnahmen zur Qualitätssicherung sowie die berufsrechtlichen Fachgebietsbeschränkungen zu beachten sind. Insbesondere sollte geprüft werden, ob zur Erbringung und Abrechnung bestimmter Leistungen eine Genehmigung erforderlich ist und welche Voraussetzungen hierfür nachgewiesen werden müssen.

24.2 Radiologische Konsiliarpauschalen

Konsiliarpauschale

Obligater Leistungsinhalt
- Persönlicher Arzt-Patienten-Kontakt,
- Überprüfung der vorliegenden Indikation,

Fakultativer Leistungsinhalt
- Veranlassung und Durchführung der radiologischen Untersuchung(en),
- Interpretation,
- In Anhang VI-1 aufgeführte Leistungen,

Abrechnungsbestimmung einmal im Behandlungsfall

24210*	für Versicherte bis zum vollendeten 5. Lebensjahr	**73** 8,39

Abrechnungsbestimmung einmal im Behandlungsfall

Abrechnungsausschluss im Behandlungsfall 01600, 01601, 01602

Aufwand in Min.   **Kalkulationszeit:** 6   **Prüfzeit:** 5   **Eignung d. Prüfzeit:** Nur Quartalsprofil

GOÄ   entsprechend oder ähnlich: Leistung in der GOÄ nicht vorhanden. Abrechnung der einzelnen erbrachten GOÄ-Leistung(en).

Kommentar: In der Konsiliarpauschale sind die Leistungen des EBM, die im Anhang 1 (Verzeichnis der nicht gesondert abrechnungsfähigen Leistungen) enthalten sind, integriert (damit auch als Kassenleistungen honoriert) und können damit nicht mehr gesondert abgerechnet werden, es sei denn, sie finden sich in den arztgruppenspezifischen Kapitel als Leistung angegeben.

Die Konsiliarpauschale kann nur 1x im Quartal abgerechnet werden; dies auch dann nur, wenn für einen Patienten innerhalb des Quartals mehrmals Überweisungen zu verschiedenen radiologischen Leistungen erfolgen.

24211*	für Versicherte ab Beginn des 6. bis zum vollendeten 59. Lebensjahr	**61** 7,01

Abrechnungsbestimmung Siehe Nr. 24210.

Aufwand in Min.   **Kalkulationszeit:** 5   **Prüfzeit:** 4   **Eignung d. Prüfzeit:** Nur Quartalsprofil

GOÄ   entsprechend oder ähnlich: Leistung in der GOÄ nicht vorhanden. Abrechnung der einzelnen erbrachten GOÄ-Leistung(en).

24212*	für Versicherte ab Beginn des 60. Lebensjahres	**73** 8,39

Abrechnungsbestimmung Siehe Nr. 24210.

Aufwand in Min.   **Kalkulationszeit:** 6   **Prüfzeit:** 5   **Eignung d. Prüfzeit:** Nur Quartalsprofil

GOÄ   entsprechend oder ähnlich: Leistung in der GOÄ nicht vorhanden. Abrechnung der einzelnen erbrachten GOÄ-Leistung(en).

24215	Hygienezuschlag zu den Gebührenordnungspositionen 24210 bis 24212	**2** 0,23

Abrechnungsbestimmung einmal im Behandlungsfall

Anmerkung Die Gebührenordnungsposition 24215 wird durch die zuständige Kassenärztliche Vereinigung zugesetzt.

Berichtspflicht Nein

Aufwand in Min.   **Kalkulationszeit:** KA   **Prüfzeit:** ./.   **Eignung d. Prüfzeit:** Keine Eignung

24228   Zuschlag zu den Gebührenordnungspositionen 24210 bis 24212 für die Behandlung aufgrund einer TSS-Vermittlung und/oder Vermittlung durch den Hausarzt gemäß Allgemeiner Bestimmung 4.3.10.1, 4.3.10.2 oder 4.3.10.3

Abrechnungsbestimmung einmal im Arztgruppenfall

Abrechnungsausschluss im Arztgruppenfall 01710

Anmerkung Die Gebührenordnungsposition 24228 kann durch die zuständige Kassenärztliche Vereinigung zugesetzt werden.

Kommentar: Siehe unter EBM Nr. 03008

25 Strahlentherapeutische Gebührenordnungspositionen

25.1 Präambel

1. Die in diesem Kapitel aufgeführten Gebührenordnungspositionen können ausschließlich von Fachärzten für Strahlentherapie und Vertragsärzten, die über eine Genehmigung zur Ausführung und Abrechnung strahlentherapeutischer Leistungen gemäß der Vereinbarungen zur Strahlendiagnostik und -therapie gemäß § 135 Abs. 2 SGB V verfügen, berechnet werden. Für Vertragsärzte, die über eine Genehmigung zur Ausführung und Abrechnung strahlentherapeutischer Leistungen gemäß der Vereinbarungen zur Strahlendiagnostik und -therapie gemäß § 135 Abs. 2 SGB V verfügen, sind die Gebührenordnungspositionen 25210, 25211 und 25213 nicht berechnungsfähig.

2. Außer den in diesem Kapitel genannten Gebührenordnungspositionen sind von den in der Präambel genannten Vertragsärzten – unbeschadet der Regelungen gemäß I-5 und I-6.2 der Allgemeinen Bestimmungen – zusätzlich nachfolgende Gebührenordnungspositionen berechnungsfähig: 01102, 01205, 01207, 01210, 01212, 01214 bis 01224, 01226, 01414, 01416, 01418, 01422, 01424 bis 01426, 01430, 01431, 01435, 01442, 01444, 01450, 01470, 01510 bis 01512, 01610, 01611, 01620 bis 01624, 01630, 01640, 01641, 01642, 01647, 01648, 01660, 01670 bis 01672, 01949 bis 01953, 01955, 01956, 01960, 02100, 02101, 02120, 02200, 02300, 02310, 02320, 02323, 02330, 02340 und 02341.

3. Außer den in diesem Kapitel genannten Gebührenordnungspositionen sind bei Vorliegen der entsprechenden Qualifikationsvoraussetzungen von den in der Präambel genannten Vertragsärzten – unbeschadet der Regelungen gemäß I-5 und III.b-6.2 der Allgemeinen Bestimmungen – zusätzlich nachfolgende Gebührenordnungspositionen berechnungsfähig: 30810, 30811, 37300, 37302, 37305, 37306, 37314, 37317, 37318, 37320, Gebührenordnungspositionen der Abschnitte IV-30.2.2, IV-30.12 und IV-36.6.2 sowie Gebührenordnungspositionen der Kapitel IV-32, IV-33 und IV-34.

4. Das Zielvolumen (klinische Zielvolumen) ist bei benignen und malignen Erkrankungen definiert als das Volumen, indem ein definiertes Behandlungsziel (Gesamtdosis) unter Anwendung einer einheitlichen Bestrahlungstechnik und Energiedosis erreicht werden soll. Sollen in räumlich zusammenhängenden, unmittelbar nebeneinanderliegenden oder sich überlappenden Volumina unterschiedliche Energiedosen appliziert werden, so werden entsprechend unterschiedliche Zielvolumina festgelegt. Zielvolumina sind z.B. Primärtumor, Tumorloge, Primärtumorregion, Metastasen oder regionale Lymphabflusswege. Ein Zielvolumen kann auch ein Teilvolumen innerhalb eines größeren Volumens sein(simultan integrierter Boost). Primärtumor bzw. Primärtumorregion und Lymphabflusswege stellen grundsätzlich zwei Zielvolumina dar. Eine Bestrahlungssitzung umfasst eine oder mehrere Bestrahlungen, die in engem zeitlichen Zusammenhang (kleiner sechs Stunden) durchgeführt werden. Eine Bestrahlungsserie umfasst alle Bestrahlungssitzungen der Strahlenbehandlung eines Zielvolumens oder mehrerer onkologisch zusammenhängender Zielvolumina.

5. Je Bestrahlungssitzung sind höchstens drei Zielvolumina, je Behandlungstag höchstens zwei Bestrahlungssitzungen mit einem zeitlichen Intervall von mindestens sechs Stunden berechnungsfähig. Die Zeiten sind auf dem Behandlungsausweis zu dokumentieren.

6. Die Gebührenordnungsposition 25316 ist grundsätzlich nur berechnungsfähig bei einer Mindestreferenzdosis von 0,5 Gy im Zielvolumen. Die Gebührenordnungsposition 25321 ist grundsätzlich nur berechnungsfähig bei einer Mindestreferenzdosis von 1,5 Gy im Zielvolumen. Muss diese Dosis bei der Gebührenordnungsposition 25316 oder 25321 im Einzelfall unterschritten werden, ist eine Begründung auf dem Behandlungsausweis erforderlich.

7. Die Gebührenordnungspositionen 25340 bis 25342, 25345 sowie die Gebührenordnungspositionen 34360 und 34460 können je Zielvolumen einer Bestrahlungsserie berechnet werden. Für dasselbe Zielvolumen ist nur eine der Gebührenordnungspositionen 25340 bis 25342 oder 25345 sowie nur eine der Gebührenordnungspositionen 34360 oder 34460 nebeneinander einmal berechnungsfähig. Eine mehrfache Berechnung dieser Gebührenordnungspositionen allein oder nebeneinander bei der Behandlung desselben Zielvolumens ist nur zulässig, wenn während der Behandlung wesentliche Änderungen der Bestrahlungsplanung durch Umstellung der Technik (Umstellung von Stehfeld- auf Pendeltechnik, von Photonen- auf Elektronenbestrahlung, Volumenreduktion bei Boostbestrahlung), aus strahlenbiologischen Gründen oder zur Anpassung an das Tumorvolumen bei Tumorprogression oder -regression notwendig werden.

8. Radiologisch-diagnostische Verfahren des Kapitels IV-34 zur Bestrahlungsplanung nach den Gebührenordnungspositionen 34360 und 34460 können unter laufender Strahlentherapie neben den Gebührenordnungspositionen dieses Kapitels nicht berechnet werden. Abweichend hiervon ist im Rahmen einer laufenden interstitiellen LDR-Brachytherapie beim lokal begrenzten Prostatakarzinom mit niedrigem Risikoprofil gemäß Nr. 35 der Anlage I „Anerkannte Untersuchungs- oder Behandlungsmethoden" der Richtlinie Methoden vertragsärztliche Versorgung

des Gemeinsamen Bundesausschusses eine Berechnung der Gebührenordnungspositionen 34360 und 34460 im Zusammenhang mit der Postimplantationskontrolle und Nachplanung nach der Gebührenordnungsposition 25336 zulässig.

9. Bei der Berechnung der zusätzlichen Gebührenordnungspositionen in den Nummern 2 und 3 sind die Maßnahmen zur Qualitätssicherung gemäß § 135 Abs. 2 SGB V, die berufsrechtliche Verpflichtung zur grundsätzlichen Beschränkung auf das jeweilige Gebiet sowie die Richtlinien des Gemeinsamen Bundesausschusses zu beachten.

10. In den Gebührenordnungspositionen dieses Kapitels sind die Leistungen entsprechend den Gebührenordnungspositionen 01600 bis 01602 enthalten.

11. Werden die in den Konsiliarpauschalen enthaltenen Leistungen entsprechend den Gebührenordnungspositionen 01600 und 01601 durchgeführt, sind für die Versendung bzw. den Transport die Kostenpauschalen nach den Gebührenordnungspositionen 40110 und 40111 berechnungsfähig.

12. Die im Zusammenhang mit den strahlentherapeutischen Gebührenordnungspositionen entstehenden Sachkosten sind mit Ausnahme der Gebührenordnungsposition 40580 nicht gesondert berechnungsfähig, sondern Bestandteil der in Kapitel 25 genannten Gebührenordnungspositionen.

13. Die in der Präambel unter 1. aufgeführten Vertragsärzte können die arztgruppenspezifische Gebührenordnungsposition 08619 berechnen.

Kommentar:

Alle Gebührenordnungspositionen des Kapitels 25 – also die Leistungen nach den Nrn. 25210 bis 25342 – können grundsätzlich (s. Kommentierung zu Kapitel I, Abschnitt 1.5) nur abgerechnet werden von

- Fachärzten für Strahlentherapie und
- Vertragsärzten, die über eine Genehmigung zur Ausführung und Abrechnung nuklearmedizinischer Leistungen nach der Vereinbarung von Qualifikationsvoraussetzungen gemäß § 135 Abs. 2 SGB V zur Durchführung von Untersuchungen in der Diagnostischen Radiologie und Nuklearmedizin und von Strahlentherapie (Vereinbarung zur Strahlendiagnostik und -therapie) – Anlagen 3 zum Bundesmantelvertrag Ärzte – verfügen.

Dabei sind die strahlentherapeutischen Konsiliarpauschalen (Nrn. 25210 bis 25213) nur von Fachärzten für Strahlentherapie abrechnungsfähig. Wichtig ist, dass auch Fachärzte für Strahlentherapie zur Erbringung und Abrechnung der Leistungen dieses Kapitels eine Genehmigung nach der Vereinbarung für Strahlendiagnostik und -therapie benötigen.

Zusätzlich zu den Leistungen dieses Kapitels sind für oben genannten Vertragsärzte abrechnungsfähig, sofern die übrigen Abrechnungsvoraussetzungen des EBM gegeben sind:

- die nachfolgenden Gebührenordnungspositionen des Abschnitts II (arztgruppenübergreifende allgemeine Leistungen):
  - Nrn. 01205, 01207 Notfallpauschale für die Abklärung der Behandlungsnotwendigkeit,
  - Nr. 01210 Notfallpauschale im organisierten Not(fall)dienst,
  - Nr. 01211 Zusatzpauschale für die Besuchsbereitschaft im Notfall bez. organisierten Not(fall)dienst,
  - Nr. 01212 Notfallpauschale im organisierten Not(fall)dienst,
  - Nr. 01214 bis 01222 Notfallkonsultationspauschale im organisierten Not(fall)dienst, Zusatzpauschale für die Besuchsbereitschaft im Notfall bez. organisierten Not(fall)dienst, Reanimationskomplex,
  - Nrn. 01223 bis 01226 Zuschlag zur Notfallpauschale in besonderen Fällen,
  - Nr. 01414 Visite auf Belegstation,
  - Nr. 01416 Begleitung eines Kranken beim Transport,
  - Nr. 01422 Erstverordnung zur psychiatrischen häuslichen Krankenpflege,
  - Nr. 01424 Folgeverordnung zur psychiatrischen häuslichen Krankenpflege,
  - Nrn. 01425, 01426 Verordnung spezialisierter ambulanter Palliativversorgung,
  - Nr. 01430 Verwaltungskomplex,
  - Nr. 01435 Telefonische Beratung,
  - Nrn. 01610, 01611 Bescheinigung zur Feststellung der Belastungsgrenze, Verordnung von medizinischer Reha,
  - Nrn. 01620 bis 01623 Bescheinigung, Krankheitsbericht, Kurplan, Kurvorschlag,
  - Nr. 01630 Medikamentationsplan,
  - Nr. 01950 Substitutionsbehandlung,

- Nrn. 01955, 01956 Diamorphingestützte Behandlung Opiatabhängiger,
- Nr. 02100 Infusion,
- Nr. 02101 Infusionstherapie,
- Nr. 02200 Tuberkulintestung,
- Nr. 02300 Kleiner chirurgischer Eingriff / primäre Wundversorgung / Epilation,
- Nr. 02310 Behandlung sek. heilender Wunden, Dekubitalulcus,
- Nr. 02320 Einführung Magenverweilsonde,
- Nr. 02323 transurethraler Dauerkatheter,
- Nr. 02330 Arterienpunktion,
- Nr. 02340, 02341 Punktion
- Gebührenordnungspositionen der Abschnitte
  - 30.12 Diagnostik und Therapie bei MRSA
  - 36.6.2 Konservativ-belegärztliche Strukturpauschalen
- Gebührenordnungspositionen der Kapitel
  - 32 Labor
  - 33 Ultraschalldiagnostik
  - 34 Radiologie, CT, NMR

Wegen der oben genannten und einer Reihe weiterer besonderer Abrechnungsvoraussetzungen bei der Strahlentherapie – u.a. auch im Unterabschnitt 25.3.3 (Brachytherapie) – ist es für diesen Bereich besonders empfehlenswert, dass Praxen, die entsprechende Leistungen anbieten, individuelle Abrechnungsprofile für die einzelnen Ärzte der Praxis erstellen. Dies kann die Beachtung der vielfältigen Abrechnungsbestimmungen erheblich erleichtern.

Wichtig ist, dass auch für die nach der obigen Regelung zusätzlich abrechnungsfähigen Leistungen immer auch die Abrechnungsvoraussetzungen und -ausschlüsse beachtet werden müssen, die im EBM für die Abrechnung der jeweiligen Leistung genannt sind.

Berichte und Arztbriefe nach den Nrn. 01600 und 01601 sind neben den nuklearmedizinischen Leistungen des Kapitels 25 nicht abrechnungsfähig.

Werden Leistungen nach den Gebührenordnungspositionen 01600 und 01601 (Bericht, Brief) erbracht, können auch dann, wenn die Leistung nicht gesondert berechnungsfähig sein sollte, da sie in der Konsiliarpauschale enthalten ist, für Versendung und Transport die Kostenpauschalen nach den Nrn. 40110 oder 40111 abgerechnet werden.

Generell gilt, dass die übrigen Bestimmungen des EBM sowie die Maßnahmen zur Qualitätssicherung sowie die berufsrechtlichen Fachgebietsbeschränkungen zu beachten sind. Insbesondere sollte geprüft werden, ob zur Erbringung und Abrechnung bestimmter Leistungen eine Genehmigung erforderlich ist und welche Voraussetzungen hierfür nachgewiesen werden müssen.

25.2 Strahlentherapeutische Konsiliarpauschalen

25210* Konsiliarpauschale bei gutartiger Erkrankung   **322**
                                                                                    37,00
  Obligater Leistungsinhalt
  - Persönlicher Arzt-Patienten-Kontakt,

  Fakultativer Leistungsinhalt
  - Sichtung, Wertung und Erörterung von Fremdbefunden,
  - Situationsentsprechende Untersuchung,
  - Patientenaufklärung,
  - Überprüfung der vorliegenden Indikation,
  - Regelmäßige Verlaufskontrolle des Bestrahlungsverlaufs,
  - Ärztlicher Bericht entsprechend der Gebührenordnungsposition 01600,
  - Individueller Arztbrief entsprechend der Gebührenordnungsposition 01601,
  - In Anhang VI-1 aufgeführte Leistungen,

  Abrechnungsbestimmung einmal im Behandlungsfall

  Abrechnungsausschluss im Behandlungsfall 01600, 01601, 01602, 25211, 25214

  Berichtspflicht Ja

Aufwand in Min.   **Kalkulationszeit:** 25   **Prüfzeit:** 20   **Eignung d. Prüfzeit:** Nur Quartalsprofil

GOÄ   entsprechend oder ähnlich: Leistung in der GOÄ nicht vorhanden. Abrechnung der einzelnen erbrachten GOÄ-Leistung(en).

Kommentar: Die Konsiliarpauschale kann nur 1x im Quartal abgerechnet werden; dies auch dann nur, wenn für einen Patienten innerhalb des Quartals mehrmals Überweisungen zu verschiedenen strahlentherapeutischen Leistungen erfolgen.

25211*   **Konsiliarpauschale bei bösartiger Erkrankung oder bei raumfordernden Prozessen**   **1041**
deszentralen Nervensystems   119,63

Obligater Leistungsinhalt
• Persönlicher Arzt-Patienten-Kontakt,

Fakultativer Leistungsinhalt
• Sichtung, Wertung und Erörterung von Fremdbefunden,
• Situationsentsprechende Untersuchung,
• Patientenaufklärung,
• Überprüfung der vorliegenden Indikation,
• Regelmäßige Verlaufskontrolle des Bestrahlungsverlaufs,
• Ärztlicher Bericht entsprechend der Gebührenordnungsposition 01600,
• Individueller Arztbrief entsprechend der Gebührenordnungsposition 01601,
• In Anhang VI-1 aufgeführte Leistungen,

Abrechnungsbestimmung einmal im Behandlungsfall

Abrechnungsausschluss im Behandlungsfall 01600, 01601, 01602, 25210, 25214

Berichtspflicht Ja

Aufwand in Min.   **Kalkulationszeit:** 81   **Prüfzeit:** 65   **Eignung d. Prüfzeit:** Nur Quartalsprofil

GOÄ   entsprechend oder ähnlich: Leistung in der GOÄ nicht vorhanden. Abrechnung der einzelnen erbrachten GOÄ-Leistung(en).

Kommentar: Die Konsiliarpauschale kann nur 1x im Quartal abgerechnet werden; dies auch dann nur, wenn für einen Patienten innerhalb des Quartals mehrmals Überweisungen zu verschiedenen strahlentherapeutischen Leistungen erfolgen.

25213*   Zuschlag zur Gebührenordnungsposition 25211 bei Neugeborenen, Säuglingen,   **1542**
Kleinkindern und Kindern   177,20

Abrechnungsbestimmung einmal im Behandlungsfall

Abrechnungsausschluss im Behandlungsfall 01600, 01601, 01602

Berichtspflicht Ja

Aufwand in Min.   **Kalkulationszeit:** 120   **Prüfzeit:** 96   **Eignung d. Prüfzeit:** Nur Quartalsprofil

GOÄ   entsprechend oder ähnlich: Leistung in der GOÄ nicht vorhanden, daher Abrechnung der einzelnen erbrachten GOÄ-Leistung(en), ggf. mit erhöhtem Steigerungssatz.

Kommentar: Die Konsiliarpauschale kann nur 1x im Quartal abgerechnet werden; dies auch dann nur, wenn für einen Patienten innerhalb des Quartals mehrmals Überweisungen zu verschiedenen strahlentherapeutischen Leistungen erfolgen.

25214*   **Konsiliarpauschale nach strahlentherapeutischer Behandlung gemäß Richtlinie**   **257**
nach der Verordnung über den Schutz vor Schäden durch ionisierende Strahlen   29,53
(Strahlenschutzverordnung)

Obligater Leistungsinhalt
• Persönlicher Arzt-Patienten-Kontakt und/oder Arzt-Patienten-Kontakt im Rahmen einer Videosprechstunde gemäß Anlage 31b zum BMV-Ä,

Fakultativer Leistungsinhalt
• Geeignete Nachuntersuchung(en),
• Dokumentation(en),
• Einleitung einer geeigneten Behandlung
• Ärztlicher Bericht entsprechend der Gebührenordnungsposition 01600,
• Individueller Arztbrief entsprechend der Gebührenordnungsposition 01601,
• In Anhang 1 aufgeführte Leistungen,

Abrechnungsbestimmung einmal im Behandlungsfall

Anmerkung Die Gebührenordnungsposition 25214 ist innerhalb der ersten 4 Quartale nach Beendigung der Strahlenbehandlung insgesamt bis zu dreimal berechnungsfähig. Die Gebührenordnungsposition 25214 ist mit Beginn des zweiten Jahres nach Beendigung der Strahlenbehandlung für weitere 4 Jahre einmal im Krankheitsfall berechnungsfähig.

Abrechnungsausschluss im Behandlungsfall 01600, 01601, 01602, 25210, 25211

Berichtspflicht Ja

Aufwand in Min. **Kalkulationszeit:** 20 **Prüfzeit:** 16 **Eignung d. Prüfzeit:** Nur Quartalsprofil

GOÄ entsprechend oder ähnlich: Leistung in der GOÄ nicht vorhanden. Abrechnung der einzelnen erbrachten GOÄ-Leistung(en).

Kommentar: Die Leistung dient der Therapiekontrolle einer durchgeführten Strahlentherapie und ist abrechenbar: innerhalb der ersten 4 Quartale nach Beendigung der Bestrahlung insgesamt bis zu 3x mit Beginn des 2. Jahres nach Beendigung der Bestrahlung für 4 weitere Jahre 1x im Behandlungsfall = Quartalsfall

---

25215 Hygienezuschlag zu den Gebührenordnungspositionen 25210, 25211 und 25214   **2**
0,23

Abrechnungsbestimmung einmal im Behandlungsfall

Anmerkung Die Gebührenordnungsposition 25215 wird durch die zuständige Kassenärztliche Vereinigung zugesetzt.

Berichtspflicht Nein

Aufwand in Min. **Kalkulationszeit:** KA **Prüfzeit:** ./. **Eignung d. Prüfzeit:** Keine Eignung

---

25228 Zuschlag zu der Gebührenordnungsposition 25210 bei gutartiger Erkrankung für die Behandlung aufgrund einer TSS-Vermittlung und/oder Vermittlung durch den Hausarzt gemäß Allgemeiner Bestimmung 4.3.10.1, 4.3.10.2 oder 4.3.10.3

Abrechnungsbestimmung einmal im Arztgruppenfall

Abrechnungsausschluss im Arztgruppenfall 01710

Anmerkung Die Gebührenordnungsposition 25228 kann durch die zuständige Kassenärztliche Vereinigung zugesetzt werden.

Aufwand in Min. **Kalkulationszeit:** KA **Prüfzeit:** ./. **Eignung d. Prüfzeit:** Keine Eignung

Kommentar: Siehe unter EBM Nr. 03008

25229 Zuschlag zu der Gebührenordnungsposition 25211 bei bösartiger Erkrankung oder bei raumfordernden Prozessen des zentralen Nervensystems für die Behandlung aufgrund einer TSS-Vermittlung und/oder Vermittlung durch den Hausarzt gemäß Allgemeiner Bestimmung 4.3.10.1, 4.3.10.2 oder 4.3.10.3

Abrechnungsbestimmung einmal im Arztgruppenfall

Abrechnungsausschluss im Arztgruppenfall 01710

Anmerkung Die Gebührenordnungsposition 25229 kann durch die zuständige Kassenärztliche Vereinigung zugesetzt werden.

Aufwand in Min. **Kalkulationszeit:** KA **Prüfzeit:** ./. **Eignung d. Prüfzeit:** Keine Eignung

Kommentar: Siehe unter EBM Nr. 03008

25230 Zuschlag zu der Gebührenordnungsposition 25214 nach strahlentherapeutischer Behandlung für die Behandlung aufgrund einer TSS-Vermittlung und/oder Vermittlung durch den Hausarzt gemäß Allgemeiner Bestimmung 4.3.10.1, 4.3.10.2 oder 4.3.10.3

Abrechnungsbestimmung einmal im Arztgruppenfall

Abrechnungsausschluss im Arztgruppenfall 01710

Anmerkung Die Gebührenordnungsposition 25230 kann durch die zuständige Kassenärztliche Vereinigung zugesetzt werden.

Aufwand in Min. **Kalkulationszeit:** KA **Prüfzeit:** ./. **Eignung d. Prüfzeit:** Keine Eignung

Kommentar: Siehe unter EBM Nr. 03008

25.3 Diagnostische und therapeutische Gebührenordnungspositionen

25.3.1 Therapie gutartiger Erkrankungen mittels Weichstrahl- oder Orthovolttherapie

25310* Weichstrahl- oder Orthovolttherapie

115
13,22

Obligater Leistungsinhalt
* Therapie gutartiger und/oder bösartiger Erkrankungen mittels Weichstrahl- oder Orthovolttherapie,

Abrechnungsbestimmung je Behandlungstag

Anmerkung Die Gebührenordnungspositionen 25341 und 25342 sind zum Zweck einer Weichstrahl- oder Orthovolttherapie gemäß der Gebührenordnungsposition 25310 nicht berechnungsfähig.

Berichtspflicht Ja

Aufwand in Min. **Kalkulationszeit:** 0   **Prüfzeit:** 0   **Eignung d. Prüfzeit:** Tages- und Quartalsprofil

GOÄ   entsprechend oder ähnlich: Leistung in der GOÄ so nicht vorhanden, siehe Nr. 5812* ff.im Kapitel O Strahlentherapie.

25316* Bestrahlung mit einem Linearbeschleuniger bei gutartigen Erkrankungen

440
50,56

Obligater Leistungsinhalt
* Bestrahlung mit Linearbeschleuniger,
* Überwachung und Kontrolle während der Bestrahlung,

Fakultativer Leistungsinhalt
* Bestrahlung mit bildgestützter Einstellung (IGRT),

Abrechnungsbestimmung für das erste Zielvolumen je Bestrahlungssitzung

Anmerkung Die Gebührenordnungsposition 25316 ist einmal am Behandlungstag berechnungsfähig, mit besonderer Begründung zweimal.
Entgegen 4.3.2 der Allgemeinen Bestimmungen kann die Gebührenordnungsposition 25316 auch dann berechnet werden, wenn die Arztpraxis nicht über die Möglichkeit zur Durchführung von Bestrahlung mit bildgestützter Einstellung (IGRT) verfügt.

Berichtspflicht Ja

Aufwand in Min. **Kalkulationszeit:** KA   **Prüfzeit:** 0   **Eignung d. Prüfzeit:** Tages- und Quartalsprofil

25317* Zuschlag zur Gebührenordnungsposition 25316 für die Bestrahlung von mehr als einem Zielvolumen

204
23,44

Abrechnungsbestimmung je weiterem Zielvolumen je Bestrahlungssitzung

Berichtspflicht Ja

Aufwand in Min. **Kalkulationszeit:** KA   **Prüfzeit:** 0   **Eignung d. Prüfzeit:** Tages- und Quartalsprofil

GOÄ   entsprechend oder ähnlich: Es gibt keine vergleichbare GOÄ-Leistung.

25.3.2 Hochvolttherapie (mindestens 1 MeV)

25321* Bestrahlung mit einem Linearbeschleuniger bei bösartigen Erkrankungen oder bei raumfordernden Prozessen des zentralen Nervensystems

960
110,32

Obligater Leistungsinhalt
* Bestrahlung mit Linearbeschleuniger,

Fakultativer Leistungsinhalt
* Bestrahlung von mehr als zwei Bestrahlungsfeldern,
* Bestrahlung in 3-D-Technik,
* Bestrahlung mit bildgestützter Einstellung (IGRT),
* Anwendung von intensitätsmodulierter Radiotherapie (IMRT),
* Anwendung von fraktionierter Stereotaxie,
* Überwachung und Kontrolle während der Bestrahlung

Abrechnungsbestimmung für das erste Zielvolumen, je Bestrahlungssitzung

Anmerkung Die Angabe der Diagnose nach ICD-10-GM ist Voraussetzung für die Berechnung der Gebührenordnungsposition 25321.

Die Gebührenordnungsposition 25321 ist nur bei Vorliegen einer bösartigen Erkrankung (ICD-10-Codes C00-C97 Bösartige Neubildungen, D00-D09 In-situ-Neubildungen) oder mindestens einer der im Folgenden genannten gutartigen Neubildungen berechnungsfähig: D18.02 Hämangiom intrakraniell, D32.- Gutartige Neubildungen der Meningen, D33.- Gutartige Neubildungen des Gehirns oder anderer Teile des Zentralnervensystems, D35.2 Gutartige Neubildungen der Hypophyse, D35.3 Gutartige Neubildung: Ductus craniopharyngealis, D35.4 Gutartige Neubildung der Epiphyse (Glandula pinealis) (Zirbeldrüse), D42.- Neubildung unsicheren oder unbekannten Verhaltens der Meningen, D43.- Neubildung unsicheren oder unbekannten Verhaltens des Gehirns und des Zentralnervensystems, D44.3 Neubildungen unsicheren oder unbekannten Verhaltens der Hypophyse, D44.4 Neubildung unsicheren oder unbekannten Verhaltens: Ductus craniopharyngealis, D44.5 Neubildung unsicheren oder unbekannten Verhaltens: Epiphyse (Glandula pinealis) (Zirbeldrüse)

Die Gebührenordnungsposition 25321 ist einmal am Behandlungstag berechnungsfähig, mit besonderer Begründung zweimal.

Entgegen 4.3.2 der Allgemeinen Bestimmungen kann die Gebührenordnungsposition 25321 auch dann berechnet werden, wenn die Arztpraxis nicht über die Möglichkeit zur Durchführung von Bestrahlung mit bildgestützter Einstellung (IGRT) und/oder der Anwendung von intensitätsmodulierter Radiotherapie (IMRT) und/oder der Anwendung von fraktionierter Stereotaxie verfügt.

Berichtspflicht Ja

Aufwand in Min. **Kalkulationszeit:** KA **Prüfzeit:** 1 **Eignung d. Prüfzeit:** Tages- und Quartalsprofil

GOÄ entsprechend oder ähnlich: Nr. 5836*

25324* Zuschlag zur Gebührenordnungsposition 25321 für die Bestrahlung von mehr als einem Zielvolumen **241**
27,69

Abrechnungsbestimmung je weiterem Zielvolumen, je Bestrahlungssitzung

Aufwand in Min. **Kalkulationszeit:** KA **Prüfzeit:** 0 **Eignung d. Prüfzeit:** Tages- und Quartalsprofil

Berichtspflicht Ja

25328* Zuschlag zur Gebührenordnungsposition 25321 bei Überschreitung der Einzeldosis ≥ 2,5 Gy **480**
55,16

Abrechnungsbestimmung je Bestrahlungssitzung

Anmerkung Die Gebührenordnungsposition 25328 ist einmal am Behandlungstag berechnungsfähig, mit besonderer Begründung zweimal.

Berichtspflicht Ja

Aufwand in Min. **Kalkulationszeit:** KA **Prüfzeit:** 5 **Eignung d. Prüfzeit:** Tages- und Quartalsprofil

25329* Zuschlag zur Gebührenordnungsposition 25321 für die Bestrahlung von Neugeborenen, Säuglingen, Kleinkindern und Kindern **313**
35,97

Abrechnungsbestimmung je Bestrahlungssitzung

Anmerkung Die Gebührenordnungsposition 25329 ist einmal am Behandlungstag berechnungsfähig, mit besonderer Begründung zweimal.

Berichtspflicht Ja

Aufwand in Min.: **Kalkulationszeit:** KA **Prüfzeit:** 2 **Eignung d. Prüfzeit:** Tages- und Quartalsprofil

25.3.3 Brachytherapie

1. Bestrahlungsplanungen für Leistungen der Brachytherapie dieses Abschnittes sind nicht gesondert berechnungsfähig.

2. Die Gebührenordnungspositionen 25335 und 25336 zur Low-Dose-Rate-Brachytherapie (LDR-Brachytherapie) sind gemäß Nr. 35 der Anlage I „Anerkannte Untersuchungs- oder Behandlungsmethoden" der Richtlinie Methoden vertragsärztliche Versorgung des Gemeinsamen Bundesausschusses nur bei Patienten mit lokal begrenztem Prostatakarzinom mit niedrigem Risikoprofil berechnungsfähig.

3. Die Gebührenordnungspositionen 25335 und 25336 können ausschließlich von Fachärzten für Strahlentherapie und Fachärzten für Urologie berechnet werden, die über die von der Genehmigungsbehörde für die Anwendung der LDR-Brachytherapie zugrunde gelegte erforderliche Fachkunde gemäß Richtlinie Strahlenschutz in der Medizin verfügen.

4. Die Berechnung der Gebührenordnungspositionen 25335 und 25336 setzt eine Genehmigung der Kassenärztlichen Vereinigung nach § 136 Abs. 1 Satz 1 Nr. 2 SGB V für die Behandlung mit interstitieller LDR-Brachytherapie beim lokal begrenzten Prostatakarzinom mit niedrigem Risikoprofil des Gemeinsamen Bundesausschusses voraus.

5. Für die Berechnung der Gebührenordnungspositionen 25335 und 25336 zur LDR-Brachytherapie gelten, abweichend von der Präambel 25.1 Nr. 1, die Anforderungen der Richtlinie über Maßnahmen zur Qualitätssicherung nach § 136 Abs. 1 Satz 1 Nr. 2 SGB V für die Behandlung mit interstitieller LDR-Brachytherapie beim lokal begrenzten Prostatakarzinom mit niedrigem Risikoprofil des Gemeinsamen Bundesausschusses.

25330* Moulagen- oder Flabtherapie   **1347**
157,89

Obligater Leistungsinhalt
* Brachytherapie mit umschlossenen Radionukliden an äußeren oder inneren Körperoberflächen (Moulagen- oder Flabtherapie),
* Bestrahlungsplanung(en),

Abrechnungsbestimmung je Behandlungstag

Berichtspflicht Ja

Aufwand in Min.   **Kalkulationszeit:** 18   **Prüfzeit:** 14   **Eignung d. Prüfzeit:** Tages- und Quartalsprofil
GOÄ   entsprechend oder ähnlich: Nr. 5842*

25331* Intrakavitäre/Intraluminale Brachytherapie   **7077**
813,25

Obligater Leistungsinhalt
* Intrakavitäre/Intraluminale Brachytherapie mit umschlossenen Radionukliden – ausgenommen Gefäße -
  – in vorgeformten Körperhöhlen und/oder
  – in schlauchförmigen Organen (z.B. Ösophagus) und/oder
  – Gängen,
  – Bestrahlungsplanung(en),

Abrechnungsbestimmung je Behandlungstag

Abrechnungsausschluss am Behandlungstag 25332, 25333

Berichtspflicht Ja

Aufwand in Min.   **Kalkulationszeit:** 148   **Prüfzeit:** 118   **Eignung d. Prüfzeit:** Tages- und Quartalsprofil
GOÄ   entsprechend oder ähnlich: Nr. 5844*
Tipp: Kostenpauschale Nr. 40580 bei Verwendung von 192-Iridium 320.00 Euro berechnen!

25332* Intrakavitäre vaginale Brachytherapie   **4255**
488,96

Obligater Leistungsinhalt
* Intrakavitäre vaginale Brachytherapie mit umschlossenen Radionukliden,
* Bestrahlungsplanung(en),

Abrechnungsbestimmung je Behandlungstag

Abrechnungsausschluss am Behandlungstag 25331

Berichtspflicht Ja

Aufwand in Min.   **Kalkulationszeit:** 89   **Prüfzeit:** 71   **Eignung d. Prüfzeit:** Tages- und Quartalsprofil
GOÄ   entsprechend oder ähnlich: Nr. 5844*
Tipp: Kostenpauschale Nr. 40580 bei Verwendung von 192-Iridium 320.00 Euro berechnen!

25333* Interstitielle Brachytherapie im Afterloading-Verfahren

7077
813,25

Obligater Leistungsinhalt
* Interstitielle Brachytherapie im Afterloading-Verfahren,

Fakultativer Leistungsinhalt
* Bestrahlungsplanung(en),

Abrechnungsbestimmung je Behandlungstag

Abrechnungsausschluss am Behandlungstag 25331

Berichtspflicht Ja

Aufwand in Min. **Kalkulationszeit:** 148 **Prüfzeit:** 118 **Eignung d. Prüfzeit:** Tages- und Quartalsprofil

GOÄ entsprechend oder ähnlich: Nr. 5846*

Tipp: Kostenpauschale Nr. 40580 bei Verwendung von 192-Iridium 320.00 Euro berechnen!

25335* Interstitielle LDR-Brachytherapie mit permanenter Seed-Implantation zur Behandlung von Patienten mit lokal begrenztem Prostatakarzinom gemäß Nr. 35 der Anlage I „Anerkannte Untersuchungs- oder Behandlungsmethoden" der Richtlinie Methoden vertragsärztliche Versorgung des Gemeinsamen Bundesausschusses

8432
968,96

Obligater Leistungsinhalt
* Interstitielle Brachytherapie im LDR-Verfahren, - Bestrahlungsplanung(en), - Information über die Notwendigkeit der Durchführung der Untersuchungen zur Postimplantationskontrolle,

Abrechnungsbestimmung einmal im Krankheitsfall

Anmerkung Eine zweifache Berechnung der Gebührenordnungsposition 25335 im Krankheitsfall ist mit ausführlicher Begründung der medizinischen Notwendigkeit im Einzelfall zulässig.
Haben an der Durchführung der Leistung nach der Gebührenordnungsposition 25335 mehrere Ärzte mitgewirkt, so hat der die Gebührenordnungsposition 25335 abrechnende Arzt in seiner Quartalsabrechnung zu bestätigen, dass er mit den anderen Ärzten eine Vereinbarung darüber getroffen hat, wonach nur er allein in den jeweiligen Fällen diese Leistung abrechnet.

Abrechnungsausschluss am Behandlungstag 25336

Berichtspflicht Ja

Aufwand in Min. **Kalkulationszeit:** 160 **Prüfzeit:** 128 **Eignung d. Prüfzeit:** Tages- und Quartalsprofil

25336* Postimplantationskontrolle und Nachplanung zur interstitiellen LDR-Brachytherapie mit permanenter Seed-Implantation zur Behandlung von Patienten mit lokal begrenztem Prostatakarzinom gemäß Nr. 35 der Anlage I „Anerkannte Untersuchungs- oder Behandlungsmethoden" der Richtlinie Methoden vertragsärztliche Versorgung des Gemeinsamen Bundesausschusses,

1007
115,72

Abrechnungsbestimmung einmal im Krankheitsfall

Anmerkung Die Berechnung der Gebührenordnungsposition 25336 setzt das Vorliegen eines Bestrahlungsplanungs-CT oder -MRT voraus.
Eine zweifache Berechnung der Gebührenordnungsposition 25336 im Krankheitsfall ist mit ausführlicher Begründung der medizinischen Notwendigkeit im Einzelfall zulässig.

Abrechnungsausschluss am Behandlungstag 25335

Berichtspflicht Ja

Aufwand in Min. **Kalkulationszeit:** 22 **Prüfzeit:** 18 **Eignung d. Prüfzeit:** Tages- und Quartalsprofil

25.3.4 Bestrahlungsplanung

25340* Bestrahlungsplanung für die perkutane Bestrahlung ohne Rechnerunterstützung und individuelle Dosisplanung **120** 13,79

Fakultativer Leistungsinhalt
* Simulation(en)

Abrechnungsausschluss im Behandlungsfall für dasselbe Zielvolumen 25341, 25342, 25345

Berichtspflicht Ja

Aufwand in Min. **Kalkulationszeit:** KA   **Prüfzeit:** 2   **Eignung d. Prüfzeit:** Tages- und Quartalsprofil

GOÄ   entsprechend oder ähnlich: Leistung in der GOÄ so nicht vorhanden, ggf. analoger Ansatz der in der GOÄ vorhandenen Leistungspositionen einer Bestrahlungsplanung.

25341* Rechnerunterstützte Bestrahlungsplanung für die perkutane Bestrahlung mit individueller Dosisplanung **3463** 397,95

Obligater Leistungsinhalt
* Ärztliche Definition der Zielvolumina und der Risikobereiche,
* Physikalische Bestrahlungsplanung,
* Autorisierung des Bestrahlungsplans

Fakultativer Leistungsinhalt
* Simulation(en)

Anmerkung Die Gebührenordnungsposition 25341 ist zum Zweck einer Weichstrahl- oder Orthovolttherapie gemäß der Gebührenordnungsposition 25310 nicht berechnungsfähig.

Abrechnungsausschluss im Behandlungsfall für dasselbe Zielvolumen 25340, 25342

Berichtspflicht Ja

Aufwand in Min. **Kalkulationszeit:** KA   **Prüfzeit:** 32   **Eignung d. Prüfzeit:** Tages- und Quartalsprofil

GOÄ   entsprechend oder ähnlich: Leistung in der GOÄ so nicht vorhanden, ggf. analoger Ansatz der in der GOÄ vorhandenen Leistungspositionen einer Bestrahlungsplanung.

25342* Rechnerunterstützte Bestrahlungsplanung für die perkutane Bestrahlung mit individueller Dosisplanung für irreguläre Felder mit individuellen Blöcken, Viellamellenkollimator, nicht koplanaren Feldern und/oder 3-D-Planung **4744** 545,16

Obligater Leistungsinhalt
* Ärztliche Definition der Zielvolumina und der Risikobereiche,
* Physikalische Bestrahlungsplanung,
* Autorisierung des Bestrahlungsplans

Fakultativer Leistungsinhalt
* Simulation(en)

Abrechnungsausschluss im Behandlungsfall für dasselbe Zielvolumen 25340, 25341

Anmerkung Die Berechnung der Gebührenordnungsposition 25342 setzt das Vorliegen eines Bestrahlungsplanungs-CT oder -MRT voraus.
Die Gebührenordnungsposition 25342 ist zum Zweck einer Weichstrahl- oder Orthovolttherapie gemäß der Gebührenordnungsposition 25310 nicht berechnungsfähig.

Abrechnungsausschluss im Behandlungsfall für dasselbe Zielvolumen 25340 und 25341

Berichtspflicht Ja

Aufwand in Min. **Kalkulationszeit:** KA   **Prüfzeit:** 49   **Eignung d. Prüfzeit:** Tages- und Quartalsprofil

GOÄ   entsprechend oder ähnlich: Leistung in der GOÄ so nicht vorhanden, ggf. analoger Ansatz der in der GOÄ vorhandenen Leistungspositionen einer Bestrahlungsplanung.

25343* Zuschlag zur Gebührenordnungsposition 25342 für die rechnerunterstützte Hochpräzisionsbestrahlungsplanung (IMRT und/oder fraktionierte Stereotaxie) **1245** 143,07

Abrechnungsbestimmung je Bestrahlungsserie

Berichtspflicht Ja

Aufwand in Min. **Kalkulationszeit:** KA   **Prüfzeit:** 7   **Eignung d. Prüfzeit:** Tages- und Quartalsprofil

25345* Rechnerunterstützte Bestrahlungsplanung für die perkutane Bestrahlung mit **1054** individueller Dosisplanung bei Weichstrahl- oder Orthovolttherapie   121,12

Abrechnungsausschluss im Behandlungsfall für dasselbe Zielvolumen   25340

Berichtspflicht Ja

Aufwand in Min. **Kalkulationszeit:** KA   **Prüfzeit:** 16   **Eignung d. Prüfzeit:** Tages- und Quartalsprofil

26 Urologische Gebührenordnungspositionen

26.1 Präambel

1. Die in diesem Kapitel aufgeführten Gebührenordnungspositionen können ausschließlich von Fachärzten für Urologie berechnet werden.

2. Außer den in diesem Kapitel genannten Gebührenordnungspositionen sind von den in der Präambel genannten Vertragsärzten – unbeschadet der Regelungen gemäß I-5 und I-6.2 der Allgemeinen Bestimmungen – zusätzlich nachfolgende Gebührenordnungspositionen berechnungsfähig: 01100 bis 01102, 01205, 01207, 01210, 01212, 01214 bis 01224, 01226, 01320 bis 01323, 01410 bis 01416, 01418, 01420, 01422, 01424 bis 01426, 01430, 01431, 01435, 01436, 01440, 01442, 01444, 01450, 01470, 01510 bis 01512, 01600 bis 01602, 01610 bis 01612, 01620 bis 01624, 01626, 01630, 01640, 01641, 01642, 01647, 01648, 01660, 01670 bis 01672, 01701, 01731, 01737, 01740, 01747, 01748, 01783, 01800, 01802 bis 01804, 01806 bis 01811, 01820, 01821, 01823, 01824, 01850, 01851, 01853, 01854, 01857, 01949 bis 01953, 01955, 01956, 01960, 02100, 02101, 02110 bis 02112, 02120, 02200, 02300 bis 02302, 02310, 02314, 02320 bis 02323, 02330, 02331, 02340, 02341, 02360, 02510 bis 02512 und 30706.

3. Außer den in diesem Kapitel genannten Gebührenordnungspositionen sind bei Vorliegen der entsprechenden Qualifikationsvoraussetzungen von den in der Präambel genannten Vertragsärzten – unbeschadet der Regelungen gemäß I-5 und I-6.2 der Allgemeinen Bestimmungen – zusätzlich nachfolgende Gebührenordnungspositionen berechnungsfähig: 01920 bis 01922, 30400 bis 30402, 30410, 30411, 30420, 30421, 30800, 30810, 30811, 36884, 37100, 37102, 37113, und 37120, 37300, 37302, 37305, 37306, 37314, 37317, 37318, 37320, Gebührenordnungspositionen der Abschnitte IV-30.1, IV-30.2.1, IV-30.3, IV-30.5, IV-30.6, IV-30.7.1, IV-30.7.2, IV-30.12, IV-30.13, IV-31.2, IV-31.3, IV-31.4.3, IV-31.5, IV-31.6, IV-36.2, IV-36.3, IV-36.5 und IV-36.6.2 sowie Gebührenordnungspositionen der Kapitel IV-32, IV-33, IV-34, IV-35 und Kap. 38.

4. Neben den in diesem Kapitel genannten Gebührenordnungspositionen sind bei Vorliegen der entsprechenden Qualifikationsvoraussetzungen von den in der Präambel genannten Vertragsärzten zusätzlich die Gebührenordnungspositionen 19310, 19312 und 19319 berechnungsfähig.

5. Bei der Berechnung der zusätzlichen Gebührenordnungspositionen in den Nummern 2 und 3 sind die Maßnahmen zur Qualitätssicherung gemäß § 135 Abs. 2 SGB V, die berufsrechtliche Verpflichtung zur grundsätzlichen Beschränkung auf das jeweilige Gebiet sowie die Richtlinien des Gemeinsamen Bundesausschusses zu beachten.

6. Werden die in den Grundpauschalen enthaltenen Leistungen entsprechend den Gebührenordnungspositionen 01600 und 01601 durchgeführt, sind für die Versendung bzw. den Transport die Kostenpauschalen nach den Gebührenordnungspositionen 40110 und 40111 berechnungsfähig.

7. Die in der Präambel unter 1. aufgeführten Vertragsärzte können die arztgruppenspezifischen Gebührenordnungspositionen nach den Nrn. 08619, 08621, 08623, 08640, 08641, 08645, 08647 und 08648 berechnen.

8. Neben den in diesem Kapitel genannten Gebührenordnungspositionen sind von den in der Präambel genannten Vertragsärzten zusätzlich die Gebührenordnungspositionen 25335 und 25336 berechnungsfähig. Diese Vertragsärzte können die Gebührenordnungspositionen 25335 und 25336 berechnen, wenn sie über die für die Anwendung der LDR-Brachytherapie erforderliche Fachkunde gemäß Richtlinie Strahlenschutz in der Medizin verfügen. Die Berechnung der Gebührenordnungspositionen 25335 und 25336 setzt eine Genehmigung der Kassenärztlichen Vereinigung nach § 136 Abs. 1 Satz 1 Nr. 2 SGB V für die Behandlung mit interstitieller LDR-Brachytherapie beim lokal begrenzten Prostatakarzinom mit niedrigem Risikoprofil des Gemeinsamen Bundesausschusses voraus.

Kommentar:

Alle Gebührenordnungspositionen des Kapitels 26 – also die Leistungen nach den Nrn. 26210 bis 26352 – können grundsätzlich (s. Kommentierung zu Kapitel I, Abschnitt 1.5) nur von Fachärzten für Urologie abgerechnet werden.

Hat ein Urologe entsprechende Qualifikationsvoraussetzungen, kann er ferner aus dem Bereich des Abschnitts II (arztgruppenübergreifende allgemeine Leistungen – Pathologie) die Leistungen nach den Nrn. 19310 bis 19312 abrechnen.

Zusätzlich zu den Gebührenordnungspositionen dieses Kapitels sind für oben genannten Vertragsärzte abrechnungsfähig, sofern die übrigen Abrechnungsvoraussetzungen des EBM gegeben sind:

• die nachfolgenden Gebührenordnungspositionen des Abschnitts II (arztgruppenübergreifende allgemeine Leistungen):

- Nrn. 01100 bis 01102 Unvorhergesehene Inanspruchnahme,
- Nrn. 01205, 01207 Notfallpauschale für die Abklärung der Behandlungsnotwendigkeit,
- Nr. 01210 Notfallpauschale im organisierten Not(fall)dienst,
- Nr. 01211 Zusatzpauschale für die Besuchsbereitschaft im Notfall bez. organisierten Not(fall)dienst,
- Nr. 01212 Notfallpauschale im organisierten Not(fall)dienst,
- Nr. 01214 bis 01222 Notfallkonsultationspauschale im organisierten Not(fall)dienst, Zusatzpauschale für die Besuchsbereitschaft im Notfall bez. organisierten Not(fall)dienst, Reanimationskomplex,
- Nrn. 01223 bis 01226 Zuschlag zur Notfallpauschale in besonderen Fällen
- Nrn. 01320, 01321 Grundpauschale für ermächtigte Ärzte, Krankenhäuser bzw. Institute,
- Nrn. 01410 bis 01416 Besuche, Visite, Begleitung eines Kranken beim Transport,
- Nr. 01418 Besuch im organisierten Not(fall)dienst,
- Nr. 01420 Überprüfung und Koordination häuslicher Krankenpflege,
- Nr. 01422 Erstverordnung zur psychiatrischen häuslichen Krankenpflege,
- Nr. 01424 Folgeverordnung zur psychiatrischen häuslichen Krankenpflege,
- Nrn. 01425, 01426 Verordnung spezialisierter ambulanter Palliativversorgung,
- Nr. 01430 Verwaltungskomplex,
- Nr. 01435 Telefonische Beratung,
- Nr. 01436 Konsultationspauschale,
- Nr. 01440 Verweilen außerhalb der Praxis
- Nr. 01510 bis 01512 Zusatzpauschale für Beobachtung und Betreuung
- Nrn. 01600 bis 01602 Ärztlicher Bericht/Brief,
- Nrn. 01610 bis 01612 Bescheinigung, Reha-Verordnung, Konsiliarbericht vor Aufnahme in die Psychiatrie
- Nrn. 01620 bis 01623 Bescheinigung, Krankheitsbericht, Kurplan, Kurvorschlag
- Nr. 01630 Medikamentationsplan
- Nr. 01701 Grundpauschale für Prävention, Empfängnisregelung, Schwangerschaftsabbruch
- Nr. 01731 Krebsfrüherkennung Männer
- Nr. 01734 Untersuchung auf Blut im Stuhl,
- Nr. 01740 Beratung zur Früherkennung des kolorektalen Karzinoms,
- Nr. 01783 Alpha-1-Feto-Protein
- Nrn. 01800 bis 01804 Röteln, Blutgruppenbestimmung,
- Nrn. 01806 bis 01811 Blutgruppenbestimmung, Antikörpernachweis
- Nrn. 01820, 01821 Empfängnisregelung,
- Nrn. 01850, 01851 Sterilisation
- Nrn. 01853, 01854 Sterilisation
- Nr. 01857 Beobachtung, Betreuung nach Sterilisation
- Nrn. 01950 bis 01952 Substitutionsbehandlung,
- Nrn. 01955, 01956 Diamorphingestützte Behandlung Opiatabhängiger,
- Nr. 02100 Infusion
- Nr. 02101 Infusionstherapie
- Nr. 02110 bis 02112 Transfusion, Reinfusion
- Nr. 02120 Erstprogrammierung Medikamentenpumpe
- Nr. 02200 Tuberkulintestung
- Nrn. 02300 bis 02302 Kleinchirurgischer Eingriff,
- Nr. 02310 Behandlung sek. heilender Wunden, Dekubitalulcus,
- Nrn. 02320 bis 02323 Magenverweilsonde, Harnblasenkatheter, transurethraler Dauerkatheter
- Nr. 02330 Arterienpunktion
- Nr. 02331 Intraarterielle Injektion
- Nr. 02340, 02341 Punktion
- Nr. 02360 Behandlung mit Lokalanästhetika
- Nrn. 02510 bis 02512 Wärme- u. Elektrotherapie, Elektrostimulation

- sowie die folgenden Gebührenordnungspositionen des Abschnitts IV (arztgruppenübergreifende spezielle Leistungen):
  - Nrn. 30400 bis 30402 Massage-, Kompressions- oder Unterwassertherapie,
  - Nrn. 30410, 30411 Atemgymnastik,
  - Nrn. 30420, 30421 Krankengymnastik,
  - Nr. 30800 Soziotherapie – Hinzuziehen eines Leistungserbringers,
  - Nr. 36884 Blutgase, Säure-Basen-Status
- Gebührenordnungspositionen der Abschnitte
  - 30.1 Allergologie
  - 30.2 Chirotherapie
  - 30.3 Neurophysiologische Übungsbehandlung
  - 30.5 Phlebologie
  - 30.6 Proktologie
  - 30.7.1, 30.7.2 Schmerztherapie
  - 30.12 Diagnostik und Therapie bei MRSA
  - 31.2 Ambulante Operationen
  - 31.3 Postoperative Überwachungskomplexe
  - 31.4.3 Postoperative Behandlungskomplexe im Fachärztlichen Versorgungsbereich
  - 31.5 Anästhesien im Zusammenhang mit ambulanten Operationen
  - 31.6 Orthopädisch-chirurgisch konservative Gebührenordnungspositionen
  - 36.2 Belegärztliche Operationen
  - 36.3 Postoperativer Überwachungskomplex nach belegärztlichen Operationen
  - 36.5 Anästhesien im Zusammenhang mit belegärztlichen Operationen
  - 36.6.2 Konservativ-belegärztliche Strukturpauschalen
- Gebührenordnungspositionen der Kapitel
  - 32 Labor
  - 33 Ultraschalldiagnostik
  - 34 Radiologie, CT, NMR
  - 35 Psychotherapie

Wichtig ist, dass auch für die nach der obigen Regelung zusätzlich abrechnungsfähigen Leistungen immer auch die Abrechnungsvoraussetzungen und -ausschlüsse beachtet werden müssen, die im EBM für die Abrechnung der jeweiligen Leistung genannt sind.

Generell gilt, dass die übrigen Bestimmungen des EBM sowie die Maßnahmen zur Qualitätssicherung sowie die berufsrechtlichen Fachgebietsbeschränkungen zu beachten sind. Insbesondere sollte geprüft werden, ob zur Erbringung und Abrechnung bestimmter Leistungen eine Genehmigung erforderlich ist und welche Voraussetzungen hierfür nachgewiesen werden müssen.

Werden Leistungen nach den Gebührenordnungspositionen 01600 und 01601 (Bericht, Brief) erbracht, können auch dann, wenn die Leistung nicht gesondert berechnungsfähig sein sollte, da sie in der Grundpauschale enthalten ist, für Versendung und Transport die Kostenpauschalen nach den Nrn. 40110 oder 40111 abgerechnet werden.

26.2 Urologische Grundpauschalen

Grundpauschale

Obligater Leistungsinhalt
- Persönlicher Arzt-Patienten-Kontakt und/oder Arzt-Patienten-Kontakt im Rahmen einer Videosprechstunde gemäß Anlage 31b zum BMV-Ä,

Fakultativer Leistungsinhalt
- Weitere persönliche oder andere Arzt-Patienten-Kontakte gemäß I-4.3.1 der Allgemeinen Bestimmungen,
- Ärztlicher Bericht entsprechend der Gebührenordnungsposition 01600,

- Individueller Arztbrief entsprechend der Gebührenordnungsposition 01601,
- In Anhang VI-1 aufgeführte Leistungen,

Abrechnungsbestimmung einmal im Behandlungsfall

26210 für Versicherte bis zum vollendeten 5. Lebensjahr   **163**
18,73

Obligater Leistungsinhalt
- Persönlicher Arzt-Patienten-Kontakt und/oder Arzt-Patienten-Kontakt im Rahmen einer Videosprechstunde gemäß Anlage 31b zum BMV-Ä,

Fakultativer Leistungsinhalt
- Weitere persönliche oder andere Arzt-Patienten-Kontakte gemäß I-4.3.1 der Allgemeinen Bestimmungen,
- Ärztlicher Bericht entsprechend der Gebührenordnungsposition 01600,
- Individueller Arztbrief entsprechend der Gebührenordnungsposition 01601,
- In Anhang VI-1 aufgeführte Leistungen,

Abrechnungsbestimmung einmal im Behandlungsfall

Abrechnungsausschluss
im Behandlungsfall 01600, 01601
in derselben Sitzung 01436

Aufwand in Min.   **Kalkulationszeit:** 13   **Prüfzeit:** 10   **Eignung d. Prüfzeit:** Nur Quartalsprofil

GOÄ   entsprechend oder ähnlich: Leistungskomplex in der GOÄ nicht vorhanden. Abrechnung der einzelnen erbrachten GOÄ-Leistung(en).

Kommentar: Die Grundpauschale ist beim ersten kurativ-ambulanten persönlichen Arzt-Patienten-Kontakt im Behandlungsfall berechnungsfähig. Ein persönlicher Arzt-Patienten-Kontakt setzt die räumliche und zeitgleiche Anwesenheit des Arztes und des Patienten und eine direkte Interaktion (z.B. Gespräch) voraus. Bei einem ausschließlich telefonischen Kontakt ist die Grundpauschale nicht abrechenbar.

Die Pauschale ist nur einmal im Behandlungsfall bzw. bei arztgruppenübergreifender Behandlung nur einmal im Arztfall berechenbar.

In dieser Pauschale sind die Leistungen des EBM, die im **Anhang 1 (Verzeichnis der nicht gesondert abrechnungsfähigen und in Komplexen enthaltenen Leistungen ...)** enthalten sind, integriert und damit auch als Kassenleistungen honoriert und können nicht mehr gesondert abgerechnet werden, es sei denn, sie finden sich in den arztgruppenspezifischen Kapitel ausdrücklich als abrechnungsfähige Leistung angegeben.

Es ist einem Vertragsarzt nicht gestattet, die in der Anlage 1 aufgeführten Leistungen einem GKV-Versicherten als Individuelle Gesundheitsleistung (IGeL) anzubieten und privat nach GOÄ als IGeL-Leistung abzurechnen.

Wird in demselben Quartal eine kurativ-ambulante und eine kurativ-stationäre (belegärztliche Behandlung) durchgeführt, ist die Grundpauschale je einmal berechnungsfähig. Es ist aber von der Punktzahl der zweiten zur Abrechnung kommenden Grundpauschale ein Abschlag von 50 % vorzunehmen.

26211 für Versicherte ab Beginn des 6. bis zum vollendeten 59. Lebensjahr   **170**
19,54

Abrechnungsbestimmung Siehe Nr. 26210.

Aufwand in Min.   **Kalkulationszeit:** 13   **Prüfzeit:** 11   **Eignung d. Prüfzeit:** Nur Quartalsprofil

GOÄ   entsprechend oder ähnlich: Leistungskomplex in der GOÄ nicht vorhanden. Abrechnung der einzelnen erbrachten GOÄ-Leistung(en).

26212 für Versicherte ab Beginn des 60. Lebensjahres   **200**
22,98

Abrechnungsbestimmung Siehe Nr. 26210.

Aufwand in Min.   **Kalkulationszeit:** 16   **Prüfzeit:** 13   **Eignung d. Prüfzeit:** Nur Quartalsprofil

GOÄ   entsprechend oder ähnlich: Leistungskomplex in der GOÄ nicht vorhanden. Abrechnung der einzelnen erbrachten GOÄ-Leistung(en).

26215 Hygienezuschlag zu den Gebührenordnungspositionen 26210 bis 26212 **2**
0,23

Abrechnungsbestimmung einmal im Behandlungsfall

Anmerkung Die Gebührenordnungsposition 26215 wird durch die zuständige Kassenärztliche Vereinigung zugesetzt.

Berichtspflicht Nein

Aufwand in Min. **Kalkulationszeit:** KA **Prüfzeit:** ./. **Eignung d. Prüfzeit:** Keine Eignung

26220 Zuschlag für die urologische Grundversorgung gemäß Allgemeiner Bestimmung **35**
4.3.8 zu den Gebührenordnungspositionen 26210 bis 26212 4,02

Abrechnungsbestimmung einmal im Behandlungsfall

Anmerkung Der Zuschlag nach der Gebührenordnungsposition 26220 kann gemäß Allgemeiner Bestimmung 4.3.8 ausschließlich in Behandlungsfällen abgerechnet werden, in denen nur Leistungen der fachärztlichen Grundversorgung gemäß Anhang 3 und/oder regionaler Vereinbarungen erbracht und berechnet werden.

Aufwand in Min. **Kalkulationszeit:** KA **Prüfzeit:** ./. **Eignung d. Prüfzeit:** Keine Eignung
GOÄ entsprechend oder ähnlich: Eine vergleichbare Leistung ist in der GOÄ nicht aufgeführt.

26222 Zuschlag zu der Gebührenordnungsposition 26220 **9**
1,03

Abrechnungsbestimmung einmal im Behandlungsfall

Anmerkung Die Gebührenordnungsposition 26222 wird durch die zuständige Kassenärztliche Vereinigung zugesetzt.

Aufwand in Min. **Kalkulationszeit:** KA **Prüfzeit:** ./. **Eignung d. Prüfzeit:** Keine Eignung
GOÄ entsprechend oder ähnlich: Eine vergleichbare Leistung ist in der GOÄ nicht aufgeführt.

26227 Zuschlag zu den Gebührenordnungspositionen 26210 bis 26212 **2**
0,23

Abrechnungsbestimmung einmal im Behandlungsfall

Anmerkung Die Gebührenordnungsposition 26227 wird durch die zuständige Kassenärztliche Vereinigung zugesetzt.

Abrechnungsausschluss im Behandlungsfall 01630

Berichtspflicht Nein

Aufwand in Min. **Kalkulationszeit:** KA **Prüfzeit:** ./. **Eignung d. Prüfzeit:** Keine Eignung

26228 Zuschlag zu den Gebührenordnungspositionen 26210 bis 26212 für die Behandlung aufgrund einer TSS-Vermittlung und/oder Vermittlung durch den Hausarzt gemäß Allgemeiner Bestimmung 4.3.10.1, 4.3.10.2 oder 4.3.10.3

Abrechnungsbestimmung einmal im Arztgruppenfall

Abrechnungsausschluss im Arztgruppenfall 01710

Anmerkung Die Gebührenordnungsposition 26228 kann durch die zuständige Kassenärztliche Vereinigung zugesetzt werden.

Kommentar: Siehe unter EBM Nr. 03008

26.3 Diagnostische und therapeutische Gebührenordnungspositionen

26310 Urethro(-zysto)skopie des Mannes oder bei Personen mit nicht festgelegter **747**
Geschlechtszuordnung gemäß Allgemeiner Bestimmung 4.2.1 85,84

Obligater Leistungsinhalt
• Urethro(-zysto)skopie des Mannes,
• Patientenaufklärung zur Untersuchung und zu den möglichen therapeutischen Maßnahmen in derselben Sitzung in angemessenem Zeitabstand vor dem Eingriff,
• Information zum Ablauf der vorbereitenden Maßnahmen vor dem Eingriff und zu einer möglichen Sedierung und/oder Prämedikation,
• Nachbeobachtung und -betreuung

Fakultativer Leistungsinhalt
- Prämedikation/Sedierung,
- Lokalanästhesie,
- Probeexzision(en),
- Schlitzung des/der Harnleiterostiums/-ostien,
- Fremdkörperentfernung aus der männlichen Harnröhre unter urethroskopischer Sicht

Abrechnungsausschluss
im Behandlungsfall 26313
in derselben Sitzung und Kapitel 36.2

Berichtspflicht Ja

Aufwand in Min.   **Kalkulationszeit:** 16   **Prüfzeit:** 13   **Eignung d. Prüfzeit:** Tages- und Quartalsprofil

GOÄ   entsprechend oder ähnlich: Nrn. 1703, 1712

Kommentar: Jeder der im fakultativen Bereich aufgeführten Eingriffe macht die Berechnung der Leistung möglich. Werden aber mehrere Eingriffe nach Nr. 26310 in einer Sitzung ausgeführt, ist die Leistung nur 1x abrechenbar.

Eine ggf. erforderliche Lokalanästhesie ist Bestandteil des fakultativen Leistungsinhaltes und nicht zusätzlich berechnungsfähig. Wenn ein operativer Eingriff erforderlich ist, sind die Leistungen im Kapitel 31.2.11 „Definierte operative Eingriffe an der Niere und dem Urogenitalsystem" auszuwählen.

Entscheidungserhebliche Gründe des Bewertungsausschusses zu EBM Nrn. 26310 und 26311 veröffentlich von der KBV:

… „2. Regelungshintergründe und -inhalt
Der Gesetzgeber hat durch das Personenstandsrechts-Änderungsgesetz (PStRÄndG) das Personenstandsgesetz (PStG) mit Wirkung zum 1. November 2013 geändert. Der neu aufgenommene § 22 Absatz 3 PStG sieht vor, dass die Eintragung eines Neugeborenen in das Geburtenregister ohne Angabe des Geschlechts zu erfolgen hat, wenn das Kind weder dem weiblichen noch dem männlichen Geschlecht zugeordnet werden kann.

Mit dem vorliegenden Beschluss erfolgt die Aufnahme einer Nr. 4.2.1 in die Allgemeinen Bestimmungen zum EBM zur Regelung der Abrechnung geschlechtsspezifischer Gebührenordnungspositionen bei Personen mit nicht festgelegter Geschlechtszuordnung. Des Weiteren wurden in diesem Zusammenhang die Leistungslegenden der Gebührenordnungspositionen 26310 und 26311 (Urethro(-zysto)skopie des Mannes bzw. der Frau) konkretisiert.

3. Inkrafttreten
Der Beschluss tritt mit Wirkung zum 1. Januar 2016 in Kraft…"

26311   Urethro(-zysto)skopie der Frau oder bei Personen mit nicht festgelegter   **281**
Geschlechtszuordnung gemäß Allgemeiner Bestimmung 4.2.1   32,29

Obligater Leistungsinhalt
- Urethro(-zysto)skopie der Frau,
- Patientenaufklärung zur Untersuchung und zu den möglichen therapeutischen Maßnahmen in derselben Sitzung in angemessenem Zeitabstand vor dem Eingriff,
- Information zum Ablauf der vorbereitenden Maßnahmen vor dem Eingriff und zu einer möglichen Sedierung und/oder Prämedikation,
- Nachbeobachtung und -betreuung

Fakultativer Leistungsinhalt
- Prämedikation/Sedierung,
- Lokalanästhesie,
- Probeexzision(en),
- Schlitzung des/der Harnleiterostiums/-ostien,
- Fremdkörperentfernung aus der weiblichen Harnröhre unter urethroskopischer Sicht

Abrechnungsausschluss
im Behandlungsfall 26313
in derselben Sitzung 08311 und Kapitel 36.2

Berichtspflicht Ja

Aufwand in Min.	**Kalkulationszeit:** 7 **Prüfzeit:** 5 **Eignung d. Prüfzeit:** Tages- und Quartalsprofil
GOÄ	entsprechend oder ähnlich: Nrn. 1711, 1712
Kommentar:	Jeder der im fakultativen Bereich aufgeführten Eingriffe macht die Berechnung der Leistung möglich. Werden aber mehrere Eingriffe nach Nr. 26310 in einer Sitzung ausgeführt, ist die Leistung nur 1x abrechenbar.

Wenn ein operativer Eingriff erforderlich ist, sind die Leistungen im Kapitel 31.2.11 „Definierte operative Eingriffe an der Niere und dem Urogenitalsystem" auszuwählen.

Siehe auch Entscheidungsgründe vom Bewertungsausschuss der KBV unter EBM-Nr. 26310.

Siehe auch Kommentr zu EBM-Nr. 26310.

Die KV Hessen (http://www.kvhessen.de/fileadmin/ebm-aktuell_unbestimmtes-Geschlecht. pdf) informiert:

Besonderheiten Urethro(-zysto)skopien

… „Bei überwiegend interner Lage der Urethra und einer Urethralänge bis zu 8 cm kann die Urethro(-zysto)skopie gemäß der GOP 08311* oder GOP 26311 berechnet werden. Beträgt die Urethralänge mehr als 8 cm und/oder liegt die Urethra nicht überwiegend intern ist die GOP 26310 zu berechnen.

In diesem Zusammenhang werden auch die Leistungslegenden der GOP 26310 und 26311 um den Hinweis auf die 4.2.1 Allgemeinen Bestimmungen EBM ergänzt…"

26312* Urethradruckprofilmessung mit fortlaufender Registrierung

270
31,03

Obligater Leistungsinhalt
- Elektromanometrische Druckmessung der Urethra,
- Fortlaufende grafische Registrierung

Fakultativer Leistungsinhalt
- Physikalische(r) Funktionstest(s)

Abrechnungsausschluss im Behandlungsfall 26313

Aufwand in Min.	**Kalkulationszeit:** 3 **Prüfzeit:** 2 **Eignung d. Prüfzeit:** Tages- und Quartalsprofil
GOÄ	entsprechend oder ähnlich: Leistung in der GOÄ so nicht vorhanden, ggf. analoger Ansatz entsprechend GOÄ § 6 (2*).

26313* Zusatzpauschale apparative Untersuchung bei Harninkontinenz oder neurogener Blasenentleerungsstörung

855
98,25

Obligater Leistungsinhalt
- Elektromanometrische Druckmessung der Blase und des Abdomens,
- EMG,
- Fortlaufende grafische Registrierung,
- Messung des Abdominaldruckes,

Fakultativer Leistungsinhalt
- Urethro(zysto-)skopie Mann (Nr. 26310),
- Urethro(zysto-)skopie Frau (Nr. 26311),
- Urethradruckprofilmessung (Nr. 26312),
- Physikalische Funktionsteste,

Abrechnungsbestimmung einmal im Behandlungsfall

Abrechnungsausschluss
in derselben Sitzung 30420, 30421
im Behandlungsfall 26310, 26311, 26312, 26340

Berichtspflicht Ja

Aufwand in Min.	**Kalkulationszeit:** 15 **Prüfzeit:** 12 **Eignung d. Prüfzeit:** Nur Quartalsprofil
GOÄ	entsprechend oder ähnlich: Leistungskomplex in der GOÄ nicht vorhanden. Abrechnung der einzelnen erbrachten GOÄ-Leistung(en).
Kommentar:	Die Kosten für den Cystotonometrie-Katheter sind nicht getrennt berechenbar, da sie in der Bewertung der Leistung enthalten sind.

26315* Zusatzpauschale Behandlung und/oder Betreuung eines Patienten mit einer **191**
gesicherten onkologischen Erkrankung bei laufender onkologischer Therapie oder **21,95**
Betreuung im Rahmen der Nachsorge

Obligater Leistungsinhalt
- Behandlung und/oder Betreuung eines Patienten mit einer laboratoriumsmedizinisch oder histologisch/zytologisch gesicherten onkologischen Erkrankung,
- Fortlaufende Beratung zum Umgang mit der onkologischen Erkrankung,
- Verlaufskontrolle und Dokumentation des Therapieerfolges,
- Erstellung, Überprüfung und Anpassung eines die onkologische Erkrankung begleitenden spezifischen Therapiekonzeptes unter Berücksichtigung individueller Faktoren,
- Kontrolle und/oder Behandlung ggf. auftretender therapiebedingter Nebenwirkungen,
- Planung und Koordination der komplementären Arznei-, Heil- und Hilfsmittelversorgung unter besonderer Berücksichtigung der gesicherten onkologischen Erkrankung,

Fakultativer Leistungsinhalt
- Anleitung und Führung der Bezugs- und Betreuungsperson(en),
- Fortlaufende Überprüfung des häuslichen, familiären und sozialen Umfelds im Hinblick auf die Grunderkrankung,
- Konsiliarische Erörterung/Fachliche Beratung und regelmäßiger Informationsaustausch mit dem onkologisch verantwortlichen Arzt sowie mit weiteren mitbehandelnden Ärzten,
- Überprüfung und Koordination supportiver Maßnahmen,
- Einleitung und/oder Koordination der psychosozialen Betreuung des Patienten und seiner Familie und/oder Bezugs- und Betreuungsperson(en),
- Ggf. Hinzuziehung komplementärer Dienste bzw. häuslicher Krankenpflege,

Abrechnungsbestimmung einmal im Behandlungsfall

Anmerkung Die Gebührenordnungsposition 26315 ist nur bei mindestens einer der im Folgenden genannten Erkrankungen berechnungsfähig: Bösartige Neubildungen der männlichen Geschlechtsorgane C60-C63, der Harnorgane C64-C68, Bösartige Neubildungen sonstiger und ungenau bezeichneter Lokalisation Becken C76.3, Sekundäre und nicht näher bezeichnete bösartige Neubildungen C77-C80.

Die Gebührenordnungsposition 26315 ist bei laufender medikamentöser, im Sinne einer systemischen Chemotherapie mit z.B. zytostatischen Substanzen, operativer und/oder strahlentherapeutischer Behandlung und/oder bei Betreuung im Rahmen der Nachsorge bis höchstens 2 Jahre nach Beendigung einer medikamentösen, operativen und/oder strahlentherapeutischen Behandlung eines Patienten mit gesicherter onkologischer Erkrankung berechnungsfähig.

Aufwand in Min. **Kalkulationszeit:** 14 **Prüfzeit:** 13 **Eignung d. Prüfzeit:** Nur Quartalsprofil

GOÄ entsprechend oder ähnlich: Eine onkologische Pauschale ist in der GOÄ nicht vorhanden, daher: Abrechnung der einzelnen erbrachten GOÄ-Leistung(en).

Kommentar: Diese Leistung beschreibt zahlreiche Leistungen die obligat oder fakultativ zu erbringen sind. Berechnungsfähig ist die Leistung nur, wenn mind. eine der folgenden Erkrankungen vorliegt:
- bösartige Neubildungen der männlichen Geschlechtsorgane,
- bösartige Neubildungen der Harnorgane,
- bösartige Neubildungen sonstiger und ungenau bezeichneter Lokalisation Becken,
- sekundäre und nicht näher bezeichnete bösartige Neubildungen.

26316* Zuschlag zu den Gebührenordnungspositionen 26310 und 26311 für die transure- **282**
thrale Therapie mit Botulinumtoxin, **32,41**

Abrechnungsbestimmung je vollendete 10 Minuten

Anmerkung Die Berechnung der Gebührenordnungsposition 26316 setzt eine Genehmigung der Kassenärztlichen Vereinigung voraus. Die Genehmigung wird erteilt, wenn jährlich gegenüber der zuständigen Kassenärztlichen Vereinigung die Teilnahme an von der jeweiligen Landesärztekammer anerkannten Fortbildungen zur Therapie von Blasenfunktionsstörungen im Umfang von insgesamt mindestens 8 CME-Punkten nachgewiesen wird. Befristet vom 1. Oktober 2020 bis zum 30. September 2021 gilt, dass die Genehmigung auch dann erteilt wird, wenn die Teilnahme an von der jeweiligen Landesärztekammer anerkannten Fortbildungen zur Therapie von Blasenfunktionsstörungen im Umfang von insgesamt mindestens 4 CME-Punkten für das zurückliegende Jahr nachgewiesen wird.

Die Gebührenordnungsposition 26316 ist je Sitzung höchstens fünfmal berechnungsfähig. Die Gebührenordnungsposition 26316 ist im Krankheitsfall höchstens fünfzehnmal berechnungsfähig.

Die Gebührenordnungsposition 26316 ist nur bei erwachsenen Patienten mit idiopathischer überaktiver Blase mit den Symptomen Harninkontinenz, imperativer Harndrang und Pollakisurie, die auf Anticholinergika nur unzureichend angesprochen oder diese nicht vertragen haben und/oder bei Erwachsenen mit Harninkontinenz mit neurogener Detrusorhyperaktivität bei neurogener Blase infolge einer stabilen subzervikalen Rückenmarksverletzung oder Multipler Sklerose berechnungsfähig. Bei Berechnung des Zuschlags nach der Gebührenordnungsposition 26316 reduziert sich die Prüfzeit der in derselben Sitzung abgerechneten Gebührenordnungsposition 26310 um 10 Minuten.

Bei Berechnung des Zuschlags nach der Gebührenordnungsposition 26316 entfällt die Prüfzeit der in derselben Sitzung abgerechneten Gebührenordnungsposition 26311.

Abrechnungsausschluss in derselben Sitzung 08312

Berichtspflicht Nein

Aufwand in Min. **Kalkulationszeit: KA** **Prüfzeit: 8** **Eignung d. Prüfzeit:** Tages- und Quartalsprofil

Kommentar: Siehe auch ausführlichen Kommentar bei EBM Nr. 08312.

26317* Zuschlag zu der Gebührenordnungsposition 26316 für die Beobachtung eines Patienten im Anschluss an die transurethrale Therapie mit Botulinumtoxin **143** **16,43**

Obligater Leistungsinhalt
• Beobachtung für mindestens 30 Minuten,
• Abschlussuntersuchung(en) durch den Arzt,

Fakultativer Leistungsinhalt
• Infusion(en) (Nr. 02100),

Abrechnungsbestimmung einmal am Behandlungstag

Anmerkung Die Gebührenordnungsposition 26317 ist höchstens dreimal im Krankheitsfall berechnungsfähig.

Abrechnungsausschluss in derselben Sitzung 02100, 08313

Berichtspflicht Nein

Aufwand in Min. **Kalkulationszeit: KA** **Prüfzeit: 4** **Eignung d. Prüfzeit:** Tages- und Quartalsprofil

26320* Ausräumung einer Bluttamponade der Harnblase im Zusammenhang mit der Erbringung der Leistungen nach den Gebührenordnungspositionen 26310 und 26311 **139** **15,97**

Obligater Leistungsinhalt
• Ausräumung einer Bluttamponade der Harnblase

Abrechnungsausschluss in derselben Sitzung 02300, 02301, 02302, 26350, 26351, 26352 und Kapitel 36.2

Aufwand in Min. **Kalkulationszeit: 4** **Prüfzeit: 4** **Eignung d. Prüfzeit:** Tages- und Quartalsprofil

GOÄ entsprechend oder ähnlich: Nr. 1797

Kommentar: Eine Harnblasenspülung zur Entfernung von Blutkoageln kann nicht extra abgerechnet werden, da Spülungen im Anhang I „Verzeichnis der nicht gesondert berechnungsfähigen Leistungen" aufgeführt sind und somit in die Grundpauschale integriert sind.

26321* Zuschlag zu den Gebührenordnungspositionen 26310 und 26311 für die Durchführung von (einer) endoskopischen Harnleitersondierung(en) **133** **15,28**

Obligater Leistungsinhalt
• Endoskopische Harnleitersondierung(en),
• Patientenaufklärung zur Untersuchung und zu den möglichen therapeutischen Maßnahmen in derselben Sitzung in angemessenem Zeitabstand vor dem Eingriff,
• Information zum Ablauf der vorbereitenden Maßnahmen vor dem Eingriff und zu einer möglichen Sedierung und/oder Prämedikation

Fakultativer Leistungsinhalt
- Kalibrierung/Bougierung der Harnröhre (Nr. 26340),
- Nierenbeckenspülung(en),
- Einbringung von Medikamenten,
- Einbringung von Kontrastmitteln in das/die Nierenbecken und/oder den/die Harnleiter

Abrechnungsausschluss in derselben Sitzung 02300, 02301, 02302, 26324, 26340, 26350, 26351, 26352 und Kapitel 36.2

| Aufwand in Min. | **Kalkulationszeit:** 5 | **Prüfzeit:** 5 | **Eignung d. Prüfzeit:** Tages- und Quartalsprofil |

GOÄ entsprechend oder ähnlich: Nrn. 1788, 1790, 1814

26322* Zuschlag zu den Gebührenordnungspositionen 26310 und 26311 für das Einlegen einer Ureterverweilschiene mittels Endoskopie **202** **23,21**

Obligater Leistungsinhalt
- Einlegen einer Ureterverweilschiene mittels Endoskopie,
- Patientenaufklärung zur Untersuchung und zu den möglichen therapeutischen Maßnahmen in derselben Sitzung in angemessenem Zeitabstand vor dem Eingriff,
- Information zum Ablauf der vorbereitenden Maßnahmen vor dem Eingriff und zu einer möglichen Sedierung und/oder Prämedikation

Abrechnungsausschluss
im Behandlungsfall 26330
in derselben Sitzung 02300, 02301, 02302, 26323, 26324, 26350, 26351, 26352 und Kapitel 36.2

| Aufwand in Min. | **Kalkulationszeit:** 7 | **Prüfzeit:** 7 | **Eignung d. Prüfzeit:** Tages- und Quartalsprofil |

GOÄ entsprechend oder ähnlich: Nr. 1812. Berechnung der entstandenen Kosten des Katheters nach § 10 Abs.1 GOÄ.

Kommentar: Ist es erforderlich, beiderseits eine Ureterschiene zu platzieren, kann der Zuschlag nach Nr. 26322 zweimal abgerechnet werden. Ist ein Einlegen, Wechseln oder Entfernen einer Urethraverweilschiene auf beiden Seiten erforderlich, so kann der Zuschlag nach Nr. 26322 zweimal abgerechnet werden.

26323* Zuschlag zu den Gebührenordnungspositionen 26310 und 26311 für den Wechsel einer Ureterverweilschiene mittels Endoskopie **100** **11,49**

Obligater Leistungsinhalt
- Wechsel einer Ureterverweilschiene mittels Endoskopie,
- Patientenaufklärung zur Untersuchung und zu den möglichen therapeutischen Maßnahmen in derselben Sitzung in angemessenem Zeitabstand vor dem Eingriff,
- Information zum Ablauf der vorbereitenden Maßnahmen vor dem Eingriff und zu einer möglichen Sedierung und/oder Prämedikation

Abrechnungsausschluss in derselben Sitzung 02300, 02301, 02302, 26322, 26324, 26350, 26351, 26352 und Kapitel 36.2

| Aufwand in Min. | **Kalkulationszeit:** 4 | **Prüfzeit:** 4 | **Eignung d. Prüfzeit:** Tages- und Quartalsprofil |

GOÄ entsprechend oder ähnlich: Leistungskomplex in der GOÄ so nicht vorhanden, ggf. Abrechnung der erbrachten Leistung mit erhöhtem Steigerungssatz.

26324* Zuschlag zu den Gebührenordnungspositionen 26310 und 26311 für die endoskopische Entfernung einer Ureterverweilschiene **44** **5,06**

Obligater Leistungsinhalt
- Endoskopische Entfernung einer Ureterverweilschiene,
- Patientenaufklärung zur Untersuchung und zu den möglichen therapeutischen Maßnahmen in derselben Sitzung in angemessenem Zeitabstand vor dem Eingriff,
- Information zum Ablauf der vorbereitenden Maßnahmen vor dem Eingriff und zu einer möglichen Sedierung und/oder Prämedikation

Abrechnungsausschluss in derselben Sitzung 02300, 02301, 02302, 26321, 26322, 26323, 26350, 26351, 26352 und Kapitel 36.2

Aufwand in Min. **Kalkulationszeit:** 2   **Prüfzeit:** 2   **Eignung d. Prüfzeit:** Tages- und Quartalsprofil
GOÄ   entsprechend oder ähnlich: Leistungskomplex in der GOÄ so nicht vorhanden, ggf. Abrechnung der erbrachten Leistung mit erhöhtem Steigerungssatz.

26325* Wechsel eines Nierenfistelkatheters
265
30,45

Obligater Leistungsinhalt
• Wechsel eines Nierenfistelkatheters,
• Spülung,
• Katheterfixation

Abrechnungsausschluss
im Behandlungsfall 26330
in derselben Sitzung 02300, 02301, 02302, 26350, 26351, 26352 und Kapitel 36.2
Berichtspflicht Ja

Aufwand in Min. **Kalkulationszeit:** 8   **Prüfzeit:** 7   **Eignung d. Prüfzeit:** Tages- und Quartalsprofil
GOÄ   entsprechend oder ähnlich: Nr. 1833
Kommentar: Eine durch den Katheter erforderlich gewordene Wundbehandlung ist Bestandteil der Leistungslegende.

26330* Zusatzpauschale Extrakorporale Stoßwellenlithotripsie (ESWL)
5844
671,56

Obligater Leistungsinhalt
• Extrakorporale Stoßwellenlithotripsie (ESWL) von Harnsteinen,
• Patientenaufklärung in angemessenem Zeitabstand vor dem Eingriff,
• Information zum Ablauf der vorbereitenden Maßnahmen vor dem Eingriff und zu einer möglichen Sedierung und/oder Prämedikation,
• Nachbeobachtung und -betreuung,
• Steinortung,

Fakultativer Leistungsinhalt
• Infusion(en) (Nr. 02100),
• Einlegen einer Ureterverweilschiene (Nr. 26322),
• Wechsel Nierenfistelkatheter (Nr. 26325),
• Ultraschalldiagnostik (Kapitel IV-33),
• Radiologische Diagnostik (Kapitel IV-34),
• Prämedikation/Sedierung,
• In mehreren Sitzungen,

Abrechnungsbestimmung je behandelter Seite einmal im Krankheitsfall
Anmerkung Die Berechnung der Gebührenordnungsposition 26330 setzt eine Genehmigung der Kassenärztlichen Vereinigung nach der Vereinbarung zur Stoßwellenlithotripsie sowie zur Strahlendiagnostik und -therapie gemäß § 135 Abs. 2 SGB V voraus.
Abrechnungsausschluss
in derselben Sitzung 02300, 02301, 02302, 26350, 26351, 26352
im Behandlungsfall 02100, 02101, 02102, 26322, 26325, 34243, 34244, 34245, 34255, 34256, 34257, 34280, 34281, 34282 und Kapitel 33

Aufwand in Min. **Kalkulationszeit:** 47   **Prüfzeit:** 35   **Eignung d. Prüfzeit:** Tages- und Quartalsprofil
GOÄ   entsprechend oder ähnlich: Nr. 1860
Kommentar: Nach dieser Leistung ist die extrakorporale Stoßwellenlithotripsie nur von Harnsteinen berechenbar.

26340 Kalibrierung/Bougierung der Harnröhre
93
10,69

Obligater Leistungsinhalt
• Kalibrierung/Bougierung der Harnröhre,
• Patientenaufklärung zur Untersuchung und zu den möglichen therapeutischen Maßnahmen in derselben Sitzung in angemessenem Zeitabstand,

- Information zum Ablauf der vorbereitenden Maßnahmen vor dem Eingriff und zu einer möglichen Sedierung und/oder Prämedikation,
- Nachbeobachtung und -betreuung

Fakultativer Leistungsinhalt
- Prämedikation/Sedierung

Abrechnungsausschluss
im Behandlungsfall 26313
in derselben Sitzung 02300, 02301, 02302, 26321, 26350, 26351, 26352

Aufwand in Min.	**Kalkulationszeit: 3** **Prüfzeit: 3** **Eignung d. Prüfzeit:** Tages- und Quartalsprofil
GOÄ	entsprechend oder ähnlich: Nrn. 1701, 1702, 1708 (Mann), 1709 (Frau)
Kommentar:	Auch eine hydraulische Harnröhrendilatation ist nach Nr. 23340 abrechenbar. Allerdings können die Kosten für Urethradilatatoren nicht gesondert berechnet werden, da sie zu den allgemeinen Praxiskosten gehören.

26341* Prostatabiopsie

171
19,65

Obligater Leistungsinhalt
- Entnahme von mindestens 6 histologisch verwertbaren Biopsaten aus der Prostata bei Verdacht auf das Vorliegen bzw. zur Kontrolle eines Malignoms

Fakultativer Leistungsinhalt
- Punktion(en) (Nr. 02340),
- Lokalanästhesie

Abrechnungsausschluss in derselben Sitzung 02300, 02301, 02302, 02340, 02341, 26350, 26351, 26352

Berichtspflicht Ja

Aufwand in Min.	**Kalkulationszeit: 11** **Prüfzeit: 9** **Eignung d. Prüfzeit:** Tages- und Quartalsprofil
GOÄ	entsprechend oder ähnlich: Nr. 319
Kommentar:	Eine ggf. erforderliche Lokalanästhesie ist fakultativer Bestandteil der Leistung und kann nicht extra berechnet werden.

26350 Kleinchirurgischer urologischer Eingriff I

74
8,50

Obligater Leistungsinhalt
- Operativer Eingriff mit einer Dauer von bis zu 5 Minuten
und/oder
- Primäre Wundversorgung,

Abrechnungsbestimmung einmal am Behandlungstag

Anmerkung Die Gebührenordnungspositionen 26350 bis 26352 sind bei Patienten mit den Diagnosen Nävuszellnävussyndrom (ICD-10-GM: D22.-) und/oder mehreren offenen Wunden (ICD-10-GM: T01.-) mehrfach in einer Sitzung – höchstens fünfmal am Behandlungstag – berechnungsfähig.
Die Gebührenordnungsposition 26350 ist bei Neugeborenen, Säuglingen, Kleinkindern und Kindern bis zum vollendeten 12. Lebensjahr nach der Gebührenordnungsposition 31271 oder 36271 berechnungsfähig, sofern der Eingriff in Narkose erfolgt. Die Voraussetzungen gemäß § 115b SGB V müssen dabei nicht erfüllt sein, sofern die Eingriffe nicht im Katalog zum Vertrag nach § 115b SGB V genannt sind. In diesen Fällen ist die postoperative Behandlung nach den Gebührenordnungspositionen der Abschnitte IV-31.2.1 Nr. 8 bzw. Präambel IV-36.2.1 Nr. 4 benannten Einschränkungen entfallen in diesen Fällen, es gelten die Abrechnungsausschlüsse der Gebührenordnungsposition 26350 entsprechend.
Lokalanästhesien und Leitungsanästhesien sind, soweit erforderlich, Bestandteil der Gebührenordnungsposition 26350.

Abrechnungsausschluss
im Zeitraum von 21 Tagen nach Erbringung einer Leistung des Abschnitts 31.2 und Kapitel 31.4.3
in derselben Sitzung 02300, 02301, 02302, 02360, 26320, 26321, 26322, 26323, 26324, 26325, 26330, 26340, 26341, 26351, 26352, 30600, 30601, 30610, 30611

Aufwand in Min. **Kalkulationszeit:** 5   **Prüfzeit:** 5   **Eignung d. Prüfzeit:** Tages- und Quartalsprofil

GOÄ   entsprechend oder ähnlich: Nrn. 2000, 2001, 2002, 2003, 2004, 2005 u.a.

Kommentar: Eine ggf. erforderliche Lokal- oder Leitungsanästhesie kann nicht getrennt berechnet
                 werden, da sie Bestandteil der Leistung ist. Muss bei Kindern bis zum vollendeten 12.
                 Lebensjahr der Eingriff in Narkose durchgeführt werden, ist die Nr. 31271 abrechenbar.

26351 Kleinchirurgischer urologischer Eingriff II   **120**
           Obligater Leistungsinhalt   13,79
           • Spaltung einer Harnröhrenstriktur nach Otis
           und/oder
           • Entfernung einer oder mehrerer Geschwülste an der Harnröhrenmündung,
           Abrechnungsbestimmung einmal am Behandlungstag

           Anmerkung Die Gebührenordnungspositionen 26350 bis 26352 sind bei Patienten mit
           den Diagnosen Nävuszellnävussyndrom (ICD-10-GM: D22.-) und/oder mehreren offenen
           Wunden (ICD-10-GM: T01.-) mehrfach in einer Sitzung – höchstens fünfmal am Behand-
           lungstag – berechnungsfähig.
           Die Gebührenordnungsposition 26351 ist bei Neugeborenen, Säuglingen, Kleinkindern und
           Kindern bis zum vollendeten 12. Lebensjahr nach der Gebührenordnungsposition 31271
           oder 36271 berechnungsfähig, sofern der Eingriff in Narkose erfolgt. Die Voraussetzungen
           gemäß § 115b SGB V müssen dabei nicht erfüllt sein, sofern die Eingriffe nicht im Katalog
           zum Vertrag nach § 115b SGB V genannt sind. In diesen Fällen ist die postoperative
           Behandlung nach den Gebührenordnungspositionen der Abschnitte 31.4.2 und 31.4.3
           nicht berechnungsfähig. Die in der Präambel IV-31.2.1 Nr. 8 bzw. Präambel IV-36.2.1
           Nr. 4 benannten Einschränkungen entfallen in diesen Fällen, es gelten die Abrechnungs-
           ausschlüsse der Gebührenordnungsposition 26351 entsprechend.
           Lokalanästhesien und Leitungsanästhesien sind, soweit erforderlich, Bestandteil
           der Gebührenordnungsposition 26351.

           Abrechnungsausschluss
           im Zeitraum von 21 Tagen nach Erbringung einer Leistung des Abschnitts 31.2 und
           Kapitel 31.4.3
           in derselben Sitzung 02300, 02301, 02302, 02360, 26320, 26321, 26322, 26323, 26324,
           26325, 26330, 26340, 26341, 26350, 26352, 30600, 30601, 30610, 30611

Aufwand in Min. **Kalkulationszeit:** 5   **Prüfzeit:** 5   **Eignung d. Prüfzeit:** Tages- und Quartalsprofil

GOÄ   entsprechend oder ähnlich: Nrn. 1713, 1714, 1715

Kommentar: Wird die Leistung bei Neugeborenen, Säuglingen, Kleinkindern und Kindern bis zum
                 vollendeten 12. Lebensjahr in Narkose erbracht, ist dafür die Nr. 31271 abzurechnen.
                 Eine innere Harnröhrenschlitzung unter Sicht ist nach Nr. 31281 abrechenbar.

26352 Kleinchirurgischer urologischer Eingriff III und/oder primäre Wundversorgung bei   **208**
           Säuglingen, Kleinkindern und Kindern   23,90
           Obligater Leistungsinhalt
           • Primäre Wundversorgung bei Säuglingen, Kleinkindern und Kindern und/oder
           • Meatusplastik,
           Abrechnungsbestimmung einmal am Behandlungstag

           Anmerkung Die Gebührenordnungspositionen 26350 bis 26352 sind bei Patienten mit
           den Diagnosen Nävuszellnävussyndrom (ICD-10-GM: D22.-) und/oder mehreren offenen
           Wunden (ICD-10-GM: T01.-) mehrfach in einer Sitzung – höchstens fünfmal je Behand-
           lungstag – berechnungsfähig.
           Die Gebührenordnungsposition 26352 ist bei Neugeborenen, Säuglingen, Kleinkindern und
           Kindern bis zum vollendeten 12. Lebensjahr nach der Gebührenordnungsposition 31271
           oder 36271 berechnungsfähig, sofern der Eingriff in Narkose erfolgt. Die Voraussetzungen
           gemäß § 115b SGB V müssen dabei nicht erfüllt sein, sofern die Eingriffe nicht im Katalog
           zum vertrag nach § 115b SGB V genannt sind. In diesen Fällen ist die postoperative
           Behandlung nach den Gebührenordnungspositionen der Abschnitte 31.4.2 und 31.4.3
           nicht berechnungsfähig. Die in der Präambel IV-31.2.1 Nr. 8 bzw. Präambel IV-36.2.1

Nr. 4 benannten Einschränkungen entfallen in diesen Fällen, es gelten die Abrechnungs-ausschlüsse der Gebührenordnungsposition 26352 entsprechend.

Lokalanästhesien und Leitungsanästhesien sind, soweit erforderlich, Bestandteil der Gebührenordnungsposition 26352.

Abrechnungsausschluss

im Zeitraum von 21 Tagen nach Erbringung einer Leistung des Abschnitts 31.2 und Kapitel 31.4.3

in derselben Sitzung 02300, 02301, 02302, 02360, 26320, 26321, 26322, 26323, 26324, 26325, 26330, 26340, 26341, 26350, 26351, 30600, 30601, 30610, 30611

Aufwand in Min. **Kalkulationszeit:** 9   **Prüfzeit:** 9   **Eignung d. Prüfzeit:** Tages- und Quartalsprofil

GOÄ   entsprechend oder ähnlich: Nrn. 2000, 2001, 2002, 2003, 2004, 2008 u.a.

27 Gebührenordnungspositionen der Physikalischen und Rehabilitativen Medizin

27.1 Präambel

1. Die in diesem Kapitel aufgeführten Gebührenordnungspositionen können ausschließlich von Fachärzten für Physikalische und Rehabilitative Medizin berechnet werden.

2. Fachärzte für Allgemeinmedizin, Praktische Ärzte und Ärzte ohne Gebietsbezeichnung können – wenn sie im Wesentlichen Leistungen der Physikalischen und Rehabilitativen Medizin erbringen – gemäß § 73 Abs. 1a SGB V auf deren Antrag die Genehmigung zur ausschließlichen Teilnahme an der fachärztlichen Versorgung erhalten und Gebührenordnungspositionen dieses Kapitels berechnen. Nach Erhalt der Genehmigung können sie Gebührenordnungspositionen des Kapitels 3 nicht mehr berechnen.

3. Gebietsärzte, die die Zusatzbezeichnung Rehabilitationswesen und/oder Sozialmedizin führen, können auf deren Antrag die Genehmigung zur Abrechnung der Gebührenordnungspositionen dieses Kapitels erhalten. Nach Erhalt der Genehmigung können sie Gebührenordnungspositionen ihres arztgruppenspezifischen Kapitels nicht mehr berechnen.

4. Außer den in diesem Kapitel genannten Gebührenordnungspositionen sind von den in der Präambel genannten Vertragsärzten – unbeschadet der Regelungen gemäß I-5 und I-6.2 der Allgemeinen Bestimmungen – zusätzlich nachfolgende Gebührenordnungspositionen berechnungsfähig: 01100 bis 01102, 01205, 01207, 01210, 01212, 01214 bis 01224, 01226, 01320 bis 01323, 01410 bis 01416, 01418, 01420, 01422, 01424 bis 01426, 01430, 01431, 01435, 01436, 01440, 01442, 01444, 01450, 01470, 01472, 01510 bis 01512, 01600 bis 01602, 01610 bis 01612, 01620 bis 01624, 01626, 01630, 01640, 01641, 01642, 01647, 01648, 01660, 01670 bis 01672, 01701, 01949 bis 01953, 01955, 01956, 01960, 02100, 02101, 02120, 02200, 02300 bis 02302, 02310, 02312, 02313, 02320 bis 02323, 02330, 02331, 02340, 02341, 02343, 02350, 02360, 02400, 02500, 02510 bis 02512 und 30706.

5. Außer den in diesem Kapitel genannten Gebührenordnungspositionen sind bei Vorliegen der entsprechenden Qualifikationsvoraussetzungen von den in der Präambel genannten Vertragsärzten – unbeschadet der Regelungen gemäß I-5 und I-6.2 der Allgemeinen Bestimmungen – zusätzlich nachfolgende Gebührenordnungspositionen berechnungsfähig: 30400 bis 30402, 30410, 30411, 30420, 30421, 30430, 30610, 30611, 30800, 30810, 30811, 36884, 37100, 37102, 37113 und 37120, 37300, 37302, 37305, 37306, 37314, 37317, 37318, 37320, 37700 bis 37705, 37710, 37711, 37714, 37720, Gebührenordnungspositionen der Abschnitte IV-30.1, IV-30.2.1, IV-30.3, IV-30.5, IV-30.7, IV-30.12, IV-30.13, IV-31.2, IV-31.3, IV-31.4.3, IV-31.5, IV-31.6, IV-36.2, IV-36.3, IV-36.5 und IV-36.6.2 sowie Gebührenordnungspositionen der Kapitel IV-32, IV-33, IV-34, IV-35 und Kap. IV-38.

6. Bei der Berechnung der zusätzlichen Gebührenordnungspositionen in den Nummern 4 und 5 sind die Maßnahmen zur Qualitätssicherung gemäß § 135 Abs. 2 SGB V, die berufsrechtliche Verpflichtung zur grundsätzlichen Beschränkung auf das jeweilige Gebiet sowie die Richtlinien des Gemeinsamen Bundesausschusses zu beachten.

7. Werden die in den Grundpauschalen enthaltenen Leistungen entsprechend den Gebührenordnungspositionen 01600 und 01601 durchgeführt, sind für die Versendung bzw. den Transport die Kostenpauschalen nach den Gebührenordnungspositionen 40110 und 40111 berechnungsfähig.

Kommentar:

Alle Gebührenordnungspositionen des Kapitels 27 – also die Leistungen nach den Nrn. 27210 bis 27333 – können grundsätzlich (s. Kommentierung zu Kapitel I, Abschnitt 1.5) nur abgerechnet werden von

- Fachärzten für Physikalische und Rehabilitative Medizin oder
- Fachärzten für Allgemeinmedizin, praktischen Ärzten und Ärzten ohne Gebietsbezeichnung, die im Wesentlichen Leistungen der Physikalischen und Rehabilitativen Medizin erbringen und eine Genehmigung zur ausschließlichen Teilnahme an der fachärztlichen Versorgung haben. Letztere dürfen dann Leistungen des Kapitels 3 (hausärztlicher Versorgungsbereich) nicht mehr abrechnen; oder
- Gebietsärzten, die die Zusatzbezeichnung Rehabilitationswesen und/oder Sportmedizin führen mit entsprechender Genehmigung, nach deren Erhalt sie Leistungen ihres arztgruppenspezifischen Kapitels nicht mehr abrechnen dürfen.

Zusätzlich zu den Gebührenordnungspositionen dieses Kapitels sind für die oben genannten Vertragsärzte abrechnungsfähig, sofern die übrigen Abrechnungsvoraussetzungen des EBM gegeben sind:

- die nachfolgenden Gebührenordnungspositionen des Abschnitts II (arztgruppenübergreifende allgemeine Leistungen):
  - Nrn. 01100 bis 01102 Unvorhergesehene Inanspruchnahme,
  - Nrn. 01205, 01207 Notfallpauschale für die Abklärung der Behandlungsnotwendigkeit,

- Nr. 01210 Notfallpauschale im organisierten Not(fall)dienst,
- Nr. 01211 Zusatzpauschale für die Besuchsbereitschaft im Notfall bez. organisierten Not(fall)dienst,
- Nr. 01212 Notfallpauschale im organisierten Not(fall)dienst,
- Nr. 01214 bis 01222 Notfallkonsultationspauschale im organisierten Not(fall)dienst, Zusatzpauschale für die Besuchsbereitschaft im Notfall bez. organisierten Not(fall)dienst, Reanimationskomplex,
- Nrn. 01223 bis 01226 Zuschlag zur Notfallpauschale in besonderen Fällen
- Nrn. 01320, 01321 Grundpauschale für ermächtigte Ärzte, Krankenhäuser bzw. Institute,
- Nrn. 01410 bis 01416 Besuche, Visite, Begleitung eines Kranken beim Transport,
- Nr. 01418 Besuch im organisierten Not(fall)dienst,
- Nr. 01420 Überprüfung und Koordination häuslicher Krankenpflege,
- Nr. 01422 Erstverordnung zur psychiatrischen häuslichen Krankenpflege,
- Nr. 01424 Folgeverordnung zur psychiatrischen häuslichen Krankenpflege,
- Nrn. 01425, 01426 Verordnung spezialisierter ambulanter Palliativversorgung,
- Nr. 01430 Verwaltungskomplex,
- Nr. 01435 Telefonische Beratung,
- Nr. 01436 Konsultationspauschale,
- Nr. 01440 Verweilen außerhalb der Praxis
- Nr. 01510 bis 01512 Zusatzpauschale für Beobachtung und Betreuung,
- Nrn. 01600 bis 01602 Ärztlicher Bericht/Brief,
- Nrn. 01610 bis 01612 Bescheinigung, Reha-Verordnung, Konsiliarbericht vor Aufnahme in die Psychiatrie,
- Nrn. 01620 bis 01622 Bescheinigung, Krankheitsbericht, Kurplan,
- Nr. 01701 Grundpauschale für Prävention, Empfängnisregelung, Schwangerschaftsabbruch,
- Nrn. 01950 bis 01952 Substitutionsbehandlung,
- Nrn. 01955, 01956 Diamorphingestützte Behandlung Opiatabhängiger,
- Nr. 02100 Infusion,
- Nr. 02101 Infusionstherapie,
- Nr. 02120 Erstprogrammierung Medikamentenpumpe,
- Nr. 02200 Tuberkulintestung,
- Nrn. 02300 bis 02302 Kleinchirurgischer Eingriff,
- Nrn. 02310, 02312, 02313 Behandlung sek. heilender Wunden, Dekubitalulcus, venöse Ulcera curis,
- Nrn. 02320 bis 02323 Magenverweilsonde, Harnblasenkatheter, transurethraler Dauerkatheter,
- Nr. 02330 Arterienpunktion,
- Nr. 02331 Intraarterielle Injektion,
- Nr. 02340, 02341 Punktion,
- Nr. 02343 Pleuradrainage,
- Nr. 02350 Fixierender Verband,
- Nr. 02360 Behandlung mit Lokalanästhetika,
- Nr. 02400 13C-Harnstoff-Atemtest
- Nr. 02500 Einzelinhalationen,
- Nrn. 02510 bis 02512 Wärme- u. Elektrotherapie, Elektrostimulation
• sowie die folgenden Gebührenordnungspositionen des Abschnitts IV (arztgruppenübergreifende spezielle Leistungen):
- Nrn. 30400 bis 30402 Massage-, Kompressions- oder Unterwassertherapie,
- Nrn. 30410, 30411 Atemgymnastik,
- Nrn. 30420, 30421 Krankengymnastik,
- Nr. 30430 Selektive Phototherapie,
- Nrn. 30610, 30611 Hämorrhoidenbehandlung
- Nr. 30800 Soziotherapie – Hinzuziehen eines Leistungserbringers,
- Nr. 36884 Blutgase, Säure-Basen-Status
• Gebührenordnungspositionen der Abschnitte
- 30.1 Allergologie
- 30.2 Chirotherapie
- 30.3 Neurophysiologische Übungsbehandlung

- 30.5 Phlebologie
- 30.7 Schmerztherapie
- 30.12 Diagnostik und Therapie bei MRSA
- 31.2 Ambulante Operationen
- 31.3 Postoperative Überwachungskomplexe
- 31.4.3 Postoperative Behandlungskomplexe im Fachärztlichen Versorgungsbereich
- 31.5 Anästhesien im Zusammenhang mit ambulanten Operationen
- 31.6 Orthopädisch-chirurgisch konservative Gebührenordnungspositionen
- 36.2 Belegärztliche Operationen
- 36.3 Postoperativer Überwachungskomplex nach belegärztlichen Operationen
- 36.5 Anästhesien im Zusammenhang mit belegärztlichen Operationen
- 36.6.2 Konservativ-belegärztliche Strukturpauschalen
• Gebührenordnungspositionen der Kapitel
  - 32 Labor
  - 33 Ultraschalldiagnostik
  - 34 Radiologie, CT, NMR
  - 35 Psychotherapie

Wichtig ist, dass auch für die nach der obigen Regelung zusätzlich abrechnungsfähigen Leistungen immer auch die Abrechnungsvoraussetzungen und -ausschlüsse beachtet werden müssen, die im EBM für die Abrechnung der jeweiligen Leistung genannt sind.

Generell gilt, dass die übrigen Bestimmungen des EBM sowie die Maßnahmen zur Qualitätssicherung sowie die berufsrechtlichen Fachgebietsbeschränkungen zu beachten sind. Insbesondere sollte geprüft werden, ob zur Erbringung und Abrechnung bestimmter Leistungen eine Genehmigung erforderlich ist und welche Voraussetzungen hierfür nachgewiesen werden müssen.

Werden Leistungen nach den Gebührenordnungspositionen 01600 und 01601 (Bericht, Brief) erbracht, können auch dann, wenn die Leistung nicht gesondert berechnungsfähig sein sollte, da sie in der Grundpauschale enthalten ist, für Versendung und Transport die Kostenpauschalen nach den Nrn. 40110 oder 40111 abgerechnet werden.

27.2 Physikalisch rehabilitative Grundpauschale

Grundpauschale

Obligater Leistungsinhalt
• Persönlicher Arzt-Patienten-Kontakt und/oder Arzt-Patienten-Kontakt im Rahmen einer Videosprechstunde gemäß Anlage 31b zum BMV-Ä,

Fakultativer Leistungsinhalt
• Weitere persönliche oder andere Arzt-Patienten-Kontakte gemäß I-4.3.1 der Allgemeinen Bestimmungen,
• Ärztlicher Bericht entsprechend der Gebührenordnungsposition 01600,
• Individueller Arztbrief entsprechend der Gebührenordnungsposition 01601,
• In Anhang VI-1 aufgeführte Leistungen,

Abrechnungsbestimmung einmal im Behandlungsfall

27210   für Versicherte bis zum vollendeten 5. Lebensjahr   **210**
                                                                                  24,13
Obligater Leistungsinhalt
• Persönlicher Arzt-Patienten-Kontakt und/oder Arzt-Patienten-Kontakt im Rahmen einer Videosprechstunde gemäß Anlage 31b zum BMV-Ä,

Fakultativer Leistungsinhalt
• Weitere persönliche oder andere Arzt-Patienten-Kontakte gemäß I-4.3.1 der Allgemeinen Bestimmungen,
• Ärztlicher Bericht entsprechend der Gebührenordnungsposition 01600,
• Individueller Arztbrief entsprechend der Gebührenordnungsposition 01601,
• In Anhang VI-1 aufgeführte Leistungen,

Abrechnungsbestimmung einmal im Behandlungsfall

27 Gebührenordnungspositionen der Physikalischen und Rehabilitativen Medizin
EBM-Nr.　　　　　　　　　　　　　　　　　　　　　　　　　　　EBM-Punkte/Euro

Abrechnungsausschluss
in derselben Sitzung 01436
im Behandlungsfall 01600, 01601

Aufwand in Min.　**Kalkulationszeit:** 16　　**Prüfzeit:** 13　　**Eignung d. Prüfzeit:** Nur Quartalsprofil

GOÄ　　　　entsprechend oder ähnlich: Leistungskomplex in der GOÄ nicht vorhanden, daher Abrechnung der einzelnen erbrachten GOÄ-Leistung(en).

Kommentar:　Die Grundpauschale ist beim ersten kurativ-ambulanten persönlichen Arzt-Patienten-Kontakt im Behandlungsfall berechnungsfähig. Ein persönlicher Arzt-Patienten-Kontakt setzt die räumliche und zeitgleiche Anwesenheit des Arztes und des Patienten und eine direkte Interaktion (z.B. Gespräch) voraus. Bei einem ausschließlich telefonischen Kontakt, ist die Grundpauschale nicht abrechenbar.

Die Pauschale ist nur einmal im Behandlungsfall bzw. bei arztgruppenübergreifender Behandlung nur einmal im Arztfall berechenbar.

In dieser Pauschale sind die Leistungen des EBM, die im **Anhang 1 (Verzeichnis der nicht gesondert abrechnungsfähigen und in Komplexen enthaltenen Leistungen ...)** enthalten sind, integriert und damit auch als Kassenleistungen honoriert und können nicht mehr gesondert abgerechnet werden, es sei denn, sie finden sich in den arztgruppenspezifischen Kapitel ausdrücklich als abrechnungsfähige Leistung angegeben.

Es ist einem Vertragsarzt nicht gestattet, die in der Anlage 1 aufgeführten Leistungen einem GKV-Versicherten als Individuelle Gesundheitsleistung (IgeL) anzubieten und privat nach GOÄ als IgeL-Leistung abzurechnen.

Wird in demselben Quartal eine kurativ-ambulante und eine kurativ-stationäre (belegärztliche Behandlung) durchgeführt, ist die Grundpauschale je einmal berechnungsfähig. Es ist aber von der Punktzahl der zweiten zur Abrechnung kommenden Grundpauschale ein Abschlag von 50 % vorzunehmen.

27211　für Versicherte ab Beginn des 6. bis zum vollendeten 59. Lebensjahr　　**234**
　　　　　　　　　　　　　　　　　　　　　　　　　　　　　　　　26,89
Abrechnungsbestimmung Siehe Nr. 27210.

Aufwand in Min.　**Kalkulationszeit:** 18　　**Prüfzeit:** 15　　**Eignung d. Prüfzeit:** Nur Quartalsprofil

GOÄ　　　　entsprechend oder ähnlich: Leistungskomplex in der GOÄ nicht vorhanden, daher Abrechnung der einzelnen erbrachten GOÄ-Leistung(en).

27212　für Versicherte ab Beginn des 60. Lebensjahres　　　　　　　　　　**251**
　　　　　　　　　　　　　　　　　　　　　　　　　　　　　　　　28,84
Abrechnungsbestimmung Siehe Nr. 27210.

Aufwand in Min.　**Kalkulationszeit:** 18　　**Prüfzeit:** 15　　**Eignung d. Prüfzeit:** Nur Quartalsprofil

GOÄ　　　　entsprechend oder ähnlich: Leistungskomplex in der GOÄ nicht vorhanden, daher Abrechnung der einzelnen erbrachten GOÄ-Leistung(en).

27215　Hygienezuschlag zu den Gebührenordnungspositionen 27210 bis 27212　　**2**
　　　　　　　　　　　　　　　　　　　　　　　　　　　　　　　　0,23
Abrechnungsbestimmung einmal im Behandlungsfall

Anmerkung Die Gebührenordnungsposition 27215 wird durch die zuständige Kassenärztliche Vereinigung zugesetzt.

Berichtspflicht Nein

Aufwand in Min.　**Kalkulationszeit:** KA　　**Prüfzeit:** ./.　　**Eignung d. Prüfzeit:** Keine Eignung

27220　Zuschlag für die physikalisch rehabilitative Grundversorgung gemäß Allgemeiner　**65**
　　　　　　Bestimmung 4.3.8 zu den Gebührenordnungspositionen 27210 bis 27212　　7,47
Abrechnungsbestimmung einmal im Behandlungsfall

Anmerkung Der Zuschlag nach der Gebührenordnungsposition 27220 kann gemäß Allgemeiner Bestimmung 4.3.8 ausschließlich in Behandlungsfällen abgerechnet werden, in denen nur Leistungen der fachärztlichen Grundversorgung gemäß Anhang 3 und/oder regionaler Vereinbarungen erbracht und berechnet werden.

Aufwand in Min.　**Kalkulationszeit:** KA　　**Prüfzeit:** ./.　　**Eignung d. Prüfzeit:** Keine Eignung

27222 Zuschlag zu der Gebührenordnungsposition 27220   **17**
1,95

Abrechnungsbestimmung einmal im Behandlungsfall

Anmerkung Die Gebührenordnungsposition 27222 wird durch die zuständige Kassen-ärztliche Vereinigung zugesetzt.

Aufwand in Min.   **Kalkulationszeit:** KA   **Prüfzeit:** ./.   **Eignung d. Prüfzeit:** Keine Eignung

GOÄ   entsprechend oder ähnlich: Eine vergleichbare Leistung ist in der GOÄ nicht aufgeführt.

27227 Zuschlag zu den Gebührenordnungspositionen 27210 bis 27212   **2**
0,23

Abrechnungsbestimmung einmal im Behandlungsfall

Anmerkung Die Gebührenordnungsposition 27227 wird durch die zuständige Kassen-ärztliche Vereinigung zugesetzt.

Abrechnungsausschluss im Behandlungsfall 01630

Berichtspflicht Nein

Aufwand in Min.   **Kalkulationszeit:** KA   **Prüfzeit:** ./.   **Eignung d. Prüfzeit:** Keine Eignung

27228 Zuschlag zu den Gebührenordnungspositionen 27210 bis 27212 für die Behandlung aufgrund einer TSS-Vermittlung und/oder Vermittlung durch den Hausarzt gemäß Allgemeiner Bestimmung 4.3.10.1, 4.3.10.2 oder 4.3.10.3

Abrechnungsbestimmung einmal im Arztgruppenfall

Abrechnungsausschluss im Arztgruppenfall 01710

Anmerkung Die Gebührenordnungsposition 27228 kann durch die zuständige Kassen-ärztliche Vereinigung zugesetzt werden.

Kommentar: Siehe unter EBM Nr. 03008

27.3 Diagnostische und therapeutische Gebührenordnungspositionen

27310* Funktioneller Ganzkörperstatus   **107**
12,30

Obligater Leistungsinhalt
• Erhebung eines auf Einschränkungen von Funktionen und Fähigkeiten bezogenen Ganzkörperstatus,

Fakultativer Leistungsinhalt
• Klinisch-neurologische Basisdiagnostik (Nr. 27311),

Abrechnungsbestimmung einmal im Behandlungsfall

Abrechnungsausschluss
im Behandlungsfall 13250, 27332, 27333
in derselben Sitzung 01210, 01214, 01216, 01218, 01711, 01712, 01713, 01714, 01715, 01716, 01717, 01718, 01719, 01720, 01723, 01732, 27311

Aufwand in Min.   **Kalkulationszeit:** 8   **Prüfzeit:** 7   **Eignung d. Prüfzeit:** Nur Quartalsprofil

GOÄ   entsprechend oder ähnlich: Nrn. 8

Kommentar: Mit diesem Ganzkörperstatus wird nach Einschränkungen der Körperfunktionalität untersucht. Die Leistung der Nr. 27311 ist fakultativer Bestandteil der Leistung nach Nr. 27310 und kann nicht zusätzlich berechnet werden.

27311* Klinisch-neurologische Basisdiagnostik   **73**
8,39

Obligater Leistungsinhalt
• Erhebung des Reflexstatus,
• Prüfung der Motorik,
• Prüfung der Sensibilität,

Fakultativer Leistungsinhalt
• Prüfung der Funktion der Hirnnerven,
• Prüfung der Funktion des extrapyramidalen Systems,
• Prüfung des Vegetativums,
• Untersuchung der hirnversorgenden Gefäße,

	Abrechnungsbestimmung einmal im Behandlungsfall
	Abrechnungsausschluss
	im Behandlungsfall 13250, 22230, 27332, 27333
	in derselben Sitzung 01711, 01712, 01713, 01714, 01715, 01716, 01717, 01718, 01719, 01723, 27310
Aufwand in Min.	**Kalkulationszeit:** 5 **Prüfzeit:** 5 **Eignung d. Prüfzeit:** Nur Quartalsprofil
GOÄ	entsprechend oder ähnlich: Nr. 800
Kommentar:	Die Leistung der Nr. 27311 kann nicht zusätzlich zur Nr. 27310 (Funktioneller Ganzkörperstatus) berechnet werden, da sie fakultativer Bestandteil der Leistung nach Nr. 27310 ist.
	Wezel/Liebold kommentiert, dass im Hinblick auf Leistungsumfang und Zeitaufwand die Leistung nach Nr. 27311 in den überwiegenden Fällen eigentlich nur 1x im Krankheitsfall erforderlich ist.

27321* Belastungs-Elektrokardiographie (Belastungs-EKG) — 198 / 22,75

Obligater Leistungsinhalt
- Untersuchung in Ruhe und nach Belastung mit mindestens 12 Ableitungen sowie während physikalisch definierter und reproduzierbarer Belastung mit mindestens 3 Ableitungen und fortlaufender Kontrolle des Kurvenverlaufes,
- Wiederholte Blutdruckmessung,

Abrechnungsbestimmung höchstens 3 x im Behandlungsfall

Abrechnungsausschluss
in derselben Sitzung 13251, 27320
im Behandlungsfall 03321, 04321, 13250, 13545, 13550, 17330, 17332

Aufwand in Min.	**Kalkulationszeit:** 7 **Prüfzeit:** 6 **Eignung d. Prüfzeit:** Nur Quartalsprofil
GOÄ	entsprechend oder ähnlich: Nr. 652
Kommentar:	Eine kontinuierliche Überwachung des EKG-Kurvenverlaufes ist am Monitor erforderlich. Ein kontinuierliches Schreiben eines Papierstreifens allerdings nicht. Diese Leistung darf nur in Anwesenheit des Arztes in der Praxis durchgeführt werden.

27322* Aufzeichnung eines Langzeit-EKG von mindestens 18 Stunden Dauer — 48 / 5,52

Anmerkung Die Berechnung der Gebührenordnungsposition 27322 setzt eine Genehmigung der Kassenärztlichen Vereinigung nach der Vereinbarung zur Durchführung von Langzeitelektrokardiographischen Untersuchungen gemäß § 135 Abs. 2 SGB V voraus.

Abrechnungsausschluss
im Behandlungsfall 13250, 13545, 13550
in derselben Sitzung 03322, 04322, 13252

Aufwand in Min.	**Kalkulationszeit:** 1 **Prüfzeit:** 1 **Eignung d. Prüfzeit:** Tages- und Quartalsprofil
GOÄ	entsprechend oder ähnlich: Nr. 659*
Kommentar:	Eine ebenfalls durchgeführte Langzeit-Blutdruckmessung, bei der allerdings der Zeitraum zwei Stunden länger sein muss, ist zusätzlich nach Nr. 27324 abrechenbar.

27323* Computergestützte Auswertung eines kontinuierlich aufgezeichneten Langzeit-EKG von mindestens 18 Stunden Dauer — 86 / 9,88

Anmerkung Die Berechnung der Gebührenordnungsposition 27323 setzt eine Genehmigung der Kassenärztlichen Vereinigung nach der Vereinbarung zur Durchführung von Langzeitelektrokardiographischen Untersuchungen gemäß § 135 Abs. 2 SGB V voraus.

Abrechnungsausschluss
im Behandlungsfall 13250, 13545, 13550
in derselben Sitzung 03241, 04241, 13253

Berichtspflicht Ja

Aufwand in Min.	**Kalkulationszeit:** 7 **Prüfzeit:** 7 **Eignung d. Prüfzeit:** Tages- und Quartalsprofil
GOÄ	entsprechend oder ähnlich: Nr. 659*

Kommentar: Wer die Genehmigung zur Auswertung von Langzeit-EKGs hat, kann die beiden Nrn. für das EKG-Aufzeichnen nach Nr. 27322 und die Auswertung nach Nr. 27323 abrechnen.

Auch längere Zeiträume als 18 Stunden berechtigen nicht zu einem mehrfachen Ansatz der Nrn. 27322 und 27323.

Versandkosten können im Rahmen einer Überweisung vom überweisenden Arzt und vom auswertenden Arzt nach Nr. 40110 f. abgerechnet werden.

27324* Langzeit-Blutdruckmessung
57
6,55

Obligater Leistungsinhalt
- Automatische Aufzeichnung von mindestens 20 Stunden Dauer,
- Computergestützte Auswertung,
- Aufzeichnung der Blutdruckwerte mindestens alle 15 Minuten während der Wach- und mindestens alle 30 Minuten während der Schlafphase mit gleichzeitiger Registrierung der Herzfrequenz,
- Auswertung und Beurteilung des Befundes

Abrechnungsausschluss
im Behandlungsfall 13250, 13545, 13550
in derselben Sitzung 03324, 04324, 13254

Berichtspflicht Ja

Aufwand in Min. **Kalkulationszeit:** 2 **Prüfzeit:** 2 **Eignung d. Prüfzeit:** Tages- und Quartalsprofil
GOÄ entsprechend oder ähnlich: Nr. 654*

Kommentar: Ein ebenfalls durchgeführtes Langzeit-EKG, bei dem allerdings der Zeitraum nur 18 Stunden betragen muß, ist zusätzlich nach Nr. 27322 – und ggf. bei Auswertung auch noch mit Nr. 27323 – abrechenbar.

27330* Spirographische Untersuchung
53
6,09

Obligater Leistungsinhalt
- Darstellung der Flussvolumenkurve,
- In- und exspiratorische Messung,
- Graphische Registrierung

Abrechnungsausschluss
in derselben Sitzung 03330, 04330, 13255
im Behandlungsfall 13250

Aufwand in Min. **Kalkulationszeit:** 2 **Prüfzeit:** 2 **Eignung d. Prüfzeit:** Tages- und Quartalsprofil
GOÄ entsprechend oder ähnlich: Nrn. 605*, 605a*

Kommentar: Um diese Nr. abzurechnen, müssen alle obligaten Leistungsinhalte erbracht werden. In der Leistungslegende findet sich keine Begrenzung der Häufigkeit zur Anwendung diese Untersuchung, so dass ein mehrmaliger Ansatz im Quartal, wenn medizinisch erforderlich, abrechnungsfähig ist.

27331* Abklärung einer peripheren neuromuskulären Erkrankung
209
24,02

Obligater Leistungsinhalt
- Elektromyographische Untersuchung(en) mit Oberflächen- und/oder Nadelelektroden und/oder
- Elektroneurographische Untersuchung(en) mit Bestimmung(en) der motorischen oder sensiblen Nervenleitgeschwindigkeit,
- Beidseitig,

Abrechnungsbestimmung je Sitzung

Anmerkung Die Gebührenordnungsposition 27331 ist im Behandlungsfall insgesamt höchstens zweimal berechnungsfähig.

Abrechnungsausschluss in derselben Sitzung 04437, 16322
im Zeitraum von 21 Tagen nach Erbringung einer Leistung des Abschnitts 31.2 31614 bis 31621

Aufwand in Min. **Kalkulationszeit:** 8 **Prüfzeit:** 8 **Eignung d. Prüfzeit:** Tages- und Quartalsprofil
GOÄ entsprechend oder ähnlich: Nr. 839, 840

27332*   Physikalisch-rehabilitative Diagnostik und Therapie bei Schädigungen der   **415**
           Strukturen und Funktionen des Bewegungssystems, des zentralen und peripheren   47,69
           Nervensystems und der inneren Organe sowie der hiermit zusammenhängenden
           Beeinträchtigungen von Aktivität und/oder Teilhabe

           Obligater Leistungsinhalt
- Physikalisch-rehabilitative Diagnostik und Therapie von Schädigungen der Strukturen und Funktionen einschließlich der hiermit zusammenhängenden Beeinträchtigungen von Aktivität und/oder Teilhabe unter besonderer Berücksichtigung der individuellen Kontextfaktoren,
- Erläuterung der Zusammenhänge zwischen Funktionseinschränkungen und ggf. nachgewiesener Strukturstörungen sowie deren Auswirkungen auf berufliche und persönliche Aktivitäten/Fähigkeiten sowie auf die Teilhabe am persönlichen und sozialen Leben,
- Aufstellung eines Behandlungsplanes,
- Therapiezielorientierte Erläuterung und Beratung zu den individuell unterschiedlich benötigten Behandlungselementen, insbesondere den ärztlichen Behandlungstechniken, der Arznei-, Heil- und Hilfsmitteltherapie sowie ggf. erforderlicher anderer Interventionen,
- Funktioneller Ganzkörperstatus (Nr. 27310),

           Fakultativer Leistungsinhalt
- Einsatz standardisierter qualitätsgesicherter Fragebögen (z.B. SF 36, FFbH, HAQ, Barthel-Index, Geriatric Depression Scale, Mini-Mental Status Examination (MMSE), Sozial Dysfunktion Rating Scale, NASS, Womac),
- Anleitung, Koordination und Schulung im Umgang mit den familiären, sozialen und beruflichen Auswirkungen und Folgen des entsprechenden Störungsbildes,
- Differenzialdiagnostische Erprobung des Einsatzes von Therapiemitteln der Heilmitteltherapie,
- Koordination des Behandlungsplanes mit den intra- und/oder extramural beteiligten Berufsgruppen,
- Anlage/Wechsel/Abnahme eines immobilisierenden Verbandes, funktionellen Tape-Verbandes, eines Schienenverbandes oder einer Orthese,
- Anleitung zur Durchführung eines Eigenübungs- oder Trainingsprogrammes,
- Durchführung einer Thromboseprophylaxe,
- Anleitung und Beratung zur Anpassung des Wohnraumes und/oder des Arbeitsplatzes in Absprache mit dem Hausarzt, ggf. beteiligten anderen Fachärzten, Betriebs- oder Werksarzt und/oder ggf. der Behinderten-Einrichtung/Werkstatt,
- Klinisch-neurologische Basisdiagnostik (Nr. 27311),

           Abrechnungsbestimmung einmal im Behandlungsfall

           Abrechnungsausschluss
           im Behandlungsfall 27310, 27311
           in derselben Sitzung 02350

Aufwand in Min.   **Kalkulationszeit:** 30   **Prüfzeit:** 30   **Eignung d. Prüfzeit:** Nur Quartalsprofil

GOÄ   entsprechend oder ähnlich: Leistungskomplex in der GOÄ nicht vorhanden. Abrechnung der einzelnen erbrachten GOÄ-Leistung(en).

Kommentar: Hier handelt es sich um einen Leistungskomplex, der zahlreiche diagnostische und therapeutische Maßnahmen umfasst. Erbrachte Einzelleistungen aus diesem Katalog können nicht getrennt oder zusätzlich abgerechnet werden, da sie Bestandteil der Leistung nach Nr. 27332 sind. Muss die Leistung nach Nr. 27332 mehrmals erbracht werden, kann der Zuschlag nach Nr. 27333 bis zu 3x im Behandlungsfall = Quartalsfall zusätzlich berechnet werden.

27333*   Zuschlag zu der Gebührenordnungsposition 27332 für jede weitere Untersuchung   **67**
           und Behandlung,   7,70

           Abrechnungsbestimmung höchstens dreimal im Behandlungsfall

           Abrechnungsausschluss im Behandlungsfall 27310, 27311

Aufwand in Min.   **Kalkulationszeit:** 5   **Prüfzeit:** 5   **Eignung d. Prüfzeit:** Tages- und Quartalsprofil

GOÄ   entsprechend oder ähnlich: Leistungskomplex in der GOÄ nicht vorhanden. Abrechnung der einzelnen erbrachten GOÄ-Leistung(en).

Kommentar: Muss die Leistung nach Nr. 27332 mehrmals erbracht werden, kann bis zu 3x im Behandlungsfall = Quartalsfall der Zuschlag nach Nr. 27333 zusätzlich berechnet werden.

IV Arztgruppenübergreifende bei spezifischen Voraussetzungen berechnungsfähige Gebührenordnungspositionen

30 Spezielle Versorgungsbereiche

30.1 Allergologie

1. Die Gebührenordnungspositionen 30133 und 30134 sowie die Gebührenordnungspositionen der Abschnitte 30.1.1 und 30.1.2 können nur von
   - Fachärzten für Hals-Nasen-Ohrenheilkunde,
   - Fachärzten für Haut- und Geschlechtskrankheiten,
   - Vertragsärzten mit der Zusatzbezeichnung Allergologie,
   - Fachärzten für Innere Medizin mit Schwerpunkt Pneumologie und Lungenärzte,
   - Fachärzten für Kinder- und Jugendmedizin
berechnet werden.
2. Die Gebührenordnungspositionen 30130 und 30131 können von allen Vertragsärzten – soweit dies berufsrechtlich zulässig ist – berechnet werden.

Kommentar:

Die Gebührenordnungspositionen des Kapitels 30.1 nach den Nrn. 30110 bis 30123 können grundsätzlich (s. Kommentierung zu Kapitel I, Abschnitt 1.3 und 1.5) nur von den oben angegeben Ärzten abgerechnet werden.

Für die Leistung nach Nr. 30130 und 30131 (Hyposensibilisierungsbehandlung) gilt die Begrenzung auf die oben genannten Arztgruppen nicht, dafür ist aber zu beachten, ob diese Behandlung berufsrechtlich dem Fachgebiet des ausführenden Arztes zugehört. Nur dann darf diese Leistung auch in der ambulanten vertragsärztlichen Versorgung erbracht und abgerechnet werden.

30.1.1 Allergologische Anamnese

30100   Spezifische allergologische Anamnese und/oder Beratung   **65**
7,47

Obligater Leistungsinhalt
- Persönlicher Arzt-Patienten-Kontakt,
- Durchführung einer spezifischen allergologischen Anamnese
und/oder
- Beratung und Befundbesprechung nach Vorliegen der Ergebnisseder Allergietestung,

Fakultativer Leistungsinhalt
- Anwendung eines schriftlichen Anamnesebogens,
- Indikationsstellung zu einer Allergietestung,

Abrechnungsbestimmung je vollendete 5 Minuten

Abrechnungsausschluss im Behandlungsfall 13250 und 13258

Anmerkung Die Gebührenordnungsposition 30100 ist höchstens viermal imKrankheitsfall berechnungsfähig.

Kommentar: Seit 1.4.2020 ist die spezifische allergologische Anamnese in den EBM neu aufgenommen. Im Gegenzug kam zu einer deutlichen Abwertung der allergologisch-diagnostischen Komplexe (EBM-Ziffern 30110, 30111), aus deren Leistungsbeschreibung die anamnestischen Inhalte ausgegliedert wurden. Insofern kommt der EBM-Ziffer 30100 eine wichtige Funktion zu.

Die spezifische allergologische Anamnese darf höchstens viermal im Krankheitsfall, jedoch mehrfach in einer Sitzung berechnet werden. Sie ist je vollendete 5 Minuten berechnungsfähig.

© Springer-Verlag GmbH Deutschland, ein Teil von Springer Nature 2023
P. M. Hermanns (Hrsg.), *EBM 2023 Kommentar*, Abrechnung erfolgreich
und optimal, https://doi.org/10.1007/978-3-662-66400-1_4

Zu beachten ist die fehlende Bindung an allergologische Testverfahren (z.B. Pricktestung, Spirometrie). Damit eignet sich die EBM-Ziffer 30100 auch für die, häufig neben einer Vorsorgeuntersuchung oder Impfung angefragten „kleinen" allergologischen Beratungen, für Beratungen ohne Testungen und für Befundbesprechungen– allerdings leider nur für den o. g. Personenkreis. Die fünfminütige Zeittaktung, passt in diesem Sinne sehr gut. Die Leistung wird nicht auf das Gesprächsbudget (siehe EBM-Ziffer 03230) angerechnet.

Aufwand in Min. **Kalkulationszeit:** 5   **Prüfzeit:** 5   **Eignung d. Prüfzeit:** Nur Quartalprofil

30.1.2 Allergie-Testungen

30110   Allergologisch-diagnostischer Komplex zur Diagnostik und/oder zum Ausschluss einer (Kontakt-)Allergie vom Spättyp (Typ IV)   **258** 29,65

Obligater Leistungsinhalt
* Spezifische allergologische Anamnese,
* Epikutan-Testung,
* Überprüfung der lokalen Hautreaktion,

Fakultativer Leistungsinhalt
* Hautfunktionstests (z.B. Alkaliresistenzprüfung, Nitrazingelbtest),
* ROAT-Testung (wiederholter offener Expositionstest),
* Okklusion,

Abrechnungsbestimmung einmal im Krankheitsfall

Abrechnungsausschluss im Behandlungsfall 13250, 13258, 30111

Bericht: Berichtspflicht – Übermittlung der Behandlungsdaten siehe Allg. Bestimmungen 2.1.4 Berichtspflicht

Aufwand in Min. **Kalkulationszeit:** 5   **Prüfzeit:** 5   **Eignung d. Prüfzeit:** Nur Quartalsprofil

GOÄ   entsprechend oder ähnlich: Nrn. 380, 381, 382

Kommentar: Im Rahmen der EBM Reform 2020 kam es zum 1.4.2020 zu einer deutlichen Abwertung technischer Leistungen – die Bewertung der EBM-Ziffer 30110 wurde um 52% reduziert. Die anamnestischen Inhalte wurden in die EBM-Ziffer 30100 (spezifische allergologische Anamnese) ausgegliedert, der damit eine wichtige kompensatorische Funktion zukommt.

Neben dieser Leistung ist die EBM-Ziffer 30111 (Typ-I-Diagnostik) im gesamten Quartal gesperrt. Ein erneuter Ansatz der EBM-Ziffer 30110 ist erst nach vier Quartalen möglich (Arztfall).

Eine evtl. erforderliche Nachüberwachung des Patienten ist integraler Bestandteil der EBM-Ziffer 30110 und kann nicht zusätzlich abgerechnet werden.

Zu beachten: Seit dem 1.4.2020 wurde die EBM-Ziffer 40350 als Sachkostenpauschale (Bewer-tung 16,14,– EUR) zur Durchführung des Allergologischen Komplexes 1 nach EBM-Ziffer 30110 eingeführt.

30111   Allergologisch-diagnostischer Komplex zur Diagnostik und/oder zum Ausschluss einer Allergie vom Soforttyp (Typ I)   **220** 25,28

Obligater Leistungsinhalt
* Spezifische allergologische Anamnese,
* Prick-Testung, und/oder
* Scratch-Testung und/oder
* Reibtestung und/oder
* Skarifikationstestung und/oder
* Intrakutan-Testung und/oder
* Konjunktivaler Provokationstest und/oder
* Nasaler Provokationstest,
* Vergleich zu einer Positiv- und Negativkontrolle,
* Überprüfung der lokalen Hautreaktion,
* Vorhaltung notfallmedizinischer Versorgung,

Abrechnungsbestimmung einmal im Krankheitsfall

Abrechnungsausschluss im Behandlungsfall 13250, 13258, 30110

Bericht: Berichtspflicht – Übermittlung der Behandlungsdaten siehe Allg. Bestimmungen 2.1.4 Berichtspflicht

Aufwand in Min.   **Kalkulationszeit: 3   Prüfzeit: 3   Eignung d. Prüfzeit:** Nur Quartalsprofil

GOÄ   entsprechend oder ähnlich: Leistungskomplex in der GOÄ nicht vorhanden. Abrechnung der einzelnen erbrachten GOÄ-Leistung(en) z.B. Auswahl aus Nrn. 385–391.

Kommentar: Neu ist seit 1.4.2020 die Ziffer 40351 (Bewertung 5,50,– EUR) für die Sachkosten im Zusammenhang mit der Durchführung von Leistungen entsprechend der GOP 30111 oder sofern im Rahmen der Versichertenpauschale 03000 oder 04000 eine allergologische Basisdiagnostik mittels Pricktest erfolgt.

Der Pricktest nach GOP 30111 kann nur 1x im Arztfall (die letzten vier Quartale) abgerechnet werden. Immer wieder passieren hier Fehler in der täglichen Praxis und es werden Pricktests vor Ablauf der Frist durchgeführt. In diesem Fall kann zwar nicht die GOP 30111, aber wenigsten die Kostenpauschale 40351 neben der GOP 04000 angesetzt werden.

30120*   Rhinomanometrischer Provokationstest   **66**
                                                                                           7,58

Obligater Leistungsinhalt
- Nasaler Provokationstest in mindestens 2 Stufen (Kochsalz, Allergen),
- Rhinomanometrische Funktionsprüfung(en) zum Aktualitätsnachweis von Allergenen,
- Testung mit Einzel- und/oder Gruppenextrakt,
- Vorhaltung notfallmedizinischer Versorgung,

Fakultativer Leistungsinhalt
- Testung mit unterschiedlichen Konzentrationen der Extrakte,

Abrechnungsbestimmung je Test, höchstens zweimal am Behandlungtag

Abrechnungsausschluss im Behandlungsfall 13250, 13258

Aufwand in Min.   **Kalkulationszeit: 3   Prüfzeit: 3   Eignung d. Prüfzeit:** Tages- und Quartalsprofil

GOÄ   entsprechend oder ähnlich: Nrn. 393, 394, 395

Kommentar: Die Zusatzpauschale fachinternistischer Behandlung und die allergologische Basisdiagnostik der fachärztlich tätigen Internisten kann neben der Leistung nach Nr. 30120 im gesamten Quartal nicht zusätzlich berechnet werden.

Die Kosten der Testsubstanzen können berechnet werden oder auf den Namen des Patienten rezeptiert werden.

30121*   Subkutaner Provokationstest   **162**
                                                                                          18,62
Obligater Leistungsinhalt
- Subkutaner Provokationstest in mindestens 2 Stufen (Kochsalz, Allergen) zum Aktualitätsnachweis von Allergenen,
- Testung mit Einzel- und/oder Gruppenallergenen,
- Vorhaltung notfallmedizinischer Versorgung,
- Mindestens 2 Stunden Nachbeobachtung,

Fakultativer Leistungsinhalt
- Testung mit unterschiedlichen Konzentrationen der Extrakte,

Abrechnungsbestimmung je Test, höchstens fünfmal im Behandlungsfall

Abrechnungsausschluss im Behandlungsfall 13250, 13258

Aufwand in Min.   **Kalkulationszeit: 1   Prüfzeit: 1   Eignung d. Prüfzeit:** Tages- und Quartalsprofil

GOÄ   entsprechend oder ähnlich: Leistungskomplex in der GOÄ nicht vorhanden.

Kommentar: Die Zusatzpauschale fachinternistischer Behandlung und die allergologische Basisdiagnostik der fachärztlich tätigen Internisten kann neben der Leistung nach Nr. 30121 im gesamten Quartal nicht zusätzlich berechnet werden. Die mindestens zweistündige Nachbeobachtung ist obligater Leistungsbestandteil und somit nicht zusätzlich berechenbar.

30122* Bronchialer Provokationstest
741
85,15

Obligater Leistungsinhalt
- Bronchialer Provokationstest in mindestens 2 Stufen (Kochsalz, Allergen) zum Aktualitätsnachweis von Allergenen,
- Testung mit Einzel- und/oder Gruppenextrakt,
- Mindestens zweimalige ganzkörperplethysmographische Untersuchungen,
- Nachbeobachtung von mindestens 3 Stunden Dauer,
- Vorhaltung notfallmedizinischer Versorgung,
- Flussvolumenkurve jeweils vor und nach Provokationsstufen,
- Angabe des verwendeten Protokolls und Dokumentation des Testergebnisses,

Fakultativer Leistungsinhalt
- Testung mit unterschiedlichen Konzentrationen der Extrakte,

Abrechnungsbestimmung je Test

Abrechnungsausschluss
im Behandlungsfall 13250, 13258
in derselben Sitzung 13651

Aufwand in Min. **Kalkulationszeit: 10   Prüfzeit: 8   Eignung d. Prüfzeit:** Tages- und Quartalsprofil

GOÄ   entsprechend oder ähnlich: Nrn. 397, 398

Kommentar: Die Zusatzpauschale fachinternistischer Behandlung und die allergologische Basisdiagnostik der fachärztlich tätigen Internisten kann neben der Leistung nach Nr. 30122 im gesamten Quartal nicht zusätzlich berechnet werden.

Die mindestens dreistündige Nachbeobachtung ist obligater Leistungsbestandteil und somit nicht zusätzlich berechenbar.

Die EBM-Ziffer 04532 (Zuschlag zur Bodypletysmographie bei Metacholinprovokation) ist wegen Leistungsüberschneidung parallel nicht möglich.

30123* Oraler Provokationstest
143
16,43

Obligater Leistungsinhalt
- Oraler Provokationstest in mindestens 2 Stufen (Leerwert oder Trägersubstanz, Allergen) zur Ermittlung von allergischen oder pseudoallergischen Reaktionen auf nutritive Allergene oder Arzneimittel,
- Vorhaltung notfallmedizinischer Versorgung,
- Mindestens 2 Stunden Nachbeobachtung,

Abrechnungsbestimmung je Test

Abrechnungsausschluss im Behandlungsfall 13250, 13258

Aufwand in Min. **Kalkulationszeit: 2   Prüfzeit: 2   Eignung d. Prüfzeit:** Tages- und Quartalsprofil

GOÄ   entsprechend oder ähnlich: Nr. 399

Kommentar: Die Ziffer 30123 ist je Test und ohne Beschränkung auf eine bestimmte Anzahl pro Quartal ansetzbar. Die Kosten für den Provokationstests können gesondert berechnet oder die Testsubstanz ggf. auf den Namen des Patienten verordnet werden.

Die Zusatzpauschale fachinternistischer Behandlung und die allergologische Basisdiagnostik der fachärztlich tätigen Internisten kann neben der Leistung nach Nr. 30123 im gesamten Quartal nicht zusätzlich berechnet werden.

Die mindestens zweistündige Nachbeobachtung ist obligater Leistungsbestandteil und somit nicht zusätzlich berechenbar.

30.1.3 Hyposensibilisierungsbehandlung

30130 Hyposensibilisierungsbehandlung   **102**
11,72

Obligater Leistungsinhalt
- Hyposensibilisierungsbehandlung (Desensibilisierung) durch subkutane Allergenin-jektion(en),
- Nachbeobachtung von mindestens 30 Minuten Dauer

Anmerkung Voraussetzung für die Berechnung der Gebührenordnungsposition 30130 ist die Erfüllung der notwendigen sachlichen und personellen Bedingungen für eine gegebenenfalls erforderliche Schockbehandlung und Intubation.

Aufwand in Min. **Kalkulationszeit:** 3   **Prüfzeit:** 3   **Eignung d. Prüfzeit:** Tages- und Quartalsprofil

GOÄ entsprechend oder ähnlich: Nr. 263

Kommentar: Nicht für orale Hypo- bzw. Desensibilisierung (sublinguale Therapie)

30131 Zuschlag zu der Gebührenordnungsposition 30130 für jede weitere Hyposensibi-   **80**
lisierungsbehandlung durch Injektio(en) zu unterschiedlichen Zeiten am selben   9,19
Behandlungstag (zum Beispiel bei Injektion verschiedener nicht mischbarer
Allergene oder Clusteroder Rush-Therapie)

Obligater Leistungsinhalt
- Hyposensibilisierungsbehandlung (Desensibilisierung) durch subkutane Allergen-injektion(en),
- Nachbeobachtung von mindestens 30 Minuten Dauer,

Abrechnungsbestimmung je Hyposensibilisierungsbehandlung

Anmerkung Die Gebührenordnungsposition 30131 ist mit Angabe des jeweiligen Injek-tionszeitpunkts bis zu viermal am Behandlungstag berechnungsfähig.
Die Berechnung der Gebührenordnungsposition 30131 neben der Gebührenordnungs-position 30130 und die mehrmalige Berechnung der Gebührenordnungsposition 30131 setzen jeweils eine Desensibilisierungsbehandlung durch Allergeninjektion(en) mit jeweils mindestens 30minütigem Nachbeobachtungsintervall sowie die Angabe des jeweiligen Behandlungszeitpunktes auch bei der Gebührenordnungsposition 30130 voraus.
Voraussetzung für die Berechnung der Gebührenordnungsposition 30131 ist die Erfüllung der notwendigen, sachlichen und personellen Bedingungen für eine gegebenenfalls erforderliche Schockbehandlung und Intubation.

Aufwand in Min. **Kalkulationszeit:** 2   **Prüfzeit:** 2   **Eignung d. Prüfzeit:** Tages- und Quartalsprofil

Berichtspflicht Nein

Kommentar: Die EBM-Ziffer 30131 ist mit Angabe des jeweiligen Injektionszeitpunkts (Uhrzeitangabe!) bis zu viermal am Behandlungstag berechnungsfähig. Bei mehrfachen Behandlungen am Tag zu unterschiedlichen Zeitpunkten kann maximal 1 × EBM-Ziffer 30130 + 4 × EBM-Ziffer 30131 berechnet werden. Nicht für orale Hypo- bzw. Desensibilisierung (sublinguale Therapie).

30133 Orale Hyposensibilisierungsbehandlung bei Therapieeinleitung   **62**
7,12

Obligater Leistungsinhalt
- Orale Hyposensibilisierungsbehandlung (Desensibilisierung) mit AR101 bei Therapie-einleitung,
- Nachbeobachtung von mindestens 20 Minuten Dauer

Anmerkung Die Gebührenordnungsposition 30133 ist am Tag der initialen Aufdosierung sowie bei erforderlicher erneuter initialer Aufdosierung gemäß aktuell gültiger Fachinfor-mation mit Angabe des Behandlungszeitpunktes bis zu viermal berechnungsfähig.
Voraussetzung für die Berechnung der Gebührenordnungsposition 30133 ist die Erfüllung der notwendigen sachlichen und personellen Bedingungen für eine gegebenenfalls erfor-derliche Schockbehandlung und Intubation.

Aufwand in Min. **Kalkulationszeit:** 2   **Prüfzeit:** 2   **Eignung d. Prüfzeit:** Tages- und Quartalsprofil

Berichtspflicht Nein

Kommentar: Für die orale Hyposensibilisierungsbehandlung einer Erdnussallergie mit dem Wirkstoff AR101 wurden zum 1. Juli neue Leistungen in den EBM aufgenommen. Das Medikament mit dem Handelsnamen Palforzia® ist für Patienten mit einer bestätigten Erdnussallergie indiziert, die zu Beginn der Therapie zwischen vier und 17 Jahre alt sind.

Aufgrund des Risikos allergischer Reaktionen müssen Behandlungsbeginn und Dosissteigerungen unter ärztlicher Aufsicht stattfinden.

GOP für Therapieeinleitung und Dosissteigerung

Bei Therapieeinleitung sowie bei erneut erforderlicher Therapieeinleitung gemäß aktuell gültiger Fachinformation können Ärztinnen und Ärzte ab dem 1. Juli die GOP 30133 (62 Punkte/6,99 Euro) für die Medikamentengabe und Nachbeobachtung bis zu viermal am Behandlungstag abrechnen.

Die Gabe der letzten Dosis am Tag der initialen Aufdosierung und der ersten Dosis jeder neuen Dosissteigerungsstufe inklusive Nachbeobachtung wird über die GOP 30134 abgebildet (156 Punkte/17,58 Euro). Sie kann einmal am Behandlungstag abgerechnet werden – auch nach Wiederaufnahme der Therapie gemäß aktuell gültiger Fachinformation.

Beide GOP werden zunächst extrabudgetär vergütet. Sie können von Fachärztinnen und -ärzten für Hals-Nasen-Ohrenheilkunde, für Haut- und Geschlechtskrankheiten, für Kinder- und Jugendmedizin, für Innere Medizin mit Schwerpunkt Pneumologie und Lungenärzten sowie von Vertragsärztinnen und -ärzten mit der Zusatzbezeichnung Allergologie abgerechnet werden.

Hinweis: Die EBM-Ziffern 30133 und 30134 sind für die orale Hyposensibilisierungsbehandlungen anderer Allergien nicht anwendbar.

30134 Orale Hyposensibilisierungsbehandlung

156
17,93

Obligater Leistungsinhalt
* Orale Hyposensibilisierungsbehandlung (Desensibilisierung) mit AR101,
* Nachbeobachtung von mindestens 60 Minuten Dauer

Abrechnungsbestimmung einmal am Behandlungstag

Anmerkung Die Gebührenordnungsposition 30134 ist nach Gabe der letzten Dosis am Tag der initialen Aufdosierung, nach Gabe der ersten Dosis jeder neuen Dosissteigerungsstufe sowie nach Wiederaufnahme der Therapie gemäß aktuell gültiger Fachinformation mit Angabe des Behandlungszeitpunktes jeweils einmal berechnungsfähig.

Voraussetzung für die Berechnung der Gebührenordnungsposition 30134 ist die Erfüllung der notwendigen sachlichen und personellen Bedingungen für eine gegebenenfalls erforderliche Schockbehandlung und Intubation.

Aufwand in Min. **Kalkulationszeit:** 3   **Prüfzeit:** 2   **Eignung d. Prüfzeit:** Tages- und Quartalsprofil

Berichtspflicht Nein

Kommentar: S. Kommentar zur Nr. 30133

30.2 Manuelle Medizin und Hyperbare Sauerstofftherapie

30.2.1 Manuelle Medizin

Die Berechnung der Gebührenordnungspositionen dieses Abschnitts setzt eine besondere ärztliche Qualifikation – bei Erstantrag die Zusatzbezeichnung Manuelle Medizin – und eine Genehmigung der zuständigen Kassenärztlichen Vereinigung voraus.

Kommentar:

Alle Gebührenordnungspositionen des Kapitels 30.2 können grundsätzlich nur von Ärzten abgerechnet werden, die
* die über eine besondere ärztliche Qualifikation verfügen und
* im Besitz einer Genehmigung ihrer Kassenärztlichen Vereinigung zur Erbringung und Abrechnung chirotherapeutischer Leistungen sind.

Wird erstmals die Abrechnung chirotherapeutischer Leistungen beantragt, ist die „besondere ärztliche Qualifikation" durch die Zusatzbezeichnung Chirotherapie nachzuweisen.

Im übrigen ist die Erbringung und Abrechnung eines chirotherapeutischen Eingriffs an der Wirbelsäule in der Regel auf eine zweimalige Erbringung beschränkt. Darüber hinausgehende Anwendungen dieser Leistung sind nur im Ausnahmefall unter bestimmten Voraussetzungen möglich.

30200 Manualmedizinischer Eingriff   **48** 5,52

Obligater Leistungsinhalt
• Manualmedizinischer Eingriff an einem oder mehreren Extremitätengelenken,
• Dokumentation der Funktionsanalyse,

Abrechnungsbestimmung je Sitzung

Anmerkung Die Gebührenordnungsposition 30200 ist im Behandlungsfall höchstens zweimal berechnungsfähig.

Abrechnungsausschluss in derselben Sitzung 30201

Aufwand in Min. **Kalkulationszeit:** 4   **Prüfzeit:** 4   **Eignung d. Prüfzeit:** Tages- und Quartalsprofil

GOÄ   entsprechend oder ähnlich: Analog Ansatz der Nr. 3306 entsprechend GOÄ § 6 (2).

30201 Manualmedizinischer Eingriff an der Wirbelsäule   **71** 8,16

Obligater Leistungsinhalt
• Manualmedizinischer Eingriff an der Wirbelsäule,
• Dokumentation der Funktionsanalyse,

Fakultativer Leistungsinhalt
• Leistungsinhalt entsprechend der Gebührenordnungsposition 30200,

Abrechnungsbestimmung je Sitzung

Anmerkung Die Gebührenordnungsposition 30201 ist im Behandlungsfall zweimal berechnungsfähig. Ist ein ausreichender Behandlungseffekt mit der zweimaligen Erbringung der Gebührenordnungsposition 30201 im Quartal nicht erzielt worden, kann im Ausnahmefall jede weitere Behandlung nur mit ausführlicher Begründung zur Segmenthöhe, Blockierungsrichtung, muskulären reflektorischen Fixierung und den vegetativen und neurologischen Begleiterscheinungen erfolgen.

Abrechnungsausschluss in derselben Sitzung 30200

Aufwand in Min. **Kalkulationszeit:** 5   **Prüfzeit:** 5   **Eignung d. Prüfzeit:** Tages- und Quartalsprofil

GOÄ   entsprechend oder ähnlich: Analog Ansatz der Nr. 3306 entsprechend GOÄ § 6 (2*).

Kommentar: Eine mobilisierende Behandlung an Wirbelsäule oder Gelenken der Extremitäten durch Weichteiltechnik kann nicht gesondert berechnet werden, da sie Bestandteil der hausärztlichen Versichertenpauschale und der fachärztlichen Grundpauschale ist. Im übrigen ist die Erbringung und Abrechnung eines chirotherapeutischen Eingriffs an der Wirbelsäule in der Regel auf eine zweimalige Erbringung beschränkt. Darüber hinausgehende Anwendungen dieser Leistung sind nur im Ausnahmefall unter bestimmten Voraussetzungen und mit ausführlicher Begründung (Segmenthöhe, Blockierungsrichtung etc.) möglich.

30.2.2 Hyperbare Sauerstofftherapie bei diabetischem Fußsyndrom

1. Die Leistungen dieses Abschnitts sind nur bei Patienten berechnungsfähig, bei denen bei Einleitung der Behandlung ein diabetisches Fußsyndrom mindestens mit einer Läsion bis zur Gelenkkapsel und/oder den/einer Sehne(n) vorliegt und bei denen alle anderen Maßnahmen der Standardtherapie (mindestens Stoffwechseloptimierung, Revaskularisation, medikamentöse Behandlung, leitliniengerechte Wundversorgung, Wunddebridement, Verbände, Druckentlastung, chirurgische Maßnahmen) nachweisbar erfolglos geblieben sind.

2. Die Gebührenordnungsposition 30210 kann nur im Rahmen einer interdisziplinären Fallkonferenz zur Indikationsprüfung nach Nr. 1 für Patienten mit diabetischem Fußsyndrom vor Überweisung an ein Druckkammerzentrum gemäß der Richtlinie des Gemeinsamen Bundesausschusses (Nr. 22 der Anlage I „Anerkannte Untersuchungsoder Behandlungsmethoden" der Richtlinie Methoden vertragsärztliche Versorgung) unter Teilnahme der folgenden Arztgruppen

- Fachärzte für Innere Medizin und Endokrinologie und Diabetologie oder
  - Fachärzte im Gebiet Innere Medizin oder Fachärzte für Allgemeinmedizin, jeweils mit der Zusatzweiterbildung „Diabetologie" oder der Bezeichnung „Diabetologe Deutsche Diabetes Gesellschaft (DDG)" und
  - Fachärzte für Innere Medizin mit Schwerpunkt Angiologie oder Fachärzte für Gefäßchirurgie und
  - sofern verfügbar Fachärzte für Radiologie mit einer Genehmigung der Kassenärztlichen Vereinigung nach der Qualitätssicherungsvereinbarung zur interventionellen Radiologie nach § 135 Abs. 2 SGB V

berechnet werden.

3. Die Gebührenordnungsposition 30212 kann nur zur Indikationsprüfung nach Nr. 1 für Patienten mit diabetischem Fußsyndrom vor Überweisung an ein Druckkammerzentrum gemäß der Richtlinie des Gemeinsamen Bundesausschusses (Nr. 22 der Anlage I „Anerkannte Untersuchungsoder Behandlungsmethoden" der Richtlinie Methoden vertragsärztliche Versorgung) von

- Fachärzten für Innere Medizin und Endokrinologie und Diabetologie,
- Fachärzten im Gebiet Innere Medizin oder Fachärzten für Allgemeinmedizin, jeweils mit der Zusatzweiterbildung „Diabetologie" oder der Bezeichnung „Diabetologe Deutsche Diabetes Gesellschaft (DDG)"

berechnet werden

4. Eine Einrichtung gilt für die Behandlung des diabetischen Fußsyndroms nach der Gebührenordnungsposition 30214 als qualifiziert, wenn sie folgende Mindeststandards erfüllt:

- Mindestens ein diabetologisch qualifizierter Arzt gemäß Nr. 3 oder ein Arzt, der – im Durchschnitt der letzten vier Quartale vor Antragstellung – je Quartal die Behandlung von mindestens 100 Patienten mit Diabetes mellitus durchgeführt hat und die Qualifikation zur Durchführung von programmierten Schulungen für Diabetiker nachweisen kann. Fachärzte für Chirurgie, Orthopädie und Dermatologie müssen die Qualifikation zur Durchführung von programmierten Schulungen für Diabetiker nicht nachweisen können.
- Medizinisches Fachpersonal mit Kompetenz in lokaler Wundversorgung, nachzuweisen durch von der DDG anerkannte Kurse für Wundversorgung oder gleichwertige Kurse,
- Räumlichkeiten gemäß § 6 Absatz 2 Nr. 2 Qualitätssicherungsvereinbarung Ambulantes Operieren,
- Ausstattung für angiologische und neurologische Basisdiagnostik,
- Voraussetzungen für entsprechende therapeutische Maßnahmen,
- Zusammenarbeit mit entsprechend qualifizierten Fachdisziplinen und -berufen (z. B. Fachärzte für Chirurgie oder Gefäßmedizin, Angiologie, orthopädische Schuhmacher, Podologen).

Die Erfüllung der Mindeststandards ist der Kassenärztlichen Vereinigung nachzuweisen. Die Mindeststandards gelten nicht für die Betreuung im Rahmen der Bestätigung der Notwendigkeit einer Weiterbehandlung nach jeder 10. Druckkammerbehandlung durch den überweisenden Facharzt nach Nr. 6.

5. Die Gebührenordnungspositionen 30216 und 30218 können nur von einem Arzt berechnet werden, der von der zuständigen Kassenärztlichen Vereinigung eine Genehmigung zur Durchführung der hyperbaren Sauerstofftherapie besitzt. Die Genehmigung wird erteilt, wenn die Anforderungen der Vereinbarung von Qualitätssicherungsmaßnahmen nach § 135 Abs. 2 SGB V zur hyperbaren Sauerstofftherapie bei diabetischem Fußsyndrom erfüllt sind.

6. Ein Behandlungszyklus der hyperbaren Sauerstofftherapie ist definiert als die aufeinanderfolgende Druckkammerbehandlung an wöchentlich mindestens drei Tagen. Liegen mehrere behandlungsrelevante Wunden gleichzeitig vor, so gehören diese zum gleichen Behandlungszyklus. Insgesamt sind in einem Behandlungszyklus höchstens 40 Behandlungen berechnungsfähig. Eine einmalige Unterbrechung von maximal einer Woche ist je Behandlungszyklus möglich. Im Krankheitsfall sind mit schriftlicher Begründung bis zu zwei Behandlungszyklen berechnungsfähig. Ein zweiter Behandlungszyklus im Krankheitsfall für die gleiche(n) Wunde(n) setzt eine ausführliche Begründung der medizinischen Notwendigkeit im Einzelfall voraus. Jeweils nach 10 Druckkammerbehandlungen muss der überweisende Facharzt oder seine Vertretung gemäß § 17 Abs. 3 Bundesmantelvertrag-Ärzte (BMV-Ä) die Notwendigkeit einer Weiterbehandlung basierend auf der Fotodokumentation und einer Beurteilung der Wundheilungstendenz schriftlich bestätigen. Hierfür gelten die Anforderungen nach Nr. 4 nicht.

Kommentar:

Die KBV informiert ausführlich unter https://www.kbv.de/html/themen_42647.php und https://www.kbv.de/media/sp/HBO_bei_DFS.pdf

Übersicht: GOP für die hyperbare Sauerstofftherapie bei diabetischem Fußsyndrom

GOP	Inhalt	Bewertung
30210	Teilnahme an einer Fallkonferenz zur Indikationsprüfung vor Überweisung an ein Druckkammerzentrum	86 Punkte
30212	Indikationsprüfung vor Überweisung an ein Druckkammerzentrum	343 Punkte
30214	Betreuung eines Patienten zwischen den Druckkammerbehandlungen	138 Punkte
30216	Feststellung der Druckkammertauglichkeit vor der ersten Sitzung	323 Punkte
30218	Hyperbare Sauerstofftherapie	1173 Punkte

30210   Teilnahme an einer multidisziplinären Fallkonferenz zur Indikationsüberprüfung   **86**
eines Patienten mit diabetischem Fußsyndrom vor Überweisung an ein Druckkam-   9,88
merzentrum gemäß der Richtlinie des Gemeinsamen Bundesausschusses
(Nr. 22 der Anlage I „Anerkannte Untersuchungs- oder Behandlungsmethoden" der
Richtlinie Methoden vertragsärztliche Versorgung)

Obligater Leistungsinhalt
* Teilnahme an einer multidisziplinären Fallkonferenz,
* Abwägung und Feststellung oder Ausschluss des Bestehens von Therapiealternativen
  (insbesondere Evaluation der Möglichkeit einer gefäßchirurgischen oder interventionell-
  radiologischen Gefäßintervention/-rekonstruktion, leitliniengerechte Wundversorgung
  von mindestens 4–5 Wochen, alternative adjuvante Verfahren),

Abrechnungsbestimmung einmal im Krankheitsfall

Anmerkung Die Teilnahme an der Fallkonferenz kann auch durch telefonische Zuschaltung
erfolgen, sofern allen Teilnehmern die erforderlichen Dokumentationen vorliegen.
Eine zweifache Berechnung der Gebührenordnungsposition 30210 im Krankheitsfall ist
mit schriftlicher Begründung bei Vorliegen (einer) zum Zeitpunkt der Erstberechnung nicht
behandlungsrelevanter/n Wunde(n) zulässig. Die zweifache Berechnung der Gebührenordnungsposition 30210 im Krankheitsfall für die gleiche(n) Wunde(n) ist mit ausführlicher
Begründung der medizinischen Notwendigkeit im Einzelfall zulässig.
Die Gebührenordnungsposition 30210 ist auch bei Durchführung der Fallkonferenz als
Videofallkonferenz berechnungsfähig. Für die Abrechnung gelten die Anforderungen
gemäß Anlage 31b zum BMV-Ä entsprechend.

Berichtspflicht Nein

Aufwand in Min.   **Kalkulationszeit:** KA   **Prüfzeit:** 5   **Eignung d. Prüfzeit:** Tages- und Quartalsprofil

30212   Indikationsüberprüfung eines Patienten mit diabetischem Fußsyndrom vor   **343**
Überweisung an ein Druckkammerzentrum gemäß der Richtlinie des Gemeinsamen   39,42
Bundesausschusses (Nr. 22 der Anlage I „Anerkannte Untersuchungs- oder
Behandlungsmethoden" der Richtlinie Methoden vertragsärztliche Versorgung)

Obligater Leistungsinhalt
* Beratung und Erörterung des Befundes,
* Berücksichtigung des Ergebnisses der interdisziplinären Fallkonferenz nach der Gebüh-
  renordnungsposition 30210,
* Dokumentation des Fußstatus einschließlich Sensibilitätsprüfung, Beurteilung von
  Fußdeformitäten/Hyperkeratose(n),
* Beurteilung des Lokalbefundes einschließlich Tiefe des Ulkus und Beurteilung einer
  Wundinfektion,
* Überprüfung der bisher durchgeführten Wundversorgung in einer zur Behandlung des
  diabetischen Fußes qualifizierten Einrichtung gemäß Nr. 4 dieses Abschnitts,
* Beurteilung der Wundheilungstendenzen der bisherigen leitliniengerechten Wundver-
  sorgung,
* Beurteilung der Wirksamkeit bereits durchgeführter antibiotischer Therapien,
* Beurteilung der bereits durchgeführten angioplastischen Maßnahmen,

- Beurteilung der vorliegenden Befunde der bereits durchgeführten chirurgischen Maßnahmen,
- Dokumentation (u. a. des Wundabstrichs, eines ggf. vorhandenen Infektionsverlaufs inklusive Laborparametern und des Behandlungskonzeptes) und Fotodokumentation,
- Feststellung der Transportfähigkeit,
- Befundbericht,

Fakultativer Leistungsinhalt
- Verbandswechsel,
- Überweisung an ein Druckkammerzentrum zur Feststellung der Druckkammertauglichkeit und ggf. zur Druckkammerbehandlung, Übermittlung der Dokumentation,
- Überweisung zur Betreuung eines Patienten zwischen den Druckkammerbehandlungen gemäß der Richtlinie des Gemeinsamen Bundesausschusses (Nr. 22 der Anlage I „Anerkannte Untersuchungs- oder Behandlungsmethoden" der Richtlinie Methoden vertragsärztliche Versorgung) nach der Gebührenordnungsposition 30214, Übermittlung der Dokumentation,

Abrechnungsbestimmung einmal im Krankheitsfall

Anmerkung Eine zweifache Berechnung der Gebührenordnungsposition 30212 im Krankheitsfall ist mit schriftlicher Begründung bei Vorliegen (einer) zum Zeitpunkt der Erstberechnung nicht behandlungsrelevanter/n Wunde(n) zulässig. Die zweifache Berechnung der Gebührenordnungsposition 30212 im Krankheitsfall für die gleiche(n) Wunde(n) ist mit ausführlicher Begründung der medizinischen Notwendigkeit im Einzelfall zulässig.

Berichtspflicht Nein

Aufwand in Min. **Kalkulationszeit:** 15   **Prüfzeit:** 12   **Eignung d. Prüfzeit:** Nur Quartalsprofil

30214

Betreuung eines Patienten zwischen den Druckkammerbehandlungen gemäß der Richtlinie des Gemeinsamen Bundesausschusses (Nr. 22 der Anlage I „Anerkannte Untersuchungs- oder Behandlungsmethoden" der Richtlinie Methoden vertragsärztliche Versorgung)   **138**
15,86

Obligater Leistungsinhalt
- Leitliniengerechte Wundversorgung, Wundkontrolle und Verbandswechsel während eines Behandlungszyklus der hyperbaren Sauerstofftherapie,
- Überprüfung und Dokumentation der Wundgröße und -heilungstendenz,
- Fußinspektion einschließlich Kontrolle des Schuhwerks,

Fakultativer Leistungsinhalt
- Fotodokumentation nach jeder 10. Druckkammerbehandlung,
- Bestätigung der Notwendigkeit einer Weiterbehandlung nach jeder 10. Druckkammerbehandlung,
- Abtragung ausgedehnter Nekrosen der unteren Extremität,
- Einleitung einer wirksamen antibiotischen Therapie bei Infektion der Läsion,

Abrechnungsbestimmung je Bein, je Sitzung

Anmerkung Die Gebührenordnungsposition 30214 kann nur dann berechnet werden, wenn der Arzt die arztbezogenen Anforderungen gemäß Nr. 4 dieses Abschnitts erfüllt. Dies gilt nicht für die Betreuung im Rahmen der Bestätigung der Notwendigkeit einer Weiterbehandlung nach jeder 10. Druckkammerbehandlung gemäß Nr. 6 dieses Abschnitts durch den überweisenden Facharzt oder seine Vertretung gemäß § 17 Abs. 3 Bundesmantelvertrag-Ärzte (BMV-Ä).

Abrechnungsausschluss
in derselben Sitzung 02300, 02301, 02302, 02311, 02313, 02350, 02360, 10340, 10341, 10342, 30500, 30501

im Behandlungsfall 02310, 02312, 07310, 07311, 07340, 10330, 18310, 18311, 18340

Berichtspflicht Nein

Aufwand in Min. **Kalkulationszeit:** 6   **Prüfzeit:** 4   **Eignung d. Prüfzeit:** Tages- und Quartalsprofil

30216 Untersuchung auf Eignung und Feststellung der Druckkammertauglichkeit vor   **323**
der ersten Druckkammersitzung für die hyperbare Sauerstofftherapie gemäß der   37,12
Richtlinie des Gemeinsamen Bundesausschusses (Nr. 22 der Anlage I „Anerkannte
Untersuchungs- oder Behandlungsmethoden" der Richtlinie Methoden vertragsärztliche Versorgung), einschl. Sachkosten

Obligater Leistungsinhalt
- Anamnese und Feststellung der Transportfähigkeit,
- Aufklärung und Beratung zur Druckkammertherapie,
- Ganzkörperstatus,
- Otoskopie

und/oder
- Tympanometrie

und/oder
- binokularmikroskopische Untersuchung des Trommelfells,

Fakultativer Leistungsinhalt
- Sichtung, Wertung und Erörterung von Fremdbefunden,
- Ruhe-EKG,
- Ruhe-Spirographie,
- Transkutane Messung(en) des Sauerstoffpartialdrucks, ggf. einschließlich Provokation und Dokumentation,
- Anleitung zum Druckausgleich (ValsalvaManöver),
- Verbandswechsel,
- Übermittlung des Untersuchungsergebnisses an den zuweisenden Arzt bei Nichteignung des Patienten

Anmerkung Die Gebührenordnungsposition 30216 ist einmal vor Beginn eines Behandlungszyklus gemäß Nr. 6 dieses Abschnitts berechnungsfähig.

Abrechnungsausschluss

am Behandlungstag 30218

Berichtspflicht Nein

Aufwand in Min. **Kalkulationszeit:** 20   **Prüfzeit:** 14   **Eignung d. Prüfzeit:** Keine Eignung

30218 Hyperbare Sauerstofftherapie gemäß der Richtlinie des Gemeinsamen   **1173**
Bundesausschusses (Nr. 22 der Anlage I „Anerkannte Untersuchungs- oder   134,80
Behandlungsmethoden" der Richtlinie Methoden vertragsärztliche Versorgung),
einschl. Sachkosten

Obligater Leistungsinhalt
- Hyperbare Sauerstofftherapie unter Anwendung des Problemwunden Therapieschemas 240-90,
- Dokumentation,
- Expiratorische Sauerstoffmessung und Maskenüberwachung,
- Koordination und Sicherstellung der Betreuung des Patienten zwischen den Druckkammerbehandlungen nach der Gebührenordnungsposition 30214 durch eine qualifizierte Einrichtung nach Nr. 4 dieses Abschnitts,

Fakultativer Leistungsinhalt
- Wundkontrolle und Verbandswechsel,
- Fotodokumentation nach jeder 10. Druckkammerbehandlung,
- Otoskopie,
- EKG-Überwachung,
- Ruhe-Spirographie,
- Vor- und Nachuntersuchung,
- Transkutane Messung(en) des Sauerstoffpartialdrucks, ggf. einschließlich Provokation,
- Aufklärung über vorbeugende Brandschutzmaßnahmen und Sicherheitshinweise vor Beginn der Druckkammerbehandlung,

Abrechnungsbestimmung einmal am Behandlungstag

Anmerkung Die Gebührenordnungsposition 30218 kann nur berechnet werden, wenn die Leistung auf Überweisung zur Durchführung von Auftragsleistungen (Indikations- oder Definitionsauftrag gemäß § 24 Abs. 7 Nr. 1 Bundesmantelvertrag-Ärzte (BMV-Ä)) durch einen Vertragsarzt gemäß Nr. 3 dieses Abschnitts erfolgt und eine Vorabklärung nach der Gebührenordnungsposition 30216 stattgefunden hat.

Abrechnungsausschluss
am Behandlungstag 30216

Berichtspflicht Nein

Aufwand in Min. **Kalkulationszeit:** 17   **Prüfzeit:** 14   **Eignung d. Prüfzeit:** Tages- und Quartalsprofil

30.3 Neurophysiologische Übungsbehandlung

1. Die Gebührenordnungspositionen dieses Abschnitts können nur von
   – Fachärzten für Kinder- und Jugendpsychiatrie und -psychotherapie,
   – Fachärzten für Phoniatrie und Pädaudiologie,
   – Fachärzten für Physikalische und Rehabilitative Medizin,
   – Fachärzten für Psychiatrie und Psychotherapie,
   – Fachärzten für Neurologie,
   – Fachärzten für Neurochirurgie,
   – Fachärzten für Nervenheilkunde,
   – Fachärzten für Orthopädie,
   – Vertragsärzten, die eine entsprechende Zusatzqualifikation oder eine besondere Zusatzqualifikation entsprechender nichtärztlicher Mitarbeiter (Krankengymnasten, Heilpädagogen, Ergotherapeuten oder Physiotherapeuten mit Qualifikation entsprechend der der Vertragsärzte) nachweisen können,
   berechnet werden.
2. Die Gebührenordnungspositionen dieses Abschnitts sind nicht neben Gebührenordnungspositionen des Abschnitts IV-30.4 berechnungsfähig.

Kommentar:

Alle Gebührenordnungspositionen des Kapitels 30.3 können grundsätzlich nur von den oben angegebenen Ärzten abgerechnet werden.

Gebührenordnungspositionen der Physikalischen Therapie (Kapitel 30.4) dürfen neben Gebührenordnungspositionen der Neurophysiologischen Übungsbehandlungen nicht abgerechnet werden.

30300* Sensomotorische Übungsbehandlung (Einzelbehandlung)   **87**
                                                                     10,00
Obligater Leistungsinhalt
• Physikalische Maßnahmen,
• Einzelbehandlung,
• Höchstens 60 Minuten Dauer,
• Systematische Übungsbehandlung komplexer Funktionsstörungen von Organsystemen,
   – sensomotorisch und/oder
   – neurophysiologisch,

Fakultativer Leistungsinhalt
• Einweisung der Bezugsperson(en) in das Verfahren,

Abrechnungsbestimmung je vollendete 15 Minuten

Abrechnungsausschluss in derselben Sitzung 04355, 04356, 14220, 14221, 14310, 14311, 16220, 16223, 21220, 21221, 21235, 30301 und Kapitel 30.4

Aufwand in Min. **Kalkulationszeit:** KA   **Prüfzeit:** 12   **Eignung d. Prüfzeit:** Tages- und Quartalsprofil
GOÄ   entsprechend oder ähnlich: Nr. 725*
Kommentar: Ein computergestütztes Hirnleistungstraining – im Internet finden sich zahlreiche Software-Angebote – ist nicht abrechenbar.

30301* Sensomotorische Übungsbehandlung (Gruppenbehandlung)   **30**
                                                       3,45

Obligater Leistungsinhalt
* Physikalische Maßnahmen,
* Gruppenbehandlung,
* Mit 2 bis 6 Teilnehmern,
* Höchstens 60 Minuten Dauer,
* Systematische Übungsbehandlung komplexer Funktionsstörungen von Organsystemen,
  – sensomotorisch und/oder
  – neurophysiologisch,

Fakultativer Leistungsinhalt
* Einweisung der Bezugsperson(en) in das Verfahren,

Abrechnungsbestimmung je Teilnehmer, je vollendete 15 Minuten

Abrechnungsausschluss in derselben Sitzung 04355, 04356, 14220, 14221, 14310, 14311, 16220, 16223, 21220, 21221, 21235, 30301 und Kapitel 30.4

Aufwand in Min. **Kalkulationszeit:** KA   **Prüfzeit:** 4   **Eignung d. Prüfzeit:** Tages- und Quartalsprofil

GOÄ   entsprechend oder ähnlich: Nr. 725*, in der GOÄ nur Einzelbehandlung

Kommentar: Ist die Gruppe grösser als 6 Personen, so ist die Leistung bei keinem der Teilnehmer abrechenbar.

30311* Zusatzpauschale Behandlung und/oder Betreuung eines Patienten mit Tumorthe-   **235**
rapiefeldern (TTF) gemäß Nr. 34 der Anlage I „Anerkannte Untersuchungs- oder   **27,01**
Behandlungsmethoden" der Richtlinie Methoden vertragsärztliche Versorgung des
Gemeinsamen Bundesausschusses

Obligater Leistungsinhalt
* Behandlung und/oder Betreuung eines Patienten mit TTF,
* Überprüfung der Krankheitsprogression und der Indikation zur Anwendung von TTF,
* Fortlaufende Beratung zur Anwendung von TTF,
* Verlaufskontrolle und Dokumentation des Therapieerfolges,
* Erstellung, Überprüfung und Anpassung eines die onkologische Erkrankung beglei-
  tenden spezifischen Therapiekonzeptes unter Berücksichtigung individueller Faktoren,
* Kontrolle und/oder Behandlung ggf. auftretender therapiebedingter Nebenwirkungen,
* Planung und Koordination der komplementären Arznei-, Heil- und Hilfsmittelversorgung
  unter besonderer Berücksichtigung der Anwendung von TTF,

Fakultativer Leistungsinhalt
* Erst- oder Folgeverordnung von TTF über einen Zeitraum von 3 Monaten,
* Anleitung und Führung der Bezugs- und Betreuungsperson(en),
* Fortlaufende Überprüfung des häuslichen, familiären und sozialen Umfelds im Hinblick
  auf die Grunderkrankung,
* Konsiliarische Erörterung/Fachliche Beratung und regelmäßiger Informationsaustausch
  mit weiteren mitbehandelnden Ärzten,
* Überprüfung und Koordination supportiver Maßnahmen,
* Einleitung und/oder Koordination der psychosozialen Betreuung des Patienten und
  seiner Familie und/oder Bezugs- und Betreuungsperson(en),
* Ggf. Hinzuziehung komplementärer Dienste bzw. häuslicher Krankenpflege,

Abrechnungsbestimmung einmal im Behandlungsfall

Abrechnungsausschlüsse im Arztfall 13500

Berichtspflicht: Nein

Aufwand in Min. **Kalkulationszeit:** 17   **Prüfzeit:** 14   **Eignung d. Prüfzeit:** Nur Quartalsprofil

30312* Zusatzpauschale für die Entscheidung über die Ausrichtung von Tumorthera-   **65**
piefeldern (TTF) zur Behandlung des Glioblastoms gemäß Nr. 34 der Anlage I   **7,47**
„Anerkannte Untersuchungs- oder Behandlungsmethoden" der Richtlinie
Methoden vertragsärztliche Versorgung des Gemeinsamen Bundesausschusses

Obligater Leistungsinhalt
- Persönlicher Arzt-Patienten-Kontakt,
- Aushändigung und Erläuterung des Positionierungsdiagramms im Rahmen der Erst- oder Neuausrichtung der TTF,

Abrechnungsbestimmung bis zu dreimal im Behandlungsfall

Berichtspflicht: Nein

Aufwand in Min. **Kalkulationszeit:** 5   **Prüfzeit:** 5   **Eignung d. Prüfzeit:** Tages- und Quartalsprofil

30.4 Physikalische Therapie

1. Die Gebührenordnungspositionen dieses Abschnitts können nur von
- Fachärzten für Haut- und Geschlechtskrankheiten (ausschließlich Gebührenordnungspositionen 30401, 30430 und 30431),
- Fachärzten für Orthopädie,
- Fachärzten für Neurologie,
- Fachärzten für Nervenheilkunde,
- Fachärzten für Chirurgie,
- Fachärzten für Physikalische und Rehabilitative Medizin,
- Fachärzten für Kinder- und Jugendmedizin (ausschließlich Gebührenordnungspositionen 30410, 30411 und 30430),
- Fachärzten für Innere Medizin mit Schwerpunkt Angiologie, sowie Ärzten mit der Zusatzbezeichnung Phlebologe (ausschließlich die Gebührenordnungsposition 30401),
- Fachärzten für Innere Medizin mit Schwerpunkt Pneumologie und Lungenärzten (ausschließlich Gebührenordnungspositionen 30410 und 30411),
- Ärzten mit der (den) Zusatzbezeichnung(en) Physikalische Therapie und/oder Manuelle Medizin,
- Ärzten, die einen entsprechend qualifizierten nichtärztlichen Mitarbeiter (staatl. geprüfter Masseur, Krankengymnast, Physiotherapeut) angestellt und dessen Qualifikation gegenüber der Kassenärztlichen Vereinigung nachgewiesen haben,

berechnet werden.

2. Die Berechnung der Gebührenordnungspositionen 30420 und 30421 setzt abweichend von 1. voraus, dass der entsprechend qualifizierte Mitarbeiter mindestens die Qualifikation Physiotherapeut und/oder Krankengymnast besitzt.

3. Die Berechnung der Gebührenordnungsposition 30430 setzt abweichend von 1. voraus, dass der Vertragsarzt die berufsrechtliche Berechtigung zum Führen der Gebietsbezeichnung Haut- und Geschlechtskrankheiten, Kinder- und Jugendmedizin und/oder Physikalische und Rehabilitative Medizin hat.

4. Die Berechnung der Gebührenordnungsposition 30431 setzt abweichend von 1. voraus, dass der Vertragsarzt die berufsrechtliche Berechtigung zum Führen der Gebietsbezeichnung Haut- und Geschlechtskrankheiten hat.

5. Die Gebührenordnungspositionen dieses Abschnittes sind nicht neben Gebührenordnungspositionen des Abschnittes IV-30.3 berechnungsfähig.

6. Von Fachärzten für Haut- und Geschlechtskrankheiten sind die Gebührenordnungspositionen 30400, 30402, 30410, 30411, 30420 und 30421 nicht berechnungsfähig.

7. Von Fachärzten für Kinder- und Jugendmedizin sind die Gebührenordnungspositionen 30400 bis 30402 und 30420, 30421, 30431 nicht berechnungsfähig.

Kommentar:

Die Gebührenordnungspositionen des Kapitels 30.4 können – vorbehaltlich der nachfolgenden zusätzlichen Bestimmungen – grundsätzlich von den nachfolgend angegebenen Ärzten wie folgt abgerechnet werden:

- Fachärzte für Orthopädie, Fachärzte für Neurologie, Fachärzte für Nervenheilkunde, Fachärzte für Chirurgie, Fachärzte für Physikalische und Rehabilitative Medizin, Ärzte mit der (den) Zusatzbezeichnung(en) Physikalische Therapie und/oder Chirotherapie, Ärzte, die einen entsprechend qualifizierten nichtärztlichen Mitarbeiter (staatl. geprüfter Masseur, Krankengymnast, Physiotherapeut) angestellt haben: alle Gebührenordnungspositionen des Kapitels 30.4;
- Fachärzte für Haut- und Geschlechtskrankheiten: nur die Nrn. 30401, 30430, 30431;
- Fachärzte für Kinder- und Jugendmedizin: nur die Nrn. 30410, 30411, 30430;
- Fachärzte für Innere Medizin mit Schwerpunkt Angiologie sowie Ärzte mit der Zusatzbezeichnung Phlebologie: nur die Nr. 30401;
- Fachärzte für Innere Medizin mit Schwerpunkt Pneumologie und Lungenärzte: nur die Nrn. 30410, 30411.

Werden Leistungen nach den Nrn. 30420 und 30421 von nichtärztlichen Mitarbeitern erbracht, ist die Abrechnung nur dann möglich, wenn diese mindestens die Qualifikation Physiotherapeut und/oder Krankengymnast besitzen.

Die Abrechnung der Leistung nach Nr. 30430 ist nur möglich von Ärzten mit der Berechtigung zum Führen der Gebietsbezeichnung Haut- und Geschlechtskrankheiten, Kinder- und Jugendmedizin und/oder Physikalische und Rehabilitative Medizin.

Die Abrechnung der Leistung nach Nr. 30431 ist nur möglich von Ärzten mit der Berechtigung zum Führen der Gebietsbezeichnung Haut- und Geschlechtskrankheiten.

Gebührenordnungspositionen der Neurophysiologischen Übungsbehandlungen (Kapitel 30.3) dürfen neben Gebührenordnungspositionen der Physikalischen Therapie nicht abgerechnet werden.

30400* Massagetherapie   **74**
                                                                                                     8,50
Obligater Leistungsinhalt
* Massagetherapie lokaler Gewebeveränderungen eines oder mehrerer Körperteile und/oder
* Manuelle Bindegewebsmassage und/oder
* Periostmassage und/oder
* Kolonmassage und/oder
* Manuelle Lymphdrainage,

Abrechnungsbestimmung je Sitzung

Anmerkung Die Gebührenordnungsposition 30400 ist am Tag nur einmal berechnungsfähig.

Abrechnungsausschluss in derselben Sitzung 30300, 30301, 30401, 30402, 30410, 30411, 30420, 30421

Aufwand in Min.   **Kalkulationszeit:** KA   **Prüfzeit:** 4   **Eignung d. Prüfzeit:** Tages- und Quartalsprofil

GOÄ   entsprechend oder ähnlich: Nrn. 520*, 521*, 523*

Kommentar: Nach **Wezel/Liebold** kann mit Nr. 32400 auch die klassische Reflexzonenmassage abgerechnet werden.

Nach **Wezel/Liebold** sind … „als Körperteile anzusehen":
* Schultergürtel mit Hals
* übrige dorsale Rumpfseite
* rechte oder linke Schulter mit Oberarm
* rechter oder linker Ellenbogen mit Oberarm und Unterarm
* rechte und linke Hand mit Unterarm
* rechte oder linke Hüfte mit Oberschenkel
* rechtes oder linkes Knie mit Oberschenkel und Unterschenkel
* rechter oder linker Fuß mit Unterschenkel

Pro Arzt-Patienten-Begegnung kann die Nr. 30400 nur 1x berechnet werden, auch wenn mehrere Körperteile/-regionen behandelt werden oder unterschiedliche Massageverfahren angewendet werden.

Massagen mittels Geräten können nicht abgerechnet werden.

30401* Intermittierende apparative Kompressionstherapie   **34**
Abrechnungsbestimmung je Bein, je Sitzung   3,91

Anmerkung: Die Gebührenordnungsposition 30401 ist nur bei Vorliegen einer der im Folgenden genannten Diagnosen gemäß ICD-10-GM berechnungsfähig:
* I70.20 und I70.21 Artherosklerose der Extremitätenarterien i. V. m.
* R60.0 Umschriebenes Ödem,
* I83.0 Varizen der unteren Extremitäten mit Ulzeration,
* I87.0 Postthrombotisches Syndrom,
* I87.2 Venöse Insuffizienz (chronisch) (peripher),
* I89.0 Lymphödem, andernorts nicht klassifiziert,
* L97 Ulcus cruris venosum,
* M34.0 Progressive systemische Sklerose,
* Q27.8 Sonstige näher bezeichnete angeborene Fehlbildungen des peripheren Gefäßsystems,

- Q82.0 Hereditäres Lymphödem,
- T93 Folgen von Verletzungen der unteren Extremität i. V. m.
- R60.0 Umschriebenes Ödem.

Abrechnungsausschluss in derselben Sitzung 30300, 30301, 30400, 30402, 30410, 30411, 30420, 30421

Aufwand in Min. **Kalkulationszeit:** KA **Prüfzeit:** 2 **Eignung d. Prüfzeit:** Tages- und Quartalsprofil

GOÄ entsprechend oder ähnlich: Nrn. 525*, 526*

Kommentar: **Die Kassenärztlichen Vereinigung Thüringen** informiert in ihrem Rundschreiben 2/2009:

GOP 30401 – nur bei bestimmten Indikationen berechnungsfähig:

Aus gegebenen Anlass möchten wir auf die bestehenden Beschlüsse der Partner der Bundesmantelverträge hinweisen, in denen die Leistungserbringung der GOP 30401 (Intermittierende apparative Kompressionstherapie) an bestimmte Indikationen gebunden ist (vgl. Deutsches Ärzteblatt, Heft 39 vom 28. September 2007).

Die **GOP 30401** ist nur bei folgenden Indikationen **berechnungsfähig:**
- Varikose, primär und sekundär I83,
- Varizen der unteren Extremität, Zustand nach Thrombose I80, mit der Diagnosesicherheit „Z",
- Postthrombotisches Syndrom I87.0,
- AVK mit Ödem I73.9,
- Posttraumatische Ödeme I97.8,
- Zyklisch idiopathische Ödeme R60,
- Lymphödeme I89.0,
- Hereditäres Lymphödem Q82.0,
- Lipödeme R60,
- Chronisch venöse Insuffizienz peripherer I87.2,
- Ulcus cruris venosum L97

30402* Unterwasserdruckstrahlmassage
97
11,15

Obligater Leistungsinhalt
- Unterwasserdruckstrahlmassage,
- Wanneninhalt mindestens 400 l,
- Leistung der Apparatur mindestens 400 kPa (4 bar)

Fakultativer Leistungsinhalt
- Hydroelektrisches Vollbad („Stangerbad")

Abrechnungsausschluss in derselben Sitzung 30300, 30301, 30400, 30401, 30410, 30411, 30420, 30421

Aufwand in Min. **Kalkulationszeit:** KA **Prüfzeit:** 4 **Eignung d. Prüfzeit:** Tages- und Quartalsprofil

GOÄ entsprechend oder ähnlich: Nr. 527*

30410* Atemgymnastik (Einzelbehandlung)
74
8,50

Obligater Leistungsinhalt
- Atemgymnastik und Atmungsschulung,
- Einzelbehandlung,
- Dauer mindestens 15 Minuten

Fakultativer Leistungsinhalt
- Intermittierende Anwendung manueller Weichteiltechniken

Abrechnungsausschluss in derselben Sitzung 30300, 30301, 30400, 30401, 30402, 30411, 30420, 30421

Aufwand in Min. **Kalkulationszeit:** KA **Prüfzeit:** 12 **Eignung d. Prüfzeit:** Tages- und Quartalsprofil

GOÄ entsprechend oder ähnlich: Nr. 505*

Kommentar: Die Ziffer 30410 erfordert eine mindestens 15 minütige umfassende Atemübungsbehandlung des Brustkorbes – beim Asthmatiker beispielsweise das Einüben der Lippenbremse, der atemerleichternden Stellungen unter Einsatz der Einsatz der Atemhilfsmuskulatur etc.

30411*   Atemgymnastik (Gruppenbehandlung)   **34**
Obligater Leistungsinhalt   3,91
• Atemgymnastik und Atmungsschulung,
• Gruppenbehandlung mit mindestens 3, höchstens 5 Teilnehmern,
• Dauer mindestens 20 Minuten,
Abrechnungsbestimmung je Teilnehmer
Abrechnungsausschluss in derselben Sitzung 30300, 30301, 30400, 30401, 30402,
30410, 30420, 30421

Aufwand in Min. **Kalkulationszeit:** KA   **Prüfzeit:** 4   **Eignung d. Prüfzeit:** Tages- und Quartalsprofil
GOÄ   entsprechend oder ähnlich: Nr. 509*, in der GOÄ nur Einzelbehandlung

30420*   Krankengymnastik (Einzelbehandlung)   **94**
Obligater Leistungsinhalt   10,80
• Krankengymnastische Behandlung,
• Einzelbehandlung,
• Dauer mindestens 15 Minuten
Fakultativer Leistungsinhalt
• Intermittierende Anwendung manueller Weichteiltechniken,
• Anwendung von Geräten,
• Durchführung im Bewegungsbad
Abrechnungsausschluss in derselben Sitzung 08310, 26313, 30300, 30301, 30400,
30401, 30402, 30410, 30411, 30421

Aufwand in Min. **Kalkulationszeit:** KA   **Prüfzeit:** 12   **Eignung d. Prüfzeit:** Tages- und Quartalsprofil
GOÄ   entsprechend oder ähnlich: Nrn. 506*, 507*
Tipp: Schwangerschaftsgymnastik als erforderliche Einzelbehandlung ist – ohne Zuzahlung –
          nach Nr. 30420 berechenbar.

30421*   Krankengymnastik (Gruppenbehandlung)   **48**
Obligater Leistungsinhalt   5,52
• Krankengymnastische Behandlung,
• Gruppenbehandlung mit 3 bis 5 Teilnehmern,
• Dauer mindestens 20 Minuten,
Fakultativer Leistungsinhalt
• Intermittierende Anwendung manueller Weichteiltechniken,
• Anwendung von Geräten,
• Durchführung im Bewegungsbad,
Abrechnungsbestimmung je Teilnehmer und Sitzung
Abrechnungsausschluss in derselben Sitzung 08310, 26313, 30300, 30301, 30400,
30401, 30402, 30410, 30411, 30420

Aufwand in Min. **Kalkulationszeit:** KA   **Prüfzeit:** 4   **Eignung d. Prüfzeit:** Tages- und Quartalsprofil
GOÄ   entsprechend oder ähnlich: Nr. 509*
Kommentar: Schwangerschaftsgymnastik als Gruppenbehandlung ist, wenn erforderlich – ohne
          Zuzahlung – nach Nr. 30421 berechenbar.
Tipp: Schwangerschaftsgymnastik als Gruppenbehandlung ist – ohne Zuzahlung – nach
          Nr. 30421 berechenbar.

30430*   Selektive Phototherapie mittels indikationsbezogen optimierten UV-Spektrums,   **53**
Abrechnungsbestimmung je Sitzung   6,09
Abrechnungsausschluss
am Behandlungstag 10350
in derselben Sitzung 30300, 30301

Aufwand in Min. **Kalkulationszeit:** 1   **Prüfzeit:** 1   **Eignung d. Prüfzeit:** Nur Quartalsprofil
GOÄ   entsprechend oder ähnlich: Nr. 567*

30431*   Zuschlag zu der Gebührenordnungsposition 30430 bei Durchführung der Phototherapie als Photochemotherapie (z.B. PUVA)   **31** 3,56

Abrechnungsausschluss
in derselben Sitzung 30300, 30301
am Behandlungstag 10350

Aufwand in Min.   **Kalkulationszeit:** 1   **Prüfzeit:** 1   **Eignung d. Prüfzeit:** Tages- und Quartalsprofil

GOÄ   entsprechend oder ähnlich: Nr. 565*

Kommentar: Erforderliche Medikamente für die Photochemotherapie können zu Lasten des Patienten rezeptiert werden.

30440   Extrakorporale Stoßwellentherapie beim Fersenschmerz bei Fasciitis plantarisentsprechend der Richtlinie des Gemeinsamen Bundesausschusses (Nr. 26 Anlage I „Anerkannte Untersuchungs- oder Behandlungsmethoden" der Richtlinie Methoden vertragsärztliche Versorgung)   **247** 28,38

Obligater Leistungsinhalt
- Persönlicher Arzt-Patienten-Kontakt,
- Extrakorporale Stoßwellentherapie,

Abrechnungsbestimmung je Fuß dreimal im Krankheitsfall

Anmerkung Die Gebührenordnungsposition 30440 ist nur berechnungsfähig, wenn der Patient nach Kenntnis des Vertragsarztes gemäß der neunten Bestimmung des Abschnitts 30.4 in den letzten zwei Quartalen unter Ausschluss des aktuellen Quartals wegen der Fasciitis plantaris (ICD-10-GM: M72.2) bei einem Arzt bereits behandelt wurde. Sofern der Vertragsarzt nicht selbst den Patienten in den letzten zwei Quartalen unter Ausschluss des aktuellen Quartals aufgrund des Fersenschmerzes behandelt hat, hat er sich zu erkundigen, ob der Patient wegen der Fasciitis plantaris bereits bei einem anderen Arzt gemäß der neunten Bestimmung des Abschnitts 30.4 behandelt wurde. Dies gilt auch, wenn mehrere Ärzte in die Behandlung des Patienten eingebunden sind (z.B. bei Arztwechsel, Vertretung, im Notfall, bei Mit- bzw. Weiterbehandlung).
Die Gebührenordnungsposition 30440 ist nur bei Patienten mit der Diagnose Fasciitis plantaris (ICD-10-GM: M72.2) berechnungsfähig. Die Berechnung setzt die Kodierung nach ICD-10-GM: M72.2 unter Angabe des Zusatzkennzeichens für die Diagnosesicherheit voraus. Die Gebührenordnungsposition 30440 ist je Fuß in höchstens zwei aufeinanderfolgenden Quartalen höchstens dreimal im Krankheitsfall berechnungsfähig.

Aufwand in Min.   **Kalkulationszeit:** 11   **Prüfzeit:** 8   **Eignung d. Prüfzeit:** Tages- und Quartalsprofil

Kommentar   Bei der Therapie einer Fasciitis plantaris darf eine extrakorporale Stoßwellentherapie (ESWT) als fokussierte oder radiale ESWT zur Therapie des Fersenschmerzes erbracht Die ESWT darf zulasten der GKV nur bei Patienten erbracht werden darf, deren Fersenschmerz die sonst übliche körperliche Arbeit/Aktivität über mind. 6 Monate eingeschränkt hatte und andere Therapien keine Besserung ergaben.
Genau dokumentiert werden soll die bisher schon durchgeführte Arznei- und/oder Hilfsmittelverordnung als auch die Angabe der vorbehandelnden Praxis.
Abrechnen können die EBM Nr. 30440 Fachärzte für Orthopädie, Fachärzte für Orthopädie und Unfallchirurgie sowie Fachärzte für physikalische und Rehabilitative Medizin.
Nach wichtiger Info der KV Hessen gilt: Für die Abrechnung der ESWT muss der gesicherte ICD-10-Code M72.2G vorliegen und angegeben werden. Die Diagnose muss bereits seit mindestens zwei Quartalen vor dem Behandlungsquartal vorgelegen haben.

Aufwand in Min.   **Kalkulationszeit:** 11   **Prüfzeit:** 8   **Eignung d. Prüfzeit:** Tages- und Quartalsprofil

30.5 Phlebologie

1. Die Gebührenordnungspositionen dieses Abschnitts können nur von
    – Fachärzten für Haut- und Geschlechtskrankheiten,
    – Fachärzten für Chirurgie,
    – Fachärzten für Innere Medizin,
    – Vertragsärzten mit der Zusatzbezeichnung Phlebologie,
berechnet werden.

Kommentar:

Alle Gebührenordnungspositionen des Kapitels 30.5 können grundsätzlich nur von den oben angegeben Ärzten abgerechnet werden.

30500* Phlebologischer Basiskomplex   **155**
                                                                                                            17,81

Obligater Leistungsinhalt

- Verschlussplethysmograpische Untersuchung(en) der Extremitätenvenen mit graphischer Registrierung und/oder
- Lichtreflexionsrheographische Untersuchung(en) der Extremitätenvenen,
- Doppler-sonographische Untersuchung(en) der Venen und/oder Arterien,
- Untersuchung(en) ein- und/oder beidseitig,

Fakultativer Leistungsinhalt

- Doppler-sonographische Druckmessungen an den Extremitätenarterien,
- Thrombusspaltung einschließlich -expression,

Abrechnungsbestimmung einmal im Behandlungsfall

Abrechnungsausschluss in derselben Sitzung 02300 bis 02302, 02311, 10340 bis 10342 und 30214

im Behandlungsfall 03040, 03220, 03221, 04040, 04220, 04221, 13300, 13545, 13550, 33061, 36882

Berichtspflicht: Ja

Aufwand in Min. **Kalkulationszeit:** 10   **Prüfzeit:** 8   **Eignung d. Prüfzeit:** Nur Quartalsprofil

GOÄ   entsprechend oder ähnlich: Leistungskomplex in der GOÄ nicht vorhanden. Abrechnung der einzelnen erbrachten GOÄ-Leistung(en) z.B. Nrn. 635*, 639*, 641* – 644*, 763

Kommentar: Untersuchungen mit CW-Doppler der Extremitätengefäße ist im Quartal neben 30500 nicht möglich.

30501* Verödung von Varizen   **107**
                                                                                                            12,30

Obligater Leistungsinhalt

- Verödung von Varizen,
- Entstauender phlebologischer Funktionsverband,

Abrechnungsbestimmung je Bein höchstens fünfmal im Behandlungsfall

Abrechnungsausschluss

in derselben Sitzung 02300, 02301, 02302, 02311, 02313, 10340, 10341, 10342
im Behandlungsfall 03040, 03220, 03221, 04040, 04220, 04221

Berichtspflicht: Ja

Aufwand in Min. **Kalkulationszeit:** 3   **Prüfzeit:** 3   **Eignung d. Prüfzeit:** Tages- und Quartalsprofil

GOÄ   entsprechend oder ähnlich: Nr. 764

30.6 Proktologie

1. Die Gebührenordnungsposition 30600 ist nur von

   - Fachärzten für Chirurgie,
   - Fachärzten für Haut- und Geschlechtskrankheiten,
   - Fachärzten für Innere Medizin mit Schwerpunkt Gastroenterologie,
   - Fachärzten für Allgemeinmedizin,
   - Fachärzten für Innere und Allgemeinmedizin,
   - Fachärzten für Innere Medizin und Fachärzten für Urologie, die einen durch die zuständige Kassenärzt-liche Vereinigung genehmigten Versorgungsschwerpunkt nachweisen können, berechnungsfähig.

Kommentar:

Die Leistung nach der Nr. 30600 kann grundsätzlich nur von den oben angegeben Ärzten abgerechnet werden. Das gilt dann auch für die Leistung nach Nr. 30601, die lediglich ein Zuschlag zur Leistung nach Nr. 30600 ist.

Für die übrigen Gebührenordnungspositionen dieses Abschnitts gibt es keine aus der Präambel folgende Einschränkung.

30600*   Zusatzpauschale Prokto-/Rektoskopie   **94**
                                                             10,80

Obligater Leistungsinhalt
- Rektale Untersuchung,
- Proktoskopie und/oder
- Rektoskopie,
- Patientenaufklärung,
- Information zum Ablauf der vorbereitenden Maßnahmen vor dem Eingriff und zu einer möglichen Sedierung und/oder Prämedikation,
- Nachbeobachtung und -betreuung

Fakultativer Leistungsinhalt
- Prämedikation/Sedierung

Abrechnungsausschluss
im Behandlungsfall 13260
in derselben Sitzung 03331, 04331, 04516, 08333, 10340 bis 10342, 13250, 13257, 26350 bis 26352

Berichtspflicht: Ja

Aufwand in Min.   **Kalkulationszeit:** 4   **Prüfzeit:** 3   **Eignung d. Prüfzeit:** Tages- und Quartalsprofil

GOÄ   entsprechend oder ähnlich: Leistungskomplex in der GOÄ nicht vorhanden. Abrechnung der einzelnen erbrachten GOÄ-Leistung(en) z.B. Nrn. 690, 705

30601*   Zuschlag zu der Gebührenordnungsposition 30600 für die Polypentfernung(en)   **54**
                                                             6,21

Obligater Leistungsinhalt
- Vollständige Entfernung eines oder mehrerer Polypen mittels Hochfrequenzdiathermieschlinge
- Veranlassung einer histologischen Untersuchung

Abrechnungsausschluss
im Behandlungsfall 13260
in derselben Sitzung 02300, 02301, 02302, 08334, 10340, 10341, 10342, 26350, 26351, 26352

Aufwand in Min.   **Kalkulationszeit:** 5   **Prüfzeit:** 4   **Eignung d. Prüfzeit:** Tages- und Quartalsprofil

GOÄ   entsprechend oder ähnlich: Nr. 696

30610*   Behandlung(en) von Hämorrhoiden im anorektalen Bereich durch Sklerosierung am   **81**
              anorektalen Übergang mittels Injektion,   9,31

Abrechnungsbestimmung höchstens viermal im Behandlungsfall

Abrechnungsausschluss in derselben Sitzung 02300 bis 02302, 10340 bis 10342, 26350 bis 26352

Berichtspflicht: Ja

Aufwand in Min.   **Kalkulationszeit:** 5   **Prüfzeit:** 3   **Eignung d. Prüfzeit:** Tages- und Quartalsprofil

GOÄ   entsprechend oder ähnlich: Nr. 764

Kommentar: Die Leistungen nach 30610 oder 30611 sind nebeneinander berechnungsfähig, wenn entsprechend unterschiedliche Behandlungen durchgeführt werden.

30611*   Entfernung von Hämorrhoiden am anorektalen Übergang und/oder eines inneren   **186**
              Schleimhautvorfalls mittels elastischer Ligatur nach Barron,   21,37

Abrechnungsbestimmung höchstens viermal im Behandlungsfall

Anmerkung Die Kosten für im Rahmen der Leistungserbringung verbrauchte Ligaturringe sind in der Bewertung der Gebührenordnungsposition 30611 enthalten.

Abrechnungsausschluss in derselben Sitzung 02300 bis 02302, 10340 bis 10342, 26350 bis 26352

Berichtspflicht: Ja

Aufwand in Min. **Kalkulationszeit:** KA   **Prüfzeit:** 4   **Eignung d. Prüfzeit:** Tages- und Quartalsprofil

GOÄ   entsprechend oder ähnlich: Nr. 766

Kommentar: Die Leistungen nach 30610 oder 30611 sind nebeneinander berechnungsfähig, wenn entsprechend unterschiedliche Behandlungen durchgeführt werden.

30.7 Schmerztherapie

1. Voraussetzung für die Abrechnung der Gebührenordnungspositionen 30700 und/oder 30702 ist eine Genehmigung der zuständigen Kassenärztlichen Vereinigung gemäß Qualitätssicherungsvereinbarung zur schmerztherapeutischen Versorgung **chronisch schmerzkranker Patienten** (Qualitätssicherungsvereinbarung Schmerztherapie) gemäß § 135 Abs. 2 SGB V und der Nachweis der regelmäßigen Teilnahme an interdisziplinären Schmerzkonferenzen gemäß § 5 Abs. 3 der Qualitätssicherungsvereinbarung Schmerztherapie.

2. Kommt es im Verlauf der schmerztherapeutischen Behandlung nach sechs Monaten zu keiner nachweisbaren Verbesserung der Beschwerdesymptomatik, soll der Arzt prüfen, ob der Patient von einer psychiatrischen bzw. psychotherapeutischen Mitbehandlung profitiert. Die Behandlung von chronisch schmerzkranken Patienten (mit Ausnahme von Malignompatienten) nach den Vorgaben der Qualitätssicherungsvereinbarung Schmerztherapie soll einen Zeitraum von zwei Jahren nicht überschreiten. Die Kassenärztliche Vereinigung kann den Arzt auffordern, diejenigen Patienten zu benennen, die sich über diesen Zeitraum hinaus in seiner Behandlung befinden. Hinsichtlich der weiteren Behandlung dieser Patienten kann die Kassenärztliche Vereinigung den Arzt zu einer Stellungnahme auffordern und/oder zu einem Beratungsgespräch einladen.

3. Die Berechnung der Gebührenordnungsposition 30702 ist auf höchstens 300 Behandlungsfälle je Vertragsarzt, der über eine Genehmigung gemäß Qualitätssicherungsvereinbarung Schmerztherapie gemäß § 135 Abs. 2 SGB V verfügt, pro Quartal begrenzt. Die vorgenannte Begrenzung auf 300 Behandlungsfälle kann aus Gründen der Sicherstellung der Versorgung chronisch schmerzkranker Patienten auf Antrag durch die zuständige Kassenärztliche Vereinigung modifiziert werden.

4. Voraussetzung für die Berechnung der Gebührenordnungsposition 30704 ist eine Genehmigung als schmerztherapeutische Einrichtung gemäß der Qualitätssicherungsvereinbarung zur schmerztherapeutischen Versorgung chronisch schmerzkranker Patienten gemäß § 135 Abs. 2 SGB V durch die zuständige Kassenärztliche Vereinigung.

5. Voraussetzung für die Berechnung der Gebührenordnungsposition 30704 ist weiterhin, dass die Anforderungen an ein schmerztherapeutisches Zentrum sowie an den Vertragsarzt vollständig erfüllt sind:
 – Das Behandlungsspektrum des schmerztherapeutischen Zentrums umfasst mindestens folgende Schmerzkrankheiten bzw. -störungen:
   • chronische muskuloskelettale Schmerzen
   • chronische Kopfschmerzen
   • Gesichtsschmerzen
   • Ischämieschmerzen
   • medikamenteninduzierte Schmerzen
   • neuropathische Schmerzen
   • sympathische Reflexdystrophien
   • somatoforme Schmerzstörungen
   • Tumorschmerzen
 – In einem schmerztherapeutischen Zentrum sind sämtliche der unter § 6 Abs. 1 und mindestens drei der in § 6 Abs. 2 der Qualitätssicherungsvereinbarung Schmerztherapie genannten Verfahren eigenständig vorzuhalten.
 – Der Vertragsarzt hat an mindestens zehn interdisziplinären Schmerzkonferenzen mit Patientenvorstellung im Kalenderjahr teilzunehmen. Die regelmäßige Teilnahme an Schmerzkonferenzen nebst vorgestellten Patienten sind der zuständigen Kassenärztlichen Vereinigung auf deren Verlangen nachzuweisen.
 – Der Vertragsarzt hat mindestens 30 Stunden schmerztherapeutische Fortbildung je Kalenderjahr nachzuweisen. Die Teilnahme an schmerztherapeutischen Fortbildungen ist der zuständigen Kassenärztlichen Vereinigung auf deren Verlangen nachzuweisen.

6. Voraussetzung für die Berechnung der Gebührenordnungsposition 30704 ist weiterhin, dass in der schmerztherapeutischen Einrichtung ausschließlich bzw. weit überwiegend chronisch schmerzkranke Patienten entsprechend

der Definition der Präambel und des § 1 Abs. 1 der Qualitätssicherungsvereinbarung Schmerztherapie behandelt werden. Es sind regelmäßig mindestens 150 chronisch schmerzkranke Patienten im Quartal zu betreuen. Die schmerztherapeutische Einrichtung muss an vier Tagen pro Woche mindestens je 4 Stunden schmerztherapeutische Sprechstunden vorhalten, in denen ausschließlich chronisch schmerzkranke Patienten behandelt werden. Der Anteil der schmerztherapeutisch betreuten Patienten an der Gesamtzahl der Patienten muss mindestens 75 % betragen. Dabei sind Behandlungsfälle aufgrund einer TSS-Vermittlung und/oder Vermittlung durch den Hausarzt gemäß Allgemeiner Bestimmung 4.3.10.1, 4.3.10.2 oder 4.3.10.3 bei der Gesamtzahl der Patienten nicht zu berücksichtigen. Die Gesamtzahl der schmerztherapeutisch betreuten Patienten darf die Höchstzahl von 300 Behandlungsfällen pro Vertragsarzt pro Quartal nicht überschreiten. Dabei sind Behandlungsfälle aufgrund einer TSS-Vermittlung und/oder Vermittlung durch den Hausarzt gemäß Allgemeiner Bestimmung 4.3.10.1, 4.3.10.2 oder 4.3.10.3 nicht zu berücksichtigen. Die vorgenannte Begrenzung auf 300 Behandlungsfälle kann aus Gründen der Sicherstellung der Versorgung chronisch schmerzkranker Patienten auf Antrag durch die zuständige Kassenärztliche Vereinigung modifiziert werden.

7. Die Gebührenordnungspositionen 30790 und 30791 sind nur von
   – Fachärzten für Allgemeinmedizin, Fachärzten für Innere und Allgemeinmedizin, praktischen Ärzten und Ärzten ohne Gebietsbezeichnung,
   – Fachärzten für Kinder- und Jugendmedizin,
   – Fachärzten für Kinderchirurgie,
   – Fachärzten für Innere Medizin,
   – Fachärzten für Chirurgie,
   – Fachärzten für Orthopädie bzw. Fachärzten für Orthopädie und Unfallchirurgie,
   – Fachärzten für Neurologie, Fachärzten für Nervenheilkunde sowie Fachärzten für Neurologie und Psychiatrie,
   – Fachärzten für Neurochirurgie,
   – Fachärzten für Anästhesiologie,
   – Fachärzten für Physikalische und Rehabilitative Medizin

mit einer Genehmigung der zuständigen Kassenärztlichen Vereinigung gemäß der Qualitätssicherungs-Vereinbarung Akupunktur nach § 135 Abs. 2 SGB V berechnungsfähig.

8. Werden die in der Grundpauschale 30700 enthaltenen Leistungen entsprechend den Gebührenordnungspositionen 01600 und 01601 durchgeführt, sind für die Versendung bzw. den Transport die Kostenpauschalen nach den Gebührenordnungspositionen 40110 und 40111 berechnungsfähig.

Kommentar:

Die Abrechnungsmöglichkeiten der Gebührenordnungspositionen dieses Abschnitts sind sehr differenziert geregelt.

Die Abrechnung der schmerztherapeutischen Grund- und Zusatzpauschale setzt zunächst einmal eine Genehmigung der zuständigen Kassenärztlichen Vereinigung gemäß der Qualitätssicherungsvereinbarung Schmertherapie voraus. sowie den Nachweis regelmäßiger Teilnahme an interdisziplinären Schmerzkonferenzen.

Ferner ist die schmerztherapeutische Behandlung zeitlich und fallzahlmäßig begrenzt, wobei diese Begrenzungen im Einzelfall unter bestimmten Bedingungen modifiziert werden können.

Die Abrechnung der Nr. 30704 ist an eine Vielzahl zusätzlicher Voraussetzungen geknüpft, wie z.B. die Genehmigung als schmerztherapeutischer Einrichtung gemäß den Bestimmungen der Qualitätssicherungsvereinbarung Schmerztherapie durch die Kassenärztliche Vereinigung.

Die Abrechnung der Leistungen der Körperakupunktur (Nrn. 30790 und 30791) sind für die unter Nr. 7 der Präambel genannten Ärzte abrechnungsfähig, wenn sie eine entsprechende Genehmigung der Kassenärztlichen Vereinigung haben.

Für die übrigen Gebührenordnungspositionen dieses Abschnitts, sofern es sich nicht um Ergänzungen bzw. Zuschläge zu den oben genannten Leistungen handelt, gibt es keine aus der Präambel folgende Einschränkung. Die Abrechnungsfähigkeit dieser Gebührenordnungspositionen ist den jeweiligen Präambeln der haus- und fachärztlichen Kapitel zu entnehmen.

Die Schmerztherapie-Vereinbarung regelt in § 4, wann die „fachliche Befähigung" für die Ausführung und Abrechnung von Leistungen zur schmerztherapeutischen Versorgung chronisch schmerzkranker Patienten als nachgewiesen gilt. U.a. wird gefordert, dass der Arzt eine ganztägige 12-monatige Tätigkeit in einer entsprechend qualifizierten Schmerzpraxis, Schmerzambulanz oder einem Schmerzkrankenhaus (vgl. Anlage I) nachweisen kann. Diese Einrichtungen müssen zwar die in der Anlage I aufgeführten qualitativen Voraussetzungen erfüllen, damit die Tätigkeit in der Einrichtung als Tätigkeit „in einer entsprechend qualifizierten" Einrichtung gilt. Eine darüber hinaus gehende Anforderung in Gestalt einer förmlichen Anerkennung ist jedoch nicht zu verlangen. (SG Düsseldorf, Urt. v. 02.12.2020, Az.: S 7 KA 228/19).

30.7.1 Schmerztherapeutische Versorgung chronisch schmerzkranker Patienten gemäß der Qualitätssicherungsvereinbarung zur schmerztherapeutischen Versorgung chronisch schmerzkranker Patienten nach § 135 Abs. 2 SGB V

Kommentar:

Die KBV informiert in der **Qualitätssicherungsvereinbarung zur schmerztherapeutischen Versorgung chronisch schmerzkranker Patienten gem. § 135 Abs. 2 SGB V (Qualitätssicherungsvereinbarung Schmerztherapie)** ausführlich über die fachliche Voraussetzungen und Anforderungen zum Erbringen der Leistungen und über die Verfahren.

http://www.kbv.de/media/sp/Schmerztherapie.pdf

30700* Grundpauschale für einen Patienten im Rahmen der Versorgung gemäß der Quali- **394**
tätssicherungsvereinbarung zur schmerztherapeutischen Versorgung chronisch **45,28**
schmerzkranker Patienten nach § 135 Abs. 2 SGB V

Obligater Leistungsinhalt
• Persönlicher Arzt-Patienten-Kontakt, und/oder Arzt-Patienten-Kontakt im Rahmen einer Videosprechstunde gemäß Anlage 31b zum BMV-Ä,

Fakultativer Leistungsinhalt
• Weitere persönliche oder andere Arzt-Patienten-Kontakte gemäß I-4.3.1 der Allgemeinen Bestimmungen,
• Ärztlicher Bericht entsprechend der Gebührenordnungsposition 01600,
• Individueller Arztbrief entsprechend der Gebührenordnungsposition 01601,
• In Anhang VI-1 aufgeführte Leistungen,

Abrechnungsbestimmung einmal im Behandlungsfall

Anmerkung Die Grundpauschale 30700 ist in demselben Arztfall nicht neben einer Versichertenpauschale, sonstigen Grundpauschale bzw. Konsiliarpauschale berechnungsfähig.

Abrechnungsausschluss in derselben Sitzung 01436
im Behandlungsfall 01600, 01601, 03040, 03220, 03221, 03230, 04040, 04220, 04221, 04230 und 04231

Berichtspflicht: Nein

Aufwand in Min. **Kalkulationszeit:** 22 **Prüfzeit:** 18 **Eignung d. Prüfzeit:** Nur Quartalsprofil
GOÄ entsprechend oder ähnlich: Leistungskomplex so in der GOÄ nicht vorhanden, erbrachte Untersuchungs- und Beratungsleistungen abrechnen.
Kommentar: Siehe: Qualitätssicherungsvereinbarung zur schmerztherapeutischen Versorgung chronisch schmerzkranker Patienten gem. § 135 Abs. 2 SGB V (Qualitätssicherungsvereinbarung Schmerztherapie) Stand 1. Januar 2015

30701* Zuschlag zur Gebührenordnungsposition 30700 **9**
1,03
Abrechnungsbestimmung einmal im Behandlungsfall

Anmerkung Die Gebührenordnungsposition 30701 wird durch die zuständige Kassenärztliche Vereinigung zugesetzt.

Abrechnungsausschluss im Behandlungsfall 01630

Berichtspflicht Nein

Aufwand in Min. **Kalkulationszeit:** KA **Prüfzeit:** ./. **Eignung der Prüfzeit:** Keine Eignung
Kommentar: Hausärzte müssen einen Medikationsplan ausstellen. Fachärzte nur dann, wenn der Patient keinen Hausarzt hat.

In den vorgesehenen Fällen, in den Fachärzte einen Medikationsplan erstellen, können sie ebenfalls die EBM Nr. 01630 ansetzen.

Der Arzt, der den Medikationsplan als erster ausstellt, ist auch für die stete Aktualisierung verpflichtet. Die zusätzlichen Ärzte – eingeschlossen die Ärzte eines behandelnden Krankenhauses – ergänzen den Plan.

Auch Apotheker müssen Aktualisierungen machen, wenn es der Patient wünscht.

Siehe Informationen der KBV: http://www.kbv.de/html/medikationsplan.php

Weitere Informationen:
- Überarbeitung der Qualitätssicherungsvereinbarung Schmerztherapie gemäß § 135 Abs. 2 SGB V
- Vereinbarung von Qualitätssicherungsmaßnahmen nach § 135 Abs. 2 SGB V zur schmerztherapeutischen Versorgung chronisch schmerzkranker Patienten (Qualitätssicherungsvereinbarung Schmerztherapie)

Beide Themen finden Sie im Deutschen Ärzteblatt unter dem Link:

https://www.aerzteblatt.de/pdf/113/38/a1669.pdf?ts=20.09.2016+07%253A31%253A53

30702* Zusatzpauschale für die schmerztherapeutische Versorgung gemäß der Qualitätssicherungsvereinbarung zur schmerztherapeutischen Versorgung chronisch schmerzkranker Patienten nach § 135 Abs. 2 SGB V **498** 57,23

Obligater Leistungsinhalt
- Basisabklärung und umfassende schmerztherapeutische Versorgung chronisch schmerzkranker Patienten gemäß der Qualitätssicherungsvereinbarung zur schmerztherapeutischen Versorgung chronisch schmerzkranker Patienten nach § 135 Abs. 2, einschließlich
  - Erhebung einer standardisierten Schmerzanamnese einschließlich Auswertung von Fremdbefunden,
  - Durchführung einer Schmerzanalyse,
  - Differentialdiagnostische Abklärung der Schmerzkrankheit,
  - Eingehende Beratung des Patienten einschließlich Festlegung der Therapieziele,
  - Aufstellung eines inhaltlich und zeitlich gestuften Therapieplans unter Berücksichtigung des ermittelten Chronifizierungsstadiums,
  - Vermittlung von bio-psycho-sozialen Zusammenhängen und von Schmerzbewältigungsstrategien,
  - Gewährleistung der Einleitung und Koordination der flankierenden therapeutischen Maßnahmen und/oder
- Fortführung einer umfassenden schmerztherapeutischen Versorgung chronisch schmerzkranker Patienten gemäß der Qualitätssicherungsvereinbarung zur schmerztherapeutischen Versorgung chronisch schmerzkranker Patienten nach § 135 Abs. 2, einschließlich
  - Zwischenanamnese einschließlich Auswertung von Fremdbefunden,
  - Eingehende Beratung des Patienten und ggf. Überprüfung der Therapieziele und des Therapieplans,
  - Weitere Koordination und ggf. Überprüfung der flankierenden therapeutischen Maßnahmen,
- Standardisierte Dokumentation(en),
- Bericht an den Hausarzt über den Behandlungsverlauf,
- Persönlicher Arzt-Patienten-Kontakt,

Fakultativer Leistungsinhalt
- Konsiliarische Beratung der gemäß § 6 Abs. 2 der Qualitätssicherungsvereinbarung zur schmerztherapeutischen Versorgung chronisch schmerzkranker Patienten kooperierenden Ärzte,
- Weitere persönliche oder andere Arzt-Patienten-Kontakte gemäß 4.3.1 der Allgemeinen Bestimmungen,

Abrechnungsbestimmung einmal im Behandlungsfall

Anmerkung Die Zusatzpauschale 30702 ist in demselben Arztfall nur neben der Grundpauschale 30700, nicht neben einer anderen Versichertenpauschale, Grundpauschale bzw. Konsiliarpauschale berechnungsfähig.

Abrechnungsausschluss
im Behandlungsfall 01600, 01601, 03040, 03220, 03221, 04040, 04220, 04221
in derselben Sitzung 03030, 04030, 05360, 30930 bis 30933 und Kapitel 35.1 und 35.2

Bericht: Berichtspflicht – Übermittlung der Behandlungsdaten siehe Allg. Bestimmungen 2.1.4
Berichtspflicht

Aufwand in Min.   **Kalkulationszeit:** 28   **Prüfzeit:** 22   **Eignung d. Prüfzeit:** Nur Quartalsprofil

GOÄ   entsprechend oder ähnlich: Leistungskomplex so in der GOÄ nicht vorhanden, erbrachte
Untersuchungs- und Beratungsleistungen abrechnen.

Kommentar: Siehe **Ziffer 3 der Präambel zu 30.7.** sowie die **Qualitätssicherungsvereinbarung zur
schmerztherapeutischen Versorgung chronisch schmerzkranker Patienten gem.
§ 135 Abs. 2 SGB V (Qualitätssicherungsvereinbarung Schmerztherapie).**
http://www.kbv.de/media/sp/Schmerztherapie.pdf

30703   Hygienezuschlag zu der Gebührenordnungsposition 30700   **2**
Abrechnungsbestimmung einmal im Behandlungsfall   0,23

Anmerkung Die Gebührenordnungsposition 30703 wird durch die zuständige Kassenärztliche Vereinigung zugesetzt.

Berichtspflicht Nein

Aufwand in Min.   **Kalkulationszeit:** KA   **Prüfzeit:** ./.   **Eignung d. Prüfzeit:** Keine Eignung

30704*   Zuschlag für die Erbringung der Zusatzpauschale 30702 in schmerztherapeu-   **299**
tischen Einrichtungen gemäß Anlage I der Qualitätssicherungsvereinbarung   34,36
Schmerztherapie und Erfüllung der Voraussetzungen gemäß Präambel Nr. 4.-6.

Abrechnungsbestimmung einmal im Behandlungsfall

Abrechnungsausschluss
in derselben Sitzung 05360
im Behandlungsfall 03040, 03220, 03221, 04040, 04220, 04221

Bericht: Berichtspflicht – Übermittlung der Behandlungsdaten siehe Allg. Bestimmungen 2.1.4
Berichtspflicht

Aufwand in Min.   **Kalkulationszeit:** 17   **Prüfzeit:** 13   **Eignung d. Prüfzeit:** Nur Quartalsprofil

GOÄ   entsprechend oder ähnlich: Leistungskomplex so in der GOÄ nicht vorhanden, erbrachte
Untersuchungs- und Beratungsleistungen abrechnen.

Kommentar: Siehe **Ziffer 4, 5 und 6 der Präambel zu 30.7.** sowie die **Qualitätssicherungsvereinbarung zur schmerztherapeutischen Versorgung chronisch schmerzkranker Patienten
gem. § 135 Abs. 2 SGB V (Qualitätssicherungsvereinbarung Schmerztherapie).**
http://www.kbv.de/media/sp/Schmerztherapie.pdf

30705   Zuschlag zu der Gebührenordnungsposition 30700 für die Behandlung aufgrund
einer TSS-Vermittlung und/oder Vermittlung durch den Hausarzt gemäß
Allgemeiner Bestimmung 4.3.10.1, 4.3.10.2 oder 4.3.10.3

Abrechnungsbestimmung einmal im Arztgruppenfall

Abrechnungsausschluss im Arztgruppenfall 01710

Anmerkung Die Gebührenordnungsposition 30705 kann durch die zuständige Kassenärztliche Vereinigung zugesetzt werden.

Aufwand in Min.   **Kalkulationszeit:** KA   **Prüfzeit:** ./.   **Eignung d. Prüfzeit:** Keine Eignung
Kommentar: Siehe unter EBM Nr. 03008

30706*   Teilnahme an einer schmerztherapeutischen Fallkonferenz gemäß Anlage I Nr. 4   **86**
der Qualitätssicherungsvereinbarung Schmerztherapie   9,88

Obligater Leistungsinhalt
• Teilnahme an einer multidisziplinären Fallkonferenz

Anmerkung Die Gebührenordnungsposition 30706 ist nur in Behandlungsfällen berechnungsfähig, in denen die Grundpauschale 30700 berechnet worden ist. Hausärzte sowie

weitere komplementär behandelnde Ärzte oder Psychologische Psychotherapeuten dürfen die Gebührenordnungsposition unter Angabe des primär schmerztherapeutisch verantwortlichen Arztes berechnen.

Die Gebührenordnungsposition 30706 ist auch bei Durchführung der Fallkonferenz als Videofallkonferenz berechnungsfähig. Für die Abrechnung gelten die Anforderungen gemäß Anlage 31b zum BMV-Ä entsprechend.

Abrechnungsausschluss im Behandlungsfall 03040, 03220, 03221, 04040, 04220, 04221, 37320

in derselben Sitzung 01442, 37720

Aufwand in Min.   **Kalkulationszeit:** 5   **Prüfzeit:** ./.   **Eignung d. Prüfzeit:** Keine Eignung

GOÄ   entsprechend oder ähnlich: Leistungskomplex in der GOÄ nicht vorhanden

Kommentar: Siehe die **Qualitätssicherungsvereinbarung zur schmerztherapeutischen Versorgung chronisch schmerzkranker Patienten gem. § 135 Abs. 2 SGB V (Qualitätssicherungsvereinbarung Schmerztherapie)** unter http://www.kbv.de/media/sp/Schmerztherapie.pdf

30708*   Beratung und Erörterung und/oder Abklärung im Rahmen der Schmerztherapie,   **169**
Dauer mindestens 10 Minuten,   **19,42**

Abrechnungsbestimmung je vollendete 10 Minuten

Anmerkung Die Gebührenordnungsposition 30708 ist auch bei Durchführung der Leistung im Rahmen einer Videosprechstunde berechnungsfähig und dies durch Angabe einer bundeseinheitlich kodierten Zusatzkennzeichnung zu dokumentieren. Für die Abrechnung gelten die Anforderungen gemäß Anlage 31b zum BMV-Ä entsprechend.

Bei der Nebeneinanderberechnung der Gebührenordnungsposition 30708 neben der 30702 ist eine Arzt-Patienten-Kontaktzeit von mindestens 70 Minuten Voraussetzung für die Berechnung der Gebührenordnungsposition 30708.

Die Gebührenordnungsposition 30708 ist nur in Behandlungsfällen berechnungsfähig, in denen die Grundpauschale 30700 berechnet worden ist.

Abrechnungsausschluss

in derselben Sitzung 01440, 01510 bis 01512, 01520, 01521, 01530, 01531, 01540, 01541, 01542, 01543, 01544, 01545, 01856, 02100, 02101, 05320, 05330, 05331, 05340, 05341, 05350, 05372, 31820 bis 31828, 31840, 31841, 36820 bis 36829, 36840 und 36841

im Behandlungsfall 03040, 03220, 03221, 04040, 04220, 04221

Aufwand in Min.   **Kalkulationszeit:** 10   **Prüfzeit:** 10   **Eignung d. Prüfzeit:** Tages- und Quartalsprofil

Kommentar: Nr. 30708 ist nur abrechenbar, wenn eine Genehmigung nach der Qualitätssicherungsvereinbarung vorliegt. Seit 1.4.2020 kann diese Leistung von Ärzten mit entsprechender Teilnahme an der Schmerztherapie-Vereinbarung auch im Rahmen einer Videosprechstunde durchgeführt und berechnet werden. (Quelle: AAA Abrechnung aktuell)

30.7.2 Andere schmerztherapeutische Behandlungen

30710*   Infusion von nach der Betäubungsmittelverschreibungsverordnung verschrei-   **119**
bungspflichtigen Analgetika oder von Lokalanästhetika unter systemischer   **13,67**
Anwendung in überwachungspflichtiger Konzentration

Obligater Leistungsinhalt
• Dauer mindestens 30 Minuten

Anmerkung Erfolgt über denselben liegenden Zugang (z.B. Kanüle, Katheder) mehr als eine Infusion entsprechend den Gebührenordnungspositionen 02100, 02101, 02102 und/oder 30710, so sind die Gebührenordnungspositionen 02100, 02101, 02102 und/oder 30710 je Behandlungstag nur einmal berechnungsfähig.

Abrechnungsausschluss
im Behandlungsfall 03040, 03220, 03221, 04040, 04220, 04221
in derselben Sitzung 01910, 01911, 02100, 05360, 05372, 34503 bis 34505 und die Abschnitte 5.3, 31.5, 36.5

Berichtspflicht: Ja

Aufwand in Min. **Kalkulationszeit:** KA   **Prüfzeit:** 3   **Eignung d. Prüfzeit:** Tages- und Quartalsprofil

GOÄ   entsprechend oder ähnlich: Leistungskomplex in der GOÄ nicht vorhanden, ggf. analoger Ansatz der Nr. 272 entsprechend GOÄ § 6 (2*).

Kommentar: Ist im Anschluss an die Leistung nach Nr. 30710 eine weitere (dokumentierte) Überwachung erforderlich, so kann diese nach Nr. 30760 für weitere mind. 30 Min. berechnet werden.

30712* Anleitung des Patienten zur Selbstanwendung der transkutanen elektrischen **72**
Nervenstimulation (TENS)   8,27

Obligater Leistungsinhalt
* Einsatz des für die Selbstanwendung bestimmten Gerätetyps,

Abrechnungsbestimmung je Sitzung

Anmerkung Die Gebührenordnungsposition 30712 ist im Krankheitsfall höchstens fünfmal berechnungsfähig.

Abrechnungsausschluss
im Behandlungsfall 03040, 03220, 03221, 04040, 04220, 04221
in derselben Sitzung 02101, 05360, 05372, 31840, 31841, 34503 bis 34505 und die Abschnitte 5.3, 31.5 und 36,5

Berichtspflicht: Ja

Aufwand in Min. **Kalkulationszeit:** KA   **Prüfzeit:** 3   **Eignung d. Prüfzeit:** Tages- und Quartalsprofil

GOÄ   entsprechend oder ähnlich: Analoger Ansatz der Nr. 551* entsprechend GOÄ § 6 (2*)

Kommentar: Da es zahlreiche TENS-Geräte zur Selbstanwendung gibt, sollte die Auswahl nach der Erkrankung und auch der Bedienungsfreundlichkeit für den jeweiligen Patienten erfolgen.

30720* Analgesie eines Hirnnerven oder eines Hirnnervenganglions an der Schädelbasis   **100**
Obligater Leistungsinhalt   11,49
* Analgesie eines Hirnnerven an seiner Austrittsstelle an der Schädelbasis (Nervus mandibularis am Foramen ovale, Nervus maxillaris am Foramen rotundum) oder
* Analgesie eines Hirnnervenganglions an der Schädelbasis (Ganglion pterygopalatinum, Ganglion Gasseri)

Anmerkung Die Gebührenordnungsposition 30720 ist nur bei Angabe des betreffenden Nerven oder des betreffenden Ganglions berechnungsfähig.

Abrechnungsausschluss
im Behandlungsfall 03040, 03220, 03221, 04040, 04220, 04221
in derselben Sitzung 02101, 05360, 05372, 34503, 34504, 34505 und Kapitel 5.3

Berichtspflicht: Ja

Aufwand in Min. **Kalkulationszeit:** KA   **Prüfzeit:** 2   **Eignung d. Prüfzeit:** Tages- und Quartalsprofil

GOÄ   entsprechend oder ähnlich: Nr. 2599

Kommentar: Spezielle Analgesien, z.B. der Nn. occipitales, sind nach Nr. 02360 abzurechnen.

30721* Sympathikusblockade (Injektion) am zervikalen Grenzstrang   **227**
Obligater Leistungsinhalt   26,09
* Nachweis und Dokumentation des vegetativen Effektes (z.B. seitenvergleichende Messung der Hauttemperatur),
* Kontinuierliches EKG-Monitoring,
* Kontinuierliche Pulsoxymetrie,

Abrechnungsbestimmung je Sitzung

Abrechnungsausschluss
in derselben Sitzung 02101, 05360, 05372, 34503, 34504, 34505 und Kapitel 5.3
im Behandlungsfall 03040, 03220, 03221, 04040, 04220, 04221

Berichtspflicht: Ja

Aufwand in Min. **Kalkulationszeit:** KA   **Prüfzeit:** 3   **Eignung d. Prüfzeit:** Tages- und Quartalsprofil

GOÄ   entsprechend oder ähnlich: Analoger Ansatz der Nrn. 497 oder 498 + Zuschlag nach Nr. 446.

Kommentar: Ist im Anschluss an die Leistung nach Nr. 30721 eine (dokumentierte) Überwachung erforderlich, so kann diese nach Nr. 30760 nach Eintritt des vegetativen ggf. sensiblen Effektes für weitere mind. 30 Min. berechnet werden.

30722*   Sympathikusblockade (Injektion) am thorakalen oder lumbalen Grenzstrang   **199**
22,87

Obligater Leistungsinhalt
• Nachweis und Dokumentation des vegetativen Effektes (z.B. seitenvergleichende Messung der Hauttemperatur),
• Kontinuierliches EKG-Monitoring,
• Kontinuierliche Pulsoxymetrie,

Abrechnungsbestimmung je Sitzung

Abrechnungsausschluss
im Behandlungsfall 03040, 03220, 03221, 04040, 04220, 04221
in derselben Sitzung 02101, 05360, 05372, 34503, 34504, 34505 und Kapitel 5.3

Berichtspflicht: Ja

Aufwand in Min.   **Kalkulationszeit:** KA   **Prüfzeit:** 3   **Eignung d. Prüfzeit:** Tages- und Quartalsprofil
GOÄ   entsprechend oder ähnlich: Nrn. 498, 497 + Zuschlag Nr. 446
Kommentar: Ist im Anschluss an die Leistung nach Nr. 30722 eine (dokumentierte) Überwachung erforderlich, so kann diese nach Nr. 30760 nach Eintritt des vegetativen ggf. sensiblen Effektes für weitere mind. 30 Min. berechnet werden.

30723*   Ganglionäre Opioid-Applikation   **100**
11,49

Abrechnungsbestimmung je Sitzung

Abrechnungsausschluss
in derselben Sitzung 02101, 05360, 05372, 34503, 34504, 34505 und Kapitel 5.3
im Behandlungsfall 03040, 03220, 03221, 04040, 04220, 04221

Berichtspflicht: Ja

Aufwand in Min.   **Kalkulationszeit:** KA   **Prüfzeit:** 3   **Eignung d. Prüfzeit:** Tages- und Quartalsprofil
GOÄ   entsprechend oder ähnlich: Analoger Ansatz der Nr. 2599 entsprechend GOÄ § 6 (2*).

30724*   Analgesie eines oder mehrerer Spinalnerven und der Rami communicantes an den Foramina intervertebralia   **199**
22,87

Obligater Leistungsinhalt
• Nachweis und Dokumentation des vegetativen Effektes (z.B. seitenvergleichende Messung der Hauttemperatur),
• Kontinuierliches EKG-Monitoring,
• Kontinuierliche Pulsoxymetrie,

Abrechnungsbestimmung je Sitzung

Abrechnungsausschluss
in derselben Sitzung 02101, 05360, 05372, 34503, 34504, 34505 und Kapitel 5.3
im Behandlungsfall 03040, 03220, 03221, 04040, 04220, 04221

Berichtspflicht: Ja

Aufwand in Min.   **Kalkulationszeit:** KA   **Prüfzeit:** 3   **Eignung d. Prüfzeit:** Tages- und Quartalsprofil
GOÄ   entsprechend oder ähnlich: Leistungskomplex in der GOÄ nicht vorhanden, ggf. analoger Ansatz der Nrn. 497 oder 498 + Zuschlag Nr. 446.
Kommentar: Ist im Anschluss an die Leistung nach Nr. 30724 eine (dokumentierte) Überwachung erforderlich, so kann diese nach Nr. 30760 nach Eintritt des vegetativen ggf. sensiblen Effektes für weitere mind. 30 Min. berechnet werden.

30730*   Intravenöse regionale Sympathikusblockade in Blutleere   **678**
77,91

Obligater Leistungsinhalt
• Nachweis und Dokumentation des vegetativen Effektes (z.B. seitenvergleichende Messung der Hauttemperatur),

• Kontinuierliches EKG-Monitoring,
• Kontinuierliche Pulsoxymetrie
Abrechnungsausschluss
in derselben Sitzung 02101, 05360, 05372, 34503, 34504, 34505 und Kapitel 5.3
im Behandlungsfall 03040, 03220, 03221, 04040, 04220, 04221
Berichtspflicht: Ja

Aufwand in Min. **Kalkulationszeit:** KA   **Prüfzeit:** 4   **Eignung d. Prüfzeit:** Tages- und Quartalsprofil
GOÄ   entsprechend oder ähnlich: Leistungskomplex in der GOÄ nicht vorhanden.
Kommentar: Ist im Anschluss an die Leistung nach Nr. 30730 eine (dokumentierte) Überwachung erforderlich, so kann diese nach Nr. 30760 nach Eintritt des vegetativen ggf. sensiblen Effektes für weitere mind. 30 Min. berechnet werden.

30731* Plexusanalgesie (Plexus zervikalis, brachialis, axillaris, lumbalis, lumbosakralis), **718**
Spinal- oder Periduralanalgesie (auch kaudal), einzeitig oder mittels Katheter   82,51
(auch als Voraussetzung zur Applikation zytostatischer, antiphlogistischer oder
immunsuppressiver Substanzen)
Obligater Leistungsinhalt
• Kontinuierliches EKG-Monitoring,
• Kontinuierliche Pulsoxymetrie,
• Überwachung von bis zu 2 Stunden,
Fakultativer Leistungsinhalt
• Kontrolle der Katheterlage durch Injektion eines Lokalanästhetikums,
Abrechnungsbestimmung je Sitzung
Abrechnungsausschluss
in derselben Sitzung 02101, 05360, 05372, 34503, 34504, 34505 und Kapitel 5.3
im Behandlungsfall 03040, 03220, 03221, 04040, 04220, 04221
Berichtspflicht: Ja

Aufwand in Min. **Kalkulationszeit:** KA   **Prüfzeit:** 4   **Eignung d. Prüfzeit:** Tages- und Quartalsprofil
GOÄ   entsprechend oder ähnlich: Auswahl aus Nrn. 469 bis 477, Zuschläge nach Nrn. 446, 447.
Kommentar: Berechnungsfähig sind nur die Plexusanalgesien, die in der Leistungslegende aufgeführt sind.

30740* Überprüfung (z.B. anatomische Lage, Wundverhältnisse) eines zur Langzeita- **119**
nalgesie angelegten Plexus-, Peridural- oder Spinalkatheters und/oder eines   13,67
programmierbaren Stimulationsgerätes im Rahmen der Langzeitanalgesie
Fakultativer Leistungsinhalt
• Injektion(en), Filterwechsel und Verbandwechsel,
• Funktionskontrolle(n),
• Umprogrammierung(en),
• Wiederauffüllung einer externen oder implantierten Medikamentenpumpe,
Abrechnungsbestimmung je Sitzung
Anmerkung Die Gebührenordnungsposition 30740 ist im Rahmen der Funktionskontrolle, ggf. mit Umprogrammierung, von Stimulationsgeräten zur Langzeitanalgesie nur berechnungsfähig bei implantierten Stimulationsgeräten.
Abrechnungsausschluss
in derselben Sitzung 02101, 05360, 05372, 34503, 34504, 34505 und Kapitel 5.3
im Behandlungsfall 03040, 03220, 03221, 04040, 04220, 04221
Berichtspflicht: Ja

Aufwand in Min. **Kalkulationszeit:** KA   **Prüfzeit:** 4   **Eignung d. Prüfzeit:** Tages- und Quartalsprofil
GOÄ   entsprechend oder ähnlich: Analoger Ansatz der Nrn. 265, 265a, 473, 477
Kommentar: Eine Erstprogrammierung einer Medikamentenpumpe zur Gabe von Zytostatika ist nach EBM Nr. 30740 abrechenbar.

30750*   Erstprogrammierung einer externen Medikamentenpumpe zur Langzeitanalgesie   **180**
20,68

Obligater Leistungsinhalt
* Schulung und Anleitung des Patienten und/oder der Bezugsperson(en)

Fakultativer Leistungsinhalt
* Funktionskontrolle(n)

Abrechnungsausschluss
in derselben Sitzung 02101, 02120, 05360
im Behandlungsfall 03040, 03220, 03221, 04040, 04220, 04221

Berichtspflicht: Ja

Aufwand in Min.   **Kalkulationszeit:** KA   **Prüfzeit:** 4   **Eignung d. Prüfzeit:** Tages- und Quartalsprofil

GOÄ   entsprechend oder ähnlich: Analoger Ansatz der Nr. 661*

30751*   Langzeitanalgospasmolyse mit Auffüllen einer implantierten Medikamentenpumpe   **199**
zur intrathekalen Dauerapplikation von Baclofen über mindestens 8 Stunden   22,87

Obligater Leistungsinhalt
* Kontinuierliches EKG-Monitoring,
* Kontinuierliche Pulsoxymetrie

Abrechnungsausschluss
im Behandlungsfall 03040, 03220, 03221, 04040, 04220, 04221
in derselben Sitzung 02101, 05360, 05372, 34503, 34504, 34505 und Kapitel 5.3

Aufwand in Min.   **Kalkulationszeit:** KA   **Prüfzeit:** 4   **Eignung d. Prüfzeit:** Tages- und Quartalsprofil

GOÄ   entsprechend oder ähnlich: Leistungskomplex in der GOÄ nicht vorhanden, ggf. Nrn. 474 + Zuschlag 447.

Kommentar: Findet eine Betreuung in einer Tagesklinik statt, sind zusätzlich die Leistungen der Beobachtung und Betreuung nach den Nrn. 01510 (mehr als 2 Stunden), 01511 (mehr als 4 Stunden) oder 01512 (mehr als 6 Stunden) berechnungsfähig.

30760*   Dokumentierte Überwachung im Anschluss an die Gebührenordnungsposition   **240**
30710 oder nach Eintritt des dokumentierten vegetativen, ggf. sensiblen Effektes   27,58
im Anschluss an die Gebührenordnungspositionen 30721, 30722, 30724 und 30730

Obligater Leistungsinhalt
* Kontinuierliches EKG-Monitoring,
* Kontinuierliche Pulsoxymetrie,
* Zwischen- und Abschlussuntersuchung(en),
* Dauer mindestens 30 Minuten

Abrechnungsausschluss
in derselben Sitzung 02101, 05360, 05372, 34503, 34504, 34505 und Kapitel 5.3
im Behandlungsfall 03040, 03220, 03221, 04040, 04220, 04221

Aufwand in Min.   **Kalkulationszeit:** KA   **Prüfzeit:** 6   **Eignung d. Prüfzeit:** Tages- und Quartalsprofil

GOÄ   entsprechend oder ähnlich: Leistungskomplex in der GOÄ nicht vorhanden, ggf. Abrechnung der erbrachten Einzelleistungen mit erhöhtem Steigerungsfaktor.

30.7.3 Körperakupunktur gemäß den Qualitätssicherungsvereinbarungen nach § 135 Abs. 2 SGB V

Kommentar:

Der Gemeinsame Bundesausschuss hat zur Akupunktur-Behandlung die folgenden Indikationen festgelegt:

* Chronische Schmerzen der Lendenwirbelsäule, die seit mindestens 6 Monaten bestehen und gegebenenfalls nicht-segmental bis maximal zum Kniegelenk ausstrahlen (pseudoradikulärer Schmerz) oder
* Chronische Schmerzen in mindestens einem Kniegelenk durch Gonarthrose, die seit mindestens sechs Monaten bestehen

Zum Erbringen und Abrechnen der Leistung ist eine Genehmigung der KV erforderlich. Weitere wichtige Informationen finden sich in der **Qualitätssicherungsvereinbarung zur Akupunktur bei chronisch schmerzkranken Patienten nach § 135 Abs. 2 SGB V (Qualitätssicherungsvereinbarung Akupunktur)** unter https://www.kbv.de/media/sp/Akupunktur.pdf.

Abschnitt B – Genehmigungsvoraussetzungen

§ 3 Fachliche Befähigung

Die fachliche Befähigung für die Ausführung und Abrechnung von Leistungen der Akupunktur nach § 1 gilt als nachgewiesen, wenn folgende Anforderungen erfüllt und durch Zeugnisse und Bescheinigungen nach § 7 nachgewiesen werden:

1. Kenntnisse der allgemeinen Grundlagen der Akupunktur, nachgewiesen durch die erfolgreiche Teilnahme an einer Zusatz-Weiterbildung „Akupunktur" gemäß den Vorgaben im Abschnitt C: Zusatz-Weiterbildungen der (Muster-) Weiterbildungsordnung der Bundesärztekammer vom Mai 2005 beziehungsweise Nachweis einer in Struktur und zeitlichem Umfang der (Muster-) Weiterbildungsordnung der Bundesärztekammer gleichwertigen Qualifikation in den Bundesländern, in denen dieser Teil der (Muster-) Weiterbildungsordnung nicht umgesetzt ist, und

2. Kenntnisse in der psychosomatischen Grundversorgung, nachgewiesen durch die erfolgreiche Teilnahme an einer Fortbildung gemäß den Vorgaben des Curriculums Psychosomatische Grundversorgung der Bundesärztekammer (80 Stunden-Curriculum „Kern (Basis) Veranstaltung") und 3. Teilnahme an einem von der Ärztekammer anerkannten interdisziplinären Kurs über Schmerztherapie von 80 Stunden Dauer.

Abschnitt C – Anforderungen an die Durchführung und an die Dokumentation

§ 5 Schmerztherapeutische Versorgung durch Akupunktur

(1) Die Durchführung der Akupunktur bei chronisch schmerzkranken Patienten ist an folgende Maßgaben gebunden:

1. Feststellung einer Symptomatik beziehungsweise Diagnose nach Anlage I Nr. 12 der Richtlinie Methoden vertragsärztliche Versorgung des Gemeinsamen Bundesausschusses

2. Überprüfung, dass vor der Akupunktur ein mindestens sechsmonatiges ärztlich dokumentiertes Schmerzintervall vorliegt

3. Erstellung beziehungsweise Überprüfung eines inhaltlich und zeitlich gestaffelten Therapieplans unter Einbeziehung der Akupunktur im Rahmen eines schmerztherapeutischen Gesamtkonzepts unter Beurteilung der bisher gegebenenfalls durchgeführten Maßnahmen und der bestehenden Therapieoptionen

4. Durchführung einer standardisierten fallbezogenen Eingangserhebung (Eingangsdokumentation) zur Schmerzevaluation mit den Parametern Lokalisation des Hauptschmerzes an der Lendenwirbelsäule beziehungsweise am betroffenen Kniegelenk, Schmerzdauer, Schmerzstärke, Schmerzhäufigkeit, Beeinträchtigung der Alltagstätigkeiten durch den Schmerz. B.einträchtigung der Stimmung durch den Schmerz

5. Durchführung einer standardisierten Verlaufserhebung (Verlaufsdokumentation) bei Abschluss der Behandlung mit den Dimensionen Lokalisation des Hauptschmerzes an der Lendenwirbelsäule beziehungsweise am betroffenen Kniegelenk, Zufriedenheit mit der Schmerzbehandlung, Stärke des Hauptschmerzes, Schmerzhäufigkeit, Beeinträchtigung der Alltagstätigkeiten durch den Schmerz. B.einträchtigung der Stimmung durch den Schmerz

6. Regelmäßige Teilnahme (mindestens viermal im Jahr) an Fallkonferenzen beziehungsweise an Qualitätszirkeln zum Thema „chronische Schmerzen", wobei mindestens einmal im Jahr Fälle behandelter Patienten vorzustellen sind. Folgende Anforderungen sind dabei zu erfüllen:

a) mindestens zwei Teilnehmer müssen über eine Genehmigung nach dieser Vereinbarung verfügen

b) Vertreter verschiedener Fachgebiete sollen an den Sitzungen teilnehmen

(2) Die regelmäßige Teilnahme an Fallkonferenzen beziehungsweise an Qualitätszirkeln ist zu dokumentieren (Datum, Teilnehmer, Themen, gegebenenfalls vorgestellte Fälle). Die Teilnahmebestätigungen

sind der Kassenärztlichen Vereinigung in jährlichen Abständen – erstmalig ein Jahr nach Erteilung der Genehmigung – vorzulegen.

(3) Die Akupunktur bei chronischen Schmerzen der Lendenwirbelsäule nach § 1 Nr.1 erfolgt mit jeweils bis zu zehn Sitzungen innerhalb von maximal sechs Wochen und in begründeten Ausnahmefällen mit bis zu 15 Sitzungen innerhalb von maximal zwölf Wochen, jeweils mindestens 30 Minuten Dauer, mit jeweils 14 – 20 Nadeln.

(4) Die Akupunktur bei chronischen Schmerzen in mindestens einem Kniegelenk durch Gonarthrose nach § 1 Nr. 2 erfolgt mit jeweils bis zu zehn Sitzungen innerhalb von maximal 6 Wochen und in begründeten Ausnahmefällen mit bis zu 15 Sitzungen innerhalb von maximal zwölf Wochen, jeweils mindestens 30 Minuten Dauer, mit jeweils 7 – 15 Nadeln je behandeltem Knie.

§ 6 Überprüfung der Dokumentation

(1) Die Überprüfung der Dokumentation einer Akupunkturbehandlung bezieht sich auf die Dokumentation des Therapieplans sowie der Eingangs- und Verlaufserhebung nach § 5 Abs. 1 Nrn. 3 bis 5 sowie auf die Begründung der Ausnahmefälle nach § 5 Abs. 3 oder 4.

(2) Die Kassenärztliche Vereinigung fordert jährlich von mindestens fünf Prozent der Ärzte, die Leistungen nach § 1 erbringen und abrechnen, Dokumentationen zu zwölf abgerechneten Fällen und zu 18 abgerechneten Ausnahmefällen mit bis zu 15 Sitzungen nach § 5 Abs. 3 oder Abs. 4 an. Die Auswahl der Fälle erfolgt nach dem Zufallsprinzip durch die Kassenärztliche Vereinigung unter Angabe des Namens des Patienten und des Tages, an dem die Akupunktur durchgeführt wurde. Wurden weniger als 18 Ausnahmefälle abgerechnet, bezieht sich die Überprüfung auf alle abgerechneten Ausnahmefälle.

(3) Die eingereichten Dokumentationen sind daraufhin zu überprüfen, ob die nach § 5 Abs. 1 Nr. 3 bis 5 vorgegebenen Dokumentationsinhalte vollständig oder unvollständig dokumentiert sind. Sie sind weiterhin daraufhin zu überprüfen, ob sie nachvollziehbar beziehungsweise eingeschränkt nachvollziehbar oder nicht nachvollziehbar begründet sind. Die eingereichten Dokumentationen der Ausnahmefälle sind darüber hinaus daraufhin zu überprüfen, ob sie hinsichtlich der Indikation für eine Verlängerung der Akupunkturbehandlung nach § 5 Abs. 3 oder 4 nachvollziehbar beziehungsweise eingeschränkt nachvollziehbar oder nicht nachvollziehbar begründet sind.

(4) Die Überprüfung der Dokumentation gilt als nicht bestanden, wenn mindestens zehn Prozent der Dokumentationen als unvollständig beziehungsweise als nicht nachvollziehbar beurteilt wurden.

(5) Das Ergebnis der Überprüfung der Dokumentation wird dem Arzt durch die Kassenärztliche Vereinigung innerhalb von vier Wochen mitgeteilt. Der Arzt soll über bestehende Mängel informiert und gegebenenfalls eingehend beraten wer-den, wie diese behoben werden können.

(6) Werden die Anforderungen an die Dokumentation nach Absatz 4 nicht erfüllt, muss der Arzt innerhalb von zwölf Monaten an einer erneuten Überprüfung der Dokumentation teilnehmen. Werden die Anforderungen auch dann nicht erfüllt, hat der Arzt die Möglichkeit, innerhalb von drei Monaten an einem Kolloquium bei der Kassenärztlichen Vereinigung teilzunehmen. Hat der Arzt an dem Kolloquium nicht teilgenommen oder war die Teilnahme an dem Kolloquium nicht erfolgreich, ist die Genehmigung zur Ausführung und Abrechnung von Leistungen der Akupunktur zu widerrufen.

(7) Der Antrag auf Wiedererteilung der Genehmigung zur Ausführung und Abrechnung von Leistungen der Akupunktur kann frühestens nach Ablauf von sechs Monaten nach Widerruf der Genehmigung gestellt werden. Die Wiedererteilung der Genehmigung richtet sich nach § 2.

30790*   Eingangsdiagnostik und Abschlussuntersuchung zur Behandlung mittels Körper-akupunktur gemäß den Qualitätssicherungsvereinbarungen nach § 135 Abs. 2 SGB V bei folgenden Indikationen: **516**   59,30

- chronische Schmerzen der Lendenwirbelsäule, und/oder
- chronische Schmerzen eines oder beider Kniegelenke durch Gonarthrose

Obligater Leistungsinhalt

- Schmerzanalyse zu Lokalisation, Dauer, Stärke und Häufigkeit,
- Bestimmung der Beeinträchtigung in den Alltagstätigkeiten durch den Schmerz,
- Beurteilung des Schmerzeinflusses auf die Stimmung,

- Integration der Akupunkturbehandlung in ein schmerztherapeutisches Gesamtkonzept,
- Schmerzanalyse und Diagnostik nach den Regeln der traditionellen chinesischen Medizin (z.B. anhand von Leitbahnen, Störungsmustern, konstitutionellen Merkmalen oder mittels Syndromdiagnostik),
- Erstellung des Therapieplans zur Körperakupunktur mit Auswahl der Leitbahnen, Spezifizierung der Akupunkturlokalisationen, Berücksichtigung der optimalen Punkte-kombinationen, Verteilung der Akupunkturlokalisationen,
- eingehende Beratung des Patienten einschließlich Festlegung der Therapieziele,
- Durchführung einer Verlaufserhebung bei Abschluss der Behandlung,
- Dokumentation,
- Dauer mindestens 40 Minuten,
- Bericht an den Hausarzt,

Fakultativer Leistungsinhalt
- Erläuterung zusätzlicher, flankierender Therapiemaßnahmen,

Abrechnungsbestimmung einmal im Krankheitsfall

Abrechnungsausschluss
im Behandlungsfall 03040, 03220, 03221, 04040, 04220, 04221
in derselben Sitzung 05360

Aufwand in Min.   **Kalkulationszeit:** 40   **Prüfzeit:** 29   **Eignung d. Prüfzeit:** Nur Quartalsprofil
GOÄ   entsprechend oder ähnlich: Entsprechende Untersuchungsleistungen und Nrn. 269, 269a.
Kommentar: Siehe unter **30.7.3** und der **Qualitätssicherungsvereinbarung zur Akupunktur bei chronisch schmerzkranken Patienten nach § 135 Abs. 2 SGB V (Qualitätssicherungs-vereinbarung Akupunktur)** unter https://www.kbv.de/media/sp/Akupunktur.pdf

30791*   Durchführung einer Körperakupunktur und ggfs. Revision des Therapieplans   **166**
gemäß den Qualitätssicherungsvereinbarungen nach § 135 Abs. 2 SGB V zur   19,08
Behandlung bei folgenden Indikationen:
- Chronische Schmerzen der Lendenwirbelsäule, oder
- Chronische Schmerzen eines oder beider Kniegelenke durch Gonarthrose

Obligater Leistungsinhalt
- Durchführung der Akupunktur gemäß dem erstellten Therapieplan,
- Aufsuchen der spezifischen Akupunkturpunkte und exakte Lokalisation,
- Nadelung akupunkturspezifischer Punkte mit sterilen Einmalnadeln,
- Verweildauer der Nadeln von mindestens 20 Minuten,

Fakultativer Leistungsinhalt
- Beruhigende oder anregende Nadelstimulation,
- Hervorrufen der akupunkturspezifischen Nadelwirkung (De-Qui-Gefühl),
- Berücksichtigung der adäquaten Stichtiefe,
- Adaption des Therapieplanes und Dokumentation,
- Festlegung der neuen Punktekombination, Stimulationsart und Stichtiefe,

Abrechnungsbestimmung je dokumentierter Indikation bis zu zehnmal, mit besonderer Begründung bis zu 15-mal im Krankheitsfall

Anmerkung Die Sachkosten inklusive der verwendeten Akupunkturnadeln sind in der Gebührenordnungsposition 30791 enthalten.

Abrechnungsausschluss
in derselben Sitzung 05360
im Behandlungsfall 03040, 03220, 03221, 04040, 04220, 04221

Aufwand in Min.   **Kalkulationszeit:** 5   **Prüfzeit:** 4   **Eignung d. Prüfzeit:** Tages- und Quartalsprofil
GOÄ   entsprechend oder ähnlich: Nrn. 269, 269a.
Kommentar: Die Akupunktur-Behandlung eines oder beider Kniegelenke kann im Krankheitsfall (Krank-heitsfall = Fall über 4 Quartale) nur 1x (entsprechend der Abrechnungsbestimmungen 10 Anwendungen, mit Begründung bis zu 15 Anwendungen) berechnet werden und dann erst wieder nach 4 Quartalen.

Beispiel:
Wenn am. 02.01.2008 das rechte Knie Akupunktur-behandlungsbedürftig wäre und in z.B. 6 Wochen das linke Knie, wäre eine Akupunktur des linken Knies erst wieder ab 02.01.2009 abrechenbar. Zum Erbringen und Abrechnen der Leistung ist eine Genehmigung der KV erforderlich.

■ **Rechtsprechung zur Schmerztherapie**

▶ **Schmerztherapie – EBM Nr. 30704, einrichtungsbezogene Genehmigung**

Aus dem Wortlaut der EBM-Nr. 30704 in Verbindung mit den Ziffern 4 – 6 der Vorbemerkungen zu Kapitel 30.7 ergibt sich:
Die EBM-Nr. 30704 sieht zur Abrechnung keine Genehmigung für den Arzt vor, sondern eine Genehmigung als schmerztherapeutisches Zentrum. Das Sozialgericht München führt aus: „... Bei der Nr. 30704 handelt es sich um eine Pauschale, die nach der Qualitätssicherungsvereinbarung für das Vorhalten der besonderen schmerztherapeutischen Anforderungen in der gesamten Arztpraxis bezahlt wird. Insofern erfordert die Abrechnung der Nr. 30704 eine einrichtungsbezogene Genehmigung und keine personenbezogene Genehmigung.
Aktenzeichen: SG München, 25.07.2012, AZ: S 38 KA 1079/11
Entscheidungsjahr: 2012

▶ **Schmerztherapie nach den EBM Nrn. 30700 ff.: Beurteilung von Schmerzen**

Die Beurteilung von Schmerzen fällt nicht in ein spezielles Fachgebiet. Nach der ständigen Rechtsprechung des Bundessozialgerichts kann die Beurteilung von Schmerzzuständen nicht vorrangig einer besonderen fachärztlichen Ausrichtung zugewiesen werden.
Für die Qualifikation eines Gutachters kommt es nicht darauf an, ob er von Haus aus als Internist, Rheumatologe, Orthopäde, Neurologe, Psychiater oder Schmerztherapeut tätig ist. Notwendig sind vielmehr fachübergreifende Erfahrungen hinsichtlich der Diagnostik und Beurteilung von Schmerzstörungen (vgl. LSG Baden-Württemberg, 20. Oktober 2009 , AZ: L 11 R 4832/08).
Aktenzeichen: LSG Baden-Württemberg, 02.03.2011, AZ: I 6 SB 4878/08
Entscheidungsjahr: 2011

▶ **Schmerztherapie – Anspruch eines erkrankten Patienten auf Erteilung einer Erlaubnis für den Eigenanbau von Cannabis zu therapeutischen Zwecken**

Ein seit 1985 an Multipler Sklerose erkrankter Patient stellt im Mai 2000 beim Bundesinstitut für Arzneimittel und Medizinprodukte (BfArM) einen Antrag auf Erlaubnis zum Anbau von Cannabis zur medizinischen Selbstversorgung nach § § 3 Abs.2 BtMG.
Das OVG führt in dem Urteil aus: die Behandlung eines einzelnen schwer erkrankten Patienten mit Cannabis kann im öffentlichen Interesse liegen, wenn so die Heilung oder Linderung der Erkrankung möglich ist, und dem Patienten kein gleich wirksames und erschwingliches Arzneimittel zur Verfügung steht. In einem solchen Fall ist ein Anspruch auf Eigenanbau gerechtfertigt.
Das OVG Nordrhein-Westfalen hat dann in dem konkreten Fall entschieden:

1. Steht einem an Multipler Sklerose erkrankten Patienten, dessen Erkrankung durch Cannabis gelindert werden kann, ein gleich wirksames zugelassenes und für ihn erschwingliches Arzneimittel zur Verfügung, besteht kein öffentliches Interesse, stattdessen im Wege der Ausnahmeerlaubnis den Eigenanbau von Cannabis zuzulassen.

2. Nach derzeitigem Kenntnisstand kann das aus dem Cannabis-Hauptwirkstoff Delta-9-THC bestehende Arzneimittel „Dronabinol" bei Multipler Sklerose im Einzelfall eine mit Cannabis vergleichbare therapeutische Wirksamkeit aufweisen. Diese Behandlungsalternative ist für einen Patienten, der die Kosten hierfür nicht aus eigenen Mitteln bestreiten kann, auch erschwinglich, wenn eine Kostenübernahmeerklärung der zuständigen Krankenkasse vorliegt. Hinweis: in dem Verfahren hatte die AOK (plötzlich) die Kostenübernahme für eine Behandlung mit Dronabinol erklärt.

3. Die Versagungsgründe des § 5 Abs. 1 BtmG sind auf den Eigenanbau von Cannabis zu therapeutischen Zwecken modifiziert anzuwenden.
Aktenzeichen: OVG Nordrhein-Westfalen. 07.12.2012, AZ: 13 A 414/11
Entscheidungsjahr: 2012

► **Arzneimittelregress: Veranlasste Überdosierung vonTilidin plus Tropfen und Trancopal Dolo Kapseln**

Ein Arzt, Allgemeinmediziner und zur vertragsärztlichen Versorgung zugelassen, verordnete zwei Patienten die Präparate Tilidin plus Tropfen und Trancopal Dolo Kapseln. Bei beiden Präparaten war vom Arzt eine Überdosierung veranlasst worden. Zu der Zulassung nach dem Arzneimittelgesetz (AMG) gehört auch die Vorgabe der Dosierung (§ 22 Absatz 1 Nr. 10, § 29 Absatz 1 in Verbindung mit Absatz 2a Nr. 1 AMG).

Der Einsatz eines Arzneimittels abweichend von dem Inhalt der Zulassung stellt einen Off-Label-Use dar. Welche Kriterien für einen ausnahmsweise rechtmäßigen Off-Label-Use gelten, hat das BSG in seiner Rechtsprechung wiederholt dargelegt. Nach seiner ständigen Rechtsprechung kann ein zugelassenes Arzneimittel grundsätzlich nicht zu Lasten der gesetzlichen Krankenversicherung in einem Anwendungsgebiet verordnet werden, auf das sich die Zulassung nicht erstreckt. Davon kann ausnahmsweise abgewichen werden, wenn es um die Behandlung einer schwerwiegenden (lebensbedrohlichen oder die Lebensqualität auf Dauer nachhaltig beeinträchtigenden) Erkrankung geht, keine andere Therapie verfügbar ist und auf Grund der Datenlage die begründete Aussicht besteht, dass mit dem betreffenden Präparat ein Behandlungserfolg (kurativ oder palliativ) erzielt werden kann. Die Voraussetzungen eines Off-Label-Use sind in diesem Fall nicht ersichtlich.

Eine Leistungspflicht der Kasse kommt auch nicht unter Berücksichtigung des Verfassungsrechts in Betracht.

Zwar folgt aus Art. 2 Abs.1 GG in Verbindung mit dem Sozialstaatsprinzip regelmäßig kein verfassungsmäßiger Anspruch auf bestimmte Leistungen der Krankenbehandlung.

Es bedarf jedoch dann einer grundrechtsorientierten Auslegung der maßgeblichen Vorschriften des Krankenversicherungsrechts, wenn eine lebensbedrohliche oder regelmäßig tödlich verlaufende oder wertungsmäßig damit vergleichbare Erkrankung vorliegt, bei der die Anwendung der üblichen Standardbehandlung aus medizinischen Gründen ausscheidet und andere Behandlungsmöglichkeiten nicht zur Verfügung stehen (BSG,27. März 2007, Az. B 1 KR 17/06 R).

Damit hat das BVerfG strengere Voraussetzungen umschrieben, als sie im Rahmen des Off-label-use formuliert sind. Gerechtfertigt ist eine verfassungskonforme Auslegung der einschlägigen gesetzlichen Regelungen daher nur, wenn eine notstandsähnliche Situation im Sinne einer in einem gewissen Zeitdruck zum Ausdruck kommenden Problematik vorliegt, bei der nach den konkreten Umständen des Falles bereits drohen muss, dass sich der voraussichtlich tödliche Krankheitsverlauf innerhalb eines kürzeren, überschaubaren Zeitraums mit großer Wahrscheinlichkeit verwirklichen wird.

Vorliegend ist in keiner Weise ersichtlich, dass bei den Patienten ein lebensbedrohlicher Zustand vorlag, für den keine andere Behandlungsmöglichkeit als diejenige einer (deutlichen) Überdosierung dieser beiden Medikamente bestand.

Somit kommt eine Rechtfertigung der erfolgten Überdosierungen von Tilidin plus und Trancopal Dolo Kapseln weder unter dem Gesichtspunkt des Off-Label-Use, noch unter demjenigen der notstandsähnlichen Lage in Betracht.

Aktenzeichen: SG Berlin, 14.12.2011, AZ: S KA 161/11
Entscheidungsjahr: 2011

30.8 Soziotherapie

1. Die Gebührenordnungspositionen 30810 und 30811 können nur von

– Fachärzten für Nervenheilkunde,
– Fachärzten für Neurologie und Psychiatrie,
– Fachärzten für Neurologie,
– Fachärzten für Psychosomatische Medizin und Psychotherapie
– Fachärzten für Psychiatrie und Psychotherapie,
– Fachärzten für Kinder- und Jugendpsychiatrie und -psychotherapie,
– Fachärzten mit Zusatz-Weiterbildung Psychotherapie,
– Psychologischen Psychotherapeuten,
– Kinder- und Jugendlichenpsychotherapeuten

berechnet werden.

30800*   Hinzuziehung eines soziotherapeutischen Leistungserbringers   **67**
7,70

Obligater Leistungsinhalt
- Hinzuziehung eines soziotherapeutischen Leistungserbringers durch den Vertragsarzt, der keine Genehmigung zur Verordnung von Soziotherapie besitzt,
- Beachtung der Richtlinie des Gemeinsamen Bundesausschusses über die Durchführung von Soziotherapie in der vortragsärztlichen Versorgung,
- Motivation des Patienten zur Wahrnehmung von Soziotherapie,
- Verordnung von bis zu 5 Therapieeinheiten

Fakultativer Leistungsinhalt
- Überweisung zu einem bzgl. der Soziotherapie verordnungsbefugten Leistungserbringer

Aufwand in Min.   **Kalkulationszeit:** KA   **Prüfzeit:** 1   **Eignung d. Prüfzeit:** Tages- und Quartalsprofil

GOÄ   entsprechend oder ähnlich: Leistungskomplex in der GOÄ nicht vorhanden, analoger Ansatz der Nr. 15.

Kommentar: Soziotherapie dürfen verordnen:
- Fachärzte für Neurologie oder Nervenheilkunde
- Ärzte für Psychosomatische Medizin und Psychotherapie
- Ärzte für Psychiatrie und Psychotherapie
- Ärzte für Kinder- und Jugendpsychiatrie und -psychotherapie (in therapeutisch begründeten Fällen in der Übergangsphase ab dem 18. Lebensjahr bis zur Vollendung des 21. Lebensjahrs)
- Psychologische Psychotherapeutin oder Psychologischer Psychotherapeut
- Ärzte für Kinder- und Jugendlichenpsychotherapeutin oder Kinder- und Jugendlichenpsychotherapeut (in therapeutisch begründeten Fällen in der Übergangsphase ab dem 18. Lebensjahr bis zur Vollendung des 21. Lebensjahrs).

Eingeschlossen sind auch die Ärztinnen und Ärzte ein, welche eine entsprechende Bezeichnung nach altem Recht in den jeweiligen Bundesländern führen. Weitere Informationen erhalten Sie bei Ihrer KV.

Die Leistung nach Nr. 30800 ist Bestandteil der hausärztlichen und fachärztlichen Versorgung.

Die Indikationen finden sich beschrieben in den „Richtlinien des Bundesausschusses der Ärzte und Krankenkassen über die Durchführung von Soziotherapie in der vertragsärztlichen Versorgung (Soziotherapie-Richtlinien) – im Internet auf den Seiten des Gemeinsamen Bundesausschusses unter: https://www.g-ba.de/informationen/richtlinien/24/

Diesen aktualisierten Text sollten Sie ggf. ausdrucken.

30810   Erstverordnung Soziotherapie   **168**
19,31

Obligater Leistungsinhalt
- Erstverordnung von Behandlungsmaßnahmen zur Soziotherapie von bis zu 30 Therapieeinheiten,
- Beachtung der Richtlinie des Gemeinsamen Bundesausschusses über die Durchführung von Soziotherapie in der vertragsärztlichen Versorgung,
- Mithilfe bei der Auswahl des Soziotherapeuten,
- Mitwirkung bei der Erstellung des soziotherapeutischen Betreuungsplanes,

Fakultativer Leistungsinhalt
- Anpassung des Betreuungsplanes nach verordneten Probestunden,

Abrechnungsbestimmung einmal im Krankheitsfall

Anmerkung Die Gebührenordnungsposition 30810 ist nur nach Genehmigung durch die Kassenärztliche Vereinigung berechnungsfähig.

Abrechnungsausschluss am Behandlungstag 30811

Berichtspflicht: Ja

Aufwand in Min.   **Kalkulationszeit:** KA   **Prüfzeit:** 2   **Eignung d. Prüfzeit:** Nur Quartalsprofil

GOÄ   entsprechend oder ähnlich: Leistungskomplex in der GOÄ nicht vorhanden, Abrechnung der erbrachten einzelnen Beratungen.

Kommentar: Siehe **„Richtlinien des Bundesausschusses der Ärzte und Krankenkassen über die Durchführung von Soziotherapie in der vertragsärztlichen Versorgung (Soziotherapie-Richtlinien)".**

Während die Leistung nach Nr. 30800 Bestandteil der hausärztlichen und fachärztlichen Versorgung ist, sind die Nrn. 30810 und 30811 nur von Fachärzten für Nervenheilkunde, Fachärzten für Neurologie und Psychiatrie sowie Fachärzten für Psychiatrie und Psychotherapie berechnungsfähig.

Die Soziotherapie kann im Krankheitsfall nur 1x verordnet und berechnet werden und dann erst wieder nach 4 Quartalen.

30811   Folgeverordnung Soziotherapie   **168**
        Obligater Leistungsinhalt   19,31

* Überprüfung und Anpassung des soziotherapeutischen Behandlungsplanes,
* Beobachtung und Abstimmung des Therapieverlaufs,
* Beachtung der Richtlinien des Gemeinsamen Bundesausschusses zur Durchführung von Soziotherapie,

Fakultativer Leistungsinhalt
* Folgeverordnung von bis zu 30 weiteren Einheiten Soziotherapie,

Abrechnungsbestimmung je Sitzung

Anmerkung Die Gebührenordnungsposition 30811 ist im Behandlungsfall höchstens zweimal berechnungsfähig.
Die Gebührenordnungsposition 30811 ist nur nach Genehmigung durch die Kassenärztliche Vereinigung berechnungsfähig.

Abrechnungsausschluss am Behandlungstag 30810

Berichtspflicht: Ja

Aufwand in Min.   **Kalkulationszeit: KA**   **Prüfzeit: 2**   **Eignung d. Prüfzeit:** Tages- und Quartalsprofil

GOÄ   entsprechend oder ähnlich: Leistungskomplex in der GOÄ nicht vorhanden, analoger Ansatz der Nr. 15.

Kommentar: Siehe Kommentar zu Nr. 30810.

30.9 Schlafstörungsdiagnostik

1. Die Gebührenordnungspositionen dieses Abschnitts sind nur gemäß Nummer 3 der Anlage I „Anerkannte Untersuchungs- oder Behandlungsmethoden" der Richtlinie Methoden vertragsärztliche Versorgung des Gemeinsamen Bundesausschusses berechnungsfähig.

2. Abweichend von Nr. 1 sind gemäß § 2 der Nummer 36 der Anlage I „Anerkannte Untersuchungs- oder Behandlungsmethoden" der Richtlinie Methoden vertragsärztliche Versorgung des Gemeinsamen Bundesausschusses die Gebührenordnungspositionen 30900 und 30901 im Rahmen der Therapie mittels einer Unterkieferprotrusionsschiene nur berechnungsfähig, sofern eine behandlungsbedürftige obstruktive Schlafapnoe anhand einer Stufendiagnostik gemäß § 3 der Nummer 3 der Anlage I „Anerkannte Untersuchungs- oder Behandlungsmethoden" der Richtlinie Methoden vertragsärztliche Versorgung festgestellt wurde und eine Überdrucktherapie nicht erfolgreich durchgeführt werden kann.

3. Die Anfertigung einer Unterkieferprotrusionsschiene kann zu Lasten der Krankenkassen nur erfolgen, sofern ein Vertragszahnarzt durch einen Vertragsarzt mit der Zusatzweiterbildung „Schlafmedizin" oder der Qualifikation nach § 6 Abs. 2 der Qualitätssicherungsvereinbarung zur Diagnostik und Therapie schlafbezogener Atmungsstörungen gemäß § 135 Abs. 2 SGB V mit der Anfertigung beauftragt wurde.

4. Für die Berechnung der Gebührenordnungsposition 30901 im Zusammenhang mit der Therapie mittels einer Unterkieferprotrusionsschiene gelten die Vorgaben gemäß § 3 Abs. 7 und § 5 Abs. 2 der Nummer 3 der Anlage I „Anerkannte Untersuchungs- oder Behandlungsmethoden" der Richtlinie Methoden vertragsärztliche Versorgung.

5. Die Berechnung der Gebührenordnungspositionen 30900 und 30901 setzt eine Genehmigung der Kassenärztlichen Vereinigung nach der Qualitätssicherungsvereinbarung zur Diagnostik und Therapie schlafbezogener Atmungsstörungen gemäß § 135 Abs. 2 SGB V voraus. Die Berechnung der Gebührenordnungsposition 30902

setzt das Vorliegen einer Genehmigung der Kassenärztlichen Vereinigung zur Berechnung der Gebührenordnungsposition 30901 voraus. Die Berechnung der Gebührenordnungsposition 30905 setzt das Vorliegen einer Genehmigung der Kassenärztlichen Vereinigung zur Berechnung der Gebührenordnungsposition 30900 und/oder der Gebührenordnungsposition 30901 voraus.

Kommentar:

Die KBV informiert ausgedehnt unter https://www.kbv.de/html/1150_53693.php über:

- Schlafstörung: Therapie mit Unterkieferprotrusionsschiene ab 1. Oktober möglich
- und die neuen EBM-Nrn. 30900 ff.

Siehe: Qualitätssicherungsvereinbarung gemäß § 135 Abs. 2 SGB V zur Diagnostik und Therapie schlafbezogener Atmungsstörungen (https://www.kbv.de/media/sp/Schlafbezogene_ Atmungsst_rungen.pdf)

§ 5 Apparative Voraussetzungen

(1) Die sachgerechte Durchführung der Polygraphie nach der Nr. 30900 des Einheitlichen Bewertungsmaßstabes (EBM) erfordert die Verwendung von Geräten, die geeignet sind, die klinisch relevanten Parameter abzuleiten. Die Geräte müssen so ausgestattet sein, dass mindestens folgende Messungen durchgeführt und die zugehörigen Messgrößen über einen Zeitraum von mindestens sechs Stunden simultan auf einem Datenträger registriert werden können:

1. Registrierung der Atmung (Atemfluss, Schnarchgeräusche)
2. Oxymetrie (Sättigung des oxygenierbaren Hämoglobins)
3. Aufzeichnung der Herzfrequenz (z. B. mittels EKG oder pulsoxymetrischer Pulsmessung)
4. Aufzeichnung der Körperlage
5. Messung der abdominalen und thorakalen Atembewegungen
6. Maskendruckmessung (bei Überdrucktherapie mit CPAP- oder verwandten Geräten)

(2) Die abgeleiteten Rohdaten müssen für eine visuelle Auswertung zur Verfügung stehen.

(3) Die Erfüllung der Voraussetzungen ist gegenüber der Kassenärztlichen Vereinigung nachzuweisen.

Abschnitt C – Voraussetzungen zur kardiorespiratorischen Polysomnographie

§ 6 Fachliche Befähigung

(1) Die fachliche Befähigung für die Ausführung und Abrechnung von Leistungen der kardiorespiratorischen Polysomnographie (einschl. Polygraphie) nach der Nr. 30901 des Einheitlichen Bewertungsmaßstabes (EBM) im Rahmen der Diagnostik und Therapie schlafbezogener Atmungsstörungen gilt als nachgewiesen, wenn der Arzt berechtigt ist, die Zusatzbezeichnung ‚Schlafmedizin' zu führen. Dabei sind folgende Voraussetzungen zu erfüllen und durch Zeugnisse und Bescheinigungen gemäß § 9 Abs. 3 nachzuweisen:

1. Eine mindestens sechsmonatige ganztägige oder eine mindestens zweijährige begleitende Tätigkeit in einem Schlaflabor unter Anleitung

2. Selbständige Durchführung und Dokumentation von mindestens 50 abgeschlossenen Behandlungsfällen bei Patienten mit schlafbezogenen Atmungsstörungen unter Anleitung

3. Selbständige Indikationsstellung, Durchführung, Befundung und Dokumentation von mindestens 100 auswertbaren Polysomnographien zur Differentialdiagnostik schlafbezogener Atmungsstörungen unter Anleitung

4. Selbständige Einleitung der Überdrucktherapie mit CPAP- oder verwandten Geräten bei mindestens 50 Patienten mit schlafbezogenen Atmungsstörungen unter Anleitung

5. Selbständige Durchführung, Befundung und Dokumentation von 20 MSLT-Untersuchungen (Multipler-Schlaflatenz-Test) oder vergleichbarer objektiver psychometrischer Wachheits- oder Schläfrigkeitstests unter Anleitung

6. Die Anleitung nach den Nrn.1 bis 5 hat bei einem Arzt stattzufinden, der mindestens seit drei Jahren ein Schlaflabor leitet und in diesem Zeitraum Patienten mit schlafbezogenen Atmungsstörungen selbständig betreut und behandelt hat.

(2) Sofern die Weiterbildungsordnung die Zusatzbezeichnung ‚Schlafmedizin' nicht vorsieht, gelten die Anforderungen an die fachliche Befähigung für die Ausführung und Abrechnung der kardiorespiratorischen Polysomnographie (einschl. Polygraphie) als erfüllt, wenn die Kriterien nach Abs. 1 Nrn. 1 bis 6 erfüllt und die Befähigung durch die erfolgreiche Teilnahme an einem Kolloquium gemäß § 9 Abs. 4 vor der Kassenärztlichen Vereinigung nachgewiesen wurde.

§ 7 Apparative, räumliche und organisatorische Voraussetzungen

(1) Die sachgerechte Durchführung der Polysomnographie (einschl. Polygraphie) nach der Nr. 30901 des Einheitlichen Bewertungsmaßstabes (EBM) erfordert die Verwendung von Geräten, die geeignet sind, die klinisch relevanten Parameter ableiten und den Patienten während des Schlafs im Schlaflabor überwachen zu können.

Die Geräte im Schlaflabor zur Durchführung von Polysomnographien müssen so ausgestattet sein, dass mindestens folgende Messungen durchgeführt und die zugehörigen Messgrößen über einen Zeitraum von mindestens sechs Stunden simultan auf einem Datenträger registriert werden können:

1. Registrierung der Atmung
2. Oxymetrie (Sättigung des oxygenierbaren Hämoglobins)
3. Elektrokardiographie (EKG)
4. Aufzeichnung der Körperlage
5. Messung der abdominalen und thorakalen Atembewegungen
6. Atemfluss oder Maskendruckmessung (bei Überdrucktherapie mit CPAP- oder verwandten Geräten)
7. Elektrookulographie (EOG) mit mindestens 2 Ableitungen
8. Elektroenzephalographie (EEG) mit mindestens 2 Ableitungen
9. Elektromyographie (EMG) mit mindestens 3 Ableitungen
10. Optische und akustische Aufzeichnung des Schlafverhaltens

(2) Das Schlaflabor muss über geeignete Räumlichkeiten verfügen. Hierzu sind mindestens folgende Anforderungen zu erfüllen:

1. Für jeden Patienten muss ein eigener Schlafraum zur Verfügung stehen.

Der Schlafraum muss räumlich getrennt vom Ableitraum sein, in dem die Aufzeichnungsgeräte stehen.

2. Der Schlafraum muss über eine entsprechend seiner Funktion angemessene Größe, eine Möglichkeit zur Verdunklung und eine Gegensprechanlage verfügen sowie so schallgeschützt sein, dass ein von äußeren Einflüssen ungestörter Schlaf gewährleistet ist.

(3) Während der Polysomnographie muss eine medizinische Fachkraft im Schlafla-bor anwesend sein. Während der Einstellung auf eine Überdrucktherapie mit CPAP- oder verwandten Geräten muss bei Notfällen ein Arzt zur unmittelbaren Hilfestellung zur Verfügung stehen. Die Namen des Arztes und der medizinischen Fachkraft sowie die Uhrzeiten der Durchführung der Polysomnographie sind zu dokumentieren.

(4) Die Erfüllung der Voraussetzungen ist gegenüber der Kassenärztlichen Vereinigung nachzuweisen

30900* Kardiorespiratorische Polygraphie gemäß Stufe 3 der Richtlinien des Gemeinsamen   **640**
Bundesausschusses   **73,55**

Obligater Leistungsinhalt
* Kardiorespiratorische Polygraphie gemäß Stufe 3 der Richtlinien des Gemeinsamen Bundesausschuses bei Patienten, bei denen die Anamnese und die klinische Untersuchung die typischen Befunde einer schlafbezogenen Atmungsstörung ergeben oder

- Kardiorespiratorische Polygraphie gemäß Stufe 3 der Richtlinien des Gemeinsamen Bundesausschuses bei Patienten zur Therapieverlaufskontrolle der Atemwegs-Überdrucktherapie (CPAP oder verwandte Verfahren),
oder
- Kardiorespiratorische Polygraphie gemäß Stufe 3 der Richtlinen des Gemeinsamen Bundesausschusses bei Patienten zur Wirksamkeitskontrolle nach einer Erstanpassung einer Unterkieferprotrusionsschiene oder zur Verlaufskontrolle einer Therapie mittels Unterkieferprotrusionsschiene,
- Kontinuierliche simultane Registrierung während einer mindestens sechsstündigen Schlafphase,
  - der Atmung (Atemfluss, Schnarchgeräusche),
  - der Oxymetrie (Sättigung des oxygenierbaren Hämoglobins),
  - der Herzfrequenz,
  - der Körperlage,
  - der abdominalen und thorakalen Atembewegungen,
- Computergestützte Auswertung(en) der aufgezeichneten Befunde einschließlich visueller Auswertung(en)
- Dokumentation und patientenbezogene Beurteilung

Fakultativer Leistungsinhalt
- Maskendruckmessung(en) bei Einsatz eines CPAP-Gerätes während einer mindestens sechsstündigen Schlafphase,
- Feststellung einer ausreichenden Gerätenutzung durch den Patienten,
- Weitergabe der Untersuchungsergebnisse an den Arzt, der die weitere polysomnographische Diagnostik durchführt

Anmerkung Die Gebührenordnungsposition 30900 ist im Rahmen einer Therapie mittels Unterkieferprotrusionsschiene höchstens viermal im Krankheitsfall berechnungsfähig.
Die Berechnung der Gebührenordnungsposition 30900 im Rahmen einer Therapie mittels einer Unterkieferprotrusionsschiene setzt die Angabe einer bundeseinheitlich kodierten Zusatzkennzeichnung voraus.

Abrechnungsausschluss
in derselben Sitzung 04434, 04435, 14320, 14321, 16310, 16311, 21310, 21311, 30901
im Behandlungsfall 03040, 03220, 03221, 04040, 04220, 04221

Berichtspflicht: Ja

Aufwand in Min. | **Kalkulationszeit:** 22   **Prüfzeit:** 17   **Eignung d. Prüfzeit:** Tages- und Quartalsprofil

GOÄ entsprechend oder ähnlich: Leistungskomplex so in der GOÄ nicht vorhanden, siehe aber Nr. 653* (Kardiorespiratorische Polysomnographie – „Kleines Schlaflabor"–, weitere GOÄ-Nrn. 602*, 605*, 714, 5295*, 427) und ggf. analoger Ansatz der Nr. 659* (siehe dazu die Empfehlungen der BÄK).

Kommentar: Zum Erwerb der Genehmigung und der erforderlichen Diagnostik siehe auch:
- KBV Anlage I „Anerkannte Untersuchungs- oder Behandlungsmethoden"; 3. Richtlinien zur Diagnostik und Therapie der Schlafapnoe: https://www.kbv.de/html/2648.php
- Wie erhalte ich die Zusatzbezeichnung für Schlafmedizin?
  So kannst Du Schlafmediziner werden
  https://viantro.com/zusatzbezeichnung-schlafmedizin/

Für die Erteilung der notwendigen Genehmigung durch die KV die Zusatzbezeichnung „Schlafmedizin" oder eine vergleichbare Qualifikation verlangt.
- Qualitätssicherungsvereinbarung gemäß § 135 Abs. 2 SGB V zur Diagnostik und Therapie schlafbezogener Atmungsstörungen vom 01.04.2005 in der ab dem 01.10.2020 geltenden Fassung

https://www.kbv.de/media/sp/Schlafbezogene_Atmungsst_rungen.pdf

Der Bewertungsausschuß informiert u.a.:
Der Bewertungsausschuss prüft nach Vorliegen der Abrechnungsdaten für die ersten zwei Jahre nach Inkrafttreten dieses Beschlusses die Entwicklung der EBM-Nrn. 30900, 30901, 30902 und 30905 im Zusammenhang mit der Therapie mittels Unterkieferprotrusionsschiene.

Insbesondere wird geprüft:
- Entwicklung der Leistungsmenge und des Leistungsbedarfes der einzelnen Leistungen,
- Anzahl der Behandlungsfälle und behandelten Patienten,
- Anzahl der abrechnenden Ärzte,
- Anzahl der Leistungen je Patient.

Die Evaluation erfolgt durch das Institut des Bewertungsausschusses

Der Bewertungsausschuss gibt im Zusammenhang mit der Änderung der Gebührenordnungspositionen 30900 und 30901 und der Aufnahme der Leistungen nach den Gebührenordnungspositionen 30902 und 30905 in den Einheitlichen Bewertungsmaßstab (EBM) zum 1. Oktober 2021 folgende Empfehlung gemäß § 87a Abs. 5 Satz 1 Nr. 3 SGB V bzw. § 87a Abs. 5 Satz 7 i.V.m. § 87a Abs. 4 Satz 1 Nr. 3 SGB V ab:

... „1. Die Vergütung der Leistungen nach den EBM-Nrn. 30902 und 30905 erfolgt außerhalb der morbiditätsbedingten Gesamtvergütungen.

2. Die Vergütung der Leistungen nach den Gebührenordnungspositionen 30900 und 30901 erfolgt außerhalb der morbiditätsbedingten Gesamtvergütungen, wenn die Gebührenordnungspositionen bei Patienten zur Erstanpassung einer Unterkieferprotrusionsschiene oder Verlaufskontrolle einer Therapie mittels einer Unterkieferprotrusionsschiene abgerechnet werden.

3. Die Überführung der Gebührenordnungspositionen 30902 und 30905 und der Leistungen nach Nr. 2 dieses Beschlusteils in die morbiditätsbedingte Gesamtvergütung erfolgt gemäß Nr. 5 des Beschlusses des Bewertungsausschusses in seiner 323. Sitzung am 25. März 2014, oder entsprechender Folgebeschlüsse, zu einem Verfahren zur Aufnahme von neuen Leistungen in den EBM....“

30901* **Kardiorespiratorische Polysomnographie gemäß Stufe 4 der Richtlinien des** **3171**
Gemeinsamen Bundesausschusses   **364,40**
Obligater Leistungsinhalt
- Kardiorespiratorische Polysomnographie gemäß Stufe 4 der Richtlinien des Gemeinsamen Bundesausschusses bei Patienten, bei denen trotz sorgfältiger klinisch-anamnestischer Abklärung und nach einer erfolgten Polygraphie entsprechend der Gebührenordnungsposition 30900 keine Entscheidung zur Notwendigkeit mittels CPAP möglich ist oder
- Kardiorespiratorische Polysomnographie gemäß Stufe 4 der Richtlinien des Gemeinsamen Bundesausschusses bei Patienten mit gesicherter Indikation zur Ersteinstellung oder bei schwerwiegenden Therapieproblemen einer Atemwegs-Überdrucktherapie (CPAP oder verwandte Verfahren),
oder
- Kardiorespiratorische Polysomnographie gemäß Stufe 4 der Richtlinien des Gemeinsamen Bundesausschusses bei Patienten zur Wirksamkeitskontrolle nach einer Erstanpassung einer Unterkieferprotrusionsschiene oder zur Verlaufskontrolle einer Therapie mittels Unterkieferprotrusionsschiene,
- Kontinuierliche Simultanregistrierung während einer mindestens sechsstündigen Schlafphase in einem räumlich vom Ableitraum getrennten Schlafraum, in dem sich während der kardiorespiratorischen Polysomnographie nur ein Patient befinden darf
  - der Atmung,
  - der Oxymetrie (Sättigung des oxygenierbaren Hämoglobins),
  - des EKG,
  - der Körperlage,
  - der abdominalen und thorakalen Atembewegungen,
  - des Atemflusses oder des Maskendruckes bei Einsatz eines CPAP-Gerätes,
  - elektookulographische Untersuchung(en) (EOG) mit zwei Ableitungen,
  - elektroenzephalographische Untersuchung(en) (EEG) mit zwei Ableitungen,
  - elektromyographische Untersuchung(en) (EMG) mit drei Ableitungen,
  - optische und akustische Aufzeichnung(en) des Schlafverhaltens
- Visuelle Auswertung(en) der aufgezeichneten Befunde einschließlich visueller Validierung, Dauer mindestens 40 Minuten,
- Dokumentation und patientenbezogene Beurteilung

Fakultativer Leistungsinhalt
* Weitergabe der Untersuchungsergebnisse an den Vertragsarzt, der die Überdrucktherapie einleitet oder die Anfertigung der Unterkieferprotrusionsschiene veranlasst oder
  an die weiterbehandelnden Vertragsärzte oder Vertragszahnärzte,

Anmerkung Die Berechnung der Gebührenordnungsposition 30901 im Rahmen einer
Therapie mittels einer Unterkieferprotrusionsschiene setzt die Angabe einer bundeseinheitlich kodierten Zusatzkennzeichnung voraus.

Abrechnungsausschluss
in derselben Sitzung 04434, 04435, 14320, 14321, 16310, 16311, 21310, 21311, 30900
im Behandlungsfall 03040, 03220, 03221, 04040, 04220, 04221

Bericht: Berichtspflicht – Übermittlung der Behandlungsdaten siehe Allg. Bestimmungen 2.1.4
              Berichtspflicht

Aufwand in Min. **Kalkulationszeit:** 46   **Prüfzeit:** 40   **Eignung d. Prüfzeit:** Tages- und Quartalsprofil

GOÄ   entsprechend oder ähnlich: Leistungskomplex in der GOÄ nicht vorhanden, daher
              Abrechnung der erbrachten Einzelleistungen.

Kommentar: Siehe Angaben des Bewertungsausschusses unter 30900.

              Zur Genehmigungserteilung zur kardiorespiratorischen Polysomnographie sind Nachweise
              zur Qualifizierung und zur Ausstattung erforderlich – siehe **Zur Diagnostik und Therapie
              schlafbezogener Atmungsstörungen** in der ab dem 01.10.2020 geltenden Fassung **QS
              Vereinbarungen § 6 und § 7** https://www.kbv.de/media/sp/Schlafbezogene_Atmungsst_
              rungen.pdf

30902* Einleitung einer Zweitlinientherapie mittels Unterkieferprotrusionsschiene bei   65
obstruktiver Schlafapnoe   7,47

Obligater Leistungsinhalt
* Ausschluss einer erfolgreichen Durchführbarkeit einer Überdrucktherapie bei einem
  Patienten mit behandlungsbedürftiger obstruktiver Schlafapnoe,
* Schriftliche Beauftragung eines Vertragszahnarztes zur Anfertigung und Anpassung
  der Unterkieferprotrusionsschiene mit Angabe des anzustrebenden Protrusionsgrades,

Abrechnungsbestimmung einmal im Krankheitsfall

Abrechungsausschluss in derselben Sitzung 04434, 04435, 14320, 14321, 16310,
16311, 21310 und 21311
im Behandlungsfall 03040, 03220, 03221, 04040, 04220 und 04221

Kommentar: Siehe Angaben des Bewertungsausschusses unter 30900.

              Berichtspflicht Nein

Aufwand in Min. **Kalkulationszeit:** 5   **Prüfzeit:** 4   **Eignung d. Prüfzeit:** Nur Quartalsprofil

30905* Zusatzpauschale für die Koordination mit dem Vertragszahnarzt im Rahmen der   65
Therapie mittels einer Unterkieferprotrusionsschiene   7,47

Obligater Leistungsinhalt
* Abstimmung mit dem Vertragszahnarzt bezüglich des einzustellenden optimalen Protrusionsgrades,

Abrechnungsbestimmung zweimal im Krankheitsfall

Abrechungsausschluss in derselben Sitzung 04434, 04435, 14320, 14321, 16310,
16311, 21310 und 21311
im Behandlungsfall 03040, 03220, 03221, 04040, 04220 und 04221

Kommentar: Siehe Angaben des Bewertungsausschusses unter 30900.

              Berichtspflicht Nein

Aufwand in Min. **Kalkulationszeit:** 5   **Prüfzeit:** 4   **Eignung d. Prüfzeit:** Nur Quartalsprofil

30.10 Leistungen der spezialisierten Versorgung HIV-infizierter Patienten gemäß Qualitätssicherungsvereinbarung nach § 135 Abs. 2 SGB V

1. Voraussetzung für die Berechnung der Gebührenordnungspositionen 30920, 30922 und 30924 ist die Genehmigung der zuständigen Kassenärztlichen Vereinigung gemäß Qualitätssicherungsvereinbarung zur spezialisierten Versorgung von Patienten mit HIV-Infektionen (Qualitätssicherungsvereinbarung HIV gemäß § 135 Abs. 2 SGB V).

2. Die Gebührenordnungspositionen 30920, 30922 und 30924 sind nur vom behandlungsführenden Arzt berechnungsfähig. Der behandlungsführende HIV-Schwerpunktarzt erklärt gegenüber der zuständigen Kassenärztlichen Vereinigung mit der Abrechnung dass er der alleinige behandlungsführende und abrechnende Arzt im jeweiligen Fall ist.

Kommentar:

zu 1.

Alle Gebührenordnungspositionen des Kapitels II-1.7.7.1 können nur von Ärzten abgerechnet werden, die im Besitz einer Genehmigung ihrer Kassenärztlichen Vereinigung nach der Qualitätssicherungsvereinbarung HIV sind.

zu 2.

Zur Vermeidung Unklarheiten über die Abrechnungsberechtigung muss der behandlungsführende HIV-Schwerpunktarzt schriftlich bestätigen, dass nur er als behandlungsführender abrechnungsberechtigt ist.

Siehe: **Vereinbarung von Qualitätssicherungsmaßnahmen nach § 135 Abs. 2 SGB V zur spezialisierten Versorgung von Patienten mit HIV-Infektion/Aids-Erkrankung** (Qualitätssicherungsvereinbarung HIV/Aids), hier insbesondere § 5 und Anlage 1

§ 5 Patientengruppenspezifische spezialisierte Versorgung

(1) Über die in § 4 beschriebenen Aufgaben hinaus koordiniert und steuert der behandlungsführende Arzt die antiretrovirale Therapie bei Patienten nach § 1 Abs. 2 Nr. 2 und 3. Die Durchführung der antiretroviralen Therapie umfasst grundsätzlich folgende Einzelaufgaben:

- Indikationsstellung,
- Medikamentenauswahl,
- Erstellung des Behandlungsplans,
- Kontrolle der Nebenwirkungen und Wechselwirkungen,
- Vermeidung metabolischer Komplikationen,
- Analyse des Therapieverlaufs,
- Resistenztestung unter Berücksichtigung der Anlage I Nr. 10 „Anerkannte

Untersuchungs- und Behandlungsmethoden „der „Richtlinie Methoden vertragsärztliche Versorgung" nach § 135 Abs. 1 SGB V, Prophylaxe opportunistischer Infektionen.

(2) Neben der Koordination der antiretroviralen Therapie diagnostiziert und behandelt der behandlungsführende Arzt insbesondere bei Patienten nach § 1 Abs. 2 Nr. 3 HIV-assoziierte Erkrankungen, Aids-definierendeErkrankungen und Koinfektionen. Hierbei stellt er auch die Steuerung und Koordination der Behandlung insbesondere durch Fachärzte sicher.

Anlage 1 QS-Vereinbarung HIV/AIDS – Inhalte der ärztlichen Dokumentation nach § 7

- Patientendaten
- Patientenidentifikation
- ggf. Sterbedatum
- vermutetes bzw. bekanntes Infektionsrisiko
- Labor (alle im Berichtsquartal erhobenen Werte)
- erstmaliger Nachweis der HIV-Infektion (Monat/Jahr)
- Letzter negativer HIV-Antikörpertest (Monat/Jahr)
- CD4-T-Zellzahl je μl (Datum im Berichtsquartal)
- Viruslast je ml (Dat

- um im Berichtsquartal)
- Therapiebedürftige Diagnosen (außer Aids) im Berichtquartal (mit ICD-10 Kodierung)
- Beobachtungs-/behandlungsbedürftige HIV-assoziierte Erkrankungen im Berichtquartal (mit ICD-10 Kodierung)
- Beobachtungs-/behandlungsbedürftige Aids-definierende Erkrankungen im Berichtquartal (mit ICD-10 Kodierung)
- Opportunistische Infektionen
- Malignome
- sonstige opportunistische Erkrankungen z.B. HIV-Enzephalopathie, Kachexie-Syndrom
- Krankheitsbild nur bei Kindern (< 13 Jahre) z.B. bakterielle Infektionen (multiple, rezidivierend und mehr als eine Infektion in 2 Jahren), chronische lymphoide interstitielle Pneumonie
- Koinfektionen (Hepatitis B, Hepatitis C)
- Prophylaxemaßnahmen z.B. zur Verhinderung von Pneumocystis jioveci-Pneumonie (PJP), Candidiasis, zerebrale Toxoplasmose, ggf. sonstige
- erhobener Impfstatus (Datum): Tetanus, Diphtherie, Polio, Hepatitis A, Hepatitis B, Pneumokokken, Influenza
- durchgeführte Impfungen
- Veranlassung von Screening-Maßnahmen (zu Tuberkulose, Hepatitis, CMV-Retinitis, Analkarzinom, Hautkrebs, Zervixkarzinom)
- Antiretrovirale Therapie
- das durchgeführte Regime (z.B. TVD/ATV/r) im Berichtsquartal (jeweils Datum von Beginn und Ende, gegebenenfalls Grund der jeweiligen Beendigung sowie Angabe, ob in den angegebenen Regimen ein Firstline-Regime enthalten ist)
- Resistenztestung (Monat/Jahr)
- Besonderheiten

30920*   Zusatzpauschale für die Behandlung eines Patienten im Rahmen der qualitätsgesi-   **460**
cherten Versorgung von HIV-Infizierten entsprechend der Qualitätssicherungsver-   52,86
einbarung gemäß § 135 Abs. 2 SGB V

Obligater Leistungsinhalt
- Mindestens ein persönlicher Arzt-Patienten-Kontakt,
- Beratung(en) zum Umgang mit der Erkrankung,

Fakultativer Leistungsinhalt
- Erhebung von Behandlungsdaten und Befunden bei anderen Leistungserbringern und Übermittlung erforderlicher Behandlungsdaten und Befunde an andere Leistungser-bringer, sofern eine schriftliche Einwilligung des Versicherten, die jederzeit widerrufen werden kann, vorliegt
- Koordination diagnostischer, therapeutischer und pflegerischer Maßnahmen, insbesondere auch mit anderen behandelnden Ärzten, nichtärztlichen Hilfen und flankierenden Diensten

Abrechnungsbestimmung einmal im Behandlungsfall

Aufwand in Min.   **Kalkulationszeit:** KA   **Prüfzeit:** ./.   **Eignung d. Prüfzeit:** Keine Eignung

GOÄ   entsprechend oder ähnlich: Leistung in der GOÄ nicht vorhanden, daher Abrechnung der einzelnen erbrachten Leistungen.

30922*   Zuschlag zur Gebührenordnungsposition 30920 zur Behandlung eines Patienten im   **309**
Rahmen der qualitätsgesicherten Versorgung von HIV-Infizierten entsprechend der   35,51
Qualitätssicherungsvereinbarung gemäß § 135 Abs. 2 SGB V bei Behandlung mit
antiretroviralen Medikamenten

Obligater Leistungsinhalt
- Mindestens zwei persönliche Arzt-Patienten-Kontakte,
- Beratung(en) zum Umgang mit der Erkrankung,

Abrechnungsbestimmung einmal im Behandlungsfall

Abrechnungsausschluss im Behandlungsfall 30924

Aufwand in Min. **Kalkulationszeit:** KA   **Prüfzeit:** ./.   **Eignung d. Prüfzeit:** Keine Eignung

GOÄ   entsprechend oder ähnlich: Leistung in der GOÄ nicht vorhanden, daher Abrechnung der einzelnen erbrachten Leistungen.

30924* Zuschlag zur Gebührenordnungsposition 30920 zur Behandlung eines Patienten   **619**
im Rahmen der qualitätsgesicherten Versorgung von HIV-Infizierten entsprechend   71,13
der Qualitätssicherungsvereinbarung gemäß § 135 Abs. 2 SGB V bei Vorliegen
HIV-assoziierter Erkrankungen und/oder AIDS-definierender Erkrankungen und/
oder bei Vorliegen von behandlungsbedürftigen Koinfektionen (z.B. Hepatitis B/C,
Tuberkulose), ggf. bei Behandlung mit antiretroviralen Medikamenten

Obligater Leistungsinhalt
* Mindestens drei persönliche Arzt-Patienten-Kontakte,
* Beratung(en) zum Umgang mit der Erkrankung,

Abrechnungsbestimmung einmal im Behandlungsfall

Abrechnungsausschluss im Behandlungsfall 30922

Aufwand in Min. **Kalkulationszeit:** KA   **Prüfzeit:** ./.   **Eignung d. Prüfzeit:** Keine Eignung

GOÄ   entsprechend oder ähnlich: Leistung in der GOÄ nicht vorhanden, daher Abrechnung der einzelnen erbrachten Leistungen.

30.11 Neuropsychologische Therapie gemäß der Nr. 19 der Anlage 1 „Anerkannte Untersuchungs- oder Behandlungsmethoden" der Richtlinie „Methoden vertragsärztliche Versorgung" des Gemeinsamen Bundesausschusses

1. Die in dem Abschnitt 30.11 aufgeführten Gebührenordnungspositionen können ausschließlich von Vertragsärzten bzw. -therapeuten, die über eine Genehmigung zur Ausführung und Abrechnung neuropsychologischer Leistungen gemäß § 3 der Nr. 19 der Anlage 1 „Anerkannte Untersuchungs- oder Behandlungsmethoden" der Richtlinie „Methoden vertragsärztliche Versorgung" des Gemeinsamen Bundesausschusses verfügen, abgerechnet werden.

2. Die Durchführung von psychometrischen Tests kann vor oder nach probatorischen Sitzungen bzw. Therapiesitzungen gemäß den Gebührenordnungspositionen 30931, 30932 oder 30933 erfolgen. Die Durchführung, Aufzeichnung und Auswertung der Tests kann nicht während der probatorischen oder therapeutischen Sitzungen erfolgen. Entsprechend verlängert sich die Patienten-Kontaktzeit der Gebührenordnungspositionen 30931 und/oder 30932 und/oder 30933 um jeweils 5 Minuten je abgerechnete Gebührenordnungsposition 30930.

3. Die in dem Abschnitt 30.11 aufgeführten Gebührenordnungspositionen sind im Behandlungsfall neben den Gebührenordnungspositionen der Abschnitte 35.1, 35.2 und 35.3 nur berechnungsfähig, wenn durch den behandelnden Arzt dargelegt wird, dass der Einsatz von Leistungen nach der Psychotherapie-Richtlinie aufgrund eines über die Indikationsstellung für die Neuropsychologie hinausgehenden Krankheitsbildes indiziert ist und durch den Einsatz einer parallelen Behandlung mit Leistungen nach der Psychotherapie-Richtlinie ein Heilungserfolg zu erzielen ist, der mit der neuropsychologischen Behandlung alleine nicht erreicht werden könnte.

4. Die Gebührenordnungspositionen 30932 und 30933 sind auch bei Durchführung der Leistungen im Rahmen einer Videosprechstunde berechnungsfähig, wenn der Durchführung in Anlehnung an § 17 der Anlage 1 zum Bundesmantelvertrag- Ärzte (BMV-Ä) ein persönlicher Arzt-Patienten-Kontakt gemäß 4.3.1 der Allgemeinen Bestimmungen zur Eingangsdiagnostik, Indikationsstellung und Aufklärung vorausgegangen ist und die Voraussetzungen gemäß der Anlage 31b zum BMV-Ä erfüllt sind. Die Durchführung als Videosprechstunde ist durch Angabe einer bundeseinheitlich kodierten Zusatzkennzeichnung zu dokumentieren.

Kommentar:

zu 1.

Alle Gebührenordnungspositionen des Kapitels 30.11 – also die Leistungen nach den Nrn. 30930 bis 30935 – können nur von Ärzten oder Therapeuten abgerechnet werden, die im Besitz einer Genehmigung ihrer Kassenärztlichen Vereinigung nach § 3 der Nr. 19 der Anlage 1 „Anerkannte Untersuchungs- oder

Behandlungsmethoden" der Richtlinie „Methoden vertragsärztlicher Versorgung" des Gemeinsamen Bundesausschusses verfügen.

zu 2.

Der Umstand, wonach psychometrische Tests nicht während einer probatorischen Sitzung bzw. einer Therapiesitzung durchgeführt werden können, sondern nur davor oder danach, führt zu einer Verlängerung der Patienten-Kontaktzeiten je abgerechnetem Test um 5 Minuten.

zu 3.

Die Abrechnung von Leistungen nach den Psychotherapie-Richtlinien neben neuropsychologischen Leistungen setzt eine **ärztliche** Begründung der Notwendigkeit und Erforderlichkeit voraus.

Siehe: https://www.g-ba.de/downloads/39-261-1415/2011-11-24_MVV-RL_NeuroPsych_BAnz.pdf – BAnz. Nr. 31 (S. 747) vom 23.02.2012

Bekanntmachung eines Beschlusses des Gemeinsamen Bundesausschusses über eine Änderung der Richtlinie Methoden vertragsärztliche Versorgung:

Neuropsychologische Therapie Vom 24. November 2011

Richtlinie der Neuropsychologischen Therapie

§ 1
Präambel

Die neuropsychologische Diagnostik und Therapie dient der Feststellung und Behandlung von hirnorganisch verursachten Störungen geistiger (kognitiver) Funktionen, des emotionalen Erlebens, des Verhaltens und der Krankheitsverarbeitung sowie der damit verbundenen Störungen psychosozialer Beziehungen. Ziel ist es, die aus einer Schädigung oder Erkrankung des Gehirns resultierenden und krankheitswertigen kognitiven, emotionalen und motivationalen Störungen sowie die daraus folgenden psychosozialen Beeinträchtigungen und Aktivitätseinschränkungen der Patientin oder des Patienten zu erkennen und zu heilen oder zu lindern. Dabei ist beim Fortbestehen von vorgenannten krankheitswertigen Störungen nach stationärer Akut- oder Rehabilitationsbehandlung eine zeitnahe ambulante Weiterbehandlung wünschenswert. Damit sollen die Chancen auf einen größtmöglichen Therapieerfolg bei gestörten höheren Hirnleistungsfunktionen besser als bisher genutzt werden. Die neuropsychologische Therapie wird bei diesen Patienten oft bereits während der stationären Akutphase eingeleitet und kann ambulant fortgesetzt werden.

§ 2
Definition

Die ambulante neuropsychologische Therapie umfasst Diagnostik und Therapie von geistigen (kognitiven) und seelischen (emotional-affektiven) Störungen, Schädigungen und Behinderungen nach erworbener Hirnschädigung oder Hirnerkrankung unter Berücksichtigung der individuellen physischen und psychischen Ressourcen, der biografischen Bezüge, der interpersonalen Beziehungen, der sozialen und beruflichen Anforderungen sowie der inneren Kontextfaktoren (z.B. Antrieb, Motivation, Anpassungsfähigkeit).

§ 3
Genehmigung zur Durchführung und Abrechnung

Die Durchführung und Abrechnung von ambulanter neuropsychologischer Diagnostik und Therapie im Rahmen der vertragsärztlichen Versorgung ist erst nach Erteilung der Genehmigung durch die Kassenärztliche Vereinigung zulässig. Die Genehmigung ist zu erteilen, wenn die in § 6 Absatz 2 genannten fachlichen Anforderungen erfüllt werden und dies gegenüber der Kassenärztlichen Vereinigung nachgewiesen wird.

§ 4
Indikationen

(1) Indikationen zur neuropsychologischen Therapie sind (gemäß Internationale Klassifikation der Krankheiten [ICD-10]):

1. F04 Organisches amnestisches Syndrom, nicht durch Alkohol oder andere psychotrope Substanzen bedingt,

2. F06.6 Organische emotional labile (asthenische) Störung,
3. F06.7 Leichte kognitive Störung,
4. F06.8 Sonstige näher bezeichnete organische psychische Störungen aufgrund einer Schädigung oder Funktionsstörung des Gehirns oder einer körperlichen Krankheit,
5. F06.9 Nicht näher bezeichnete organische psychische Störungen aufgrund einer Schädigung oder Funktionsstörung des Gehirns oder einer körperlichen Krankheit,
6. F07 Persönlichkeits- und Verhaltensstörung aufgrund einer Krankheit, Schädigung oder Funktionsstörung des Gehirns

jeweils nach insbesondere im Rahmen eines akuten Ereignisses, z.B. Schlaganfall oder Schädel-Hirn-Trauma, erworbener Hirnschädigung oder Hirnerkrankung (hirnorganische Störung). Die Anwendung der neuropsychologischen Therapie ist dabei nur zulässig bei krankheitswertigen Störungen in den folgenden Hirnleistungsfunktionen (Teilleistungsbereichen):

1. Lernen und Gedächtnis,
2. Höhere Aufmerksamkeitsleistungen,
3. Wahrnehmung, räumliche Leistungen,
4. Denken, Planen und Handeln,
5. Psychische Störungen bei organischen Störungen.

(2) Voraussetzung für die Anwendung der neuropsychologischen Therapie ist, dass die basalen Aufmerksamkeitsleistungen vorhanden sind und eine positive Behandlungsprognose besteht. Die Feststellung, ob die vorgenannte Voraussetzung erfüllt ist, hat vor Beginn der Behandlung zu erfolgen. Sie ist Bestandteil der Indikationsstellung gemäß § 5.

(3) Die Durchführung einer ambulanten neuropsychologischen Therapie ist ausgeschlossen, wenn:

1. die medizinische Notwendigkeit einer stationären oder rehabilitativen Maßnahme gegeben ist oder
2. ausschließlich angeborene Einschränkungen oder Behinderungen der Hirnleistungsfunktionen ohne sekundäre organische Hirnschädigung behandelt werden sollen, z.B. Aufmerksamkeitsdefizit-Syndrom mit oder ohne Hyperaktivität (AD[H]S), oder Intelligenzminderung oder
3. es sich um eine Erkrankung des Gehirns mit progredientem Verlauf im fortgeschrittenen Stadium, z.B. mittel- und hochgradige Demenz vom Alzheimertyp, handelt oder
4. das schädigende Ereignis oder die Gehirnerkrankung mit neuropsychologischen Defiziten bei erwachsenen Patientinnen und Patienten länger als fünf Jahre zurückliegt. Ausnahmen hiervon können von der zuständigen Krankenkasse vor Beginn der Therapie auf Antrag einer qualifizierten Therapeutin oder eines qualifizierten Therapeuten genehmigt werden, wenn im Einzelfall eine hinreichende Aussicht auf die Erreichung des Therapieerfolges besteht.

§ 5
Feststellung der Indikation

(1) Die Feststellung der Indikation zur neuropsychologischen Therapie erfolgt in einer zweistufigen Diagnostik nach den folgenden Absätzen 2 und 3. Die Stufendiagnostik nach den Absätzen 2 und 3 darf im Rahmen einer Behandlung nicht durch dieselbe Leistungserbringerin oder denselben Leistungserbringer erbracht werden.

(2) Die Feststellung einer erworbenen Hirnschädigung oder Hirnerkrankung (hirnorganische Störung) als Ursache für eine Indikation gemäß § 4 Absatz 1 erfolgt durch die in § 6 Absatz 1 festgelegten Arztgruppen. Sie muss auch andere behandlungsbedürftige somatische Erkrankungen berücksichtigen. Sofern erforderlich sind an der Differenzialdiagnostik Ärztinnen und Ärzte anderer Fachrichtungen zu beteiligen.

(3) Unverzüglich nach Feststellung der Diagnose gemäß § 5 Absatz 2 ist eine krankheitsspezifische, neuropsychologische Diagnostik durch die in § 6 Absatz 2 Genannten durchzuführen. Dies beinhaltet auch eine Einschätzung der Therapieindikation und der Prognose für die Therapie. Diese Diagnostik umfasst zumindest Krankheitsanamnese, störungsspezifische Exploration, standardisierte störungsspezifische psychometrische Verfahren (Rohwerte und Interpretation) sowie den klinisch neuropsychologischen Befund, soweit möglich auch Fremdanamnese einschließlich der Erfassung krankheitsrelevanter Merkmale im Lebensumfeld.

(4) Aufbauend auf der Diagnostik nach den Absätzen 2 und 3 ist vor Beginn der Behandlung ein Therapieplan zu erstellen. Dieser hat die krankheitswertigen Störungen gemäß den Indikationen nach § 4 sowie die für die jeweiligen Krankheitsphasen vorgesehenen therapeutischen Maßnahmen nach § 7

Absatz 5 und deren Umfang und Frequenz zu benennen. Über den Therapieplan soll der behandelnde Arzt oder die behandelnde Ärztin informiert werden, wenn die Patientin oder der Patient einwilligt. Bei gleichzeitiger Behandlung durch andere Berufsgruppen sind die möglichen Auswirkungen dieser Behandlungsmaßnahmen (z.B. Medikation) im Therapieplan zu berücksichtigen. Eine gegenseitige Information aller an der Behandlung der Patientin oder des Patienten beteiligten Berufsgruppen ist anzustreben.

§ 6
Qualifikation der Leistungserbringer

(1) Zur Feststellung der Indikation gemäß § 5 Absatz 2 sind berechtigt: Fachärztinnen und Fachärzte für Neurologie, Nervenheilkunde, Psychiatrie, Psychiatrie und Psychotherapie, Kinder- und Jugendmedizin mit Schwerpunkt Neuropädiatrie, Neurochirurgie und Kinder- und Jugendpsychiatrie und -psychotherapie.

(2) Zur neuropsychologischen Diagnostik gemäß § 5 Absatz 3 und zur neuropsychologischen Therapie gemäß § 7 sind berechtigt:

1. Fachärztinnen und Fachärzte gemäß Absatz 1,
2. ärztliche Psychotherapeutinnen und Psychotherapeuten mit fachlicher Befähigung in einem Verfahren nach § 13 der Psychotherapie-Richtlinie,
3. Psychologische Psychotherapeutinnen und Psychotherapeuten mit fachlicher Befähigung in einem Verfahren nach § 13 der Psychotherapie-Richtlinie,
4. Kinder- und Jugendlichenpsychotherapeutinnen und -therapeuten mit fachlicher Befähigung in einem Verfahren nach § 13 der Psychotherapie-Richtlinie,

jeweils mit neuropsychologischer Zusatzqualifikation inhaltsgleich oder gleichwertig der jeweiligen Zusatzbezeichnung für Neuropsychologie gemäß Weiterbildungsordnung der Landespsychotherapeutenkammern oder, soweit eine solche nicht besteht, gemäß der Muster-Weiterbildungsordnung der Bundespsychotherapeutenkammer.

§ 7
Anwendungsformen, Leistungserbringung, Leistungsinhalt und Leistungsumfang der neuropsychologischen Therapie

(1) Die neuropsychologische Therapie kann in Form von Einzel- oder Gruppenbehandlung (maximal 5 Patientinnen oder Patienten) durchgeführt werden. Die neuropsychologische Therapie kann auch außerhalb der Praxis/Einrichtung erbracht werden, wenn dies medizinisch notwendig ist. Die Notwendigkeit hierfür ist gesondert zu begründen und nach § 9 zu dokumentieren.

(2) Die Diagnostik und Behandlung ist persönlich durch den Leistungserbringer nach § 6 Absatz 2 zu erbringen, der über eine entsprechende Genehmigung der Kassenärztlichen Vereinigung (gemäß § 3) verfügt.

(3) Die neuropsychologische Leistungserbringerin oder der neuropsychologische Leistungserbringer darf nicht identisch sein mit der Leistungserbringerin oder dem Leistungserbringer, der die erste Stufe der Diagnostik gemäß § 5 Absatz 2 durchführt.

(4) Der Beginn der Behandlung ist spätestens mit Abschluss der probatorischen Sitzungen der zuständigen Krankenkasse anzuzeigen.

(5) Die anzuwendenden Behandlungsmaßnahmen der neuropsychologischen Therapie richten sich jeweils nach den individuellen Erfordernissen des Krankheitszustandes der Patientin oder des Patienten und sind entsprechend dem jeweiligen Stand der wissenschaftlichen Erkenntnisse durchzuführen. Als Behandlungsmaßnahmen können nur zur Anwendung kommen:

1. zur restitutiven Therapie: Maßnahmen mit dem Ziel einer neuronalen Reorganisation z.B. unspezifische und spezifische Stimulation, Beeinflussung inhibitorischer Prozesse, Aktivierung,
2. zur kompensatorischen Therapie: Maßnahmen mit dem Ziel der Anpassung an kognitive Störungen und zum Erlernen von Ersatz- und Bewältigungsstrategien z.B. Erlernen neuer Verarbeitungsstrategien, Anpassung der eigenen Ansprüche und Erwartungen,
3. zur integrativen Therapie: Maßnahmen mit dem Ziel der Verarbeitung und psychosozialen Anpassung und zur Reintegration in das soziale, schulische und berufliche Umfeld, z.B. auf lerntheoretischen Grundlagen basierende Programme zum Verhaltensmanagement.

(6) Für den Leistungsumfang der neuropsychologischen Diagnostik und Therapie gilt:

1. Vor Beginn einer neuropsychologischen Therapie sind für die krankheitsspezifische neuropsychologische Diagnostik, ggf. unter Einbeziehung von Bezugspersonen und unter Berücksichtigung von Vorbefunden gemäß § 5 Absatz 3, und zur spezifischen Indikationsstellung bis zu fünf probatorische Sitzungen möglich.
2. Neuropsychologische Therapie als Einzelbehandlung, ggf. unter Einbeziehung von Bezugspersonen, bis zu 60 Behandlungseinheiten je Krankheitsfall. Die Dauer einer neuropsychologischen Behandlungseinheit als Einzelbehandlung beträgt mindestens 50 Minuten. Wenn dies medizinisch notwendig ist, kann sie auch in Therapieeinheiten von mindestens 25 Minuten, mit entsprechender Vermehrung der Gesamtsitzungszahl (maximal 120), erfolgen. Die Notwendigkeit hierfür ist gesondert zu begründen und nach § 9 zu dokumentieren.
3. Neuropsychologische Therapie als Gruppenbehandlung, ggf. unter Einbeziehung von Bezugspersonen bei Kindern und Jugendlichen, bis zu 40 Behandlungseinheiten je Krankheitsfall. Die Dauer einer neuropsychologischen Behandlungseinheit als Gruppenbehandlung beträgt mindestens 100 Minuten. Wenn dies medizinisch notwendig ist, kann sie auch in Therapieeinheiten von mindestens 50 Minuten, mit entsprechender Vermehrung der Gesamtsitzungszahl (maximal 80), erfolgen. Die Notwendigkeit hierfür ist gesondert zu begründen und nach § 9 zu dokumentieren.
4. Bei einer Kombination von Einzel- und Gruppentherapie ist die gesamte Behandlung im Rahmen des in Nummer 2 definierten Leistungsumfangs durchzuführen.
5. Im besonderen Einzelfall ist eine Überschreitung des in Nummer 2 festgelegten Therapieumfangs um bis zu maximal 20 Behandlungseinheiten (bei Therapieeinheiten von mindestens 50 Minuten) bzw. um bis zu maximal 40 Behandlungseinheiten (bei Therapieeinheiten von mindestens 25 Minuten) je Krankheitsfall zulässig, wenn die Ergebnisse der neuropsychologischen Verlaufsdiagnostik und der bisherige Behandlungsverlauf belegen, dass innerhalb der vorgegebenen Höchstanzahl der Behandlungseinheiten das Behandlungsziel nicht erreicht werden kann, aber begründete Aussicht auf Erreichung des Behandlungszieles bei Fortführung der Therapie in dem bestimmten erweiterten Zeitrahmen besteht. Die Erfüllung der vorgenannten Voraussetzungen ist nach § 9 zu dokumentieren.

§ 8
Ergänzende Maßnahmen gemäß der Heilmittel-Richtlinie

Sofern neben der neuropsychologischen Therapie auch ergotherapeutische, logopädische oder physiotherapeutische Maßnahmen zur Anwendung kommen sollen, so sind diese entsprechend den Maßgaben der Heilmittel-Richtlinie durchzuführen und bedürfen einer vertragsärztlichen Verordnung. Sie sollen nur in enger Abstimmung zwischen der behandelnden neuropsychologischen Leistungserbringerin oder dem behandelnden neuropsychologischen Leistungserbringer und der verordnenden Ärztin oder dem verordnenden Arzt verordnet werden, insbesondere um durch gegenseitige inhaltliche Abstimmung der Maßnahmen Überschneidungen zu vermeiden.

§ 9
Dokumentation

(1) Die Leistungserbringer nach § 6 Absatz 2 haben die Befunde nach § 5, den Therapieplan sowie den Behandlungsverlauf, Änderungen im Therapieplan, die Anzahl und Dauer der Behandlungen pro Woche und die Gesamtbehandlungsanzahl zu dokumentieren.

(2) Sofern sich die medizinische Notwendigkeit ergibt, die Dauer der Behandlungseinheit gemäß § 7 Absatz 6 Nummer 2 oder 3 zu reduzieren, ist dies anhand von Angaben zur konkreten Indikation oder der aktuellen neuropsychologischen Symptomatik oder den Ergebnissen der Testdiagnostik mit Begründung zu dokumentieren.

(3) Sofern im Einzelfall der in § 7 Absatz 6 Nummern 2, 4 festgelegte Behandlungsumfang überschritten werden soll, ist das Vorliegen der Bedingungen hierfür zu begründen und zu dokumentieren.

(4) Sofern sich eine Therapie außerhalb der Praxis/Einrichtung gemäß § 7 Absatz 1 Satz 2 als medizinisch notwendig erweist, ist dies gesondert zu begründen und zu dokumentieren.

§ 10
Qualitätssicherung

(1) Für die Qualitätssicherung gelten die Regelungen der Richtlinie des Gemeinsamen Bundesausschusses zu Auswahl, Umfang und Verfahren bei Qualitätsprüfungen im Einzelfall nach § 136 Absatz 2 SGB V (Qualitätsprüfungs-Richtlinie vertragsärztliche Versorgung).

(2) Die Kassenärztlichen Vereinigungen richten speziell für den Leistungsbereich der ambulanten Neuropsychologie fachkundige Kommissionen für die Qualitätssicherung und zur Überprüfung der Indikation nach § 5 durch Stichproben im Einzelfall (Qualitätssicherungskommissionen) ein.

(3) Die Möglichkeit der zuständigen Krankenkasse, Prüfungen gemäß § 275 Absatz 1 Satz 1 SGB V durchzuführen, bleibt unberührt.

30930*   Krankheitspezifische neuropsychologische Diagnostik mittels Testverfahren   39
4,48

Obligater Leistungsinhalt
- Anwendung von Testverfahren zur krankheitsspezifischen neuropsychologischen Diagnostik gemäß § 5 Abs. 3 der Nr. 19 der Anlage 1 „Anerkannte Untersuchungs- oder Behandlungsmethoden" der Richtlinie „Methoden vertragsärztliche Versorgung" des Gemeinsamen Bundesausschusses,
- Auswertung der Testverfahren,
- Schriftliche Aufzeichnung,
- Dauer mindestens 5 Minuten,

Abrechnungsbestimmung je vollendete 5 Minuten

Anmerkung Die Gebührenordnungsposition 30930 ist je Behandlungsfall für Kinder und Jugendliche bis zum vollendeten 18. Lebensjahr nur bis zu einer Gesamtpunktzahl von 990 Punkten, für Versicherte ab Beginn des 19. Lebensjahres nur bis zu einer Gesamtpunktzahl von 651 Punkten berechnungsfähig.

Abrechnungsausschluss in derselben Sitzung 01210, 01214, 01216, 01218, 14220, 14221, 14222, 14310, 14311, 16220, 21220, 21221, 22220, 22221, 22222, 23220, 30702

Aufwand in Min.   **Kalkulationszeit: 2   Prüfzeit: 2   Eignung d. Prüfzeit:** Tages- und Quartalsprofil

GOÄ   entsprechend oder ähnlich: GOÄ Nrn. 856*, 857*, Gliederung des Inhaltes anders

30931*   Probatorische Sitzung   709
81,47

Obligater Leistungsinhalt
- Krankheitsspezifische neuropsychologische Diagnostik und spezifische Indikationsstellung vor Beginn einer neuropsychologischen Therapie gemäß § 7 Abs. 6 Nr. 1 der Nr. 19 der Anlage 1 „Anerkannte Untersuchungs- oder Behandlungsmethoden" der Richtlinie „Methoden vertragsärztliche Versorgung" des Gemeinsamen Bundesausschusses,
- Dauer mindestens 50 Minuten

Fakultativer Leistungsinhalt
- Fremdanamnese unter Einbeziehung der Bezugsperson(en),
- Unterteilung in zwei Einheiten von jeweils 25 Minuten Dauer

Anmerkung Die Gebührenordnungsposition 30931 ist nicht neben Gesprächs-, Beratungs- und Betreuungsleistungen berechnungsfähig.
Die Gebührenordnungsposition 30931 beinhaltet nicht die Durchführung, Auswertung und/oder Aufzeichnung der Testverfahren gemäß der Gebührenordnungsposition 30930.

Abrechnungsausschluss in derselben Sitzung 01210, 01214, 01216, 01218, 14220, 14221, 14222, 14310, 14311, 16220, 21220, 21221, 22220, 22221, 22222, 23220, 30702, 30932, 30933

Aufwand in Min.   **Kalkulationszeit: 60   Prüfzeit: 70   Eignung d. Prüfzeit:** Tages- und Quartalsprofil

30932*   Neuropsychologische Therapie (Einzelbehandlung)   922
105,95

Obligater Leistungsinhalt
- Neuropsychologische Therapie gemäß § 7 der Nr. 19 der Anlage 1 „Anerkannte Untersuchungs- oder Behandlungsmethoden" der Richtlinie „Methoden vertragsärztliche Versorgung" des Gemeinsamen Bundesausschusses,
- Einzelbehandlung,
- Dauer mindestens 50 Minuten

Fakultativer Leistungsinhalt
- Einbeziehung von Bezugspersonen,
- Unterteilung in zwei Einheiten von jeweils mindestens 25 Minuten Dauer,

Abrechnungsbestimmung je vollendete 50 Minuten

Abrechnungsausschluss in derselben Sitzung 01210, 01214, 01216, 01218, 04355, 14220, 14221, 14222, 14310, 14311, 16220, 21220, 21221, 22220, 22221, 22222, 23220, 30702, 30931

Aufwand in Min. **Kalkulationszeit:** 60   **Prüfzeit:** 70   **Eignung d. Prüfzeit:** Tages- und Quartalsprofil

30933* Neuropsychologische Therapie (Gruppenbehandlung)   **665**
Obligater Leistungsinhalt   76,42
- Neuropsychologische Therapie gemäß § 7 der Nr. 19 der Anlage 1 „Anerkannte Untersuchungs- oder Behandlungsmethoden" der Richtlinie „Methoden vertragsärztliche Versorgung" des Gemeinsamen Bundesausschusses,
- Gruppenbehandlung,
- Dauer mindestens 100 Minuten,
- Mindestens 2, höchstens 5 Teilnehmer.

Fakultativer Leistungsinhalt
- Einbeziehung von Bezugspersonen bei Kindern und Jugendlichen
- Unterteilung in zwei Einheiten von jeweils mindestens 50 Minuten Dauer

Abrechnungsbestimmung je Teilnehmer, je vollendete 100 Minuten

Anmerkung Die Gebührenordnungsposition 30933 ist am Behandlungstag höchstens zweimal je Teilnehmer berechnungsfähig.

Abrechnungsausschluss in derselben Sitzung 01210, 01214, 01216, 01218, 04355, 14220, 14221, 14222, 14310, 14311, 16220, 21220, 21221, 22220, 22221, 22222, 23220, 30702, 30931

Aufwand in Min. **Kalkulationszeit:** KA   **Prüfzeit:** 19   **Eignung d. Prüfzeit:** Tages- und Quartalsprofil

30934* Erstellung eines Therapieplans   **257**
Obligater Leistungsinhalt   29,53
- Erstellung eines Therapieplans gemäß § 5 Abs. 4 der Nr. 19 der Anlage 1 „Anerkannte Untersuchungs- oder Behandlungsmethoden" der Richtlinie „Methoden vertragsärztliche Versorgung" des Gemeinsamen Bundesausschusses

Abrechnungsbestimmung einmal im Krankheitsfall

Abrechnungsausschluss in derselben Sitzung 04355

Aufwand in Min. **Kalkulationszeit:** 20   **Prüfzeit:** 16   **Eignung d. Prüfzeit:** Tages- und Quartalsprofil

30935* Bericht bei Therapieverlängerung im Einzelfall   **108**
Obligater Leistungsinhalt   12,41
Bericht und Dokumentation der Therapieverlängerung im Einzelfall gemäß § 7 Abs. 6 Nr. 5 der Nr. 19 der Anlage 1 „Anerkannte Untersuchungs- oder Behandlungsmethoden" der Richtlinie „Methoden vertragsärztliche Versorgung" des Gemeinsamen Bundesausschusses

Abrechnungsbestimmung einmal im Krankheitsfall

Abrechnungsausschluss in derselben Sitzung 04355

Aufwand in Min. **Kalkulationszeit:** 8   **Prüfzeit:** 2   **Eignung d. Prüfzeit:** Tages- und Quartalsprofil

30.12 Spezielle Diagnostik und Eradikationstherapie im Rahmen von MRSA

1. Voraussetzung für die Berechnung der Gebührenordnungspositionen des Abschnitts IV-30.12, mit Ausnahme der Laborziffern gemäß den Gebührenordnungspositionen 30954 und 30956, ist die Genehmigung der Kassenärztlichen Vereinigung. Die Genehmigung wird erteilt, wenn die Anforderungen der Qualitätssicherungsvereinbarung MRSA gemäß § 135 Abs. 2 SGB V erfüllt sind.

2. Die Leistungen gemäß den Gebührenordnungspositionen 30954 und 30956 können nur von Ärzten berechnet werden, denen eine Genehmigung zur Berechnung von Gebührenordnungspositionen des Unterabschnitts 32.3.10 erteilt wurde.

3. Die Gebührenordnungspositionen dieses Abschnitts sind nur bei Risikopatienten für eine/mit einer MRSA-Kolonisation/MRSA-Infektion sowie bei deren Kontaktperson(en) bis zum dritten negativen Kontrollabstrich (11–13 Monate) nach Abschluss der Eradikationstherapie berechnungsfähig. Ein MRSA-Risikopatient muss in den letzten sechs Monaten stationär (mindestens 4 zusammenhängende Tage Verweildauer) behandelt worden sein und zusätzlich die folgenden Risikokriterien erfüllen:

– Patient mit positivem MRSA-Nachweis in der Anamnese und/oder
– Patient mit chronischer Pflegebedürftigkeit (Vorliegen eines Pflegegrades) und einem der nachfolgenden Risikofaktoren:
  • Antibiotikatherapie in den zurückliegenden 6 Monaten,
  • liegende Katheter (z.B. Harnblasenkatheter, PEG-Sonde), Trachealkanüle), und/oder
  • Patient mit Hautulkus, Gangrän, chronischer Wunde und/oder tiefer Weichteilinfektionen, und/oder
  • Patient mit Dialysepflichtigkeit,

4. Die Sanierungsbehandlung beginnt mit der Eradikationstherapie. Die Eradikationstherapie umfasst die notwendigen medizinischen Maßnahmen zur Eradikation des MRSA. Die weitere Sanierungsbehandlung umfasst den Zeitraum, in dem die Kontrollabstrichentnahmen durchgeführt werden bis zum dritten negativen oder einem positiven Kontrollabstrich.

5. Die Gebührenordnungsposition 30942 ist nur in Behandlungsfällen berechnungsfähig, in denen eine Eradikationstherapie erfolgt und darf nur einmal je Sanierungsbehandlung berechnet werden.

6. Sofern ein Patient im Laufe der weiteren Sanierungsbehandlung einen positiven Kontrollabstrich aufweist, kann nach Prüfung des medizinischen Erfordernisses eine zweite Eradikationstherapie vorgenommen werden, auch wenn der Patient die Voraussetzungen gemäß Nr. 3 Satz 2 der Präambel des Abschnitts IV-30.12 nicht mehr erfüllt. Sofern eine weitere Eradikationstherapie erforderlich ist, kann diese nur nach Vorstellung des Falles in einer Fall- und/oder Netzwerkkonferenz erfolgen, auch wenn der Patient die Voraussetzungen gemäß Nr. 3 Satz 2 der Präambel des Abschnitts IV-30.12 nicht mehr erfüllt. Soweit keine Fall-/Netzwerkkonferenz erreichbar ist, hat der behandelnde Arzt sich bei der zuständigen Stelle des öffentlichen Gesundheitsdienstes entsprechend zu informieren.

7. Bei den Gebührenordnungspositionen 30942, 30944, und 30950 darf der ICD-10-GM Sekundärkode U80.00 bzw. U80.01 nur zusätzlich zu einem Diagnosekode nach ICD-10-GM angegeben werden.

Kommentar:

zu 1.

Alle Gebührenordnungspositionen des Kapitels 30.12.1 – also die Leistungen nach den Nrn. 30940 bis 30952 – können nur von Ärzten abgerechnet werden, die im Besitz einer Genehmigung ihrer Kassenärztlichen Vereinigung nach der Qualitätssicherungsvereinbarung MRSA gemäß § 135 Abs. 2 SGB V verfügen.

zu 2.

Alle Gebührenordnungspositionen des Kapitels 30.12.2 – also die Leistungen nach den Nrn. 30954 und 30956 – können nur von Ärzten abgerechnet werden, die im Besitz einer Genehmigung zur Abrechnung des Unterabschnitts 32.3.10 (Bakteriologische Untersuchungen) sind.

zu 3.

Die Definition der nach Abschnitt 30.12 zu Lasten der GKV behandlungsfähigen Patienten (bzw. Kontaktpersonen) ist sehr detailliert und unbedingt zu beachten (sorgfältig in der Dokumentation das Vorliegen der Voraussetzungen vermerken!).

zu 4. bis 6.

Bei einem positiven Kontrollabstrich im Laufe der Sanierungsbehandlung kann unter bestimmten Voraussetzungen eine zweite Eradikationstherapie durchgeführt werden. Unklar ist derzeit, ob, wenn auch während der dann folgenden Sanierungsbehandlung erneut ein positiver Kontrollabstrich auftritt, erneut eine weitere Eradikationstherapie möglich ist. Die Formulierung „zweite" Eradikationstherapie scheint das auszuschließen.

30.12.1 Diagnostik und ambulante Eradikationstherapie bei Trägern mit Methicillin-resistentem Staphylococcus aureus (MRSA)

Kommentar:

Die KBV informiert zu den Leistungen für MRSA-Patienten (https://www.kbv.de/html/themen_1288.php)

Resistente Keime sind nicht nur ein Problem von Krankenhäusern und Pflegeheimen. Durch die zunehmende Zahl von Patienten, die sich mit einem Methicillin-resistenten Staphylococcus aureus (MRSA) infizieren, wächst der Behandlungsbedarf auch im ambulanten Bereich.

Die Kassenärztliche Bundesvereinigung (KBV) und der GKV-Spitzenverband hatten deshalb im Jahr 2012 eine spezielle Vergütungsvereinbarung für MRSA-Leistungen abgeschlossen. Seit dem 1. April 2014 sind diese Leistungen nun Bestandteil des Einheitlichen Bewertungsmaßstabs (EBM)..."

Was sich durch die Anschlussregelung ändert und welche Regelungen bleiben, finden Sie unter https://www.kbv.de/html/themen_22706.php.

30940	Erhebung des MRSA-Status eines Risikopatienten gemäß Nr. 3 der Präambel des Abschnitts IV-30.12 bis sechs Monate nach Entlassung aus einer stationären Behandlung	**38** 4,37

Obligater Leistungsinhalt
* Persönlicher Arzt-Patienten-Kontakt,
* Erhebung und Dokumentation der Risikofaktoren gemäß Nr. 3 der Präambel des Abschnitts IV-30.12

Fakultativer Leistungsinhalt
* Erhebung und Dokumentation von sanierungshemmenden Faktoren,
* sektorenübergreifende (ambulant, stationär) interdisziplinäre Abstimmung und Information,
* Indikationsstellung zur Eradikationstherapie,

Abrechnungsbestimmung einmal im Behandlungsfall

Anmerkung Die Gebührenordnungsposition 30940 ist nicht im kurativ-stationären Behandlungsfall berechnungsfähig.

Aufwand in Min. **Kalkulationszeit:** 3   **Prüfzeit:** 2   **Eignung d. Prüfzeit:** Nur Quartalsprofil

GOÄ   entsprechend oder ähnlich: GOÄ Nr. 1, bei eingehender Befragung und Beratung ggf. GOÄ Nr. 3 darf aber nur neben Untersuchungsleistungen nach den GOÄ Nrn. 5, 6, 7, 8, 800, 801 berechnet werden. Neben Nr. 3 sind weitere Nrn. nicht abrechnungsfähig.

30942	Behandlung und Betreuung eines Risikopatienten gemäß Nr. 3 der Präambel des Abschnitts IV-30.12 der Träger von MRSA ist, oder einer positiv nachgewiesenen MRSA-Kontaktperson gemäß der Gebührenordnungsposition 30946	**128** 14,71

Obligater Leistungsinhalt
* Persönlicher Arzt-Patienten-Kontakt,
* Durch-/Weiterführung der Eradikationstherapie, ausgenommen der Wundversorgung,
* Einleitung, Anleitung bzw. Überwachung der Standardsanierung,
* Aufklärung und Beratung zu Hygienemaßnahmen, der Eradikationstherapie und der weiteren Sanierungsbehandlung, ggf. unter Einbeziehung der Kontakt-/Bezugsperson(en),
* Aushändigung des MRSA-Merkblattes,
* Dokumentation,

Fakultativer Leistungsinhalt
- Bereitstellung von Informationsmaterialien,

Abrechnungsbestimmung einmal im Behandlungsfall

Anmerkung Die Gebührenordnungsposition 30942 ist nicht im kurativ-stationären Behandlungsfall berechnungsfähig.
Die Gebührenordnungsposition 30942 ist nur bei Versicherten mit der gesicherten Diagnose ICD-10-GM U80.00 oder U80.01 berechnungsfähig. Die Diagnose muss durch eine mikrobiologische Untersuchung gesichert sein, die entweder vom Vertragsarzt veranlasst oder aus dem Krankenhaus übermittelt wurde.

Aufwand in Min.   **Kalkulationszeit:** 10   **Prüfzeit:** 8   **Eignung d. Prüfzeit:** Nur Quartalsprofil

GOÄ   entsprechend oder ähnlich: GOÄ Nr. 3 darf aber nur neben Untersuchungsleistungen nach den GOÄ Nrn. 5, 6,7, 8, 800, 801 berechnet werden. Neben Nr. 3 sind weitere Nrn. nicht abrechnungsfähig.

30944   Aufklärung und Beratung eines Risikopatienten gemäß Nr. 3 der Präambel des   **128**
Abschnitts IV-30.12.1, der Träger von MRSA ist, oder einer positiv nachgewiesenen   **14,71**
MRSA-Kontaktperson gemäß der Gebührenordnungsposition 30946 im Zusammenhang mit der Durchführung der Leistung der Gebührenordnungsposition 30946

Obligater Leistungsinhalt
- Persönlicher Arzt-Patienten-Kontakt,
- Aufklärung und/oder Beratung des Patienten, ggf. unter Einbeziehung der Kontakt-/ Bezugsperson(en) oder
- Aufklärung und/oder Beratung einer Kontaktperson des Patienten gemäß der Gebührenordnungsposition 30946,
- Dauer mindestens 10 Minuten,

Abrechnungsbestimmung je vollendete 10 Minuten, höchstens zweimal je Sanierungsbehandlung

Anmerkung Bei der Nebeneinanderberechnung diagnostischer bzw. therapeutischer Gebührenordnungspositionen und der Gebührenordnungsposition 30944 ist eine mindestens 10 Minuten längere Arzt-Patienten-Kontaktzeit, als in den entsprechenden Gebührenordnungspositionen angegeben, Voraussetzung für die Berechnung der Gebührenordnungsposition 30944.
Bei der Nebeneinanderberechnung der Gebührenordnungspositionen 30942 und 30944 ist eine Arzt-Patienten-Kontaktzeit von mindestens 25 Minuten Voraussetzung für die Berechnung der Gebührenordnungsposition 30944.
Die Gebührenordnungsposition 30944 ist nicht im kurativ-stationären Behandlungsfall berechnungsfähig.
Die Gebührenordnungsposition 30944 ist nur bei Versicherten mit der gesicherten Diagnose ICD-10-GM U80.00 oder U80.01 berechnungsfähig. Die Diagnose muss durch eine mikrobiologische Untersuchung gesichert sein, die entweder vom Vertragsarzt veranlasst oder aus dem Krankenhaus übermittelt wurde.

Aufwand in Min.   **Kalkulationszeit:** 10   **Prüfzeit:** 10   **Eignung d. Prüfzeit:** Tages- und Quartalsprofil

GOÄ   entsprechend oder ähnlich: GOÄ Nr. 3 – Nr. 3 darf aber nur neben Untersuchungsleistungen nach den GOÄ Nrn. 5, 6, 7, 8, 800, 801 berechnet werden. Neben Nr. 3 sind weitere Nrn. nicht abrechnungsfähig

---

30946   Abklärungs-Diagnostik einer Kontaktperson nach erfolgloser Sanierung eines   **30**
MRSA-Trägers   **3,45**

Obligater Leistungsinhalt
- Persönlicher Arzt-Patienten-Kontakt,
- Abklärungsdiagnostik,
- Dokumentation,

Fakultativer Leistungsinhalt
Bereitstellung von Informationsmaterialien,

Abrechnungsbestimmung einmal im Behandlungsfall

Anmerkung Die Kontaktperson muss in dem Zeitraum gemäß Nr. 3 der Präambel des Abschnitts IV-30.12.1 mindestens über vier Tage den Schlafraum und/oder die Einrichtung(en) zur Körperpflege mit dem MRSA-Träger, bei dem die Eradikationstherapie oder die weitere Sanierungsbehandlung erfolglos verlief, gemeinsam nutzen und/oder genutzt haben.

Die Gebührenordnungsposition 30946 ist nicht im kurativ-stationären Behandlungsfall berechnungsfähig.

Die Gebührenordnungsposition 30946 ist nicht berechnungsfähig für Beschäftigte in Pflegeheimen und/oder in der ambulanten Pflege im Rahmen ihrer beruflichen Ausübung.

Abrechnungsausschluss in derselben Sitzung 32837

Aufwand in Min. **Kalkulationszeit: 2   Prüfzeit: 2   Eignung d. Prüfzeit:** Nur Quartalsprofil

GOÄ   entsprechend oder ähnlich: GOÄ Nr. 1, bei eingehender Befragung und Beratung ggf. GOÄ Nr. 3. – Nr. 3 darf aber nur neben Untersuchungsleistungen nach den GOÄ Nrn. 5, 6, 7, 8, 800, 801 berechnet werden. Neben Nr. 3 sind weitere Nrn. nicht abrechnungsfähig.

30948   Teilnahme an einer MRSA-Fall- und/oder regionalen Netzwerkkonferenz gemäß der Qualitätssicherungsvereinbarung MRSA nach § 135 Abs. 2 SGB V   **86**
9,88

Abrechnungsbestimmung einmal im Behandlungsfall

Anmerkung Die Gebührenordnungsposition 30948 ist nur berechnungsfähig, wenn die Fallkonferenz und/oder regionale Netzwerkkonferenz von der zuständigen Kassenärztlichen Vereinigung anerkannt ist.

Die Gebührenordnungsposition 30948 ist nur in Behandlungsfällen in Zusammenhang mit der Durchführung der Leistung der Gebührenordnungsposition 30942 berechnungsfähig, in denen der abrechnende Arzt eine Eradikationstherapie durchführt, und darf nur einmal je Sanierungsbehandlung berechnet werden.

Ärzte, die aus dem Abschnitt 30.12 ausschließlich Leistungen gemäß den Gebührenordnungspositionen 30954 und 30956 erbringen und berechnen, können bei Erfüllung der Voraussetzungen der Qualitätssicherungsvereinbarung MRSA gemäß § 135 Abs. 2 SGB V für die Teilnahme an der Netzwerk- und/oder Fallkonferenz zusätzlich die Gebührenordnungsposition 30948 je Behandlungsfall mit der Erbringung der Gebührenordnungspositionen 30954 und/oder 30956 berechnen. Dabei gilt ein Höchstwert von 919 Punkten je Praxis und je Netzwerk- und/oder Fallkonferenz.

Abweichend davon gilt für den Arzt, der gemäß der Qualitätssicherungsvereinbarung MRSA gemäß § 135 Abs. 2 SGB vorträgt, ein Höchstwert von 1515 Punkten je Netzwerk- und/oder Fallkonferenz.

Die Gebührenordnungsposition 30948 ist auch bei Durchführung der Fallkonferenz als Videofallkonferenz berechnungsfähig. Für die Abrechnung gelten die Anforderungen gemäß Anlage 31b zum BMV-Ä entsprechend.

Abrechnungsausschluss in derselben Sitzung 01442, 37720

Aufwand in Min. **Kalkulationszeit: 7   Prüfzeit: 5   Eignung d. Prüfzeit:** Nur Quartalsprofil

GOÄ   entsprechend oder ähnlich: Die GOÄ kennt keine vergleichbare Leistung. **Wezel/Lieold** … „rät bei Vorstellung eines Patienten und Diskussion …" zur Abrechnung der GOÄ Nr. 60.

30950   Bestätigung einer MRSA-Besiedelung durch Abstrich(e)   **19**
2,18

Obligater Leistungsinhalt

• Abstrichentnahme(n) (z.B. Nasenvorhöfe, Rachen, Wunde(n)) im Zusammenhang mit der Gebührenordnungsposition 30940 oder 30946 oder

• Abstrichentnahme(n) (z.B. Nasenvorhöfe, Rachen, Wunde(n)) zur ersten Verlaufskontrolle frühestens 3 Tage und spätestens 4 Wochen nach abgeschlossener Eradikationstherapie gemäß der Gebührenordnungspositionen 30942 und 30944 oder

• Abstrichentnahme(n) (z.B. Nasenvorhöfe, Rachen, Wunde(n)) zur zweiten Verlaufskontrolle frühestens 3 Monate und spätestens 6 Monate nach abgeschlossener Eradikationstherapie gemäß der Gebührenordnungspositionen 30942 und 30944 oder

• Abstrichentnahme(n) (z.B. Nasenvorhöfe, Rachen, Wunde(n)) zur dritten Verlaufskontrolle frühestens 11 Monate und spätestens 13 Monate nach abgeschlossener Eradikationstherapie gemäß der Gebührenordnungspositionen 30942 und 30944,

Abrechnungsbestimmung einmal am Behandlungstag, höchstens zweimal im Behandlungsfall

Anmerkung Die Gebührenordnungsposition 30950 ist nur bei Versicherten mit der gesicherten Diagnose ICD-10-GM U80.00 oder U80.01 berechnungsfähig, wenn das Ergebnis der (des) Abstriche(s) vorliegt.

Aufwand in Min. **Kalkulationszeit: 1   Prüfzeit: 1   Eignung d. Prüfzeit:** Tages- und Quartalsprofil
GOÄ   entsprechend oder ähnlich: GOÄ NR. 298

30952   Ausschluss einer MRSA-Besiedelung durch Abstrich(e)   **19**
2,18
Obligater Leistungsinhalt
* Abstrichentnahme(n) (z.B. Nasenvorhöfe, Rachen, Wunde(n)) im Zusammenhang mit der Gebührenordnungsposition 30940 oder 30946 oder
* Abstrichentnahme(n) (z.B. Nasenvorhöfe, Rachen, Wunde(n)) zur ersten Verlaufskontrolle frühestens 3 Tage und spätestens 4 Wochen nach abgeschlossener Eradikationstherapie gemäß der Gebührenordnungspositionen 30942 und 30944 oder
* Abstrichentnahme(n) (z.B. Nasenvorhöfe, Rachen, Wunde(n)) zur zweiten Verlaufskontrolle frühestens 3 Monate und spätestens 6 Monate nach abgeschlossener Eradikationstherapie gemäß der Gebührenordnungspositionen 30942 und 30944 oder
* Abstrichentnahme(n) (z.B. Nasenvorhöfe, Rachen, Wunde(n)) zur dritten Verlaufskontrolle frühestens 11 Monate und spätestens 13 Monate nach abgeschlossener Eradikationstherapie gemäß der Gebührenordnungspositionen 30942 und 30944,

Abrechnungsbestimmung einmal am Behandlungstag, höchstens zweimal im Behandlungsfall

Anmerkung Die Gebührenordnungsposition 30952 ist nur berechnungsfähig, wenn die Abstrichuntersuchung keinen Nachweis von MRSA aufweist.

Abrechnungsausschluss in derselben Sitzung 32837

Aufwand in Min. **Kalkulationszeit: 1   Prüfzeit: 1   Eignung d. Prüfzeit:** Tages- und Quartalsprofil
GOÄ   entsprechend oder ähnlich: Abrechnung der durchgeführten Abstriche und Laboruntersuchungen.

30.12.2 Labormedizinischer Nachweis von Methicillin-resistentem Staphylococcus aureus (MRSA)

30954   Gezielter MRSA-Nachweis auf chromogenem Selektivnährboden   **51**
5,86
Anmerkung Die Gebührenordnungsposition 30954 ist nur im Zusammenhang mit der(n) Gebührenordnungsposition(en) 30950 und/oder 30952 berechnungsfähig.

Abrechnungsausschluss in derselben Sitzung 32837

Aufwand in Min. **Kalkulationszeit: KA   Prüfzeit: ./.   Eignung d. Prüfzeit:** Keine Eignung
GOÄ   entsprechend oder ähnlich: GOÄ Nr. 4539*

30956   Nachweis der Koagulase und/oder des Clumpingfaktors zur Erregeridentifikation   **25**
nur bei positivem Nachweis gemäß GOP 30954   2,87
Anmerkung Die Gebührenordnungsposition 30956 ist nur im Zusammenhang mit der(n) Gebührenordnungsposition(en) 30950 und/oder 30952 berechnungsfähig.

Abrechnungsausschluss in derselben Sitzung 32837

Aufwand in Min. **Kalkulationszeit: KA   Prüfzeit: ./.   Eignung d. Prüfzeit:** Keine Eignung
GOÄ   entsprechend oder ähnlich: GOÄ Nr. 4546*

30.13   Spezialisierte geriatrische Diagnostik und Versorgung

1. Die Gebührenordnungspositionen 30980 und 30988 können nur von
   - Ärzten gemäß Präambel 3.1 Nr. 1 EBM
   und in Kooperation mit Ärzten gemäß Präambel 3.1 Nr. 1 EBM im Ausnahmefall von
   - Fachärzten für Neurologie,
   - Fachärzten für Nervenheilkunde,
   - Fachärzten für Neurologie und Psychiatrie,
   - Fachärzten für Psychiatrie und Psychotherapie,
   - Vertragsärzten mit der Zusatzbezeichnung Geriatrie
   berechnet werden.

2. Die Gebührenordnungspositionen 30981 und 30984 bis 30986 können nur von
   - Fachärzten für Innere Medizin und Geriatrie,
   - Fachärzten für Innere Medizin mit der Schwerpunktbezeichnung Geriatrie,
   - Vertragsärzten mit der Zusatzbezeichnung Geriatrie,
   - Fachärzten für Innere Medizin, Fachärzten für Allgemeinmedizin und Fachärzten für Physikalische und Rehabilitative Medizin, die eine geriatrische Qualifikation gemäß Anlage 1 zu § 1 der Vereinbarung nach § 118a SGB V nachweisen können,
   - ermächtigten geriatrischen Institutsambulanzen gemäß § 118a SGB V
   berechnet werden, die über eine Genehmigung der Kassenärztlichen Vereinigung gemäß der Qualitätssicherungsvereinbarung zur spezialisierten geriatrischen Diagnostik nach § 135 Abs. 2 SGB V verfügen.

3. Die Gebührenordnungsposition 30984 kann nur berechnet werden, wenn die Leistung auf Überweisung eines Vertragsarztes gemäß Nr. 1 erfolgt und eine Vorabklärung gemäß der Gebührenordnungspositionen 30980 und 30981 stattgefunden hat. In Berufsausübungsgemeinschaften und Medizinischen Versorgungszentren, in denen ein geriatrisch spezialisierter Arzt gemäß Nr. 2 zusammen mit einem Vertragsarzt gemäß Nr. 1 tätig ist, ist die Gebührenordnungsposition 30984 auch ohne Überweisung berechnungsfähig, sofern sich die Notwendigkeit aufgrund eines hausärztlichen geriatrischen Basisassessments gemäß der Gebührenordnungsposition 03360 ergibt. In diesen Fällen ist ein Abschlag in Höhe von 50 % auf die Gebührenordnungspositionen 30980 und 30981 vorzunehmen.

4. Die Gebührenordnungsposition 30988 kann nur berechnet werden, wenn die Leistung nach Durchführung eines weiterführenden geriatrischen Assessments gemäß der Gebührenordnungsposition 30984 erbracht wurde. Die Durchführung des weiterführenden geriatrischen Assessments darf nicht länger als vier Wochen zurückliegen.

5. Die Gebührenordnungspositionen dieses Abschnitts sind ausschließlich bei Patienten berechnungsfähig, die aufgrund der Art, Schwere und Komplexität ihrer Krankheitsverläufe einen besonders aufwändigen geriatrischen Versorgungsbedarf aufweisen und folgende Kriterien erfüllen:
   - Höheres Lebensalter (ab Beginn des 71. Lebensjahres) und
   - Vorliegen von mindestens zwei der nachfolgenden geriatrischen Syndrome oder mindestens ein nachfolgendes geriatrisches Syndrom und ein Pflegegrad gemäß § 15 SGB XI:
     • Multifaktoriell bedingte Mobilitätsstörung einschließlich Fallneigung und Altersschwindel,
     • Komplexe Beeinträchtigung kognitiver, emotionaler oder verhaltensbezogener Art,
     • Frailty-Syndrom (Kombinationen von unbeabsichtigtem Gewichtsverlust, körperlicher und/oder geistiger Erschöpfung, muskulärer Schwäche, verringerter Ganggeschwindigkeit und verminderter körperlicher Aktivität),
     • Dysphagie,
     • Inkontinenz(en),
     • Therapierefraktäres chronisches Schmerzsyndrom.

6. Die Berechnung der Gebührenordnungspositionen dieses Abschnitts setzt das Vorliegen der Ergebnisse eines geriatrischen Basisassessments entsprechend den Inhalten der Gebührenordnungsposition 03360 voraus. Die Durchführung des geriatrischen Basisassessments darf nicht länger als ein Quartal zurückliegen.

7. Die Berechnung der Gebührenordnungspositionen dieses Abschnitts setzt die Angabe von ICD-Kodes gemäß der ICD-10-GM, die den geriatrischen Versorgungsbedarf dokumentieren, voraus.

8. Sofern ein Arzt die Voraussetzungen gemäß Nr. 1 und Nr. 2 erfüllt, kann er abweichend von Nr. 3 für Patienten, die von ihm hausärztlich behandelt werden, ein weiterführendes geriatrisches Assessment nach der Gebührenordnungsposition 30984 auch ohne Überweisung durchführen und abrechnen, sofern ein anderer Arzt gemäß Nr. 2 die Notwendigkeit bescheinigt. In diesem Fall ist für den mitbeurteilenden Arzt die Gebührenordnungsposition 30981 berechnungsfähig. Vom Arzt, der die Voraussetzungen gemäß Nr. 1 und Nr. 2 erfüllt, ist die Gebührenordnungsposition 30980 berechnungsfähig.

30980   Abklärung vor der Durchführung eines weiterführenden geriatrischen Assessments   **193**
nach der Gebührenordnungsposition 30984 durch einen Arzt gemäß Nr. 1 in   22,18
Absprache mit einem Arzt gemäß Nr. 2 der Präambel des Abschnitts 30.13

Obligater Leistungsinhalt
- Persönlicher Arzt-Patienten-Kontakt,
- Abklärung und konsiliarische Beratung vor der Durchführung eines weiterführenden geriatrischen Assessments zwischen einem Arzt gemäß Nr. 1 und einem geriatrisch spezialisierten Arzt gemäß Nr. 2 der Präambel des Abschnitts 30.13,
- Überprüfung der Notwendigkeit eines weiterführenden geriatrischen Assessments und der hierfür ggf. erforderlichen Informationen und Untersuchungsbefunde,

Fakultativer Leistungsinhalt
- Abklärung offener Fragen mit Angehörigen, Bezugs- und Betreuungspersonen,

Abrechnungsbestimmung einmal im Krankheitsfall

Anmerkung Die Gebührenordnungsposition 30980 ist nur nach Abklärung und konsiliarischer Beratung durch einen Arzt gemäß Nr.1 mit einem Arzt gemäß Nr. 2 der Präambel des Abschnitts 30.13 berechnungsfähig.

Berichtspflicht Nein

Aufwand in Min.   **Kalkulationszeit:** 15   **Prüfzeit:** 12   **Eignung der Prüfzeit:** Nur Quartalsprofil

30981*   Abklärung vor der Durchführung eines weiterführenden geriatrischen Assessments   **128**
nach der Gebührenordnungsposition 30984 durch einen Arzt gemäß Nr. 2 in   14,71
Absprache mit einem Arzt gemäß Nr. 2 der Präambel des Abschnitts 30.13

Obligater Leistungsinhalt
- Abklärung und konsiliarische Beratung vor der Durchführung eines weiterführenden geriatrischen Assessments zwischen einem Arzt gemäß Nr. 1 und einem geriatrisch spezialisierten Arzt gemäß Nr. 2 der Präambel des Abschnitts 30.13,
- Überprüfung der Notwendigkeit eines weiterführenden geriatrischen Assessments und der hierfür ggf. erforderlichen Informationen und Untersuchungsbefunde,

Fakultativer Leistungsinhalt
- Abklärung offener Fragen mit Angehörigen, Bezugs- und Betreuungspersonen,

Abrechnungsbestimmung einmal im Krankheitsfall

Anmerkung Die Gebührenordnungsposition 30981 ist nur nach Abklärung und konsiliarischer Beratung durch einen Arzt gemäß Nr.1 mit einem Arzt gemäß Nr. 2 der Präambel des Abschnitts 30.13 berechnungsfähig.

Berichtspflicht Nein

Aufwand in Min.   **Kalkulationszeit:** 10   **Prüfzeit:** 8   **Eignung der Prüfzeit:** Nur Quartalsprofil

30984*   Weiterführendes geriatrisches Assessment gemäß der Qualitätssicherungsverein-   **871**
barung zur spezialisierten geriatrischen Diagnostik nach § 135 Abs. 2 SGB V   100,09

Obligater Leistungsinhalt
- Persönlicher Arzt-Patienten-Kontakt,
- Umfassendes geriatrisches Assessment (z. B. Selbstversorgungsfähigkeiten, Mobilität, Kognition, Emotion, instrumentelle Aktivitäten) und soziales Assessment (z. B. soziales Umfeld, Wohnumfeld, häusliche/außerhäusliche Aktivitäten, Pflege-/Hilfsmittelbedarf) jeweils in mindestens fünf Bereichen einschließlich einer Anamnese und einer körperlichen Untersuchung,
- Einbindung von mindestens einem der folgenden anderen Leistungserbringer gemäß § 6 Nr. 3 der Vereinbarung nach § 118a SGB V: Physiotherapeuten, Ergotherapeuten, Logopäden,
- Syndrombezogene geriatrische Untersuchungen einschließlich prognostischer Einschätzung zu spezifischen geriatrischen Syndromen,
- Differentialdiagnostische und differentialprognostische Bewertung der geriatrischen Syndrome und des Gesamtbefundes auf Basis des weiterführenden geriatrischen Assessments,

- Feststellung des Behandlungsbedarfs, Festlegung von geriatrischen Behandlungszielen und Erstellung eines schriftlichen Behandlungsplans einschließlich Empfehlungen für die medikamentöse Therapie, ggf. zu Heil- und Hilfsmitteln sowie zu rehabilitativen Maßnahmen und zur weiteren Diagnostik und Verlaufsbeurteilung des Patienten,
- Dauer mindestens 60 Minuten,

Fakultativer Leistungsinhalt
- Beratung sowie Information über geeignete Behandlungsmöglichkeiten, Beratungs- und Hilfsangebote sowie Unterstützungsleistungen und Kontakte zu Selbsthilfeeinrichtungen für Patienten, ihre Angehörigen und Bezugspersonen,
- Abstimmung und Beratung mit dem überweisenden Arzt,
- Nachuntersuchungen,
- Einbindung von Neuropsychologen,

Abrechnungsbestimmung einmal im Krankheitsfall

Berichtspflicht Nein

Aufwand in Min. **Kalkulationszeit:** 58   **Prüfzeit:** 46   **Eignung der Prüfzeit:** Nur Quartalsprofil

Kommentar: Gemäß der Qualitätssicherungsvereinbarung zur spezialisierten geriatrischen Diagnostik sind zur Abrechnungsgenehmigung und Durchführung der Untersuchungen zahlreiche Anforderungen zu erfüllen.

Diese finden Sie im Internet unter: https://www.kbv.de/media/sp/Geriatrie.pdf

Die Vereinbarung betrifft u.a.:
- Fachliche Anforderungen
- Genehmigungsvoraussetzungen
- Organisatorische Anforderungen
- Anforderungen an die räumliche Ausstattung
- Inhalt der spezialisierten geriatrischen Diagnostik
- Kooperation mit weiteren Berufsgruppen

30985 Zuschlag zur Gebührenordnungsposition 30984 für die Fortsetzung des weiterfüh- **319**
renden geriatrischen Assessments   36,66

Abrechnungsbestimmung je weitere vollendete 30 Minuten, bis zu zweimal im Krankheitsfall

Berichtspflicht Nein

Aufwand in Min. **Kalkulationszeit:** 20   **Prüfzeit:** 16   **Eignung der Prüfzeit:** Nur Quartalsprofil

30986* Zuschlag zur Gebührenordnungsposition 30985 für die Fortsetzung des weiterfüh- **228**
renden geriatrischen Assessments   26,20

Abrechnungsbestimmung je weitere vollendete 30 Minuten, bis zu zweimal im Krankheitsfall

Berichtspflicht Nein

Aufwand in Min. **Kalkulationszeit:** 10   **Prüfzeit:** 8   **Eignung der Prüfzeit:** Nur Quartalsprofil

30988 Zuschlag zu den Gebührenordnungspositionen 03362, 16230, 16231, 21230 und **65**
21231 für die Einleitung und Koordination der Therapiemaßnahmen gemäß multi- 7,47
professioneller geriatrischer Diagnostik nach Durchführung eines weiterführenden
geriatrischen Assessments gemäß Gebührenordnungsposition 30984

Obligater Leistungsinhalt
- Persönlicher Arzt-Patienten-Kontakt,
- Einleitung und/oder Koordination der Behandlung, ggf. Durchführung therapeutischer Maßnahmen gemäß dem Therapieplan, nach Durchführung eines multiprofessionellen geriatrischen Assessments,

Fakultativer Leistungsinhalt
- Konsiliarische Beratung mit anderen behandelnden Ärzten,

Abrechnungsbestimmung einmal im Krankheitsfall

Anmerkung Die Berechnung der Gebührenordnungsposition 30988 setzt das Vorliegen der Ergebnisse eines weiterführenden geriatrischen Assessments nach der Gebührenordnungsposition 30984 voraus.

Die Gebührenordnungsposition 30988 ist nur in einem Zeitraum von vier Wochen nach Durchführung eines weiterführenden geriatrischen Assessments nach der Gebührenordnungsposition 30984 berechnungsfähig.

Abrechnungsausschlüsse

in derselben Sitzung 30984

Berichtspflicht Nein

Aufwand in Min. **Kalkulationszeit:** 5 **Prüfzeit:** 4 **Eignung der Prüfzeit:** Nur Quartalsprofil

31 Gebührenordnungspositionen für ambulante Operationen, Anästhesien, präoperative, postoperative und orthopädisch-chirurgisch konservative Leistungen

Informationen der Herausgeber:

Aufgenommen wurden aus diesem Kapitel nur die Bereiche

31.1	**Präoperative Gebührenpositionen**
31.1.1	**Präambel**
31.1.2	**Präoperative Gebührenpositionen**
31.2	**Ambulante Operationen**
31.2.1	**Präambel**
31.2.14	**Vakuumversiegelungstherapie gemäß Nr. 33 Anlage I**
31.4	**Postoperative Behandlungskomplexe (nur Nr. 31600)**
31.6	**Orthopädisch-chirurgisch konservative Gebührenordnungspositionen**

Nicht aufgenommen wurden im Buch die OP-Leistungen der Kapitel 31 und 36, dies hätte weiterer 800 Seiten bedurft. Den schnellen Überblick zu den zahlreichen OPS-Codierungen zur EBM- Abrechnung finden auch teilweise operativ tätige Internisten kostenfrei unter www.springermedizin.de/ops-codierungen sowie unter den Links: https://www.dkgev.de/fileadmin/default/Mediapool/2_Themen/2.2._Finanzierung_ und_Leistungskataloge/2.2.4._Ambulante_Verguetung/2.2.4.2._Ambulantes_Operieren_115b_SGB_V/ Katalog_ambulante_Operationen_und_stationsersetzende_Leistungen_2019.pdf

oder

https://www.dkgev.de/themen/finanzierung-leistungskataloge/ambulante-verguetung/ambulantes-operieren-115b-sgb-v/.

Ferner finden Sie auf einen Blick alle dazu gehörigen EBM-Nummern z.B. der Anästhesie, der postoperativen Überwachungskomplexe und der postoperativen Behandlungskomplexe neben den OPS-Nummern.

1. Ambulante Operationen sind in vier Abschnitte unterteilt:

- Der präoperative Abschnitt, in dem Hausarzt, ggf. zuweisender Vertragsarzt, ggf. andere auf Überweisung tätige Vertragsärzte, ggf. Anästhesist und Operateur zusammenwirken, um den Patienten für die ambulante oder belegärztliche Operation ggf. einschließlich Anästhesien vorzubereiten.
- Der operative Abschnitt, in dem der Operateur ggf. mit dem Anästhesisten die Operation einschließlich Anästhesie durchführt.
- Der Abschnitt der postoperativen Überwachung, der in unmittelbarem Anschluss an die Operation entweder vom Anästhesisten oder vom Operateur durchgeführt wird.
- Der Abschnitt der postoperativen Behandlung vom 1. bis zum 21. postoperativen Tag, der entweder vom Operateur oder auf Überweisung durch den weiterbehandelnden Vertragsarzt erfolgt.

Kommentar:

Der gesamte Komplex der ambulanten Operationen ist konkret in folgende Abschnitte unterteilt.

- **31.1** den präoperativen Abschnitt – hier wirken Hausärzte, ggf. weitere überweisende Vertragsärzte, Anästhesist und Operateur zusammen mit dem Ziel der Vorbereitung des Patienten für die Operation,
- **31.2** den ambulanten operativen Abschnitt – hier wird die Operation einschließlich der Anästhesie vom Operateur, ggf. in Kooperation mit dem Anästhesisten durchgeführt,
- **31.3** die postoperative Überwachung – diese erfolgt unmittelbar im Anschluss an die Operation durch den Anästhesisten oder den Operateur und
- **31.4** die postoperative Behandlung – diese erfolgt ab dem 1. bis zum 21. postoperativen Tag durch den Operateur oder auf Überweisung durch einen anderen, den weiterbehandelnden Vertragsarzt.
- **31.5** Anästhesien im Zusammenhang mit Eingriffen des Abschnitts 31.2.
- **31.6** Orthopädisch-chirurgisch konservative Gebührenordnungspositionen

31010
Arztgruppenübergr. spezielle Gebührenordnungspositionen IV

31 Amb. OPs, Anästhesien, prä-, postoperative u. orthopädisch-chir. konservative Leistungen
EBM-Nr.

EBM-Punkte/Euro

31.1 Präoperative Gebührenordnungspositionen

31.1.1 Präambel

1. Die in Abschnitt IV-31.1.2 genannten Gebührenordnungspositionen können nur von:
   - Fachärzten für Allgemeinmedizin,
   - Fachärzten für Innere und Allgemeinmedizin,
   - Praktischen Ärzten,
   - Ärzten ohne Gebietsbezeichnung,
   - Fachärzten für Innere Medizin ohne Schwerpunktbezeichnung, die gegenüber dem Zulassungsausschuss ihre Teilnahme an der hausärztlichen Versorgung gemäß § 73 Abs. 1a SGB V erklärt haben,
   - Fachärzten für Kinder- und Jugendmedizin

berechnet werden.

2. Die Berechnung einer präoperativen Gebührenordnungsposition des Abschnitts 31.1.1 vor Durchführung einer intravitrealen Medikamenteneingabe nach den Gebührenordnungspositionen 31371, 31372, 31373, 36371, 36372 oder 36373 setzt die Begründung der medizinischen Notwendigkeit zur Operationsvorbereitung im Einzelfall voraus.

Kommentar:

Zu Pkt. 1

Alle Gebührenordnungspositionen des Abschnitts 31.1 – also die Leistungen nach den Nrn. 31010 bis 31013 – können grundsätzlich (s. Kommentierung zu Kapitel I, Abschnitt 1.5) nur von den oben angegebenen Ärzten abgerechnet werden.

Zu Pkt 2.

Vor Durchführung einer Injektion von Medikamenten in den hinteren Augenabschnitt ist die Abrechnung der präopeartiven Leistungen des Abschnitts 31.1.1 daran geknüpft, dass die medizinische Notwendigkeit einer Operationsvorbereitung im Einzelfall begründet wird. Dies kann als gegeben vorausgesetzt werden, wenn der Patient eine entsprechende Anforderung des Operateurs überbringt. Hier ist auf eine entsprechende Dokumentation zu achten.

31.1.2 Präoperative Gebührenordnungspositionen

31010   Operationsvorbereitung für ambulante und belegärztliche Eingriffe bei Neugeborenen, Säuglingen, Kleinkindern und Kindern   **304**
34,93

Obligater Leistungsinhalt
- Beratung und Erörterung ggf. unter Einbeziehung einer Bezugsperson,
- Überprüfung der Eignung des häuslichen, familiären oder sozialen Umfeldes,
- Aufklärung über Vor- und Nachteile einer ambulanten oder belegärztlichen Operation,
- Ganzkörperstatus,
- Dokumentation und schriftliche Befundmitteilung für den Operateur und/oder Anästhesisten,
- Ärztlicher Brief (Nr. 01601),

Fakultativer Leistungsinhalt
- Überprüfung der Operationsfähigkeit,
- Laboruntersuchungen (Nrn. 32101, 32125 und/oder 32110 bis 32116),

Abrechnungsbestimmung einmal im Behandlungsfall

Abrechnungsausschluss am Behandlungstag 01600, 01601 und Abschnitte 32.2, 32.3

Aufwand in Min.   **Kalkulationszeit: 25**   **Prüfzeit: 19**   **Eignung d. Prüfzeit:** Nur Quartalsprofil

GOÄ   entsprechend oder ähnlich: Leistungskomplex in der GOÄ nicht vorhanden. Abrechnung der einzelnen erbrachten GOÄ-Leistung(en).

Kommentar: Im obligaten Leistungsinhalt sind Beratungs- und Erörterungsleistungen sowie der Ganzkörperstatus beschrieben und damit zur Abrechnung gefordert.

Als fakultativer Bestandteil sind folgende Laboruntersuchungen genannt:

EBM Nr. 32101 TSH

EBM Nr. 32125 Präoperative Labordiagnostik – Bestimmung von **mindestens 6** der folgenden Parameter:
* Erythrozyten, Leukozyten, Thrombozyten, Hämoglobin, Hämatokrit, Kalium, Glukose im Blut, Kreatinin, Gamma-GT

vor Eingriffen in Narkose oder in rückenmarksnaher Regionalanästhesie (spinal, peridural) und/oder Leistungen nach EBM Nrn.
* **32110** Blutungszeit (standardisiert)
* **32111** Rekalzifizierungszeit
* **32112** PTT
* **32113** Quick-Wert, Plasma
* **32114** Quick-Wert, Kapillarblut
* **32115** Thrombinzeit
* **32116** Fibrinogen

Die Leistung nach Nr.31010 – 31013 sind nur ansetzbar für Operationen, die als gestattete Kassenleistung durchgeführt werden. Werden Operationen vom Patienten auf Wunsch privat gezahlt dann kann die Operationsvorbereitung nicht nach EBM abgerechnet werden, sondern nur privat nach GOÄ.

Die Nrn. 31010 bis 31013 sind nicht neben Leistungen des Kapitels 32 abrechenbar.

31011   Operationsvorbereitung für ambulante und belegärztliche Eingriffe bei Jugendli- **304**
chen und Erwachsenen bis zum vollendeten 40. Lebensjahr   **34,93**

Obligater Leistungsinhalt
* Beratung und Erörterung,
* Überprüfung der Eignung des häuslichen, familiären oder sozialen Umfeldes,
* Aufklärung über Vor- und Nachteile einer ambulanten oder belegärztlichen Operation,
* Ganzkörperstatus,
* Dokumentation und schriftliche Befundmitteilung für den Operateur und/oder Anästhesisten,
* Ärztlicher Brief (Nr. 01601),

Fakultativer Leistungsinhalt
* Überprüfung der Operationsfähigkeit,
* Ruhe-EKG,
* Laboruntersuchungen (Nrn. 32101, 32125 und/oder 32110 bis 32116),

Abrechnungsbestimmung einmal im Behandlungsfall

Abrechnungsausschluss am Behandlungstag 01600, 01601 und Abschnitte 32.2, 32.3

Aufwand in Min. **Kalkulationszeit:** 25   **Prüfzeit:** 21   **Eignung d. Prüfzeit:** Nur Quartalsprofil

GOÄ   entsprechend oder ähnlich: Leistungskomplex in der GOÄ nicht vorhanden. Abrechnung der einzelnen erbrachten GOÄ-Leistung(en).

Kommentar: Im obligaten Leistungsinhalt sind Beratungs- und Erörterungsleistungen sowie der Ganzkörperstatus beschrieben und damit zur Abrechnung gefordert.

Zum fakultativen Bestandteil sind folgende Laboruntersuchungen genannt (siehe Ausführungen zu GOP 31010):

EBM Nr. 32101 TSH

EBM Nr. 32125 Präoperative Labordiagnostik – Bestimmung von **mindestens 6** der folgenden Parameter:
* Erythrozyten, Leukozyten, Thrombozyten, Hämoglobin, Hämatokrit, Kalium, Glukose im Blut, Kreatinin, Gamma-GT

vor Eingriffen in Narkose oder in rückenmarksnaher Regionalanästhesie (spinal, peridural) und/oder Leistungen nach EBM Nrn.:
* **32110** Blutungszeit (standardisiert)
* **32111** Rekalzifizierungszeit
* **32112** PTT
* **32113** Quick-Wert, Plasma

- **32114** Quick-Wert, Kapillarblut
- **32115** Thrombinzeit
- **32116** Fibrinogen

Die Leistung nach Nr. 31010–31013 sind nur ansetzbar für Operationen, die als gestattete Kassenleistung durchgeführt werden. Werden Operationen vom Patienten auf Wunsch privat gezahlt dann kann die Operationsvorbereitung nicht nach EBM abgerechnet werden, sondern nur privat nach GOÄ.

Die Nrn. 31010–31013 sind nicht neben Leistungen des Kapitels 32 abrechenbar.

31012   Operationsvorbereitung bei ambulanten und belegärztlichen Eingriffen bei   **389** / 44,70
Patienten nach Vollendung des 40. Lebensjahres bis zur Vollendung des 60. Lebensjahres

Obligater Leistungsinhalt
- Beratung und Erörterung,
- Überprüfung der Eignung des häuslichen, familiären oder sozialen Umfeldes,
- Aufklärung über Vor- und Nachteile einer ambulanten oder belegärztlichen Operation,
- Ganzkörperstatus,
- Ruhe-EKG,
- Dokumentation und/oder schriftliche Befundmitteilung für den Operateur und/oder Anästhesisten,
- Ärztlicher Brief (Nr. 01601),

Fakultativer Leistungsinhalt
- Überprüfung der Operationsfähigkeit,
- Laboruntersuchung (Nrn. 32101, 32125 und/oder 32110 bis 32116),

Abrechnungsbestimmung einmal im Behandlungsfall

Abrechnungsausschluss am Behandlungstag 01600, 01601 und Abschnitte 32.2, 32.3

Aufwand in Min.   **Kalkulationszeit:** 27   **Prüfzeit:** 22   **Eignung d. Prüfzeit:** Nur Quartalsprofil
GOÄ   entsprechend oder ähnlich: Leistungskomplex in der GOÄ nicht vorhanden. Abrechnung der einzelnen erbrachten GOÄ-Leistung(en).
Kommentar: Siehe Kommentar zu 31010 ff.

31013   Operationvorbereitung bei ambulanten und belegärztlichen Eingriffen bei Patienten   **416** / 47,80
nach Vollendung des 60. Lebensjahres

Obligater Leistungsinhalt
- Beratung und Erörterung,
- Aufklärung über Vor- und Nachteile einer ambulanten oder belegärztlichen Operation,
- Überprüfung der Eignung des häuslichen, familiären oder sozialen Umfeldes,
- Ganzkörperstatus,
- Ruhe-EKG,
- Laboruntersuchungen (Nrn. 32125 und/oder 32110 bis 32116),
- Dokumentation und Befundmitteilung an den Operateur und/oder Anästhesisten,
- Ärztlicher Brief (Nr. 01601),

Fakultativer Leistungsinhalt
- Laboruntersuchungen (Nr. 32101),
- Überprüfung der Operationsfähigkeit,
- Weiterführende Labordiagnostik (Abschnitt IV-32.2),
- Spirographische Untersuchung mit Darstellung der Flußvolumenkurve, einschl. in- und exspiratorischer Messung, graphischer Registrierung und Dokumentation,

Abrechnungsbestimmung einmal im Behandlungsfall

Abrechnungsausschluss am Behandlungstag 01600, 01601, 03330, 04330 und Abschnitte 32.2, 32.3

Aufwand in Min.   **Kalkulationszeit:** 28   **Prüfzeit:** 23   **Eignung d. Prüfzeit:** Nur Quartalsprofil
GOÄ   entsprechend oder ähnlich: Leistungskomplex in der GOÄ nicht vorhanden. Abrechnung der einzelnen erbrachten GOÄ-Leistung(en).
Kommentar: Siehe Kommentar zu 31010 ff.

31.2 Ambulante Operationen

31.2.1 Präambel

1. Als ambulante Operation gelten ärztliche Leistungen mit chirurgisch-instrumenteller Eröffnung der Haut und/oder Schleimhaut oder der Wundverschluss von eröffneten Strukturen der Haut und/oder Schleimhaut mindestens in Oberflächenanästhesie sowie Leistungen entsprechend den OPS-301-Prozeduren des Anhangs 2 ggf. einschl. eingriffsbezogener Verbandleistungen. Punktionen mit Nadeln, Kanülen und Biopsienadeln, sowie Kürettagen der Haut und Shave-Biopsien der Haut fallen nicht unter die Definition eines operativen Eingriffs.

Kommentar:

Ambulante Operationen werden zunächst einmal wie folgt definiert:

- ärztliche Leistungen mit chirurgisch-instrumenteller Eröffnung der Haut und/ oder Schleimhaut oder der Wundverschluss von eröffneten Strukturen der Haut und/oder Schleimhaut mindestens in Oberflächenanästhesie
- Leistungen entsprechend den OPS-Prozeduren des Anhangs 2, ggf. einschließlich eingriffsbezogener Verbandleistungen.

Keine operativen Eingriffe im Sinne dieses Abschnitts sind Punktionen mit Nadeln, Kanülen und Biopsienadeln sowie Kürettagen oder Shave-Biopsien der Haut. Im EBM werden die Operationenschlüssel (OPS) = Prozeduren zu alphabetisch aufgeführten Eingriffsgruppen zusammengefasst.

A	Dermatochirurgischer Eingriff
B	Eingriff an der Brustdrüse
C	Eingriff an den Extremitäten
D	Eingriff an Knochen und Gelenken
E	Endoskopischer Gelenkeingriff (Arthroskopie)
F	Visceralchirurgischer Eingriff
G	Endoskopischer Visceralchirurgischer Eingriff
H	Proktologischer Eingriff
I	Kardiochirurgischer Eingriff
J	Thoraxchirurgischer Eingriff
K	Eingriff am Gefäßsystem
L	Schrittmacher
M	Eingriff der MKG-Chirurgie
N	Eingriff der HNO-Chirurgie
O	Peripherer neurochirurgischer Eingriff
P	Zentraler neurochirurgischer Eingriff
PP	Stereotaktischer neurochirurgischer Eingriff
Q	Urologischer Eingriff
R	Endoskopischer urologischer Eingriff
RR	Urologischer Eingriff mit Bildwandler
S	Gynäkologischer Eingriff
T	Endoskopischer gynäkologischer Eingriff
U	Extraocularer Eingriff
V	Intraocularer Eingriff
W	Laserchirurgischer Eingriff
X	Intraocularer Eingriff (Phakoemulsifikation)
Y	Phototherapeutische Keratektomie (PTK)

Innerhalb dieser Eingriffsgruppen werden nach Schwierigkeitsgraden (und damit auch nach Bewertungen) Kategorien von 1 bis 7 gebildet. Diese Unterteilung erfolgt nach sogenannten Schnitt-Naht-Zeit Gruppen (SNZ):

Schnitt-Naht-Zeit Kategorie/Gruppe (SNZ)/

bis 15 Min.	Kategorie 1
15 – 30 Minuten,	Kategorie 2
30 – 45 Minuten	Kategorie 3
45 – 60 Minuten	Kategorie 4
60 – 90 Minuten	Kategorie 5
90 – 120 Minuten	Kategorie 6
über 120 Minuten	Kategorie 7

2. Voraussetzung für die Berechnung der Gebührenordnungspositionen des Abschnittes 31.2 ist, dass die notwendigen sachlichen und personellen Bedingungen erfüllt sind und sich der Vertragsarzt gegenüber der Kassenärztlichen Vereinigung zur Teilnahme am Vertrag gemäß § 115b SGB V erklärt hat.

Kommentar

Um Leistungen nach diesem Abschnitt abrechnen zu können, muss der Vertragsarzt

- die notwendigen sachlichen und personellen Voraussetzungen erfüllen (diese finden sich in der Vereinbarung zwischen den GKV-Spitzenverbänden, der Deutschen Krankenhausgesellschaft und der Kassenärztlichen Bundesvereinigung von Qualitätssicherungsmaßnahmen bei ambulanten Operationen und bei sonstigen stationsersetzenden Leistungen gemäß § 15 des Vertrags nach § 115b Abs. 1 SGB V),
- gegenüber der Kassenärztlichen Vereinigung die Teilnahme am Vertrag gemäß § 115b SGB V erklären.

3. Der Leistungsumfang der Krankenhäuser, die sich zur Teilnahme am Vertrag gemäß § 115b SGB V erklärt haben, definiert sich nicht durch den Inhalt dieses Abschnittes, sondern durch den Vertrag nach § 115b SGB V.

Kommentar

In diesem Abschnitt sind alle ambulanten abrechnungsfähigen Operationen enthalten, nicht aber die Leistungen, die von Krankenhäusern erbracht werden, die ihre Teilnahme am Vertrag gemäß § 115b SGB V erklärt haben. Letztere definieren sich durch besagten Vertrag.

4. Der Operateur und der ggf. beteiligte Anästhesist sind verpflichtet, in jedem Einzelfall zu prüfen, ob Art und Schwere des beabsichtigten Eingriffs unter Berücksichtigung des Gesundheitszustandes des Patienten die ambulante Durchführung der Operation bzw. der Anästhesie nach den Regeln der ärztlichen Kunst mit den zur Verfügung stehenden Möglichkeiten erlauben und die erforderliche Aufklärung, Einverständniserklärung und Dokumentation erfolgt sind.

5. Die Gebührenordnungspositionen des Abschnittes 31.2 umfassen sämtliche durch den Operateur erbrachten ärztlichen Leistungen, Untersuchungen am Operationstag, Verbände, ärztliche Abschlussuntersuchung(en), einen post-operativen Arzt-Patienten-Kontakt ab dem ersten Tag nach der Operation, Dokumentation(en) und Beratungen einschließlich des Abschlussberichtes an den weiterbehandelnden Vertragsarzt und Hausarzt. Gibt der Versicherte keinen Hausarzt an, bzw. ist eine Genehmigung zur Information des Hausarztes gemäß § 73 Abs. 1b SGB V nicht erteilt, sind die Gebührenordnungspositionen des Abschnitts 31.2 auch ohne schriftliche Mitteilung an den Hausarzt berechnungsfähig.

Kommentar

Die Leistungen des Abschnitts 3.2 umfassen alle durch den Operateur erbrachten ärztlichen Leistungen:

- die Untersuchungen am Operationstag,
- alle Verbände,
- die ärztliche(n) Abschlussuntersuchung(en),
- einen postoperativen Arzt-Patienten-Kontakt ab dem ersten Tag nach der Operation sowie
- Dokumentation und Beratungen einschließlich des Abschlussberichts an den weiterbehandelnden Vertragsarzt und den Hausarzt – letzteres aber nur fakultativ.

6. Der Operateur und/oder der ggf. beteiligte Anästhesist haben durch eine zu dokumentierende Abschlussuntersuchung sicherzustellen, dass der Patient ohne erkennbare Gefahr in die ambulante Weiterbehandlung und Betreuung entlassen werden kann. Die Weiterbehandlung erfolgt in Absprache zwischen dem Operateur, dem ggf. beteiligten Anästhesisten und dem weiterbetreuenden Arzt.

7. Die Zuordnung der Eingriffe entsprechend des Operationenschlüssels nach § 295 SGB V (OPS) zu den Gebührenordnungspositionen ist im Anhang 2 aufgelistet. Es gelten zusätzlich die in der Präambel zu Anhang 2 sowie zu den einzelnen Unterabschnitten aufgelisteten Rahmenbedingungen. Die Zuordnung der definierten Gebührenordnungspositionen zu Unterabschnitten des Abschnitts 31.2 ist nicht gebietsspezifisch. Die Untergruppen sind nach Organsystem, OP-Ausstattung und Art des Eingriffs unterteilt. Sie können von allen Arztgruppen erbracht werden, die nach Weiterbildungsordnung und Zulassung dazu berechtigt sind. Nur die im Anhang 2 aufgeführten ambulanten Operationen sind berechnungsfähig. Eingriffe der Kleinchirurgie (Gebührenordnungspositionen 02300 bis 02302, 06350 bis 06352, 09351, 09360 bis 09362, 10340 bis 10342, 15321 bis 15324, 26350 bis 26352) in Narkose bei Neugeborenen, Säuglingen, Kleinkindern und Kindern werden gebietsspezifisch in der Kategorie 1 berechnet.

Kommentar

Die im Anhang 2 durchgeführte Zuordnung der Leistungen dieses Abschnitts entsprechend des Operationsschlüssels nach § 301 SGB V erfolgt nach den OPS-Nummern.

8. In einem Zeitraum von drei Tagen, beginnend mit dem Operationstag, können in der Praxis (des Operateurs) neben der ambulanten Operation nur die Gebührenordnungspositionen 01102, 01220 bis 01222, 01320 und 01321, 01410 bis 01415, 01431, 01436, 01442, 01444, 01450, 01470, 01602, 01610 bis 01612, 01620 bis 01624, 01626, 01640, 01641, 01642, 01647, 01648, 01650, 01660, 01670 bis 01672, 01699 bis 01703, 01705 bis 01707, 01709, 01711 bis 01723, 01731 bis 01735, 01737, 01740 bis 01744, 01747, 01748, 01750, 01752 bis 01758, 01760, 01761, 01764, 01765, 01770 bis 01775, 01780 bis 01787, 01793 bis 01796, 01800, 01802 bis 01811, 01815, 01816, 01820 bis 01828, 01830 bis 01833, 01840, 01841, 01842, 01850, 01915, 01920 bis 01922, 01940, 01949 bis 01953, 01955, 01956, 01960, 02314, 02325 bis 02328, 05227, 06227, 06362, 07227, 08227, 09227, 10227, 13227, 13297, 13347, 13397, 13421, 13423, 13497, 13547, 13597, 13647, 13697, 14217, 16218, 18227, 19310, 19312, 19315, 19320, 20227, 21227, 21228, 22219, 26227, 27227, 30701, 30706, 37400, 37700 bis 37706, 37710, 37711, 37714, 37720, die Versicherten- und Grundpauschalen, die Gebührenordnungsposition 06225 unter Berücksichtigung der Regelungen der Präambel 6.1 Nr. 6, Gebührenordnungspositionen der Kapitel bzw. Abschnitte 30.1.3, 30.3.2, 30.8, 30.12, 31.3, 31.4.3, 31.5.2, 31.5.3, 32, 34, 35, 37.5 und 40 sowie die Gebührenordnungspositionen 01100 oder 01101 jeweils in Verbindung mit der Gebührenordnungsposition 01414 berechnet werden.

Kommentar

Zusätzlich zu den Leistungen dieses Kapitels sind für den Operateur in einem Zeitraum von drei Tagen, beginnend mit dem Operationstag, abrechnungsfähig, sofern die übrigen Abrechnungsvoraussetzungen des EBM gegeben sind:

- die nachfolgenden Gebührenordnungspositionen des Abschnitts II (arztgruppenübergreifende allgemeine Leistungen):
  - Nrn. 01100, 01101 Unvorhergesehene Inanspruchnahme (jeweils in Verbindung mit der Gebührenordnungsposition 01414)
  - 01220 bis 01222 Reanimationskomplex
  - Nrn. 01320, 01321 Grundpauschale für ermächtigte Ärzte, Krankenhäuser bzw. Institute,
  - Nrn. 01410 bis 01415 Besuche, Visite
  - Nr. 01436 Konsultationspauschale,
  - Nrn. 01602 Mehrausfertigung eines Berichtes/Briefes
  - Nrn. 01610 bis 01612 Bescheinigung, Reha-Verordnung, Konsiliarbericht vor Aufnahme in die Psychiatrie
  - Nrn. 01620 bis 01623 Bescheinigung, Krankheitsbericht, Kurplan, Kurvorschlag
  - Nr. 01700 Grundpauschale für Prävention, Empfängnisregelung, Schwangerschaftsabbruch
  - Nr. 01701 Grundpauschale für Prävention, Empfängnisregelung, Schwangerschaftsabbruch
  - Nrn. 01705, 01706 Neugeborenen-Hörscreening,
  - Nr. 01707 Erweitertes Neugeborenen-Screening
  - Nr. 01708 Labor Neugeborenen-Screening
  - Nrn. 01711 bis 01723 Neugeborenen-Untersuchungen Jugendgesundheitsuntersuchung, Besuch zur Früherkennung, Sonographie Säuglingshüfte,
  - Nrn. 01730 bis 01735 Beratung zur Früherkennung
  - Nrn. 01740 bis 01742 Beratung zur Früherkennung des kolorektalen Karzinoms, Koloskopischer Komplex
  - Nr. 01743 Histologie bei Früherkennungskoloskopie

- Nr. 01750 Röntgen Mammae
- Nrn. 01752 bis 01755 Brustkrebsfrüherkennung
- Nr. 01770, 01771 Betreuung einer Schwangeren
- Nrn. 01772 bis 01775 Schwangerschaftssonographie
- Nrn. 01780 bis 01787 Geburtsleitung
- Nrn. 01790 bis 01792 Humangenetische Beurteilung
- Nr. 01793 Pränatale zytogenetische Untersuchung
- Nrn. 01800 bis 01811 Röteln, Blutgruppenbestimmung, Antikörpernachweis
- Nr. 01815 Untersuchung und Beratung der Wöchnerin
- Nr. 01816 Clamydienscreening
- Nrn. 01820 bis 01822 Empfängnisregelung,
- Nrn. 01825 bis 01832 Empfängnisregelung
- Nr. 01833 Varicella-Zoster-Virus-Antikörper-Nachweis
- Nr. 01835 bis 01837 Humangenetische Beratung
- Nrn. 01838, 01839 Postnatale zytogenetische Untersuchung
- Nrn. 01840 Clamydienscreening
- Nr. 01850 Sterilisation
- Nrn. 01915 Clamydienscreening
- Nrn. 01950 bis 01952 Substitutionsbehandlung,
- Nrn. 01955, 01956 Diamorphingestützte Behandlung Opiatabhängiger,
- die nachfolgenden Gebührenordnungspositionen des Abschnitts III (fachärztliche arztgruppenspezifische Leistungen):
  - Nrn. 13421, 13423 Koloskopie
  - Nrn. 19310, 19312, 19320 Histo-/Zytologie
- Versicherten-, Grundpauschalen und Gebührenordnungspositionen der Abschnitte
  - 31.3 Postoperative Überwachungskomplexe
  - 31.4.3 Postoperative Behandlungskomplexe im Fachärztlichen Versorgungsbereich
  - 31.5.2 Regionalanästhesie
- Versicherten-, Grundpauschalen und Gebührenordnungspositionen der Kapitel
  - 32 Labor
  - 34 Radiologie, CT, NMR
  - 35 Psychotherapie

Wichtig ist, dass auch für die nach der obigen Regelung zusätzlich abrechnungsfähigen Leistungen immer auch die Abrechnungsvoraussetzungen und -ausschlüsse beachtet werden müssen, die im EBM für die Abrechnung der jeweiligen Leistung genannt sind.

9. Die Leistungserbringung ist gemäß 2.1 der Allgemeinen Bestimmungen nur dann vollständig gegeben, wenn bei der Berechnung die Angabe der OPS-Prozedur(en) in der gültigen Fassung erfolgt. Die Diagnosen sind nach dem ICD-10-Diagnoseschlüssel (ICD-10-GM) in der gültigen Fassung anzugeben.

Kommentar

Zur Vollständigkeit der Leistungserbringung gehört schließlich die Angabe der OPS-Nummern in der gültigen Fassung – auf die Schwierigkeit, diese in der Anlage 2 zu finden, wurde bereits hingewiesen – sowie die Diagnoseangabe nach dem ICD-10-Schlüssel in der jeweils gültigen Fassung.

Die Leistungen der Gebührenpositionen für ambulantes Operieren, Anästhesie, praeoperative und fachärztliche postoperative Gebührenpositionen der Kapitel 31.2.2 bis 31.2.13, 31.3 Postoperative Überwachungskomplexe und die Kapitel 31.4.3 bis 31.5.3 wurden wegen des großen Umfangs nicht mit aufgenommen.

31.2.14 Vakuumversiegelungstherapie gemäß Nr. 33 Anlage I „Anerkannte Untersuchungs- oder Behandlungsmethoden" der Richtlinie Methoden vertragsärztliche Versorgung des Gemeinsamen Bundesausschusses

1. Die Gebührenordnungspositionen dieses Abschnitts können nur von
   - Fachärzten für Chirurgie,
   - Fachärzten für Kinderchirurgie,
   - Fachärzten für Plastische und Ästhetische Chirurgie,
   - Fachärzten für Frauenheilkunde und Geburtshilfe,
   - Fachärzten für Hals-, Nasen- und Ohrenheilkunde,
   - Fachärzten für Haut- und Geschlechtskrankheiten,
   - Fachärzten für Mund-, Kiefer- und Gesichtschirurgie,
   - Fachärzten für Neurochirurgie,
   - Fachärzten für Orthopädie und Unfallchirurgie,
   - Fachärzten für Urologie

berechnet werden.

2. Entgegen der Nr. 9 der Präambel 31.2.1 ist die Gebührenordnungsposition 31401 ohne Angabe der OPS-Prozedur(en) für die Vakuumversiegelungstherapie berechnungsfähig.

3. Entgegen der Nr. 2 der Präambel 2.1 des Anhangs 2 kann der primäre Wundverschluss mittels Vakuumversiegelungstherapie entsprechend der Gebührenordnungsposition 31401 als Zuschlag zum jeweiligen Haupteingriff berechnet werden.

Anmerkung:

Sekundärer Wundverschluss: Die neue EBM-Nr. 02314 kann abgerechnet werden von
- Fachärzten für Allgemeinmedizin,
- Fachärzten für Innere und Allgemeinmedizin,
- Praktischen Ärzten,
- Ärzten ohne Gebietsbezeichnung,
- Fachärzten für Innere Medizin ohne Schwerpunktbezeichnung, die gegenüber dem Zulassungsausschuss ihre Teilnahme an der hausärztlichen Versorgung gemäß § 73 Abs. 1a SGB V erklärt haben,
- Fachärzten für Chirurgie,
- Fachärzten für Kinderchirurgie,
- Fachärzten für Plastische und Ästhetische Chirurgie,
- Fachärzten für Frauenheilkunde und Geburtshilfe,
- Fachärzten für Hals-, Nasen- und Ohrenheilkunde,
- Fachärzten für Haut- und Geschlechtskrankheiten,
- Fachärzten für Innere Medizin und Angiologie,
- Fachärzten für Innere Medizin und Endokrinologie und Diabetologie,
- Fachärzten für Mund-, Kiefer- und Gesichtschirurgie,
- Fachärzten für Neurochirurgie,
- Fachärzten für Orthopädie und Unfallchirurgie,
- Fachärzten für Urologie,
- Vertragsärzten mit der Zusatzweiterbildung „Diabetologie" oder der Bezeichnung „Diabetologe Deutsche Diabetes Gesellschaft (DDG)" oder der Zusatzweiterbildung Phlebologie

Die Leistungsinhalte und Voraussetzungen für die Abrechnung der Zusatzpauschale (EBM-Nr. 02314/135 Punkte) für die Vakuumversiegelung sind festgelegt. Die obligatorischen Leistungsinhalte umfassen:
- Persönlicher Arzt-Patienten-Kontakt
- Anlage bzw. Wechsel des Unterdruck-Wundtherapiesystems direkt nach einer Wundversorgung.

Fakultative Leistungen reichen von der
- Einweisung des Patienten in die Bedienung des Therapiesystems, bis hin zur
- interdisziplinären Abstimmung,
- dem Einstellen und der Pumpe und
- dem Behälterwechsel

Fragen und Antworten zur Vakuumsversiegelungstherapie im Einsatz
der Anschlussversorgung/Überleitung vom stationären Bereich in den ambulanten Sektor im Rahmen des Entlassmanagements:

- **Wie rechnet der Belegarzt ab?**
  Der Belegarzt kann mit 15% Abschlag bei GOÄ abrechnen. Alle Ziffern, die auch bei stationärer VAC-Neuanlage oder Wechsel möglich sind.

- **Prozedere eines Entlassmanagement:**
  Ein Patient wurde nach einer OP mit einer Vakuumversiegelungstherapie versorgt (vergütet über DRG). Der Patient wird entlassen und die Vakuumversiegelungstherapie soll weiterhin fortgeführt werden.

Wer übernimmt den VW?
Bei privaten Ziffernkette VAC-Wechsel, bei Zusatzversicherten auch (-25% poststationär Abschlag), bei UV-GOÄ muss zuvor genehmigt werden.

Bei GKV-Versicherten muss im EBM nach neuen Leistungspositionen berechnet werden – hier greift die Vergütung der poststationären Versorgung.

Was passiert, wenn die Therapie nach 14 Tagen noch nicht abgeschlossen ist?
- Dann Weiterversorgung nach GKV (EBM)
- Da aber meistens nochmalige OP (Wundverschluss, Hauttransplantation oder plastische Deckung) notwendig ist, kann man dann bis 3 Wochen Intervall bei Zusatzversicherten überbrücken (14 Tage poststationär und 7 Tage prästationär)

Wird die Therapie ambulant fortgeführt, handelt es sich nun fast immer um bei VAC um einen sekundären Wundverschluss. Oft nehmen Kliniken VACS nach Hauttransplantationen noch 5 Tage.

Abrechnung der Vakuumversiegelungstherapie nach EBM:
Primärer Wundverschluß
EBM-Nr. 31401 (68 Punkte/7,66 Euro):
Zuschlag zu einem Eingriff des Abschnitts 31.2 für die Anlage eines Systems zur Vakuumversiegelung zum intendierten primären Wundverschluss (einmal am Behandlungstag)
EBM-Nr. 36401 (64 Punkte/7,21 Euro):
Zuschlag zu einem Eingriff des Abschnitts 36.2 für die Anlage eines Systems zur Vakuumversiegelung zum intendierten primären Wundverschluss (einmal am Behandlungstag)

Sekundärer Wundverschluß
EBM-Nr. 02314 (135 Punkte/15,21 Euro):
Zusatzpauschale für die Vakuumversiegelungstherapie zum intendierten sekundären Wundverschluss (einmal am Behandlungstag)

Sachkosten
EBM-Nr. 40900 (430,67 Euro):
Kostenpauschale im Zusammenhang mit der EBM-Nrn. 31401 oder 36401 (je durchgeführter Leistung)
EBM-Nr. 40901 (65,49 Euro):
Kostenpauschale im Zusammenhang mit der EBM-Nr. 02314 bei einer Wundfläche bis einschließlich 20 cm^2 (je durchgeführter Leistung, höchstens dreimal in der Kalenderwoche)
EBM-Nr. 40902 (71,39 Euro):
Kostenpauschale im Zusammenhang mit der EBM-Nr. 02314 bei einer Wundfläche größer 20 cm^2 (je durchgeführter Leistung, höchstens dreimal in der Kalenderwoche)
EBM-Nr. 40903 (47,54 Euro):
Kostenpauschale für die Vakuumpumpe im Zusammenhang mit der EBM-Nr. 02314 (je Kalendertag)

31401*	Zuschlag zu einem Eingriff des Abschnitts 31.2 für die Anlage eines Systems zur Vakuumversiegelung zum intendierten primären Wundverschluss gemäß Nr. 33 der Anlage I „Anerkannte Untersuchungs- oder Behandlungsmethoden" der Richtlinie Methoden vertragsärztliche Versorgung des Gemeinsamen Bundesausschusses	**68** 7,81

Obligater Leistungsinhalt
- Persönlicher Arzt-Patienten-Kontakt,

Fakultativer Leistungsinhalt
* Einweisung des Patienten in die Pumpenbedienung im zeitlichen Zusammenhang mit der Operation,
* Einstellen der Pumpe,

Abrechnungsbestimmung einmal am Behandlungstag

Anmerkung Die Gebührenordnungsposition 31401 ist nur bei Patienten berechnungsfähig, bei denen aufgrund wund- oder patientenspezifischer Risikofaktoren unter einer Standardwundbehandlung keine ausreichende Heilung zu erwarten ist.

Abrechnungsausschluss am Behandlungstag 02314, 36401

Die Abrechnung der mit * gekennzeichneten Leistung, schließt den Ansatz der fachärztlichen Grundpauschale aus.

Berichtspflicht Nein

Aufwand in Min. **Kalkulationszeit:** KA   **Prüfzeit:** ./.   **Eignung der**   **Prüfzeit:** Keine Eignung

31.4 Postoperative Behandlungskomplexe

31.4.2 Postoperativer Behandlungskomplex im Hausärztlichen Versorgungsbereich

31600   Postoperative Behandlung durch den Hausarzt   **159**
Postoperative Behandlung durch den Hausarzt nach der Erbringung eines Eingriffs **18,27**
des Abschnitts IV-31.2 bei Überweisung durch den Operateur

Obligater Leistungsinhalt
* Befundkontrolle(n),
* Befundbesprechung(en),

Fakultativer Leistungsinhalt
* Verbandswechsel,
* Anlage und/oder Wechsel und/oder Ändern eines immobilisierenden Verbandes,
* Drainagenwechsel,
* Drainagenentfernung,
* Einleitung und/oder Kontrolle der medikamentösen Therapie,

Abrechnungsbestimmung einmalig im Zeitraum von 21 Tagen nach Erbringung einer Leistung des Abschnitts 31.2

Abrechnungsausschluss im Zeitraum von 21 Tagen nach Erbringung einer Leistung des Abschnitts 31.2, 02300 bis 02302, 02310, 02340, 02341, 02350, 02360

Berichtspflicht Nein

Kommentar: Nur auf Überweisung des Operateurs möglich – der Überweisungsschein muss vorliegen unter Angabe des OPS-Kodes. Achten Sie auf zusätzliche Regelungen der einzelnen KVen. Zu beachten: Im Zeitraum von 21 Tagen nach Erbringung einer Leistung des Abschnitts 31.2 sind Wundbehandlungsziffern (02300 bis 02302, 02310, 02340, 02341, 02350 und 02360) ausgeschlossen. Dies gilt auch für Wundbehandlungen aus anderem Grund, die keinen Bezug zur durchgeführten Operation haben.

Aufwand in Min. **Kalkulationszeit:** 10   **Prüfzeit:** 9   **Eignung d. Prüfzeit:** Nur Quartalsprofil

31.6 Orthopädisch-chirurgisch konservative Gebührenordnungspositionen

31.6.1 Präambel

1. Neben einem ablaufbezogenen Leistungskomplex nach den Nrn. 31930 und/oder 31932 können im Behandlungsfall nur die arztgruppenspezifischen Versicherten- und/oder Grundpauschalen, die Gebührenordnungspositionen 01100, 01101, 01205, 01207, 01210, 01212, 01214, 01216, 01218, 01220 bis 01224, 01226, 01320, 01321, 01322, 01323, 01450, 01470, 01600 bis 01602, 01610, 01612, 01620 bis 01624, 01626, 01640, 01641, 01642, 01647, 01648, 01650, 01660, 01670 bis 01672, 01711 bis 01718, 01722, 01723, 01747, 01748, 01770 bis 01775, 01780 bis 01787, 01793, 01800, 01802 bis 01811, 01815, 01816, 01822, 01825 bis 01828, 01830 bis 01833, 01840, 01850, 01915, 01949 bis 01953, 01955, 01956, 01960, 03010, 04010,

05227, 05228, 06227, 06228, 07227, 07228, 08227, 08228, 08576, 09227, 09228, 10227, 10228, 13227, 13228, 13297, 13298, 13347, 13348, 13397, 13398, 13497, 13498, 13547, 13548, 13597, 13598, 13647, 13648, 13697, 13698, 14217, 14218, 15228,16218, 16228, 18227, 18228, 20227, 20228, 21227, 21228, 21236, 21237, 22219, 22228, 26227, 26228, 27227, 27228, 30701, 30705, 30706, 33050 und 33051 und die Gebührenordnungspositionen der Kapitel IV-32,IV-34, IV-35 und IV-40 berechnet werden. Dies gilt nicht für Berufsausübungsgemeinschaften gemäß § 1a Nr. 12 Bundesmantelvertrag-Ärzte (BMV-Ä), sofern die Leistungen von unterschiedlichen Ärzten erbracht werden.

2. Wird im Zusammenhang mit den Gebührenordnungspositionen 31910, 31912 und 31920 die Gebührenordnungsposition 31800 erbracht, ist diese ebenfalls berechnungsfähig.

Kommentar:

Zusätzlich zu den Leistungen nach Nrn. 31930 (Behandlung mit einer orofazialen Stütz-, Halte- oder Hilfsvorrichtung) und/oder 31932 (Behandlung mit einer orthopädischen Stütz-, Halte- und/oder Hilfs-vorrichtung) sind im Behandlungsfall abrechnungsfähig, sofern die übrigen Abrechnungsvorausset-zungen des EBM gegeben sind:

- die arztgruppenbezogenen Versicherten- und/oder Grundpauschalen
- die nachfolgenden Gebührenordnungspositionen des Abschnitts II (arztgruppenübergreifende allgemeine Leistungen):
  - Nrn. 01100, 01101 Unvorhergesehene Inanspruchnahme
  - Nr. 01210 Notfallpauschale im organisierten Not(fall)dienst,
  - Nr. 01212 Zusatzpauschale für die Besuchsbereitschaft im Notfall bez. organisierten Not(fall)dienst,
  - Nrn. 01214, 01216, 01218, 01220 bis 01222 Notfallkonsultationspauschale im organisierten Not(fall) dienst, Zusatzpauschale für die Besuchsbereitschaft im Notfall bez. organisierten Not(fall)dienst, Reanimationskomplex,
  - Nrn. 01320, 01321 Grundpauschale für ermächtigte Ärzte, Krankenhäuser bzw. Institute,
  - Nrn. 01600 bis 01602 Ärztlicher Bericht/Brief,
  - Nrn. 01610, 01612 Bescheinigung, Konsiliarbericht vor Aufnahme in die Psychiatrie
  - Nrn. 01620 bis 01623 Bescheinigung, Krankheitsbericht, Kurplan, Kurvorschlag
  - Nrn. 01711 bis 01718 Neugeborenen-Untersuchungen Jugendgesundheitsuntersuchung
  - Nrn. 01711 bis 01718 Neugeborenen-Untersuchungen, Kinder-Untersuchungen
  - Nr. 01722 Sonographie Säuglingshüfte
  - Nr. 01723 U 7a
  - Nr. 01770, 01771 Betreuung einer Schwangeren
  - Nrn. 01772 bis 01775 Schwangerschaftssonographie
  - Nrn. 01780 bis 01787 Geburtsleitung
  - Nrn. 01790 bis 01792 Humangenetische Beurteilung
  - Nr. 01793 Pränatale zytogenetische Untersuchung
  - Nrn. 01800 bis 01811 Röteln, Blutgruppenbestimmung, Antikörpernachweis
  - Nr. 01815 Untersuchung und Beratung der Wöchnerin
  - Nr. 01816 Clamydienscreening
  - Nr. 01822 Empfängnisregelung
  - Nrn. 01825 bis 01832 Empfängnisregelung
  - Nr. 01833 Varicella-Zoster-Virus-Antikörper-Nachweis
  - Nr. 01839 Postnatale zytogenetische Untersuchung
  - Nrn. 01840, 01842, 01843 Clamydienscreening
  - Nr. 01850 Sterilisation
  - Nrn. 01915, 01917, 01918 Clamydienscreening
  - Nrn. 01950 bis 01952 Substitutionsbehandlung,
  - Nrn. 01955, 01956 Diamorphingestützte Behandlung Opiatabhängiger,
- sowie die folgenden Gebührenordnungspositionen des Abschnitts IV (arztgruppenübergreifende spezielle Leistungen):
  - Nrn. 33050, 33051 Sonographie

• Gebührenordnungspositionen der Kapitel
  – 32 Labor
  – 34 Radiologie, CT, NMR
  – 35 Psychotherapie

Wichtig ist, dass auch für die nach der obigen Regelung zusätzlich abrechnungsfähigen Leistungen immer auch die Abrechnungsvoraussetzungen und -ausschlüsse beachtet werden müssen, die im EBM für die Abrechnung der jeweiligen Leistung genannt sind.

31.6.2 Orthopädisch-chirurgisch konservative Gebührenordnungspositionen

31900   Praktische Schulung   **57**
                                                                                    6,55
Obligater Leistungsinhalt
• Schulung im Gebrauch von Kunstgliedern, Fremdkraftprothesen oder großen orthopädischen Hilfsmitteln,

Fakultativer Leistungsinhalt
• Unterweisung der Betreuungsperson,

Abrechnungsbestimmung je Sitzung

Aufwand in Min. **Kalkulationszeit:** KA   **Prüfzeit:** 2   **Eignung d. Prüfzeit:** Tages- und Quartalsprofil
GOÄ   entsprechend oder ähnlich: Leistungskomplex nicht eindeutig übertragbar. Abrechnung der erbrachten Leistungen.

31910   Einrichtung von Frakturen und/oder Luxationen distal der Hand- oder Fußwurzel   **57**
                                                                                    6,55
Aufwand in Min. **Kalkulationszeit:** KA   **Prüfzeit:** 2   **Eignung d. Prüfzeit:** Tages- und Quartalsprofil
GOÄ   entsprechend oder ähnlich: Leistungskomplex nicht eindeutig übertragbar. Abrechnung der erbrachten Leistungen.

31912   Einrichtung von Frakturen und/oder Luxationen des Ellenbogen- oder Kniegelenkes   **112**
             oder distal davon mit Ausnahme der Leistungsinhalte der Gebührenordnungsposi-   12,87
             tion 31910
Aufwand in Min. **Kalkulationszeit:** KA   **Prüfzeit:** 5   **Eignung d. Prüfzeit:** Tages- und Quartalsprofil
GOÄ   entsprechend oder ähnlich: Leistungskomplex nicht eindeutig übertragbar. Abrechnung der erbrachten Leistungen.

31914   Einrichtung von Frakturen und/oder Luxationen proximal von Knie- oder Ellenbo-   **280**
             gengelenk   32,18
Aufwand in Min. **Kalkulationszeit:** KA   **Prüfzeit:** 10   **Eignung d. Prüfzeit:** Tages- und Quartalsprofil
GOÄ   entsprechend oder ähnlich: Leistungskomplex nicht eindeutig übertragbar. Abrechnung der erbrachten Leistungen.

31920*   Kontraktionsmobilisierung   **167**
                                                                                    19,19
Obligater Leistungsinhalt
Mobilisierung eines kontrakten
• Kiefergelenks und/oder
• Schultergelenks und/oder
• Ellenbogengelenks und/oder
• Hüftgelenks und/oder
• Kniegelenks

Anmerkung Die Gebührenordnungsposition ist nur berechnungsfähig, wenn die Kontraktionsmobilisierung in Narkose oder Regionalanästhesie als selbstständige Leistung vorgenommen wurde.
Der zur Berechnung der Gebührenordnungsposition 31920 geforderte Leistungsinhalt (Regionalanästhesie) wird nicht erfüllt durch Infiltrations-, Leitungs- oder Oberflächenanästhesien.

31930*–31942 Arztgruppenübergr. spezielle Gebührenordnungspositionen IV

31 Amb. OPs, Anästhesien, prä-, postoperative u. orthopädisch-chir. konservative Leistungen
EBM-Nr.   EBM-Punkte / Euro

Wird im Zusammenhang mit der Gebührenordnungsposition 31920 die Leistung entsprechend der Gebührenordnungsposition 31800 erbracht, ist diese ebenfalls berechnungsfähig.

Aufwand in Min. **Kalkulationszeit:** KA   **Prüfzeit:** 7   **Eignung d. Prüfzeit:** Tages- und Quartalsprofil
GOÄ   entsprechend oder ähnlich: Leistungskomplex nicht eindeutig übertragbar. Abrechnung der erbrachten Leistungen.

31930* Behandlung mit einer orofazialen Stütz-, Halte- oder Hilfsvorrichtung   280
                                                                                     32,18
Obligater Leistungsinhalt
* Anlegen einer Verbandsplatte, Pelotte, Kopf-Kinn-Kappe und/oder orofazialen Drahtaufhängung einfacher Art am Ober- oder Unterkiefer und/oder
* Wiederanbringung einer gelösten Apparatur am Ober- oder Unterkiefer und/oder
* Änderungen und/oder teilweise Erneuerung einer Verbandsplatte, Pelotte, Kopf-Kinn-Kappe und/oder orofazialen Drahtaufhängung einfacher Art am Ober- oder Unterkiefer, und/oder
* Entfernung einer Verbandsplatte, Pelotte, Kopf-Kinn-Kappe und/oder orofazialen Drahtaufhängung einfacher Art am Ober- oder Unterkiefer

Fakultativer Leistungsinhalt
* Schienen oder Apparaturen,
* Modellierende Stellungskorrektur,
* Stellungsänderung im Verlauf der Behandlung

Anmerkung In der Gebührenordnungsposition nach der Nr. 31930 sind die Kosten für die Herstellung der Schienen und Apparaturen nicht enthalten.

Aufwand in Min. **Kalkulationszeit:** KA   **Prüfzeit:** 10   **Eignung d. Prüfzeit:** Tages- und Quartalsprofil
GOÄ   entsprechend oder ähnlich: Leistungskomplex nicht eindeutig übertragbar. Abrechnung der erbrachten Leistungen.

31932* Behandlung mit einer orthopädischen Stütz-, Halte- und/oder Hilfsvorrichtung   280
                                                                                            32,18
Obligater Leistungsinhalt
* Modellierende Stellungskorrektur einer schweren Hand- und/oder Fußfehlbildung und/oder
* Stellungskorrektur der angeborenen Luxation eines Hüftgelenkes

Fakultativer Leistungsinhalt
* Schienen und/oder Apparaturen,
* Stellungsänderung im Verlauf der Behandlung

Anmerkung In der Gebührenordnungsposition 31932 sind die Kosten für die Herstellung der Schienen und Apparaturen nicht enthalten.

Aufwand in Min. **Kalkulationszeit:** KA   **Prüfzeit:** 10   **Eignung d. Prüfzeit:** Tages- und Quartalsprofil
GOÄ   entsprechend oder ähnlich: Leistungskomplex nicht eindeutig übertragbar. Abrechnung der erbrachten Leistungen.

31941 Abdrücke und Modelle I   57
                                     6,55
Obligater Leistungsinhalt
* Abdrücke oder Modellherstellung durch Gips oder andere Werkstoffe für eine Hand oder für einen Fuß, mit oder ohne Positiv – nicht für Kopieabdrücke -

Fakultativer Leistungsinhalt
* Gespräch mit dem Orthopädiemechaniker und dem Patienten zur Erstellung des Konstruktionsplanes für ein großes orthopädisches Hilfsmittel (z.B. Kunstglied)

Aufwand in Min. **Kalkulationszeit:** KA   **Prüfzeit:** 2   **Eignung d. Prüfzeit:** Tages- und Quartalsprofil
GOÄ   entsprechend oder ähnlich: Leistungskomplex nicht eindeutig übertragbar. Abrechnung der erbrachten Leistungen.

31942 Abdrücke und Modelle II   93
                                      10,69
Obligater Leistungsinhalt
* Abdrücke oder Modellherstellung durch Gips oder andere Werkstoffe
  – für einen Unterarm mit Hand und/oder
  – für einen Unterschenkel mit Fuß und/oder

– für einen Ober- oder Unterarm und/oder
– für einen Unterschenkel- oder Oberschenkelstumpf (mit Tubersitzausarbeitung)

Fakultativer Leistungsinhalt
• Gespräch mit dem Orthopädiemechaniker und dem Patienten zur Erstellung des Konstruktionsplanes für ein großes orthopädisches Hilfsmittel (z.B. Kunstglied)

Aufwand in Min. **Kalkulationszeit:** KA **Prüfzeit:** 4 **Eignung d. Prüfzeit:** Tages- und Quartalsprofil
GOÄ entsprechend oder ähnlich: Leistungskomplex nicht eindeutig übertragbar. Abrechnung der erbrachten Leistungen.

31943 Abdrücke und Modelle III   **112**
                                                                                 12,87
Obligater Leistungsinhalt
• Abdrücke oder Modellherstellung durch Gips oder andere Werkstoffe für den ganzen Arm oder das ganze Bein

Fakultativer Leistungsinhalt
• Abdrücke oder Modellherstellung durch Gips oder andere Werkstoffe für den Arm mit Schulter,
• Gespräch mit dem Orthopädiemechaniker und dem Patienten zur Erstellung des Konstruktionsplanes für ein großes orthopädisches Hilfsmittel (z.B. Kunstglied)

Aufwand in Min. **Kalkulationszeit:** KA **Prüfzeit:** 5 **Eignung d. Prüfzeit:** Tages- und Quartalsprofil
GOÄ entsprechend oder ähnlich: Leistungskomplex nicht eindeutig übertragbar. Abrechnung der erbrachten Leistungen.

31944* Abdrücke und Modelle IV   **174**
                                                                                 20,00
Obligater Leistungsinhalt
• Abdrücke oder Modellherstellung durch Gips oder andere Werkstoffe für das Bein mit Becken

Fakultativer Leistungsinhalt
• Gespräch mit dem Orthopädiemechaniker und dem Patienten zur Erstellung des Konstruktionsplanes für ein großes orthopädisches Hilfsmittel (z.B. Kunstglied)

Aufwand in Min. **Kalkulationszeit:** KA **Prüfzeit:** 7 **Eignung d. Prüfzeit:** Tages- und Quartalsprofil
GOÄ entsprechend oder ähnlich: Leistungskomplex nicht eindeutig übertragbar. Abrechnung der erbrachten Leistungen.

31945* Abdrücke und Modelle V   **280**
                                                                                 32,18
Obligater Leistungsinhalt
• Abdrücke oder Modellherstellung durch Gips oder andere Werkstoffe für den Rumpf

Fakultativer Leistungsinhalt
• Gespräch mit dem Orthopädiemechaniker und dem Patienten zur Erstellung des Konstruktionsplanes für ein großes orthopädisches Hilfsmittel (z.B. Kunstglied)

Aufwand in Min. **Kalkulationszeit:** KA **Prüfzeit:** 10 **Eignung d. Prüfzeit:** Tages- und Quartalsprofil
GOÄ entsprechend oder ähnlich: Leistungskomplex nicht eindeutig übertragbar. Abrechnung der erbrachten Leistungen.

31946* Abdrücke und Modelle VI   **297**
                                                                                 34,13
Obligater Leistungsinhalt
• Abdrücke oder Modellherstellung durch Gips oder andere Werkstoffe für
  – Rumpf und Kopf oder
  – Rumpf und Arm oder
  – Rumpf, Kopf und Arm

Fakultativer Leistungsinhalt
• Gespräch mit dem Orthopädiemechaniker und dem Patienten zur Erstellung des Konstruktionsplanes für ein großes orthopädisches Hilfsmittel (z.B. Kunstglied)

Aufwand in Min. **Kalkulationszeit:** KA **Prüfzeit:** 10 **Eignung d. Prüfzeit:** Tages- und Quartalsprofil
GOÄ entsprechend oder ähnlich: Abrechnung der erbrachten Leistungen.

32 In-vitro-Diagnostik der Laboratoriumsmedizin, Mikrobiologie, Virologie und Infektionsepidemiologie sowie Transfusionsmedizin

1. Quantitative Laborleistungen sind nur dann berechnungsfähig, wenn ihre Durchführung nach Maßgabe der Richtlinie der Bundesärztekammer zur Qualitätssicherung quantitativer laboratoriumsmedizinischer Untersuchungen erfolgt. Näheres bestimmen die Richtlinien der Kassenärztlichen Bundesvereinigung für Verfahren zur Qualitätssicherung gemäß § 75 Abs. 7 SGB V. Alle Maßnahmen zur Qualitätssicherung sind Bestandteil der einzelnen Untersuchungen.

2. Werden Untersuchungsergebnisse im Rahmen eines programmierten Profils oder einer nicht änderbaren Parameterkombination gewonnen, so können nur die Parameter berechnet werden, die indiziert sind.

3. Auch wenn zur Erbringung einer Laborleistung aus demselben menschlichen Körpermaterial mehrfache Untersuchungen, Messungen oder Probenansätze erforderlich sind, kann die entsprechende Gebührenordnungsposition nur einmal berechnet werden. Werden aus mehr als einem Körpermaterial dieselben Leistungen erbracht, sind die Gebührenordnungspositionen entsprechend mehrfach berechnungsfähig.

4. Die Bestimmung einer Bezugsgröße für die Konzentration eines anderen berechnungsfähigen Parameters (z.B. Kreatinin für die Harnkonzentration) ist Bestandteil dieser Gebührenordnungsposition und nicht gesondert berechnungsfähig.

5. Werden alle Bestandteile eines Leistungskomplexes bestimmt, so kann nur die für den Leistungskomplex angegebene Gebührenordnungsposition abgerechnet werden. Die Summe der Kostenbeträge für einzeln abgerechnete Gebührenordnungspositionen, die Bestandteil eines Komplexes sind, darf den für die Komplexleistung festgelegten Kostenbetrag nicht überschreiten.

6. „Ähnliche Untersuchungen" können nur dann berechnet werden, wenn dies die entsprechende Leistungsbeschreibung vorsieht und für den betreffenden Parameter (Messgröße) keine eigenständige Gebührenordnungsposition vorhanden ist. Die Art der Untersuchung ist anzugeben.

7. Die rechnerische Ermittlung von Ergebnissen aus anderen Messwerten ist nicht berechnungsfähig.

8. Die im Kapitel 32 enthaltenen Höchstwerte für die entsprechenden Kataloge oder Einzelleistungen umfassen alle Untersuchungen aus demselben Körpermaterial, auch wenn dieses an einem oder an zwei aufeinanderfolgenden Tagen entnommen und an mehreren Tagen untersucht wurde. Das gilt sinngemäß auch, wenn die Nebeneinanderberechnung von Gebührenordnungspositionen aus demselben Untersuchungsmaterial durch Begrenzungsregelungen eingeschränkt ist.

9. Vorbereitende Maßnahmen (Aufbereitungen, Vorbehandlungen) am Untersuchungsmaterial oder an Proben davon, z.B. Serumgewinnung, Antikoagulation, Extraktion, Anreicherung, sind Bestandteil der jeweiligen Gebührenordnungsposition, soweit nichts anderes bestimmt ist.

10. Die Kosten für die Beschaffung und ggf. die Aufbereitung von Reagenzien, Substanzen und Materialien für in-vitro- und in-vivo-Untersuchungen, die mit ihrer Anwendung verbraucht sind, sowie die Kosten dieser Substanzen selbst sind in den Gebührenordnungspositionen enthalten, soweit nichts anderes bestimmt ist.

11. Die Kosten für zu applizierende Substanzen bei Funktionsprüfungen sind in den Gebührenordnungspositionen nicht enthalten.

12. Die Kosten für eine sachgemäße Beseitigung bzw. Entsorgung aller Materialien sind in den Gebührenordnungspositionen enthalten.

13. In den Gebührenordnungspositionen der Abschnitte 32.2 und 32.3 sind die Gebührenordnungspositionen 01600 und 01601 enthalten.

14. Bei Aufträgen zur Durchführung von Untersuchungen des Kapitels 32 hat der überweisende Vertragsarzt grundsätzlich Diagnose, Verdachtsdiagnose oder Befunde mitzuteilen und Art und Umfang der Leistungen durch Angabe der Gebührenordnungsposition bzw. der Legende der Gebührenordnungsposition zu definieren (Definitionsauftrag) oder durch Angabe des konkreten Untersuchungsziels einzugrenzen (Indikationsauftrag). Der ausführende Vertragsarzt darf nur diese Gebührenordnungspositionen berechnen. Eine Erweiterung des Auftrages bedarf der Zustimmung des Vertragsarztes, der den Auftrag erteilt hat. (gemäß § 24 Abs. 7 und 8 Bundesmantelvertrag-Ärzte (BMV-Ä))

15. Die Arztpraxis, die auf Überweisung kurativ-ambulante Auftragsleistungen des Kapitels 32 durchführt, teilt der überweisenden Arztpraxis zum Zeitpunkt der abgeschlossenen Untersuchung die Gebührenordnungspositionen dieser Leistungen und die Höhe der Kosten in Euro gemäß der regionalen Euro-GO getrennt nach Leistungen der Abschnitte 32.2 und 32.3 EBM mit. Dies gilt sinngemäß für die Mitteilung der Kosten über die in einer Laborgemeinschaft veranlassten Leistungen an den Veranlasser. Im Falle der Weiterüberweisung eines Auftrages

IV Arztgruppenübergr. spezielle Gebührenordnungspositionen

32 In-vitro-Diagnostik der Laboratoriumsmedizin, Mikrobiologie, Virologie, Infektionsepidemiologie sowie Transfusionsmedizin

oder eines Teilauftrages hat jede weiter überweisende Arztpraxis dem vorhergehenden Überweiser die Angaben nach Satz 1 sowohl über die selbst erbrachten Leistungen als auch über die Leistungen mitzuteilen, die ihr von der Arztpraxis gemeldet wurden, an die sie weiterüberwiesen hatte.

16. In Anhang 4 zum EBM sind Laborleistungen aufgeführt, die nicht bzw. nicht mehr berechnungsfähig sind. Diese Leistungen sind auch nicht als „Ähnliche Untersuchungen" berechnungsfähig.

17. Im Zusammenhang mit einer Screening-Untersuchung dürfen Tumormarker nicht verwendet werden.

18. Die Gebührenordnungspositionen der Abschnitte 32.2 und 32.3, ausgenommen der Leistungen nach den Gebührenordnungspositionen 32575, 32614, 32618, 32660 und 32781, sind im Zyklusfall nicht neben den Gebührenordnungspositionen 08535, 08536, 08550, 08555, 08558 und 08635 berechnungsfähig.

Der EBM Kommentar von **Wezel/Liebold** führt noch an:

... „**Beschluss Nr. 800 (Abs. 1 bis 3) der AG Ärzte/Ersatzkassen:**

1. Laborleistungen sowie physikalisch-medizinische Leistungen, die ein Krankenhaus als Institutsleistungen durchführt, dürfen von einem ermächtigten Krankenhausarzt nicht berechnet werden.

2. Gebietsbezogene Leistungen, die ein ermächtigter Krankenhausarzt oder Belegarzt im Krankenhaus von Angestellten des Krankenhauses für seine ambulante Praxis erbringen lässt, können von ihm nicht berechnet werden, auch wenn dem Krankenhausarzt oder Belegarzt vom Krankenhausträger die allgemeine Aufsicht über diese Angestellten übertragen wurde.

3. Solche gebietsbezogenen Leistungen sind nur dann berechnungsfähig, wenn das Krankenhaus seine Angestellten den genannten Ärzten zur jeweiligen Leistungserbringung ausdrücklich zuordnet, der Arzt die für die Leistungserbringung notwendigen Kenntnisse hat, die Leistungen vom Arzt angeordnet und unter seiner persönlichen Aufsicht und unmittelbaren Verantwortung erbracht werden..."

Kommentar

Siehe Informationen der BÄK und KBV:

- Richtlinie der Bundesärztekammer zur Qualitätssicherung laboratoriumsmedizinischer Untersuchungen. Gemäß dem Beschluss des Vorstands der Bundesärztekammer vom 11.04.2014 und 20.06.2014 (http://www2.medizin.uni-greifswald.de/klinchem/fileadmin/user_upload/LTG_ORG_RiliBAEK_2014_MITG.pdf)
- Richtlinie der Kassenärztlichen Bundesvereinigung nach § 75 Absatz 7 SGB V zur Vergabe der Arzt-,Betriebsstätten- sowie der Praxis netznummern (http://www.kbv.de/media/sp/Arztnummern_Richtlinie.pdf)

Voraussetzung für die Abrechnung aller quantitativen Laborleistungen ist die Beachtung der Richtlinien der Kassenärztlichen Bundesvereinigung für die Durchführung von Laboratoriumsuntersuchungen in der kassenärztlichen/vertragsärztlichen Versorgung. Alle Qualitätssicherungsmaßnahmen sind obligater Bestandteil der Untersuchungen.

Auch bei programmierten und/oder automatisierten Untersuchungsprofilen können entsprechend dem Wirtschaftlichkeitsgrundsatz nur die medizinisch indizierten (d.h. notwendigen) Parameter abgerechnet werden.

Werden Untersuchungen, Messungen oder Probenansätze, aus welchen Gründen auch immer, mehrfach erforderlich, können sie nur dann auch mehrfach berechnet werden, wenn sie aus mehr als einem Körpermaterial erbracht werden. Ist das nicht der Fall, ist eine mehrfache Berechnung nicht zulässig.

Bei der Erbringung einzelner Leistungen, die Bestandteil eines Komplexes sind, gilt:

- werden alle Leistungen des Komplexes erbracht, kann nur die Komplexleistung abgerechnet werden,
- werden nur einzelne Leistungen des Komplexes erbracht, sind diese isoliert abrechnungsfähig, jedoch nur bis zur Erreichung des für den Komplex festgelegten Kostenbetrages. Dieser gilt damit als Höchstbetrag.

Es gilt grundsätzlich das in der vertragsärztlichen Abrechnung bestehende Verbot einer analogen Bewertung, wie sie aus der GOÄ bekannt ist. Allerdings gibt es im Bereich der Laborleistungen hiervon Ausnahmen, die aber ausdrücklich in der Leistungsbeschreibung genannt sein müssen (z. B. bei den mikroskopischen Untersuchungen eines Körpermaterials auf Krankheitserreger nach differenzierender Färbung die Nr. 32182).

Die Errechnungen von MCV, MCH und MCHC sind durch Errechnung aus den Werten der Blutbildparameter möglich und daher NICHT berechnungsfähig. Dies gilt auch für die rechnerische Ermittlung des LDL Cholesterins.

Arztgruppenübergr. spezielle Gebührenordnungspositionen IV

32 In-vitro-Diagnostik der Laboratoriumsmedizin, Mikrobiologie, Virologie, Infektionsepidemiologie sowie Transfusionsmedizin

Die Höchstwertregelungen im Laborkapitel gelten für alle Untersuchungen aus demselben Körpermaterial unabhängig davon, ob die Entnahme oder die Untersuchung an einem Tag durchgeführt wird oder sich auf mehrere Tage verteilt. Gleiches gilt sinngemäß, wenn aufgrund anderer Begrenzungsregelungen die Nebeneinanderberechnung von Leistungen aus demselben Körpermaterial eingeschränkt wird.

Für die Ringversuche sind besondere Referenzinstitute bestellt (QuaDeGA GmbH, Domagkstraße 1, 48149 Münster; info@quadega.uni-muenster.de).

Bei der sogenannten „patientennahen Sofortdiagnostik" handelt es sich um Analysen mit Messgeräten zur Einzelprobenmessung wie z.B. Reflektometern zur Blutzuckerbestimmung mit Reagenzträgern (Teststreifen) oder anderen „Unit-use-Reagenzien". Wird dies in einer Betriebsstätte erfüllt, entfällt die Zertifikatspflicht.

Dies entfällt in Krankenhäusern z.B. mit Intensivstationen nur, wenn Leistungserbringung und Qualitätssicherung bei einem Zentrallabor liegen.

Berichte und Arztbriefe nach den Nrn. 01600 und 01601 sind neben den Laborleistungen der Abschnitte 32.2 und 32.3 nicht abrechnungsfähig.

Bei Auftragsüberweisungen zu Laborleistungen sind – wie bisher auch – Diagnosen, Verdachtsdiagnosen und Befunde mitzuteilen sowie

• bei Definitionsaufträgen die Gebührenordnungsposition bzw. die Legende der Gebührenordnungsposition,

• bei Indikationsaufträgen das konkrete Untersuchungsziel.

Im Zuge der Neufassung des Bundesmantelvertrages-Ärzte (BMV-Ä) wurde die in der alten Fassung des § 26 Abs. 6 BMV-Ä vorgenommene Regelung zum 1.10.2013 in den EBM übernommen.

Die im Anhang 4 aufgelisteten Laborleistungen fanden sich im Wesentlichen noch im EBM 2000plus, wurden jedoch durch den Bewertungsausschuss noch vor Inkrafttreten des EBM zum 1.1.2008 aus dem EBM als abrechnungsfähige Leistungen gestrichen. Der Zeitpunkt, ab dem die Leistungen nicht mehr abrechnungsfähig waren, findet sich in der ein wenig missverständlich übertitelten Spalte „Aufnahme zum Quartal".

Laborüberweisungen (nach Muster 10) und Anforderungsscheine für Laboruntersuchungen bei Laborgemeinschaften (Muster 10A) können seit dem Juli 2017 elektronisch erstellen werden..

Diese digitale Inanspruchnahme ist für Ärzte und Labore freiwillig, Papiervordrucke und Blankoformularbedruckung sind weiterhin verwendbar.

Voraussetzungen für digitale Laborüberweisungen:

• zertifizierte Praxissoftware,

• sichere Verbindung für die Datenübermittlung (z.B. KV-Connect)

• elektronischer Heilberufsausweis einschließlich Kartenterminal und Signatursoftware für die qualifizierte elektronische Signatur Das Muster 10A-Formular muss nicht unterschrieben werden.

Die inzwischen aus dem Leistungsverzeichnis des Kapitels 32 gestrichenen Positionen sind im Anhang 4 aufgeführt.

Neben einer Koronarangiographie sind Leistungen aus Kapitels 32 nicht berechnungsfähig.

Anmerkung

Neben den Gebührenordnungspositionen des Kapitels 32 ist die EBM-Nr. 08635 im Zyklusfall nicht berechnungsfähig. Ausgenommen sind hierbei Leistungen nach den Gebührenordnungspositionen 32575, 32614, 32618, 32660 und 32781.

32.1 Grundleistungen

1. Für die wirtschaftliche Erbringung und Veranlassung von laboratoriumsmedizinischen Untersuchungen wird die Gebührenordnungsposition 32001 einmal im Behandlungsfall, in dem mindestens eine Versicherten-, Grund- und/ oder Konsiliarpauschale der Kapitel 3, 4, 7 bis 11, 13, 16 bis 18, 20, 21, 26, 27 oder 30.7 mit persönlichem Arzt-Patienten-Kontakt abgerechnet wird, vergütet.

Die Gebührenordnungsposition 32001 ist nur im Rahmen der vertragsärztlichen Versorgung berechnungsfähig. Abweichend von den Sätzen 1 und 2 wird der Zuschlag nach der Gebührenordnungsposition 32001 in selek-

tivvertraglichen Fällen im Quartal vergütet, sofern die wirtschaftliche Erbringung und/oder Veranlassung von Leistungen der Abschnitte 32.2 und 32.3 nicht Gegenstand des Selektivvertrags ist.
Die Wirtschaftlichkeit der von Laborgemeinschaften bezogenen, als Auftragsleistung überwiesenen und eigenerbrachten Leistungen der Abschnitte 32.2 und 32.3 wird anhand des arztpraxisspezifischen Fallwertes gemäß Nummer 2 in Form eines Wirtschaftlichkeitsfaktors nach den Nummern 4 und 5 berechnet.
Für die Ermittlung der arztpraxisspezifischen Bewertung der Gebührenordnungsposition 32001 ist die Punktzahl der Gebührenordnungsposition 32001 mit dem Wirtschaftlichkeitsfaktor gemäß den Nummern 4 und 5 zu multiplizieren.
2. Der arztpraxisspezifische Fallwert wird – unter Berücksichtigung der Ausnahmeregelung nach Nummer 6 – ermittelt als Summe der Kosten der in dem jeweiligen Quartal von Laborgemeinschaften bezogenen, als Auftragsleistung überwiesenen und eigenerbrachten Leistungen nach den Gebührenordnungspositionen der Abschnitte 32.2 und 32.3 der Arztpraxis dividiert durch die Anzahl der Behandlungsfälle, in denen mindestens eine Versicherten-, Grund- und/oder Konsiliarpauschale der Kapitel 3, 4, 7 bis 11, 13, 16 bis 18, 20, 21, 26, 27 oder 30.7 mit persönlichem Arzt-Patienten-Kontakt abgerechnet wurde.
Sofern die Kosten der Leistungen der Abschnitte 32.2 und 32.3 in einem Folgequartal abgerechnet werden, sind die Kosten bei der Ermittlung des arztpraxisspezifischen Fallwertes in diesem Folgequartal ohne erneute Zählung des auslösenden Behandlungsfalls für die Berechnung des Wirtschaftlichkeitsfaktors zu berücksichtigen.
Bei der Ermittlung des arztpraxisspezifischen Fallwertes bleiben die Kosten der von der Arztpraxis abgerechneten Auftragsleistungen der Abschnitte 32.2 und 32.3 unberücksichtigt.
3. Zusätzlich relevant für die Fallzählung gemäß Nummer 2 ist die Anzahl der selektivvertraglichen Fälle im Quartal bei Ärzten, die an einem Selektivvertrag teilnehmen, sofern gemäß diesem Vertrag die Leistungen der Abschnitte 32.2 und/oder 32.3 weiter als kollektivvertragliche Leistungen gemäß § 73 SGB V veranlasst oder abgerechnet werden und in diesen Fällen keine Versicherten-, Grund- oder Konsiliarpauschale berechnet wird. Der Nachweis aller selektivvertraglichen Fälle im Quartal erfolgt gegenüber der Kassenärztlichen Vereinigung anhand der kodierten Zusatznummer 88192 gegebenenfalls unter Angabe einer Kennnummer gemäß Nummer 6.
4. Sofern der arztpraxisspezifische Fallwert kleiner oder gleich dem arztgruppenspezifischen unteren begrenzenden Fallwert ist, beträgt der Wirtschaftlichkeitsfaktor 1.
Ist der arztpraxisspezifische Fallwert größer oder gleich dem arztgruppenspezifischen oberen begrenzenden Fallwert, beträgt der Wirtschaftlichkeitsfaktor 0.
Liegt der arztpraxisspezifische Fallwert zwischen dem arztgruppenspezifischen unteren begrenzenden Fallwert und dem arztgruppenspezifischen oberen begrenzenden Fallwert, wird der Wirtschaftlichkeitsfaktor anteilig wie folgt bestimmt: Die Differenz zwischen dem arztgruppenspezifischen oberen begrenzenden Fallwert und dem arztpraxisspezifischen Fallwert wird dividiert durch die Differenz zwischen dem arztgruppenspezifischen oberen begrenzenden Fallwert und dem arztgruppenspezifischen unteren begrenzenden Fallwert.
Arztgruppenspezifische untere und obere begrenzende Fallwerte

Versicherten-, Grund- oder Konsiliarpauschale des EBM Kapitels bzw. Abschnitts	Arztgruppe	Unterer begrenzender Fallwert in Euro	Oberer begrenzender Fallwert in Euro
3	Allgemeinmedizin, hausärztliche Internisten undpraktische Ärzte	1,60	3,80
4	Kinder- und Jugendmedizin	0,90	2,40
7	Chirurgie	0,00	0,40
8	Gynäkologie, Fachärzte ohne SP Endokrinologie und Reproduktionsmedizin	1,00	2,60
8	Gynäkologie, SP Endokrinologie undReproduktionsmedizin: Nur für Ärzte, die die		
	Gebührenordnungspositionen 08520, 08531, 08541, 08542, 08550, 08551, 08552, 08560	3,90	60,80
	und 08561 berechnen		
9	Hals-Nasen-Ohrenheilkunde	0,10	0,80
10	Dermatologie	0,50	2,30

32 In-vitro-Diagnostik der Laboratoriumsmedizin, Mikrobiologie, Virologie, Infektionsepidemiologie sowie Transfusionsmedizin

11	Humangenetik	0,00	2,80
13.2	Innere Medizin, fachärztliche Internisten ohne SP	1,20	4,60
13.3.1	Innere Medizin, SP Angiologie	0,20	2,00
13.3.2	Innere Medizin, SP Endokrinologie	12,60	71,70
13.3.3	Innere Medizin, SP Gastroenterologie	1,60	6,30
13.3.4	Innere Medizin, SP Hämatologie/Onkologie	10,90	30,50
13.3.5	Innere Medizin, SP Kardiologie	0,30	1,50
13.3.6	Innere Medizin, SP Nephrologie	22,20	55,90
13.3.7	Innere Medizin, SP Pneumologie	0,80	5,20
13.3.8	Innere Medizin, SP Rheumatologie	8,40	35,30
16	Neurologie, Neurochirurgie	0,00	0,90
17	Nuklearmedizin	0,10	17,90
18	Orthopädie, Fachärzte ohne SP Rheumatologie	0,00	0,40
18	Orthopädie, SP Rheumatologie: Nur für Ärzte, die die Gebührenordnungsposition 18700 berechnen	0,20	1,40
20	Phoniatrie, Pädaudiologie	0,00	0,40
21	Psychiatrie	0,00	0,30
26	Urologie	2,40	7,10
27	Physikalische und Rehabilitative Medizin	0,00	0,30
30.7	Schmerztherapie	0,00	0,40

5. Wird ein Facharzt für Kinder- und Jugendmedizin mit Schwerpunkt oder Zusatzweiterbildung im Arztfall gemäß der Präambel Kapitel 4 Nr. 4 im fachärztlichen Versorgungsbereich tätig, so bestimmen sich die arztgruppenspezifischen begrenzenden Fallwerte und die Bewertung der Gebührenordnungsposition 32001 gemäß dem entsprechenden Schwerpunkt der Inneren Medizin.

Für einen Vertragsarzt, der seine Tätigkeit unter mehreren Gebiets- oder Schwerpunktbezeichnungen ausübt, richtet sich der arztgruppenspezifische untere und obere begrenzende Fallwert sowie die Bewertung der Gebührenordnungsposition 32001 nach dem Versorgungsauftrag, mit dem er zur vertragsärztlichen Versorgung zugelassen ist.

Für (Teil-)Berufsausübungsgemeinschaften, Medizinische Versorgungszentren und Praxen mit angestellten Ärzten wird die Höhe der begrenzenden Fallwerte sowie die Bewertung der Gebührenordnungsposition 32001 arztpraxisspezifisch wie folgt bestimmt:
Die jeweilige Summe der Produkte aus der Anzahl der Arztfälle des Arztes in der Praxis, in denen mindestens eine Versicherten-, Grund- und/oder Konsiliarpauschale der Kapitel 3, 4, 7 bis 11, 13, 16 bis 18, 20, 21, 26, 27 oder 30.7 mit persönlichem Arzt-Patienten-Kontakt abgerechnet wurde und dem arztgruppenspezifischen unteren begrenzenden Fallwert, dem arztgruppenspezifischen oberen begrenzenden Fallwert sowie der arztgruppenspezifischen Bewertung der Gebührenordnungsposition 32001 wird dividiert durch die Anzahl der Behandlungsfälle der berechtigten Ärzte, in denen mindestens eine Versicherten-, Grund- und/oder Konsiliarpauschale der Kapitel 3, 4, 7 bis 11, 13, 16 bis 18, 20, 21, 26, 27 oder 30.7 mit persönlichem Arzt-Patienten-Kontakt abgerechnet wurde.

6. Behandlungsfälle mit einer oder mehreren der nachfolgend aufgeführten Untersuchungsindikationen sind mit der (den) zutreffenden Kennnummer(n) zu kennzeichnen. Für diese Behandlungsfälle bleiben die für die jeweilige Untersuchungsindikation genannten Gebührenordnungspositionen bei der Ermittlung des arztpraxisspezifischen Fallwertes unberücksichtigt.

Die Kennnummer(n) des Behandlungsfalls ist (sind) ausschließlich in der Abrechnung der beziehenden, eigenerbringenden oder veranlassenden Arztpraxis anzugeben.

32 In-vitro-Diagnostik der Laboratoriumsmedizin, Mikrobiologie, Virologie, Infektionsepidemiologie sowie Transfusionsmedizin

Untersuchungsindikation	Kenn-nummer	Ausgenommene GOPen
Nebenstehende Gebührenordnungspositionen bleiben grundsätzlich bei der Ermittlung des arztpraxisspezifischen Fallwertes unberücksichtigt		32125; 32779; 32816; 32880; 32881; 32882
Diagnostik zur Bestimmung der notwendigen Dauer, Dosierung und Art eines gegebenenfalls erforderlichen Antibiotikums vor Einleitung einer Antibiotikatherapie oder bei persistierender Symptomatik vor erneuter Verordnung	32004	32151; 32459; 32720; 32721; 32722; 32723; 32724; 32725; 32726; 32727; 32750; 32759; 32760; 32761; 32762; 32763; 32772; 32773; 32774; 32775; 32777
Spezifische antivirale Therapie der chronischen viralen Hepatitiden	32005	32058; 32066; 32070; 32071; 32781; 32815; 32817; 32823; 32827
Erkrankungen oder Verdacht auf Erkrankungen, bei denen eine gesetzliche Meldepflicht besteht oder Mukoviszidose	32006	32172; 32176; 32177; 32178; 32179; 32185; 32186; 32565; 32566; 32567; 32568; 32569; 32570; 32571; 32574; 32575; 32584; 32586; 32587; 32590; 32592; 32593; 32600; 32611; 32612; 32613; 32614; 32615; 32619; 32620; 32623; 32624; 32629; 32630; 32636; 32640; 32660; 32662; 32664; 32680; 32700; 32701; 32705; 32707; 32721; 32722; 32723; 32724; 32725; 32726; 32727; 32743; 32745; 32746; 32747; 32748; 32749; 32750; 32759; 32760; 32761; 32762; 32764; 32768; 32772; 32773; 32774; 32775; 32777; 32780; 32781; 32782; 32786; 32789; 32790; 32791; 32792; 32793; 32804; 32805; 32806; 32807; 32808; 32809; 32810, 32825; 32830; 32833; 32834; 32835; 32837; 32839; 32842, 32850; 32851; 32852; 32853
Leistungen der Mutterschaftsvorsorge gemäß den Mutterschafts-Richtlinien des Gemeinsamen Bundesausschusses bei Vertretung, im Notfall oder bei Mit- bzw. Weiterbehandlung	32007	32031; 32035; 32038; 32120
Erkrankungen oder Verdacht auf prä- bzw. perinatale Infektionen	32024	32565; 32566; 32567; 32568; 32569; 32570; 32571; 32574; 32575; 32594; 32602; 32603; 32621; 32626; 32629; 32630; 32640; 32660; 32740; 32750; 32760; 32781; 32832; 32833
Leistungen der Mutterschaftsvorsorge, die bei Vertretung, im Notfall oder bei Mit- bzw. Weiterbehandlung nach den kurativen Gebührenordnungspositionen erbracht werden, sind mit dem für die Mutterschaftsvorsorge vereinbarten Kennzeichen „V" zu versehen.		
Anfallsleiden unter antiepileptischer Therapie oder Psychosen unter Clozapintherapie	32008	32070; 32071; 32120; 32305; 32314; 32342
Allergische Erkrankungen bei Kindern bis zum vollendeten 6. Lebensjahr	32009	32380; 32426; 32427
Therapie der hereditären Thrombophilie, des Antiphospholipidsyndroms oder der Hämophilie	32011	32112; 32113; 32115; 32120; 32203; 32208; 32212; 32213; 32214; 32215; 32216; 32217; 32218; 32219; 32220; 32221; 32222; 32228

32 In-vitro-Diagnostik der Laboratoriumsmedizin, Mikrobiologie, Virologie, Infektionsepidemiologie sowie Transfusionsmedizin
EBM-Nr.   EBM-Punkte/Euro

Erkrankungen unter antineoplastischer Therapie oder systemischer Zytostatika-Therapie und/oder Strahlentherapie	32012	32066; 32068; 32070; 32071; 32120; 32122; 32155; 32156; 32157; 32159; 32163; 32168; 32169; 32324; 32351; 32376; 32390; 32391; 32392; 32394; 32395; 32396; 32397; 32400; 32446; 32447; 32527
Substitutionsgestützte Behandlung Opioidabhängiger gemäß Nr. 2 Anlage I „Anerkannte Untersuchungs- oder Behandlungsmethoden" der Richtlinie Methoden vertragsärztliche Versorgung des Gemeinsamen Bundesausschusses	32014	32137; 32140; 32141; 32142; 32143; 32144; 32145; 32146; 32147; 32148; 32292; 32293; 32314; 32330; 32331; 32332; 32333; 32334; 32335; 32336; 32337
Orale Antikoagulantientherapie	32015	32026; 32113; 32114; 32120
Manifeste angeborene Stoffwechsel- und/oder endokrinologische Erkrankung(en) bei Kindern und Jugendlichen bis zum vollendeten 18. Lebensjahr	32017	32082; 32101; 32309; 32310; 32320; 32321; 32359; 32361; 32367; 32368; 32370; 32371; 32401; 32412
Chronische Niereninsuffizienz mit einer endogenen Kreatinin-Clearance < 25 ml/min	32018	32064; 32065; 32066; 32081; 32083; 32197; 32237; 32411; 32435
HLA-Diagnostik vor einer Organ-, Gewebe- oder hämatopoetischen Stammzelltransplantation und/oder immunsuppressive Therapie nach erfolgter Transplantation	32020	32374; 32379; 32784; 32843; 32844; 32901; 32902; 32904; 32906; 32908; 32910; 32911; 32915; 32916; 32917; 32918; 32939; 32940; 32941; 32942; 32943
Therapiebedürftige HIV-Infektionen	32021	32058; 32066; 32070; 32071; 32520; 32521; 32522; 32523; 32524; 32824; 32828
Manifester Diabetes mellitus	32022	32025; 32057; 32066; 32094; 32135
Rheumatoide Arthritis (PCP) einschl. Sonderformen und Kolllagenosen unter immunsuppressiver oder immunmodulierender Langzeit-Basistherapie	32023	32042; 32066; 32068; 32070; 32071; 32081; 32120; 32461; 32489; 32490; 32491
Erkrankungen oder Verdacht auf prä- bzw. perinatale Infektionen	32024	32565; 32566; 32567; 32568; 32569; 32570; 32571; 32574; 32575; 32594; 32602; 32603; 32621; 32626; 32629; 32630; 32640; 32660; 32740; 32750; 32760; 32781; 32832; 32833

https://www.rki.de/DE/Content/Infekt/IfSG/Meldepflichtige_Krankheiten/Meldepflichtige_Krankheiten_node.html
(§ 6 und § 7)

32001 Wirtschaftliche Erbringung und/oder Veranlassung von Leistungen der Abschnitte
32.2 und/oder 32.3 (in Punkten) im Behandlungsfall, in dem mindestens eine Versicherten-, Grund- und/oder Konsiliarpauschale der Kapitel 3, 4, 7 bis 11, 13, 16 bis 18, 20, 21, 26, 27 oder 30.7 mit persönlichem Arzt-Patienten-Kontakt abgerechnet wird

Versicherten-, Grund- oder Konsiliarpauschale des EBM Kapitels bzw. Abschnitts	Arztgruppe	Punkte
3	Allgemeinmedizin, hausärztliche Internisten und praktische Ärzte	19
4	Kinder- und Jugendmedizin	17

7	Chirurgie	3
8	Gynäkologie, Fachärzte ohne SP	
	Endokrinologie und Reproduktionsmedizin	10
8	Gynäkologie, SP Endokrinologie und Reproduktionsmedizin: Nur für Ärzte, die die Gebührenordnungspositionen 08520, 08531, 08541, 08542, 08550, 08551, 08552, 08560 und 08561 berechnen	37
9	Hals-Nasen-Ohrenheilkunde	6
10	Dermatologie	10
11	Humangenetik	3
13.2	Innere Medizin, fachärztliche Internisten ohne SP	15
13.3.1	Innere Medizin, SP Angiologie	10
13.3.2	Innere Medizin, SP Endokrinologie	37
13.3.3	Innere Medizin, SP Gastroenterologie	15
13.3.4	Innere Medizin, SP Hämatologie/Onkologie	23
13.3.5	Innere Medizin, SP Kardiologie	6
13.3.6	Innere Medizin, SP Nephrologie	37
13.3.7	Innere Medizin, SP Pneumologie	15
13.3.8	Innere Medizin, SP Rheumatologie	23
16	Neurologie, Neurochirurgie	6
17	Nuklearmedizin	23
18	Orthopädie, Fachärzte ohne SP Rheumatologie	3
18	Orthopädie, SP Rheumatologie: Nur für Ärzte, die die Gebührenordnungsposition 18700 berechnen	6
20	Phoniatrie, Pädaudiologie	3
21	Psychiatrie	3
26	Urologie	15
27	Physikalische und Rehabilitative Medizin	3
30.7	Schmerztherapie	3

Abrechnungsbestimmung einmal im Behandlungsfall

Anmerkung Die Gebührenordnungsposition 32001 wird durch die zuständige Kassenärztliche Vereinigung zugesetzt.

Bei einer Ermächtigung nach § 95 Abs. 4 SGB V oder nach § 119b Satz 4 SGB V ist der Ermächtigte entsprechend seiner Zugehörigkeit zu den aufgeführten Arztgruppen zu berücksichtigen, sofern der Ermächtigungsumfang dem eines zugelassenen Vertragsarztes entspricht.

Abrechnungsausschluss

im Zyklusfall 08550, 08551, 08552, 08560, 08561

Kommentar: Der Wirtschaftlichkeitsbonus besteht aus einer arztgruppenspezifischen fallzahlabhängigen Punktzahl, die vergütet wird. Dieser Bonus mindert sich aber, wenn die arztgruppenspezi-fischen und fallzahlabhängigen Budgets für **32.2 die Allgemeinen**

Laboratoriumsuntersuchungen (erbrachte Leistungen) und **32.3. Spezielle Laboratoriumsuntersuchungen, molekulargenetische und molekularpathologische Untersuchungen** (veranlasste Leistungen) überschritten werden.

Der Überschreitungsbetrag wird vom Gesamtbonus-Betrag abgezogen. Mehr als der Bonusbetrag aber wird auch bei unwirtschaftlichster Erbringung und/oder Veranlassung nicht abgezogen, d.h. die Kosten werden immer vergütet!

Die bisherige Differenzierung der Fallpunktzahlen nach Abschnitt 32.2 (Allgemeinlabor) und 32.3 EBM (Speziallabor) sowie nach Allgemeinversicherten und Rentnern entfällt ab 1. April 2018.

Die Regelungen zur Nr. 32001 und zu den Kennnummern im Abschnitt 32.1 EBM (Grundleistungen) wird übergreifend für die Abschnitte 32.2 und 32.3 EBM zusammengeführt.

Sonderfall: Für fachübergreifende Berufsausübungsgemeinschaften (BAG), Medizinische Versorgungszentren (MVZ) und Praxen mit angestellten Ärzten wird die Höhe der begrenzenden Fallwerte sowie die Bewertung der Gebührenordnungsposition 32001 arztpraxisspezifisch wie folgt bestimmt:

Die Summe der Produkte aus der Anzahl der Arztfälle des Arztes in der Praxis, in denen mindestens eine Versicherten-, Grund- und/oder Konsiliarpauschale der Kapitel 3, 4, 7 bis 11, 13, 16 bis 18, 20, 21, 26, 27 oder 30.7 abgerechnet wurde und dem arztgruppenspezifischen unteren begrenzenden Fallwert, dem arztgruppenspezifischen oberen begrenzenden Fallwert sowie der arztgruppenspezifischen Bewertung der Gebührenordnungsposition 32001 wird dividiert durch die Anzahl der Behandlungsfälle der berechtigten Ärzte, in denen mindestens eine Versicherten-, Grund- und/oder Konsiliarpauschale der Kapitel 3, 4, 7 bis 11, 13, 16 bis 18, 20, 21, 26, 27 oder 30.7 abgerechnet wurde.

Die EBM Nr. 32001 kann neu auch neben praeoperativen Leistungen abgerechnet werden. Die KBV informiert unter https://www.kbv.de/html/praxisinformationen.php.

32.2 Allgemeine Laboratoriumsuntersuchungen

1. Bei den im Abschnitt 32.2 aufgeführten Bewertungen handelt es sich um Eurobeträge gemäß § 87 Abs. 2 Satz 8 SGB V. Der tatsächliche Vergütungsanspruch ergibt sich aus den Eurobeträgen nach Satz 1 unter Berücksichtigung der für das entsprechende Quartal gültigen Vorgaben der Kassenärztlichen Bundesvereinigung gemäß § 87b Abs. 4 SGB V zur Honorarverteilung durch die Kassenärztlichen Vereinigungen.

2. Die Gebührenordnungspositionen des Abschnitts 32.2 sind am Behandlungstag nicht neben den Gebührenordnungspositionen des Abschnitts 31.1.2 und nicht neben der Gebührenordnungsposition 34291 berechnungsfähig.

Kommentar:
Abschnitt 32.2: Höchstwerte

32118	Höchstwert zu den Nrn. 32110 bis 32116	1,55 Euro
32139	Höchstwert zu den Nrn. 32137 und 32140 bis 32148 in den beiden ersten Quartalen der Substitutionsbehandlung	125,00 Euro
32138	Höchstwert zu den Nrn. 32137 und 32140 bis 32148 ab dem dritten Quartal oder außerhalb der Substitutionsbehandlung	64,00 Euro

Der Arzt berechnet – im Regelfall über seine Laborgemeinschaft – die beim Patienten erbrachten Laboratoriumsleistungen –sofern es keine besonderen Angaben seiner KV gibt. Die Höchstwert-Umsetzung führt die KV durch.

Nach Kommentar von **Wezel/Liebold** gilt: ... „Diese Höchstwerte – wie auch die im Abschnitt 32.3 genannten – beziehen sich auf die aufgeführten Nummern und das Körpermaterial unabhängig davon, ob die Entnahme an einem oder zwei aufeinanderfolgenden Tagen und die Bestimmung an verschiedenen Tagen erfolgten.

Die Höchstwerte stellen keine eigenständigen Leistungen dar.

Leistungen des Abschnitts 32.2 können nicht neben den Präoperativen Gebührenordnungspositionen (Unterabschnitt 31.1.2) berechnet werden…"

Befundberichte
Für die Mitteilung von Befunden der Leistungen nach Abschnitts 32.2 können Befundberichte/Arztbriefe nicht berechnet werden.

Beziehen sich Befundbericht oder Arztbrief hauptsächlich auf Ergebnisse anderer ärztlicher Untersuchungen und Behandlungen, ist die Abrechnung möglich, auch wenn dabei einige Laborwerte mit aufgeführt werden. Dies gilt nicht für die Übermittlung der Ergebnisse abgerechneter Leistungen der

- Reproduktionsmedizin,
- Humangenetik,
- Nuklearmedizin,
- Histologie und Zytologie (Kapitel 19),
- diagnostischen Radiologie
- Strahlentherapie.

Meldepflichtige Krankheiten oder meldepflichtiger Erregernachweisen
Wichtige Informationen zu meldepflichtigen Krankheiten oder meldepflichtigen Erregernachweisen erhalten Sie über die Web-Seite des Robert Koch Institutes:

http://www.rki.de/DE/Content/Infekt/IfSG/Meldepflichtige_Krankheiten/Meldepflichtige_Krankheiten_node.html u.a.

- Meldebögen
- Falldefinitionen
- Belehrungsbögen
- Nosokomiale Infektionen

32.2.1 Basisuntersuchungen

1. Der Nachweis von Eiweiß und/oder Glukose im Harn (ggf. einschl. Kontrolle auf Ascorbinsäure) sowie die Bestimmung des spezifischen Gewichts und/oder des pH-Wertes im Harn ist nicht berechnungsfähig.

> **Quantitative Bestimmung gilt für die Gebührenordnungspositionen 32025 bis 32027**
> **Anmerkung** Die Gebührenordnungspositionen 32025 bis 32027 sind nur berechnungsfähig bei Erbringung in der Arztpraxis des Vertragsarztes, der die Untersuchung veranlasst hat. Diese Erbringung ist anzunehmen, wenn das Untersuchungsergebnis innerhalb einer Stunde nach Materialentnahme vorliegt.
> Die Gebührenordnungspositionen 32025 bis 32027 sind bei Erbringung in Laborgemeinschaften nicht berechnungsfähig.

32025 Glucose   **1,60**
Abrechnungsausschluss
in derselben Sitzung 01732, 32057, 32880, 32881, 32882
im Behandlungsfall 01812

GOÄ   entsprechend oder ähnlich: Nrn. 3516*, 3560*

Kompendium KBV: Die GOP 32025 kann nach derzeitigem Kenntnisstand bei Durchführung der Analyse mittels folgender Verfahren berechnet werden:

Glukose-Oxidase-, Glukose-Hexokinase-, Glukose-6-Phosphat-Dehydrogenase-, Glukose-Hydrogenase-Methode, Glukose-Elektrode.[1] Die Erbringung der GOP 32025 ist auch mittels Teststreifen/Unit-use-Reagenzien möglich. Die GOP 32025 ist nicht neben GOP 01732, 32057 und 32880 bis 32882 berechnungsfähig, sowie am Behandlungstag neben der GOP 01812.

[1] nach Kölner Kommentar zum EBM, Stand 01.01.2012

32026–32030
Arztgruppenübergr. spezielle Gebührenordnungspositionen IV

32 In-vitro-Diagnostik der Laboratoriumsmedizin, Mikrobiologie, Virologie, Infektionsepidemiologie sowie Transfusionsmedizin
EBM-Nr.   EBM-Punkte/Euro

Kommentar: GOP 32025 bis 32027 sind bei Erbringung in der Laborgemeinschaft nicht berechnungsfähig.

GOP 32025 bis 32027 sind nur berechnungsfähig bei Erbringung in der Arztpraxis des Vertragsarztes, der die Untersuchung veranlasst hat. Diese Erbringung ist anzunehmen, wenn das Untersuchungsergebnis innerhalb einer Stunde nach Materialentnahme vorliegt.

32026 TPZ (Thromboplastinzeit)   4,70
Abrechnungsausschluss in derselben Sitzung 32113, 32114

GOÄ entsprechend oder ähnlich: Nrn. 3530*, 3607*

Kompendium KBV: Die GOP 32026 kann nach derzeitigem Kenntnisstand bei Durchführung der Analyse mittels folgender Verfahren berechnet werden:

koagulometrische Methode nach Quick, chromogene Methode.[1]Die Erbringung der GOP 32026 ist auch mittels Teststreifen/ Unit-use-Reagenzien möglich.Die GOP 32026 ist nicht neben GOP 32113 und 32114 berechnungsfähig.

[1] nach Kölner Kommentar zum EBM, Stand 01.01.2012

Kommentar: GOP 32025 bis 32027 sind bei Erbringung in der Laborgemeinschaft nicht berechnungsfähig.

GOP 32025 bis 32027 sind nur berechnungsfähig bei Erbringung in der Arztpraxis des Vertragsarztes, der die Untersuchung veranlasst hat. Diese Erbringung ist anzunehmen, wenn das Untersuchungsergebnis innerhalb einer Stunde nach Materialentnahme vorliegt.

32027 D-Dimer (nicht mittels trägergebundener Reagenzien)   15,30
Anmerkung Die Gebührenordnungspositionen 32025 bis 32027 sind nur berechnungsfähig bei Erbringung in der Arztpraxis des Vertragsarztes, der die Untersuchung veranlasst hat. Diese Erbringung ist anzunehmen, wenn das Untersuchungsergebnis innerhalb einer Stunde nach Materialentnahme vorliegt.
Die Gebührenordnungspositionen 32025 bis 32027 sind bei Erbringung in Laborgemeinschaften nicht berechnungsfähig.

Abrechnungsausschluss in derselben Sitzung 32117

GOÄ entsprechend oder ähnlich: Nrn. 3935*, 3937*

Kompendium KBV: Die GOP 32027 kann nach derzeitigem Kenntnisstand bei Durchführung der Analyse mittels folgender Verfahren berechnet werden:

Latexagglutinintest, proteinchemischer, turbidimetrischer oder nephelometrischer Nachweis, Nachweis mittels Enzymimmunoassay (EIA).[1]Die Erbringung der GOP 32027 ist nicht mittels Teststreifen möglich. Semiquantitative oder qualitative D-Dimer-Bestimmungen sind nicht mit der GOP 32027 berechnungsfähig.Die GOP 32027 ist nicht neben der GOP 32117 berechnungsfähig.

[1] nach Kölner Kommentar zum EBM, Stand 01.01.2012

32030 Orientierende Untersuchung   0,50
Obligater Leistungsinhalt
- Orientierende Untersuchung mit visueller Auswertung mittels vorgefertigter
  – Reagenzträger
oder
  – Reagenzzubereitungen

Fakultativer Leistungsinhalt
- Apparative Auswertung,
- Verwendung von Mehrfachreagenzträgern

Anmerkung Können mehrere Bestandteile eines Körpermaterials sowohl durch Verwendung eines Mehrfachreagenzträgers als auch durch Verwendung mehrerer

32 In-vitro-Diagnostik der Laboratoriumsmedizin, Mikrobiologie, Virologie, Infektionsepidemiologie sowie Transfusionsmedizin

EBM-Nr.   EBM-Punkte / Euro

Einfachreagenzträger erfasst werden, so ist in jedem Fall nur einmal die Gebührenordnungsposition 32030 berechnungsfähig.

Bei mehrfacher Berechnung der Gebührenordnungsposition 32030 ist die Art der Untersuchungen anzugeben.

Abrechnungsausschluss in derselben Sitzung 01732, 32880, 32881, 32882

GOÄ   entsprechend oder ähnlich: Nrn. 3511*, 3652* (Streifentest)

Kompendium KBV: Der Nachweis von Eiweiß und/oder Glukose im Harn, ggf. einschl. Kontrolle auf Ascorbinsäure, sowie die Bestimmung des spezifischen Gewichts und/oder des pH-Wertes im Harn sind nicht berechnungsfähig. Die für diese Analysen benötigten Teststreifen können über den Sprechstundenbedarf bezogen werden. Sie sind nicht gesondert mit der GOP 32030 berechnungsfähig.[1]

Teststreifen, die neben der qualitativen Harnuntersuchung auf Eiweiß und/oder Glukose (ggf. einschl. Kontrolle auf Ascorbinsäure) sowie des pH-Wertes weitere Untersuchungsmöglichkeiten enthalten, können nicht über den Sprechstundenbedarf bezogen werden. Die Leistungserbringung ist dann mit der GOP 32030 berechnungsfähig.

Die GOP 32030 ist nicht neben GOP 01732 und 32880 bis 32882 berechnungsfähig.

[1] nach Kölner Kommentar zum EBM, Stand 01.01.2012

Kommentar: Unter diese Leistung fallen die qualitativen und semiquantitativen Untersuchungen mit sogenannten Teststäbchen/Testdreifen. Weiterhin gehören zu dieser Nr. die LH--Ovulationsteste mit Teststreifen, die Nitritprobe außerhalb der Mutterschaftsvorsorge, der Onkoscreen-PSA-Test, Bestimmung der Osmolalität, der Flagyltest, der KOH--Test und die Untersuchungen auf Ketokörper und Katecholamine im Urin.

32031   Mikroskopische Untersuchung des Harns auf morphologische Bestandteile   **0,25**

GOÄ   entsprechend oder ähnlich: Nrn. 3531*, 3653*

Kompendium KBV: Nach dieser GOP sind Untersuchungen des Harnsediments auch bei Verwendung von konfektionierten Testmaterialien, berechnungsfähig.[1]

[1] nach Kölner Kommentar zum EBM, Stand 01.01.2012

Kommentar: Nach Nr. 32031 ist die Untersuchung des Harnsediments abrechenbar.

32032   Bestimmung des pH-Wertes durch apparative Messung (außer im Harn)   **0,25**

GOÄ   entsprechend oder ähnlich: Analoger Ansatz der Nr. 3714*

Kompendium KBV: Die pH-Wert-Bestimmung im Urin ist nicht berechnungsfähig.

Bestimmungen in anderen Körpermaterialien, z. B. im Scheidensekret zur Risikoabschätzung einer Frühgeburt, sind nur dann mit der GOP 32032 berechnungsfähig, wenn sie mittels apparativer Messung durchgeführt werden.[1]

Bestimmungen des pH-Wertes mit Indikator-Papier bzw. Teststreifen sind mit der GOP 32030 zu berechnen.[1]

Die Bestimmung des pH-Wertes im Blut im Rahmen der Blutgasanalyse kann nicht separat mit der GOP 32032 berechnet werden.

[1] nach Kölner Kommentar zum EBM, Stand 01.01.2012

32033   Harnstreifentest auf mindestens fünf der folgenden Parameter: Eiweiß, Glukose, Erythrozyten, Leukozyten, Nitrit, pH-Wert, spezifisches Gewicht, Ketonkörper ggf. einschließlich Kontrolle auf Ascorbinsäure einschließlich visueller oder apparativer Auswertung   **0,50**

Abrechnungsausschlüsse in derselben Sitzung 01732, 32880, 32881, 32882

Berichtspflicht Nein

32035–32041
Arztgruppenübergr. spezielle Gebührenordnungspositionen IV

32 In-vitro-Diagnostik der Laboratoriumsmedizin, Mikrobiologie, Virologie, Infektionsepidemiologie sowie Transfusionsmedizin

EBM-Nr.   EBM-Punkte / Euro

Quantitative Bestimmung mit physikalischer oder chemischer Messung oder Zellzählung, gilt für die Gebührenordnungspositionen 32035 bis 32039

Abrechnungsbestimmung je Untersuchung

Anmerkung Werden in Akut- bzw. Notfällen Leistungen entsprechend der Gebührenordnungspositionen 32035 bis 32039 als Einzelbestimmungen im Eigenlabor erbracht, sind die Gebührenordnungspositionen 32035 bis 32039 einzeln berechnungsfähig.

32035	Erythrozytenzählung	**0,25**

Abrechnungsausschluss in derselben Sitzung 32120, 32122, 32125

GOÄ   entsprechend oder ähnlich: Nr. 3504*

Kommentar: Nur in Akut- bzw. Notfällen können die Leistungen nach den Nrn. 32035 bis 35039 als Einzelbestimmungen im Eigenlabor nebeneinander berechnet werden. Werden von den Leistungen nach den EBM-Nrn. 32035 bis 32039 zwei oder mehr Parameter bestimmt, so ist die Nr. 32120 abzurechnen.

32036	Leukozytenzählung	**0,25**

Abrechnungsausschluss in derselben Sitzung 32120, 32122, 32125

GOÄ   entsprechend oder ähnlich: Nr. 3505*

Kommentar: Nur in Akut- bzw. Notfällen können die Leistungen nach den Nrn. 32035 bis 35039 als Einzelbestimmungen im Eigenlabor nebeneinander berechnet werden.

32037	Thrombozytenzählung	**0,25**

Abrechnungsausschluss in derselben Sitzung 32120, 32122, 32125

GOÄ   entsprechend oder ähnlich: Nr. 3506*

32038	Hämoglobin	**0,25**

Abrechnungsausschluss in derselben Sitzung 32120, 32122, 32125

GOÄ   entsprechend oder ähnlich: Nr. 3517*

32039	Hämatokrit	**0,25**

Anmerkung Werden in Akut- bzw. Notfällen Leistungen entsprechend der Gebührenordnungspositionen 32035 bis 32039 als Einzelbestimmungen im Eigenlabor erbracht, sind die Gebührenordnungspositionen 32035 bis 32039 einzeln berechnungsfähig.

Abrechnungsausschluss in derselben Sitzung 32120, 32122, 32125

GOÄ   entsprechend oder ähnlich: Nr. 3503*

32041	Qualitativer immunologischer Nachweis von Albumin im Stuhl	**1,65**

Abrechnungsausschluss im Behandlungsfall 40152

GOÄ   entsprechend oder ähnlich: Nr. A 3734*

Kompendium KBV: Mit der GOP 32041 ist der immunologische Nachweis von Albumin im Stuhl berechnungsfähig.

Während für den Guajak-Test stets drei Testbriefchen auf einmal dem Patienten für die Probensammlung ausgehändigt und nach Rückgabe vom Arzt ausgewertet werden, genügt es im Allgemeinen, den Albumin-Test einzeln und höchstens zweimal durchzuführen, weil die Sensitivität des Tests bei Untersuchung von drei Stuhlproben nicht höher ist als bei zwei Proben.

Eine zweite Untersuchung ist bei positiver erster Probe überflüssig.[1]

Die Kosten für das überlassene Testmaterial sind in der Bewertung der GOP 32041 bereits enthalten. Kann eine Auswertung nicht erfolgen, weil z. B. der Patient das Testbriefchen nicht zurückgegeben hat, kann anstelle der GOP 32041 die Pauschale nach GOP 40152 berechnet werden.

[1] nach Kölner Kommentar zum EBM, Stand 01.01.2012

32 In-vitro-Diagnostik der Laboratoriumsmedizin, Mikrobiologie, Virologie, Infektionsepidemiologie sowie Transfusionsmedizin

EBM-Nr. EBM-Punkte / Euro

Tipp: Ggf. Kostenpauschale Nr. 40152 für ausgegebene Testbriefchen zum Nachweis Albumin im Stuhl, wenn die Leistungen nach nicht erbracht werden konnte (z.B. Testbriefe nicht an die Praxis zurück gebracht oder in einem Zustand, der eine Bestimmung nicht zulässt).

32042 Bestimmung der Blutkörperchensenkungsgeschwindigkeit **0,25**

GOÄ entsprechend oder ähnlich: Nrn. 3501*, 3711*

32.2.2 Mikroskopische Untersuchungen

32045 Mikroskopische Untersuchung eines Körpermaterials **0,25**

Obligater Leistungsinhalt
- Nativpräparat (z.B. Kalilauge-Präparat auf Pilze, Untersuchung auf Trichomonaden und Treponemen)

und/oder
- Nach einfacher Färbung (z.B. mit Methylenblau, Fuchsin, Laktophenolblau, Lugolscher Lösung)

Fakultativer Leistungsinhalt
- Phasenkontrastdarstellung,
- Dunkelfeld

Abrechnungsausschluss in derselben Sitzung 01827

GOÄ entsprechend oder ähnlich: Nrn. 3508*, 3509*

Kompendium KBV: Die GOP 32045 ist je Körpermaterial nur einmal berechnungsfähig, auch wenn z. B. ein einfach gefärbtes Präparat neben einem Nativpräparat untersucht wird.

Als Nativpräparat sind u. a. Untersuchungen auf Pilze im ungefärbten Präparat, Trichomonaden und der Postkoitaltest (Sims-Huhner-Test) oder andere Penetrationstests berechnungsfähig. [1]

Auch die Suche nach Wurmeiern oder Skabiesmilben in einem Nativpräparat ohne Anreicherung oder in einem einfach gefärbten Präparat ist mit der GOP 32045 zu berechnen.

Die GOP 32171 wurde zum 01.07.2007 aus dem EBM gestrichen. Die Untersuchung auf Treponemen ist folglich nur noch nach GOP 32045 berechnungsfähig.

Die Untersuchung eines Körpermaterials mittels industriell vorgefärbter Objektträger kann mit der GOP 32045 berechnet werden, soweit die Untersuchung nicht durch eine andere GOP bereits erfasst ist (z. B. GOP 32047, 32051). Die mikroskopische Untersuchung von aus Körpermaterial angezüchteten Bakterien ist mit GOP 32720 bis 32727 und 32740 bis 32748 bereits abgegolten.

[1] nach Kölner Kommentar zum EBM, Stand 01.01.2012

Kommentar: Die Leistung ist je Körpermaterial nur einmal berechnungsfähig, auch wenn sowohl ein Nativpräparat als auch ein eingefärbtes Material untersucht werden. Diese Leistung kann auch zur Mikroskopie nach Dünndarmsaugbiopsie verwendet werden, bei der Suche nach Wurmeiern und auch bei einfachen Nativpräparaten.

Wird die Leistung im Rahmen der Empfängnisregelung durchgeführt, ist die EBM-Nr. 01827 abzurechnen.

Mikroskopische Untersuchung eines Körpermaterials nach differenzierender Färbung, ggf. einschl. Zellzählung, gilt für dieGebührenordnungspositionen 32046, 32047, 32050

Abrechnungsbestimmung je Untersuchung

32046 Fetal-Hämoglobin in Erythrozyten **0,40**

GOÄ entsprechend oder ähnlich: Nr. 3689*

32047 Retikulozytenzählung **0,40**

Abrechnungsausschluss in derselben Sitzung 32120, 32122, 32125

32050–32056   Arztgruppenübergr. spezielle Gebührenordnungspositionen IV

32 In-vitro-Diagnostik der Laboratoriumsmedizin, Mikrobiologie, Virologie, Infektionsepidemiologie sowie Transfusionsmedizin
EBM-Nr.   EBM-Punkte/Euro

GOÄ   entsprechend oder ähnlich: Nr. 3552*
Kommentar: Die Abrechnung der Nr. 32047 neben der Nr. 32051 ist nicht ausgeschlossen.

32050   Mikroskopische Untersuchung eines Körpermaterials nach Gram-Färbung   **0,40**
           Abrechnungsausschluss im Zyklusfall 08635
GOÄ   entsprechend oder ähnlich: Nr. 3510*
Kompendium KBV: Die regelhafte Durchführung eines Grampräparates bei kombinierten Eintauchnährböden
           (z. B. Uricult), Stuhlkultur und Stuhluntersuchung auf Pilze ist nach derzeitigem Kenntnis-
           stand fachlich nicht begründbar.
           Die GOP 32050 ist lt. Leistungslegende für die mikroskopische Untersuchung eines
           Körpermaterials nach Gram-Färbung berechnungsfähig.(*)
           Auch bei Durchführung mehrerer Gram-Präparate aus demselben Untersuchungsmaterial
           ist die GOP 32050 nur einmal berechnungsfähig.
           (*)nach Kölner Kommentar zum EBM, Stand 01.01.2012

32051   Mikroskopische Differenzierung und Beurteilung aller korpuskulären Bestandteile   **0,40**
           des gefärbten Blutausstriches
           Abrechnungsausschluss in derselben Sitzung 32121, 32122
GOÄ   entsprechend oder ähnlich: Nr. 3502*
Kommentar: Die Abrechnung Nr. 32047 neben der Nr. 32051 ist nicht ausgeschlossen.

32052   Quantitative Bestimmung(en) der morphologischen Bestandteile durch Kammer-   **0,25**
           zählung der Zellen im Sammelharn, auch in mehreren Fraktionen innerhalb von 24
           Stunden (Addis-Count)
GOÄ   entsprechend oder ähnlich: Nr. 3654*
Kompendium KBV: Nach der GOP 32052 sind nur quantitative Zellzählungen im Sammelharn mittels
           Zählkammer (z. B. sog. Addis-Count) berechnungsfähig.(*)Neben der GOP 32052 sind die
           Leistungen nach GOP 32035 und 32036 für die Erythrozyten- und Leukozytenzählung im
           Harn nicht berechnungsfähig.
           Für die Kammerzählung im Spontanurin und die standardisierte quantitative Untersuchung
           des Urinsediments mit vorgefertigten Systemen ist die GOP 32031 anzusetzen.
           (*) nach Kölner Kommentar zum EBM, Stand 01.01.2012

32.2.3 Physikalische oder chemische Untersuchungen

32055   Quantitative Bestimmung eines Arzneimittels (z.B. Theophyllin, Antikonvulsiva,   **2,05**
           Herzglykoside) in einem Körpermaterial mittels trägergebundener (vorportionierter)
           Reagenzien und apparativer Messung (z.B. Reflexionsmessung),
           Abrechnungsbestimmung je Untersuchung
GOÄ   entsprechend oder ähnlich: Analoger Ansatz z.B. der Nr. A 3733* (Theophyllin)
Kommentar: Werden die Arzneimittel nicht trockenchemisch untersucht, sind z.B. bei chromatographi-
           scher Bestimmung die Nrn. 32305 ff. oder bei Immunassay die Nrn. 32330–32332, 32340
           bis 32346 zu berechnen.

           Quantitative Bestimmung von Substraten, Enzymaktivitäten oder Elektrolyten, auch
           mittels trägergebundener (vorportionierter) Reagenzien, gilt für die Gebührenord-
           nungspositionen 32056 bis 32079 und 32081 bis 32087.
           Abrechnungsbestimmung je Untersuchung

32056   Gesamteiweiß   **0,25**
GOÄ   entsprechend oder ähnlich: Nr. 3573.H1*

IV Arztgruppenübergr. spezielle Gebührenordnungspositionen   **32057–32065**

32 In-vitro-Diagnostik der Laboratoriumsmedizin, Mikrobiologie, Virologie, Infektionsepidemiologie sowie Transfusionsmedizin
EBM-Nr.   EBM-Punkte/Euro

Kommentar: Bei Bestimmung mittels trägergebundener Reagenzien im Labor der eigenen Praxis als Einzelbestimmung kann der Zuschlag nach Nr. 32089 berechnet werden.

32057   Glukose   **0,25**

Abrechnungsausschluss
am Behandlungstag 01812
in derselben Sitzung 01732, 32025, 32125, 32880, 32881, 32882

GOÄ   entsprechend oder ähnlich: Nrn. 3514*, 3560*

Kompendium KBV: Blutzuckertagesprofile und Blutzuckerbelastungstests, z. B. oraler Glukosetoleranz-Test, sind entsprechend der Anzahl durchgeführter Glukosebestimmungen mit Mehrfachansatz der GOP 32057 zu berechnen.

Kommentar: Die Leistung nach Nr. 32057 kann 3x beim Oral-Glukosetoleranztest abgerechnet werden.

Eine Abrechnung der Glukosebestimmung im Harn beim Oral-Glukosetoleranztest oder in sonstigen Fällen ist nach der EBM-Nr. 32057 zusätzlich abrechenbar.

Wird die Leistung mit trägergebundenen Reagenzien innerhalb der Praxis als Einzelbestimmung durchgeführt, kann der Zuschlag nach Nr. 32089 berechnet werden.

32058   Bilirubin gesamt   **0,25**

GOÄ   entsprechend oder ähnlich: Nr. 3581.H1*

Kommentar: Eine Bestimmung des Bilirubin direkt kann zusätzlich mit Nr. 32059 berechnet werden.

32059   Bilirubin direkt   **0,40**

GOÄ   entsprechend oder ähnlich: Nr. 3582*

Kommentar: Eine Bestimmung des Bilirubin gesamt kann zusätzlich mit Nr. 32058 berechnet werden.

32060   Cholesterin gesamt   **0,25**

Abrechnungsausschluss in derselben Sitzung 01732, 32880, 32881, 32882

GOÄ   entsprechend oder ähnlich: Nr. 3562.H1*

32061   HDL-Cholesterin   **0,25**

GOÄ   entsprechend oder ähnlich: Nr. 3563.H1*

32062   LDL-Cholesterin   **0,25**

GOÄ   entsprechend oder ähnlich: Nr. 3564.H1*

Kompendium KBV: Die GOP 32062 ist nur berechnungsfähig, wenn LDLCholesterin auf analytischem Wege bestimmt worden ist. Bei Ableitung des LDL-Cholesterins aus anderen Messgrößen, z. B. durch die Friedewald-Formel, ist die GOP 32062 nicht berechnungsfähig.

Kommentar: Wird die LDL-Cholesterin-Konzentration rechnerisch bestimmt, so ist dies nicht berechnungsfähig.

32063   Triglyceride   **0,25**

GOÄ   entsprechend oder ähnlich: Nr. 3565.H1*

32064   Harnsäure   **0,25**

GOÄ   entsprechend oder ähnlich: Nrn. 3518*, 3583.H1*

Kommentar: Wird die Leistung mit trägergebundenen Reagenzien innerhalb der Praxis als Einzelbestimmung durchgeführt, kann der Zuschlag nach Nr. 32089 berechnet werden.

32065   Harnstoff   **0,25**

GOÄ   entsprechend oder ähnlich: Nr. 3584.H1*

Kommentar: Siehe Kommentar Nr. 32064.

32066–32076 Arztgruppenübergr. spezielle Gebührenordnungspositionen IV

32 In-vitro-Diagnostik der Laboratoriumsmedizin, Mikrobiologie, Virologie, Infektionsepidemiologie sowie Transfusionsmedizin

EBM-Nr.   EBM-Punkte/Euro

32066   Kreatinin (Jaffé-Methode)   0,25

Abrechnungsausschluss in derselben Sitzung 32125

GOÄ   entsprechend oder ähnlich: Nrn. 3520*, 3585.H1*

Kommentar: Siehe Kommentar Nr. 32064.

32067   Kreatinin, enzymatisch   0,40

Abrechnungsausschluss in derselben Sitzung 32125

GOÄ   entsprechend oder ähnlich: Nrn. 3520*, 3585.H1*

Kommentar: Siehe Kommentar Nr. 32064.

32068   Alkalische Phosphatase   0,25

GOÄ   entsprechend oder ähnlich: Nr. 3587.H1*

32069   GOT   0,25

GOÄ   entsprechend oder ähnlich: Nrn. 3515*, 3594.H1*

Kommentar: Siehe Kommentar Nr. 32064.

32070   GPT   0,25

GOÄ   entsprechend oder ähnlich: Nrn. 3516*, 3595.H1*

Kommentar: Siehe Kommentar Nr. 32064.

32071   Gamma-GT   0,25

Abrechnungsausschluss in derselben Sitzung 32125

GOÄ   entsprechend oder ähnlich: Nrn. 3513*, 3592.H1*

32072   Alpha-Amylase   0,40

GOÄ   entsprechend oder ähnlich: Nrn. 3512*, 3588.H1*

Kommentar: Werden zusätzlich organspezifische Isoenzyme bestimmt, ist ein mehrfacher Ansatz der EBM-Nr. 32072 möglich.

Wird die Amylase im Serum und im Sammelurin bestimmt, kann die Nr. 32072 entsprechend 2x berechnet werden. Die qualitative Bestimmung der Diastase im Urin ist nur nach Nr. 32030 abrechnungsfähig.

Siehe auch Kommentar Nr. 32064.

32073   Lipase   0,40

GOÄ   entsprechend oder ähnlich: Nrn. 3521*, 3598.H1*

Kommentar: Siehe Kommentar Nr. 32064.

32074   Creatinkinase (CK)   0,25

Abrechnungsausschluss in derselben Sitzung 32150

GOÄ   entsprechend oder ähnlich: Nr. 3590.H1*

Kommentar: Für die Creatin-Kinase ist auch der Begriff CPK gebräuchlich.

Unter dieser Nr. sind auch Bestimmungen der CK-NAC abrechenbar. Wird die Leistung mit trägergebundenen Reagenzien innerhalb der Praxis als Einzelbestimmung durchgeführt, kann der Zuschlag nach Nr. 32089 berechnet werden. Die Abrechnung der CK-MB erfolgt nach Nr. 32092. Siehe Kommentar Nr. 32064.

32075   LDH   0,25

GOÄ   entsprechend oder ähnlich: Nr. 3597.H1*

32076   GLDH   0,40

GOÄ   entsprechend oder ähnlich: Nrn. 3593.H1*, 3778*

32 In-vitro-Diagnostik der Laboratoriumsmedizin, Mikrobiologie, Virologie, Infektionsepidemiologie sowie Transfusionsmedizin

EBM-Nr.   EBM-Punkte / Euro

| **32077** | HBDH | **0,40** |

GOÄ   entsprechend oder ähnlich: Nr. 3596.H1*

| **32078** | Cholinesterase | **0,40** |

GOÄ   entsprechend oder ähnlich: Nr. 3589.H1*

| **32079** | Saure Phosphatase | **0,25** |

GOÄ   entsprechend oder ähnlich: Nr. 3599*

| **32081** | Kalium | **0,25** |

Abrechnungsausschluss in derselben Sitzung 32125

GOÄ   entsprechend oder ähnlich: Nr. 3519*, 3557*

Kommentar: Wird die Leistung mit trägergebundenen Reagenzien innerhalb der Praxis als Einzelbestimmung durchgeführt, kann der Zuschlag nach Nr. 32089 berechnet werden.

| **32082** | Calcium | **0,25** |

GOÄ   entsprechend oder ähnlich: Nr. 3555*

Kommentar: Wird die Leistung mit trägergebundenen Reagenzien innerhalb der Praxis als Einzelbestimmung durchgeführt, kann der Zuschlag nach Nr. 32089 berechnet werden.

| **32083** | Natrium | **0,25** |

GOÄ   entsprechend oder ähnlich: Nr. 3558*

Kommentar: Wird die Leistung mit trägergebundenen Reagenzien innerhalb der Praxis als Einzelbestimmung durchgeführt, kann der Zuschlag nach Nr. 32089 berechnet werden.

| **32084** | Chlorid | **0,25** |

GOÄ   entsprechend oder ähnlich: Nr. 3556*

| **32085** | Eisen | **0,25** |

GOÄ   entsprechend oder ähnlich: Nr. 3620*

Kommentar: Im Rahmen des Eisenbelastungstestes kann die Leistung nach Nr. 32085 insgesamt 3x abgerechnet werden.

| **32086** | Phosphor anorganisch | **0,40** |

GOÄ   entsprechend oder ähnlich: Nr. 3580.H1*

| **32087** | Lithium | **0,60** |

GOÄ   entsprechend oder ähnlich: Nr. 4214*

| **32089** | Zuschlag zu den Gebührenordnungspositionen 32057, 32064, 32065 oder 32066 oder 32067, 32069, 32070, 32072 oder 32073, 32074, 32081, 32082 und 32083 bei Erbringung mittels trägergebundener (vorportionierter) Reagenzien im Labor innerhalb der eigenen Arztpraxis als Einzelbestimmung(en), | **0,80** |

Abrechnungsbestimmung je Leistung

Anmerkung Die Gebührenordnungsposition 32089 ist nicht berechnungsfähig bei Bezug der Analyse aus Laborgemeinschaften oder bei Erbringung mit Analysensystemen, die für Serien mit hoher Probenzahl bestimmt sind, z.B. Systeme mit mechanisierter Probenverteilung und/oder programmierten Analysen mehrerer Messgrößen in einem Untersuchungsablauf.

GOÄ   entsprechend oder ähnlich: Leistungskomplex so nicht in der GOÄ vorhanden, ggf. Nr. 3511* Trockenchemie

Kommentar: Da in der Leistungslegende von einer Bestimmung innerhalb der eigenen Praxis gesprochen wird, sind Leistungen, die in Laborgemeinschaften durchgeführt werden, nicht abrechenbar.

32092–32101 Arztgruppenübergr. spezielle Gebührenordnungspositionen IV

32 In-vitro-Diagnostik der Laboratoriumsmedizin, Mikrobiologie, Virologie, Infektionsepidemiologie sowie Transfusionsmedizin

EBM-Nr.   EBM-Punkte/Euro

Quantitative Bestimmung

32092   CK-MB   **1,15**

Abrechnungsausschluss in derselben Sitzung 32150

GOÄ   entsprechend oder ähnlich: Nrn. 3591.H1*, 3788*

Kommentar: Unter diese Leistung fällt auch die Bestimmung von
- CK-MB-NAC,
- CK-BB,
- CK-MM.

Die Bestimmung von Creatinkinase wird nach 32074 berechnet.

32094   Glykierte Hämoglobine (z.B. HbA1 und/oder HbA1c)   **4,00**

GOÄ   entsprechend oder ähnlich: Nr. 3561*

Kompendium KBV: Glykierte Hämoglobine liegen in mehreren Fraktionen vor, die chromatographisch, photometrisch, elektrophoretisch oder immunologisch bestimmt werden können. Unabhängig von der angewandten Methode und der Art der Fraktion ist die Leistung nach GOP 32094 nur einmal berechnungsfähig, auch wenn mehrere Fraktionen gleichzeitig untersucht werden. Glykierte Hämoglobine sind unabhängig von der verwendeten Methode ausschließlich mit der GOP 32094 zu berechnen.

Kommentar: Werden Unterfraktionen des HbA bestimmt, so kann die Leistung nach Nr. 32094 trotzdem nur einmal abgerechnet werden.

Quantitative Bestimmung mittels Immunoassay,

Abrechnungsbestimmung je Untersuchung

Anmerkung Die Gebührenordnungsposition 32097 ist nur berechnungsfähig bei Erbringung und Qualitätssicherung in eigener Praxis oder bei Überweisung. Die Gebührenordnungsposition 32097 ist nicht berechnungsfähig bei Bezug der Analyse aus Laborgemeinschaften.

32097   Untersuchung des/der natriuretrischen Peptides/Peptide BNP und/oder NT-Pro-BNP **19,40** und/oder MR-ANP je Untersuchung

GOÄ   entsprechend oder ähnlich: Nr. 4033*

Kompendium KBV: Die GOP 32097 ist nur berechnungsfähig bei Erbringung und Qualitätssicherung in eigener Praxis oder bei Überweisung. Die GOP 32097 ist nicht berechnungsfähig bei Bezug der Analyse aus Laborgemeinschaften.

Die Bestimmung kann mittels Enzymimmuno- (EIA), Fluoreszenzimmuno- (FIA), Lumineszenzimmuno- (LIA) oder Radioimmunoassay (RIA) erfolgen.(*)

(*) nach Kölner Kommentar zum EBM, Stand 01.01.2012

32101   Thyrotropin (TSH)   **3,00**

Anmerkung Die Gebührenordnungsposition 32097 ist nur berechnungsfähig bei Erbringung und Qualitätssicherung in eigener Praxis oder bei Überweisung. Die Gebührenordnungsposition 32097 ist nicht berechnungsfähig bei Bezug der Analyse aus Laborgemeinschaften.

GOÄ   entsprechend oder ähnlich: Nr. 4030.H4*

Kompendium KBV: TSH gilt als der wichtigste Laborwert bei der Diagnostik von Schilddrüsenerkrankungen und bei der Beurteilung der Schilddrüsenhormon-Stoffwechsellage unter Therapie sowie vor diagnostischen Eingriffen mit jodhaltigen Kontrastmitteln. Im Regelfall wird bei Patienten ohne schwere Allgemeinerkrankung bei Verdacht auf Schilddrüsenerkrankung primär das TSH bestimmt und abhängig vom Resultat der ggf. weitere diagnostische Ablauf bestimmt.

Die Bestimmung der Gesamthormone T3 und T4 wurde zum Quartal 3/2007 in den Anhang IV der nicht oder nicht mehr berechnungsfähigen Leistungen des EBM übernommen.

Kommentar: Die Leistung nach Nr. 32101 kann für den TSH-Stimulationstest 2x in Ansatz gebracht werden.

**Quantitative immunochemische Bestimmung im Serum, gilt für die Gebührenord-
nungspositionen 32103 bis 32106
Abrechnungsbestimmung** je Untersuchung

32103 Immunglobulin A (Gesamt-IgA) **0,60**
GOÄ   entsprechend oder ähnlich: Nr. 3571*

Kompendium KBV: Als immunochemische Methoden gelten z. B. die radiale Immundiffusion (Mancini-Technik),
die Immunnephelometrie oder die Immunturbidimetrie.(*)Die Bestimmung der Immunglobuline
(IgA, IgG, IgM) im Serum ist nur nach GOP 32103, 32104 und 32105 berechnungsfähig und
kann nicht der GOP 32455 „Ähnliche Untersuchung" zugeordnet werden.Die Bestimmung
der Immunglobuline in anderen Körpermaterialien, z. B. im Liquor oder Harn, ist nach den
dafür vorgesehenen GOP des Kapitels 32.3 berechnungsfähig (GOP 32448, 32449).(*)

(*) nach Kölner Kommentar zum EBM, Stand 01.01.2012

32104 Immunglobulin G (Gesamt-IgG) **0,60**
GOÄ   entsprechend oder ähnlich: Nr. 3571*

Kompendium KBV: Siehe Nr. 32103.

32105 Immunglobulin M (Gesamt-IgM) **0,60**
GOÄ   entsprechend oder ähnlich: Nr. 3571*

Kompendium KBV: Siehe Nr. 32103.

32106 Transferrin **0,60**
GOÄ   Nrn. 3575*

Kompendium KBV: Als immunochemische Methoden gelten z. B. die radiale Immundiffusion (Mancini-Technik),
die Immunnephelometrie oder die Immunturbidimetrie.(*)
Die Bestimmung der Immunglobuline (IgA, IgG, IgM) im Serum ist nur nach GOP 32103,
32104 und 32105 berechnungsfähig und kann nicht der GOP 32455 „Ähnliche Untersuchung" zugeordnet werden.
Die Bestimmung der Immunglobuline in anderen Körpermaterialien, z. B. im Liquor oder
Harn, ist nach den dafür vorgesehenen GOP des Kapitels 32.3 berechnungsfähig (GOP
32448, 32449).(*)
Die Bestimmung von Transferrin ist nicht nach GOP 32455 „Ähnliche Untersuchungen"
berechnungsfähig, sondern nur nach GOP 32106.

(*) nach Kölner Kommentar zum EBM, Stand 01.01.2012

32107 Elektrophoretische Trennung von Proteinen oder Lipoproteinen im Serum mit **0,75**
quantitativer Auswertung der Fraktionen und graphischer Darstellung
GOÄ   entsprechend oder ähnlich: Nr. 3574.H1*

Kommentar: Für spezielle elektrophoretische Trennungen von humanen Proteinen ergeben sich folgende
EBM-Nummern, z.B.
• 32465 Oligoklonale Banden im Liquor und im Serum
• 32466 Harnproteine
• 32467 Lipoproteine einschl. Polyanionenpräzititation
• 32468 Hämoglobine
• 32469 Isoenzyme der alkalischen Phosphatase
• 32470 Isoenzyme der Creatin-Kinase
• 32471 Isoenzyme der Laktatdehydrogenase
• 32472 Alpha-1-Antrypsin
• 32473 Acetylcholinesterase
• 32474 Proteine im Punktat
• 32476 Polyacrylamidgel-Elektrophorese oder ähnliche Verfahren
• 32477 Immunfixationselektrophorese
• 32478 Immunfixationselektrophorese

32110–32117 Arztgruppenübergr. spezielle Gebührenordnungspositionen IV

32 In-vitro-Diagnostik der Laboratoriumsmedizin, Mikrobiologie, Virologie, Infektionsepidemiologie sowie Transfusionsmedizin

EBM-Nr. EBM-Punkte / Euro

32.2.4 Gerinnungsuntersuchungen

Untersuchungen zur Abklärung einer plasmatischen Gerinnungsstörung oder zur Verlaufskontrolle bei Antikoagulantientherapie, gilt für die Gebührenordnungspositionen 32110 bis 32117

Abrechnungsbestimmung je Untersuchung

Anmerkung Der Höchstwert für die Untersuchungen entsprechend der Gebührenordnungspositionen 32110 bis 32116 beträgt 1,55 Euro.

32110	Blutungszeit (standardisiert)	**0,75**

Abrechnungsausschluss am Behandlungstag 01741

GOÄ entsprechend oder ähnlich: Nr. 3932*

32111	Rekalzifizierungszeit	**0,75**

Abrechnungsausschluss am Behandlungstag 01741

GOÄ entsprechend oder ähnlich: Analoger Ansatz Nr. 3946*

32112	Partielle Thromboplastinzeit (PTT)	**0,60**

Abrechnungsausschluss am Behandlungstag 01741

GOÄ entsprechend oder ähnlich: Nrn. 3605*, 3946*

32113	Thromboplastinzeit (TPZ) aus Plasma	**0,60**

Abrechnungsausschluss
am Behandlungstag 01741; in derselben Sitzung 32026

GOÄ entsprechend oder ähnlich: Nrn. 3530*, 3607*

Kommentar: Die Untersuchung beschreibt den Quick-Wert. Wird die Bestimmung im Kapillarblut, durchgeführt ist die höherbewertete Nr. 32114 zu berechnen. Der Höchstwert der Nrn. 32110 bis 32116 beträgt 1,55 Euro.

32114	Thromboplastinzeit (TPZ) aus Kapillarblut	**0,75**

Abrechnungsausschluss
am Behandlungstag 01741
in derselben Sitzung 32026

GOÄ entsprechend oder ähnlich: Nrn. 3530*, 3607*

32115	Thrombingerinnungszeit (TZ)	**0,75**

Abrechnungsausschluss am Behandlungstag 01741

GOÄ entsprechend oder ähnlich: Nr. 3606*

32116	Fibrinogenbestimmung	**0,75**

Abrechnungsausschluss am Behandlungstag 01741

GOÄ entsprechend oder ähnlich: Nrn. 3933*, 3934*

32117	Qualitativer Nachweis von Fibrinmonomeren, Fibrin- und/oder Fibrinogen-Spaltprodukten (z.B. D-Dimere)	**4,60**

Abrechnungsausschluss
am Behandlungstag 01741
in derselben Sitzung 32027

GOÄ entsprechend oder ähnlich: Nrn. 3935*, 3937*

Kompendium KBV: Leistungsinhalt der GOP 32117 sind qualitative oder semiquantitative Schnelltests zum Nachweis von Spaltprodukten, die bei der plasmatischen Gerinnung der Fibrinolyse auftreten (z. B. D-Dimer-Bestimmung zum Ausschluss einer Lungenembolie oder einer Beinvenenthrombose). Die quantitative Bestimmung, z. B. zur Verlaufskontrolle, ist entsprechend der GOP 32212 berechnungsfähig.(*)Die GOP 32117 ist nicht neben der GOP 32027 berechnungsfähig sowie am Behandlungstag nicht neben der GOP 01741.

(*) nach Kölner Kommentar zum EBM, Stand 01.01.2012

Kommentar: Eine quantitative Bestimmung ist nach Nr. 32212 abrechenbar.

32.2.5 Funktions- und Komplexuntersuchungen

32120 Bestimmung von mindestens zwei der folgenden Parameter: Erythrozytenzahl, **0,50** Leukozytenzahl (ggf. einschl. orientierender Differenzierung), Thrombozytenzahl, Hämoglobin, Hämatokrit, mechanisierte Retikulozytenzählung, insgesamt
Abrechnungsausschluss am Behandlungstag 01741
in derselben Sitzung 32035, 32036, 32037, 32038, 32039, 32047, 32122, 32125

GOÄ entsprechend oder ähnlich: Nr. 3550*

Kommentar: Diese Leistung wird allgemein als „Kleines Blutbild" bezeichnet. Neben dieser Leistung können die vollständigen mikroskopischen oder mechanisierten Differenzierungen nach den Nrn. 32051 und 32121 abgerechnet werden.

32121 Mechanisierte Zählung der Neutrophilen, Eosinophilen, Basophilen, Lymphozyten **0,60** und Monozyten, insgesamt
Abrechnungsausschluss in derselben Sitzung 32051, 32122

GOÄ entsprechend oder ähnlich: Nr. 3551*

Kommentar: Ggf. Zuschlag nach Nr. 32123 (für nachfolgende mikroskopische Differenzierung und Beurteilung aller korpuskulären Bestandteile des gefärbten Blutausstriches) abrechnen.

32122 Vollständiger Blutstatus mittels automatisierter Verfahren **1,10**
Obligater Leistungsinhalt
• Hämoglobin,
• Hämatokrit,
• Erythrozytenzählung,
• Leukozytenzählung,
• Thrombozytenzählung,
• Mechanisierte Zählung der Neutrophilen, Eosinophilen, Basophilen, Lymphozyten und Monozyten
Fakultativer Leistungsinhalt
• Mechanisierte Zählung der Retikulozyten,
• Bestimmung weiterer hämatologischer Kenngrössen
Abrechnungsausschluss in derselben Sitzung 32035, 32036, 32037, 32038, 32039, 32047, 32051, 32120, 32121, 32125

GOÄ entsprechend oder ähnlich: Nrn. 3550* + 3551*

Kommentar: In der Praxis wird diese Leistung allgemein als „Großes Blutbild" bezeichnet. Ggf. Zuschlag nach Nr. 32123 (für nachfolgende mikroskopische Differenzierung und Beurteilung aller korpuskulären Bestandteile des gefärbten Blutausstriches) abrechnen.

32123 Zuschlag zu den Gebührenordnungspositionen 32121 oder 32122 bei nachfol- **0,40** gender mikroskopischer Differenzierung und Beurteilung aller korpuskulären Bestandteile des gefärbten Blutausstriches

GOÄ entsprechend oder ähnlich: Nrn. 3502*, 3680*

32124 Bestimmung der endogenen Kreatininclearance **0,80**
Abrechnungsausschluss in derselben Sitzung 32197

GOÄ entsprechend oder ähnlich: Nr. 3615*

Kompendium KBV: Die GOP 32124 ist nicht neben der GOP 32197 berechnungsfähig, da die Bestimmung der Kreatininclearance fakultativer Leistungsinhalt der GOP 32197 ist.

32125–32134

Arztgruppenübergr. spezielle Gebührenordnungspositionen IV

32 In-vitro-Diagnostik der Laboratoriumsmedizin, Mikrobiologie, Virologie, Infektionsepidemiologie sowie Transfusionsmedizin

EBM-Nr.   EBM-Punkte/Euro

32125 Bestimmung von mindestens sechs der folgenden Parameter: Erythrozyten,   **1,45**
Leukozyten, Thrombozyten, Hämoglobin, Hämatokrit, Kalium, Glukose im Blut,
Kreatinin, Gamma-GT vor Eingriffen in Narkose oder in rückenmarksnaher Regio-
nalanästhesie (spinal, peridural)

Abrechnungsausschluss in derselben Sitzung 32035, 32036, 32037, 32038, 32039,
32047, 32057, 32066, 32067, 32071, 32081, 32120, 32122

GOÄ   entsprechend oder ähnlich: Einzelne Labor-Parameter abrechnen.

32.2.6 Immunologische Untersuchungen und Untersuchungen auf Drogen

Immunologischer oder gleichwertiger chemischer Nachweis, ggf. einschl. mehrerer Probenverdünnungen, gilt für die Gebührenordnungspositionen 32128 und 32130 bis 32136

Abrechnungsbestimmung je Untersuchung

32128 C-reaktives Protein   **1,15**

GOÄ   entsprechend oder ähnlich: Nr. 3524*

Kompendium KBV: Immunologische Nachweismethoden basieren auf einer spezifischen Antigen-Antikörper-
Reaktion und sind in der Regel empfindlicher als quantitative chemische Nachweismethoden, die nur dann als gleichwertig in Bezug auf die Berechnungsfähigkeit dieser GOP
angesehen werden können, wenn sie die gleiche untere Nachweisgrenze erreichen wie die
korrespondierenden immunologischen Verfahren.(*)

GOP 32128 bis 32136 dürfen je GOP pro Körpermaterial nur einmal berechnet werden,
auch wenn mehrere Probenverdünnungen durchgeführt werden müssen.

Mit der GOP 32128 ist die qualitative und semiquantitative Bestimmung von CRP berechnungsfähig (z. B. CRP-Bestimmung mittels Testkartensystemen).

Die Berechnungsfähigkeit der GOP 32460 setzt die quantitative Bestimmung von CRP
mittels Immunnephelometrie, Immunturbidimetrie, Immunpräzipitation, Immunoassay oder
anderer gleichwertiger Verfahren voraus.

(*) nach Kölner Kommentar zum EBM, Stand 01.01.2012

Kommentar: Semi-quantitative Tests sind nach Nr. 32128 zu berechnen. Für die quantitative Bestimmung
des CRPs ist die Nr. 32460 abzurechnen.

32130 Streptolysin O-Antikörper (Antistreptolysin)   **1,15**

GOÄ   entsprechend oder ähnlich: Nr. 3523*

Kommentar: Nicht für orale Hypo- bzw. Desensibilisierung (sublinguale Therapie)

32131 Gesamt-IgM beim Neugeborenen   **2,15**

GOÄ   entsprechend oder ähnlich: Analoger Ansatz der Nr. 3884*

32132 Schwangerschaftsnachweis   **1,30**

GOÄ   entsprechend oder ähnlich: Nrn. 3528*, 3529*

Kompendium KBV: Siehe auch Nr. 32128.

Kommentar: Die Nr. 32132 kann nur im Rahmen kurativer Behandlung berechnet werden. Im Rahmen
eines Schwangerschaftsabbruchs ist der Test fakultativer Bestandteil der Leistung nach
Nr. 01900.

32133 Mononucleose-Test   **2,05**

GOÄ   entsprechend oder ähnlich: Nr. 3525*

Kommentar: Unter diese Leistung fallen auch die sogenannten Schnelltests.

32134 Myoglobin   **3,00**

Abrechnungsausschluss in derselben Sitzung 32150

GOÄ   entsprechend oder ähnlich: Nr. 3755*

Kommentar: Nach dieser Leistung kann der Schnelltest auf Latexbasis berechnet werden.

32 In-vitro-Diagnostik der Laboratoriumsmedizin, Mikrobiologie, Virologie, Infektionsepidemiologie sowie Transfusionsmedizin

EBM-Nr.   EBM-Punkte / Euro

32135   Mikroalbuminurie-Nachweis   **1,55**

GOÄ   entsprechend oder ähnlich: Nr. 3736*

Kompendium KBV: Der Nachweis einer geringgradigen erhöhten Albuminausscheidung im Urin erfordert Methoden, die eine Nachweisgrenze von Albumin im Konzentrationsbereich zwischen 20 bis 30 mg/l aufweisen. Übliche Teststreifen zum Nachweis von Eiweiß im Urin können aufgrund ihrer zu geringen Empfindlichkeit für diese Untersuchung nicht herangezogen werden.

Die Bestimmung an drei aufeinanderfolgenden Tagen kann aus Gründen von Schwankungen in der Proteinausscheidung als sachgerecht angesehen werden. Auf eine eindeutige Kennzeichnung der Proben durch den Einsender ist hierbei zu achten.

Die quantitative nephelometrische Bestimmung von Albumin im Urin ist mit der GOP 32435 berechnungsfähig.

Kommentar: Die quantitative Bestimmung ist nach Nr. 32435 zu berechnen.

32136   Alpha-1-Mikroglobulinurie-Nachweis   **1,85**

GOÄ   entsprechend oder ähnlich: Analoger Ansatz der Nr. 3754*

Drogensuchtest unter Verwendung eines vorgefertigten Reagenzträgers, gilt für die Gebührenordnungspositionen 32137 und 32140 bis 32147
Abrechnungsbestimmung je Substanz und/oder Substanzgruppe
Abrechnungsausschluss in derselben Sitzung 32292

32137   Buprenorphinhydrochlorid   **3,05**

Abrechnungsbestimmung je Substanz und/oder Substanzgruppe
Abrechnungsausschluss im Zyklusfall 08635

Kompendium KBV: Unter einem „Suchtest" wird in diesem Zusammenhang nach derzeitigem Kenntnisstand eine qualitative Untersuchung verstanden. Mit den verfügbaren Testreagenzien können entweder Einzelsubstanzen oder die jeweilige Substanzgruppe nachgewiesen werden, der die Droge angehört (*). Der Höchstwert im Behandlungsfall für die Untersuchungen nach GOP 32137 und 32140 bis 32148 beträgt im ersten und zweiten Quartal der substitutionsgestützten Behandlung Opiatabhängiger gemäß den Richtlinien des Gemeinsamen Bundesausschusses 125,00 €.

Der Höchstwert im Behandlungsfall für die Untersuchungen nach GOP 32137 und 32140 bis 32148 beträgt ab dem dritten Quartal oder außerhalb der substitutionsgestützten Behandlung Opiatabhängiger gemäß den Richtlinien des Gemeinsamen Bundesausschusses 64,00 €.

(*) nach Kölner Kommentar zum EBM, Stand 01.01.2012

32140   Amphetamin/Metamphetamin   **3,05**

Kompendium KBV: Siehe Nr. 32137.

32141   Barbiturate   **3,05**

Kompendium KBV: Siehe Nr. 32137.

32142   Benzodiazepine   **3,05**

Kompendium KBV: Siehe Nr. 32137.

32143   Cannabinoide (THC)   **3,05**

Kompendium KBV: Siehe Nr. 32137.

32144   Kokain   **3,05**

32145   Methadon   **3,05**

32146   Opiate (Morphin)   **3,05**

32147–32151   Arztgruppenübergr. spezielle Gebührenordnungspositionen IV

32 In-vitro-Diagnostik der Laboratoriumsmedizin, Mikrobiologie, Virologie, Infektionsepidemiologie sowie Transfusionsmedizin

EBM-Nr.   EBM-Punkte / Euro

32147   Phencyclidin (PCP)   **3,05**

     Abrechnungsbestimmung 32137–32147 je Substanz und/oder Substanzgruppe

     Abrechnungsausschluss 32137–32147 in derselben Sitzung 32292

GOÄ   entsprechend oder ähnlich: Leistung so nicht in der GOÄ vorhanden, ggf. Nr. 3511*

32148   Quantitative Alkohol-Bestimmung in der Atemluft mit apparativer Messung, z. B. elektro- **1,00**
     chemisch, im Rahmen der substitutionsgestützten Behandlung Opiatabhängiger gemäß
     Nr. 2 Anlage I „Anerkannte Untersuchungs- oder Behandlungsmethoden" der Richtlinie
     Methoden vertragsärztliche Versorgung des Gemeinsamen Bundesausschusses

     Anmerkung Der Höchstwert im Behandlungsfall für die Untersuchungen entsprechend
     der Gebührenordnungspositionen 32137 und 32140 bis 32148 beträgt im ersten und
     zweiten Quartal der substitutionsgestützten Behandlung Opiatabhängiger gemäß den
     Richtlinien des Gemeinsamen Bundesausschusses 125,00 Euro.
     Der Höchstwert im Behandlungsfall für die Untersuchungen entsprechend der Gebüh-
     renordnungspositionen 32137 und 32140 bis 32148 beträgt ab dem dritten Quartal oder
     außerhalb der substitutionsgestützten Behandlung Opiatabhängiger gemäß den Richtlinien
     des Gemeinsamen Bundesausschusses 64,00 Euro.

     Abrechnungsausschluss am Behandlungstag 01955

GOÄ   entsprechend oder ähnlich: Leistung in der GOÄ nicht vorhanden.

32150   Immunologischer Nachweis von Troponin I und/oder Troponin T auf einem   **11,25**
     vorgefertigten Reagenzträger bei akutem koronaren Syndrom (ACS), ggf. einschl.
     apparativer quantitativer Auswertung

     Anmerkung Die Untersuchung entsprechend der Gebührenordnungsposition 32150
     sollte bei Verdacht einer Myokardschädigung nur dann durchgeführt werden, wenn der
     Beginn der klinischen Symptomatik länger als 3 Stunden zurückliegt und die Entscheidung
     über das Vorgehen bei dem Patienten aufgrund der typischen Symptomatik und eines
     typischen EKG-Befundes nicht getroffen werden kann.

     Abrechnungsausschluss in derselben Sitzung 32074, 32092, 32134, 32450

GOÄ   entsprechend oder ähnlich: Nr. A 3732*

Kompendium KBV: Die Untersuchung nach GOP 32150 sollte bei Verdacht einer Myokardschädigung nur dann
     durchgeführt werden, wenn der Beginn der klinischen Symptomatik länger als drei Stunden
     zurückliegt und die Entscheidung über das Vorgehen bei dem Patienten aufgrund der
     typischen Symptomatik und eines typischen EKG-Befundes nicht getroffen werden kann.
     Unter einem akuten koronaren Syndrom werden instabile Angina pectoris und Myokard-
     infarkt zusammengefasst. Die Bestimmung der herzmuskelspezifischen Proteine Troponin I
     und/oder Troponin T kann nur bei diesen Indikationen oder bei einem entsprechenden
     Verdacht berechnet werden. (*)
     Die potenzielle Auswertung mit einem Ablesegerät gehört zum Leistungsinhalt der GOP
     32150.

     (*) nach Kölner Kommentar zum EBM, Stand 01.01.2012

32.2.7 Mikrobiologische Untersuchungen

32151   Kulturelle bakteriologische und/oder mykologische Untersuchung   **1,15**

     Obligater Leistungsinhalt
     • Kulturelle bakteriologische Untersuchung
     und/oder
     • Kulturelle mykologische Untersuchung,
     • Verwendung eines
       – Standardnährbodens
     und/oder
       – Trägers mit einem oder mehreren vorgefertigten Nährböden (z.B. Eintauchnährböden)

     Fakultativer Leistungsinhalt
     • Nachweis antimikrobieller Wirkstoffe mittels Hemmstofftest,

- Nachfolgende Keimzahlschätzung(en),
- Nachfolgende mikroskopische Prüfung(en),
- Einfache Differenzierung(en) (z.B. Chlamydosporen-Nachweis, Nachweis von Pseudomycel)

Abrechnungsausschluss am Behandlungstag 32720

GOÄ   entsprechend oder ähnlich: Nr. 4605*

Kompendium KBV: Nach der GOP 32151 sind einfache mykologische und bakteriologisch kulturelle Untersuchungen berechnungsfähig, die nicht den Umfang der kulturellen Leistungen nach GOP 32687 (mykologische Untersuchungen) bzw. 32720 bis 32747 (bakteriologische Untersuchungen) erreichen. (*)

So gehören Untersuchungen mit nur einem festen oder flüssigen Nährboden oder mit einem Nährbodenträger zum Leistungsinhalt der GOP 32151. Aufgrund der jeweiligen „und/oder"-Verknüpfungen ist die Leistung nach GOP 32151 auch dann nur einmal berechnungsfähig, wenn auf einem Eintauchnährboden mehrere Nährböden aufgebracht sind oder wenn neben einer einfachen bakteriologischen auch eine einfache mykologische Untersuchung durchgeführt wird.

Ein typisches Beispiel für die Leistung nach GOP 32151 ist die bakteriologische Urinuntersuchung mittels Eintauchnährboden sowie die Untersuchung eines Haut-, Schleimhaut-, Vaginalabstriches einschließlich von Vaginalsekret, einer Stuhl- oder Urinprobe auf (Hefe-) Pilze. Bei dieser Pilzinfektion ist die Verwendung eines einzigen Pilznährbodens in der Regel diagnostisch ausreichend und Anreicherungen oder Langzeitkultivierungen sind nicht erforderlich.(*)

Fakultativer Leistungsinhalt dieser GOP ist auch die nachfolgende mykologische groborientierende Differenzierung. (Nachweis von Pseudomycel und/oder Chlamydosporen auf Reisagar).(*)

Die Aufwendungen für Materialien sind mit der GOP 32151 abgegolten, können nicht gesondert in Rechnung gestellt und nicht als Sprechstundenbedarf bezogen werden.

Pilzuntersuchungen im Stuhl im Rahmen von z. B. Dysbakterieuntersuchung, Dysbiose, Kyberstatus oder intestinalem Ökogramm stellen nach derzeitigem Stand keine GKV-Leistungen dar. Auch in den „Qualitätsstandards in der mikrobiologisch-infektiologischen Diagnostik" der Deutschen Gesellschaft für Hygiene und Mikrobiologie, Nr. 9 „Infektionen des Darms", 2000, werden sog. „Dysbiose- oder Dysbakterie-Untersuchungen" als nicht ausreichend gesicherte und nicht indizierte Methoden bewertet.

(*) nach Kölner Kommentar zum EBM, Stand 01.01.2012

Kommentar: Die Leistung ist auch dann nur einmal abrechnungsfähig, wenn neben einer einfachen bakteriologischen auch eine einfache mykologische Untersuchung durchgeführt wird.

32152   Orientierender Schnelltest auf A-Streptokokken-Gruppenantigen bei Patienten bis   **2,55**
            zum vollendeten 16. Lebensjahr

GOÄ   entsprechend oder ähnlich: Analoger Ansatz der Nr. 4500*

Kompendium KBV: Ein positives Ergebnis in dem Schnelltest kann den Verdacht auf eine A-Streptokokken-Infektion schnell klären. Bei bestehendem Infektionsverdacht kann ein negativer Schnelltest durch nachfolgende kulturelle Untersuchung abgesichert werden. Diese kulturelle Untersuchung ist dann nach GOP 32151 oder 32740 ggf. zusätzlich zu GOP 32152 berechnungsfähig.(*)

Wird der Schnelltest auf A-Streptokokken Gruppenantigene bei Patienten nach Vollendung des 16. Lebensjahres erbracht, so kann diese Leistung nur nach der GOP 32030 berechnet werden.

(*) nach Kölner Kommentar zum EBM, Stand 01.01.2012

32880–32882 Arztgruppenübergr. spezielle Gebührenordnungspositionen IV

32 In-vitro-Diagnostik der Laboratoriumsmedizin, Mikrobiologie, Virologie, Infektionsepidemiologie sowie Transfusionsmedizin
EBM-Nr.   EBM-Punkte/Euro

32.2.8 Laborpauschalen im Zusammenhang mit präventiven Leistungen

32880   Harnstreifentest gemäß Anlage 1 der Gesundheitsuntersuchungs-Richtlinie auf   **0,50**
Eiweiß, Glukose, Erythrozyten, Leukozyten und Nitrit

Obligater Leistungsinhalt
• Orientierende Untersuchung auf Eiweiß, Glukose, Erythrozyten, Leukozyten und Nitrit im Urin (Nr. 32030)

Anmerkung Erfolgt die Untersuchung nicht unmittelbar nach Gewinnung des Urins ist durch geeignete Lagerungs- und ggf. Transportbedingungen sicherzustellen, dass keine Verfälschungen des Analyseergebnisses auftreten können.

Abrechnungsausschluss in derselben Sitzung 32025, 32033, 32057, 32060, 32061, 32062, 32063

GOÄ   entsprechend oder ähnlich: GOÄ: Nrn. 3511, 3652 Inhalt ähnlich.

Kommentar: Die EBM Nrn. 32880 bis 32882 sind zwingend den Laboruntersuchungen der Gesundheitsuntersuchung nach Nr. 01732 zugeordnet. Hier sind nicht die EBM Nrn. 32025, 32030, 32057 oder 32060 abrechenbar.

32881   Bestimmung der Nüchternplasmaglukose gemäß Anlage 1 der Gesundheitsunter-   **0,25**
suchungs-Richtlinie

Abrechnungsausschluss in derselben Sitzung 32025, 32030, 32057, 32060, 32061, 32062, 32063

GOÄ   entsprechend oder ähnlich: GOÄ: Nrn. 3514, 3652 Inhalt ähnlich.

Kommentar: Siehe Kommentar zur EBM Nr. 32880.

32882   Bestimmung des Lipidprofils (Gesamtcholesterin, LDL-Cholesterin, HDL-Cholesterin   **1,00**
und Triglyceride) gemäß Anlage 1 der Gesundheitsuntersuchungs-Richtlinie

Abrechnungsausschluss in derselben Sitzung 32025, 32030, 32057, 32060, 32061, 32062, 32063

GOÄ   entsprechend oder ähnlich: GOÄ: Nr. 3652 Inhalt ähnlich.

Kommentar: Siehe Kommentar zur EBM Nr. 32880.

32.3 Spezielle Laboratoriumsuntersuchungen, molekulargenetische und molekularpathologische Untersuchungen

1. Bei den im Abschnitt 32.3 aufgeführten Bewertungen handelt es sich um Eurobeträge gemäß § 87 Abs. 2 Satz 8 SGB V. Der tatsächliche Vergütungsanspruch ergibt sich aus den Eurobeträgen nach Satz 1 unter Berücksichtigung der für das entsprechende Quartal gültigen Vorgaben der Kassenärztlichen Bundesvereinigung gemäß § 87b Abs. 4 SGB V zur Honorarverteilung durch die Kassenärztlichen Vereinigungen.

2. Die Berechnung der Gebührenordnungspositionen des Abschnitts 32.3 setzt eine Genehmigung der Kassenärztlichen Vereinigung nach Qualitätssicherungsvereinbarung Spezial-Labor gemäß § 135 Abs. 2 SGB V voraus.

3. Die Gebührenordnungspositionen des Abschnitts 32.3 unterliegen einer Staffelung je Arztpraxis in Abhängigkeit von der im Quartal erbrachten Anzahl der Gebührenordnungspositionen nach dem Abschnitt 32.3. Rechnet die Arztpraxis mehr als 450.000 Gebührenordnungspositionen nach dem Abschnitt 32.3 im Quartal ab, wird die Vergütung in EURO der darüber hinaus abgerechneten Kosten nach dem Abschnitt 32.3 um 20 % vermindert. Sofern ein Höchstwert zu berechnen ist, zählen die dem Höchstwert zugrunde liegenden Gebührenordnungspositionen hinsichtlich der Abstaffelung insgesamt als eine Gebührenordnungsposition.

4. Die Gebührenordnungspositionen des Abschnitts 32.3 sind am Behandlungstag nicht neben den Gebührenordnungspositionen des Abschnitts 31.1.2 und nicht neben der Gebührenordnungsposition 34291 berechnungsfähig.

Kommentar:

zu 1. und 2.
Die Erbringung und Abrechnung von Leistungen des Speziallabors (Abschnitt 32.3) ist nur mit einer vorherigen Genehmigung der Kassenärztlichen Vereinigung nach den Richtlinien der Kassenärztlichen Bundesvereinigung für die Durchführung von Laboratoriumsuntersuchungen in der kassenärztlichen/vertragsärztlichen Versorgung möglich.

IV Arztgruppenübergr. spezielle Gebührenordnungspositionen   **32155*–32158***

32 In-vitro-Diagnostik der Laboratoriumsmedizin, Mikrobiologie, Virologie, Infektionsepidemiologie sowie Transfusionsmedizin
EBM-Nr.   EBM-Punkte/Euro

zu 3.
Die Abstaffelungsregelung entspricht der des bisherigen EBM.

zu 4.
Laborleistungen des Abschnitts 32.3 dürfen am Behandlungstag nicht neben einer Koronarangiographie (Nr. 34291) und nicht neben präoperativen Gebührenordnungspositionen des Abschnitts 31.1.2 abgerechnet werden.

Höchstwerte im Abschnitt 32.3:

32286	Höchstwert zu den Nrn. 32265 bis 32283	24,50 Euro
32339	Höchstwert zu den Nrn. 32330 bis 32337	24,10 Euro
32432	Höchstwert zur Nr. 32430	16,80 Euro
32433	Höchstwert zu den Nrn. 32426 und 32427	65,00 Euro
32434	Höchstwert zu den Nrn. 32426 und 32427 in begründeten Einzelfällen bei Säuglingen, Kleinkindern und Kindern bis zum vollendeten 6. Lebensjahr	111,00 Euro
32458	Höchstwert zu den Nrn. 32435 bis 32456	33,40 Euro
32511	Höchstwert zu den Nrn. 32489 bis 32505	42,60 Euro
32644	Höchstwert zu den Nrn. 32569 bis 32571, 32585 bis 32642 und 32660 bis 32664	66,30 Euro
32695	Höchstwert zur Nr. 32690	11,50 Euro
32751	Höchstwert zur Nr. 32750	39,00 Euro
32771	Höchstwert zur Nr. 32770, je Mykobakterienart	39,50 Euro
32797	Höchstwert zu den Nrn. 32792 bis 32794, je Körpermaterial	46,00 Euro
32950	Höchstwert zur Nr. 32949	114,80 Euro

32.3.1 Mikroskopische Untersuchungen

Mikroskopische Untersuchung von Blut- oder Knochenmarkzellen nach zytochemischer Färbung, gilt für die Gebührenordnungspositionen 32155 bis 32158 und 32159 bis 32161

Abrechnungsbestimmung je Untersuchung

32155* Alkalische Leukozyten(Neutrophilen)phosphatase   **14,30**
GOÄ   entsprechend oder ähnlich: Nr. 3683*

32156* Esterasereaktion   **5,60**
GOÄ   entsprechend oder ähnlich: Nr. 3683*

32157* Peroxydasereaktion   **5,60**
GOÄ   entsprechend oder ähnlich: Nr. 3683*

Kompendium KBV: Der Katalog 32155 ff. enthält abschließend die wesentlichen zytochemischen Reaktionen, die in der Knochenmarkdiagnostik bei hämatologischen Erkrankungen, z. B. Leukämien, durchgeführt werden. Untersuchungsmaterial kann neben Knochenmark auch anderes Material sein, in dem die diagnostisch interessierenden Zellen vorkommen, z. B. Blutausstriche.(*)

Gemäß Leistungslegende ist mit der GOP 32157 die Peroxidasereaktion für Blut- oder Knochenmarkzellen berechnungsfähig.

(*) nach Kölner Kommentar zum EBM, Stand 01.01.2012

32158* PAS-Reaktion   **5,60**
GOÄ   entsprechend oder ähnlich: Nr. 3683*

32159*–32172*   Arztgruppenübergr. spezielle Gebührenordnungspositionen IV

32 In-vitro-Diagnostik der Laboratoriumsmedizin, Mikrobiologie, Virologie, Infektionsepidemiologie sowie Transfusionsmedizin

EBM-Nr.   EBM-Punkte/Euro

32159*   Eisenfärbung   **8,40**

     Abrechnungsausschluss in derselben Sitzung 32168

GOÄ   entsprechend oder ähnlich: Nr. 3682*

32160*   Saure Phosphatase   **5,60**

GOÄ   entsprechend oder ähnlich: Nr. 3599*

32161*   Terminale Desoxynukleotidyl-Transferase (TdT)   **5,60**

GOÄ   entsprechend oder ähnlich: Leistung in der GOÄ nicht vorhanden.

     Mikroskopische Differenzierung eines Materials als gefärbte(r) Ausstrich(e) oder als Tupfpräparat(e) eines Organpunktates, gilt für die Gebührenordnungspositionen 32163 bis 32167

     Abrechnungsbestimmung je Untersuchung

32163*   Knochenmark   **7,90**

GOÄ   entsprechend oder ähnlich: Nr. 3683*

32164*   Lymphknoten   **9,20**

GOÄ   entsprechend oder ähnlich: Analog Nr. 3683*

32165*   Milz   **12,00**

GOÄ   entsprechend oder ähnlich: Analoger Ansatz der Nr. 3683*

32166*   Synovia   **5,80**

GOÄ   entsprechend oder ähnlich: Analoger Ansatz der Nr. 3683*

32167*   Morphologische Differenzierung des Liquorzellausstrichs   **6,40**

GOÄ   entsprechend oder ähnlich: Nr. 3671*

32168*   Mikroskopische Differenzierung eines Materials als gefärbte(r) Ausstrich(e) oder als Tupfpräparat(e) des Knochenmarks einschl. der Beurteilung des Eisenstatus auf Sideroblasten, Makrophageneisen und Therapieeisengranula   **15,30**

     Abrechnungsausschluss in derselben Sitzung 32159

GOÄ   entsprechend oder ähnlich: Analoger Ansatz der Nr. 3681*

32169*   Vergleichende hämatologische Begutachtung von mikroskopisch differenzierten Ausstrichen des Knochenmarks und des Blutes, einschl. Dokumentation   **15,30**

GOÄ   entsprechend oder ähnlich: Nrn. 3683* + 3680*

32170*   Mikroskopische Differenzierung von Haaren (Trichogramm)   **5,60**

     Obligater Leistungsinhalt
     • Mikroskopische Differenzierung von Haaren einschl. deren Wurzeln (Trichogramm)

     Fakultativer Leistungsinhalt
     • Färbung, auch mehrere Präparate,
     • Epilation

GOÄ   entsprechend oder ähnlich: Nr. 4860*

32172*   Mikroskopische Untersuchung des Blutes auf Parasiten, z.B. Plasmodien, Mikrofilarien, im gefärbten Blutausstrich und/oder Dicken Tropfen   **8,40**

GOÄ   entsprechend oder ähnlich: Nr. 4753*

IV Arztgruppenübergr. spezielle Gebührenordnungspositionen **32175*–32182***

32 In-vitro-Diagnostik der Laboratoriumsmedizin, Mikrobiologie, Virologie, Infektionsepidemiologie sowie Transfusionsmedizin

EBM-Nr. EBM-Punkte / Euro

Mikroskopische Untersuchung eines Körpermaterials auf Krankheitserreger nach differenzierender Färbung, gilt für die Gebührenordnungspositionen 32175 bis 32182
Abrechnungsbestimmung je Untersuchung

32175* Corynebakterienfärbung nach Neisser **6,20**
GOÄ entsprechend oder ähnlich: Nr. 4513*

Kompendium KBV: GOP 32175 bis 32182 und 32185 bis 32187 sind nur berechnungsfähig, wenn Körpermaterial, d. h. von einer untersuchten Person unmittelbar stammendes Originalmaterial, mikroskopisch untersucht wird. Mikroskopische Prüfungen von Kulturmaterial nach Anzüchtung eines Krankheitserregers sind Bestandteil der jeweiligen kulturellen Untersuchung und daher nicht gesondert berechnungsfähig.[1]

[1] nach Kölner Kommentar zum EBM, Stand 01.01.2012

32176* Ziehl-Neelsen-Färbung auf Mykobakterien **5,20**
GOÄ entsprechend oder ähnlich: Nr. 4512*
Kompendium KBV: Siehe Nr. 32175.

32177* Färbung mit Fluorochromen (z.B. Auramin) auf Mykobakterien **5,00**
GOÄ entsprechend oder ähnlich: Nr. 4515*
Kompendium KBV: Siehe Nr. 32175.

32178* Giemsa-Färbung auf Protozoen **6,30**
GOÄ entsprechend oder ähnlich: Nr. 4510*
Kompendium KBV: Siehe Nr. 32175.
Kommentar: Die Trichomonadenuntersuchung im Nativpräparat kann nicht mit Nr. 32178 abgerechnet werden, sie entspricht der Nr. 32045 Mikroskopische Untersuchung eines Körpermaterials

32179* Karbolfuchsinfärbung auf Kryptosporidien **1,40**
GOÄ entsprechend oder ähnlich: Analoger Ansatz der Nr. 4513*
Kompendium KBV: Siehe Nr. 32175.

32180* Tuschepräparat auf Kryptokokken **5,60**
GOÄ entsprechend oder ähnlich: Nr. 4513*
Kompendium KBV: Siehe Nr. 32175.

32181* Färbung mit Fluorochromen (z.B. Acridinorange, Calcofluor weiß) auf Pilze **3,30**
GOÄ entsprechend oder ähnlich: Nr. 4516*
Kompendium KBV: Siehe auch Nr. 32175.
Die mit dieser GOP zu berechnenden nicht-immunologischen Färbemethoden mit Fluorochromen (z. B. auch Fungiqual A), bei der fluoreszierende Farbstoffe chemische Reaktionen mit Zellbestandteilen eingehen, sind zu unterscheiden von der auf Antigen-Antikörper-Reaktionen beruhenden Immunfluoreszenz, die nach eigenständigen GOP berechnungsfähig sind.(*)
(*) nach Kölner Kommentar zum EBM, Stand 01.01.2012

32182* Ähnliche Untersuchungen unter Angabe der Erregerart und Art der Färbung **6,30**
GOÄ entsprechend oder ähnlich: Nr. 4513*
Kompendium KBV: Siehe auch Nr. 32175.
Die Angabe von Erregerart und Art der Färbung bei der Abrechnung ist obligat.
Die „Sporenfärbung auf Anaerobier" hat als eigenständige Leistung keine diagnostische Bedeutung mehr (als obsolete Leistung eingestuft). In der Regel genügt die Durchführung eines Grampräparates entsprechend der GOP 32050. Die Sporenfärbung auf Anaerobier ist nicht als „Ähnliche Untersuchung" nach GOP 32182 berechnungsfähig.

32185*–32192* Arztgruppenübergr. spezielle Gebührenordnungspositionen IV

32 In-vitro-Diagnostik der Laboratoriumsmedizin, Mikrobiologie, Virologie, Infektionsepidemiologie sowie Transfusionsmedizin

EBM-Nr. EBM-Punkte / Euro

Mikroskopische Untersuchung eines Körpermaterials auf Krankheitserreger nach differenzierender Färbung, gilt für die Gebührenordnungspositionen Nrn. 32185 bis 32187

Abrechnungsbestimmung je Untersuchung

32185* Heidenhain-Färbung auf Protozoen **9,80**

GOÄ entsprechend oder ähnlich: Nr. 4516*

Kompendium KBV: Siehe auch Nr. 32175.

32186* Trichrom-Färbung auf Protozoen **7,90**

GOÄ entsprechend oder ähnlich: Nr. 4516*

Kompendium KBV: Siehe auch Nr. 32175.

32187* Silberfärbung auf Pneumozysten **3,50**

GOÄ entsprechend oder ähnlich: Nr. 4516*

Kompendium KBV: GOP 32185 bis 32187 sind nur berechnungsfähig, wenn Körpermaterial, d. h. von einer untersuchten Person unmittelbar stammendes Originalmaterial, mikroskopisch untersucht wird. Mikroskopische Prüfungen von Kulturmaterial nach Anzüchtung eines Krankheitserregers sind Bestandteil der jeweiligen kulturellen Untersuchung und daher nicht gesondert berechnungsfähig.[1]

[1] nach Kölner Kommentar zum EBM, Stand 01.01.2012

32.3.2 Funktionsuntersuchungen

32190* Physikalisch-morphologische Untersuchung des Spermas [Menge, Viskosität, **23,70**
pH-Wert, Nativpräparat(e), Differenzierung der Beweglichkeit, Bestimmung der
Spermienzahl, Vitalitätsprüfung, morphologische Differenzierung nach Ausstrichfärbung (z.B. Papanicolaou)]

Abrechnungsausschluss im Behandlungsfall 08540

GOÄ entsprechend oder ähnlich: Nr. 3668*

Kompendium KBV: Die Leistung nach GOP 32190 ist nur berechnungsfähig, wenn sämtliche aufgeführten Einzelkomponenten untersucht worden sind.(*)

Die Leistung nach GOP 32190 ist eine Komplexuntersuchung, deshalb können im Rahmen des Spermiogramms nicht noch zusätzliche Färbungen mit dem gleichen Ziel, wie z. B. die Schiff'sche Färbung mit GOP 32045 abgerechnet werden. Bei Notwendigkeit weiterer chemischer Analysen, z. B. Fruktose-Bestimmung, können diese zusätzlich berechnet werden, z. B. nach GOP 32231.

Die Spermauntersuchung im Zusammenhang mit Maßnahmen zur künstlichen Befruchtung ist nach GOP 08540 berechnungsfähig.(*)

Bei der Kontrolle nach Vasektomie wird der Leistungsinhalt der GOP 32190 in der Regel nicht vollständig erbracht, sodass hierfür die GOP 32045 berechnungsfähig ist.

(*) nach Kölner Kommentar zum EBM, Stand 01.01.2012

Kommentar: Die Leistung ist nur berechnungsfähig, wenn alle in der Leistungslegende aufgeführten Einzelkomponenten untersucht wurden.

Diese Leistung ist nur dann eine Kassenleistung, wenn begründet vermutet werden kann, dass Sterilität besteht – s. SGB V § 27/ § 27a.

Die Spermauntersuchung im Zusammenhang mit Maßnahmen zur künstlichen Befruchtung (seit 2004 werden nur noch 50 % der Kosten von den Kassen übernommen) ist nach Nr. 08540 (Gewinnung und Untersuchung des Spermas) berechnungsfähig.

Funktionsprüfung mit Belastung, einschl. der erforderlichen quantitativen Bestimmungen im Harn oder Blut, gilt für die Gebührenordnungspositionen 32192 bis 32195

Abrechnungsbestimmung je Funktionsprüfung

32192* Laktosetoleranz-Test **4,10**

GOÄ entsprechend oder ähnlich: Nr. 4108*

IV Arztgruppenübergr. spezielle Gebührenordnungspositionen **32193*–32198***

32 In-vitro-Diagnostik der Laboratoriumsmedizin, Mikrobiologie, Virologie, Infektionsepidemiologie sowie Transfusionsmedizin
EBM-Nr.   EBM-Punkte / Euro

32193* D-Xylose-Test   **5,00**
GOÄ entsprechend oder ähnlich: Nr. 4095*

32194* Pancreolauryl-Test   **9,00**
GOÄ entsprechend oder ähnlich: Analog 4100*

32195* Ähnliche Untersuchungen (mit Ausnahme von Glukose-Toleranztests), unter Angabe **5,00**
der Art der Untersuchung

Anmerkung Die Berechnung der Gebührenordnungsposition 32195 setzt die Begründung der medizinischen Notwendigkeit der jeweiligen Untersuchung im Einzelfall voraus. Abweichend davon kann die Begründung der medizinischen Notwendigkeit der jeweiligen Untersuchung im Einzelfall entfallen bei: Fructose-Toleranz-Test und säuresekretorische Kapazität des Magens.

Kompendium KBV: Die Angabe der Art der Untersuchung (Feldkennung 5002) ist obligat.

Die Berechnung der GOP 32195 setzt die Begründung der medizinischen Notwendigkeit der jeweiligen Untersuchung im Einzelfall voraus. Abweichend davon kann die Begründung der medizinischen Notwendigkeit der jeweiligen Untersuchung im Einzelfall entfallen bei: Fructose-Toleranz-Test und säuresekretorische Kapazität des Magens.

Auf die gesonderte Begründung zur betreffenden GOP in Feldkennung 5009 kann verzichtet werden, wenn ein von der Begründungspflicht ausgenommenes Untersuchungsverfahren angewandt wurde oder sich bereits aus der in der Abrechnung angegebenen Diagnose die Notwendigkeit der Untersuchung im Einzelfall ergibt. Der TRH-Test ist nicht mit der GOP 32195 berechnungsfähig. Beim TRH-Test handelt es sich um zwei TSH-Bestimmungen, die jeweils nach GOP 32101 berechnungsfähig sind.

Blutzuckertagesprofile und Blutzuckerbelastungstests, z. B. oraler Glukosetoleranz-Test, sind entsprechend der Anzahl durchgeführter Glukosebestimmungen mit Mehrfachansatz der GOP 32057 zu berechnen.

Funktionsprüfung der Nieren durch Bestimmung der Clearance mit mindestens drei quantitativ-chemischen Blut- oder Harnanalysen, gilt für die Gebührenordnungspositionen 32196 bis 32198
Abrechnungsbestimmung je Funktionsprüfung

32196* Inulin-Clearance   **11,20**
Abrechnungsausschluss im Zyklusfall 08635

32197* Harnstoff-, Phosphat- und/oder Calcium-Clearance, ggf. inkl. Kreatinin-Clearance **10,00**
Abrechnungsausschluss in derselben Sitzung 32124

Kompendium KBV: Die GOP 32197 ist jetzt über die Bestimmung der Phosphat-Clearance hinaus auch für die Bestimmung der Harnstoff- und/oder Calcium-Clearance, ggf. einschl. der Kreatinin-Clearance, berechnungsfähig.(*)

Eine zusätzliche Berechnungsfähigkeit der GOP 32124, Bestimmung der endogenen Kreatinin-Clearance, ist nicht gegeben.

(*) nach Kölner Kommentar zum EBM, Stand 01.01.2012

32198* Ähnliche Untersuchungen, unter Angabe der Art der Untersuchung   **11,30**

Anmerkung Die Berechnung der Gebührenordnungsposition 32198 setzt die Begründung der medizinischen Notwendigkeit der jeweiligen Untersuchung im Einzelfall voraus.

Kompendium KBV: Die Angabe der Art der Untersuchung (Feldkennung 5002) ist obligat.

Die Bestimmung der endogenen Kreatinin-Clearance ist mit GOP 32124 berechnungsfähig.

Die Bestimmungen der Konzentrationen der Testsubstanzen im Blut oder Harn, wie z. B. der Para-Amino-Hippursäure (PAH), ist nicht gesondert berechnungsfähig.

Die Berechnung der GOP 32198 setzt die Begründung der medizinischen Notwendigkeit der jeweiligen Untersuchung im Einzelfall voraus.

32203*–32212*   Arztgruppenübergr. spezielle Gebührenordnungspositionen IV

32 In-vitro-Diagnostik der Laboratoriumsmedizin, Mikrobiologie, Virologie, Infektionsepidemiologie sowie Transfusionsmedizin
EBM-Nr.   EBM-Punkte / Euro

32.3.3 Gerinnungsuntersuchungen

32203*   Thrombelastogramm   **16,60**
GOÄ   entsprechend oder ähnlich: Nr. 3957*

> Untersuchung der Gerinnungsfunktion durch Globaltests, ggf. einschl. mehrfacher Bestimmung der Gerinnungszeit, gilt für die Gebührenordnungspositionen 32205 bis 32208
> **Abrechnungsbestimmung** je Untersuchung

32205*   Batroxobin-(Reptilase-)zeit   **16,80**
GOÄ   entsprechend oder ähnlich: Nr. 3955*

32206*   Aktiviertes Protein C-Resistenz (APC-Resistenz, APC-Ratio)   **15,60**

32207*   Lupus Antikoagulans (Lupusinhibitoren)   **13,90**

32208*   Ähnliche Untersuchungen unter Angabe der Art der Untersuchung   **19,20**

Anmerkung Die Berechnung der Gebührenordnungsposition 32208 setzt die Begründung der medizinischen Notwendigkeit der jeweiligen Untersuchung im Einzelfall voraus. Abweichend davon kann die Begründung der medizinischen Notwendigkeit der jeweiligen Untersuchung im Einzelfall entfallen bei: Ecarin-Clotting-Time, anti-Xa Aktivität.

Kompendium KBV: Die Angabe der Art der Untersuchung (Feldkennung 5002) ist obligat.
Die Berechnung der GOP 32208 setzt die Begründung der medizinischen Notwendigkeit der jeweiligen Untersuchung im Einzelfall voraus. Abweichend davon kann die Begründung der medizinischen Notwendigkeit der jeweiligen Untersuchung im Einzelfall entfallen bei: Ecarin-Clotting-Time, Anti-Faktor-Xa Aktivität.
Auf die gesonderte Begründung zur betreffenden GOP in Feldkennung 5009 kann verzichtet werden, wenn ein von der Begründungspflicht ausgenommenes Untersuchungsverfahren angewandt wurde oder sich bereits aus der in der Abrechnung angegebenen Diagnose die Notwendigkeit der Untersuchung im Einzelfall ergibt.
Bei der Durchführung eines Globaltests können mehrere Bestimmungen der Gerinnungszeit erforderlich sein, die insgesamt nur einmal mit der GOP 32208 berechnungsfähig sind. Als „je Untersuchung" gemäß der Legendierung gilt der jeweilige Globaltest.(*)
Eine mehrfache Berechnungsfähigkeit der GOP 32208 ist bei Durchführung mehrerer Globaltests gegeben.
(*) nach Kölner Kommentar zum EBM, Stand 01.01.2012

> Quantitative Bestimmung von Einzelfaktoren des Gerinnungssystems, gilt für die Gebührenordnungspositionen 32210 bis 32227
> **Abrechnungsbestimmung** je Faktor

32210*   Antithrombin III   **11,40**
Abrechnungsbestimmung je Faktor
GOÄ   entsprechend oder ähnlich: Nrn. 3930*, 3931*

32211*   Plasminogen   **18,30**
Abrechnungsbestimmung je Faktor
GOÄ   entsprechend oder ähnlich: Nr. 3948*

32212*   Fibrinmonomere, Fibrin- und/oder Fibrinogenspaltprodukte, z.B. D-Dimere   **17,80**
Abrechnungsbestimmung je Faktor
GOÄ   entsprechend oder ähnlich: Nrn. 3935* bis 3938

Kompendium KBV: Leistungsinhalt der GOP 32212 ist die quantitative Bestimmung von Fibrin(ogen)-Spaltprodukten, z. B. zur Verlaufskontrolle. Qualitative oder semiquantitative Schnelltests zum Nachweis von Spaltprodukten, z. B. D-Dimer, sind nur nach GOP 32117 berechnungsfähig.(*)

(*) nach Kölner Kommentar zum EBM, Stand 01.01.2012

32213*   Faktor II   **18,80**
GOÄ   entsprechend oder ähnlich: Nr. 3939*

32214*   Faktor V   **18,40**
GOÄ   entsprechend oder ähnlich: Nr. 3939*

32215*   Faktor VII   **34,60**
GOÄ   entsprechend oder ähnlich: Nr. 3940*

32216*   Faktor VIII   **24,30**
GOÄ   entsprechend oder ähnlich: Nr. 3939*

32217*   Faktor VIII-assoziiertes Protein   **30,20**
GOÄ   entsprechend oder ähnlich: Nr. 3941*

32218*   Faktor IX   **24,10**
GOÄ   entsprechend oder ähnlich: Nr. 3939*

32219*   Faktor X   **29,10**
GOÄ   entsprechend oder ähnlich: Nr. 3939*

32220*   Faktor XI   **27,60**
GOÄ   entsprechend oder ähnlich: Nr. 3940*

32221*   Faktor XII   **27,60**
GOÄ   entsprechend oder ähnlich: Nr. 3940*

32222*   Faktor XIII   **25,90**
GOÄ   entsprechend oder ähnlich: Nr. 3942*

32223*   Protein C   **31,30**
GOÄ   entsprechend oder ähnlich: Nr. 3952*

32224*   Protein S   **31,30**
GOÄ   entsprechend oder ähnlich: Nr. 3953*

32225*   Plättchenfaktor 4   **32,40**
GOÄ   entsprechend oder ähnlich: Nr. 3950*

32226*   C1-Esterase-Inhibitor (C1-INH)   **27,20**
GOÄ   entsprechend oder ähnlich: Nrn. 3964*, 3965*

32227*   Ähnliche Untersuchungen unter Angabe des Faktors   **20,70**

              Anmerkung Die Berechnung der Gebührenordnungsposition 32227 setzt die Begründung
              der medizinischen Notwendigkeit der jeweiligen Untersuchung im Einzelfall voraus.
              Abweichend davon kann die Begründung der medizinischen Notwendigkeit der jeweiligen
              Untersuchung im Einzelfall entfallen bei: Hemmkörperbestimmung (Bethesda-Assay), von
              Willebrand-Faktor/ Ristocetin-Cofaktor-Aktivität.

Kompendium KBV: Die Angabe des Faktors (Feldkennung 5002) ist obligat.

              Die Berechnung der GOP 32227 setzt die Begründung der medizinischen Notwendigkeit der
              jeweiligen Untersuchung im Einzelfall voraus. Abweichend davon kann die Begründung der

32228*–32233*   Arztgruppenübergr. spezielle Gebührenordnungspositionen IV

32 In-vitro-Diagnostik der Laboratoriumsmedizin, Mikrobiologie, Virologie, Infektionsepidemiologie sowie Transfusionsmedizin
EBM-Nr.   EBM-Punkte / Euro

medizinischen Notwendigkeit der jeweiligen Untersuchung im Einzelfall entfallen bei: Hemm-körperbestimmung (Bethesda-Assay), von Willebrand- Faktor/Ristocetin-Cofaktor-Aktivität.

Auf die gesonderte Begründung zur betreffenden GOP in Feldkennung 5009 kann verzichtet werden, wenn ein von der Begründungspflicht ausgenommenes Untersu-chungsverfahren angewandt wurde oder sich bereits aus der in der Abrechnung angegebenen Diagnose die Notwendigkeit der Untersuchung im Einzelfall ergibt.

Mit der GOP 32227 ist z. B. die Faktor VIII-Hemmkörperbestimmung berechnungsfähig. Hierzu ist anzumerken, dass dabei aus einem Material eine Verdünnungsreihe angelegt werden kann und schließlich ein End-Titer in sog. Bethesda-Einheiten bestimmt wird. Nur dieser ist diagnostisch bzw. therapeutisch relevant und somit ist diese Leistung nach derzeitigem Kenntnisstand auch nur einmal berechnungsfähig.

32228* Untersuchungen der Thrombozytenfunktion mit mehreren Methoden, z.B. Thrombo- **33,20** zytenausbreitung, -adhäsion, -aggregation, insgesamt

GOÄ   entsprechend oder ähnlich: Nr. 3957*

32229* Untersuchung der von -Willebrand-Faktor-Multimere   **75,00**
Obligater Leistungsinhalt
• Darstellung der nieder-, mittel- und hochmolekularen Formen des von-Willebrand-Faktors einschließlich der Triplettstrukturen,
• Dokumentation (fotografisch und/oder densitometrisch),
• Klassifikation pathologischer Befunde gemäß VWD-Klassifikation

Anmerkung Die Gebührenordnungsposition 32229 ist bei Patienten mit bekanntem oder mit Verdacht auf ein familiäres von-Willebrand-Syndrom sowie bei unklarer angeborener oder erworbener (z.B. lymphoproliferative, myeloproliferative Erkrankungen, Herzfehler, Herzleistungssysteme) Blutungsneigung berechnungsfähig und setzt den vorherigen Ausschluss eines Faktorenmangels, einer Thrombopenie oder einer Thrombozytenfunk-tionsstörung durch Aggregationshemmer als Ursache der Blutungsneigung voraus.

GOÄ   entsprechend oder ähnlich: Nr. 3963*

32.3.4 Klinisch-chemische Untersuchungen

Quantitative chemische oder physikalische Bestimmung, gilt für die Gebührenord-nungspositionen 32230 bis 32236, 32240 und 32242 bis 32246 und 32248
Abrechnungsbestimmung je Untersuchung
Anmerkung Die Berechnung der Gebührenordnungsposition 32246 setzt die Begründung der medizinischen Notwendigkeit der jeweiligen Untersuchung im Einzelfall voraus. Abweichend davon kann die Begründung der medizinischen Notwendigkeit der jeweiligen Untersuchung im Einzelfall entfallen bei: Äthanol im Serum, beta-Hydroxybuttersäure, Fettsäuren (frei im Serum, unverestert), Kohlenmonoxid-Hämoglobin und Zinkprotopor-phyrin.

Kommentar: Der Höchstwert für die Untersuchungen der Nrn. 32330 bis 32337 beträgt 26,50 Euro.

32230* Methämoglobin   **8,90**
GOÄ   entsprechend oder ähnlich: Nr. 3692*

32231* Fruktose   **11,10**
GOÄ   entsprechend oder ähnlich: Nr. 3723*

32232* Lactat   **6,90**
GOÄ   entsprechend oder ähnlich: Nr. 3781*

32233* Ammoniak   **10,80**
GOÄ   entsprechend oder ähnlich: Nr. 3774*

IV Arztgruppenübergr. spezielle Gebührenordnungspositionen   **32234*–32246***

32 In-vitro-Diagnostik der Laboratoriumsmedizin, Mikrobiologie, Virologie, Infektionsepidemiologie sowie Transfusionsmedizin
EBM-Nr.   EBM-Punkte / Euro

32234* Fluorid   **13,80**

GOÄ   entsprechend oder ähnlich: Leistung in der GOÄ nicht vorhanden

32235* Phenylalanin   **9,20**

GOÄ   entsprechend oder ähnlich: Analoger Ansatz der Nr. 3796*, Nr. 3758* Guthrie-Test

32236* Kreatin   **15,80**

GOÄ   entsprechend oder ähnlich: Nr. 3780*

32237* Gesamteiweiß im Liquor oder Harn   **6,30**

GOÄ   entsprechend oder ähnlich: Nr. A 3757* für Liquor als analoger Ansatz für Nr. 3760*, für Urin
          Nr. 3760*

32238* Plasmaviskosität   **6,20**

GOÄ   entsprechend oder ähnlich: Nr. 3712*

32240* Angiotensin-I-Converting Enzyme (ACE)   **15,30**

GOÄ   entsprechend oder ähnlich: Nr. 3786*

32242* Knochen-AP (Isoenzym der Alkalischen Phosphatase) nach Lektinfällung **18,50**

GOÄ   entsprechend oder ähnlich: Nrn. 3784*, 3785*

32243* Osmotische Erythrozyten-Resistenzbestimmung   **11,80**

GOÄ   entsprechend oder ähnlich: Nr. 3688*

32244* Osmolalität (apparative Bestimmung)   **8,10**

GOÄ   entsprechend oder ähnlich: Nr. 3716*

Kompendium KBV: Nach GOP 32244 kann nur die apparative Bestimmung (Osmometer) berechnet werden.
          Osmolalitätsuntersuchungen mit Teststreifen sind nach der GOP 32030 berechnungsfähig.

Kommentar: Nach dieser EBM Nr. kann nur die apparative Bestimmung (Osmometer) berechnet werden.
          Osmolalitätsuntersuchungen mit Teststreifen sind nach Nr. 32030 (Orientierende Untersu-
          chung) berechnungsfähig.

32245* Gallensäuren   **16,10**

GOÄ   entsprechend oder ähnlich: Nr. 3777*

32246* Ähnliche Untersuchungen unter Angabe der Art der Untersuchung   **10,20**

          Anmerkung Die Berechnung der Gebührenordnungsposition 32246 setzt die Begründung der
          medizinischen Notwendigkeit der jeweiligen Untersuchung im Einzelfall voraus. Abweichend
          davon kann die Begründung der medizinischen Notwendigkeit der jeweiligen Untersuchung
          im Einzelfall entfallen bei: Äthanol im Serum, Beta-Hydroxybuttersäure, Fettsäuren (frei im
          Serum, unverestert), Kohlenmonoxid-Hämoglobin und Zinkprotoporphyrin.

GOÄ   entsprechend oder ähnlich: Berechnung der untersuchten Labor-Parameter.

Kompendium KBV: Die Angabe der Art der Untersuchung (Feldkennung 5002) ist obligat.

          Die Berechnung der GOP 32246 setzt die Begründung der medizinischen Notwendigkeit
          der jeweiligen Untersuchung im Einzelfall voraus. Abweichend davon kann die Begründung
          der medizinischen Notwendigkeit der jeweiligen Untersuchung im Einzelfall entfallen bei:
          Äthanol im Serum, Beta-Hydroxybuttersäure, Fettsäuren (frei im Serum, unverestert) und
          Zinkprotoporphyrin.

          Auf die gesonderte Begründung zur betreffenden GOP in Feldkennung 5009 kann
          verzichtet werden, wenn ein von der Begründungspflicht ausgenommenes Untersu-
          chungsverfahren angewandt wurde oder sich bereits aus der in der Abrechnung
          angegebenen Diagnose die Notwendigkeit der Untersuchung im Einzelfall ergibt

32247*–32258* Arztgruppenübergr. spezielle Gebührenordnungspositionen IV

32 In-vitro-Diagnostik der Laboratoriumsmedizin, Mikrobiologie, Virologie, Infektionsepidemiologie sowie Transfusionsmedizin
EBM-Nr.   EBM-Punkte / Euro

Kommentar: Magensaftanalyse und Phenylbrenztraubensäure-Bestimmung können nach Nr. 32246 abgerechnet werden.

Für die Diagnostik von Störungen des Kupferstoffwechsels können die Nrn. 32277 Kupfer im Harn oder Gewebe und 32440 Coeruloplasmin berechnet werden.

32247* Bestimmung der Blutgase und des Säure-Basen-Status   13,80

Obligater Leistungsinhalt
• Bestimmung der Wasserstoffionenkonzentration (pH) im Blut,
• Bestimmung des Kohlendioxidpartialdrucks (pCO2),
• Bestimmung des Sauerstoffpartialdrucks (pO2)

Fakultativer Leistungsinhalt
• Messung der prozentualen Sauerstoffsättigung (SpO2),
• Messung oder Berechnung weiterer Kenngrößen in demselben Untersuchungsgang (z.B. Hämoglobin, Bicarbonat, Basenabweichung)

Abrechnungsausschluss
im Behandlungsfall 04560, 04561, 04562, 04564, 04565, 04566, 04572, 04573, 13600, 13601, 13602, 13610, 13611, 13612, 13620, 13621, 13622
in derselben Sitzung 01510, 01511, 01512, 01520, 01521, 01530, 01531, 01540, 01541, 01542, 01543, 01544, 01545, 01857, 04536, 05350, 05372, 13250, 13256, 13661, 36884, 37705

GOÄ   entsprechend oder ähnlich: Nr. 3710*

32248* Magnesium   1,40

GOÄ   entsprechend oder ähnlich: Nr. 3621*

Kompendium KBV: Die GOP 32248 für quantitative chemische oder physikalische Magnesiumbestimmungen wurde zum 01.07.2007 neu in den EBM aufgenommen. Die Magnesium-Bestimmung mittels Atomabsorption wurde aus dem EBM gestrichen.

Quantitative chemische oder physikalische Bestimmung, gilt für die Gebührenordnungspositionen 32250 bis 32262

Abrechnungsbestimmung je Untersuchung

32250* Spektralphotometrische Bilirubin-Bestimmung im Fruchtwasser oder im Blut des   11,10
Neugeborenen

GOÄ   entsprechend oder ähnlich: Nr. 3775*

32251* Carboxyhämoglobin   27,60

GOÄ   entsprechend oder ähnlich: Nr. 3692*

32252* Carnitin   26,90

GOÄ   entsprechend oder ähnlich: Leistung in der GOÄ nicht vorhanden

32253* Stuhlfett-Ausscheidung pro 24 Stunden   14,20

GOÄ   entsprechend oder ähnlich: Nr. 3787*

32254* Fetales (HbF) oder freies Hämoglobin   7,30

GOÄ   entsprechend oder ähnlich: Nrn. 3689*, 3690*

32257* Citronensäure/Citrat   17,20

GOÄ   entsprechend oder ähnlich: Nr. 3776*

32258* Oxalsäure/Oxalat   23,90

GOÄ   entsprechend oder ähnlich: Analoger Ansatz der Nr. 3776*

32 In-vitro-Diagnostik der Laboratoriumsmedizin, Mikrobiologie, Virologie, Infektionsepidemiologie sowie Transfusionsmedizin

EBM-Nr.   EBM-Punkte / Euro

32259* Phosphohexose-Isomerase (PHI)   **14,60**
GOÄ   entsprechend oder ähnlich: Leistung in der GOÄ nicht vorhanden, analoger Ansatz der Nr. 3786

32260* Glucose-6-Phosphat-Dehydrogenase (G6P-DH)   **17,00**
GOÄ   entsprechend oder ähnlich: Nr. 3790*

32261* Pyruvatkinase   **14,60**
GOÄ   entsprechend oder ähnlich: Nr. 3790*

32262* Ähnliche Untersuchungen unter Angabe der Art der Untersuchung   **15,40**
Anmerkung Die Berechnung der Gebührenordnungsposition 32262 setzt die Begründung der medizinischen Notwendigkeit der jeweiligen Untersuchung im Einzelfall voraus. Abweichend davon kann die Begründung der medizinischen Notwendigkeit der jeweiligen Untersuchung im Einzelfall entfallen bei: Galaktose-1-Phosphat-Uridyltransferase, Alpha-Glucosidase, alpha-Galaktosidase, Beta-Galaktosidase, Phosphofruktokinase i. E., UDP-Galaktose-Epimerase, Biotinidase, Carnitin-Palmityl-Transferase-II Aktivität, Phosphoisomerase, Phosphomannomutase, Kryoglobuline.

GOÄ   entsprechend oder ähnlich: Abrechnung der erbrachten Untersuchungen.

Kompendium KBV: Die Angabe der Art der Untersuchung (Feldkennung 5002) ist obligat.

Die Berechnung der GOP 32262 setzt die Begründung der medizinischen Notwendigkeit der jeweiligen Untersuchung im Einzelfall voraus. Abweichend davon kann die Begründung der medizinischen Notwendigkeit der jeweiligen Untersuchung im Einzelfall entfallen bei: Galaktose-1-Phosphat-Uridyltransferase, Alpha-Glucosidase, alpha-Galaktosidase, Beta-Galaktosidase, Phosphofruktokinase i. E., UDP-Galaktose-Epimerase, Biotinidase, Carnitin-Palmityl-Transferase-II Aktivität, Phosphoisomerase, Phosphomannomutase, Kryoglobuline.

Auf die gesonderte Begründung zur betreffenden GOP in Feldkennung 5009 kann verzichtet werden, wenn ein von der Begründungspflicht ausgenommenes Untersuchungsverfahren angewandt wurde oder sich bereits aus der in der Abrechnung angegebenen Diagnose die Notwendigkeit der Untersuchung im Einzelfall ergibt.

Kommentar: **Wezel/Liebold** führt in seiner Kommentierung Untersuchungen an, die nach dieser Nr. abgerechnet werden können: Adenosin Desaminase, Alkohol im Blut (ADH-Methode), Caroten, Jod im Urin, Oxytocinase.

Quantitative physikalische Bestimmung von Elementen mittels Atomabsorption, gilt für die Gebührenordnungspositionen 32265, 32267 bis 32274, 32277 bis 32281 und 32283.

Abrechnungsbestimmung je Untersuchung

Anmerkung Der Höchstwert für die Untersuchungen nach den Nrn. 32265, 32267 bis 32274, 32277 bis 32281 und 32283 beträgt 24,50 Euro.

32265* Calcium im Harn   **3,10**
GOÄ   entsprechend oder ähnlich: Analoger Ansatz der Nr. 4130*

32267* Zink   **12,30**
GOÄ   entsprechend oder ähnlich: Nr. 4135*

32268* Nickel   **16,10**
GOÄ   entsprechend oder ähnlich: Nr. 4198*

32269* Arsen   **16,10**
GOÄ   entsprechend oder ähnlich: Nr. 4191*

32 In-vitro-Diagnostik der Laboratoriumsmedizin, Mikrobiologie, Virologie, Infektionsepidemiologie sowie Transfusionsmedizin

EBM-Nr.   EBM-Punkte / Euro

32270*   Aluminium   **12,30**
GOÄ   entsprechend oder ähnlich: Nr. 4190*

32271*   Blei   **13,80**
GOÄ   entsprechend oder ähnlich: Nr. 4192*

32272*   Cadmium   **9,90**
GOÄ   entsprechend oder ähnlich: Nr. 4193*

32273*   Chrom   **15,30**
GOÄ   entsprechend oder ähnlich: Nr. 4194*

32274*   Eisen im Harn   **19,20**
GOÄ   entsprechend oder ähnlich: Nr. 4130*

32277*   Kupfer im Harn oder Gewebe   **8,10**
GOÄ   entsprechend oder ähnlich: Nr. 4132*

32278*   Mangan   **12,30**
GOÄ   entsprechend oder ähnlich: Nr. 4133*

32279*   Quecksilber   **12,30**
GOÄ   entsprechend oder ähnlich: Nr. 4196*

32280*   Selen   **14,60**
GOÄ   entsprechend oder ähnlich: Nr. 4134*

32281*   Thallium   **13,70**
GOÄ   entsprechend oder ähnlich: Nr. 4197*

32283*   Spurenelemente unter Angabe der Art der Untersuchung   **9,70**
GOÄ   entsprechend oder ähnlich: Analog Nr. 4131*
Kompendium KBV: Die Angabe der Art der Untersuchung (Feldkennung 5002) ist obligat.

Voraussetzung für die Berechnung der GOP 32283 ist, dass die entsprechende Untersuchung nicht im Anhang 4 des EBM aufgeführt ist.

Qualitativer chromatographischer Nachweis einer oder mehrerer Substanz(en), gilt für die Leistungen nach den Nrn. 32290 bis 32294
Abrechnungsbestimmung je Untersuchungsgang

32290*   Aminosäuren   **17,90**
GOÄ   entsprechend oder ähnlich: Nrn. 3737*, 3738*

32291*   Porphyrine   **29,60**
GOÄ   entsprechend oder ähnlich: Nr. 4122*

32292*   Drogen   **20,30**
Unter Angabe der Substanz(en) oder Substanzgruppe(n)
Abrechnungsbestimmung je Untersuchungsgang
Abrechnungsausschluss in derselben Sitzung 32137, 32140, 32141, 32142, 32143, 32144, 32145, 32146, 32147
GOÄ   entsprechend oder ähnlich: Nr. 4150* ff.

32 In-vitro-Diagnostik der Laboratoriumsmedizin, Mikrobiologie, Virologie, Infektionsepidemiologie sowie Transfusionsmedizin
EBM-Nr.   EBM-Punkte / Euro

32293*   **Arzneimittel**   **10,40**
Unter Angabe der Substanz(en) oder Substanzgruppe(n)
Abrechnungsbestimmung je Untersuchungsgang

GOÄ   entsprechend oder ähnlich: Nrn. 4199* ff., 4202*, 4203*, 4204*, 4214*

Kompendium KBV: Die GOP 32293 umfasst den qualitativen chromatographischen Nachweis einer oder
mehrerer Substanz(en).

Bei Abrechnung der GOP 32293 ist die Angabe der Substanz(en) oder Substanzgruppe(n)
(Feldkennung 5002) obligat.

32294*   **Ähnliche Untersuchungen unter Angabe der Substanz(en) oder Substanzgruppe**   **19,70**
Abrechnungsbestimmung je Untersuchungsgang

Anmerkung Die Berechnung der Gebührenordnungsposition 32294 setzt die Begründung
der medizinischen Notwendigkeit der jeweiligen Untersuchung im Einzelfall voraus.

GOÄ   entsprechend oder ähnlich: Nr. 4202*

Kompendium KBV: ie Angabe der Substanz(en) oder Substanzgruppe (Feldkennung 5002) ist obligat.

Die Berechnung der GOP 32294 setzt die Begründung der medizinischen Notwendigkeit
der jeweiligen Untersuchung im Einzelfall voraus.

Siehe auch Nr. 32300.

Ein Untersuchungsgang beginnt mit der Probenvorbereitung (z. B. Extraktion oder Säulen-
vortrennung) und endet mit der Detektion und ggf. der quantitativen Auswertung der
aufgetrennten Substanzen. Werden allerdings mehrere, voneinander unterscheidbare
Untersuchungsgänge durchgeführt, z. B. Trennung auf unterschiedlichen Trägerplatten
oder Säulen, um chemisch different reagierende Substanzen zu untersuchen, ist jeder
Untersuchungsgang für sich berechnungsfähig.(*)

(*) nach Kölner Kommentar zum EBM, Stand 01.01.2012

Kommentar: **Wezel/Liebold** führt in seiner Kommentierung aus, dass nach den EBM Nrn. 32294 (quali-
tativer Nachweis) bzw. 32313 (quantitativer Nachweis, ggf. einschl. qualitativer Nachweis)
die chromatographischen Nachweise und Bestimmungen der nachfolgenden Substanzen
berechnungsfähig sind:
- Ätiocholanolon
- Androsterin
- Dehydroepiandrosteron
- Desoxycortisteron
- Histamin
- Hippursäure
- 17-Ketosteroid-Fraktionierung
- Lipide
- LS-Ratio-(Quotient)Test (Lecithin: Sphinomyelin)
- Mucoproteine
- Propylvaleriansäure
- auch Blutalkohol, sofern ein Nachweis im Rahmen der Behandlung einer Krankheit
  erforderlich wird.

Die Bestimmung des Blutalkohols für die Polizei ist nicht nach dieser Leistung, sondern
nach Nrn. 32262 (ADH Methode) oder 32148 (in der Atemluft) abrechenbar.

Die Angabe der Substanz(en) oder Substanzgruppe ist zwingend.

**Quantitative chromatographische Bestimmung(en) einer oder mehrerer
Substanz(en), ggf. einschl. qualitativem chromatographischem Nachweis, gilt für
die Gebührenoerdnungspositionen 32300 bis 32313**
Abrechnungsbestimmung je Untersuchungsgang

32300*   **Katecholamine und/oder Metabolite**   **27,00**
GOÄ   entsprechend oder ähnlich: Nr. 4072*

Kompendium KBV: Chromatographische Techniken ermöglichen die simultane Untersuchung von mehreren
Substanzen in einer Probe. GOP 32300 bis 32313 beinhalten Leistungen zum Nachweis oder

32301*–32306*   Arztgruppenübergr. spezielle Gebührenordnungspositionen IV

32 In-vitro-Diagnostik der Laboratoriumsmedizin, Mikrobiologie, Virologie, Infektionsepidemiologie sowie Transfusionsmedizin
EBM-Nr.   EBM-Punkte/Euro

zur Bestimmung aller in einem Untersuchungsgang erfassbaren Substanzen. Eine mehrfache Abrechnung der zutreffenden GOP für die einzelnen Substanzen ist demnach nicht zulässig.[1]

Werden allerdings mehrere, voneinander unterscheidbare Untersuchungsgänge durchgeführt, ist jeder Untersuchungsgang für sich berechnungsfähig.[1]

Zu den Katecholaminen zählen Adrenalin, Noradrenalin und Dopamin, deren Ausscheidung im Urin in einem Untersuchungsgang gleichzeitig bestimmt werden kann. Daher ist die GOP 32300 für alle drei Parameter nur einmalig berechnungsfähig.

Werden die Katecholamine und Metabolite in getrennten Untersuchungsgängen bestimmt, kann jeder Untersuchungsgang einzeln berechnet werden.

[1] nach Kölner Kommentar zum EBM, Stand 01.01.2012

Kommentar: Unter dieser Leistungsziffer sind nach **Wezel/Liebold** auch die Bestimmungen von z. B. Adrenalin, Dopamin, Homovanillinsäure (HVS), M und Vanillinmandelsäure (VMS) abrechenbar.

32301*   Serotonin und/oder Metabolite   13,30
GOÄ   entsprechend oder ähnlich: Nr. 4075*
Kompendium KBV: Siehe auch Nr. 32300.

Werden allerdings mehrere, voneinander unterscheidbare Untersuchungsgänge durchgeführt, ist jeder Untersuchungsgang für sich berechnungsfähig.[1]

Werden Serotonin und Metabolite, wie z. B. der Serotoninmetabolit 5-Hydroxy-Indolessigsäure (5-HIES), in getrennten Untersuchungsgängen bestimmt, können die einzelnen Untersuchungsgänge getrennt berechnet werden.

[1] nach Kölner Kommentar zum EBM, Stand 01.01.2012

Kommentar: Mit dieser Nr. kann auch die 5-Hydroxy-Indolessigsäure abgerechnet werden.

32302*   Porphyrine   15,40
GOÄ   entsprechend oder ähnlich: Nr. 4121*
Kompendium KBV: Siehe Nr. 32301.

32303*   Porphobilinogen   23,40
GOÄ   entsprechend oder ähnlich: Nrn. 4123, 4124*
Kompendium KBV: Siehe Nr. 32301.

32304*   Delta-Amino-Lävulinsäure   24,50
GOÄ   entsprechend oder ähnlich: Nr. 3789*
Kompendium KBV: Siehe Nr. 32301.

32305*   Arzneimittel (chromatographisch oder mit sonstigen Verfahren)   17,30
Unter Angabe der Substanz(en) oder Substanzgruppe(n)
Abrechnungsbestimmung je Untersuchungsgang
GOÄ   entsprechend oder ähnlich: Nrn. 4153* ff., 4199* ff.
Kompendium KBV: Siehe Nr. 32301.
Kommentar: Werden quantitative Arzneimittel-Bestimmungen mittels Immunoassay durchgeführt, stehen hierzu die Nrn. 32340 – 32346 zur Verfügung.

32306*   Vitamine   22,30
Unter Angabe der Substanz(en) oder Substanzgruppe(n)
Abrechnungsbestimmung je Untersuchungsgang
GOÄ   entsprechend oder ähnlich: Nrn. 4138* ff., 4141* – 4147*
Kompendium KBV: Siehe auch Nr. 32301.

Bei Abrechnung der GOP 32306 ist die Angabe der Substanz(en) oder Substanzgruppe(n) (Feldkennung 5002) obligat.

Vitaminbestimmungen im Rahmen von Untersuchungen auf oxidativen Stress bzw. Schadstoffbelastung sind nach derzeitigem Kenntnisstand keine GKV-Leistungen.

[1] nach Kölner Kommentar zum EBM, Stand 01.01.2012

32307* Drogen   17,70
Unter Angabe der Substanz(en) oder Substanzgruppe(n)

Abrechnungsbestimmung je Untersuchungsgang

GOÄ   entsprechend oder ähnlich: Nr. 4200* ff.

Kompendium KBV: Siehe auch Nr. 32301.

Bei Abrechnung der GOP 32307 ist die Angabe der Substanz(en) oder Substanzgruppe(n) (Feldkennung 5002) obligat.

[1] nach Kölner Kommentar zum EBM, Stand 01.01.2012

Kommentar: Werden quantitative Drogen-Bestimmungen mittels Immunoassay durchgeführt, stehen die Nrn. 32330 – 32337 zur Verfügung.

32308* Pyridinolin und/oder Desoxypyridinolin   28,40
GOÄ   entsprechend oder ähnlich: Nr. 4202*

Kompendium KBV: Siehe auch Nr. 32301.

32309* Phenylalanin   18,70
GOÄ   entsprechend oder ähnlich: Nrn. 3737*, 3738*

Kompendium KBV: Siehe auch Nr. 32301.

32310* Aminosäuren   22,00
GOÄ   entsprechend oder ähnlich: Nrn. 3737*, 3738*

Kompendium KBV: Siehe auch Nr. 32301.

32311* Exogene Gifte   28,70
Unter Angabe der Substanz(en) oder Substanzgruppe(n)

Abrechnungsbestimmung je Untersuchungsgang

GOÄ   entsprechend oder ähnlich: Nrn. 4209* bis 4213*

Kompendium KBV: Siehe auch Nr. 32301.

Bei Abrechnung der GOP 32311 ist die Angabe der Substanz(en) oder Substanzgruppe(n) (Feldkennung 5002) obligat.

Umweltmedizinische Diagnostik ist nach derzeitiger Einschätzung nur dann zulasten der GKV berechnungsfähig, wenn ein dringender Verdacht auf eine Intoxikation vorliegt und eine Quelle für die Belastung bekannt ist, oder zumindest konkret in Verdacht steht, bzw. wenn bei exponierten Patienten Krankheitssymptome vorliegen. Ein ungezieltes „Screening" bei Befindlichkeitsstörungen gehört nicht zum Leistungsspektrum der GKV.

[1] nach Kölner Kommentar zum EBM, Stand 01.01.2012

32312* Hämoglobine (außer glykierte Hämoglobine nach Nr. 32094)   11,80
Abrechnungsausschluss in derselben Sitzung 32468

GOÄ   entsprechend oder ähnlich: Nrn. 3689*, 3690*, 3691, 3692*

Kompendium KBV: Siehe auch Nr. 32301.

Die GOP 32312 steht für die Abrechnung der chromatographischen Methode. Die Wahl der Methode, chromatographisch oder die aufwendigere elektrophoretische Auftrennung nach GOP 32468 ist freigestellt. Es ist aber nur eine der beiden Leistungen berechnungsfähig.

Glykierte Hämoglobine (HbA1, HbA1c) sind unabhängig von der Methode ausschließlich mit der GOP 32094 berechnungsfähig.(*)

(*) nach Kölner Kommentar zum EBM, Stand 01.01.2012

32313* Ähnliche Untersuchungen unter Angabe der Substanz(en) oder Substanzgruppe **20,90**

Anmerkung Die Berechnung der Gebührenordnungsposition 32313 setzt die Begründung der medizinischen Notwendigkeit der jeweiligen Untersuchung im Einzelfall voraus. Abweichend davon kann die Begründung der medizinischen Notwendigkeit der jeweiligen Untersuchung im Einzelfall entfallen bei: organische Säuren, Methanol.

GOÄ   entsprechend oder ähnlich: Nrn. 4202*, 4208*

Kompendium KBV: Siehe auch Nr. 32301.

Die Angabe der Substanz(en) oder Substanzgruppe (Feldkennung 5002) ist obligat. Die Berechnung der GOP 32313 setzt die Begründung der medizinischen Notwendigkeit der jeweiligen Untersuchung im Einzelfall voraus. Abweichend davon kann die Begründung der medizinischen Notwendigkeit der jeweiligen Untersuchung im Einzelfall entfallen bei: organische Säuren, Methanol.

Auf die gesonderte Begründung zur betreffenden GOP in Feldkennung 5009 kann verzichtet werden, wenn ein von der Begründungspflicht ausgenommenes Untersuchungsverfahren angewandt wurde oder sich bereits aus der in der Abrechnung angegebenen Diagnose die Notwendigkeit der Untersuchung im Einzelfall ergibt.

Kommentar: **Wezel/Liebold** führt in seiner Kommentierung aus, dass nach den EBM Nrn. 32294 (qualitativer Nachweis) bzw. 32313 (quantitativer Nachweis, ggf. einschl. qualitativer Nachweis) die chromatographischen Nachweise und Bestimmungen der nachfolgenden Substanzen berechnungsfähig sind:
- Ätiocholanolon
- Androsterin
- Dehydroepiandrosteron
- Desoxycortisteron
- Histamin
- Hippursäure
- 17-Ketosteroid-Fraktionierung
- Lipide
- LS-Ratio-(Quotient)Test (Lecithin: Sphinomyelin)
- Mucoproteine
- Propylvaleriansäure
- auch Blutalkohol, sofern ein Nachweis im Rahmen der Behandlung einer Krankheit erforderlich wird.

Die Bestimmung des Blutalkohols für die Polizei ist nicht nach dieser Leistung sondern nach Nrn. 32262 (ADH Methode) oder 32148 (in der Atemluft) abrechenbar.

Die Angabe der Substanz(en) oder Substanzgruppe ist zwingend.

32314* Bestimmung von Substanzen mittels DC, GC und/oder HPLC und anschließender **51,90** Massenspektrometrie und EDV-Auswertung,

Abrechnungsbestimmung je Körpermaterial unter Angabe der Art der Untersuchung

GOÄ   entsprechend oder ähnlich: Nrn. 4078* + Zuschlag Nr. 4079*, 4210*

Kompendium KBV: Die Verknüpfung „und/oder" bedeutet, dass die GOP 32314 nur einmal je Körpermaterial berechnungsfähig ist, unabhängig davon, wie viele der genannten chromatographischen Verfahren bei der betreffenden Untersuchung notwendig sind.(*)

Die Angabe der Art der Untersuchung ist obligat.

Diese Untersuchung ist nur berechnungsfähig, wenn eine Massenspektrometrie durchgeführt wird.

(*) nach Kölner Kommentar zum EBM, Stand 01.01.2012

Kommentar: Unabhängig davon, wie viele der genannten Verfahren bei der betreffenden Untersuchung notwendig sind, kann die Leistung nach Nr. 32314 je Körpermaterial nur einmal abgerechnet werden.

32 In-vitro-Diagnostik der Laboratoriumsmedizin, Mikrobiologie, Virologie, Infektionsepidemiologie sowie Transfusionsmedizin

EBM-Nr.   EBM-Punkte / Euro

32315* Analytische Auswertung einer oder mehrerer Atemproben eines 13C-Harnstoff- **12,00**
Atemtests nach der Nr. 02400, ggf. einschl. Probenvorbereitung (z.B. chromatogra-
phisch), insgesamt
Abrechnungsausschluss in derselben Sitzung 32706

GOÄ   entsprechend oder ähnlich: Analoger Ansatz der Nr. 3783* analog

32316* Vollständige chemische Analyse zur Differenzierung eines Steins **10,30**
Abrechnungsausschluss in derselben Sitzung 32317

GOÄ   entsprechend oder ähnlich: Nr. 3672*

Kompendium KBV: Neben dieser Leistung ist die Untersuchung nach GOP 32317 nicht berechnungsfähig.

32317* Analyse zur Differenzierung eines Steins in seinen verschiedenen Schichtungen **20,30**
mittels Infrarot-Spektrographie
Abrechnungsausschluss in derselben Sitzung 32316

GOÄ   entsprechend oder ähnlich: Nr. 3672*

Kompendium KBV: Neben dieser Leistung ist die Untersuchung nach GOP 32316 nicht berechnungsfähig.

32318* Quantitative Bestimmung von Homocystein **15,00**

GOÄ   entsprechend oder ähnlich: Nr. 3737*

Kompendium KBV: Die Homocysteinbestimmung war in der Vergangenheit nur berechnungsfähig, wenn sie
mittels Hochleistungsflüssigkeitschromatographie (HPLC) durchgeführt wurde. Dieser
Methodenbezug wurde aufgehoben, sodass mit dieser GOP auch die Bestimmung von
Homocystein mittels Immunoassay berechnungsfähig ist.

Quantitative Bestimmung der freien Schilddrüsenhormone, gilt für die Gebührenordnungspositionen 32320 bis 32321
Abrechnungsbestimmung je Untersuchung

32320* Freies Thyroxin (fT4) **3,70**

GOÄ   entsprechend oder ähnlich: Nr. 4023.H4*

Kompendium KBV: Die Bestimmung der Gesamthormone T3 und T4 wurde zum Quartal 3/2007 in den Anhang IV
der nicht oder nicht mehr berechnungsfähigen Leistungen des EBM übernommen.
TSH gilt als der wichtigste Laborwert bei der Diagnostik von Schilddrüsenerkrankungen
und bei der Beurteilung der Schilddrüsenhormon-Stoffwechsellage unter Therapie sowie
vor diagnostischen Eingriffen mit jodhaltigen Kontrastmitteln. Im Regelfall wird bei Patienten
ohne schwere Allgemeinerkrankung bei Verdacht auf Schilddrüsenerkrankung primär das
TSH bestimmt und abhängig vom Resultat der ggf. weitere diagnostische Ablauf bestimmt.

32321* Freies Trijodthyronin (fT3) **3,70**

GOÄ   entsprechend oder ähnlich: Nr. 4022.H4*

Kompendium KBV: Siehe Nr. 32320.

Quantitative Bestimmung, gilt für die Gebührenordnungspositionen 32323 bis 32325
Abrechnungsbestimmung je Untersuchung
Anmerkung Die Gebührenordnungspositionen 32324, 32350, 32351, 32352, 32390 bis
32398, 32400, 32405 und 32420 sind nebeneinander insgesamt bis zu zweimal berechnungsfähig.

32323* Digoxin **6,30**

GOÄ   entsprechend oder ähnlich: Nr. 4162*

32324* Carcinoembryonales Antigen (CEA) **3,80**

GOÄ   entsprechend oder ähnlich: Nr. 3905.H3*

32325* Ferritin **4,20**

GOÄ   entsprechend oder ähnlich: Nr. 3742*

32330*–32337*   Arztgruppenübergr. spezielle Gebührenordnungspositionen IV

32 In-vitro-Diagnostik der Laboratoriumsmedizin, Mikrobiologie, Virologie, Infektionsepidemiologie sowie Transfusionsmedizin

EBM-Nr.   EBM-Punkte/Euro

Quantitative Bestimmung von Drogen mittels Immunoassay, gilt für die Gebührenordnungspositionen 32330 bis 32337

Abrechnungsbestimmung je Untersuchung

Anmerkung Der Höchstwert für die Untersuchungen der Gebührenordnungspositionen 32330 bis 32337 beträgt 24,10 Euro.

Kommentar: Die Angabe der Art der Untersuchung ist zwingend. Nach den Nrn. 32330 bis 32337 sind die quantitativen immunologischen Drogenbestimmungen abzurechnen. Das qualitative Drogenscreening ist methodenabhängig nach den Nrn. 32140 bis 32147 oder 32292 und die quantitative chromatographische Bestimmung nach Nr. 32307 berechnungsfähig.

Der Höchstwert der Nrn. 32330 bis 32337 beträgt 24,10 Euro.

32330*   Amphetamine   7,70
GOÄ   entsprechend oder ähnlich: Nr. 4151*

32331*   Barbiturate   8,80
GOÄ   entsprechend oder ähnlich: Nr. 4153*

32332*   Benzodiazepine   7,10
GOÄ   entsprechend oder ähnlich: Nr. 4154*

32333*   Cannabinoide   7,50
GOÄ   entsprechend oder ähnlich: Nr. 4155*

32334*   Kokain   7,70
GOÄ   entsprechend oder ähnlich: Nr. 4158*

32335*   Methadon   8,90
GOÄ   entsprechend oder ähnlich: Nr. 4168*

32336*   Opiate   7,50
GOÄ   entsprechend oder ähnlich: Nr. 4172*

32337*   Ähnliche Untersuchungen unter Angabe der Art der Untersuchung   9,50

Anmerkung Der Höchstwert für die Untersuchungen der Gebührenordnungspositionen 32330 bis 32337 beträgt 24,10 Euro.

Die Berechnung der Gebührenordnungsposition 32337 setzt die Begründung der medizinischen Notwendigkeit der jeweiligen Untersuchung im Einzelfall voraus.

GOÄ   entsprechend oder ähnlich: Leistung in der GOÄ nicht vorhanden

Kompendium KBV: Die Angabe der Art der Untersuchung (Feldkennung 5002) ist obligat.

Die Berechnung der GOP 32337 setzt die Begründung der medizinischen Notwendigkeit der jeweiligen Untersuchung im Einzelfall voraus.

Nach GOP 32330 bis 32337 sind die quantitativen immunologischen Drogenbestimmungen, ggf. begrenzt durch den Höchstwert, abzurechnen.

Die qualitative Bestimmung von Drogen ist methodenabhängig mit GOP 32140 bis 32147 oder 32292 und die quantitative chromatographische Bestimmung mit der GOP 32307 berechnungsfähig.(*)

(*) nach Kölner Kommentar zum EBM, Stand 01.01.2012

Kommentar: Die Angabe der Art der Untersuchung ist zwingend. Nach den Nrn. 32330 bis 32337 sind die quantitativen immunologischen Drogenbestimmungen abzurechnen. Der Höchstwert der Nrn. 32330 bis 32337 beträgt 24,10 Euro.

32 In-vitro-Diagnostik der Laboratoriumsmedizin, Mikrobiologie, Virologie, Infektionsepidemiologie sowie Transfusionsmedizin

EBM-Nr.   EBM-Punkte / Euro

Quantitative Bestimmung von Arzneimitteln mittels Immunoassay, gilt für die
Leistungen nach den Nrn. 32340 bis 32346
Abrechnungsbestimmung je Untersuchung

32340* Antiarrhythmika   **14,90**

GOÄ entsprechend oder ähnlich: Nr. 4182*

32341* Antibiotika   **17,70**

GOÄ entsprechend oder ähnlich: Nrn. 4150*, 4166*, 4180*, 4203*

32342* Antiepileptika   **8,60**

GOÄ entsprechend oder ähnlich: Nrn. 4156*, 4164*, 4173*, 4175*, 4200*, 4206*

32343* Digitoxin   **7,20**

GOÄ entsprechend oder ähnlich: Nr. 4161*

32344* Zytostatika, z.B. Methotrexat   **23,90**

GOÄ entsprechend oder ähnlich: Nr. 4169*

32345* Theophyllin   **10,70**

GOÄ entsprechend oder ähnlich: Nr. 4179*

32346* Ähnliche Untersuchungen unter Angabe der Art der Untersuchung   **14,60**

Anmerkung Die Berechnung der Gebührenordnungsposition 32346 setzt die Begründung
der medizinischen Notwendigkeit der jeweiligen Untersuchung im Einzelfall voraus.

GOÄ entsprechend oder ähnlich: Nr. 4182*

Kompendium KBV: Die Angabe der Art der Untersuchung (Feldkennung 5002) ist obligat.

Die Berechnung der GOP 32346 setzt die Begründung der medizinischen Notwendigkeit
der jeweiligen Untersuchung im Einzelfall voraus.

Bei quantitativer Bestimmung von Arzneimitteln mittels trägergebundener Reagenzien und
apparativer Auswertung (z. B. Reflexionsmessung) sind nicht die GOP 32340 bis 32346
berechnungsfähig. In diesem Fall ist die GOP 32055 anzusetzen.(*)

(*) nach Kölner Kommentar zum EBM, Stand 01.01.2012

Kommentar: Die Angabe der Art der Untersuchung ist zwingend. Die quantitative Bestimmung von
Arzneimitteln, z. B. Theophyllin, Antiepileptika oder Herzglykosiden mittels trägergebundener Reagenzien und apparativer Auswertung (Reflexionsmessung) ist nach Nr. 32140 ff.
abzurechnen.

Quantitative Bestimmung mittels Immunoassay, gilt für die Gebührenordnungspositionen 32350 bis 32361
Abrechnungsbestimmung je Untersuchung
Anmerkung Die Gebührenordnungspositionen 32324, 32350, 32351, 32352, 32390 bis
32398, 32400, 32405 und 32420 sind nebeneinander insgesamt bis zu zweimal berechnungsfähig.
Die Gebührenordnungspositionen 32350 bis 32361 sind im Rahmen eines Stimulations-
oder Suppressionstestes bis zu zweimal, im Rahmen eines Tagesprofils bis zu dreimal
berechnungsfähig.

32350* Alpha-Fetoprotein (AFP)   **6,40**

Abrechnungsausschluss in derselben Sitzung 01783

GOÄ entsprechend oder ähnlich: Nr. 3743*

Kompendium KBV: Die Berechnungsfähigkeit der Leistungen nach den GOP 32350 ff. ist nur dann gegeben,
wenn Immunoassays (RIA, EIA, FIA oder LIA) mit kontinuierlicher quantitativer Skala
(Gradual-Verfahren) angewendet werden. Latex-Tests, Agglutinations-, Hämagglutina-

32351*–32356*   Arztgruppenübergr. spezielle Gebührenordnungspositionen IV

32 In-vitro-Diagnostik der Laboratoriumsmedizin, Mikrobiologie, Virologie, Infektionsepidemiologie sowie Transfusionsmedizin
EBM-Nr.   EBM-Punkte / Euro

tions- und Hämagglutinationshemmungs-Methoden oder ähnliche Verfahren erfüllen diese Anforderungen nicht und sind nicht nach diesen GOP berechnungsfähig.[1]

Diese Methoden gelten als semiquantitativ und gehören damit zu den qualitativen Bestimmungen.

Die Bestimmung von Alpha 1-Feto-Protein im Fruchtwasser oder im Serum im Rahmen der Mutterschaftsvorsorge ist nach der GOP 01783 berechnungsfähig.

[1] nach Kölner Kommentar zum EBM, Stand 01.01.2012

32351*   Prostataspezifisches Antigen (PSA) oder freies PSA   4,80
GOÄ   entsprechend oder ähnlich: Nr. 3908.H3*

Kompendium KBV: Siehe auch Nr 32350.

Die Bestimmung des freien PSA neben dem Gesamt-PSA ist nur bei leicht erhöhten Werten des Gesamt-PSA indiziert (Graubereich zwischen 4 und 10 ng/ml).(*)

Die Bestimmung der prostataspezifischen Phosphatase (PAP) ist durch die Einführung der PSA-Bestimmung obsolet geworden und keine abrechnungsfähige Leistung mehr. Sie ist weder nach GOP 32361 noch nach einer anderen GOP für „Ähnliche Untersuchungen" berechnungsfähig.(*)

Im Rahmen der Früherkennung von Krebserkrankungen beim Mann nach GOP 01731 ist die PSA-Bestimmung nicht möglich, da sie nicht Bestandteil der Krebsfrüherkennungs-Richtlinien gemäß Abschnitt C § 25 ist.

(*) nach Kölner Kommentar zum EBM, Stand 01.01.2012

32352*   Choriongonadotropin (HCG und/oder ß-HCG)   6,10
GOÄ   entsprechend oder ähnlich: Nr. 4053*

Kompendium KBV: Siehe auch Nr. 32353.

Mit dieser GOP kann nur die quantitative Bestimmung von HCG oder von β-HCG berechnet werden. Hierunter fällt nicht der qualitative Nachweis oder die semiquantitative Bestimmung von HCG oder von β-HCG im Urin (Schwangerschaftsnachweis nach GOP 32132).

(*) nach Kölner Kommentar zum EBM, Stand 01.01.2012

32353*   Follitropin (FSH)   4,50
GOÄ   entsprechend oder ähnlich: Nr. 4021*

Kompendium KBV: Die Berechnungsfähigkeit der Leistungen nach den GOP 32350 ff. ist nur dann gegeben, wenn Immunoassays (RIA, EIA, FIA oder LIA) mit kontinuierlicher quantitativer Skala (Gradual-Verfahren) angewendet werden. Latex-Tests, Agglutinations-, Hämagglutinations- und Hämagglutinationshemmungs-Methoden oder ähnliche Verfahren erfüllen diese Anforderungen nicht und sind nicht nach diesen GOP berechnungsfähig.[1]

Diese Methoden gelten als semiquantitativ und gehören damit zu den qualitativen Bestimmungen.

(*) nach Kölner Kommentar zum EBM, Stand 01.01.2012

32354*   Lutropin (LH)   4,90
GOÄ   entsprechend oder ähnlich: Nr. 4026*

Kompendium KBV: Siehe auch Nr. 32353.

32355*   Prolaktin   4,60
GOÄ   entsprechend oder ähnlich: Nr. 4041*

Kompendium KBV: Siehe auch Nr. 32353.

32356*   Östradiol   4,60
GOÄ   entsprechend oder ähnlich: Nr. 4040*

Kompendium KBV: Siehe auch Nr. 32353.

32 In-vitro-Diagnostik der Laboratoriumsmedizin, Mikrobiologie, Virologie, Infektionsepidemiologie sowie Transfusionsmedizin

EBM-Nr. EBM-Punkte / Euro

32357* Progesteron **3,80**
GOÄ entsprechend oder ähnlich: Nr. 4040*
Kompendium KBV: Siehe auch Nr. 32353.

32358* Testosteron und/oder freies Testosteron **5,00**
GOÄ entsprechend oder ähnlich: Nr. 4042*
Kompendium KBV: Siehe auch Nr. 32353.

Die „und/oder"-Verknüpfung schreibt zwingend vor, dass gesamtes und freies Testosteron nur einmal berechnungsfähig ist.

32359* Insulin **6,40**
GOÄ entsprechend oder ähnlich: Nr. 4025*
Kompendium KBV: Siehe auch Nr. 32353.

32360* Sexualhormonbindendes Globulin (SHBG) **11,90**
GOÄ entsprechend oder ähnlich: Nr. 3765*
Kompendium KBV: Siehe auch Nr. 32353.

32361* Ähnliche Untersuchungen unter Angabe der Art der Untersuchung **8,10**
Anmerkung Die Berechnung der Gebührenordnungsposition 32361 setzt die Begründung der medizinischen Notwendigkeit der jeweiligen Untersuchung im Einzelfall voraus. Abweichend davon kann die Begründung der medizinischen Notwendigkeit der jeweiligen Untersuchung im Einzelfall entfallen bei: Anti-Müller-Hormon.

GOÄ entsprechend oder ähnlich: Nrn. 4033* (ggf. einschl. Doppelbestimmung u. aktuelle Bezugskurve), 4044* (einschl. Doppelbestimmung u. aktuelle Bezugskurve)

Kompendium KBV: Siehe auch Nr. 32353.

Die Angabe der Art der Untersuchung (Feldkennung 5002) ist obligat. Die Berechnung der GOP 32361 setzt die Begründung der medizinischen Notwendigkeit der jeweiligen Untersuchung im Einzelfall voraus. Abweichend davon kann die Begründung der medizinischen Notwendigkeit der jeweiligen Untersuchung im Einzelfall entfallen bei: Anti-Müller-Hormon.(*)

Auf die gesonderte Begründung zur betreffenden GOP in Feldkennung 5009 kann verzichtet werden, wenn ein von der Begründungspflicht ausgenommenes Untersuchungsverfahren angewandt wurde oder sich bereits aus der in der Abrechnung angegebenen Diagnose die Notwendigkeit der Untersuchung im Einzelfall ergibt.

(*) nach Kölner Kommentar zum EBM, Stand 01.01.2012

Quantitative Bestimmung frühestens ab der 24. SSW + 0 Tage, gilt für die Gebührenordnungspositionen 32362 und 32363

Abrechnungsbestimmung je Untersuchung

Anmerkung Der Befundbericht muss innerhalb von 24 Stunden nach Materialeingang übermittelt sein.
Voraussetzung für die Berechnungsfähigkeit der Gebührenordnungspositionen 32362 und 32363 ist die Erfüllung eines der folgenden Kriterien der Präeklampsie:
- Neu auftretender oder bestehender Hypertonus
- Präeklampsie-assoziierter organischer oder labordiagnostischer Untersuchungsbefund, welcher keiner anderen Ursache zugeordnet werden kann
- Fetale Wachstumsstörung
- auffälliger dopplersonographischer Befund der Aa. uterinae in einer Untersuchung nach der Gebührenordnungsposition 01775

Die Gebührenordnungspositionen 32362 und 32363 sind jeweils höchstens dreimal im Behandlungsfall berechnungsfähig.
Die Gebührenordnungspositionen 32362 und 32363 sind am Behandlungstag nicht nebeneinander berechnungsfähig.

32362–32374*   Arztgruppenübergr. spezielle Gebührenordnungspositionen IV

32 In-vitro-Diagnostik der Laboratoriumsmedizin, Mikrobiologie, Virologie, Infektionsepidemiologie sowie Transfusionsmedizin

EBM-Nr.   EBM-Punkte/Euro

32362   PlGF   **19,40**

Abrechnungsbestimmung je Untersuchung

Kommentar: Die Vergütung der Leistungen nach 32362 und 32363 erfolgt außerhalb der morbiditätsbedingten Gesamtvergütung und ist auf 2 Jahre vorerst befristet.

32363   sFlt-1/PlGF-Quotienten   **19,40**

Abrechnungsbestimmung je Untersuchung

Kommentar: Die Vergütung der Leistungen nach 32362 und 32363 erfolgt außerhalb der morbiditätsbedingten Gesamtvergütung und ist auf 2 Jahre vorerst befristet.

Quantitative Bestimmung mittels Immunoassay, gilt für die Gebührenordnungspositionen 32365 bis 32381

Abrechnungsbestimmung je Untersuchung

Anmerkung Die Gebührenordnungspositionen 32365 bis 32380, 32385 bis 32398, 32400
bis 32404 und 32410 bis 32415 sind im Rahmen eines Stimulations- oder Suppressionstestes bis zu fünfmal, im Rahmen eines Tagesprofils bis zu dreimal berechnungsfähig.

32365*   C-Peptid   **14,70**

GOÄ   entsprechend oder ähnlich: Nr. 4046*

32366*   Gastrin   **11,70**

GOÄ   entsprechend oder ähnlich: Nr. 4051*

32367*   Cortisol   **6,20**

GOÄ   entsprechend oder ähnlich: Nr. 4020*

32368*   17-Hydroxy-Progesteron   **9,40**

GOÄ   entsprechend oder ähnlich: Nr. 4035*

32369*   Dehydroepiandrosteron (DHEA) und/oder -sulfat (DHEA-S)   **6,90**

GOÄ   entsprechend oder ähnlich: Nr. 4038*

Kompendium KBV: Die „und/oder"-Verknüpfung schreibt vor, dass DHEA und DHEA-S nur einmal berechnungsfähig sind.

32370*   Wachstumshormon (HGH), Somatotropin (STH)   **10,20**

GOÄ   entsprechend oder ähnlich: Nr. 4043*

32371*   Insulin-like growth factor I (IGF-I) bzw. Somatomedin C (SM-C) und/oder IGF-I   **33,70**
          bindendes Protein 3 (IGFBP-3)

GOÄ   entsprechend oder ähnlich: Nr. 4060*

Kompendium KBV: Die „und/oder"-Verknüpfung schreibt vor, dass IGF I und IGFBP 3 nur einmal berechnungsfähig sind.

Qualitative oder semiquantitative Einschritt-Immunoassay- Testverfahren, welche mit Hilfe
von monoklonalen Antikörpern IGFBP-1 Proteine aus gynäkologischen Abstrichen oder
aus Vaginalflüssigkeit mittels visuell abzulesender Farbreaktion nachweisen, sind nicht mit
GOP 32371 berechnungsfähig.

32372*   Folsäure   **5,40**

GOÄ   entsprechend oder ähnlich: Nr. 4140*

32373*   Vitamin B 12   **4,20**

GOÄ   entsprechend oder ähnlich: Nr. 4140*

32374*   Cyclosporin   **29,60**

GOÄ   entsprechend oder ähnlich: Nr. 4185*

32 In-vitro-Diagnostik der Laboratoriumsmedizin, Mikrobiologie, Virologie, Infektionsepidemiologie sowie Transfusionsmedizin

EBM-Nr.   EBM-Punkte / Euro

32375* Trypsin   **24,60**
GOÄ   entsprechend oder ähnlich: Nr. 3796*

32376* ß2-Mikroglobulin   **10,90**
Abrechnungsausschluss im Behandlungsfall 32824
GOÄ   entsprechend oder ähnlich: Nr. 3754*

32377* Pankreas-Elastase   **22,50**
GOÄ   entsprechend oder ähnlich: Nr. 4062*
Kompendium KBV: Nach GOP 32377 ist nur die Pankreas-Elastase, nicht aber die Granulozyten-(PMN-) Elastase (GOP 32453) berechnungsfähig.(*)
(*) nach Kölner Kommentar zum EBM, Stand 01.01.2012

32378* Neopterin   **18,50**
Abrechnungsausschluss im Behandlungsfall 32824
GOÄ   entsprechend oder ähnlich: Leistung in der GOÄ nicht vorhanden, ggf. analoger Ansatz der Nr. 3900

32379* Tacrolimus (FK 506)   **31,90**
GOÄ   entsprechend oder ähnlich: Leistung in der GOÄ nicht vorhanden, ggf. analoger Ansatz der Nr. 4185*

32380* Eosinophiles kationisches Protein (ECP)   **21,60**
GOÄ   entsprechend oder ähnlich: Analoger Ansatz der Nr. 3743*

32381* Ähnliche Untersuchungen unter Angabe der Art der Untersuchung   **15,90**
Abrechnungsbestimmung je Untersuchung
Anmerkung Die Berechnung der Gebührenordnungsposition 32381 setzt die Begründung der medizinischen Notwendigkeit der jeweiligen Untersuchung im Einzelfall voraus. Abweichend davon kann die Begründung der medizinischen Notwendigkeit der jeweiligen Untersuchung im Einzelfall entfallen bei: Interleukin 2 Rezeptor, Calprotectin und/oder Lactoferrin im Stuhl, Everolimus, Sirolimus und Mycophenolat.
GOÄ   entsprechend oder ähnlich: Leistung in der GOÄ nicht vorhanden
Kompendium KBV: Die Angabe der Art der Untersuchung (Feldkennung 5002) ist obligat.

Die Berechnung der GOP 32381 setzt die Begründung der medizinischen Notwendigkeit der jeweiligen Untersuchung im Einzelfall voraus. Abweichend davon kann die Begründung der medizinischen Notwendigkeit der jeweiligen Untersuchung im Einzelfall entfallen bei: Interleukin 2 Rezeptor, Calprotectin und/oder Lactoferrin im Stuhl, Everolimus, Sirolimus und Mycophenolat.

Die „und/oder"-Verknüpfung bei „Calprotectin und/oder Lactoferrin im Stuhl" bedeutet, dass die Leistung nur einmal berechnungsfähig ist, unabhängig davon ob beide durch „und/oder" verbundenen Leistungen erbracht wurden oder nur eine davon.

Quantitative Bestimmung mittels Immunoassay, gilt für die Leistungen nach den Nrn. 32385 bis 32405
Abrechnungsbestimmung je Untersuchung
Anmerkung Die Gebührenordnungspositionen 32324, 32350, 32351, 32352, 32390 bis 32398, 32400 und 32420 sind nebeneinander insgesamt bis zu zweimal berechnungsfähig. Davon abweichend sind die Gebührenordnungspositionen 32391 und 32398 nicht nebeneinander berechnungsfähig.
Die Gebührenordnungspositionen 32365 bis 32380, 32385 bis 32398, 32400 bis 32405 und 32410 bis 32415 sind im Rahmen eines Stimulations- oder Suppressionstestes bis zu fünfmal, im Rahmen eines Tagesprofils bis zu dreimal berechnungsfähig.

32385*–32403*   Arztgruppenübergr. spezielle Gebührenordnungspositionen IV

32 In-vitro-Diagnostik der Laboratoriumsmedizin, Mikrobiologie, Virologie, Infektionsepidemiologie sowie Transfusionsmedizin

EBM-Nr.   EBM-Punkte/Euro

32385*   Aldosteron   **11,70**
GOÄ   entsprechend oder ähnlich: Nr. 4045*

32386*   Renin   **31,30**
GOÄ   entsprechend oder ähnlich: Nr. 4058*

32387*   Androstendion   **12,80**
GOÄ   entsprechend oder ähnlich: Nr. 4036*

32388*   Corticosteron   **53,70**
GOÄ   entsprechend oder ähnlich: Nrn. 4033*, 4044*

32389*   11-Desoxycortisol   **22,10**
GOÄ   entsprechend oder ähnlich: Nr. 4062*

32390*   CA 125 und/oder HE 4   **10,60**
GOÄ   entsprechend oder ähnlich: Nr. 3900.H3*

32391*   CA 15–3   **8,70**
GOÄ   entsprechend oder ähnlich: Nr. 3901.H3*

32392*   CA 19–9   **9,20**
GOÄ   entsprechend oder ähnlich: Nr. 3902.H3*

32393*   CA 50   **29,20**
GOÄ   entsprechend oder ähnlich: Nr. 3903.H3*

32394*   CA 72-4 (TAG 72)   **22,70**
GOÄ   entsprechend oder ähnlich: Nr. 3904.H3*

32395*   Neuronenspezifische Enolase (NSE)   **15,50**
GOÄ   entsprechend oder ähnlich: Nr. 3907.H3*

32396*   Squamous cell carcinoma Antigen (SCC)   **15,90**
GOÄ   entsprechend oder ähnlich: Nr. 3909.H3*

32397*   Tissue Polypeptide Antigen (TPA, TPS)   **24,40**
GOÄ   entsprechend oder ähnlich: Nr. 3911.H3*

32398*   Mucin-like cancer associated antigen (MCA)   **33,20**
GOÄ   entsprechend oder ähnlich: Analog Nr. 3909.H3*

32400*   Cytokeratin-19-Fragmente (CYFRA 21-1)   **24,20**
GOÄ   entsprechend oder ähnlich: Nr. 3906.H3*

32401*   Dihydrotestosteron   **16,10**
GOÄ   entsprechend oder ähnlich: Nr. 4062*

32402*   Erythropoetin   **25,10**
GOÄ   entsprechend oder ähnlich: Nr. 4050*

32403*   Pyridinolin, Desoxypyridinolin und/oder Typ I-Kollagen-Telopeptide   **18,90**
GOÄ   entsprechend oder ähnlich: Nr. 4044*

32404* Knochen-AP (Isoenzym der Alkalischen Phosphatase) und/oder Typ I-Prokollagen-   **20,50**
            Propeptide

GOÄ   entsprechend oder ähnlich: Nr. 3785*

32405* Ähnliche Untersuchungen unter Angabe der Art der Untersuchung   **22,80**

            Anmerkung Die Berechnung der Gebührenordnungsposition 32405 setzt die Begründung
            der medizinischen Notwendigkeit der jeweiligen Untersuchung im Einzelfall voraus.

            Abrechnungsausschluss im Zyklusfall 08635

Kompendium KBV: Die Angabe der Art der Untersuchung (Feldkennung 5002) ist obligat.

            Die Berechnung der GOP 32405 setzt die Begründung der medizinischen Notwendigkeit
            der jeweiligen Untersuchung im Einzelfall voraus. Abweichend davon kann die Begründung
            der medizinischen Notwendigkeit der jeweiligen Untersuchung im Einzelfall entfallen bei:
            Chromogranin A, Tryptase, Thymidinkinase, S-100, 11-Desoxycorticosteron und Para-
            thormon-related Peptide.

            Bei der Anmerkung „nebeneinander bis zu zweimal" für die aufgeführten Tumormarker ist
            wegen der unterschiedlichen Euro-Bewertungen der einzelnen Parameter nicht die Höhe
            der Vergütung, sondern die berechnungsfähige Anzahl der Parameter begrenzt.(*)

            Im Zusammenhang mit einer Screeninguntersuchung dürfen Tumormarker nicht verwendet
            werden, da gemäß Absatz 12 der Allgemeinen Bestimmungen des EBM-Abschnittes 32.2
            die Bestimmung von Tumormarkern im Zusammenhang mit Früherkennungsuntersu-
            chungen (Screening-Untersuchungen) im Rahmen der Sekundärprävention nicht
            Bestandteil des GKV-Leistungskataloges sind und aus diesem Grunde als vertragsärztliche
            Leistung gemäß GOP aus Kapitel 32 nicht berechnungsfähig. Sollte eine entsprechende
            Anforderung an ein Labor durch einen Vertragsarzt vorliegen, so ist unbedingt durch den
            Laborarzt Rücksprache mit dem anfordernden Vertragsarzt zu halten.

            Funktionsprüfungen werden vor allem als Stimulations- und Suppressionstests durchge-
            führt. Sie dienen insbesondere zur Prüfung der Funktion hormonbildender Organe. Die im
            Rahmen von Funktionsprüfungen erfolgenden mehrfachen Blutentnahmen und i. v.-Appli-
            kationen von Testsubstanzen sind in den Ordinations- und Konsultationsgebühren
            enthalten und nicht gesondert berechnungsfähig.(*)

            (*) nach Kölner Kommentar zum EBM, Stand 01.01.2012

            **Quantitative Bestimmung mittels Immunoassay, gilt für die Gebührenordnungsposi-
            tionen 32410 bis 32416**
            Abrechnungsbestimmung je Untersuchung
            Anmerkung Die Gebührenordnungspositionen 32365 bis 32380, 32385 bis 32398, 32400
            bis 32404 und 32410 bis 32416 sind im Rahmen eines Stimulations- oder Suppressions-
            testes bis zu fünfmal, im Rahmen eines Tagesprofils bis zu dreimal berechnungsfähig.

32410* Calcitonin   **14,90**
GOÄ   entsprechend oder ähnlich: Nr. 4047*

32411* Intaktes Parathormon   **14,80**
GOÄ   entsprechend oder ähnlich: Nr. 4056*

32412* Corticotropin (ACTH)   **14,50**
GOÄ   entsprechend oder ähnlich: Nr. 4049*

32413* 25-Hydroxy-Cholecalciferol (Vitamin D)   **18,40**
GOÄ   entsprechend oder ähnlich: Nr. 4138*

32414* Osteocalcin   **23,90**
GOÄ   entsprechend oder ähnlich: Nr. 4054*

32415* Antidiuretisches Hormon (ADH, Vasopressin)   **24,00**
GOÄ   entsprechend oder ähnlich: Nr. 4061*

32416*–32426* Arztgruppenübergr. spezielle Gebührenordnungspositionen IV

32 In-vitro-Diagnostik der Laboratoriumsmedizin, Mikrobiologie, Virologie, Infektionsepidemiologie sowie Transfusionsmedizin

EBM-Nr.   EBM-Punkte / Euro

32416* Ähnliche Untersuchungen unter Angabe der Art der Untersuchung **24,90**

Anmerkung Die Berechnung der Gebührenordnungsposition 32416 setzt die Begründung der medizinischen Notwendigkeit der jeweiligen Untersuchung im Einzelfall voraus. Abweichend davon kann die Begründung der medizinischen Notwendigkeit der jeweiligen Untersuchung im Einzelfall entfallen bei: Androstandiol-Glucuronid.

GOÄ entsprechend oder ähnlich: Nr. 4062*

Kompendium KBV: Die Angabe der Art der Untersuchung (Feldkennung 5002) ist obligat.

Die Berechnung der GOP 32416 setzt die Begründung der medizinischen Notwendigkeit der jeweiligen Untersuchung im Einzelfall voraus. Abweichend davon kann die Begründung der medizinischen Notwendigkeit der jeweiligen Untersuchung im Einzelfall entfallen bei: Androstandiol-Glucuronid.

Auf die gesonderte Begründung zur betreffenden GOP in Feldkennung 5009 kann verzichtet werden, wenn ein von der Begründungspflicht ausgenommenes Untersuchungsverfahren angewandt wurde oder sich bereits aus der in der Abrechnung angegebenen Diagnose die Notwendigkeit der Untersuchung im Einzelfall ergibt. Mit dieser GOP kann auch die quantitative Bestimmung von Troponin I oder Troponin T berechnet werden.

Kommentar: Ähnliche Untersuchungen, die nach Nr. 32416 Berechnung finden:
* cAMP
* Desoxycorticosteron (DOC)
* Glukagon
* Toponin quantitativ – für den Schnelltest Troponin I oder Troponin II EBM Nr. 32150 berechnen.

Die Angabe der Art der Untersuchung ist zwingend.

Quantitative Bestimmung mittels Immunoassay, gilt für die Gebührenordnungspositionen 32420 bis 32421

Abrechnungsbestimmung je Untersuchung

32420* Thyreoglobulin, einschl. Bestätigungstest **17,40**

GOÄ entsprechend oder ähnlich: Nrn. 3825.H2*, 3852*, 3885*

Kompendium KBV: Im Patientenserum vorkommende Thyreoglobulin-Autoantikörper können das Messergebnis verfälschen. Erforderliche zusätzliche Testschritte (Wiederfindungstests) sind aber obligatorischer Bestandteil der Untersuchung nach GOP 32420 und sind nicht gesondert berechnungsfähig.(*)

(*) nach Kölner Kommentar zum EBM, Stand 01.01.2012

Kommentar: Die Nrn. 32324, 32350, 32351, 32352, 32390 bis 32398, 32400, 32405 und 32420 sind nebeneinander insgesamt bis zu 2x berechnungsfähig. Da die Bewertung unterschiedlich ist, sollten, wenn mehr als 2 Parameter bestimmt werden, die mit der höheren Bewertung abgerechnet werden.

32421* 1,25 Dihydroxy-Cholecalciferol (Vitamin D3) **33,80**

GOÄ entsprechend oder ähnlich: Nr. 4139*

32.3.5 Immunologische Untersuchungen

32426* Quantitative Bestimmung von Gesamt-IgE **4,60**

Anmerkung Der Höchstwert für die Untersuchungen der Gebührenordnungspositionen 32426 und 32427 beträgt im Behandlungsfall 65,00 Euro.
Der Höchstwert für die Untersuchungen der Gebührenordnungspositionen 32426 und 32427 beträgt in begründeten Einzelfällen bei Säuglingen, Kleinkindern und Kindern bis zum vollendeten 6. Lebensjahr im Behandlungsfall 111,00 Euro.

Abrechnungsausschluss in derselben Sitzung 32429

GOÄ entsprechend oder ähnlich: Nr. 3572*

32 In-vitro-Diagnostik der Laboratoriumsmedizin, Mikrobiologie, Virologie, Infektionsepidemiologie sowie Transfusionsmedizin
EBM-Nr.   EBM-Punkte / Euro

Kompendium KBV: Bei Säuglingen, Kleinkindern und Kindern bis zum vollendeten 6. Lebensjahr sind die
immunologischen Untersuchungen nach GOP 32426 und 32427 in begründeten Einzelfällen im Behandlungsfall bis zu einem Höchstwert von 111,00 € berechnungsfähig.

Der Höchstwert von 65,00 € bleibt für die sonstigen Fälle.

Beide Höchstwerte für die Untersuchungen nach den GOP 32426 und 32427 gelten im
Behandlungsfall.

Nach den Beschlüssen in der 88. Sitzung der Partner des Bundesmantelvertrages sowie
in der 228. Sitzung der Arbeitsgemeinschaft Ärzte/Ersatzkassen (schriftliche Beschlussfassung) am 10. September 2007 setzt die Erbringung und/oder Auftragserteilung zur
Durchführung von Laborleistungen nach GOP 32426 und 32427 grundsätzlich das
Vorliegen der Ergebnisse voran gegangener Haut- und/oder Provokationstests voraus,
ausgenommen bei Kindern bis zum vollendeten 6. Lebensjahr.

32427* Untersuchung auf allergenspezifische Immunglobuline in Einzelansätzen (Allergene   **7,10**
oder Allergengemische),

Abrechnungsbestimmung je Ansatz

Anmerkung Der Höchstwert für die Untersuchungen der Gebührenordnungspositionen
32426 und 32427 beträgt im Behandlungsfall 65,00 Euro.
Der Höchstwert für die Untersuchungen der Gebührenordnungspositionen 32426 und
32427 beträgt in begründeten Einzelfällen bei Säuglingen, Kleinkindern und Kindern bis
zum vollendeten 6. Lebensjahr im Behandlungsfall 111,00 Euro.

Abrechnungsausschluss in derselben Sitzung 32429

GOÄ   entsprechend oder ähnlich: Nr. 3891*

Kompendium KBV: Nach GOP 32427 können nur Verfahren berechnet werden, bei denen jedes Allergen oder
Allergengemisch für sich in einem separaten Untersuchungsgang zusammen mit dem
Patientenserum getestet wird.

Bei Säuglingen, Kleinkindern und Kindern bis zum vollendeten 6. Lebensjahr sind die
immunologischen Untersuchungen nach GOP 32426 und 32427 in begründeten Einzelfällen im Behandlungsfall bis zu einem Höchstwert von 111,00 € berechnungsfähig.

Der Höchstwert von 65,00 € bleibt für die sonstigen Fälle.

Beide Höchstwerte für die Untersuchungen nach den GOP 32426 und 32427 gelten im
Behandlungsfall.

Nach den Beschlüssen in der 88. Sitzung der Partner des Bundesmantelvertrages sowie
in der 228. Sitzung der Arbeitsgemeinschaft Ärzte/Ersatzkassen (schriftliche Beschlussfassung) am 10. September 2007 setzt die Erbringung und/oder Auftragserteilung zur
Durchführung von Laborleistungen nach den GOP 32426 und 32427 grundsätzlich das
Vorliegen der Ergebnisse voran gegangener Haut- und/oder Provokationstests voraus,
ausgenommen bei Kindern bis zum vollendeten 6. Lebensjahr.

32430* Qualitativer Nachweis von humanen Proteinen mittels Immunpräzipitation,   **6,40**

Abrechnungsbestimmung je Nachweis unter Angabe der Art des Proteins

Anmerkung Der Höchstwert für Untersuchungen nach der Nr. 32430 beträgt 16,80 Euro.

GOÄ   entsprechend oder ähnlich: Analoger Ansatz der Nr. 3759*

Kompendium KBV: Die Angabe der Art des Proteins (Feldkennung 5002) ist obligat.

**Quantitative Best. von humanen Proteinen oder anderen Substanzen mittels
Immunnephelometrie, Immunturbidimetrie, Immunpräzipitation, Fluorometrie,
Immunoassay oder anderer gleichwert. Verfahren, gilt für die Gebührenordnungs-
positionen 32435 bis 32455**

Abrechnungsbestimmung je Untersuchung

32435* Albumin   **3,40**

GOÄ   entsprechend oder ähnlich: Nr. 3735*

32437*–32449* Arztgruppenübergr. spezielle Gebührenordnungspositionen IV

32 In-vitro-Diagnostik der Laboratoriumsmedizin, Mikrobiologie, Virologie, Infektionsepidemiologie sowie Transfusionsmedizin

EBM-Nr.   EBM-Punkte / Euro

Kompendium KBV: Mit GOP 32435 ist die quantitative Albumin-Bestimmung mittels Immunnephelometrie, Immunturbidimetrie, Immunpräzipitation, Fluorometrie, Immunoassay oder anderer gleichwertiger Verfahren berechnungsfähig.

Der Mikroalbuminurie-Nachweis mit Teststreifen auf der Basis einer immunologischen oder gleichwertigen chemischen Reaktion ist mit GOP 32135 berechnungsfähig.

32437* Alpha-1-Mikroglobulin   **8,40**
GOÄ   entsprechend oder ähnlich: Nr. 3754*

32438* Alpha-1-Antitrypsin (Alpha-1-Proteinase-Inhibitor, Alpha-1-Pi)   **10,70**
GOÄ   entsprechend oder ähnlich: Nr. 3739*

32439* Alpha-2-Makroglobulin   **10,20**
GOÄ   entsprechend oder ähnlich: Nr. 3753*

32440* Coeruloplasmin   **11,20**
GOÄ   entsprechend oder ähnlich: Nr. 3740*
Kommentar: Die Nr. 32440 ist nicht neben den EBM Nrn. berechenbar: 08550 bis 08552, 08560, 08561, 31010 bis 31013, 34291. Die EBM Nrn. 01600, 01601 sind nicht neben der Nr. 32440 berechnungsfähig.

32441* Haptoglobin   **7,30**
GOÄ   entsprechend oder ähnlich: Nr. 3747*

32442* Hämopexin   **11,50**
GOÄ   entsprechend oder ähnlich: Nr. 3746*
Kommentar: Die Nr. 32442 ist nicht neben den EBM Nrn. berechenbar: 08550 bis 08552, 08560, 08561, 31010 bis 31013, 34291. Die EBM Nrn. 01600, 01601 sind nicht neben der Nr. 32442 berechnungsfähig.

32443* Komplementfaktor C 3   **7,80**
GOÄ   entsprechend oder ähnlich: Nrn. 3968* oder 3969*
Kommentar: Die Nr. 32443 ist nicht neben den EBM Nrn. berechenbar: 08550 bis 08552, 08560, 08561, 31010 bis 31013, 34291. Die EBM Nrn. 01600, 01601 sind nicht neben der Nr. 32443 berechnungsfähig.

32444* Komplementfaktor C 4   **7,50**
GOÄ   entsprechend oder ähnlich: Nrn. 3970* oder 3971*

32445* Immunglobulin D (IgD)   **11,60**
GOÄ   entsprechend oder ähnlich: Analoger Ansatz der Nr. 3571*

32446* Freie Kappa-Ketten   **12,60**
GOÄ   entsprechend oder ähnlich: Analoger Ansatz der Nr. 3571*

32447* Freie Lambda-Ketten   **12,50**
GOÄ   entsprechend oder ähnlich: Analoger Ansatz der Nr. 3571*

32448* Immunglobulin A, G oder M im Liquor   **8,50**
GOÄ   entsprechend oder ähnlich: Analoger Ansatz der Nr. 3571*
Kommentar: Die Nr. 32448 ist nicht neben den EBM Nrn. berechenbar: 08550 bis 08552, 08560, 08561, 31010 bis 31013, 34291. Die EBM Nrn. 01600, 01601 sind nicht neben der Nr. 32448 berechnungsfähig.

32449* Immunglobulin G im Harn   **5,50**
        Abrechnungsausschluss im Zyklusfall 08635

32 In-vitro-Diagnostik der Laboratoriumsmedizin, Mikrobiologie, Virologie, Infektionsepidemiologie sowie Transfusionsmedizin

EBM-Nr.   EBM-Punkte / Euro

GOÄ entsprechend oder ähnlich: Analoger Ansatz der Nr. 3571*

Kommentar: Die Nr. 32449 ist nicht neben den EBM Nrn. berechenbar: 08550 bis 08552, 08560, 08561, 31010 bis 31013, 34291. Die EBM Nrn. 01600, 01601 sind nicht neben der Nr. 32449 berechnungsfähig.

32450* Myoglobin 10,80

Abrechnungsausschluss in derselben Sitzung 32150

GOÄ entsprechend oder ähnlich: Nrn. 3755*, 3756*

Kompendium KBV:Semiquantitative immunologische oder chemische Nachweise von Myoglobin sind mit der GOP 32134 berechnungsfähig.

Die GOP 32450 ist nicht neben der GOP 32150 berechnungsfähig

32451* Apolipoprotein A-I 9,50

GOÄ entsprechend oder ähnlich: Nr. 3725*

32452* Apolipoprotein B 9,60

GOÄ entsprechend oder ähnlich: Nr. 3725*

32453* Granulozyten-(PMN-)Elastase 14,40

GOÄ entsprechend oder ähnlich: Nrn. 3791*, 3792*

32454* Lysozym 10,60

GOÄ entsprechend oder ähnlich: Nr. 3793*

32455* Ähnliche Untersuchungen unter Angabe der Art der Untersuchung 8,90

Anmerkung Die Berechnung der Gebührenordnungsposition 32455 setzt die Begründung der medizinischen Notwendigkeit der jeweiligen Untersuchung im Einzelfall voraus. Abweichend davon kann die Begründung der medizinischen Notwendigkeit der jeweiligen Untersuchung im Einzelfall entfallen bei: zirkulierende Immunkomplexe, Fibronectin im Punktat, Lösl. Transferrin-Rezeptor und Gesamthämolytische Aktivität.

GOÄ entsprechend oder ähnlich: Leistung in der GOÄ nicht vorhanden

Kompendium KBV:Die Angabe der Art der Untersuchung (Feldkennung 5002) ist obligat.

Die Berechnung der GOP 32455 setzt die Begründung der medizinischen Notwendigkeit der jeweiligen Untersuchung im Einzelfall voraus. Abweichend davon kann die Begründung der medizinischen Notwendigkeit der jeweiligen Untersuchung im Einzelfall entfallen bei: zirkulierende Immunkomplexe, Fibronectin im Punktat, löslicher Transferrin-Rezeptor und gesamt-hämolytische Aktivität.

Auf die gesonderte Begründung zur betreffenden GOP in Feldkennung 5009 kann verzichtet werden, wenn ein von der Begründungspflicht ausgenommenes Untersuchungsverfahren angewandt wurde oder sich bereits aus der in der Abrechnung angegebenen Diagnose die Notwendigkeit der Untersuchung im Einzelfall ergibt. Für die Bestimmung von Transferrin ist die GOP 32106 anzusetzen.

32456* Quantitative Bestimmung des Lipoproteins(a) 11,90

Anmerkung Der Höchstwert für die Untersuchungen der Gebührenordnungspositionen 32435 und 32437 bis 32456 beträgt 33,40 Euro.

GOÄ entsprechend oder ähnlich: Nr. 3730*

32457* Quantitative immunologische Bestimmung von occultem Blut im Stuhl (iFOBT) 6,21 einschließlich der Kosten für das Stuhlprobenentnahmesystem und das Probengefäß

Abrechnungsbestimmung einmal im Behandlungsfall

Abrechnungsausschluss im Behandlungsfall 01737, 01738

Berichtspflicht Nein

Kommentar:	Ausgedehnte Informationen finden Sie unter https://www.kvb.de/fileadmin/kvb/dokumente/ Praxis/Serviceschreiben/2017/KVB-RS-170330-Aenderung-EBM-iFOBT-ab-Q2-2017.pdf von der KV Bayern.
GOÄ	entsprechend oder ähnlich: GOÄ: Nrn. 3500 bzw. 3650

Quantitative Best. mittels Immunnephelometrie, Immunturbidimetrie, Immunpräzipitation, Immunoassay oder anderer gleichwertiger Verfahren, gilt für die Leistungen nach den Nrn. 32459 bis 32461

Abrechnungsbestimmung je Untersuchung

32459* Procalcitonin (PCT)   9,60

Kommentar:	Der Biomarker Procalcitonin verhilft zu einer Unterscheidung von bakteriellen oder viralen Infektionen und dadurch zur Reduktion der Antibiotikaverordnungen bei Infektionen der Atemwege.
	Siehe auch: Anlage 22 Bundesmantelvertrag-Ärzte („Verfahrensordnung zur Beurteilung innovativer Laborleistungen im Hinblick auf Anpassungen des Kapitels 32 EBM"):
	https://www.gkvspitzenverband.de/krankenversicherung/aerztliche_versorgung/bundes-mantelvertrag/anlagen_zum_bundesmantelvertrag/einzelne_anlagen_zum_bmv/bmv_anlage_22_innovative_laborleistungen.jsp

32460* C-reaktives Protein (CRP)   4,90

Kommentar:	Die EBM Nr. 32460 ist neben den folgenden EBM Nrn. nicht berechenbar: 08550 bis 08552, 08560, 08561, 31010 bis 31013, 34291.
	Neben der EBM Nr. 32770 sind nicht abrechenbar: Nrn. 01600, 01601.
	Mehrere Studien haben die unabhängige Zusatzbedeutung von CRP bei der Prognose eines kardiovaskulären Ereignisses (Myocardinfarkt/ Herztod/ instabile Angina pectoris) belegt (siehe Saale-Med Medizintechnik GmbH Probstzella http://www.saale-med.de/ smed200612/index.php?id=212).
GOÄ	entsprechend oder ähnlich: Nrn. 3524, 3741
Kompendium KBV:	Qualitative oder semiquantitative Testverfahren, die nicht der Leistungslegende nach GOP 32460 entsprechen, sind mit der GOP 32128 berechnungsfähig.

32461* Rheumafaktor (RF)   4,20

Kommentar:	Die EBM Nr. 32461 ist neben den folgenden EBM Nrn. nicht berechenbar: 08550 bis 08552, 08560, 08561, 31010 bis 31013, 34291.
GOÄ	entsprechend oder ähnlich: Nrn. 3526, 3886
Kompendium KBV:	Beim Auftrag „Rheumafaktor quantitativ" ist eine in der Legende zur GOP 32461 aufgeführte Methode anzuwenden und nur diese ist berechnungsfähig.
	Der Waaler-Rose-Test ist nicht mit der GOP 32461 berechnungsfähig. Beim Waaler-Rose-Test handelt es sich um ein kaum noch gebräuchliches Verfahren zum quantitativen Nachweis des Rheumafaktors vom IgMTyp durch indirekte Hämagglutination (Inkubation von mit Anti-Schaf-Hämagglutininen beladenen Schaferythrozyten mit Patientenserum in Verdünnungsreihen), das durch quantitative Rheumafaktor Bestimmungen mittels Immunnephelometrie oder ELISA mit klassenspezifischen IgM-, IgA-, IgG-Nachweisreagenzien ersetzt wurde.

32462* Quantitative Bestimmung einer Immunglobulinsubklasse   23,40

GOÄ	entsprechend oder ähnlich: Analoger Ansatz der Nr. 3572*

32463* Quantitative Bestimmung von Cystatin C bei einer GFR von 40 bis 80 ml/ (Minute/1,73 m²) (berechnet nach der MDRD-Formel), sowie in begründeten Einzelfällen bei Sammelschwierigkeiten   9,70

Kompendium KBV:	Die im EBM aufgeführte Leistungsbeschreibung lautet: „Quantitative Bestimmung von Cystatin C bei einer GFR von 40 bis 80 ml/(Minute/1,73 m2) (berechnet nach der MDRD-Formel), sowie in begründeten Einzelfällen bei Sammelschwierigkeiten". Dies bedeutet, dass die GOP 32463 in Fällen berechnungsfähig ist, in denen mindestens einer der mit „sowie" verbundenen Gründe vorliegt.

IV   Arztgruppenübergr. spezielle Gebührenordnungspositionen   **32465*–32473***

32 In-vitro-Diagnostik der Laboratoriumsmedizin, Mikrobiologie, Virologie, Infektionsepidemiologie sowie Transfusionsmedizin
EBM-Nr.   EBM-Punkte / Euro

Elektrophoretische Trennung von humanen Proteinen, gilt für die Gebührenordnungspositionen 32465 bis 32475

Obligater Leistungsinhalt
- Elektrophoretische Trennung von humanen Proteinen, z.B. Agarosegel-, Polyacrylamidgel-, Disk-Elektrophorese, isoelektrische Fokussierung,

Fakultativer Leistungsinhalt
- Färbereaktion,
- Quantitative Auswertung,

Abrechnungsbestimmung je Untersuchungsgang

32465*	Oligoklonale Banden im Liquor und im Serum	**24,90**

Abrechnungsausschluss im Zyklusfall 08635

GOÄ   entsprechend oder ähnlich: Analoger Ansatz der Nr. 3574.H1*

Kompendium KBV: Die „und"-Verknüpfung schreibt obligat vor, dass die Untersuchung in beiden Körpermaterialien durchgeführt werden muss. Die GOP 32465 ist dann nur einmal berechnungsfähig.

32466*   Harnproteine   **18,00**
GOÄ   entsprechend oder ähnlich: Nr. 3761*

32467*   Lipoproteine, einschl. Polyanionenpräzipitation   **21,20**
GOÄ   entsprechend oder ähnlich: Nrn. 3727*, 3728*, 3729

Kompendium KBV: Die Polyanionenpräzipitation ist obligater Bestandteil der GOP 32467. Eine elektrophoretische Trennung ohne diesen Teilschritt ist nur nach GOP 32107 berechnungsfähig.(*)
(*) nach Kölner Kommentar zum EBM, Stand 01.01.2012

32468*   Hämoglobine (außer glykierte Hämoglobine nach der Nr. 32094)   **21,90**

Abrechnungsausschluss in derselben Sitzung 32312

GOÄ   entsprechend oder ähnlich: Analoger Ansatz der Nr. 3748*

Kompendium KBV: Die Bestimmung der glykierten Hämoglobine HbA1 und/oder HbA1c ist nach der GOP 32094 abzurechnen, auch wenn eine elektrophoretische Trennung erfolgte.(*)
Die GOP 32468 ist nicht neben der GOP 32312 berechnungsfähig.
(*) nach Kölner Kommentar zum EBM, Stand 01.01.2012

32469*   Isoenzyme der Alkalischen Phosphatase (AP)   **21,40**
GOÄ   entsprechend oder ähnlich: Nrn. 3784*, 3785*
Kompendium KBV: Die Bestimmung der Knochen-AP ist mit der GOP 32404 berechnungsfähig.

32470*   Isoenzyme der Creatinkinase (CK)   **21,60**
GOÄ   entsprechend oder ähnlich: Nr. 3785*

32471*   Isoenzyme der Lactatdehydrogenase (LDH)   **20,90**
GOÄ   entsprechend oder ähnlich: Nr. 3785*

32472*   Alpha-1-Antitrypsin, Phänotypisierung   **33,00**
GOÄ   entsprechend oder ähnlich: Nr. 3739*

32473*   Acetylcholinesterase (AChE) im Fruchtwasser   **14,00**
GOÄ   entsprechend oder ähnlich: Analoger Ansatz der Nr. 3785*

Kompendium KBV: Untersucht wird die hirnspezifische Acetylcholinesterase als Marker für Neuralrohrdefekte. Eingeschlossen in einem Untersuchungsgang sind ggf. Elektrophoreseabläufe mit Inhibitoren der Pseudocholinesteraseaktivität, die der Befundabsicherung dienen.(*)
Auch in diesen Fällen ist die Leistung nur einmal berechnungsfähig.(*)

32474*–32479*   Arztgruppenübergr. spezielle Gebührenordnungspositionen IV

32 In-vitro-Diagnostik der Laboratoriumsmedizin, Mikrobiologie, Virologie, Infektionsepidemiologie sowie Transfusionsmedizin

EBM-Nr.   EBM-Punkte / Euro

Im Rahmen von Zwillingsschwangerschaften und Punktion beider Fruchtblasen erscheint die zweifache Abrechnung der GOP 32473 gerechtfertigt.

(*) nach Kölner Kommentar zum EBM, Stand 01.01.2012

32474*   Proteine in Punktaten   8,10

GOÄ   entsprechend oder ähnlich: Analoger Ansatz der Nr. 3761*

32475*   Ähnliche Untersuchungen (mit Ausnahme der Gebührenordnungsposition 32107)   7,20
unter Angabe der Art der Untersuchung

Anmerkung Die Berechnung der Gebührenordnungsposition 32475 setzt die Begründung der medizinischen Notwendigkeit der jeweiligen Untersuchung im Einzelfall voraus.

GOÄ   entsprechend oder ähnlich: Leistung in der GOÄ nicht vorhanden

Kompendium KBV: Die Angabe der Art der Untersuchung (Feldkennung 5002) ist obligat.

Die Berechnung der GOP 32475 setzt die Begründung der medizinischen Notwendigkeit der jeweiligen Untersuchung im Einzelfall voraus.

32476*   Elektrophoretische Trennung von humanen Proteinen durch Polyacrylamidgel-   25,00
Elektrophorese oder ähnliche Verfahren mit Antigentransfer und anschließender Immunreaktion (Immunoblot),

Abrechnungsbestimmung je Untersuchungsgang unter Angabe der Art der Untersuchung

Anmerkung Untersuchungen zum Nachweis von Antikörpern gegen körpereigene Antigene (Autoantikörper) sind nicht nach der Gebührenordnungsposition 32476 berechnungsfähig.

GOÄ   entsprechend oder ähnlich: Nr. 3748*

Kompendium KBV: Die Angabe der Art der Untersuchung (Feldkennung 5002) ist obligat.

Untersuchungen zum Nachweis von Antikörpern gegen körpereigene Antigene (Autoantikörper) sind nicht nach GOP 32476 berechnungsfähig.

32478*   Immunfixationselektrophorese oder Immunelektrophorese bei Dys- und Paraprote-   20,00
inämie

Obligater Leistungsinhalt
- Immunfixationselektrophorese mit mindestens vier Antiseren und/oder
- Immunelektrophorese mit mindestens vier Antiseren,
- Bei Dys- und Paraproteinämie

Fakultativer Leistungsinhalt
- Isoelektrische Fokussierung oder ähnliche Verfahren,
- Serumeiweiß-Elektrophorese nach der Gebührenordnungsposition 32107

Abrechnungsausschluss bei demselben Material 32477

GOÄ   entsprechend oder ähnlich: Nr. 4455*

Kompendium KBV: Die Leistungslegende der GOP 32478 setzt die Untersuchung mit mindestens vier Antiseren voraus. Die Untersuchung mit nur bis zu drei Antiseren wurde in den Anhang IV der nicht mehr abrechnungsfähigen Leistungen verlagert.

Eine Immunfixation mit elektrophoretischer Auftrennung der Serumproteine unter Verwendung eines polyvalenten Antiserums erfüllt nicht die Leistungslegende der GOP 32478 (vier Antiseren erforderlich).

Die Serumeiweiß-Elektrophorese nach GOP 32107 ist nicht zusätzlich berechnungsfähig.

32479*   Qualitativer Nachweis und/oder quantitative Bestimmung von Gliadin-Antikörpern   14,70
mittels indirekter Immunfluoreszenz oder Immunoassay,

Abrechnungsbestimmung je IgG und IgA

GOÄ   entsprechend oder ähnlich: Nr. 3897*

Qualitativer Nachweis und/oder quantitative Bestimmung von Antikörpern gegen körpereigene Antigene (Autoantikörper) mittels indirekter Immunfluoreszenz, Immunoassay oder Immunoblot, gilt für die Gebührenordnungspositionen 32489 bis 32505

Anmerkung Der Höchstwert für die Untersuchungen der Gebührenordnungspositionen 32489 bis 32505 beträgt 42,60 Euro.

32480* Nachweis von Anti-Drug-Antikörpern **18,65**

Abrechnungsbestimmung je Untersuchung

Berichtspflicht Nein

Kommentar: Bei der Überwachung einer Immunersatztherapie mit Velmanase (Lamzede®) können sich Anti-Drug-Antikörper bilden und schwere Immunreaktionen auslösen. Für den Nachweis dieser Antikörper wird zum zweiten Quartal die GOP 32480 in den EBM-Abschnitt 32.3.5 (Immunologische Untersuchungen) aufgenommen.

Der Nachweis kann nicht arzneimittelunabhängig abgerechnet werden, obwohl die Bildung von Anti-Drug-Antikörpern auch für andere Wirkstoffe beschrieben ist.

Die Vergütung der Leistungen nach EBM Nrn. 32480 und 32557 erfolgt außerhalb der morbiditätsbedingten Gesamtvergütung.

Für die Durchführung dieser Leistung ist eine Genehmigung der KV erforderlich.

32489* Antikörper gegen zyklisch citrulliniertes Peptid (Anti-CCP-AK), **11,20**

Abrechnungsbestimmung einmal im Krankheitsfall

GOÄ entsprechend oder ähnlich: Nr. 3827

Kompendium KBV: Qualitative und quantitative Untersuchungen (Katalog GOP 32489 ff.) sind hier zu einem Leistungskomplex zusammengefasst, um ein wirtschaftliches Vorgehen sicherzustellen. Ergibt ein qualitativer Suchtest ein negatives Ergebnis, sind kostenaufwendige Testansätze zur Bestimmung von Titern nicht erforderlich.[1]

[1] nach Kölner Kommentar zum EBM, Stand 01.01.2012

32490* Antinukleäre Antikörper (ANA) als Suchtest **7,30**

GOÄ entsprechend oder ähnlich: Nrn. 3813.H2*, 3840*

Kompendium KBV: Siehe auch Nr. 32489.

Die dreimalige Berechnung der GOP 32490 als klassenspezifischer Suchtest für IgG, IgA und IgM ist nach derzeitigem Kenntnisstand nicht zulässig.

[1] nach Kölner Kommentar zum EBM, Stand 01.01.2012

32491* Antikörper gegen native Doppelstrang-DNS (anti-ds-DNS) **10,40**

GOÄ entsprechend oder ähnlich: Nrn. 3819.H2*, 3846*

Kompendium KBV: Siehe auch Nr. 32489.

32492* Antikörper gegen Zellkern- oder zytoplasmatische Antigene, z.B. Sm-, U1-RNP-, **9,50**
SS-A-, SS-B-, Scl-70-, Jo-1-, Histon-Antikörper

GOÄ entsprechend oder ähnlich: Nrn. 3808.H2*, 3835*

Kompendium KBV: Siehe auch Nr. 32489.

32493* Antikörper gegen Zentromerantigene, z.B. CENP-B-Antikörper **9,00**

GOÄ entsprechend oder ähnlich: Nrn. 3806.H2*, 3833*

Kompendium KBV: Siehe auch Nr. 32489.

32494* Antimitochondriale Antikörper (AMA), auch Subtypen, z.B. AMA-M2 **6,00**

GOÄ entsprechend oder ähnlich: Nrn. 3818.H2*, 3845*

Kompendium KBV: Siehe auch Nr. 32489.

32495*–32505*   Arztgruppenübergr. spezielle Gebührenordnungspositionen IV

32 In-vitro-Diagnostik der Laboratoriumsmedizin, Mikrobiologie, Virologie, Infektionsepidemiologie sowie Transfusionsmedizin
EBM-Nr.   EBM-Punkte / Euro

32495* Leberspezifische Antikörper, z.B. gegen Leber-/Nieren-Mikrosomen (LKM-Antikörper), lösliches Leberantigen (SLA-Antikörper), Asialoglykoprotein Rezeptor (ASGPR-Antikörper)   **12,30**
GOÄ entsprechend oder ähnlich: Nrn. 3817.H2*, 3844*
Kompendium KBV: Siehe auch Nr. 32489.

32496* Antikörper gegen zytoplasmatische Antigene neutrophiler Granulozyten (ANCA), z.B. c-ANCA (Proteinase 3-Antikörper), p-ANCA (Myeloperoxidase-Antikörper)   **10,10**
GOÄ entsprechend oder ähnlich: Nrn. 3826.H2*, 3853*
Kompendium KBV: Siehe auch Nr. 32489.

32497* Antikörper gegen glatte Muskulatur   **14,90**
GOÄ entsprechend oder ähnlich: Nrn. 3809.H2*, 3836*
Kompendium KBV: Siehe auch Nr. 32489.

32498* Herzmuskel-Antikörper   **14,80**
GOÄ entsprechend oder ähnlich: Nrn. 3812.H2*, 3839*
Kompendium KBV: Siehe auch Nr. 32489.

32499* Antikörper gegen Skelettmuskulatur   **9,10**
GOÄ entsprechend oder ähnlich: Nrn. 3822.H2*, 3848*
Kompendium KBV: Siehe auch Nr. 32489.

32500* Antikörper gegen Inselzellen, z.B. ICA, Glutaminsäuredecarboxylase-Antikörper (GADA)   **12,50**
GOÄ entsprechend oder ähnlich: Nrn. 3815.H2*, 3842*
Kompendium KBV: Siehe auch Nr. 32489.

32501* Insulin-Antikörper   **12,40**
GOÄ entsprechend oder ähnlich: Nr. 3898*
Kompendium KBV: Siehe auch Nr. 32489.

32502* Antikörper gegen Schilddrüsenperoxidase (-mikrosomen) und/oder Thyreoglobulin, **Abrechnungsbestimmung** einmal im Behandlungsfall   **7,50**
GOÄ entsprechend oder ähnlich: Nrn. 3816.H2*, 3843*, 3871
Kompendium KBV: Siehe auch Nr. 32489.
Die gleichzeitige Bestimmung von Anti-TPO und Anti- TG ist nur in Ausnahmefällen erforderlich. In der Regel genügt die Untersuchung auf TG-Antikörper. Die Leistung nach GOP 32502 ist insgesamt nur einmal und auch nur einmal im Behandlungsquartal berechnungsfähig, weil Verlaufskontrollen medizinisch nicht notwendig sind.(*)
(*) nach Kölner Kommentar zum EBM, Stand 01.01.2012

32503* Phospholipid-Antikörper, z.B. Cardiolipin-Antikörper   **7,30**
GOÄ entsprechend oder ähnlich: Nr. 3869*
Kompendium KBV: Siehe auch Nr. 32489.

32504* Thrombozyten-Antikörper   **28,70**
GOÄ entsprechend oder ähnlich: Nrn. 3827.H2* oder 3854*
Kompendium KBV: Siehe auch Nr. 32489.

32505* Ähnliche Untersuchungen unter Angabe des Antikörpers   **9,50**

Anmerkung Die Berechnung der Gebührenordnungsposition 32505 setzt die Begründung der medizinischen Notwendigkeit der jeweiligen Untersuchung im Einzelfall voraus. Abweichend davon kann die Begründung der medizinischen Notwendigkeit der jeweiligen Untersuchung im Einzelfall entfallen bei: anti-Heparin/PF4 Autoantikörper.

GOÄ entsprechend oder ähnlich: Nrn. 3854* oder 3864* oder 3877*

Kompendium KBV: Qualitative und quantitative Untersuchungen (Katalog GOP 32489 ff.) sind hier zu einem Leistungskomplex zusammengefasst, um ein wirtschaftliches Vorgehen sicherzustellen. Ergibt ein qualitativer Suchtest ein negatives Ergebnis, sind kostenaufwendige Testansätze zur Bestimmung von Titern nicht erforderlich. (*)

Die Angabe des Antikörpers (Feldkennung 5002) ist obligat.

Die Berechnung der GOP 32505 setzt die Begründung der medizinischen Notwendigkeit der jeweiligen Untersuchung im Einzelfall voraus. Abweichend davon kann die Begründung der medizinischen Notwendigkeit der jeweiligen Untersuchung im Einzelfall entfallen bei: Anti-Heparin/PF4 Autoantikörper.

Auf die gesonderte Begründung zur betreffenden GOP in Feldkennung 5009 kann verzichtet werden, wenn ein von der Begründungspflicht ausgenommenes Untersuchungsverfahren angewandt wurde oder sich bereits aus der in der Abrechnung angegebenen Diagnose die Notwendigkeit der Untersuchung im Einzelfall ergibt.

Nach der GOP 32505 nicht berechnungsfähig sind Autoantikörper deren diagnostischer Stellenwert gering oder nicht ausreichend belegt ist. IgM- und/ oder IgAAutoantikörper sind nur dann berechnungsfähig, wenn sie eine wesentlich ergänzende diagnostische Aussage ermöglichen.

Bei Anwendung von Blottingtechniken (Westernblot, Dotblot) ist die gleichzeitige Untersuchung auf mehrere Antikörperspezifitäten möglich, indem das Untersuchungsmaterial, meist Serum, auf eine Filtermembran aufgebracht wird, die eine Reihe von Testantigenen enthält. Eine Blotuntersuchung ist unabhängig von der Anzahl der Antigene nur einmal berechnungsfähig. Enthält der Blot Antigene unterschiedlich hoch bewerteter Katalogleistungen 32490 bis 32505, kann die jeweils höher bewertete Leistung abgerechnet werden.(*)

(*) nach Kölner Kommentar zum EBM, Stand 01.01.2012

32506* Mixed antiglobulin reaction (MAR-Test) zum Nachweis von spermien-gebundenen Antikörpern **7,40**

Abrechnungsausschluss in derselben Sitzung 32507

GOÄ entsprechend oder ähnlich: Nr. 3889*

Kompendium KBV: Nicht neben GOP 32507 berechnungsfähig.

32507* Nachweis von Antikörpern gegen Spermien, ggf. mit mehreren Methoden, insgesamt **17,10**

Abrechnungsausschluss in derselben Sitzung 32506

GOÄ entsprechend oder ähnlich: Nr. 3889*

Kompendium KBV: Die Leistungslegende der GOP 32507 beinhaltet ggf. die Anwendung mehrerer Methoden und ist nicht neben der GOP 32506 berechnungsfähig.

32508* Quantitative Bestimmung von TSH-Rezeptor-Antikörpern, **10,30**

Abrechnungsbestimmung einmal im Behandlungsfall

GOÄ entsprechend oder ähnlich: Nr. 3879*

Kompendium KBV: Die Leistung nach GOP 32508 ist im Behandlungsfall nur einmal berechnungsfähig.

32509* Quantitative Bestimmung von Acetylcholin-Rezeptor-Antikörpern **41,80**

GOÄ entsprechend oder ähnlich: Nr. 3868*

32510* Dichtegradienten- oder immunomagnetische Isolierung von Zellen als vorbereitende Untersuchung **10,40**

32520*–32527* Arztgruppenübergr. spezielle Gebührenordnungspositionen IV

32 In-vitro-Diagnostik der Laboratoriumsmedizin, Mikrobiologie, Virologie, Infektionsepidemiologie sowie Transfusionsmedizin
EBM-Nr. EBM-Punkte/Euro

GOÄ   entsprechend oder ähnlich: Nr. 4003*

Kompendium KBV: Die GOP 32510 gehört zu den wenigen Leistungen des Kapitels 32, mit der eine Vorbe-handlung des Untersuchungsmaterials als eigenständige Leistung abgerechnet werden kann. Die Dichtegradientenisolierung von Immunzellen, z. B. Lymphozyten, geht in der Regel GOP 32528, 32529 und 32532 voraus, bei weiteren Untersuchungen, z. B. bei GOP 32520 bis 32527, kann sie in Abhängigkeit von der durchgeführten Methode erforderlich sein. Die Isolierung ist nur einmal je Untersuchungsmaterial berechnungsfähig, auch wenn die nachfolgende Hauptleistung ggf. mehrfach berechnet werden kann.(*)

Eine differentielle Zentrifugation ohne Einsatz von Trennmedien erfüllt nicht die Bedingungen der GOP 32510.

(*) nach Kölner Kommentar zum EBM, Stand 01.01.2012

Differenzierung und Quantifizierung von Zellen (Immunphänotypisierung) mittels Durchflußzytometrie und/oder mikroskopisch und mittels markierter monoklonaler Antikörper, gilt für die Gebührenordnungspositionen 32520 bis 32527
Abrechnungsbestimmung je Untersuchung

32520* B-Lymphozyten   8,90
GOÄ   entsprechend oder ähnlich: Je nach Bestimmungsart Nrn. 3696* – 3699

32521* T-Lymphozyten   7,40
GOÄ   entsprechend oder ähnlich: Je nach Bestimmungsart Nrn. 3696* bis 3699

32522* CD4-T-Zellen   8,90
GOÄ   entsprechend oder ähnlich: Je nach Bestimmungsart Nrn. 3696* bis 3699

32523* CD8-T-Zellen   8,90
GOÄ   entsprechend oder ähnlich: Je nach Bestimmungsart Nrn. 3696* bis 3699

32524* Natürliche Killerzellen   8,90
GOÄ   entsprechend oder ähnlich: Je nach Bestimmungsart Nrn. 3696* bis 3699

32525* Aktivierte T-Zellen   8,90
GOÄ   entsprechend oder ähnlich: Je nach Bestimmungsart Nrn. 3696* bis 3699

32526* Zytotoxische T-Zellen   8,90
GOÄ   entsprechend oder ähnlich: Je nach Bestimmungsart Nrn. 3696* bis 3699

32527* Ähnliche Untersuchungen unter Angabe der Art der Untersuchung   11,50
Abrechnungsbestimmung je Untersuchung
Anmerkung Die Berechnung der Gebührenordnungsposition 32527 setzt die Be-gründung der medizinischen Notwendigkeit der jeweiligen Untersuchung im Einzelfall voraus.
GOÄ   entsprechend oder ähnlich: Je nach Bestimmungsart Nrn. 3696* bis 3699

Kompendium KBV: Die Angabe der Art der Untersuchung (Feldkennung 5002) ist obligat.

Die Berechnung der GOP 32527 setzt die Begründung der medizinischen Notwendigkeit der jeweiligen Untersuchung im Einzelfall voraus.

Die Berechnung des Verhältnisses zweier Zellarten zueinander („Ratio") ist nicht berech-nungsfähig.

IV Arztgruppenübergr. spezielle Gebührenordnungspositionen   **32532*–32545***

32 In-vitro-Diagnostik der Laboratoriumsmedizin, Mikrobiologie, Virologie, Infektionsepidemiologie sowie Transfusionsmedizin
EBM-Nr.   EBM-Punkte / Euro

32532* Lymphozyten-Transformations-Test(s), einschl. Kontrollkultur(en) ggf. mit mehreren **52,40**
Mitogenen und/oder Antigenen (nicht zur Erregerdiagnostik),
Abrechnungsbestimmung insgesamt
GOÄ entsprechend oder ähnlich: Nr. 3694*
Kompendium KBV: Die Durchführung des Lymphozyten-Transformations- Tests (LTT) ist laut Leistungslegende im Rahmen der
Erregerdiagnostik nicht abrechenbar.

32533* Untersuchung der Leukozytenfunktion, auch unter Anwendung mehrerer Methoden, **25,60**
z.B. Chemotaxis, Phagozytose, insgesamt
GOÄ entsprechend oder ähnlich: Nr. 3695*

32.3.6 Blutgruppenserologische Untersuchungen

32540* Nachweis der Blutgruppenmerkmale A, B, 0 und Rh-Faktor D   **9,60**
Obligater Leistungsinhalt
• Nachweis der Blutgruppenmerkmale A, B, 0 und Rh-Faktor D
Fakultativer Leistungsinhalt
• A-Untergruppe,
• Serumeigenschaften
Abrechnungsausschluss in derselben Sitzung 01804
GOÄ entsprechend oder ähnlich: Nr. 3982*
Kommentar: Wird die Untersuchung im Rahmen der Mutterschaftsvorsorge ausgeführt, ist die Nr. 01804 zu berechnen.

32541* Nachweis eines Blutgruppenmerkmals (Antigens) mit agglutinierenden oder **6,90**
konglutinierenden Testseren, z.B. Rh-Merkmale, Lewis, M, N, P1,
Abrechnungsbestimmung je Untersuchung unter Angabe der Art des Antigens
Abrechnungsausschluss in derselben Sitzung 01806
GOÄ entsprechend oder ähnlich: Nr. 3984*
Kompendium KBV: Die Angabe der Art des Antigens (Feldkennung 5002) ist obligat.

32542* Nachweis eines Blutgruppenmerkmals (Antigens) mittels Antiglobulintest (Coombs- **8,70**
Test), z.B. Dweak, Duffy, Kell, Kidd,
Abrechnungsbestimmung je Untersuchung unter Angabe der Art des Antigens
Abrechnungsausschluss in derselben Sitzung 01805
GOÄ entsprechend oder ähnlich: Nrn. 3985*, 3986*
Kompendium KBV: Die Angabe der Art des Antigens (Feldkennung 5002) ist obligat.

32543* Nachweis von Erythrozytenantikörpern im direkten Antiglobulintest mit zwei **8,70**
verschiedenen polyspezifischen Antiglobulinseren
GOÄ entsprechend oder ähnlich: Nr. 3997*

32544* Nachweis von Erythrozytenantikörpern ohne Antiglobulinphase, z.B. Kälteaggluti- **6,40**
nine
GOÄ entsprechend oder ähnlich: Nrn. 3990*, 3994*

32545* Antikörpersuchtest in mehreren Techniken einschl. indirekter Antiglobulintests mit **7,30**
mindestens zwei Testerythrozyten-Präparationen
Abrechnungsausschluss in derselben Sitzung 01807
GOÄ entsprechend oder ähnlich: Nrn. 3987* bis 3991*

32 In-vitro-Diagnostik der Laboratoriumsmedizin, Mikrobiologie, Virologie, Infektionsepidemiologie sowie Transfusionsmedizin

EBM-Nr.   EBM-Punkte/Euro

32546* Antikörperdifferenzierung in mehreren Techniken einschl. indirekter Antiglobulin- **20,60**
tests gegen mindestens acht Testerythrozyten-Präparationen

Abrechnungsausschluss in derselben Sitzung 01808

GOÄ   entsprechend oder ähnlich: Nrn. 3989*, 3992*

Nachweis oder quantitative Bestimmung von Blutgruppenantigenen oder
-antikörpern mit aufwendigen Verfahren, gilt für die Gebührenordnungspositionen
32550 bis 32555

Abrechnungsbestimmung je Antigen oder Antikörper

Kompendium KBV: Nrn. 32550 bis 32555 – entsprechend der Pluralbildung je Antigen oder Antikörper nur
einmal berechnungsfähig.

32550* Antiglobulintest mit monospezifischem Antihumanglobulin **14,40**
GOÄ   entsprechend oder ähnlich: Nr. 3998*

32551* Chemische oder thermische Elution von Erythrozytenantikörpern **19,20**
GOÄ   entsprechend oder ähnlich: Nr. 3999*

32552* Absorption von Erythrozytenantikörpern an vorbehandelte Zellen **10,70**
GOÄ   entsprechend oder ähnlich: Nr. 3999*

32553* Nachweis von Hämolysin(en) mit Komplementzusatz **13,80**
GOÄ   entsprechend oder ähnlich: Nr. 3994*

32554* Quantitative Bestimmung eines Erythrozytenantikörpers **8,00**

Abrechnungsausschluss in derselben Sitzung 01809

GOÄ   entsprechend oder ähnlich: Nrn. 3993*, 3994*

32555* Ähnliche Untersuchungen unter Angabe der Art der Untersuchung **8,70**

Anmerkung Die Berechnung der Gebührenordnungsposition 32555 setzt die Begründung der medizinischen Notwendigkeit der jeweiligen Untersuchung im Einzelfall
voraus.

GOÄ   entsprechend oder ähnlich: Auswahl aus Nrn. 3993* – 3999*

Kompendium KBV: Die Angabe der Art der Untersuchung (Feldkennung 5002) ist zwingend. Die Berechnung
der GOP 32555 setzt die Begründung der medizinischen Notwendigkeit der jeweiligen
Untersuchung im Einzelfall voraus.

32556* Serologische Verträglichkeitsprobe (Kreuzprobe) mit indirektem Antiglobulintest, **12,70**

Abrechnungsbestimmung je Konserve

GOÄ   entsprechend oder ähnlich: Nrn. 4000*, 4001*, 4002*

Kompendium KBV: Ein ABO-Identitätstest (Bedside-Test) ist fakultativer Leistungsinhalt der GOP 02110 bzw.
02111 und nicht als Serologische Verträglichkeitsprobe mit der GOP 32556 berechnungsfähig.

32557 Zuschlag zu der Gebührenordnungsposition 32545 oder 32556 für eine Vorbehand- **19,20**
lung mit Dithiothreitol (DTT) zur Vermeidung von Interferenzen durch Daratumumab
oder Isatuximab

Abrechnungsbestimmungen: je Untersuchung

Anmerkungen: Die Gebührenordnungsposition 32557 ist am Behandlungstag höchstens
viermal berechnungsfähig.

Kommentar: Vor der Behandlung von hämatoglischen Neoplasien ist eine Vorbehandlung der Erythrozyten notwendig, um bestimmten Interferenzen des eingesetzten monoklonalen Antikörpers
Daratumumab (Darzalex®) vorzubeugen.

IV Arztgruppenübergr. spezielle Gebührenordnungspositionen **32560*–32565***

32 In-vitro-Diagnostik der Laboratoriumsmedizin, Mikrobiologie, Virologie, Infektionsepidemiologie sowie Transfusionsmedizin
EBM-Nr.   EBM-Punkte/Euro

Ab dem 1. April ist dafür die neue EBM Nr. 32557 aus dem Abschnitt 32.3.6. (Blutgruppen-serologische Untersuchungen) abrechenbar.

Diese EBM Leistung kann als Zuschlag zu den EBM Nr. 32545 (Antikörpertest in mehreren Techniken) oder EBM Nr. 32556 (Kreuzprobe mit indirektem Antiglobulintest) bis zu 4x am Behandlungstag abgerechnet werden.

Die Vergütung der Leistungen nach EBM Nrn. 32480 und 32557 erfolgt außerhalb der morbiditätsbedingten Gesamtvergütung.

Für die Durchführung dieser Leistung ist eine Genehmigung der KV erforderlich.

32.3.7 Infektionsimmunologische Untersuchungen

Quantitative Bestimmung von Streptokokken-Antikörpern, gilt für die Gebührenord-nungspositionen 32560 bis 32563
Abrechnungsbestimmung je Untersuchung

Kompendium KBV: GOP 32560 bis 32670 sind nur bei infektionsimmunologischen Untersuchungen im Rahmen der kurativen Medizin berechnungsfähig. Bei Prävention o. Ä. sind die GOP des Abschnitts 1.7 EBM zu berechnen. (*) Qualitative oder semiquantitative Testverfahren, die nicht der Leistungslegende nach GOP 32560 entsprechen, sind mit der GOP 32130 berechnungs-fähig.(*) nach Kölner Kommentar zum EBM, Stand 01.01.2012

32560*   Antistreptolysin O-Reaktion   **5,00**
GOÄ   entsprechend oder ähnlich: Nrn. 4293*, 4294*

32561*   Anti-DNase-B-Reaktion (Antistreptodornase)   **11,70**
GOÄ   entsprechend oder ähnlich: Nrn. 4295*, 4296*

32562*   Antistreptokokken – Hyaluronidase   **12,10**
GOÄ   entsprechend oder ähnlich: Nr. 4297*

32563*   Antistreptokinase   **11,60**
GOÄ   entsprechend oder ähnlich: Nr. 4295*

32564*   Antistaphylolysinbestimmung   **8,40**
Obligater Leistungsinhalt
• Quantitative Antistaphylolysinbestimmung
Fakultativer Leistungsinhalt
• Qualitativer Suchtest
GOÄ   entsprechend oder ähnlich: Nr. 4246*
Kompendium KBV: GOP 32560 bis 32670 sind nur bei infektionsimmunologischen Untersuchungen im Rahmen der kurativen Medizin berechnungsfähig. Bei Prävention o. Ä. sind die GOP des Abschnitts 1.7 EBM zu berechnen.(*)
(*) nach Kölner Kommentar zum EBM, Stand 01.01.2012

32565*   Cardiolipin-Flockungstest, quantitativ nur bei nachgewiesener Infektion   **4,70**
GOÄ   entsprechend oder ähnlich: Nrn. 4232*, 4283*
Kompendium KBV: Der Cardiolipin-Flockungstest ist nur als quantitativer Test und nur bei nachgewiesener Infektion berechnungsfähig.
(*) nach Kölner Kommentar zum EBM, Stand 01.01.2012

32566*–32569*   Arztgruppenübergr. spezielle Gebührenordnungspositionen IV

32 In-vitro-Diagnostik der Laboratoriumsmedizin, Mikrobiologie, Virologie, Infektionsepidemiologie sowie Transfusionsmedizin
EBM-Nr.   EBM-Punkte / Euro

32566*   Treponemenantikörper-Nachweis im TPHA/TPPA-Test (Lues-Suchreaktion) oder   **4,60**
mittels Immunoassay

            Abrechnungsausschluss in derselben Sitzung 01800

GOÄ   entsprechend oder ähnlich: Nrn. 4232*, 4258*, 4260*

Kompendium KBV: GOP 32560 bis 32670 sind nur bei infektionsimmunologischen Untersuchungen im Rahmen der kurativen Medizin berechnungsfähig. Bei Prävention o. Ä. sind die GOP des Abschnitts 1.7 EBM zu berechnen.(*) Die GOP 32566 ist jetzt auch für den Treponemenantikörper- Nachweis mittels TPPA (Lues-Suchreaktion) berechnungsfähig.Als Lues-Suchtest gilt der TPHA/TPPA-Test als ausreichend.

            (*) nach Kölner Kommentar zum EBM, Stand 01.01.2012

Kommentar: Lues-Suchtest (TPHA-Test) im Rahmen der Mutterschaftsvorsorge nach Nr. 01800 berechnen.

32567*   Treponemenantikörper-Bestimmung (nur bei positivem Suchtest), quantitativ je   **14,10**
Immunglobulin IgG oder IgM

GOÄ   entsprechend oder ähnlich: Qualitativ Nrn. 4259, 4260*, quantitativ: Nrn. 4270*, 4271*, 4273*

Kompendium KBV: Die GOP 32567 ist nur für die quantitative Bestimmung von treponemenspezifischen IgG oder IgM-Antikörpern und nur bei Vorliegen eines positiven Suchtests berechnungsfähig.

32568*   Treponema pallidum Bestätigungsteste (Immunoblot oder FTA-ABS)   **21,90**

            Abrechnungsbestimmung einmal im Krankheitsfall

GOÄ   entsprechend oder ähnlich: Nrn. 4270*, 4271*

Kompendium KBV: Die GOP 32568 ist jetzt auch für den Immunoblot als Bestätigungstest für eine Infektion mit Treponema pallidum berechnungsfähig. Die Leistung ist nur einmal im Krankheitsfall berechnungsfähig. Aufgrund der Pluralbildung ist die GOP 32568 auch bei Verwendung von zwei immunoglobulinspezifischen Immunoblots nur einmal berechnungsfähig.

32569*   Toxoplasmaantikörper-Nachweis (qualitativer Suchtest)   **6,90**

GOÄ   entsprechend oder ähnlich: Nr. 4261*

Kompendium KBV: Quantitative Toxoplasma-IgG-Tests, die der weiterführenden Untersuchung nach der GOP 32571 entsprechen, können methodisch auch primär als Suchtest eingesetzt werden, weil das quantitative Ergebnis eine qualitative Aussage über das Vorhandensein oder Fehlen von Toxoplasma-Antikörpern einschließt. Abgerechnet werden kann jedoch nur das Untersuchungsziel „Suchtest" entsprechend der GOP 32569. Sind der Suchtest und die IgM Bestimmung als nächster Test der Stufendiagnostik positiv, besteht die Indikation für die Untersuchung nach der GOP 32571. Das Ergebnis der quantitativen Untersuchung liegt unter den genannten Umständen bereits vor (weil als Suchtest durchgeführt). Da die Abrechnungsvoraussetzungen erfüllt sind, kann jetzt die GOP 32571 anstelle der GOP 32569 abgerechnet werden. Für das Labor besteht der Vorteil dieses Vorgehens darin, dass bei positiven Befunden, die vor Beginn einer Erstuntersuchung aber nicht vorhersehbar sind, eine Untersuchung eingespart werden kann.(*)

            Die Bestimmung von IgM-AK nach GOP 32570 ist nur berechnungsfähig, wenn der Suchtest positiv ausgefallen ist.

            Eine Verlaufskontrolle bei positivem Ergebnis ist nach GOP 32570 und/oder GOP 32571 ohne erneuten Suchtest berechnungsfähig.

            (*) nach Kölner Kommentar zum EBM, Stand 01.01.2012

Kommentar: Als Eingangsuntersuchung ist ein Suchtest durchzuführen. Bei negativem Ergebnis in Fällen mit Krankheitsverdacht oder bei positivem Ergebnis einer präventiven Untersuchung vor Eintritt der Schwangerschaft ist die Untersuchung beendet. Die Bestimmung von IgM-AK nach Nr. 32570 ist nur berechnungsfähig, wenn der Suchtest positiv ausgefallen ist.

            Eine Verlaufskontrolle bei positivem Ergebnis kann nach Nr. 32570 und/oder Nr. 32571 ohne erneuten Suchtest abgerechnet werden.

IV   Arztgruppenübergr. spezielle Gebührenordnungspositionen   **32570*–32574***

32 In-vitro-Diagnostik der Laboratoriumsmedizin, Mikrobiologie, Virologie, Infektionsepidemiologie sowie Transfusionsmedizin
EBM-Nr.   EBM-Punkte/Euro

Der Höchstbetrag für die Nrn. 32569 bis 32571, 32585 bis 32641, 32642 und 32660 bis 32664 beträgt 72,90 Euro.

32570*   Quantitative Bestimmung von Toxoplasma-IgM-Antikörpern nach positivem Suchtest   **10,60**

GOÄ   entsprechend oder ähnlich: Nr. 4261*

Kompendium KBV: GOP 32560 bis 32670 sind nur bei infektionsimmunologischen Untersuchungen im Rahmen der kurativen Medizin berechnungsfähig. Bei Prävention o. Ä. sind die GOP des Abschnitts 1.7 EBM zu berechnen. (*)

Siehe GOP 32569

Kommentar: Die Bestimmung von IgM-AK nach Nr. 32570 ist nur berechnungsfähig, wenn der Suchtest positiv ausgefallen ist.

Eine Verlaufskontrolle bei positivem Ergebnis kann nach Nr. 32570 und/oder Nr. 32571 ohne erneuten Suchtest abgerechnet werden.

Der Höchstbetrag für die Nrn. 32569 bis 32571, 32585 bis 32641, 32642 und 32660 bis 32664 beträgt 72,90 Euro.

32571*   Quantitative Bestimmung von Toxoplasmaantikörpern nach positivem Suchtest,   **8,30**
ggf. einschl. qualitativem Suchtest, unter Angabe der Art der Untersuchung

Anmerkung Die Bestimmung von Toxoplasma-IgA-Antikörpern nach der Gebührenordnungsposition 32571 ist nicht neben der Gebührenordnungsposition 32640 berechnungsfähig.

GOÄ   entsprechend oder ähnlich: Nr. 4261*

Kompendium KBV: Siehe GOP 32569

Wird ein quantitativer Antikörpernachweis als Suchtest durchgeführt, sind die GOP 32569 und die GOP 32571 nicht nebeneinander berechnungsfähig. Bei negativem Ergebnis kann nur die GOP 32569 und bei positivem Ergebnis nur die GOP 32571 berechnet werden.

Die Bestimmung von Toxoplasma-IgA-Antikörpern nach GOP 32571 ist nicht neben der GOP 32640 (Avidität) berechnungsfähig.

Kommentar: Der Höchstbetrag für die Nrn. 32569 bis 32571, 32585 bis 32641, 32642 und 32660 bis 32664 beträgt 72,90 Euro.

32574*   Rötelnantikörper-Nachweis mittels Immunoassay   **9,60**
Obligater Leistungsinhalt
• Untersuchung auf Antikörper der Klasse IgG,
oder
• Untersuchung auf Antikörper der Klasse IgM,

Abrechnungsbestimmung je Klasse

Abrechnungsausschluss in derselben Sitzung 01802, 01803

GOÄ   entsprechend oder ähnlich: Nrn. 4387*, 4398*

Kompendium KBV: Der Röteln-HAH-Test nach GOP 32572 und der Röteln-Nachweis mittels HIG nach GOP 32573 wurden aus dem EBM gestrichen.

Die Untersuchung nach GOP 32574 ist durch die „oder"-Verknüpfung bis zu zweimal berechnungsfähig.

Die Leistung nach der GOP 32574 ist nicht neben den Leistungen nach GOP 01802 und 01803 berechnungsfähig, die für den Nachweis von Rötelnantikörpern mittels Immunoassay im Rahmen der Mutterschaftsvorsorge berechnet werden können.

(*) nach Kölner Kommentar zum EBM, Stand 01.01.2012

Kommentar: Wird die Untersuchung im Rahmen der Mutterschaftsvorsorge ausgeführt, ist die Nr. 01803 zu berechnen.

32575*–32585*   Arztgruppenübergr. spezielle Gebührenordnungspositionen IV

32 In-vitro-Diagnostik der Laboratoriumsmedizin, Mikrobiologie, Virologie, Infektionsepidemiologie sowie Transfusionsmedizin

EBM-Nr.   EBM-Punkte / Euro

32575*   Nachweis von HIV-1- und HIV-2-Antikörpern und von HIV-p24-Antigen   **4,45**

           Abrechnungsausschluss in derselben Sitzung 01931

           Berichtspflicht Nein

GOÄ   entsprechend oder ähnlich: Nr. 4395*

Kommentar: Wird die Untersuchung im Rahmen der Mutterschaftsvorsorge ausgeführt, ist die Nr. 01811 zu berechnen.

           Zusätzlich Ausschlüsse finden sich noch im Kommentar von **Wezel/Liebold** u.a.: Die EBM Nr. 32575 kann nach auch neben den EBM Nrn. 08550 bis 08552, 08560, 08561, 31010 bis 31013, 34291 nicht abgerechnet werden und die Nrn. 01600 und 01601 nicht neben der Nr. 32575.

Kompendium KBV   GOP 32560 bis 32670 sind nur bei infektionsimmunologischen Untersuchungen im Rahmen der kurativen Medizin berechnungsfähig. Bei Prävention o. Ä. sind die GOP des Abschnitts 1.7 EBM zu berechnen.

           Mit dem Antikörper-Kombinationstest werden in einem Ansatz Antikörper gegen HIV1 und HIV-2 nachgewiesen. Mit dem HIV-Antigen-Antikörper-Kombinations-Test wird neben den genannten HIV-Antikörpern zusätzlich auch HIV-Antigen in einem Ansatz nachgewiesen. (*)

           GOP 32575 und 32576 sind nicht nebeneinander berechnungsfähig, auch wenn die Untersuchungen auf Antikörper gegen HIV-1 und HIV-2 in einem Ansatz (Antikörper-Kombinations-Test) erfolgen.

           (*) nach Kölner Kommentar zum EBM, Stand 01.01.2012

           Qualitativer Nachweis und/oder quantitative Bestimmung von Antikörpern gegen Krankheitserreger mittels Immunoassay, indirekter Immunfluoreszenz, Komplementbindungsreaktion, Immunpräzipitation (z.B. Ouchterlony-Test), indirekter Hämagglutination, Hämagglutinationshemmung oder Bakterienagglutination (Widal-Reaktion), einschl. der Beurteilung des Infektions- oder Immunstatus, gilt für die Gebührenordnungspositionen 32584 bis 32641,

           Abrechnungsbestimmung je Krankheitserreger oder klinisch relevanter Immunglobulinklasse, z.B. IgG-, IgM-Antikörper

           Anmerkung Die Berechnung der Gebührenordnungsposition 32641 setzt die Begründung der medizinischen Notwendigkeit der jeweiligen Untersuchung im Einzelfall voraus.

           Neben der Gebührenordnungsposition 32640 ist die Bestimmung von Toxoplasma-IgA-Antikörpern nach Nr. 32571 nicht berechnungsfähig.

           Antikörperuntersuchungen auf vorgefertigten Reagenzträgern (z.B. immunchromatographische Schnellteste) oder Schnellteste mit vorgefertigten Reagenzzubereitungen (z.B. Latexteste) sind nicht nach den Gebührenordnungspositionen 32585 bis 32641 berechnungsfähig.

           Der Höchstwert für die Untersuchungen nach den Gebührenordnungspositionen 32569 bis 32571, 32585 bis 32641, 32642 und 32660 bis 32664 beträgt 66,30 Euro.

32584*   HEV-Antikörper   **11,10**

           Berichtspflicht Nein

32585*   Bordetella pertussis-Antikörper   **10,60**

           Berichtspflicht Nein

GOÄ   entsprechend oder ähnlich: Nrn. 4251*, 4263*, Qualit. Antikörper mittels Ligandenassay A Nr. 4463

Kompendium KBV   GOP 32560 bis 32670 sind nur bei infektionsimmunologischen Untersuchungen im Rahmen der kurativen Medizin berechnungsfähig. Bei Prävention o. Ä. sind die GOP des Abschnitts 1.7 EBM zu berechnen.(*)Zur Sicherstellung eines wirtschaftlichen Vorgehens sind qualitative und quantitative Untersuchungen eines Parameters zu einem Leistungskomplex zusammengefasst.Ergibt ein qualitativer Suchtest ein negatives Ergebnis, sind Testansätze zur Bestimmung von Antikörperkonzentrationen oder -titern nicht mehr erforderlich.Wird der Nachweis des gleichen Antikörpers sowohl qualitativ als auch quantitativ durchgeführt, ist gemäß der Legendierung die entsprechende GOP dennoch nur einmal berechnungsfähig.(*)Antikörperuntersuchungen auf vorgefertigten Testträgern (z. B. immunchromatographische Schnellteste) mit vorgefertigten Reagenzzubereitungen (z. B. Latexteste) sind nicht nach GOP 32585 bis 32641 berechnungs fähig.

(*) nach Kölner Kommentar zum EBM, Stand 01.01.2012

32586*   Borrelia burgdorferi-Antikörper   7,10
Berichtspflicht Nein

GOÄ   entsprechend oder ähnlich: Nrn. 4220*, 4236*, 4252*, 4264*

Kompendium KBV: GOP 32560 bis 32670 sind nur bei infektionsimmunologischen Untersuchungen im Rahmen der kurativen Medizin berechnungsfähig. Bei Prävention o. Ä. sind die GOP des Abschnitts 1.7 EBM zu berechnen.(*)

Zur Sicherstellung eines wirtschaftlichen Vorgehens sind qualitative und quantitative Untersuchungen eines Parameters zu einem Leistungskomplex zusammengefasst.Ergibt ein qualitativer Suchtest ein negatives Ergebnis, sind Testansätze zur Bestimmung von Antikörperkonzentrationen oder -titern nicht mehr erforderlich.Wird der Nachweis des gleichen Antikörpers sowohl qualitativ als auch quantitativ durchgeführt, ist gemäß der Legendierung die entsprechende GOP dennoch nur einmal berechnungsfähig.(*)Antikörperuntersuchungen auf vorgefertigten Testträgern (z. B. immunchromatographische Schnellteste) mit vorgefertigten Reagenzzubereitungen (z. B. Latexteste) sind nicht nach GOP 32585 bis 32641 berechnungsfähig.

Als Basisdiagnostik sollten Borrelien-Antikörper nach GOP 32586 als Eingangstest bestimmt werden.

Immunoblots entsprechend GOP 32662 können nicht als Eingangsuntersuchung durchgeführt werden, sondern nur als Bestätigungs- oder Abklärungstests bei positiven oder fraglich positiven Antikörperbefunden.

Nur die im Eingangstest positive oder fraglich positive Immunglobulinklasse ist als Bestätigungstest zulasten der GKV berechnungsfähig.

(*) nach Kölner Kommentar zum EBM, Stand 01.01.2012

32587*   Brucella-Antikörper   7,80
Berichtspflicht Nein

GOÄ   entsprechend oder ähnlich: Nrn. 4221*, 4237*

Kompendium KBV: Siehe auch Nr. 32586.

32588*   Campylobacter-Antikörper   7,70
Berichtspflicht Nein

GOÄ   entsprechend oder ähnlich: Nrn. 4222*, 4238*, 4275*, 4287*

Kompendium KBV: Siehe auch Nr. 32586.

Da sich die Bakteriengattungen Helicobacter und Campylobacter unterscheiden, ist die frühere Gleichsetzung seit Jahren überholt. Die Helicobacter pylori-Antikörper Untersuchung ist deshalb unter „ähnliche Untersuchungen" mit GOP 32641 berechnungsfähig.

Latexverfahren zum Nachweis von Antikörpern gegen Helicobacter pylori sind weder mit GOP 32588 noch mit GOP 32641 berechnungsfähig.

(*) nach Kölner Kommentar zum EBM, Stand 01.01.2012

32589*   Chlamydien-Antikörper   10,10
Abrechnungsausschluss am Behandlungstag 32851

GOÄ   entsprechend oder ähnlich: Nrn. 4253*, 4265*, 4276*, 4277*

Kompendium KBV: Siehe auch Nr. 32586.

Berichtspflicht Nein

32 In-vitro-Diagnostik der Laboratoriumsmedizin, Mikrobiologie, Virologie, Infektionsepidemiologie sowie Transfusionsmedizin
EBM-Nr.   EBM-Punkte / Euro

32590*   Coxiella burnetii-Antikörper   **13,80**
         Berichtspflicht Nein
GOÄ   entsprechend oder ähnlich: Nrn. 4254*, 4266*, 4278*, 4288*
Kompendium KBV: Siehe auch Nr. 32586.

32591*   Gonokokken-Antikörper   **8,00**
         Berichtspflicht Nein
GOÄ   entsprechend oder ähnlich: Nr. 4279*
Kompendium KBV: Siehe auch Nr. 32586.
         Mit der GOP 32591 sind die Antikörperbestimmungen berechnungsfähig.
         Die kulturelle Untersuchung ist mit der GOP 32741 berechnungsfähig.
         (*) nach Kölner Kommentar zum EBM, Stand 01.01.2012

32592*   Legionellen-Antikörper   **9,70**
         Abrechnungsausschluss am Behandlungstag 32851
         Berichtspflicht Nein
GOÄ   entsprechend oder ähnlich: Nrn. 4224*, 4240*, 4255*, 4267*
Kompendium KBV: Siehe auch Nr. 32586.

32593*   Leptospiren-Antikörper   **11,60**
         Berichtspflicht Nein
GOÄ   entsprechend oder ähnlich: Nrn. 4225*, 4241*, 4256*, 4280*
Kompendium KBV: Siehe auch Nr. 32586.

32594*   Listerien-Antikörper   **4,90**
         Abrechnungsausschluss am Behandlungstag 32803
         Berichtspflicht Nein
GOÄ   entsprechend oder ähnlich: Nrn. 4226*, 4242*, 4281*
Kompendium KBV: Siehe auch Nr. 32586.

32595*   Mycoplasma pneumoniae-Antikörper   **7,00**
          Berichtspflicht Nein
GOÄ   entsprechend oder ähnlich: Nrn. 4257*, 4268*, 4290*
Kompendium KBV: Siehe auch Nr. 32586.

32596*   S. typhi- oder S. paratyphi-Antikörper   **5,40**
         Berichtspflicht Nein
GOÄ   entsprechend oder ähnlich: Nrn. 4228*, 4229*, 4244*, 4245*
Kompendium KBV: Siehe auch Nr. 32586.

32597*   Tetanus-Antitoxin   **9,10**
         Berichtspflicht Nein
GOÄ   entsprechend oder ähnlich: Nrn. 4234*, 4250*, 4261*, 4272*, 4285*, 4291*
Kompendium KBV: Siehe auch Nr. 32586.

32598*   Yersinien-Antikörper   **6,10**
         Berichtspflicht Nein

IV Arztgruppenübergr. spezielle Gebührenordnungspositionen   **32599*–32606***

32 In-vitro-Diagnostik der Laboratoriumsmedizin, Mikrobiologie, Virologie, Infektionsepidemiologie sowie Transfusionsmedizin
EBM-Nr.   EBM-Punkte / Euro

GOÄ   entsprechend oder ähnlich: Nrn. 4233*, 4284*
Kompendium KBV: Siehe auch Nr. 32586.

32599*   Leptospiren-Antikörper mittels Mikroagglutinationsreaktion mit Lebendkulturen   **31,70**
            Berichtspflicht Nein
GOÄ   entsprechend oder ähnlich: Nrn. 4241*, 4256*, 4280*
Kompendium KBV: Siehe auch Nr. 32586.

32600*   Chlamydien-Antikörper (speziesspezifisch) mittels Mikroimmunfluoreszenztest   **15,70**
            (MIF)
            Abrechnungsausschluss am Behandlungstag 32851
            Berichtspflicht Nein
GOÄ   entsprechend oder ähnlich: Nrn. 4253*, 4265*
Kompendium KBV: Siehe auch Nr. 32586.

32601*   Adenoviren-Antikörper   **10,40**
            Abrechnungsausschluss am Behandlungstag 32851, 32853
            Berichtspflicht Nein
GOÄ   entsprechend oder ähnlich: Nrn. 4310*, 4337*, 4365*
Kompendium KBV: Siehe auch Nr. 32586.

32602*   Cytomegalievirus-Antikörper   **9,80**
            Abrechnungsausschluss in derselben Sitzung 32831
            Berichtspflicht Nein
GOÄ   entsprechend oder ähnlich: Nr. 4378*
Kompendium KBV: Siehe auch Nr. 32586.

32603*   Cytomegalievirus-IgM-Antikörper   **9,70**
            Abrechnungsausschluss in derselben Sitzung 32831
            Berichtspflicht Nein
GOÄ   entsprechend oder ähnlich: Nr. 4378*
Kompendium KBV: Siehe auch Nr. 32586.

32604*   Coxsackieviren-Antikörper   **7,90**
            Abrechnungsausschluss am Behandlungstag 32851, 32853
            Berichtspflicht Nein
GOÄ   entsprechend oder ähnlich: Nrn. 4307*, 4335*, 4363*, 4376*, 4389*
Kompendium KBV: Siehe auch Nr. 32586.

32605*   EBV-EA-Antikörper   **8,50**
            Berichtspflicht Nein
GOÄ   entsprechend oder ähnlich: Nrn. 4314*, 4315*, 4341*, 4342*
Kompendium KBV: Siehe auch Nr. 32586.

32606*   EBV-EBNA-Antikörper   **8,40**
            Berichtspflicht Nein
GOÄ   entsprechend oder ähnlich: Nrn. 4316*, 4343*
Kompendium KBV: Siehe auch Nr. 32586.

32607*–32614*   Arztgruppenübergr. spezielle Gebührenordnungspositionen IV

32 In-vitro-Diagnostik der Laboratoriumsmedizin, Mikrobiologie, Virologie, Infektionsepidemiologie sowie Transfusionsmedizin
EBM-Nr.   EBM-Punkte/Euro

32607*   EBV-VCA-Antikörper   9,10
Berichtspflicht Nein
GOÄ   entsprechend oder ähnlich: Nrn. 4311*, 4312*, 4338*, 4339*
Kompendium KBV: Siehe auch Nr. 32586.

32608*   EBV-VCA-IgM-Antikörper   9,80
Berichtspflicht Nein
GOÄ   entsprechend oder ähnlich: Nrn. 4313*, 4340*
Kompendium KBV: Siehe auch Nr. 32586.

32609*   Echoviren-Antikörper   8,20
Abrechnungsausschluss am Behandlungstag 32851, 32853
Berichtspflicht Nein
GOÄ   entsprechend oder ähnlich: Nr. 4374*
Kompendium KBV: Siehe auch Nr. 32586.

32610*   Enteroviren-Antikörper   7,40
Abrechnungsausschluss am Behandlungstag 32851, 32853
Berichtspflicht Nein
GOÄ   entsprechend oder ähnlich: Je nach Aufwand Auswahl aus Nrn. 4335*, 4363*, 4376*, 4400*, 4404*
Kompendium KBV: Siehe auch Nr. 32586.

32611*   FSME-Virus-Antikörper   11,10
Berichtspflicht Nein
GOÄ   entsprechend oder ähnlich: Nrn. 4317*, 4344*
Kompendium KBV: Siehe auch Nr. 32586.

32612*   HAV-Antikörper   5,80
Berichtspflicht Nein
GOÄ   entsprechend oder ähnlich: Nr. 4382*
Kompendium KBV: Siehe auch Nr. 32586.

32613*   HAV-IgM-Antikörper   6,70
Berichtspflicht Nein
GOÄ   entsprechend oder ähnlich: Nr. 4383*
Kompendium KBV: Siehe auch Nr. 32586.
Kommentar: Die Bestimmung der HAV-IgM-AK ist nur sinnvoll bei positiven HAVAK nach Nr. 32612. Der Höchstbetrag für die Nrn. 32569 bis 32571, 32585 bis 32641, 32642 und 32660 bis 32664 beträgt 66,30 Euro.

32614*   HBc-Antikörper   5,90
Abrechnungsausschluss in derselben Sitzung 01932
Berichtspflicht Nein
GOÄ   entsprechend oder ähnlich: Nr. 4393*
Kompendium KBV: Siehe auch Nr. 32586.

32 In-vitro-Diagnostik der Laboratoriumsmedizin, Mikrobiologie, Virologie, Infektionsepidemiologie sowie Transfusionsmedizin

EBM-Nr.   EBM-Punkte/Euro

32615* HBc-IgM-Antikörper   8,50
Berichtspflicht Nein
GOÄ   entsprechend oder ähnlich: Nr. 4402*
Kompendium KBV: Siehe auch Nr. 32586.

32616* HBe-Antikörper   9,40
Berichtspflicht Nein
GOÄ   entsprechend oder ähnlich: Nrn. 4380*, 4403*
Kompendium KBV: Siehe auch Nr. 32586.

32617* HBs-Antikörper   5,50
Abrechnungsausschluss in derselben Sitzung 01933
Berichtspflicht Nein
GOÄ   entsprechend oder ähnlich: Nr. 4381*
Kompendium KBV: Siehe auch Nr. 32586.

32618* HCV-Antikörper   9,80
Abrechnungsausschluss in derselben Sitzung 01934
am Behandlungstag 01865
Berichtspflicht Nein
GOÄ   entsprechend oder ähnlich: Nr. 4406*
Kompendium KBV: Siehe auch Nr. 32586.

32619* HDV-Antikörper bei nachgewiesener HBV-Infektion   26,70
Berichtspflicht Nein
GOÄ   entsprechend oder ähnlich: Nr. 4405*
Kompendium KBV: Siehe auch Nr. 32586.

32620* HDV-IgM-Antikörper bei nachgewiesener HBV-Infektion   28,90
Berichtspflicht Nein
GOÄ   entsprechend oder ähnlich: Nr. 4405*
Kompendium KBV: Siehe auch Nr. 32586.

32621* HSV-Antikörper   11,10
Berichtspflicht Nein
GOÄ   entsprechend oder ähnlich: Nrn. 4318* bis 4321*, 4345* bis 4348*
Kompendium KBV: Siehe auch Nr. 32586.

32622* Influenzaviren-Antikörper   7,60
Abrechnungsausschluss am Behandlungstag 32851
Berichtspflicht Nein
GOÄ   entsprechend oder ähnlich: Nrn. 4324*, 4325*, 4351*, 4352*
Kompendium KBV: Siehe auch Nr. 32586.

32623* Masernvirus-Antikörper   11,10
Berichtspflicht Nein
GOÄ   entsprechend oder ähnlich: Nr. 4385*
Kompendium KBV: Siehe auch Nr. 32586.

32 In-vitro-Diagnostik der Laboratoriumsmedizin, Mikrobiologie, Virologie, Infektionsepidemiologie sowie Transfusionsmedizin

EBM-Nr.   EBM-Punkte/Euro

32624*   Mumpsvirus-Antikörper   12,00
Berichtspflicht Nein
GOÄ   entsprechend oder ähnlich: Nrn. 4328*, 4386*
Kompendium KBV: Siehe auch Nr. 32586.

32625*   Parainfluenzaviren-Antikörper   10,30
Abrechnungsausschluss am Behandlungstag 32851
Berichtspflicht Nein
GOÄ   entsprechend oder ähnlich: Nrn. 4329* bis 4331*, 4356* bis 4358*, 4371*, 4372*
Kompendium KBV: Siehe auch Nr. 32586.

32626*   Parvoviren-Antikörper   17,30
Berichtspflicht Nein
GOÄ   entsprechend oder ähnlich: Nrn. 4307*, 4335*, 4363*, 4376*, 4389*, 4400*
Kompendium KBV: Siehe auch Nr. 32586.

32627*   Polioviren-Antikörper   9,80
Berichtspflicht Nein
GOÄ   entsprechend oder ähnlich: Nrn. 4307*, 4335*, 4363*, 4376*, 4389*, 4400*
Kompendium KBV: Siehe auch Nr. 32586.

32628*   RSV-Antikörper   8,00
Abrechnungsausschluss am Behandlungstag 32851
Berichtspflicht Nein
GOÄ   entsprechend oder ähnlich: Nrn. 4359*, 4375*
Kompendium KBV: Siehe auch Nr. 32586.

32629*   Varicella-Zoster-Virus-Antikörper   11,30
Abrechnungsausschluss in derselben Sitzung 01833
Berichtspflicht Nein
GOÄ   entsprechend oder ähnlich: Nrn. 4334*, 4362*, 4388*
Kompendium KBV: Siehe auch Nr. 32586.

Zur Überprüfung der Immunitätslage bei Anforderung auf Varizellen gilt die Bestimmung des IgG-Antikörpers als ausreichend. VZV-IgA, VZV-IgM und VZV-IgG als zusätzliche Untersuchung ist beim Zielauftrag „Verdacht auf VZV-Reaktivierung" oder „Verdacht auf Zoster" zu akzeptieren.

Die GOP 32629 ist nicht neben der GOP 01833 berechnungsfähig.

(*) nach Kölner Kommentar zum EBM, Stand 01.01.2012

32630*   Varicella-Zoster-Virus-IgM-Antikörper   13,20
Abrechnungsausschluss in derselben Sitzung 32801
Berichtspflicht Nein
GOÄ   entsprechend oder ähnlich: Nr. 4399*
Kompendium KBV: Siehe auch Nr. 32586.

Zur Überprüfung der Immunitätslage bei Anforderung auf Varizellen gilt die Bestimmung des IgG-Antikörpers als ausreichend. VZV-IgA, VZV-IgM und VZV-IgG als zusätzliche Untersuchung ist beim Zielauftrag „Verdacht auf VZV-Reaktivierung" oder „Verdacht auf Zoster" zu akzeptieren.

Die GOP 32629 ist nicht neben der GOP 01833 berechnungsfähig.

(*) nach Kölner Kommentar zum EBM, Stand 01.01.2012

32 In-vitro-Diagnostik der Laboratoriumsmedizin, Mikrobiologie, Virologie, Infektionsepidemiologie sowie Transfusionsmedizin
EBM-Nr.   EBM-Punkte/Euro

32631* Aspergillus-Antikörper   **9,80**
            Berichtspflicht Nein
GOÄ   entsprechend oder ähnlich: Nrn. 4421*, 4425*
Kompendium KBV: Siehe auch Nr. 32586.

32632* Candida-Antikörper   **9,80**
            Berichtspflicht Nein
GOÄ   entsprechend oder ähnlich: Nrn. 4415*, 4418*, 4422*, 4426*
Kompendium KBV: Siehe auch Nr. 32586.

32633* Coccidioides-Antikörper   **24,40**
            Berichtspflicht Nein
GOÄ   entsprechend oder ähnlich: Nrn. 4416*, 4419*, 4455*, 4460*, 4462*, 4469*
Kompendium KBV: Siehe auch Nr. 32586.

32634* Histoplasma-Antikörper   **18,40**
            Berichtspflicht Nein
GOÄ   entsprechend oder ähnlich: Nrn. 4416*, 4419*, 4455*, 4460*, 4462*, 4469*
Kompendium KBV: Siehe auch Nr. 32586.

32635* Cysticercus-Antikörper   **18,40**
            Berichtspflicht Nein
GOÄ   entsprechend oder ähnlich: Auswahl aus Nrn. 4432*, 4447*, 4455*, 4460*, 4462*, 4469*
Kompendium KBV: Siehe auch Nr. 32586.

32636* Echinococcus-Antikörper   **14,20**
            Berichtspflicht Nein
GOÄ   entsprechend oder ähnlich: Nrn. 4430*, 4435*, 4456*
Kompendium KBV: Siehe auch Nr. 32586.

32637* Entamoeba histolytica-Antikörper   **14,70**
            Berichtspflicht Nein
GOÄ   entsprechend oder ähnlich: Nrn. 4440*, 4448*, 4457*, 4465*
Kompendium KBV: Siehe auch Nr. 32586.

32638* Leishmania-Antikörper   **18,90**
            Berichtspflicht Nein
GOÄ   entsprechend oder ähnlich: Nrn. 4441*, 4449*, 4458*, 4466*
Kompendium KBV: Siehe auch Nr. 32586.

32639* Plasmodien-Antikörper   **15,40**
            Berichtspflicht Nein
GOÄ   entsprechend oder ähnlich: Nrn. 4442*, 4451*
Kompendium KBV: Siehe auch Nr. 32586.

32640* Bestimmung der Avidität von Toxoplasma-IgG-Antikörpern als Abklärungstest nach **25,90**
            positiver IgM-Antikörperbestimmung, in mehreren Ansätzen, insgesamt
            Berichtspflicht Nein
GOÄ   entsprechend oder ähnlich: Nr. 4469*
Kompendium KBV: Siehe auch Nr. 32586.

32641*–32642*   Arztgruppenübergr. spezielle Gebührenordnungspositionen IV

32 In-vitro-Diagnostik der Laboratoriumsmedizin, Mikrobiologie, Virologie, Infektionsepidemiologie sowie Transfusionsmedizin
EBM-Nr.   EBM-Punkte / Euro

Wenn der Aviditätsgrad von Toxoplasma-IgG-Antikörpern bekannt ist, liefern IgA-Antikörper keine zusätzliche diagnostische Information, deshalb ist die Bestimmung von Toxoplasma-IgA-Antikörpern nach GOP 32571 nicht neben der Leistung nach GOP 32640 berechnungsfähig.

(*) nach Kölner Kommentar zum EBM, Stand 01.01.2012

32641*   Ähnliche Untersuchungen unter Angabe der Antikörperspezifität   **11,10**

Qualitativer Nachweis und/oder quantitative Bestimmung von **Antikörpern gegen Krankheitserreger** mittels Immunoassay, indirekter Immunfluoreszenz, Komplementbindungsreaktion, Immunpräzipitation (z. B. Ouchterlony-Test), indirekter Hämagglutination, Hämagglutinationshemmung oder Bakterienagglutination (Widal-Reaktion), einschl. der **Beurteilung des Infektions- oder Immunstatus**, gilt für die Gebührenordnungspositionen 32585 bis 32641

Ähnliche Untersuchungen unter Angabe der Antikörperspezifität

Abrechnungsbestimmung je Krankheitserreger oder klinisch relevanter Immunglobulinklasse, z. B. IgG-, IgM-Antikörper

Anmerkung Neben der Gebührenordnungsposition 32640 ist die Bestimmung von Toxoplasma-IgA-Antikörpern nach Nr. 32571 nicht berechnungsfähig.
Antikörperuntersuchungen auf vorgefertigten Reagenzträgern (z. B. immunchromatographische Schnellteste) oder Schnellteste mit vorgefertigten Reagenzzubereitungen (z. B. Latexteste) sind nicht nach den Gebührenordnungspositionen 32585 bis 32641 berechnungsfähig.
Der Höchstwert für die Untersuchungen nach den Gebührenordnungspositionen 32569 bis 32571, 32585 bis 32641, 32642 und 32660 bis 32664 beträgt 66,30 EURO.
Die Berechnung der Gebührenordnungsposition 32641 setzt die Begründung der medizinischen Notwendigkeit der jeweiligen Untersuchung im Einzelfall voraus.

Berichtspflicht Nein

GOÄ   entsprechend oder ähnlich: Nrn. 4234*, 4250*, 4261*, 4285*, 4291*, 4302*, 4307*, 4335*, 4363*, 4376*, 4389*, 4400*, 4404*, abhängig von Methode

Kompendium KBV: Siehe auch Nr. 32586.

Die Angabe der Antikörperspezifität (Feldkennung 5002) ist zwingend.

Die Berechnung der GOP 32641 setzt die Begründung der medizinischen Notwendigkeit der jeweiligen Untersuchung im Einzelfall voraus.

Die Untersuchung auf Mykobakterien-Antikörper ist keine nach der GOP 32641 berechnungsfähige Leistung, weil sie wegen nicht ausreichender Sensitivität und Spezifität als diagnostisch wertlos und damit unwirtschaftlich gilt.(*)

(*) nach Kölner Kommentar zum EBM, Stand 01.01.2012

32642*   Nachweis neutralisierender Antikörper mittels Zellkultur(en), in vivo oder im Brutei, **14,20**

Abrechnungsbestimmung je Untersuchung unter Angabe des Antikörpers

Berichtspflicht Nein

GOÄ   entsprechend oder ähnlich: Nr. 4261*

Kompendium KBV: GOP 32560 bis 32670 sind nur bei infektionsimmunologischen Untersuchungen im Rahmen der kurativen Medizin berechnungsfähig. Bei Prävention o. Ä. sind die GOP des Abschnitts 1.7 EBM zu berechnen.(*)(*) nach Kölner Kommentar zum EBM, Stand 01.01.2012

Kommentar: Der Höchstbetrag für die Nrn. 32569 bis 32571, 32585 bis 32641, 32642 und 32660 bis 32664 beträgt 66,30 Euro.

Untersuchungen auf **Antikörper gegen Krankheitserreger** mittels Immunreaktion mit elektrophoretisch aufgetrennten und/oder diagnostisch gleichwertigen rekombinanten mikrobiellen/viralen Antigenen (Immunoblot) als **Bestätigungs- oder Abklärungstest** nach positivem oder fraglich positivem Antikörpernachweis, gilt für die Gebührenordnungspositionen 32660 bis 32664

Anmerkung Die Berechnung der Gebührenordnungsposition 32664 setzt die Begründung der medizinischen Notwendigkeit der jeweiligen Untersuchung im Einzelfall voraus.
Die Gebührenordnungspositionen 32660 bis 32664 sind je Krankheitserreger bis zu zweimal berechnungsfähig.

Kommentar: Der Höchstbetrag für die Nrn. 32569 bis 32571, 32585 bis 32641, 32642 und 32660 bis 32664 beträgt 66,30 Euro.

32660* HIV-1- und/oder HIV-2-Antikörper (Westernblot) 53,60
Abrechnungsausschluss in derselben Sitzung 32850
GOÄ entsprechend oder ähnlich: Nr. 4409*

Kompendium KBV: GOP 32560 bis 32670 sind nur bei infektionsimmunologischen Untersuchungen im Rahmen der kurativen Medizin berechnungsfähig. Bei Prävention o. Ä. sind die GOP des Abschnitts 1.7 EBM zu berechnen.(*)

Die Leistungen nach GOP 32660 bis 32664 sind je Krankheitserreger bis zu zweimal berechnungsfähig.Der Höchstwert für GOP 32660 bis 32664 beträgt 66,30 €.Immunoblots können nicht als Eingangsuntersuchung durchgeführt werden, sondern nur als Bestätigungs- oder Abklärungstests bei positiven oder fraglich positiven Ergebnissen.Lediglich bei den Yersinien-Antikörpern ist der Immunoblot als Eingangsuntersuchung mit der GOP 32663 berechnungsfähig. Aufgrund der „und/oder"-Verknüpfung ist die GOP 32660 auch bei Untersuchung auf HIV-1- und HIV-2-Antikörper in zwei Immunoblots nur einmal berechnungsfähig.(*) nach Kölner Kommentar zum EBM, Stand 01.01.2012

32661* HCV-Antikörper 44,10
GOÄ entsprechend oder ähnlich: Nr. 4408*
Kompendium KBV: Siehe unter Nr. 32660.

32662* Borrelia-Antikörper 20,30
GOÄ entsprechend oder ähnlich: Analoger Ansatz der Nr. 4408*
Kompendium KBV: Siehe auch Nr. 32661.

Der Immunoblot ist eine sehr spezifische und sensitive Methode des Antikörpernachweises, aber auch arbeitsaufwendiger und teurer als andere Methoden. Aus Wirtschaftlichkeitsgründen ist deshalb die Eingangsdiagnostik mit geeigneten Standardmethoden, wie z. B. Immunoassay oder Immunfluoreszenz, durchzuführen.(*) Nur wenn aus medizinischen Gründen die Notwendigkeit besteht, die Spezifität eines positiven (reaktiven) Ergebnisses der Erstuntersuchung zu bestätigen oder nicht eindeutige Testergebnisse abzuklären, können Immunoblots nach GOP 32660 bis 32663 und Abschnitt 32.3 berechnet werden.(*)

(*) nach Kölner Kommentar zum EBM, Stand 01.01.2012

32663* Yersinien-Antikörper, auch als Eingangstest 20,10
GOÄ entsprechend oder ähnlich: Analoger Ansatz der Nr. 4408*
Kompendium KBV: Siehe auch Nr. 32661.

Als Sonderfall kann die Untersuchung auf Yersinien-Antikörper mittels Immunoblot auch als Eingangsuntersuchung berechnet werden.(*) nach Kölner Kommentar zum EBM, Stand 01.01.2012

32664* Ähnliche Untersuchungen unter Angabe des Krankheitserregers 19,20
Anmerkung Die Gebührenordnungspositionen 32660 bis 32664 sind je Krankheitserreger bis zu zweimal berechnungsfähig.
Die Berechnung der Gebührenordnungsposition 32664 setzt die Begründung der medizinischen Notwendigkeit der jeweiligen Untersuchung im Einzelfall voraus.
GOÄ entsprechend oder ähnlich: Analoger Ansatz der Nr. 4408*
Kompendium KBV: Siehe auch Nr. 32661.

Die Angabe des Krankheitserregers (Feldkennung 5002) ist obligat.

Auf die gesonderte Begründung zur betreffenden GOP in Feldkennung 5009 kann verzichtet werden, wenn ein von der Begründungspflicht ausgenommenes Untersuchungsverfahren angewandt wurde oder sich bereits aus der in der Abrechnung angegebenen Diagnose die Notwendigkeit der Untersuchung im Einzelfall ergibt.(*) nach Kölner Kommentar zum EBM, Stand 01.01.2012

32670*   Quantitative Bestimmung einer in-vitro Interferon-gamma Freisetzung nach **58,00** ex-vivo Stimulation mit Antigenen (mindestens ESAT-6 und CFP-10) spezifisch für Mycobacterium tuberculosis-complex (außer BCG) bei Patienten
- vor Einleitung oder während einer Behandlung mit einem Arzneimittel, für das der Ausschluss einer latenten oder aktiven Tuberkulose in der Fachinformation (Zusammenfassung der Merkmale des Arzneimittels / Summary of Product Characteristics) des Herstellers gefordert wird
- mit einer HI-Virus Infektion nur vor einer Therapieentscheidung einer behandlungsbedürftigen Infektion mit Mycobacterium-tuberculosis-Complex (außer BCG)
- vor Einleitung einer Dialysebehandlung bei chronischer Niereninsuffizienz
- vor Durchführung einer Organtransplantation (Niere, Herz, Lunge, Leber, Pankreas)

Anmerkung Die Gebührenordnungsposition 32670 ist auf die genannten Indikationen beschränkt und dient weder als Screeninguntersuchung noch zur Umgebungsuntersuchung von Kontaktpersonen. Die Berechnung als „Ähnliche Untersuchung" für die genannten und andere Indikationen ist unzulässig.

GOÄ   entsprechend oder ähnlich: Leistung so nicht in der GOÄ vorhanden, daher analoger Ansatz der Nr. 4273*.

Kompendium KBV: GOP 32560 bis 32670 sind nur bei infektionsimmunologischen Untersuchungen im Rahmen der kurativen Medizin berechnungsfähig. Bei Prävention o. Ä. sind die GOP des Abschnitts 1.7 EBM zu berechnen.(*)

Die GOP 32670 ist auf die genannten Indikationen beschränkt und dient weder als Screeninguntersuchung noch zur Umgebungsuntersuchung von Kontaktpersonen. Die Berechnung als „Ähnliche Untersuchung" für die genannten und andere Indikationen ist unzulässig.(*) nach Kölner Kommentar zum EBM, Stand 01.01.2012

32.3.8 Parasitologische Untersuchungen

32680*   Nachweis von Parasiten-Antigenen aus einem Körpermaterial (Direktnachweis) **9,00** mittels Immunfluoreszenz und/oder Immunoassay mit photometrischer oder gleichwertiger Messung,

Abrechnungsbestimmung je Untersuchung unter Angabe des Antigens

Abrechnungsausschluss in derselben Sitzung 32683

GOÄ   entsprechend oder ähnlich: Nrn. 4759*, 4768*

Kompendium KBV: Die Angabe des Antigens (Feldkennung 5002) ist obligat.

Die GOP 32680 umfasst den Direktnachweis von Antigenen aus Körpermaterial. Mikrobiologische Antigennachweise nach Kultivierung oder als Differenzierung nach Anzüchtung sind nicht mit dieser GOP berechnungsfähig.

Die Berechnungsfähigkeit von Immunoassays für den Antigennachweis (Direktnachweis) ist auf eine standardisierte und qualitätskontrollierte Methodik beschränkt, die in der Leistungslegende durch das Kriterium der photometrischen Messung beschrieben und z. B. nach DIN 58 967 Teil 30 genormt ist. Gleichwertige Verfahren sind Chemilumineszenz- oder Radioaktivitätsmessungen. Durch diese höhere Methodenanforderung werden Schnelltests auf der Basis vorgefertigter Testträger mit vereinfachter Handhabung und visueller Ablesung abgegrenzt, die hinsichtlich Aufwand und Befundqualität insgesamt nicht den Standardmethoden gleichgesetzt werden können.(*)

(*) nach Kölner Kommentar zum EBM, Stand 01.01.2012

IV Arztgruppenübergr. spezielle Gebührenordnungspositionen **32681*–32687***

32 In-vitro-Diagnostik der Laboratoriumsmedizin, Mikrobiologie, Virologie, Infektionsepidemiologie sowie Transfusionsmedizin
EBM-Nr.   EBM-Punkte / Euro

32681*   Kulturelle Untersuchung auf Protozoen   **5,70**
Obligater Leistungsinhalt
• Kulturelle Untersuchung auf Protozoen, z.B. auf Trichomonaden, Lamblien
Fakultativer Leistungsinhalt
• Nachfolgende mikroskopische Prüfung(en),
Abrechnungsbestimmung je Untersuchung unter Angabe der Art der Untersuchung
GOÄ   entsprechend oder ähnlich: Nrn. 4760* bis 4763*
Kompendium KBV: Die Angabe der Art der Untersuchung (Feldkennung 5002) ist zwingend.

32682*   Systematische parasitologische Untersuchung auf einheimische und/oder   **6,90**
tropische Helminthen und/oder Helmintheneier nach Anreicherung, z.B. SAF-,
Zink-Sulfat-Anreicherung, einschl. aller mikroskopischen Untersuchungen
GOÄ   entsprechend oder ähnlich: Nrn. 4744*, 4750*
Kompendium KBV: Die mikroskopische Suche nach Wurmeiern ohne Anreicherung oder in einem einfach
gefärbten Präparat, auch in sog. Analabdruckpräparaten ist nur nach GOP 32045 berechnungsfähig. Die Routineuntersuchung auf Würmer bei der sogenannten Fokussuche gilt
als nicht ausreichend gesicherte und nicht indizierte Methode.

Die GOP 32682 kann nur berechnet werden, wenn Untersuchungsmethoden gemäß GOP
32681 zur Diagnosesicherung nicht ausreichen, sondern gezielt spezielle parasitologische
Aufbereitungsmethoden eingesetzt werden müssen und wenn besondere differentialdiagnostische Fachkenntnisse über alle ätiologisch zu berücksichtigenden Parasiten
vorhanden sind.
Kommentar: Die Anreicherung ist bei der Suche nach Wurmeiern obligater Leistungsinhalt.

Die mikroskopische Suche nach Wurmeiern, z. B. in sogenannten Analabdruckpräparaten,
kann nur nach Nr. 32045 berechnet werden.

32683*   Nukleinsäurenachweis von Erregern von Parasitosen bei immundefizienten   **19,90**
Patienten außer Toxoplasma aus einem Körpermaterial,
Abrechnungsbestimmung je Erregerart, höchstens drei Erregerarten je Untersuchungs-
probe
Abrechnungsausschluss in derselben Sitzung 32680, 32833
Berichtspflicht Nein

32.3.9 Mykologische Untersuchungen

32685*   Nachweis von Pilz-Antigenen aus einem Körpermaterial (Direktnachweis) mittels   **10,40**
Agglutination und/oder Immunpräzipitation,
Abrechnungsbestimmung je Untersuchung unter Angabe des Antigens
GOÄ   entsprechend oder ähnlich: Nrn. 4705* bis 4708*
Kompendium KBV: Die Angabe des Antigens (Feldkennung 5002) ist zwingend.

32686*   Nachweis von Pilz-Antigenen aus einem Körpermaterial (Direktnachweis) mittels   **11,70**
Immunfluoreszenz und/oder Immunoassay mit photometrischer oder gleichwer-
tiger Messung,
Abrechnungsbestimmung je Untersuchung unter Angabe des Antigens
GOÄ   entsprechend oder ähnlich: Nr. 4712*
Kompendium KBV: Die Angabe des Antigens (Feldkennung 5002) ist zwingend.

32687*   Kulturelle mykologische Untersuchung   **4,60**
Obligater Leistungsinhalt
• Kulturelle mykologische Untersuchung
  – nach Aufbereitung (z.B. Zentrifugation, Auswaschung)
  und/oder

32688*–32689*   Arztgruppenübergr. spezielle Gebührenordnungspositionen IV

32 In-vitro-Diagnostik der Laboratoriumsmedizin, Mikrobiologie, Virologie, Infektionsepidemiologie sowie Transfusionsmedizin

EBM-Nr.   EBM-Punkte / Euro

– unter Verwendung von mindestens 2 Nährmedien
und/oder
– als Langzeitkultivierung,

Fakultativer Leistungsinhalt
- Keimzahlbestimmung,
- nachfolgende mikroskopische Prüfung(en) und Kultur(en),

Abrechnungsbestimmung unter Angabe der Art des Untersuchungsmaterials

Anmerkung Die mykologische Untersuchung von Haut-, Schleimhaut- oder Vaginalabstrichen einschl. von Vaginalsekret ist nicht nach der Gebührenordnungsposition 32687, sondern nach der Gebührenordnungsposition 32151 berechnungsfähig.

GOÄ   entsprechend oder ähnlich: Nrn. 4715* bis 4717*

Kompendium KBV: Die Angabe der Art des Untersuchungsmaterials (Feldkennung 5002) ist zwingend.

Voraussetzung für die Abrechnung der GOP 32687 ist die Durchführung mindestens einer der drei in der Leistungslegende genannten Maßnahmen (Aufbereitung, Langzeitkultivierung über mehrere Wochen, zwei verschiedene Pilznährmedien).

Die Notwendigkeit für eine oder mehrere dieser Maßnahmen muss sich aus der Art des Untersuchungsmaterials und der diagnostischen Fragestellung ergeben.

Die Notwendigkeit der Verwendung mehrerer Nährmedien richtet sich nach dem anerkannten Stand mykologischer Diagnostik. Wenn der Pilznachweis in der Regel auf einem einzelnen üblichen Pilznährboden gelingt, wie beispielsweise bei einer Soorkolpitis oder anderen Haut- und Schleimhautabstrichen mit im Krankheitsfall hohen Keimzahlen, sind mehrere Nährmedien nicht notwendig, und deshalb ist in diesen Fällen nicht die GOP 32687, sondern nur die GOP 32151 berechnungsfähig.(*)

Die Untersuchung von Pilzen im Stuhl bei Immungesunden gilt als nicht ausreichend gesicherte und nicht indizierte Methode.

Pilzuntersuchungen im Stuhl im Rahmen von, z. B. Dysbakterieuntersuchung, Dysbiose, Kyberstatus oder intestinalem Ökogramm stellen nach derzeitigem Kenntnisstand keine GKV-Leistungen dar. Auch in den „Qualitätsstandards in der mikrobiologisch-infektiologischen Diagnostik" der Deutschen Gesellschaft für Hygiene und Mikrobiologie, Nr. 9 „Infektionen des Darms", 2000, werden sog. „Dysbiose- oder Dysbakterie-Untersuchungen" als nicht ausreichend gesicherte und nicht indizierte Methoden bewertet.

(*) nach Kölner Kommentar zum EBM, Stand 01.01.2012

32688*   Morphologische Differenzierung gezüchteter Pilze außer Hefen   2,70

Obligater Leistungsinhalt
- Morphologische Differenzierung gezüchteter Pilze außer Hefen mittels kultureller Verfahren und mikroskopischer Prüfung,

Fakultativer Leistungsinhalt
- Biochemische Differenzierung,

Abrechnungsbestimmung je Pilzart

Anmerkung Die Gebührenordnungsposition 32688 ist bei derselben Pilzart nicht neben der Gebührenordnungsposition 32692 berechnungsfähig.

GOÄ   entsprechend oder ähnlich: Nrn. 4722*, 4723*

Kompendium KBV: Die Differenzierung von Hefen ist nicht mit GOP 32688 berechnungsfähig.

Kommentar: Die EBM Nr. 32688 ist neben den folgenden EBM Nrn. nicht berechenbar: 08550 bis 08552, 08560, 08561, 31010 bis 31013, 34291.

Neben der EBM Nr. 32688 sind nicht abrechenbar: 01600, 01601.

32689*   Biochemische Differenzierung von Hefen   10,10

Obligater Leistungsinhalt
- Biochemische Differenzierung von Hefen in Reinkultur mit mindestens 8 Reaktionen,

Fakultativer Leistungsinhalt
- Kulturelle Verfahren,

IV   Arztgruppenübergr. spezielle Gebührenordnungspositionen   **32690*–32701***

32 In-vitro-Diagnostik der Laboratoriumsmedizin, Mikrobiologie, Virologie, Infektionsepidemiologie sowie Transfusionsmedizin
EBM-Nr.   EBM-Punkte / Euro

Abrechnungsbestimmung je Hefeart

Anmerkung Die Gebührenordnungsposition 32689 ist bei derselben Hefeart nicht neben der Gebührenordnungsposition 32692 berechnungsfähig

GOÄ   entsprechend oder ähnlich: Nr. 4721*

Kompendium KBV: Kulturelle Verfahren sind Bestandteil des fakultativen Leistungsinhaltes und daher nicht gesondert berechnungsfähig.

Kommentar: Die EBM Nr. 32689 ist neben den folgenden EBM Nrn. nicht berechenbar: 08550 bis 08552, 08560, 08561, 31010 bis 31013, 34291.

Neben der EBM Nr. 32689 sind nicht abrechenbar: 01600, 01601.

32690*   Differenzierung gezüchteter Pilze mittels mono- oder polyvalenter Seren,   2,30
Abrechnungsbestimmung je Antiserum

Anmerkung Der Höchstwert für die Untersuchung nach der Nr. 32690 beträgt 11,50 Euro.

GOÄ   entsprechend oder ähnlich: Nr. 4723*

Kommentar: Die EBM Nr. 32690 ist neben den folgenden EBM Nrn. nicht berechenbar: 08550 bis 08552, 08560, 08561, 31010 bis 31013, 34291.

Neben der EBM Nr. 32690 sind nicht abrechenbar: 01600, 01601.

32691*   Orientierende Empfindlichkeitsprüfung(en) von Hefen in Reinkultur,   5,60
Abrechnungsbestimmung insgesamt je Körpermaterial

GOÄ   entsprechend oder ähnlich: Nrn. 4727*, 4728*

Kompendium KBV: Unabhängig von der Anzahl und Art der durchgeführten Empfindlichkeitsprüfungen kann die GOP 32691 nur einmal je Körpermaterial berechnet werden.

32692*   Differenzierung gezüchteter Pilze mittels MALDI-TOF- Massenspektrometrie   6,59
(Matrixunterstützte Laser-Desorptions-IonisationsFlugzeit)
Abrechnungsbestimmung je Art

Anmerkung Die Gebührenordnungsposition 32692 ist bei derselben Art nicht neben den Gebührenordnungspositionen 32688 und 32689 berechnungsfähig.

Berichtspflicht Nein

32.3.10 Bakteriologische Untersuchungen

32700*   Nachweis von Bakterien-Antigenen aus einem Körpermaterial (Direktnachweis)   9,50
mittels Agglutination und/oder Immunpräzipitation,
Abrechnungsbestimmung je Untersuchung unter Angabe des Antigens

GOÄ   entsprechend oder ähnlich: Nrn. 4500* – 4504*

Kompendium KBV: Die Angabe des Antigens (Feldkennung 5002) ist obligat.

Die Leistungslegende nach GOP 32700 beinhaltet einen mikrobiologischen Antigennachweis aus einem Körpermaterial als Direktnachweis, also ohne zeitaufwendige kulturelle Untersuchung. Antigennachweise im Rahmen von Kulturbestätigungstesten oder als Differenzierungsmethode nach Anzüchtung sind nicht nach diesen GOP berechnungsfähig.(*)

(*) nach Kölner Kommentar zum EBM, Stand 01.01.2012

32701*   Clostridioides difficile-Nachweis im Stuhl   23,80
Obligater Leistungsinhalt
• Nachweis des GlutamatDehydrogenase-Enzyms
• Nachweis der Toxine A und B
Berichtspflicht Nein

32702*–32707   Arztgruppenübergr. spezielle Gebührenordnungspositionen IV

32 In-vitro-Diagnostik der Laboratoriumsmedizin, Mikrobiologie, Virologie, Infektionsepidemiologie sowie Transfusionsmedizin
EBM-Nr.   EBM-Punkte / Euro

32702*   Zuschlag zur Gebührenordnungsposition 32701 für den Nukleinsäurenachweis von   **19,90**
Clostridioides difficile bei diskordanten Ergebnissen des Immunoassays
Berichtspflicht Nein

Nachweis von **Bakterien-Antigenen** aus einem Körpermaterial (**Direktnachweis**)
mittels **Immunfluoreszenz** und/oder **Immunoassay** mit photometrischer oder
gleichwertiger Messung, gilt für die Gebührenordnungspositionen 32704 bis 32707,
Abrechnungsbestimmung je Untersuchung
Anmerkung Die Gebührenordnungsposition 32706 ist grundsätzlich nur berechnungsfähig zur Erfolgskontrolle nach Eradikationstherapie einer Helicobacter pylori-Infektion
(frühestens 4 Wochen nach Ende der Therapie) oder zum Ausschluss einer Reinfektion bei
einer gastroduodenoskopisch gesicherten Ulcus-duodeni-Erkrankung oder bei Kindern
mit begründetem Verdacht auf eine Ulkus-Erkrankung.

32704   Mycoplasma pneumoniae   **9,70**
Abrechnungsausschluss am Behandlungstag 32851
GOÄ   entsprechend oder ähnlich: Nr. 4525*

32705   Shigatoxin (Verotoxin), ggf. einschl. kultureller Anreicherung   **9,30**
GOÄ   entsprechend oder ähnlich: Nr. 4594*
Kompendium KBV: Eine Toxinanreicherung durch kulturelle Verfahren nimmt der Untersuchung nicht die
Eigenschaft des Direktnachweises. Das Untersuchungsziel besteht nicht primär in der
Isolierung kulturell angezüchteter Bakterien, sondern im Schnellnachweis des pathogene-
tisch relevanten Toxins. Hinsichtlich der Nebeneinanderabrechnung von Antigennachweis
und kultureller Untersuchung sind folgende diagnostische Abläufe zu unterscheiden:

• Nur Toxinnachweis mit kultureller Anreicherung: GOP 32705, die Anreicherungskultur ist in
der Leistung eingeschlossen und nicht gesondert berechnungsfähig.

• Toxinnachweis mit kultureller Anreicherung, die gleichzeitig für die Erregerisolierung
verwendet wird, z. B. ein EHEC-Spezialmedium: gleicher Aufwand wie vorher, deshalb nur
die GOP 32705.

• Toxinnachweis und kulturelle Stuhluntersuchung auf weitere darmpathogene Bakterien:
abhängig vom notwendigerweise erbrachten Untersuchungsaufwand GOP 32705 neben
GOP 32722 oder 32723,

(die unterschiedlichen Abrechnungsvoraussetzungen gemäß der Leistungslegenden sind
zu beachten).(*)

(*) nach Kölner Kommentar zum EBM, Stand 01.01.2012

32706   Helicobacter pylori-Antigen im Stuhl   **23,50**
Abrechnungsausschluss in derselben Sitzung 02400, 32315
GOÄ   entsprechend oder ähnlich: Nr. 4525*
Kompendium KBV: Die GOP 32706 ist nur berechnungsfähig zur Erfolgskontrolle nach Eradikationstherapie
einer Helicobacter pylori-Infektion (frühestens 4 Wochen nach Ende der Therapie) oder zum
Ausschluss einer Reinfektion bei einer gastroduodenoskopisch gesicherten Ulcus duodeni-
Erkrankung oder bei Kindern mit begründetem Verdacht auf eine Ulkus-Erkrankung.

Vereinfachte Schnelltests mit visueller Auswertung sind ebenfalls nicht nach GOP 32706
berechnungsfähig.(*)

Die Leistungen nach GOP 02400 und 32315 sind nicht neben GOP 32706 berechnungsfähig.

(*) nach Kölner Kommentar zum EBM, Stand 01.01.2012

32707   Ähnliche Untersuchungen unter Angabe des Antigens   **11,90**
Anmerkung Die Berechnung der Gebührenordnungsposition 32707 setzt die Begründung
der medizinischen Notwendigkeit der jeweiligen Untersuchung im Einzelfall voraus.

GOÄ   entsprechend oder ähnlich: Nr. 4525*

Kompendium KBV: Die Angabe des Antigens (Feldkennung 5002) ist obligat.

Die Berechnung der GOP 32707 setzt die Begründung der medizinischen Notwendigkeit der jeweiligen Untersuchung im Einzelfall voraus.

Schnelltests auf der Basis vorgefertigter Testträger können nicht mit GOP 32707 abgerechnet werden (z. B. Antigen-Schnelltests auf B-Streptokokken, können wie weitere Erregernachweise mangels eigenständiger Leistungsposition nur der GOP 32030 zugeordnet werden).(*)

(*) nach Kölner Kommentar zum EBM, Stand 01.01.2012

Kulturelle Untersuchung auf ätiologisch relevante Bakterien, gilt für 32720 bis 32727

Obligater Leistungsinhalt
• Kulturelle Untersuchung auf ätiologisch relevante Bakterien,

Fakultativer Leistungsinhalt
• Keimzahlbestimmung,
• Nachweis antimikrobieller Wirkstoffe mittels Hemmstofftest,
• Nachfolgende mikroskopische Prüfung(en) und Kultur(en),

Abrechnungsbestimmung je Untersuchung

Anmerkung Anstelle der Gebührenordnungspositionen 32720 bis 32724 sind die Gebührenordnungspositionen 32725 bis 32727 bei demselben Körpermaterial nicht berechnungsfähig.

32720   Urinuntersuchung mit mindestens zwei Nährböden (ausgenommen Eintauchnähr-   **5,50**
böden) und/oder mit apparativer Wachstumsmessung

Abrechnungsausschluss bei demselben Material 32725, 32726, 32727
am Behandlungstag 32151

GOÄ   entsprechend oder ähnlich: Nr. 4530* ff.

Kompendium KBV: Gemäß der Legendierung sind bei bakteriologischen Untersuchungen diverse Ausschlüsse in der Berechnungsfähigkeit dieser GOP gegenüber weiteren GOP zu beachten. Anstelle der Leistungen nach GOP 32720 bis 32724 sind die Leistungen nach GOP 32725 bis 32727 bei demselben Körpermaterial nicht berechnungsfähig. Die Leistung nach GOP 32721 ist bei demselben Material nicht neben den Leistungen nach GOP 32725 bis 32727 und 32740 berechnungsfähig. Die Leistung nach GOP 32724 ist bei demselben Material nicht neben den Leistungen nach GOP 32725 bis 32727 und 32741 bis 32746 berechnungsfähig. Die Leistung nach GOP 32725 ist bei demselben Material nicht neben den Leistungen nach GOP 32720 bis 32724, 32726 und 32741 bis 32746 berechnungsfähig. Die Leistung nach GOP 32726 ist bei demselben Material nicht neben den Leistungen nach GOP 32720 bis 32725 und 32740 berechnungsfähig. Die Leistung nach GOP 32727 ist bei demselben Material nicht neben den Leistungen nach GOP 32720 bis 32724 und 32740 bis 32746 berechnungsfähig. Die Leistungen nach GOP 32720, 32722 und 32723 sind bei demselben Material nicht neben den Leistungen nach GOP 32725 bis 32727 berechnungsfähig.

Die Leistungslegende der GOP 32720 erfordert die Anzüchtung und Isolierung der Bakterien auf geeigneten Nährböden (Primärkulturen). Dies muss auf mindestens zwei verschiedenen Nährmedien erfolgen.

Eintauchnährböden sind nicht mit GOP 32720, sondern nur mit der GOP 32151 berechnungsfähig.

Falls der beimpfte Nährbodenträger Keimwachstum aufweist und damit mindestens zwei neue Nährböden angelegt werden, kann die GOP 32720 berechnet werden.

Bakteriologische Urinuntersuchungen sind nicht mit GOP 32726 oder 32727 berechnungsfähig.

32721 Untersuchung von Sekreten des Respirationstrakts, z.B. Sputum, Bronchialsekret, **7,20**
mit mindestens drei Nährböden

Abrechnungsausschluss bei demselben Material 32725, 32726, 32727, 32740

GOÄ entsprechend oder ähnlich: Nr. 4530* ff.

Kompendium KBV: Die Anzüchtung auf mindestens drei verschiedenen Nährböden ist erforderlich. Siehe auch
unter Nr. 32720.

32722 Stuhluntersuchung mit mindestens fünf Nährböden, ggf. einschl. anaerober **8,00**
Untersuchung, z.B. auf Clostridien

Abrechnungsausschluss bei demselben Material 32725, 32726, 32727

GOÄ entsprechend oder ähnlich: Nr. 4539*

Kompendium KBV: Siehe auch unter EBM Nummer 32721.

Die kulturelle Stuhluntersuchung gemäß der GOP 32722 beinhaltet die Standarduntersuchung auf darmpathogene Bakterien, z. B. auf Salmonellen und Shigellen.

Die kulturelle Stuhluntersuchung nach der GOP 32722 beinhaltet die Standarduntersuchung
auf darmpathogene Bakterien, z. B. auf Salmonellen und Shigellen. Wird die Untersuchung
durch zusätzliche Spezialverfahren zum Nachweis von Yersinien und Campylo-bacter
erweitert, ist die GOP 32723 mit der GOP 32722 als eingeschlossener Teilleistung berechnungsfähig.(*)

(*) nach Kölner Kommentar zum EBM, Stand 01.01.2012

32723 Stuhluntersuchung mit mindestens fünf Nährböden, einschl. Untersuchung auf **10,70**
Yersinien, Campylobacter und ggf. weitere darmpathogene Bakterien, ggf. einschl.
anaerober Untersuchung, z.B. auf Clostridien

Abrechnungsausschluss bei demselben Material 32725, 32726, 32727

GOÄ entsprechend oder ähnlich: Nr. 4539*

Kompendium KBV: Siehe Erläuterungen zu EBM Nr. 32722.

32724 Aerobe oder anaerobe Untersuchung von Blut **11,70**

Abrechnungsausschluss bei demselben Material 32725, 32726, 32727, 32741, 32742,
32743, 32744, 32745, 32746

GOÄ entsprechend oder ähnlich: Nr. 4531* ff.

Kompendium KBV: Siehe Erläuterungen zu EBM Nr. 32722.

32725 Untersuchung von Liquor, Punktat, Biopsie-, Bronchiallavage- oder Operationsma- **9,40**
terial, ggf. einschl. anaerober Untersuchung, unter Angabe der Materialart

Abrechnungsausschluss bei demselben Material 32720, 32721, 32722, 32723, 32724,
32726, 32741, 32742, 32743, 32744, 32745, 32746

GOÄ entsprechend oder ähnlich: Nr. 4530* ff.

Kompendium KBV: Siehe Erläuterungen zu EBM Nr. 32722

Kommentar: Nach Nr. 32720 ist Urin-Untersuchung nach Blasenpunktion zu berechnen.

32726 Untersuchung eines Abstrichs, Exsudats, Sekrets oder anderen Körpermaterials mit **6,40**
mindestens drei Nährböden unter Angabe der Materialart

Abrechnungsausschluss bei demselben Material 32720, 32721, 32722, 32723, 32724,
32725, 32740

GOÄ entsprechend oder ähnlich: Nr. 4530* ff.

Kompendium KBV: Die Angabe der Materialart (Feldkennung 5002) ist zwingend.

Siehe Erläuterungen zu EBM Nr. 32722.

32727 Untersuchung eines Abstrichs, Exsudats, Sekrets oder anderen Körpermaterials mit **8,50**
mindestens fünf Nährböden, ggf. einschl. anaerober Untersuchung unter Angabe
der Materialart

IV Arztgruppenübergr. spezielle Gebührenordnungspositionen   **32740–32741**

32 In-vitro-Diagnostik der Laboratoriumsmedizin, Mikrobiologie, Virologie, Infektionsepidemiologie sowie Transfusionsmedizin
EBM-Nr.   EBM-Punkte / Euro

Abrechnungsausschluss bei demselben Material 32720, 32721, 32722, 32723, 32724, 32740, 32741, 32742, 32743, 32744, 32745, 32746

GOÄ   entsprechend oder ähnlich: Nrn. 4538* oder 4539*

Kompendium KBV: Die Angabe der Materialart (Feldkennung 5002) ist zwingend.

Es müssen für die bakteriologische Untersuchung mindestens fünf verschiedene bakteriologische Nährböden (keine Pilznährböden) verwendet werden.

Als ein „anderes Körpermaterial" gelten Materialien, die nicht in einer der Leistungslegenden der GOP 32720 bis 32727 namentlich aufgeführt sind. Urin kann folglich nicht als „anderes Körpermaterial" der Leistung nach GOP 32726 zugeordnet werden.

Die Untersuchung nach der GOP 32727 ist auf bestimmte Indikationen und Materialien beschränkt. Gemäß der Legendierung sind bei bakteriologischen Untersuchungen diverse Ausschlüsse in der Berechnungsfähigkeit dieser GOP gegenüber weiteren GOP zu beachten. Anstelle der Leistungen nach GOP 32720 bis 32724 sind die Leistungen nach GOP 32725 bis 32727 bei demselben Körpermaterial nicht berechnungsfähig. Die Leistung nach GOP 32721 ist bei demselben Material nicht neben den Leistungen nach GOP 32725 bis 32727 und 32740 berechnungsfähig. Die Leistung nach GOP 32724 ist bei demselben Material nicht neben den Leistungen nach GOP 32725 bis 32727 und 32741 bis 32746 berechnungsfähig. Die Leistung nach GOP 32725 ist bei demselben Material nicht neben den Leistungen nach GOP 32720 bis 32724, 32726 und 32741 bis 32746 berechnungsfähig. Die Leistung nach GOP 32726 ist bei demselben Material nicht neben den Leistungen nach GOP 32720 bis 32725 und 32740 berechnungsfähig. Die Leistung nach GOP 32727 ist bei demselben Material nicht neben den Leistungen nach GOP 32720 bis 32724 und 32740 bis 32746 berechnungsfähig. Die Leistungen nach GOP 32720, 32722 und 32723 sind bei demselben Material nicht neben den Leistungen nach GOP 32725 bis 32727 berechnungsfähig.

Gezielte kulturelle Untersuchung auf bestimmte Krankheitserreger, gilt für 32740 bis 32747
Obligater Leistungsinhalt
• Gezielte kulturelle Untersuchung auf bestimmte Krankheitserreger unter Verwendung spezieller Nährböden und/oder Kulturverfahren,
Fakultativer Leistungsinhalt
• Keimzahlbestimmung,
• Nachweis antimikrobieller Wirkstoffe mittels Hemmstofftest,
• Nachfolgende mikroskopische Prüfung(en) und Kultur(en),
Abrechnungsbestimmung je Untersuchung
Abrechnungsausschluss bei demselben Material 32721, 32726, 32727

32740   Untersuchung auf betahämolysierende Streptokokken, z.B. aus dem Rachen, mit   **5,40**
            mindestens zwei Nährböden
            Abrechnungsausschluss bei demselben Material 32721, 32726, 32727

GOÄ   entsprechend oder ähnlich: Nr. 4530*

Kompendium KBV: Die Leistung nach GOP 32740 ist bei demselben Material nicht neben den Leistungen nach GOP 32721, 32726 und 32727 berechnungsfähig. Die Leistungen nach den GOP 32741 bis 32746 sind bei demselben Material nicht neben den Leistungen nach GOP 32724, 32725 und 32727 berechnungsfähig. Für den Nachweis von beta-hämolysierenden Streptokokken aus dem Rachen (Scharlachdiagnostik) sind ein Universal- und ein Selektivnährboden erforderlich.(*) Die Untersuchungen mit nur einem Nährboden erfüllen nicht die Leistungslegende der GOP 32740 und sind nur mit der GOP 32151 berechnungsfähig.

Andere kulturelle Untersuchungen aus Sekreten der Luftwege werden der GOP 32721 zugeordnet.

(*) nach Kölner Kommentar zum EBM, Stand 01.01.2012

32741   Untersuchung auf Neisseria gonorrhoeae unter vermehrter CO2 -Spannung, ggf.   **5,20**
            einschl. Oxidase- und/oder ß-Lactamaseprüfung
            Abrechnungsausschluss bei demselben Material 32724, 32725, 32727

GOÄ   entsprechend oder ähnlich: Nr. 4532*

32742–32748
Arztgruppenübergr. spezielle Gebührenordnungspositionen IV

32 In-vitro-Diagnostik der Laboratoriumsmedizin, Mikrobiologie, Virologie, Infektionsepidemiologie sowie Transfusionsmedizin
EBM-Nr.   EBM-Punkte / Euro

Kompendium KBV: Die Leistung nach GOP 32740 ist bei demselben Material nicht neben den Leistungen nach GOP 32721, 32726 und 32727 berechnungsfähig. Die Leistungen nach den GOP 32741 bis 32746 sind bei demselben Material nicht neben den Leistungen nach GOP 32724, 32725 und 32727 berechnungsfähig.

Mit der GOP 32741 ist die kulturelle Untersuchung auf Gonokokken berechnungsfähig.

Die Antikörperbestimmung ist mit der GOP 32591 berechnungsfähig.

(*) nach Kölner Kommentar zum EBM, Stand 01.01.2012

32742	Untersuchung auf Aktinomyzeten	**6,20**

Abrechnungsausschluss bei demselben Material 32724, 32725, 32727

GOÄ entsprechend oder ähnlich: Nr. 4538*

Kompendium KBV: Siehe auch Nr. 32741.

32743	Untersuchung auf Borrelien	**6,60**

Abrechnungsausschluss bei demselben Material 32724, 32725, 32727

GOÄ entsprechend oder ähnlich: Nr. 4538*

Kompendium KBV: Siehe auch Nr. 32741.

32744	Untersuchung auf Mykoplasmen, ggf. auch mehrere Gattungen (z.B. Mycoplasma, Ureaplasma)	**9,50**

Abrechnungsausschluss bei demselben Material 32724, 32725, 32727

GOÄ entsprechend oder ähnlich: Nr. 4539*

Kompendium KBV: Siehe auch Nr. 32741. Die Anzüchtung beider Gattungen (Mycoplasma hominis, Ureaplasma urealyticum) ist nur einmal berechnungsfähig.

32745	Untersuchung auf Legionellen	**6,60**

Abrechnungsausschluss bei demselben Material 32724, 32725, 32727

GOÄ entsprechend oder ähnlich: Nr. 4539*

Kompendium KBV: Siehe auch Nr. 32741.

32746	Untersuchung auf Leptospiren	**6,60**

Abrechnungsausschluss bei demselben Material 32724, 32725, 32727

GOÄ entsprechend oder ähnlich: Nr. 4538*

Kompendium KBV: Siehe auch Nr. 32741.

32747	Untersuchung auf Mykobakterien mit mindestens einem flüssigen und zwei festen Kulturmedien	**34,90**

GOÄ entsprechend oder ähnlich: Nr. 4540*

Kompendium KBV: Siehe auch Nr. 32741. Gemäß der Leistungslegende sind mindestens drei verschiedene Kulturmedien erforderlich. Die GOP 32747 ist nur einmal berechnungsfähig, auch wenn mehr als drei Kulturen angesetzt werden (Ausnahme: Unterschiedliche Materialien, z. B. zu verschiedenen Zeitpunkten entnommene Sputumproben).

32748	Bakteriologische Untersuchung in vivo	**13,80**

Obligater Leistungsinhalt
• Bakteriologische Untersuchung in vivo, z.B. Toxinnachweis,

Fakultativer Leistungsinhalt
• Nachfolgende kulturelle und mikroskopische Untersuchungen,

Abrechnungsbestimmung je Untersuchungsmaterial unter Angabe des Krankheitserregers

Anmerkung Die Gebührenordnungsposition 32748 ist nicht für die Untersuchung auf Mykobakterien berechnungsfähig.

32 In-vitro-Diagnostik der Laboratoriumsmedizin, Mikrobiologie, Virologie, Infektionsepidemiologie sowie Transfusionsmedizin
EBM-Nr.   EBM-Punkte / Euro

GOÄ   entsprechend oder ähnlich: Nr. 4601*
Kompendium KBV: Die Angabe des Krankheitserregers (Feldkennung 5002) ist zwingend.

Die Leistungslegende der GOP 32748 umfasst als obligaten Leistungsinhalt den in vivo-Nachweis (Tierversuch etc.) von Bakterien. Rein kulturelle Nachweisverfahren sind nicht mit der GOP 32748 berechnungsfähig.

Die Kosten für das im Zusammenhang mit den Untersuchungen gemäß GOP 32748 verwendete tierische Material sind mit der Vergütung abgegolten und nicht gesondert berechnungsfähig.(*)

Die Leistung nach GOP 32748 ist nicht für die Untersuchung auf Mykobakterien berechnungsfähig. Der Tuberkulose-Nachweis durch Tierversuche stellt keine vertragsärztliche Leistung mehr dar.

(*) nach Kölner Kommentar zum EBM, Stand 01.01.2012

32749 Nachweis bakterieller Toxine, z.B. Verotoxine, mittels Zellkultur(en),   **12,80**
Abrechnungsbestimmung je Untersuchungsmaterial unter Angabe des Toxins
GOÄ   entsprechend oder ähnlich: Nrn. 4542* oder 4543*

32750 Differenzierung gezüchteter Bakterien mittels mono- oder polyvalenter Seren,   **3,90**
Abrechnungsbestimmung je Antiserum
Anmerkung Der Höchstwert für die Untersuchung nach der Nr. 32750 beträgt 39,00 Euro.
GOÄ   entsprechend oder ähnlich: Auswahl aus Nrn. 4572* – 4576*
Kompendium KBV: Mit dieser GOP sind z. B. Identifizierung bzw. Typisierung von Bacillus anthracis bzw. Salmonellen und Shigellen unter Verwendung von Antiseren berechnungsfähig.
Kommentar: Unter die Leistung fallen auch Identifizierungen bzw. Typisierungen von Salmonellen, Shigellen und Colibakterien.

32759* Differenzierung von in Reinkultur gezüchteten Bakterien mittels MALDI- TOF-   **6,59**
Massenspektrometrie (Matrix-unterstützte Laser-Desorptions-Ionisations-Flugzeit)
Abrechnungsbestimmung je Bakterienart
Anmerkung Die Gebührenordnungsposition 32759 ist bei derselben Bakterienart nicht neben den Gebührenordnungspositionen 32760 bis 32765 berechnungsfähig.
Berichtspflicht Nein

Differenzierung von in Reinkultur gezüchteten Bakterien, gilt für 32760 bis 32765
Obligater Leistungsinhalt
• Differenzierung von in Reinkultur gezüchteten Bakterien mittels
  – biochemischer und/oder kultureller Verfahren oder
  – Nukleinsäuresonden,
Fakultativer Leistungsinhalt
• Subkultur(en),
Abrechnungsbestimmung je Bakterienart und/oder -typ

32760 Verfahren mit bis zu drei Reaktionen   **3,60**
Abrechnungsausschluss bei derselben Bakterienart 32761, 32762, 32763, 32764, 32765
GOÄ   entsprechend oder ähnlich: Nr. 4546*
Kompendium KBV: GOP 32760 bis 32762 entsprechen einer Stufendiagnostik mit zunehmendem Untersuchungsaufwand, sie sind deshalb bei derselben Bakterienart nicht nebeneinander berechnungsfähig. Als Reaktion im Sinne der Leistungsbeschreibungen gilt jeweils eine kulturelle (z. B. Wachstumshemmung durch bestimmte Substanzen) oder biochemische (z. B. Koagulasenachweis) Differenzierungsmethode, die einzeln oder in bestimmten Kombinationen (sog. Bunte Reihe) durchgeführt wird. Die besonders aufwendige Differenzierung von strikten Anaerobiern oder Mykobakterien kann nach den erregerbezogenen Leistungskomplexen nach GOP 32763 bis 32765 abgerechnet werden. Die zuletzt genannten GOP schließen auch Nukleinsäuresonden (Gensonden) als Differenzierungsmethode ein (s. GOP 32820).1.(*)

(*) nach Kölner Kommentar zum EBM, Stand 01.01.2012

Anmerkung: Die Gebührenordnungsposition 32760 ist bei derselben Bakterienart nicht neben den Gebührenordnungspositionen 32759 und 32761 bis 32765 berechnungsfähig.

Abrechnungsausschluss im Zyklusfall 08635

32761   Verfahren mit mindestens vier Reaktionen   5,30

Abrechnungsausschluss bei derselben Bakterienart 32760, 32762, 32763, 32764, 32765

GOÄ   entsprechend oder ähnlich: Nrn. 4545* oder 4546*

Kompendium KBV: Siehe Hinweise zu Nr. 32760.

Anmerkung: Die Gebührenordnungsposition 32761 ist bei derselben Bakterienart nicht neben den Gebührenordnungspositionen 32759, 32760 und 32762 bis 32765 berechnungsfähig.

Abrechnungsausschluss bei derselben Bakterienart 32759, 32760, 32762, 32763, 32764, 32765

32762   Verfahren mit mindestens zehn Reaktionen   8,80

Abrechnungsausschluss bei derselben Bakterienart 32760, 32761, 32763, 32764, 32765

GOÄ   entsprechend oder ähnlich: Nr. 4547*

Kompendium KBV: Siehe Hinweise zu Nr. 32760.

Anmerkung: Die Gebührenordnungsposition 32762 ist bei derselben Bakterienart nicht neben den Gebührenordnungspositionen 32759 bis 32761 und 32763 bis 32765 berechnungsfähig.

Abrechnungsausschluss bei derselben Bakterienart 32759, 32760, 32761, 32763, 32764, 32765

32763   Differenzierung von strikten Anaerobiern   13,30

Abrechnungsausschluss bei derselben Bakterienart 32760, 32761, 32762, 32764, 32765

GOÄ   entsprechend oder ähnlich: Nr. 4550*

Kompendium KBV: Siehe Hinweise zu Nr. 32760.

Anmerkung: Die Gebührenordnungsposition 32763 ist bei derselben Bakterienart nicht neben den Gebührenordnungspositionen 32759 bis 32762, 32764 und 32765 berechnungsfähig.

32764   Differenzierung von Tuberkulosebakterien (M. tuberculosis, M. bovis, M. africanum, BCG-Stamm)   28,40

Abrechnungsausschluss bei derselben Bakterienart 32760, 32761, 32762, 32763, 32765

GOÄ   entsprechend oder ähnlich: Nrn. 4551*, 4585*

Kompendium KBV: Siehe Hinweise zu Nr. 32760.

Anmerkung: Die Gebührenordnungsposition 32764 ist bei derselben Bakterienart nicht neben den Gebührenordnungspositionen 32759 bis 32763 und 32765 berechnungsfähig.

32765   Differenzierung von Mykobakterien, die nicht Tuberkulosebakterien sind (sog. ubiquitäre Mykobakterien), mit Verfahren mit mindestens zehn Reaktionen oder mittels Nukleinsäuresonden   34,50

Abrechnungsausschluss bei derselben Bakterienart 32760, 32761, 32762, 32763, 32764

GOÄ   entsprechend oder ähnlich: Nr. 4585*

Kompendium KBV: Siehe Hinweise zu Nr. 32760.

Anmerkung: Die Gebührenordnungsposition 32765 ist bei derselben Bakterienart nicht neben den Gebührenordnungspositionen 32759 bis 32764 berechnungsfähig.

32768   Bestimmung der minimalen Hemmkonzentration (MHK) von in Reinkultur gezüchteten, ätiologisch relevanten Bakterien, außer aus Sputum, Urin, Stuhl   18,70

IV Arztgruppenübergr. spezielle Gebührenordnungspositionen   **32769–32772***

32 In-vitro-Diagnostik der Laboratoriumsmedizin, Mikrobiologie, Virologie, Infektionsepidemiologie sowie Transfusionsmedizin
EBM-Nr.   EBM-Punkte/Euro

und von Oberflächenabstrichen von Haut und Schleimhäuten, in mindestens acht Verdünnungsstufen,

Abrechnungsbestimmung je Untersuchungsprobe, insgesamt

GOÄ   entsprechend oder ähnlich: Nr. 4612*

Kompendium KBV: MHK-Bestimmungen können bei Patienten mit systemischen Infektionen erforderlich sein. Die Leistungslegende schließt die Anwendung der GOP 32768 bei Bestimmung der minimalen Hemmkonzentration aus Sputum, Urin, Stuhl und von Oberflächenabstrichen von Haut und Schleimhäuten isolierten Bakterien aus.

32769 Zuschlag zur Gebührenordnungsposition 32768 bei Bestimmung der minimalen   **9,20**
bakteriziden Konzentration (MBK) durch Subkulturen,

Abrechnungsbestimmung je Untersuchungsprobe

GOÄ   entsprechend oder ähnlich: Nr. 4613*

32770 Empfindlichkeitsprüfungen von Mykobakterien in Reinkultur,   **7,90**

Abrechnungsbestimmung je Bakterienstamm und je Chemotherapeutikum in mindestens jeweils zwei Abstufungen

Anmerkung Der Höchstwert für Untersuchungen nach der Nr. 32770 beträgt 39,50 Euro je Mykobakterienart.

GOÄ   entsprechend oder ähnlich: Nrn. 4610* – 4614*

Höchstwerte

Höchstwert	GOP
39,50 Euro	32770

Kommentar: Die EBM Nr. 32770 ist neben den folgenden EBM Nrn. nicht berechenbar: 08550 bis 08552, 08560, 08561, 31010 bis 31013, 34291.

Neben der EBM Nr. 32770 sind nicht abrechenbar: 01600, 01601.

32772* Semiquantitative nach EUCAST oder CLSI ausgewählte Empfindlichkeitsprüfungen   **6,93**
von in Reinkultur gezüchteten klinisch relevanten gramnegativen Bakterien aus einem Material gegen mindestens fünf Standardtherapeutika sowie mindestens drei für den Nachweis von Resistenzmechanismen relevanten Leitsubstanzgruppen

Fakultativer Leistungsinhalt
Bestimmung der minimalen Hemmkonzentration (MHK) mittels Gradienten-Diffusionstest,

Abrechnungsbestimmung je Bakterienart, höchstens zwei Bakterienarten je Untersuchungsprobe

Anmerkung Der Höchstwert für die Untersuchungen der Gebührenordnungspositionen 32772, 32773 und 32777 beträgt je Untersuchungsprobe 20,79 Euro.
Der Befundbericht soll die Ergebnisse zu den Leitsubstanzen der Multiresistenz nur aufführen, sofern der Keim auf mehrere Standardtherapeutika nicht oder nur intermediär sensibel ist.

Höchstwerte

Höchstwert	GOP
20,79 Euro	32773, 32772

Kommentar: Diese EBM Nr. ist neu aufgenommen und umfasst die gestrichenen Nrn. der Empfindlichkeitsprüfung nach 32766 und 32767, um die Resistenztestung klinisch relevanter gramnegativer Bakterien nach dem neuesten Stand der Wissenschaft durchzuführen.

Siehe unter EUCAST (European Committee on Antimicrobial Susceptibility Testing: www.eucast.org/) oder CLSI (Clinical and Laboratory Standards Institute: https://clsi.org/)

32773*–32777*   Arztgruppenübergr. spezielle Gebührenordnungspositionen IV

32 In-vitro-Diagnostik der Laboratoriumsmedizin, Mikrobiologie, Virologie, Infektionsepidemiologie sowie Transfusionsmedizin
EBM-Nr.   EBM-Punkte / Euro

32773* Semiquantitative nach EUCAST oder CLSI ausgewählte Empfindlichkeitsprüfungen **6,93**
von in Reinkultur gezüchteten klinisch relevanten grampositiven Bakterien aus
einem Material gegen mindestens fünf Standardtherapeutika sowie der für den
Nachweis von Resistenzmechanismen relevanten Leitsubstanzgruppen

Fakultativer Leistungsinhalt
Bestimmung der minimalen Hemmkonzentration (MHK) mittels Gradienten-Diffusionstest,

Abrechnungsbestimmung je Bakterienart, höchstens zwei Bakterienarten je Untersuchungsprobe

Anmerkung Der Höchstwert für die Untersuchungen der Gebührenordnungspositionen
32772 und 32773 beträgt je Untersuchungsprobe 20,79 Euro.
Der Befundbericht soll die Ergebnisse zu den Leitsubstanzen der Multiresistenz nur
aufführen, sofern der Keim auf mehrere Standardtherapeutika nicht oder nur intermediär
sensibel ist.

Höchstwerte

Höchstwert	GOP
20,79 Euro	32773, 32772

Kommentar: Neu gefasst auf der Basis des zur Zeit aktuellen wissenschaftlichen Standes der antimikrobiellen Resistenztestung und nach den Vorgaben von EUCAST (http://www.eucast.org/)
und dem deutschen Nationalen Antibiotika-Sensitivitätstest-Komitee (NAK = Das NAK ist
das nationale Antibiotika-Sensitivitätstest-Komitee des EUCAST in Deutschland) (http://
www.nak-deutschland.org/nak-deutschland/EUCAST-Dokumente.html) wurde die EBM Nr.
32773 aufgenommen und die bisherigen EBM Nrn. 32766 und 32767 wurden gestrichen.

GOÄ entsprechend oder ähnlich: GOÄ Nrn.4610, 4612, 4614 abhängig von Methode.

32774* Zuschlag zu der Gebührenordnungsposition 32772 bei gramnegativen Bakterien für **8,50**
die Durchführung von phänotypischen Bestätigungstesten bei Multiresistenz gegen
die für die Bakterienart relevante(n) Leitsubstanz(en),

Abrechnungsbestimmung je Bakterienart und Resistenzmechanismus

Berichtspflicht Nein

Kommentar: Der Bewertungsausschuss übernahm die Vorgaben von EUCAST (siehe
Kommentar zu Nr. 32773 mit entsprechenden Links) zur Ausführung der Teste zur
Bestätigung bei Verdacht auf Multiresistenz für gramnegative Bakterien.
Durch die differenziert Abbildung der Tests wird in der Zukunft durch die Abrechnungsdaten
der Vertragsärzte eine Aussage über die Häufigkeit von Multiresistenzen im ambulanten
Bereich möglich.

GOÄ entsprechend oder ähnlich GOÄ Nrn.4610, 4612, 4614 abhängig von Methode.

32775* Zuschlag zu der Gebührenordnungsposition 32773 bei grampositiven Bakterien für **8,50**
die Durchführung von phänotypischen Bestätigungstesten bei Multiresistenz gegen
die für die Bakterienart relevante(n) Leitsubstanz(en),

Abrechnungsbestimmung je Bakterienart und Resistenzmechanismus

Berichtspflicht Nein

Kommentar: Die Durchführung dieser Teste bei Multiresistenz -Verdacht bei grampositiven Bakterien
entspricht: EUCAST (European Committee on Antimicrobial Susceptibility Testing: www.
eucast.org/) und CLSI (Clinical and Laboratory Standards Institute: https://clsi.org/)
Siehe Kommentar zu Nr. 32773

GOÄ entsprechend oder ähnlich: GOÄ Nrn.4610, 4612, 4614 abhängig von Methode.

32777* Semiquantitative nach EUCAST oder CLSI ausgewählte Empfindlichkeitsprüfungen **6,93**
von in Reinkultur gezüchteten klinisch relevanten Bakterien aus einem Material
- mit atypischem Färbeverhalten nach Gram
- oder
- für die gemäß EUCAST oder CLSI ein von den Gebührenordnungspositionen 32772
oder 32773 abweichender Leistungsinhalt definiert ist,

IV Arztgruppenübergr. spezielle Gebührenordnungspositionen **32779*–32781**

32 In-vitro-Diagnostik der Laboratoriumsmedizin, Mikrobiologie, Virologie, Infektionsepidemiologie sowie Transfusionsmedizin
EBM-Nr.   EBM-Punkte / Euro

Abrechnungsbestimmung je Bakterienart, höchstens zwei Bakterienarten je Untersuchungsprobe

Anmerkung Der Höchstwert für die Untersuchungen der Gebührenordnungspositionen 32772, 32773 und 32777 beträgt je Untersuchungsprobe 20,79 Euro.

Berichtspflicht Nein

32.3.11 Virologische Untersuchungen

Nachweis von Virus-Antigenen aus einem Körpermaterial (Direktnachweis) mittels Immunfluoreszenz und/oder mittels Immunoassay mit photometrischer oder gleichwertiger Messung, gilt für 32779 bis 32782 und 32784 bis 32791

Abrechnungsbestimmung je Untersuchung

Anmerkung Die Berechnung der Gebührenordnungsposition 32791 setzt die Begründung der medizinischen Notwendigkeit der jeweiligen Untersuchung im Einzelfall voraus

32779* SARS-CoV-2   **10,80**

Nachweis von Virus-Antigenen aus einem Körpermaterial (Direktnachweis) mittels Immunfluoreszenz und/oder mittels Immunoassay mit photometrischer oder gleichwertiger Messung, gilt für die Gebührenordnungspositionen 32779 bis 32782 und 32784 bis 32791,

Abrechnungsbestimmung je Untersuchung

Anmerkung Untersuchungen mittels vorgefertigter Reagenzträger (z.B. immunchromatographische Schnellteste) oder Schnellteste mit vorgefertigten Reagenzzubereitungen (z.B. Latexteste) sind nicht nach der Gebührenordnungsposition 32779 berechnungsfähig. Die Berechnung der Gebührenordnungsposition 32779 setzt die Teilnahme an Maßnahmen der externen Qualitätssicherung voraus.
Die Gebührenordnungsposition 32779 ist nur von Fachärzten für Laboratoriumsmedizin oder für Mikrobiologie, Virologie und Infektionsepidemiologie berechnungsfähig.
Die Berechnung der Gebührenordnungsposition 32791 setzt die Begründung der medizinischen Notwendigkeit der jeweiligen Untersuchung im Einzelfall voraus.

Berichtspflicht Nein

32780 Hepatitis A-Virus (HAV)   **7,70**

GOÄ   entsprechend oder ähnlich: Nr. 4641*

Kompendium KBV:Die Leistungslegende nach GOP 32780 bis 32791 beinhaltet einen virologischen Antigennachweis aus einem Körpermaterial als Direktnachweis, also ohne zeitaufwendige kulturelle Untersuchung. Die Berechnungsfähigkeit von Immunoassays für den Antigennachweis (Direktnachweis) ist auf eine standardisierte und qualitätskontrollierte Methodik beschränkt, die in der Leistungslegende durch das Kriterium der hotometrischen Messung beschrieben und z. B. nach DIN 58 967 Teil 30 genormt ist. Gleichwertige Verfahren sind Chemilumineszenz- oder Radioaktivitätsmessungen. Durch diese höhere Methodenanforderung werden Schnelltests auf der Basis vorgefertigter Testträger mit vereinfachter Handhabung und visueller Ablesung abgegrenzt, die hinsichtlich Aufwand und Befundqualität insgesamt nicht den Standardmethoden gleichgesetzt werden können. Beispiele für nicht mit GOP 32702 bis 32707 berechnungsfähige Antigennachweise sind Schnelltests auf Chlamydien (GOP 01812, 32153), A-Streptokokken (GOP 32152) oder B-Streptokokken, die wie weitere Erregernachweise mangels eigenständiger Leistungspositionen lediglich als orientierende Untersuchungen der GOP 32030 zugeordnet werden können.(*)

(*) nach Kölner Kommentar zum EBM, Stand 01.01.2012

32781 Hepatitis B-Oberflächenantigen (HBsAg)   **5,50**

Abrechnungsausschluss in derselben Sitzung 01810, 01932
am Behandlungstag 01865

GOÄ   entsprechend oder ähnlich: Nr. 4643*

32782–32791 Arztgruppenübergr. spezielle Gebührenordnungspositionen IV

32 In-vitro-Diagnostik der Laboratoriumsmedizin, Mikrobiologie, Virologie, Infektionsepidemiologie sowie Transfusionsmedizin

EBM-Nr.   EBM-Punkte/Euro

Kompendium KBV: Siehe Hinweise bei Nr. 32780.

32782   Hepatitis B-e-Antigen (HBeAg)   **10,90**
GOÄ   entsprechend oder ähnlich: Nr. 4642*
Kompendium KBV: Siehe Hinweise bei Nr. 32780.

32784   Cytomegalievirus (CMV)   **18,50**
GOÄ   entsprechend oder ähnlich: Nrn. 4648*, 4680*
Kompendium KBV: Siehe Hinweise bei Nr. 32780.

32785   Herpes simplex-Viren   **17,30**
                  Abrechnungsausschluss in derselben Sitzung 32800
                  am Behandlungstag 32852
GOÄ   entsprechend oder ähnlich: Nrn. 4648*, 4680*
Kompendium KBV: Siehe Hinweise bei Nr. 32780.

32786   Influenzaviren   **9,20**
                  Abrechnungsausschluss am Behandlungstag 32851
GOÄ   entsprechend oder ähnlich: Nrn. 4644*, 4676*
Kompendium KBV: Siehe Hinweise bei Nr. 32780.

32787   Parainfluenzaviren   **6,10**
                  Abrechnungsausschluss am Behandlungstag 32851
GOÄ   entsprechend oder ähnlich: Nrn. 4645*, 4677*
Kompendium KBV: Siehe Hinweise bei Nr. 32780.

32788   Respiratory-Syncytial-Virus (RSV)   **18,50**
                  Abrechnungsausschluss am Behandlungstag 32851
GOÄ   entsprechend oder ähnlich: Nrn. 4647*, 4679*
Kompendium KBV: Siehe Hinweise bei Nr. 32780.

32789   Adenoviren   **8,70**
                  Abrechnungsausschluss am Behandlungstag 32852, 32853
GOÄ   entsprechend oder ähnlich: Nrn. 4640*, 4675*
Kompendium KBV: Siehe Hinweise bei Nr. 32780.

32790   Rotaviren   **7,40**
                  Abrechnungsausschluss am Behandlungstag 32853
GOÄ   entsprechend oder ähnlich: Nrn. 4646*, 4678*
Kompendium KBV: Siehe Hinweise bei Nr. 32780.

32791   Ähnliche Untersuchungen unter Angabe des Antigens   **13,20**
                  Anmerkung Die Berechnung der Gebührenordnungsposition 32791 setzt die Begründung der medizinischen Notwendigkeit der jeweiligen Untersuchung im Einzelfall voraus.
GOÄ   entsprechend oder ähnlich: Nr. 4648* (Nativmaterial), Nr. 4680* (angezüchtete Viren)
Kompendium KBV: Siehe Hinweise bei Nr. 32780.
                  Die Angabe des Antigens (Feldkennung 5002) ist zwingend.
                  Die Berechnung der GOP 32791 setzt die Begründung der medizinischen Notwendigkeit der jeweiligen Untersuchung im Einzelfall voraus.

IV Arztgruppenübergr. spezielle Gebührenordnungspositionen 32792–32802*

32 In-vitro-Diagnostik der Laboratoriumsmedizin, Mikrobiologie, Virologie, Infektionsepidemiologie sowie Transfusionsmedizin
EBM-Nr.   EBM-Punkte / Euro

32792 Elektronenmikroskopischer Nachweis von Viren   46,00

Obligater Leistungsinhalt
• Elektronenmikroskopischer Nachweis von Viren

Fakultativer Leistungsinhalt
• Verwendung spezifischer Antiseren (Immunelektronenmikroskopie)

GOÄ   entsprechend oder ähnlich: Nr. 4671*

32793 Anzüchtung von Viren, Rickettsien in Zellkulturen oder in vivo   10,30

Obligater Leistungsinhalt
• Anzüchtung von Viren, Rickettsien in Zellkulturen oder in vivo

Fakultativer Leistungsinhalt
• Folgekulturen (Passagen)

GOÄ   entsprechend oder ähnlich: Nr. 4655*

Kompendium KBV: Die GOP 32793 ist nicht für die Anzüchtung von Chlamydien berechnungsfähig.

GOP 32792 bis 32794 unterliegen einem Höchstwert (46,00 €), der sich auf die Gesamtheit der Untersuchungen gemäß GOP 32792 bis 32794 für ein Material bezieht. Wird mehr als ein Material untersucht, so ist in den Abrechnungsunterlagen darauf hinzuweisen.

32794 Anzüchtung von Viren oder Rickettsien in einem Brutei   10,20

Anmerkung Der Höchstwert für die Untersuchungen nach den Nrn. 32792 bis 32794 beträgt 46,00 Euro je Körpermaterial.

GOÄ   entsprechend oder ähnlich: Analog Nr. 4655*

32795 Typisierung von Viren in Zellkulturen, in vivo oder im Brutei,   9,20

Abrechnungsbestimmung je Antiserum

GOÄ   entsprechend oder ähnlich: Analog Nr. 4655*

32.3.12 Molekularbiologische Untersuchungen

1. Immundefizient sind Patienten, bei denen mindestens ein Teil des Immunsystems aufgrund exogener oder endogener Ursachen soweit eingeschränkt ist, dass eine regelgerechte Immunreaktion nicht erfolgt und ein Auftreten opportunistischer Infektionen zu erwarten ist.

2. Der Nachweis mikrobieller/viraler Nukleinsäure aus einem Körpermaterial (Direktnachweis) erfolgt mittels Nukleinsäureamplifikationstechniken und beinhaltet für die Leistungen nach den Gebührenordnungspositionen 32815, 32817 sowie 32823 bis 32827 die Aufbereitung (z.B. Zellisolierung, Nukleinsäureisolierung, -denaturierung) und Spezifitätskontrolle des Amplifikats (z.B. mittels Elektrophorese und markierter Sonden), ggf. einschl. reverser Transkription und mehreren aufeinanderfolgenden Amplifikationen.

32800* Nukleinsäurenachweis von Herpes-simplex-Virus Typ 1 und Typ 2 bei immundefizienten Patienten   19,90

Anmerkung Der Höchstwert für die Untersuchungen nach den Gebührenordnungspositionen 32800 und 32852 beträgt 40 Euro.

Ausschluss in derselben Sitzung 32785

Berichtspflicht Nein

32801* Nukleinsäurenachweis von Varicella-Zoster-Virus bei immundefizienten Patienten   19,90

Ausschluss in derselben Sitzung 32630

Berichtspflicht Nein

32802* Nukleinsäurenachweis von Pneumocystis jirovecii bei immundefizienten Patienten   19,90

Berichtspflicht Nein

32803*–32816* Arztgruppenübergr. spezielle Gebührenordnungspositionen IV

32 In-vitro-Diagnostik der Laboratoriumsmedizin, Mikrobiologie, Virologie, Infektionsepidemiologie sowie Transfusionsmedizin
EBM-Nr.   EBM-Punkte / Euro

32803*   Nukleinsäurenachweis von Listeria spp. bei immundefizienten Patienten   **19,90**

Ausschluss in derselben Sitzung 32594

Berichtspflicht Nein

32804*   Nukleinsäurenachweis von Zika-Virus-RNA   **19,90**

Berichtspflicht Nein

32805*   Nukleinsäurenachweis von sonstigen Arboviren   **19,90**

Berichtspflicht Nein

32806*   Nukleinsäurenachweis von Masernvirus   **19,90**

Berichtspflicht Nein

32807*   Nukleinsäurenachweis von Mumpsvirus   **19,90**

Berichtspflicht Nein

32808   Nukleinsäurenachweis von Rötelnvirus   **19,90**

Berichtspflicht Nein

32809*   Nukleinsäurenachweis von Adenoviren aus Konjunktivalabstrich   **19,90**

Ausschluss in derselben Sitzung 32601

Berichtspflicht Nein

32810*   Nukleinsäurenachweis von Orthopoxvirus spp. aus makulo-/vesiculopapulösen   **19,90**
Haut- oder Schleimhautläsionen (Befundmitteilung innerhalb von 24 Stunden nach
Materialeingang im Labor),

Abrechnungsbestimmung höchstens dreimal im Behandlungsfall

Anmerkung Die Gebührenordnungsposition 32810 ist nur von Fachärzten für Laboratoriumsmedizin oder für Mikrobiologie, Virologie und Infektionsepidemiologie berechnungsfähig.

Berichtspflicht Nein

Kommentar: Der Bewertungsausschuss empfiehlt:

1. Die Vergütung der Leistungen nach der Gebührenordnungsposition 32810 erfolgt außerhalb der morbiditätsbedingten Gesamtvergütungen.

2. Die Leistungen nach der Gebührenordnungsposition 32810 werden ab dem 1. Januar 2025 in die morbiditätsbedingte Gesamtvergütung überführt. Dabei wird das Verfahren zur Berücksichtigung einer geänderten Abgrenzung der morbiditätsbedingten Gesamtvergütung gemäß Nr. 2.2.1.2 des Beschlusses des Bewertungsausschusses in seiner 383. Sitzung am 21. September 2016, zuletzt geändert durch den Beschluss des Bewertungsausschusses in seiner 598. Sitzung (schriftliche Beschlussfassung), bzw. entsprechender Folgebeschlüsse, zu Vorgaben für ein Verfahren zur Ermittlung der Aufsatzwerte und der Anteile einzelner Krankenkassen angewendet, wobei die KV-spezifische Abstaffelungsquote in Nr. 2.2.1.2 Ziffer 2 des genannten Beschlusses auf eins gesetzt wird.

32815*   Quantitative Bestimmung der Hepatitis D-Virus-RNA vor, während, zum Abschluss   **89,50**
oder nach Abbruch einer spezifischen antiviralen Therapie,

Abrechnungsbestimmung höchstens dreimal im Behandlungsfall

Berichtspflicht Nein

32816*   Nukleinsäurenachweis des beta-Coronavirus SARS-CoV-2   **27,30**

Obligater Leistungsinhalt
- Untersuchung von Material der oberen Atemwege (Oropharynx-Abstrich und/oder Nasopharynx-Abstrich

IV   Arztgruppenübergr. spezielle Gebührenordnungspositionen   **32817*–32821**

32 In-vitro-Diagnostik der Laboratoriumsmedizin, Mikrobiologie, Virologie, Infektionsepidemiologie sowie Transfusionsmedizin
EBM-Nr.   EBM-Punkte / Euro

Fakultativer Leistungsinhalt
- Untersuchung von Material der tiefen Atemwege (Bronchoalveoläre Lavage, Sputum (nach Anweisung produziert bzw. induziert) und/oder Trachealsekret),

Abrechnungsbestimmung einmal am Behandlungstag

Anmerkung Die Gebührenordnungsposition 32816 ist im Behandlungsfall höchstens fünfmal berechnungsfähig.
Die Befundmitteilung sollte im Regelfall innerhalb von 24 Stunden nach Materialeinsendung erfolgen.
Die Gebührenordnungsposition 32816 ist nur von Fachärzten für Laboratoriumsmedizin oder für Mikrobiologie, Virologie und Infektionsepidemiologie berechnungsfähig.
Die Berechnung der Gebührenordnungsposition 32816 setzt die Teilnahme an Maßnahmen der externen Qualitätssicherung voraus.

Berichtspflicht Nein

Kommentar: Nur von Fachärzten für Laboratoriumsmedizin oder für Mikrobiologie und Infektionsepidemiologie ist die Leistung berechnungsfähig.
Hinweise zur Testung finden sich im Internet des RKI:
- Hinweise zur Testung von Patienten auf Infektion mit dem neuartigen Coronavirus SARS-CoV-2: https://www.rki.de/DE/Content/InfAZ/N/Neuartiges_Coronavirus/Vorl_Testung_nCoV.html?nn=2386228
- **COVID-19 Verdacht:** Testkriterien und Maßnahmen in einer ausführlichen 2seitigen Übersicht: **Orientierungshilfe für Ärztinnen und Ärzte nach RKI**: https://www.rki.de/DE/Content/InfAZ/N/Neuartiges_Coronavirus/Massnahmen_Verdachtsfall_Infografik_Tab.html?nn=2386228

SG München (Urt. v. 16.03.2022 – S 38 KA 321/21): Die Durchführung und Abrechnung von Leistungen nach den Gebührenordnungspositionen 32811 und 32816 (Testungen im Zusammenhang mit SARS-CoV-2) zulasten der GKV setzt eine entsprechende Genehmigung voraus. Diese Voraussetzungen erfüllt eine vorgelegte Bescheinigung einer anderen Behörde nicht. Die Leistungen nach den GOP 32811 und 32816 sind nur für bestimmte Facharztgruppen, nämlich von Fachärzten für Laboratoriumsmedizin, Mikrobiologie, Virologie und Infektionsepidemiologie, nicht aber von Fachärzten für Infusionsmedizin abrechenbar.

Wirtschaftlichkeitsbonus erhalten
Damit die Veranlassung der neuen Laborleistung das Laborbudget nicht belastet, kann auf dem Abrechnungsschein des Patienten vom veranlassenden Arzt die Kennnummer EBM 32006 angegeben werden. Dies führt dazu, dass die Laborkosten bei der Berechnung des Wirtschaftlichkeitsbonus nicht herangezogen werden.

32817*   Quantitative Bestimmung der Hepatitis B-Virus-DNA zur Diagnostik einer   **89,50**
HBV-Reaktivierung oder vor, während, zum Abschluss oder nach Abbruch einer spezifischen antiviralen Therapie,

Abrechnungsbestimmung höchstens dreimal im Behandlungsfall

Ausschluss in derselben Sitzung 01866

Berichtspflicht Nein

GOÄ   entsprechend oder ähnlich: GOÄ-Nr. 4785

32821   Genotypische HIV-Resistenztestung bei HIV-Infizierten vor spezifischer antiretro-   **260**
viraler Therapie oder bei Verdacht auf Therapieversagen mit folgenden Substanz-klassen gemäß Zusammenfassung der Merkmale eines Arzneimittels (Fachinformation)
- Integrase-Inhibitoren
oder
- Corezeptor-Antagonisten
oder
- Fusionsinhibitoren

32823–32828*   Arztgruppenübergr. spezielle Gebührenordnungspositionen IV

32 In-vitro-Diagnostik der Laboratoriumsmedizin, Mikrobiologie, Virologie, Infektionsepidemiologie sowie Transfusionsmedizin

EBM-Nr.   EBM-Punkte / Euro

Obligater Leistungsinhalt
- Vollständige Untersuchung auf pharmakologisch relevante Eigenschaften des HI-Virus im Bereich des HIV-env-gp120 Gens,
- Isolierung und Amplifikation von HI-Virusnukleinsäuren, ggf. auch mehrfach,
- Sequenzierung,

Fakultativer Leistungsinhalt
- Reverse Transkription,
- Amplifikationskontrolle (z.B. mittels Gelelektrophorese),

Abrechnungsbestimmung je Substanzklasse

Anmerkung Darüber hinausgehende Untersuchungen sind nur mit ausführlicher medizinischer Begründung berechnungsfähig.
Für die Beurteilung eines Therapieversagens sind die aktuellen Leitlinien des AWMF-Registers zugrunde zu legen.
Die Gebührenordnungsposition 32821 setzt die Angabe der Substanzklasse als Art der Untersuchung voraus.
Für die Beurteilung eines Therapieversagens sind die aktuellen Leitlinien des AWMF-Registers zugrunde zu legen.

Berichtspflicht Nein

Kompendium KBV: Die Untersuchung nach GOP 32821 ist höchstens zweimal im Krankheitsfall berechnungsfähig.

Darüber hinausgehende Untersuchungen sind nur mit ausführlicher medizinischer Begründung berechnungsfähig.

Für die Beurteilung eines Therapieversagens sind die aktuellen Leitlinien des AWMF-Registers zugrunde zu legen.

32823   Quantitative Bestimmung der Hepatitis C-Virus-RNA vor, während oder nach Abbruch einer spezifischen antiviralen Therapie   **89,50**

Abrechnungsbestimmung höchstens dreimal im Behandlungsfall

Berichtspflicht Nein

32823*   Quantitative Bestimmung der Hepatitis C-Virus-RNA vor, während oder nach Abbruch einer spezifischen antiviralen Therapie   **89,50**

32824*   Quantitative Bestimmung der HIV-RNA vor, während, zum Abschluss oder nach Abbruch einer spezifischen antiviralen Therapie   **89,50**

Abrechnungsbestimmung höchstens dreimal im Behandlungsfall

Abrechnungsausschluss im Behandlungsfall 32376, 32378
in derselben Sitzung 32850

Berichtspflicht Nein

32825*   Nachweis von DNA und/oder RNA des Mycobacterium tuberculosis Complex (MTC) bei begründetem Verdacht auf eine Tuberkulose   **61,40**

Berichtspflicht Nein

32827*   Bestimmung des Hepatitis C-Virus-Genotyps vor oder während spezifischer antiviraler Therapie   **89,50**

Abrechnungsbestimmung einmal im Behandlungsfall

Berichtspflicht Nein

32828*   Genotypische HIV-Resistenztestung bei HIV-Infizierten vor spezifischer antiretroviraler Therapie oder bei Verdacht auf Therapieversagen mit folgenden Substanzklassen   **260,00**
- Protease-Inhibitoren und/oder
- Reverse Transkriptase-Inhibitoren

32 In-vitro-Diagnostik der Laboratoriumsmedizin, Mikrobiologie, Virologie, Infektionsepidemiologie sowie Transfusionsmedizin

EBM-Nr.   EBM-Punkte / Euro

Berichtspflicht Nein

GOÄ   entsprechend oder ähnlich: Analoger Ansatz der Nr. 4873*

Anmerkung Für die Beurteilung eines Therapieversagens sind die aktuellen Leitlinien des AWMF-Registers zugrunde zu legen.
Die Gebührenordnungsposition 32828 umfasst auch die gemäß Anlage I der Richtlinie des Gemeinsamen Bundesausschusses zu Untersuchungen und Behandlungsmethoden der vertragsärztlichen Versorgung festgelegten Indikationen.

Kommentar: Siehe: Richtlinie Methoden vertragsärztliche Versorgung (früher BUB-Richtlinie)
https://www.g-ba.de/downloads/62-492-2901/MVV-RL-2022-05-19-iK-2022-08-05.pdf

32830* Nukleinsäurenachweis von Mycobacterium tuberculosis   **19,90**
Abrechnungsbestimmung einmal im Behandlungsfall
Berichtspflicht Nein

32831* Nukleinsäurenachweis von Zytomegalie-Virus bei   **19,90**
• organtransplantierten Patienten
oder
• bei Verdacht auf eine kongenitale CMV-Infektion
oder
• bei konkreter therapeutischer Konsequenz in begründeten Einzelfällen bei immundefizienten Patienten
Anmerkung Die Gebührenordnungsposition 32831 ist nur in begründeten Einzelfällen neben kulturellen Untersuchungen und/oder Antigennachweisen zum Nachweis von CMV berechnungsfähig.
Abrechnungsausschluss in derselben Sitzung 32602, 32603
Berichtspflicht Nein

32832* Nukleinsäurenachweis von Parvovirus oder aus Fruchtwasser und/oder Fetalblut   **19,90**
zum Nachweis einer vorgeburtlichen fetalen Infektion
Berichtspflicht Nein

32833* Nukleinsäurenachweis von Toxoplasma aus   **19,90**
• Fruchtwasser und/oder Fetalblut
oder
• bei immundefizienten Patienten
Abrechnungsausschluss in derselben Sitzung 32683
Berichtspflicht Nein

32834* Nukleinsäurenachweis von Erreger im Liquor   **19,90**
Berichtspflicht Nein

32835* Nukleinsäurenachweis von HCV   **43,40**
Abrechnungsausschluss am Behandlungstag 01867
Berichtspflicht Nein

32837* Nukleinsäurenachweis von MRSA (nicht für das Sanierungsmonitoring)   **19,90**
Abrechnungsausschluss in derselben Sitzung 30954, 30956
Berichtspflicht Nein

32839* Nukleinsäurenachweis von Chlamydien   **19,90**
Abrechnungsausschluss in derselben Sitzung 01816, 01840, 01915, 01936, 32851, 32852
Berichtspflicht Nein

32842*–32851* Arztgruppenübergr. spezielle Gebührenordnungspositionen IV

32 In-vitro-Diagnostik der Laboratoriumsmedizin, Mikrobiologie, Virologie, Infektionsepidemiologie sowie Transfusionsmedizin

EBM-Nr.   EBM-Punkte / Euro

32842*   Nukleinsäurenachweis von Mycoplasmen   **19,90**

Abrechnungsausschluss am Behandlungstag 32851, 32852

Anmerkung Neben der GOP 32842 sind kulturelle Untersuchungen und/oder Antigen-nachweise zum Nachweis von Mykoplasmen nicht berechnungsfähig.

Berichtspflicht Nein

32843*   Nukleinsäurenachweis von Polyoma-Virus bei immundefizienten Patienten   **19,90**

Berichtspflicht Nein

32844*   Nukleinsäurenachweis von Epstein-Barr-Virus bei immundefizienten Patienten   **19,90**

Berichtspflicht Nein

32845*   Nukleinsäurenachweis von HAV,   **19,90**

Abrechnungsbestimmung einmal im Behandlungsfall

Berichtspflicht Nein

32846*   Nukleinsäurenachweis von HEV,   **19,90**

Abrechnungsbestimmung einmal im Behandlungsfall

Berichtspflicht Nein

32847*   Nukleinsäurenachweis von HDV,   **19,90**

Abrechnungsbestimmung einmal im Behandlungsfall

Berichtspflicht Nein

32850   Nukleinsäurenachweis von HIV-RNA   **43,40**

Abrechnungsbestimmung einmal im Behandlungsfall

Abrechnungsausschluss in derselben Sitzung 32660, 32824

GOÄ   entsprechend oder ähnlich: Nrn. 4780* bis 4787*, Inhalt aber anders.

Kommentar: Mit der Leistung nach Nr. 32850 kann
- der Nachweis viraler Nukleinsäuren zur Bestätigung eines reaktiven Suchtests anstelle der Nr. 32660
- als auch zum Nachweis einer erworbenen HIV-Infektion mit noch negativem oder grenz-wertigem Suchtest

angesetzt werden.

32851*   Nukleinsäurenachweis von einem oder mehreren der nachfolgend aufgeführten   **19,90** Erreger akuter respiratorischer Infektionen (Befundmitteilung innerhalb von 24 Stunden nach Materialeingang im Labor)
- virale Erreger: Influenza A und B, Parainfluenzaviren, Bocavirus, Respiratory-Syncytial-Virus, Adenoviren, humanes Metapneumovirus, Rhinoviren, Enteroviren und Coronaviren (außer beta-Coronavirus SARS-CoV-2),
- bakterielle Erreger: Bordetella pertussis und B. parapertussis, Mycoplasma pneumoniae, Chlamydia pneumoniae, Legionella pneumophilia, Streptococcus pneumoniae, Haemophilus influenzae

Abrechnungsbestimmung je Erreger

Anmerkung Ab der 2. Leistung am Behandlungstag wird die Gebührenordnungsposition 32851 mit 7,23 Euro je Erreger bewertet.

Der Höchstwert für die Untersuchungen nach der Gebührenordnungsposition 32851 beträgt 85 Euro.

Neben der Gebührenordnungsposition 32851 sind kulturelle Untersuchungen und/oder Antigennachweise zum Nachweis von Mykoplasmen nicht berechnungsfähig.

32 In-vitro-Diagnostik der Laboratoriumsmedizin, Mikrobiologie, Virologie, Infektionsepidemiologie sowie Transfusionsmedizin

EBM-Nr.   EBM-Punkte/Euro

Abrechnungsausschluss am Behandlungstag 32589, 32592, 32595, 32600, 32601, 32604, 32609, 32610, 32622, 32625, 32628, 32704, 32786 bis 32789, 32839 und 32842

Berichtspflicht Nein

32852* **Nukleinsäurenachweis von einem oder mehreren der nachfolgend aufgeführten** **19,90**
Erreger sexuell übertragbarer Infektionen (Befundmitteilung innerhalb von 24
Stunden nach Materialeingang im Labor)
• Chlamydia trachomatis, Neisseria gonorrhoeae, Mycoplasma genitalium, Trichomonas
vaginalis, Herpes-simplex-Virus Typ 1 und 2,

Abrechnungsbestimmung je Erreger

Anmerkung Ab der 2. Leistung am Behandlungstag wird die Gebührenordnungsposition
32852 mit 7,23 Euro je Erreger bewertet.
Der Höchstwert für die Untersuchungen nach den Gebührenordnungspositionen 32800
und 32852 beträgt 40 Euro.
Neben der Gebührenordnungsposition 32852 sind kulturelle Untersuchungen und/oder
Antigennachweise zum Nachweis von Mykoplasmen und/oder C. trachomatis nicht
berechnungsfähig.
Die Gebührenordnungsposition 32852 ist nur in begründeten Einzelfällen neben kulturellen
Untersuchungen zum Nachweis von Neisseria gonorrhoeae berechnungsfähig.

Abrechnungsausschluss am Behandlungstag 01816, 01840, 01915, 01936, 32703,
32785, 32839 und 32842

Berichtspflicht Nein

32853* **Nukleinsäurenachweis von einem oder mehreren der nachfolgend aufgeführten** **19,90**
Erreger akuter gastrointestinaler Infektionen (Befundmitteilung innerhalb von 24
Stunden nach Materialeingang im Labor)
• virale Erreger: Noroviren, Enteroviren, Rotaviren, Adenoviren, Astroviren, Sapoviren,
• bakterielle Erreger: Campylobacter, Salmonellen, Shigellen, Yersinia enterocolitica,
Yersinia pseudotuberculosis, EHEC/EPEC,
• Cryptosporidium spp., Entamoeba histolytica, Giardia duodenalis, Strongyloides spp.,

Abrechnungsbestimmung je Erreger

Anmerkung Ab der 2. Leistung am Behandlungstag wird die Gebührenordnungsposition
32853 mit 7,23 Euro je Erreger bewertet.
Der Höchstwert für die Untersuchungen der Gebührenordnungsposition 32853 beträgt
85 Euro.

Abrechnungsausschluss am Behandlungstag 32601, 32604, 32609, 32610, 32789 und
32790

Berichtspflicht Nein

32.3.14 Molekulargenetische Untersuchungen

32860 Faktor-V-Leiden-Mutation **30,00**
Abrechnungsbestimmung insgesamt
GOÄ entsprechend oder ähnlich: Nr. 4872*

32861 Prothrombin G20210A-Mutation **30,00**
Abrechnungsbestimmung insgesamt
GOÄ entsprechend oder ähnlich: Nr. 4872*

32863 Nachweis einer MTHFR-Mutation (Homocystein Konzentration im Plasma > 50 **30,00**
µmol pro Liter)
GOÄ entsprechend oder ähnlich: Nr. 4872*

32864–32868*   Arztgruppenübergr. spezielle Gebührenordnungspositionen IV

32 In-vitro-Diagnostik der Laboratoriumsmedizin, Mikrobiologie, Virologie, Infektionsepidemiologie sowie Transfusionsmedizin

EBM-Nr.   EBM-Punkte / Euro

32864   Hämochromatose   **50,00**

Obligater Leistungsinhalt
- Untersuchung auf die C282Y- und die H63D-Mutation des HFE (Hämochromatose)-Gens,

Abrechnungsbestimmung einmal im Krankheitsfall

32865*   Genotypisierung zur Bestimmung des CYP2D6-Metabolisierungsstatus vor Gabe   **308,50**
von Inhibitoren der Glukozerebrosid-Synthase bei Morbus Gaucher Typ 1 gemäß
der Zusammenfassung der Merkmale eines Arzneimittels (Fachinformation)

Obligater Leistungsinhalt
- Untersuchung des CYP2D6-Gens mittels Sequenzanalyse,

Fakultativer Leistungsinhalt
- Untersuchung auf eine Deletion und/oder Duplikation,

Abrechnungsbestimmung einmal im Krankheitsfall

32866*   Genotypisierung zur Bestimmung des CYP2C9-Metabolisierungsstatus vor der   **82,00**
Gabe von Siponimod bei sekundär progredienter Multipler Sklerose gemäß der
Zusammenfassung der Merkmale des Arzneimittels (Fachinformation)

Obligater Leistungsinhalt
- Untersuchung auf das Vorliegen der Allele CYP2C9*1, CYP2C9*2 und CYP2C9*3,

Abrechnungsbestimmung einmal im Krankheitsfall

Berichtspflicht Nein

32867*   Genotypisierung zur Bestimmung desDihydropyrimidin-Dehydrogenase   **120,00**
(DPD)-Metabolisierungsstatus vor systemischerTherapie mit 5-Fluorouracil oder
dessenVorstufen gemäß der Zusammenfassung derMerkmale des Arzneimittels
(Fachinformation)

Obligater Leistungsinhalt
- Untersuchung des DPYD Gens auf dieVarianten c.1905+1G>A, c.1679T>G,c.2846A>T und c.1236G>A/HapB3,

Abrechnungsbestimmung einmal im Krankheitsfall

Berichtspflicht Nein

32868*   Genotypisierung zur Bestimmung des UDP-Glucuronosyltransferase 1A1 (UGT1A1)   **50,00**
Metabolisierungsstatus vor systemischer Therapie mit einem irinotecanhaltigen
Arzneimittel

Obligater Leistungsinhalt
- Untersuchung auf das Vorliegen der Allele UGT1A1*6 und UGT1A1*28

Abrechnungsbestimmung einmal im Krankheitsfall

Berichtspflicht Nein

Kommentar: Die KBV teilt mit:

„Das Bundesinstitut für Arzneimittel und Medizinprodukte empfiehlt vor Beginn einer
systemischen Therapie mit irinotecanhaltigen Arzneimitteln bei Darmkrebspatienten eine
UGT1A1-Genotypisierung durchzuführen. Hierfür wird zum 1. Oktober eine neue Leistung
in den EBM aufgenommen.

Mit der Bestimmung des UDP-Glucuronosyltransferase 1A1 (UGT1A1)-Metabolisierungs-
status soll die Dosierung der Medikamente individuell angepasst und schwere Neutropenien und Durchfälle vermieden werden können.

Für die UGT1A1-Genotypisierung wird zum 1. Oktober die Gebührenordnungsposition
(GOP) 32868 in den Abschnitt 32.3.14 EBM aufgenommen. Sie wird zunächst extrabudgetär vergütet.

Patienten, die langsame UGT1A1-Metabolisierer sind, haben nach einer Behandlung mit
Irinotecan ein erhöhtes Risiko für schwere Neutropenien und Durchfälle. Dieses Risiko
steigt mit der Dosis von Irinotecan.

IV Arztgruppenübergr. spezielle Gebührenordnungspositionen   **32901*–32904***

32 In-vitro-Diagnostik der Laboratoriumsmedizin, Mikrobiologie, Virologie, Infektionsepidemiologie sowie Transfusionsmedizin

EBM-Nr.   EBM-Punkte / Euro

Gemäß der Empfehlung des Bundesinstituts für Arzneimittel und Medizinprodukte in seinem Rote-Hand-Brief vom 21. Dezember 2021 kann eine UGT1A1-Genotypisierung hilfreich sein, um diese Patienten zu identifizieren. Für sie sollte dann eine geringere Anfangsdosis von irinotecanhaltigen Arzneimitteln in Betracht gezogen werden." (Quelle: **KBV-Praxisnachrichten** vom 11.08.2022)

32.3.15 Immungenetische Untersuchungen

32.3.15.1 Transplantationsvorbereitende immungenetische Untersuchungen

1. Die Gebührenordnungspositionen des Abschnitts 32.3.15.1 sind nur vor einer Organ-, Gewebe- oder hämatopoetischen Stammzelltransplantation berechnungsfähig.

2. Die Einhaltung der Richtlinie der Bundesärztekammer zu Anforderungen an die Histokompatibilitätsdiagnostik gemäß § 16 Abs. 1 S. 1 Nr. 4a) und 4b) Transplantationsgesetz ist gegenüber der zuständigen Kassenärztlichen Vereinigung nachzuweisen.

3. Die Berechnung der Gebührenordnungspositionen des Abschnitts 32.3.15.1 setzt die endständige Angabe eines der folgenden Kodes gemäß ICD-10-GM voraus, der die Indikation dokumentiert: U55.-, Z00.5, Z52.-, Z75.6- oder Z75.7-. Für Empfänger einer Knochenmarkspende ist der entsprechende Kode aus C00 - D90 ICD-10-GM endständig anzugeben.

Kommentar

Für die Abrechenbarkeit sind:

- Einhaltung der Richtlinie der Bundesärztekammer zur Histokompatibilitätsdiagnostik gemäß § 16 Abs. 1 Satz 1 Nr. 4a) und 4b) Transplantationsgesetz
- und nach Richtlinie der Bundesärztekammer ist für diese Untersuchungen eine Akkreditierung erforderlich.

Die molekulargenetische Gewebetypisierung (HLA-Antigendiagnostik) wird seit 1. Juli 2016 mit den Nrn. 32902, 32904, 32906 und 32 908 als z.Zt. gültiger Standard abgebildet.

Zum 1.1.2018 wurde die HLA-Antikörperdiagnostik als Untersuchung vor Transplantation im Abschnitt 32.3.15.1 EBM aufgenommen und ferner neue Leistungen zur weiteren Spezifizierung von Antikörpern gegen HLA-Antigene der Klassen I und II.

Siehe Richtlinien der Transplantationsmedizin: http://www.bundesaerztekammer.de/richtlinien/richtlinien/transplantationsmedizin/

32901*   Ausschluss einer Expressionsvariante   **21,10**

Abrechnungsbestimmung je Genort

Anmerkung Die Gebührenordnungsposition 32901 ist im Krankheitsfall je untersuchte Person höchstens zweimal berechnungsfähig.

Berichtspflicht Nein

32902*   Typisierung eines HLA Klasse I Genortes HLA-A, -B oder -C in Einfeldauflösung mit **115,00**
Split-äquivalenter Zweifeldauflösung

Obligater Leistungsinhalt
- DNA-Präparation,

Abrechnungsbestimmung je Genort

Anmerkung Die Gebührenordnungsposition 32902 ist im Krankheitsfall je Genort und je untersuchte Person höchstens zweimal berechnungsfähig.

Abrechnungsausschluss Im Krankenfall 32935, 32937

Berichtspflicht Nein

32904*   Typisierung eines HLA Klasse I Genortes HLA-A, -B oder -C in Zweifeldauflösung **150,00**
bei bekannter Einfeldauflösung

Obligater Leistungsinhalt
- DNA-Präparation,

Abrechnungsbestimmung je Genort

32906*–32915* Arztgruppenübergr. spezielle Gebührenordnungspositionen IV

32 In-vitro-Diagnostik der Laboratoriumsmedizin, Mikrobiologie, Virologie, Infektionsepidemiologie sowie Transfusionsmedizin
EBM-Nr. EBM-Punkte / Euro

Anmerkung Die Gebührenordnungsposition 32904 ist im Krankheitsfall je Genort und je untersuchte Person höchstens zweimal berechnungsfähig.

Berichtspflicht Nein

32906* Typisierung eines HLA Klasse II Genortes HLA-DR, -DQ oder -DP in Einfeldauflösung **72,00** mit Split-äquivalenter Zweifeldauflösung

Obligater Leistungsinhalt
• DNA-Präparation,

Abrechnungsbestimmung je Genort

Anmerkung Die Gebührenordnungsposition 32906 ist im Krankheitsfall je Genort und je untersuchte Person höchstens zweimal berechnungsfähig.

Berichtspflicht Nein

32908* Typisierung eines HLA Klasse II Genortes HLA-DR, -DQ oder -DP in Zweifeldauflö- **115,00** sung bei bekannter Einfeldauflösung

Obligater Leistungsinhalt
• DNA-Präparation,

Abrechnungsbestimmung je Genort

Anmerkung Die Gebührenordnungsposition 32908 ist im Krankheitsfall je Genort und je untersuchte Person höchstens zweimal berechnungsfähig.

Berichtspflicht Nein

32910* Transplantations-Cross-Match mittels Lymphozytotoxizitäts-Test (LCT) **42,90**

Abrechnungsbestimmung je Spender

Berichtspflicht Nein

32911* Erweitertes Transplantations-Cross-Match **78,30**

Obligater Leistungsinhalt
• Isolierung von B- und/oder T-Zellen als vorbereitende Untersuchung,
• B-Zell- und/oder T-Zell-Cross-Match ggf. einschließlich DTT-Cross-Match,

Abrechnungsbestimmung je Spender

Anmerkung Die Gebührenordnungsposition 32911 ist nur berechnungsfähig, wenn die diagnostische Fragestellung aufgrund der Analyse-Ergebnisse entsprechend der Gebührenordnungsposition 32910 nicht vollständig beantwortet werden konnte.

Berichtspflicht Nein

32915* Nachweis von Antikörpern gegen HLAKlasse I oder II Antigene mittels Lymphozyto- **29,50** toxizitäts-Test (LCT), ggf. einschließlich Vorbehandlung mit Dithiothreitol (DTT)

Abrechnungsbestimmung je HLA-Klasse

Anmerkung Die Gebührenordnungsposition 32915 ist im Behandlungsfall höchstens zweimal berechnungsfähig

Abrechnungsausschluss im Behandlungsfall 32939

Berichtspflicht Nein

GOÄ entsprechend oder ähnlich: GOÄ: Nr. 4010

Kommentar: Zum Nachweis von zytotoxischen Alloantikörpern wird als Leistung im Abschnitt 32.3.15.1 die EBM Nr. 32915 EBM als transplantations-vorbereitende Untersuchung und nach der EBM Nr. 32939 im Abschnitt 32.3.15.2 des EBM als allgemeine immungenetische Untersuchung geführt und die bisherige Leistung nach Nr. 32530 wurde zum 1. Januar 2018 gestrichen.

IV Arztgruppenübergr. spezielle Gebührenordnungspositionen   **32916*–32932***

32 In-vitro-Diagnostik der Laboratoriumsmedizin, Mikrobiologie, Virologie, Infektionsepidemiologie sowie Transfusionsmedizin
EBM-Nr.   EBM-Punkte/Euro

32916* Nachweis von Antikörpern gegen HLAKlasse I oder II Antigene mittels Festphasen- **47,30**
methoden

Abrechnungsbestimmung je HLA-Klasse und je Immunglobulinklasse

Anmerkung Die Gebührenordnungsposition 32916 ist im Behandlungsfall höchstens viermal berechnungsfähig. Die Gebührenordnungsposition 32916 ist bei vorbekanntem Antikörpernachweis für die entsprechende HLA- und Immunglobulinklasse nicht berechnungsfähig.

Abrechnungsausschluss im Behandlungsfall 32940

Berichtspflicht Nein

GOÄ   entsprechend oder ähnlich: GOÄ: Nr. 4010

32917* Spezifizierung der Antikörper gegen HLAKlasse I oder II Antigene unter Anwendung **79,00**
spezifisch charakterisierter HLAAntigenpanel auf unterscheidbaren Festphasen
und Berechnung des virtuellen Panelreaktivitätswertes,

Abrechnungsbestimmung je HLA-Klasse

Abrechnungsausschluss im Behandlungsfall 32918, 32941, 32942

Berichtspflicht Nein

GOÄ   entsprechend oder ähnlich: GOÄ: Nr. 4011

32918* Spezifizierung der Antikörper gegen HLAKlasse I oder II Antigene mittels **150,00**
SingleAntigen-Festphasentest

Abrechnungsbestimmung je HLA-Klasse

Abrechnungsausschluss im Behandlungsfall 32917, 32941, 32942

Berichtspflicht Nein

GOÄ   entsprechend oder ähnlich: GOÄ: Nr. 4011

32.3.15.2 Allgemeine immungenetische Untersuchungen

Kommentar

Der im Juli 2016 eingeführte Abschnitt 32.3.15.2 EBM (Allgemeine immungenetische Untersuchungen zur HLA-Antigendiagnostik) wurde geändert und neu gefasst. Gestrichen wurden die bisherigen Leistungen nach den EBM Nrn. 32528, 32529 und 32531.Seit 1. Januar 2018 wurden dafür neue Leistungen zu Diagnostik und Spezifizierung von Antikörpern gegen HLA-Antigene der Klassen I und II aufgenommen.

Berücksichtig wurden damit die Anforderungen onkologischer Patienten an die Versorgung mit kompatiblen Blutprodukten in der Praxis des Vertragsarztes.

32931* Molekulargenetischer Nachweis HLA-B27   **30,00**

Obligater Leistungsinhalt
• DNA-Präparation,

Abrechnungsbestimmung einmal im Krankheitsfall

Anmerkung Die Gebührenordnungsposition 32931 ist bis 30. Juni 2017 auch für den immunologischen Nachweis von HLA-B 27 und unabhängig von der Erfüllung der Qualifikationsanforderungen für den fakultativen Leistungsinhalt berechnungsfähig.

Berichtspflicht Nein

32932* Molekulargenetischer Nachweis eines krankheitsrelevanten HLA-Merkmals in **33,00**
Einfeldauflösung

Obligater Leistungsinhalt
• DNA-Präparation,
• Nachweis in Zweifeldauflösung, sofern die Relevanz oder Assoziation auf Zweifeldniveau definiert ist,

Abrechnungsbestimmung je Merkmal

32935*–32941* Arztgruppenübergr. spezielle Gebührenordnungspositionen IV

32 In-vitro-Diagnostik der Laboratoriumsmedizin, Mikrobiologie, Virologie, Infektionsepidemiologie sowie Transfusionsmedizin
EBM-Nr. EBM-Punkte / Euro

Anmerkung Die Gebührenordnungsposition 32932 ist nicht für den Nachweis des HLA-B27 berechnungsfähig. Der Höchstwert im Krankheitsfall für die Untersuchungen nach den Gebührenordnungspositionen 32931 und 32932 beträgt 80,00 Euro.

Berichtspflicht Nein

32935* Serologische HLA-Typisierung der Klasse I Antigene HLA-A, -B und -C **76,70**

Abrechnungsbestimmung je Krankheitsfall

Abrechnungsausschluss im Krankheitsfall 32902, 3293

Berichtspflicht Nein

32937* Typisierung eines HLA Klasse I Genortes HLA-A, -B oder -C in Einfeldauflösung **115,00**
mit Split-äquivalenter Zweifeldauflösung

Obligater Leistungsinhalt
• DNA-Präparation,

Abrechnungsbestimmung je Genort

Anmerkung Die Gebührenordnungsposition 32937 ist nur im Zusammenhang mit der Verordnung eines HLA-kompatiblen Thrombozytenpräparates berechnungsfähig.

Abrechnungsausschluss im Krankheitsfall 32902, 32935

Berichtspflicht Nein

32939* Nachweis von Antikörpern gegen HLAKlasse I oder II Antigene mittels Lymphozyto- **29,50**
toxitäts-Test (LCT), ggf. einschließlich Vorbehandlung mit Dithiothreitol (DTT)

Abrechnungsbestimmung je HLA-Klasse

Anmerkung Die Gebührenordnungsposition 32939 ist im Behandlungsfall höchstens zweimal berechnungsfähig.

Abrechnungsausschluss im Behandlungsfall 32915

Berichtspflicht Nein

Kommentar: Die bisherige EBM Nr. Nr. 32530 wurde zum 1.1.2018 (Nachweis von zytotoxischen Allo-antikörpern, ggf. einschl. HLA-Spezifizierung) gestrichen: Aufgenommen wird im Abschnitt 32.3.15.1 die EBM Nr. 32915 EBM als transplantationsvorbereitende Untersuchung und im Abschnitt 32.3.15.2 die EBM Nr. 32939 EBM als allgemeine immungenetische Unter-suchung.

GOÄ entsprechend oder ähnlich: GOÄ: Nr. 4010

32940* Nachweis von Antikörpern gegen HLAKlasse I oder II Antigene mittels Festphasen- **47,30**
methoden

Abrechnungsbestimmung je HLA-Klasse und je Immunglobulinklasse

Anmerkung Die Gebührenordnungsposition 32940 ist im Behandlungsfall höchstens viermal berechnungsfähig. Die Gebührenordnungsposition 32940 ist bei vorbekanntem Antikörpernachweis für die entsprechende HLA- und Immunglobulinklasse nicht berech-nungsfähig.

Abrechnungsausschluss im Behandlungsfall 32916

Berichtspflicht Nein

GOÄ entsprechend oder ähnlich: GOÄ: Nr. 4010

32941* Spezifizierung der Antikörper gegen HLAKlasse I oder II Antigene unter Anwendung **79,00**
spezifisch charakterisierter HLAAntigenpanel auf unterscheidbaren Festphasen

Abrechnungsbestimmung je HLA-Klasse

Anmerkung Die Gebührenordnungsposition 32941 ist nur bei bekannter Reaktivität gegen HLAKlasse I oder II Antigene berechnungsfähig.

Abrechnungsausschluss im Behandlungsfall 32917, 32918, 32942

IV Arztgruppenübergr. spezielle Gebührenordnungspositionen 32942*–32947*

32 In-vitro-Diagnostik der Laboratoriumsmedizin, Mikrobiologie, Virologie, Infektionsepidemiologie sowie Transfusionsmedizin
EBM-Nr. EBM-Punkte / Euro

Berichtspflicht Nein

GOÄ entsprechend oder ähnlich: GOÄ: Nr. 4011

32942* Spezifizierung der Antikörper gegen HLAKlasse I oder II Antigene mittels **150,00**
SingleAntigen-Festphasentest
Abrechnungsbestimmung je HLA-Klasse
Abrechnungsausschluss im Behandlungsfall 32917, 32918, 32941
Berichtspflicht Nein

GOÄ entsprechend oder ähnlich: GOÄ: Nr. 4011

32943* Zuschlag für die Spezifizierung der Antikörper gegen HLA-Klasse I oder II Antigene **150,00**
mittels Komplement-abhängigem und/oder IgG-Subklassen-spezifischem Single-
Antigen-Festphasentest zu den Gebührenordnungspositionen 32917 32918, 32941
oder 32942
Abrechnungsbestimmung je HLA-Klasse
Anmerkung Die Gebührenordnungsposition 32943 ist nur bei bekannter Reaktivität gemäß
den Gebührenordnungspositionen 32917, 32918, 32941 oder 32942 berechnungsfähig.
Die Gebührenordnungsposition 32943 ist nur im Zusammenhang mit einer Organ-,
Gewebe- oder hämatopoetischen Stammzelltransplantation berechnungsfähig.
Berichtspflicht Nein

GOÄ entsprechend oder ähnlich: GOÄ: Nr. 4011

32945* Typisierung des HPA-1- und HPA-5-Merkmals auf die Allele a und b **60,00**
Obligater Leistungsinhalt
• DNA-Präparation,
Abrechnungsbestimmung einmal im Krankheitsfall
Berichtspflicht Nein

32946* Typisierung weiterer HPA-Merkmale auf die Allele a und b **90,00**
Obligater Leistungsinhalt
• Typisierung HPA-2, 3, 4, 6 und 15,
Fakultativer Leistungsinhalt
• DNA-Präparation,
Abrechnungsbestimmung einmal im Krankheitsfall
Anmerkung Die Gebührenordnungsposition 32946 ist nur im Zusammenhang mit der
Verordnung eines HPA-kompatiblen Thrombozytenpräparates, zur Abklärung eines Trans-
fusionszwischenfalls oder eines Refraktärzustandes nach einer Thrombozytentransfusion
berechnungsfähig.
Berichtspflicht Nein

32947* Serologische Verträglichkeitsprobe (Kreuzprobe) von Thrombozyten in einem **42,90**
komplementunabhängigen Testsystem unter Verwendung von immobilisierten
HLA-Antigenen und Thrombozytenantigenen
Obligater Leistungsinhalt
• Thrombozytenkreuzprobe vor Transfusion eines HLA- und /oder HPA-ausgewählten
Thrombozytenpräparates,
Abrechnungsbestimmung je Spender
Anmerkung Die Gebührenordnungsposition 32947 ist nur im Zusammenhang mit der
Verordnung eines HLA- und/oder HPA-kompatiblen Thrombozytenpräparates oder zur
Abklärung eines Transfusionszwischenfalls berechnungsfähig.
Berichtspflicht Nein

32 In-vitro-Diagnostik der Laboratoriumsmedizin, Mikrobiologie, Virologie, Infektionsepidemiologie sowie Transfusionsmedizin

EBM-Nr.   EBM-Punkte / Euro

32948*   Nachweis von Allo-Antikörpern gegen Antigene des HPA-Systems   **28,70**

            Berichtspflicht Nein

Kommentar: Im Abschnitt 32.3.15.2 des EBM wurden die immungenetischen Untersuchungen für die Versorgung von Transplantatträgern und onkologischen Patienten durch die Untersuchungen zum Nachweis und zur Spezifizierung von Alloantikörpern gegen HPA-Antigene ergänzt.

GOÄ   entsprechend oder ähnlich: GOÄ: Nr. 4010

32949*   Spezifizierung von HPA-Antikörpern gegen Thrombozyten mittels Glykoproteinspe-   **28,70**
            zifischer Festphasenmethoden

            Abrechnungsbestimmung je Glykoproteinkomplex

            Anmerkung Der Höchstwert für die Untersuchungen nach der Gebührenordnungsposition 32949 beträgt 114,80 Euro im Behandlungsfall.
            Die Gebührenordnungsposition 32949 ist nur bei bekannter Reaktivität gemäß der Gebührenordnungsposition 32948 berechnungsfähig.

            Berichtspflicht Nein

GOÄ   entsprechend oder ähnlich: GOÄ: Nr. 4011

33 Ultraschalldiagnostik

1. Die Berechnung der Gebührenordnungspositionen dieses Kapitels setzt eine Genehmigung der Kassenärztlichen Vereinigung nach der Ultraschall-Vereinbarung gemäß § 135 Abs. 2 SGB V voraus.

2. Die Dokumentation der untersuchten Organe mittels bildgebenden Verfahrens, ggf. als Darstellung mehrerer Organe oder Organregionen in einem Bild, ist – mit Ausnahme nicht gestauter Gallenwege und der leeren Harnblase bei Restharnbestimmung – obligater Bestandteil der Leistungen.

3. Die Aufnahme und/oder der Eindruck einer eindeutigen Patientenidentifikation in die Bilddokumentation ist obligater Bestandteil der Leistungen.

4. Optische Führungshilfen mittels Ultraschall sind ausschließlich nach den Gebührenordnungspositionen 33091 und 33092 zu berechnen.

5. Kontrastmitteleinbringungen sind Bestandteil der Gebührenordnungsposition, sofern in den Präambeln und Gebührenordnungspositionen des EBM nichts anderes bestimmt ist.

6. Die Gebührenordnungsposition 33100 kann ausschließlich von:
   - Fachärzten für Neurologie,
   - Fachärzten für Nervenheilkunde,
   - Fachärzten für Neurologie und Psychiatrie,
   - Fachärzten für Neurochirurgie,
   - Fachärzten für Kinder- und Jugendmedizin mit Schwerpunkt Neuropädiatrie
berechnet werden.

Kommentar:

Die Erbringung und Abrechnung von Leistungen der Ultraschalldiagnostik (Abschnitt 33) ist nur mit einer vorherigen Genehmigung der Kassenärztlichen Vereinigung nach der Vereinbarung von Qualifikationsvoraussetzungen gemäß § 135 Abs. 2 SGB V zur Durchführung von Untersuchungen in der Ultraschalldiagnostik (Anlagen 3 zum Bundesmantelvertrag Ärzte) möglich.

Bestandteil der Leistungen sind

- die Bild-Dokumentation der untersuchten Organe, mit Ausnahme nicht gestauter Gallenwege und leerer Harnblase bei Restharnbestimmung, mit obligater Patientenidentifikation und
- die Kontrastmitteleinbringung.

Für die Versendung von Bildern des Ultraschalls kann eine Versandpauschale nach EBM Nrn. 40110 und 40111 angesetzt werden, wenn mit den Bildern auch der schriftliche Befund geschickt wird.

Eine Berichtspflicht – als Grundlage der Abrechenbarkeit einer EBM Leistung aus Kapitel 33- nach den Allgemeinen Bestimmungen I 2.1.4 **Berichtspflicht** besteht für alle Leistungen im Kapitel 33.

33000 Ultraschalluntersuchung des Auges **95**
10,92

Obligater Leistungsinhalt
- Ultraschalluntersuchung des Auges,
- Ultraschalluntersuchung der Augenhöhle,

Fakultativer Leistungsinhalt
- Ultraschalluntersuchung der umgebenden Strukturen,
- Ultraschalluntersuchung des zweiten Auges,
- Ultraschalluntersuchung der Augenhöhle des zweiten Auges,

Abrechnungsbestimmung je Sitzung

Abrechnungsausschluss
am Behandlungstag 31630, 31631, 31632, 31633, 31634, 31635, 31636, 31637, 31682, 31683, 31684, 31685, 31686, 31687, 31688, 31689, 31695, 31696, 31697, 31698, 31699, 31700, 31701, 31702
im Behandlungsfall 26330

Berichtspflicht Ja

Aufwand in Min. | **Kalkulationszeit:** 6 | **Prüfzeit:** 5 | **Eignung d. Prüfzeit:** Tages- und Quartalsprofil
GOÄ | entsprechend oder ähnlich: Analoger Ansatz der Nrn. A 409 oder Nr. 410

Kommentar: Werden Untersuchungen im A- und B-Bildverfahren in einer Sitzung durchgeführt, ist die Leistung trotzdem nur 1x berechnungsfähig. Die Leistung kann auch bei Untersuchungen beider Augen nur 1x abgerechnet werden.

33001   Ultraschall-Biometrie des Auges   **49**
5,63

Obligater Leistungsinhalt
- Ultraschall-Biometrie der Achsenlänge eines Auges,
- Berechnung einer intraokularen Linse eines Auges,
- Graphische Dokumentation,

Fakultativer Leistungsinhalt
- Ultraschalluntersuchung des zweiten Auges,
- Messung von Teilabschnitten der Achsenlänge,

Abrechnungsbestimmung je Sitzung

Abrechnungsausschluss
im Behandlungsfall 26330
am Behandlungstag 31630, 31631, 31632, 31633, 31634, 31635, 31636, 31637, 31682, 31683, 31684, 31685, 31686, 31687, 31688, 31689, 31695, 31696, 31697, 31698, 31699, 31700, 31701, 31702

Berichtspflicht Ja

Aufwand in Min.   **Kalkulationszeit:** 3   **Prüfzeit:** 3   **Eignung d. Prüfzeit:** Tages- und Quartalsprofil
GOÄ   entsprechend oder ähnlich: Nrn. A 7014, A 7015, A 7016
Kommentar: Die biometrische Untersuchung kann nur dann für jedes Auge getrennt abgerechnet werden, wenn es sich bei der zweiten Untersuchung nicht um eine Vergleichsuntersuchung sondern um eine Untersuchung handelt mit entsprechender Indikation.

33002   Messung der Hornhautdicke des Auges mittels Ultraschall-Pachymetrie   **53**
6,09

Obligater Leistungsinhalt
- Messung der Hornhautdicke des Auges mittels Ultraschall-Pachymetrie,

Fakultativer Leistungsinhalt
- Messung der Hornhautdicke des zweiten Auges mittels Ultraschall-Pachymetrie,

Abrechnungsbestimmung je Sitzung

Abrechnungsausschluss
am Behandlungstag 31630, 31631, 31632, 31633, 31634, 31635, 31636, 31637, 31682, 31683, 31684, 31685, 31686, 31687, 31688, 31689, 31695, 31696, 31697, 31698, 31699, 31700, 31701, 31702
im Behandlungsfall 26330

Berichtspflicht Ja

Aufwand in Min.   **Kalkulationszeit:** 4   **Prüfzeit:** 3   **Eignung d. Prüfzeit:** Tages- und Quartalsprofil
GOÄ   entsprechend oder ähnlich: Nr. A 7015
Kommentar: Auch bei Untersuchung beider Augen, kann die Leistung je Sitzung nur 1x abgerechnet werden.

33010   Sonographische Untersuchung der Nasennebenhöhlen mittels A-Mode- und/oder   **53**
B-Mode-Verfahrens,   **6,09**

Abrechnungsbestimmung je Sitzung

Abrechnungsausschluss
am Behandlungstag 31630, 31631, 31632, 31633, 31634, 31635, 31636, 31637, 31682, 31683, 31684, 31685, 31686, 31687, 31688, 31689, 31695, 31696, 31697, 31698, 31699, 31700, 31701, 31702
im Behandlungsfall 26330

Berichtspflicht Ja

Aufwand in Min.   **Kalkulationszeit:** 4   **Prüfzeit:** 3   **Eignung d. Prüfzeit:** Tages- und Quartalsprofil
GOÄ   entsprechend oder ähnlich: Nr. 410

33011   Sonographie der Gesichtsweichteile und/oder Halsweichteile und/oder Speichel-   **79**
            drüsen (mit Ausnahme der Schilddrüse)   **9,08**

Obligater Leistungsinhalt
* Sonographische Untersuchung der Gesichtsweichteile und/oder Weichteile des Halses und/oder der Speicheldrüse(n) (mit Ausnahme der Schilddrüse) mittels B-Mode-Verfahrens,

Abrechnungsbestimmung je Sitzung

Abrechnungsausschluss
im Behandlungsfall 26330
in derselben Sitzung 01205 und 01207
am Behandlungstag 31630 bis 31637, 31682 bis 31689, 31695 bis 31702

Berichtspflicht Ja

Aufwand in Min.   **Kalkulationszeit:** 5   **Prüfzeit:** 4   **Eignung d. Prüfzeit:** Tages- und Quartalsprofil
GOÄ   entsprechend oder ähnlich: Nr. 410
Kommentar: Die Darstellung/Untersuchung von subclavicuären oder axillären Lymphknoten ist nach Nr. 33081 zu berechnen.

33012   Sonographische Untersuchung der Schilddrüse mittels B-Mode-Verfahren,   **77**
            Abrechnungsbestimmung je Sitzung   **8,85**

Abrechnungsausschluss
am Behandlungstag 31630 bis 31637, 31682 bis 31689, 31695 bis 31702
im Behandlungsfall 26330
in derselben 01205 und 01207

Berichtspflicht Ja

Aufwand in Min.   **Kalkulationszeit:** 5   **Prüfzeit:** 4   **Eignung d. Prüfzeit:** Tages- und Quartalsprofil
GOÄ   entsprechend oder ähnlich: Nr. 417
Kommentar: Für eine optische Führungshilfe kann der Zuschlag nach Nr. 33092 berechnet werden.

33020*   Echokardiographische Untersuchung mittels M-Mode- und B-Mode-Verfahren,   **245**
             Abrechnungsbestimmung je Sitzung   **28,15**

Abrechnungsausschluss
in derselben Sitzung 33021, 33022, 33030, 33031
am Behandlungstag 31630, 31631, 31632, 31633, 31634, 31635, 31636, 31637, 31682, 31683, 31684, 31685, 31686, 31687, 31688, 31689, 31695, 31696, 31697, 31698, 31699, 31700, 31701, 31702
im Behandlungsfall 04410, 13545, 13550, 26330

Berichtspflicht Ja

Aufwand in Min.   **Kalkulationszeit:** 10   **Prüfzeit:** 9   **Eignung d. Prüfzeit:** Tages- und Quartalsprofil
GOÄ   entsprechend oder ähnlich: Nr. 423
Kommentar: Ein mitlaufendes EKG kann nicht extra berechnet werden.

33021*   Doppler-Echokardiographie mittels PW- und/oder CW-Doppler,   **270**
             Abrechnungsbestimmung je Sitzung   **31,03**

Abrechnungsausschluss
am Behandlungstag 31630, 31631, 31632, 31633, 31634, 31635, 31636, 31637, 31682, 31683, 31684, 31685, 31686, 31687, 31688, 31689, 31695, 31696, 31697, 31698, 31699, 31700, 31701, 31702
im Behandlungsfall 01774, 01775, 04410, 13545, 13550, 26330
in derselben Sitzung 33020, 33022, 33030, 33031

Berichtspflicht Ja

Aufwand in Min.   **Kalkulationszeit:** 11   **Prüfzeit:** 10   **Eignung d. Prüfzeit:** Tages- und Quartalsprofil
GOÄ   entsprechend oder ähnlich: Nrn. 422, 423 + Zuschlag Nr. 405 (cw-Doppler)

33022*   Doppler-Echokardiographie mittels Duplex-Verfahren mit Farbcodierung,   **307**
35,28

Abrechnungsbestimmung je Sitzung

Abrechnungsausschluss
am Behandlungstag 31630, 31631, 31632, 31633, 31634, 31635, 31636, 31637, 31682,
31683, 31684, 31685, 31686, 31687, 31688, 31689, 31695, 31696, 31697, 31698, 31699,
31700, 31701, 31702
im Behandlungsfall 01774, 01775, 04410, 13545, 13550, 26330
in derselben Sitzung 33020, 33021, 33030, 33031

Berichtspflicht Ja

Aufwand in Min.   **Kalkulationszeit:** 13   **Prüfzeit:** 10   **Eignung d. Prüfzeit:** Tages- und Quartalsprofil

GOÄ   entsprechend oder ähnlich: Nr. 424 + Zuschlag Nr. 406 (Farbcodierung)

33023*   Zuschlag zu den Gebührenordnungspositionen 04410, 13545, 13550 sowie 33020   **378**
bis 33022 bei transösophagealer Durchführung   43,44

Abrechnungsausschluss
am Behandlungstag 31630, 31631, 31632, 31633, 31634, 31635, 31636, 31637, 31682,
31683, 31684, 31685, 31686, 31687, 31688, 31689, 31695, 31696, 31697, 31698, 31699,
31700, 31701, 31702
im Behandlungsfall 26330

Berichtspflicht Ja

Aufwand in Min.   **Kalkulationszeit:** 10   **Prüfzeit:** 9   **Eignung d. Prüfzeit:** Tages- und Quartalsprofil

GOÄ   entsprechend oder ähnlich: Nr. 402*

33030*   Zweidimensionale echokardiographische Untersuchung in Ruhe und unter physika-   **721**
lisch definierter und reproduzierbarer Stufenbelastung,   82,85

Abrechnungsbestimmung je Sitzung

Anmerkung Die Gebührenordnungsposition 33030 kann nur berechnet werden, wenn
die Arztpraxis über die Möglichkeit zur Erbringung der Stressechokardiographie bei
physikalischer Stufenbelastung (Vorhalten eines Kippliege-Ergometers) verfügt.

Abrechnungsausschluss
am Behandlungstag 31630, 31631, 31632, 31633, 31634, 31635, 31636, 31637, 31682,
31683, 31684, 31685, 31686, 31687, 31688, 31689, 31695, 31696, 31697, 31698, 31699,
31700, 31701, 31702
im Behandlungsfall 13545, 13550, 26330
in derselben Sitzung 33020, 33021, 33022, 33031

Berichtspflicht Ja

Aufwand in Min.   **Kalkulationszeit:** 29   **Prüfzeit:** 26   **Eignung d. Prüfzeit:** Tages- und Quartalsprofil

GOÄ   entsprechend oder ähnlich: Nr. 423 (2x; in Ruhe und unter Stufenbelastung) + analoger
Ansatz der Nr. 652 (EKG)

33031*   Zweidimensionale echokardiographische Untersuchung in Ruhe und unter standar-   **807**
disierter pharmakodynamischer Stufenbelastung,   92,74

Abrechnungsbestimmung je Sitzung

Abrechnungsausschluss
am Behandlungstag 31630, 31631, 31632, 31633, 31634, 31635, 31636, 31637, 31682,
31683, 31684, 31685, 31686, 31687, 31688, 31689, 31695, 31696, 31697, 31698, 31699,
31700, 31701, 31702
im Behandlungsfall 13545, 13550, 26330
in derselben Sitzung 33020, 33021, 33022, 33030

Berichtspflicht Ja

Aufwand in Min.   **Kalkulationszeit:** 33   **Prüfzeit:** 29   **Eignung d. Prüfzeit:** Tages- und Quartalsprofil

GOÄ   entsprechend oder ähnlich: Nr. 423 (2x; in Ruhe und unter pharmakodynamischer Stufenbelastung) + Nr. 652 (EKG)

33040 Sonographische Untersuchung der Thoraxorgane mittels B-Mode-Verfahren, **110**
Abrechnungsbestimmung je Sitzung 12,64

Abrechnungsausschluss
am Behandlungstag 31630, 31631, 31632, 31633, 31634, 31635, 31636, 31637, 31682,
31683, 31684, 31685, 31686, 31687, 31688, 31689, 31695, 31696, 31697, 31698, 31699,
31700, 31701, 31702
im Behandlungsfall 01772, 01773, 26330
in derselben Sitzung 33081

Berichtspflicht Ja

Aufwand in Min. **Kalkulationszeit: 7** **Prüfzeit: 6** **Eignung d. Prüfzeit:** Tages- und Quartalsprofil
GOÄ entsprechend oder ähnlich: Nrn. 410 + ggf. 420
Kommentar: Für eine optische Führungshilfe kann der Zuschlag nach Nr. 33092 berechnet werden.

33041 Sonographische Untersuchung einer oder beider Brustdrüsen mittels B-Mode- **150**
Verfahren, ggf. einschl. der regionalen Lymphknoten, 17,24
Abrechnungsbestimmung je Sitzung

Abrechnungsausschluss
in derselben Sitzung 08320
im Behandlungsfall 26330
am Behandlungstag 31630, 31631, 31632, 31633, 31634, 31635, 31636, 31637, 31682,
31683, 31684, 31685, 31686, 31687, 31688, 31689, 31695, 31696, 31697, 31698, 31699,
31700, 31701, 31702

Berichtspflicht Ja

Aufwand in Min. **Kalkulationszeit: 7** **Prüfzeit: 6** **Eignung d. Prüfzeit:** Tages- und Quartalsprofil
GOÄ entsprechend oder ähnlich: Nrn. 418, beide Brustdrüsen: 418 + 420
Kommentar: Für eine optische Führungshilfe kann der Zuschlag nach Nr. 33092 berechnet werden.
Für die Stanzbiopsie unter Ultraschallschallkontrolle im Rahmen der Früherkennung von
Brustkrebs sind die Nrn. 01753 oder 01754 zu berechnen.

33042 Sonographische Untersuchung des Abdomens oder dessen Organe und/oder **143**
des Retroperitoneums oder dessen Organe einschl. der Nieren mittels B-Mode- 16,43
Verfahren,
Abrechnungsbestimmung je Sitzung

Anmerkung Die Gebührenordnungsposition 33042 ist im Behandlungsfall höchstens
zweimal berechnungsfähig.
Sofern die GOP 01748 neben der 33042 berechnet wird, ist ein Abschlag von 70 Punkten
auf die GOP 33042 vorzunehmen.

Abrechnungsausschluss
im Behandlungsfall 01772, 01780, 26330
am Behandlungstag 31630 bis 31637, 31682 bis 31689, 31695 bis 31702
im Zyklusfall 08535, 08536, 08537, 08550, 08555, 08558, 08635, 08637
in derselben Sitzung 01205, 01207, 01773, 01781, 01782, 01787, 01831, 01902, 01904,
01906, 08341, 33043

Berichtspflicht Ja

Aufwand in Min. **Kalkulationszeit: 9** **Prüfzeit: 7** **Eignung d. Prüfzeit:** Tages- und Quartalsprofil
GOÄ entsprechend oder ähnlich: Nrn. 410 + 420 bis zu 3x
Kommentar: Bereits die Darstellung nur eines Organs des Abdomens oder Retroperitoneums kann
nach der EBM-Ziffer 33042 abgerechnet werden. Im Widerspruch hierzu verweisen viele
Kassenärztliche Vereinigungen, für die alleinige Untersuchung der Nieren, verpflichtend auf
die EBM-Ziffer 33043 (Sonographische Untersuchung mehrerer Uro-Genitalorgane). Der
Wortlaut der EBM-Ziffer 33042 lässt, aufgrund der semantischen „oder"-Verknüpfungen
„Sonographische Untersuchung des Abdomens oder dessen Organe und/oder des Retro-

peritoneums oder dessen Organe einschl. der Nieren" nach Meinung der Autoren, auch die Interpretation zur Nutzung für die alleinige Untersu-chung der Uro-Genitalorgane zu.

Die Sonographie des Abdomens ist nur zweimal im Quartal gestattet. Bei häufigerer Notwendig-keit einer Abdominalsonographie bleibt, unter Honorarverzicht, nur das Ausweichen auf die schlechter vergütete EBM-Ziffer 33043 (Sonographische Untersu-chung mehrerer Uro-Genitalorgane)

Bei einer neuen akuten Diagnose z.B VD Gallensteine, VD Nephrolithiasis oder Zustand nach stumpfen Bauchtrauma innerhalb des Quartals kann nach Meinung der Autoren der Ultraschall (mit genauer Angabe der Diagnose) öfter wiederholt werden.

33043 Sonographische Untersuchung eines oder mehrerer Uro-Genital-Organe mittels B-Mode-Verfahren

82
9,42

Abrechnungsbestimmung je Sitzung

Abrechnungsausschluss
am Behandlungstag 31630 bis 31637, 31682 bis 31689, 31695 bis 31702
im Behandlungsfall 01770, 01771, 01772, 01773, 01780, 26330
im Zeitraum von 21 Tagen nach Erbringung einer Leistung des Abschnitts 31.2 31695, 31696, 31697, 31698, 31699, 31700, 31701, 31702
im Zyklusfall 08535, 08536, 08537, 08550, 08555, 08558, 08635, 08637
in derselben Sitzung 01205, 01207, 01781, 01782, 01787, 01902, 01904, 01906, 08341, 33042, 33044, 33081

Berichtspflicht Ja

Aufwand in Min. | **Kalkulationszeit:** 5   **Prüfzeit:** 4   **Eignung d. Prüfzeit:** Tages- und Quartalsprofil

GOÄ   entsprechend oder ähnlich: Nrn. 410 + ggf. 420 bis zu 3x

Kommentar: Wird eine transkavitäre Untersuchung durchgeführt, kann der Zuschlag nach Nr. 33090 zusätzlich abgerechnet werden. Für eine optische Führungshilfe kann der Zuschlag nach Nr. 33092 berechnet werden.

33044 Sonographische Untersuchung eines oder mehrerer weiblicher Genitalorgane, ggf. einschließlich Harnblase, mittels B-Mode-Verfahren

130
14,94

Obligater Leistungsinhalt
• Sonographische Untersuchung eines oder mehrerer weiblicher Genitalorgane, ggf. einschließlich Harnblase, mittels B-Mode-Verfahren,

Fakultativer Leistungsinhalt
• Transkavitäre Untersuchung

Abrechnungsausschluss
im Behandlungsfall 01770, 01772, 01773, 01780, 26330
im Zeitraum von 21 Tagen nach Erbringung einer Leistung des Abschnitts 31.2 31695, 31696, 31697, 31698, 31699, 31700, 31701, 31702
im Zyklusfall 08536, 08541, 08550, 08551, 08552, 08560, 08561, 08635, 08637
am Behandlungstag 31630, 31631, 31632, 31633, 31634, 31635, 31636, 31637, 31682, 31683, 31684, 31685, 31686, 31687, 31688, 31689, 31695, 31696, 31697, 31698, 31699, 31700, 31701, 31702
in derselben Sitzung 01781, 01782, 01787, 01830, 01831, 01902, 01904, 01905, 01906, 01912, 08341, 33043, 33081, 33090

Berichtspflicht Ja

Aufwand in Min. | **Kalkulationszeit:** 5   **Prüfzeit:** 4   **Eignung d. Prüfzeit:** Tages- und Quartalsprofil

GOÄ   entsprechend oder ähnlich: Nrn. 410 + ggf. 420 bis zu 3x

Kommentar: Die Leistung kann nur abgerechnet werden wenn aber apparativ in der Praxis oder Appa-rategemeinschaft die Möglichkeit zu einer transkavitären Untersuchung besteht, da sie ein fakultiver Leistungsbestandteil ist.

Für eine optische Führungshilfe kann der Zuschlag nach Nr. 33092 berechnet werden.

33046   Zuschlag zu den Gebührenordnungspositionen 33020 bis 33022, 33030, 33031 und   **76**
33042 bei Durchführung der Echokardiographie/Sonographie des Abdomens mit   8,73
Kontrastmitteleinbringung

Abrechnungsbestimmung Kontrasmitteleinbringung(-en)

Anmerkung Die Gebührenordnungsposition 33046 ist entgegen der Leistungslegende
auch dann als Zuschlag zu anderen Gebührenordnungspositionen berechnungsfähig,
sofern mindestens eine der in der Leistungslegende der Gebührenordnungsposition 33046
genannten Leistungen nach den Gebührenordnungspositionen 33020 bis 33022, 33030,
33031 und 33042 obligater oder fakultativer Leistungsinhalt dieser Gebührenordnungspositionen ist und deren Durchführung mit Kontrastmitteleinbringung(en) erfolgt.

Berichtspflicht Nein

Aufwand in Min.   **Kalkulationszeit:** 5   **Prüfzeit:** 4   **Eignung d. Prüfzeit:** Tages- und Quartalsprofil

33050   Sonographische Untersuchung von Gelenken und/oder umschriebenen Strukturen   **68**
des Bewegungsapparates (Sehne, Muskel, Bursa) mittels B-Mode-Verfahren,   7,81

Abrechnungsbestimmung je Sitzung

Anmerkung Sonographische Untersuchungen der Säuglingshüften können nicht mit der
Gebührenordnungsposition 33050 abgerechnet werden.

Abrechnungsausschluss
am Behandlungstag 31630, 31631, 31632, 31633, 31634, 31635, 31636, 31637, 31682,
31683, 31684, 31685, 31686, 31687, 31688, 31689, 31695, 31696, 31697, 31698, 31699,
31700, 31701, 31702
im Behandlungsfall 01772, 01773, 26330
in derselben Sitzung 01722, 33051, 33081

Berichtspflicht Ja

Aufwand in Min.   **Kalkulationszeit:** 4   **Prüfzeit:** 4   **Eignung d. Prüfzeit:** Tages- und Quartalsprofil
GOÄ   entsprechend oder ähnlich: Nrn. 410, ggf. 410 + 420 bis zu 3x
Kommentar: Die Untersuchung auf Bakerzyste des Kniegelenks, Untersuchungen von intramusku-
lären Tumoren des Bewegungsapparates und von Hämatomen sind nach Nr. 33050
abzurechnen.

33051   Sonographische Untersuchung der Säuglingshüften mittels B-Mode-Verfahren,   **103**
Abrechnungsbestimmung je Sitzung   11,84

Abrechnungsausschluss
im Behandlungsfall 26330
in derselben Sitzung 01722, 33050
am Behandlungstag 31630, 31631, 31632, 31633, 31634, 31635, 31636, 31637, 31682,
31683, 31684, 31685, 31686, 31687, 31688, 31689, 31695, 31696, 31697, 31698, 31699,
31700, 31701, 31702

Berichtspflicht Ja

Aufwand in Min.   **Kalkulationszeit:** 7   **Prüfzeit:** 6   **Eignung d. Prüfzeit:** Tages- und Quartalsprofil
GOÄ   entsprechend oder ähnlich: Nr. 413
Kommentar: Wird die Säuglingshüfte innerhalb einer Früherkennungsuntersuchung nach den Kinder-
Richtlinien durchgeführt, so ist dafür die EBM-Nr. 01722 zu berechnen.

33052   Sonographische Untersuchung des Schädels durch die offene Fontanelle beim   **110**
Neugeborenen, Säugling oder Kleinkind,   12,64

Abrechnungsbestimmung je Sitzung

Abrechnungsausschluss
am Behandlungstag 31630, 31631, 31632, 31633, 31634, 31635, 31636, 31637, 31682,
31683, 31684, 31685, 31686, 31687, 31688, 31689, 31695, 31696, 31697, 31698, 31699,
31700, 31701, 31702
im Behandlungsfall 26330

Berichtspflicht Ja

Aufwand in Min. **Kalkulationszeit:** 6 **Prüfzeit:** 5 **Eignung d. Prüfzeit:** Tages- und Quartalsprofil

GOÄ entsprechend oder ähnlich: Nr. 412

33060* Sonographische Untersuchung extrakranieller hirnversorgender Gefäße, der Perior- **267**
bitalarterien, Aa. subclaviae und Aa. vertebrales mittels CW-Doppler-Verfahren an **30,68**
mindestens 14 Ableitungsstellen

Obligater Leistungsinhalt
* Sonographische Untersuchung extrakranieller hirnversorgender Gefäße, der Periorbi-
talarterien, Aa. subclaviae und Aa. vertebrales,
* Mittels CW-Doppler-Verfahren,
* An mindestens 14 Ableitungsstellen,

Fakultativer Leistungsinhalt
* Frequenzspektrumanalyse,

Abrechnungsbestimmung je Sitzung

Anmerkung Die Gebührenordnungsposition 33060 ist im Behandlungsfall höchstens
zweimal berechnungsfähig.
Entgegen Nr. I-4.3.2 der Allgemeinen Bestimmungen kann die Gebührenordnungsposition
33060 auch dann berechnet werden, wenn die Arztpraxis nicht über die Möglichkeit zur
Durchführung einer Frequenzspektrumanalyse verfügt.

Abrechnungsausschluss
im Behandlungsfall 13300, 26330, 33070
am Behandlungstag 31630 bis 31637, 31682 bis 31689, 31695 bis 31702
in derselben Sitzung 01205, 01207

Berichtspflicht Ja

Aufwand in Min. **Kalkulationszeit:** 11 **Prüfzeit:** 10 **Eignung d. Prüfzeit:** Tages- und Quartalsprofil

GOÄ entsprechend oder ähnlich: Nr. 645*

Kommentar: Im Kölner Kommentar werden Lokalisationen für die mind. 14 Ableitungsstellen genannt:
* Art. supraorbitalis beidseits mit Bestimmung der Strömungsrichtung vor und nach Art.
s. externa Kompressionsversuch
* Art. carotis communis beidseits
* Art. carotis interna beidseits
* Art. carotis externa beidseits
* Carotisbulbus beidseits
* Art. temporalis superficialis beidseits
* Art. vertebralis (Truncus brachiocephalicus) beidseits

33061* Sonographische Untersuchung der extremitätenver- und/oder entsorgenden **90**
Gefäße mittels CW-Doppler-Verfahren an mindestens 3 Ableitungsstellen je **10,34**
Extremität,

Abrechnungsbestimmung je Sitzung

Abrechnungsausschluss in derselben Sitzung 01205, 01207
am Behandlungstag 31630, 31631, 31632, 31633, 31634, 31635, 31636, 31637, 31682,
31683, 31684, 31685, 31686, 31687, 31688, 31689, 31695, 31696, 31697, 31698, 31699,
31700, 31701, 31702
im Behandlungsfall 13300, 26330, 30500
im Zeitraum von 21 Tagen nach Erbringung einer Leistung des Abschnitts 31.2 31630,
31631, 31632, 31633, 31634, 31635, 31636, 31637

Berichtspflicht Ja

Aufwand in Min. **Kalkulationszeit:** 9 **Prüfzeit:** 5 **Eignung d. Prüfzeit:** Tages- und Quartalsprofil

GOÄ entsprechend oder ähnlich: Nr. 644*

Kommentar: Es sind mind. 3 Ableitungsstellen gefordert. Wird die Untersuchung an beiden Armen
oder beiden Beinen durchgeführt, so kann die Leistung trotzdem nur einmal abgerechnet
werden.

33062* Sonographische Untersuchung der Gefäße des männlichen Genitalsystems mittels **71**
CW-Doppler-Verfahren, einschließlich Tumeszenzmessung, **8,16**

Abrechnungsbestimmung je Sitzung

Abrechnungsausschluss
im Behandlungsfall 26330
in derselben Sitzung 01205, 01207, 33064
am Behandlungstag 31630 bis 31637, 31682 bis 31689, 31695 bis 31702

Berichtspflicht Ja

Aufwand in Min. **Kalkulationszeit:** 4   **Prüfzeit:** 4   **Eignung d. Prüfzeit:** Tages- und Quartalsprofil
GOÄ entsprechend oder ähnlich: Nr. 1754

33063* Sonographische Untersuchung der intrakraniellen Gefäße mittels PW-Doppler- **231**
Verfahren an mindestens 7 Ableitungsstellen **26,55**

Obligater Leistungsinhalt
• Sonographische Untersuchung der intrakraniellen Gefäße mittels PW-Doppler-Verfahren
an mindestens 7 Ableitungsstellen,

Fakultativer Leistungsinhalt
• Frequenzspektrumanalyse,

Abrechnungsbestimmung je Sitzung

Anmerkung Entgegen Nr. I-4.3.2 der Allgemeinen Bestimmungen kann die Gebührenordnungsposition 33063 auch dann berechnet werden, wenn die Arztpraxis nicht über die
Möglichkeit zur Durchführung einer Frequenzspektrumanalyse verfügt.

Abrechnungsausschluss
im Behandlungsfall 01774, 01775, 13300, 26330
am Behandlungstag 31630, 31631, 31632, 31633, 31634, 31635, 31636, 31637, 31682,
31683, 31684, 31685, 31686, 31687, 31688, 31689, 31695, 31696, 31697, 31698, 31699,
31700, 31701, 31702

Berichtspflicht Ja

Aufwand in Min. **Kalkulationszeit:** 10   **Prüfzeit:** 9   **Eignung d. Prüfzeit:** Tages- und Quartalsprofil
GOÄ entsprechend oder ähnlich: Leistung so in der GOÄ nicht vorhanden. Berechnung der
erbrachten Leistungen

33064* Sonographische Untersuchung der Gefäße des männlichen Genitalsystems mittels **91**
PW-Doppler-Verfahren, einschließlich Tumeszenzmessung, **10,46**

Abrechnungsbestimmung je Sitzung

Abrechnungsausschluss
am Behandlungstag 31630, 31631, 31632, 31633, 31634, 31635, 31636, 31637, 31682,
31683, 31684, 31685, 31686, 31687, 31688, 31689, 31695, 31696, 31697, 31698, 31699,
31700, 31701, 31702
im Behandlungsfall 26330
in derselben Sitzung 33062

Berichtspflicht Ja

Aufwand in Min. **Kalkulationszeit:** KA   **Prüfzeit:** 4   **Eignung d. Prüfzeit:** Tages- und Quartalsprofil
GOÄ entsprechend oder ähnlich: Leistung so in der GOÄ nicht vorhanden. Berechnung der
erbrachten Leistungen.

33070* Sonographische Untersuchung der extrakraniellen hirnversorgenden Gefäße **381**
mittels Duplex-Verfahren von mindestens 6 Gefäßabschnitten **43,78**

Obligater Leistungsinhalt
• Sonographische Untersuchung der extrakraniellen hirnversorgenden Gefäße mittels
Duplex-Verfahren von mindestens 6 Gefäßabschnitten,

Fakultativer Leistungsinhalt
• CW-Doppler-Sonographie (Nr. 33060),

Abrechnungsbestimmung je Sitzung

Abrechnungsausschluss
am Behandlungstag 31630, 31631, 31632, 31633, 31634, 31635, 31636, 31637, 31682, 31683, 31684, 31685, 31686, 31687, 31688, 31689, 31695, 31696, 31697, 31698, 31699, 31700, 31701, 31702
im Behandlungsfall 01774, 01775, 13300, 26330, 33060

Berichtspflicht Ja

Aufwand in Min.	**Kalkulationszeit:** 16 **Prüfzeit:** 14 **Eignung d. Prüfzeit:** Tages- und Quartalsprofil
GOÄ	entsprechend oder ähnlich: Nrn. 410 + 420 (bis zu 3x) ggf. höherer Steigerungsfaktor + 401
Kommentar:	Wird die Untersuchung als farbcodierte Untersuchung durchgeführt, so kann der Zuschlag nach Nr. 33075 zusätzlich abgerechnet werden.

33071* Sonographische Untersuchung der intrakraniellen hirnversorgenden Gefäße mittels Duplex-Verfahren,   **214** 24,59

Abrechnungsbestimmung je Sitzung

Abrechnungsausschluss
am Behandlungstag 31630, 31631, 31632, 31633, 31634, 31635, 31636, 31637, 31682, 31683, 31684, 31685, 31686, 31687, 31688, 31689, 31695, 31696, 31697, 31698, 31699, 31700, 31701, 31702
im Behandlungsfall 01774, 01775, 13300, 26330

Berichtspflicht Ja

Aufwand in Min.	**Kalkulationszeit:** 13 **Prüfzeit:** 12 **Eignung d. Prüfzeit:** Tages- und Quartalsprofil
GOÄ	entsprechend oder ähnlich: Nrn. 410 + 420 (bis zu 3x) ggf. höherer Steigerungsfaktor + 401
Kommentar:	Wird die Untersuchung als farbcodierte Untersuchung durchgeführt, so kann der Zuschlag nach Nr. 33075 zusätzlich abgerechnet werden.

33072* Sonographische Untersuchung der extremitätenver- und/oder entsorgenden Gefäße mittels Duplex-Verfahren,   **224** 25,74

Abrechnungsbestimmung je Sitzung

Anmerkung Die Gebührenordnungsposition 33072 ist im Behandlungsfall höchstens zweimal berechnungsfähig.

Abrechnungsausschluss
am Behandlungstag 31630, 31631, 31632, 31633, 31634, 31635, 31636, 31637, 31682, 31683, 31684, 31685, 31686, 31687, 31688, 31689, 31695, 31696, 31697, 31698, 31699, 31700, 31701, 31702
im Behandlungsfall 01774, 01775, 13300, 26330
im Zeitraum von 21 Tagen nach Erbringung einer Leistung des Abschnitts 31.2 31630, 31631, 31632, 31633, 31634, 31635, 31636, 31637

Berichtspflicht Ja

Aufwand in Min.	**Kalkulationszeit:** 13 **Prüfzeit:** 11 **Eignung d. Prüfzeit:** Tages- und Quartalsprofil
GOÄ	entsprechend oder ähnlich: Nrn. 410 + 420 (bis zu 3x) + 401
Kommentar:	Wird die Untersuchung als farbcodierte Untersuchung durchgeführt, so kann der Zuschlag nach Nr. 33075 zusätzlich abgerechnet werden. Werden Untersuchungen an mehreren Extremitäten sowohl an den Arterien als auch an den Venen durchgeführt, so kann je Sitzung die Leistung nur 1x abgerechnet werden.

33073* Sonographische Untersuchung der abdominellen und/oder retroperitonealen Gefäße oder des Mediastinums mittels Duplex-Verfahren,   **224** 25,74

Abrechnungsbestimmung je Sitzung

Anmerkung Die Gebührenordnungsposition 33073 ist im Behandlungsfall höchstens zweimal berechnungsfähig.

Abrechnungsausschluss
im Behandlungsfall 01774, 01775, 13300, 26330

am Behandlungstag 31630, 31631, 31632, 31633, 31634, 31635, 31636, 31637, 31682, 31683, 31684, 31685, 31686, 31687, 31688, 31689, 31695, 31696, 31697, 31698, 31699, 31700, 31701, 31702

Berichtspflicht Ja

Aufwand in Min. **Kalkulationszeit:** 13 **Prüfzeit:** 12 **Eignung d. Prüfzeit:** Tages- und Quartalsprofil

GOÄ entsprechend oder ähnlich: Nrn. 410 + 420 (bis zu 3x) + 401

Kommentar: Wird die Untersuchung als farbcodierte Untersuchung durchgeführt, so kann der Zuschlag nach Nr. 33075 zusätzlich abgerechnet werden.

33074* Sonographische Untersuchung der Gefäße des weiblichen Genitalsystems mittels Duplex-Verfahren, **188**
21,60

Abrechnungsbestimmung je Sitzung

Abrechnungsausschluss
im Behandlungsfall 01774, 01775, 26330
am Behandlungstag 31630, 31631, 31632, 31633, 31634, 31635, 31636, 31637, 31682, 31683, 31684, 31685, 31686, 31687, 31688, 31689, 31695, 31696, 31697, 31698, 31699, 31700, 31701, 31702

Berichtspflicht Ja

Aufwand in Min. **Kalkulationszeit:** 12 **Prüfzeit:** 10 **Eignung d. Prüfzeit:** Tages- und Quartalsprofil

GOÄ entsprechend oder ähnlich: Nrn. 410 + 420 (bis zu 3x) + 401

Kommentar: Wird die Untersuchung als farbcodierte Untersuchung durchgeführt, so kann der Zuschlag nach Nr. 33075 zusätzlich abgerechnet werden.

33075* Zuschlag zu den Gebührenordnungspositionen 33070 bis 33074 für die Durchführung der Untersuchung als farbcodierte Untersuchung **37**
4,25

Abrechnungsausschluss
am Behandlungstag 31630, 31631, 31632, 31633, 31634, 31635, 31636, 31637, 31682, 31683, 31684, 31685, 31686, 31687, 31688, 31689, 31695, 31696, 31697, 31698, 31699, 31700, 31701, 31702
im Behandlungsfall 01774, 01775, 13300, 26330

Berichtspflicht Ja

Aufwand in Min. **Kalkulationszeit:** KA **Prüfzeit:** ./. **Eignung d. Prüfzeit:** Keine Eignung

GOÄ entsprechend oder ähnlich: Zuschlag Nr. 401 zu entsprechenden GOÄ-Ultraschall-Leistungen

Kommentar: Werden mehrere Untersuchungen nach den EBM Nrn. 33070 bis 33074 erbracht, ist der Zuschlag auch mehrfach abrechenbar.

33076 Sonographische Untersuchung der Venen einer Extremität mittels B-Mode-Verfahren von mindestens 8 Beschallungsstellen, **73**
8,39

Abrechnungsbestimmung je Sitzung

Abrechnungsausschluss
im Behandlungsfall 13300, 26330
am Behandlungstag 31630 bis 31637, 31682 bis 31689, 31695 bis 31702
im Zeitraum von 21 Tagen nach Erbringung einer Leistung des Abschnitts 31.2 31630 bis 31637

Berichtspflicht Ja

Aufwand in Min. **Kalkulationszeit:** 5 **Prüfzeit:** 4 **Eignung d. Prüfzeit:** Tages- und Quartalsprofil

GOÄ entsprechend oder ähnlich: Nr. 410 ggf. mit höherem Steigerungsfaktor

Kommentar: Wenn zwei Extremitäten zu untersuchen sind, kann die Leistung 2x berechnet werden.

33080 Sonographische Untersuchung der Haut und Subkutis mittels B-Mode-Verfahren **63**
7,24

Obligater Leistungsinhalt
• Sonographische Untersuchung der Haut und Subkutis mittels B-Mode-Verfahren,

Fakultativer Leistungsinhalt
* Sonographische Untersuchung der subkutanen Lymphknoten,

Abrechnungsbestimmung je Sitzung

Anmerkung Alleinige Messungen der Hautdicke mittels Ultraschall, z.B. zur Osteoporose-Diagnostik, sind nicht Gegenstand der vertragsärztlichen Versorgung und daher nicht berechnungsfähig.

Abrechnungsausschluss
im Behandlungsfall 26330
am Behandlungstag 31630 bis 31637, 31682 bis 31689, 31695 bis 31702

Berichtspflicht Ja

Aufwand in Min.   **Kalkulationszeit:** 4   **Prüfzeit:** 4   **Eignung d. Prüfzeit:** Tages- und Quartalsprofil

GOÄ   entsprechend oder ähnlich: Nr. 410

33081   Sonographische Untersuchung von Organen oder Organteilen bzw. Organstruk-   **56**
turen, die nicht Bestandteil der Gebührenordnungspositionen 33000 bis 33002,   6,44
33010 bis 33012, 33020 bis 33023, 33030, 33031, 33040 bis 33044, 33050 bis
33052, 33060 bis 33064, 33070 bis 33076, 33080 und 33100 sind, mittels B-Mode-
Verfahren,

Abrechnungsbestimmung je Sitzung

Abrechnungsausschluss
am Behandlungstag 01748, 31630 bis 31637, 31682 bis 31689, 31695 bis 31702
im Behandlungsfall 01772, 01773, 26330
im Zyklusfall 08535, 08536, 08537, 08550, 08555, 08558, 08635, 08637
in derselben Sitzung 01205, 01207, 01902, 01904, 01906, 33043, 33044, 33050

Berichtspflicht Ja

Aufwand in Min.   **Kalkulationszeit:** 4   **Prüfzeit:** 4   **Eignung d. Prüfzeit:** Tages- und Quartalsprofil

GOÄ   entsprechend oder ähnlich: Nrn. 410 und 420 bis zu 3x

Kommentar: Wird eine transkavitäre Untersuchung durchgeführt, kann der Zuschlag nach Nr. 33090 zusätzlich abgerechnet werden. Für eine optische Führungshilfe kann der Zuschlag nach Nr. 33091 berechnet werden.

33090   Zuschlag zu den Gebührenordnungspositionen 33040, 33042, 33043 und 33081 bei   **57**
transkavitärer Untersuchung   6,55

Anmerkung Die Gebührenordnungsposition 33090 ist bei transoesophagealer Durchführung zweimal je Sitzung berechnungsfähig, sofern mindestens eine der folgenden Diagnosen (C15.- Bösartige Neubildung des Ösophagus, C16.- Bösartige Neubildung des Magens, C17.0 Bösartige Neubildung des Duodenums, C17.1 Bösartige Neubildung des Jejunums, C22.- Bösartige Neu-bildung der Leber und der intrahepatischen Gallengänge, C23 Bösartige Neubildung der Gallen-blase, C24.- Bösartige Neubildung sonstiger und nicht näher bezeichneter Teile der Gallenwege, C25.- Bösartige Neubildung des Pankreas) oder eine der folgenden gesicherten Diagnosen (K80.- Cholelithiasis, K83.- sonstige Krankheiten der Gallenwege, K85.- Akute Pankreatitis, K86.- Sons-tige Krankheiten des Pankreas) vorliegt. Die zweimalige Berechnung setzt die Kodierung nach ICD-10-GM unter Angabe des Zusatzkennzeichens für die Diagnosensicherheit voraus.

Abrechnungsausschluss
am Behandlungstag 31630 bis 31637, 31682 bis 31689, 31695 bis 31702
im Behandlungsfall 26330
im Zeitraum von 21 Tagen nach Erbringung einer Leistung des Abschnitts 31.2 31695
bis 31702
im Zyklusfall 08535, 08536, 08537, 08550, 08555, 08558, 08635, 08637
in derselben Sitzung 01205, 01207, 01781, 01782, 01787, 01830, 01831, 08341, 33044

Berichtspflicht Ja

Aufwand in Min.   **Kalkulationszeit:** KA   **Prüfzeit:** 2   **Eignung d. Prüfzeit:** Tages- und Quartalsprofil

GOÄ   entsprechend oder ähnlich: Zuschlag Nr. 403*

33091 Zuschlag zu den Gebührenordnungspositionen 33012, 33040, 33041und 33081 für **87**
optische Führungshilfe **10,00**

Abrechnungsausschluss
im Behandlungsfall 26330
im Zyklusfall 08341, 08535, 08536, 08537, 08550, 08555, 08635, 08637
in derselben Sitzung 01205, 01207, 01781, 01782, 01787, 01831, 08320
am Behandlungstag 31630 bis 31637, 31682 bis 31689, 31695 bis 31702

Berichtspflicht Ja

Aufwand in Min. **Kalkulationszeit:** 6 **Prüfzeit:** 4 **Eignung d. Prüfzeit:** Tages- und Quartalsprofil
GOÄ entsprechend oder ähnlich: Leistung in der GOÄ nicht vorhanden. Ggf. höherer Steigerungsfaktor zu Nrn. 410 + 420 bis zu 3x

33092 Zuschlag zu den Gebührenordnungspositionen 33042, 33043 und 33044 für **118**
optische Führungshilfe **13,56**

Abrechnungsausschluss
am Behandlungstag 31630, 31631, 31632, 31633, 31634, 31635, 31636, 31637, 31682,
31683, 31684, 31685, 31686, 31687, 31688, 31689, 31695, 31696, 31697, 31698, 31699,
31700, 31701, 31702
im Behandlungsfall 26330
im Zyklusfall 08341, 08535, 08536, 08537, 08550, 08555, 08558, 08635, 08637
in derselben Sitzung 01205, 01207, 01781, 01782, 01787, 01831, 08320

Berichtspflicht Ja

Aufwand in Min. **Kalkulationszeit:** 8 **Prüfzeit:** 6 **Eignung d. Prüfzeit:** Tages- und Quartalsprofil
GOÄ entsprechend oder ähnlich: Leistung in der GOÄ nicht vorhanden. Ggf. höherer Steigerungsfaktor zu Nrn. 410 + 420 bis zu 3x

33100 Muskel- und/oder Nervensonographie zur weiteren Klärung einer peripheren **72**
neuromuskulären Erkrankung, inkl. Nervenkompressionssyndrom mittels B-Mode- **8,27**
Verfahren

Fakultativer Leistungsinhalt
• Duplex-Verfahren,

Abrechnungsausschluss
in derselben Sitzung 01205, 01207, 33050
am Behandlungstag 31630 bis 31637, 31682 bis 31689 und 31695 bis 31702
im Behandlungsfall 26330

Abrechnungsbestimmung je Sitzung

Anmerkung Die Gebührenordnungsposition 33100 ist im Behandlungsfall höchstens
viermal berechnungsfähig.
Die Gebührenordnungsposition 33100 ist ausschließlich als Zusatzdiagnostik nach
erfolgter elektroneurographischer und/oder elektromyographischer Untersuchung berechnungsfähig und setzt das Vorliegen der Ergebnisse einer Untersuchung nach der
Gebührenordnungsposition 04437 oder 16322 in dem laufenden oder im vorausgegangenen Quartal voraus.

Aufwand in Min. **Kalkulationszeit:** 5 **Prüfzeit:** 4 **Eignung d. Prüfzeit:** Tages- u. Quartalsprofil
Kommentar: Nur von Fachärzten für Kinder- und Jugendmedizin mit Schwerpunkt Neuropädiatrie
berechenbar.

34 Diagnostische und interventionelle Radiologie, Computertomographie, Magnetfeld-Resonanz-Tomographie und Positronenemissionstomographie bzw. Positronenemissionstomographie mit Computertomographie

Kommentar:

Hinweis: § 28 Aufzeichnungspflichten, Röntgenpass Pkt. 8

Aus Verordnung über den Schutz vor Schäden durch Röntgenstrahlen (Röntgenverordnung – RöV)

8) Wer eine Person mit Röntgenstrahlung untersucht oder behandelt, hat einem diese Person später untersuchenden oder behandelnden Arzt oder Zahnarzt auf dessen Verlangen Auskünfte über die Aufzeichnungen nach Absatz 1 Satz 2 zu erteilen und ihm die Aufzeichnungen und Röntgenbilder vorübergehend zu überlassen. Auch ohne dieses Verlangen sind die Aufzeichnungen und Röntgenbilder der untersuchten oder behandelten Person zur Weiterleitung an einen später untersuchenden oder behandelnden Arzt oder Zahnarzt vorübergehend zu überlassen, wenn zu erwarten ist, dass dadurch eine weitere Untersuchung mit Röntgenstrahlung vermieden werden kann. Sofern die Aufzeichnungen und Röntgenbilder einem beauftragten Dritten zur Weiterleitung an einen später untersuchenden oder behandelnden Arzt oder Zahnarzt überlassen werden, sind geeignete Maßnahmen zur Wahrung der ärztlichen Schweigepflicht zu treffen. Auf die Pflicht zur Rückgabe der Aufzeichnungen und Röntgenbilder an den Aufbewahrungspflichtigen ist in geeigneter Weise hinzuweisen.

Der Privatärztliche Bundesverband informiert dazu:

Schon hieraus folgt, dass Röntgenbilder -aber auch ähnliche, technische Befunde nicht denselben Regularien unterliegen, wie die Patientenakte selbst. Speziell Röntgenbilder sind als zwingend im Original aufzubewahren.

Arztbriefe sollten vor diesem Hintergrund problemlos auch in elektronischer Form archiviert werden können.

Grundsätzlich sollte die 10jährige Aufbewahrungsfrist als Mindestfrist betrachtet werden, zumal eventuelle Haftungsansprüche durch das Regulativ der Kenntnis des Patienten erheblich später verjähren können.

Wichtig ist, dass nunmehr explizit geregelt ist, dass nachträgliche Änderungen der Patientenkartei erkennbar und nachvollziehbar sein müssen. Manuelle Streichungen in der Papierakte müssen das Gestrichene erkennen lassen, bei elektronischer Akte muss die Software die Integrität der Akte gewährleisten. Löschungen sind unzulässig.

Soweit beispielsweise Aufklärungsbögen vom Patienten unterschrieben wurden empfiehlt sich ebenfalls die Aufbewahrung im Original, da nicht selten die Echtheit einer Unterschrift in Abrede gestellt wird.

34.1 Präambel

1. Die Gebührenordnungspositionen dieses Kapitels sind nur dann berechnungsfähig, wenn ihre Durchführung nach Maßgabe der Strahlenschutzverordnung, Röntgenverordnung und des Medizinproduktegesetzes sowie der jeweiligen Qualitätsbeurteilungsrichtlinien für die Kernspintomographie bzw. für die radiologische Diagnostik gemäß § 136 SGB V i. V. m. § 92 Abs. 1 SGB V erfolgt.

Kommentar:

Voraussetzung für die Abrechnung aller Leistungen des Kapitels 34 – also die Leistungen nach den Nrn. 34210 bis 34600 – ist die Beachtung

- der Strahlenschutzverordnung,
- der Röntgenverordnung,
- des Medizinproduktegesetzes sowie
- der Richtlinien des Gemeinsamen Bundesausschusses über Kriterien zur Qualitätsbeurteilung in der Kernspintomographie gemäß § 136 SGB V i.V.m. § 92 Abs. 1 SGB V (Qualitätsbeurteilungs-Richtlinien für die Kernspintomographie) bzw.
- der Richtlinien des Gemeinsamen Bundesausschusses über Kriterien zur Qualitätsbeurteilung in der radiologischen Diagnostik gemäß § 136 SGB.

2. Die Berechnung der Gebührenordnungspositionen dieses Kapitels setzt jeweils eine Genehmigung der Kassenärztlichen Vereinigung entweder nach der Vereinbarung zur Strahlendiagnostik und -therapie oder zur Kernspintomographie-Vereinbarung oder zur Vereinbarung zur invasiven Kardiologie oder zur Vereinbarung zur interventionellen Radiologie oder zur Mammographie-Vereinbarung gemäß § 135 Abs. 2 SGB V voraus. Die Berechnung der Gebührenordnungsposition 34274 setzt eine Genehmigung der Kassenärztlichen Vereinigung nach der Qualitätssicherungsvereinbarung zur Vakuumbiopsie der Brust gemäß § 135 Abs. 2 SGB V voraus.

Kommentar:

Die Erbringung und Abrechnung von Leistungen des Kapitels 34 ist nur möglich mit einer vorherigen Genehmigung der Kassenärztlichen Vereinigung entweder nach

- der Vereinbarung von Qualifikationsvoraussetzungen gemäß § 135 Abs. 2 SGB V zur Durchführung von Untersuchungen in der diagnostischen Radiologie und Nuklearmedizin und von Strahlentherapie (Vereinbarung zur Strahlendiagnostik und -therapie) (Anlage 3 zum Bundesmantelvertrag – Ärzte),),
- der Vereinbarung von Qualifikationsvoraussetzungen gemäß § 135 Abs. 2 SGB V zur Durchführung von Untersuchungen in der Kernspintomographie (Kernspintomographie-Vereinbarung) (Anlage 3 zum Bundesmantelvertrag – Ärzte),
- den Voraussetzungen gemäß § 135 Abs. 2 SGB V zur Ausführung und Abrechnung invasiver kardiologischer Leistungen (Vereinbarung zur invasiven Kardiologie) oder
- der Vereinbarung zur interventionellen Radiologie oder
- der Mammographie-Vereinbarung oder
- der Qualitätssicherungsvereinbarung zur Vakuumbiopsie der Brust gemäß § 135 Abs. 2 SGB V.

3. Bei Aufträgen zur Durchführung von radiologischen, kernspintomographischen und nuklearmedizinischen Leistungen hat der überweisende Vertragsarzt Diagnose, Verdachtsdiagnose oder Befunde mitzuteilen und Art und Umfang der Leistungen durch Angabe der Gebührenordnungsposition(en) bzw. der Legende der Gebührenordnungsposition(en) zu definieren (Definitionsauftrag) oder durch Angabe des konkreten Untersuchungsziels einzugrenzen. Der ausführende Arzt darf nur diese Gebührenordnungspositionen unter Berücksichtigung der rechtfertigenden Indikation berechnen. Eine Erweiterung des Auftrages – auch im Sinne einer Beratung des Patienten, die eine Auftragserweiterung zur Folge haben könnte – bedarf der Zustimmung des Vertragsarztes, der den Auftrag erteilt hat.

Kommentar:

Bei Auftragsüberweisungen zu radiologischen, kernspintomographischen und nuklearmedizinischen Leistungen sind Diagnosen, Verdachtsdiagnosen und Befunde mitzuteilen sowie

- bei Definitionsaufträgen die Gebührenordnungsposition(en) bzw. die Legende der Gebührenordnungsposition(en),
- bei Indikationsaufträgen das konkrete Untersuchungsziel.

Bei Durchführung der Leistung ist die rechtfertigende Indikation zu beachten. Eine Auftragserweiterung – und schon bereits eine Beratung des Patienten, die in einer Auftragserweiterung münden könnte – ist nur mit Zustimmung des auftraggebenden Arztes zulässig.

4. In den Gebührenordnungspositionen dieses Kapitels sind die Beurteilung, obligatorische schriftliche Befunddokumentation, Befunde nach der Gebührenordnungsposition 01600 sowie Briefe nach der Gebührenordnungsposition 01601 an den auftraggebenden Arzt sowie ggf. Eintragung in ein Röntgennachweisheft enthalten.

Kommentar:

Berichte und Arztbriefe nach den Nrn. 01600 und 01601, Beurteilungen, obligatorische Befunddokumentationen und ggf. Eintragungen in ein Röntgennachweisheft sind neben den Leistungen des Kapitels 34 nicht abrechnungsfähig.

5. Einstellungsdurchleuchtungen und ggf. notwendige Durchleuchtungen zur Kontrolle z.B. der Lage eines Katheters oder einer Punktionsnadel sind Bestandteil der entsprechenden Gebührenordnungspositionen dieses Kapitels.

6. In den Gebührenordnungspositionen dieses Kapitels sind, soweit erforderlich, die Kosten für Zusatzmittel für die Doppelkontrastuntersuchungen enthalten.

775

34210–34220 Arztgruppenübergr. spezielle Gebührenordnungspositionen IV

34 Diagnostische und interventionelle Radiologie, Computertomographie und Magnetfeld-Resonanz-Tomographie
EBM-Nr. EBM-Punkte/Euro

34.2 Diagnostische Radiologie

34.2.1 Schädel, Halsweichteile

34210 Röntgenübersichtsaufnahmen des Schädels **103**
11,84
Obligater Leistungsinhalt
• Aufnahmen in mindestens 2 Ebenen
Abrechnungsausschluss in derselben Sitzung 02100, 02101, 34503
Berichtspflicht Ja

Aufwand in Min. **Kalkulationszeit: 1** **Prüfzeit: 1** **Eignung d. Prüfzeit:** Tages- und Quartalsprofil
GOÄ entsprechend oder ähnlich: Nr. 5090*
Kommentar: Werden nur Teile des Kopfes geröntgt, so ist dafür die EBM-Nr. 34230 anzusetzen.

34211 Panoramaschichtaufnahme(n) des Ober- und/oder Unterkiefers **71**
8,16
Obligater Leistungsinhalt
• Panoramaschichtaufnahme(n) des Ober- und/oder Unterkiefers
Abrechnungsausschluss in derselben Sitzung 02100, 02101, 34282, 34503
Berichtspflicht Ja

Aufwand in Min. **Kalkulationszeit: 1** **Prüfzeit: 1** **Eignung d. Prüfzeit:** Tages- und Quartalsprofil
GOÄ entsprechend oder ähnlich: Nrn. 5002* (ein Kiefer), 5004* (Ober- + Unterkiefer)

34212 Röntgenaufnahme(n) der Halsorgane und/oder des Mundbodens **102**
11,72
Obligater Leistungsinhalt
• Aufnahme(n)
– der Halsorgane und/oder
– des Mundbodens
Fakultativer Leistungsinhalt
• Breischluck
Abrechnungsausschluss in derselben Sitzung 02100, 02101, 34503
Berichtspflicht Ja

Aufwand in Min. **Kalkulationszeit: 1** **Prüfzeit: 1** **Eignung d. Prüfzeit:** Tages- und Quartalsprofil
GOÄ entsprechend oder ähnlich: Nr. 5130*
Kommentar: Ist eine zusätzliche Durchleuchtung erforderlich, so kann diese nach Nr. 34280 auch zusätzlich abgerechnet werden.
Untersuchungen der Speiseröhre mit Kontrastmittel sind nach Nr. 34246 abzurechnen.

34.2.2 Thorax, Wirbelsäule, Myelographie

34220 Röntgenaufnahmen des knöchernen Thorax und/oder seiner Teile **91**
10,46
Obligater Leistungsinhalt
• Aufnahmen des knöchernen Thorax in mindestens 2 Ebenen und/oder
• Aufnahmen seiner Teile in mindestens zwei Ebenen,
Abrechnungsbestimmung je Körperseite
Abrechnungsausschluss in derselben Sitzung 02100, 02101, 34503
Berichtspflicht Ja

Aufwand in Min. **Kalkulationszeit: 1** **Prüfzeit: 1** **Eignung d. Prüfzeit:** Tages- und Quartalsprofil
GOÄ entsprechend oder ähnlich: Nrn. 5120*, 5121*
Kommentar: Auch wenn getrennte Aufnahmen von rechter und linker Thoraxhälfte gemacht werden, können diese einzeln und damit zusätzlich abgerechnet werden. Ist eine Durchleuchtung erforderlich, so ist der zusätzliche Ansatz der Nr. 34280 oder 34281 zur weiteren diagn. Abklärung) möglich.

34 Diagnostische und interventionelle Radiologie, Computertomographie und Magnetfeld-Resonanz-Tomographie

EBM-Nr.   EBM-Punkte / Euro

34221   Röntgenaufnahmen von Teilen der Wirbelsäule   **140**
16,09
Obligater Leistungsinhalt
• Aufnahmen in mindestens 2 Ebenen,
• Vollständige Darstellung mindestens eines Wirbelsäulenabschnittes,
Abrechnungsbestimmung je Wirbelsäulenabschnitt
Abrechnungsausschluss in derselben Sitzung 02100, 02101, 34222, 34503
Berichtspflicht Ja

Aufwand in Min.   **Kalkulationszeit: 3   Prüfzeit: 2   Eignung d. Prüfzeit:** Tages- und Quartalsprofil
GOÄ   entsprechend oder ähnlich: Nrn. 5100* ggf. + 5101*, 5105* ggf. + 5106*
Kommentar: Zu den Wirbelsäulen-Abschnitten werden gezählt: Hals-, Brust- und Lendenwirbelsäule
                  sowie Kreuzbein und Steißbein.

                  Müssen mehrere Abschnitte dargestellt werden, z. B. Lendenwirbelsäule und Kreuzbein,
                  und ist dies mit einer Aufnahme nicht möglich, so ist in diesem Falle die Leistung 2x
                  abrechenbar. Sind allerdings auf einer Aufnahme mehrere unterschiedliche Abschnitte
                  vollständig dargestellt, so kann die Leistung nur 1x abgerechnet werden und nicht für jeden
                  Abschnitt getrennt. Die Diskographie wird auch nach Nr. 34221 abgerechnet.

34222   Röntgenaufnahme(n) der gesamten Wirbelsäule   **164**
18,85
Obligater Leistungsinhalt
• Aufnahme(n) im Stehen,
• Anterior-posteriorer Strahlengang und/oder
• Seitlicher Strahlengang
Abrechnungsausschluss in derselben Sitzung 02100, 02101, 34221, 34503
Berichtspflicht Ja

Aufwand in Min.   **Kalkulationszeit: 5   Prüfzeit: 3   Eignung d. Prüfzeit:** Tages- und Quartalsprofil
GOÄ   entsprechend oder ähnlich: Nrn. 5110* ggf. + 5111*
Kommentar: Auch, wenn mehrere Aufnahmen zur Darstellung der gesamten Wirbelsäule erforderlich
                  sind, ist die Leistung nur einmal abrechenbar.

                  Ausschnittsaufnahmen von Wirbelsäulenanteilen können nicht neben der Ganzaufnahme
                  nach Nr. 34222 abgerechnet werden.

34223* Myelographie(n)   **702**
80,67
Obligater Leistungsinhalt
• Aufnahmen in mindestens 2 Ebenen,
• Einbringung des Kontrastmittels,
• Vollständige Darstellung mindestens eines Wirbelkanal-Abschnittes,
• Mindestens zweistündige Nachbetreuung mit ärztlicher Abschlussuntersuchung
Fakultativer Leistungsinhalt
• Lumbalpunktion(en)
Abrechnungsausschluss in derselben Sitzung 02100, 02101, 02342, 34503
Berichtspflicht Ja

Aufwand in Min.   **Kalkulationszeit: 20   Prüfzeit: 18   Eignung d. Prüfzeit:** Tages- und Quartalsprofil
GOÄ   entsprechend oder ähnlich: Nr. 5280*

34.2.3 Röntgenaufnahmen von Teilen von Skelett, Kopf, Schultergürtel, Extremitäten, Becken, Weichteile; Arthrographien

34230   Röntgenaufnahme von Teilen des Skeletts oder des Kopfes   **74**
8,50
Obligater Leistungsinhalt
• Aufnahme eines Skelettteiles oder Kopfteiles,
• Aufnahme(n) in einer Ebene,

Abrechnungsbestimmung je Teil

Abrechnungsausschluss in derselben Sitzung 02100, 02101, 34503

Berichtspflicht Ja

Aufwand in Min. **Kalkulationszeit: 1** **Prüfzeit: 1** **Eignung d. Prüfzeit:** Tages- und Quartalsprofil

GOÄ entsprechend oder ähnlich: Leistungskomplex in der GOÄ nicht vorhanden. Einzelleistungen von Schädel- oder Skelett-Röntgen berechnen.

Kommentar: Zu den typischen Aufnahmen von Schädelteilen zählen
- Zähne
- Unterkiefer und Oberkiefer getrennt nach der Lokalisation rechts oder links
- Oberkiefer und Unterkiefer-Panoramaaufnahmen und
- Nasennebenhöhlen
- Spezialaufnahmen des Felsenbeines nach Stenvers, wobei die Darstellung beider Seiten zweimal abrechenbar ist
- Spezialaufnahmen des Warzenfortsatzes nach Stüller, wobei die Darstellung beider Seiten zweimal abrechenbar ist
- Nasenbein seitlich
- Hinterhauptschuppe
- Spezialaufnahmen der Schädelbasis

Werden Aufnahmen in mehreren Ebenen durchgeführt, so kann die Leistung nach Nr. 34230 entsprechend der Aufnahmen mehrmals abgerechnet werden.

Meßaufnahmen der Beine zur Darstellung von Verkürzungen oder zur Operationsplanung sind auch nach Nr. 34230 zu berechnen.

Zur Darstellung von Veränderungen im femoropatellaren Gleitlager durchgeführte Patella-Defilee-Aufnahmen können unabhängig von der Anzahl der Aufnahmen nur einmal nach Nr. 34230 berechnet werden.

Weichteilaufnahmen sind nicht Nr. 34230 abrechenbar.

Gehaltene Aufnahmen nach EBM Nr. 34238 berechnen.

34231 Röntgenaufnahmen und/oder Teilaufnahmen der Schulter und/oder des Schulter- **137**
gürtels **15,74**

Obligater Leistungsinhalt
- Aufnahmen in mindestens 2 Ebenen,
- Aufnahmen und/oder Teilaufnahmen
  - der Schulter und/oder
  - des Schultergürtels,

Abrechnungsbestimmung je Teil

Abrechnungsausschluss in derselben Sitzung 02100, 02101, 34503

Berichtspflicht Ja

Aufwand in Min. **Kalkulationszeit: 2** **Prüfzeit: 1** **Eignung d. Prüfzeit:** Tages- und Quartalsprofil

GOÄ entsprechend oder ähnlich: Nrn. 5030*, 5031*

Kommentar: Der Ausschluss der Leistung nach Nr. 34231 neben der Leistung nach Nr. 34320 bezieht sich nur auf dasselbe Körperteil.

Sind Aufnahmen mit Kontrastmittelgabe erforderlich ist Nr. 35235 zu berechnen.

Gehaltene Aufnahmen nach EBM Nr. 34238 berechnen.

34232 Röntgenaufnahmen der Hand, des Fußes oder deren Teile **99**
11,38
Obligater Leistungsinhalt
- Aufnahmen in mindestens 2 Ebenen,
- Aufnahmen
  - der Hand oder
  - des Fußes und/oder
  - deren Teile,

Abrechnungsbestimmung je Teil

Abrechnungsausschluss in derselben Sitzung 02100, 02101, 34503

Berichtspflicht Ja

Aufwand in Min. **Kalkulationszeit:** 1   **Prüfzeit:** 1   **Eignung d. Prüfzeit:** Tages- und Quartalsprofil

GOÄ entsprechend oder ähnlich: Nrn. 5010* ggf. + 5011* oder 5020* ggf. + 5021* oder 5030* ggf. + 5031*

Kommentar: Als Teile der Hand gelten Finger, Mittelhand, Darstellung der ganzen Hand, Handgelenk. Als Teile des Fusses gelten Zehen, Mittelfuß, ganzer Fuß und Sprunggelenk. Die Darstellung einer zweiten Ebene ist obligater Bestandteil der Leistung. Spezialaufnahmen z. B. des Os naviculare können entsprechend als a.p.-Aufnahme (Nr. 34230) oder in zwei Ebenen nach Nr. 34232 berechnet werden.

Gehaltene Aufnahmen nach EBM Nr. 34238 berechnen.

34233   Röntgenaufnahmen der Extremitäten oder deren Teile mit Ausnahme der in der Gebühenordnungsposition 34232 genannten Extremitätenteile

99
11,38

Obligater Leistungsinhalt
- Aufnahmen in mindestens 2 Ebenen,
- Aufnahmen
  - der Extremitäten und/oder
  - deren Teile,

Fakultativer Leistungsinhalt
- Aufnahmen des distalen Unterarms,
- Aufnahmen des distalen Unterschenkels,

Abrechnungsbestimmung je Teil

Abrechnungsausschluss in derselben Sitzung 02100, 02101, 34503

Berichtspflicht Ja

Aufwand in Min. **Kalkulationszeit:** 1   **Prüfzeit:** 1   **Eignung d. Prüfzeit:** Tages- und Quartalsprofil

GOÄ entsprechend oder ähnlich: Nrn. 5020* bis 5037*

Kommentar: Erforderliche Spezialaufnahmen z.B. von der Patella oder des Kahnbeins können nach Nr. 34230 zusätzlich berechnet werden.

34234   Röntgenaufnahme(n) des Beckens und/oder dessen Weichteile

71
8,16

Obligater Leistungsinhalt
- Aufnahme(n)
  - des Beckens und/oder
  - dessen Weichteile,
- Aufnahme(n) in einer Ebene

Abrechnungsausschluss in derselben Sitzung 02100, 02101, 34260, 34503

Berichtspflicht Ja

Aufwand in Min. **Kalkulationszeit:** 1   **Prüfzeit:** 1   **Eignung d. Prüfzeit:** Tages- und Quartalsprofil

GOÄ entsprechend oder ähnlich: Nrn. 5040*, 5041* (Kind bis vollendetes 14. Lebensjahr)

Kommentar: Erforderliche Durchleuchtungen sind nach Nr. 34280 zusätzlich abzurechnen. Ebenfalls zusätzlich können Spezialaufnahmen des oder der Hüftgelenke nach Nr. 34230 berechnet werden.

Nach **Wezel/Liebold** ist eine Spezialaufnahme z. B. nach Lauenstein oder Rippstein, die nach einer Übersichtsaufnahme noch erforderlich wurde, zusätzlich nach Nr. 34234 abrechnungsfähig.

34235*   Röntgenkontrastuntersuchung eines Schulter-, Ellbogen-, Hüft- oder Kniegelenks

611
70,21

Obligater Leistungsinhalt
- Aufnahmen in mindestens 2 Ebenen,
- Kontrastmitteleinbringung(en),
- Röntgenkontrastuntersuchung

– der Schulter oder
– des Ellbogens oder
– des Hüftgelenks oder
– des Kniegelenks,

Fakultativer Leistungsinhalt
• Gelenkpunktion(en),

Abrechnungsbestimmung je Gelenk

Abrechnungsausschluss in derselben Sitzung 02100, 02101, 02340, 02341, 17371, 17373, 34260, 34503

Berichtspflicht Ja

Aufwand in Min. **Kalkulationszeit:** 15 **Prüfzeit:** 10 **Eignung d. Prüfzeit:** Tages- und Quartalsprofil

GOÄ entsprechend oder ähnlich: Nrn. 5050*, 5070*

34236* Röntgenkontrastuntersuchung eines Gelenkes mit Ausnahme der in der Gebühren- **514** ordnungsposition 34235 genannten Gelenke

59,07

Obligater Leistungsinhalt
• Aufnahmen in mindestens 2 Ebenen,
• Kontrastmitteleinbringung(en),

Fakultativer Leistungsinhalt
• Gelenkpunktion(en),

Abrechnungsbestimmung je Seite, höchstens fünfmal am Behandlungstag

Abrechnungsausschluss in derselben Sitzung 02100, 02101, 02340, 02341, 17371, 17373, 34260, 34503

Berichtspflicht Ja

Aufwand in Min. **Kalkulationszeit:** 15 **Prüfzeit:** 10 **Eignung d. Prüfzeit:** Tages- und Quartalsprofil

GOÄ entsprechend oder ähnlich: Nrn. 5060*, 5070*

34237 Röntgenteilaufnahmen des Beckens in mindestens zwei Ebenen **154**

17,70

Obligater Leistungsinhalt
• Röntgenteilaufnahmen des Beckens,
• Aufnahmen in mindestens zwei Ebenen

Abrechnungsausschluss in derselben Sitzung 02100, 02101, 34503

Berichtspflicht Ja

Aufwand in Min. **Kalkulationszeit:** 3 **Prüfzeit:** 2 **Eignung d. Prüfzeit:** Tages- und Quartalsprofil

GOÄ entsprechend oder ähnlich: Nr. 5030*

34238 Zuschlag zu den Gebührenordnungspositionen 34230 bis 34233 bei Durchführung **99** gehaltener Aufnahmen bzw. (standardisierter) gehaltener Stressaufnahmen zur Stabilitätsprüfung von Gelenk- und Bandapparatstrukturen,

11,38

Obligater Leistungsinhalt
• Aufnahme(n) in einer Ebene,

Fakultativer Leistungsinhalt
• Lokalanästhesien,
• Leitungsanästhesien,

Abrechnungsbestimmung je Teil

Abrechnungsausschluss in derselben Sitzung 02100, 02101, 34503

Berichtspflicht Ja

Aufwand in Min. **Kalkulationszeit:** 1 **Prüfzeit:** 1 **Eignung d. Prüfzeit:** Tages- und Quartalsprofil

GOÄ entsprechend oder ähnlich: Nr. 5031*

34.2.4 Röntgenuntersuchung des Thorax und Abdomens

34240   Röntgenübersichtsaufnahme(n) der Brustorgane   **82**
                                                                                           9,42
Obligater Leistungsinhalt
• Aufnahme(n) der Brustorgane in einer Ebene

Fakultativer Leistungsinhalt
• Breischluck

Anmerkung Die Gebührenordnungsposition 34240 ist bei Erwachsenen in Hartstrahl-technik durchzuführen.

Abrechnungsausschluss in derselben Sitzung 02100, 02101, 09316, 13663, 34241, 34242, 34503

Berichtspflicht Ja

Aufwand in Min. **Kalkulationszeit:** 1   **Prüfzeit:** 1   **Eignung d. Prüfzeit:** Tages- und Quartalsprofil
GOÄ   entsprechend oder ähnlich: Nrn. 5135*, 5140*, ggf. 5137*
Kommentar: Als Erwachsene gelten Personen nach dem 18. Geburtstag – also mit Anfang des 19. Lebensjahres. Siehe auch Allgemeine Bestimmungen I 4.4.5.
                 Erforderliche Durchleuchtungen können mit Nr. 34240 zusätzlich berechnet werden.

34241   Röntgenübersichtsaufnahmen der Brustorgane   **146**
                                                                                           16,78
Obligater Leistungsinhalt
• Aufnahmen der Brustorgane in mindestens 2 Ebenen

Fakultativer Leistungsinhalt
• Breischluck

Anmerkung Die Gebührenordnungsposition 34241 ist bei Erwachsenen in Hartstrahl-technik durchzuführen.

Abrechnungsausschluss in derselben Sitzung 02100, 02101, 09316, 13663, 34240, 34242, 34280, 34503

Berichtspflicht Ja

Aufwand in Min. **Kalkulationszeit:** 2   **Prüfzeit:** 2   **Eignung d. Prüfzeit:** Tages- und Quartalsprofil
GOÄ   entsprechend oder ähnlich: Nr. 5137*
Kommentar: Ist zusätzlich eine Durchleuchtung erforderlich, kann nur EBM-Nr. 34242 berechnet werden.

34242*   Röntgenübersichtsaufnahme(n) der Brustorgane einschließlich Durchleuchtung   **266**
                                                                                           30,57
Obligater Leistungsinhalt
• Aufnahmen der Brustorgane in mindestens 2 Ebenen,
• Durchleuchtung(en) (BV/TV)

Fakultativer Leistungsinhalt
• Breischluck

Anmerkung Die Gebührenordnungsposition 34242 ist bei Erwachsenen in Hartstrahl-technik durchzuführen.

Abrechnungsausschluss in derselben Sitzung 02100, 02101, 34240, 34241, 34246, 34280, 34281, 34503

Berichtspflicht Ja

Aufwand in Min. **Kalkulationszeit:** 4   **Prüfzeit:** 3   **Eignung d. Prüfzeit:** Tages- und Quartalsprofil
GOÄ   entsprechend oder ähnlich: Nr. 5137*

34243   Röntgenübersichtsaufnahme(n) des Abdomens   **93**
                                                                                           10,69
Obligater Leistungsinhalt
• Aufnahme(n) des Abdomens in einer Ebene

Abrechnungsausschluss
im Behandlungsfall 26330

34244-34247*   Arztgruppenübergr. spezielle Gebührenordnungspositionen IV

34 Diagnostische und interventionelle Radiologie, Computertomographie und Magnetfeld-Resonanz-Tomographie
EBM-Nr.   EBM-Punkte / Euro

in derselben Sitzung 02100, 02101, 34244, 34247, 34248, 34250, 34251, 34252, 34255, 34256, 34257, 34260, 34503

Berichtspflicht Ja

Aufwand in Min.	**Kalkulationszeit: 1** **Prüfzeit: 1** **Eignung d. Prüfzeit:** Tages- und Quartalsprofil
GOÄ	entsprechend oder ähnlich: Nr. 5190*
Kommentar:	Abdomen-leer-Aufnahmen sind vor Röntgenuntersuchungen mit Kontrastmittel nicht abrechenbar.

Erforderliche native Teilaufnahmen sind nach Nr. 34245 zusätzlich berechnungsfähig; eine Durchleuchtung zusätzlich nach Nr. 34280.

34244 Röntgenübersichtsaufnahmen des Abdomens

141
16,20

Obligater Leistungsinhalt
• Aufnahmen des Abdomens in mindestens zwei Ebenen

Abrechnungsausschluss
im Behandlungsfall 26330
in derselben Sitzung 02100, 02101, 34243, 34247, 34248, 34250, 34251, 34252, 34255, 34256, 34257, 34260, 34503

Berichtspflicht Ja

Aufwand in Min.	**Kalkulationszeit: 2** **Prüfzeit: 1** **Eignung d. Prüfzeit:** Tages- und Quartalsprofil
GOÄ	entsprechend oder ähnlich: Nr. 5191*

34245 Röntgenaufnahme(n) von Teilen des Abdomens

106
12,18

Obligater Leistungsinhalt
• Aufnahme(n) von Teilen des Abdomens in einer Ebene

Abrechnungsausschluss
im Behandlungsfall 26330
in derselben Sitzung 02100, 02101, 34247, 34248, 34250, 34251, 34252, 34255, 34256, 34257, 34260, 34503

Berichtspflicht Ja

Aufwand in Min.	**Kalkulationszeit: 1** **Prüfzeit: 1** **Eignung d. Prüfzeit:** Tages- und Quartalsprofil
GOÄ	entsprechend oder ähnlich: Nr. 5192*
Kommentar:	Aufnahmen z.B. nur der Appendix werden nach 34245 berechnet. Teilaufnahmen mit Kontrastmittel sind nach Nr. 34250 berechenbar.

Die Dokumentation von Fremdkörpern im Abdomen kann nach Nr. 34245 abgerechnet werden.

34246* Röntgenuntersuchung der Speiseröhre

289
33,21

Obligater Leistungsinhalt
• Kontrastmitteleinbringung(en),
• Durchleuchtung(en) (BV/TV)

Abrechnungsausschluss in derselben Sitzung 02100, 02101, 34242, 34247, 34260, 34280, 34281, 34503

Berichtspflicht Ja

Aufwand in Min.	**Kalkulationszeit: 6** **Prüfzeit: 5** **Eignung d. Prüfzeit:** Tages- und Quartalsprofil
GOÄ	entsprechend oder ähnlich: Nr. 5150*

34247* Röntgenuntersuchung des Magens und/oder des Zwölffingerdarms

448
51,48

Obligater Leistungsinhalt
• Kontrastmitteleinbringung(en),
• Durchleuchtung(en) (BV/TV),
• Doppelkontrasttechnik,

- Darstellung
  - des Magens und/oder
  - des Zwölffingerdarms

Fakultativer Leistungsinhalt
- Darstellung der Speiseröhre

Abrechnungsausschluss in derselben Sitzung 02100, 02101, 34243, 34244, 34245, 34246, 34280, 34281, 34503

Berichtspflicht Ja

Aufwand in Min.   **Kalkulationszeit:** 12   **Prüfzeit:** 8   **Eignung d. Prüfzeit:** Tages- und Quartalsprofil

GOÄ   entsprechend oder ähnlich: Nr. 5158*

Kommentar: Röntgenuntersuchungen des Gastrointestinaltraktes sind nur als Doppelkontrastuntersuchungen abrechenbar.

34248* Röntgenuntersuchung des Dünndarms   **1037**
                                                         119,17
Obligater Leistungsinhalt
- Darstellung des ganzen Dünndarms in Doppelkontrasttechnik,
- Einbringung des Kontrastmittels mittels einer Sonde (Sellink-Technik)

Abrechnungsausschluss in derselben Sitzung 02100, 02101, 34243, 34244, 34245, 34503

Berichtspflicht Ja

Aufwand in Min.   **Kalkulationszeit:** 12   **Prüfzeit:** 16   **Eignung d. Prüfzeit:** Tages- und Quartalsprofil

GOÄ   entsprechend oder ähnlich: Nr. 5163*

34250* Röntgenuntersuchung der Gallenblase und/oder Gallengänge   **398**
                                                                     45,74
Obligater Leistungsinhalt
- Kontrastmitteleinbringung(en),
- Darstellung der
  - Gallenblase und/oder
  - Gallengänge

Abrechnungsausschluss in derselben Sitzung 02100, 02101, 13430, 13431, 34243, 34244, 34245, 34260, 34503

Berichtspflicht Ja

Aufwand in Min.   **Kalkulationszeit:** 7   **Prüfzeit:** 5   **Eignung d. Prüfzeit:** Tages- und Quartalsprofil

GOÄ   entsprechend oder ähnlich: Nr. 5170*

Kommentar: Unter diese Leistungsziffer fällt die ERCP. Der diagnostische (EBM Nr. 13430) und therapeutische (EBM-Nr. 13431) bilio-pankretische Komplex können nicht neben 34250 berechnet werden.

34251* Röntgenkontrastuntersuchung des Dickdarms   **879**
                                                          101,01
Obligater Leistungsinhalt
- Darstellung des Dickdarmes retrograd bis zur Ileocoecalklappe in Doppelkontrasttechnik und/oder
- Stopplokalisation bei Tumor und/oder Ileus und/oder
- Darstellung des Restcolons über Stoma,
- Kontrastmitteleinbringung(en),
- Durchleuchtung (BV/TV)

Abrechnungsausschluss in derselben Sitzung 02100, 02101, 34243, 34244, 34245, 34280, 34281, 34503

Berichtspflicht Ja

Aufwand in Min.   **Kalkulationszeit:** 23   **Prüfzeit:** 16   **Eignung d. Prüfzeit:** Tages- und Quartalsprofil

GOÄ   entsprechend oder ähnlich: Nr. 5166*

34252*   Röntgenkontrastuntersuchung des Dickdarms beim Neugeborenen, Säugling,   **740**
Kleinkind oder Kind bis zum vollendeten 12. Lebensjahr   85,04

Obligater Leistungsinhalt
- Darstellung des Dickdarms bei einem Neugeborenen, Säugling, Kleinkind oder Kind bis zum vollendeten 12. Lebensjahr,
- Kontrastmitteleinbringung(en),
- Durchleuchtung (BV/TV)

Fakultativer Leistungsinhalt
- Reposition bei Invagination

Abrechnungsausschluss in derselben Sitzung 02100, 02101, 34243, 34244, 34245, 34280, 34281, 34503

Berichtspflicht Ja

Aufwand in Min.   **Kalkulationszeit:** 21   **Prüfzeit:** 15   **Eignung d. Prüfzeit:** Tages- und Quartalsprofil

GOÄ   entsprechend oder ähnlich: Nr. 5166* ggf. mit erhöhtem Steigerungsfaktor

34.2.5 Urogenitalorgane

34255   Ausscheidungsurographie   **437**
                                                                  50,22

Obligater Leistungsinhalt
- Leeraufnahme(n) vor Kontrastmitteleinbringung,
- Kontrastmitteleinbringung(en),
- Röntgenaufnahme(n) nach Kontrastmittelgabe

Fakultativer Leistungsinhalt
- Spätaufnahme(n)

Abrechnungsausschluss
im Behandlungsfall 26330
in derselben Sitzung 02100, 02101, 34243, 34244, 34245, 34257, 34260, 34503

Berichtspflicht Ja

Aufwand in Min.   **Kalkulationszeit:** 7   **Prüfzeit:** 5   **Eignung d. Prüfzeit:** Tages- und Quartalsprofil

GOÄ   entsprechend oder ähnlich: Nrn. 5200*, 5201*

Kommentar: Die Leistung nach 34255 umfasst auch Blasenaufnahmen und auch Spätaufnahmen; eine gesonderte Abrechnung für solche Aufnahmen nach den Nrn. 34243, 34245 ist nicht möglich.

Eine kontrastmittellose Harntrakt-Übersichtsaufnahme wird nach 34243 berechnet.

34256*   Urethrozystographie oder Refluxzystogramm   **549**
Obligater Leistungsinhalt   63,09
- Aufnahme(n) nach Kontrastmittelapplikation,
- Kontrastmitteleinbringung(en)

Fakultativer Leistungsinhalt
- Miktionsaufnahme(n),
- Leeraufnahme(n) vor Kontrastmitteleinbringung

Abrechnungsausschluss
im Behandlungsfall 26330
in derselben Sitzung 02100, 02101, 34243, 34244, 34245, 34257, 34260, 34503

Berichtspflicht Ja

Aufwand in Min.   **Kalkulationszeit:** 15   **Prüfzeit:** 11   **Eignung d. Prüfzeit:** Tages- und Quartalsprofil

GOÄ   entsprechend oder ähnlich: Nrn. 5230*, 5235*

34257*   Retrograde Pyelographie einer Seite   **845**
Obligater Leistungsinhalt   97,10
- Leeraufnahme(n),
- Kontrastmitteleinbringung(en),

* Aufnahme(n) nach Kontrastmittelapplikation,
* Zystoskopie

Abrechnungsausschluss
im Behandlungsfall 26330
in derselben Sitzung 02100, 02101, 08311, 26310, 26311, 34243, 34244, 34245, 34255, 34256, 34260, 34503

Berichtspflicht Ja

Aufwand in Min. **Kalkulationszeit:** 24   **Prüfzeit:** 17   **Eignung d. Prüfzeit:** Tages- und Quartalsprofil

GOÄ   entsprechend oder ähnlich: Nr. 5220*

34.2.6 Gangsysteme

34260* Röntgenuntersuchung natürlicher oder krankhaft entstandener Gangsysteme,   **363**
Höhlen oder Fisteln   **41,71**

Obligater Leistungsinhalt
* Kontrastmitteleinbringung(en),
* Darstellung von
  – natürlichen Gangsystemen und/ oder
  – krankhaft entstandenen Gangsystemen und/oder
  – Höhlen und/oder
  – Fisteln

Fakultativer Leistungsinhalt
* Leeraufnahme(n) vor Kontrastmitteleinbringung

Abrechnungsausschluss
im Zyklusfall 08560
in derselben Sitzung 02100, 02101, 34234, 34235, 34236, 34243, 34244, 34245, 34246, 34250, 34255, 34256, 34257, 34503

Berichtspflicht Ja

Aufwand in Min. **Kalkulationszeit:** 9   **Prüfzeit:** 7   **Eignung d. Prüfzeit:** Tages- und Quartalsprofil

GOÄ   entsprechend oder ähnlich: Nr. 5260*

Kommentar: Eine Zystographie/Galaktographie der Mamma ist nach Nr. 34260 zu berechnen – auch zusätzlich zu den Nrn. 34270 oder 34272. Wird die Untersuchung an beiden Mammae erforderlich, kann die Leistung nach Nr. 34260 auch 2x berechnet werden.

34.2.7 Mammographie

34270 Mammographie   **274**
    31,49
Obligater Leistungsinhalt
* Aufnahmen der Mamma mit axillärem Fortsatz,
* Aufnahmen in mindestens 2 Ebenen,

Abrechnungsbestimmung je Seite

Abrechnungsausschluss
im Zyklusfall 08560
in derselben Sitzung 01750, 01752, 01753, 01754, 01755, 01759, 02100, 02101, 34503

Berichtspflicht Ja

Aufwand in Min. **Kalkulationszeit:** 3   **Prüfzeit:** 2   **Eignung d. Prüfzeit:** Tages- und Quartalsprofil

GOÄ   entsprechend oder ähnlich: Nr. 5266*

Kommentar: Eine Zystographie der Mamma nach Nr. 34260 kann neben den Nrn. der Mammographie (Nr. 33270 und Teilaufn. der Mamma 34272) berechnet werden.

Auf den Seiten der KBV (https://www.kbv.de/media/sp/Mammographie.pdf) findet sich die

> **Vereinbarung von Qualitätssicherungsmaßnahmen nach § 135 Abs. 2 SGB V zur kurativen Mammographie (Mammographie-Vereinbarung)**
>
> Diese Vereinbarung ist eine Maßnahme zur Qualitätssicherung, mit welcher die Qualität bei der Erbringung von Leistungen der kurativen Mammographie gesichert werden soll. Die Vereinbarung regelt die Anforderungen an die fachliche Befähigung, die apparative Ausstattung und die Dokumentation als Voraussetzung für die Ausführung und Abrechnung der Leistungen nach den Nummern 34270 und 34272 des Einheitlichen Bewertungsmaßstabes (EBM). Daneben sind die einschlägigen gesetzlichen Bestimmungen, insbesondere die Anforderungen des Medizinproduktegesetzes sowie der Röntgenverordnung (RöV) zu beachten. Voraussetzungen für die Ausführung und Abrechnung von Leistungen der Mammographie im Rahmen des Programms zur Früherkennung von Brustkrebs durch Mammographie-Screening sind in den Krebsfrüherkennungs-Richtlinien und Anlage 9.2 BMV-Ä/EKV geregelt.

34271 Zuschlag zu der Gebührenordnungsposition 34270 für die präoperative Markierung unter radiologischer Kontrolle bei nicht tastbarem Befund und/oder Mammastanzbiopsie unter radiologischer Kontrolle bei nicht tastbarem Befund **869**
99,86

Obligater Leistungsinhalt
* Biopsie(n) bei nicht tastbarem Befund und/oder
* Präoperative Markierung unter radiologischer Kontrolle bei nicht tastbarem Befund und/oder
* Mammastanzbiopsie(n) unter radiologischer Kontrolle bei nicht tastbarem Befund,
* Mittels definierter Zielgeräte,

Abrechnungsbestimmung je Seite

Abrechnungsausschluss in derselben Sitzung 01750, 01752, 01753, 01754, 01755, 01759, 02100, 02101, 34503

Berichtspflicht Ja

Aufwand in Min. **Kalkulationszeit:** 14   **Prüfzeit:** 12   **Eignung d. Prüfzeit:** Tages- und Quartalsprofil

GOÄ   entsprechend oder ähnlich: Leistungskomplex so in der GOÄ nicht vorhanden. Dafür z.B. Nr. 5266* mit erhöhtem Steigerungsfaktor

34272 Mammateilaufnahme(n) **267**
30,68

Obligater Leistungsinhalt
* Aufnahme(n) in mindestens einer Ebene,
* Vergrößerungstechnik,

Abrechnungsbestimmung je Seite

Abrechnungsausschluss in derselben Sitzung 01750, 01752, 01753, 01754, 01755, 02100, 02101, 34503

Berichtspflicht Ja

Aufwand in Min. **Kalkulationszeit:** 4   **Prüfzeit:** 4   **Eignung d. Prüfzeit:** Tages- und Quartalsprofil

GOÄ   entsprechend oder ähnlich: Nrn. 5266* + 5267*

34273 Röntgenuntersuchung eines Mammapräparates **98**
11,26

Obligater Leistungsinhalt
* Aufnahme(n) in einer Ebene

Fakultativer Leistungsinhalt
* Vergrößerungstechnik

Abrechnungsausschluss in derselben Sitzung 01750, 01752, 01753, 01754, 01755, 01759, 02100, 02101, 34503

Berichtspflicht Ja

Aufwand in Min. **Kalkulationszeit:** 3   **Prüfzeit:** 3   **Eignung d. Prüfzeit:** Tages- und Quartalsprofil

GOÄ   entsprechend oder ähnlich: Leistung in der GOÄ nicht vorhanden; dafür z.B. Nrn. 5266* + 5267*

34274* Vakuumbiopsie(n) der Mamma im Zusammenhang mit der Erbringung der Gebüh- **272**
renordnungsposition 34270 nach der Qualitätssicherungsvereinbarung zur **31,26**
Vakuumbiopsie der Brust gemäß § 135 Abs. 2 SGB V

Obligater Leistungsinhalt
• Vakuumbiopsie(n) unter Röntgenkontrolle mittels geeignetem Zielgerät,

Abrechnungsbestimmung je Seite

Abrechnungsausschluss in derselben Sitzung 01750, 01752, 01753, 01754, 01755,
02100, 02101, 34503

Berichtspflicht Nein

Aufwand in Min. **Kalkulationszeit:** KA **Prüfzeit:** 3 **Eignung d. Prüfzeit:** Tages- und Quartalsprofil

GOÄ entsprechend oder ähnlich: Leistung in der GOÄ nicht vorhanden, ggf. zusätzlich zur
Mammographie die Nr. 314 mit erhöhtem Steigerungsfaktor.

Tipp: Kostenpauschale Nr. 40454 für sämtliche Sachkosten im Zusammenhang mit der
Erbringung der Nr. 34274 mit Ausnahme der im Zuschlag nach der Nr. 40455 enthaltenen
Markierungsclips, je Seite. Ggf. zusätzlich Zuschlag zu der Kostenpauschale nach der
Nr. 40454 für die Verwendung von Markierungsclips,

34275 Durchführung einer Mammographie in einer Ebene gemäß der Qualitätssiche- **213**
rungsvereinbarung nach § 135 Abs. 2 SGB V zur Vakuumbiopsie der Brust im **24,48**
Zusammenhang mit der Gebührenordnungsposition 34274

Obligater Leistungsinhalt
• Aufnahme der Mamma medio-lateral oder latero-medial,

Abrechnungsbestimmung je Seite

Abrechnungsausschluss in derselben Sitzung 01750, 01752, 01753, 01754, 01755,
01759, 02100, 02101, 34270, 34272, 34503

Berichtspflicht Nein

Aufwand in Min. **Kalkulationszeit:** 3 **Prüfzeit:** 2 **Eignung d. Prüfzeit:** Tages- und Quartalsprofil

34.2.8 Durchleuchtungen/Schichtaufnahmen

34280 Durchleuchtung(en) **95**
10,92
Obligater Leistungsinhalt
• Durchleuchtung(en) unter Anwendung von BV/TV

Anmerkung Die Gebührenordnungsposition 34280 kann nur berechnet werden, wenn
weiter keine Gebührenordnungspositionen abgerechnet werden, die bereits Durchleuch-
tungs- und/oder Schichtaufnahmen beinhalten.

Abrechnungsausschluss
im Behandlungsfall 26330
in derselben Sitzung 02100, 02101, 34241, 34242, 34246, 34247, 34251, 34252, 34281,
34283, 34284, 34286, 34287, 34290, 34292, 34293, 34294, 34296, 34500, 34503

Berichtspflicht Ja

Aufwand in Min. **Kalkulationszeit:** 3 **Prüfzeit:** 3 **Eignung d. Prüfzeit:** Tages- und Quartalsprofil

GOÄ entsprechend oder ähnlich: Nr. 5295*

Kommentar: Auch Kontrollen unter Bildwandler können nach dieser Nr. berechnet werden.

Werden in einer Sitzung an verschiedenen Stellen Durchleuchtungen durchgeführt, so
kann die Nr. 34280 trotzdem nur 1x berechnet werden.

34281 Durchleuchtungen zur weiteren diagnostischen Abklärung **62**
7,12
Obligater Leistungsinhalt
• Durchleuchtung(en) bei Fraktur(en), Luxation(en) oder eingedrungenden Fremdkörpern
zur weiteren diagnostischen Abklärung nach Durchführung von konventionell radiologischen Aufnahme(n),
• Vorlage von Aufnahmen in mindestens 2 Ebenen

Anmerkung Die Gebührenordnungsposition 34281 kann nur berechnet werden, wenn die zuvor angefertigten Aufnahmen keine ausreichende diagnostische Abklärung ermöglichen. Die Begründung ist auf dem Behandlungsausweis zu dokumentieren.

Die Gebührenordnungsposition 34281 kann nur berechnet werden, wenn weiter keine Gebührenordnungspositionen abgerechnet werden, die bereits Durchleuchtungen beinhalten.

Abrechnungsausschluss

im Behandlungsfall 26330

in derselben Sitzung 02100, 02101, 34242, 34246, 34247, 34251, 34252, 34280, 34283, 34284, 34286, 34287, 34290, 34292, 34293, 34294, 34296, 34500, 34503

Berichtspflicht Ja

Aufwand in Min. **Kalkulationszeit: 3** **Prüfzeit: 3** **Eignung d. Prüfzeit:** Tages- und Quartalsprofil

GOÄ　　entsprechend oder ähnlich: Nr. 5295*

Kommentar:　Die Dokumentation von Fremdkörpern im Abdomen kann nach Nr. 34245 abgerechnet werden. Ein 2x Ansatz der Leistung nach Nr. 34245 (Abdomen mit Fremdkörper und Abdomen nach Fremdkörperentfernung) ist schon aus forensischen Gründen zu raten.

34282　　Schichtaufnahmen,　　　　　　　　　　　　　　　　　　　　　　**372**
　　　　　　　　　　　　　　　　　　　　　　　　　　　　　　　　　　　　　　　42,75

Abrechnungsbestimmung je Strahlengang und Projektionsrichtung

Abrechnungsausschluss

im Behandlungsfall 26330

in derselben Sitzung 02100, 02101, 34211, 34503

Berichtspflicht Ja

Aufwand in Min. **Kalkulationszeit: 8** **Prüfzeit: 5** **Eignung d. Prüfzeit:** Tages- und Quartalsprofil

GOÄ　　entsprechend oder ähnlich: Nr. 5290*

34.2.9 Gefäße

1. Die Gebührenordnungspositionen 34290 bis 34292 und 34298 sind nur einmal im Behandlungsfall (kurativ-ambulant und/oder belegärztlich) berechnungsfähig.

Kommentar:

Die Beschränkung der Abrechnung der genannten Leistungen 34290 (Angiokardiographie bei Patienten bis zum vollendeten 18. Lebensjahr), 34291 (Herzkatheteruntersuchung mit Koronarangiographie) und 34292(Zuschlag zu der Leistung nach der Nr. 34291 bei Durchführung einer interventionellen Maßnahme (PTCA, Stent)) auf die einmalige Abrechnung im Behandlungsfall gilt auch, wenn sowohl kurativ-ambulant als auch belegärztlich behandelt wird.

2. Ambulant ausgeführte vertragsärztliche Leistungen werden gemäß § 41 Abs. 1 Bundesmantelvertrag-Ärzte (BMV-Ä) nach den Grundsätzen der Vergütung für stationäre (belegärztliche) Behandlung honoriert, wenn der Kranke an demselben Tag in die stationäre Behandlung dieses Vertragsarztes (Belegarztes) genommen wird.

Kommentar:

Die Grundsätze der Abrechnung belegärztlicher Behandlung gelten, wenn der Patient noch am Tage der Behandlung in die stationäre belegärztliche Behandlung aufgenommen wird.

3. Die Berechnung der Gebührenordnungspositionen 34283 und 34286 setzt eine Genehmigung nach der Vereinbarung zur interventionellen Radiologie gemäß § 135 Abs. 2 SGB V voraus.

Kommentar:

Die Erbringung und Abrechnung von Leistungen nach Nrn. 34283 (Serienangiographie) und 34286 (Zuschlag zu der Leistung nach der Nr. 34283 bei Durchführung einer interventionellen Maßnahme (PTA, Stent, Embolisation, Atherektomie, Rotationsablatio, Lyse)) ist nur mit einer vorherigen Genehmigung der Kassenärztlichen Vereinigung nach der Vereinbarung zur interventionellen Radiologie möglich.

Rechtsprechung: LSG Niedersachsen-Bremen: „Es steht mit höherrangigem Recht in Übereinstimmung, dass anderen Fachärzten als Radiologen – hier: Gefäßchirurgen – die Genehmigung zur Erbringung von Leistungen der interventionellen Radiologie nicht erteilt werden kann. Andere Fachärzte als Radiologen können auch nicht zu einem entsprechenden Kolloquium zugelassen werden." (Leitsätze, Urt. v. 28.09.2022, Az.: L 3 KA 1/21)

4. Die Berechnung der Gebührenordnungspositionen 34291, 34292 und 34298 setzt eine Genehmigung der Kassenärztlichen Vereinigung nach der Vereinbarung zur invasiven Kardiologie gemäß § 135 Abs. 2 SGB V voraus. Die Erbringung und Abrechnung einer Leistung nach Nr. 34291 (Herzkatheteruntersuchung mit Koronarangiographie) ist nur mit einer vorherigen Genehmigung der Kassenärztlichen Vereinigung nach den Voraussetzungen gemäß § 135 Abs. 2 SGB V zur Ausführung und Abrechnung invasiver kardiologischer Leistungen (Vereinbarung zur invasiven Kardiologie) möglich.

34283*	Serienangiographie	**1552**
		178,35

Obligater Leistungsinhalt
- Serienangiographie der arteriellen Strombahn,
- Kontrastmitteleinbringung(en),
- Dokumentation,

Abrechnungsbestimmung je Sitzung

Anmerkung Die Gebührenordnungsposition 34283 ist im Behandlungsfall höchstens zweimal berechnungsfähig.
Neben der Gebührenordnungsposition 34283 sind in demselben Behandlungsfall nur die Gebührenordnungspositionen 01100, 01101, 01220 bis 01222, 01530, 01620 bis 01622, 34489, die Gebührenordnungspositionen der Kapitel III.b-13, III.b-24 und IV-32 sowie der Abschnitte IV-34.2, IV-34.3 berechnungsfähig.

Abrechnungsausschluss
am Behandlungstag 34290, 34292
im Behandlungsfall 04410, 34291
in derselben Sitzung 02100, 02101, 02330, 02331, 34280, 34281, 34470, 34475, 34480, 34485, 34486, 34489, 34490, 34492, 34503

Berichtspflicht Ja

Aufwand in Min.   **Kalkulationszeit:** 25   **Prüfzeit:** 22   **Eignung d. Prüfzeit:** Tages- und Quartalsprofil
GOÄ   entsprechend oder ähnlich: Auswahl aus Leistungen nach Nrn. 5300* bis 5339* ff.
Kommentar: Die Darstellung eines Dialyse-Shunt ist nach Nr. 34283 zu berechnen.

34284*	Zuschlag zu der Gebührenordnungsposition 34283 bei selektiver Darstellung hirnversorgender Gefäße	**982**
		112,85

Obligater Leistungsinhalt
- Selektive Darstellung hirnversorgender Gefäße,
- Kontrastmitteleinbringung(en)

Anmerkung Neben der Gebührenordnungsposition 34284 ist in demselben Behandlungsfall zusätzlich zu den neben der Gebührenordnungsposition 34283 berechnungsfähigen Gebührenordnungspositionen die Gebührenordnungsposition 01531 berechnungsfähig.

Abrechnungsausschluss
am Behandlungstag 34290, 34292
im Behandlungsfall 34291
in derselben Sitzung 02100, 02101, 02330, 02331, 34280, 34281, 34285, 34503

Berichtspflicht Ja

Aufwand in Min.   **Kalkulationszeit:** 18   **Prüfzeit:** 16   **Eignung d. Prüfzeit:** Tages- und Quartalsprofil
GOÄ   entsprechend oder ähnlich: Auswahl aus Leistungen nach Nrn. 5300* bis 5339* ff.

34285*	Zuschlag zu der Gebührenordnungsposition 34283 bei selektiver Darstellung anderer als in der Gebührenordnungsposition 34284 genannter Gefäße	**477**
		54,81

Obligater Leistungsinhalt
- Selektive Darstellung anderer als in der Gebührenordnungsposition 34284 genannter Gefäße,
- Kontrastmitteleinbringung(en)

Anmerkung Neben der Gebührenordnungsposition 34285 ist in demselben Behandlungsfall zusätzlich zu den neben der Gebührenordnungsposition 34283 berechnungsfähigen Gebührenordnungspositionen die Gebührenordnungsposition 01531 berechnungsfähig.

Abrechnungsausschluss
am Behandlungstag 34290, 34292
im Behandlungsfall 34291
in derselben Sitzung 02100, 02101, 02330, 02331, 34284, 34503

Berichtspflicht Ja

Aufwand in Min. **Kalkulationszeit:** 9   **Prüfzeit:** 8   **Eignung d. Prüfzeit:** Tages- und Quartalsprofil

GOÄ   entsprechend oder ähnlich: Auswahl aus Leistungen nach Nrn. 5300* bis 5339* ff.

34286* Zuschlag zu der Gebührenordnungsposition 34283 bei Durchführung einer interven- **2221**
tionellen Maßnahme (PTA, Stent, Embolisation, Atherektomie, Rotationsablatio, Lyse) **255,23**

Obligater Leistungsinhalt
* Durchführung einer interventionellen Maßnahme (PTA, Stent, Embolisation, Atherek-
tomie, Rotationsablatio, Lyse),
* Kontrastmitteleinbringung(en)

Anmerkung Neben der Gebührenordnungsposition 34286 ist in demselben Behandlungsfall zusätzlich zu den neben der Gebührenordnungsposition 34283 berechnungsfähigen
Gebührenordnungspositionen die Gebührenordnungsposition 01531 berechnungsfähig.

Abrechnungsausschluss
am Behandlungstag 34292
im Behandlungsfall 34291
in derselben Sitzung 02100, 02101, 02330, 02331, 34280, 34281, 34503

Berichtspflicht Ja

Aufwand in Min. **Kalkulationszeit:** 40   **Prüfzeit:** 36   **Eignung d. Prüfzeit:** Tages- und Quartalsprofil

GOÄ   entsprechend oder ähnlich: Auswahl aus Leistungen nach Nrn. 5300* bis 5339* ff.

Kommentar: Sind interventionelle Massnahmen an mehreren verschiedenen Gefässen erforderlich,
kann die Leistung entsprechend oft abgerechnet werden.

34287* Zuschlag zu der Gebührenordnungsposition 34283 bei Verwendung eines C-Bogens **125**
14,36

Obligater Leistungsinhalt
* Verwendung eines C-Bogens,
* Anwendung eines mindestens 36 cm-Bildverstärkers

Anmerkung Neben der Gebührenordnungsposition 34287 ist in demselben Behandlungsfall zusätzlich zu den neben der Gebührenordnungsposition 34283 berechnungsfähigen
Gebührenordnungsposition die Gebührenordnungsposition 01531 berechnungsfähig.

Abrechnungsausschluss
am Behandlungstag 34292
im Behandlungsfall 34291
in derselben Sitzung 02100, 02101, 02330, 02331, 34280, 34281, 34503

Berichtspflicht Ja

Aufwand in Min. **Kalkulationszeit:** 4   **Prüfzeit:** 3   **Eignung d. Prüfzeit:** Tages- und Quartalsprofil

GOÄ   entsprechend oder ähnlich: Auswahl aus Leistungen nach Nrn. 5300* bis 5354* ff.

34290* Angiokardiographie bei Patienten bis zum vollendeten 18. Lebensjahr **1404**
161,34

Obligater Leistungsinhalt
* Angiokardiographie bei Patienten bis zum vollendeten 18. Lebensjahr,
* Kontrastmitteleinbringung(en),
* Dokumentation

Abrechnungsbestimmung einmal im Behandlungsfall

Abrechnungsausschluss
am Behandlungstag 34283, 34284, 34285, 34292
im Behandlungsfall 34291
in derselben Sitzung 02100, 02101, 02330, 02331, 34280, 34281, 34503

34 Diagnostische und interventionelle Radiologie, Computertomographie und Magnetfeld-Resonanz-Tomographie

EBM-Nr.   EBM-Punkte/Euro

Berichtspflicht Ja

Aufwand in Min.   **Kalkulationszeit:** 5   **Prüfzeit:** 5   **Eignung d. Prüfzeit:** Tages- und Quartalsprofil

GOÄ   entsprechend oder ähnlich: Auswahl aus Leistungen nach Nrn. 5300* bis 5354* ff.

34291*   Herzkatheteruntersuchung mit Koronarangiographie   **3175**
                 Obligater Leistungsinhalt   364,86

- Herzkatheteruntersuchung mit Koronarangiographie,
- Begleitleistungen, die im unmittelbaren Zusammenhang mit der Leistungserbringung stehen,
- Kontrastmitteleinbringung(en),

Fakultativer Leistungsinhalt
- Selektive Darstellung auch bei Patienten mit einem oder mehreren Bypässen und/oder bei Patienten mit Herzvitium,
- Angiokardiographie (Nr. 34290),
- Gerinnungsuntersuchung(en) (z. B. aktivierte Gerinnungszeit),
- Qualitätssicherung gemäß der Richtlinie des Gemeinsamen Bundesausschusses nach § 92 Abs. 1 Satz 2 Nr. 13 i. V. m. § 136 Abs. 1 Nr. 1 SGB V über die einrichtungs- und sektorenübergreifenden Maßnahmen der Qualitätssicherung (QeSü-RL) für das Verfahren 1: Perkutane Koronarintervention (PCI) und Koronarangiographie,
- Aufklärungsgespräch gemäß Qesü-RL,

Abrechnungsbestimmung einmal im Behandlungsfall

Abrechnungsausschluss
in derselben Sitzung 02100, 02101, 02330, 02331, 34503 und Kapitel 32
im Behandlungsfall 01530, 01531, 02102, 02300, 02301, 02302, 02310, 02320, 02321, 02322, 02323, 02330, 02331, 02340, 02341, 02342, 02343, 02350, 02360, 34283, 34284, 34285, 34286, 34287, 34290 und Kapitel 2.1, 34.3, 34.4

Berichtspflicht Ja

Aufwand in Min.   **Kalkulationszeit:** 46   **Prüfzeit:** 40   **Eignung d. Prüfzeit:** Nur Quartalsprofil

GOÄ   entsprechend oder ähnlich: Auswahl aus Leistungen 5315* ff.

Tipp: Kostenpauschale Nr. 40300 für die Durchführung der Leistung entsprechend der Nr. 34291. Während die Leistung nach Nr. 34291 nur 1x im Quartal berechnet werden kann, sind die Sachkostenpauschalen nach Nrn. 40300 bis 40304 für jede einzelne (zu unterschiedlichen Zeiten durchgeführte) Untersuchung berechenbar.

34292*   Zuschlag zu der Gebührenordnungsposition 34291 bei Durchführung einer   **3799**
                 interventionellen Maßnahme (z.B. PTCA, Stent)   436,56
                 Abrechnungsbestimmung einmal im Behandlungsfall

Abrechnungsausschluss
in derselben Sitzung 02100, 02101, 02330, 02331, 34280, 34281, 34503
am Behandlungstag 34283, 34284, 34285, 34286, 34287, 34290

Berichtspflicht Ja

Aufwand in Min.   **Kalkulationszeit:** 58   **Prüfzeit:** 51   **Eignung d. Prüfzeit:** Nur Quartalsprofil

GOÄ   entsprechend oder ähnlich: Leistungen in der GOÄ völlig anders strukturiert, Auswahl aus 5315* – 5328*

Tipp: Kostenpauschale Nr. 40302 für die Durchführung einer PTCA an einem Gefäß, ggf. einschl. Stent entsprechend der Gebührenordnungsposition 34292 und ggf.. Kostenpauschale Nr. 40304 für die Durchführung einer PTCA an mehreren Gefäßen, ggf. einschl. Stents entsprechend der Gebührenordnungsposition Nr. 34292, zusätzlich zur Pauschale nach Nr. 40302. Während der Zuschlag Nr. 34292 zur Nr. 34291 nur 1x im Quartal berechnet werden kann, sind die Sachkostenpauschalen nach Nrn. 40300 bis 40304 für jede einzelne (zu unterschiedlichen Zeiten durchgeführte) Untersuchung berechenbar.

34293*   Lymphographie   **680**
                 Obligater Leistungsinhalt   78,14

- Kontrastmitteleinbringung(en),
- Darstellung regionaler Abflussgebiete nach Kontrastmittelapplikation,

Abrechnungsbestimmung je Sitzung

Abrechnungsausschluss in derselben Sitzung 02100, 02101, 34280, 34281, 34297, 34503

Berichtspflicht Ja

Aufwand in Min.   **Kalkulationszeit:** 24   **Prüfzeit:** 21   **Eignung d. Prüfzeit:** Tages- und Quartalsprofil

GOÄ   entsprechend oder ähnlich: Nrn. 5338*, 5339*

34294*   Phlebographie   353
                                                                        40,56

Obligater Leistungsinhalt
* Kontrastmitteleinbringung(en),
* Darstellung regionaler Abflussgebiete nach Kontrastmittelapplikation,

Abrechnungsbestimmung je Extremität

Abrechnungsausschluss in derselben Sitzung 02100, 02101, 34280, 34281, 34296, 34297, 34503

Berichtspflicht Ja

Aufwand in Min.   **Kalkulationszeit:** 13   **Prüfzeit:** 11   **Eignung d. Prüfzeit:** Tages- und Quartalsprofil

GOÄ   entsprechend oder ähnlich: Nrn. 5330*, 5331*

Kommentar: Unabhängig davon, wie viele Kontrastmitteleinbringungen in einer Untersuchung erforderlich sind, kann die Leistung nach 34294 nur 1x je Sitzung berechnet werden.

34295*   Zuschlag zu der Gebührenordnungsposition 34294 für die computergestützte   95
          Analyse   10,92

Abrechnungsausschluss in derselben Sitzung 02100, 02101, 34503

Berichtspflicht Ja

Aufwand in Min.   **Kalkulationszeit:** 1   **Prüfzeit:** 0   **Eignung d. Prüfzeit:** Tages- und Quartalsprofil

GOÄ   entsprechend oder ähnlich: Nrn. 5335* ggf. mit höherem Steigerungsfaktor.

Kommentar: Bei mehrfacher Berechnung der Nr. 34294 kann auch der Zuschlag nach 34295 mehrfach berechnet werden.

34296*   Phlebographie des Brust- und/ oder Bauchraumes   780
                                                                       89,63

Obligater Leistungsinhalt
* Phlebographie(n) des Brust- und/oder Bauchraumes,
* Kontrastmitteleinbringung(en),
* Computergestützte Analyse,

Abrechnungsbestimmung je Sitzung

Abrechnungsausschluss in derselben Sitzung 02100, 02101, 34280, 34281, 34294, 34297, 34503

Berichtspflicht Ja

Aufwand in Min.   **Kalkulationszeit:** 22   **Prüfzeit:** 20   **Eignung d. Prüfzeit:** Tages- und Quartalsprofil

GOÄ   entsprechend oder ähnlich: Nr. 5329*

34297*   Embolisations- und/oder Sklerosierungsbehandlung von Varikozelen   903
                                                                         103,77

Obligater Leistungsinhalt
* Embolisations- und/oder Sklerosierungsbehandlung(en) von Varikozelen,
* Kontrastmitteldarstellung(en)

Abrechnungsausschluss in derselben Sitzung 02100, 02101, 34293, 34294, 34296, 34503

Berichtspflicht Ja

Aufwand in Min.   **Kalkulationszeit:** 20   **Prüfzeit:** 18   **Eignung d. Prüfzeit:** Tages- und Quartalsprofil

GOÄ   entsprechend oder ähnlich: Nr. 5359*

Kommentar: Die vor einer Verödung durchgeführte Darstellung mit Kontrastmittel ist nicht gesondert abrechenbar. Ist aus diagnostischen Gründen vor der Verödung nach Nr. 34297 allerdings eine Serienangiographie notwendig, ist diese nach EBM Nr. 34283 f. berechenbar.

34298* Zuschlag zu der Gebührenordnungsposition 34291 für die Messung der myokar- **980**
dialen fraktionellen Flussreserve gemäß Nr. 23 der Anlage I „Anerkannte Untersu- 112,62
chungs- oder Behandlungsmethoden" der Richtlinie Methoden vertragsärztliche
Versorgung des Gemeinsamen Bundesausschusses

Obligater Leistungsinhalt
• Messung der myokardialen fraktionellen Flussreserve,

Fakultativer Leistungsinhalt
• Medikamentöse Vasodilatation,
• Weitere Messungen,

Abrechnungsbestimmung einmal im Behandlungsfall

Abrechnungsausschluss
in derselben Sitzung 01205, 01207, 02100, 02101, 02330, 02331, 34280, 34281, 34503
am Behandlungstag 34283, 34284, 34285, 34286, 34287, 34290

Berichtspflicht Ja

Aufwand in Min. **Kalkulationszeit: 10**   **Prüfzeit: 8**   **Eignung d. Prüfzeit:** Nur Quartalsprofil

34.3 Computertomographie

1. Digitale Radiogramme zur Einstellung sind Bestandteil der computertomographischen Leistungen.
2. Bei Benennung von Begrenzungen anatomischer Strukturen und/oder der Anfertigung von Dünnschichten
müssen die Schichten aneinandergrenzen.

34.3.1 Neurocranium und Wirbelsäule

34310* CT-Untersuchung des Neurocraniums **534**
Obligater Leistungsinhalt 61,36
• Darstellung des Neurocraniums,
• Anfertigung von Dünnschichten (<= 5mm) der hinteren Schädelgrube

Fakultativer Leistungsinhalt
• Anfertigung weiterer Dünnschichten

Abrechnungsausschluss
in derselben Sitzung 02100, 02101, 34360, 34502
im Behandlungsfall 34291

Berichtspflicht Ja

Aufwand in Min. **Kalkulationszeit: 9**   **Prüfzeit: 6**   **Eignung d. Prüfzeit:** Tages- und Quartalsprofil
GOÄ   entsprechend oder ähnlich: Nr. 5370*
Kommentar: Bei Kontrastmitteluntersuchung kann der Zuschlag nach Nr. 34345 berechnet werden.

34311* CT-Untersuchung von Teilen der Wirbelsäule **662**
Obligater Leistungsinhalt 76,07
• Darstellung von mindestens 2 Segmenten,

Fakultativer Leistungsinhalt
• Darstellung weiterer Segmente,

Abrechnungsbestimmung je Wirbelsäulenabschnitt

Abrechnungsausschluss
im Behandlungsfall 34291
in derselben Sitzung 02100, 02101, 34360, 34502

Berichtspflicht Ja

Aufwand in Min. **Kalkulationszeit: 10**   **Prüfzeit: 7**   **Eignung d. Prüfzeit:** Tages- und Quartalsprofil
GOÄ   entsprechend oder ähnlich: Nr. 5373*
Kommentar: Bei Kontrastmitteluntersuchung kann der Zuschlag nach Nr. 34345 berechnet werden.

34312*–34322* Arztgruppenübergr. spezielle Gebührenordnungspositionen IV

34 Diagnostische und interventionelle Radiologie, Computertomographie und Magnetfeld-Resonanz-Tomographie
EBM-Nr.   EBM-Punkte / Euro

34312* Zuschlag zu den Gebührenordnungsposition 34310 und 34311 für die Durchfüh- **394**
rung von Serien nach intrathekaler Kontrastmittelgabe **45,28**

Obligater Leistungsinhalt
• Kontrastmitteleinbringung(en)

Abrechnungsausschluss
im Behandlungsfall 34291
in derselben Sitzung 02100, 02101, 34360, 34502

Berichtspflicht Ja

Aufwand in Min. **Kalkulationszeit:** 11 **Prüfzeit:** 7 **Eignung d. Prüfzeit:** Tages- und Quartalsprofil
GOÄ entsprechend oder ähnlich: Nr. 5376*
Kommentar: Der Zuschlag nach 34312 kann nur einmal zur Leistung nach Nr. 34310 oder Nr. 34311
berechnet werden.

34.3.2 Gesichtsschädel, Schädelbasis, Halsweichteile

34320* CT-Untersuchung des Gesichtsschädels **650**
Obligater Leistungsinhalt **74,69**
• Anfertigung von Dünnschichten (<= 4mm)

Abrechnungsausschluss
im Behandlungsfall 34291
in derselben Sitzung 02100, 02101, 34360, 34502

Berichtspflicht Ja

Aufwand in Min. **Kalkulationszeit:** 11 **Prüfzeit:** 8 **Eignung d. Prüfzeit:** Tages- und Quartalsprofil
GOÄ entsprechend oder ähnlich: Nr. 5370*
Kommentar: Bei Kontrastmitteluntersuchung kann der Zuschlag nach Nr. 34345 berechnet werden.

34321* CT-Untersuchung der Schädelbasis **561**
Obligater Leistungsinhalt **64,47**
• Anfertigung von Dünnschichten (<= 2mm)

Abrechnungsausschluss
im Behandlungsfall 34291
in derselben Sitzung 02100, 02101, 34360, 34502

Berichtspflicht Ja

Aufwand in Min. **Kalkulationszeit:** 11 **Prüfzeit:** 7 **Eignung d. Prüfzeit:** Tages- und Quartalsprofil
GOÄ entsprechend oder ähnlich: Nr. 5370*
Kommentar: Bei Kontrastmitteluntersuchung kann der Zuschlag nach Nr. 34345 berechnet werden.

34322* CT-Untersuchung der Halsweichteile **677**
Obligater Leistungsinhalt **77,80**
• Darstellung von HWK 1 bis HWK 7,
• Anfertigung von Dünnschichten (<= 5 mm)

Abrechnungsausschluss
in derselben Sitzung 02100, 02101, 34360, 34422, 34502
im Behandlungsfall 34291

Berichtspflicht Ja

Aufwand in Min. **Kalkulationszeit:** 12 **Prüfzeit:** 8 **Eignung d. Prüfzeit:** Tages- und Quartalsprofil
GOÄ entsprechend oder ähnlich: Nr. 5371*
Kommentar: Bei Kontrastmitteluntersuchung kann der Zuschlag nach Nr. 34345 berechnet werden.

34.3.3 Thorax

34330*   CT-Untersuchung des Thorax   **586**
67,34

Obligater Leistungsinhalt
- Darstellung des Mediastinums,
- Darstellung der Lungen,
- Darstellung der Pleura

Fakultativer Leistungsinhalt
- Darstellung knöcherner Strukturen des Thorax

Abrechnungsausschluss
im Behandlungsfall 34291
in derselben Sitzung 02100, 02101, 34360, 34502

Berichtspflicht Ja

Aufwand in Min.   **Kalkulationszeit: 12   Prüfzeit: 8   Eignung d. Prüfzeit:** Tages- und Quartalsprofil
GOÄ   entsprechend oder ähnlich: Nr. 5371*
Kommentar: Bei Kontrastmitteluntersuchung kann der Zuschlag nach Nr. 34345 berechnet werden.

34.3.4 Abdomen, Retroperitoneum, Becken

34340*   CT-Untersuchung des Oberbauches   **581**
66,77

Obligater Leistungsinhalt
- Darstellung vom Zwerchfell bis einschließlich Nieren

Abrechnungsausschluss
in derselben Sitzung 02100, 02101, 34341, 34342, 34360, 34502
im Behandlungsfall 34291

Berichtspflicht Ja

Aufwand in Min.   **Kalkulationszeit: 13   Prüfzeit: 8   Eignung d. Prüfzeit:** Tages- und Quartalsprofil
GOÄ   entsprechend oder ähnlich: Nr. 5372*
Kommentar: Bei Kontrastmitteluntersuchung kann der Zuschlag nach Nr. 34345 berechnet werden.

34341*   CT-Untersuchung des gesamten Abdomens   **724**
83,20

Obligater Leistungsinhalt
- Darstellung vom Zwerchfell bis zum Beckenboden

Abrechnungsausschluss
im Behandlungsfall 34291
in derselben Sitzung 02100, 02101, 34340, 34342, 34360, 34502

Berichtspflicht Ja

Aufwand in Min.   **Kalkulationszeit: 15   Prüfzeit: 10   Eignung d. Prüfzeit:** Tages- und Quartalsprofil
GOÄ   entsprechend oder ähnlich: Nr. 5372*
Kommentar: Bei Kontrastmitteluntersuchung kann der Zuschlag nach Nr. 34345 berechnet werden.

34342*   CT-Untersuchung des Beckens   **581**
66,77

Obligater Leistungsinhalt
- Darstellung vom Beckenkamm bis zum Beckenboden

Abrechnungsausschluss
in derselben Sitzung 02100, 02101, 34340, 34341, 34360, 34502
im Behandlungsfall 34291

Berichtspflicht Ja

Aufwand in Min.   **Kalkulationszeit: 13   Prüfzeit: 9   Eignung d. Prüfzeit:** Tages- und Quartalsprofil
GOÄ   entsprechend oder ähnlich: Nr. 5372*

34343*–34345* Arztgruppenübergr. spezielle Gebührenordnungspositionen IV

34 Diagnostische und interventionelle Radiologie, Computertomographie und Magnetfeld-Resonanz-Tomographie
EBM-Nr. EBM-Punkte/Euro

Kommentar: Der Zuschlag nach Nr. 34345 kann bei Untersuchung mit Kontrastmittel zusätzlich berechnet werden. Wird eine Serie ohne Kontrastmittel und eine zweite Serie mit Kontrastmitte durchgeführt, können einmal die Nr. 34342 und zusätzlich die Nr. 34343 (Zuschlag) abgerechnet werden.

34343* Zuschlag zu den Gebührenordnungspositionen 34310, 34311, 34320 bis 34322, 34330, 34340 bis 34342, 34350 und 34351 für ergänzende zweite Serie mit Kontrastmitteln **431**
49,53

Obligater Leistungsinhalt
• Kontrastmitteleinbringung(en),

Abrechnungsbestimmung je Sitzung

Abrechnungsausschluss
im Behandlungsfall 34291
in derselben Sitzung 02100, 02101, 34344, 34345, 34360, 34502

Berichtspflicht Ja

Aufwand in Min. **Kalkulationszeit:** 9 **Prüfzeit:** 6 **Eignung d. Prüfzeit:** Tages- und Quartalsprofil
GOÄ entsprechend oder ähnlich: Nr. 5376*
Kommentar: Die EBM Nr. 34343 ist für jede in der Legende aufgeführte Leistung – auch mehrfach pro Sitzung – ansetzbar.

34344* Zuschlag zu den Gebührenordnungspositionen 34310, 34311, 34320 bis 34322, 34330, 34340 bis 34342, 34350 und 34351 für die Anfertigung von dynamischen Serien **466**
53,55

Obligater Leistungsinhalt
• Kontrastmitteleinbringung(en),
• Anfertigung von mindestens 2 vollständigen Kontrastmittel-Phasen

Abrechnungsausschluss
im Behandlungsfall 34291
in derselben Sitzung 02100, 02101, 34343, 34345, 34360, 34502

Berichtspflicht Ja

Aufwand in Min. **Kalkulationszeit:** 10 **Prüfzeit:** 7 **Eignung d. Prüfzeit:** Tages- und Quartalsprofil
GOÄ entsprechend oder ähnlich: Nr. 5376*
Kommentar: Die EBM Nr. 34344 ist für jede in der Legende aufgeführte Leistung – auch mehrfach pro Sitzung – ansetzbar.

34345* Zuschlag zu den Gebührenordnungspositionen 34310 und 34311, 34320 bis 34322, 34330 und 34340 bis 34342, 34350 und 34351 bei primärer Untersuchung mit Kontrastmittel **216**
24,82

Obligater Leistungsinhalt
• Kontrastmitteleinbringung(en)

Abrechnungsausschluss
in derselben Sitzung 02100, 02101, 34343, 34344, 34502
im Behandlungsfall 34291

Berichtspflicht Ja

Aufwand in Min. **Kalkulationszeit:** 7 **Prüfzeit:** 4 **Eignung d. Prüfzeit:** Tages- und Quartalsprofil
GOÄ entsprechend oder ähnlich: Nr. 5376*
Kommentar: Die EBM Nr. 34345 ist für jede in der Legende aufgeführte Leistung – auch mehrfach pro Sitzung – ansetzbar.

IV Arztgruppenübergr. spezielle Gebührenordnungspositionen **34350*–34360***

34 Diagnostische und interventionelle Radiologie, Computertomographie und Magnetfeld-Resonanz-Tomographie
EBM-Nr. EBM-Punkte / Euro

34.3.5 Extremitäten, angrenzende Gelenke

34350* CT-Untersuchung der Extremitäten und/oder deren Teile, mit Ausnahme der in der **500**
Gebührenordnungsposition 34351 genannten Extremitätenteile **57,46**

Obligater Leistungsinhalt
• Darstellung
  – der Extremitäten und/oder
  – der Teile der Extremitäten mit Ausnahme der in der Gebührenordnungsposition 34351
    genannten und/oder
  – von Teilen des Schultergürtels und/oder
  – des Beckens

Fakultativer Leistungsinhalt
• Anfertigung von Dünnschichten

Abrechnungsausschluss
im Behandlungsfall 34291
in derselben Sitzung 02100, 02101, 34360, 34502

Berichtspflicht Ja

Aufwand in Min. **Kalkulationszeit:** 9 **Prüfzeit:** 6 **Eignung d. Prüfzeit:** Tages- und Quartalsprofil
GOÄ entsprechend oder ähnlich: Nr. 5373*

34351* CT-Untersuchung der Hand, des Fußes und/oder deren Teile **500**
Obligater Leistungsinhalt **57,46**
• Darstellung der Hand oder des Fußes und/ oder
• Darstellung der Teile der Hand oder des Fußes

Fakultativer Leistungsinhalt
• Darstellung des distalen Unterarms,
• Darstellung des distalen Unterschenkels,
• Darstellung angrenzender Gelenke,
• Beidseitige Untersuchung

Abrechnungsausschluss
im Behandlungsfall 34291
in derselben Sitzung 02100, 02101, 34360, 34502

Berichtspflicht Ja

Aufwand in Min. **Kalkulationszeit:** 9 **Prüfzeit:** 6 **Eignung d. Prüfzeit:** Tages- und Quartalsprofil
GOÄ entsprechend oder ähnlich: Nr. 5373*
Kommentar: Werden eine Hand und ein Fuß untersucht, kann die Nr. 34351 entsprechend 2x
abgerechnet werden. Bei einer Untersuchung von Oberarm, Unterarm einschl. Hand
können die Nrn. 34350 und 34351 berechnet werden.

34.3.6 Bestrahlungsplanung CT

34360* CT-gesteuerte Untersuchung von Organabschnitten für die Bestrahlungsplanung **354**
bei Tele- oder Brachytherapie **40,68**
Obligater Leistungsinhalt
• Durchführung als Bestrahlungsplanung

Anmerkung Die Gebührenordnungsposition 34360 darf nur in unmittelbarem Zusammenhang mit und für den Zweck der Bestrahlungsplanung berechnet werden.

Abrechnungsausschluss
in derselben Sitzung 02100, 02101, 34310, 34311, 34312, 34320, 34321, 34322, 34330,
34340, 34341, 34342, 34343, 34344, 34350, 34351, 34460
im Behandlungsfall 34291

Berichtspflicht Ja

Aufwand in Min. **Kalkulationszeit:** 5 **Prüfzeit:** 5 **Eignung d. Prüfzeit:** Tages- und Quartalsprofil
GOÄ entsprechend oder ähnlich: Nr. 5378*

34.4 Magnet-Resonanz-Tomographie

1. Die MRT-Untersuchung beinhaltet die Durchführung von mindestens 4 Sequenzen. Dies gilt nicht für MRT-Angiographien des Abschnitts 34.4.7.

2. Topogramm und/oder mehrere Echos stellen keine gesonderten Sequenzen dar.

3. Die Berechnung der Gebührenordnungspositionen dieses Abschnitts setzt eine Genehmigung der Kassenärztlichen Vereinigung nach der Kernspintomographie-Vereinbarung gemäß § 135 Abs. 2 SGB V voraus.

Kommentar

Die Erbringung und Abrechnung von Leistungen des Kapitels 34.4 – also die Leistungen nach den Nrn. 34410 bis 34492 – ist nur mit einer vorherigen Genehmigung der Kassenärztlichen Vereinigung nach der Vereinbarung von Qualifikationsvoraussetzungen gemäß § 135 Abs. 2 SGB V zur Durchführung von Untersuchungen in der Kernspintomographie (Kernspintomographie-Vereinbarung) (Anlage 3 zum Bundesmantelvertrag – Ärzte) möglich.

4. MRT-Untersuchungen der Mamma außerhalb der Indikation nach der Nr. 34431, MRT-Untersuchungen der Herzkranzgefäße sowie MR-Spektoskopien sind kein Leistungsbestandteil der Gebührenordnungspositionen 34410, 34411, 34420 bis 34422, 34430, 34431, 34440 bis 34442, 34450 bis 34452 und 34460.

Kommentar

Kernspintomographien der Mamma außerhalb der Indikation der Nr. 34431 (MRT-Untersuchung(en) der weiblichen Brustdrüse gemäß der Kernspintomographie- Vereinbarung nach § 135 Abs. 2 SGB V), sowie Kernspintomographien der Herzkranzgefäße und MR-Spektoskopien dürfen zu Lasten der gesetzlichen Krankenkassen nicht erbracht werden. Auch eine Erbringung außerhalb des GKV-Systems mit einer privaten Vergütung der Leistung begegnet massiven rechtlichen Bedenken. Hier ist auf jeden Fall vorherig eine Stellungnahme der Ärztekammer zu empfehlen.

5. Einstellungs- und Lokalisationssequenzen sind in den Gebührenordnungspositionen enthalten.

6. MRT-Untersuchungen und MRT-Angiographien der Herzkranzgefäße können nicht mit den Gebührenordnungspositionen des Abschnitts 34.4 berechnet werden.

Werden bei Herzkranzgefäßen MRT-Untersuchungen bzw. MRT-Angiographien durchgeführt, sind die Leistungen nicht nach dem Abschnitt 34.4 abrechnungsfähig.

7. Gebührenordnungspositionen des Abschnitts 34.4.7 sind neben Gebührenordnungspositionen der Abschnitte 34.4.1 bis 34.4.6 nur mit besonderer Begründung berechnungsfähig.

Kommentar

Neben MRT-Untersuchungen des Neurocraniums und der Wirbelsäule, des Gesichtsschädels, der Schädelbasis und der Halsweichteile, des Thorax, des Abdomens, des Retroperitoneums und des Beckens, der Extremitäten und angrenzender Gelenke sowie dem Bestrahlungs-MRT können MRT-Angiographien nicht abgerechnet werden.

8. Voraussetzung für die Berechnung der Gebührenordnungspositionen des Abschnitts 34.4.7 ist eine Genehmigung der zuständigen Kassenärztlichen Vereinigung gemäß § 135 Abs. 2 SGB V.

Kommentar

Auch die Erbringung und Abrechnung von MRT-Angiographien ist nur mit einer vorherigen Genehmigung der Kassenärztlichen Vereinigung nach der Vereinbarung gemäß § 135 Abs. 2 SGB V (Qualitätssicherungsvereinbarung zur MR-Angiographie) möglich.

9. Gebührenordnungspositionen des Abschnitts 34.4.7 können nur bei Nachweis einer klinischen Fragestellung gemäß § 7 Abs. 5 und 6 der Qualitätssicherungsvereinbarung zur MR-Angiographie gemäß § 135 Abs. 2 SGB V erbracht werden.

Kommentar

Die Bestimmungen haben folgenden Wortlaut:

§ 7 Abs. 5 und 6 der Qualitätssicherungsvereinbarung zur MR-Angiographie: (5) Klinische Fragestellungen, die eine Indikation zur MR-Angiografie begründen, sind in Anlage 2, gegliedert nach Gefäßart und -region, aufgeführt. Weitere Indikationsstellungen zur MR-Angiografie sind besonders zu begründen.(6) Der Entscheidungsgang zur Indikationsstellung ist für jeden Patienten individuell

34 Diagnostische und interventionelle Radiologie, Computertomographie und Magnetfeld-Resonanz-Tomographie

EBM-Nr.   EBM-Punkte / Euro

nachzuvollziehen. Unter Berücksichtigung der Indikationen nach Absatz 5 müssen für die sachgerechte Indikationsstellung folgende allgemeine Anforderungen an eine MR-Angiografie erfüllt sein:

- Die individuelle medizinische Fragestellung ist aus den Beschwerden des Patienten und den
klinischen Befunden zutreffend abgeleitet und für die Lösung des Patientenproblems relevant.

- Eine weiterführende Aussage kann zur Diagnose und/oder Therapie-entscheidung durch die
MR-Angiografie erwartet werden.

- Die Durchführung konkurrierender Methoden, mit welchen die medizinische Fragestellung gleichwertig beantwortet werden kann, würde zu höheren Kosten führen und/oder wäre für die Patienten
mit einem höheren Risiko verbunden.

34.4.1 Neurocranium und Wirbelsäule

34410* MRT-Untersuchung des Neurocraniums   **1053**
                                                                                      121,01
      Obligater Leistungsinhalt
      - Darstellung des Neurocraniums

      Fakultativer Leistungsinhalt
      - Kontrastmitteleinbringung(en)

      Abrechnungsausschluss
      im Behandlungsfall 34291
      in derselben Sitzung 02100, 02101, 34460

      Berichtspflicht Ja

Aufwand in Min.   **Kalkulationszeit:** 14   **Prüfzeit:** 9   **Eignung d. Prüfzeit:** Tages- und Quartalsprofil
GOÄ   entsprechend oder ähnlich: Nr. 5700*

34411* MRT-Untersuchung von Teilen der Wirbelsäule   **1053**
                                                                                      121,01
      Obligater Leistungsinhalt
      - Darstellung mindestens des gesamten Wirbelsäulenabschnittes der HWS (HWK1 bis
HWK7/BWK1) oder
      - Darstellung des gesamten Wirbelsäulenabschnittes der BWS (BWK1 bis LWK1) oder
      - Darstellung des gesamten Wirbelsäulenabschnittes der LWS (LWK1 bis SWK1) und/oder
      - Darstellung in 2 Ebenen,

      Fakultativer Leistungsinhalt
      - Darstellung des Kreuzbeines,
      - Kontrastmitteleinbringung(en),

      Abrechnungsbestimmung je Wirbelsäulenabschnitt

      Abrechnungsausschluss
      in derselben Sitzung 02100, 02101, 34460
      im Behandlungsfall 34291

      Berichtspflicht Ja

Aufwand in Min.   **Kalkulationszeit:** 14   **Prüfzeit:** 9   **Eignung d. Prüfzeit:** Tages- und Quartalsprofil
GOÄ   entsprechend oder ähnlich: Nr. 5705*
Kommentar: Wenn die gesamte Wirbelsäule dargestellt werden muss, kann die Nr. höchstens 3x
berechnet werden .

34.4.2 Gesichtsschädel, Schädelbasis, Halsweichteile

34420* MRT-Untersuchung des Gesichtsschädels   **1053**
                                                                                      121,01
      Obligater Leistungsinhalt
      - Darstellung in 2 Ebenen

      Fakultativer Leistungsinhalt
      - Kontrastmitteleinbringung(en)

34421*–34430* Arztgruppenübergr. spezielle Gebührenordnungspositionen IV
34 Diagnostische und interventionelle Radiologie, Computertomographie und Magnetfeld-Resonanz-Tomographie
EBM-Nr.   EBM-Punkte/Euro

Abrechnungsausschluss
im Behandlungsfall 34291
in derselben Sitzung 02100, 02101, 34460

Berichtspflicht Ja

Aufwand in Min.   **Kalkulationszeit:** 14   **Prüfzeit:** 9   **Eignung d. Prüfzeit:** Tages- und Quartalsprofil

GOÄ   entsprechend oder ähnlich: Nr. 5700*

Kommentar: Sowohl ein MRT des Auges als auch der Dentalregion sind nach dieser Nr. berechnungsfähig.

34421* MRT-Untersuchung der Schädelbasis   **1053**
121,01

Obligater Leistungsinhalt
• Darstellung in 2 Ebenen

Fakultativer Leistungsinhalt
• Kontrastmitteleinbringung(en)

Abrechnungsausschluss
im Behandlungsfall 34291
in derselben Sitzung 02100, 02101, 34460

Berichtspflicht Ja

Aufwand in Min.   **Kalkulationszeit:** 14   **Prüfzeit:** 9   **Eignung d. Prüfzeit:** Tages- und Quartalsprofil

GOÄ   entsprechend oder ähnlich: Nr. 5700*

34422* MRT-Untersuchung der Halsweichteile, HWK 1 bis HWK 7   **1053**
121,01

Obligater Leistungsinhalt
• Darstellung in 2 Ebenen

Fakultativer Leistungsinhalt
• Kontrastmitteleinbringung(en)

Abrechnungsausschluss
im Behandlungsfall 34291
in derselben Sitzung 02100, 02101, 34322, 34460

Berichtspflicht Ja

Aufwand in Min.   **Kalkulationszeit:** 14   **Prüfzeit:** 9   **Eignung d. Prüfzeit:** Tages- und Quartalsprofil

GOÄ   entsprechend oder ähnlich: Nr. 5715*

34.4.3 Thorax

34430* MRT-Untersuchung des Thorax   **1053**
121,01

Obligater Leistungsinhalt
• Darstellung in 2 Ebenen,
• Darstellung
  – des Mediastinums und/oder
  – der Lunge

Fakultativer Leistungsinhalt
• Kontrastmitteleinbringung(en)

Abrechnungsausschluss
im Behandlungsfall 34291
in derselben Sitzung 02100, 02101, 34460

Berichtspflicht Ja

Aufwand in Min.   **Kalkulationszeit:** 14   **Prüfzeit:** 9   **Eignung d. Prüfzeit:** Tages- und Quartalsprofil

GOÄ   entsprechend oder ähnlich: Nr. 5715*

34431* MRT-Untersuchung(en) der weiblichen Brustdrüse gemäß der Kernspintomogra- **2007**
phie-Vereinbarung nach § 135 Abs. 2 SGB V **230,63**

Obligater Leistungsinhalt
- MRT-Untersuchung(en) der weiblichen Brustdrüse zum Rezidivausschluss (frühestens 6 Monate nach der Operation oder 12 Monate nach Beendigung der Bestrahlungstherapie) eines histologisch gesicherten Mamma-Karzinoms nach brusterhaltender Therapie, auch nach Wiederaufbauplastik, für den Fall, dass eine vorausgegangene mammographische und sonographische Untersuchung die Dignität des Rezidivverdachtes nicht klären konnte oder
- MRT-Untersuchung(en) der weiblichen Brustdrüse zur Primärtumorsuche bei axillärer(n) Lymphknotenmetastase(n), deren histologische Morphologie ein Mamma-Karzinom nicht ausschließt, wenn ein Primärtumor weder klinisch noch mittels mammographischer und sonographischer Untersuchung dargestellt werden konnte,
- Native Darstellung,
- Gabe eines paramagnetischen Kontrastmittels,
- Mindestens 4 Untersuchungssequenzen,
- Dynamische Messungen,
- Kontrastmitteleinbringung(en)

Abrechnungsausschluss
im Behandlungsfall 34291
in derselben Sitzung 02100, 02101, 34452, 34460

Berichtspflicht Ja

Aufwand in Min. **Kalkulationszeit:** KA **Prüfzeit:** 10 **Eignung d. Prüfzeit:** Tages- und Quartalsprofil

GOÄ entsprechend oder ähnlich: Nr. 5721*

Kommentar: **Voraussetzung für die Durchführung eines Mamma-MRT zu Lasten der Gesetzlichen Krankenversicherung ist** – so informiert das BDT-MVZ-Träger GmbH Institut für bildgebende Diagnostik und Therapie: http://www.bdt-erlangen.de/index.php?id=213 –, **dass u.a. alle folgenden Bedingungen erfüllt sein müssen:**
- Das ein histologisch gesichertes Mamma-Karzinom eine brusterhaltende Therapie mit oder ohne Wiederaufbauplastik erforderlich werden ließ.
- Das seit der Operation mindestens 6 Monate oder seit Abschluss der Strahlentherapie mindestens 12 Monate vergangen sind.
- Mit einer zunächst durchgeführten Mammographie und Mammasonographie ein möglicher erneuter Verdacht nicht sicher ausgeschlossen werden konnte.

Weitere Informationen finden Sie unter:

Magnetresonanz-Tomographie der weiblichen Brust (MRM) – Zusammenfassender Bericht des Arbeitsausschusses „Ärztliche Behandlung" des Bundesausschusses der Ärzte und Krankenkassen über die Beratungen gemäß § 135 Abs.1 SGB V

(https://www.g-ba.de/downloads/40-268-257/HTA-MRM.pdf)

34.4.4 Abdomen, Retroperitoneum, Becken

34440* MRT-Untersuchung des Oberbauches **1053**
121,01

Obligater Leistungsinhalt
- Darstellung des Zwerchfells bis einschließlich Nieren

Fakultativer Leistungsinhalt
- Kontrastmitteleinbringung(en)

Abrechnungsausschluss
im Behandlungsfall 34291
in derselben Sitzung 02100, 02101, 34441, 34442, 34460

Berichtspflicht Ja

Aufwand in Min. **Kalkulationszeit:** 14 **Prüfzeit:** 9 **Eignung d. Prüfzeit:** Tages- und Quartalsprofil

GOÄ entsprechend oder ähnlich: Nr. 5720*

34441*   MRT-Untersuchung des Abdomens   **1053**
                                                                              121,01

         Obligater Leistungsinhalt
- Darstellung des Zwerchfells bis zum Beckenboden

         Fakultativer Leistungsinhalt
- Kontrastmitteleinbringung(en)

         Abrechnungsausschluss
         in derselben Sitzung 02100, 02101, 34440, 34442, 34460
         im Behandlungsfall 34291

         Berichtspflicht Ja

Aufwand in Min.   **Kalkulationszeit:** 14   **Prüfzeit:** 9   **Eignung d. Prüfzeit:** Tages- und Quartalsprofil

GOÄ   entsprechend oder ähnlich: Nr. 5720*

34442*   MRT-Untersuchung des Beckens   **1053**
                                                                            121,01

         Obligater Leistungsinhalt
- Darstellung des gesamten Beckens

         Fakultativer Leistungsinhalt
- Kontrastmitteleinbringung(en)

         Abrechnungsausschluss
         im Behandlungsfall 34291
         in derselben Sitzung 02100, 02101, 34440, 34441, 34460

         Berichtspflicht Ja

Aufwand in Min.   **Kalkulationszeit:** 14   **Prüfzeit:** 9   **Eignung d. Prüfzeit:** Tages- und Quartalsprofil

GOÄ   entsprechend oder ähnlich: Nr. 5720*

34.4.5 Extremitäten, angrenzende Gelenke

34450*   MRT-Untersuchung der Extremitäten und/oder deren Teile, mit Ausnahme der nach   **1053**
            der Gebührenordnungsposition 34451 abzurechnenden Extremitätenteile   121,01

         Obligater Leistungsinhalt
- Darstellung
  - der Extremitäten und/oder
  - der Teile der Extremitäten mit Ausnahme der nach Gebührenordnungsposition 34451 genannten und/oder
  - von Teilen des Schultergürtels und/oder
  - des Beckens

         Fakultativer Leistungsinhalt
- Kontrastmitteleinbringung(en)

         Abrechnungsausschluss
         im Behandlungsfall 34291
         in derselben Sitzung 02100, 02101, 34460

         Berichtspflicht Ja

Aufwand in Min.   **Kalkulationszeit:** 14   **Prüfzeit:** 9   **Eignung d. Prüfzeit:** Tages- und Quartalsprofil

GOÄ   entsprechend oder ähnlich: Nrn. 5729*, 5730*

Kommentar: Auch wenn die Untersuchung mehrerer Extremitäten med. erforderlich ist, kann die Nr. 34450 nur 1x abgerechnet werden. Nach Nr. 34450 kann auch die Untersuchung der Axilla abgerechnet werden.

34451*   MRT-Untersuchung der Hand, des Fußes und/oder deren Teile   **1053**
                                                                       121,01

         Obligater Leistungsinhalt
- Darstellung der Hand oder des Fußes
und/ oder
- Darstellung der Teile der Hand oder des Fußes

Fakultativer Leistungsinhalt
* Darstellung des distalen Unterarms,
* Darstellung des distalen Unterschenkels,
* Darstellung angrenzende Gelenke,
* Kontrastmitteleinbringung(en)

Abrechnungsausschluss im Behandlungsfall 34291
in derselben Sitzung 02100, 02101, 34460

Berichtspflicht Ja

Aufwand in Min.	**Kalkulationszeit:** 14 **Prüfzeit:** 9 **Eignung d. Prüfzeit:** Tages- und Quartalsprofil
GOÄ	entsprechend oder ähnlich: Nr. 5729*
Kommentar:	Werden beide Hände/Füße untersucht oder ein Fuß und eine Hand kann die Leistung 2x berechnet werden. Bei Darstellung von Oberarm und Unterarm einschl. Hand sind die EBM Nrn. 34450 und 34451 abrechenbar.

34452* Zuschlag zu den Gebührenordnungspositionen 34410, 34411, 34420 bis 34422, **380**
34430, 34440 bis 34442, 34450 und 34451 für mindestens 2 weitere Sequenzen 43,67
nach Kontrastmitteleinbringung(en)

Obligater Leistungsinhalt
* Durchführung der jeweils zuschlagsberechtigten Leistung erfolgte mit Kontrastmitteleinbringung(en)

Abrechnungsausschluss im Behandlungsfall 34291
in derselben Sitzung 02100, 02101, 34431, 34460

Berichtspflicht Ja

Aufwand in Min.	**Kalkulationszeit:** 10 **Prüfzeit:** 7 **Eignung d. Prüfzeit:** Tages- und Quartalsprofil
GOÄ	entsprechend oder ähnlich: Nr. 5731*

34.4.6 Bestrahlungsplanung MRT

34460* MRT-gesteuerte Untersuchung von Organabschnitten für die Bestrahlungsplanung **677**
bei Tele- oder Brachytherapie 77,80

Obligater Leistungsinhalt
* Durchführung als Bestrahlungsplanung

Fakultativer Leistungsinhalt
* Kontrastmitteleinbringung(en)

Anmerkung Die Gebührenordnungsposition 34460 darf nur in unmittelbarem Zusammenhang mit und für den Zweck der Bestrahlungsplanung berechnet werden.

Abrechnungsausschluss im Behandlungsfall 34291
in derselben Sitzung 02100, 02101, 34360 und Kapitel 34.4.1, 34.4.2, 34.4.3, 34.4.4, 34.4.5

Berichtspflicht Ja

Aufwand in Min.	**Kalkulationszeit:** 5 **Prüfzeit:** 5 **Eignung d. Prüfzeit:** Tages- und Quartalsprofil
GOÄ	entsprechend oder ähnlich: Leistungskomplex in der GOÄ nicht vorhanden; dafür z.B. die untersuchten Organe abrechnen.

34.4.7 MRT-Angiographien

34470* MRT-Angiographie der Hirngefäße gemäß den Qualitätssicherungsvereinbarungen **692**
nach § 135 Abs. 2 SGB V 79,52

Obligater Leistungsinhalt
* Darstellung der Hirngefäße

Fakultativer Leistungsinhalt
* Kontrastmitteleinbringung(en)
* Darstellung der venösen Phase

Anmerkung Eine Nebeneinanderberechnung von zwei oder mehr Gebührenordnungspositionen 34470, 34475, 34480, 34485, 34486, 34489 und 34490 in derselben Sitzung ist nur mit Begründung möglich.

Neben der Gebührenordnungsposition 34470 können die Gebührenordnungspositionen 34410, 34411, 34420 bis 34422, 34430, 34431, 34440 bis 34442, 34450 bis 34452 und 34460 und 34492 nur mit Begründung berechnet werden.

Abrechnungsausschluss

im Behandlungsfall 34291

in derselben Sitzung 02100, 02101, 34283

Berichtspflicht Ja

Aufwand in Min.   **Kalkulationszeit:** KA   **Prüfzeit:** ./.   **Eignung d. Prüfzeit:** Keine Eignung

GOÄ   entsprechend oder ähnlich: Nrn. 5700*, ggf. 5731*

34475*   MRT-Angiographie der Halsgefäße gemäß den Qualitätssicherungsvereinbarungen   **919**
nach § 135 Abs. 2 SGB V   105,61

Obligater Leistungsinhalt

• Darstellung der Halsgefäße

Fakultativer Leistungsinhalt

• Kontrastmitteleinbringung(en)

• Darstellung der venösen Phase

Anmerkung Eine Nebeneinanderberechnung von zwei oder mehr Gebührenordnungspositionen 34470, 34475, 34480, 34485, 34486, 34489 und 34490 in derselben Sitzung ist nur mit Begründung möglich.

Neben der Gebührenordnungsposition nach der Nr. 34475 können die Gebührenordnungspositionen 34410, 34411, 34420 bis 34422, 34430, 34431, 34440 bis 34442, 34450 bis 34452 und 34460 nur mit Begründung berechnet werden.

Abrechnungsausschluss

in derselben Sitzung 02100, 02101, 34283

im Behandlungsfall 34291

Berichtspflicht Ja

Aufwand in Min.   **Kalkulationszeit:** KA   **Prüfzeit:** ./.   **Eignung d. Prüfzeit:** Keine Eignung

GOÄ   entsprechend oder ähnlich: Nrn. 5700*, ggf. 5731*

34480*   MRT-Angiographie der thorakalen Aorta und ihrer Abgänge und/oder ihrer   **919**
Äste (Truncus brachiocephalicus, A. subclavia, A. carotis communis, A. vertebralis)   105,61
gemäß den Qualitätssicherungsvereinbarungen nach § 135 Abs. 2 SGB V

Obligater Leistungsinhalt

• Darstellung der thorakalen Aorta

Fakultativer Leistungsinhalt

• Kontrastmitteleinbringung(en)

Anmerkung Eine Nebeneinanderberechnung von zwei oder mehr Gebührenordnungspositionen 34470, 34475, 34480, 34485, 34486, 34489 und 34490 in derselben Sitzung ist nur mit Begründung möglich.

Neben der Gebührenordnungsposition 34480 können die Gebührenordnungspositionen 34410, 34411, 34420 bis 34422, 34430, 34431, 34440 bis 34442, 34450 bis 34452 und 34460 nur mit Begründung berechnet werden.

Abrechnungsausschluss

im Behandlungsfall 34291

in derselben Sitzung 02100, 02101, 34283

Berichtspflicht Ja

Aufwand in Min.   **Kalkulationszeit:** KA   **Prüfzeit:** ./.   **Eignung d. Prüfzeit:** Keine Eignung

GOÄ   entsprechend oder ähnlich: Nrn. 5715*, ggf. 5731*

34485* MRT-Angiographie der abdominalen Aorta und ihrer Äste 1. Ordnung gemäß den   **919**
Qualitätssicherungsvereinbarungen nach § 135 Abs. 2 SGB V   105,61

Obligater Leistungsinhalt
• Darstellung der abdominalen Aorta

Fakultativer Leistungsinhalt
• Kontrastmitteleinbringung(en)

Anmerkung Eine Nebeneinanderberechnung von zwei oder mehr Gebührenordnungspositionen 34470, 34475, 34480, 34485, 34486, 34489 und 34490 in derselben Sitzung
ist nur mit Begründung möglich.
Neben der Gebührenordnungsposition 34485 können die Gebührenordnungspositionen
34410, 34411, 34420 bis 34422, 34430, 34431, 34440 bis 34442, 34450 bis 34452 und
34460 nur mit Begründung berechnet werden.

Abrechnungsausschluss
in derselben Sitzung 02100, 02101, 34283
im Behandlungsfall 34291

Berichtspflicht Ja

Aufwand in Min. **Kalkulationszeit: KA   Prüfzeit:** ./.   **Eignung d. Prüfzeit:** Keine Eignung
GOÄ   entsprechend oder ähnlich: Nrn. 5720*, ggf. 5731*

34486* MRT-Angiographie von Venen gemäß den Qualitätssicherungsvereinbarungen nach   **919**
§ 135 Abs. 2 SGB V   105,61

Obligater Leistungsinhalt
• Darstellung der Venen von:
  – Kopf/Hals und/oder
  – des Thorax einschließlich der venae subclaviae und/oder
  – des Abdomens und/oder
  – des Beckens

Fakultativer Leistungsinhalt
• Kontrastmitteleinbringung(en)

Anmerkung Eine Nebeneinanderberechnung von zwei oder mehr Gebührenordnungspositionen 34470, 34475, 34480, 34485, 34486, 34489 und 34490 in derselben Sitzung
ist nur mit Begründung möglich.
Neben der Gebührenordnungsposition 34486 können die Gebührenordnungspositionen
34410, 34411, 34420 bis 34422, 34430, 34431, 34440 bis 34442, 34450 bis 34452 und
34460 nur mit Begründung berechnet werden.

Abrechnungsausschluss
im Behandlungsfall 34291
in derselben Sitzung 02100, 02101, 34283

Berichtspflicht Ja

Aufwand in Min. **Kalkulationszeit: KA   Prüfzeit:** ./.   **Eignung d. Prüfzeit:** Keine Eignung
GOÄ   entsprechend oder ähnlich: Nrn. 5715* (Thorax) oder 5720* (Abdomen) ggf. 5731*

34489* MRT-Angiographie der Becken- und Beinarterien (ohne Fußgefäße) gemäß den   **1842**
Qualitätssicherungsvereinbarungen nach § 135 Abs. 2 SGB V   211,67

Obligater Leistungsinhalt
• Darstellung der Becken- und Beinarterien (ohne Fußgefäße)

Fakultativer Leistungsinhalt
• Kontrastmitteleinbringung(en)

Anmerkung Eine Nebeneinanderberechnung von zwei oder mehr Gebührenordnungspositionen 34470, 34475, 34480, 34485, 34486, 34489 und 34490 in derselben Sitzung
ist nur mit Begründung möglich.
Neben der Gebührenordnungsposition 34489 können die Gebührenordnungspositionen
34410, 34411, 34420 bis 34422, 34430, 34431, 34440 bis 34442, 34450 bis 34452 und
34460 nur mit Begründung berechnet werden.

Abrechnungsausschluss
im Behandlungsfall 34291
in derselben Sitzung 02100, 02101, 34283

Berichtspflicht Ja

Aufwand in Min. **Kalkulationszeit:** KA **Prüfzeit:** ./. **Eignung d. Prüfzeit:** Keine Eignung
GOÄ entsprechend oder ähnlich: Nrn. 5730*, ggf. 5731*

34490* MRT-Angiographie der Armarterien und armversorgenden Arterien und einschließ- **919**
lich/oder Cimino-Shunt (ohne Handgefäße) gemäß den Qualitätssicherungsverein- **105,61**
barungen nach § 135 Abs. 2 SGB V

Obligater Leistungsinhalt
• Darstellung der Arterien einer oberen Extremität und/oder Cimino-Shunt

Fakultativer Leistungsinhalt
• Kontrastmitteleinbringung(en)

Anmerkung Eine Nebeneinanderberechnung von zwei oder mehr Gebührenordnungspositionen 34470, 34475, 34480, 34485, 34486, 34489 und 34490 in derselben Sitzung
ist nur mit Begründung möglich.
Neben der Gebührenordnungsposition 34490 können die Gebührenordnungspositionen
34410, 34411, 34420 bis 34430, 34431, 34440 bis 34442, 34450 bis 34452 und
34460 und 34492 nur mit Begründung berechnet werden.

Abrechnungsausschluss
in derselben Sitzung 02100, 02101, 34283
im Behandlungsfall 34291

Berichtspflicht Ja

Aufwand in Min. **Kalkulationszeit:** KA **Prüfzeit:** ./. **Eignung d. Prüfzeit:** Keine Eignung
GOÄ entsprechend oder ähnlich: Nrn. 5730*, ggf. 5731*

34492* Zuschlag zu der Gebührenordnungsposition 34470 für weitere Sequenzen nach **416**
Kontrastmitteleinbringung(en) **47,80**

Anmerkung Die Gebührenordnungsposition 34492 kannIV-34.4.7 nur mit Begründung
berechnet werden.

Berichtspflicht Ja

Aufwand in Min. **Kalkulationszeit:** KA **Prüfzeit:** ./. **Eignung d. Prüfzeit:** Keine Eignung
GOÄ entsprechend oder ähnlich: Nr. 5731*

34.5 Nicht vaskuläre interventionelle Maßnahmen

1. Die Leistung nach der Gebührenordnungsposition 34504 ist nur berechnungsfähig, wenn sie von Ärzten
erbracht wird, welche die Voraussetzungen gemäß Qualitätssicherungsvereinbarung zur schmerztherapeutischen Versorgung chronisch schmerzkranker Patienten nach § 135 Abs. 2 SGB V erfüllen, oder die Behandlung
auf Überweisung eines Arztes erfolgt, der die Voraussetzungen gemäß Qualitätssicherungsvereinbarung zur
schmerztherapeutischen Versorgung chronisch schmerzkranker Patienten nach § 135 Abs. 2 SGB V erfüllt oder
die Zusatzweiterbildung Schmerztherapie gemäß der Weiterbildungsordnung besitzt.

2. Eine Überweisung nach Satz 1 kann nur für Patienten mit einer gesicherten Diagnose (Zusatzkennzeichen
„G" nach ICD-10-GM) erfolgen.

3. Die Leistung nach der Gebührenordnungsposition 34504 darf nicht solitär erbracht werden, sondern
ausschließlich im Rahmen eines multimodalen Schmerztherapiekonzeptes. Bei funktionellen Störungen und
chronischen Schmerzsyndromen mit überwiegend funktionellem Störungsanteil ist die Leistung nach der
Gebührenordnungsposition 34504 nicht berechnungsfähig.

4. Die Gebührenordnungspositionen dieses Abschnitts sind nicht für Interventionen in bzw. an (einer) Bandscheibe(n)
(z.B. Volumenreduktion durch Chemonukleolyse und/oder Coblation) berechnungsfähig. Diese Eingriffe sind über
die Gebührenordnungspositionen der Abschnitte IV-31.2 bzw. IV-36.2 zu berechnen.

IV Arztgruppenübergr. spezielle Gebührenordnungspositionen **34500*–34503***

34 Diagnostische und interventionelle Radiologie, Computertomographie und Magnetfeld-Resonanz-Tomographie
EBM-Nr. EBM-Punkte / Euro

Kommentar:

Diese ab dem 1.4.2013 geltende Neuregelung ist auf die Änderung der Richtlinie über die ambulante Behandlung im Krankenhaus nach § 116b SGB V zum Thema „CT/MRT-gestützte interventionelle schmerztherapeutische Leistungen" des Gemeinsamen Bundesausschusses zurückzuführen.Die gebührenrechtlichen Regelungen wurden sowohl inhaltlich als auch in Bezug auf die von den Ärzten dort geforderten Qualifikationen angepasst.

34500* Durchleuchtungsgestützte Intervention bei PTC **672**
77,22

Obligater Leistungsinhalt
- Durchleuchtungsgestützte Intervention gemäß der Vereinbarung zur Strahlendiagnostik und -therapie gemäß § 135 Abs. 2 SGB V,

Abrechnungsbestimmung einmal im Behandlungsfall

Abrechnungsausschluss in derselben Sitzung 02100, 02101, 02300, 02301, 02302, 02340, 02341, 34280, 34281

Berichtspflicht Ja

Aufwand in Min. **Kalkulationszeit:** KA **Prüfzeit:** 18 **Eignung d. Prüfzeit:** Nur Quartalsprofil

GOÄ entsprechend oder ähnlich: Leistung in der GOÄ nicht vorhanden, analoger Ansatz der Nr. 5358*.

34501* Durchleuchtungsgestützte Intervention bei Anlage eines Ösophagus-Stent **895**
102,85

Obligater Leistungsinhalt
- Durchleuchtungsgestützte Intervention gemäß der Vereinbarung zur Strahlendiagnostik und -therapie gemäß § 135 Abs. 2 SGB V,

Abrechnungsbestimmung einmal im Behandlungsfall

Abrechnungsausschluss in derselben Sitzung 02100, 02101, 02300, 02301, 02302, 02340, 02341

Berichtspflicht Ja

Aufwand in Min. **Kalkulationszeit:** KA **Prüfzeit:** 24 **Eignung d. Prüfzeit:** Nur Quartalsprofil

GOÄ entsprechend oder ähnlich: Leistung in der GOÄ nicht vorhanden, analoger Ansatz der Nr. 5358*.

34503* Bildwandlergestützte Intervention(en) an der Wirbelsäule **667**
76,65

Obligater Leistungsinhalt
- Bildwandlergestützte Intervention in bzw. an Nerven, Ganglien, Gelenkkörper(n) und/ oder Gelenkfacette(n) der Wirbelsäule,
- Überwachung über mindestens 30 Minuten,
- Dokumentation,

Fakultativer Leistungsinhalt
- Kontrolle mittels Bildwandler,
- Infusion(en) (Nr. 02100),
- Punktion(en) I (Nr. 02340),
- Punktion(en) II (Nr. 02341),

Abrechnungsbestimmung einmal am Behandlungstag

Abrechnungsausschluss in derselben Sitzung 01510, 01512, 01520, 01521, 01530, 01531, 01540, 01541, 01542, 01543, 01544, 01545, 02100, 02101, 02300, 02302, 02340, 02343, 02360, 30710, 30712, 30720, 30724, 30730, 30731, 30740, 30751, 30760, 34504, 34505 und Kapitel 34.2

Berichtspflicht Ja

Aufwand in Min. **Kalkulationszeit:** 22 **Prüfzeit:** 20 **Eignung d. Prüfzeit:** Tages- und Quartalsprofil

GOÄ entsprechend oder ähnlich: Leistungskomplex so in der GOÄ nicht vorhanden. Dafür z.B. CT der untersuchten Organe abrechnen + Interventionsmaßnahmen.

34504*–34505*   Arztgruppenübergr. spezielle Gebührenordnungspositionen IV

34 Diagnostische und interventionelle Radiologie, Computertomographie und Magnetfeld-Resonanz-Tomographie
EBM-Nr.   EBM-Punkte/Euro

34504*   CT-gesteuerte schmerztherapeutische Intervention(en) bei akutem und/oder   **968**
chronischem Schmerz nach vorausgegangener interdisziplinärer Diagnostik   111,24

Obligater Leistungsinhalt
- CT-gesteuerte Intervention bei Punktionen und/oder pharmakotherapeutischen Applikationen,
- Intervention in bzw. an Nerven, Ganglien, Malignomen, Gelenkkörper(n) und/oder Gelenkfacette(n),
- Überwachung über mindestens 30 Minuten,
- Dokumentation,

Fakultativer Leistungsinhalt
- Kontrolle mittels CT-Untersuchung,
- Infusion(en) (Nr. 02100),
- Intraarterielle Injektion(en) (Nr. 02331),
- Punktion(en) I (Nr. 02340),
- Punktion(en) II (Nr. 02341)

Abrechnungsbestimmung einmal am Behandlungstag

Abrechnungsausschluss in derselben Sitzung 01510, 01512, 01520, 01521, 01530, 01531, 01540, 01541, 01542, 01543, 01544, 01545, 02100, 02101, 02300, 02302, 02331, 02340, 02343, 30710, 30712, 30720, 30724, 30730, 30731, 30740, 30751, 30760, 34503, 34505 und Kapitel 34.3.1, 34.3.2, 34.3.3, 34.3.4, 34.3.5

Berichtspflicht Nein

Aufwand in Min.   **Kalkulationszeit:** 20   **Prüfzeit:** 20   **Eignung d. Prüfzeit:** Tages- und Quartalsprofil

34505*   CT-gesteuerte Intervention(en)   **968**
          111,24

Obligater Leistungsinhalt
- CT-gesteuerte Intervention bei Punktionen und/oder pharmakotherapeutischen Applikationen,
- Intervention in bzw. an Nerven, Ganglien, Malignomen, Gelenkkörper(n) und /oder Gelenkfacette(n),
- Überwachung über mindestens 30 Minuten,
- Dokumentation,

Fakultativer Leistungsinhalt
- Kontrolle mittel CT-Untersuchung,
- Infusion(en) (Nr. 02100),
- Intraarterielle Injektion(en) (Nr. 02331),
- Punktion(en) I (Nr. 02340),
- Punktion(en) II (Nr. 02341),

Abrechnungsbestimmung einmal am Behandlungstag

Anmerkung Die Gebührenordnungsposition 34505 ist nur berechnungsfähig bei Diagnostik/Behandlung einer im Folgenden genannten Erkrankung nach den ICD-10-GM Kodes: Neubildungen C00-D48 sowie Krankheiten des Blutes und der blutbildenden Organe sowie bestimmte Störungen mit Beteiligung des Immunsystems D50-D90.
Die Berechnung der Gebührenordnungsposition 34505 bei anderen als den genannten Erkrankungen setzt eine ausführliche Begründung der medizinischen Notwendigkeit im Einzelfall voraus. Die Begründung ist einschließlich des ICD-10-GM Kodes für die betreffende Erkrankung bei der Abrechnung anzugeben.

Abrechnungsausschluss in derselben Sitzung 01510, 01512, 01520, 01521, 01530, 01531, 01540, 01541, 01542, 01543, 01544, 01545, 02100, 02101, 02300, 02302, 02340, 02343, 02360, 30710, 30712, 30720, 30724, 30730, 30731, 30740, 30751, 30760, 34503, 34504 und Kapitel 34.3.1, 34.3.2, 34.3.3, 34.3.4, 34.3.5

Berichtspflicht Nein

Aufwand in Min.   **Kalkulationszeit:** 20   **Prüfzeit:** 20   **Eignung d. Prüfzeit:** Tages- und Quartalsprofil

34.6 Osteodensitometrie

34600 Osteodensitometrische Untersuchung I **268**
30,80

Obligater Leistungsinhalt
* Osteodensitometrische Untersuchung(en) nach den Richtlinien des Gemeinsamen Bundesausschusses (Nr. 7 in der Anlage I „Anerkannte Untersuchungs- oder Behandlungsmethoden" der Richtlinie Methoden vertragsärztliche Versorgung, (Photonenabsorptions-Technik) mittels einer zentralen DXA; [Dual-Energy X-ray Absorptiometrie]) bei Patienten, die eine Fraktur ohne nachweisbares adäquates Trauma erlitten haben und bei denen gleichzeitig aufgrund anderer anamnestischer und klinischer Befunde ein begründeter Verdacht auf Osteoporose besteht
– am Schenkelhals an einem oder mehreren Teil(en) des Skeletts
– und/oder
– an der LWS am Achsenskelett

Abrechnungsausschluss in derselben Sitzung 02100, 02101, 34601

Berichtspflicht Ja

Aufwand in Min. **Kalkulationszeit:** KA **Prüfzeit:** 2 **Eignung d. Prüfzeit:** Tages- und Quartalsprofil
GOÄ entsprechend oder ähnlich: Ansatz abhängig von der Art der Untersuchung; Nrn. 5380* oder 5475*

34601 Osteodensitometrische Untersuchung II **268**
30,80

Obligater Leistungsinhalt
* Osteodensitometrische Untersuchung(en) nach den Richtlinien des Gemeinsamen Bundesausschusses (Nr. 7 in der Anlage I „Anerkannte Untersuchungs- oder Behandlungsmethoden" der Richtlinie Methoden vertragsärztliche Versorgung, mittels einer zentralen DXA [Dual-Energy X-ray Absorptiometrie]) zum Zweck der Optimierung der Therapieentscheidung, wenn aufgrund konkreter anamnestischer und klinischer Befunde eine Absicht für eine spezifische medikamentöse Therapie einer Osteoporose besteht
– am Schenkelhals
– und/oder
– an der LWS

Abrechnungsausschluss in derselben Sitzung 01205, 01207, 02100, 02101, 02102, 34600

Berichtspflicht Ja

Aufwand in Min. **Kalkulationszeit:** KA **Prüfzeit:** 2 **Eignung d. Prüfzeit:** Tages- und Quartalsprofil
GOÄ entsprechend oder ähnlich: **GOÄ Nr. 5380***
Kommentar: Nach dieser Leistungsposition sind nach Kommentar von **Wezel/Liebold** … „Untersuchungen abzurechnen, welche zum Zweck der Optimierung der Therapieentscheidung über eine spezifische medikamentöse Therapie auch ohne Fraktur notwendig sein können…"

Ferner sind nach **Wezel/Liebold** auch gemeint, die osteodensitometrischen Untersuchungen,… „zum Zwecke der Optimierung der Weiterführung oder erstmaligen Therapieentscheidungen frühestens nach 5 Jahren…"

Die Leistung mittels CT durchzuführen ist wegen der eindeutigen Beschränkung auf die in der Legende der Leistungsposition genannten DXA-Technik nicht gestattet.

34.7 Diagnostische Positronenemissionstomographie (PET), Diagnostische Positronenemissionstomographie mit Computertomographie (PET/CT)

1. Die Gebührenordnungspositionen dieses Abschnitts können ausschließlich von Fachärzten für Nuklearmedizin und Fachärzten für Radiologie abgerechnet werden, die über eine Genehmigung der Kassenärztlichen Vereinigung gemäß der Qualitätssicherungsvereinbarung PET, PET/CT gemäß § 135 Abs. 2 SGB V verfügen.

2. Haben an der Erbringung einer Leistung entsprechend einer Gebührenordnungsposition des Abschnittes 34.7 mehrere Ärzte mitgewirkt, so hat der die Gebührenordnungsposition des Abschnittes 34.7 abrechnende Arzt in

seiner Quartalsabrechnung zu bestätigen, dass er mit den anderen Ärzten eine Vereinbarung darüber getroffen hat, wonach nur er allein in den jeweiligen Fällen diese Leistung abrechnet.

3. Die Gebührenordnungspositionen dieses Abschnitts sind abweichend von Nr. 1 und Nr. 2 der Präambel 34.1 nur dann berechnungsfähig, wenn ihre Durchführung gemäß Nr. 14 der Anlage 1 „Anerkannte Untersuchungs- oder Behandlungsmethoden" der Richtlinie Methoden vertragsärztliche Versorgung des Gemeinsamen Bundesausschusses, nach Maßgabe der Strahlenschutzverordnung, der Richtlinie nach der Strahlenschutzverordnung, der Röntgenverordnung, des Medizinproduktegesetzes und der Medizinprodukte-Betreiberverordnung erfolgt.

4. Die Gebührenordnungspositionen dieses Abschnitts sind nur berechnungsfähig bei Vorliegen mindestens einer der in § 1 Nr. 14 der Anlage 1 „Anerkannte Untersuchungs- oder Behandlungsmethoden" der Richtlinie Methoden vertragsärztliche Versorgung des Gemeinsamen Bundesausschusses genannten Indikationen.

5. Kontrastmitteleinbringungen sind Bestandteil der Gebührenordnungspositionen.

Kommentar:

Nachdem der Gemeinsame Bundesausschuss im Januar 2007 die PET in die Anlage 1 „Anerkannte Untersuchungs- und Behandlungsmethoden" der Richtlinie Methoden vertragsärztlicher Versorgung beschlossen und das Indikationsspektrum kontinuierlich fortentwickelt hatte, wurde der EBM mit Wirkung zum 1.1.2016 um den Abschnitt 34.7 (PET und PET/CT) erweitert.

zu Pkt. 1
Die Erbringung und Abrechnung von Leistungen des Abschnitts 34.7 ist nur möglich durch Fachärzte für Nuklearmedizin und Fachärzte für Radiologie mit einer vorherigen Genehmigung der Kassenärztlichen Vereinigung nach der Qualitätssicherungsvereinbarung PET, PET/CT gemäß § 135 Abs. 2 SGB.

zu Pkt. 2
Bei Mitwirkung mehrerer Ärzte an einer Leistung des Abschnittes 34.7 hat der abrechnende Arzt gegenüber der Kassenärztlichen Vereinigung zu bestätigen, dass aufgrund einer Vereinbarung er alleine diese Leistung abrechnet.

zu Pkt. 3
Ferner setzt die Abrechnung der Leistungen dieses Abschnittes eine Beachtung der Nr. 14 der Anlage 1 „Anerkannte Untersuchungs- oder Behandlungsmethoden" der Richtlinie Methoden vertragsärztlicher Versorgung des gemeinsamen Bundesausschusses, nach Maßgabe der Strahlenschutzverordnung, der Richtlinie nach der Strahlenschutzverordnung, der Röntgenverordnung, des Medizinproduktegesetzes und der Medizinprodukte-Betreiberverordnung voraus.

zu Pkt. 4
Schließlich muss mindestens eine der in § 1 Nr. 14 der Anlage 1 „Anerkannte Untersuchungs- oder Behandlungsmethoden" der Richtlinie Methoden vertragsärztlicher Versorgung des Gemeinsamen Bundesausschusses genannten Indikationen vorliegen.

Wichtiger Hinweis: Mit Einfügung der oben aufgeführten neuen Leistungen wurde auch die Kostenpauschale nach Gebührenordnungsposition EBM Nr. 40 584 im Abschnitt 40.10 aufgenommen.

40584 Kostenpauschale für die Sachkosten im Zusammenhang mit der Erbringung der Leistungen entsprechend der Gebührenordnungs-positionen 34700 bis 34703 bei Verwendung von 18F-Fluordesoxyglukose   250,–

In der Kostenpauschale 40 584 sind alle Kosten, einschließlich der Transportkosten, enthalten.

Nach den **G-BA Richtlinien: Methoden vertragsärztlicher Versorgung** (https://www.g-ba.de/downloads/62-492-2901/MVV-RL-2022-05-19-iK-2022-08-05.pdf) dürfen von Vertragsärzten nur die angegebenen Indikationen behandelt werden:

14. Positronenemissionstomographie (PET)

§ 1 Zugelassene Indikationen

1. Bestimmung des Tumorstadiums von primären nichtkleinzelligen Lungenkarzinomen einschließlich der Detektion von Fernmetastasen.

IV Arztgruppenübergr. spezielle Gebührenordnungspositionen **34700***

34 Diagnostische und interventionelle Radiologie, Computertomographie und Magnetfeld-Resonanz-Tomographie
EBM-Nr.   EBM-Punkte / Euro

2. Nachweis von Rezidiven (bei begründetem Verdacht) bei primären nichtkleinzelligen Lungenkarzinomen.

3. Charakterisierung von Lungenrundherden, insbesondere Beurteilung der Dignität peripherer Lungenrundherde bei Patienten mit erhöhtem Operationsrisiko und wenn eine Diagnosestellung mittels einer invasiven Methodik nicht möglich ist.

4. Bestimmung des Tumorstadiums von kleinzelligen Lungenkarzinomen einschließlich der Detektion von Fernmetastasen, es sei denn, dass vor der PET-Diagnostik ein kurativer Therapieansatz nicht mehr möglich erscheint.

5. Nachweis eines Rezidivs (bei begründetem Verdacht) bei kleinzelligen Lungenkarzinomen, wenn die Patienten primär kurativ behandelt wurden und wenn durch andere bildgebende Verfahren ein lokales oder systemisches Rezidiv nicht gesichert oder nicht ausgeschlossen werden konnte.

6. Staging-Untersuchungen beim Hodgkin-Lymphom bei Erwachsenen bei Ersterkrankung und bei rezidivierter Erkrankung. Ausgenommen hiervon ist der Einsatz der PET in der Routine-Nachsorge von Patientinnen und Patienten ohne begründeten Verdacht auf ein Rezidiv des Hodgkin-Lymphoms.

7. Entscheidung über die Durchführung einer Neck Dissection bei Patienten
   – mit fortgeschrittenen Kopf-Hals-Tumoren
   oder
   – mit unbekannten Primärtumorsyndromen des Kopf-Hals-Bereichs.

8. Entscheidung über die Durchführung einer laryngoskopischen Biopsie beim Larynxkarzinom, wenn nach Abschluss einer kurativ intendierten Therapie der begründete Verdacht auf eine persistierende Erkrankung oder ein Rezidiv besteht.

9. Maligne Lymphome bei Kindern und Jugendlichen.

10. Initiales Staging bei aggressiven Non-Hodgkin-Lymphomen.

34700* F-18-Fluordesoxyglukose- Positronenemissionstomographie (PET) des Körper-   **4456**
stammes mit technischer Bildfusion einer diagnostischen Computertomographie   512,06
(CT) bei Vorliegen von diagnostischen CT-Untersuchungen

Obligater Leistungsinhalt
• Untersuchung von Schädelbasis bis proximaler Oberschenkel,
• Schwächungskorrektur,
• Quantitative Auswertung der Daten mittels Standardized-Uptake-Value (SUV),
• Rotierende MIP-Projektion der Daten,
• Befundung und interdisziplinäre Befundbesprechung,

Fakultativer Leistungsinhalt
• Niedrigdosis-Computertomographie,
• Untersuchung in weiteren Bettpositionen,
• Ergänzende Spätuntersuchungen,

Abrechnungsbestimmung einmal im Behandlungsfall

Anmerkung Die Gebührenordnungspositionen 34700 und 34701 sind nur berechnungsfähig bei Vorliegen mindestens einer der in den Nrn. 1 bis 5, 7, 8 und 10 des § 1 Nr. 14 der Anlage I „Anerkannte Untersuchungs- oder Behandlungsmethoden" der Richtlinie Methoden vertragsärztliche Versorgung des Gemeinsamen Bundesausschusses genannten Indikationen.
Die Gebührenordnungsposition 34701 ist nicht berechnungsfähig, wenn in demselben Quartal eine diagnostische Computertomographie des Körperstammes durchgeführt wurde. Dies gilt auch, wenn die diagnostische Computertomographie in einer anderen Praxis durchgeführt wurde.
Entgegen Nr. 4.3.2 der Allgemeinen Bestimmungen kann die Gebührenordnungsposition 34700 auch dann berechnet werden, wenn die Arztpraxis nicht über die Möglichkeit zur Durchführung einer Niedrigdosis-Computertomographie verfügt.
Die Berechnung der Gebührenordnungspositionen 34700 und 34701 im Behandlungsfall neben den Gebührenordnungspositionen 34702 und 34703 setzt eine ausführliche Begründung der medizinischen Notwendigkeit im Einzelfall voraus.

34701*–34702*
Arztgruppenübergr. spezielle Gebührenordnungspositionen IV
34 Diagnostische und interventionelle Radiologie, Computertomographie und Magnetfeld-Resonanz-Tomographie
EBM-Nr.   EBM-Punkte/Euro

Die Gebührenordnungspositionen 34700 und 34701 sind im Behandlungsfall nicht nebeneinander berechnungsfähig.

Berichtspflicht: Nein

Aufwand in Min.   **Kalkulationszeit:** KA   **Prüfzeit:** 29   **Eignung d. Prüfzeit:** Nur Quartalsprofil

GOÄ   entsprechend oder ähnlich: Analoger Ansatz der Nr. 5489*.

34701*   F-18-Fluordesoxyglukose- Positronenemissionstomographie (PET) des Körperstammes mit technischer Bildfusion einer diagnostischen Computertomographie (CT) mit diagnostischer CT   **5653**   649,61

Obligater Leistungsinhalt
- Untersuchung von Schädelbasis bis proximaler Oberschenkel,
- Schwächungskorrektur,
- Quantitative Auswertung der Daten mittels Standardized-Uptake-Value (SUV),
- Rotierende MIP-Projektion der Daten,
- Befundung und interdisziplinäre Befundbesprechung,

Fakultativer Leistungsinhalt
- Niedrigdosis-Computertomographie,
- Untersuchung in weiteren Bettpositionen,
- Ergänzende Spätuntersuchungen,

Abrechnungsbestimmung einmal im Behandlungsfall

Anmerkung Die Gebührenordnungspositionen 34700 und 34701 sind nur berechnungsfähig bei Vorliegen mindestens einer der in den Nrn. 1 bis 5, 7, 8 und 10 des § 1 Nr. 14 der Anlage I „Anerkannte Untersuchungs- oder Behandlungsmethoden" der Richtlinie Methoden vertragsärztliche Versorgung des Gemeinsamen Bundesausschusses genannten Indikationen.

Die Gebührenordnungsposition 34701 ist nicht berechnungsfähig, wenn in demselben Quartal eine diagnostische Computertomographie des Körperstammes durchgeführt wurde. Dies gilt auch, wenn die diagnostische Computertomographie in einer anderen Praxis durchgeführt wurde.

Entgegen Nr. 4.3.2 der Allgemeinen Bestimmungen kann die Gebührenordnungsposition 34700 auch dann berechnet werden, wenn die Arztpraxis nicht über die Möglichkeit zur Durchführung einer Niedrigdosis-Computertomographie verfügt.

Die Berechnung der Gebührenordnungspositionen 34700 und 34701 im Behandlungsfall neben den Gebührenordnungspositionen 34702 und 34703 setzt eine ausführliche Begründung der medizinischen Notwendigkeit im Einzelfall voraus.

Die Gebührenordnungspositionen 34700 und 34701 sind im Behandlungsfall nicht nebeneinander berechnungsfähig.

Berichtspflicht Nein

Aufwand in Min.   **Kalkulationszeit:** KA   **Prüfzeit:** 57   **Eignung der Prüfzeit:** Nur Quartalsprofil

34702*   F-18-Fluordesoxyglukose-Positronenemissionstomographie (PET) von Teilen des Körperstammes mit technischer Bildfusion einer diagnostischen Computertomographie (CT) bei Vorliegen von diagnostischen CT-Untersuchungen   **3565**   409,67

Obligater Leistungsinhalt
- Untersuchung in einem auf das Tumorgeschehen begrenzten Untersuchungsfeld in einer Bettposition,
- Schwächungskorrektur,
- Quantitative Auswertung der Daten mittels Standardized-Uptake-Value (SUV),
- Rotierende MIP-Projektion der Daten,
- Befundung und interdisziplinäre Befundbesprechung,

Fakultativer Leistungsinhalt
- Niedrigdosis-Computertomographie,
- Untersuchung in weiteren Bettpositionen,
- Ergänzende Spätuntersuchungen,

Abrechnungsbestimmung einmal im Behandlungsfall

Anmerkung Die Gebührenordnungspositionen 34702 und 34703 sind nur berechnungsfähig bei Vorliegen mindestens einer der in den Nrn. 1 bis 5, 7, 8 und 10 des § 1 Nr. 14
der Anlage I „Anerkannte Untersuchungs- oder Behandlungsmethoden" der Richtlinie
Methoden vertragsärztliche Versorgung des Gemeinsamen Bundesausschusses
genannten Indikationen.

Die Gebührenordnungsposition 34703 ist nicht berechnungsfähig, wenn in demselben
Quartal eine diagnostische Computertomographie des Körperstammes durchgeführt
wurde. Dies gilt auch, wenn die diagnostische Computertomographie in einer anderen
Praxis durchgeführt wurde.

Entgegen Nr. 4.3.2 der Allgemeinen Bestimmungen kann die Gebührenordnungsposition
34702 auch dann berechnet werden, wenn die Arztpraxis nicht über die Möglichkeit zur
Durchführung einer Niedrigdosis-Computertomographie verfügt.

Die Berechnung der Gebührenordnungspositionen 34702 und 34703 im Behandlungsfall neben den Gebührenordnungspositionen 34700 und 34701 setzt eine ausführliche
Begründung der medizinischen Notwendigkeit im Einzelfall voraus.

Die Gebührenordnungspositionen 34702 und 34703 sind im Behandlungsfall nicht nebeneinander berechnungsfähig.

Berichtspflicht Nein

Aufwand in Min.   **Kalkulationszeit:** KA   **Prüfzeit:** 22   **Eignung der Prüfzeit:** Nur Quartalsprofil

34703*   F-18-Fluordesoxyglukose-Positronenemissionstomographie (PET) von Teilen des   **4523**
          Körperstammes mit technischer Bildfusion einer diagnostischen Computertomo-   519,76
          graphie (CT) mit diagnostischer CT

Obligater Leistungsinhalt
* Untersuchung in einem auf das Tumorgeschehen begrenzten Untersuchungsfeld in
  einer Bettposition,
* Schwächungskorrektur,
* Quantitative Auswertung der Daten mittels Standardized-Uptake-Value (SUV),
* Rotierende MIP-Projektion der Daten,
* Befundung und interdisziplinäre Befundbesprechung,

Fakultativer Leistungsinhalt
* Niedrigdosis-Computertomographie,
* Untersuchung in weiteren Bettpositionen,
* Ergänzende Spätuntersuchungen,

Abrechnungsbestimmung einmal im Behandlungsfall

Anmerkung Die Gebührenordnungspositionen 34702 und 34703 sind nur berechnungsfähig
bei Vorliegen mindestens einer der in den Nrn. 1 bis 5, 7, 8 und 10 des § 1 Nr. 14 der Anlage I
„Anerkannte Untersuchungs- oder Behandlungsmethoden" der Richtlinie Methoden vertragsärztliche Versorgung des Gemeinsamen Bundesausschusses genannten Indikationen.

Die Gebührenordnungsposition 34703 ist nicht berechnungsfähig, wenn in demselben
Quartal eine diagnostische Computertomographie des Körperstammes durchgeführt
wurde. Dies gilt auch, wenn die diagnostische Computertomographie in einer anderen
Praxis durchgeführt wurde.

Entgegen Nr. 4.3.2 der Allgemeinen Bestimmungen kann die Gebührenordnungsposition
34702 auch dann berechnet werden, wenn die Arztpraxis nicht über die Möglichkeit zur
Durchführung einer Niedrigdosis-Computertomographie verfügt.

Die Berechnung der Gebührenordnungspositionen 34702 und 34703 im Behandlungsfall neben den Gebührenordnungspositionen 34700 und 34701 setzt eine ausführliche
Begründung der medizinischen Notwendigkeit im Einzelfall voraus.

Die Gebührenordnungspositionen 34702 und 34703 sind im Behandlungsfall nicht nebeneinander berechnungsfähig.

Kommentar: Nach Informationen der KV Hessen: ... „Alle Leistungen sind auf die Berechnung einmal
im Behandlungsfall begrenzt. Die GOP 34700 darf im Behandlungsfall nicht neben der

34704* –34705*   Arztgruppenübergr. spezielle Gebührenordnungspositionen IV

34 Diagnostische und interventionelle Radiologie, Computertomographie und Magnetfeld-Resonanz-Tomographie
EBM-Nr.   EBM-Punkte / Euro

GOP 34701 berechnet werden. Gleiches gilt für die Nebeneinanderberechnung der GOP 34702 und 34703.

Soll die Untersuchung des Körperstammes (GOP 34700/34701) und die von Teilen des Körperstammes (GOP 34702/34703) im Behandlungsfall nebeneinander erfolgen, ist eine ausführliche Begründung der medizinischen Notwendigkeit im Einzelfall nötig.

Sofern bei dem Patienten im Quartal, in dem die PET erfolgt, bereits eine diagnostische CT erfolgt ist, sind die GOP 34701 und 34703 nicht berechnungsfähig. Dies gilt auch, wenn die CT in einer anderen Praxis erfolgt ist..."

Berichtspflicht Nein

Aufwand in Min.   **Kalkulationszeit:** KA   **Prüfzeit:** 46   **Eignung der Prüfzeit:** Nur Quartalsprofil

F-18-Fluorodesoxyglukose-Positronenemissionstomographie (PET) des Körperstammes bei Hodgkin-Lymphom und bei malignen Lymphomen bei Kindern und Jugendlichen mit technischer Bildfusion einer diagnostischen Computertomographie (CT)

Obligater Leistungsinhalt
- Untersuchung von Schädelbasis bis proximaler Oberschenkel,
- Schwächungskorrektur,
- Quantitative Auswertung der Daten mittels Standardized-Uptake-Value (SUV),
- Rotierende MIP-Projektion der Daten,
- Befundung und interdisziplinäre Befundbesprechung,

Fakultativer Leistungsinhalt
- Niedrigdosis-Computertomographie,
- Untersuchung in weiteren Bettpositionen, - Ergänzende Spätuntersuchungen,

Abrechnungsbestimmung zweimal im Behandlungsfall

34704*   bei Vorliegen von diagnostischen CT- Untersuchungen   **4456**
512,06

Anmerkung Die Gebührenordnungspositionen 34704 und 34705 sind nur berechnungsfähig bei Vorliegen einer Indikation gemäß Nr. 6 oder Nr. 9 des § 1 Nr. 14 der Anlage I „Anerkannte Untersuchungs- oder Behandlungsmethoden" der Richtlinie Methoden vertragsärztliche Versorgung des Gemeinsamen Bundesausschusses.
Die Gebührenordnungsposition 34705 ist nicht berechnungsfähig, wenn in demselben Quartal eine diagnostische Computertomographie des Körperstammes durchgeführt wurde. Dies gilt auch, wenn die diagnostische Computertomographie in einer anderen Praxis durchgeführt wurde. Ausgenommen hiervon sind Fälle, in denen zwischen der Durchführung der diagnostischen CT- und der PET-Untersuchung wesentliche Veränderungen zu erwarten sind und eine erneute diagnostische CT-Untersuchung medizinisch notwendig ist.
Entgegen Nr. 4.3.2 der Allgemeinen Bestimmungen kann die Gebührenordnungsposition 34704 auch dann berechnet werden, wenn die Arztpraxis nicht über die Möglichkeit zur Durchführung einer Niedrigdosis-Computertomographie verfügt.
Die Berechnung der Gebührenordnungspositionen 34704 und 34705 im Behandlungsfall neben den Gebührenordnungspositionen 34706 und 34707 setzt eine ausführliche Begründung der medizinischen Notwendigkeit im Einzelfall voraus.
Die Gebührenordnungspositionen 34704 und 34705 sind im Behandlungsfall insgesamt höchstens zweimal berechnungsfähig.

Ausschluss in derselben Sitzung 01205, 01207, 02100 bis 02102, 34705

Aufwand in Min.   **Kalkulationszeit:** KA   **Prüfzeit:** 29   **Eignung der Prüfzeit:** Nur Quartalsprofil
Berichtspflicht Nein

34705*   mit diagnostischer CT   **5653**
649,61
Ausschluss in derselben Sitzung 01205, 01207, 02100 bis 02102, 34704

Aufwand in Min.   **Kalkulationszeit:** KA   **Prüfzeit:** 57   **Eignung der Prüfzeit:** Nur Quartalsprofil

Anmerkung Die Gebührenordnungspositionen 34704 und 34705 sind nur berechnungsfähig bei Vorliegen einer Indikation gemäß Nr. 6 oder Nr. 9 des § 1 Nr. 14 der Anlage I

IV Arztgruppenübergr. spezielle Gebührenordnungspositionen   **34706***

34 Diagnostische und interventionelle Radiologie, Computertomographie und Magnetfeld-Resonanz-Tomographie
EBM-Nr.   EBM-Punkte/Euro

„Anerkannte Untersuchungs- oder Behandlungsmethoden" der Richtlinie Methoden vertragsärztliche Versorgung des Gemeinsamen Bundesausschusses.

Die Gebührenordnungsposition 34705 ist nicht berechnungsfähig, wenn in demselben Quartal eine diagnostische Computertomographie des Körperstammes durchgeführt wurde. Dies gilt auch, wenn die diagnostische Computertomographie in einer anderen Praxis durchgeführt wurde. Ausgenommen hiervon sind Fälle, in denen zwischen der Durchführung der diagnostischen CT- und der PET-Untersuchung wesentliche Veränderungen zu erwarten sind und eine erneute diagnostische CT-Untersuchung medizinisch notwendig ist.

Entgegen Nr. 4.3.2 der Allgemeinen Bestimmungen kann die Gebührenordnungsposition 34704 auch dann berechnet werden, wenn die Arztpraxis nicht über die Möglichkeit zur Durchführung einer Niedrigdosis-Computertomographie verfügt.

Die Berechnung der Gebührenordnungspositionen 34704 und 34705 im Behandlungsfall neben den Gebührenordnungspositionen 34706 und 34707 setzt eine ausführliche Begründung der medizinischen Notwendigkeit im Einzelfall voraus.

Die Gebührenordnungspositionen 34704 und 34705 sind im Behandlungsfall insgesamt höchstens zweimal berechnungsfähig.

Berichtspflicht Nein

F-18-Fluorodesoxyglukose-PET/CT-Untersuchungen von Teilen des Körperstammes bei Staging-Untersuchungen bei Hodgkin-Lymphom und bei malignen Lymphomen bei Kindern und Jugendlichen mit technischer Bildfusion einer diagnostischen Computertomographie (CT)

Obligater Leistungsinhalt
• Untersuchung in einem auf das Tumorgeschehen begrenzten Untersuchungsfeld in einer Bettposition,
• Schwächungskorrektur,
• Quantitative Auswertung der Daten mittels Standardized-Uptake-Value (SUV),
• Rotierende MIP-Projektion der Daten,
• Befundung und interdisziplinäre Befundbesprechung,

Fakultativer Leistungsinhalt
• Niedrigdosis-Computertomographie,
• Untersuchung in weiteren Bettpositionen,
• Ergänzende Spätuntersuchungen,

Abrechnungsbestimmung zweimal im Behandlungsfall

34706*   bei Vorliegen von diagnostischen CT-Untersuchungen   **3565**
409,67

Anmerkung Die Gebührenordnungspositionen 34706 und 34707 sind nur berechnungsfähig bei Vorliegen einer Indikation gemäß Nr. 6 oder Nr. 9 des § 1 Nr. 14 der Anlage I „Anerkannte Untersuchungs- oder Behandlungsmethoden" der Richtlinie Methoden vertragsärztliche Versorgung des Gemeinsamen Bundesausschusses.

Die Gebührenordnungsposition 34707 ist nicht berechnungsfähig, wenn in demselben Quartal eine diagnostische Computertomographie von Teilen des Körperstammes durchgeführt wurde. Dies gilt auch, wenn die diagnostische Computertomographie in einer anderen Praxis durchgeführt wurde. Ausgenommen hiervon sind Fälle, in denen zwischen der Durchführung der diagnostischen CT- und der PET-Untersuchung wesentliche Veränderungen zu erwarten sind und eine erneute diagnostische CT-Untersuchung medizinisch notwendig ist.

Entgegen Nr. 4.3.2 der Allgemeinen Bestimmungen kann die Gebührenordnungsposition 34706 auch dann berechnet werden, wenn die Arztpraxis nicht über die Möglichkeit zur Durchführung einer Niedrigdosis-Computertomographie verfügt.

Die Berechnung der Gebührenordnungspositionen 34706 und 34707 im Behandlungsfall neben den Gebührenordnungspositionen 34704 und 34705 setzt eine ausführliche Begründung der medizinischen Notwendigkeit im Einzelfall voraus.

Die Gebührenordnungspositionen 34706 und 34707 sind im Behandlungsfall insgesamt höchstens zweimal berechnungsfähig.

Ausschluss in derselben Sitzung 01205, 01207, 02100 bis 02102, 34707

Aufwand in Min.   **Kalkulationszeit:** KA   **Prüfzeit:** 22   **Eignung der Prüfzeit:** Nur Quartalsprofil

Berichtspflicht Nein

34707*   mit diagnostischer CT   **4523**
519,76

Ausschluss in derselben Sitzung 01205, 01207, 02100 bis 02102, 34706

Anmerkung Die Gebührenordnungspositionen 34706 und 34707 sind nur berechnungs-fähig bei Vorliegen einer Indikation gemäß Nr. 6 oder Nr. 9 des § 1 Nr. 14 der Anlage I „Anerkannte Untersuchungs- oder Behandlungsmethoden" der Richtlinie Methoden vertragsärztliche Versorgung des Gemeinsamen Bundesausschusses.

Die Gebührenordnungsposition 34707 ist nicht berechnungsfähig, wenn in demselben Quartal eine diagnostische Computertomographie von Teilen des Körperstammes durch-geführt wurde. Dies gilt auch, wenn die diagnostische Computertomographie in einer anderen Praxis durchgeführt wurde. Ausgenommen hiervon sind Fälle, in denen zwischen der Durchführung der diagnostischen CT- und der PET-Untersuchung wesentliche Verän-derungen zu erwarten sind und eine erneute diagnostische CT-Untersuchung medizinisch notwendig ist.

Entgegen Nr. 4.3.2 der Allgemeinen Bestimmungen kann die Gebührenordnungsposition 34706 auch dann berechnet werden, wenn die Arztpraxis nicht über die Möglichkeit zur Durchführung einer Niedrigdosis-Computertomographie verfügt.

Die Berechnung der Gebührenordnungspositionen 34706 und 34707 im Behandlungs-fall neben den Gebührenordnungspositionen 34704 und 34705 setzt eine ausführliche Begründung der medizinischen Notwendigkeit im Einzelfall voraus.

Die Gebührenordnungspositionen 34706 und 34707 sind im Behandlungsfall insgesamt höchstens zweimal berechnungsfähig.

Berichtspflicht Nein

Aufwand in Min.   **Kalkulationszeit:** KA   **Prüfzeit:** 46   **Eignung der Prüfzeit:** Nur Quartalsprofil

34.8 Telekonsiliarische Befundbeurteilungen von Röntgenaufnahmen und CT-Aufnahmen (Telekonsil)

1. Die Gebührenordnungspositionen dieses Abschnitts können nur berechnet werden, wenn die Voraussetzungen gemäß der Anlage 31a zum Bundesmantelvertrag-Ärzte (BMV-Ä) erfüllt sind und dies in Bezug auf die technischen Anforderungen durch eine Erklärung des Kommunikationsdienstes gegenüber der Kassenärztlichen Vereinigung einmalig nachgewiesen wird. Jede Änderung ist der Kassenärztlichen Vereinigung anzuzeigen.

2. Die Gebührenordnungspositionen dieses Abschnitts sind nur von Vertragsärzten berechnungsfähig, die zur Abrechnung der Gebührenordnungsposition berechtigt sind, auf die sich der Auftrag zur telekonsiliarischen Befundbeurteilung von Röntgenaufnahmen oder CT- Aufnahmen gemäß der Gebührenordnungsposition 34800 bezieht.

3. Die Gebührenordnungspositionen dieses Abschnitts sind nur berechnungsfähig bei
– Vorliegen einer untersuchungsbezogenen medizinischen Fragestellung, die nicht im originären Fachgebiet des das Telekonsil einholenden Vertragsarztes verortet ist oder
– Vorliegen einer besonders komplexen medizinischen Fragestellung, die eine telekonsiliarische Zweitbefundung erfordert.

4. Bei untersuchungsbezogenen medizinischen Fragestellungen, die nicht im originären Fachgebiet des das Telekonsil einholenden Vertragsarztes verortet sind, kann ein Facharzt für Radiologie mit der Durchführung der telekonsiliarischen Befundbeurteilung beauftragt werden. Bei Vorliegen einer besonders komplexen medizinischen Fragestellung, die eine telekonsiliarische Zweitbefundung erfordert, kann ein Facharzt für Radiologie oder ein Vertragsarzt mit der gleichen Facharztbezeichnung wie der das Telekonsil einholende Vertragsarzt mit der Durchführung der telemedizinischen Befundbeurteilung beauftragt werden.

5. Die Durchführung von Leistungen der telekonsiliarischen Befundbeurteilung gemäß der Anlage 31a zum BMV-Ä innerhalb des Medizinischen Versorgungszentrums, einer (Teil-)Berufsausübungsgemeinschaft, zwischen Betriebs-stätten derselben Arztpraxis, innerhalb einer Apparategemeinschaft oder innerhalb eines Krankenhausgeländes ist nicht berechnungsfähig.

34 Diagnostische und interventionelle Radiologie, Computertomographie und Magnetfeld-Resonanz-Tomographie

6. Die Gebührenordnungspositionen dieses Abschnitts sind für radiologische Befundbeurteilungen, die im Rahmen des Programms zur Früherkennung von Brustkrebs durch Mammographie-Screening gemäß Anlage 9.2 zum BMV-Ä erbracht werden, nicht berechnungsfähig.

34800	Einholung einer telekonsiliarischen Befundbeurteilung von Röntgen- und/oder CT-Aufnahmen im Zusammenhang mit den Gebührenordnungspositionen 34210	**91** 10,46

bis 34212, 34220 bis 34222, 34230 bis 34234, 34237, 34238, 34243 bis 34245, 34255, 34270, 34272, 34275, 34310 bis 34312, 34320 bis 34322, 34330, 34340 bis 34344, 34350 und 34351, einschließlich der Kosten für die Übermittlung gemäß Anlage 31a zum BMV-Ä

Obligater Leistungsinhalt
*   Elektronische Übermittlung aller für die Befundung relevanten Informationen (mindestens Röntgen- und/oder CT- Aufnahme(n), Erstbefund, Übermittlung der zum Telekonsil führenden Fragestellung, Einwilligung des Patienten gemäß § 2 Abs. 2 der Anlage 31a zum BMV-Ä),
*   Übermittlung der berechneten Gebührenordnungsposition(en) für die Röntgenaufnahme(n) und/oder CT- Aufnahme(n),

Fakultativer Leistungsinhalt
*   Abstimmung mit dem konsiliarisch tätigen Vertragsarzt,

Abrechnungsbestimmung einmal im Behandlungsfall

Anmerkung Die Gebührenordnungsposition 34800 ist nur einmal im Behandlungsfall berechnungsfähig.
Die zweimalige Berechnung der Gebührenordnungsposition 34800 im Behandlungsfall setzt eine ausführliche Begründung der medizinischen Notwendigkeit im Einzelfall voraus.
Die Gebührenordnungsposition 34800 ist nur im Zeitraum von 4 Wochen nach Durchführung einer der genannten Grundleistungen des Abschnitts 34.2 bzw. 34.3 berechnungsfähig.
Die Beauftragung des Konsiliararztes ist gemäß Anlage 2b zum BMV-Ä vorzunehmen und mit einer qualifizierten elektronischen Signatur mittels elektronischem Heilberufsausweis zu versehen.
Für die Gebührenordnungsposition 34800 wird ein Punktzahlvolumen je Arztpraxis gebildet, aus dem alle gemäß der Gebührenordnungsposition 34800 erbrachten Leistungen zu vergüten sind. Das Punktzahlvolumen je Arztpraxis beträgt 91 Punkte multipliziert mit dem Faktor 0,0375 und der Anzahl der Behandlungsfälle der Arztpraxis gemäß § 21 Abs. 1 und Abs. 2 BMV-Ä mit mindestens einer Leistung nach den Gebührenordnungspositionen 34210 bis 34212, 34220 bis 34222, 34230 bis 34234, 34237, 34238, 34243 bis 34245, 34255, 34270, 34272, 34275, 34310 bis 34312, 34320 bis 34322, 34330, 34340 bis 34344, 34350 und 34351.

Abrechnungsausschluss
im Behandlungsfall 34810, 34820, 34821
in derselben Sitzung 01205, 01207, 02100, 02101, 40104, 40110, 40111

Aufwand in Min. **Kalkulationszeit: 1   Prüfzeit: 1   Eignung d. Prüfzeit:** Tages- und Quartalsprofil

Kommentar: Neu aufgenommen wurden Leistungen zum Telekonsil von Röntgen- und CT-Aufnahmen zum 1. April 2017 in den EBM im Rahmen des E-Health-Gesetzes.

Bundesgesundheitsminister Hermann Gröhe informiert dazu:

... „Mit dem treiben wir den Fortschritt im Gesundheitswesen voran. Dabei stehen Patientennutzen und Datenschutz im Mittelpunkt. Eine sichere digitale Infrastruktur verbessert die Gesundheitsversorgung und stärkt die Selbstbestimmung der Patienten – das bringt echten Nutzen für die Versicherten. Ärzte, Kassen und Industrie stehen jetzt gleichermaßen in der Pflicht, die gesetzlichen Vorgaben im Sinne der Patienten zügig umzusetzen...

Mit dem E-Health-Gesetz wird ein Zeitfenster für die bundesweite Einführung der Telematik-Infrastruktur festgeschrieben. Ab Mitte 2018 sollen Arztpraxen und Krankenhäuser flächendeckend an die Telematik-Infrastruktur angeschlossen sein (flächendeckender Roll-out).

Im Zuge des E-Health-Gesetzes gelten folgende wesentlichen Punkte:

Die wesentlichen Punkte des E-Health-Gesetzes
*   Medikationsplan
*   Telemedizinische Anwendungen

34810–34820 Arztgruppenübergr. spezielle Gebührenordnungspositionen IV
34 Diagnostische und interventionelle Radiologie, Computertomographie und Magnetfeld-Resonanz-Tomographie
EBM-Nr.   EBM-Punkte/Euro

- Elektronischer Arztbrief
- Digitalisierung vereinbarter Vordrucke
- Notfalldatenmanagement
- Aktualisierung der Versichertendaten
- Praxisverwaltungssystem
- Elektronische Patientenakte
- Elektronisches Patientenfach

(siehe auch: https://www.kbv.de/html/e-health.php)

Nicht gestattet ist die Abrechnung für diese Art Leistungen innerhalb von
- Berufsausübungsgemeinschaften,
- Medizinischen Versorgungszentren,
- Apparategemeinschaften

und ähnlichen Einrichtungen sowie im Rahmen des Mammographie-Screening.

Die **KBV informiert** umfassend über die neu eingeführte Telemedizin unter

http://www.kbv.de/html/telemedizin.php z.B.:
- Telemedizinische Anwendungen
- Überwachung von Patienten mit einem Defibrillator oder CRT-System
- Telekonsil bei der Befundbeurteilung von Röntgen- und CT-Aufnahmen
- Videosprechstunde
- Konzepte für telemedizinische Anwendungen
  - Arzt < > Arzt (ggf. in Anwesenheit des Patienten)
  - Arzt < > Patient
  - Arzt < > MFA

Rechtsquellen
- Anlage 31 Telemedizinische Leistungen
- Anlage 31a Vereinbarung bei Telekonsil
- Anlage 31 b Videosprechstunde

34810   Telekonsiliarische Befundbeurteilung von Röntgenaufnahmen nach den Gebühren-ordnungspositionen 34210 bis 34212, 34220 bis 34222, 34230 bis 34234, 34237, 34238, 34243 bis 34245, 34255, 34270, 34272 und 34275, einschließlich der Kosten für die Übermittlung gemäß Anlage 31a zum BMV-Ä   **110** 12,64

Obligater Leistungsinhalt
- Konsiliarische Beurteilung von Röntgenaufnahmen,
- Erstellung eines schriftlichen Konsiliarberichtes und elektronische Übermittlung an den das Telekonsil einholenden Vertragsarzt maximal drei Werktage nach Eingang des Auftrages zur Befundung,

Fakultativer Leistungsinhalt
Abstimmung mit dem Telekonsil einholenden Vertragsarzt

Abrechnungsbestimmung je Konsiliarauftrag

Abrechnungsausschluss
im Behandlungsfall 01600, 01601, 34800, 40110, 40111

Aufwand in Min. **Kalkulationszeit:** KA   **Prüfzeit:** 2   **Eignung d. Prüfzeit:** Tages- und Quartalsprofil
Kommentar: Siehe Kommentar zu EBM Nr. 34800.

34820   Telekonsiliarische Befundbeurteilung von CT- Aufnahmen nach den Gebührenord-nungspositionen 34310, 34311, 34320, 34350 und 34351, einschließlich der Kosten für die Übermittlung gemäß Anlage 31a zum BMV-Ä   **276** 31,72

Obligater Leistungsinhalt
- Konsiliarische Beurteilung von CT- Aufnahmen,
- Erstellung eines schriftlichen Konsiliarberichtes und elektronische Übermittlung an den das Telekonsil einholenden Vertragsarzt maximal drei Werktage nach Eingang des Auftrages zur Befundung,

Abrechnungsbestimmung je Konsiliarauftrag

Anmerkung Für die Durchführung einer telekonsiliarischen Befundbeurteilung von CT-Aufnahmen gemäß den Gebührenordnungspositionen 34310, 34311, 34320, 34350 und 34351 in Verbindung mit einem Zuschlag nach den Gebührenordnungspositionen 34312, 34343 und 34344 ist ausschließlich die Gebührenordnungsposition 34821 berechnungsfähig.

Abrechnungsausschluss
im Behandlungsfall 01600, 01601, 34800, 40104, 40110, 40111

Aufwand in Min. **Kalkulationszeit:** KA   **Prüfzeit:** 7   **Eignung d. Prüfzeit:** Tages- und Quartalsprofil
Kommentar: Siehe Kommentar zu EBM Nr. 34800.

34821   Telekonsiliarische Befundbeurteilung von CT- Aufnahmen nach den Gebührenord-   **389**
nungspositionen 34312, 34321, 34322, 34330, 34340 bis 34344, einschließlich der   **44,70**
Kosten für die Übermittlung gemäß Anlage 31a zum BMV-Ä

Obligater Leistungsinhalt
• Konsiliarische Beurteilung von CT- Aufnahmen,
• Erstellung eines schriftlichen Konsiliarberichtes und elektronische Übermittlung an den das Telekonsil einholenden Vertragsarzt maximal drei Werktage nach Eingang des Auftrages zur Befundung,

Abrechnungsbestimmung je Konsiliarauftrag

Anmerkung Für die Durchführung einer telekonsiliarischen Befundbeurteilung von CT-Aufnahmen gemäß den Gebührenordnungspositionen 34310, 34311, 34320, 34350 und 34351 in Verbindung mit einem Zuschlag nach den Gebührenordnungspositionen 34312, 34343 und 34344 ist ausschließlich die Gebührenordnungsposition 34821 berechnungsfähig.

Abrechnungsausschluss
im Behandlungsfall 01600, 01601, 34800, 40104, 40110, 40111

Aufwand in Min. **Kalkulationszeit:** KA   **Prüfzeit:** 10   **Eignung d. Prüfzeit:** Tages- und Quartalsprofil
Kommentar: Siehe Kommentar zu EBM Nr. 34800.

35 Leistungen gemäß der Richtlinie des Gemeinsamen Bundesausschusses über die Durchführung der Psychotherapie (Psychotherapie-Richtlinie)

Die KBV und die KV Hessen informieren in ihrem Internet u.a.:

ABRECHNUNGSWEGWEISER FÜR PSYCHOTHERAPEUTEN

https://www.kvsh.de/fileadmin/user_upload/dokumente/Praxis/Abrechnung_und_Honorar/Abrechnung/Abrechnungswegweiser/Wegweiser_Psycho_November_2018.pdf

Häufig gestellte Fragen (FAQ) zur Psychotherapie-Abrechnung

https://www.kvhessen.de/fileadmin/user_upload/kvhessen/Mitglieder/Abrechnung_Honorar/EBM_Psychotherapie-Abrechnung-FAQ.pdf

(Quelle: Kassenärztliche Vereinigung Hessen – Stand April 2021)"

Ausgedehnte Informationen gibt die KV Hessen im Internet unter

https://www.kvhessen.de/suche/?L=0&id=49&tx_solr%5Bq%5D=struktur+des+kapitels+35

u.a. zu den Themen:

- zum neuen Vergütungssystematik für Gruppentherapien
- was bedeutet die Neustrukturierung für Sie?
- Abrechnungsgenehmigung
- Gruppentherapie: Änderung bei der Antragstellung
- wichtiger Hinweis für Nachzüglerfälle

35.1 Nicht antragspflichtige Leistungen

1. Die Gebührenordnungspositionen 35130 , 35131, 35140 bis 35142, 35150 bis 35152, 35163 bis 35169 und 35173 bis 35179 können ausschließlich von Vertragsärzten bzw. -therapeuten, die über eine Genehmigung zur Ausführung und Abrechnung psychotherapeutischer Leistungen gemäß den Psychotherapie-Vereinbarungen verfügen, berechnet werden.

2. Die Gebührenordnungspositionen 35110 bis 35113, 35141, 35142, 35152 und 35173 bis 35178 sind auch bei Durchführung der Leistungen im Rahmen einer Videosprechstunde berechnungsfähig, wenn der Durchführung gemäß § 17 der Anlage 1 zum Bundesmantelvertrag-Ärzte (BMV-Ä) ein persönlicher Arzt-Patienten-Kontakt gemäß 4.3.1 der Allgemeinen Bestimmungen zur Eingangsdiagnostik, Indikationsstellung und Aufklärung vorausgegangen ist und die Voraussetzungen gemäß Anlage 31b zum BMV-Ä erfüllt sind. Für die Durchführung der Videosprechstunde gelten die Regelungen des § 17 der Anlage 1 zum BMV-Ä. Die Durchführung als Videosprechstunde ist durch Angabe einer bundeseinheitlich kodierten Zusatzkennzeichnung zu dokumentieren.

3. Im Falle der gemeinsamen Durchführung von probatorischen Sitzungen im Gruppensetting entsprechend den Gebührenordnungspositionen 35163 bis 35169 durch zwei Therapeuten mit ihnen jeweils fest zugeordneten Patienten (Bezugspatienten) gemäß § 11 Abs. 12 der Psychotherapie-Vereinbarung berechnet jeder Therapeut die Gebührenordnungsposition (letzte Ziffer) nach der Anzahl seiner jeweiligen Bezugspatienten.

4. Für Gruppenbehandlungen gemäß § 18 Abs. 6 der Psychotherapie-Vereinbarung, bei denen in derselben Sitzung bei verschiedenen Patienten entweder Gruppentherapie oder probatorische Sitzungen im Gruppensetting zeitgleich angewendet werden, sind alle Patienten zur Ermittlung der gesamten Gruppengröße mitzuzählen. Maßgeblich für die jeweilige Bewertung je Teilnehmer ist die gesamte Gruppengröße (bestehend aus Patienten, für die Gruppentherapie angewendet wird und Patienten in einer probatorischen Sitzung im Gruppensetting). Auf Basis dieser gesamten Gruppengröße mit insgesamt mindestens drei Patienten ist für Patienten mit einer probatorischen Sitzung im Gruppensetting eine Bewertung je Teilnehmer gemäß den Gebührenordnungspositionen 35163 bis 35169 und für Patienten mit einer antrags- und genehmigungspflichtigen Gruppentherapie eine Bewertung je Teilnehmer gemäß den entsprechenden Gebührenordnungspositionen aus Abschnitt 35.2.2 EBM heranzuziehen.

5. Im Falle der gemeinsamen Durchführung einer Gruppenbehandlung gemäß Nummer 4 durch zwei Therapeuten mit ihnen jeweils fest zugeordneten Patienten (Bezugspatienten) gemäß § 21 Abs. 1 Nr. 2 der Psychotherapie-Richtlinie berechnet jeder Therapeut die Gebührenordnungsposition (letzte Ziffer) nach der Anzahl seiner jeweiligen Bezugspatienten.

Kommentar:

„Nicht antragspflichtige Leistungen" bedeutet, Leistungen des Abschnitts 35.1 müssen nicht bei der Krankenkasse beantragt werden, so wie dies für Leistungen des Abschnitts 35.2 gilt.

Allerdings dürfen nicht alle Vertragsärzte Leistungen des Abschnitts 35.1 und des Abschnitts 35.2 erbringen und abrechnen. Es müssen die Voraussetzungen der Psychotherapie-Vereinbarungen (s. Paragraf 5) erfüllt sein und von der zuständigen KV eine entsprechende Abrechnungsgenehmigung vorliegen.

Cave: Die Erbringung und Abrechnung psychotherapeutischer Leistungen unterliegt einer Obergrenze von 30 % gem. 4.3.1. der Allgemeinen Bestimmungen (siehe dort). Seit dem 01.07.2022 (Beschluss des BA in seiner 597. Sitzung) gilt diese Obergrenze „nicht mehr bezogen auf jede einzelne GOP, sondern bezieht sich auf die Gesamtpunktzahl der im Quartal von einer Psychotherapeutin oder einem Psychotherapeuten abgerechneten GOP des Kapitels 35, die grundsätzlich in der Videosprechstunde durchgeführt werden dürfen. Eine Ausnahme besteht für die GOP 35152 (psychotherapeutische Akutbehandlung), welche je Psychotherapeut/Psychotherapeutin patientenübergreifend weiterhin nur zu 30 Prozent per Video stattfinden darf." (https://www.kbv.de/html/1150_58502.php).

35100   Differentialdiagnostische Klärung psychosomatischer Krankheitszustände   **193**
                                                                               22,18

Obligater Leistungsinhalt
* Differentialdiagnostische Klärung psychosomatischer Krankheitszustände,
* Schriftlicher Vermerk über ätiologische Zusammenhänge,
* Dauer mindestens 15 Minuten

Fakultativer Leistungsinhalt
* Beratung bei Säuglingen und Kleinkindern auch unter Einschaltung der Bezugsperson(en)

Anmerkung Die Gebührenordnungsposition 35100 ist nur von Vertragsärzten berechnungsfähig, die über die Qualifikation zur Erbringung psychosomatischer Leistungen gemäß § 5 Abs. 6 der Psychotherapie-Vereinbarungen verfügen.
Bei der Nebeneinanderberechnung diagnostischer bzw. therapeutischer Gebührenordnungspositionen und der Gebührenordnungsposition 35100 ist eine mindestens 15 Minuten längere Arzt-Patienten-Kontaktzeit als in den entsprechenden Gebührenordnungspositionen angegeben Voraussetzung für die Berechnung der Gebührenordnungsposition 35100.

Abrechnungsausschluss
im Behandlungsfall 08521
in derselben Sitzung 01205, 01207, 01210, 01212, 01214, 01216, 01218, 03230, 04230, 04231, 04355, 04356, 14220 bis 14222, 14310, 14311, 16220, 16223, 21220, 21221, 21235, 22220 bis 22222, 23220, 30702, 35110 bis 35113, 35120, 35130, 35131, 35140 bis 35142, 35150 bis 35152, 35163 bis 35169, 35173 bis 35179, 50700 und Abschnitt 35.2

Aufwand in Min.   **Kalkulationszeit: 15**   **Prüfzeit: 15**   **Eignung d. Prüfzeit:** Tages- und Quartalsprofil
GOÄ   entsprechend oder ähnlich: Analoger Ansatz der Nr. 806.
Kommentar: Voraussetzung zur Abrechnung ist die Qualifikation zur „psychosomatischen Grundversorgung". Zur Erbringung und Abrechnung der GOP 35100 sind keine gesicherten Diagnosen gefordert – Verdachtsdiagnosen gelten als ausreichend. Ärzte müssen nicht zwingend eine F-Diagnose dokumentieren – zulässig sind auch Diagnosen aus dem R- oder Z-Kapitel sowie Kodes für Symptome von „körperlichen Beschwerden" (z.B. Kopf- oder Bauchschmerzen). Eine gute Dokumentation über die ätiologischen Zusammenhänge zwischen psychischer und somatischer Erkrankung ist für Prüfzwecke anzuraten.
Die Abrechnung weiterer pädiatrischer und hausärztlicher Gesprächsziffern (03230 04230, 04231, 04355, 04356, 35110) neben der 35100 ist nicht möglich.
Die EBM-Ziffer 35100 ist je Sitzung auch dann nur einmal berechnungsfähig, wenn die Sitzung länger als die obligat geforderten 15 Minuten, beispielsweise 30 Minuten, gedauert hat.
In der Videosprechstunde ist der Ansatz der EBM-Ziffer 35100 nicht möglich, die Verwendung der EBM-Ziffer 35110 jedoch erlaubt.

35110   Verbale Intervention bei psychosomatischen Krankheitszuständen   **193**
                                                                               22,18

Obligater Leistungsinhalt
* Verbale Intervention bei psychosomatischen Krankheitszuständen,
* Systematische Nutzung der Arzt-Patienten-Interaktion,
* Dauer mindestens 15 Minuten

Fakultativer Leistungsinhalt
* Systematische Nutzung der Arzt-Patienten-Interaktion, bei Säuglingen und Kleinkindern auch unter Einschaltung der Bezugsperson(en)

Anmerkung Die Gebührenordnungsposition 35110 ist nur von Vertragsärzten berechnungsfähig, die über die Qualifikation zur Erbringung psychosomatischer Leistungen gemäß § 5 Abs. 6 der Psychotherapie-Vereinbarungen verfügen.

Die Gebührenordnungsposition 35110 ist bis zu dreimal am Tag berechnungsfähig.

Bei der Nebeneinanderberechnung diagnostischer bzw. therapeutischer Gebührenordnungspositionen und der Gebührenordnungsposition 35110 ist eine mindestens 15 Minuten längere Arzt-Patienten-Kontaktzeit als in den entsprechenden Gebührenordnungspositionen angegeben Voraussetzung für die Berechnung der Gebührenordnungsposition 35110.

Abrechnungsausschluss
im Behandlungsfall 08521
in derselben Sitzung 01205, 01207, 01210, 01212, 01214, 01216, 01218, 03230, 04230, 04231, 04355, 04356, 14220 bis 14222, 14310, 14311, 16220, 16223, 21220, 21221, 21235, 22220 bis 22222, 23220, 30702, 35110 bis 35113, 35120, 35130, 35131, 35140 bis 35142, 35150 bis 35152, 35163 bis 35169, 35173 bis 35179, 50700 und Abschnitt 35.2

Aufwand in Min. **Kalkulationszeit:** 15 **Prüfzeit:** 15 **Eignung d. Prüfzeit:** Tages- und Quartalsprofil

GOÄ entsprechend oder ähnlich: Nr. 849

Kommentar: Voraussetzung zur Abrechnung ist die Qualifikation zur „psychosomatischen Grundversorgung". Die EBM-Ziffer 35110 erfordert eine Mindestdauer von 15 Minuten und kann bis zu 3x täglich berechnet werden. Allerdings sind hierfür getrennte Sitzungen gefordert (Uhrzeitangabe erforderlich), so dass dies im Praxisalltag selten vorkommt. Der Interventionsinhalt muss dokumentiert werden.

Die Abrechnung weiterer pädiatrischer Gesprächsziffern (03230 04230, 04231, 04355, 04356, 35100) neben 35110 ist nicht möglich.

35111* Übende Verfahren (Autogenes Training, Relaxationsbehandlung nach Jacobson) als Einzelbehandlung

335
38,50

Obligater Leistungsinhalt
* Übende Verfahren,
* Verbale Intervention,
* Einführung des Patienten in das Verfahren,
* Standardisierte Dokumentation,
* Dauer mindestens 25 Minuten,
* Einzelbehandlung

Anmerkung Die Gebührenordnungsposition 35111 ist nur von Vertragsärzten bzw. -therapeuten berechnungsfähig, die über die Qualifikation zur Erbringung Übender Verfahren gemäß § 5 Abs. 7 bzw. § 6 Abs. 6 oder § 7 Abs. 5 der Psychotherapie-Vereinbarungen verfügen.

Bei der Nebeneinanderberechnung der Gebührenordnungspositionen 22220, 23220 und 35111 ist jeweils eine Arzt-Patienten-Kontaktzeit von mindestens 35 Minuten Voraussetzung für die Berechnung der Gebührenordnungsposition 35111.

Bei der Nebeneinanderberechnung der Gebührenordnungspositionen 35152 und 35111 ist eine Arzt-Patienten-Kontaktzeit von mindestens 50 Minuten Voraussetzung für die Berechnung der Gebührenordnungsposition 35111.

Abrechnungsausschluss
im Behandlungsfall 03040, 03220, 03221, 04040, 04220, 04221
in derselben Sitzung 01205, 01207, 01210, 01212, 01214, 01216, 01218, 04355, 04356, 14220, 14221, 14222, 14310, 14311, 16220, 16223, 21220, 21221, 22220, 22221, 21235, 30702, 35100, 35110, 35112, 35113, 35120, 35130, 35131, 35140, 35141, 35142, 35150, 35151, 35163 bis 35169, 35401, 35402, 35405, 35411, 35412, 35415, 35503, 35504, 35505, 35506, 35507, 35508, 35509, 35513, 35514, 35515, 35516, 35517, 35518, 35519, 35523, 35524, 35525, 35526, 35527, 35528, 35529, 35533, 35534, 35535, 35536, 35537, 35538, 35539

Aufwand in Min. **Kalkulationszeit:** 26 **Prüfzeit:** 26 **Eignung d. Prüfzeit:** Tages- und Quartalsprofil

GOÄ entsprechend oder ähnlich: Nrn. 846, 849

Kommentar: Nur für die in der Leistungslegende genannten übenden Verfahren besteht eine Abrechnungsmöglichkeit. Während einer tiefenpsychologisch fundierten oder analytischen Psychotherapie sind die Leistungen nach den Nrn. 35111, 35112, 35113 und 35120 nicht berechnungsfähig. Eine Kombination von Einzel- (Nr. 35111) und Gruppentherapie (Nr. 35112) ist nach **Wezel/Liebold** statthaft.

Wezel/Liebold informiert ferner in seinem Kommentar: ... „Für die Respiratorische Feedback-Behandlung als Entspannungstherapie sind nach Auffassung des Ausschusses für Untersuchungs- und Heilmethoden bei der Kassenärztlichen Bundesvereinigung die Voraussetzungen des Wirtschaftlichkeitsgebotes als nicht erfüllt anzusehen, d. h., dass diese Behandlung und ähnliche Entspannungstherapien im Rahmen der kassen- und vertragsärztlichen Versorgung nicht, also auch nicht unter der Nr. 35 111 abgerechnet werden können. (So auch Feststellung Nr. 700 der Arbeitsgemeinschaft Ärzte/Ersatzkassen.) ..."

Mit den EBM Nrn. 35111 bis 35113 können nur die Übenden Verfahren erbracht und abgerechnet werden, die in den Legenden in Klammern genannt werden.

Yoga ist keine Leistung die von der GKV erstattet wird.

Die Leistung ist nicht antragspflichtig.

35112* **Übende Verfahren (Autogenes Training, Relaxationsbehandlung nach Jacobson) als Gruppenbehandlung bei Erwachsenen** **90** 10,34

Obligater Leistungsinhalt
- Übende Verfahren,
- Verbale Intervention,
- Einführung des Patienten in das Verfahren,
- Standardisierte Dokumentation,
- Dauer mindestens 50 Minuten,
- Gruppenbehandlung bei Erwachsenen,
- Mindestens 2, höchstens 10 Teilnehmer,

Abrechnungsbestimmung je Teilnehmer

Anmerkung Die Gebührenordnungsposition 35112 ist nur von Vertragsärzten bzw. -therapeuten berechnungsfähig, die über die Qualifikation zur Erbringung Übender Verfahren gemäß § 5 Abs. 7 bzw. § 6 Abs. 6 oder § 7 Abs. 5 der Psychotherapie-Vereinbarungen verfügen.
Bei der Nebeneinanderberechnung der Gebührenordnungspositionen 22220, 23220 und 35112 ist jeweils eine Arzt-Patienten-Kontaktzeit von mindestens 35 Minuten Voraussetzung für die Berechnung der Gebührenordnungsposition 35111.
Bei der Nebeneinanderberechnung der Gebührenordnungspositionen 35152 und 35112 ist eine Arzt-Patienten-Kontaktzeit von mindestens 75 Minuten Voraussetzung für die Berechnung der Gebührenordnungsposition 35112.

Abrechnungsausschluss
in derselben Sitzung 01205, 01207, 01210, 01212, 01214, 01216, 01218, 04355, 04356, 14220, 14221, 14222, 14310, 14311, 16220, 21220, 21221, 22220, 22221, 22222, 30702, 35100, 35110, 35112, 35113, 35120, 35130, 35131, 35140, 35141, 35142, 35150, 35151, 35163 bis 35169, 35401, 35402, 35405, 35411, 35412, 35415, 35503, 35504, 35505, 35506, 35507, 35508, 35509, 35513, 35514, 35515, 35516, 35517, 35518, 35519, 35523, 35524, 35525, 35526, 35527, 35528, 35529, 35533, 35534, 35535, 35536, 35537, 35538, 35539
im Behandlungsfall 03040, 03220, 03221, 04040, 04220, 04221

Aufwand in Min. **Kalkulationszeit:** 7 **Prüfzeit:** 5 **Eignung d. Prüfzeit:** Tages- und Quartalsprofil

GOÄ entsprechend oder ähnlich: Nrn. 846, 847

Kommentar: Mit den EBM Nrn. 35111 bis 35113 können nur die Übenden Verfahren erbracht und abgerechnet werden, die in den Legenden in Klammern genannt werden.

Während einer tiefenpsychologisch fundierten oder analytischen Psychotherapie sind die Leistungen nach den Nrn. 35111, 35112, 35113 und 35120 nicht berechnungsfähig.

Yoga ist keine Leistung die von der GKV erstattet wird.

Die Leistung ist nicht antragspflichtig.

35113* Übende Verfahren (Autogenes Training, Relaxationsbehandlung nach Jacobson) als **128**
Gruppenbehandlung bei Kindern und Jugendlichen **14,71**

Obligater Leistungsinhalt
- Übende Verfahren,
- Verbale Intervention,
- Einführung des Patienten in das Verfahren,
- Standardisierte Dokumentation,
- Dauer mindestens 30 Minuten,
- Gruppenbehandlung bei Kindern und Jugendlichen,
- Mindestens 2, höchstens 6 Teilnehmer,

Abrechnungsbestimmung je Teilnehmer

Anmerkung Die Gebührenordnungsposition 35113 ist nur von Vertragsärzten bzw. -therapeuten berechnungsfähig, die über die Qualifikation zur Erbringung Übender Verfahren gemäß § 5 Abs. 7 bzw. § 6 Abs. 6 oder § 7 Abs. 5 der Psychotherapie-Vereinbarungen verfügen.
Bei der Nebeneinanderberechnung der Gebührenordnungspositionen 22220, 23220 und 35113 ist jeweils eine Arzt-Patienten-Kontaktzeit von mindestens 40 Minuten Voraussetzung für die Be-rechnung der Gebührenordnungsposition 35113.
Bei der Nebeneinanderberechnung der Gebührenordnungspositionen 35152 und 35113 ist eine Arzt-Patienten-Kontaktzeit von mindestens 55 Minuten Voraussetzung für die Berechnung der Gebührenordnungsposition 35113.

Abrechnungsausschluss im Behandlungsfall 03040, 03220, 03221, 04040, 04220, 04221 in derselben Sitzung 01205, 01207, 01210, 01212, 01214, 01216, 01218, 04355, 04356, 14220, 14221, 14222, 14310, 14311, 16220, 21220, 21221, 22220, 22221, 22222, 30702, 35100, 35110, 35112, 35113, 35120, 35130, 35131, 35140, 35141, 35142, 35150, 35151, 35163 bis 35169, 35401, 35402, 35405, 35411, 35412, 35415, 35503, 35504, 35505, 35506, 35507, 35508, 35509, 35513, 35514, 35515, 35516, 35517, 35518, 35519, 35523, 35524, 35525, 35526, 35527, 35528, 35529, 35533, 35534, 35535, 35536, 35537, 35538, 35539

Aufwand in Min.   **Kalkulationszeit:** 10   **Prüfzeit:** 5   **Eignung d. Prüfzeit:** Tages- und Quartalsprofil

GOÄ   entsprechend oder ähnlich: Nr. 847

Kommentar: Mit den EBM Nrn. 35111 bis 35113 können nur die Übenden Verfahren erbracht und abgerechnet werden, die in den Legenden in Klammern genannt werden.

Nur für die in der Leistungslegende genannten übenden Verfahren besteht eine Abrechnungsmöglichkeit. Während einer tiefenpsychologisch fundierten oder analytischen Psychotherapie sind die Leistungen nach den Nrn. 35111, 35112, 35113 und 35120 nicht berechnungsfähig. Eine Kombination von Einzel- (Nr. 35111) und Gruppentherapie (Nr. 35112) ist nach **Wezel/Liebold** statthaft. Die Leistung ist nicht antragspflichtig.

35120* Hypnose **205**
23,56

Obligater Leistungsinhalt
- Behandlung einer Einzelperson durch Hypnose,
- Verbale Intervention,
- Standardisierte Dokumentation,
- Dauer mindestens 15 Minuten

Anmerkung Die Gebührenordnungsposition 35120 ist nur von Vertragsärzten bzw. -therapeuten berechnungsfähig, die über die Qualifikation zur Erbringung Suggestiver Verfahren gemäß § 5 Abs. 7 bzw. § 6 Abs. 6 oder § 7 Abs. 5 der Psychotherapie-Vereinbarungen verfügen.
Bei der Nebeneinanderberechnung der Gebührenordnungspositionen 22220, 23220 und 35120 ist jeweils eine Arzt-Patienten-Kontaktzeit von mindestens 25 Minuten Voraussetzung für die Be-rechnung der Gebührenordnungsposition 35120.

Bei der Nebeneinanderberechnung der Gebührenordnungspositionen 35152 und 35120 ist eine Arzt-Patienten-Kontaktzeit von mindestens 40 Minuten Voraussetzung für die Berechnung der Gebührenordnungsposition 35120.

Abrechnungsausschluss
im Behandlungsfall 03040, 03220, 03221, 04040, 04220, 04221
in derselben Sitzung 01205, 01207, 01210, 01212, 01214, 01216, 01218, 04355, 04356, 14220, 14221, 14222, 14310, 14311, 16220, 16223, 21220, 21221, 21235, 22221, 22222, 30702, 35100, 35110, 35111, 35112, 35113, 35130, 35131, 35140, 35141, 35142, 35150, 35151, 35163 bis 35169, 35401, 35402, 35405, 35411, 35412, 35415, 35503, 35504, 35505, 35506, 35507, 35508, 35509, 35513, 35514, 35515, 35516, 35517, 35518, 35519, 35523, 35524, 35525, 35526, 35527, 35528, 35529, 35533, 35534, 35535, 35536, 35537, 35538, 35539

Aufwand in Min.	**Kalkulationszeit:** 16 **Prüfzeit:** 16 **Eignung d. Prüfzeit:** Tages- und Quartalsprofil
GOÄ	entsprechend oder ähnlich: Nr. 845
Kommentar:	Während einer tiefenpsychologisch fundierten oder analytischen Psychotherapie sind die Leistungen nach den Nrn. 35111, 35112, 35113 und 35120 nicht berechnungsfähig. Die Leistung ist nicht antragspflichtig.

35130*   Bericht oder Ergänzungsbericht an den Gutachter zum Antrag des Versicherten   **296**
auf Feststellung der Leistungspflicht für eine Psychotherapie als Kurzzeittherapie   34,01
1 oder 2

Abrechnungsausschluss
in derselben Sitzung 01205, 01207, 01210, 01212, 01214, 01216, 01218, 04355, 04356, 14220, 14221, 14222, 14310, 14311, 16220,16223, 21220, 21221, 21235, 22220, 22221, 22222, 23220, 30702, 35100, 35110, 35111, 35112, 35113, 35120, 35130, 35131, 35163 bis 35169
im Behandlungsfall 03040, 03220, 03221, 04040, 04220, 04221

Aufwand in Min.	**Kalkulationszeit:** 23 **Prüfzeit:** 23 **Eignung d. Prüfzeit:** Tages- und Quartalsprofil
GOÄ	entsprechend oder ähnlich: Analoger Ansatz der Nrn. 80 oder 85
Kommentar:	Die Leistung ist nicht antragspflichtig. Jeder zur Ausübung von Psychotherapie berechtigte (Vertragsarzt, Vertragspsychotherapeut) kann die Leistung erbringen und abrechnen. Portokosten nach EBM Nrn. 40110 f. sind abrechenbar, die Schreibgebühren nicht.

35131*   Bericht oder Ergänzungsbericht an den Gutachter zum Antrag des Versicherten auf   **591**
Feststellung der Leistungspflicht für eine Psychotherapie als Langzeittherapie   67,91

Abrechnungsausschluss
in derselben Sitzung 01205, 01207, 01210, 01212, 01214, 01216, 01218, 04355, 04356, 14220, 14221, 14222, 14310, 14311, 16220, 16223, 21220, 21221, 21235, 22220, 22221, 22222, 23220, 30702, 35100, 35110, 35111, 35112, 35113, 35120, 3513, 35163 bis 35169
im Behandlungsfall 03040, 03220, 03221, 04040, 04220, 04221

Aufwand in Min.	**Kalkulationszeit:** 46 **Prüfzeit:** 46 **Eignung d. Prüfzeit:** Tages- und Quartalsprofil
GOÄ	entsprechend oder ähnlich: Analoger Ansatz der Nrn. 80 oder 85
Kommentar:	Die Leistung ist nicht antragspflichtig.

35140   Biographische Anamnese   **707**
81,24

Obligater Leistungsinhalt
- Erstellen der biographischen Anamnese,
- Bestimmung des psychodynamischen, system- und ressourcenanalytischen oder verhaltensanalytischen Status,
- Dauer mindestens 50 Minuten

Anmerkung Die Gebührenordnungsposition 35140 ist nur einmal im Krankheitsfall berechnungsfähig.

35141*–35142*

35 Psychotherapie-Richtlinien
EBM-Nr.   EBM-Punkte / Euro

Abrechnungsausschluss
in derselben Sitzung 01205, 01207, 01210, 01212, 01214, 01216, 01218, 04355, 04356, 14220, 14221, 14222, 14310, 14311, 16220, 16223, 21220, 21221, 21235, 22220, 22221, 22222, 23220, 30702, 35100, 35110, 35111, 35112, 35113, 35120, 35151, 35152, 35173 bis 35179 und Kapitel 35.2.1, 35.2.2
im Behandlungsfall 03040, 03220, 03221, 04040, 04220, 04221

Aufwand in Min. **Kalkulationszeit:** 55   **Prüfzeit:** 70   **Eignung d. Prüfzeit:** Tages- und Quartalsprofil

GOÄ entsprechend oder ähnlich: Nr. 860

Kommentar: Die biographische Anamnese ist für die sogenannte „Große Psychotherapie" eine **vorher** durchzuführende Leistung und dient der Feststellung, ob Leistungen der „Kleinen oder Großen Psychotherapie" oder gar keine Leistungen erfolgen sollen. Diese Leistung und auch die Zuschlagsleistung nach Nr. 35142 sind vor und nicht während einer Psychotherapie zu erbringen. Die Leistung ist nicht antragspflichtig.

Ein persönlicher Arzt- bzw. Therapeuten-Patienten-Kontakt ist seit Jahren (2008) für die Erbringung der Leistung nicht mehr erforderlich. Der Kontakt kann im Rahmen vorausgegangener Probatorischer Sitzungen ggf. auch im Rahmen zuvor erfolgter Gespräche stattgefunden haben.

Wezel/Liebold informiert in seinem Kommentar: ... „Wenn im Rahmen dieser ggf. auf einem Fragebogen basierenden, jedoch zumindest zum Teil interaktiven Anamneseerhebung ausreichend Fakten zur Erstellung der biographischen Anamnese vorliegen, so kann für das Erstellen unter Einhaltung einer Mindestdauer von 50 Minuten die Abrechnung der Nr. 35140 auch an einem Tag ohne persönlichen Arzt- bzw. Therapeuten-Patienten-Kontakt erfolgen ..."

35141* Zuschlag zu der Gebührenordnungsposition 35140 für die vertiefte Exploration   **257**
                                                                                              29,53
Obligater Leistungsinhalt
* Differentialdiagnostische Einordnung des Krankheitsbildes unter Einbeziehung der dokumentierten Ergebnisse der selbsterbrachten Leistungen entsprechend der Gebührenordnungsposition 35140 im Zusammenhang mit einem Antragsverfahren oder bei Beendigung der Therapie,
* Dauer mindestens 20 Minuten,

Abrechnungsbestimmung je Sitzung

Anmerkung Die Gebührenordnungsposition 35141 ist im Krankheitsfall höchstens zweimal berechnungsfähig.

Abrechnungsausschluss
im Behandlungsfall 03040, 03220, 03221, 04040, 04220, 04221
in derselben Sitzung 01205, 01207, 01210, 01212, 01214, 01216, 01218, 04355, 04356, 14220, 14221, 14222, 14310, 14311, 16220, 21220, 21221, 22220, 22221, 22222, 23220, 30702, 35100, 35110, 35111, 35112, 35113, 35120, 35150, 35151, 35152, 35173 bis 35179

Aufwand in Min. **Kalkulationszeit:** 20   **Prüfzeit:** 21   **Eignung d. Prüfzeit:** Tages- und Quartalsprofil

GOÄ entsprechend oder ähnlich: Nr. 860 ggf. mit höherem Steigerungsfaktor

Kommentar: Die Leistung ist nicht antragspflichtig. Diese Leistung kann nur von dem Arzt oder Therapeuten abgerechnet werden, der die Biographische Anamnese nach EBM Nr. 35140 erbracht hat.

35142* Zuschlag zu der Gebührenordnungsposition 35140 für die Erhebung ergänzender   **75**
neurologischer und psychiatrischer Befunde   8,62

Anmerkung Die Gebührenordnungsposition 35142 ist nicht von Psychologischen Psychotherapeuten und/oder Kinder- und Jugendlichenpsychotherapeuten berechnungsfähig.

Abrechnungsausschluss
in derselben Sitzung 01205, 01207, 01210, 01212, 01214, 01216, 01218, 01450, 03350, 04351, 04355, 04356, 14220, 14221, 14222, 14310, 14311, 16220, 21220, 21221, 22220, 22221, 22222, 22230, 23220, 30702, 35100, 35110, 35111, 35112, 35113, 35120, 35150, 35151, 35152 , 35173 bis 35179
im Behandlungsfall 03040, 03220, 03221, 04040, 04220, 04221

Aufwand in Min.	**Kalkulationszeit:** 6	**Prüfzeit:** 4	**Eignung d. Prüfzeit:** Tages- und Quartalsprofil

GOÄ   entsprechend oder ähnlich: Nrn. 800, 801

Kommentar: Diese Leistung nach Nr.35140 und auch nach Nr. 35142 sind vor und nicht während einer Psychotherapie zu erbringen. Die Leistung ist nicht antragspflichtig.

Der Zuschlag zur Nr. 35140 gilt für die Erhebung zusätzlich erforderlicher neurologischer und psychiatrischer Befunde und kann nur in Verbindung mit der Leistung nach EBM Nr. 35140 abgerechnet werden.

Sie kann nur im Zusammenhang mit den Leistungen der Nr. 35140 nur 1x im Krankheitsfall berechnet werden.

35150   Probatorische Sitzung   **709**
                                                                           81,47
Obligater Leistungsinhalt
* Probatorische Sitzung,
* Dauer mindestens 50 Minuten

Fakultativer Leistungsinhalt
* Überprüfung auf Einleitung einer genehmigungspflichtigen Psychotherapie,
* Unterteilung in zwei Einheiten von jeweils mindestens 25 Minuten Dauer

Anmerkung Die Gebührenordnungsposition 35150 ist im Krankheitsfall höchstens 4-mal und bei Versicherten bis zum vollendeten 21. Lebensjahr und bei Versicherten mit Vorliegen einer Intelligenzstörung (ICD-10-GM: F70-F79) höchstens 6-mal im Krankheitsfall berechnungsfähig.
Die Gebührenordnungsposition 35150 ist in der Systemischen Therapie auch bei Durchführung der Leistung im Mehrpersonensetting berechnungsfähig.
Bei der Nebeneinanderberechnung der Gebührenordnungspositionen 35141 und 35150 ist eine Arzt-Patienten-Kontaktzeit von mindestens 70 Minuten Voraussetzung für die Berechnung der Gebührenordnungsposition 35150.

Abrechnungsausschluss
in derselben Sitzung 01210, 01214, 01216, 01218, 04355, 04356, 14220, 14221, 14222, 14310, 14311, 16220, 21220, 21221, 22220, 22221, 22222, 23220, 30702, 35100, 35110, 35111, 35112, 35113, 35120, 35140, 35141, 35142, 35163 bis 35169 und 35173 bis 35179
im Behandlungsfall 03040, 03220, 03221, 04040, 04220, 04221

Aufwand in Min.	**Kalkulationszeit:** 60	**Prüfzeit:** 70	**Eignung d. Prüfzeit:** Tages- und Quartalsprofil

GOÄ   entsprechend oder ähnlich: Leistungskomplex so in der GOÄ nicht vorhanden, ggf. Nrn. 861 oder 863 oder 870

Kommentar: Siehe aktualisierte Psychotherapie-Richtlinien des G-BA, zuletzt geändert am 20. November 2020 – in Kraft getreten am 21. Dezember 2018
https://www.g-ba.de/downloads/62-492-2400/PT-RL_2020-11-20_iK-2021-02-18.pdf
In diesen Richtlinien finden sich alle wichtigen Hinweise.

35151*   Psychotherapeutische Sprechstunde   **462**
                                                                           53,09
Obligater Leistungsinhalt
* Psychotherapeutische Sprechstunde gemäß § 11 der Richtlinie des Gemeinsamen Bundesausschusses über die Durchführung der Psychotherapie mit dem Ziel der Abklärung des Vorliegens einer krankheitswertigen Störung,
* Beratung und/oder Erörterung,
* Einzelbehandlung,
* Dauer mindestens 25 Minuten,

Fakultativer Leistungsinhalt
* orientierende, diagnostische Abklärung der krankheitswertigen Störung,
* differentialdiagnostische Abklärung der krankheitswertigen Störung,
* Abklärung des individuellen Behandlungsbedarfes und Empfehlungen über die weitere Behandlung,
* psychotherapeutische Intervention,
* Hinweise zu weiteren Hilfemöglichkeiten,
* individuelle Patienteninformation mit schriftlichem Befundbericht,

Abrechnungsbestimmung je vollendete 25 Minuten

Anmerkung Die Gebührenordnungsposition 35151 ist im Krankheitsfall höchstens 6-mal und bei Versicherten bis zum vollendeten 21. Lebensjahr und bei Versicherten mit Vorliegen einer Intelligenzstörung (ICD-10-GM: F70-F79) höchstens 10-mal im Krankheitsfall berechnungsfähig.

Die Gebührenordnungsposition 35151 kann bei Versicherten bis zum vollendeten 21. Lebensjahr und bei Versicherten mit Vorliegen einer Intelligenzstörung (ICD-10-GM: F70-F79) im Krankheitsfall bis zu 4-mal auch mit relevanten Bezugspersonen ohne Anwesenheit des Versicherten stattfinden.

Abrechnungsausschluss
in derselben Sitzung 01205, 01207, 01210, 01212, 01214, 01216, 01218, 01450, 03230, 04230, 04355, 04356, 04430, 14220, 14221, 14222, 14310, 14311, 16220, 16230, 16231, 16232, 16233, 21216, 21220, 21221, 21230, 21231, 21233, 22220, 22221, 22222, 23220, 30702, 35100, 35110, 35111, 35112, 35113, 35120, 35140, 35141, 35142, 35150, 35152, 35163 bis 35169 und 35173 bis 35179
am Behandlungstag 35571, 35572 und Kapitel 35.2.1, 35.2.2
im Behandlungsfall 03040, 03220, 03221, 04040, 04220, 04221

Berichtspflicht Nein

Aufwand in Min. **Kalkulationszeit:** 30   **Prüfzeit:** 35   **Eignung d. Prüfzeit:** Tages- und Quartalsprofil

Kommentar: Siehe Psychotherapie-Richtlinien des G-BA Stand 18. Februar 2021
https://www.g-ba.de/richtlinien/20/ In diesen Richtlinien finden sich alle wichtigen Hinweise.

Hier nur einige Kurzbemerkungen aus der Richtlinie:
• Die Durchführung der psychotherapeutischen Sprechstunde ist Zugangsvoraussetzung zur weiteren ambulanten psychotherapeutischen Versorgung.
• Bei Patienten, die aufgrund einer psychischen Erkrankung aus einer stationären Krankenhausbehandlung oder rehabilitativen Behandlung entlassen werden, können probatorische Sitzungen oder eine Akutbehandlung ohne Sprechstunde beginnen, auch, wenn ein Therapeutenwechsel nach oder während einer laufenden Therapie erfolgt.

Die Durchführung einer Sprechstunde (mindestens 50-Minuten) ist dem Patienten auf dem Formular PTV 11 zu bescheinigen und ggf. ein Hinweis für weiteres Vorgehen zu vermerken. Das Hinweisblatt PTV 10 ist auszuhändigen.

Hinweis: Siehe die FORMULARE IN DER AMBULANTEN PSYCHO-THERAPEUTISCHEN VERSORGUNG unter https://www.kbv.de/media/sp/PTV_Ausfuellhilfen_gesamt_7_2020_.pdf

Häufige Fragen zur Psychotherapie beantwortet die KBV unter

https://www.kbv.de/html/28551.php

Wezel-Liebold informiert in seinem Kommentar:
… „Die Durchführung und Abrechnung der psychotherapeutischen Sprechstunde gemäß der Gebührenordnungsposition 35151 im Anschluss an probatorische Sitzungen gemäß Gebührenordnungsposition 35150 ist aus Sicht der Kassenärztlichen Bundesvereinigung „grundsätzlich nicht im Sinne der Psychotherapie-Richtlinie (§ 11 in Verbindung mit § 12)". Diese Konstellation ist jedoch weder in der Psychotherapie-Richtlinie noch im EBM oder der Psychotherapie-Vereinbarung explizit ausgeschlossen. Daher ist die Abrechnung der psychotherapeutischen Sprechstunde nach Durchführung probatorischer Sitzungen in begründeten Ausnahmefällen möglich…

35152*   Psychotherapeutische Akutbehandlung   **462**
53,09
Obligater Leistungsinhalt
• Psychotherapeutische Akutbehandlung gemäß § 13 der Richtlinie des Gemeinsamen Bundesausschusses über die Durchführung der Psychotherapie,
• psychotherapeutische Intervention(en) zur Entlastung bei akuten psychischen Krisen- und Ausnahmezuständen mittels geeigneter psychotherapeutischer Interventionen aus den Verfahren nach § 15 der Richtlinie des Gemeinsamen Bundesausschusses über die Durchführung der Psychotherapie und/oder

- Stabilisierung von Patienten zur Vorbereitung bei Einleitung einer genehmigungspflichtigen Psychotherapie,
- Einzelbehandlung,
- Dauer mindestens 25 Minuten,

Abrechnungsbestimmung je vollendete 25 Minuten

Anmerkung Die Gebührenordnungsposition 35152 ist höchstens 24-mal im Krankheitsfall berechnungsfähig. Bei Versicherten bis zum vollendeten 21. Lebensjahr und bei Versicherten mit Vorliegen einer Intelligenzstörung (ICD-10-GM: F70-F79) ist die Gebührenordnungsposition 35152 gemäß § 15 Abs. 2 der Psychotherapie-Vereinbarung höchstens 30-mal im Krankheitsfall berechnungsfähig.
Die Gebührenordnungsposition 35152 ist in der Systemischen Therapie auch bei Durchführung der Leistung im Mehrpersonensetting berechnungsfähig. In diesem Fall ist eine Dauer von mindestens 50 Minuten Voraussetzung für die Berechnung der Gebührenordnungsposition 35152.
Bei der Nebeneinanderberechnung der Gebührenordnungspositionen 35111 bis 35113, 35120 und 35152 ist jeweils eine mindestens 25 Minuten längere Arzt-Patienten-Kontaktzeit als in den entsprechenden Gebührenordnungspositionen angegeben Voraussetzung für die Berechnung der Gebührenordnungsposition 35152.

Abrechnungsausschlüsse
in derselben Sitzung 01205, 01207, 01210, 01212, 01214, 01216, 01218, 01450, 03230, 04230, 04355, 04356, 04430, 14220, 14221, 14222, 14310, 14311, 16220, 16230, 16231, 16232, 16233, 21216, 21220, 21221, 21230, 21231, 21233, 22220, 22221, 22222, 23220, 30702, 35100, 35110, 35111, 35112, 35113, 35120, 35140, 35141, 35142, 35150, 35151, 35163 bis 35169 und 35173 bis 35179
am Behandlungstag 35571, 35572, 35.2.1, 35.2.2
im Behandlungsfall 03040, 03220, 03221, 04040, 04220, 04221

Berichtspflicht Nein

Kommentar: Siehe bei GOP 35151 Psychotherapie-Richtlinien des G-BA Stand 18. Februar 2021
https://www.g-ba.de/downloads/62-492-2400/PT-RL_2020-11-20_iK-2021-02-18.pdf.
In diesen Richtlinien finden sich alle wichtigen Hinweise.

Hier nur einige Kurzbemerkungen aus der Richtlinie:
- Eine Akutbehandlung ist der Krankenkasse des Patienten mi dem Formular PTV 12 anzuzeigen. Der Patient erklärt auf dem Formular, dass bei ihm zuvor eine mindestens 50-minütige Sprechstunde durchgeführt wurde (Ausnahmen und Fristen zu dieser Regelung siehe Kommentar zu Ziffer 35151).
- Die durchgeführten Akutbehandlungen sind mit einer ggf. anschließenden Kurzzeittherapie (KZT 1) und/oder Langzeittherapie zu verrechnen.
- Bei Akutbehandlungen bei Kindern und Jugendlichen sind Sitzungen ausschließlich mit der Bezugsperson/den Bezugspersonen nicht vorgesehen. Eine Ausweitung über das Kontingent von 24 Therapieeinheiten hinaus ist somit ebenfalls ausgeschlossen.

… „Ein Konsiliarbericht vor Beginn oder während der Durchführung einer Akutbehandlung ist – nach Kommentar von Wezel-Liebold – aus berufsrechtlicher Sicht unbedingt zu empfehlen."
Hinweis: Siehe die FORMULARE IN DER AMBULANTEN PSYCHO- THERAPEUTISCHEN VERSORGUNG unter https://www.kbv.de/media/sp/PTV_Ausfuellhilfen_gesamt_7_2020_.pdf

Komplex für probatorische Sitzungen im Gruppensetting

Obligater Leistungsinhalt
- Probatorische Sitzung,
- Gruppenbehandlung,
- Dauer mindestens 100 Minuten,

Fakultativer Leistungsinhalt
- Überprüfung auf Einleitung einer genehmigungspflichtigen Psychotherapie,
- weitere differentialdiagnostische Abklärung,
- Abklärung der Motivation und der Kooperations- und Beziehungsfähigkeit des Patienten,

Abrechnungsbestimmung je vollendete 100 Minuten, je Teilnehmer

Abrechnungsausschluss in derselben Sitzung 01205, 01207, 01210, 01212, 01214, 01216, 01218, 03230, 04230, 04231, 04355, 04356, 04430, 14220 bis 14222, 14310, 14311, 16220, 16223, 16230 bis 16233, 21216, 21220, 21221, 21230 bis 21233, 21235, 22213, 22220 bis 22222, 23220, 30702, 35100, 35110, 35111, 35112, 35113, 35120, 35151, 35152 und Kapitel 35.2
im Behandlungsfall 03040, 03220, 03221, 04040, 04220, 04221

35163 Probatorische Sitzung mit 3 Teilnehmern   **704**
80,90

Berichtspflicht Nein

Aufwand in Min.   **Kalkulationszeit:** 38   **Prüfzeit:** 38   **Eignung d. Prüfzeit:** Tages- und Quartalsprofil

35164 Probatorische Sitzung mit 4 Teilnehmern   **594**
68,26

Berichtspflicht Nein

Aufwand in Min.   **Kalkulationszeit:** 30   **Prüfzeit:** 30   **Eignung d. Prüfzeit:** Tages- und Quartalsprofil

35165 Probatorische Sitzung mit 5 Teilnehmern   **528**
60,68

Berichtspflicht Nein

Aufwand in Min.   **Kalkulationszeit:** 25   **Prüfzeit:** 25   **Eignung d. Prüfzeit:** Tages- und Quartalsprofil

35166 Probatorische Sitzung mit 6 Teilnehmern   **483**
55,50

Berichtspflicht Nein

Aufwand in Min.   **Kalkulationszeit:** 22   **Prüfzeit:** 22   **Eignung d. Prüfzeit:** Tages- und Quartalsprofil

35167 Probatorische Sitzung mit 7 Teilnehmern   **451**
51,83

Berichtspflicht Nein
Aufwand in Min.   Kalkulationszeit: 19   Prüfzeit: 19   Eignung
d. Prüfzeit: Tages- und Quartalsprofil

35168 Probatorische Sitzung mit 8 Teilnehmern   **428**
49,18

Berichtspflicht Nein

Aufwand in Min.   **Kalkulationszeit:** 18   **Prüfzeit:** 18   **Eignung d. Prüfzeit:** Tages- und Quartalsprofil

35169 Probatorische Sitzung mit 9 Teilnehmern   **409**
47,00

Berichtspflicht Nein

Aufwand in Min.   **Kalkulationszeit:** 16   **Prüfzeit:** 16   **Eignung d. Prüfzeit:** Tages- und Quartalsprofil

Anmerkung Entgegen den Allgemeinen Bestimmungen 2.1 sind die Gebührenordnungs-positionen 35163 bis 35169 auch bei einer Sitzung von weniger als 100 Minuten, aber mindestens 50 Minuten Dauer, berechnungsfähig. In diesem Fall ist durch die Kassen-ärztliche Vereinigung von der Punktzahl der jeweiligen Gebührenordnungsposition ein Abschlag in Höhe von 50 % vorzunehmen und die Prüfzeit um 50 % zu reduzieren.
Die Gebührenordnungspositionen 35163 bis 35169 sind im Krankheitsfall nur bis zur Höchstsitzungszahl gemäß § 12 Absatz 3 und 4 der Richtlinie des Gemeinsamen Bundes-ausschusses über die Durchführung der Psychotherapie berechnungsfähig.
Die Gebührenordnungspositionen 35163 bis 35169 sind in der Systemischen Therapie auch bei Durchführung der Leistungen im Mehrpersonensetting berechnungsfähig.
(Diese von der KBV genannten Ausschlüsse haben wir auch in den jeweiligen Nummern eingetragen.)

Kommentar: Der Bewertungsausschuß informiert u.a.:

1. Die Vergütung der Leistungen nach den Gebührenordnungspositionen 35163 bis 35169 für die in § 87b Abs. 2 Satz 4 SGB V genannten Arztgruppen erfolgt außerhalb der morbi-ditätsbedingten Gesamtvergütungen.

2. Die Vergütung der Leistungen nach den Gebührenordnungspositionen 35173 bis 35179 erfolgt außerhalb der morbiditätsbedingten Gesamtvergütungen

Weitere Infos unter: https://www.kbv.de/media/sp/EBM_2021-10-01_567_BA_BeeG_ Gruppentherapie.pdf

Nach KBV Informationen: Entgegen den Allgemeinen Bestimmungen 2.1 sind die Gebührenordnungspositionen 35163 bis 35169 auch bei einer Sitzung von weniger als 100 Minuten, aber mindestens 50 Minuten Dauer, berechnungsfähig. In diesem Fall ist durch die Kassenärztliche Vereinigung von der Punktzahl der jeweiligen Gebührenordnungsposition ein Abschlag in Höhe von 50 % vorzunehmen und die Prüfzeit um 50 % zu reduzieren.

Laut KBV sind Sitzungen mit weniger als 100 Minuten, aber mindestens 50 Minuten Dauer, für die ein Abschlag von 50 % vorzunehmen ist, mit einem „H" hinter der Gebührenordnungsposition zu kennzeichnen. Bei Einbeziehung einer relevanten Bezugsperson erfolgt die Kennzeichnung in diesen Fällen mit einem „Z", beispielsweise 35166 H oder 35166 Z.

Nach § 11 Abs. 14 der Psychotherapievereinbarung (Anhang 1 BMV-Ä) (https://www.g-ba. de/richtlinien/20/) können Maßnahmen einer Gruppentherapie an einem Tag bis zu zweimal je 100 Minuten durchgeführt werden. Die EBM-Nrn. 35163 bis 35169 können somit zweimal pro Tag angesetzt werden, wenn die Behandlungszeiten von jeweils 100 Minuten in voneinander getrennten Sitzungen durchgeführt wurden.

Nach § 11 Abs. 14 der Psychotherapievereinbarung (Anhang 1 BMV-Ä) kann die Durchführung von probatorischen Sitzungen im Gruppensetting auch außerhalb der eigenen Praxisräume der Therapeuten in anderen geeigneten Räumlichkeiten erfolgen.

Probatorische Sitzungen im Gruppensetting können gemäß § 12 Abs. 4 der Psychotherapie-Richtlinie nur dann durchgeführt werden, wenn sich eine Gruppentherapie oder eine Kombinationsbehandlung aus Einzel- und Gruppentherapie anschließen soll.

* **Mindestens eine probatorische Sitzung** muss im **Einzelsetting** stattfinden.
* **Mindestens zwei probatorische Sitzungen** müssen im **Einzelsetting** stattfinden, wenn bei derselben Therapeutin oder demselben Therapeuten keine psychotherapeutische Sprechstunde mit insgesamt mindestens 50 Minuten Dauer durchgeführt wurde.

Gemäß § 21 Abs. 1 Satz 2 kann Gruppentherapie ab sechs Patientinnen oder Patienten gemeinsam durch zwei **Therapeutinnen oder Therapeuten** erbracht werden.

Die Patientinnen oder Patienten müssen den Therapeutinnen oder den Therapeuten fest zugeordnet sein (Bezugspatientinnen oder Bezugspatienten). In diesem Fall berechnet jede Therapeutin oder jeder Therapeut die Gebührenordnungsposition nach der Anzahl seiner Bezugspatienten.

Beispiel: In einer gruppentherapeutischen Sitzung werden insgesamt sieben Patienten im Rahmen der probatorischen Sitzungen behandelt. Davon sind drei Bezugspatienten Therapeut 1 zugeordnet, vier Bezugspatienten Therapeut 2. Therapeut 1 rechnet dann für seine Patienten die Gebührenordnungsposition 35163, Therapeut 2 die Gebührenordnungsposition 35164 ab.

Komplex für die Gruppenpsychotherapeutische Grundversorgung (Gruppenbehandlung)

Obligater Leistungsinhalt
* Gruppenpsychotherapeutische Grundversorgung gemäß § 11a der Richtlinie des Gemeinsamen Bundesausschusses über die Durchführung der Psychotherapie,
* Gruppenbehandlung,
* Dauer mindestens 100 Minuten,

Fakultativer Leistungsinhalt
* Strukturierte Vermittlung und weitere Vertiefung von grundlegenden Inhalten der ambulanten Psychotherapie,
* Informationsvermittlung zu psychischen Störungen und Erarbeitung eines individuellen Krankheitsverständnisses sowie des individuellen Umgangs mit der Symptomatik,
* Vorbereitung einer ambulanten Psychotherapie nach § 15 der Richtlinie des Gemeinsamen Bundesausschusses über die Durchführung der Psychotherapie im Gruppensetting,

Abrechnungsbestimmung je vollendete 100 Minuten, je Teilnehmer

Abrechnungsausschuss in derselben Sitzung 01205, 01207, 01210, 01212, 01214, 01216, 01218, 03230, 04230, 04231, 04355, 04356, 04430, 14220, 14221, 14222, 14310, 14311, 16220, 16223, 16230, 16231, 16232, 16233, 21216, 21220, 21221, 21230, 21231,

21232, 21233, 21235, 22213, 22220, 22221, 22222, 23220, 30702, 35100, 35110, 35140, 35141, 35142, 35150, 35151, 35152
am Behandlungstag Kapitel 35.2.2
im Behandlungsfall 03040, 03220, 03221, 04040, 04220, 04221

| 35173 | Gruppenpsychotherapeutische Grundversorgung mit 3 Teilnehmern
Berichtspflicht Nein | **916**
105,26 |

Aufwand in Min. **Kalkulationszeit:** 38   **Prüfzeit:** 38   **Eignung d. Prüfzeit:** Tages- und Quartalsprofil

| 35174 | Gruppenpsychotherapeutische Grundversorgung mit 4 Teilnehmern
Berichtspflicht Nein | **772**
88,71 |

Aufwand in Min. **Kalkulationszeit:** 30   **Prüfzeit:** 30   **Eignung d. Prüfzeit:** Tages- und Quartalsprofil

| 35175 | Gruppenpsychotherapeutische Grundversorgung mit 5 Teilnehmern
Berichtspflicht Nein | **686**
78,83 |

Aufwand in Min. **Kalkulationszeit:** 25   **Prüfzeit:** 25   **Eignung d. Prüfzeit:** Tages- und Quartalsprofil

| 35176 | Gruppenpsychotherapeutische Grundversorgung mit 6 Teilnehmern
Berichtspflicht Nein | **628**
72,17 |

Aufwand in Min. **Kalkulationszeit:** 22   **Prüfzeit:** 22   **Eignung d. Prüfzeit:** Tages- und Quartalsprofil

| 35177 | Gruppenpsychotherapeutische Grundversorgung mit 7 Teilnehmern
Berichtspflicht Nein | **586**
67,34 |

Aufwand in Min. **Kalkulationszeit:** 19   **Prüfzeit:** 19   **Eignung d. Prüfzeit:** Tages- und Quartalsprofil

| 35178 | Gruppenpsychotherapeutische Grundversorgung mit 8 Teilnehmern
Berichtspflicht Nein | **556**
63,89 |

Aufwand in Min. **Kalkulationszeit:** 18   **Prüfzeit:** 18   **Eignung d. Prüfzeit:** Tages- und Quartalsprofil

| 35179 | Gruppenpsychotherapeutische Grundversorgung mit 9 Teilnehmern
Berichtspflicht Nein | **532**
61,13 |

Aufwand in Min. **Kalkulationszeit:** 16   **Prüfzeit:** 16   **Eignung d. Prüfzeit:** Tages- und Quartalsprofil

Anmerkung Entgegen den Allgemeinen Bestimmungen 2.1 sind die Gebührenordnungspositionen 35173 bis 35179 auch bei einer Sitzung von weniger als 100 Minuten, aber mindestens 50 Minuten Dauer, berechnungsfähig. In diesem Fall ist durch die Kassenärztliche Vereinigung von der Punktzahl der jeweiligen Gebührenordnungsposition ein Abschlag in Höhe von 50 % vorzunehmen und die Prüfzeit um 50 % zu reduzieren.
Die Gebührenordnungspositionen 35173 bis 35179 sind gemäß § 11a Abs. 3 der Psychotherapie-Richtlinie höchstens 4-mal im Krankheitsfall berechnungsfähig. Für den Fall der Einbeziehung von relevanten Bezugspersonen sind bei Versicherten bis zum vollendeten 21. Lebensjahr und bei Versicherten mit Vorliegen einer Intelligenzstörung (ICD-10-GM: F70-F79) die Gebührenordnungspositionen 35173 bis 35179 höchstens 5-mal im Krankheitsfall berechnungsfähig.
Die Gebührenordnungspositionen 35173 bis 35179 sind in der Systemischen Therapie auch bei Durchführung der Leistungen im Mehrpersonensetting berechnungsfähig.
(Diese von der KBV genannten Ausschlüsse haben wir auch in den jeweiligen Nummern eingetragen.)

Kommentar: Laut Kassenärztlicher Bundesvereinigung sind Sitzungen mit weniger als 100 Minuten, aber mindestens 50 Minuten Dauer, für die ein Abschlag von 50 % vorzunehmen ist, mit einem „H" hinter der Gebührenordnungsposition zu kennzeichnen. Bei Einbeziehung einer relevanten Bezugsperson erfolgt die Kennzeichnung in diesen Fällen mit einem „Z", beispielsweise 35176 H oder 35176 Z.

Nach § 11 Abs. 14 der Psychotherapievereinbarung (Anhang 1 BMV-Ä) (https://www.g-ba.de/richtlinien/20/) können Maßnahmen einer Gruppentherapie an einem Tag bis zu zweimal je 100 Minuten durchgeführt werden. Die Gebührenordnungspositionen 35173 bis 35179 können somit zweimal pro Tag angesetzt werden, wenn die Behandlungszeiten von jeweils 100 Minuten in voneinander getrennten Sitzungen durchgeführt wurden.

Nach § 11 Abs. 14 der Psychotherapievereinbarung (Anhang 1 BMV-Ä) kann die Durchführung von gruppenpsychotherapeutischer Grundversorgung auch außerhalb der eigenen Praxisräume der Therapeutin oder des Therapeuten in anderen geeigneten Räumlichkeiten erfolgen.

Gemäß § 21 Abs. 1 Satz 2 kann Gruppentherapie ab sechs Patientinnen oder Patienten gemeinsam durch zwei **Therapeutinnen oder Therapeuten** erbracht werden.

Die Patientinnen oder Patienten müssen den Therapeutinnen oder den Therapeuten fest zugeordnet sein (Bezugspatientinnen oder Bezugspatienten). In diesem Fall berechnet jede Therapeutin oder jeder Therapeut die Gebührenordnungsposition nach der Anzahl seiner Bezugspatienten.

Wezel/Liebold gibt in seinem Kommentar folgendes Beispiel:

... „In einer gruppentherapeutischen Sitzung werden insgesamt sieben Patienten im Rahmen der gruppenpsychotherapeutischen Grundversorgung behandelt. Davon sind drei Bezugspatienten Therapeut 1 zugeordnet, vier Bezugspatienten Therapeut 2. Therapeut 1 rechnet dann für seine Patienten die Gebührenordnungsposition 35173, Therapeut 2 die Gebührenordnungsposition 35174 ab..."

35.2 Antragspflichtige Leistungen

1. Die in dem Abschnitt 35.2 aufgeführten Gebührenordnungspositionen können ausschließlich von Vertragsärzten, bzw. -therapeuten, die über eine Genehmigung zur Ausführung und Abrechnung psychotherapeutischer Leistungen gemäß der Psychotherapie-Vereinbarung verfügen, berechnet werden.

2. Voraussetzung für die Berechnung der Gebührenordnungspositionen 35571 bis 35573 ist eine im Quartalszeitraum abgerechnete Gesamtpunktzahl der Gebührenordnungspositionen 35151, 35152, 35173 bis 35179, der Gebührenordnungspositionen der Abschnitte 35.2.1 und 35.2.2 und der Gebührenordnungsposition 37500 von mindestens 162.734 Punkten je Vertragsarzt bzw. -therapeut (Mindestpunktzahl) nach Nummer 1 der Präambel. Sofern bei einem Vertragsarzt bzw. -therapeuten kein voller Tätigkeitsumfang vorliegt, ist die Mindestpunktzahl mit dem Tätigkeitsumfang laut Zulassungs- bzw. Genehmigungsbescheid anteilig zu reduzieren.

3. Die Gebührenordnungspositionen 35571 bis 35573 sind berechnungsfähig, sobald im Abrechnungsquartal die abgerechnete Gesamtpunktzahl der Gebührenordnungspositionen 35151, 35152, 35173 bis 35179, der Gebührenordnungspositionen der Abschnitte 35.2.1 und 35.2.2 und der Gebührenordnungsposition 37500 das Punktzahlvolumen gemäß Nummer 2 überschreitet. Sofern die abgerechnete Gesamtpunktzahl der Gebührenordnungspositionen 35151, 35152, 35173 bis 35179, der Gebührenordnungspositionen der Abschnitte 35.2.1 und 35.2.2 und der Gebührenordnungsposition 37500 im Abrechnungsquartal das Doppelte der zu berücksichtigenden Mindestpunktzahlen gemäß Nummer 2 überschreitet, werden die Bewertungen der überschreitenden Gebührenordnungspositionen 35571 bis 35573 bis zu einer Maximalpunktzahl von 379.712 Punkten (voller Tätigkeitsumfang) bzw. 189.856 Punkten (hälftiger Tätigkeitsumfang) mit einem Faktor von 0,5 multipliziert. Sobald die abgerechnete Gesamtpunktzahl der Gebührenordnungspositionen 35151, 35152, 35173 bis 35179, der Gebührenordnungspositionen der Abschnitte 35.2.1 und 35.2.2 und der Gebührenordnungsposition 37500 die Maximalpunktzahl von 379.712 Punkten bei vollem Tätigkeitsumfang bzw. 189.856 Punkten bei hälftigem Tätigkeitsumfang überschreitet, sind die Gebührenordnungspositionen 35571 bis 35573 nicht mehr berechnungsfähig.

4. Die Regelung gemäß Nummer 3 wird wie folgt umgesetzt: Die Kassenärztliche Vereinigung setzt die Gebührenordnungspositionen 35571 bis 35573 im Quartal als Zuschläge zu allen abgerechneten Leistungen nach den Gebührenordnungspositionen 35151, 35152, 35173 bis 35179, der Gebührenordnungspositionen der Abschnitte 35.2.1 und 35.2.2 und der Gebührenordnungsposition 37500 zu.

    1. Sofern die im Abrechnungsquartal abgerechnete Gesamtpunktzahl der Gebührenordnungspositionen 30932, 30933, 35151, 35152, 35173 bis 35179, der Gebührenordnungspositionen der Abschnitte 35.2.1 und 35.2.2 und der Gebührenordnungsposition 37500 das Doppelte der zu berücksichtigenden Mindestpunktzahl gemäß Nummer 2 nicht überschreitet, ist die Bewertung der zugesetzten Gebührenordnungspositionen 35571 bis 35573 jeweils mit einer Quote zu multiplizieren, die sich aus der Differenz der abgerechneten Gesamtpunktzahl der Gebührenordnungspositionen 30932, 30933, 35151, 35152, 35173 bis 35179, der Gebührenordnungspo-

sitionen der Abschnitte 35.2.1 und 35.2.2 und der Gebührenordnungsposition 37500 des Vertragsarztes bzw. -therapeuten zur Mindestpunktzahl gemäß Nummer 2 im Verhältnis zur abgerechneten Gesamtpunktzahl der Gebührenordnungspositionen 30932, 30933, 35151, 35152, 35173 bis 35179, der Gebührenordnungspositionen der Abschnitte 35.2.1 und 35.2.2 und der Gebührenordnungsposition 37500 des Vertragsarztes bzw. -therapeuten ergibt und mindestens den Wert 0 annimmt.

2. Sofern die im Abrechnungsquartal abgerechnete Gesamtpunktzahl der Gebührenordnungspositionen 35151, 35152, 35173 bis 35179, der Gebührenordnungspositionen der Abschnitte 35.2.1 und 35.2.2 und der Gebührenordnungsposition 37500 das Doppelte der zu berücksichtigenden Mindestpunktzahl gemäß Nummer 2 überschreitet, ist die Bewertung der zugesetzten Gebührenordnungspositionen 35571 bis 35573 jeweils mit einer Quote zu multiplizieren, die sich aus der zu berücksichtigenden Mindestpunktzahl gemäß Nummer 2 zuzüglich dem 0,5-fachen der Differenz der abgerechneten Gesamtpunktzahl der Gebührenordnungspositionen 35151, 35152, 35173 bis 35179, der Gebührenordnungspositionen der Abschnitte 35.2.1 und 35.2.2 und der Gebührenordnungsposition 37500 – jedoch maximal 379.712 Punkte bei vollem Tätigkeitsumfang bzw. 189.856 Punkte bei hälftigem Tätigkeitsumfang – und des Doppelten der zu berücksichtigenden Mindestpunktzahl gemäß Nummer 2 im Verhältnis zur abgerechneten Gesamtpunktzahl der Gebührenordnungspositionen 35151, 35152, 35173 bis 35179, der Gebührenordnungspositionen der Abschnitte 35.2.1 und 35.2.2 und der Gebührenordnungsposition 37500 des Vertragsarztes bzw. -therapeuten ergibt und mindestens den Wert 0 annimmt.

5. Bei der Ermittlung der abgerechneten Gesamtpunktzahl gemäß den Nummern 2 und 3 sowie der Quote gemäß Nummer 4 sind die in einem Selektivvertrag abgerechneten Leistungen inhaltlich entsprechend der Abschnitte 35.2.1 und 35.2.2, der psychotherapeutischen Sprechstunde gemäß der Gebührenordnungsposition 35151 und der psychotherapeutischen Akutbehandlung gemäß der Gebührenordnungsposition 35152 sowie der gruppenpsychotherapeutischen Grundversorgung gemäß den Gebührenordnungspositionen 35173 bis 35179, der Gebührenordnungspositionen 30932 und 30933 und der Gebührenordnungsposition 37500 auf Nachweis des Vertragsarztes bzw. -therapeuten zu berücksichtigen.

6. Die Gebührenordnungspositionen des Abschnitts 35.2.1, die Gebührenordnungspositionen 35503 bis 35508, 35513 bis 35518, 35523 bis 35528, 35533 bis 35538, 35543 bis 35548, 35553 bis 35558, 35703 bis 35708, 35713 bis 35718 und die Zuschläge nach den Gebührenordnungspositionen 35571, 35572, 35573, 35591 und 35593 bis 35598 sind auch bei Durchführung der Leistungen im Rahmen einer Videosprechstunde berechnungsfähig, wenn der Durchführung gemäß § 17 der Anlage 1 zum Bundesmantelvertrag-Ärzte (BMV-Ä) ein persönlicher Arzt-Patienten-Kontakt gemäß 4.3.1 der Allgemeinen Bestimmungen zur Eingangsdiagnostik, Indikationsstellung und Aufklärung vorausgegangen ist und die Voraussetzungen gemäß der Anlage 31b zum BMV-Ä erfüllt sind. Für die Durchführung der Videosprechstunde gelten die Regelungen des § 17 der Anlage 1 zum BMV-Ä. Die Durchführung als Videosprechstunde ist durch Angabe einer bundeseinheitlich kodierten Zusatzkennzeichnung zu dokumentieren.

7. Im Falle der gemeinsamen Durchführung von Gruppentherapie durch zwei Therapeuten mit ihnen jeweils fest zugeordneten Patienten (Bezugspatienten) gemäß § 21 Abs. 1 Nr. 2 der Psychotherapie-Richtlinie berechnet jeder Therapeut die Gebührenordnungsposition (letzte Ziffer) nach der Anzahl seiner jeweiligen Bezugspatienten.

8. Für Gruppenbehandlungen gemäß § 18 Abs. 6 der Psychotherapie-Vereinbarung, bei denen in derselben Sitzung bei verschiedenen Patienten entweder Gruppentherapie oder probatorische Sitzungen im Gruppensetting zeitgleich angewendet werden, sind alle Patienten zur Ermittlung der gesamten Gruppengröße mitzuzählen. Maßgeblich für die jeweilige Bewertung je Teilnehmer ist die gesamte Gruppengröße (bestehend aus Patienten, für die Gruppentherapie angewendet wird und Patienten in einer probatorischen Sitzung im Gruppensetting). Auf Basis dieser gesamten Gruppengröße mit insgesamt mindestens drei Patienten ist für Patienten mit einer probatorischen Sitzung im Gruppensetting eine Bewertung je Teilnehmer gemäß den Gebührenordnungspositionen 35163 bis 35169 und für Patienten mit einer antrags- und genehmigungspflichtigen Gruppentherapie eine Bewertung je Teilnehmer gemäß den entsprechenden Gebührenordnungspositionen aus Abschnitt 35.2.2 EBM heranzuziehen.

9. Im Falle der gemeinsamen Durchführung einer Gruppenbehandlung gemäß Nummer 8 durch zwei Therapeuten mit ihnen jeweils fest zugeordneten Patienten (Bezugspatienten) gemäß § 21 Abs. 1 Nr. 2 der Psychotherapie-Richtlinie berechnet jeder Therapeut die Gebührenordnungsposition (letzte Ziffer) nach der Anzahl seiner jeweiligen Bezugspatienten.

Kommentar:

Die Erbringung und Abrechnung von Leistungen des Abschnitts 35.2 ist nur mit einer vorherigen Genehmigung der Kassenärztlichen Vereinigung nach der Vereinbarung über die Anwendung von Psychotherapie in der vertragsärztlichen Versorgung (Psychotherapie-Vereinbarung) (Anlage 1 zum Bundesmantelvertrag – Ärzte) möglich.

Die vorliegenden Nummern 2 bis 5 sind das Ergebnis dieser Überprüfung. Dabei hat sich der Bewertungsausschuss an den bisherigen Verfahren zur Bewertung psychotherapeutischer Leistungen, wie sie vom Bundessozialgericht bestätigt wurden, orientiert. Die wesentlichen Inhalte sind:

a) Ein vollausgelasteter Arzt bzw. Therapeut erbringt im Jahr in 43 Wochen jeweils 36 Therapiestunden, d.h. 1.548 Therapiestunden pro Jahr bzw. 387 Therapiestunden pro Quartal. Die Therapiestunden beziehen sich auf die antrags- und genehmigungspflichtigen Leistungen des Abschnitts 35.2 EBM.

b) Ein vollausgelasteter Arzt bzw. Therapeut soll mit der Berechnung von antrags- und genehmigungspflichtigen Leistungen einen Ertrag (Vergleichsertrag) erzielen können, der dem von Fachärzten einer Vergleichsgruppe im unteren Einkommensbereich entspricht. Der Vergleichsbetrag wird ermittelt aus dem gewichteten Mittel der Erträge der einbezogenen Fachgruppen, wobei nicht prägende Leistungen unberücksichtigt bleiben.

c) Der für die Bestimmung der angemessenen Höhe der Vergütung notwendige Honorarumsatz ergibt sich aus der Addition des Vergleichsertrages und der Betriebsausgaben einer vollausgelasteten psychotherapeutischen Praxis einschließlich einer Halbtagskraft für die Praxisorganisation.

d) Zur Berechnung des Vergleichsertrages bzw. die Ermittlung der Betriebsausgaben einer vollausgelasteten psychotherapeutischen Praxis werden die zum Prüfungszeitraum vorliegenden aktuellen Kostenstrukturanalysen verwendet.

35.2.1 Einzeltherapien

35401* 　Tiefenpsychologisch fundierte Psychotherapie (Kurzzeittherapie 1, Einzelbehandlung) 　**922**
105,95

Obligater Leistungsinhalt
* Tiefenpsychologisch fundierte Psychotherapie,
* Kurzzeittherapie 1 im Behandlungsumfang gemäß § 29 der Richtlinie des Gemeinsamen Bundesausschusses über die Durchführung der Psychotherapie,
* Einzelbehandlung,
* Höchstens 12 Sitzungen,

Fakultativer Leistungsinhalt
* Unterteilung in 2 Einheiten von jeweils mindestens 25 Minuten Dauer,
* Als Doppelsitzung bei zweimaligem Ansatz der Gebührenordnungsposition 35401 gemäß § 28 Abs. 4 der Richtlinie des Gemeinsamen Bundesausschusses über die Durchführung der Psychotherapie und § 11 Abs. 14 der Psychotherapie-Vereinbarung,

Abrechnungsbestimmung je vollendete 50 Minuten

Abrechnungsausschluss
am Behandlungstag 35151, 35152 und 35173 bis 35179
im Behandlungsfall 03040, 03220, 03221, 04040, 04220, 04221
in derselben Sitzung 01205, 01207, 01210, 01212, 01214, 01216, 01218, 03230, 04230, 04231, 04355, 04356, 04430, 14220, 14221, 14222, 14310, 14311, 16220, 16223, 16230, 16231, 16232, 16233, 21216, 21220, 21221, 21230, 21231, 21233, 21235, 22213, 22220, 22221, 22222, 23220, 30702, 35100, 35110, 35140, 35150, 35163 bis 35169

Berichtspflicht Nein

Aufwand in Min. 　**Kalkulationszeit:** 60 　　**Prüfzeit:** 70 　　**Eignung d. Prüfzeit:** Tages- und Quartalsprofil

Kommentar: 　Kurz- und Langzeittherapien sind antragspflichtig.

Einem Antrag vorausgehen müssen:
Mindestens eine probatorische Sitzung und die Vereinbarung eines Termins für eine zweite probatorische Sitzung.

Anträge auf Kurzzeittherapie sind nicht gutachterpflichtig, aber die zuständige Krankenkasse kann eine Kurzzeittherapie auch einem Gutachter zur Prüfung übergeben.

Weitere Informationen siehe unter: https://www.kbv.de/media/sp/01_Psychotherapie_Aerzte.pdf

35402*   Tiefenpsychologisch fundierte Psychotherapie (Kurzzeittherapie 2, Einzelbehandlung)   **922**
105,95

Obligater Leistungsinhalt
- Tiefenpsychologisch fundierte Psychotherapie,
- Kurzzeittherapie 2 im Behandlungsumfang gemäß § 29 der Richtlinie des Gemeinsamen Bundesausschusses über die Durchführung der Psychotherapie,
- Einzelbehandlung,
- Höchstens 12 Sitzungen,

Fakultativer Leistungsinhalt
- Unterteilung in 2 Einheiten von jeweils mindestens 25 Minuten Dauer,
- Als Doppelsitzung bei zweimaligem Ansatz der Gebührenordnungsposition 35402 gemäß § 28 Abs. 4 der Richtlinie des Gemeinsamen Bundesausschusses über die Durchführung der Psychotherapie und § 11 Abs. 14 der Psychotherapie-Vereinbarung,

Abrechnungsbestimmung je vollendete 50 Minuten

Abrechnungsausschluss
am Behandlungstag 35151, 35152 und 35173 bis 35179
im Behandlungsfall 03040, 03220, 03221, 04040, 04220, 04221
in derselben Sitzung01205, 01207, 01210, 01212, 01214, 01216, 01218, 03230, 04230, 04231, 04355, 04356, 04430, 14220, 14221, 14222, 14310, 14311, 16220, 16223, 16230, 16231, 16232, 16233, 21216, 21220, 21221, 21230, 21231, 21233, 21235, 22213, 22220, 22221, 22222, 23220, 30702, 35100, 35110, 35140, 35150, 35163 bis 35169

Berichtspflicht Nein

Aufwand in Min.   **Kalkulationszeit:** 60   **Prüfzeit:** 70   **Eignung d. Prüfzeit:** Tages- und Quartalsprofil

35405*   Tiefenpsychologisch fundierte Psychotherapie (Langzeittherapie, Einzelbehandlung)   **922**
105,95

Obligater Leistungsinhalt
- Tiefenpsychologisch fundierte Psychotherapie,
- Langzeittherapie im Behandlungsumfang gemäß § 30 der Richtlinie des Gemeinsamen Bundesausschusses über die Durchführung der Psychotherapie,
- Einzelbehandlung,

Fakultativer Leistungsinhalt
- Als Doppelsitzung bei zweimaligem Ansatz der Gebührenordnungsposition 35405 gemäß § 28 Abs. 4 der Richtlinie des Gemeinsamen Bundesausschusses über die Durchführung der Psychotherapie und § 11 Abs. 14 der Psychotherapie-Vereinbarung,

Abrechnungsbestimmung je vollendete 50 Minuten

Abrechnungsausschluss
am Behandlungstag 35151, 35152 und 35173 bis 35179
im Behandlungsfall 03040, 03220, 03221, 04040, 04220, 04221
in derselben Sitzung 01205, 01207, 01210, 01212, 01214, 01216, 01218, 03230, 04230, 04231, 04355, 04356, 04430, 14220, 14221, 14222, 14310, 14311, 16220, 16223, 16230, 16231, 16232, 16233, 21216, 21220, 21221, 21230, 21231, 21233, 21235, 22213, 22220, 22221, 22222, 23220, 30702, 35100, 35110, 35140, 35150, 35163 bis 35169

Berichtspflicht Nein

Aufwand in Min.   **Kalkulationszeit:** 60   **Prüfzeit:** 70   **Eignung d. Prüfzeit:** Tages- und Quartalsprofil

Kommentar: Sitzungen innerhalb einer beantragten Langzeittherapie können bei einer Behandlungsdauer von mehr als 40 Stunden maximal 8 und bei einer Behandlungsdauer von 60 oder mehr Stunden maximal 16 Stunden für eine Rezidivprophylaxe nach der auf dem Formular PTV 12 gemeldeten Beendigung der Psychotherapie verwendet werden.

Siehe Psychotherapie-Richtlinien des G-BA Stand 18. Februar 2021
https://www.g-ba.de/downloads/62-492-2400/PT-RL_2020-11-20_iK-2021-02-18.pdf.

Bei Kindern und Jugendlichen können
- bei einer Behandlungsdauer von mehr als 40 Stunden maximal 10 und
- bei einer Behandlungsdauer von mehr als 60 Stunden maximal 20 Stunden für die Rezidivprophylaxe genutzt werden,

sofern Bezugspersonen in die Behandlung einbezogen werden.

Bestandteil des bewilligten Gesamtkontingents sind die Stunden der Rezidivprophylaxe und diese können bis maximal zwei Jahre nach Beendigung der Langzeittherapie in Anspruch genommen werden.

Nach Festsetzung der KBV sind
* Rezidivprophylaxe- Sitzungen mit einem **R**,
* im Falle der Einbeziehung einer relevanten Bezugsperson mit einem **U**,

hinter der EBM Nr. zu kennzeichnen, z.B. Nr. 35405R oder 35405U.

Hinweis: Siehe die FORMULARE IN DER AMBULANTEN PSYCHO- THERAPEUTISCHEN VERSORGUNG unter https://www.kbv.de/media/sp/PTV_Ausfuellhilfen_gesamt_7_2020_.pdf

35411* Analytische Psychotherapie (Kurzzeittherapie 1, Einzelbehandlung)   **922**
105,95

Obligater Leistungsinhalt
* Analytische Psychotherapie,
* Kurzzeittherapie 1 im Behandlungsumfang gemäß § 29 der Richtlinie des Gemeinsamen Bundesausschusses über die Durchführung der Psychotherapie,
* Einzelbehandlung,
* Höchstens 12 Sitzungen,

Fakultativer Leistungsinhalt
* Als Doppelsitzung bei zweimaligem Ansatz der Gebührenordnungsposition 35411 gemäß § 28 Abs. 4 der Richtlinie des Gemeinsamen Bundesausschusses über die Durchführung der Psychotherapie und § 11 Abs. 14 der Psychotherapie-Vereinbarung,

Abrechnungsbestimmung je vollendete 50 Minuten

Abrechnungsausschluss
am Behandlungstag 35151, 35152 und 35173 bis 35179
im Behandlungsfall 03040, 03220, 03221, 04040, 04220, 04221
in derselben Sitzung 01205, 01207, 01210, 01212, 01214, 01216, 01218, 03230, 04230, 04231, 04355, 04356, 04430, 14220, 14221, 14222, 14310, 14311, 16220, 16223, 16230, 16231, 16232, 16233, 21216, 21220, 21221, 21230, 21231, 21233, 21235, 22213, 22220, 22221, 22222, 23220, 30702, 35100, 35110, 35140, 35150, 35163 bis 35169

Berichtspflicht Nein

Aufwand in Min. **Kalkulationszeit:** 60   **Prüfzeit:** 70   **Eignung d. Prüfzeit:** Tages- und Quartalsprofil

35412* Analytische Psychotherapie (Kurzzeittherapie 2, Einzelbehandlung)   **922**
105,95

Obligater Leistungsinhalt
* Analytische Psychotherapie,
* Kurzzeittherapie 2 im Behandlungsumfang gemäß § 29 der Richtlinie des Gemeinsamen Bundesausschusses über die Durchführung der Psychotherapie,
* Einzelbehandlung,
* Höchstens 12 Sitzungen,

Fakultativer Leistungsinhalt
* Als Doppelsitzung bei zweimaligem Ansatz der Gebührenordnungsposition 35412 gemäß § 28 Abs. 4 der Richtlinie des Gemeinsamen Bundesausschusses über die Durchführung der Psychotherapie und § 11 Abs. 14 der Psychotherapie- Vereinbarung,

Abrechnungsbestimmung je vollendete 50 Minuten

Abrechnungsausschluss
am Behandlungstag 35151, 35152 und 35173 bis 35179
im Behandlungsfall 03040, 03220, 03221, 04040, 04220, 04221
in derselben Sitzung 01205, 01207, 01210, 01212, 01214, 01216, 01218, 03230, 04230, 04231, 04355, 04356, 04430, 14220, 14221, 14222, 14310, 14311, 16220, 16223, 16230, 16231, 16232, 16233, 21216, 21220, 21221, 21230, 21231, 21233, 21235, 22213, 22220, 22221, 22222, 23220, 30702, 35100, 35110, 35140, 35150, 35163 bis 35169

Berichtspflicht Nein

Aufwand in Min. **Kalkulationszeit:** 60   **Prüfzeit:** 70   **Eignung d. Prüfzeit:** Tages- und Quartalsprofil

35415*   Analytische Psychotherapie (Langzeittherapie, Einzelbehandlung)   **922**
105,95

Obligater Leistungsinhalt
* Analytische Psychotherapie,
* Langzeittherapie im Behandlungsumfang gemäß § 29 der Richtlinie des Gemeinsamen Bundesausschusses über die Durchführung der Psychotherapie,
* Einzelbehandlung,

Fakultativer Leistungsinhalt
* Als Doppelsitzung bei zweimaligem Ansatz der Gebührenordnungsposition 35415 gemäß § 28 Abs. 4 der Richtlinie des Gemeinsamen Bundesausschusses über die Durchführung der Psychotherapie und § 11 Abs. 14 der Psychotherapie-Vereinbarung,

Abrechnungsbestimmung je vollendete 50 Minuten

Abrechnungsausschluss
am Behandlungstag 35151, 35152 und 35173 bis 35179
im Behandlungsfall 03040, 03220, 03221, 04040, 04220, 04221
in derselben Sitzung 01205, 01207, 01210, 01212, 01214, 01216, 01218, 03230, 04230, 04231, 04355, 04356, 04430, 14220, 14221, 14222, 14310, 14311, 16220, 16223, 16230, 16231, 16232, 16233, 21216, 21220, 21221, 21230, 21231, 21233, 21235, 22213, 22220, 22221, 22222, 23220, 30702, 35100, 35110, 35140, 35150, 35163 bis 35169

Berichtspflicht Nein

Aufwand in Min.   **Kalkulationszeit:** 60   **Prüfzeit:** 70   **Eignung d. Prüfzeit:** Tages- und Quartalsprofil

Kommentar: Siehe Kommentar zur EBM Nr. 35405.

35421*   Verhaltenstherapie (Kurzzeittherapie 1, Einzelbehandlung)   **922**
105,95

Obligater Leistungsinhalt
* Verhaltenstherapie,
* Kurzzeittherapie 1 im Behandlungsumfang gemäß § 29 der Richtlinie des Gemeinsamen Bundesausschusses über die Durchführung der Psychotherapie,
* Einzelbehandlung,
* Höchstens 12 Sitzungen,

Fakultativer Leistungsinhalt
* Unterteilung in 2 Einheiten von jeweils mindestens 25 MinutenDauer,
* Als Doppelsitzung bei zweimaligem Ansatz der Gebührenordnungsposition 35421 gemäß § 28 Abs. 4 und 6 der Richtlinie des Gemeinsamen Bundesausschusses über die Durchführung der Psychotherapie und § 11 Abs. 14 der Psychotherapie-Vereinbarung,
* Bei der Expositionsbehandlung auch als Mehrfachsitzung bei drei- oder viermaligem Ansatz der Gebührenordnungsposition 35421,

Abrechnungsbestimmung je vollendete 50 Minuten

Abrechnungsausschluss
am Behandlungstag 35151, 35152 und 35173 bis 35179
im Behandlungsfall 03040, 03220, 03221, 04040, 04220, 04221
in derselben Sitzung 01205, 01207, 01210, 01212, 01214, 01216, 01218, 03230, 04230, 04231, 04355, 04356, 04430, 14220, 14221, 14222, 14310, 14311, 16220, 16223, 16230, 16231, 16232, 16233, 21216, 21220, 21221, 21230, 21231, 21233, 21235, 22213, 22220, 22221, 22222, 23220, 30702, 35100, 35110, 35140, 35150, 35163 bis 35169

Berichtspflicht Nein

Aufwand in Min.   **Kalkulationszeit:** 60   **Prüfzeit:** 70   **Eignung d. Prüfzeit:** Tages- und Quartalsprofil

35422*   Verhaltenstherapie (Kurzzeittherapie 2, Einzelbehandlung)   **922**
105,95

Obligater Leistungsinhalt
* Verhaltenstherapie,
* Kurzzeittherapie 2 im Behandlungsumfang gemäß § 29 der Richtlinie des Gemeinsamen Bundesausschusses über die Durchführung der Psychotherapie,
* Einzelbehandlung,
* Höchstens 12 Sitzungen,

Fakultativer Leistungsinhalt
* Unterteilung in 2 Einheiten von jeweils mindestens 25 Minuten Dauer,
* Als Doppelsitzung bei zweimaligem Ansatz der Gebührenordnungsposition 35422 gemäß § 28 Abs. 4 und 6 der Richtlinie des Gemeinsamen Bundesausschusses über die Durchführung der Psychotherapie und § 11 Abs. 14 der Psychotherapie-Vereinbarung,
* Bei der Expositionsbehandlung auch als Mehrfachsitzung bei drei- oder viermaligem Ansatz der Gebührenordnungsposition 35422,

Abrechnungsbestimmung je vollendete 50 Minuten

Abrechnungsausschluss
am Behandlungstag 35151, 35152 und 35173 bis 35179
im Behandlungsfall 03040, 03220, 03221, 04040, 04220, 04221
in derselben Sitzung 01205, 01207, 01210, 01212, 01214, 01216, 01218, 03230, 04230, 04231, 04355, 04356, 04430, 14220, 14221, 14222, 14310, 14311, 16220, 16223, 16230, 16231, 16232, 16233, 21216, 21220, 21221, 21230, 21231, 21233, 21235, 22213, 22220, 22221, 22222, 23220, 30702, 35100, 35110, 35140, 35150, 35163 bis 35169

Berichtspflicht Nein

Aufwand in Min. **Kalkulationszeit:** 60   **Prüfzeit:** 70   **Eignung d. Prüfzeit:** Tages- und Quartalsprofil

35425*   Verhaltenstherapie (Langzeittherapie, Einzelbehandlung)   **922**
105,95
Obligater Leistungsinhalt
* Verhaltenstherapie,
* Langzeittherapie im Behandlungsumfang gemäß § 30 der Richtlinie des Gemeinsamen Bundesausschusses über die Durchführung der Psychotherapie,
* Einzelbehandlung,

Fakultativer Leistungsinhalt
* Unterteilung in 2 Einheiten von jeweils mindestens 25 Minuten Dauer,
* Als Doppelsitzung bei zweimaligem Ansatz der Gebührenordnungsposition 35425 gemäß § 28 Abs. 4 und 6 der Richtlinie des Gemeinsamen Bundesausschusses über die Durchführung der Psychotherapie und § 11 Abs. 14 der Psychotherapie-Vereinbarung,
* Bei der Expositionsbehandlung auch als Mehrfachsitzung bei drei- oder viermaligem Ansatz der Gebührenordnungsposition 35425,

Abrechnungsbestimmung je vollendete 50 Minuten

Abrechnungsausschluss
am Behandlungstag 35151, 35152 und 35173 bis 35179
im Behandlungsfall 03040, 03220, 03221, 04040, 04220, 04221
in derselben Sitzung 01205, 01207, 01210, 01212, 01214, 01216, 01218, 03230, 04230, 04231, 04355, 04356, 04430, 14220, 14221, 14222, 14310, 14311, 16220, 16223, 16230, 16231, 16232, 16233, 21216, 21220, 21221, 21230, 21231, 21233, 21235, 22213, 22220, 22221, 22222, 23220, 30702, 35100, 35110, 35140, 35150, 35163 bis 35169

Berichtspflicht Nein

Aufwand in Min. **Kalkulationszeit:** 60   **Prüfzeit:** 70   **Eignung d. Prüfzeit:** Tages- und Quartalsprofil
Kommentar: Siehe Kommentar zur EBM Nr. 35405.

35431*   Systemische Therapie (Kurzzeittherapie 1, Einzelbehandlung)   **922**
105,95
Obligater Leistungsinhalt
* Systemische Therapie,
* Kurzzeittherapie 1 im Behandlungsumfang gemäß § 29 der Richtlinie des Gemeinsamen Bundesausschusses über die Durchführung der Psychotherapie,
* Einzelbehandlung,
* Höchstens 12 Sitzungen,

Fakultativer Leistungsinhalt
* Unterteilung in 2 Einheiten von jeweils mindestens 25 Minuten Dauer,
* Als Doppelsitzung bei zweimaligem Ansatz der Gebührenordnungsposition 35431 gemäß § 28 Abs. 4 und 6 der Richtlinie des Gemeinsamen Bundesausschusses über die Durchführung der Psychotherapie und § 11 Abs. 14 der Psychotherapie- Vereinbarung,

Abrechnungsbestimmung je vollendete 50 Minuten

Anmerkung Die Gebührenordnungsposition 35431 ist auch bei Durchführung der Leistung im Mehrpersonensetting berechnungsfähig. In diesem Fall ist eine Unterteilung in zwei Einheiten von jeweils mindestens 25 Minuten Dauer nicht möglich.

Abrechnungsausschluss
am Behandlungstag 35151, 35152 und 35173 bis 35179
im Behandlungsfall 03040, 03220, 03221, 04040, 04220, 04221
in derselben Sitzung 01205, 01207, 01210, 01212, 01214, 01216, 01218, 03230, 04230, 04231, 04355, 04356, 04430, 14220, 14221, 14222, 14310, 14311, 16220, 16223, 16230, 16231, 16232, 16233, 21216, 21220, 21221, 21230, 21231, 21233, 21235, 22213, 22220, 22221, 22222, 23220, 30702, 35100, 35110, 35140, 35150, 35163 bis 35169

Aufwand in Min.   **Kalkulationszeit:** 60   **Prüfzeit:** 70   **Eignung d. Prüfzeit:** Tages- und Quartalsprofil

35432*   Systemische Therapie (Kurzzeittherapie 2, Einzelbehandlung)   922
105,95
Obligater Leistungsinhalt
• Systemische Therapie,
• Kurzzeittherapie 2 im Behandlungsumfang gemäß § 29 der Richtlinie des Gemeinsamen Bundesausschusses über die Durchführung der Psychotherapie,
• Einzelbehandlung,
• Höchstens 12 Sitzungen,

Fakultativer Leistungsinhalt
• Unterteilung in 2 Einheiten von jeweils mindestens 25 Minuten Dauer,
• Als Doppelsitzung bei zweimaligem Ansatz der Gebührenordnungsposition 35432 gemäß § 28 Abs. 4 und 6 der Richtlinie des Gemeinsamen Bundesausschusses über die Durchführung der Psychotherapie und § 11 Abs. 14 der Psychotherapie- Vereinbarung,

Abrechnungsbestimmung je vollendete 50 Minuten

Anmerkung Die Gebührenordnungsposition 35432 ist auch bei Durchführung der Leistung im Mehrpersonensetting berechnungsfähig. In diesem Fall ist eine Unterteilung in zwei Einheiten von jeweils mindestens 25 Minuten Dauer nicht möglich.

Abrechnungsausschluss
am Behandlungstag 35151, 35152 und 35173 bis 35179
im Behandlungsfall 03040, 03220, 03221, 04040, 04220, 04221
in derselben Sitzung 01205, 01207, 01210, 01212, 01214, 01216, 01218, 03230, 04230, 04231, 04355, 04356, 04430, 14220, 14221, 14222, 14310, 14311, 16220, 16223, 16230, 16231, 16232, 16233, 21216, 21220, 21221, 21230, 21231, 21233, 21235, 22213, 22220, 22221, 22222, 23220, 30702, 35100, 35110, 35140, 35150, 35163 bis 35169

Aufwand in Min.   **Kalkulationszeit:** 60   **Prüfzeit:** 70   **Eignung d. Prüfzeit:** Tages- und Quartalsprofil

35435*   Systemische Therapie (Langzeittherapie, Einzelbehandlung)   922
105,95
Obligater Leistungsinhalt
• Systemische Therapie,
• Langzeittherapie im Behandlungsumfang gemäß § 30 der Richtlinie des Gemeinsamen Bundesausschusses über die Durchführung der Psychotherapie,
• Einzelbehandlung,

Fakultativer Leistungsinhalt
• Unterteilung in 2 Einheiten von jeweils mindestens 25 Minuten Dauer,
• Als Doppelsitzung bei zweimaligem Ansatz der Gebührenordnungsposition 35435 gemäß § 28 Abs. 4 und 6 der Richtlinie des Gemeinsamen Bundesausschusses über die Durchführung der Psychotherapie und § 11 Abs. 14 der Psychotherapie- Vereinbarung,

Abrechnungsbestimmung je vollendete 50 Minuten

Anmerkung Die Gebührenordnungsposition 35432 ist auch bei Durchführung der Leistung im Mehrpersonensetting berechnungsfähig. In diesem Fall ist eine Unterteilung in zwei Einheiten von jeweils mindestens 25 Minuten Dauer nicht möglich.

Abrechnungsausschluss
am Behandlungstag 35151, 35152 und 35173 bis 35179

EBM-Nr.   EBM-Punkte / Euro

im Behandlungsfall 03040, 03220, 03221, 04040, 04220, 04221
in derselben Sitzung 01205, 01207, 01210, 01212, 01214, 01216, 01218, 03230, 04230,
04231, 04355, 04356, 04430, 14220, 14221, 14222, 14310, 14311, 16220, 16223, 16230,
16231, 16232, 16233, 21216, 21220, 21221, 21230, 21231, 21233, 21235, 22213, 22220,
22221, 22222, 23220, 30702, 35100, 35110, 35140, 35150, 35163 bis 35169

Aufwand in Min. **Kalkulationszeit:** 60   **Prüfzeit:** 70   **Eignung d. Prüfzeit:** Tages- und Quartalsprofil

35.2.2 Gruppentherapien

Komplex für Gruppentherapien (Tiefenpsychologische Therapie, Kurzzeittherapie)
Obligater Leistungsinhalt
- Tiefenpsychologisch fundierte Psychotherapie,
- Kurzzeittherapie 1 im Behandlungsumfang gemäß § 29 der Richtlinie des Gemeinsamen Bundesausschusses über die Durchführung der Psychotherapie oder
- Kurzzeittherapie 2 im Behandlungsumfang gemäß § 29 der Richtlinie des Gemeinsamen Bundesausschusses über die Durchführung der Psychotherapie,
- Gruppenbehandlung,
- Höchstens 24 Sitzungen,
- Dauer mindestens 100 Minuten,
- Höchstens 2 Sitzungen am Behandlungstag,

je Teilnehmer
35503   Tiefenpsychologische Psychotherapie (KZT) mit 3 TN   916 Punkte   105,26 Euro

Aufwand in Min. **Kalkulationszeit:** 38   **Prüfzeit:** 38   **Eignung d. Prüfzeit:** Tages- und Quartalsprofil
35504   Tiefenpsychologische Psychotherapie (KZT) mit 4 TN   772 Punkte   88,71 Euro

Aufwand in Min. **Kalkulationszeit:** 30   **Prüfzeit:** 30   **Eignung d. Prüfzeit:** Tages- und Quartalsprofil
35505   Tiefenpsychologische Psychotherapie (KZT) mit 5 TN   686 Punkte   78,83 Euro

Aufwand in Min. **Kalkulationszeit:** 25   **Prüfzeit:** 25   **Eignung d. Prüfzeit:** Tages- und Quartalsprofil
35506   Tiefenpsychologische Psychotherapie (KZT) mit 6 TN   628 Punkte   72,17 Euro

Aufwand in Min. **Kalkulationszeit:** 22   **Prüfzeit:** 22   **Eignung d. Prüfzeit:** Tages- und Quartalsprofil
35507   Tiefenpsychologische Psychotherapie (KZT) mit 7 TN   586 Punkte   67,34 Euro

Aufwand in Min. **Kalkulationszeit:** 19   **Prüfzeit:** 19   **Eignung d. Prüfzeit:** Tages- und Quartalsprofil
35508   Tiefenpsychologische Psychotherapie (KZT) mit 8 TN   556 Punkte   63,89 Euro

Aufwand in Min. **Kalkulationszeit:** 18   **Prüfzeit:** 18   **Eignung d. Prüfzeit:** Tages- und Quartalsprofil
35509   Tiefenpsychologische Psychotherapie (KZT) mit 9 TN   532 Punkte   61,13 Euro

Aufwand in Min. **Kalkulationszeit:** 16   **Prüfzeit:** 16   **Eignung d. Prüfzeit:** Tages- und Quartalsprofil

Abrechnungsausschluss für die EBM Nrn. 35503 bis 35509
am Behandlungstag 35151, 35152 und 35173 bis 35179
im Behandlungsfall 03040, 03220, 03221,04040, 04220 und 04221
in derselben Sitzung 01205, 01207, 01210, 01212, 01214, 01216, 01218, 03230, 04230,
04231, 04355, 04356, 04430, 14220, 14221, 14222, 14310, 14311, 16220, 16223, 16230,
16231, 16232, 16233, 21216, 21220, 21221, 21230, 21231, 21233, 21235, 22213, 22220,
22221, 22222, 23220, 30702, 35100, 35110, 35111, 35112, 35113, 35120, 35140, 35150,
35163 bis 35169

Komplex für Gruppentherapie (Tiefenpsychologische Therapie, Langzeittherapie)
Obligater Leistungsinhalt
- Tiefenpsychologisch fundierte Psychotherapie,
- Langzeittherapie im Behandlungsumfang gemäß § 30 der Richtlinie des Gemeinsamen Bundesausschusses über die Durchführung der Psychotherapie,
- Gruppenbehandlung,
- Dauer mindestens 100 Minuten,
- Höchstens 2 Sitzungen am Behandlungstag,
je Teilnehmer

Abrechnungsbestimmungen
je Teilnehmer
35513   Tiefenpsychologische Psychotherapie (LZT) mit 3 TN   916 Punkte   105,26 Euro

Aufwand in Min.   **Kalkulationszeit:** 38   **Prüfzeit:** 38   **Eignung d. Prüfzeit:** Tages- und Quartalsprofil
35514   Tiefenpsychologische Psychotherapie (LZT) mit 4 TN   772 Punkte   88,71 Euro

Aufwand in Min.   **Kalkulationszeit:** 30   **Prüfzeit:** 30   **Eignung d. Prüfzeit:** Tages- und Quartalsprofil
35515   Tiefenpsychologische Psychotherapie (LZT) mit 5 TN   686 Punkte   78,83 Euro

Aufwand in Min.   **Kalkulationszeit:** 25   **Prüfzeit:** 25   **Eignung d. Prüfzeit:** Tages- und Quartalsprofil
35516   Tiefenpsychologische Psychotherapie (LZT) mit 6 TN   628 Punkte   72,17 Euro

Aufwand in Min.   **Kalkulationszeit:** 22   **Prüfzeit:** 22   **Eignung d. Prüfzeit:** Tages- und Quartalsprofil
35517   Tiefenpsychologische Psychotherapie (LZT) mit 7 TN   586 Punkte   67,34 Euro

Aufwand in Min.   **Kalkulationszeit:** 19   **Prüfzeit:** 19   **Eignung d. Prüfzeit:** Tages- und Quartalsprofil
35518   Tiefenpsychologische Psychotherapie (LZT) mit 8 TN   556 Punkte   63,89 Euro

Aufwand in Min.   **Kalkulationszeit:** 18   **Prüfzeit:** 18   **Eignung d. Prüfzeit:** Tages- und Quartalsprofil
35519   Tiefenpsychologische Psychotherapie (LZT) mit 9 TN   532 Punkte   61,13 Euro

Aufwand in Min.   **Kalkulationszeit:** 16   **Prüfzeit:** 16   **Eignung d. Prüfzeit:** Tages- und Quartalsprofil

Abrechnungsausschluss für die EBM Nrn. 35513 bis 35519
am Behandlungstag 35151, 35152 und 35173 bis 35179
im Behandlungsfall 03040, 03220, 03221, 04040, 04220, 04221
in derselben Sitzung 01205, 01207, 01210, 01212, 01214, 01216, 01218, 03230, 04230,
04231, 04355, 04356, 04430, 14220, 14221, 14222, 14310, 14311, 16220, 16223, 16230,
16231, 16232, 16233, 21216, 21220, 21221, 21230, 21231, 21233, 21235, 22213, 22220,
22221, 22222, 23220, 30702, 35100, 35110, 35111, 35112, 35113, 35120, 35140, 35150,
35163 bis 35169

Komplex für Gruppentherapie (Analytische Therapie, Kurzzeittherapie)
Obligater Leistungsinhalt
• Analytische Psychotherapie,
• Kurzzeittherapie 1 im Behandlungsumfang gemäß § 29 der Richtlinie des Gemeinsamen
  Bundesausschusses über die Durchführung der Psychotherapie oder
• Kurzzeittherapie 2 im Behandlungsumfang gemäß § 29 der Richtlinie des Gemeinsamen
  Bundesausschusses über die Durchführung der Psychotherapie,
• Gruppenbehandlung,
• Höchstens 24 Sitzungen,
• Dauer mindestens 100 Minuten,
• Höchstens 2 Sitzungen am Behandlungstag,

Abrechnungsbestimmung für die EBM Nrn. 35523 bis 35529
je Teilnehmer
35523   Analytische Psychotherapie (KZT) mit 3 TN   916 Punkte   105,26 Euro

Aufwand in Min.   **Kalkulationszeit:** 38   **Prüfzeit:** 38   **Eignung d. Prüfzeit:** Tages- und Quartalsprofil
35524   Analytische Psychotherapie (KZT) mit 4 TN   772 Punkte   88,71 Euro

Aufwand in Min.   **Kalkulationszeit:** 30   **Prüfzeit:** 30   **Eignung d. Prüfzeit:** Tages- und Quartalsprofil
35525   Analytische Psychotherapie (KZT) mit 5 TN   686 Punkte   78,83 Euro

Aufwand in Min.   **Kalkulationszeit:** 25   **Prüfzeit:** 25   **Eignung d. Prüfzeit:** Tages- und Quartalsprofil
35526   Analytische Psychotherapie (KZT) mit 6 TN   628 Punkte   72,17 Euro

Aufwand in Min.   **Kalkulationszeit:** 22   **Prüfzeit:** 22   **Eignung d. Prüfzeit:** Tages- und Quartalsprofil
35527   Analytische Psychotherapie (KZT) mit 7 TN   586 Punkte   67,34 Euro

Aufwand in Min.   **Kalkulationszeit:** 19   **Prüfzeit:** 19   **Eignung d. Prüfzeit:** Tages- und Quartalsprofil
35528   Analytische Psychotherapie (KZT) mit 8 TN   556 Punkte   63,89 Euro

Aufwand in Min.   **Kalkulationszeit:** 18   **Prüfzeit:** 18   **Eignung d. Prüfzeit:** Tages- und Quartalsprofil
35529   Analytische Psychotherapie (KZT) mit 9 TN   532 Punkte   61,13 Euro

Aufwand in Min.   **Kalkulationszeit:** 16   **Prüfzeit:** 16   **Eignung d. Prüfzeit:** Tages- und Quartalsprofil

Anmerkung Entgegen den Allgemeinen Bestimmungen 2.1 sind die Gebührenordnungspositionen 35523 bis 35529 auch bei einer Sitzung von weniger als 100 Minuten, aber mindestens 50 Minuten Dauer, berechnungsfähig. In diesem Fall ist durch die Kassenärztliche Vereinigung von der Punktzahl der jeweiligen Gebührenordnungsposition ein Abschlag in Höhe von 50 % vorzunehmen und die Prüfzeit um 50 % zu reduzieren.

Abrechnungsausschluss
am Behandlungstag 35151, 35152 und 35173 bis 35179
im Behandlungsfall 03040, 03220, 03221, 04040, 04220, 04221
in derselben Sitzung 01205, 01207, 01210, 01212, 01214, 01216, 01218, 03230, 04230, 04231, 04355, 04356, 04430, 14220, 14221, 14222, 14310, 14311, 16220, 16223, 16230, 16231, 16232, 16233, 21216, 21220, 21221, 21230, 21231, 21233, 21235, 22213, 22220, 22221, 22222, 23220, 30702, 35100, 35110, 35111, 35112, 35113, 35120, 35140, 35150, 35163 bis 35169

Berichtspflicht Nein

Komplex für Gruppentherapie (Analytische Therapie, Langzeittherapie)

Obligater Leistungsinhalt
* Analytische Psychotherapie,Langzeittherapie im Behandlungsumfang gemäß § 30 der Richtlinie des Gemeinsamen Bundesausschusses über die Durchführung der Psychotherapie,
* Gruppenbehandlung,
* Dauer mindestens 100 Minuten
* Höchstens 2 Sitzungen am Behandlungstag,

Abrechnungsbestimmung für die EBM Nrn. 35533 bis 35539
je Teilnehmer

35533 Analytische Psychotherapie (KZT) mit 3 TN		916 Punkte	105,26 Euro

Aufwand in Min. **Kalkulationszeit:** 38   **Prüfzeit:** 38   **Eignung d. Prüfzeit:** Tages- und Quartalsprofil

35534 Analytische Psychotherapie (KZT) mit 4 TN   772 Punkte   88,71 Euro

Aufwand in Min. **Kalkulationszeit:** 30   **Prüfzeit:** 30   **Eignung d. Prüfzeit:** Tages- und Quartalsprofil

35535 Analytische Psychotherapie (KZT) mit 5 TN   686 Punkte   78,83 Euro

Aufwand in Min. **Kalkulationszeit:** 25   **Prüfzeit:** 25   **Eignung d. Prüfzeit:** Tages- und Quartalsprofil

35536 Analytische Psychotherapie (KZT) mit 6 TN   628 Punkte   72,17 Euro

Aufwand in Min. **Kalkulationszeit:** 22   **Prüfzeit:** 22   **Eignung d. Prüfzeit:** Tages- und Quartalsprofil

35537 Analytische Psychotherapie (KZT) mit 7 TN   586 Punkte   67,34 Euro

Aufwand in Min. **Kalkulationszeit:** 19   **Prüfzeit:** 19   **Eignung d. Prüfzeit:** Tages- und Quartalsprofil

35538 Analytische Psychotherapie (KZT) mit 8 TN   556 Punkte   63,89 Euro

Aufwand in Min. **Kalkulationszeit:** 18   **Prüfzeit:** 18   **Eignung d. Prüfzeit:** Tages- und Quartalsprofil

35539 Analytische Psychotherapie (KZT) mit 9 TN   532 Punkte   61,13 Euro

Aufwand in Min. **Kalkulationszeit:** 16   **Prüfzeit:** 16   **Eignung d. Prüfzeit:** Tages- und Quartalsprofil

Anmerkung Entgegen den Allgemeinen Bestimmungen 2.1 sind die Gebührenordnungspositionen 35533 bis 35539 auch bei einer Sitzung von weniger als 100 Minuten, aber mindestens 50 Minuten Dauer, berechnungsfähig. In diesem Fall ist durch die Kassenärztliche Vereinigung von der Punktzahl der jeweiligen Gebührenordnungsposition ein Abschlag in Höhe von 50 % vorzunehmen und die Prüfzeit um 50 % zu reduzieren.

Abrechnungsausschluss
am Behandlungstag 35151, 35152 und 35173 bis 35179
im Behandlungsfall 03040, 03220, 03221, 04040, 04220, 04221
in derselben Sitzung 01205, 01207, 01210, 01212, 01214, 01216, 01218, 03230, 04230, 04231, 04355, 04356, 04430, 14220, 14221, 14222, 14310, 14311, 16220, 16223, 16230, 16231, 16232, 16233, 21216, 21220, 21221, 21230, 21231, 21233, 21235, 22213, 22220, 22221, 22222, 23220, 30702, 35100, 35110, 35111, 35112, 35113, 35120, 35140, 35150, 35163 bis 35169

Berichtspflicht Nein

Komplex für Gruppentherapie (Verhaltenstherapie, Kurzzeittherapie)

Obligater Leistungsinhalt

- Verhaltenstherapie,
- Kurzzeittherapie 1 im Behandlungsumfang gemäß § 29 der Richtlinie des Gemeinsamen Bundesausschusses über die Durchführung der Psychotherapie oder
- Kurzzeittherapie 2 im Behandlungsumfang gemäß § 29 der Richtlinie des Gemeinsamen Bundesausschusses über die Durchführung der Psychotherapie,
- Gruppenbehandlung,
- Höchstens 24 Sitzungen,
- Dauer mindestens 100 Minuten,
- Höchstens 2 Sitzungen am Behandlungstag,

Abrechnungsbestimmung für die EBM Nrn. 35543 bis 35549

je Teilnehmer

35543 Verhaltenstherapie (KZT) mit 3 TN		916 Punkte	105,26 Euro

Aufwand in Min. **Kalkulationszeit:** 38 **Prüfzeit:** 38 **Eignung d. Prüfzeit:** Tages- und Quartalsprofil

35544 Verhaltenstherapie (KZT) mit 4 TN   772 Punkte   88,71 Euro

Aufwand in Min. **Kalkulationszeit:** 30 **Prüfzeit:** 30 **Eignung d. Prüfzeit:** Tages- und Quartalsprofil

35545 Verhaltenstherapie (KZT) mit 5 TN   686 Punkte   78,83 Euro

Aufwand in Min. **Kalkulationszeit:** 25 **Prüfzeit:** 25 **Eignung d. Prüfzeit:** Tages- und Quartalsprofil

35546 Verhaltenstherapie (KZT) mit 6 TN   628 Punkte   72,17 Euro

Aufwand in Min. **Kalkulationszeit:** 22 **Prüfzeit:** 22 **Eignung d. Prüfzeit:** Tages- und Quartalsprofil

35547 Verhaltenstherapie (KZT) mit 7 TN   586 Punkte   67,34 Euro

Aufwand in Min. **Kalkulationszeit:** 19 **Prüfzeit:** 19 **Eignung d. Prüfzeit:** Tages- und Quartalsprofil

35548 Verhaltenstherapie (KZT) mit 8 TN   556 Punkte   63,89 Euro

Aufwand in Min. **Kalkulationszeit:** 18 **Prüfzeit:** 18 **Eignung d. Prüfzeit:** Tages- und Quartalsprofil

35549 Verhaltenstherapie (KZT) mit 9 TN   532 Punkte   61,13 Euro

Aufwand in Min. **Kalkulationszeit:** 16 **Prüfzeit:** 16 **Eignung d. Prüfzeit:** Tages- und Quartalsprofil

Anmerkung Entgegen der Allgemeinen Bestimmungen 2.1 sind die Gebührenordnungspositionen 35543 bis 35549 auch bei einer Sitzung von weniger als 100 Minuten aber mindestens 50 Minuten Dauer berechnungsfähig. In diesem Fall ist durch die Kassenärztliche Vereinigung von der Punktzahl der jeweiligen Gebührenordnungsposition ein Abschlag in Höhe von 50 % vorzunehmen und die Prüfzeit um 50 % zu reduzieren.

Abrechnungsausschluss
am Behandlungstag 35151, 35152 und 35173 bis 35179
im Behandlungsfall 03040, 03220, 03221, 04040, 04220, 04221
in derselben Sitzung 01205, 01207, 01210, 01212, 01214, 01216, 01218, 03230, 04230, 04231, 04355, 04356, 04430, 14220, 14221, 14222, 14310, 14311, 16220, 16223, 16230, 16231, 16232, 16233, 21216, 21220, 21221, 21230, 21231, 21233, 21235, 22213, 22220, 22221, 22222, 23220, 30702, 35100, 35110, 35111, 35112, 35113, 35120, 35140, 35150, 35163 bis 35169

Berichtspflicht Nein

Komplex für Gruppentherapie (Verhaltenstherapie, Langzeittherapie)

Obligater Leistungsinhalt

- Verhaltenstherapie,
- Langzeittherapie im Behandlungsumfang gemäß § 30 der Richtlinie des Gemeinsamen Bundesausschusses über die Durchführung der Psychotherapie,
- Gruppenbehandlung,
- Dauer mindestens 100 Minuten,
- Höchstens 2 Sitzungen am Behandlungstag,

Abrechnungsbestimmung für EBM Nrn. 35553 bis 35559

je Teilnehmer

35553 Verhaltenstherapie (KZT) mit 3 TN		916 Punkte	105,26 Euro

Aufwand in Min. **Kalkulationszeit:** 38   **Prüfzeit:** 38   **Eignung d. Prüfzeit:** Tages- und Quartalsprofil
35554   Verhaltenstherapie (KZT) mit 4 TN   772 Punkte   88,71 Euro

Aufwand in Min. **Kalkulationszeit:** 30   **Prüfzeit:** 30   **Eignung d. Prüfzeit:** Tages- und Quartalsprofil
35555   Verhaltenstherapie (KZT) mit 5 TN   686 Punkte   78,83 Euro

Aufwand in Min. **Kalkulationszeit:** 25   **Prüfzeit:** 25   **Eignung d. Prüfzeit:** Tages- und Quartalsprofil
35556   Verhaltenstherapie (KZT) mit 6 TN   628 Punkte   72,17 Euro

Aufwand in Min. **Kalkulationszeit:** 22   **Prüfzeit:** 22   **Eignung d. Prüfzeit:** Tages- und Quartalsprofil
35557   Verhaltenstherapie (KZT) mit 7 TN   586 Punkte   67,34 Euro

Aufwand in Min. **Kalkulationszeit:** 19   **Prüfzeit:** 19   **Eignung d. Prüfzeit:** Tages- und Quartalsprofil
35558   Verhaltenstherapie (KZT) mit 8 TN   556 Punkte   63,89 Euro

Aufwand in Min. **Kalkulationszeit:** 18   **Prüfzeit:** 18   **Eignung d. Prüfzeit:** Tages- und Quartalsprofil
35559   Verhaltenstherapie (KZT) mit 9 TN   532 Punkte   61,13 Euro

Aufwand in Min. **Kalkulationszeit:** 16   **Prüfzeit:** 16   **Eignung d. Prüfzeit:** Tages- und Quartalsprofil

Anmerkung Entgegen der Allgemeinen Bestimmungen 2.1 sind die Gebührenordnungspositionen 35553 bis 35559 auch bei einer Sitzung von weniger als 100 Minuten aber mindestens 50 Minuten Dauer berechnungsfähig. In diesem Fall ist durch die Kassenärztliche Vereinigung von der Punktzahl der jeweiligen Gebührenordnungsposition ein Abschlag in Höhe von 50 % vorzunehmen und die Prüfzeit um 50 % zu reduzieren.

Abrechnungsausschluss
am Behandlungstag 35151, 35152 und 35173 bis 35179
im Behandlungsfall 03040, 03220, 03221, 04040, 04220, 04221
in derselben Sitzung 01205, 01207, 01210, 01212, 01214, 01216, 01218, 03230, 04230, 04231, 04355, 04356, 04430, 14220, 14221, 14222, 14310, 14311, 16220, 16223, 16230, 16231, 16232, 16233, 21216, 21220, 21221, 21230, 21231, 21233, 21235, 22213, 22220, 22221, 22222, 23220, 30702, 35100, 35110, 35111, 35112, 35113, 35120, 35140, 35150, 35163 bis 35169

Berichtspflicht Nein

Komplex für Gruppentherapien (Systemische Therapie, Kurzzeittherapie)

Obligater Leistungsinhalt
- Systemische Therapie,
- Kurzzeittherapie 1 im Behandlungsumfang gemäß § 29 der Richtlinie des Gemeinsamen Bundesausschusses über die Durchführung der Psychotherapie oder
- Kurzzeittherapie 2 im Behandlungsumfang gemäß § 29 der Richtlinie des Gemeinsamen Bundesausschusses über die Durchführung der Psychotherapie,
- Gruppenbehandlung,
- Höchstens 24 Sitzungen,
- Dauer mindestens 100 Minuten,
- Höchstens 2 Sitzungen am Behandlungstag,

Abrechnungsbestimmung für EBM Nrn. 35703 bis 35709
je Teilnehmer
35703   Systemische Therapie (KZT) mit 3 TN   916 Punkte   105,26 Euro

Aufwand in Min. **Kalkulationszeit:** 38   **Prüfzeit:** 38   **Eignung d. Prüfzeit:** Tages- und Quartalsprofil
35704   Systemische Therapie (KZT) mit 4 TN   772 Punkte   82,97 Euro

Aufwand in Min. **Kalkulationszeit:** 30   **Prüfzeit:** 30   **Eignung d. Prüfzeit:** Tages- und Quartalsprofil
35705   Systemische Therapie (KZT) mit 5 TN   686 Punkte   78,83 Euro

Aufwand in Min. **Kalkulationszeit:** 25   **Prüfzeit:** 25   **Eignung d. Prüfzeit:** Tages- und Quartalsprofil
35706   Systemische Therapie (KZT) mit 6 TN   628 Punkte   72,17 Euro

Aufwand in Min. **Kalkulationszeit:** 22   **Prüfzeit:** 22   **Eignung d. Prüfzeit:** Tages- und Quartalsprofil
35707   Systemische Therapie (KZT) mit 7 TN   586 Punkte   67,34 Euro

Aufwand in Min. **Kalkulationszeit:** 19   **Prüfzeit:** 19   **Eignung d. Prüfzeit:** Tages- und Quartalsprofil
35708   Systemische Therapie (KZT) mit 8 TN   556 Punkte   63,89 Euro

Aufwand in Min. **Kalkulationszeit:** 18   **Prüfzeit:** 18   **Eignung d. Prüfzeit:** Tages- und Quartalsprofil

35709 Systemische Therapie (KZT) mit 9 TN | 532 Punkte | 61,13 Euro

Aufwand in Min. **Kalkulationszeit: 16** **Prüfzeit: 16** **Eignung d. Prüfzeit:** Tages- und Quartalsprofil

Anmerkung Entgegen der Allgemeinen Bestimmungen 2.1 sind die Gebührenordnungspositionen 35703 bis 35709 auch bei einer Sitzung von weniger als 100 Minuten aber
mindestens 50 Minuten Dauer berechnungsfähig. In diesem Fall ist durch die Kassenärztliche Vereinigung von der Punktzahl der jeweiligen Gebührenordnungsposition ein
Abschlag in Höhe von 50 % vorzunehmen und die Prüfzeit um 50 % zu reduzieren.
Die Gebührenordnungspositionen 35703 bis 35709 sind auch bei Durchführung der
Leistungen im Mehrpersonensetting berechnungsfähig.

Abrechnungsausschluss
am Behandlungstag 35151, 35152 und 35173 bis 35179
im Behandlungsfall 03040, 03220, 03221, 04040, 04220, 04221
in derselben Sitzung 01205, 01207, 01210, 01212, 01214, 01216, 01218, 03230, 04230,
04231, 04355, 04356, 04430, 14220, 14221, 14222, 14310, 14311, 16220, 16223, 16230,
16231, 16232, 16233, 21216, 21220, 21221, 21230, 21231, 21233, 21235, 22213, 22220,
22221, 22222, 23220, 30702, 35100, 35110, 35111, 35112, 35113, 35120, 35140, 35150,
35163 bis 35169

Kommentar: Die Kennzeichnung von Leistungen nach den Gebührenordnungspositionen 35703
bis 35709 und 35713 bis 35719 bei einer Sitzung von weniger als 100 Minuten, aber
mindestens 50 Minuten Dauer, erfolgt anhand bundeseinheitlich kodierter Zusatzkennzeichen.

Komplex für Gruppentherapien (Systemische Therapie, Langzeittherapie)
Obligater Leistungsinhalt
• Systemische Therapie,
• Langzeittherapie im Behandlungsumfang gemäß § 30 der Richtlinie des Gemeinsamen
  Bundesausschusses über die Durchführung der Psychotherapie
• Gruppenbehandlung,
• Dauer mindestens 100 Minuten,
• Höchstens 2 Sitzungen am Behandlungstag,

Abrechnungsbestimmung für EBM Nrn. 35713 bis 35719
je Teilnehmer
35713 Systemische Therapie (KZT) mit 3 TN | 916 Punkte | 105,26 Euro

Aufwand in Min. **Kalkulationszeit: 38** **Prüfzeit: 38** **Eignung d. Prüfzeit:** Tages- und Quartalsprofil
35714 Systemische Therapie (KZT) mit 4 TN | 772 Punkte | 88,71 Euro

Aufwand in Min. **Kalkulationszeit: 30** **Prüfzeit: 30** **Eignung d. Prüfzeit:** Tages- und Quartalsprofil
35715 Systemische Therapie (KZT) mit 5 TN | 686 Punkte | 78,83 Euro

Aufwand in Min. **Kalkulationszeit: 25** **Prüfzeit: 25** **Eignung d. Prüfzeit:** Tages- und Quartalsprofil
35716 Systemische Therapie (KZT) mit 6 TN | 628 Punkte | 72,17 Euro

Aufwand in Min. **Kalkulationszeit: 22** **Prüfzeit: 22** **Eignung d. Prüfzeit:** Tages- und Quartalsprofil
35717 Systemische Therapie (KZT) mit 7 TN | 586 Punkte | 67,34 Euro

Aufwand in Min. **Kalkulationszeit: 19** **Prüfzeit: 19** **Eignung d. Prüfzeit:** Tages- und Quartalsprofil
35718 Systemische Therapie (KZT) mit 8 TN | 556 Punkte | 63,89 Euro

Aufwand in Min. **Kalkulationszeit: 18** **Prüfzeit: 18** **Eignung d. Prüfzeit:** Tages- und Quartalsprofil
35719 Systemische Therapie (KZT) mit 9 TN | 532 Punkte | 61,13 Euro

Aufwand in Min. **Kalkulationszeit: 16** **Prüfzeit: 16** **Eignung d. Prüfzeit:** Tages- und Quartalsprofil

Anmerkung Entgegen der Allgemeinen Bestimmungen 2.1 sind die Gebührenordnungspositionen 35713 bis 35719 auch bei einer Sitzung von weniger als 100 Minuten aber
mindestens 50 Minuten Dauer berechnungsfähig. In diesem Fall ist durch die Kassenärztliche Vereinigung von der Punktzahl der jeweiligen Gebührenordnungsposition ein
Abschlag in Höhe von 50 % vorzunehmen und die Prüfzeit um 50 % zu reduzieren.
Die Gebührenordnungspositionen 35713 bis 35719 sind auch bei Durchführung der
Leistungen im Mehrpersonensetting berechnungsfähig.

Abrechnungsausschluss
am Behandlungstag 35151, 35152 und 35173 bis 35179
im Behandlungsfall 03040, 03220, 03221, 04040, 04220, 04221
in derselben Sitzung 01205, 01207, 01210, 01212, 01214, 01216, 01218, 03230, 04230, 04231, 04355, 04356, 04430, 14220, 14221, 14222, 14310, 14311, 16220, 16223, 16230, 16231, 16232, 16233, 21216, 21220, 21221, 21230, 21231, 21233, 21235, 22213, 22220, 22221, 22222, 23220, 30702, 35100, 35110, 35111, 35112, 35113, 35120, 35140, 35150, 35163 bis 35169

35.2.3 Zuschläge

35.2.3.1 Zuschläge gemäß Nr. 2 der Präambel zu Abschnitt 35.2

35571* Zuschlag zur Gebührenordnungsposition 30932 und zu den Gebührenordnungsposi- **192**
tionen des Abschnittes 35.2.1 gemäß der Nummer 2 der Präambel zu Abschnitt 35.2 **22,06**

Anmerkung Die Gebührenordnungsposition 35571 wird durch die zuständige Kassenärztliche Vereinigung zugesetzt und gemäß Nummer 4 der Präambel zum Abschnitt 35.2 bewertet.

Berichtspflicht Nein

Abrechnungsausschlüsse am Behandlungstag 35173 bis 35179
in derselben Sitzung 16223, 21235, 35163 bis 35169

Aufwand in Min. **Kalkulationszeit:** KA   **Prüfzeit:** ./.   **Eignung d. Prüfzeit:** Keine Eignung

35572 Zuschlag zu den Gebührenordnungspositionen 30933, 35173 bis 35179 und zu den **80**
Gebührenordnungspositionen des Abschnittes 35.2.2 gemäß der Nummer 2 der **9,19**
Präambel zu Abschnitt 35.2

Anmerkung Sofern die Gebührenordnungspositionen 35173 bis 35179, 35503 bis 35509, 35513 bis 35519, 35543 bis 35549, 35553 bis 35559, 35703 bis 35709 und 35713 bis 35719 für eine Sitzung von weniger als 100 Minuten aber mindestens 50 Minuten Dauer berechnet werden, ist durch die Kassenärztliche Vereinigung von der Punktzahl der Gebührenordnungsposition 35572 ein Abschlag in Höhe von 50 % vorzunehmen.
Die Gebührenordnungsposition 35572 wird durch die zuständige Kassenärztliche Vereinigung zugesetzt und gemäß Nummer 4 der Präambel zum Abschnitt 35.2 bewertet.

Berichtspflicht Nein

Abrechnungsausschlüsse am Behandlungstag 35173 bis 35179
in derselben Sitzung 16223, 21235, 35163 bis 35169

Aufwand in Min. **Kalkulationszeit:** KA   **Prüfzeit:** ./.   **Eignung d. Prüfzeit:** Keine Eignung

35573 Zuschlag zu den Gebührenordnungspositionen 35151, 35152 und 37500 gemäß **98**
der Nummer 2 der Präambel zu Abschnitt 35.2 **11,26**

Die Gebührenodnungsposition 35573 wird durch die zuständige Kassenärztliche Vereinigung zugesetzt und gemäß Nummer 4 der Präambel zum Abschnitt 35.2 bewertet.

Berichtspflicht Nein

Abrechnungsausschluss: am Behandlungstag 35173 bis 35179
in derselben Sitzung 16223, 21235, 35163 bis 35169

Aufwand in Min. **Kalkulationszeit:** KA   **Prüfzeit:** ./.   **Eignung d. Prüfzeit:** Keine Eignung

35.2.3.2 Zuschläge für Kurzzeittherapie

1. Die Zuschläge nach den Gebührenordnungspositionen dieses Abschnitts sind nur für Vertragsärzte bzw. -psychotherapeuten berechnungsfähig, die für die Mindestsprechstundenanzahl gemäß § 19a Abs. 1 Ärzte-ZV zur Verfügung stehen.

2. Die Zuschläge nach den Gebührenordnungspositionen dieses Abschnitts sind nur für die ersten 10 Sitzungen einer Kurzzeittherapie berechnungsfähig.

35591* Zuschlag zu den Gebührenordnungspositionen 35401, 35402, 35411, 35412, **139**
35421, 35422, 35431 und 35432 15,97

Abrechnungsbestimmung höchstens 10-mal im Krankheitsfall

Berichtspflicht Nein

Abrechnungsausschluss: am Behandlungstag 35173 bis 35179
in derselben Sitzung 35163 bis 35169

35593* Zuschlag zu den Gebührenordnungspositionen 35503, 35523, 35543 und 35703 **138**
15,86

Abrechnungsbestimmung höchstens 10-mal im Krankheitsfall

Berichtspflicht Nein

Abrechnungsausschluss: am Behandlungstag 35173 bis 35179
in derselben Sitzung 35163 bis 35169

35594* Zuschlag zu den Gebührenordnungspositionen 35504, 35524, 35544 und 35704 **116**
13,33

Abrechnungsbestimmung höchstens 10-mal im Krankheitsfall

Berichtspflicht Nein

Abrechnungsausschluss: am Behandlungstag 35173 bis 35179
in derselben Sitzung 35163 bis 35169

35595* Zuschlag zu den Gebührenordnungspositionen 35505, 35525, 35545 und 35705 **103**
11,84

Abrechnungsbestimmung höchstens 10-mal im Krankheitsfall

Berichtspflicht Nein

Abrechnungsausschluss: am Behandlungstag 35173 bis 35179
in derselben Sitzung 35163 bis 35169

35596* Zuschlag zu den Gebührenordnungspositionen 35506, 35526, 35546 und 35706 **95**
10,92

Abrechnungsbestimmung höchstens 10-mal im Krankheitsfall

Berichtspflicht Nein

Abrechnungsausschluss: am Behandlungstag 35173 bis 35179
in derselben Sitzung 35163 bis 35169

35597* Zuschlag zu den Gebührenordnungspositionen 35507, 35527, 35547 und 35707 **88**
10,11

Abrechnungsbestimmung höchstens 10-mal im Krankheitsfall

Berichtspflicht Nein

Abrechnungsausschluss: am Behandlungstag 35173 bis 35179
in derselben Sitzung 35163 bis 35169

35598* Zuschlag zu den Gebührenordnungspositionen 35508, 35528, 35548 und 35708 **84**
9,65

Abrechnungsbestimmung höchstens 10-mal im Krankheitsfall

Berichtspflicht Nein

Abrechnungsausschluss: am Behandlungstag 35173 bis 35179
in derselben Sitzung 35163 bis 35169

35599* Zuschlag zu den Gebührenordnungspositionen 35509, 35529, 35549 und 35709 **80**
9,19

Abrechnungsbestimmung höchstens 10-mal im Krankheitsfall

Berichtspflicht Nein

Abrechnungsausschluss: am Behandlungstag 35173 bis 35179
in derselben Sitzung 35163 bis 35169

35.3 Psychodiagnostische Testverfahren

1. Die in diesem Abschnitt genannten Leistungen sind je Behandlungsfall
   - für Kinder und Jugendliche bis zum vollendeten 18. Lebensjahr nur bis zu einer Gesamtpunktzahl von 1280 Punkten,
   - für Versicherte ab Beginn des 19. Lebensjahres nur bis zu einer Gesamtpunktzahl von 854 Punkten

berechnungsfähig.

2. Die Gebührenordnungsposition 35600 und bei Erwachsenen die Gebührenordnungsposition 35601 sind auch bei Durchführung der Leistungen im Rahmen einer Videosprechstunde berechnungsfähig, wenn der Durchführung gemäß § 17 der Anlage 1 zum Bundesmantelvertrag-Ärzte (BMV-Ä) ein persönlicher Arzt-Patienten-Kontakt gemäß 4.3.1 der Allgemeinen Bestimmungen zur Eingangsdiagnostik, Indikationsstellung und Aufklärung vorausgegangen ist und die Voraussetzungen gemäß der Anlage 31b zum BMV-Ä erfüllt sind. Die Durchführung als Videosprechstunde ist durch Angabe einer bundeseinheitlich kodierten Zusatzkennzeichnung zu dokumentieren.

Kommentar:

Hinweis der Autoren

Zu beachten ist generell, dass die diagnostische Anwendung von Testverfahren nur bei Vorliegen qualifizierter testpsychologischer Fachkenntnisse sinnvoll und verantwortbar ist. Aus diesem Grund werden beispielsweise von den deutschen und schweizerischen Testzentralen des Hogrefe Verlags (http://www.hogrefe.de), Göttingen, zahlreiche standardisierte Testverfahren grundsätzlich nur an in ihrem Fachgebiet qualifizierte Psychologinnen und Psychologen ausgeliefert.

Damit soll sichergestellt werden, dass die Anwendung und Auswertung solcher Testverfahren nur von diesen Fachkräften selbst oder unter ihrer Supervision durchgeführt wird. Das Lieferangebot der Testzentrale des Hogrefe Verlags umfasst zur Zeit mehr als 750 Testverfahren, die Testzentrale besorgt und liefert darüber hinaus auch die Testprogramme vieler in- und ausländischen Verlage und ist Mitglied der **etpg – the european test publishers group**. Es wird empfohlen, wegen der Bezugsberechtigung bestimmter Testverfahren direkt beim betreffenden Verlag nachzufragen oder sich an die Testzentrale zu wenden: www.testzentrale.de.

35600*   Anwendung und Auswertung standardisierter Testverfahren   **34**
                                                                       3,91

Obligater Leistungsinhalt
- Testverfahren
  - Fragebogentest und/oder
- Orientierender Test,
  - Auswertung eines Testverfahrens,
- Schriftliche Aufzeichnung,
- Dauer mindestens 5 Minuten,

Abrechnungsbestimmung je vollendete 5 Minuten

Anmerkung Die Gebührenordnungsposition 35600 ist nur für Ärzte mit den Gebietsbezeichnungen Nervenheilkunde, Neurologie, Psychiatrie, Kinder- und Jugendpsychiatrie, Psychosomatische Medizin und Psychotherapie und Kinder und Jugendmedizin sowie für Vertragsärzte und -therapeuten, die über eine Abrechnungsgenehmigung für Psychotherapie nach der Psychotherapie-Vereinbarung verfügen, berechnungsfähig.
Die Gebührenordnungsposition 35600 ist für Ärzte mit der Gebietsbezeichnung Phoniatrie und Pädaudiologie auch dann berechnungsfähig, wenn diese nicht über eine Abrechnungsgenehmigung für Psychotherapie nach der Psychotherapie-Vereinbarung verfügen.
Die Gebührenordnungsposition 35600 ist – mit Ausnahme der Indikationsstellung, Bewertung bzw. Interpretation, schriftlichen Aufzeichnung – grundsätzlich delegierbar.

Höchstwerte GOP
1.636 Punkte 35602, 35601, 35600
1.092 Punkte 35602, 35601, 35600

Abrechnungsausschluss
im Behandlungsfall 16371, 20371
in derselben Sitzung 01205, 01207, 01210, 01212, 01214, 01216, 01218

Berichtspflicht Nein

Aufwand in Min.   **Kalkulationszeit:** 2   **Prüfzeit:** 2   **Eignung d. Prüfzeit:** Tages- und Quartalsprofil

Kommentar: Grundsätzlich ist die Anwendung standardisierter Testverfahren eine delegierbare Leistung – mit Ausnahme der Indikationsstellung, Bewertung bzw. Interpretation und schriftlichen Aufzeichnung.

Beispielhaft sind zu nennen: Fragebögen aller Art, orientierende Prüfung der Handmotorik oder Großmotorik oder der Mann-Zeichentest nach Ziller.

Beachten Sie die Zeittaktung je vollendete 5 Minuten.

35601* Anwendung und Auswertung von psychometrischen Testverfahren   **39**
4,48

Obligater Leistungsinhalt
* Anwendung psychometrischer Testverfahren
  – Funktionstest und/oder
  – Entwicklungstest und/oder
  – Intelligenztest,
* Auswertung eines Testverfahrens,
* Schriftliche Aufzeichnung,
* Dauer mindestens 5 Minuten,

Abrechnungsbestimmung je vollendete 5 Minuten

Anmerkung Die Gebührenordnungsposition 35601 ist nur für Ärzte mit den Gebietsbezeichnungen Nervenheilkunde, Neurologie, Psychiatrie, Kinder- und Jugendpsychiatrie, Psychosomatische Medizin und Psychotherapie und Kinder und Jugendmedizin sowie für Vertragsärzte und -therapeuten, die über eine Abrechnungsgenehmigung für Psychotherapie nach der Psychotherapie-Vereinbarung verfügen, berechnungsfähig.

Die Gebührenordnungsposition 35601 ist für Ärzte mit der Gebietsbezeichnung Phoniatrie und Pädaudiologie auch dann berechnungsfähig, wenn diese nicht über eine Abrechnungsgenehmigung für Psychotherapie nach der Psychotherapie-Vereinbarung verfügen.

Die Gebührenordnungsposition 35601 ist – mit Ausnahme der Indikationsstellung, Bewertung bzw. Interpretation, schriftlichen Aufzeichnung – grundsätzlich delegierbar.

Die Gebührenordnungsposition 35601 ist nicht neben den Gebührenordnungspositionen 01205, 01207, 01210, 01212, 01214, 01216, 01218 und 01450 berechnungsfähig.

Höchstwerte
Höchstwert   GOP
1.636 Punkte 35602, 35601, 35600
1.092 Punkte 35602, 35601, 35600

Abrechnungsausschluss
im Behandlungsfall 16371, 20371
in derselben Sitzung 01205, 01207, 01210, 01212, 01214, 01216, 01218

Berichtspflicht Nein

Aufwand in Min.   **Kalkulationszeit:** 2   **Prüfzeit:** 2   **Eignung d. Prüfzeit:** Tages- und Quartalsprofil

Kommentar: Grundsätzlich ist die Anwendung psychometrischer Testverfahren eine delegierbare Leistung – mit Ausnahme der Indikationsstellung, Bewertung bzw. Interpretation und schriftlichen Aufzeichnung.

Die für die EBM-Ziffer 35601 geforderten Aussagen zur mentalen Leistungsfähigkeit, zum Entwicklungsstand oder zur Intelligenz sind beispielhaft durch folgende Testverfahren erfüllt: BUEGA, BUEVA, ET6-6, Denver, SET-K, HASE. Auch aus großen Testbatterien herausgenommene Testbestandteile können nach Zeitaufwand angesetzt werden.

Beachten Sie die Zeittaktung je vollendete 5 Minuten.

35602* Anwendung und Auswertung von projektiven Verfahren   **56**
6,44

Obligater Leistungsinhalt
* Anwendung projektiver Verfahren,
* Auswertung eines Verfahrens,
* Schriftliche Aufzeichnung,
* Dauer mindestens 5 Minuten,

Abrechnungsbestimmung je vollendete 5 Minuten

Anmerkung Die Gebührenordnungsposition 35602 ist nur für Ärzte mit den Gebietsbezeichnungen Nervenheilkunde, Psychiatrie, Kinder und Jugendpsychiatrie und Psychosomatische Medizin und Psychotherapie sowie für Vertragsärzte und -therapeuten, die über eine Abrechnungsgenehmigung für Psychotherapie nach der Psychotherapie-Vereinbarung verfügen, berechnungsfähig.

Die Gebührenordnungsposition 35602 ist – mit Ausnahme der Indikationsstellung, Bewertung bzw. Interpretation, schriftlichen Aufzeichnung – grundsätzlich delegierbar.

Die Gebührenordnungsposition 35602 ist nicht neben den Gebührenordnungspositionen 01205, 01207, 01210, 01212, 01214, 01216, 01218 und 01450 berechnungsfähig.

Höchstwerte

Höchstwert   GOP

1.636 Punkte 35602, 35601, 35600

1.092 Punkte 35602, 35601, 35600

Abrechnungsausschluss

im Behandlungsfall 16371, 20371

in derselben Sitzung 01205, 01207, 01210, 01212, 01214, 01216, 01218

Berichtspflicht Nein

Aufwand in Min. **Kalkulationszeit:** 4   **Prüfzeit:** 4   **Eignung d. Prüfzeit:** Tages- und Quartalsprofil

Arztgruppenübergr. spezielle Gebührenordnungspositionen IV

36 Belegärztliche Operationen, Anästhesien und postoperative Überwachung. Konservativ belegärztlicher Bereich

36 Belegärztliche Operationen, Anästhesien und postoperative Überwachung. Konservativ belegärztlicher Bereich

Hinweis der Herausgeber: Nicht aufgenommen wurden die OP-Leistungen der Kapitel 31 und 36, dies hätte weiterer 800 Seiten bedurft. Ebenso wurden die Leistungen der belegärztlichen Operationen, Anästhesien, postoperative Überwachung der Kapitel 36.2.2 bis 36.6.3 mit Ausnahme der 36.2.14 wegen des großen Umfangs nicht mit aufgenommen.

Den schnellen Überblick zu den zahlreichen OPS-Codierungen zur EBM-Abrechnung finden Sie kostenfrei unter www.springermedizin.de/ops-codierungen

Ferner finden Sie auf einen Blick alle dazu gehörigen EBM-Nummern z.B. der Anästhesie, der postoperativen Überwachungskomplexe und der postoperativen Behandlungskomplexe neben den OPS-Nummern.

36.1 Präambel

1. Belegärztliche Operationen sind in fünf Abschnitte unterteilt:
   - Der präoperative Abschnitt, in dem Hausarzt, ggf. zuweisender Vertragsarzt, ggf. andere auf Überweisung tätige Vertragsärzte, ggf. Anästhesist und Operateur zusammenwirken, um den Patienten für die belegärztliche Operation vorzubereiten. Diese Leistungen sind außerhalb des Kapitels IV-36 abgebildet.
   - Der operative Abschnitt, in dem der Operateur ggf. mit dem Anästhesisten die Operation einschließlich Anästhesie durchführt (Abschnitt IV-36.2 bzw. IV-36.5)
   - Der Abschnitt der postoperativen Überwachung, der in unmittelbarem Anschluss an die Operation entweder vom Anästhesisten oder vom Operateur durchgeführt wird (Abschnitt IV-36.3).
   - Der Abschnitt der stationären Behandlung durch Belegärzte und Konsiliarärzte. Hier erfolgt die Vergütung durch Einzel- bzw. Komplexleistungen und/oder Pauschalen des EBM.
   - Der Abschnitt der ambulanten postoperativen Behandlung. Diese Leistungen sind außerhalb des Kapitels IV-36 abgebildet. Die Gebührenordnungspositionen des Abschnitts IV-31.4 sind im Zusammenhang mit einem kurativ-stationären Behandlungsfall nicht berechnungsfähig.
2. Belegärztlich-konservativer Bereich
   - Die Gebührenordnungspositionen des Abschnitts IV-36.6 sind Vertragsärzten vorbehalten, die von der zuständigen Kassenärztlichen Vereinigung im Einvernehmen mit den Landesverbänden der Regionalkassen und den Verbänden der Ersatzkassen eine Anerkennung als Belegarzt erhalten haben.
   - Die Gebührenordnungspositionen 36861 und 36867 sind in den Behandlungsfällen berechnungsfähig, in denen während des stationären Aufenthaltes keine Gebührenordnungspositionen der Abschnitte IV-31.2 bis IV-31.5, IV-36.2, IV-36.3 und IV-36.5 berechnet werden.

Kommentar:

Der gesamte Komplex der belegärztlichen Operationen wurde völlig neu gestaltet und von dem Bereich der ambulanten Operationen (Kapitel 31) getrennt. Auch wenn es inhaltlich zum Kapitel 31 viele Parallelen gibt, führt die Besonderheit der Belegarztsituation doch zu einigen Unterschieden. die die Aufteilung beider Operationsgebiete in zwei getrennte Kapitel sinnvoll macht.

Die belegärztlichen Operationen sind in fünf Abschnitte unterteilt. Diese beinhalten:

- den präoperativen Abschnitt – hier wirken Hausärzte, ggf. weitere überweisende Vertragsärzte, Anästhesist und Operateur zusammen mit dem Ziel der Vorbereitung des Patienten für die Operation (dieser Bereich ist nicht im Kapitel 36 enthalten)
- den operativen Abschnitt – hier wird die Operation einschließlich der Anästhesie vom Operateur, ggf. in Kooperation mit dem Anästhesisten durchgeführt (Abschnitte 36.2 bzw. 36.5)
- die postoperative Überwachung – diese erfolgt unmittelbar im Anschluss an die Operation durch den Anästhesisten oder den Operateur (Abschnitt 36.3),
- die stationäre Behandlung durch Beleg- und Konsiliarärzte (Gebührenordnungspositionen des EBM),
- die ambulante postoperative Behandlung (dieser Bereich ist ebenfalls nicht im Kapitel 36 enthalten), wobei die Gebührenordnungspositionen des Abschnitts 31.4 im Zusammenhang mit einem kurativ-stationären Behandlungsfall nicht abrechnungsfähig sind.

Der belegärztlich konservative Bereich (Abschnitt 36.6) ist ausschließlich anerkannten Belegärzten vorbehalten. Die dort genannten Strukturpauschalen (Nrn. 36861 und 36867) können nur abgerechnet werden, wenn während des stationären Aufenthalts keine Gebührenordnungspositionen der Abschnitte 31.2 bis 31.5 aus dem Bereich der ambulanten Operationen und 36.2, 36.3 und 36.5 der belegärztlichen Leistungen abgerechnet werden.

IV   Arztgruppenübergr. spezielle Gebührenordnungspositionen

36 Belegärztliche Operationen, Anästhesien und postoperative Überwachung. Konservativ belegärztlicher Bereich

36.2 Belegärztliche Operationen

36.2.1 Präambel

1. Als belegärztliche Operation gelten ärztliche Leistungen mit chirurgisch-instrumenteller Eröffnung der Haut und/oder Schleimhaut oder der Wundverschluss von eröffneten Strukturen der Haut und/oder Schleimhaut mindestens in Oberflächenanästhesie sowie Leistungen entsprechend den OPS-Prozeduren des Anhangs 2 ggf. einschl. eingriffsbezogener Verbandleistungen. Punktionen mit Nadeln, Kanülen und Biopsienadeln, sowie Kürettagen der Haut und Shave-Biopsien der Haut fallen nicht unter die Definition eines operativen Eingriffs, sofern die OPS-Codes des Anhangs 2 nichts anderes vorsehen.

2. Voraussetzung für die Berechnung der Gebührenordnungspositionen des Abschnittes 36.2 ist, dass die notwendigen sachlichen und personellen Bedingungen erfüllt sind und der Vertragsarzt von der zuständigen Kassenärztlichen Vereinigung im Einvernehmen mit den Landesverbänden der Regionalkassen und den Verbänden der Ersatzkassen eine Anerkennung als Belegarzt erhalten hat. Insbesondere sind die Qualitätssicherungsmaßnahmen entsprechend des Vertrages nach § 115b SGB V, die Maßnahmen nach § 135 Abs. 2 SGB V sowie § 137 SGB V zu beachten.

3. Die Zuordnung der Eingriffe entsprechend des Operationenschlüssels nach § 295 SGB V (OPS) zu den Gebührenordnungspositionen ist im Anhang 2 aufgelistet. Es gelten zusätzlich die in der Präambel zu Anhang 2 sowie zu den einzelnen Unterabschnitten aufgelisteten Rahmenbedingungen. Die Zuordnung der definierten Gebührenordnungspositionen zu Unterabschnitten des Abschnitts 36.2 ist nicht gebietsspezifisch. Nur die im Anhang 2 aufgeführten belegärztlichen Operationen sind berechnungsfähig. Eingriffe der Kleinchirurgie (Gebührenordnungspositionen 02300 bis 02302, 06350, 06351 und 06352, 09351, 09360 bis 09362, 10340 bis 10342, 15321 bis 15324, 26350 bis 26352) in Narkose bei Neugeborenen, Säuglingen, Kleinkindern und Kindern werden gebietsspezifisch in der Kategorie 1 berechnet.

4. In einem Zeitraum von drei Tagen, beginnend mit dem Operationstag, können in der Praxis (des Operateurs) neben der belegärztlichen Operation nur die Gebührenordnungspositionen 01102, 01220 bis 01222, 01320 und 01321, 01412, 01414, 01431, 01442, 01444, 01450, 01470, 01602, 01610 bis 01612, 01620 bis 01624, 01626, 01640, 01641, 01642, 01647, 01648, 01650, 01660, 01670 bis 01672, 01699 bis 01703, 01705 bis 01707, 01709, 01711 bis 01723, 01731 bis 01735, 01737, 01740 bis 01744, 01747, 01748, 01750, 01752 bis 01758, 01760, 01761, 01764, 01765 und 01770 bis 01775, 01780 bis 01787, 01793 bis 01796, 01800, 01802 bis 01811, 01815, 01816, 01820 bis 01828, 01830 bis 01833, 01840, 01841, 01842, 01850, 01915, 01940, 01949 bis 01953, 01955, 01956, 01960, 02100, 02101, 02110 bis 02112 und 02120, 02314, 02325 bis 02328, 04434, 05227, 06227, 06362, 07227, 08227, 09227, 10227, 13227, 13297, 13347, 13397, 13497, 13547, 13597, 13647, 13697, 14217, 16218, 16310, 18227, 19310, 19312, 19315, 19320, 20227, 21227, 21228, 22219, 26227, 26310, 26311 und 26320 bis 26325, 27227, 30701, 37400, 37700 bis 37706, 37710,37711 37714 und 37720, die arztgruppenspezifischen Versicherten- und Grundpauschalen, Gebührenordnungspositionen der Kapitel 32, 33, 34, 35, 37.5 und 40 bzw. Abschnitte 30.3, 30.7 (mit Ausnahme der Gebührenordnungspositionen 30702 und 30704), 30.8, 36.3, 36.5.2, 36.5.3 sowie die Gebührenordnungspositionen 01100 oder 01101 jeweils in Verbindung mit der Gebührenordnungsposition 01414 berechnet werden.

5. Die Gebührenordnungspositionen 26310, 26311 und 26320 bis 26325 sind nicht neben den Gebührenordnungspositionen des Abschnitts 36.2 in derselben Sitzung berechnungsfähig.

6. Die Leistungserbringung ist gemäß 2.1 der Allgemeinen Bestimmungen nur dann vollständig gegeben, wenn bei der Berechnung die Angabe der OPS-Prozedur(en) in der gültigen Fassung erfolgt. Die Diagnosen sind nach dem ICD-10-Diagnoseschlüssel (ICD-10-GM) in der gültigen Fassung anzugeben.

7. Während eines stationären Aufenthaltes können keine Gebührenordnungspositionen der Abschnitte 31.2 bis 31.5 berechnet werden.

8. Die Gebührenordnungspositionen des Abschnitts 36.2 umfassen sämtliche durch den Operateur am Operationstag erbrachten ärztlichen Leistungen: Untersuchungen, Verbände, ärztliche Abschlussuntersuchung(en), Dokumentation(en) und Beratung. Zusätzlich umfassen die Leistungen den Abschlussbericht an den weiterbehandelnden Vertragsarzt und den Hausarzt. Gibt der Versicherte keinen Hausarzt an, bzw. ist eine Genehmigung zur Information des Hausarztes gemäß § 73 Abs. 1b SGB V nicht erteilt, sind die Gebührenordnungspositionen des Abschnitts 36.2 auch ohne schriftliche Mitteilung an den Hausarzt berechnungsfähig.

Kommentar:

zu Pkt. 1

Ambulante Operationen werden zunächst einmal wie folgt definiert:

- ärztliche Leistungen mit chirurgisch-instrumenteller Eröffnung der Haut und/ oder Schleimhaut oder der Wundverschluss von eröffneten Strukturen der Haut und/oder Schleimhaut mindestens in Oberflächenanästhesie
- Leistungen entsprechend den OPS-301-Prozeduren des Anhangs 2, ggf. einschließlich eingriffsbezogener Verbandleistungen.

Keine operativen Eingriffe im Sinne dieses Abschnitts sind Punktionen mit Nadeln, Kanülen und Biopsienadeln sowie Kürettagen oder Shave-Biopsien der Haut, sofern die OPS-Codes des Anhangs 2 nichts anderes vorsehen. Im EBM werden die Operationenschlüssel (OPS) = Prozeduren zu alphabetisch aufgeführten Eingriffsgruppen zusammengefasst.

A	Dermatochirurgischer Eingriff
B	Eingriff an der Brustdrüse
C	Eingriff an den Extremitäten
D	Eingriff an Knochen und Gelenken
E	Endoskopischer Gelenkeingriff (Arthroskopie)
F	Visceralchirurgischer Eingriff
G	Endoskopischer Visceralchirurgischer Eingriff
H	Proktologischer Eingriff
J	Thoraxchirurgischer Eingriff
K	Eingriff am Gefäßsystem
L	Schrittmacher
M	Eingriff der MKG-Chirurgie
N	Eingriff der HNO-Chirurgie
O	Peripherer neurochirurgischer Eingriff
P	Zentraler neurochirurgischer Eingriff
PP	Stereotaktischer neurochirurgischer Eingriff
Q	Urologischer Eingriff
R	Endoskopischer urologischer Eingriff
RR	Urologischer Eingriff mit Bildwandler
S	Gynäkologischer Eingriff
T	Endoskopischer gynäkologischer Eingriff
U	Extraocularer Eingriff
V	Intraocularer Eingriff
W	Laserchirurgischer Eingriff
X	Intraocularer Eingriff (Phakoemulsifikation)

Innerhalb dieser Eingriffsgruppen werden nach Schwierigkeitsgraden (und damit auch nach Bewertungen) Kategorien von 1 – 7 gebildet. Diese Unterteilung erfolgt nach sogenannten Schnitt-Naht-Zeit Gruppen (SNZ): **Schnitt-Naht-Zeit Kategorie/Gruppe (SNZ)/**

bis 15 Min.	Kategorie 1
15 – 30 Minuten,	Kategorie 2
30 – 45 Minuten	Kategorie 3
45 – 60 Minuten	Kategorie 4
60 – 90 Minuten	Kategorie 5
90 – 120 Minuten	Kategorie 6
über 120 Minuten	Kategorie 7

zu Pkt. 2

Um Leistungen nach diesem Abschnitt abrechnen zu können, muss der Vertragsarzt

- die notwendigen sachlichen und personellen Voraussetzungen erfüllen (diese finden sich in der Vereinbarung zwischen den GKV-Spitzenverbänden, der Deutschen Krankenhausgesellschaft und

IV Arztgruppenübergr. spezielle Gebührenordnungspositionen

36 Belegärztliche Operationen, Anästhesien und postoperative Überwachung. Konservativ belegärztlicher Bereich

der Kassenärztlichen Bundesvereinigung von Qualitätssicherungsmaßnahmen bei ambulanten Operationen und bei sonstigen stationsersetzenden Leistungen gemäß § 15 des Vertrags nach § 115b Abs. 1 SGB V),

- eine Belegarztanerkennung der zuständigen Kassenärztlichen Vereinigung haben und
- die einschlägigen Qualitätssicherungsmaßnahmen beachten.

zu Pkt. 3
Die im Anhang 2 durchgeführte Zuordnung der Leistungen dieses Abschnitts entsprechend des Operationsschlüssels nach § 301 SGB V erfolgt nach den OPS-Nummern. Ein Auffinden einer EBM-Leistung des Kapitels 31.2 im Anhang 2 bereitet entsprechende Mühen. **Wichtig** ist, dass auch die in der Präambel zu Anhang 2 sowie zu den einzelnen Unterabschnitten angeführten Rahmenbedingungen zu beachten sind. Deshalb ist es auch bei der Durchführung ambulanter Operationen nicht nur zweckmäßig, sondern nahezu unvermeidlich, praxisindividuell einen Katalog der Operationen mit allen dafür zu beachtenden Regelungen zu erstellen.

zu Pkt. 4
Zusätzlich zu den Leistungen dieses Kapitels sind für den Operateur in einem Zeitraum von drei Tagen, beginnend mit dem Operationstag, abrechnungsfähig, sofern die übrigen Abrechnungsvoraussetzungen des EBM gegeben sind:

- die nachfolgenden Gebührenordnungspositionen des Abschnitts II (arztgruppenübergreifende allgemeine Leistungen):
  - Nrn. 01100, 01101 Unvorhergesehene Inanspruchnahme (jeweils in Verbindung mit der Gebührenordnungsposition 01414)
  - 01220 bis 01222 Reanimationskomplex
  - Nrn. 01320, 01321 Grundpauschale für ermächtigte Ärzte, Krankenhäuser bzw. Institute,
  - Nrn. 01410, 01414 Besuche, Visite
  - Nr. 01436 Konsultationspauschale,
  - Nrn. 01602 Mehrausfertigung eines Berichtes/Briefes
  - Nrn. 01610 bis 01612 Bescheinigung, Reha-Verordnung, Konsiliarbericht vor Aufnahme in die Psychiatrie
  - Nrn. 01620 bis 01623 Bescheinigung, Krankheitsbericht, Kurplan, Kurvorschlag
  - Nr. 01700 Grundpauschale für Prävention, Empfängnisregelung, Schwangerschaftsabbruch
  - Nr. 01701 Grundpauschale für Prävention, Empfängnisregelung, Schwangerschaftsabbruch
  - Nrn. 01705, 01706 Neugeborenen-Hörscreening,
  - Nr. 01707 Erweitertes Neugeborenen-Screening
  - Nr. 01708 Labor Neugeborenen-Screening
  - Nrn. 01711 bis 01723 Neugeborenen-Untersuchungen Jugendgesundheitsuntersuchung, Besuch zur Früherkennung, Sonographie Säuglingshüfte,
  - Nr. 01730 Krebsfrüherkennung Frauen
  - Nrn. 01730 bis 01735 Beratung zur Früherkennung
  - Nrn. 01740 bis 01742 Beratung zur Früherkennung des kolorektalen Karzinoms, Koloskopischer Komplex
  - Nr. 01743 Histologie bei Früherkennungskoloskopie
  - Nr. 01750 Röntgen Mammae
  - Nrn. 01752 bis 01755 Brustkrebsfrüherkennung
  - Nrn. 01756 bis 01758 Histologische Untersuchung, Teilnahme an multidiziplinärer Fallkonferenz
  - Nr. 01770, 01771 Betreuung einer Schwangeren
  - Nrn. 01772 bis 01775 Schwangerschaftssonographie
  - Nrn. 01780 bis 01787 Geburtsleitung
  - Nrn. 01790 bis 01792 Humangenetische Beurteilung
  - Nr. 01793 Pränatale zytogenetische Untersuchung
  - Nrn. 01800 bis 01811 Röteln, Blutgruppenbestimmung, Antikörpernachweis
  - Nr. 01815 Untersuchung und Beratung der Wöchnerin

Arztgruppenübergr. spezielle Gebührenordnungspositionen IV

36 Belegärztliche Operationen, Anästhesien und postoperative Überwachung. Konservativ belegärztlicher Bereich

- Nr. 01816 bis 01818 Clamydienscreening
- Nrn. 01820 bis 01822 Empfängnisregelung,
- Nrn. 01825 bis 01832 Empfängnisregelung
- Nr. 01833 Varicella-Zoster-Virus-Antikörper-Nachweis
- Nr. 01835 bis 01837 Humangenetische Beratung
- Nrn. 01838, 01839 Postnatale zytogenetische Untersuchung
- Nrn. 01840, 01842, 01843 Clamydienscreening
- Nr. 01850 Sterilisation
- Nrn. 01915, 01917, 01918 Clamydienscreening
- Nrn. 01950 bis 01952 Substitutionsbehandlung,
- Nrn. 01955, 01956 Diamorphingestützte Behandlung Opiatabhängiger,
- Nr. 02100 Infusion
- Nr. 02101 Infusionstherapie
- Nr. 02110 bis 02112 Transfusion, Reinfusion
- Nr. 02120 Erstprogrammierung Medikamentenpumpe
- die nachfolgenden Gebührenordnungspositionen des Abschnitts III (fachärztliche arztgruppenspezifische Leistungen):
  - Nr. 16310 Elektroenzephalographische Untersuchung
  - Nrn. 19310, 19312, 19320 Histo-/Zytologie
  - Nrn. 26310, 26311, 26320 bis 26325 (Urethro(-zysto)skopie)
- Versicherten-, Grundpauschalen und Gebührenordnungspositionen der Abschnitte
  - 30.3 Neurophysiologische Übungsbehandlung
  - 30.7 Schmerztherapie (ohne Nrn. 30702 und 30704)
  - 36.3 Postoperativer Überwachungskomplex nach belegärztlichen Operationen
  - 36.5.2 Regionalanästhesien im Zusammenhang mit belegärztlichen Operationen
- Versicherten-, Grundpauschalen und Gebührenordnungspositionen der Kapitel
  - 32 Labor
  - 33 Ultraschalldiagnostik
  - 34 Radiologie, CT, NMR
  - 35 Psychotherapie

Wichtig ist, dass auch für die nach der obigen Regelung zusätzlich abrechnungsfähigen Leistungen immer auch die Abrechnungsvoraussetzungen und -ausschlüsse beachtet werden müssen, die im EBM für die Abrechnung der jeweiligen Leistung genannt sind.

zu Pkt. 5
Die Leistungen im Zusammenhang mit Urethro(-Zysto)skopien (Nrn. 26310, 26311, 26320 bis 26325) können nicht in der gleichen Sitzung neben belegärztlichen Operationen des Abschnitts 36.2 abgerechnet werden.

zu Pkt. 6
Zur Vollständigkeit der Leistungserbringung gehört schließlich die Angabe der OPS-Nummern in der gültigen Fassung – auf die Schwierigkeit, diese in der Anlage 2 zu finden, wurde bereits hingewiesen – sowie die Diagnoseangabe nach dem ICD-10-Schlüssel in der jeweils gültigen Fassung.

zu Pkt. 7
Ambulante Operationen nach den Abschnitten 31.2 bis 31.5 sind während eines stationären Aufenthaltes nicht abrechnungsfähig.

zu Pkt. 8
Die Leistungen des Abschnitts 36.2 umfassen alle durch den Operateur erbrachten ärztlichen Leistungen:

- die Untersuchungen am Operationstag,
- alle Verbände,
- die ärztliche(n) Abschlussuntersuchung(en),
- Dokumentation und Beratungen einschließlich des Abschlussberichts an den weiterbehandelnden Vertragsarzt und den Hausarzt – letzteres aber nur fakultativ.

IV Arztgruppenübergr. spezielle Gebührenordnungspositionen **36401***

36 Belegärztliche Operationen, Anästhesien und postoperative Überwachung. Konservativ belegärztlicher Bereich

EBM-Nr. EBM-Punkte / Euro

36.2.14 Vakuumversiegelungstherapie gemäß Nr. 33 Anlage I „Anerkannte Untersuchungs- oder Behandlungsmethoden" der Richtlinie Methoden vertragsärztliche Versorgung des Gemeinsamen Bundesausschusses

1. Die Gebührenordnungspositionen dieses Abschnitts können nur von
   – Fachärzten für Chirurgie,
   – Fachärzten für Kinderchirurgie,
   – Fachärzten für Plastische und Ästhetische Chirurgie,
   – Fachärzten für Frauenheilkunde und Geburtshilfe,
   – Fachärzten für Hals-, Nasen- und Ohrenheilkunde,
   – Fachärzten für Haut- und Geschlechtskrankheiten,
   – Fachärzten für Mund-, Kiefer- und Gesichtschirurgie,
   – Fachärzten für Neurochirurgie,
   – Fachärzten für Orthopädie und Unfallchirurgie,
   – Fachärzten für Urologie
   berechnet werden.

2. Entgegen der Nr. 6 der Präambel 36.2.1 ist die Gebührenordnungsposition 36401 ohne Angabe der OPS-Prozedur(en) für die Vakuumversiegelungstherapie berechnungsfähig.

3. Entgegen der Nr. 2 der Präambel 2.1 des Anhangs 2 kann der primäre Wundverschluss mittels Vakuumversiegelungstherapie entsprechend der Gebührenordnungsposition 36401 als Zuschlag zum jeweiligen Haupteingriff berechnet werden.

Anmerkung: s. Anmerkung 31.2.14

36401*	Zuschlag zu einem Eingriff des Abschnitts 36.2 für die Anlage eines Systems zur Vakuumversiegelung zum intendierten primären Wundverschluss gemäß Nr. 33 der Anlage I „Anerkannte Untersuchungs- oder Behandlungsmethoden" der Richtlinie Methoden vertragsärztliche Versorgung des Gemeinsamen Bundesausschusses	**64** 7,35

Obligater Leistungsinhalt
• Persönlicher Arzt-Patienten-Kontakt,

Fakultativer Leistungsinhalt
• Einweisung des Patienten in die Pumpenbedienung im zeitlichen Zusammenhang mit der Operation,
• Einstellen der Pumpe,

Abrechnungsbestimmung einmal am Behandlungstag

Anmerkung Die Gebührenordnungsposition 36401 ist nur bei Patienten berechnungsfähig, bei denen aufgrund wund- oder patientenspezifischer Risikofaktoren unter einer Standardwundbehandlung keine ausreichende Heilung zu erwarten ist.

Abrechnungsausschluss am Behandlungstag 02314, 31401

Die Abrechnung der mit * gekennzeichneten Leistung, schließt den Ansatz der fachärztlichen Grundpauschale aus.

Berichtspflicht Nein

Aufwand in Min. **Kalkulationszeit:** KA   **Prüfzeit:** ./.   **Eignung der**   **Prüfzeit:** Keine Eignung

37 Versorgung gemäß BMV-Ä, der Vereinbarung nach § 132g Abs. 3 SGB V, der KSVPsych-RL und der AKI-RL

Ab 1.7.2016 gibt es im EBM 2 neue Kapitel, einmal dieses **Kapitel 37** und dann **Kapitel 38 Delegationsfähige Leistungen**.

Kommentar:

Leistungen aus dem EBM-Kapitel 37 für Patienten in Pflegeheimen werden zunächst extrabudgetär honoriert. Abrechnen dürfen allerdings nur Ärzte, die einen Kooperationsvertrag mit stationären Pflegeeinrichtungen gemäß Paragraf 119b SGB V geschlossen haben, der die Anforderungen der Anlage 27 zum Bundesmanteltarif Ärzte erfüllt. Die Gebührenordnungspositionen im Einzelnen –(siehe http://www.kbv.de/media/sp/Anlage_27_119b_SGBV.pdf).

Die KV Sachsen-Anhalt informiert beispielhaft in ihrem Internet zu diesem neuen Kapitel:

... „Mit Aufnahme des neuen Kapitels soll die medizinische Versorgung in stationären Pflegeheimen gestärkt werden. Es enthält mehrere neue Gebührenordnungspositionen (GOP), mit denen der zusätzliche Aufwand von Haus- und Fachärzten für eine regelmäßige Abstimmung und Koordinierung der Versorgung von Pflegeheimbewohnern honoriert werden soll.

Die Anforderungen an eine kooperative und koordinierte ärztliche und pflegerische Versorgung gemäß § 119b Absatz 2 SGB V hatten KBV und GKV-Spitzenverband bereits in der Anlage 27 zum Bundesmantelvertrag-Ärzte (BMV-Ä) „Versorgung in Pflegeheimen" festgelegt. Sie dient als Grundlage für Kooperationsverträge zwischen Pflegeeinrichtungen und Vertragsärzten.

Entsprechende Musterverträge können Sie bei der KVSA abfordern bzw. weiter im Interner herunterladen.

Die Abrechnung der neuen GOP ist für alle Fachrichtungen mit Ausnahme von psychologischen Psychotherapeuten und von Ärzten, die nur auf Überweisung tätig sein dürfen (z. B. Labor, Radiologie, Nuklearmedizin) möglich, sofern ein Kooperationsvertrag mit einem stationären Pflegeheim geschlossen wurde und eine Abrechnungsgenehmigung seitens der KV vorliegt. Die Vergütung erfolgt außerhalb der RLV und QZV.

Die Abrechnungsfähigkeit der EBM Nrn. 37100, 37102, 37113, 37120 sind nur für die Betreuung in stationären Pflegeheimen berechnungsfähig und unterscheiden sich zur EBM Nr. 37105 hinsichtlich der zur Berechnung befugten Vertragsärzte.

37.1 Präambel

1. Die Gebührenordnungspositionen 37100, 37102, 37113 und 37120 können nur von

- Fachärzten für Allgemeinmedizin
- Fachärzten für Innere und Allgemeinmedizin
- Praktischen Ärzten
- Ärzten ohne Gebietsbezeichnung
- Fachärzten für Innere Medizin ohne Schwerpunktbezeichnung, die gegenüber dem Zulassungsausschuss ihre Teilnahme an der hausärztlichen Versorgung gemäß § 73 Abs. 1a SGB V erklärt haben
- Fachärzten für Kinder- und Jugendmedizin
- Fachärzten für Augenheilkunde
- Fachärzten für Chirurgie
- Fachärzten für Frauenheilkunde und Geburtshilfe
- Fachärzten für Hals-Nasen-Ohrenheilkunde
- Fachärzten für Haut- und Geschlechtskrankheiten
- Fachärzten für Innere Medizin mit und ohne Schwerpunkt, die gegenüber dem Zulassungsausschuss ihre Teilnahme an der fachärztlichen Versorgung erklärt haben
- Fachärzten für Kinder- und Jugendpsychiatrie
- Fachärzten für Kinder- und Jugendpsychiatrie und -psychotherapie
- Fachärzten für Mund-, Kiefer- und Gesichtschirurgie
- Fachärzten für Neurologie
- Fachärzten für Nervenheilkunde

- Fachärzten für Neurologie und Psychiatrie
- Fachärzten für Neurochirurgie
- Fachärzten für Orthopädie
- Fachärzten für Orthopädie und Unfallchirurgie
- Fachärzten für Psychiatrie und Psychotherapie
- Fachärzten für Urologie
- Fachärzten für Physikalische und Rehabilitative Medizin
- Vertragsärzten mit Genehmigung der Kassenärztlichen Vereinigung gemäß der Qualitätssicherungsvereinbarung Schmerztherapie

berechnet werden, die im Zusammenhang mit der Betreuung von Patienten in stationären Pflegeeinrichtungen eine Kooperation gemäß einem Kooperationsvertrag nach § 119b SGB V, der die Anforderungen der Anlage 27 zum Bundesmantelvertrag-Ärzte (BMV-Ä) erfüllt, gegenüber der Kassenärztlichen Vereinigung nachweisen.

2. Die Gebührenordnungsposition 37105 kann nur von
- Fachärzten für Allgemeinmedizin
- Fachärzten für Innere und Allgemeinmedizin
- Praktischen Ärzten
- Ärzten ohne Gebietsbezeichnung
- Fachärzten für Innere Medizin ohne Schwerpunktbezeichnung, die gegenüber dem Zulassungsausschuss ihre Teilnahme an der hausärztlichen Versorgung gemäß § 73 Abs. 1a SGB V erklärt haben
- Fachärzten für Kinder- und Jugendmedizin
- Fachärzten für Kinder- und Jugendpsychiatrie
- Fachärzten für Kinder- und Jugendpsychiatrie und -psychotherapie,
- Fachärzten für Neurologie
- Fachärzten für Nervenheilkunde
- Fachärzten für Neurologie und Psychiatrie
- Fachärzten für Psychiatrie und Psychotherapie

berechnet werden, die im Zusammenhang mit der Betreuung von Patienten in stationären Pflegeeinrichtungen eine Kooperation gemäß einem Kooperationsvertrag nach § 119b SGB V, der die Anforderungen der Anlage 27 zum Bundesmantelvertrag-Ärzte (BMV-Ä) erfüllt, gegenüber der Kassenärztlichen Vereinigung nachweisen.

3. Die Gebührenordnungspositionen dieses Kapitels können von Ärzten gemäß Nr. 1 und Nr. 2 dieser Präambel nur bei Patienten berechnet werden, die in einem Pflegeheim betreut werden, mit dem ein Kooperationsvertrag nach § 119b SGB V besteht, der die Anforderungen der Anlage 27 zum BMV-Ä erfüllt.

4. Die Gebührenordnungspositionen 37305, 37306 und 37320 sind von allen Vertragsärzten berechnungsfähig, die an der Versorgung eines Patienten gemäß der Nr. 1 zum Abschnitt 37.3 beteiligt sind.

5. Die Gebührenordnungsposition 37314 ist nur von Vertragsärzten mit der Zusatzbezeichnung Palliativmedizin berechnungsfähig.

6. Die Gebührenordnungsposition 37400 kann nur von Vertragsärzten berechnet werden, die eine Versorgungsplanung gemäß einer Vereinbarung nach § 132g Abs. 3 SGB V in vollstationären Pflegeheimen sowie Einrichtungen der Eingliederungshilfe für von einem Berater betreuten Patienten durchführen und dies gegenüber der Kassenärztlichen Vereinigung nachweisen.

7. Die Gebührenordnungsposition 37510 kann ausschließlich von
- Fachärzten für Psychiatrie und Psychotherapie,
- Fachärzten für Psychosomatische Medizin und Psychotherapie,
- Fachärzten für Nervenheilkunde,
- Fachärzten für Neurologie und Psychiatrie
- berechnet werden.

8. Die Gebührenordnungspositionen 37500, 37520, 37525, 37530 und 37535 können ausschließlich von
- Fachärzten für Psychiatrie und Psychotherapie,
- Fachärzten für Psychosomatische Medizin und Psychotherapie,
- Fachärzten für Nervenheilkunde,
- Fachärzten für Neurologie und Psychiatrie,
- ärztlichen und psychologischen Psychotherapeuten

berechnet werden.

9. Die Gebührenordnungspositionen 37700, 37701, 37704, 37705 und 37706 können nur von Vertragsärzten berechnet werden, die über eine Genehmigung der Kassenärztlichen Vereinigung verfügen. Die Genehmigung wird erteilt, wenn die Voraussetzungen gemäß § 8 Abs. 1 der Richtlinie des Gemeinsamen Bundesausschusses (G-BA) über die Verordnung von außerklinischer Intensivpflege (AKI-RL) erfüllt sind.

10. Die Gebührenordnungspositionen 37710 und 37711 können ausschließlich von

– Vertragsärzten gemäß Nr. 9 der Präambel 37.1,
– Fachärzten für Kinder- und Jugendmedizin,
– Fachärzten für Anästhesiologie,
– Fachärzten für Innere Medizin und Pneumologie,
– Fachärzten für Neurologie,
– Vertragsärzten mit der Zusatzbezeichnung Intensivmedizin,
– Ärzten gemäß Präambel 3.1 Nr. 1 mit einer Genehmigung gemäß § 9 Abs. 1 Satz 4 der AKI-RL,
– Vertragsärzten gemäß § 9 Abs. 2 Satz 1 der AKI-RL, die auf die außerklinische Intensivpflege auslösende Erkrankung spezialisiert sind (ausschließlich bei Patienten, die weder beatmungspflichtig noch trachealkanüliert sind),
– Vertragsärzten gemäß § 9 Abs. 2 Satz 2 der AKI-RL, die nicht auf die die außerklinische Intensivpflege auslösende Erkrankung spezialisiert sind bei Verordnung im Rahmen eines ggf. telemedizinischen Konsils mit auf einem auf die Erkrankung spezialisierten Vertragsarzt (ausschließlich bei Patienten, die weder beatmungspflichtig noch trachealkanüliert sind)

berechnet werden.

11. Die Gebührenordnungspositionen 37714 und 37720 können ausschließlich von

– Vertragsärzten gemäß Nr. 9 der Präambel 37.1,
– Ärzten gemäß Präambel 3.1 Nr. 1 mit einer Genehmigung gemäß § 9 Abs. 1 Satz 4 der AKI-RL (gilt nur für die Gebührenordnungsposition 37714),
– Ärzten gemäß Präambel 3.1 Nr. 1 (gilt nur für die Gebührenordnungsposition 37720),
– Fachärzten für Kinder- und Jugendmedizin,
– Fachärzten für Anästhesiologie,
– Fachärzten für Chirurgie,
– Fachärzten für Innere Medizin ohne Schwerpunkt, die gegenüber dem Zulassungsausschuss ihre Teilnahme an der fachärztlichen Versorgung erklärt haben,
– Fachärzten für Innere Medizin und Pneumologie,
– Fachärzten für Hals-Nasen-Ohrenheilkunde,
– Fachärzten für Kinder- und Jugendpsychiatrie bzw. Fachärzten für Kinder- und Jugendpsychiatrie und -psychotherapie,
– Fachärzten für Mund-, Kiefer- und Gesichtschirurgie,
– Ärzten gemäß Präambel 16.1 Nr. 1,
– Fachärzten für Orthopädie,
– Fachärzten für Orthopädie und Unfallchirurgie,
– Fachärzten für Sprach-, Stimm- und kindliche Hörstörungen (Phoniater und Pädaudiologen),
– Fachärzten für Psychiatrie und Psychotherapie, Fachärzten für Nervenheilkunde und Fachärzten für Neurologie und Psychiatrie,
– Ärztlichen und psychologischen Psychotherapeuten und Kinder- und Jugendlichenpsychotherapeuten,
– Fachärzten für Physikalische und Rehabilitative Medizin,
– Vertragsärzten mit der Zusatzbezeichnung Intensivmedizin

berechnet werden.

Kommentar:

Mit der Einführung des Kapitels 37 wurde ein gesetzlicher Auftrag erfüllt, wonach der Bewertungsausschuss gemäß § 87 Abs. 2a Satz 13 SGBV eine Vergütungsregelung zu treffen hatte über die ärztlichen Kooperations-und Koordinationsleistungen in Kooperationsverträgen zwischen Pflegeeinrichtungen und Ärzten, die den Anforderungen des § 119b SGB V entsprechen.

Die Leistungen des Kapitels 37 können nur von bestimmten Vertragsärzten erbracht und abgerechnet werden, die einen Kooperationsvertrag mit einem Pflegeheim, der bestimmte Voraussetzungen erfüllt (§ 119b SGB V) gegenüber der Kassenärztlichen Vereinigung nachweisen.

37.2   Kooperations- und Koordinationsleistungen gemäß Anlage 27 zum BMV-Ä

1. Die Gebührenordnungspositionen dieses Abschnittes können von Ärzten gemäß Nr. 1 und Nr. 2 der Präambel 37.1 nur bei Patienten berechnet werden, die in einem Pflegeheim betreut werden, mit dem ein Kooperationsvertrag nach § 119b SGB V besteht, der die Anforderungen der Anlage 27 zum BMV-Ä erfüllt.

37100   Zuschlag zur Versichertenpauschale oder Grundpauschale für die Betreuung von Pa-   **125**
tienten gemäß Bestimmung Nr. 1 zum Abschnitt 37.2 und gemäß Anlage 27 zum BMV-Ä   14,36

Obligater Leistungsinhalt
- Persönlicher-Arzt-Patienten-Kontakt,
- Betreuung eines Patienten einer stationären Pflegeeinrichtung,
- Kooperation mit weiteren Ärzten, die an der Versorgung gemäß einem Kooperationsvertrag nach § 119b SGB V teilnehmen sowie einbezogenen Pflegefachkräften,

Abrechnungsbestimmung einmal im Behandlungsfall

Anmerkung Die Gebührenordnungsposition 37100 ist höchstens zweimal im Krankheitsfall berechnungsfähig.

Abrechnungsausschlüsse im Behandlungsfall 37102, 37105, 37302, 37305, 37306, 37320

Berichtspflicht: Nein

Aufwand in Min.   **Kalkulationszeit:** KA   **Prüfzeit:** ./.   **Eignung der Prüfzeit:** Keine Eignung
Kommentar: Die EBM Nr. 37100 ist auch für Fachärzte berechnungsfähig.

37102   Zuschlag zu den GOPen 01410 oder 01413 für die Betreuung von Patienten gemäß   **125**
Bestimmung Nr. 1 zum Abschnitt 37.2 und gemäß Anlage 27 zum BMV-Ä   14,36

Obligater Leistungsinhalt
- Persönlicher-Arzt-Patienten-Kontakt,
- Betreuung eines Patienten einer stationären Pflegeeinrichtung,
- Kooperation mit weiteren Ärzten, die an der Versorgung gemäß einem Kooperationsvertrag nach § 119b SGB V teilnehmen sowie einbezogenen Pflegefachkräften,

Abrechnungsbestimmung einmal im Behandlungsfall

Abrechnungsausschlüsse im Behandlungsfall 37100, 37105, 37302, 37305, 37306, 37320

Berichtspflicht: Nein

Aufwand in Min.   **Kalkulationszeit:** KA   **Prüfzeit:** ./.   **Eignung der Prüfzeit:** Keine Eignung
Kommentar: Die EBM Nr. 37102 ist auch für Fachärzte berechnungsfähig.

37105   Zuschlag zur Versichertenpauschale oder Grundpauschale für den koordinierenden   **275**
Vertragsarzt gemäß Anlage 27 zum BMV-Ä   31,60

Obligater Leistungsinhalt
- Koordination von diagnostischen, therapeutischen und rehabilitativen Maßnahmen und der pflegerischen Versorgung in der stationären Pflegeeinrichtung mit weiteren Ärzten, die an der Versorgung gemäß einem Kooperationsvertrag nach § 119b SGB V teilnehmen sowie einbezogenen Pflegefachkräften,
- Steuerung des multiprofessionellen Behandlungsprozesses,

Fakultativer Leistungsinhalt
- Koordination der Regelungen zur Einbeziehung des vertragsärztlichen Bereitschaftsdienstes und Koordination der telefonischen Erreichbarkeit, ggf. unter Einbeziehung des vertragsärztlichen Bereitschaftsdienstes,

Abrechnungsbestimmung einmal im Behandlungsfall

Anmerkung Die Gebührenordnungsposition 37105 kann nur von einem an der Behandlung beteiligten Vertragsarzt berechnet werden. Hierüber ist eine schriftliche Vereinbarung mit den anderen kooperierenden Vertragsärzten zu treffen.

Abrechnungsausschlüsse im Behandlungsfall 37100, 37102, 37302, 37305, 37306, 37320

Berichtspflicht: Nein

Aufwand in Min.   **Kalkulationszeit:** KA   **Prüfzeit:** ./.   **Eignung der Prüfzeit:** Keine Eignung

Kommentar: Die EBM Nr. 37105 ist auch für Fachärzte berechnungsfähig.

37113	Zuschlag zur Gebührenordnungsposition 01413 für den Besuch eines Patienten in einem Pflegeheim , mit dem ein Kooperationsvertrag nach § 119b SGB V besteht, der die Anforderungen der Anlage 27 zum BMV-Ä erfüllt.	**106** 12,18

Abrechnungsausschluss im Behandlungsfall 37302, 37305, 37306, 37320

Berichtspflicht: Nein

Aufwand in Min.   **Kalkulationszeit:** KA   **Prüfzeit:** ./.   **Eignung der Prüfzeit:** Keine Eignung

Kommentar: Die EBM Nr. 37113 ist auch für Fachärzte berechnungsfähig.

Mit diesem Zuschlag sollen die koordinierte Betreuung und das geringe Honorar für die Heimbesuche mehrerer Patienten entsprechend besser honoriert werden.

37120	Fallkonferenz gemäß Anlage 27 zum BMV	**86** 9,88

Obligater Leistungsinhalt

* Patientenorientierte Fallbesprechung mit der Pflegeeinrichtung unter Beteiligung der notwendigen ärztlichen Fachdisziplinen und/oder weiterer komplementärer Berufe sowie mit Pflegekräften des Pflegeheimes, mit dem ein Kooperationsvertrag für den Versicherten besteht

Anmerkung Die Gebührenordnungsposition 37120 ist höchstens dreimal im Krankheitsfall berechnungsfähig.

Die Gebührenordnungsposition 37120 ist auch bei einer telefonischen Fallkonferenz berechnungsfähig.

Die Gebührenordnungsposition 37120 ist auch bei Durchführung der Fallkonferenz als Videofallkonferenz berechnungsfähig. Für die Abrechnung gelten die Anforderungen gemäß Anlage 31b zum BMV-Ä entsprechend.

Abrechnungsausschluss im Behandlungsfall 37302, 37305, 37306, 37320

in derselben Sitzung 01442, 37400, 37720

Berichtspflicht: Nein

Aufwand in Min.   **Kalkulationszeit:** KA   **Prüfzeit:** ./.   **Eignung der Prüfzeit:** Keine Eignung

Kommentar: Auch für die nur telefonische Konferenz der entsprechend beteiligten Ärzte ist die EBM Nr. 37120 abrechenbar.

Pflegekräfte müssen an dieser Konferenz nicht beteiligt sein. Allerdings ist die Leistung dann abrechenbar, wenn der koordinierende Hausarzt mit Pflegekräften des Heimes über bestimmte Patienten konferiert.

Wezel/Liebold gibt in seinem Kommentar einen wichtigen Hinweis: ... „Problematisch – wie bei allen ähnlich konzipierten „Konferenzleistungen" – bleibt die Frage, wie die Inanspruchnahme durch den Patienten per Abrechnungsschein dann zu dokumentieren ist, wenn kein persönlicher Arzt-Patienten-Kontakt innerhalb des Quartals erfolgt. Im Zweifel sollte hierzu die regional zuständige Kassenärztliche Vereinigung konsultiert werden.

Üblicherweise wird der Koordinierende Arzt hierfür Überweisungsscheine für die vertragsärztlich tätigen Konferenzteilnehmer ausstellen. Dieser Aufwand erscheint jedoch im Verhältnis zum eher geringen Honorar unangemessen. Es wäre sinnvoll seitens der Bundesmantelvertragspartner, für Fallkonferenzen stets bspw. die Ausstellung eines selbst ausgestellten Überweisungsscheines i.R. des sog. „Ersatzverfahrens" zuzulassen…

37.3 Besonders qualifizierte und koordinierte palliativmedizinische Versorgung gemäß Anlage 30 zum BMV-Ä

1. Die Gebührenordnungspositionen dieses Abschnittes sind nur für die Behandlung von Patienten gemäß § 2 der Anlage 30 zum BMV-Ä berechnungsfähig. Die Versorgung in der Häuslichkeit im Sinne der Leistungen dieses Abschnittes umfasst auch Pflege-, Hospizeinrichtungen sowie beschützende Wohnheime bzw. Einrichtungen.

2. Der grundsätzliche Anspruch eines Patienten auf eine spezialisierte ambulante Palliativversorgung (SAPV) im Sinne des § 37b SGB V wird durch das Erbringen der Gebührenordnungspositionen dieses Abschnittes nicht berührt.

3. Die Leistungen dieses Abschnittes sind nicht berechnungsfähig, wenn nach Kenntnis des teilnehmenden Arztes der behandelte Patient zeitgleich Leistungen im Rahmen der spezialisierten ambulanten Palliativversorgung – mit Ausnahme der Beratungsleistung – gemäß § 37b SGB V i.V.m. § 132d Abs

Kommentar:
Die Kassenärztliche Bundesvereinigung, K. d. ö. R., Berlin,– einerseits – und der GKV-Spitzenverband (Spitzenverband Bund der Krankenkassen), K.d. ö. R., Berlin,– andererseits – schließen als Anlage 30 zum Bundesmantelvertrag-Ärzte (BMV-Ä) die nachstehende **Vereinbarung nach § 87 Abs.1b SGB V zur Besonders qualifizierten und koordinierten palliativ-medizinischen Versorgung vom 29.11.2016** s.u.: http://www.kbv.de/media/sp/Anlage_30_Palliativversorgung.pdf

Ambulante Palliativmedizin – Abrechnungsgenehmigungen zum download
Um die palliativmedizinische Versorgung im ambulanten Bereich weiter auszubauen und die Lücke zur spezialisierten Palliativversorgung (SAPV) zu verringern wird der Abschnitt 37.3 mit acht neuen Leistungen in den EBM eingeführt.

Für vier der Gebührenordnungspositionen benötigen Sie eine Genehmigung Ihrer KV auf Teilnahme und Abrechnung.

Voraussetzung für die Teilnahme an dieser Vereinbarung ist ein entsprechender Antrag an zuständige Kassenärztliche Vereinigung. Dem Antrag sind die Nachweise für die Erfüllung der in § 6 und in der Anlage 1 genannten Voraussetzungen beizufügen (https://www.gkv-spitzenverband.de/media/dokumente/krankenversicherung_1/aerztliche_versorgung/bundesmantelvertrag_1/bmv_anlagen/BMV-Ae_Anlage_30_Palliativversorgung_2017-01-01.pdf)

Unter „Spezialisierte ambulante Palliativversorgung" informiert die KBV u.A.
... „Ambulante Palliativmedizin wird ausgebaut – Neue Leistungen im EBM
... „Die ambulante Palliativversorgung durch Haus- und Fachärzte wird ausgebaut. Dazu werden zum 1. Oktober 2017 mehrere neue Leistungen in den EBM aufgenommen.

Ärzte benötigen Abrechnungsgenehmigung
Der Beschluss des Bewertungsausschusses sieht acht neue Gebührenordnungspositionen (GOP) vor, die im Abschnitt 37.3 aufgeführt sind. Ärzte benötigen für die Berechnung bestimmter Leistungen, zum Beispiel der Koordinationspauschale, eine Genehmigung ihrer Kassenärztlichen Vereinigung (KV). Die Anforderungen sind in der Anlage 30 zum Bundesmantelvertrag geregelt.

Extrabudgetäre Vergütung
Die GOP des Abschnitts 37.3 werden extrabudgetär zu festen Preisen vergütet; zunächst für zwei Jahre. Darüber hinaus empfiehlt der Bewertungsausschuss den Vertragspartnern auf Landesebene, ab Oktober auch die palliativmedizinischen Leistungen in den haus- und kinderärztlichen EBM-Kapiteln (Abschnitte 3.2.5 und 4.2.5) für zwei Jahre extrabudgetär zu honorieren.

Bestehende Regelungen bleiben unberührt
Von der Vereinbarung (Anlage 30 zum BMV-Ä) bleiben bestehende regionale Regelungen zur Palliativversorgung unberührt. Auch die palliativmedizinischen Leistungen in den haus- und kinderärztlichen EBM-Kapiteln können weiter abgerechnet werden – allerdings bestehen entsprechende Berechnungsausschlüsse zu den neuen GOP.

Umsetzung des Hospiz- und Palliativgesetzes
Mit dem Hospiz- und Palliativgesetz hatten KBV und Krankenkassen den Auftrag erhalten, im Bundesmantelvertrag die Voraussetzungen für eine besonders qualifizierte und koordinierte palliativmedizinische Versorgung festzulegen. Ziel ist es, die Übergänge zwischen kurativer Behandlung und palliativmedizinischer Versorgung sowie SAPV fließend zu gestalten. Zudem soll die Palliativversorgung flächendeckend etabliert werden.

37 Versorgung gemäß BMV-Ä, der Vereinbarung nach § 132g Abs. 3 SGB V, der KSVPsych-RL und der AKI-RL

EBM-Nr.   EBM-Punkte/Euro

37300   Palliativmedizinische Ersterhebung des Patientenstatus inkl. Behandlungspläne   **392**
             gemäß § 5 Abs. 1 der Anlage 30 zum BMV-Ä   **45,05**

             Obligater Leistungsinhalt
* Persönlicher-Arzt-Patienten-Kontakt,
* Untersuchung des körperlichen und
* psychischen Zustandes des Patienten,
* Ersterhebung der individuellen palliativen Bedarfe des Patienten im Rahmen eines standardisierten palliativmedizinischen Assessments in mindestens 5 Bereichen,
* Erstellung und/oder Aktualisierung eines schriftlichen und allen Beteiligten zugänglichen
  – Therapieplanes und/oder
  – qualifizierten Schmerztherapieplanes und
  – Notfallplanes (z. B. nach „P A L M A")
  in Zusammenarbeit mit beteiligten Ärzten,

Fakultativer Leistungsinhalt
* Beratung und Aufklärung über die Möglichkeiten der Patientenverfügung, Vorsorgevollmacht und Betreuungsverfügung,
* Beratung und Aufklärung des Patienten und/oder der betreuenden Person zur Ermittlung des Patientenwillens und ggf. Erfassung des Patientenwillens,
* ggf. weitere, notwendige Verlaufserhebungen,

Abrechnungsbestimmung einmal im Krankheitsfall

Anmerkung
Die Gebührenordnungsposition 37300 kann nur von einem an der Behandlung beteiligten Vertragsarzt berechnet werden.

Abrechnungsausschluss in derselben Sitzung 03220, 03230, 03360, 03362, 04220, 04230, 04231, 16220, 16223, 16230, 16231, 16233, 21220, 21230, 21231, 21233, 21235 im Krankheitsfall 03370, 04370

Berichtspflicht Nein

Aufwand in Min.   **Kalkulationszeit:** KA   **Prüfzeit:** ./.   **Eignung d Prüfzeit:** Keine Eignung

Kommentar: Die Regelungen des Abschnitts 37.3 und deren Leistungen basieren auf Anlage 30 BMV-Ä siehe unter:
Vereinbarung nach § 87 Abs.1b SGB V zur Besonders qualifizierten und koordinierten palliativ-medizinischen Versorgung vom 29.11.2016 http://www.kbv.de/media/sp/ Anlage_30_Palliativversorgung.pdf mit folgende Inhalten:

Abschnitt I – Versorgungsziele und Patienten
§ 1 Ziele und Gegenstand der Vereinbarung
§ 2 Patienten

Abschnitt II – Versorgungsauftrag und Vernetzung
§ 3 Versorgungsauftrag
§ 4 Interdisziplinäre Zusammenarbeit im Team
§ 5 Aufgaben der teilnehmenden Ärzte

Abschnitt III – Teilnahmeverfahren
§ 6 Teilnehmende
§ 7 Anerkennung

Abschnitt IV – Qualitätssicherung
§ 8 Qualitätssicherung § 9 Evaluation der Vereinbarung

Abschnitt V – Ergänzende Bestimmungen
§ 10 Inkrafttreten und Kündigung

Anlage 1 Fachliche Anforderungen zur qualifizierten und koordinierten Palliativversorgung gemäß § 87 Abs. 1b SGB V Anlage 2 Protokollnotiz

37 Versorgung gemäß BMV-Ä, der Vereinbarung nach § 132g Abs. 3 SGB V, der KSVPsych-RL und der AKI-RL

EBM-Nr.   EBM-Punkte / Euro

37302

Zuschlag zur Versicherten- oder Grundpauschale oder zu der Gebührenordnungs- **275**
position 25210, 25211 oder 25214 für den koordinierenden Vertragsarzt gemäß § 4 **31,60**
Abs. 1 Satz 1 der Anlage 30 zum BMV-Ä

Obligater Leistungsinhalt
* Persönlicher Arzt-Patienten-Kontakt, – Koordination diagnostischer, therapeutischer
  und pflegerischer Maßnahmen,
* Koordination der palliativmedizinischen und
* pflegerischen Versorgung durch Einbezug von und Zusammenarbeit mit anderen an der
  Versorgung des Patienten Beteiligten,

Fakultativer Leistungsinhalt
* Palliativmedizinische Betreuung des Patienten in der Arztpraxis (z. B. Schmerztherapie,
  Symptomkontrolle),
* Beratung und Aufklärung über die Möglichkeiten der Patientenverfügung, Vorsorgevoll-
  macht und/oder Betreuungsverfügung,
* Konsiliarische Erörterung mit einem mitbehandelnden Vertragsarzt und/oder einem
  Vertragsarzt mit der Zusatzbezeichnung Palliativmedizin,
* Anleitung und Beratung der Betreuungs- und Bezugspersonen,

Abrechnungsbestimmung einmal im Behandlungsfall

Anmerkung
Die Gebührenordnungsposition 37302 kann nur von einem an der Behandlung beteiligten
Vertragsarzt berechnet werden.

Abrechnungsausschluss in derselben Sitzung 03220, 03230, 03360, 03362, 04220,
04230, 04231, 16220, 16223, 16230, 16231, 16233, 21220, 21230, 21231, 21233, 21235
im Behandlungsfall 03371, 04371, 37711 und Kapitel 37.2

Berichtspflichtv Nein

Aufwand in Min. **Kalkulationszeit:** KA   **Prüfzeit:** ./.   **Eignung d Prüfzeit:** Keine Eignung

Kommentar: Die Regelungen des Abschnitts 37.3 und deren Leistungen basieren auf Anlage 30 BMV-Ä
siehe unter:
Vereinbarung nach § 87 Abs.1b SGB V zur Besonders qualifizierten und koordinierten
palliativ-medizinischen Versorgung vom 29.11.2016 http://www.kbv.de/media/sp/
Anlage_30_Palliativversorgung.pdf –
Inhalte siehe unter EBM Nr. 37300

37305

Zuschlag zu den Gebührenordnungspositionen 01410 und 01413 für die besonders **124**
qualifizierte und koordinierte palliativmedizinische Versorgung eines Patienten **14,25**
gemäß Anlage 30 zum BMV-Ä in der Häuslichkeit

Obligater Leistungsinhalt
* Persönlicher Arzt-Patienten-Kontakt,
* Dauer mindestens 15 Minuten,
* Palliativmedizinische Betreuung des Patienten (z. B. Schmerztherapie, Symptomkon-
  trolle),

Fakultativer Leistungsinhalt
* Anleitung und Beratung der Betreuungs- und Bezugspersonen,

Abrechnungsbestimmung je vollendete 15 Minuten

Anmerkung
Der Höchstwert für die Gebührenordnungsposition 37305 beträgt am Behandlungstag
744 Punkte.

Abrechnungsausschluss in derselben Sitzung 03220, 03230, 03360, 03362, 03371,
03372, 03373, 04220, 04230, 04231, 04371, 04372, 04373, 37306, 37314, 37400
im Behandlungsfall 37.2

Berichtspflicht Nein

Aufwand in Min. **Kalkulationszeit:** KA   **Prüfzeit:** 12   **Eignung d Prüfzeit:** Tages- und Quartalsprofil

Kommentar: Die Regelungen des Abschnitts 37.3 und deren Leistungen basieren auf Anlage 30 BMV-Ä
siehe unter:

Vereinbarung nach § 87 Abs.1b SGB V zur Besonders qualifizierten und koordinierten palliativ-medizinischen Versorgung vom 29.11.2016 http://www.kbv.de/media/sp/Anlage_30_Palliativversorgung.pdf –
Inhalte siehe unter EBM Nr. 37300

37306

Zuschlag zu den Gebührenordnungspositionen 01411, 01412 und 01415 für die besonders qualifizierte und koordinierte palliativmedizinische Versorgung eines Patienten gemäß Anlage 30 zum BMV-Ä in der Häuslichkeit   **124**   14,25

Obligater Leistungsinhalt
* Persönlicher Arzt-Patienten-Kontakt,
* Palliativmedizinische Betreuung des Patienten (z. B. Symptomkontrolle),

Abrechnungsbestimmung je Besuch

Anmerkung
Die Gebührenordnungsposition 37306 ist für Besuche im Rahmen des organisierten Not(-fall)dienstes, für Besuche im Rahmen der Notfallversorgung durch nicht an der vertragsärztlichen Versorgung teilnehmende Ärzte, Institute und Krankenhäuser sowie für dringende Visiten auf der Belegstation nicht berechnungsfähig.

Abrechnungsausschluss in derselben Sitzung 01100, 01101, 01102, 01205, 01207, 01210, 01212, 01214, 01216, 01218, 03220, 03230, 03360, 03362, 03371, 03372, 03373, 04220, 04230, 04231, 04371, 04372, 04373, 37305, 37314, 37400
im Behandlungsfall 37.2

Berichtspflicht Nein

Aufwand in Min.   **Kalkulationszeit:** KA   **Prüfzeit:** ./.   **Eignung d Prüfzeit:** keine Eignung

Kommentar: Die Regelungen des Abschnitts 37.3 und deren Leistungen basieren auf Anlage 30 BMV-Ä
siehe unter:
Vereinbarung nach § 87 Abs.1b SGB V zur Besonders qualifizierten und koordinierten palliativ-medizinischen Versorgung vom 29.11.2016 http://www.kbv.de/media/sp/Anlage_30_Palliativversorgung.pdf –
Inhalte siehe unter EBM Nr. 37300

37314

Pauschale für die konsiliarische Erörterung und Beurteilung komplexer medizinischer Fragestellungen durch einen konsiliarisch tätigen Arzt mit der Zusatzweiterbildung Palliativmedizin im Rahmen der besonders qualifizierten und koordinierten palliativmedizinischen Versorgung eines Patienten gemäß Anlage 30 zum BMV-Ä,   **106**   12,18

Abrechnungsbestimmung einmal im Behandlungsfall

Anmerkung
Kommt in demselben Arztfall eine Versicherten-, Grund- und/oder Konsiliarpauschale zur Abrechnung, ist die Gebührenordnungsposition 37314 nicht berechnungsfähig.

Abrechnungsausschluss in derselben Sitzung 37305, 37306
am Behandlungstag 37714

Berichtspflicht Nein

Aufwand in Min.   **Kalkulationszeit:** KA   **Prüfzeit:** ./.   **Eignung d Prüfzeit:** keine Eignung

Kommentar: Die Regelungen des Abschnitts 37.3 und deren Leistungen basieren auf Anlage 30 BMV-Ä
siehe unter:
Vereinbarung nach § 87 Abs.1b SGB V zur Besonders qualifizierten und koordinierten palliativ-medizinischen Versorgung vom 29.11.2016 http://www.kbv.de/media/sp/Anlage_30_Palliativversorgung.pdf –
Inhalte siehe unter EBM Nr. 37300

37317

Zuschlag zur Gebührenordnungsposition 37302 für die Erreichbarkeit und Besuchsbereitschaft in kritischen Phasen   **1425**   163,75

Obligater Leistungsinhalt
* Vorhaltung einer telefonischen Erreichbarkeit des koordinierenden Arztes für den Patienten und/oder die Angehörigen und/oder die Pflegekräfte und/oder den ärztlichen Bereitschaftsdienst und einer Besuchsbereitschaft außerhalb der Sprechstundenzeiten,

an Samstagen, Sonntagen, gesetzlichen Feiertagen und am 24.12. und 31.12. in Abstimmung zwischen dem Arzt und dem Patienten und/oder den Angehörigen und ggf. weiterer Beteiligter in kritischen Phasen, die nicht über die Maßnahmen des qualifizierten Schmerztherapie-, Therapie-, und/oder Notfallplanplans zu beheben sind,

Fakultativer Leistungsinhalt
* Koordination der palliativmedizinischen und -pflegerischen Versorgung durch Einbezug von und Zusammenarbeit mit anderen an der Versorgung des Patienten Beteiligten in kritischen Phasen,

Abrechnungsbestimmung einmal im Krankheitsfall

Berichtspflicht Nein

Aufwand in Min.   **Kalkulationszeit:** KA   **Prüfzeit:** ./.   **Eignung d Prüfzeit:** Keine Eignung

Kommentar: Die Regelungen des Abschnitts 37.3 und deren Leistungen basieren auf Anlage 30 BMV-Ä siehe unter:
Vereinbarung nach § 87 Abs.1b SGB V zur Besonders qualifizierten und koordinierten palliativ-medizinischen Versorgung vom 29.11.2016 http://www.kbv.de/media/sp/Anlage_30_Palliativversorgung.pdf –
Inhalte siehe unter EBM Nr. 37300

37318   Telefonische Beratung von mindestens 5 Minuten Dauer im Rahmen der besonders qualifizierten und koordinierten palliativmedizinischen Versorgung gemäß Anlage 30 zum BMV-Ä bei Inanspruchnahme zwischen 19:00 und 7:00 Uhr und ganztägig an Samstagen, Sonntagen, gesetzlichen Feiertagen und am 24.12. und 31.12.   **213**   24,48

Obligater Leistungsinhalt
* Telefonischer Kontakt des Arztes mit
  – dem Pflegepersonal oder
  – dem ärztlichen Bereitschaftsdienst oder
  – den Angehörigen des Patienten oder
  – dem Krankenhaus,

Abrechnungsbestimmung je Telefonat

Anmerkung
Die Gebührenordnungsposition 37318 ist höchstens siebenmal im Behandlungsfall berechnungsfähig.
Die Gebührenordnungsposition 37318 ist entgegen der Allgemeinen Bestimmung 4.3.1 im Behandlungsfall auch neben Versicherten- und/oder Grundpauschalen berechnungsfähig.

Berichtspflicht Nein

Aufwand in Min.   **Kalkulationszeit:** KA   **Prüfzeit:** 4   **Eignung d Prüfzeit:** Tages- und Quartalsprofil

Kommentar: Die Regelungen des Abschnitts 37.3 und deren Leistungen basieren auf Anlage 30 BMV-Ä siehe unter:
Vereinbarung nach § 87 Abs.1b SGB V zur Besonders qualifizierten und koordinierten palliativ-medizinischen Versorgung vom 29.11.2016 http://www.kbv.de/media/sp/Anlage_30_Palliativversorgung.pdf –
Inhalte siehe unter EBM Nr. 37300

37320   Fallkonferenz gemäß Anlage 30 zum BMV-Ä   **86**   9,88
Obligater Leistungsinhalt
* Patientenorientierte Fallbesprechung unter Beteiligung der notwendigen ärztlichen Fachdisziplinen und/oder weiterer komplementärer Berufe sowie mit Pflegekräften bzw. Angehörigen, die an der Versorgung des Patienten beteiligt sind

Anmerkung
Die Gebührenordnungsposition 37320 ist höchstens fünfmal im Krankheitsfall berechnungsfähig.
Die Gebührenordnungsposition 37320 ist auch bei einer telefonischen Fallkonferenz berechnungsfähig.
Die Gebührenordnungsposition 37320 ist auch bei Durchführung der Fallkonferenz als Videofallkonferenz, berechnungsfähig. Für die Abrechnung gelten die Anforderungen gemäß Anlage 31b zum BMV-Ä entsprechend.

37400

Abrechnungsausschluss im Behandlungsfall 30706 und Kapitel 37.2
in derselben Sitzung 37720

Berichtspflicht Nein

Aufwand in Min. **Kalkulationszeit:** KA **Prüfzeit:** ./. **Eignung d Prüfzeit:** Keine Eignung

37.4 Versorgungsplanung gemäß der Vereinbarung nach § 132g Abs. 3 SGB V

1. Die Gebührenordnungsposition 37400 dieses Abschnittes kann von Ärzten gemäß Nr. 6 der Präambel 37.1 nur bei Patienten berechnet werden, die durch einen Berater gemäß der Vereinbarung nach § 132g Abs. 3 SGB V in einem Pflegeheim oder einer Einrichtung der Eingliederungshilfe betreut werden.

37400 Zusatzpauschale für die Beteiligung an der Beratung eines Patienten in Zusammenarbeit mit dem Berater gemäß der Vereinbarung nach § 132g Abs. 3 SGB **100** **11,49**

Obligater Leistungsinhalt
• Teilnahme an einem vom verantwortlichen Berater durchgeführten patientenorientierten Beratungsgespräch gemäß der Vereinbarung nach § 132g Abs. 3 SGB V und/oder
• Teilnahme an einer vom verantwortlichen Berater durchgeführten patientenorientierten Fallbesprechung gemäß der Vereinbarung nach § 132g Abs. 3 SGB V und/oder
• Abstimmung der schriftlichen Patientenverfügung für Notfallsituationen gemäß § 9 Abs. 3 der Vereinbarung nach § 132g Abs. 3 SGB V in Zusammenarbeit mit dem verantwortlichen Berater,

Fakultativer Leistungsinhalt
• In mehreren Sitzungen,
• Zusammenarbeit und Informationsaustausch gemäß § 11 Abs. 1 der Vereinbarung nach § 132g Abs. 3 SGB V mit dem verantwortlichen Berater,

Abrechnungsbestimmung einmal im Behandlungsfall

Anmerkung Die Gebührenordnungsposition 37400 ist auch berechnungsfähig, wenn die Teilnahme am patientenorientierten Beratungsgespräch gemäß der Vereinbarung nach § 132g Abs. 3 SGB V telefonisch erfolgt.
Die Gebührenordnungsposition 37400 ist auch bei Durchführung der Fallbesprechung als Videofallkonferenz berechnungsfähig. Für die Abrechnung gelten die Anforderungen gemäß Anlage 31b zum BMV-Ä entsprechend.
Die Gebührenordnungsposition 37400 kann nur von einem an der Beratung beteiligten Vertragsarzt berechnet werden.

Abrechnungsausschluss in derselben Sitzung 01442, 03371 bis 03373, 04371 bis 04373, 37120, 37305, 37306, 37318, 37320, 37720

Aufwand in Min. **Kalkulationszeit:** KA **Prüfzeit:** ./. **Eignung d Prüfzeit:** Keine Eignung

Kommentar: **Die KBV informiert:** https://www.kbv.de/html/1150_38651.php
Die KV Hessen informiert beispielhaft: Haus- und Fachärzte können ab Januar 2019 die neue EBM Nr. 37400 abrechnen, wenn sie mit einem qualifizierten Berater nach der Vereinbarung nach § 132g Abs. 3 SGB V zusammenarbeiten.
Die Leistung soll zunächst extrabudgetär vergütet werden.
Die EBM Nr. 37400 wird in den neuen Abschnitt 37.4 im EBM aufgenommen und kann einmal im Behandlungsfall abgerechnet werden.
Bei der Abrechnung der EBM Nr. 37400 geben Ärzte im freien Begründungsfeld (Feldkennung 5009) den Namen des Beraters an. Grund: Der EBM fordert den Nachweis, dass der Arzt mit dem Berater des Patienten bei der Versorgungsplanung zusammengearbeitet hat.
Inhalt der EBM Nr. 37400 ist die Teilnahme an einem patientenorientierten Beratungsgespräch, das der Berater durchführt, die Teilnahme an einer Fallbesprechung und/oder die Abstimmung der schriftlichen Patientenverfügung für Notfallsituationen mit dem Berater. Die Patientenverfügung erstellt der Berater, der betreuende Arzt unterschreibt sie.
Ärzte können die EBM Nr. 37400 auch dann abrechnen, wenn das Beratungsgespräch telefonisch erfolgt. Nur ein Vertragsarzt kann die EBM Nr. 37400 im Behandlungsfall für die Zusammenarbeit mit dem Berater abrechnen.

Voraussetzung:
- Kooperationsvertrag mit der Einrichtung nach §132g.
- Zugelassenen Pflegeeinrichtungen im Sinne des §43 SGB XI und Einrichtingen der Eingliederungshilfe für behinderte Menschen.
- Berater der Einrichtung (wird von der Einrichtung bestimmt)
- Versorgungsplanung der Pfleeinrichtung.

37.5   Gebührenordnungspositionen gemäß der Richtlinie des Gemeinsamen Bundesausschusses über die berufsgruppenübergreifende, koordinierte und strukturierte Versorgung insbesondere für schwer psychisch kranke Versicherte mit einem komplexen psychiatrischen oder psychotherapeutischen Behandlungsbedarf (KSVPsych-RL)

1. Die Gebührenordnungspositionen dieses Abschnitts können ausschließlich von Vertragsärzten bzw. -psychotherapeuten, die gesmäß § 3 Absatz 1 KSVPsych-RL zur Teilnahme an der Versorgung nach der KSVPsych-RL berechtigt sind, berechnet werden. Dabei muss dem entsprechenden Netzverbund eine Genehmigung gemäß § 3 Absatz 9 KSVPsych-RL der Kassenärztlichen Vereinigung vorliegen.

2. Die Gebührenordnungspositionen 37520, 37525, 37530, 37535, 37551 und 37570 können ausschließlich durch den Bezugsarzt oder den Bezugspsychotherapeuten gemäß KSVPsych-RL berechnet werden.

3. Die Gebührenordnungspositionen 37510 und 37520 können nur berechnet werden, wenn in dem aktuellen Quartal oder dem Quartal, das der Berechnung unmittelbar vorausgeht, die Gebührenordnungsposition 37500 berechnet wurde.

Kommentar:

Die KBV teilt mit:

„Aufbau und Struktur

Die Organisation der psychiatrischen und psychotherapeutischen Komplexbehandlung erfolgt über Netzverbünde. Dafür schließen Vertragsärzte und -psychotherapeuten einen Netzverbundvertrag.

Mitglieder im Netzverbund: Ein Netzverbund besteht aus mindestens zehn Mitgliedern. Davon müssen mindestens vier Fachärzte für Psychotherapie und Psychiatrie/Psychosomatische Medizin und Psychotherapie/Nervenheilkunde/Neurologie und Psychiatrie sowie mindestens vier Psychotherapeuten sein.

Kooperationspartner: Jeder Netzverbund schließt Kooperationsverträge mit mindestens einem Krankenhaus, das eine psychiatrische oder psychosomatische Einrichtung für Erwachsene hat und einem Dienst für psychiatrische häusliche Krankenpflege sowie mit mindestens einer Person aus den folgenden Gesundheitsberufen: Ergotherapie und Soziotherapie. Bei Bedarf ziehen sie weitere Fachleute oder Dienste hinzu. Mindestens ein kooperierendes Krankenhaus muss in der Region des Netzverbundes für die regionale psychiatrische Pflichtversorgung zuständig sein.

Bezugsärzte/-psychotherapeuten: Als zentrale Ansprechperson trägt sie Verantwortung für die Erstellung und Fortschreibung des Gesamtbehandlungsplans. Sie muss einer der folgenden Fachgruppen angehören: Psychiatrie und Psychotherapie/Psychosomatische Medizin und Psychotherapie/Nervenheilkunde oder Neurologie und Psychiatrie oder Psychotherapie angehören und über einen vollen Versorgungsauftrag verfügen.

Koordinationsperson: Die Koordination des Versorgungsangebots übernimmt eine qualifizierte Fachkraft, die beispielsweise in Soziotherapie, Ergotherapie oder in psychiatrischer Krankenpflege ausgebildet oder als Medizinische Fachangestellte tätig ist. Diese Person unterstützt die Patientin oder den Patienten unter anderem dabei, die Behandlungstermine wahrzunehmen. Hierzu gehören auch die Vereinbarungen von Terminen, ein individuelles Rückmeldesystem zum Einhalten der Termine, Hausbesuche und die Organisation des Informationsaustauschs im Behandlungsteam.

KV-Genehmigung: Die Netzverbünde benötigen eine Genehmigung ihrer Kassenärztlichen Vereinigung (KV), um die Leistungen der Komplexversorgung (Abschnitt 37.5 EBM) abrechnen zu können. Dazu reichen sie den Netzverbundvertrag sowie die Kooperationsverträge ein. Weitere Informationen dazu erteilt die jeweilige KV."
(Quelle: **KBV-Praxisnachrichten** 37.5 – Versorgung über Netzstrukturen)

37 Versorgung gemäß BMV-Ä, der Vereinbarung nach § 132g Abs. 3 SGB V, der KSVPsych-RL und der AKI-RL

EBM-Nr.   EBM-Punkte / Euro

37500   Eingangssprechstunde   **231**
                                                                                  26,55

Obligater Leistungsinhalt
- Prüfung der Voraussetzungen nach § 2 der KSVPsych-RL zur Teilnahme an der Versorgung nach dieser Richtlinie,
- Beratung und/oder Erörterung,
- Einzelbehandlung,
- Dauer mindestens 15 Minuten,

Fakultativer Leistungsinhalt
- Verweis auf Möglichkeiten und Hilfeangebote von Einrichtungen außerhalb des SGB V,

Abrechnungsbestimmung je vollendete 15 Minuten

Anmerkung Die Gebührenordnungsposition 37500 ist höchstens viermal im Krankheitsfall berechnungsfähig.
Bei der Nebeneinanderberechnung der Gebührenordnungspositionen 35151 und 37500 ist eine mindestens 15 Minuten längere Arzt-Patienten-Kontaktzeit als in der Gebührenordnungsposition 35151 angegeben Voraussetzung für die Berechnung der Gebührenordnungsposition 37500.

Abrechnungsausschluss in derselben Sitzung 01205, 01207, 01210, 01212, 01214, 01216 und 01218.

Aufwand in Min.   **Kalkulationszeit:** 2   **0Prüfzeit:** 16   **Eignung d. Prüfzeit:** Tages- und Quartalsprofil

Berichtspflicht Nein

37510   Differentialdiagnostische Abklärung gemäß § 8 der KSVPsych-RL   **231**
                                                                                  26,55

Obligater Leistungsinhalt
- Differentialdiagnostische Abklärung des Krankheitsbildes als Einzelbehandlung,
- Erhebung möglicher somatischer Komorbiditäten und ggf. Veranlassung weiterer, notwendiger somatischer Diagnostik,
- Abklärung des individuellen Behandlungsbedarfes und Empfehlungen über die weitere Behandlung,
- Dauer mindestens 15 Minuten,

Fakultativer Leistungsinhalt
- Verweis auf Möglichkeiten und Hilfeangebote von Einrichtungen außerhalb des SGB V,

Abrechnungsbestimmung je vollendete 15 Minuten

Anmerkung Die Gebührenordnungsposition 37510 ist höchstens viermal im Krankheitsfall berechnungsfähig.

Abrechnungsausschluss in derselben Sitzung 01205, 01207, 01210, 01212, 01214, 01216 und 01218.

Aufwand in Min.   **Kalkulationszeit:** 20   **Prüfzeit:** 16   **Eignung d. Prüfzeit:** Tages- und Quartalsprofil

Berichtspflicht Nein

37520*   Erstellen eines Gesamtbehandlungsplans gemäß § 9 der KSVPsych-RL,   **448**
                                                                                  51,48

Abrechnungsbestimmung einmal im Krankheitsfall

Aufwand in Min.   **Kalkulationszeit:** 35   **Prüfzeit:** 28   **Eignung d. Prüfzeit:** Nur Quartalsprofil

Berichtspflicht Nein

37525*   Zusatzpauschale für Leistungen des Bezugsarztes oder des Bezugspsychotherapeuten   **450**
                                                                                  51,71

Obligater Leistungsinhalt
- Dokumentierte Überprüfung und Fortschreibung des Gesamtbehandlungsplanes,
- Fachlicher Austausch und Abstimmung mit den an der Behandlung Beteiligten als zentraler Ansprechpartner für die Versorgung,

Fakultativer Leistungsinhalt
- Veranlassung von erforderlichen Behandlungsmaßnahmen, ggf. auch (teil-) stationäre oder stationsäquivalente sowie somatische Behandlungen,

• Halbjährliche Überprüfung der Voraussetzungen nach § 2 der KSVPsych-RL zur weiteren Teilnahme an der Versorgung nach dieser Richtlinie,

Abrechnungsbestimmung einmal im Behandlungsfall

Aufwand in Min. **Kalkulationszeit:** 35   **Prüfzeit:** 28   **Eignung d. Prüfzeit:** Nur Quartalsprofil

Berichtspflicht Nein

37530*
Koordination der Versorgung nach § 10 der KSVPsych-RL durch eine nichtärztliche **577**
Person gemäß § 5 Abs. 2 der KSVPsych-RL   66,31

Obligater Leistungsinhalt
• Sicherstellung der Vernetzung der an der Versorgung des Patienten nach der KSVPsych-RL beteiligten Berufsgruppen,
• Nachhalten der Umsetzung des Gesamtbehandlungsplans,
• Vereinbarung von Terminen bei den an der Versorgung des Patienten beteiligten Berufsgruppen,
• Erarbeitung eines individuellen Rückmeldesystems mit dem Patienten,

Fakultativer Leistungsinhalt
• Regelmäßiger telefonischer oder persönlicher Kontakt mit dem Patienten und Hinwirken auf Termintreue,
• Führen von Gesprächen im Lebensumfeld des Patienten,
• Kontaktaufnahme und Austausch zur Anbahnung von weiteren Leistungen und Hilfen für den Patienten,

Abrechnungsbestimmung einmal im Behandlungsfall

Anmerkung Die Gebührenordnungsposition 37530 ist eine Leistung, die vom Bezugsarzt oder Bezugspsychotherapeuten an eine nichtärztliche Person gemäß § 5 der KSVPsych-RL übertragen wird.

Aufwand in Min. **Kalkulationszeit:** KA   **Prüfzeit:** ./.   **Eignung d. Prüfzeit:** keine Eignung

Berichtspflicht Nein

37535*
Aufsuchen eines Patienten im häuslichen Umfeld durch eine nichtärztliche Person **166**
gemäß § 5 Absatz 2 der KSVPsych-RL im Rahmen der Koordination der Versorgung 19,08
gemäß § 10 der KSVPsych-RL

Obligater Leistungsinhalt
• Persönlicher Patienten-Kontakt durch die nichtärztliche koordinierende Person gemäß § 5 Absatz 2 der KSVPsych-RL,
• Aufsuchen eines Patienten zum Zweck der Versorgung im häuslichen Umfeld,

Abrechnungsbestimmung je Sitzung

Anmerkung Die Gebührenordnungsposition 37535 ist höchstens dreimal im Behandlungsfall berechnungsfähig.
Die Gebührenordnungsposition 37535 ist eine Leistung, die vom Bezugsarzt oder Bezugspsychotherapeuten an eine nichtärztliche Person gemäß § 5 der KSVPsych-RL übertragen wird.

Abrechnungsausschluss in derselben Sitzung 03062, 03063, 38100 und 38105

Aufwand in Min. **Kalkulationszeit:** KA   **Prüfzeit:** ./.   **Eignung d. Prüfzeit:** keine Eignung

Berichtspflicht Nein

37550*
Fallbesprechung gemäß § 6 KSVPsych-RL   **128**
14,71
Obligater Leistungsinhalt
• Patientenorientierte Fallbesprechung gemäß § 6 KSVPsych-RL unter Einbeziehung an der Versorgung des jeweiligen Patienten beteiligter Berufsgruppen,

Abrechnungsbestimmung je vollendete 10 Minuten

Anmerkung Die Gebührenordnungsposition 37550 ist höchstens viermal im Behandlungsfall berechnungsfähig.
Die Gebührenordnungsposition 37550 ist auch bei einer telefonischen Fallbesprechung berechnungsfähig.

Die Gebührenordnungsposition 37550 ist auch bei Durchführung der Fallbesprechung als Videofallbesprechung berechnungsfähig. Für die Abrechnung gelten die Anforderungen gemäß Anlage 31b zum BMV-Ä entsprechend.

Aufwand in Min.   **Kalkulationszeit:** 10   **Prüfzeit:**10   **Eignung d. Prüfzeit:** Tages- und Quartalsprofil

Berichtspflicht Nein

37551*   Zuschlag zu der Gebührenordnungsposition 37550 bei Teilnahme eines oder   **128**
mehrerer nichtärztlicher bzw. nichtpsychotherapeutischer Teilnehmer, die nicht   14,71
an der vertragsärztlichen Versorgung teilnehmen und nach § 3 Abs. 3 und 5
KSVPsych-RL an der Behandlung beteiligt sind,

Abrechnungsbestimmung je vollendete 10 Minuten

Anmerkung Die Gebührenordnungsposition 37551 ist höchstens viermal im Behandlungsfall berechnungsfähig.
Die Gebührenordnungsposition 37551 kann ausschließlich durch den Bezugsarzt oder den Bezugspsychotherapeuten gemäß KSVPsych-RL berechnet werden.
Die erzielte Vergütung gemäß der Gebührenordnungsposition 37551 ist durch den Bezugsarzt bzw. den Bezugspsychotherapeuten an die entsprechenden nichtärztlichen bzw. nichtpsychotherapeutischen Teilnehmer nach § 3 Abs. 3 und 5 KSVPsych-RL zu verteilen.

Aufwand in Min.   **Kalkulationszeit:** KA   **Prüfzeit:** ./.   **Eignung d. Prüfzeit:** keine Eignung

Berichtspflicht Nein

37570*   Zusatzpauschale für zusätzliche Organisations- und Managementaufgaben sowie   **200**
technische Aufwände im Rahmen eines Netzverbundes,   22,98

Abrechnungsbestimmung einmal im Behandlungsfall

Anmerkung Die Gebührenordnungsposition 37570 kann ausschließlich durch den Bezugsarzt oder den Bezugspsychotherapeuten gemäß KSVPsych-RL berechnet werden.

Aufwand in Min.   **Kalkulationszeit:** KA   **Prüfzeit:** ./.   **Eignung d. Prüfzeit:** keine Eignung

Berichtspflicht Nein

37.7 Außerklinische Intensivpflege gemäß AKI-RL

Die Gebührenordnungspositionen dieses Abschnitts sind nur für die Behandlung von Patienten gemäß § 4 der Richtlinie des Gemeinsamen Bundesausschusses (G-BA) über die Verordnung von außerklinischer Intensivpflege (AKI-RL) berechnungsfähig.

Kommentar:

Der G-BA-Beschluss zur außerklinischen Intensivpflege (§ 4 AKI-RL) sieht die Verordnungsfähigkeit als gegeben an, wenn die Art, Schwere und Dauer der Erkrankung die ständige Anwesenheit einer geeigneten Pflegefachkraft zur individuellen Kontrolle und Einsatzbereitschaft notwendig macht, weil nicht vorhersehbar sofortige ärztliche oder pflegerische Intervention bei lebensbedrohlichen Situationen notwendig werden können.

Die außerklinische Intensivpflege kann im Haushalt des Versicherten, im Haushalt der Familie oder an einem sonst geeigneten Ort geleistet werden. Insbesondere werden benannt betreute Wohnformen, Schulen, Kindertagesstätten und Werkstätten für behinderte Menschen. Bei der Prüfung der Anspruchsvoraussetzungen wird nicht alleine auf das Vorhandensein oder Nichtvorhandensein eines Tracheostomas abgestellt.

(ausführlicher Text siehe AKI-RL)

37700*   Erhebung gemäß § 5 der AKI-RL unter Verwendung des Vordrucks nach Muster 62   **257**
Teil A   29,53

Obligater Leistungsinhalt
• Persönlicher Arzt-Patienten-Kontakt
und/oder

37 Versorgung gemäß BMV-Ä, der Vereinbarung nach § 132g Abs. 3 SGB V, der KSVPsych-RL und der AKI-RL

EBM-Nr.   EBM-Punkte/Euro

- Arzt-Patienten-Kontakt im Rahmen einer Videosprechstunde gemäß § 5 Abs. 3 der AKI-RL sowie Anlage 31b zum BMV-Ä,
- Prüfung des Beatmungsentwöhnung- bzw. Dekanülierungspotenzials,
- Dauer mindestens 20 Minuten,

Abrechnungsbestimmung einmal im Behandlungsfall

Anmerkung Die Gebührenordnungsposition 37700 ist höchstens zweimal im Krankheitsfall berechnungsfähig. Die dreimalige Berechnung der Gebührenordnungsposition 37700 im Krankheitsfall setzt eine ausführliche Begründung der medizinischen Notwendigkeit im Einzelfall voraus.
Bei Durchführung der Leistung im Rahmen einer Videosprechstunde ist dies durch Angabe einer bundeseinheitlich kodierten Zusatzkennzeichnung zu dokumentieren. Für die Abrechnung gelten die Anforderungen gemäß Anlage 31b zum BMV-Ä entsprechend. Bei Durchführung einer Videosprechstunde in Zusammenhang mit der Potenzialerhebung nach der Gebührenordnungsposition 37700 gelten die Vorgaben gemäß Absatz 5 Nr. 6 und Absatz 6 der Allgemeinen Bestimmungen 4.3.1. Werden je Vertragsarzt und Quartal höchstens 3 Potenzialerhebungen nach der Gebührenordnungsposition 37700 durchgeführt und berechnet, findet die Obergrenze gemäß Absatz 6 der Allgemeinen Bestimmungen 4.3.1 keine Anwendung.

Berichtspflicht Nein

Aufwand in Min. **Kalkulationszeit:** 20   **Prüfzeit:** 16   **Eignung d. Prüfzeit:** Tages- und Quartalsprofil

---

37701* Zuschlag zur Gebührenordnungsposition 37700 für die Durchführung der Erhebung im Rahmen eines Besuchs nach der Gebührenordnungsposition 01410 oder 01413   **128**
14,71

Obligater Leistungsinhalt
- Persönlicher Arzt-Patienten-Kontakt,

Abrechnungsbestimmung je weitere vollendete 10 Minuten
Anmerkung   Bei der Berechnung der Gebührenordnungsposition 37701 ist eine mindestens 10 Minuten längere Arzt-Patienten-Kontaktzeit als in der Gebührenordnungsposition 37700 angegeben Voraussetzung für die Berechnung der Gebührenordnungsposition 37701.
Die Gebührenordnungsposition 37701 ist höchstens dreimal im Behandlungsfall berechnungsfähig

Berichtspflicht Nein

Aufwand in Min. **Kalkulationszeit:** 10   **Prüfzeit:** 10   **Eignung d. Prüfzeit:** Tages- und Quartalsprofil

---

37704* Zuschlag zur Gebührenordnungsposition 37700 für die Durchführung einer Schluckendoskopie   **294**
33,79

Obligater Leistungsinhalt
- Patientenaufklärung zur Untersuchung in angemessenem Zeitabstand vor dem Eingriff,
- Information zum Ablauf der vorbereitenden Maßnahmen vor dem Eingriff

Fakultativer Leistungsinhalt
- Lokalanästhesie,
- Gabe von Testboli unterschiedlicher Konsistenz,
- Bilddokumentation

Berichtspflicht Nein

Aufwand in Min. **Kalkulationszeit:** 14   **Prüfzeit:** 11   **Eignung d. Prüfzeit:** Tages- und Quartalsprofil

---

37705* Zuschlag zur Gebührenordnungsposition 37700 für die Bestimmung des Säurebasenhaushalts und Blutgasanalyse   **84**
9,65

Obligater Leistungsinhalt
- Persönlicher Arzt-Patienten-Kontakt,
- Bestimmung des Säurebasenhaushalts und des Gasdrucks im Blut (Blutgasanalyse)
- in Ruhe
und/oder
- unter definierter und reproduzierbarer Belastung

37706*–37711 Arztgruppenübergr. spezielle Gebührenordnungspositionen IV

37 Versorgung gemäß BMV-Ä, der Vereinbarung nach § 132g Abs. 3 SGB V, der KSVPsych-RL und der AKI-RL
EBM-Nr.   EBM-Punkte / Euro

und/oder
• unter Sauerstoffinsufflation

Abrechnungsausschluss in derselben Sitzung 02330, 04536, 04562, 13250, 13256, 13602, 13650, 13652, 13661, 32247 und 36884

Berichtspflicht Nein

Aufwand in Min. **Kalkulationszeit:** 2   **Prüfzeit:** 1   **Eignung d. Prüfzeit:** Tages- und Quartalsprofil

37706* Grundpauschale im Zusammenhang mit der Gebührenordnungsposition 37700 **159**
für Ärzte und Krankenhäuser gemäß § 5 Abs. 2 Satz 2 der AKI-RL, die über eine **18,27**
Genehmigung gemäß § 8 Abs. 2 der AKI-RL verfügen

Obligater Leistungsinhalt
• Persönlicher Arzt-Patienten-Kontakt
und/oder
• Arzt-Patienten-Kontakt im Rahmen einer Videosprechstunde gemäß Anlage 31b zum BMV-Ä, Fakultativer Leistungsinhalt
• Weitere persönliche oder andere Arzt-Patienten-Kontakte gemäß 4.3.1 der Allgemeinen Bestimmungen,
• Beratung und Behandlung,
• Ärztlicher Bericht entsprechend der Gebührenordnungsposition 01600,
• Individueller Arztbrief entsprechend der Gebührenordnungsposition 01601,
• In Anhang 1 Spalte GP aufgeführte Leistungen,

Abrechnungsbestimmung einmal im Behandlungsfall

Anmerkung Werden die in der Gebührenordnungsposition 37706 enthaltenen Leistungen entsprechend den Gebührenordnungspositionen 01600 und 01601 durchgeführt, sind für die Versendung bzw. den Transport die Kostenpauschalen nach den Gebührenordnungspositionen 40110 und 40111 berechnungsfähig.

Abrechnungsausschluss in derselben Sitzung 01436
im Behandlungsfall 01320, 01321, 01600 und 01601

Berichtspflicht Nein

Aufwand in Min. **Kalkulationszeit:** KA   **Prüfzeit:** 11   **Eignung d. Prüfzeit:** Nur Quartalsprofil

37710 Verordnung außerklinischer Intensivpflege unter Verwendung des Vordrucks nach **167**
Muster 62 Teile B und C gemäß § 6 der AKI-RL **19,19**

Obligater Leistungsinhalt
• Persönlicher Arzt-Patienten-Kontakt,
• Erörterung und Feststellung der individuellen Therapieziele durch den verordnenden Vertragsarzt mit der oder dem Versicherten,
• Dauer mindestens 10 Minuten

Anmerkung Die Berechnung der Gebührenordnungsposition 37710 setzt bei Patienten gemäß § 5 Abs. 1 Satz 1 der AKI-RL das Vorliegen einer Erhebung im Rahmen des Entlassmanagements oder nach der Gebührenordnungsposition 37700 voraus, sofern die Voraussetzungen nach § 5 Abs. 6 der AKI-RL nicht erfüllt sind. Die Durchführung der Erhebung darf nicht länger zurückliegen als in § 5 Abs. 4 und 5 der AKI-RL geregelt. Die Gebührenordnungsposition 37710 ist höchstens dreimal im Krankheitsfall berechnungsfähig

Berichtspflicht Nein

Aufwand in Min. **Kalkulationszeit:** 13   **Prüfzeit:** 10   **Eignung d. Prüfzeit:** Tages- und Quartalsprofil

37711 Zuschlag zur Versichertenpauschale oder Grundpauschale für den die außerklini- **275**
sche Intensivpflege koordinierenden Vertragsarzt gemäß § 12 Abs. 1 der AKI-RL **31,60**

Obligater Leistungsinhalt
• Koordination der medizinischen Behandlung,
• Überprüfung und ggf. Anpassung von Maßnahmen der außerklinischen Intensivpflege als Ergebnis der regelmäßigen Untersuchungen (§ 7 Abs. 2 Satz 5),

37 Versorgung gemäß BMV-Ä, der Vereinbarung nach § 132g Abs. 3 SGB V, der KSVPsych-RL und der AKI-RL

EBM-Nr.   EBM-Punkte/Euro

Fakultativer Leistungsinhalt

* rechtzeitige Einleitung der regelhaften Erhebung sowie bei Bedarf nach Hinweisen aus der Pflege und des Medizinischen Dienstes,
* Einweisung in eine auf die Beatmungsentwöhnung spezialisierte stationäre Einrichtung oder in eine auf Dysphagie spezialisierte stationäre Einrichtung,
* Konsiliarische Abstimmung mit dem potenzialerhebenden Vertragsarzt/Krankenhaus,
* Kooperation mit spezialisierten Einrichtungen entsprechend der Grunderkrankung des Patienten, – Dokumentation von Absprachen mit beteiligten Vertragsärzten und/oder Angehörigen von Gesundheitsfachberufen,
* Sicherung der Versorgungskontinuität bei Beendigung der Versorgung durch den Kinder- und Jugendarzt gemäß § 12 Abs. 3 der AKI-RL,
* Absprache mit der/den Betreuungs- und Bezugsperson(en) über den Umfang einer Beteiligung, Abrechnungsbestimmung einmal im Behandlungsfall

Anmerkung Die Gebührenordnungsposition 37711 kann nur von dem Vertragsarzt berechnet werden, durch den im Zeitraum der letzten zwei Quartale unter Einschluss des aktuellen Quartals eine Verordnung nach der Gebührenordnungsposition 37710 erfolgt ist. Die Berechnung der Gebührenordnungsposition 37711 im Behandlungsfall neben der Gebührenordnungsposition 01420 setzt die Angabe einer medizinischen Begründung voraus.

Abrechnungsausschluss in derselben Sitzung 03220, 03230, 03360, 03362, 04220, 04230, 04231, 16220, 16223, 16230, 16231, 16233, 21220, 21230, 21231, 21233 und 21235
im Behandlungsfall 03371, 04371, 37302 und Abschnitt 37.2

Berichtspflicht Nein

Aufwand in Min.   **Kalkulationszeit:** 21   **Prüfzeit:** 17   **Eignung d. Prüfzeit:** Nur Quartalsprofil

37714*   Pauschale für die konsiliarische Erörterung und Beurteilung medizinischer   **106**
Fragestellungen durch einen konsiliarisch tätigen Arzt   12,18

* im Rahmen der Potenzial- bzw. Befunderhebung gemäß § 8 Abs. 1 Satz 2 der AKI-RL und/oder
* zur Prüfung der Therapieoptimierung gemäß § 8 Abs. 1 Satz 3 der AKI-RL, und/oder
* im Rahmen der Verordnung gemäß § 9 Abs. 1 Satz 7 der AKI-RL und/oder
* im Rahmen der Verordnung gemäß § 9 Abs. 2 Satz 2 der AKI-RL,

Abrechnungsbestimmung einmal im Behandlungsfall

Anmerkung Kommt in demselben Arztfall eine Versicherten-, Grund- und/oder Konsiliarpauschale zur Abrechnung, ist die Gebührenordnungsposition 37714 nicht berechnungsfähig.

Abrechnungsausschluss am Behandlungstag 01671 und 37314

Berichtspflicht Nein

Aufwand in Min.   **Kalkulationszeit:** KA   **Prüfzeit:** ./.   **Eignung d. Prüfzeit:** Keine Eignung

37720   Fallkonferenz gemäß § 12 Abs. 2 der AKI-RL   **86**
Obligater Leistungsinhalt   9,88

* Patientenorientierte Fallbesprechung unter Beteiligung der notwendigen ärztlichen Fachdisziplinen und/oder weiterer komplementärer Berufe sowie mit Pflegekräften bzw. Angehörigen, die an der medizinischen Behandlungspflege des Patienten beteiligt sind

Anmerkung Die Gebührenordnungsposition 37720 ist höchstens achtmal im Krankheitsfall berechnungsfähig.
Die Gebührenordnungsposition 37720 ist auch bei einer telefonischen Fallkonferenz berechnungsfähig.
Die Gebührenordnungsposition 37720 ist auch bei Durchführung der Fallkonferenz als Videofallkonferenz berechnungsfähig. Für die Abrechnung gelten die Anforderungen gemäß Anlage 31b zum BMV-Ä entsprechend.

Abrechnungsausschluss in derselben Sitzung 01442, 30706, 30948, 37120, 37320 und 37400

Berichtspflicht Nein

Aufwand in Min. **Kalkulationszeit:** KA   **Prüfzeit:** ./.   **Eignung d. Prüfzeit:** Keine Eignung

38 Delegationsfähige Leistungen

Das **Kapitel 38 Delegationsfähige Leistungen** wurde zusammen mit den Kapitel 37 zum 1.7.2016 aufgenommen:

... „**Weitere Nichtärztlicher Praxis-Assistenten (NäPA) – EBM Nrn.**

Das neue EBM-Kapitel 38 erweitert die Abrechenbarkeit von Einsätzen speziell weitergebildeter Nichtärztlicher Praxis-Assistenten (NäPA) auf Fachärzte, jedenfalls insofern die Assistentinnen Heimbewohner aufsuchen. Außerdem werden jegliche Patientenbesuche von beauftragten Mitarbeitern, um delegierte Leistungen zu erbringen, höher als bisher vergütet. Im Detail:

Die neue **EBM Nr. 38100** ersetzt die bisherige **EBM Nr. 40240** (Aufsuchen eines Kranken durch beauftragten Praxis-Mitarbeiter). Wie bisher schon ist auch unter der neuen EBM Nr. 38100 die Abrechnung der beiden NäPA-Besuchsziffern 03062 und 03063 am selben Behandlungstag ausgeschlossen. Mit **76 Punkten – und demnach aktuell über acht Euro** – ist der Patientenbesuch durch Praxis-Mitarbeiter künftig deutlich besser bewertet.

Die **EBM Nr. 38105** ersetzt die bisherige **EBM Nr. 40260**. Sie steht künftig für den Mitbesuch eines weiteren Patienten durch einen beauftragten Mitarbeiter in zeitlich unmittelbarem Zusammenhang zum Erstbesuch nach **38100**. Die **EBM Nr. 38105** bringt mit **39 Punkten etwas über vier Euro.**

EBM Nr. 38200: Handelt es sich bei den beauftragten Mitarbeitern im Rahmen der Besuchsziffern **38100** und **38105** um NäPA und bei den Patienten um Bewohner von Alten- oder Pflegeheimen – „oder anderen beschützenden Einrichtungen" -, dann sind dafür künftig zwei Zuschläge möglich. Zum einen die **EBM Nr. 38200** als Zuschlag für den Erstbesuch nach **38100**, vergütet mit zusätzlich 90 Punkten – derzeit also knapp 10 Euro on Top.

Und zum Zweiten die EBM Nr. 38205 als Zuschlag für den Mitbesuch nach **38105, (83 Punkte)**. Diese beiden zuletzt genannten Zuschläge sollen extrabudgetär vergütet werden, heißt es. Außerdem können sie nur in Verbindung mit der Versichertenpauschale oder der fachärztlichen Grundpauschale angesetzt werden..."

Mit der EBM-Nr. 38202 und 38207 wurden Abrechnungspositionen weg vom Alten- und Pflegeheim für Besuch und Betreuung in der Häuslichkeit geschaffen.

Die Voraussetzungen zur Abrechnung der Gebührenpositionen des neuen Kapitels 38 sind weit gefasst. Die beiden Besuchsziffern **38100** und **38105** dürfen von allen Vertragsärzten abgerechnet werden. Die NäPA-Zuschläge allerdings sind beim Heimbesuch auf Hausärzte sowie eine Reihe von Fachärzten eingegrenzt.

Kommentar:
Siehe die **Vereinbarung über die Delegation ärztlicher Leistungen an nichtärztliches Personal in der ambulanten vertragsärztlichen Versorgung gemäß § 28 Abs. 1 S. 3 SGB V** unter: https://www. kbv.de/media/sp/24_Delegation.pdf

38.1 Präambel

1. Die Gebührenordnungspositionen 38100 und 38105 können von allen Vertragsärzten – soweit dies berufsrechtlich zulässig ist – berechnet werden.

2. Die Gebührenordnungspositionen 38200, 38202, 38205 und 38207 können nur von
   - Fachärzten für Allgemeinmedizin (ausschließlich die Gebührenordnungspositionen 38200 und 38205),
   - Fachärzten für Innere und Allgemeinmedizin (ausschließlich die Gebührenordnungspositionen 38200 und 38205),
   - Praktischen Ärzten (ausschließlich die Gebührenordnungspositionen 38200 und 38205),
   - Ärzten ohne Gebietsbezeichnung (ausschließlich die Gebührenordnungspositionen 38200 und 38205),
   - Fachärzten für Innere Medizin ohne Schwerpunktbezeichnung, die gegenüber dem Zulassungsausschuss ihre Teilnahme an der hausärztlichen Versorgung gemäß § 73 Abs. 1a SGB V erklärt haben (ausschließlich die Gebührenordnungspositionen 38200 und 38205),
   - Fachärzten für Kinder- und Jugendmedizin,
   - Fachärzten für Kinder- und Jugendpsychiatrie,
   - Fachärzten für Kinder- und Jugendpsychiatrie und -psychotherapie,

- Fachärzten für Augenheilkunde,
- Fachärzten für Chirurgie,
- Fachärzten für Frauenheilkunde und Geburtshilfe,
- Fachärzten für Hals-Nasen-Ohrenheilkunde,
- Fachärzten für Haut- und Geschlechtskrankheiten,
- Fachärzten für Innere Medizin mit und ohne Schwerpunkt, die gegenüber dem Zulassungsausschuss ihre Teilnahme an der fachärztlichen Versorgung erklärt haben,
- Fachärzten für Mund-, Kiefer- und Gesichtschirurgie,
- Fachärzten für Neurologie,
- Fachärzten für Nervenheilkunde,
- Fachärzten für Neurologie und Psychiatrie,
- Fachärzten für Orthopädie,
- Fachärzten für Orthopädie und Unfallchirurgie,
- Fachärzten für Psychiatrie und Psychotherapie,
- Fachärzten für Urologie,
- Fachärzten für Physikalische und Rehabilitative Medizin
berechnet werden.

3. Die Gebührenordnungspositionen dieses Kapitels können nur von delegierenden Vertragsärzten unter Berücksichtigung der berufsrechtlichen Bestimmungen und unter der Voraussetzung berechnet werden, dass die Tätigkeit des nichtärztlichen Mitarbeiters gemäß § 28 Abs. 1 Satz 2 SGB V in ausreichender Form vom Arzt überwacht wird und dieser jederzeit erreichbar ist. Der Arzt ist im Falle des Hausbesuches regelmäßig, spätestens an dem auf den Besuch folgenden Werktag (außer Samstag), über die von dem nichtärztlichen Mitarbeiter gemäß § 28 Abs. 1 Satz 2 SGB V erhobenen Befunde und Anweisungen zu informieren. Die von dem nichtärztlichen Mitarbeiter gemäß § 28 Abs. 1 Satz 2 SGB V erhobenen Befunde, gegebenen Anweisungen bzw. durchgeführten Maßnahmen sind zu dokumentieren.

4. Die Gebührenordnungspositionen 38200, 38202, 38205 und 38207 können nur berechnet werden, wenn in dem aktuellen Quartal oder dem Quartal, das der Berechnung unmittelbar vorausgeht, eine Versichertenpauschale oder Grundpauschale berechnet wurde.

Kommentar:

Die EBM Nrn. zur Honorierung von an nichtärztliche Praxismitarbeiter delegierte vertragsärztliche Leistungen in Pflegeeinrichtungen wurden zum 1.7.2016 im neuen Kapitel 38 (das in zwei Abschnitte aufgeteilt ist) im EBM eingeführt

Die Vergütung unterscheidet sich durch die Qualifikationsvoraussetzungen des Praxispersonals und werden extrabudgetär und ohne Mengenbegrenzung in voller Höhe vergütet.

In das neue EBM-Kapitel 38 wurden auch die bisherigen Kosten-pauschalen (für ärztlich angeordnete Hilfeleistungen von nicht speziell qualifizierten Praxismitarbeitern) mit jetzt neuen EBM Ziffern aufgenommen:

Alte EBM Nr.	Neue EBM Nr.
40240	38100
40260	38105

Das Honorar für Mitbesuche durch einen beauftragten Mitarbeiter wurde erhöht.

- EBM Nr. 38100 innerhalb der morbiditätsbedingten Gesamtvergütung (MGV)
- EBM Nr. 38105 innerhalb der morbiditätsbedingten Gesamtvergütung (MGV)
- EBM Nr. 38200 Einzelleistung
- EBM Nr. 38205 Einzelleistung

Fachärzte der genannten Fachrichtungen können Patientenbesuche in Pflegeheimen an qualifizierte Mitarbeiter delegieren. Sie erhalten dies auch vergütete. Diese Regelung gilt auch für Hausarztpraxen, welche die erforderliche Fallzahl der hausärztlichen NäPa-Regelung (NäPa = nichtärztliche Praxisassistenten) nicht erfüllen.

Diese Ärzte bekommen damit die gleiche Vergütung wie Hausärzte, die seit Anfang 2015 von einer solchen Förderung profitieren können. Der Einsatz des Assistenten beim Facharzt ist allerdings auf Pflegeheime beschränkt, Besuche außerhalb des Pflegeheims werden nicht zusätzlich finanziert.

Praxen, die die neuen EBM- Nrn. 38200 bzw. 38205 abrechnen wollen, müssen die entsprechend Anlage 8 BMV-Ä (Delegations-Vereinbarung – http://www.kbv.de/media/sp/08_Delegation.pdf) qualifizierte nichtärztliche Assistentin mit mindestens 20 Wochenstunden beschäftigen.

38.2 Ärztlich angeordnete Hilfeleistungen von Praxismitarbeitern

1. Voraussetzung für die Berechnung der Gebührenordnungspositionen dieses Abschnitts ist die Anstellung eines/von nichtärztlichen Mitarbeitern mit abgeschlossener Ausbildung in einem nichtärztlichen Heilberuf.

38100 Aufsuchen eines Patienten durch einen nichtärztlichen Mitarbeiter   **76**
                                                                                      8,73

Gebührenordnungsposition einschl. Wegekosten – entfernungsunabhängig – für das Aufsuchen eines Patienten durch einen vom behandelnden Arzt beauftragten angestellten Mitarbeiter der Arztpraxis zur Verrichtung medizinisch notwendiger delegierbarer Leistungen,

Abrechnungsbestimmung je Sitzung

Anmerkung Die Gebührenordnungsposition 38100 kann nur berechnet werden, wenn der Patient aus medizinischen Gründen die Arztpraxis nicht aufsuchen kann.

Der mit dem gesonderten Aufsuchen beauftragte Mitarbeiter darf nur Leistungen erbringen, die vom Arzt im Einzelfall angeordnet worden sind. Die Gebührenordnungspositionen dieser Leistungen sind neben der Gebührenordnungsposition 38100 berechnungsfähig.

Die Gebührenordnungsposition 38100 ist im begründeten Einzelfall neben Besuchen nach den Gebührenordnungspositionen 01410 bis 01413, 01415 und 01418 berechnungsfähig.

Abrechnungsausschlüsse am Behandlungstag 03062, 03063, 38105 in derselben Sitzung 37535

Berichtspflicht: Nein

Aufwand in Min. **Kalkulationszeit:** KA   **Prüfzeit:** ./.   **Eignung der Prüfzeit:** Keine Eignung

38105 Aufsuchen eines weiteren Patienten durch einen nichtärztlichen Mitarbeiter   **39**
                                                                                               4,48

Gebührenordnungsposition einschl. Wegekosten – entfernungsunabhängig – für das Aufsuchen eines weiteren Patienten derselben sozialen Gemeinschaft (auch z. B. Alten- oder Pflegeheim) in unmittelbarem zeitlichen Zusammenhang mit dem Aufsuchen eines Patienten nach der Gebührenordnungsposition 38100,

Abrechnungsbestimmung je Sitzung

Anmerkung Die Gebührenordnungsposition 38105 kann nur berechnet werden, wenn der Patient aus medizinischen Gründen die Arztpraxis nicht aufsuchen kann.

Der mit dem gesonderten Aufsuchen beauftragte Mitarbeiter darf nur Leistungen erbringen, die vom Arzt im Einzelfall angeordnet worden sind. Die Gebührenordnungspositionen dieser Leistungen sind neben der Gebührenordnungsposition 38105 berechnungsfähig.

Die Gebührenordnungsposition 38105 ist im begründeten Einzelfall neben Besuchen nach den Gebührenordnungspositionen 01410 bis 01413, 01415 und 01418 berechnungsfähig.

Abrechnungsausschlüsse am Behandlungstag 03062, 03063, 38100 in derselben Sitzung 37535

Berichtspflicht: Nein

Aufwand in Min. **Kalkulationszeit:** KA   **Prüfzeit:** ./.   **Eignung der Prüfzeit:** Keine Eignung

38.3 Ärztlich angeordnete Hilfeleistungen von qualifizierten nichtärztlichen Praxisassistenten

1. Voraussetzung für die Berechnung der Gebührenordnungspositionen dieses Abschnitts ist die Genehmigung der Kassenärztlichen Vereinigung. Die Genehmigung wird erteilt, wenn der Kassenärztlichen Vereinigung jährlich durch eine Erklärung der Praxis die Anstellung eines/von nichtärztlichen Praxisassistenten mit mindestens 20 Wochenstunden angezeigt wurde und diese(r) über folgende Qualifikationen verfügt:

- eine nach dem qualifizierten Berufsabschluss mindestens dreijährige Berufserfahrung in einer Praxis eines Arztes gemäß Nr. 1 der Präambel 38.1,
- eine Qualifikation gemäß Anlage 8 zum Bundesmantelvertrag-Ärzte (BMV-Ä),
- Nachweis über die Begleitung von 20 Hausbesuchen zur Verrichtung medizinisch notwendiger delegierbarer Leistungen in Alten- oder Pflegeheimen oder in anderen beschützenden Einrichtungen bei einem Arzt gemäß Nr. 2 der Präambel 38.1. Bis zum 31. Dezember 2016 kann die Genehmigung auch dann erteilt werden, wenn nachgewiesen wird, dass 10 Hausbesuche begleitet worden sind.

Der Nachweis der Berufserfahrung und der Zusatzqualifikation ist durch eine ärztliche Bescheinigung und eine zertifizierte Kursteilnahme gegenüber der Kassenärztlichen Vereinigung zu führen. Die Auflösung des Beschäftigungsverhältnisses mit den angestellten nichtärztlichen Praxisassistenten ist der Kassenärztlichen Vereinigung anzuzeigen.

Kommentar:

Bei den Leistungen des Kapitels 38 wird hinsichtlich der Kompetenz und Qualifikation der nichtärztlichen Leistungserbringer differenziert. Seit Juli 2017 gibt es im Kapitel 38 die EBM Nrn. 38202 und 38207 für bestimmte fachärztlich tätigen Vertragsärzten als von Zuschlägen zu den EBM Nrn. 3800 und 38105 für das Aufsuchen eines Patienten bzw. eines weiteren Patienten in der Häuslichkeit – aber nicht in Pflegeheimen - durch nichtärztliche Praxisassistenten. Die zuvor geltende Regelung galt nur für Besuche in Pflegeeinrichtungen.

38200 Zuschlag zur GOP 38100 für den Besuch und die Betreuung durch einen qualifizierten nichtärztlichen Praxisassistenten in Alten- oder Pflegeheimen oder anderen beschützenden Einrichtungen

90
10,34

Obligater Leistungsinhalt
- Persönlicher nichtärztlicher Praxisassistent-Patienten-Kontakt,
- Aufsuchen eines Patienten zum Zweck der Versorgung in
  - Alten- oder Pflegeheimen und/oder
  - anderen beschützenden Einrichtungen,
- Dokumentation gemäß Nr. 3 der Präambel 38.1,

Fakultativer Leistungsinhalt
- Leistungen gemäß § 5 Abs. 1 der Anlage 8 zum BMV-Ä,
- In Anhang 1 Spalte VP/GP aufgeführte Leistungen,

Abrechnungsbestimmung je Sitzung

Abrechnungsausschluss in derselben Sitzung 38202, 38207

Berichtspflicht: Nein

Aufwand in Min. **Kalkulationszeit:** KA   **Prüfzeit:** ./.   **Eignung der Prüfzeit:** Keine Eignung

38202 Zuschlag zu der Gebührenordnungsposition 38100 für den Besuch und die Betreuung durch einen qualifizierten nichtärztlichen Praxisassistenten in der Häuslichkeit des Patienten

90
10,34

Obligater Leistungsinhalt
- Persönlicher nichtärztlicher Praxisassistent-Patienten-Kontakt,
- Aufsuchen eines Patienten gemäß § 3 Abs. 2 der Anlage 8 zum BMV-Ä zum Zweck der Versorgung in der Häuslichkeit,
- Dokumentation gemäß Nr. 3 der Präambel 38.1,

Fakultativer Leistungsinhalt
- Leistungen gemäß § 5 Abs. 1 der Anlage 8 zum BMV-Ä,
- In Anhang 1 Spalte VP/GP aufgeführte Leistungen,

Abrechnungsbestimmung je Sitzung

Abrechnungsausschluss in derselben Sitzung 38200, 38205

Berichtspflicht Nein

Aufwand in Min. **Kalkulationszeit:** KA   **Prüfzeit:** ./.   **Eignung d Prüfzeit:** Keine Eignung

38205   Zuschlag zur GOP 38105 für den Besuch und die Betreuung eines weiteren   **83**
Patienten durch einen qualifizierten nichtärztlichen Praxisassistenten in Alten- oder   9,54
Pflegeheimen oder anderen beschützenden Einrichtungen

Obligater Leistungsinhalt
- Persönlicher nichtärztlicher Praxisassistent-Patienten-Kontakt,
- Aufsuchen eines Patienten zum Zweck der Versorgung in
  - Alten- oder Pflegeheimen und/oder
  - anderen beschützenden Einrichtungen,
- Dokumentation gemäß Nr. 3 der Präambel 38.1,

Fakultativer Leistungsinhalt
- Leistungen gemäß § 5 Abs. 1 der Anlage 8 zum BMV-Ä,
- In Anhang 1 Spalte VP/GP aufgeführte Leistungen,

Abrechnungsbestimmung je Sitzung

Abrechnungsausschluss in derselben Sitzung 38202, 38207

Berichtspflicht: nein

Aufwand in Min.   **Kalkulationszeit:** KA   **Prüfzeit:** ./.   **Eignung der Prüfzeit:** Keine Eignung

38207   Zuschlag zu der Gebührenordnungsposition 38105 für den Besuch und die   **83**
Betreuung eines weiteren Patienten durch einen qualifizierten nichtärztlichen   9,54
Praxisassistenten in der Häuslichkeit

Obligater Leistungsinhalt
- Persönlicher nichtärztlicher Praxisassistent-Patienten-Kontakt,
- Aufsuchen eines weiteren Patienten gemäß § 3 Abs. 2 der Anlage 8 zum BMV-Ä zum
  Zweck der Versorgung in der Häuslichkeit / in derselben sozialen Gemeinschaft,
- Dokumentation gemäß Nr. 3 der Präambel 38.1,

Fakultativer Leistungsinhalt
- Leistungen gemäß § 5 Abs. 1 der Anlage 8 zum BMV-Ä,
- In Anhang 1 Spalte VP/GP aufgeführte Leistungen,

Abrechnungsbestimmung je Sitzung

Abrechnungsausschluss in derselben Sitzung 38200, 38205

Berichtspflicht Nein

Aufwand in Min.   **Kalkulationszeit:** KA   **Prüfzeit:** ./.   **Eignung d Prüfzeit:** Keine Eignung

V Kostenpauschalen

40 Kostenpauschalen

40.1 Präambel

1. Psychologische Psychotherapeuten bzw. Kinder- und Jugendlichenpsychotherapeuten können im Zusammenhang mit ihren Leistungen die Kostenpauschalen 40110, 40111 und 40142 dieses Kapitels abrechnen.

2. Neben den Gebührenordnungspositionen des Abschnitts II-1.7.3.1 zur Früherkennung von Brustkrebs durch Mammographie-Screening sind nur die Kostenpauschalen nach den Nrn. 40100, 40850, 40852, 40854 und 40855 berechnungsfähig.

3. Im kurativ-stationären (belegärztlichen) Behandlungsfall können die vom Krankenhaus zu tragenden Kostenpauschalen 40165, 40300, 40302 und 40304 und die Kostenpauschalen der Abschnitte 40.6, 40.8, 40.10, 40.11, 40.13 bis 40.17 von Belegärzten nicht berechnet werden. Satz 1 gilt für Kosten nach Nr. 7 des Allgemeinen Bestimmungen entsprechend.

Kommentar:

Die Abrechnungsmöglichkeit von Kosten neben dem Mammographie-Screening wurden gegenüber dem früheren EBM um die Nrn. 40100, 40854 und 40855 erweitert.

40.3 Kostenpauschalen für Versandmaterial, Versandgefäße usw. sowie für die Versendung bzw. den Transport von Untersuchungsmaterial, Röntgenaufnahmen und Filmfolien

1. Die Kostenpauschale nach der Nr. 40100 ist nur einmal im Behandlungsfall und nur von dem Arzt, dem der Überweisungsauftrag zur Probenuntersuchung erteilt wurde, berechnungsfähig. Wird die Auftragsleistung von dem annehmenden Arzt ganz oder teilweise zur Durchführung an einen anderen Arzt weiterüberwiesen, ist die Nr. 40100 in demselben Behandlungsfall für die Weitergabe weder vom weitergebenden noch vom annehmenden Arzt berechnungsfähig.

2. Kosten für Versandmaterial, für die Versendung bzw. den Transport des Untersuchungsmaterials und die Übermittlung des Untersuchungsergebnisses innerhalb einer Berufsausübungsgemeinschaft, eines Medizinischen Versorgungszentrums, einer Apparate- bzw. Laborgemeinschaft oder eines Krankenhausgeländes sind nicht berechnungsfähig.

Kommentar:

Auf einen Blick: Versandpauschalen (Stand der EBM-Daten 01.01.2023)

EBM Nr.	Legende der Pauschale	Kosten in Euro
40100	Versandmaterial, Transport, Ergebnisübermittlung (Labor, Zytologie, Zyto- und Molekulargenetik)	2,60
40104	Versandmaterial, Transport von Röntgenaufnahmen und Filmfolien	5,10
40106	Versandmaterial, Transport von Langzeit-EKG-Datenträgern	1,50

40100   Kostenpauschale für Versandmaterial, Versandgefäße usw. sowie für die Versendung bzw. den Transport von Untersuchungsmaterial, ggf. auch von infektiösem Untersuchungsmaterial, einschl. der Kosten für die Übermittlung von Untersuchungsergebnissen der   **2,60**

- Laboratoriumsdiagnostik, ggf. einschl. der Kosten für die Übermittlung der Gebührenordnungspositionen und der Höhe der Kosten überwiesener kurativ-ambulanter Auftragsleitungen des Kapitels IV-32,
- Histologie,
- Zytologie,
- Zytogenetik und Molekulargenetik,

Abrechnungsbestimmung einmal im Behandlungsfall

© Springer-Verlag GmbH Deutschland, ein Teil von Springer Nature 2023
P. M. Hermanns (Hrsg.), *EBM 2023 Kommentar*, Abrechnung erfolgreich und optimal, https://doi.org/10.1007/978-3-662-66400-1_5

Anmerkung Die Kostenpauschale 40100 ist in demselben Behandlungsfall nicht neben Gebührenpositionen der Abschnitte 32.2.1 bis 32.2.7 berechnungsfähig.

Abrechnungsausschluss im Behandlungsfall 01699, 12230

GOÄ   entsprechend oder ähnlich: Berechnung der entstandenen Kosten nach § 10 Abs.1 GOÄ

Kommentar: Die Leistung umfasst die Kosten für das Versandmaterial, für den Transport des Materials zum untersuchenden/auswertenden Arzt sowie die Kosten für die Befundmitteilung durch den auswertenden Arzt zurück zum einsendenden Arzt.

Abgerechnet werden kann diese Leistung von den auswertenden Ärzten nur, wenn sie ihren Einsendern das Versandmaterial frankiert zur Verfügung stellen oder die Kosten ersetzen.. Der Einsender kann keine Portokosten nach den Nrn. 40110 f. abrechnen.

Die Versandkosten für die Versendung infektiösen Untersuchungsmaterials muss – nach Kommentar von **Wezel/Liebold** – der Laborarzt, der untersucht, dem Arzt, der einsendet, erstatten.

40104   **Kostenpauschale für Versandmaterial sowie für die Versendung bzw. den Transport   5,10 von Röntgenaufnahmen und/oder Filmfolien mit dokumentierten Untersuchungsergebnissen bildgebender Verfahren,**

Abrechnungsbestimmung je Versand

Anmerkung Bei Mitgabe von Röntgenaufnahmen, Filmfolien und Szintigrammen ist die Kostenpauschale nach der Nr. 40104 nicht berechnungsfähig.
Für die elektronische Übermittlung von Röntgenaufnahme(n) oder Computertomografieaufnahme(n) im Zusammenhang mit der Leistung entsprechend der Gebührenordnungsposition 34800 ist die Gebührenordnungsposition 40104 nicht berechnungsfähig.

Abrechnungsausschluss in derselben Sitzung 34800
im Behandlungsfall 34810, 34820, 34821

GOÄ   entsprechend oder ähnlich: Berechnung der entstandenen Kosten nach § 10 Abs.1 GOÄ

Kommentar: Die Kostenpauschale gilt je Versand. Wird das Versandmaterial für die Rücksendung an den Radiologen benutzt, kann der rücksendende Arzt nur das Porto nach Nrn. 40110 f. berechnen, nicht aber die Leistung nach Nrn. 40104 oder 40106.

40106   **Kostenpauschale für Versandmaterial sowie für die Versendung bzw. den Transport   1,50 von Langzeit-EKG-Datenträgern,**

Abrechnungsbestimmung je Versand

Anmerkung Bei Mitgabe von Langzeit-EKG-Datenträgern ist die Kostenpauschale nach der Nr. 40106 nicht berechnungsfähig.

GOÄ   entsprechend oder ähnlich: Berechnung der entstandenen Kosten nach § 10 Abs.1 GOÄ

Kommentar: Die Kostenpauschale gilt je Versand. Wird das Versandmaterial für die Rücksendung an den Radiologen benutzt, kann der rücksendende Arzt nur das Porto nach Nrn. 40110 f. berechnen, nicht aber die Leistung nach Nrn. 40104 oder 40106.

40.4 Kostenpauschale für die Versendung bzw. den Transport von Briefen, Szintigrammen und/oder schriftlichen Unterlagen, Kostenpauschale für Telefax

1. Die Kostenpauschalen des Abschnitts 40.4 sind für den elektronischen Versand von Briefen und/oder schriftlichen Unterlagen nicht berechnungsfähig. Der Versand von Telefaxen ist hiervon ausgenommen.

2. Die Kostenpauschalen nach den Gebührenordnungspositionen 40110 und 40111 sind für Arztgruppen gemäß Präambel 12.1 Nr. 1 nicht berechnungsfähig.

3. Die Kostenpauschalen nach den Gebührenordnungspositionen 40110 und 40111 unterliegen einem gemeinsamen Höchstwert je Arzt. Für die Gebührenordnungspositionen 40110 und 40111 wird hierzu ein Volumen je Arzt gebildet, aus dem alle gemäß der Gebührenordnungspositionen 40110 und 40111 abgerechneten Kostenpauschalen im Quartal zu vergüten sind.

Der Höchstwert für die Gebührenordnungspositionen 40110 und 40111 wird arztgruppenspezifisch festgelegt:

EBM-Kapitel bzw. Abschnitt	Arztgruppe	Höchstwert in Euro
1.3	Ärzte, Institute und Krankenhäuser, die zur Erbringung von Leistungen ermächtigt sind	24,94
3	Allgemeinmedizin, hausärztliche Internisten und praktische Ärzte	28,38
4	Kinder- und Jugendmedizin	28,38
5	Anästhesiologie	21,50
5 und 30.7	Anästhesiologie mit Schmerztherapie	61,92
6	Augenheilkunde	30,96
7	Chirurgie	84,28
8	Gynäkologie	33,54
9	Hals-Nasen-Ohrenheilkunde	49,88
10	Dermatologie	38,70
11	Humangenetik	68,80
13.2	Innere Medizin, fachärztliche Internisten ohne SP	145,34
13.3.1	Innere Medizin, SP Angiologie	175,44
13.3.2	Innere Medizin, SP Endokrinologie	215,00
13.3.3	Innere Medizin, SP Gastroenterologie	192,64
13.3.4	Innere Medizin, SP Hämatologie/Onkologie	203,82
13.3.5	Innere Medizin, SP Kardiologie	226,18
13.3.6	Innere Medizin, SP Nephrologie	92,02
13.3.7	Innere Medizin, SP Pneumologie	269,18
13.3.8	Innere Medizin, SP Rheumatologie	232,20
14	Kinder- und Jugendpsychiatrie und -psychotherapie	16,34
15	Mund-, Kiefer- und Gesichtschirurgie	17,20
16	Neurologie, Neurochirurgie	109,22
17	Nuklearmedizin	296,70
18	Orthopädie	110,08
19	Pathologie	28,38
20	Sprach-, Stimm- und kindliche Hörstörungen	79,12
21	Psychiatrie	37,84
21	Nervenheilkunde, Neurologie und Psychiatrie	104,06
22	Psychosomatische Medizin und Psychotherapie	4,30
23	Psychotherapie	4,30
24	Radiologie	325,94
25	Strahlentherapie	98,04
26	Urologie	103,20
27	Physikalische und Rehabilitative Medizin	54,18

Wird ein Facharzt für Kinder- und Jugendmedizin mit Schwerpunkt oder Zusatzweiterbildung in mindestens 50 Prozent seiner Arztfälle im Quartal im fachärztlichen Versorgungsbereich tätig, so bestimmt sich der arztgruppenspezifische Höchstwert für die Gebührenordnungspositionen 40110 und 40111 gemäß dem entsprechenden Schwerpunkt der Inneren Medizin.

Kommentar:

Mit der erneuten Absenkung der Höchstwerte für den Portoversand (38,88.-EUR auf 28,38.-EUR) setzt sich der von Gesundheitsminister Jens Spahn eingeführte Druck zum elektronischen Versand der Arztbriefe fort.

Aus pädiatrischer Sicht gibt es Kritik in zweierlei Hinsicht: Zum einen verhindert die dysfunktionale Telematikinfrastruktur die Nutzung der elektronischen Kommunikationswege über KIM-Dienste bis heute. Damit blockieren die für die Telematikinfrastruktur zuständigen Institutionen (Gematik, technische TI-Anbieter) die störungsfreie und effiziente Nutzung des elektronischen Versands. Gleichwohl werden die Sanktionen durch Absenkung der Portohöchstgrenzen weiter vorangetrieben.

Hinweis: Wird ein Facharzt für Kinder- und Jugendmedizin mit Schwerpunkt oder Zusatzweiterbildung in mindestens 50 Prozent seiner Arztfälle im Quartal im fachärztlichen Versorgungsbereich tätig, so bestimmt sich der arztgruppenspezifische Höchstwert für die Gebührenordnungspositionen 40110 und 40111 gemäß dem entsprechenden Schwerpunkt der Inneren Medizin.

40110 Kostenpauschale für die Versendung bzw. den Transport eines Briefes und/oder von schriftlichen Unterlagen 0,86

Anmerkung Der Höchstwert für die Gebührenordnungspositionen 40110 und 40111 wird gemäß Abschnitt 40.4 Nr. 3 arztgruppenspezifisch festgelegt.
Kosten für die Versendung, den Transport bzw. die Übermittlung laboratoriumsdiagnostischer, histologischer, zytologischer, zytogenetischer oder molekulargenetischer Untersuchungsergebnisse können für die Fälle nicht berechnet werden, in denen die Kostenpauschale 40100 abgerechnet worden ist.

Abrechnungsausschluss im Behandlungsfall 01699 und 12230

Kommentar: Die arztgruppenspezifische Höchstwertregelung der Portokostenpauschale benachteiligt die pädiatrische Schwerpunktpädiatrie eklatant. Kinderkardiologen und -pneumologen unterliegen dem allgemeinpädiatrischen Höchstwert von 38,88 EUR, wogegen die entstehenden Kosten in der korrespondierenden Erwachsenenmedizin weitaus besser abgebildet ist (Kardiologie 309,42 EUR, Pneumologie 367,74 EUR).

Die Bewertungen der Portogebühren nach den Ziffern 40110 und 40128 bis 40131 im Abschnitt 40.4 EBM wurden von 81ct auf 86ct angepasst.

Die Kostenpauschalen nach der Ziffer 40111 unterliegen einem gemeinsamen Höchstwert je Arzt. Der Höchstwert für die Gebührenordnungspositionen 40110 und 40111 wird arztgruppenspezifisch festgelegt: **Die KBV informiert unter: https://www.kbv.de/media/sp/ EBM_2022-10-01_BA_585_BeeG_EBM-Detailaenderungen_Teil_D.pdf**

Hinweis: Wird ein Facharzt für Kinder- und Jugendmedizin mit Schwerpunkt oder Zusatzweiterbildung in mindestens 50 Prozent seiner Arztfälle im Quartal im fachärztlichen Versorgungsbereich tätig, so bestimmt sich der arztgruppenspezifische Höchstwert für die Gebührenordnungspositionen 40110 und 40111 gemäß dem entsprechenden Schwerpunkt der Inneren Medizin.

40111 Kostenpauschale für die Übermittlung eines Telefaxes 0,05

Anmerkung Der Höchstwert für die Gebührenordnungspositionen 40110 und 40111 wird gemäß Abschnitt 40.4 Nr. 3 arztgruppenspezifisch festgelegt.
Kosten für die Versendung, den Transport bzw. die Übermittlung laboratoriumsdiagnostischer, histologischer, zytologischer, zytogenetischer oder molekulargenetischer Untersuchungsergebnisse können für die Fälle nicht berechnet werden, in denen die Kostenpauschale 40100 abgerechnet worden ist.

Abrechnungsausschluss im Behandlungsfall 01699 und 12230

Kommentar: Siehe Kommentar zu EBM-Nr. 40110

40128 Kostenpauschale für die postalische Versendung einer mittels Stylesheet erzeugten papiergebundenen Arbeitsunfähigkeitsbescheinigung gemäß § 4 Absatz 4.1.2 Anlage 2b BMV-Ä an den Patienten bei Patientenkontakt im Rahmen einer Videosprechstunde gemäß § 4 Absatz 5 der Arbeitsunfähigkeits-Richtlinie des Gemeinsamen Bundesausschusses 0,86

Anmerkung Die Kostenpauschale 40128 ist nur berechnungsfähig bei Vorliegen der Voraussetzungen gemäß § 4 Absatz 5 der Arbeitsunfähigkeits-Richtlinie des Gemeinsamen Bundesausschusses.

Die Kostenpauschale 4012 ist nur berechnungsfähig bis ein verbindliches elektronisches Muster für die Arbeitsunfähigkeitsbescheinigung gemäß § 3 des Entgeltfortzahlungsgesetzes zur Verfügung steht und die Arbeitsunfähigkeitsbescheinigung auf elektronischem Weg an den Patienten versendet werden darf.

Berichtspflicht Nein

40129   Kostenpauschale für die postalische Versendung einer Bescheinigung gemäß   **0,86**
            Muster 21 an den Patienten bzw. die Bezugsperson bei Patientenkontakt im
            Rahmen einer Videosprechstunde

            Anmerkung Die Kostenpauschale 40129 ist nur berechnungsfähig bis ein verbindliches elektronisches Muster für das Muster 21 zur Verfügung steht und die Bescheinigung auf elektronischem Weg an den Patienten versendet werden darf.

            Berichtspflicht Nein

40130   Kostenpauschale für die postalische Versendung einer mittels Stylesheet erzeugten   **0,86**
            papiergebundenen Arbeitsunfähigkeitsbescheinigung an die Krankenkasse des
            Patienten gemäß § 4 Absatz 4.1.4 Anlage 2b BMV-Ä

            Anmerkung Die Kostenpauschale 40130 ist nur berechnungsfähig, wenn nach Ausstellung festgestellt wird, dass die Datenübermittlung an die Krankenkasse nicht möglich ist und diese nicht bis zum Ende des nachfolgenden Werktages nachgeholt werden kann.

            Berichtspflicht Nein

Kommentar: 1. Das Institut des Bewertungsausschusses wird beauftragt, die Mengenentwicklung der Kostenpauschalen nach den Gebührenordnungspositionen 40130 und 40131 bis zum 31. Dezember 2024 zu evaluieren. Auf dieser Grundlage wird der Bewertungsausschuss prüfen, ob weiterer Regelungsbedarf bezüglich der Finanzierung besteht.
            2. Der Bewertungsausschuss prüft bis zum 30. Juni 2025, ob die Kostenpauschalen 40130 und 40131 in vorhandene Leistungen des EBM überführt werden können und fasst ggf. einen Beschluss mit Wirkung zum 1. Januar 2026.

40131   Kostenpauschale für die postalische Versendung einer mittels Stylesheet erzeugten   **0,86**
            papiergebundenen Arbeitsunfähigkeitsbescheinigung an den Patienten gemäß
            § 4 Absatz 4.1.2 Anlage 2b BMV-Ä im Zusammenhang mit der Durchführung einer
            Besuchsleistung entsprechend der Gebührenordnungspositionen 01410, 01411,
            01412, 01413, 01415 und 01418

            Berichtspflicht Nein

Kommentar: siehe Kommentar Nr. 40130

40.5 Kostenpauschalen für Krankheitsbericht, Kurplan, Testbriefchen, Bezug von Harnstoff oder Mifepriston, Einmalsklerosierungsnadeln, zystoskopische Injektionsnadeln, -kanülen oder -katheter, Schweißtest

40142   Kostenpauschale für Leistungen entsprechend der Gebührenordnungspositionen   **1,50**
            01620, 01621 oder 01622, bei Abfassung in freier Form, wenn vereinbarte
            Vordrucke nicht verwendet werden können,

            Abrechnungsbestimmung je Seite

GOÄ   entsprechend oder ähnlich: 95 (Schreibgebühren), 96 (Schreibgebühren je Kopie)

Kommentar: Schreibgebühren können nur angesetzt werden, wenn auf Verlangen der Kasse oder eines Kostenträgers, der nach EBM abrechnet, eine Auskunft gemäß EBM-Nrn. 01620, 01621 oder 01622 gefordert ist und kein Vordruck verwendet wird.

40152   Kostenpauschale für ein ausgegebenes Testbriefchen für den Nachweis von   **1,50**
            Albumin im Stuhl, wenn die Leistung entsprechend der Gebührenordnungsposition
            32041 nicht erbracht werden konnte

Abrechnungsausschluss im Behandlungsfall 32401

GOÄ   entsprechend oder ähnlich: Berechnung der entstandenen Kosten nach § 10 Abs.1 GOÄ

Kommentar: Müssen ein zweites Mal Testbriefe ausgegeben werden, kann die Nr. 40152 zusätzlich zur Nr. 32041 abgerechnet werden.

40154   Kostenpauschale bei Durchführung der Leistung entsprechend der Gebühren-   **25,60**
ordnungsposition 02400 für den Bezug des 13C-Harnstoffs gemäß Nr. I-7 der
Allgemeinen Bestimmungen

GOÄ   entsprechend oder ähnlich: Berechnung der entstandenen Kosten nach § 10 Abs.1 GOÄ

Kommentar: Nicht abrechenbar ist diese Leistung in einigen KV-Bezirken, die den Materialbezug in die Sprechstundenbedarfs-Vereinbarung aufgenommen haben. Informieren Sie sich bei Ihrer KV.

40156   Kostenpauschale bei Durchführung eines medikamentös ausgelösten Schwanger-   **89,25**
schaftsabbruchs entsprechend der Leistung nach der Gebührenordnungsposition
01906 für den Bezug von Mifepriston

Anmerkung Der Bezug von Mifepriston ist nur auf dem gesetzlich zulässigen Weg möglich.

GOÄ   entsprechend oder ähnlich: Berechnung der entstandenen Kosten nach § 10 Abs.1 GOÄ

40157   Kostenpauschale bei Durchführung eines Schweißtests entsprechend der   **33,00**
Gebührenordnungsposition 04535 unter Nutzung eines Iontophorese- und
Schweißsammelsystems

Berichtspflicht Nein

40160   Kostenpauschale bei Durchführung einer interventionellen endoskopischen   **15,00**
Untersuchung des Gastrointestinaltraktes entsprechend der Gebührenordnungs-
positionen 01741, 13401, 13421 oder 13422 für die beim Eingriff eingesetze(n)
Einmalsklerosierungsnadel(n)

GOÄ   entsprechend oder ähnlich: Berechnung der entstandenen Kosten nach § 10 Abs.1 GOÄ

40161   Kostenpauschale bei Durchführung einer transurethralen Therapie mit Botulinumtoxin   **45,00**
entsprechend den Gebührenordnungspositionen 08312 und 26316 für den/die beim
Eingriff eingesetzte(n) zystoskopische(n) Injektionsnadel(n), -kanüle(n) oder -katheter

40165   Kostenpauschale bei Durchführung der Liposuktion beim Lipödem Stadium III   **72,00**
entsprechend den Gebührenordnungspositionen 31096 und 31097 für die beim
Eingriff eingesetzte(n) Absaugkanüle(n)

(ambulant)

Berichtspflicht Nein

40167   Kostenpauschale bei Durchführung einer FeNOMessung zur Indikationsstellung   **7,84**
einer Therapie mit Dupilumab entsprechend den Gebührenordnungspositionen
04538 oder 13678 für das Mundstück (und ggf. Sensor)

40.6 Leistungsbezogene Kostenpauschalen bei Herzkatheteruntersuchungen und koronaren Rekanalisationsbehandlungen

1. Die einzeitige Mehrgefäßdilatation am Herzen beinhaltet die Dilatation mehrerer verschiedener Gefäße (A. coronaria dextra, A. coronaria sinistra, Ramus interventricularis anterior und/oder Bypass) in einer Sitzung.

2. Die im Zusammenhang mit interventionellen kardiologischen Maßnahmen wie z.B. der Rotablation, der Laseratherektomie oder der Atherektomie entstehenden Sachkosten, sind nicht Bestandteil der Kostenpauschalen nach den Nrn. I-7.3 der Allgemeinen Bestimmungen gesondert berechnungsfähig. In diesem Fall sind die Nrn. 40300, 40302 und 40304 nicht berechnungsfähig.

Kommentar:
Die Regelung in Nr. 1 war bereits früher gültig. Hinzugekommen die Nr. 2, in der klargestellt wird, dass die im Zusammenhang mit interventionellen kardiologischen Maßnahmen entstehenden Sachkosten nach Nr. 7.3 der Allgemeinen Bestimmungen gesondert berechnet werden können. Die Nrn. 40300, 40302 und 40304 können dafür nicht abgerechnet werden.

40300 Kostenpauschale für die Durchführung der Leistung entsprechend der Gebühren- **181,50** ordnungsposition 34291

Anmerkung Die Kostenpauschale nach der Nr. 40300 enthält alle Sachkosten, einschl. der Kosten für Kontrastmittel und Sprechstundenbedarf. Die Allgemeinen Bestimmungen nach Nr. I-7 finden keine Anwendung.

GOÄ entsprechend oder ähnlich: Berechnung der entstandenen Kosten nach § 10 Abs.1 GOÄ

40301 Kostenpauschale für die Durchführung der Leistung entsprechend der Gebühren- **660** ordnungsposition 34298

Anmerkung: Die Kostenpauschale nach der Nr. 40301 enthält alle Sachkosten, einschl. der Kosten für Kontrastmittel und Sprechstundenbedarf. Die Allgemeinen Bestimmungen nach Nr. 7 finden keine Anwendung.

Berichtspflicht Nein

40302 Kostenpauschale für die Durchführung einer PTCA an einem Gefäß, ggf. einschl. **1058,40** Stent entsprechend der Gebührenordnungsposition 34292

Anmerkung Die Kostenpauschale nach der Nr. 40302 enthält alle Sachkosten, einschl. der Kosten für Kontrastmittel und Sprechstundenbedarf. Die Allgemeinen Bestimmungen nach Nr. I-7 finden keine Anwendung.

GOÄ entsprechend oder ähnlich: Berechnung der entstandenen Kosten nach § 10 Abs.1 GOÄ

40304 Kostenpauschale für die Durchführung einer PTCA an mehreren Gefäßen, ggf. **690,20** einschl. Stents entsprechend der Gebührenordnungsposition 34292, zusätzlich zur Sachkostenpauschale Nr. 40302

Anmerkung Die Kostenpauschale nach der Nr. 40304 enthält alle Sachkosten, einschl. der Kosten für Kontrastmittel und Sprechstundenbedarf. Die Allgemeinen Bestimmungen nach Nr. I-7 finden keine Anwendung.

GOÄ entsprechend oder ähnlich: Berechnung der entstandenen Kosten nach § 10 Abs.1 GOÄ

Kommentar: Die Kostenpauschale 40304 deckt **alle Kosten der PTCA in einer Sitzung an einem Gefäß** ab. Nach **Wezel/Liebold** gelten als ein Gefäß:
- art. coronaria dextra
- art. coronaria sinistra
- Ramus interventricularis anterior
- Bypass

40306 Kostenpauschale im Zusammenhang mit der Durchführung der Leistung entspre- **2,50** chend der Gebührenordnungsposition 34291 für die Qualitätssicherung gemäß der Richtlinie des Gemeinsamen Bundesausschusses nach § 92 Abs. 1 Satz 2 Nr. 13 i. V. m. § 136 Abs. 1 Nr. 1 SGB V über die einrichtungs- und sektorenübergreifenden Maßnahmen der Qualitätssicherung (Qesü-RL) für das Verfahren 1: Perkutane Koronarintervention (PCI) und Koronarangiographie

Anmerkung Die Kostenpauschale nach der Nr. 40306 beinhaltet alle Kosten zur Erfüllung der Maßnahmen der Qesü-RL. Hierzu gehören sämtliche Kosten für die EDV-technische Ausstattung und Verarbeitung.

Kommentar: 1. Die Rechnungslegung der Gebührenordnungsposition 40306 erfolgt im Formblatt 3b in der Kontenart 400 (Ärztliche Behandlung) auf der Ebene 6.

2. Die Aufnahme der Sachkostenpauschale nach der Nr. 40306 stellt kein Präjudiz für zukünftige Regelungen im Rahmen weiterer Maßnahmen zur Qualitätssicherung dar

40.7 Leistungsbezogene Kostenpauschalen bei Allergie-Testungen

40350 Kostenpauschale für die Sachkosten im Zusammenhang mit der Durchführung der Leistung entsprechend der Gebührenordnungsposition 30110   **16,14**

40351 Kostenpauschale für die Sachkosten im Zusammenhang mit der Durchführung von Leistungen entsprechend den Gebührenordnungspositionen 13250, 13258 und 30111 oder sofern im Rahmen der Versichertenpau-schale 03000 oder 04000 eine allergologische Basisdiagnostik mittels Pricktest erfolgt   **5,50**

40.8 Leistungsbezogene Kostenpauschalen für interventionelle Eingriffe

40454 Kostenpauschale für sämtliche Sachkosten im Zusammenhang mit der Erbringung der Gebührenordnungsposition 34274 mit Ausnahme der im Zuschlag nach der Nr. 40455 enthaltenen Markierungsclips,   **320,00**

Abrechnungsbestimmung je Seite

GOÄ   entsprechend oder ähnlich: Berechnung der entstandenen Kosten nach § 10 Abs.1 GOÄ

40455 Zuschlag zu der Kostenpauschale nach der Nr. 40454 für die Verwendung von Markierungsclips,   **100,00**

Abrechnungsbestimmung je Seite

GOÄ   entsprechend oder ähnlich: Berechnung der entstandenen Kosten nach § 10 Abs.1 GOÄ

40.9 Leistungsbezogene Kostenpauschalen für Hochfrequenzdiathermieschlingen, Probenentnahmezangen, Endo-/Hämoclips inkl. Endo-/Hämo-Clipapplikatoren

40460 Kostenpauschale im Zusammenhang mit der Durchführung der Leistung entspre-chend der Gebührenordnungspositionen 01742, 04515, 04520, 08334, 13260, 13401, 13402, 13423 und 30601 bei Verwendung einer Einmal-Hochfrequenzdia-thermieschlinge für eine Polypektomie oder eine Mukosektomie   **12,00**

Berichtspflicht Nein

40461 Kostenpauschale im Zusammenhang mit der Durchführung der Leistung entspre-chend der Gebührenordnungspositionen 01741, 04511 04514, 08311, 09315, 09317, 13400, 13421, 13422, 13430, 13662, 26310 und 26311 bei Verwendung einer Einmal-Probenentnahmezange   **8,00**

Berichtspflicht Nein

40462 Kostenpauschale im Zusammenhang mit der Durchführung der Leistung entspre-chend der Gebührenordnungspositionen 01742, 04511, 13400 und 13423 bei Verwendung eines Clips inkl. Einmal-Endo-/Hämo-Clipapplikator   **20,80**

Abrechnungsbestimmung je Clip

Berichtspflicht Nein

40.10 Leistungsbezogene Kostenpauschalen für Radionuklide

1. Die in diesem Abschnitt aufgeführten Kostenpauschalen können ausschließlich von
   – Fachärzten für Nuklearmedizin,
   – Fachärzten für Strahlentherapie (ausschließlich die Kostenpauschalen nach den Nrn. 40546, 40562, 40580 und 40582) und

– Vertragsärzten, die über eine Genehmigung zur Ausführung und Abrechnung nuklearmedizinischer Leistungen gemäß der Vereinbarungen zur Strahlendiagnostik und -therapie gemäß § 135 Abs. 2 SGB V verfügen, berechnet werden

2. Zu jeder Grundleistung im Abschnitt III.b-17.3 ist nur ein Radiopharmakon dieses Abschnitts berechnungsfähig.

3. In den Kostenpauschalen – mit Ausnahme der Kostenpauschale 40582 – sind nicht nur die Kosten der jeweiligen Produkte sondern auch die Kosten, die im Rahmen der Beschaffung und Lagerung der Produkte sowie der Materialverwaltung, der Abfallbeseitigung und Entsorgung gemäß Strahlenschutzverordnung (StrlSchV) sowie dem Gesetz über den Verkehr mit Arzneimitteln (AMG) entstehen, berücksichtigt.

Kommentar:
Wichtig ist, dass auch die Kosten für Abfallbeseitigung und Entsorgung in den Pauschalen des Abschnitts 40.10 enthalten sind.

GOÄ   entsprechend oder ähnlich: Für alle Radionuklide gilt: Berechnung der entstandenen Kosten nach § 10 Abs.1 GOÄ

40500	Kostenpauschale für die Sachkosten im Zusammenhang mit der Erbringung von Leistungen entsprechend der Gebührenordnungspositionen 17310 oder 17320 bei Verwendung von 99mTc-Pertechnetat (Schilddrüse)	**3,20**
40502	Kostenpauschale für die Sachkosten im Zusammenhang mit der Erbringung der Leistungen entsprechend der Gebührenordnungspositionen 17310 oder 17311 bei Verwendung von 99mTc-Phosphonaten(Knochen/Skelett)	**33,69**
40504	Kostenpauschale für die Sachkosten im Zusammenhang mit der Erbringung der Leistung entsprechend der Gebührenordnungsposition 17310 bei Verwendung von 99mTc-Makroaggregaten(Lunge)	**22,31**
40506	Kostenpauschale für die Sachkosten im Zusammenhang mit der Erbringung der Leistung entsprechend der Gebührenordnungsposition 17310 bei Verwendung von 99mTc-Aerosol(Lunge)	**123,12**
40508	Kostenpauschale für die Sachkosten im Zusammenhang mit der Erbringung der Leistung entsprechend der Gebührenordnungsposition 17310 bei Verwendung von 99mTc-HMPAO, 99mTc-ECD(Hirn)	**208,81**
40510	Kostenpauschale für die Sachkosten im Zusammenhang mit der Erbringung der Leistungen entsprechend der Gebührenordnungspositionen 17310 oder 17340 bei Verwendung von 99mTc-DMSA, 99mTc-DTPA(Niere)	**33,85**
40512	Kostenpauschale für die Sachkosten im Zusammenhang mit der Erbringung der Leistung entsprechend der Gebührenordnungsposition 17310 bei Verwendung von 99mTc-DTPA (Hirn)	**78,53**
40514	Kostenpauschale für die Sachkosten im Zusammenhang mit der Erbringung der Leistung entsprechend der Gebührenordnungsposition 17340 bei Verwendung von 99mTc-MAG3(Niere)	**83,57**
40516	Kostenpauschale für die Sachkosten im Zusammenhang mit der Erbringung der Leistungen nach den Gebührenordnungspositionen 17310 oder 17351 bei Verwendung von 99mTc-Kolloid(Leber)	**57,41**
40518	Kostenpauschale für die Sachkosten im Zusammenhang mit der Erbringung der Leistung entsprechend der Gebührenordnungsposition 17351 bei Verwendung von 99mTc-IDA-Verbindungen(Galle)	**34,94**
40520	Kostenpauschale für die Sachkosten im Zusammenhang mit der Erbringung der Leistungen entsprechend der Gebührenordnungspositionen 17330, 17331 und 17310 bei Verwendung von 99mTc-markierten Perfusionsmarkern (Herz, Schilddrüse)	**77,84**
40522	Kostenpauschale für die Sachkosten im Zusammenhang mit der Erbringung der Leistungen entsprechend der Gebührenordnungspositionen 17332, 17333 und	**56,98**

17350 bei Verwendung von 99mTc-markierten Eigenerythrozyten(Herz, Leber, abdominale Blutungssuche)

40524 Kostenpauschale für die Sachkosten im Zusammenhang mit der Erbringung der Leistungen entsprechend der Gebührenordnungspositionen 17310 oder 17311 bei Verwendung von 99mTc-markierten Liganden(Tumorlokalisation) **373,81**

40526 Kostenpauschale für die Sachkosten im Zusammenhang mit der Erbringung der Leistungen entsprechend der Gebührenordnungspositionen 17310, 17311 oder 17350 bei Verwendung von 99mTc-markierten Antikörpern(Knochenmark, Entzündungslokalisation) **383,55**

40528 Kostenpauschale für die Sachkosten im Zusammenhang mit der Erbringung der Leistungen entsprechend der Gebührenordnungspositionen 17310 oder 17311 bei Verwendung von 99mTc-markierten Mikro-/Nanokolloiden(Lymphknotendiagnostik) **66,14**

40530 Kostenpauschale für die Sachkosten im Zusammenhang mit der Erbringung der Leistung entsprechend der Gebührenordnungsposition 17351 bei Verwendung einer 99mTc-markierten Testmahlzeit (gastrointestinale Motilität) **32,48**

40532 Kostenpauschale für die Sachkosten im Zusammenhang mit der Erbringung der Leistungen entsprechend der Gebührenordnungspositionen 17310, 17330 oder 17331 bei Verwendung von 201-TL-Cl(Myokard) **70,00**

40534 Kostenpauschale für die Sachkosten im Zusammenhang mit der Erbringung der Leistung entsprechend der Gebührenordnungsposition 17310 bei Verwendung von 123-J(Schilddrüse) **95,00**

40536 Kostenpauschale für die Sachkosten im Zusammenhang mit der Erbringung der Leistung entsprechend der Gebührenordnungsposition 17310 bei Verwendung von 123-J MIBG(chromaffineTumoren/Nebennierenmark) **350,00**

40538 Kostenpauschale für die Sachkosten im Zusammenhang mit der Erbringung der Leistung entsprechend der Gebührenordnungsposition 17310 bei Verwendung von 123-J-FP-CIT(M. Parkinson) **830,00**

40540 Kostenpauschale für die Sachkosten im Zusammenhang mit der Erbringung der Leistung entsprechend der Gebührenordnungsposition 17321 bei Verwendung von 131-J(Schilddrüse) **10,00**

40546 Kostenpauschale für die Sachkosten im Zusammenhang mit der Erbringung der Leistung entsprechend der Gebührenordnungsposition 17372 bei Verwendung von 131-J MIBG **1784,00**

40548 Kostenpauschale für die Sachkosten im Zusammenhang mit der Erbringung der Leistung entsprechend der Gebührenordnungsposition 17350 bei Verwendung von 111-In Oxinat (Zellmarkierung) **140,00**

40550 Kostenpauschale für die Sachkosten im Zusammenhang mit der Erbringung der Leistungen entsprechend der Gebührenordnungspositionen 17310 oder 17311 bei Verwendung von 111-In-Okteotid (Somatostatinrezeptor-Diagnostik) **766,00**

40551 Kostenpauschale für die Sachkosten im Zusammenhang mit der Durchführung der Leistungen entsprechend der Gebührenordnungspositionen 17310 oder 17311 bei Verwendung von Tc-99m-Tektrotyd (Somatostatinrezeptor-Diagnostik) **860,41**

40552 Kostenpauschale für die Sachkosten im Zusammenhang mit der Erbringung der Leistung entsprechend der Gebührenordnungspositionen 17310 oder 17311 bei Verwendung von 111-In DTPA **304,70**

40554 Kostenpauschale für die Sachkosten im Zusammenhang mit der Erbringung der Leistung entsprechend der Gebührenordnungsposition 17351 bei Verwendung von 75-Se-SeHCAT(Gallensäuren) **474,75**

EBM-Nr.

40556   Kostenpauschale für die Sachkosten im Zusammenhang mit der Erbringung der   **100,00**
Leistung entsprechend der Gebührenordnungspositionen 17371 oder 17373 bei
Verwendung von 90-Yttrium-Colloid (Radiosynoviorthese)

40558   Kostenpauschale für die Sachkosten im Zusammenhang mit der Erbringung der   **125,00**
Leistung entsprechend der Gebührenordnungspositionen 17371 oder 17373 bei
Verwendung von 186-Rhenium-Colloid (Radiosynoviorthese)

40560   Kostenpauschale für die Sachkosten im Zusammenhang mit der Erbringung der   **95,00**
Leistung entsprechend der Gebührenordnungsposition 17371 bei Verwendung von
169-Erbium-Colloid(Radiosynoviorthese)

40562   Kostenpauschale für die Sachkosten im Zusammenhang mit der Erbringung der   **1355,00**
Leistung entsprechend der Gebührenordnungsposition 17372 zur Therapie von
Knochenmetastasen mit Radioisotopen

40568   Kostenpauschale für die Sachkosten im Zusammenhang mit der Erbringung der   **143,00**
Leistung entsprechend der Gebührenordnungsposition 17340 bei Verwendung von
123-J-Hippuran(Niere)

40576   Kostenpauschale für die Sachkosten im Zusammenhang mit der Erbringung der   **350,00**
Leistung entsprechend der Gebührenordnungsposition 17310 bei Verwendung von
radioaktiven Gasen(Lunge)

40580   Kostenpauschale für die Sachkosten im Zusammenhang mit der Erbringung der   **320,00**
Leistung entsprechend der Gebührenordnungspositionen 25331, 25332 oder 25333
bei Verwendung von 192-Iridium

40582   Kostenpauschale für die Sachkosten, die im Rahmen des Umgangs, der   **65,00**
Beschaffung und Lagerung sowie der Materialverwaltung,der Abfallbeseitigung
und Entsorgung gemäß Strahlenschutzverordnung (StrlSchV) sowie dem Gesetz
über den Verkehr mit Arzneimitteln (AMG)im Zusammenhang mit der Erbringung
der Leistung entsprechend der Gebührenordnungsposition 17372 bei Verwendung
von Radium-223-dichlorid entstehen

Abrechnungsbestimmung je Injektion

Anmerkung In der Kostenpauschale 40582 sind die Kosten für Radium-223-dichlorid
nicht enthalten.
Die Verordnung und Abrechnung von Radium-223-dichlorid erfolgt über das Arzneiverordnungsblatt (Muster 16).

40584   Kostenpauschale für die Sachkosten im Zusammenhang mit der Durchführung der **255,00**
Leistungen entsprechend der Gebührenordnungs-positionen 34700 bis 34707 bei
Verwendung von F-18-Fluordesoxyglukose

In der Kostenpauschale 40 584 sind alle Kosten, einschließlich der Transportkosten, enthalten.

40.11 Leistungsbezogene Kostenpauschalen für ophtalmologische Eingriffe

40680   Kostenpauschale für die Sachkosten im Zusammenhang mit der Erbringung einer   **513,00**
Leistung entsprechend der Gebührenordnungsposition 31362

GOÄ   entsprechend oder ähnlich: Berechnung der entstandenen Kosten nach § 10 Abs. 1 GOÄ

40681   Kostenpauschale für Riboflavin im Zusammenhang mit der Erbringung einer   **92,53**
Leistung entsprechend der Gebührenordnungsposition 31364

Berichtspflicht Nein

40.12 Kostenpauschalen für Sachkosten im Zusammenhang mit der Kryokonservierung von Ei- oder Samenzellen oder Keimzellgewebe

1. Die Kosten für den Transport gemäß der Richtlinie zur Kryokonservierung von Ei- oder Samenzellen oder Keimzellgewebe sowie entsprechende medizinische Maßnahmen wegen keimzellschädigender Therapie (Kryo-RL) von der Entnahmeeinrichtung zur Lagerungseinrichtung sowie von der Lagerungseinrichtung zur reproduktions-medizinischen Einrichtung, welche die reproduktionsmedizinischen Maßnahmen nach erfolgter Kryokonservierung durchführt, sind abweichend von 7.1 der Allgemeinen Bestimmungen zusätzlich gemäß 7.3 berechnungsfähig.

2. Die Kosten für eine sachgemäße Beseitigung bzw. Entsorgung aller Materialien sind in den Gebührenord-nungspositionen enthalten

40700   Kostenpauschale für Lagerung gemäß Kryo-RL,   **68,00**

Abrechnungsbestimmung einmal im Behandlungsfall

Anmerkung Die Kostenpauschale 40700 ist für jedes Quartal berechnungsfähig in dem die Lagerung erfolgt, unabhängig davon, ob in diesem Quartal weitere ärztliche Leistungen abgerechnet werden.

Berichtspflicht Nein

40701   Zuschlag zur Kostenpauschale 40700 für die Lagerung unter Quarantänebedin-   **10,00**
gungen,

Abrechnungsbestimmung einmal im Behandlungsfall

Anmerkung Die Gebührenordnungsposition 40701 ist nur im Falle eines bestätigten labordiagnostischen Befundes, der eine Lagerung unter Quarantänebedingungen erfordert, berechnungsfähig.
Darüber hinaus ist die Gebührenordnungsposition 40701 bis zum Vorliegen eines bestätigten labordiagnostischen Befundes, der eine Lagerung ohne Quarantänebedingungen erlaubt, berechnungsfähig. Die Berechnung setzt in diesem Fall die Angabe einer Begründung voraus.

Berichtspflicht Nein

40.13 Leistungsbezogene Kostenpauschalen für endoskopische Gelenkeingriffe inklusive Arthroskopielösungen

40750   Kostenpauschale für die Sachkosten in Zusammenhang mit der Durchführung von **122,00**
endoskopischen Gelenkeingriffen (Arthroskopien) entsprechend der Gebührenord-nungspositionen 31141 und 31142

GOÄ   entsprechend oder ähnlich: Berechnung der entstandenen Kosten nach § 10 Abs.1 GOÄ

40752   Kostenpauschale für die Sachkosten in Zusammenhang mit der Durchführung von **200,00**
endoskopischen Gelenkeingriffen (Arthroskopien) entsprechend der Gebührenord-nungspositionen 31143 und 31144

GOÄ   entsprechend oder ähnlich: Berechnung der entstandenen Kosten nach § 10 Abs.1 GOÄ

40754   Kostenpauschale für die Sachkosten in Zusammenhang mit der Durchführung von **333,00**
endoskopischen Gelenkeingriffen (Arthroskopien) entsprechend der Gebührenord-nungspositionen 31145 bis 31147

GOÄ   entsprechend oder ähnlich: Berechnung der entstandenen Kosten nach § 10 Abs.1 GOÄ

40.14 Leistungsbezogene Kostenpauschalen für Sach- und Dienstleistungen bei Behandlung mit renalen Ersatzverfahren und extrakorporalen Blutreinigungsverfahren

1. Eine Behandlungswoche ist jede Kalenderwoche, in der die wöchentlichen Dialysen (d. h. mindestens 3 Hämodialysentage bzw. IPD-Dialysentage oder mindestens 4 von 7 Peritonealdialysentagen als CAPD bzw. CCPD) durchgeführt werden.

2. Eine Dialysewoche ist definiert als eine abgerechnete Kostenpauschale nach der Gebührenordnungsposition 40823 oder als drei abgerechnete Kostenpauschalen nach der Gebührenordnungsposition 40824.

3. Die Preise für die Kostenpauschalen nach den Gebührenordnungspositionen 40823 und 40824 werden nach der Anzahl der Dialysewochen der Betriebsstätte/Nebenbetriebsstätte im abgerechneten Quartal in vier Preisstufen differenziert.

   1. Bis zur 650. Dialysewoche im abgerechneten Quartal werden die Kostenpauschalen nach den Gebührenordnungspositionen 40823 und 40824 mit den Preisen der Preisstufe 1 vergütet. Von der 651. bis zur 1300. Dialysewoche im abgerechneten Quartal erfolgt die Vergütung dieser Gebührenordnungspositionen mit den Preisen der Preisstufe 2. Von der 1301. bis zur 1950. Dialysewoche im abgerechneten Quartal erfolgt die Vergütung mit den Preisen der Preisstufe 3. Ab der 1951. Dialysewoche im abgerechneten Quartal werden diese Gebührenordnungspositionen mit den Preisen der Preisstufe 4 vergütet

   2. Ein Beispiel: Eine Betriebsstätte/Nebenbetriebsstätte rechnet 1400 Kostenpauschalen nach der Gebührenordnungsposition 40823 und 600 Kostenpauschalen nach der Gebührenordnungsposition 40824 ab. Für die Betriebsstätte/Nebenbetriebsstätte ergeben sich somit 1600 Dialysewochen. Im Ergebnis werden der Betriebsstätte/Nebenbetriebsstätte von den 1600 Dialysewochen 650 mit dem Preis der Preisstufe 1, weitere 650 Dialysewochen mit dem Preis der Preisstufe 2 und 300 Dialysewochen mit dem Preis der Preisstufe 3 vergütet

   3. Die Unterscheidung der erbrachten Dialysewochen im abgerechneten Quartal nach dem Ort der Erbringung (Betriebsstätte/Nebenbetriebsstätte) setzt voraus, dass Betriebsstätte und Nebenbetriebsstätte(n) sich nicht in derselben Örtlichkeit (zum Beispiel im gleichen Gebäude oder Gebäudekomplex) befinden. Andernfalls werden die in Betriebs- und Nebenbetriebsstätte(n) einer Praxis erbrachten Dialysewochen so zusammengefasst, als wenn sie in einer Betriebsstätte/einem Ort erbracht worden wären. Erbringen Praxen, Praxen mit angestellten Ärzten, Berufsausübungsgemeinschaften, Medizinische Versorgungszentren, ermächtigte Einrichtungen oder rechtlich voneinander unabhängige Dialyseeinrichtungen Leistungen des Abschnitts 40.14 EBM in derselben Örtlichkeit und nutzen dabei gemeinsam apparative Ausstattungen (Anlage zur Dialysewasseraufbereitung in Verbindung mit Dialysewasser-Ringleitung), so werden die von diesen Dialyseeinrichtungen abgerechneten Kostenpauschalen 40823 und 40824 mit einem Abschlag in Höhe von 5 Prozent versehen.

   4. Ein Abschlag auf die Kostenpauschalen 40823 und 40824 erfolgt nicht, wenn die betreffenden Dialyseeinrichtungen der Kassenärztlichen Vereinigung nachweisen, dass die zur Erbringung der Leistungen des Abschnitts 40.14 EBM erforderliche apparative Ausstattung (Anlage zur Dialysewasseraufbereitung in Verbindung mit Dialysewasser-Ringleitung) ausschließlich von dieser Dialysepraxis genutzt wird.

4. Die Kostenpauschalen nach den Nrn. 40815 bis 40819 und 40823 bis 40828 enthalten alle Sachkosten, einschließlich Dialysegerät, Dialysator, Schlauchsysteme, Infusionslösungen, am Dialysetag verabreichte Heparine, Aufbereitungs- und Entsorgungsmaßnahmen, Sprechstundenbedarf sowie die Kosten der Beköstigung des Patienten in Abhängigkeit von der jeweiligen Dialyseart für die Zeit der Dialysebehandlung. Weiterhin ist im Falle der Hämodialyse als Heimdialyse von dem Vertragsarzt, dem ermächtigten Arzt oder der ärztlich geleiteten Einrichtung die Erstattung der dialysebedingten Strom-, Wasser- und Entsorgungskosten an den Heimdialysepatienten sicherzustellen. Zur Erstattung kann mit dem Dialysepatienten eine Pauschale vereinbart werden. Die Kostenpauschalen nach den Nrn. 40815 bis 40819 und 40823 bis 40828 enthalten nicht die Kosten für Arzneimittel, insbesondere Erythropoetin, Vitamin- oder Mineralstoffpräparate. Die Allgemeinen Bestimmungen Nr. 7 finden keine Anwendung.

5. Die Berechnung der Kostenpauschalen nach den Nrn. 40815 bis 40819 und 40823 bis 40828 setzt eine Genehmigung der Kassenärztlichen Vereinigung nach der Vereinbarung zu den Blutreinigungsverfahren gemäß § 135 Abs. 2 SGB V voraus.

6. Soweit die Partner der Gesamtverträge eine im wirtschaftlichen Ergebnis mit dieser Regelung vergleichbare niedrigere Erstattungshöhe der Kosten für nichtärztliche Dialyseleistungen vereinbart haben, können diese Vereinbarungen fortgeführt werden

Kommentar:

zu 1.
Hier gab es gegenüber dem früheren EBM eine Veränderung dahingehend, dass die Kalenderwoche für Hämodialyse bzw. IPD-Dialyse so definiert wird, dass sie mindestens 3 Dialysetage umfassen muss. Bisher waren es „2 von 3" Tagen.

zu 6.
Diese sehr differenzierten Bestimmungen hinsichtlich der Berechnung der Dialysesachkosten sind dem Umstand geschuldet, Dass der größte Anteil der Ausgaben der Gesetzlichen Krankenversicherung für Dialysebehandlungen auf die Kosten entfällt.

40815	Kostenpauschale für Sachkosten bei Durchführung von Hämodialysen einschl. Sonderverfahren (z.B. Hämofiltration, Hämodiafiltration) bei Patienten bis zum vollendeten 18. Lebensjahr mit einer dialysepflichtigen Nierenerkrankung bei Dialysen am Wohnort,	**639,54**

Abrechnungsbestimmung je durchgeführter Dialyse

40816	Kostenpauschale für Sachkosten bei Durchführung von Peritonealdialysen bei Patienten bis zum vollendeten 18. Lebensjahr mit einer dialysepflichtigen Nierenerkrankung,	**846,60**

Abrechnungsbestimmung je Behandlungswoche

Abrechnungsausschluss je Behandlungswoche 40817, 40819

40817	Kostenpauschale für Sachkosten bei Durchführung von Peritonealdialysen bei Patienten bis zum vollendeten 18. Lebensjahr mit einer dialysepflichtigen Nierenerkrankung bei Dialysen am Wohnort, die nicht mindestens 4 von 7 Peritone-aldialysetage in der Behandlungswoche umfassen,	**120,97**

Abrechnungsbestimmung je durchgeführter Dialyse, höchstens dreimal in der Kalenderwoche

Abrechnungsausschluss je Behandlungswoche 40816

40818	Kostenpauschale für Sachkosten bei Durchführung von Hämodialysen einschl. Sonderverfahren (z.B. Hämofiltration, Hämodiafiltration) bei Patienten bis zum vollendeten 18. Lebensjahr mit einer dialysepflichtigen Nierenerkrankung bei einer Feriendialyse während des Ferienaufenthalts am Ferienort, bei Dialyse wegen beruflich bedingter oder sonstiger Abwesenheit vom Wohnort,	**671,57**

Abrechnungsbestimmung je durchgeführter Dialyse

40819	Kostenpauschale für Sachkosten bei Durchführung von Peritonealdialysen bei Patienten bis zum vollendeten 18. Lebensjahr mit einer dialysepflichtigen Nierener-krankung bei einer Feriendialyse während des Ferienaufenthalts am Ferienort, bei Dialyse wegen beruflich bedingter oder sonstiger Abwesenheit vom Wohnort,	**126,99**

Abrechnungsbestimmung je durchgeführter Dialyse, höchstens zweimal in der Kalenderwoche

Abrechnungsausschluss je Behandlungswoche 40816

GOÄ   entsprechend oder ähnlich: Berechnung der entstandenen Kosten nach § 10 Abs.1 GOÄ

40823	Kostenpauschale für Sachkosten bei Durchführung von Hämodialysen als Zentrums-bzw. Praxisdialyse oder zentralisierte Heimdialyse, einschl. Sonderverfahren (z.B. Hämofiltration, Hämodiafiltration) bei Versicherten ab dem vollendeten 18. Lebensjahr mit einer dialysepflichtigen Nierenerkrankung,

Abrechnungsbestimmung je Behandlungswoche

Anmerkung Die Kostenpauschale nach der Gebührenordnungsposition 40823 wird in Abhängigkeit von der Anzahl der Dialysewochen der Betriebsstätte/Nebenbetriebsstätte im abgerechneten Quartal bewertet. Hierbei sind Nr. 2 und Nr. 3 der Bestimmungen des Abschnitts 40.14 zu beachten.

Bewertung der Kostenpauschale (Preisstufe 1)   495,52 Euro
Bewertung der Kostenpauschale (Preisstufe 2)   475,63 Euro
Bewertung der Kostenpauschale (Preisstufe 3)   425,85 Euro
Bewertung der Kostenpauschale (Preisstufe 4)   405,96 Euro
Abrechnungsausschluss je Behandlungswoche 40824, 40825, 40826, 40827, 40828

40824   Kostenpauschale für Sachkosten bei Durchführung von Hämodialysen als Zentrums- bzw. Praxisdialyse oder zentralisierte Heimdialyse, einschl. Sonderverfahren (z.B. Hämofiltration, Hämodiafiltration) bei Versicherten ab dem vollendeten 18. Lebensjahr mit einer dialysepflichtigen Nierenerkrankung bei Dialysen am Wohnort, die nicht mindestens dreimal in der Behandlungswoche durchgeführt werden können,

Abrechnungsbestimmung je durchgeführter Dialyse, höchstens zweimal in der Kalenderwoche

Anmerkung Die Kostenpauschale nach der Gebührenordnungsposition 40824 wird in Abhängigkeit von der Anzahl der Dialysewochen der Betriebsstätte/Nebenbetriebsstätte im abgerechneten Quartal bewertet. Hierbei sind Nr. 2 und Nr. 3 der Bestimmungen des Abschnitts 40.14 zu beachten.

Bewertung der Kostenpauschale (Preisstufe 1)   165,14 Euro
Bewertung der Kostenpauschale (Preisstufe 2)   158,51 Euro
Bewertung der Kostenpauschale (Preisstufe 3)   141,98 Euro
Bewertung der Kostenpauschale (Preisstufe 4)   135,35 Euro
Abrechnungsausschluss je Behandlungswoche 40823, 40825

40825   Kostenpauschale für Sachkosten bei Durchführung von Peritonealdialysen (z.B.   **515,51** CAPD, CCPD, IPD) oder Heimhämodialysen, bei Versicherten ab dem vollendeten 18. Lebensjahr mit einer dialysepflichtigen Nierenerkrankung,

Abrechnungsbestimmung je Behandlungswoche

Abrechnungsausschluss je Behandlungswoche 40823, 40824, 40826, 40827, 40828

40826   Kostenpauschale für Sachkosten bei Durchführung von Peritonealdialysen als   **73,64** CAPD bzw. CCPD, bei Versicherten ab dem vollendeten 18. Lebensjahr mit einer dialysepflichtigen Nierenerkrankung bei Dialysen am Wohnort, die nicht mindestens 4 von 7 Peritonealdialysetage in der Behandlungswoche umfassen

Abrechnungsbestimmung je durchgeführter Dialyse, höchstens dreimal in der Kalenderwoche

Abrechnungsausschluss je Behandlungswoche 40823, 40825

40827   Kostenpauschale für Sachkosten bei Durchführung von intermittierenden Perito-   **171,87** nealdialysen (IPD) oder Heimhämodialysen, bei Versicherten ab dem vollendeten 18. Lebensjahr mit einer dialysepflichtigen Nierenerkrankung bei Dialysen am Wohnort, die nicht mindestens dreimal in der Behandlungswoche durchgeführt werden können,

Abrechnungsbestimmung je durchgeführter Dialyse, höchstens zweimal in der Kalenderwoche

Abrechnungsausschluss je Behandlungswoche 40823, 40825

40828   Kostenpauschale für Sachkosten bei Durchführung von Hämo- oder Peritone-   **178,19** aldialysen, als Zentrums- bzw. Praxisdialyse, Heimdialyse oder zentralisierte Heimdialyse, einschl. Sonderverfahren (z.B. Hämofiltration, Hämodiafiltration), bei Versicherten ab dem vollendeten 18. Lebensjahr mit einer dialysepflichtigen Nierenerkrankung, bei einer Feriendialyse während des Ferienaufenthalts am Ferienort, bei Dialyse wegen beruflich oder sonstiger Abwesenheit vom Wohnort,

Abrechnungsbestimmung je durchgeführter Dialyse, höchstens zweimal in der Kalenderwoche

Abrechnungsausschluss je Behandlungswoche 40823, 40825

40829   Zuschlag zu der Kostenpauschale nach den Nrn. 40823 oder 40825 bei Versi-   **10,20**
cherten ab dem vollendeten 59. Lebensjahr bis zum vollendeten 69. Lebensjahr

40830   Zuschlag zu der Kostenpauschale nach den Nrn. 40824, 40826 und 40827   **3,37**
bei Versicherten ab dem vollendeten 59. Lebensjahr bis zum vollendeten 69.
Lebensjahr

40831   Zuschlag zu der Kostenpauschale nach den Nrn. 40823 oder 40825 bei Versi-   **20,40**
cherten ab dem vollendeten 69. Lebensjahr bis zum vollendeten 79. Lebensjahr

40832   Zuschlag zu der Kostenpauschale nach den Nrn. 40824, 40826 und 40827 bei Versi-   **6,83**
cherten ab dem vollendeten 69. Lebensjahr bis zum vollendeten 79. Lebensjahr

40833   Zuschlag zu der Kostenpauschale nach den Nrn. 40823 oder 40825 bei Versi-   **30,60**
cherten ab dem vollendeten 79. Lebensjahr

40834   Zuschlag zu der Kostenpauschale nach den Nrn. 40824, 40826 und 40827 bei   **10,20**
Versicherten ab dem vollendeten 79. Lebensjahr

40835   Zuschlag zu der Kostenpauschale nach den Nrn. 40816, 40823 oder 40825 für die   **91,80**
Infektionsdialyse
– bei Patienten mit Infektionserkrankungen mit Problemkeimen gemäß der
mit der Kommission für Krankenhaushygiene und Infektionsprävention beim
Robert Koch-Institut (KRINKO) abgestimmten Hygieneleitlinie als Ergänzung zum
Dialysestandard
und/oder
– bei Vorliegen einer Infektion mit dem Coronavirus SARS-CoV-2
und/oder
– bei Patienten, die gemäß § 4 Coronavirus-Einreiseverordnung zur Absonderung
verpflichtet sind
Kommentar: Der Preis ist zum 1.1.2018 deutlich erhöht worden

40836   Zuschlag zu der Kostenpauschale nach den Nrn. 40815, 40817, 40818, 40819,   **30,60**
40824, 40826 bis 40828 für die Infektionsdialyse
– bei Patienten mit Infektionserkrankungen mit Problemkeimen gemäß der mit der
Kommission für Krankenhaushygiene und Infektionsprävention beim Robert Koch-
Institut (KRINKO) abgestimmten Hygieneleitlinie als Ergänzung zum Dialysestandard
und/oder
– bei Vorliegen einer Infektion mit dem Coronavirus SARS-CoV-2
und/oder
– bei Patienten, die gemäß § 4 Coronavirus-Einreiseverordnung zur Absonderung
verpflichtet sind,

Abrechnungsbestimmung je durchgeführter Dialyse, höchstens zweimal in der Kalenderwoche
Kommentar: Der Preis ist zum 1.1.2018 deutlich erhöht worden

40837   Zuschlag zu der Kostenpauschale nach der Nr. 40816 oder 40825 für die intermit-   **306,00**
tierende Peritonealdialyse (IPD)

40838   Zuschlag zu der Kostenpauschale nach der Nr. 40817, 40818, 40819, 40827 oder   **102,00**
40828 für die intermittierende Peritonealdialyse (IPD)

Abrechnungsbestimmung je durchgeführter Dialyse, höchstens zweimal in der Kalenderwoche

40.16 Leistungsbezogene Kostenpauschalen im Rahmen der Früherkennung von Brustkrebs durch Mammographie-Screening gemäß den Richtlinien des Gemeinsamen Bundesausschusses (Mammographie-Screening-Programm)

40850 Kostenpauschale für Sachkosten bei Durchführung der Leistung entsprechend der Gebührenordnungsposition 01750   **5,85**

GOÄ   entsprechend oder ähnlich: Berechnung der ggf. entstandenen Kosten nach § 10 Abs.1 GOÄ

40852 Kostenpauschale für die ggf. erforderliche Teilnahme an Fallkonferenzen im Zusammenhang mit der Durchführung der Leistungen entsprechend der Gebührenordnungspositionen 01752, 01756 und 01758 oder Kostenpauschale für die Versendung bzw. den Transport von Röntgenaufnahmen und/oder Filmfolien   **0,51**

Anmerkung Bei Mitgabe von Röntgenaufnahmen oder Filmfolien ist die Kostenpauschale nach der Nr. 40852 nicht berechnungsfähig.

GOÄ   Berechnung der ggf. entstandenen Kosten nach §10 Abs.1 GOÄ

40854 Kostenpauschale für sämtliche Sachkosten im Zusammenhang mit der Erbringung der Leistung entsprechend der Gebührenordnungsposition 01759 mit Ausnahme der im Zuschlag nach der Nr. 40855 enthaltenen Markierungsclips   **320,00**

Abrechnungsbestimmung je Seite

GOÄ   entsprechend oder ähnlich: Berechnung der entstandenen Kosten nach § 10 Abs.1 GOÄ

40855 Zuschlag zu der Kostenpauschale nach der Nr. 40854 für die Verwendung von Markierungsclips   **100,00**

Abrechnungsbestimmung je Seite

40.17 Leistungsbezogene Kostenpauschalen für Sachkosten bei der Vakuumversiegelungstherapie

40900 Kostenpauschale für die Sachkosten im Zusammenhang mit der Durchführung der Leistung entsprechend der Gebührenordnungsposition 31401   **430,67**

Abrechnungsbestimmung je durchgeführter Leistung
Berichtspflicht Nein

40901 Kostenpauschale für die Sachkosten im Zusammenhang mit der Durchführung der Leistung entsprechend der Gebührenordnungsposition 02314 bei einer Wundfläche bis einschließlich 20 cm^2 **65,49**

Abrechnungsbestimmung je durchgeführter Leistung, höchstens dreimal in der Kalenderwoche
Berichtspflicht Nein

40902 Kostenpauschale für die Sachkosten im Zusammenhang mit der Durchführung der Leistung entsprechend der Gebührenordnungsposition 02314 bei einer Wundfläche > 20 cm^2 **71,39**

Abrechnungsbestimmung je durchgeführter Leistung, höchstens dreimal in der Kalenderwoche
Berichtspflicht Nein

40903 Kostenpauschale für die Vakuumpumpe im Zusammenhang mit der Durchführung der Leistung entsprechend der Gebührenordnungsposition 02314   **47,54**

Abrechnungsbestimmung je Kalendertag
Berichtspflicht Nein

40.18 Kostenpauschalen für die erforderliche Geräteausstattung im Rahmen des Telemonitoring bei Herzinsuffizienz gemäß Nr. 37 Anlage I „Anerkannte Untersuchungs- oder Behandlungsmethoden" der Richtlinie Methoden vertragsärztliche Versorgung des Gemeinsamen Bundesausschusses

40910	Kostenpauschale für die erforderliche Geräteausstattung des Patienten im Zusammenhang mit der Durchführung der Leistung(en) nach der/den Gebührenordnungsposition(en) 13586 und/oder 13587,	**68**

Abrechnungsbestimmung einmal im Behandlungsfall

Berichtspflicht Nein

VI Anhänge

1 Verzeichnis der nicht gesondert berechnungsfähigen Leistungen

Wichtig: Die stets aktuelle Tabelle finden Sie unter den Anhängen auf den KBV-Seiten: www.kbv.de/html/online-ebm.php

1. Die im Anhang 1 aufgeführten Leistungen sind – sofern sie nicht als Gebührenordnungspositionen im EBM verzeichnet sind – Teilleistungen von Gebührenordnungspositionen des EBM und als solche nicht eigenständig berechnungsfähig. In der KBV-Tabelle steht in der linken Spalte der Begriff Spaltenbezeichnung – wir haben ergänzt: ggf. EBM-Nr., da im unteren Teil auch EBM-Nrn. genannt sind.

2. In den Gebührenordnungspositionen wird ggf. auf die Bezeichnung der Spalten VP = Versichertenpauschale, GP = Grund- / Konsiliarpauschale, bzw. SG = sonstige Gebührenordnungspositionen verwiesen.

EBM-Nr.	Legende	VP	GP	SG
	Abnahme eines mindestens unter Einschluß eines großen Gelenkes oder des Rumpfes angelegten zirkulären, individuell modellierten Verbades aus unelastischen, nicht weiter verwendbaren erstarrten Materialien (z. B. Gips)	x	x	x
	Absaugung körpereigener Flüssigkeiten	x	x	x
	Abschabung der Hornhaut des Auges		x	
	Abtragung ausgedehnter Nekrosen im Hand- oder Fußbereich	x	x	
	Aderlass	x	x	
	Amsler-Gitter-Test (neu ab 01.01.21)		x	
	Anamnese(n), sofern nicht gesondert ausgewiesen	x	x	x
	Anästhesie eines peripheren Nerven	x	x	x
	Änderung (z. B. Fensterung, Spaltung, Schieneneinsetzung, Anlegen eines Gehbügels oder einer Abrollsohle) eines nicht an demselben Tag angelegten zirkulären Gipsverbandes	x	x	x
	Anlegen einer Blutleere oder Blutsperre an einer Extremität im Zusammenhang mit einem operativen Eingriff			x
	Anlegen einer Finger- oder Zehennagelspange	x	x	
	Anlegen einer Hilfsschiene am unverletzten Kiefer bei Kieferfrakturen oder Anlegen einer Schiene bei Erkrankungen der Kiefergelenke		x	
	Anlegen eines Portioadapters		x	x
	Anlegen von Drahtligaturen, Drahthäkchen, Drahtbügeln oder dergleichen			x
	Ansteigendes Teilbad	x	x	
	Ansteigendes Vollbad, einschl. Herz-Kreislauf- und Körpertemperaturüberwachung	x	x	
	Anus praeter-Bougierung	x	x	
	Anwendung und Auswertung projektiver Testverfahren (z.B. Rorschach-Test, TAT, Sceno) mit schriftlicher Aufzeichnung			x
	Anwendung und Auswertung orientierender Testverfahren (z.B. Benton, d 2)			x
	Anwendung und Auswertung standardisierter Intelligenz- und Entwicklungs-Tests (z.B. HAWIE(K)-R, IST, CFT) mit schriftlicher Aufzeichnung			x
	Anwendung und Auswertung von Fragebogentests (z.B. MMPI, SCL, FPI, Gießen-Test)			x
	Anwendung und Auswertung von Funktionstests (z. B. GFT, Frostig, KTK, DRT) mit schriftlicher Aufzeichnung			x
	Applikation von bronchokonstriktorisch wirksamen Substanzen (mit Ausnahme von Allergenen)			x
	Assistenz durch einen Arzt, der selbst nicht an der vertragsärztlichen Versorgung teilnimmt, bei ambulanten operativen Eingriffen eines Vertragsarztes oder Assistenz eines genehmigten Assistenten bei operativen belegärztlichen Leistungen		x	x
	Ätzung im Enddarmbereich	x	x	
	Ätzung im Kehlkopf		x	
	Auffüllung eines subkutanen Medikamentenreservoirs oder eines Haut-Expanders oder Spülung eines Ports	x	x	
	Auflichtmikroskopie/Dermatoskopie		x	x

© Springer-Verlag GmbH Deutschland, ein Teil von Springer Nature 2023
P. M. Hermanns (Hrsg.), *EBM 2023 Kommentar*, Abrechnung erfolgreich und optimal, https://doi.org/10.1007/978-3-662-66400-1_6

1 Verzeichnis der nicht gesondert berechnungsfähigen Leistungen

EBM-Nr.	Legende	VP	GP	SG
	Aufrichtung gebrochener Wirbel im Durchhang		x	
	Ausfräsen eines Rostringes der Hornhaut am Auge		x	
	Ausräumung einer Blasenmole oder einer "missed abortion"			x
	Ausspülung des Magens mittels Magenschlauch	x	x	x
	Ausspülung einer Kiefer- oder Stirnhöhle von der natürlichen oder künstlichen Öffnung aus, ggf. einschl. Einbringung von Medikamenten		x	x
	Ausspülung und/oder Absaugen des Kuppelraumes			x
	Ausstellung einer Arbeitsunfähigkeitsbescheinigung gemäß § 3 des Lohnfortzahlungsgesetzes	x	x	
	Ausstellung einer Folgeverordnung einer digitalen Gesundheitsanwendung (DIGA) aus dem Verzeichnis gemäß § 139e SGB V	x	x	x
	Ausstellung von Wiederholungsrezepten und/oder Überweisungsscheinen oder Übermittlung von Befunden oder ärztlichen Anordnungen an den Patienten im Auftrag des Arztes durch das Praxispersonal, auch mittels Fernsprecher	x	x	x
	Beistand eines Vertragsarztes bei der ärztlichen Leistung eines anderen Vertragsarztes			x
	Beratung der Bezugsperson(en)	x	x	x
	Beratung, auch mittels Fernsprecher	x	x	x
	Beratung, einschl. symptombezogener klinischer Untersuchung	x	x	x
	Beratung, Erörterung, Abklärung sofern nicht als eigenständige Position enthalten	x	x	
	Bestimmung der Tränensekretionsmenge und/oder Messung der "Break-up-time"		x	
	Bestimmung der Transitzeit durch Herz und Lunge mittels radioaktiv markierter Substanzen			x
	Bestimmung des Reflexdecay			x
	Bestimmung(en) der prozentualen Sauerstoffsättigung im Blut (Oxymetrie)			x
	Betreuung eines moribunden Kranken unter Einbeziehung der Gespräche mit den versorgenden und unmittelbar betroffenen Personen zu einem dem Zustand u. Verlauf angemessenen Umgehen mit dem Sterbenden u. zu seiner abgestimmten humanen, sozialen, pflegerischen u. ärztlichen Versorgung			x
	Binokularmikroskopische Untersuchung des Trommelfells und/oder der Paukenhöhle		x	
	Biomathematische Auswertung der Haplotyp-Befunde bei indirekter Genotyp-Diagnostik mit ausführlicher schriftlicher Befundmitteilung und -erläuterung			x
	Blutentnahme beim Feten und/oder Bestimmung des Säurebasenhaushalts und/oder des Gasdrucks im Blut des Feten, ggf. einschließlich pH-Messung			x
	Blutentnahme durch Venenpunktion	x	x	
	Blutige Venendruckmessung(en) an einer Extremität, in Ruhe und nach Belastung, einschließlich graphischer Registrierung			x
	Chemische Ätzung der Hornhaut		x	
	Chemo-chirurgische Behandlung eines Basalioms	x	x	
	Chemo-chirurgische Behandlung spitzer Kondylome oder chemo-chirurgische Behandlung von Präkanzerosen	x	x	
	Definierte Kreislauffunktionsprüfung nach standardisierten Methoden einschl. Dokumentation	x	x	
	Dehnung der weiblichen Harnröhre, ggf. einschließlich Spülung, Instillation von Medikamenten und/oder Katheterisierung der Harnblase			x
	Dehnung, Durchspülung, Sondierung, Salbenfüllung und/oder Kaustik der Tränenwege		x	x
	Diagnostische Peritonealspülung (Peritoneal-Lavage)			x
	Diasklerale Durchleuchtung und/oder Prüfung entoptischer Wahrnehmung zur Beurteilung der Netzhautfunktion bei trüben Medien		x	
	Differenzierende Analyse und graphische Darstellung des Bewegungsablaufes beider Augen (mindestens 9 Blickrichtungen je Auge)		x	
	Differenzierende Analyse und graphische Darstellung des Bewegungsablaufes beider Augen (mindestens 9 bzw. 36 Blickrichtungen je Auge)		x	
	Differenzierende Farbsinnprüfung (z. B. Farbfleck-Legetest, Spektral-Kompensationsmethode)		x	

EBM-Nr.	Legende	VP	GP	SG
	Differenzierende qualitative Bestimmung des Geruchsvermögens mit mindestens 3 aromatischen Geruchsstoffen, 3 Mischgeruchsstoffen und einem Trigeminusreizstoff, ggf. einschl. Geschmacksprüfung, einschl. Substanzkosten	x	x	
	Digitale Ausräumung des Mastdarms, Reposition eines Mastdarmvorfalles und/oder Entfernung von Fremdkörpern aus dem Mastdarm	x	x	x
	Digitaluntersuchung des Mastdarms, ggf. einschließlich der Prostata	x	x	x
	Doppler-sonographische Druckmessung(en) an den Arterien einer Extremität, in Ruhe und nach Belastung	x	x	
	Doppler-sonographische Untersuchung der Skrotalfächer oder der Penisgefäße		x	
	Doppler-sonographische Untersuchung der Venen oder der Arterien einer Extremität, in Ruhe	x	x	
	Druckkontrollierte Insufflation der Eustachischen Röhre unter Verwendung eines Druckkompressors		x	
	Druckmessung an der Lunge mittels Compliance bzw. P I und P max, einschl. graphischer Registrierung			x
	Druckmessung(en) oder Flußmessung(en) am freigelegten Blutgefäß			x
	Durchführung der Ösophagoskopie/Gastroskopie als Videoösophago- bzw. gastroskopie			x
	Durchführung einer standardisierten thermischen Labyrinthprüfung		x	x
	Durchtrennung oder Sprengung eines stenosierenden Narbenstranges der Scheide oder Abtragung eines Scheidenseptums			x
	Durchtrennung oder Sprengung von Narbensträngen ohne Eröffnung einer Körperhöhle	x	x	x
	Einbringen einer oder mehrerer Saugdrainagen in eine Wunde über einen gesonderten Zugang			x
	Einbringen einer oder mehrerer Spüldrainagen in Gelenke, Weichteile oder Knochen über einen gesonderten Zugang, ggf. einschließlich Spülung			x
	Einbringung (Instillationen) von Medikamenten in Körperöffnungen	x	x	x
	Einbringung des Kontrastmittels in einen Zwischenwirbelraum			x
	Sialographie oder Hysterosalpingographie oder Galaktographie			x
	Einbringung von Drainagefäden in eine Analfistel			x
	Einbringung von Medikamenten durch Injektion in einen parenteralen Katheter	x	x	
	Einbringung von Medikamenten in den Kehlkopf		x	
	Einführung von Verweilsonden (z. B. Punctum Plugs) in die Tränenwege eines Auges, ggf. einschließlich Nahtfixation			x
	Eingehende makroskopische Untersuchung, Präparation und Beschreibung von großen Operationspräparaten (z.B. Gastrektomie, Hemikolektomie)			x
	Einrenkung der Luxationen von Wirbelgelenken im Durchhang			x
	Einrichtung des gebrochenen Brustbeins			x
	Einrichtung eines gebrochenen Handwurzel-, Mittelhand-, Fußwurzel- oder Mittelfußknochens			x
	Einrichtung eines gebrochenen Oberarm- oder Oberschenkelknochens oder des gebrochenen Beckens			x
	Einrichtung gebrochener Fingerendglied- oder Zehenknochen oder Einrichtung eines gebrochenen Fingergrundglied-, Fingermittelglied- oder Großzehenknochens			x
	Einrichtung gebrochener Unterarm- oder Unterschenkelknochen, je Seite			x
	Einrichtung und Fixation eines gebrochenen Kiefers außerhalb der Zahnreihen durch intraorale Schiene oder Stützapparat			x
	Entfernen eines Verweilröhrchens am Trommelfell		x	
	Einsetzen o. Auswechseln einer Trommelfellprothese		x	
	EKG-Monitoring	x	x	x
	Elektrokardiographische Untersuchung	x	x	
	Elektrokardiographische Untersuchung mittels Ösophagusableitung, einschließlich Elektrodeneinführung		x	
	Elektrolytische Epilation von Wimpernhaaren	x	x	
	Endobronchiale Behandlung mit weichem Rohr		x	

1 Verzeichnis der nicht gesondert berechnungsfähigen Leistungen

EBM-Nr.	Legende	VP	GP	SG
	Endoskopische Untersuchung der Nasenhaupthöhlen und/oder des Nasenrachenraumes		x	
	Endoskopische Untersuchung einer oder mehrerer Nasennebenhöhlen		x	
	Entfernung einer Zervix-Cerclage		x	x
	Entfernung einer Geschwulst, von Fremdkörpern oder von Silikon- oder Silastikplomben aus der Augenhöhle			x
	Entfernung eines nicht festsitzenden Fremdkörpers aus dem Gehörgang oder der Paukenhöhle	x	x	
	Entfernung eines oder mehrerer Polypen aus dem Gehörgang			x
	Entfernung nicht haftender Fremdkörper von der Bindehaut oder mechanische Epilation von Wimpernhaaren	x	x	
	Entfernung sichtbarer Kirschnerdrähte ohne Eröffnung der Haut			x
	Entfernung und/oder Nachbehandlung von bis zu fünf plantaren, palmaren, sub- oder paraungualen Warzen oder vergleichbaren Hautveränderungen	x	x	x
	Entfernung und/oder Nachbehandlung von bis zu fünf vulgären Warzen bzw. Mollusken oder vergleichbaren Hautveränderungen, z. B. mittels scharfen Löffels, Kauterisation oder chemisch-kaustischer Verfahren oder Entfernung von bis zu fünfzehn pendelnden Fibromen	x	x	x
	Entfernung von Fäden o. Klammern aus einer Wunde	x	x	
	Entfernung von Fremdkörpern aus der Nase als selbständige Leistung	x	X	
	Entfernung von Korneoskleralfäden oder einer Hornhautnaht	X	X	X
	Entfernung von Ohrenschmalzpfröpfen	x	X	
	Entnahme und Aufbereitung von Abstrichmaterial zur zytologischen Untersuchung	x	x	x
	Entnahme und ggf. Aufbereitung von Abstrichmaterial zur mikrobiologischen Untersuchung	x	x	x
	Ergänzung der psychiatrischen Behandlung eines Kindes oder Jugendlichen durch syndrombezogene therapeutische Intervention bei behandlungsbedürftiger(n) Bezugsperson(en).			x
	Erhebung des Ganzkörperstatus	x	x	x
	Erhebung des vollständigen neurologischen Status (Hirnnerven, Reflexe, Motorik, Sensibilität, Koordination, extrapyramidales System, Vegetativum, hirnversorgende Gefäße), ggf. einschließlich Beratung und Erhebung ergänzender psychopathologischer Befunde		x	x
	Erhebung des vollständigen psychiatrischen Status (Bewußtsein, Orientierung, Affekt, Antrieb, Wahrnehmung, Denkablauf, mnestische Funktionen) unter Einbeziehung der lebensgeschichtlichen und sozialen Daten, ggf. einschließlich Beratung und Erhebung ergänzender neurologischer Befunde, einschließlich schriftlicher ärztlicher Aufzeichnungen		x	x
	Erhebung des vollständigen psychiatrischen Status bei einem Kind oder Jugendlichen, ggf. auch unter mehrfacher Einschaltung der Bezugs- und/oder Kontaktperson(en) und Berücksichtigung der entwicklungspsychologischen Gesichtspunkte, einschließlich schriftlicher ärztlicher Aufzeichnungen, ggf. einschließlich Beratung und Erhebung ergänzender neurologischer Befunde.		x	x
	Erhebung ergänzender neurologischer und psychiatrischer Befunde		x	x
	Eröffnung eines Abszesses der Nasenscheidewand			x
	Eröffnung eines Gerstenkorns (Hordeolum)	x	x	
	Erörterung, Planung und Koordination gezielter therapeutischer Maßnahmen zur Beeinflussung systemischer Erkrankungen oder chronischer Erkrankungen mehrerer Organsysteme, insbesondere mit dem Ziel sparsamer Arzneitherapie durch den Arzt, der die kontinuierliche hausärztliche Betreuung durchführt, ggf. unter Einbeziehung von Bezugspersonen, ggf. einschließlich schriftlicher ärztlicher Empfehlungen	x	x	x
	Erstellung, Aktualisierung, Erläuterung und Aushändigung eines Medikationsplans sowie ggf. Übertragung oder Löschung des elektronischen Medikationsplans auf die/der elektronische(n) Gesundheitskarte (eGK) des Patienten gemäß § 29a BMV-Ä und Anhang 3 der Anlage 4a zum BMV-Ä	x	x	x
	Erstversorgung einer großen Wunde			x
	Erstversorgung einer Wunde			x
	Exophthalmometrie		x	

EBM-Nr.	Legende	VP	GP	SG
	Extensionsbehandlung mit Gerät(en), ggf. mit gleichzeitiger Wärmeanwendung und ggf. mit Massage mittels Gerät	x	x	
	Extraktion eines Finger- oder Zehennagels			x
	Farbsinnprüfung mit Anomaloskop		x	
	Fremdanamnese(n)	x	x	x
	Funktionsprüfung von Mehrstärken- oder Prismenbrillen mit Bestimmung der Fern- und Nahpunkte bei subjektiver Brillenunverträglichkeit		x	
	Gebärmutter- und/oder Eileiter-Kontrastuntersuchung (Hysterosalpingographie), einschließlich Durchleuchtung (BV/TV)			x
	Gefäßendoskopie, intraoperativ			x
	Gezielte Applikation von ätzenden oder abschwellenden Substanzen unter Spiegelbeleuchtung im hinteren Nasenraum und/oder an den Seitensträngen		x	
	Gezielte Einbringung von Medikamenten in den Gehörgang unter Spiegelbeleuchtung		x	
	Gezielte Einbringung von Medikamenten in die Paukenhöhle unter Spiegelbeleuchtung		x	
	Gezielte medikamentöse Behandlung der Portio und/oder der Vagina		x	x
	Gonioskopie		x	
	Hautfunktionsproben, z. B. Alkali-Resistenzbestimmung (Tropfmethode) oder Schweißversuch		x	x
	Hörgerätekupplermessungen zur Anpassung oder Kontrolle einer Hörhilfe		x	x
	Hörprüfung mit Einschluß des Tongehörs (Umgangs- und Flüstersprache, Luft- und Knochenleitung) und/oder mittels einfacher audiologischer Testverfahren (mindestens fünf Frequenzen)	x	x	
	Hydrogalvanisches Teilbad	x		x
	Immunszintigraphie mit radioaktiv markierten monoklonalen Antikörpern oder Rezeptorszintigraphie			x
	Infiltration gewebehärtender Mittel oder Implantation von Hormonpreßlingen o. ä.			x
	Infiltrations- oder Leitungsanästhesie(n)			x
	Infrarotkoagulation im anorektalen Bereich			x
	Infusion, subkutan	x	x	
	Injektion, intraartikulär	x	x	x
	Injektion, intrakutan, subkutan, submukös, subkonjunktival oder intramuskulär	x	x	x
	Injektions- und/oder Infiltrationsbehandlung d. Prostata		x	
	Instrumentelle Entfernung von Fremdkörpern von der Hornhautoberfläche, von Kalkinfarkten aus der Bindehaut oder von Milien aus den Lidern		x	
	Intrakutane Reiztherapie (Quaddelbehandlung)	x	x	
	Intraluminale Messung(en) des Arteriendrucks oder des zentralen Venendrucks, ggf. einschließlich Punktion und/oder Kathetereinführung		x	
	Intravenöse Einbringung des Kontrastmittels mittels Hochdruckinjektion oder durch apparativ gesteuerte Kontrastmittelverabfolgung mit kontinuierlicher Flußrate, peripher			x
	Intravenöse Einbringung des Kontrastmittels			x
	Intravenöse Einbringung des Kontrastmittels mittels Injektion oder Infusion oder intraarterielle Einbringung des Kontrastmittels			x
	Intravenöse Injektion	x	x	
	Kapillarmikroskopische Untersuchung		x	x
	Katheterisierung der Harnblase mit Spülung, Instillation von Medikamenten und/oder Ausspülung von Blutkoagula	x	x	x
	EinmalKatheterisierung der Harnblase	x	x	x
	Katheterismus der Ohrtrompete, ggf. mit Bougierung und/oder Einbringung von Medikamenten, ggf. einschließlich Luftdusche		x	
	Kleiner Schienenverband, auch als Notverband bei Frakturen	x	x	x
	Kleiner Schienenverband, bei Wiederanlegung derselben, nicht neu hergerichteten Schiene	x	x	x
	Klinisch-neurologische Basisdiagnostik	x	x	x

1 Verzeichnis der nicht gesondert berechnungsfähigen Leistungen

EBM-Nr.	Legende	VP	GP	SG
	Kolposkopie, einschließlich Essigsäure- und/oder Jodprobe		x	
	Konservative Behandlung der Gaumenmandeln	x	x	
	Konsiliarische Erörterung zwischen zwei oder mehr Ärzten/psychologischen Psychotherapeuten bzw. Kinder- und Jugendlichenpsychotherapeuten einer Praxisgemeinschaft oder Gemeinschaftspraxis über die bei demselben Kranken erhobenen Befunde	x	x	
	Konsiliarische Erörterung zwischen zwei oder mehr behandelnden Ärzten oder zwischen behandelnden Ärzten und psychologischen Psychotherapeuten bzw. Kinder- und Jugendlichenpsychotherapeuten über die bei demselben Patienten erhobenen Befunde	x	x	
	Konsultationskomplex	x	x	
	Kontrolle einer Hörhilfeanpassung in einem schallisolierten Raum mit in-situ-Messungen oder Hörfeldaudiometrie		x	x
	Kryochirurgischer Eingriff im Enddarmbereich			x
	Kryotherapie mittels Eiskompressen, Eisteilbädern, Kältepackungen, Gasen, Peloiden	x	x	
	Kryotherapie oder Schleifen und/oder Fräsen der Haut und/oder der Nägel oder Behandlung von Akneknoten, ggf. einschließlich Kompressen und dermatologischen Externa	x	x	x
	Legen einer "Miller-Abbott-Sonde"		x	
	Legen eines zentralen Venenkatheters durch Punktion der Vena jugularis oder Vena subclavia	x	x	x
	Leitungsanästhesie an einem Finger oder einer Zehe	x	x	
	Lokalanästhesie eines oder mehrerer kleiner Wirbelgelenke		x	x
	Lokalanästhesie(n) zur Schmerzbehandlung	x		x
	Lokalisierung von Netzhautveränderungen für einen gezielten operativen Eingriff		x	
	Lösung einer Vorhautverklebung	x	x	
	Manuelle kinetische Perimetrie mit Marken verschiedener Reizwerte und/oder manuelle statische Perimetrie, einschließlich Dokumentation, je Sitzung		x	x
	Manuelle Reposition eines zahntragenden Bruchstücks des Alveolarfortsatzes			x
	Medikamentöse Infiltrationsbehandlung	x	x	x
	Messung der Akkommodationsbreite		x	
	Messung der Hornhautkrümmungsradien		x	
	Messung(en) von Herzzeitvolumen und/oder Kreislaufzeiten mittels Indikatorverdünnungsmethode, einschließlich Applikation der Testsubstanz, mittels Thermodilutionsmethode oder mittels Rückatmung von CO2 oder anderer Atemgase			x
	Mikro-Herzkatheterismus mittels Einschwemmkatheters in Ruhe sowie während und nach physikalisch definierter und reproduzierbarer Belastung, mit Druckmessungen, oxymetrischen Untersuchungen, fortlaufender EKG-Kontrolle und ggf. Röntgenkontrolle, einschließlich Kosten für den Einschwemmkatheter mit Ausnahme des Swan-Ganz-Katheters			x
	Milzszintigramm, einschließlich Funktions- und/oder Kapazitätsbestimmung mit radioaktiv markierten, ggf. alterierten Erythrozyten			x
	Mobilisierende Behandlung an der Wirbelsäule oder eines oder mehrerer Extremitätengelenke mittels Weichteiltechniken	x	x	x
	Nachweis von Mikroorganismen bei histologischer Untersuchung			x
	Oberflächenanästhesie der tieferen Nasenabschnitte, von Trommelfell und/oder Paukenhöhle oder von Harnröhre und/oder Harnblase	x	x	x
	Oberflächenanästhesie des Larynx und/oder des Bronchialgebietes		x	x
	Objektive Refraktionsbestimmung		x	
	Operation im äußeren Gehörgang (z. B. Entfernung gutartiger Hautneubildungen)			x
	Operativer Eingriff in der Nase (z. B. Entfernung von bis zu zwei Nasenpolypen, anderen Neubildungen einer Nasenseite, Muschelkappung, Muschelfrakturierung, Muschelquetschung, Muschelkaustik, Synechielösung und/oder Probeexzision)			x
	Operativer Eingriff zur Entfernung festsitzender Fremdkörper aus der Nase und/oder teilweise oder vollständige Abtragung einer Nasenmuschel und/oder submuköse Resektion an der Nasenscheidewand und/oder operative Entfernung von mehr als zwei Nasenpolypen und/oder anderen Neubildungen			x

EBM-Nr.	Legende	VP	GP	SG
	Operatives Anlegen einer Schiene am gebrochenen Ober- oder Unterkiefer			x
	Operatives Anlegen einer Schiene bei Erkrankungen oder Verletzungen des Ober- oder Unterkiefers oder Anlegen eines extraoralen Extensions- oder Retentionsverbandes			x
	Orientierende Farbsinnprüfung mit Farbtafeln	x	x	
	Orientierende psychopathologische Befunderhebung	x	x	x
	Orthograde Darmspülung, einschließlich Sondeneinführung in das Duodenum			x
	Plastische Operation am Nagelwall eines Fingers oder einer Zehe, ggf. einschließlich Entfernung von Granulationsgewebe und/oder Ausrottung eines Finger- oder Zehennagels mit Exzision der Nagelwurzel			x
	Plexus-,Spinal- oder Periduralanalgesie mittels Katheter zur postoperativen Analgesie nach operativen Eingriffen in Kombinationsnarkose			x
	Prostatamassage	x	x	
	Prüfung der Labyrinthe auf Spontan-, Provokations-, Lage-, Lageänderungs- und Blickrichtungsnystagmus, ggf. einschließlich weiterer Provokationen (z. B. rotatorisch), ggf. einschließlich Prüfung der Koordination	x	x	
	Pulsoxymetrische Untersuchungen	x	x	x
	Pulsschreibung oder Druckmessung an den Digitalarterien	x	x	
	Pulsschreibung und/oder Druckmessung an den Digitalarterien vor und nach definierter Kälteexposition	x	x	
	Punktion(en) zu therapeutischen Zwecken	x		x
	Quantitative Untersuchung der Augenmotorik auf Heterophorie und Strabismus, ggf. einschl. qualitativer Prüfung auf Heterophorie, Pseudostrabismus und Strabismus		x	
	Quantitative Auswertung mit Messung und Dokumentation von Impulsraten pro Flächenelement und/oder pro Volumenelement und/oder von Zeit-Aktivitätskurven			x
	Quantitative Untersuchung des binokularen Sehaktes auf Simultansehen, Fusion, Fusionsbreite und Stereopsis		x	
	Quengelverband, zusätzlich zum jeweiligen Gipsverband	x	x	x
	Radionephrographie mittels radioaktiver Substanzen in weiteren Positionen, ggf. einschließlich Restharnbestimmung, ggf. einschließlich Gabe von Pharmaka			x
	Redressierender Klebeverband des Brustkorbs oder dachziegelförmiger Klebeverband	x	x	x
	Rekto- und/oder Sigmoidoskopie, ggf. einschließlich Probeexzision(en)			x
	Rhinomanometrische Untersuchung mittels Flußmessungen		x	
	Röntgenaufnahmen der Nasennebenhöhlen, ggf. in mehreren Ebenen			x
	Röntgenaufnahmen eines Schädelteils			x
	Röntgenaufnahmen von Kieferteilen in Spezialprojektionen			x
	Röntgenaufnahmen von Zähnen			x
	Schlitzung des Parotis- oder Submandibularis-Ausführungsganges			x
	Schriftlicher Diätplan bei schweren Ernährungs- oder Stoffwechselstörungen, speziell für den einzelnen Patienten aufgestellt	x	x	
	Selektive in-vitro-Markierung von Blutzellen mit radioaktivem Indium			x
	Sensibilitätsprüfung an mindestens drei Zähnen, einschließlich Vergleichstests		x	
	Sichtung, Wertung und Erörterung von Fremdbefunden, situationsentsprechende Untersuchung, Aufklärung des Patienten über das therapeutische Vorgehen, über Risiken und Maßnahmen zur Behandlung von Nebenwirkungen, ggf. einschließlich konsiliarische Erörterung mit anderen behandelnden Ärzten, im unmittelbaren Zusammenhang mit Bestrahlungen		x	
	Sondierung und/oder Bougierung des Parotis- oder Submandibularis-Ausführungsganges		x	
	Spaltlampenmikroskopie der vorderen und/oder mittleren Augenabschnitte, ggf. einschließlich der binokularen Untersuchung des hinteren Poles		x	
	Spaltung thrombosierter oberflächlicher Beinvenen, einschl. Thrombus-Expression, ggf. einschließlich Naht			x
	Spaltung von Furunkeln im äußeren Gehörgang oder Kaustik im Gehörgang und/oder in der Paukenhöhle			x
	Spirometrie		x	x

1 Verzeichnis der nicht gesondert berechnungsfähigen Leistungen

EBM-Nr.	Legende	VP	GP	SG
	Sprachaudiometrische Untersuchung zur Kontrolle angepaßter Hörgeräte im freien Schallfeld		x	x
	Spülung der Harnblase und/oder Instillation bei liegendem Verweilkatheter	x	x	
	Spülung der männlichen Harnröhre und/oder Instillation von Medikamenten	x	x	
	Spülung des Pleuraraumes bei liegender Drainage, ggf. einschließlich Einbringung von Medikamenten	x	x	
	Spülungen jeglicher Art	x	x	x
	Standardisierte Sprachentwicklungstests (z. B. HSET, PPVT, PET, Wurst) oder gezielte Prüfungen der auditiven, visuellen, taktil-kinaesthetischen Wahrnehmungsfunktionen (z. B. Frostig, MVPT, Schilling-Schäfer, Mottier, von Deuster, BLDT) oder gezielte Prüfung der Grob- und Feinmotorik (z. B. MOT, LOS), ggf. einschließlich Prüfung der Grobmotorik, oder sensomotorische Diagnostik im Oral- und Facialbereich			x
	Stärke- oder Gipsfixation zu einem Verband, zusätzlich	x	x	x
	Stichkanalanästhesie vor einer Injektion, Infusion oder Punktion	x	x	
	Stillung einer Nachblutung im Mund-Kieferbereich, als selbständige Leistung	x	x	x
	Stillung von Blutungen, sofern nicht gesondert ausgewiesen	x	x	x
	Stillung von Nachblutungen, sofern nicht gesondert ausgewiesen	x	x	x
	Stillung von Nasenbluten durch Ätzung und/oder Tamponade und/oder Kauterisation	x	x	x
	Streckverband	x	x	x
	Streckverband mit Nagel- oder Drahtextension			x
	Subjektive Refraktionsbestimmung	x	x	
	Symptombezogene klinische Untersuchung bei einem Hausbesuch oder bei einer Visite	x	x	
	Symptombezogene klinische Untersuchungen zusätzlich bei Beratung und Erörterung	x	x	
	Szintigraphische Untersuchung der Lungenperfusion mittels 99m-Tc-markierten Partikeln			x
	Szintigraphische Untersuchung der Lungenventilation oder -inhalation mit radioaktiv markierten Gasen			x
	Szintigraphische Untersuchung der Lungenventilation oder -inhalation mit radioaktiven Aerosolen			x
	Szintigraphische Untersuchung der Nebennieren und ggf. Metastasen mit radioaktiv markierten funktionsspezifischen Substanzen			x
	Szintigraphische Untersuchung der Nebenschilddrüsen			x
	Szintigraphische Untersuchung des Gehirns, der Liquorräume, der Augenhöhlen oder der Tränenwege bei Verwendung von 99m-Tc-markierten Substanzen oder bei Verwendung von radioaktiv markierten biogenen Aminen oder ähnlichen Substanzen oder bei Verwendung von radioaktiv markierten Komplexbildnern			x
	Szintigraphische Untersuchung des Gesamtskeletts mittels radioaktiv markierter osteotroper Substanzen			x
	Szintigraphische Untersuchung des Knochenmarks mit 99m-Tc-markierten Substanzen			x
	Szintigraphische Untersuchung von Speicheldrüsen, Intestinaltrakt, Leber (einschl. Milz), Gallenwegen oder Pankreas mit radioaktiv markierten Substanzen			x
	Szintigraphische Untersuchungen eines Skelettteils, ggf. einschl. der kontralateralen Seite, mittels radioaktiv markierter osteotroper Substanzen			x
	Szintigraphische Untersuchungen mehrerer Skelettteile mittels radioaktiv markierter osteotroper Substanzen			x
	Szintigraphischer Nachweis von Radioaktivitätsverteilungen im Körper (soweit nicht von anderen Leistungsansätzen erfaßt), z. B. Ganzkörpermessungen, Suche nach Tumoren, Metastasen und/oder Infektionen			x
	Tamponade der Nase von vorn als selbständige Leistung	x	x	
	Tape-Verband eines kleinen Gelenkes	x	x	x
	Temperaturgesteuerte Thermokoagulation oder Kryokoagulation der Portio und/oder kryochirurgischer Eingriff im Bereich der Vagina und/oder der Vulva			x
	Thermokoagulation bzw. Kauterisation krankhafter Haut- und/oder Schleimhautveränderungen, z. B. mittels Infrarot-, Elektro-, Lasertechnik			x

EBM-Nr.	Legende	VP	GP	SG
	Tonometrische Untersuchung		x	
	Transkranielle gepulste Doppler-sonographische Untersuchung, einschließlich graphischer Registrierung			x
	Transkutane Messung(en) des Sauerstoffpartialdrucks, ggf. einschließlich Provokation	x	x	
	Transurethrale Koagulation von Blutungsherden und/oder Entfernung von Fremdkörpern in/aus der Harnblase			x
	Trepanation eines Finger- oder Zehennagels	x	x	
	Trichromfärbung bei histologischer Untersuchung			x
	Tympanometrie mittels Impedanzmessung zur Bestimmung der Bewegungsfähigkeit des Trommelfell-Gehörknöchelchen-Apparates mit graphischer Darstellung des Kurvenverlaufs, auch beidseitig			x
	Tympanoskopie		x	
	Unblutige Beseitigung einer Paraphimose	x	x	
	Unblutige Erweiterung des Mastdarmschließmuskels in Anästhesie/Narkose oder Reposition eines Analschleimhautprolapses	x	x	x
	Untersuchung der oberen Trachea		x	x
	Untersuchung der Sehschärfe im Fern- und Nahbereich mittels Landolt-Ringen, E-Haken oder gleichwertigen Optotypen bei einem Kind bis zum vollendeten 6. Lebensjahr		x	
	Untersuchung des Dämmerungssehens ohne, während und ggf. nach Blendung		x	
	Untersuchung(en) mittels CERA		x	
	Uroflowmetrie einschließlich Registrierung		x	
	Vektorkardiographie	x	x	x
	Verband (einschließlich Schnell- und Sprühverbände, Augenklappen, Ohrenklappen, Dreiecktücher, vorgefertigte Wundklebepflaster) oder Halskrawattenfertigverband	x	x	x
	Verschlußplethysmographische Untersuchung der Venen einer Extremität, einschließlich graphischer Registrierung			x
	Versilberung bei histologischer Untersuchung			x
	Vertiefte Exploration mit differentialdiagnostischer Einordnung eines psychiatrischen Krankheitsbildes unter Einbeziehung der dokumentierten Ergebnisse der selbsterbrachten Leistungen "Erhebung des vollständigen psychiatrischen Status bei einem Erwachsenen oder bei einem Kind/Jugendlichen" zur Entscheidung der Behandlungserfordernisse		x	x
	Verwendung von selektiv in-vitro-markierten Zellen (Indium) oder Verwendung von Gallium			x
	Vollständige Untersuchung eines oder mehrerer Organsysteme	x	x	x
	Wiederanbringung einer gelösten Apparatur oder Änderungen an derselben oder teilweise Erneuerung von Schienen oder Stützapparaten oder Entfernung einer Schiene	x		x
	Wiederanlegen und ggf. Änderung von fixierenden Verbänden (mindestens zwei Gelenke, Extremität mit einem Gelenk, Extremität mit mindestens zwei Gelenken, Rumpf)	x	x	x
	Wurzelkanalaufbereitung und Wurzelfüllung bei Wurzelspitzenresektion, je Wurzelkanal			x
	Extraktion eines Milchzahnes	x	x	
	Zervixrevision bei Blutung nach der Geburt			x
	Zirkulärer Verband des Kopfes, des Rumpfes, stabilisierender Verband des Halses, des Schulter- oder Hüftgelenks oder einer Extremität über mindestens zwei große Gelenke, als Wundverband oder zur Ruhigstellung, oder Kompressionsverband	x	x	x
	Zurückbringen oder Versuch des Zurückbringens eines eingeklemmten Bruches	x	x	x
	Zusätzliche Aufnahme(n) zur Funktionsprüfung des Bandapparates eines Daumengrund-, Schultereck-, Knie- oder Sprunggelenks			x
01420	Prüfung/Verordnung der häuslichen Krankenpflege	x		
01422	Erstverordnung von Behandlungsmaßnahmen zur psychiatrischen häuslichen Krankenpflege	x		
01424	Folgeverordnung von Behandlungsmaßnahmen zur psychiatrischen häuslichen Krankenpflege	x		
01440	Verweilen außerhalb der Praxis	x		
01510	Beobachtung und Betreuung – Praxisklinische Betreuung 2h	x		
01511	Beobachtung und Betreuung – Praxisklinische Betreuung 4h	x		
01512	Beobachtung und Betreuung – Praxisklinische Betreuung 6h	x		
01520	Beobachtung nach diagnostischer Koronarangiografie	x		

1 Verzeichnis der nicht gesondert berechnungsfähigen Leistungen

EBM-Nr.	Legende	VP	GP	SG
01521	Beobachtung nach therapeutischer Koronarangiografie	x		
01530	Beobachtung nach diagnostischer Angiografie	x		
01531	Beobachtung nach therapeutischer Angiografie	x		
01600	Ärztlicher Bericht nach Untersuchung	x	x	
01601	Individueller Arztbrief	x	x	
01602	Kopie eines Briefes	x		
01610	Bescheinigung zur Belastungsgrenze	x		
01612	Konsiliarbericht vor Psychotherapie	x		
02100	Infusion	x		
02101	Infusionstherapie	x		
02110	Erst-Transfusion	x		
02111	Folge-Transfusion	x		
02112	Eigenblut-Reinfusion	x		
02120	Erstprogrammierung einer Zytostatikapumpe	x		
02200	Tuberkulintestung	x		
02320	Magenverweilsonde	x		
02321	Legen eines suprapubischen Harnblasenkatheter	x		
02322	Wechsel/Entfernung suprapubischer Harnblasenkatheter	x		
02323	Legen/Wechsel transurethraler Dauerkatheter	x		
02330	Blutentnahme durch Arterienpunktion	x		
02331	Intraarterielle Injektion	x		
02340, 02341	Punktion(en) (Lymphknoten, Schleimbeutel,Ganglien, Serome, Hygrome, Hämatome, Wasserbrüche (Hydrocelen), Ascites, Harnblase, Pleura-/Lunge, Schilddrüse, Prostata, Speicheldrüse, Mammae, Knochenmarks, Leber, Nieren, Pankreas, Gelenke, Adnextumoren, ggf. einschl. Douglasraum, Hodens, Ascites, Milz)	x		
02342	Lumbalpunktion	x		
02343	Entlastungspunktion des Pleuraraums und/oder Pleuradrainage	x		
02350	Fixierender Verband	x		
02360	Anwendung von Lokalanästhetika	x		
02400	¹³C-Harnstoff-Atemtest	x		
02401	H2-Atemtest	x		
03000	Hausärztliche Grundvergütung	x		
Aus 03000/ 04000	Betreuung, Behandlung, Gespräch	x		
03001	Koordination der hausärztlichen Betreuung	x		
03002	Koordination der hausärztlichen Betreuung eines Kranken entspr. der Leistung nach der Nr. 03001 bei Versorgung in beschützenden Wohnheimen/Pflege- und Altenheimen	x		
03005	Versorgungsbereichsspezifische Bereitschaft	x		
03110	Ordinationskomplex – Ordinationskomplex bis 5. Lebensjahr	x		
03111	Ordinationskomplex – Ordinationskomplex 6.- 59. Lebensjahr	x		
03112	Ordinationskomplex – Ordinationskomplex ab 60. Lebensjahr	x		
03115	Konsultationskomplex	x		
03120	Beratung, Erörterung, Abklärung	x		
03210	Behandlung und Betreuung eines Patienten mit chronisch-internistischer Grunderkrankung(en)	x		
03211	Behandlung und Betreuung eines Patienten mit chronisch-degenerativer und/oder entzündlicher Erkrankung(en) des Bewegungsapparates	x		
03311	Ganzkörperstatus	x		
03312	Klinisch-neurologische Basisdiagnostik	x		
03313	Orientierende Erhebung des psychopathologischen Status	x		
03320	EKG	x		
03340	Allergologische Basisdiagnostik (einschl. Kosten)	x		
04000	Kinder- und jugendmedizinische Grundvergütung	x		
04001	Koordination der kinder- und jugendmedizinischen Betreuung	x		

EBM-Nr.	Legende	VP	GP	SG
04002	Koordination der kinder- und jugendmedizinischen Betreuung eines Kranken entspr. der Leistung nach der Nr. 04001 bei Versorgung in beschützenden Wohnheimen/Einrichtungen	x		
04005	Versorgungsbereichsspezifische Bereitschaft	x		
04110	Ordinationskomplex – Ordinationskomplex bis 5. Lebensjahr	x		
04111	Ordinationskomplex – Ordinationskomplex ab Beginn des 6. bis zum vollendeten 59. Lebensjahr	x		
04112	Ordinationskomplex – Ordinationskomplex für Versicherte ab Beginn des 60. Lebensjahres	x		
04115	Konsultationskomplex	x		
04120	Beratung, Erörterung, Abklärung	x		
04210	Behandlung und Betreuung eines Patienten mit chronisch-internistischer Grunderkrankung(en)	x		
04211	Behandlung und Betreuung eines Patienten mit chronisch-degenerativer und/oder entzündlicher Erkrankung des Bewegungsapparates	x		
04311	Ganzkörperstatus	x		
04312	Klinisch-neurologische Basisdiagnostik	x		
04313	Orientierende Erhebung des psychopathologischen Status	x		
04320	EKG	x		
04333	Blutgasanalyse, Säure-Basen-Status	x		
04340	Allergologische Basisdiagnostik (einschl. Kosten)	x		
32000	Laborgrundgebühr	x	x	

Kommentar:

Nach der Präambel zum Anhang 1 des EBM sind die dort aufgeführten Leistungen Teilleistungen von Gebührenordnungspositionen des EBM und als solche nicht eigenständig berechnungsfähig, **sofern sie nicht als Gebührenordnungspositionen im EBM verzeichnet sind.**

Wird also in einem Kapitel des EBM eine Leistung als berechnungsfähig aufgeführt, obwohl sie im Anhang 1 steht, kann sie von den Ärzten, die berechtigt sich, die Leistungen dieses Kapitels abzurechnen, zusätzlich abgerechnet werden, da sie dann – da eigenständig aufgeführt – nicht Bestandteil der dem Kapitel zugeordneten Pauschale ist. Dabei ist selbstverständlich auf gegebenenfalls in diesem Kapitel oder zu dieser Leistung beschriebene Abrechnungsausschlüsse zu achten.

Zur Prüfung, ob die mit EBM Nrn. versehen Leistungen dieses Anhangs 1 von Ihrer Fachgruppe gesondert abgerechnet werden können, müssen Sie die Präambel zu Ihrer Fachgruppe lesen. Finden Sie die jeweilige Leistung nicht in einem der Präambel-Absätze als abrechenbar aufgeführt, ist sie **nicht** berechnungsfähig.

Die Leistung ist in der Regel dann bei Ihrer Fachgruppe Bestandteil der Versicherten- oder Grundpauschale und damit nicht gesondert berechnungsfähig.

2 Zuordnung der operativen Prozeduren nach § 295 SGB V (OPS) zu den Leistungen der Kapitel 31 und 36

Informationen der Herausgeber:

Nicht aufgenommen wurden die OP-Leistungen der Kapitel 31 und 36, dies hätte weiterer 800 Seiten bedurft. Den schnellen Überblick zu den zahlreichen OPS-Codierungen zur EBM-Abrechnung finden auch teilweise operativ tätige Internisten kostenfrei unter www.springermedizin.de/ops-codierungen

Ferner finden Sie auf einen Blick alle dazu gehörigen EBM-Nummern z.B. der Anästhesie, der postoperativen Überwachungskomplexe und der postoperativen Behandlungskomplexe neben den OPS-Nummern.

Hinweis: Kostenlos finden Sie die sehr, sehr ausgedehnte Tabelle auf den Seiten der Anhänge bei der KBV: www. kbv.de/html/online-ebm.php.

Anhänge VI

3 Angaben für erf. Zeitaufwand, 4. Verzeichnis nicht oder nicht mehr berechnungsfähiger Leistungen

3 Angaben für den zur Leistungserbringung erforderlichen Zeitaufwand des Vertragsarztes gemäß § 87 Abs. 2 S. 1 SGB V in Verbindung mit § 106a Abs. 2 SGB V

In diesem Buch den entsprechenden EBM Nrn. direkt zugeordnet.

Kommentar:

Die Auflistung im Anhang 3 wurde gegenüber der bisherigen Fassung um eine Spalte ergänzt, in der zu den jeweiligen Gebührenordnungspositionen eine Kurzlegende angegeben.

Mit Wirkung vom 1.10.2013 sind die Leistungen, die gemäß Abschnitt 4.3.8 der Allgemeinen Bestimmungen sowie den Anmerkungen unter den Gebührenordnungspositionen der Pauschalen für die fachärztliche Grundversorgung in der Spalte 1 mit „*" gekennzeichnet. Daneben werden die Kostenpauschalen des Abschnitts 32.3 nicht der fachärztlichen Grundversorgung zugerechnet. Ihre Abrechnung führt ebenfalls zum Ausschluss der Berechnungsfähigkeit der Pauschalen der fachärztlichen Grundversorgung.

Im Anhang 3 EBM sind die Kalkulationszeiten (festgesetzte Durchschnittszeit, auf deren Basis die Vergütungshöhe bestimmt wurde) und Prüfzeiten (Mindestzeit, die ein geübter und erfahrener Arzt zur Erbringung der betreffenden Leistung benötigt) ärztlicher Leistungen dargestellt, ebenso die Eignung der Ziffern für eine quartals- oder tagesbezogene Zeitprüfung.

https://www.kbv.de/tools/ebm/html/3_16239630603933210748656.html

4 Verzeichnis nicht oder nicht mehr berechnungsfähiger Leistungen

Diese Liste wird von der KBV aktualisiert. Sie finden diese Tabelle auf den Seiten der Anhänge bei der KBV: www.kbv.de/html/online-ebm.php

GOP	Leistungsbeschreibung	Aufnahme zum Quartal
32048	Mikroskopische Untersuchung eines Körpermaterials nach differenzierender Färbung, ggf. einschl. Zellzählung, Zählung der basophil getüpfelten Erythrozyten	III / 2007
32049	Mikroskopische Untersuchung eines Körpermaterials nach differenzierender Färbung, ggf. einschl. Zellzählung, Eosinophilenzählung	III / 2007
32080	Quantitative Bestimmung von Substraten, Enzymaktivitäten oder Elektrolyten, auch mittels trägergebundener (vorportionierter) Reagenzien, Prostataphosphatase	III / 2007
32088	Quantitative Bestimmung von Substraten, Enzymaktivitäten oder Elektrolyten, auch mittels trägergebundener (vorportionierter) Reagenzien, Glykierte Blut und/oder Gewebeproteine, z. B. Fructosamin	III / 2007
32093	Quantitative Bestimmung von Substraten, Enzymaktivitäten oder Elektrolyten, auch mittels trägergebundener (vorportionierter) Reagenzien, Quantitative Bestimmung Chymotrypsin	III / 2007
32098	Quantitative Bestimmung mittels Immunoassay, Gesamt-Trijodthyronin (T 3)	III / 2007
32099	Quantitative Bestimmung mittels Immunoassay, Gesamt-Thyroxin (T 4)	III / 2007
32100	Quantitative Bestimmung mittels Immunoassay, Indirekte Schilddrüsenhormon-Bindungstests, z. B. thyroxinbindendes Globulin (TBG), T3-uptake, oder Thyroxinbindungskapazität	III / 2007
32129	Immunologischer oder gleichwertiger chemischer Nachweis, ggf. einschl. mehrerer Probenverdünnungen, Rheumafaktor	III / 2007

32171	Mikroskopische Untersuchung eines Körpermaterials auf Treponemen im Dunkelfeld und/oder mit Phasenkontrast	III / 2007
32239	Quantitative chemische oder physikalische Bestimmung, Aldolase	III / 2007
32241	Quantitative chemische oder physikalische Bestimmung, Leucin-Arylamidase (LAP)	III / 2007
32255	Quantitative chemische oder physikalische Bestimmung, Hydroxyprolin	III / 2007
32256	Quantitative chemische oder physikalische Bestimmung, Lezithin	III / 2007
32266	Quantitative physikalische Bestimmung von Elementen mittels Atomabsorption, Magnesium	III / 2007
32275	Quantitative physikalische Bestimmung von Elementen mittels Atomabsorption, Gold im Serum	III / 2007
32276	Quantitative physikalische Bestimmung von Elementen mittels Atomabsorption, Kobalt	III / 2007
32282	Quantitative physikalische Bestimmung von Elementen mittels Atomabsorption, Zinn	III / 2007
32399	Quantitative Bestimmung mittels Immunoassay, CA 549	III / 2007
32423	Hormonrezeptor-Aufbereitung aus dem Operationsmaterial	III / 2007
32424	Hormonrezeptor-Differenzierung aus dem Gewebe (z. B. für Östrogene, Gestagene u. a.), je Untersuchung unter Angabe der Art des Rezeptors	III / 2007
32429	Untersuchung auf allergenspezifische Immunglobuline	IV / 2009
32436	Quantitative Bestimmung von humanen Proteinen oder anderen Substanzen mittels Immunnephelometrie, Immunturbidimetrie, Immunpräzipitation, Fluorometrie, Immunoassay oder anderer gleichwertiger Verfahren, Alpha-1-Glykoprotein	III / 2007
32477	Immun(fixations)elektrophorese	IV / 2009
32534	Prüfung der Zytostatikasensitivität maligner Tumoren, z. B. Tumorstammzellenassay, mit einer oder mehreren Substanzen	III / 2007
32577	HIV (Humanes Immunschwäche-Virus)-Antikörper-Nachweis mittels Immunfluoreszenz	III / 2007
	Bestimmung von Biotin	II / 2008
	Bestimmung von Gamma-Interferon	II / 2008
	Bestimmung von Heat Shock Protein	II / 2008
	Bestimmung von Hyaluronsäure im Serum	II / 2008
	Bestimmung von Kryptophyrrol	II / 2008
	Bestimmung von Melanin im Urin	II / 2008
	Bestimmung von Melatonin	II / 2008
	Bestimmung von Molybdän	II / 2008
	Bestimmung von N-Acetyl-Glucoseaminidase (NAG)	II / 2008
	Bestimmung von NK-Zell-Modulatorteste (oder NK-Zell-Funktionsanalyse, oder NK-Zell-Zytotoxizitätstest)	II / 2008
	Bestimmung von Orosomucoid-Typisierung	II / 2008
	Bestimmung von Oxidativer Stress (alle Untersuchungen im Rahmen des „oxidativen Stresses"), z. B. Glutathion, GPX, GSH oxidiert, Gluthation Reduktase, TAS/Total AntOX Schutz, Ubichinon Q 10, SOD/Superoxiddismutase, 8-OH-Deoxy-Guanosin, Malondialdehyd total 4-Hydrxynonenal, SAM/Adeonosyl-methionin, GST-alpha, GST-Theta, GST-pi, GSH intraz., AFMU/AF-3-Methyluracil, 1-Methylharnsäure	II / 2008

	Bestimmung von Taurin	II / 2008
32703	Antigennachweis Neisseria gonorrhoeae mittels Immunfluoreszenz und/oder Immunoassay	IV/2022
34491	MRT-Angiographie einer Hand oder eines Fußes	IV / 2007
./.	MRT-Angiographie von Venen der oberen Extremität	IV / 2007
./.	Abdrücke oder Modellherstellung durch Gips oder andere Werkstoffe für eine Hand oder für einen Fuß als Kopieabdruck	I / 2008
./.	Respiratorische Biofeedback-Behandlung	IV/2015

Quelle: Kassenärztliche Bundesvereinigung Berlin, Stand 2015/4, erstellt am 16.10.2015

5 nicht vorhanden

6. Zuordnung der Gebührenordnungspositionen der Kapitel 50 und 51 zu den Anlagen der Richtlinie des Gemeinsamen Bundesausschusses über die ambulante spezialfachärztliche Versorgung nach § 116b SGB V (ASV-RL)

Die KBV informiert dazu:

1. Die Gebührenordnungspositionen der Kapitel 50 und 51 sind ausschließlich im Rahmen der Behandlung und bei einer der Erkrankungen gemäß den Anlagen der Richtlinie des Gemeinsamen Bundesausschusses über die ambulante spezialfachärztliche Versorgung nach § 116b SGB V entsprechend der Zuordnung in der nachfolgenden Tabelle* berechnungsfähig. Die Gebührenordnungspositionen sind ausschließlich von den jeweils zugeordneten Fachgruppen entsprechend ihrer Bezeichnung in der ASV-RL berechnungsfähig. Sofern in der Tabelle Indikationen und sonstige Anforderungen genannt werden, sind die Gebührenordnungspositionen nur dann berechnungsfähig, wenn mindestens eine der genannten Indikationen vorliegt und alle Anforderungen erfüllt werden.

2. Sofern die im Anhang 6 aufgeführten Gebührenordnungspositionen aufgrund von Änderungen durch einen Beschluss des G-BA bei der Fachgruppenzuordnung und/oder den Indikationen und sonstigen Anforderungen von den Leistungsbeschreibungen in Abschnitt 1 und 2 der Anlage zur ASV-RL des G-BA abweichen, gelten bis zur entsprechenden Anpassung des Anhangs 6 EBM die vom G-BA getroffenen Regelungen hinsichtlich der zur Leistung berechtigten Fachgruppen, der Indikationen und sonstigen Anforderungen der Anlage zur ASV-RL.

Die entsprechende Tabelle finden Sie auf den Seiten der KBV unter http://www.kbv.de/tools/ebm/html/6_1623943767048346333369632.html

VII Ausschließlich im Rahmen der ambulanten spezialfachärztlichen Versorgung (ASV) berechnungsfähige Gebührenordnungspositionen

Kommentar:

Die Kassenärztliche Bundesvereinigung, die Deutsche Krankenhausgesellschaft und der GKV-Spitzenverband haben im ergänzten Bewertungsausschuss mit Wirkung zum 1.7.2014 einen neuen Bereich VII in den Einheitlichen Bewertungsausschuss aufgenommen, der die ausschließlich im Rahmen der ambulanten spezialfachärztlichen Versorgung (ASV) berechnungsfähigen Gebührenordnungspositionen enthalten wird.

1. Die in diesem Bereich genannten Gebührenordnungspositionen sind ausschließlich im Rahmen der Leistungserbringung der Ambulanten spezialfachärztlichen Versorgung nach § 116b SGB V in Verbindung mit § 5 (Behandlungsumfang) der Richtlinie des Gemeinsamen Bundesausschusses (G-BA) über die ambulante spezialfachärztliche Versorgung (ASV-RL) nach § 116b SGB V von ASV-Berechtigten gemäß § 2 der ASV-RL berechnungsfähig.

2. Für die an der vertragsärztlichen Versorgung teilnehmenden Ärzte gilt in der ambulanten spezialfachärztlichen Versorgung (ASV) gemäß § 116 b SGB V Folgendes:
Für die Gebührenordnungspositionen im Einheitlichen Bewertungsmaßstab, die sich auf den Behandlungsfall beziehen, gilt in der ASV anstelle des Behandlungsfalls gemäß 3.1 der Allgemeinen Bestimmungen des Einheitlichen Bewertungsmaßstabes der Arztfall gemäß nachstehender Definition: Der Arztfall umfasst die ambulante spezialfachärztliche Behandlung desselben Versicherten durch denselben an der ambulanten spezialfachärztlichen Versorgung teilnehmenden Arzt in einem Kalendervierteljahr zu Lasten derselben Krankenkasse.

3. Für teilnehmende Krankenhäuser gilt für Gebührenordnungspositionen im Einheitlichen Bewertungsmaßstab, die sich auf den Behandlungsfall beziehen, anstelle des Behandlungsfalls gemäß 3.1 der Allgemeinen Bestimmungen des Einheitlichen Bewertungsmaßstabes, der Fachgruppenfall. Der Fachgruppenfall umfasst die ambulante spezialfachärztliche Behandlung desselben Versicherten in einem Kalendervierteljahr durch dieselbe Fachgruppe eines Krankenhauses unabhängig vom behandelnden Arzt zu Lasten derselben Krankenkasse. Als Fachgruppe gelten entsprechend § 3 Abs. 3 Satz 2 der ASV-RL die Facharzt-, Schwerpunkt- und Zusatzbezeichnungen gemäß (Muster-)Weiterbildungsordnung der Bundesärztekammer laut Appendizes der ASV-RL.

4. Abweichend von Nr. 2 gilt für an der ASV teilnehmende Ärzte innerhalb einer Berufsausübungsgemeinschaft oder für an der ASV teilnehmende Ärzte innerhalb eines Medizinischen Versorgungszentrums der Fachgruppenfall nach Nr. 3.

Kommentar:

Da in der ambulanten spezialfachärztlichen Versorgung nicht nur Vertragsärzte, sondern auch Krankenhausärzte tätig sein können, hat der Bewertungsausschuss abweichend von den Allgemeinen Bestimmungen des EBM spezielle Regelungen getroffen, die im Falle der Ärzte in einem Krankenhaus, aber auch in einer Berufsausübungsgemeinschaft und einem MVZ die Neuschaffung eines „Fachgruppenfalles" vorsehen.

5. Eine Gebührenordnungsposition im Einheitlichen Bewertungsmaßstab, die sich auf die einmalige Berechnung im Behandlungsfall bezieht, ist bei einer Behandlung im Rahmen der ambulanten spezialfachärztlichen Versorgung in demselben Quartal in einem ASV-Kernteam einmal je Arztfall nach Nr. 2 und einmal je Fachgruppenfall nach Nr. 4 berechnungsfähig. Bei Mehrfachberechnung einer Gebührenordnungsposition durch dieselbe Fachgruppe im ASV-Kernteam erfolgt für alle Abrechnungen dieser Gebührenordnungsposition von der Punktzahl ein Abschlag in Höhe von 15 %.
Für eine Gebührenordnungsposition im einheitlichen Bewertungsmaßstab, die sich auf die mehrmalige Berechnung im Behandlungsfall bezieht, gilt diese Abrechnungsbestimmung bzw. Anmerkung je Arztfall nach Nr. 2 und je Fachgruppenfall nach Nr. 3 und je Fachgruppenfall nach Nr. 4. Bei Überschreitung der maximalen Berechnungsfähigkeit dieser Gebührenordnungsposition innerhalb derselben Fachgruppe im ASV-Kernteam erfolgt für alle Abrechnungen dieser Gebührenordnungsposition von der Punktzahl ein Abschlag in Höhe von 10 %.

Kommentar:

Ferner wurde, da bei der ASV-Behandlung die Behandlung in einem interdisziplinären Team im Vordergrund steht, eine Abschlagsregelung bei Gebührenordnungspositionen geschaffen, für die der EBM eine einmalige oder mehrmalige Berechnung im Behandlungsfall vorsieht.

© Springer-Verlag GmbH Deutschland, ein Teil von Springer Nature 2023
P. M. Hermanns (Hrsg.), *EBM 2023 Kommentar*, Abrechnung erfolgreich
und optimal, https://doi.org/10.1007/978-3-662-66400-1_7

6. Kosten

6.1 Nicht gesondert berechnungsfähige Kosten

Kosten, die gemäß 7.1 der Allgemeinen Bestimmungen des EBM mit der Gebühr für die ärztliche Leistung abgegolten oder explizit Leistungsinhalte der vom ergänzten Bewertungsausschuss gemäß § 87 Abs. 5a SGB V bestimmten abrechnungsfähigen Leistungen sind, sind nicht gesondert berechnungsfähig.

Nicht berechnungsfähig sind zudem die Kosten für Versandmaterial, für die Versendung bzw. den Transport des Untersuchungsmaterials und die Übermittlung der Untersuchungsergebnisse innerhalb des Medizinischen Versorgungszentrums, einer (Teil-) Berufsausübungsgemeinschaft, zwischen Betriebsstätten derselben Arztpraxis, innerhalb einer Apparate- bzw. Laborgemeinschaft oder innerhalb eines Krankenhauses.

Kommentar:

Aus den „Entscheidungserheblichen Gründen" des ergänzten Bewertungsausschusses: „Die Bestimmung nach Nr. 6.1 entspricht den Inhalten des Bereichs I „Allgemeine Bestimmungen" der Nummern 7.1 und 7.2 EBM, wobei diese den Besonderheiten der Leistungserbringung in der ASV entsprechend angepasst wurden. So sind Kosten für Verbandmaterial, für die Versendung bzw. den Transport des Untersuchungsmaterials und die Übermittlung des Untersuchungsergebnisses in der ASV beispielsweise innerhalb eines Krankenhauses nicht berechnungsfähig."

6.2 Gesondert berechnungsfähige Leistungen

Kosten, die gemäß 7.3 der Allgemeinen Bestimmungen des EBM nicht in den Gebührenordnungspositionen enthalten sind, sind – soweit nichts anderes bestimmt ist – gesondert berechnungsfähig. Diese Kosten werden entsprechend nachstehender Regelungen erstattet.

6.2.1 Sprechstundenbedarf / Kontrastmittel

6.2.1.1 Für an der vertragsärztlichen Versorgung teilnehmende Ärzte oder Medizinische Versorgungszentren gilt in der ASV gemäß § 116b SGB V folgendes:

Der Sprechstundenbedarf wird hinsichtlich des Umfanges sowie der Bezugswege entsprechend der regional geltenden Vereinbarung über die ärztliche Verordnung von Sprechstundenbedarf zwischen den Kassenärztlichen Vereinigungen und Landesverbänden der Krankenkassen und den Ersatzkassen (Sprechstundenbedarfsvereinbarungen) bezogen. Vereinbarungen zur Vergütung von Kontrastmitteln, die nicht Bestandteil der Sprechstundenbedarfsvereinbarungen sind, finden ebenso Anwendung.

Kommentar:

Für Ärzte und Medizinische Versorgungszentren finden die regionalen Sprechstundenbedarfsvereinbarungen und Vereinbarungen zur Vergütung von Kontrastmitteln aus der normalen vertragsärztlichen Versorgung Anwendung

6.2.1.2 Für teilnehmende Krankenhäuser gilt in der ASV gemäß § 116b SGB V folgendes:

Der Umfang des Sprechstundenbedarfes richtet sich nach den jeweils regional gültigen Sprechstundenbedarfsvereinbarungen. Der Sprechstundenbedarf wird für onkologische Erkrankungen mit 13,00 Euro je Kalendervierteljahr und Patient vergütet. Für alle übrigen Erkrankungen beträgt die Pauschale für den Sprechstundenbedarf 4,00 Euro je Kalendervierteljahr und Patient.

Abweichend hiervon gilt, dass Kontrastmittel für teilnehmende Krankenhäuser nach Nummer 6.2.3 vergütet werden.

Kommentar:

Für Krankenhäuser werden die Kosten für Sprechstundenbedarf je Patient und Quartal pauschaliert. Der Umfang des Sprechstundenbedarfes richtet sich dabei nach den regionalen Sprechstundenbedarfsvereinbarungen im vertragsärztlichen Versorgungsbereich. Krankenhäuser werden sich also mit den regionalen Sprechstundenbedarfsvereinbarungen vertraut machen müssen.

6.2.2 Arzneimittel und in die Arzneimittelversorgung nach § 31 SGB V einbezogene Produkte

Zur Erbringung ärztlicher Leistungen erforderliche Arzneimittel und in die Arzneimittelversorgung nach § 31 SGB V einbezogene Produkte, die nicht Bestandteil der Regelungen gemäß 6.1 und 6.2.1 sind, werden versichertenbezogen auf dem Arzneiverordnungsblatt verordnet und gemäß der Vereinbarung gemäß § 116b Abs. 6 Satz 12 SGB V über Form und Inhalt des Abrechnungsverfahrens sowie die erforderlichen Vordrucke für die ambulante spezialfachärztliche Versorgung (ASV-AV) gekennzeichnet.

6.2.3 Gesondert berechnungsfähige Sachkosten

Gesondert berechnungsfähige Sachkosten sind Kosten, die nicht unter 6.1 oder 6.2.1 zu subsumieren sind und auch keine Arzneimittel bzw. einbezogene Produkte gemäß 6.2.2 sind. Die berechnungsfähigen Sachkosten werden nach den Regelungen der ASV-AV mit den Krankenkassen abgerechnet.

Der ASV-Berechtigte wählt diese gesondert berechnungsfähigen Materialien unter Beachtung des Wirtschaftlichkeitsgebotes und der medizinischen Notwendigkeit aus. Er hat die rechnungsbegründenden Unterlagen in Form von Originalrechnungen für die Dauer von fünf Jahren aufzubewahren.

Eine Kopie der Originalrechnung ist der Krankenkasse auf begründete Anfrage zu übermitteln.

Die Originalrechnung muss mindestens folgende Informationen beinhalten:

- Name des Herstellers bzw. des Lieferanten

- Produkt-/Artikelbezeichnung inkl. Artikel- und Modellnummer.

Der ASV-Berechtigte ist verpflichtet, die tatsächlich realisierten Preise in Rechnung zu stellen und ggf. vom Hersteller bzw. Lieferanten gewährte Rückvergütungen, wie Preisnachlässe, Rabatte, Umsatzbeteiligungen, Bonifikationen und rückvergütungsgleiche Gewinnbeteiligungen mit Ausnahme von Barzahlungsrabatten bis zu 3 % weiterzugeben.

Werden die Materialien bei mehreren Patienten verbraucht, so ist ein durchschnittlicher Preis je Patient abzurechnen.

Kommentar:

Für gesondert berechnungsfähige Sachkosten sind zusätzliche Bestimmungen wie z.B. die Einhaltung des Wirtschaftlichkeitsgebotes sowie die Weitergabe von Preisnachlässen, Rabatten u.ä. geregelt.

Hinweis der Autoren:
Die Richtlinien des G-BA über die ambulante spezialärztliche Versorgung nach § 116b SGB V finden Sie unter:
https://www.g-ba.de/downloads/62-492-2902/ASV-RL_2022-03-18_iK_2022-08-11.pdf
(11. August 2022)

Nachfolgend finden Sie einen Ausschnitt aus dem § 116 b SGB V, d.h. den Abs. 1 mit einer Liste der im Rahmen ASV zu behandelnden Erkrankungen.
Den vollständigen § 116 b finden Sie im Internet unter: http://www.sozialgesetzbuch-sgb.de/sgbv/116b.html

§ 4 DOKUMENTATION UND BERICHTERSTATTUNG

1. Gemäß § 87 Abs. 2a S. 3 SGB V sind ärztliche Leistungen im Zusammenhang mit der Einführung der Vergütungsvereinbarung zu MRSA elektronisch zu dokumentieren. Die Dokumentation erfolgt auf Basis von patientenbezogenen pseudonymisierten Abrechnungsdaten bei der Kassenärztlichen Bundesvereinigung. Mit der Einführung der vorgesehenen Qualitätssicherungsvereinbarung kann die Evaluation auf einer anderen Basis erfolgen.
2. Die Kassenärztliche Bundesvereinigung berichtet dem Bundesministerium für Gesundheit über die Einführungsphase quartalsbezogen die Auswertungsergebnisse. Gleichzeitig werden die Berichte dem Bewertungsausschuss übermittelt. Die Daten werden für die Auswertung patientenbezogen zusammengeführt. Die Auswertung und Übermittlung erfolgt bis zum Ende des zweiten, auf das Bezugsquartal folgenden, Quartals. Der Behandlungsstand für einen Patienten wird zum Zeitpunkt der Datenlieferung bestmöglich ausgewertet. Für unvollständige Sanierungsbehandlungen bzw. unvollständige Nachverfolgungen eines Patienten wird der aktuell verfügbare Stand der Behandlung bzw. Nachverfolgung ausgewertet.
3. Der Bericht umfasst mindestens folgende Angaben:
a. Anzahl der Risikopatienten,
b. Anzahl von positiv und negativ getesteten Risikopatienten,
c. Anzahl der positiv getesteten Patienten, bei denen eine Sanierungsbehandlung durchgeführt wurde,
d. Anzahl der Patienten mit Sanierungsbehandlung mit einem erfolgreichen bzw. erfolglosen Sanierungsergebnis,
e. Anzahl der untersuchten Kontaktpersonen,
f. Anzahl von positiv und negativ getesteten Kontaktpersonen,

g. Erbringung der Gebührenordnungspositionen des Abschnitts 87.8 (außer Labor) bzw. des Abschnitts IV-30.12 im Zusammenhang mit mindestens einer der nachfolgenden Gebührenordnungspositionen: 01410 bis 01413, 01415,
h. Erbringung der Gebührenordnungspositionen des Abschnitts 87.8 (außer Labor) bzw. des Abschnitts IV-30.12 im Zusammenhang mit mindestens einer der Gebührenordnungspositionen: 40240, 40260,
i. Erbringung der Gebührenordnungspositionen des Abschnitts 87.8 (außer Labor) bzw. des Abschnitts IV-30.12 im Zusammenhang mit mindestens einer der Gebührenordnungspositionen: 40870, 40872 (bzw. deren Überleitungen),
j. Anzahl der Ärzte, die die neuen MRSA-Gebührenordnungspositionen abgerechnet haben,
k. Fachrichtung der behandelnden Ärzte,
l. Regionale Differenzierung der Auswertung nach Kassenärztlichen Vereinigungen,
m. Anzahl der abgerechneten Gebührenordnungspositionen 86778 bzw. 30948 je Arzt und Quartal in Bezug zu den von diesem Arzt abgerechneten Gebührenordnungspositionen 86772 bzw. 30942.

§ 116b SGB V Ambulante spezialfachärztliche Versorgung

... „(1) Die ambulante spezialfachärztliche Versorgung umfasst die Diagnostik und Behandlung komplexer, schwer therapierbarer Krankheiten, die je nach Krankheit eine spezielle Qualifikation, eine interdisziplinäre Zusammenarbeit und besondere Ausstattungen erfordern.
Hierzu gehören nach Maßgabe der Absätze 4 und 5 insbesondere folgende schwere Verlaufsformen von Erkrankungen mit besonderen Krankheitsverläufen, seltene Erkrankungen und Erkrankungszustände mit entsprechend geringen Fallzahlen sowie hochspezialisierte Leistungen:
1. schwere Verlaufsformen von Erkrankungen mit besonderen Krankheitsverläufen bei
a) onkologischen Erkrankungen,
b) HIV/AIDS,
c) rheumatologischen Erkrankungen,
d) Herzinsuffizienz (NYHA Stadium 3–4),
e) Multipler Sklerose,
f) zerebralen Anfallsleiden (Epilepsie),
g) komplexen Erkrankungen im Rahmen der pädiatrischen Kardiologie,
h) der Versorgung von Frühgeborenen mit Folgeschäden oder
i) Querschnittslähmung bei Komplikationen, die eine interdisziplinäre Versorgung erforderlich machen;
2. seltene Erkrankungen und Erkrankungszustände mit entsprechend geringen Fallzahlen wie
a) Tuberkulose,
b) Mukoviszidose,
c) Hämophilie,
d) Fehlbildungen, angeborene Skelettsystemfehlbildungen und neuromuskuläre Erkrankungen,
e) schwerwiegende immunologische Erkrankungen,
f) biliäre Zirrhose,
g) primär sklerosierende Cholangitis,
h) Morbus Wilson,
i) Transsexualismus,
j) Versorgung von Kindern mit angeborenen Stoffwechselstörungen,
k) Marfan-Syndrom,
l) pulmonale Hypertonie,
m) Kurzdarmsyndrom oder
n) Versorgung von Patienten vor oder nach Organtransplantation und von lebenden Spendern sowie
3. hochspezialisierte Leistungen wie
a) CT/MRT-gestützte interventionelle schmerztherapeutische Leistungen oder
b) Brachytherapie.
Untersuchungs- und Behandlungsmethoden können Gegenstand des Leistungsumfangs in der ambulanten spezialfachärztlichen Versorgung sein, soweit der Gemeinsame Bundesausschuss im Rahmen der Beschlüsse nach § 137c für die Krankenhausbehandlung keine ablehnende Entscheidung getroffen hat....“

7. Gebührenordnungspositionen dieses Bereichs, deren Abrechnungsbestimmung „einmal im Kalendervierteljahr“ lautet, sind in der ambulanten spezialfachärztlichen Versorgung (ASV) gemäß § 116b SGB V im Laufe eines Kalendervierteljahres für denselben Patienten und zu Lasten derselben Krankenkasse nur einmal je ASV-Team berechnungsfähig.

8. Die Gebührenordnungspositionen dieses Bereichs sind ausschließlich von den Fachgruppen in Anhang 6 zum EBM gemäß ihrer Zuordnung zu den Anlagen der ASV-RL berechnungsfähig.
9. Onkologische Leistungen im Rahmen der ambulanten spezialfachärztlichen Versorgung nach § 116b SGB V, die im Abschnitt 2 des Appendix der jeweiligen Konkretisierung aufgeführt und noch nicht im Einheitlichen Bewertungsmaßstab abgebildet und der Vereinbarung über die qualifizierte Versorgung krebskranker Patienten „Onkologie-Vereinbarung" (Anlage 7 zum Bundesmantelvertrag-Ärzte (BMV-Ä)) entnommen sind (einschließlich der palliativmedizinischen Versorgung gemäß der Kostenpauschale 86518), sind bis zur Aufnahme in den Einheitlichen Bewertungsmaßstab nach den Kostenpauschalen des Anhangs 2 der Vereinbarung über die qualifizierte Versorgung krebskranker Patienten „Onkologie-Vereinbarung" (Anlage 7 zum BMV-Ä) berechnungsfähig. Es gelten die Zulassungsvoraussetzungen des entsprechenden Beschlusses des G-BA. Die Kostenpauschalen sind im Laufe eines Kalendervierteljahres jeweils nur von einem Arzt des Kernteams, der die Anforderungen der ASV-RL und der Anlage 1.1 a) onkologische Erkrankungen zur ASV-RL erfüllt, berechnungsfähig. Dies gilt auch, wenn mehrere Ärzte des Kernteams in die Behandlung eingebunden sind (z.B. bei Vertretung, im Notfall oder bei Mit- bzw. Weiterbehandlung). Abweichend von den Sätzen 3 und 4 sind die Kostenpauschalen (mit Ausnahme der palliativmedizinischen Versorgung gemäß der Kostenpauschale 86518) bei Vorliegen voneinander unabhängiger Tumorerkrankungen und bei gleichzeitiger Behandlung im Rahmen der Anlage 1.1 a) onkologische Erkrankungen zur ASV-RL durch ein ASV-Team bzw. durch denselben Arzt in unterschiedlichen ASV-Teams erkrankungsspezifisch berechnungsfähig.
10. Sofern die Kostenpauschalen gemäß Anhang 2 der „Onkologie-Vereinbarung" (Anlage 7 zum BMV-Ä) bzw. gemäß der regionalen Onkologie-Vereinbarungen im Rahmen der Behandlung der ambulanten spezialfachärztlichen Versorgung nach § 116b SGB V nach Nr. 9 dieses Bereichs berechnet werden, sind die Kostenpauschalen der „Onkologie-Vereinbarung" (Anlage 7 zum BMV-Ä) bzw. der regionalen Onkologie-Vereinbarungen bei demselben Patienten in demselben Kalendervierteljahr bei Behandlung nach Maßgabe der „Onkologie-Vereinbarung" (Anlage 7 zum BMV-Ä) bzw. nach Maßgabe der regionalen Onkologie-Vereinbarungen nicht berechnungsfähig.
11. Abweichend von Nr. 10 dieses Bereichs sind die Kostenpauschalen gemäß Anhang 2 der „Onkologie-Vereinbarung" (Anlage 7 zum BMV-Ä), die im Rahmen der Leistungserbringung der ambulanten spezialfachärztlichen Versorgung nach § 116b SGB V nach Nr. 9 dieses Bereichs berechnet werden, und die Kostenpauschalen gemäß Anhang 2 der „Onkologie-Vereinbarung" (Anlage 7 zum BMV-Ä) bzw. gemäß der regionalen Onkologie-Vereinbarungen bei demselben Patienten in demselben Kalendervierteljahr berechnungsfähig, sofern der Patient entweder
a) nach Maßgabe der „Onkologie-Vereinbarung" (Anlage 7 zum BMVÄ) bzw. gemäß der regionalen Onkologie-Vereinbarungen behandelt wurde und in demselben Kalendervierteljahr die Weiterbehandlung aufgrund derselben onkologischen Erkrankung im Rahmen der ambulanten spezialfachärztlichen Versorgung nach § 116b SGB V gemäß Nr. 9 dieses Bereichs durch ein Kernteam erfolgt, dem weder der nach Maßgabe der „Onkologie-Vereinbarung" (Anlage 7 zum BMV-Ä) bzw. gemäß der regionalen Onkologie-Vereinbarungen behandelnde Arzt angehört, noch ein anderer Arzt aus derselben Berufsausübungsgemeinschaft bzw. aus demselben Medizinischen Versorgungszentrum des nach Maßgabe der „Onkologie-Vereinbarung" (Anlage 7 zum BMV-Ä) bzw. gemäß der regionalen Onkologie-Vereinbarungen behandelnden Arztes oder
b) im Rahmen der ambulanten spezialfachärztlichen Versorgung nach § 116b SGB V gemäß Nr. 9 dieses Bereichs behandelt wurde und in demselben Kalendervierteljahr die Weiterbehandlung aufgrund derselben onkologischen Erkrankung nach Maßgabe der „Onkologie-Vereinbarung" (Anlage 7 zum BMV-Ä) bzw. gemäß der regionalen Onkologie-Vereinbarungen durch einen Arzt erfolgt, der nicht dem Kernteam im Rahmen der ambulanten spezialfachärztlichen Versorgung nach § 116b SGB V angehört bzw. der nicht derselben Berufsausübungsgemeinschaft bzw. demselben Medizinischen Versorgungszentrum zuzuordnen ist, wie ein dem Kernteam im Rahmen der ambulanten spezialfachärztlichen Versorgung nach § 116b SGB V zugehöriger Arzt.
12. Sofern die Kostenpauschale 86512 gemäß Anhang 2 der „Onkologie-Vereinbarung" (Anlage 7 zum BMV-Ä) im Rahmen der Behandlung der ambulanten spezialfachärztlichen Versorgung nach § 116b SGB V nach Nr. 9 dieses Bereichs berechnet wird, sind die Gebührenordnungspositionen 07345, 08345, 09345, 13435 und 51040 bei demselben Patienten in demselben Kalendervierteljahr nicht berechnungsfähig. Im Laufe eines Kalendervierteljahres ist von dem für die Koordination der Behandlung verantwortlichen Arzt des Kernteams nur die Zusatzpauschale Onkologie (Gebührenordnungsposition 07345, 08345, 09345 oder 13435), die Gebührenordnungsposition 51040 oder die Kostenpauschale 86512 gemäß Anhang 2 der „Onkologie-Vereinbarung" (Anlage 7 zum BMV-Ä) berechnungsfähig.
13. Sofern die Inhalte der Bestimmungen und die abrechnungsfähigen Gebührenordnungspositionen in der ASV auf den Arzt Bezug nehmen, gelten sie gleichermaßen für Ärztinnen, Psychologische Psychotherapeutinnen, Psychologische Psychotherapeuten, Kinder- und Jugendlichenpsychotherapeutinnen sowie Kinder- und Jugendlichenpsychotherapeuten. Im Anhang 6 EBM wird die Bezeichnung der Fachgruppe einheitlich und neutral für Fachärzte und Fachärztinnen sowie für Psychologische Psychotherapeutinnen/Psychotherapeuten und Kinder- und Jugendlichenpsychotherapeutinnen/-psychotherapeuten verwendet.

14. Gemäß § 5 Absatz 4 ASV-RL ist die Durchführung einer Videosprechstunde in der ASV möglich. Die in der Allgemeinen Bestimmung 4.3.1 im 5. Absatz unter Nr. 1 festgelegten Abschlagshöhen gelten entsprechend. Ergänzend beträgt für Transfusionsmediziner mit Zusatz-Weiterbildung Hämostaseologie die Höhe des Abschlags 25%.

15. Der Zuschlag nach der Gebührenordnungsposition 01450 ist in der ASV ergänzend im Zusammenhang mit den Gebührenordnungspositionen 50510 bis 50512 und 51030 berechnungsfähig. Der Zuschlag nach der Gebührenordnungsposition 01450 ist im Zusammenhang mit der Gebührenordnungsposition 51041 nicht berechnungsfähig.

50 Gebührenordnungspositionen der ambulanten spezialfachärztlichen Versorgung (ASV)

Präambel:

1. Onkologische Leistungen im Rahmen der ambulanten spezialfachärztlichen Versorgung nach § 116 b SGB V, die im Abschnitt 2 des Appendix der jeweiligen Konkretisierung aufgeführt und noch nicht im Einheitlichen Bewertungsmaßstab abgebildet und der Vereinbarung über die qualifizierte Versorgung krebskranker Patienten „Onkologie-Vereinbarung" (Anlage 7 zum Bundesmantelvertrag-Ärzte) entnommen sind (einschließlich der palliativmedizinischen Versorgung gemäß der Kostenpauschale 86518), sind bis zur Aufnahme in den Einheitlichen Bewertungsmaßstab nach den Kostenpauschalen des Anhangs 2 der Vereinbarung über die qualifizierte Versorgung krebskranker Patienten „Onkologie-Vereinbarung" (Anlage 7 zum Bundesmantelvertrag-Ärzte) berechnungsfähig. Es gelten die Zulassungsvoraussetzungen des entsprechenden Beschlusses des Gemeinsamen Bundesausschusses (G-BA). Die Kostenpauschalen sind im Laufe eines Kalendervierteljahres jeweils nur von einem Arzt des Kernteams, der die Anforderungen der Richtlinie des Gemeinsamen Bundesausschusses über die ambulante spezialfachärztliche Versorgung nach § 116 b SGB V (ASV-RL) und der Anlage 1 a) onkologische Erkrankungen zur ASV-RL erfüllt, berechnungsfähig. Dies gilt auch wenn mehrere Ärzte des Kernteams in die Behandlung eingebunden sind (z.B. bei Vertretung, im Notfall oder bei Mit- bzw. Weiterbehandlung).Abweichend von Satz 3 sind die Kostenpauschalen (mit Ausnahme der palliativmedizinischen Versorgung gemäß der Kostenpauschale 86518) bei Vorliegen voneinander unabhängiger Tumorerkrankungen und bei gleichzeitiger Behandlung im Rahmen der Anlage 1 a) onkologische Erkrankungen zur ASV-RL durch ein ASV-Team bzw. durch denselben Arzt in unterschiedlichen ASV-Teams erkrankungsspezifisch berechnungsfähig.

2. Sofern die Kostenpauschalen gemäß Anhang 2 der „Onkologie-Vereinbarung" (Anlage 7 zum Bundesmantelvertrag-Ärzte) im Rahmen der Behandlung der ambulanten spezialfachärztlichen Versorgung nach § 116 b SGB V nach Nr. 1 dieser Präambel berechnet werden, sind die Kostenpauschalen der „Onkologie-Vereinbarung" (Anlage 7 zum Bundesmantelvertrag-Ärzte) bei demselben Patienten in demselben Kalendervierteljahr bei Behandlung nach Maßgabe der „Onkologie-Vereinbarung" (Anlage 7 zum Bundesmantelvertrag-Ärzte) nicht berechnungsfähig. Sofern die Kostenpauschalen gemäß Anhang 2 der „Onkologie-Vereinbarung" (Anlage 7 zum Bundesmantelvertrag-Ärzte) im Rahmen der Behandlung der ambulanten spezialfachärztlichen Versorgung nach § 116 b SGB V nach Nr. 1 dieser Präambel berechnet werden, sind die Kostenpauschalen regionaler Onkologie-Vereinbarungen bei demselben Patienten in demselben Kalendervierteljahr bei Behandlung nach Maßgabe der regionalen Onkologie-Vereinbarungen nicht berechnungsfähig.

3. Sofern die Kostenpauschale 86512 gemäß Anhang 2 der „Onkologie-Vereinbarung" (Anlage 7 zum Bundesmantelvertrag-Ärzte) im Rahmen der Behandlung der ambulanten spezialfachärztlichen Versorgung nach § 116 b SGB V nach Nr. 1 dieser Präambel berechnet wird, sind die Gebührenordnungspositionen 07345, 09345, 13435 und 50200 bei demselben Patienten in demselben Kalendervierteljahr nicht berechnungsfähig. Im Laufe eines Kalendervierteljahres ist von dem für die Koordination der Behandlung verantwortlichen Arzt des Kernteams nur die Zusatzpauschale Onkologie (Gebührenordnungsposition 07345, 09345 oder 13435), die Gebührenordnungsposition 50200 oder die Kostenpauschale 86512 gemäß Anhang 2 der „Onkologie-Vereinbarung" (Anlage 7 zum Bundesmantelvertrag-Ärzte) berechnungsfähig.

HINWEIS DER AUTOREN:

- Den vollständigen § 116 b finden Sie im Internet unter:
  http://www.sozialgesetzbuch-sgb.de/sgbv/116b.html
- Die Richtlinie des G-BA über die ambulante spezialärztliche Versorgungnach §116 b SGB V finden Sie unter:
  https://www.g-ba.de/downloads/62-492-2902/ASV-RL_2022-03-18_iK_2022-08-11.pdf

Kommentar

Die Kassenärztliche Bundesvereinigung, die Deutsche Krankenhausgesellschaft und der GKV-Spitzenverband haben im ergänzten Bewertungsausschuss mit Wirkung zum 1.7.2014 einen neuen Bereich VII in den Einheitlichen Bewertungsausschuss aufgenommen, der die ausschließlich im Rahmen der ambulanten spezialfachärztlichen Versorgung (ASV) berechnungsfähigen Gebührenordnungspositionen enthalten wird.

In der Präambel werden abschnittsübergreifende Regelungen zur Abrechnung in den Fällen getroffen, in denen Leistungen noch nicht im EBM abgebildet sind und der „Onkologie-Vereinbarung" entsprechen. Im Einzelnen werden Die Abrechnungsvoraussetzungen und die Abrechnungsausschlüsse in diesen Fällen detailliert definiert.

50100–50111 Ausschl. i. Rahmen der ASV berechnungsfähige Gebührenordnungspositionen VII
50 Gebührenordnungspositionen der ambulanten spezialfachärztlichen Versorgung (ASV)
EBM-Nr.   EBM-Punkte / Euro

50.1 Diagnostische und therapeutische Gebührenordnungspositionen gemäß der Richtlinie des Gemeinsamen Bundesausschusses über die ambulante spezialfachärztliche Versorgung nach § 116b SGB V: Anlage 2 a) Tuberkulose und atypische Mykobakteriose

Kommentar:

Als erster Bereich wurde im Abschnitt 50.1 die Leistungen gemäß der Anlage 2 a) Tuberkulose und atypische Mykobakteriose der Richtlinie des Gemeinsamen Bundesausschusses über die ambulante spezialfachärztliche Versorgung (ASV-RL) mit Wirkung zum 1.7.2014 aufgenommen.

Die Systematik des Abschnitts 50.1 EBM, die Beträge in Euro statt in Punktwerten anzugeben, wird für die neue EBM Nr. 50112 sowie für die EBM Nrn. 50110 und 50111 übernommen.

Zuordnung der Gebührenordnungspositionen der Kapitel 50 und 51 zu den Anlagen der Richtlinie des Gemeinsamen Bundesausschusses über die ambulante spezialfachärztliche Versorgung nach § 116b SGB V (ASV-RL)

1. Die Gebührenordnungspositionen der Kapitel 50 und 51 sind ausschließlich im Rahmen der Behandlung und bei einer der Erkrankungen gemäß den Anlagen der Richtlinie des Gemeinsamen Bundesausschusses über die ambulante spezialfachärztliche Versorgung nach § 116b SGB V entsprechend der Zuordnung in der nachfolgenden Tabelle berechnungsfähig. Die Gebührenordnungspositionen sind ausschließlich von den jeweils zugeordneten Fachgruppen entsprechend ihrer Bezeichnung in der ASV-RL berechnungsfähig. Sofern in der Tabelle Indikationen und sonstige Anforderungen genannt werden, sind die Gebührenordnungspositionen nur dann berechnungsfähig, wenn mindestens eine der genannten Indikationen vorliegt und alle Anforderungen erfüllt werden.

2. Sofern die im Anhang 6 aufgeführten Gebührenordnungspositionen aufgrund von Änderungen durch einen Beschluss des G-BA bei der Fachgruppenzuordnung und/oder den Indikationen und sonstigen Anforderungen von den Leistungsbeschreibungen in Abschnitt 1 und 2 der Anlage zur ASV-RL des G-BA abweichen, gelten bis zur entsprechenden Anpassung des Anhangs 6 EBM die vom G-BA getroffenen Regelungen hinsichtlich der zur Leistung berechtigten Fachgruppen, der Indikationen und sonstigen Anforderungen der Anlage zur ASV-RL.

Die entsprechende Tabelle finden Sie auf den Seiten der KBV unter:
http://www.kbv.de/tools/ebm/html/6_162394376704834633369632.html

50100   Prüfung des Farbsinns   **54** 6,21
Obligater Leistungsinhalt
• Persönlicher Arzt-Patienten-Kontakt,
• Farbsinnprüfung mit Anomaloskop
und/oder
• Farbsinnprüfung mit Pigmentproben (z.B. Farbtafeln),
• Beidseitig

Anmerkung Die Gebührenordnungsposition 50100 ist auch berechnungsfähig, wenn die Leistung aus medizinischer Indikation nur an einem Auge erbracht werden kann.
Berichtspflicht: nein

50110   Molekularbiologische Schnellresistenztestung des Mycobacterium tuberculosis-Complex   **82,03**
Fakultativer Leistungsinhalt
• Evaluation dieser Ergebnisse durch Vergleich mit dem Ausfall des konventionellen phänotypischen TB-Resistenztest entsprechend der Gebührenordnungsposition 32770.

50111   Weiterführende molekularbiologische Schnellresistenztestung des Mycobacterium tuberculosis-Complex   **99,40**
Obligater Leistungsinhalt
• Molekularbiologische Schnelltestung des MTC auf Resistenzen gegen Rifampicin und Isoniacid,
• Dokumentation der in der Legende genannten Vorbedingungen

Fakultativer Leistungsinhalt
* Evaluation dieser Ergebnisse durch Vergleich mit dem Ausfall des konventionellen phänotypischen TB-Resistenztest entsprechend der Gebührenordnungsposition 32770

Berichtspflicht: nein

50112 Quantitative Bestimmung einer in-vitro Interferon-gamma Freisetzung nach ex-vivo **58,00**
Stimulation mit Antigenen (mindestens ESAT-6 und CFP-10) spezifisch für Mycobacterium tuberculosis-complex (außer BCG) bei
* positivem Tuberkulin-Hauttest zum Ausschluss einer Kreuzreaktion mit BCG,
* negativem Tuberkulin-Hauttest und Verdacht auf eine Tuberkuloseinfektion bei Anergie

Anmerkung Die Gebührenordnungsposition 50112 ist auf die genannten Indikationen beschränkt und dient weder als Screeninguntersuchung noch zur Umgebungsunter-suchung von Kontaktpersonen. Die Berechnung als „Ähnliche Untersuchung" für die genannten und andere Indikationen ist unzulässig.

Abrechnungsausschluss

im Krankheitsfall 32670

Berichtspflicht Nein

Kommentar: Die KV Hessen informiert: ... „Die neue GOP 50112 löst die bisherige Pseudoziffer 88510 ab und die Leistung wird analog zu der GOP 32670 „Quantitative Bestimmung einer in-vitro Interferon-gamma Freisetzung nach ex-vivo Stimulation mit Antigenen" aufgebaut.

Die bisherige Vorgabe, dass die Leistung von Fachärzten für Mikrobiologie, Virologie und Infektionsepidemiologie als Kernteam und Fachärzte für Laboratoriumsmedizin als hinzuziehende Fachärzte abgerechnet werden darf, bleibt bestehen.

Beachten Sie bitte, dass die GOP 50112 bei positivem Tuberkulin-Hauttest zum Ausschluss einer Kreuzreaktion mit BCG sowie bei negativem Tuberkulin-Hauttest und Verdacht auf eine Tuberkuloseinfektion bei Anergie Anwendung findet ..."

50.4 Diagnostische und therapeutische Gebührenordnungspositionen gemäß der Richtlinie des Gemeinsamen Bundesausschusses über die ambulante spezialfachärzt-liche Versorgung nach § 116b SGB V: Anlage 1.1 b) Rheumatologische Erkrankungen Erwachsene und Rheumatologische Erkrankungen Kinder und Jugendliche

1. Die in diesem Abschnitt genannten Gebührenordnungspositionen sind ausschließlich im Rahmen der Leis-tungserbringung gemäß Anlage 2 a) Tuberkulose und atypische Mykobakteriose der Richtlinie des Gemeinsamen Bundesausschusses über die ambulante spezialfachärztliche Versorgung nach § 116b SGB V berechnungsfähig.

50400 Zusatzpauschale für die Überleitung eines Jugendlichen mit rheumatologischer **110**
Erkrankung in die Erwachsenenmedizin   12,64

Obligater Leistungsinhalt
* Persönlicher Arzt-Patienten-Kontakt,
* Gespräch mit dem Patienten,
* Dokumentation der Gesprächsergebnisse in dem ausführlichen schriftlichen Abschluss-bericht (Epikrise),

Fakultativer Leistungsinhalt
* Einbeziehung der Bezugs- oder Betreuungsperson(en),
* Konsultation und konsiliarische Beratung mit dem weiterbehandelnden Arzt,

Abrechnungsbestimmung je vollendete 10 Minuten Arzt-Patienten-Kontaktzeit, bis zu fünfmal im Laufe von vier Kalendervierteljahren

Anmerkung Die Gebührenordnungsposition 50400 kann nur in den letzten vier Kalender-vierteljahren vor einer Überleitung in die Erwachsenenmedizin berechnet werden.
Die Gebührenordnungsposition 50400 ist nur von einem Arzt des Kernteams berech-nungsfähig.
Die Gebührenordnungsposition 50400 ist nur berechnungsfähig, wenn innerhalb der letzten vier Kalendervierteljahre jeweils mindestens ein Arzt-Patienten-Kontakt pro Kalendervier-

teljahr in mindestens drei Kalendervierteljahren mit dem Kinder- und Jugendmediziner stattgefunden hat. Davon müssen in mindestens zwei Kalendervierteljahren persönliche Arzt-Patienten-Kontakte vorgelegen haben.

Berichtspflicht Nein

50401	Zusatzpauschale für die Integration eines Patienten mit rheumatologischer Erkrankung in die Erwachsenenmedizin	**90** 10,34

Obligater Leistungsinhalt
- Persönlicher Arzt-Patienten-Kontakt,
- Gespräch mit dem Patienten,

Fakultativer Leistungsinhalt
- Einbeziehung der Bezugs- oder Betreuungsperson(en),
- Konsultation und konsiliarische Beratung mit dem abgebenden Arzt,

Abrechnungsbestimmung je vollendete 10 Minuten, bis zu fünfmal im Laufe von vier Kalendervierteljahren

Anmerkung Die Gebührenordnungsposition 50401 ist nur bis zum Ende des 21. Lebensjahres berechnungsfähig. Die Gebührenordnungsposition 50401 kann im Quartal des erstmaligen Arzt-Patienten-Kontakts im ASV-Team und in den darauf folgenden drei Kalendervierteljahren berechnet werden.
Die Gebührenordnungsposition 50401 ist nur von einem Arzt des Kernteams berechnungsfähig.

Berichtspflicht Nein

50.5 Diagnostische und therapeutische Gebührenordnungspositionen gemäß der Richtlinie des Gemeinsamen Bundesausschusses über die ambulante spezialfachärztliche Versorgung nach § 116b SGB V: Anlage 2 c) Hämophilie

1. Die in diesem Abschnitt genannten Gebührenordnungspositionen sind ausschließlich im Rahmen der Leistungserbringung gemäß Anlage 2c) Hämophilie der Richtlinie des Gemeinsamen Bundesausschusses über die ambulante spezialfachärztliche Versorgung nach § 116b SGB V berechnungsfähig.

Grundpauschale

Obligater Leistungsinhalt
- Persönlicher Arzt-Patienten
- Kontakt und/oder Arzt-Patienten-Kontakt im Rahmen einer Videosprechstunde gemäß Bestimmung Nr. 14 im Bereich VII EBM

Fakultativer Leistungsinhalt
- weitere persönliche oder andere Arzt-Patienten
- Kontakte gemäß 4.3.1 der Allgemeinen Bestimmungen,
- Ärztlicher Bericht entsprechend der Gebührenordnungsposition 01600,
- Individueller Arztbrief entsprechend der Gebührenordnungsposition 01601,
- In Anhang 1 aufgeführte Leistungen,

Abrechnungsbestimmung einmal im Behandlungsfall

50510	für Versicherte bis zum vollendeten 5. Lebensjahr	**256** 29,42

Abrechnungsausschluss im Behandlungsfall 12220

50511	für Versicherte ab Beginn des 6. bis zum vollendeten 59. Lebensjahr	**314** 36,08

Abrechnungsausschluss im Behandlungsfall 12220

50512	für Versicherte ab Beginn des 60. Lebensjahres	**330** 37,92

Abrechnungsausschluss im Behandlungsfall 12220

50.6 Diagnostische und therapeutische Gebührenordnungspositionen gemäß der Richtlinie des Gemeinsamen Bundesausschusses über die ambulante spezialfachärztliche Versorgung nach § 116b SGB V: Anlage 1.1 c) Chronisch entzündliche Darmerkrankungen

1. Die in diesem Abschnitt genannten Gebührenordnungspositionen sind ausschließlich im Rahmen der Leistungserbringung gemäß Anlage 1.1 c) Chronisch entzündliche Darmerkrankungen der Richtlinie des Gemeinsamen Bundesausschusses über die ambulante spezialfachärztliche Versorgung nach § 116b SGB V berechnungsfähig.

50600   Vorstellung eines Patienten in einer interdisziplinären CED-Fallkonferenz durch ein   **201**
Mitglied des Kernteams   23,10

         Obligater Leistungsinhalt
- Teilnahme an einer CED-Fallkonferenz,
- Vorstellung eines Patienten in einer interdisziplinären CED-Fallkonferenz durch ein Mitglied des Kernteams gemäß den Anlagen der Richtlinie des Gemeinsamen Bundesausschusses über die ambulante spezialfachärztliche Versorgung nach § 116b SGB V,

         Abrechnungsbestimmung einmal im Kalendervierteljahr

         Anmerkung Die Gebührenordnungsposition 50600 ist nur von dem den Patienten vorstellenden Arzt des Kernteams berechnungsfähig. Dies gilt auch, wenn mehrere Ärzte des Kernteams an einer CED-Fallkonferenz teilnehmen. Die Gebührenordnungsposition 50600 ist nur einmal im Kalendervierteljahr berechnungsfähig. Die zweimalige Berechnung der Gebührenordnungsposition 50600 im Kalendervierteljahr ist im Einzelfall möglich und setzt die Begründung der medizinischen Notwendigkeit voraus.
Die Gebührenordnungsposition 50600 ist auch bei Durchführung der Leistung im Rahmen einer Videofallkonferenz berechnungsfähig. Für die Abrechnung gelten die Anforderungen gemäß § 5 Absatz 4 ASV-RL entsprechend.

         Berichtspflicht Nein

50.7 Diagnostische und therapeutische Gebührenordnungspositionen gemäß der Richtlinie des Gemeinsamen Bundesausschusses über die ambulante spezialfachärztliche Versorgung nach § 116b SGB V: Anlage 2 b) Mukoviszidose

Die in diesem Abschnitt genannten Gebührenordnungspositionen sind ausschließlich im Rahmen der Leistungserbringung gemäß Anlage 2 b) Mukoviszidose der Richtlinie des Gemeinsamen Bundesausschusses über die ambulante spezialfachärztliche Versorgung nach § 116b SGB V berechnungsfähig.

50700   Problemorientiertes ärztliches Gespräch, das aufgrund einer Mukoviszidose-   **128**
Erkrankung erforderlich ist   14,71

         Obligater Leistungsinhalt
- Gespräch von mindestens 10 Minuten Dauer,
- mit einem Patienten
und/oder
- einer Bezugsperson,

         Fakultativer Leistungsinhalt
- Beratung und Erörterung zu den therapeutischen, familiären, sozialen oder beruflichen Auswirkungen und deren Bewältigung im Zusammenhang mit der Erkrankung, die aufgrund von Art und Schwere das Gespräch erforderlich macht,

         Abrechnungsbestimmung je vollendete 10 Minuten, höchstens viermal im Kalendervierteljahr

         Anmerkung Die Gebührenordnungsposition 50700 ist auch bei Durchführung der Leistung im Rahmen einer Videosprechstunde berechnungsfähig. Abrechnungsvoraussetzung ist die Einhaltung der Regelungen gemäß § 5 Absatz 4 ASV-RL.

Bei der Nebeneinanderberechnung diagnostischer bzw. therapeutischer Gebührenordnungspositionen und der Gebührenordnungsposition 50700 ist eine mindestens 10 Minuten
längere Arzt-Patienten-Kontaktzeit als in den entsprechenden Gebührenordnungspositionen angegeben Voraussetzung für die Berechnung der Gebührenordnungsposition 50700

Abrechnungsausschluss in derselben Sitzung 35100, 35110

Berichtspflicht Nein

51 Anlagenübergreifende Gebührenordnungspositionen der ambulanten spezialfachärztlichen Versorgung (ASV)

1. Die Gebührenordnungspositionen dieses Kapitels sind ausschließlich im Rahmen der Behandlung und bei einer der Erkrankungen gemäß den Anlagen der Richtlinie des Gemeinsamen Bundesausschusses über die ambulante spezialfachärztliche Versorgung nach § 116 b SGB V entsprechend der Zuordnung gemäß Anhang 6 berechnungsfähig.

51.1 Strukturpauschalen in der ambulanten spezialfachärztlichen Versorgung (ASV)

51010   Vorhaltung der Rufbereitschaft im Notfall   **230**
                                                           26,43

Obligater Leistungsinhalt
* Vorhaltung einer 24-Stunden-Notfallversorgung mindestens in Form einer Rufbereitschaft

Abrechnungsbestimmung einmal im Kalendervierteljahr je Patient

Anmerkung
Die Gebührenordnungsposition 51010 ist im Laufe eines Kalendervierteljahres nur von einem festzulegenden, koordinierenden Arzt des ASV- Kernteams berechnungsfähig und setzt mindestens einen persönlichen Arzt-Patienten-Kontakt im ASV-Team voraus.

Kommentar: Die EBM-Nr. 51010 ist nur
* im Rahmen der onkologischen ambulanten spezialärztlichen Versorgung (ASV)
* sowie im Rahmen der ASV Pulmonale Hypertonie
und jeweils nur von einem Arzt des Kernteams im Quartal berechnungsfähig.

Dies ergibt sich aus Abs. VII zum EBM. Hier sind die EBM-Nrn. der Kapitel

50 Anlagenspezifische Gebührenordnungspositionen der ambulanten spezialfachärztlichen Versorgung (ASV)
51 Anlagenübergreifende Gebührenordnungspositionen der ambulanten spezialfachärztlichen Versorgung (ASV)

den einzelnen ASV-Krankheitsgruppen (Anlagen der ASV-Richtlinie) zugeordnet und auch die Arztgruppen angegeben, die die jeweiligen EBM – Leistungen berechnen dürfen.

Im vorliegenden Fall sind dies nach Auflistung des EBM Kommentares von **Wezel/Liebold**
... „Ärztinnen und Ärzte für:
* Innere Medizin und Hämatologie und Onkologie
* Innere Medizin und Gastroenterologie
* Allgemeinchirurgie
* Viszeralchirurgie
* Hals-Nasen-Ohrenheilkunde (alternativ zu Allgemeinchirurgie oder Viszeralchirurgie bei Behandlung eines Schilddrüsenkarzinoms oder Nebenschilddrüsenkarzinoms)
* Frauenheilkunde und Geburtshilfe mit Schwerpunkt Gynäkologische Onkologie
* Urologie
* Innere Medizin und Kardiologie
* Innere Medizin und Pneumologie ...“

51011   Pauschale für die Erfüllung der Anforderungen gem. § 10 Abs. 3 Buchstabe c) der   **15**
             ASV-Richtlinie-Qualitätskonferenzen   1,72

Obligater Leistungsinhalt
* Vorhaltung der zur Durchführung von Qualitätskonferenzen notwendigen Struktur,

Fakultativer Leistungsinhalt
* Durchführung von und Teilnahme an Qualitätskonferenzen gemäß § 10 Absatz 3 Buchstabe c) der Richtlinie des Gemeinsamen Bundesausschusses über die ambulante spezialfachärztliche Versorgung nach § 116b SGB V,

Abrechnungsbestimmung einmal im Kalendervierteljahr je Patient

51 Anlagenübergreifende Gebührenordnungspositionen der ambulanten spezialfachärztlichen Versorgung (ASV)

EBM-Nr.   EBM-Punkte / Euro

Anmerkung
Die Gebührenordnungsposition 51011 ist im Laufe eines Kalendervierteljahres nur von einem festzulegenden, koordinierenden Arzt des ASV- Kernteams berechnungsfähig und setzt mindestens einen persönlichen Arzt-Patienten-Kontakt im ASV- Team voraus.

51.2 Allgemeine Gebührenordnungspositionen

1. Das Erstellen und die Aktualisierung eines Medikationsplans gemäß § 29a Bundesmantelvertrag Ärzte (BMV-Ä) in der ASV ist über die ASV-Richtlinie nach § 5 Abs. 3 geregelt.

2. Die Berechnung der Gebührenordnungsposition 51020 setzt die Überprüfung auf das Vorliegen eines bereits erstellten Medikationsplanes gemäß § 29a BMV-Ä voraus. Sofern ein solcher vorliegt, ist die Gebührenordnungsposition 51020 in der ASV bei demselben Patienten nicht berechnungsfähig.

51020   Erstellen eines Medikationsplans gemäß § 5 Abs. 3 ASV-RL   **39**
                                                                          4,48
Obligater Leistungsinhalt
- Erstellen und Erläuterung des Medikationsplans,
- Aushändigung des Medikationsplans in Papierform an den Patienten oder dessen Bezugs- und Betreuungspersonen,

Fakultativer Leistungsinhalt
- Übertragung des elektronischen Medikationsplans auf die elektronische Gesundheitskarte (eGK) des Patienten,

Abrechnungsbestimmung einmal in vier Kalendervierteljahren

Anmerkung
- Die Gebührenordnungsposition 51020 ist im Laufe von vier Kalendervierteljahren nur von einem Arzt des ASV-Kernteams einmalig berechnungsfähig.
- Die Gebührenordnungsposition 51020 ist im Kalendervierteljahr nicht neben der Gebührenordnungsposition 51021 berechnungsfähig.

Berichtspflicht Nein

51021   Anpassung des Medikationsplans und/oder des elektronischen Medikationsplans   **8**
            gemäß § 5 Abs. 3 ASV-RL   0,92
Obligater Leistungsinhalt
- Aktualisierung, Erläuterung und Aushändigung des Medikationsplans in Papierform an den Patienten oder dessen Bezugs- und Betreuungspersonen
und/oder
- Übertragung des elektronischen Medikationsplans auf die elektronische Gesundheitskarte (eGK) des Patienten oder
- Löschung des elektronischen Medikationsplans auf der elektronischen Gesundheitskarte (eGK) des Patienten,

Abrechnungsbestimmung einmal im Behandlungsfall

Abrechnungsausschluss im Behandlungsfall 51020

Berichtspflicht Nein

51.3 Psychotherapeutische Leistungen

1. Die Gebührenordnungspositionen dieses Abschnitts sind nur im Zusammenhang mit einer syndrombezogenen therapeutischen Behandlung einer in den Anlagen der ASV-Richtlinie des Gemeinsamen Bundesausschusses festgelegten Erkrankung gemäß der Zuordnung in Anhang 6 zum EBM berechnungsfähig.

2. Die Gebührenordnungspositionen dieses Abschnitts sind von Kinder- und Jugendlichenpsychotherapeuten ausschließlich für die Behandlung von Patienten bis zum vollendeten 21. Lebensjahr bzw. bei Patienten, deren Behandlung vor Vollendung des 21. Lebensjahres begonnen wurde, berechnungsfähig.

51030   Psychotherapeutisches Gespräch als Einzelbehandlung   **154**
                                                                                            17,70
Obligater Leistungsinhalt
• Dauer mindestens 10 Minuten,
• Einzelbehandlung,
Fakultativer Leistungsinhalt
• Syndrombezogene therapeutische Intervention,
• Krisenintervention,
• Anleitung der Bezugsperson(en),

Abrechnungsbestimmung je vollendete 10 Minuten

Abrechnungsausschluss in derselben Sitzung 51032, 51033, 35.1

Berichtspflicht Nein

Anmerkung Die Gebührenordnungsposition 51030 ist auch bei Durchführung der Leistung im Rahmen einer Videosprechstunde berechnungsfähig. Für die Abrechnung gelten die Anforderungen gemäß § 5 Abs. 4 ASV-RL entsprechend.

51032   Psychotherapeutisches Gespräch als Gruppenbehandlung bei Erwachsenen   **166**
                                                                                            19,08
Obligater Leistungsinhalt
• Persönlicher Arzt-Patienten-Kontakt,
• Dauer mindestens 40 Minuten,
• Als Gruppenbehandlung,
• Mindestens 3 höchstens 8 Teilnehmer,

Fakultativer Leistungsinhalt
• Syndrombezogene therapeutische Intervention,
• Anleitung der Bezugsperson(en),

Abrechnungsbestimmung je Teilnehmer, je vollendete 40 Minuten

Abrechnungsausschluss in derselben Sitzung 51030, 51033, 35.1

Berichtspflicht Nein

51033   Psychotherapeutisches Gespräch als Gruppenbehandlung bei Kindern und   **166**
            Jugendlichen   19,08
Obligater Leistungsinhalt
• Persönlicher Arzt-Patienten-Kontakt,
• Dauer mindestens 25 Minuten,
• Als Gruppenbehandlung,
• Mindestens 3 höchstens 6 Teilnehmer,
• Berücksichtigung
    – entwicklungsphysiologischer Faktoren,
    – entwicklungspsychologischer Faktoren,
    – entwicklungssoziologischer Faktoren,
    – familiendynamischer Faktoren,

Fakultativer Leistungsinhalt
• Syndrombezogene therapeutische Intervention,
• Anleitung der Bezugsperson(en),

Abrechnungsbestimmung je Teilnehmer, je vollendete 25 Minuten

Anmerkung Die Gebührenordnungsposition 51033 ist am Behandlungstag höchstens zweimal berechnungsfähig.

Abrechnungsausschluss in derselben Sitzung 51030, 51032, 35.1

Berichtspflicht Nein

51.4 Gebührenordnungspositionen für die Behandlung von onkologischen Erkrankungen

51040 Zusatzpauschale für die Behandlung und/oder Betreuung eines Patienten mit einer   **191**
gesicherten onkologischen Erkrankung bei laufender onkologischer Therapie   **21,95**

Obligater Leistungsinhalt
- Behandlung und/oder Betreuung eines Patienten mit einer laboratoriumsmedizinisch oder histologisch/zytologisch gesicherten onkologischen Erkrankung,
- Fortlaufende Beratung zum Umgang mit der onkologischen Erkrankung,
- Verlaufskontrolle und Dokumentation des Therapieerfolges,
- Erstellung, Überprüfung und Anpassung eines die onkologische Erkrankung begleitenden spezifischen Therapiekonzeptes unter Berücksichtigung individueller Faktoren,
- Kontrolle und/oder Behandlung ggf. auftretender therapiebedingter Nebenwirkungen,
- Planung und Koordination der komplementären Arznei-, Heil- und Hilfsmittelversorgung unter besonderer Berücksichtigung der gesicherten onkologischen Erkrankung,

Fakultativer Leistungsinhalt
- Anleitung und Führung der Bezugs- und Betreuungsperson(en),
- Fortlaufende Überprüfung des häuslichen, familiären und sozialen Umfelds im Hinblick auf die Grunderkrankung,
- Konsiliarische Erörterung/Fachliche Beratung und regelmäßiger Informationsaustausch mit dem onkologisch verantwortlichen Arzt sowie mit weiteren mitbehandelnden Ärzten,
- Überprüfung und Koordination supportiver Maßnahmen,
- Einleitung und/oder Koordination der psychosozialen Betreuung des Patienten und seiner Familie und/oder Bezugs- und Betreuungsperson(en),
- Ggf. Hinzuziehung komplementärer Dienste bzw. häuslicher Krankenpflege,

Abrechnungsbestimmung einmal im Kalendervierteljahr

Anmerkung
Die Gebührenordnungsposition 51040 ist bei laufender medikamentöser, im Sinne einer systemischen Chemotherapie mit z. B. zytostatischen Substanzen, operativer und/oder strahlentherapeutischer Behandlung und/oder bei Betreuung eines Patienten mit gesicherter onkologischer Erkrankung berechnungsfähig.

Berichtspflicht Nein

51041 Vorstellung eines Patienten in einer interdisziplinären Tumorkonferenz durch ein   **201**
Mitglied des Kernteams   **23,10**

Obligater Leistungsinhalt
- Teilnahme an einer Tumorkonferenz,
- Vorstellung eines Patienten in einer interdisziplinären Tumorkonferenz durch ein Mitglied des Kernteams gemäß den Anlagen der Richtlinie des Gemeinsamen Bundesausschusses über die ambulante spezialfachärztliche Versorgung nach § 116b SGB V,

Abrechnungsbestimmung einmal im Kalendervierteljahr

Anmerkung
Die Gebührenordnungsposition 51041 ist nur von dem den Patienten vorstellenden Arzt des Kernteams berechnungsfähig. Dies gilt auch, wenn mehrere Ärzte des Kernteams an einer Tumorkonferenz teilnehmen. Die Gebührenordnungsposition 51041 ist nur einmal im Kalendervierteljahr berechnungsfähig. Die zweimalige Berechnung der Gebührenordnungsposition 51041 im Kalendervierteljahr ist im Einzelfall möglich und setzt die Begründung der medizinischen Notwendigkeit voraus.
Die Gebührenordnungsposition 51041 ist auch bei Durchführung der Leistung im Rahmen einer Videofallkonferenz berechnungsfähig. Für die Abrechnung gelten die Anforderungen gemäß § 5 Absatz 4 ASV-RL entsprechend.
Sofern die Gebührenordnungsposition 51041 im Kalendervierteljahr aufgrund der Regelung gemäß Nr. 9 der Bestimmung zu Bereich VII EBM neben der Kostenpauschale 86512 gemäß Anhang 2 der „Onkologie-Vereinbarung" (Anlage 7 zum BMV-Ä) berechnet

wird, ist ein Abschlag in Höhe von 64 Punkten auf die Gebührenordnungsposition 51041 vorzunehmen.

Berichtspflicht Nein

51.5 Augenärztliche Gebührenordnungspositionen

51050 Augenärztliche Leistungen   **122**
                                                                                                          14,02
Obligater Leistungsinhalt
- klinisch-neurologische augenärztliche Basisdiagnostik und/oder
- Bestimmung des Visus und/oder
- subjektive und objektive Refraktionsbestimmung und/oder
- Bestimmung des Interferenzvisus und/oder
- Untersuchung des Dämmerungssehens und/oder
- tonometrische Untersuchung und/oder
- Gonioskopie und/oder
- Spaltlampenmikroskopie und/oder
- Beurteilung des zentralen Fundus und/oder
- Messung der Hornhautkrümmungsradien und/oder
- Prüfung der Augenstellung und Beweglichkeit in neun Hauptblickrichtungen und/oder
- Prüfung der Kopfhaltung bei binokularer Sehanforderung in Ferne und Nähe und/oder
- Prüfung der Simultanperzeption, Fusion und Stereopsis und/oder
- Prüfung auf Heterophorie und (Pseudo-) Strabismus und/oder
- Prüfung der Pupillenfunktion und/oder
- Prüfung des Farbsinns und/oder
- Prüfung der Tränenwege durch Messung der Sekretionsmenge und Durchgängigkeit und/oder
- Bestimmung der break-up time und/oder
- Entnahme von Abstrichmaterial aus dem Bindehautsack und/oder
- Anpassung einfacher vergrößernder Sehhilfen und/oder
- Kontrolle vorhandener Sehhilfen und/oder
- Messung der Akkommodationsbreite und/oder
- in Anhang 1 aufgeführte augenärztliche Leistungen

Abrechnungsbestimmungen einmal im Kalendervierteljahr

Anmerkung Die Gebührenordnungsposition 51050 ist nur bei persönlichem Arzt-Patienten-Kontakt berechnungsfähig.

VIII Ausschließlich im Rahmen von Erprobungsverfahren gemäß § 137e SGB V berechnungsfähige Gebührenordnungspositionen

Zu diesem neuen Kapitel informiert die G-BA (https://www.g-ba.de/themen/methodenbewertung/bewertung-erprobung/erprobungsregelung/) u.a.:

... „Bei der Bewertung medizinischer Untersuchungs- und Behandlungsmethoden hat der G-BA stets den aktuellen Stand der medizinischen Erkenntnisse zu berücksichtigen. In manchen Fällen reicht die Studienlage jedoch nicht aus, um den Nutzen einer Methode abschließend bewerten zu können. Sofern Erkenntnisse darauf hinweisen, dass eine Methode das Potenzial einer erforderlichen Behandlungsalternative hat, kann die Methode im Rahmen einer Studie erprobt werden.

Die Kriterien für die Feststellung des Potenzials einer Untersuchungs- oder Behandlungsmethode finden sich im 2. Kapitel § 14 Abs. 3 der Verfahrensordnung des G-BA (VerfO). Danach kann sich das Potenzial einer erforderlichen Behandlungsalternative dann ergeben, wenn sie

- aufgrund ihres Wirkprinzips und der bisher vorliegenden Erkenntnisse mit der Erwartung verbunden ist, dass andere aufwändigere, für den Patienten invasivere oder bei bestimmten Patienten nicht erfolgreich einsetzbare Methoden ersetzt werden können,
- die Methode weniger Nebenwirkungen hat,
- sie eine Optimierung der Behandlung bedeutet oder
- die Methode in sonstiger Weise eine effektivere Behandlung ermöglichen kann.

Ergänzend hierzu ergibt sich das Potenzial einer Erprobung insbesondere dann, wenn zumindest so aussagefähige wissenschaftliche Unterlagen vorliegen, dass auf dieser Grundlage eine Studie geplant werden kann, die eine Bewertung des Nutzens der Methode auf einem ausreichend sicheren Erkenntnisniveau erlaubt (2. Kapitel § 14 Abs. 4 VerfO) ..."

60 Allgemeine Regelungen zu Erprobungsverfahren gemäß § 137e SGB V

1. Die in diesem Bereich genannten Gebührenordnungspositionen sind ausschließlich im Rahmen der Durchführung einer Leistung gemäß § 137e SGB V von Vertragsärzten und nach § 108 SGB V zugelassenen Krankenhäusern berechnungsfähig, welche als Studienzentrum von der unabhängigen wissenschaftlichen Institution beauftragt sind. Die in diesem Bereich genannten Gebührenordnungspositionen können je Patient nur von jeweils einem Studienzentrum berechnet werden. Darüber hinaus sind keine weiteren Gebührenordnungspositionen aus anderen Bereichen des EBM im Rahmen der Durchführung einer Leistung gemäß § 137e SGB V berechnungsfähig, sofern keine abweichende Regelung getroffen wurde.

2. Die von den Studienzentren im Rahmen von Erprobungsverfahren durchgeführten und verordneten Leistungen werden gemäß §137e Abs. 4 SGB V unmittelbar von den Krankenkassen vergütet.

3. Studienbedingter Mehraufwand nach § 137e Abs. 5 Satz 5 SGB V ist nicht Bestandteil der berechnungsfähigen Gebührenordnungspositionen des Bereiches VIII.

4. Leistungen, die zur Prüfung der Ein- und Ausschlusskriterien für eine Teilnahme an der Erprobungsstudie notwendig sind, sind Teil des studienbedingten Mehraufwands und - soweit nichts anderes bestimmt ist - nicht zusätzlich berechnungsfähig.

5. Leistungen, die bis zum Zeitpunkt des Ausschlusses von der Studie gemäß der jeweiligen Erprobungs-Richtlinie durchgeführt worden sind, sind berechnungsfähig.

6. Leistungen gemäß Kapitel 12, 19 und 32 des EBM, die im Rahmen von Erprobungsverfahren medizinisch erforderlich sind und als Auftragsleistungen durchgeführt werden, werden mit dem Studienzentrum im Innenverhältnis abgerechnet. Die Leistungen können von den Studienzentren nicht gesondert berechnet werden. Der Leistungsbedarf für Auftragsleistungen ist in den Gebührenordnungspositionen dieses Bereichs enthalten, soweit nichts anderes bestimmt ist.

7. Außerhalb der Kapitel 12, 19 und 32 durchgeführte Begleitleistungen, die im Rahmen von Erprobungsverfahren medizinisch erforderlich sind und nicht vom Studienzentrum selbst durchgeführt werden, werden mit dem

© Springer-Verlag GmbH Deutschland, ein Teil von Springer Nature 2023
P. M. Hermanns (Hrsg.), *EBM 2023 Kommentar*, Abrechnung erfolgreich
und optimal, https://doi.org/10.1007/978-3-662-66400-1_8

Studienzentrum im Innenverhältnis abgerechnet. Die Leistungen können von den Studienzentren nicht gesondert berechnet werden. Der Leistungsbedarf für Begleitleistungen ist in den Gebührenordnungspositionen dieses Bereichs enthalten, soweit nichts anderes bestimmt ist.

60.1 Kosten

60.1.1 Nicht gesondert berechnungsfähige Kosten

Kosten, die gemäß 7.1 der Allgemeinen Bestimmungen des EBM mit der Gebühr für die ärztliche Leistung abgegolten oder explizit Leistungsinhalt der in diesem Bereich genannten Gebührenordnungspositionen sind, sind nicht gesondert berechnungsfähig.

60.1.2 Gesondert berechnungsfähige Kosten

Kosten, die gemäß 7.3 der Allgemeinen Bestimmungen des EBM nicht in den Gebührenordnungspositionen enthalten sind, sind – soweit nichts anderes bestimmt ist – gesondert berechnungsfähig. Dies schließt auch die Kosten bei unterschiedlichen operativen Verfahren mit ein, sofern diese Bestandteil der Erprobungs-Richtlinien sind.

Die Kosten werden entsprechend nachstehender Regelungen erstattet.

60.1.2.1 Sprechstundenbedarf/Kontrastmittel

60.1.2.1.1 Für an der vertragsärztlichen Versorgung teilnehmende Ärzte, Berufsausübungsgemeinschaften und Medizinische Versorgungszentren gilt im Rahmen der Erprobungsverfahren folgendes:

Der Sprechstundenbedarf wird hinsichtlich des Umfanges sowie der Bezugswege entsprechend der regional geltenden Vereinbarungen über die ärztliche Verordnung von Sprechstundenbedarf zwischen den Kassenärztlichen Vereinigungen und Landesverbänden der Krankenkassen und den Ersatzkassen (Sprechstundenbedarfsvereinbarungen) bezogen. Vereinbarungen zur Vergütung von Kontrastmitteln, die nicht Bestandteil der Sprechstundenbedarfsvereinbarungen sind, finden ebenso Anwendung.

60.1.2.1.2 Für nach § 108 SGB V zugelassene Krankenhäuser gilt im Rahmen des Erprobungsverfahrens folgendes:

Der Umfang des Sprechstundenbedarfes richtet sich nach den jeweils regional gültigen Sprechstundenbedarfsvereinbarungen. Der Sprechstundenbedarf wird für Krankenhäuser über Kostenpauschalen vergütet.

60.1.2.2 Gesondert berechnungsfähige Sachkosten

Gesondert berechnungsfähige Sachkosten sind Kosten, die nicht unter 60.1.1 oder 60.1.2.1 zu subsumieren sind.

Die gesondert berechnungsfähigen Materialien werden unter Beachtung des Wirtschaftlichkeitsgebotes und der medizinischen Notwendigkeit ausgewählt.

Die rechnungsbegründenden Unterlagen in Form von Originalrechnungen sind für die Dauer von fünf Jahren aufzubewahren.

Eine Kopie der Originalrechnung ist der Krankenkasse auf begründete Anfrage zu übermitteln.Die Originalrechnung muss mindestens folgende Informationen beinhalten

• Name des Herstellers bzw. des Lieferanten
• Produkt-/Artikelbezeichnung inkl. Artikel-und Modellnummer.

Der Berechtigte ist verpflichtet, die tatsächlich realisierten Preise in Rechnung zu stellen und ggf. vom Hersteller bzw. Lieferanten gewährte Rückvergütungen, wie Preisnachlässe, Rabatte, Umsatzbeteili-

61010–61012 I.R.v. Erprobungsverfahren berechnungsf. Gebührenordnungspositionen VIII
61 Spezifische Regelungen zu Erprobungsverfahren gemäß § 137e SGB V
EBM-Nr.   EBM-Punkte/Euro

gungen, Bonifikationen und rückvergütungsgleiche Gewinnbeteiligungen mit Ausnahme von Barzahlungsrabatten bis zu 3 % weiterzugeben.

Werden die Materialien bei mehreren Patienten verbraucht, so ist ein durchschnittlicher Preis je Patient abzurechnen.

61 Spezifische Regelungen zu Erprobungsverfahren gemäß § 137e SGB V

61.1 Erprobungs-Richtlinie „Liposuktion"

61.1.1 Präambel

1. Die in diesem Abschnitt genannten Gebührenordnungspositionen sind ausschließlich im Rahmen der Durchführung einer Leistung gemäß der Richtlinie des Gemeinsamen Bundesausschusses zur Erprobung der Liposuktion zur Behandlung des Lipödems (Erprobungs-Richtlinie „Liposuktion") berechnungsfähig.

2. Für die operativen Eingriffe in diesem Abschnitt gelten die Bestimmungen nach Nr. 2 und 3 der Präambel 2.1 des Anhang 2 EBM.

3. Bei der Gebührenordnungsposition 61020 kann für die über die Schnitt-NahtZeit von 120 Minuten hinausgehende Schnitt-Naht-Zeit der Zuschlag 61021 berechnet werden. Die Schnitt-Naht-Zeit ist durch das OP- oder Narkoseprotokoll nachzuweisen.

4. Die in diesem Abschnitt genannten Gebührenordnungspositionen sind mit Ausnahme der Gebührenordnungspositionen 61011, 61019, 61021 und 61026 nur einmal am Behandlungstag berechnungsfähig.

5. Die Gebührenordnungspositionen des Abschnitts 61.1.2.1 sind am Behandlungstag nicht neben den Gebührenordnungspositionen des Abschnitts 61.1.2.2 berechnungsfähig.

61.1.2 Spezifische Leistungen

61.1.2.1 Gebührenordnungspositionen bei Durchführung einer Liposuktion nach Kategorie AA6

61010	Liposuktion im Rahmen der Erprobung der Liposuktion zur Behandlung des Lipödems	**6037** 693,74

Obligater Leistungsinhalt
- Eingriff der Kategorie AA6 entsprechend Anhang 2

Fakultativer Leistungsinhalt
- Ein postoperativer Arzt-Patienten-Kontakt

Im Anschluss an die Leistung nach der Gebührenordnungsposition 61010 kann für die postoperative Überwachung die Gebührenordnungsposition 61012 und für die postoperative Behandlung die Gebührenordnungsposition 61013 berechnet werden.

61011	Zuschlag zur Gebührenordnungsposition 61010 bei Simultaneingriffen	**612** 70,33

Obligater Leistungsinhalt
- Schnitt-Naht-Zeit je weitere vollendete 15 Minuten,
- Nachweis der Schnitt-Naht-Zeit über das Anästhesieprotokoll oder den OP-Bericht,

je weitere vollendete 15 Minuten Schnitt-Naht-Zeit

61012	Postoperative Überwachung im Anschluss an die Erbringung einer Leistung entsprechend der Gebührenordnungsposition 61010	**1492** 171,45

Obligater Leistungsinhalt
- Kontrolle von Atmung, Kreislauf, Vigilanz,
- Abschlussuntersuchung(en)

Fakultativer Leistungsinhalt
- Infusionstherapie,
- akute Schmerztherapie,
- EKG-Monitoring

VIII I.R.v. Erprobungsverfahren berechnungsf. Gebührenordnungspositionen **61013–61016**

61 Spezifische Regelungen zu Erprobungsverfahren gemäß § 137e SGB V

EBM-Nr.   EBM-Punkte / Euro

61013 Postoperative Behandlung nach der Erbringung einer Leistung entsprechend der **294**
Gebührenordnungsposition 61010 bei Erbringung durch den Operateur 33,79

Obligater Leistungsinhalt
- Befundkontrolle(n),
- Befundbesprechung,

Fakultativer Leistungsinhalt
- Verbandwechsel,
- Drainagewechsel,
- Drainageentfernung,
- akute Schmerztherapie,
- Einleitung und/oder Kontrolle der medikamentösen Therapie,

einmalig im Zeitraum von 21 Tagen nach Erbringung der Leistung entsprechend der Gebührenordnungsposition 61010

61014 Tumeszenzlokalanästhesie durch den Operateur bei einem Eingriff nach der **2592**
Gebührenordnungsposition 61010 297,86

Obligater Leistungsinhalt
- Tumeszenzlokalanästhesie der Haut und des subkutanen Fettgewebes,
- Überwachung und Dokumentation der Vitalparameter,
- Pulsoxymetrie,
- EKG-Monitoring,
- I.v.-Zugang

Fakultativer Leistungsinhalt
- Infusion(en),
- Verabreichung von Analgetika/Sedativa

Sofern die Gebührenordnungsposition 61014 neben der Gebührenordnungsposition 61015 berechnet wird, ist ein Abschlag von 1.896 Punkten auf die Gebührenordnungsposition 61014 vorzunehmen.

61015 Anästhesie und/oder Narkose, im Rahmen der Durchführung von Leistungen **2857**
entsprechend der Gebührenordnungsposition 61010 einschließlich der prä- und 328,31
postanästhesiologischen Rüstzeiten, mittels eines oder mehrerer der nachfolgend
genannten Verfahren:
- Plexusanästhesie und/oder
- Spinal- und/oder Periduralanästhesie und/oder
- Intravenöse regionale Anästhesie einer Extremität und/oder
- Narkose mit Maske, Larynxmaske und/oder endotracheale Intubation einschließlich Kapnometrie

Obligater Leistungsinhalt
- Anästhesien oder Narkose

Fakultativer Leistungsinhalt
- Kontrolle der Katheterlage durch Injektion eines Lokalanästhetikums,
- Legen einer Blutleere,
- Infusion(en),
- Magenverweilsondeneinführung,
- Anlage suprapubischer Harnblasenkatheter,
- Wechsel/Entfernung suprapubischer Harnblasenkatheter,
- Wechsel/Legen transurethraler Dauerkatheter,
- arterielle Blutentnahme,
- Multigasmessung,
- Gesteuerte Blutdrucksenkung,
- Dokumentierte Überwachung bis zur Stabilisierung der Vitalfunktionen

61016 Kostenpauschale für den Sprechstundenbedarf im Zusammenhang mit der **79,61**
Durchführung der Leistungen aus Abschnitt 61.1.2.1
Die Kostenpauschale 61016 ist nur für Krankenhäuser berechnungsfähig.

61017–61023 I.R.v. Erprobungsverfahren berechnungsf. Gebührenordnungspositionen VIII

61 Spezifische Regelungen zu Erprobungsverfahren gemäß § 137e SGB V

EBM-Nr.   EBM-Punkte / Euro

61017   Kostenpauschale bei Durchführung der Liposuktion beim Lipödem entsprechend **72,00**
der Gebührenordnungsposition 61010 für die beim Eingriff eingesetzte(n)
Absaugkanüle(n)

61018   Pauschale für Begleitleistungen und Auftragsleistungen in Zusammenhang mit **700**
Leistungen des Abschnitts 61.1.2.1   **80,44**

61019   Zuschlag zur Gebührenordnungsposition 61015 bei Fortsetzung einer Anästhesie **286**
und/oder Narkose für jeweils vollendete 15 Minuten Schnitt-Naht-Zeit   **32,87**

Obligater Leistungsinhalt
• Fortsetzung der Narkose für jeweils vollendete 15 Minuten Schnitt-Naht-Zeit,
• Nachweis der Schnitt-Naht-Zeit durch das OP- und/oder Narkoseprotokoll,

Abrechnungsbestimmung je weitere vollendete 15 Minuten Schnitt-Naht-Zeit

Berichtspflicht Nein

61.1.2.2 Gebührenordnungspositionen bei Durchführung einer Liposuktion nach Kategorie AA7

61020   Liposuktion im Rahmen der Erprobung der Liposuktion zur Behandlung des **6444**
Lipödems   **740,51**

Obligater Leistungsinhalt
• Eingriff der Kategorie AA7 entsprechend Anhang 2

Fakultativer Leistungsinhalt
• Ein postoperativer Arzt-Patienten-Kontakt
Im Anschluss an die Leistung nach der Gebührenordnungsposition 61020 kann für die
postoperative Überwachung die Gebührenordnungsposition 61022 und für die postoperative Behandlung die Gebührenordnungsposition 61023 berechnet werden.

61021   Zuschlag zur Gebührenordnungsposition 61020   **612**
                                                                           70,33
Obligater Leistungsinhalt
• Schnitt-Naht-Zeit je weitere vollendete 15 Minuten,
• Nachweis der Schnitt-Naht-Zeit über das Anästhesieprotokoll oder den OP-Bericht,
je weitere vollendete 15 Minuten Schnitt-Naht-Zeit

61022   Postoperative Überwachung im Anschluss an die Erbringung der Leistung **1979**
entsprechend der Gebührenordnungsposition 61020   **227,42**

Obligater Leistungsinhalt
• Kontrolle von Atmung, Kreislauf, Vigilanz,
• Abschlussuntersuchung(en)

Fakultativer Leistungsinhalt
• Infusionstherapie,
• akute Schmerztherapie,
• EKG-Monitoring

61023   Postoperative Behandlung nach der Erbringung der Leistung entsprechend der **294**
Gebührenordnungsposition 61020 bei Erbringung durch den Operateur   **33,79**

Obligater Leistungsinhalt
• Befundkontrolle(n),
• Befundbesprechung,

Fakultativer Leistungsinhalt
• Verbandwechsel,
• Drainagewechsel,
• Drainageentfernung,
• akute Schmerztherapie,
• Einleitung und/oder Kontrolle der medikamentösen Therapie,

VIII I.R.v. Erprobungsverfahren berechnungsf. Gebührenordnungspositionen **61024–61028**

61 Spezifische Regelungen zu Erprobungsverfahren gemäß § 137e SGB V

EBM-Nr.   EBM-Punkte / Euro

einmalig im Zeitraum von 21 Tagen nach Erbringung der Leistung entsprechend der Gebührenordnungsposition 61020

61024   Tumeszenzlokalanästhesie durch den Operateur bei einem Eingriff nach der   **2592**
Gebührenordnungsposition 61020   297,86

Obligater Leistungsinhalt
- Tumeszenzlokalanästhesie der Haut und des subkutanen Fettgewebes,
- Überwachung und Dokumentation der Vitalparameter,
- Pulsoxymetrie,
- EKG-Monitoring,
- I.v.-Zugang

Fakultativer Leistungsinhalt
- Infusion(en),
- Verabreichung von Analgetika/Sedativa

Sofern die Gebührenordnungsposition 61024 neben der Gebührenordnungsposition 61025 berechnet wird, ist ein Abschlag von 1.896 Punkten auf die Gebührenordnungsposition 61024 vorzunehmen.

61025   Anästhesie und/oder Narkose, im Rahmen der Durchführung von Leistungen   **2974**
entsprechend der Gebührenordnungsposition 61020 einschließlich der prä- und   341,76
postanästhesiologischen Rüstzeiten, mittels eines oder mehrerer der nachfolgend
genannten Verfahren:
- Plexusanästhesie und/oder
- Spinal- und/oder Periduralanästhesie und/oder
- Intravenöse regionale Anästhesie einer Extremität und/oder
- Narkose mit Maske, Larynxmaske und/oder endotracheale Intubation einschließlich Kapnometrie

Obligater Leistungsinhalt
- Anästhesien oder Narkose

Fakultativer Leistungsinhalt
- Kontrolle der Katheterlage durch Injektion eines Lokalanästhetikums,
- Legen einer Blutleere,
- Infusion(en),
- Magenverweilsondeneinführung,
- Anlage suprapubischer Harnblasenkatheter,
- Wechsel/Entfernung suprapubischer Harnblasenkatheter,
- Wechsel/Legen transurethraler Dauerkatheter,
- arterielle Blutentnahme,
- Multigasmessung,
- Gesteuerte Blutdrucksenkung,
- Dokumentierte Überwachung bis zur Stabilisierung der Vitalfunktionen

61026   Zuschlag zur Gebührenordnungsposition 61025 bei Fortsetzung einer Anästhesie   **286**
und/oder Narkose für jeweils vollendete 15 Minuten Schnitt-Naht-Zeit   32,87

Obligater Leistungsinhalt
- Fortsetzung der Narkose für jeweils vollendete 15 Minuten Schnitt-Naht-Zeit,
- Nachweis der Schnitt-Naht-Zeit durch das OP- und/oder Narkoseprotokoll,

je weitere vollendete 15 Minuten Schnitt-Naht-Zeit

61027   Kostenpauschale für den Sprechstundenbedarf im Zusammenhang mit der   **86,27**
Durchführung der Leistungen aus Abschnitt 61.1.2.2

Fakultativer Leistungsinhalt
Die Kostenpauschale 61027 ist nur für Krankenhäuser berechnungsfähig.

61028   Kostenpauschale bei Durchführung der Liposuktion beim Lipödem entsprechend   **72,00**
der Gebührenordnungsposition 61020 für die beim Eingriff eingesetzte(n)
Absaugkanüle(n)

61029–61031 I.R.v. Erprobungsverfahren berechnungsf. Gebührenordnungspositionen VIII

61 Spezifische Regelungen zu Erprobungsverfahren gemäß § 137e SGB V

EBM-Nr.   EBM-Punkte/Euro

61029	Pauschale für Begleitleistungen und Auftragsleistungen in Zusammenhang mit Leistungen des Abschnitts 61.1.2.2	**700** 80,44

61.2 Erprobungs-Richtlinie „Tonsillotomie"

61.2.1 Präambel

Die in diesem Abschnitt genannten Gebührenordnungspositionen sind ausschließlich im Rahmen der Durchführung einer Leistung gemäß der Richtlinie des Gemeinsamen Bundesausschusses zur Erprobung der Tonsillotomie zur Behandlung der rezidivierenden akuten Tonsillitis (Erprobungs-Richtlinie „Tonsillotomie") berechnungsfähig.

61.2.2 Spezifische Leistungen

Zu den im **Kapitel 61.2.2.1** und **Kapitel 61.2.2.2** neuen Leistungen **„Liposuktion" und „Tonsillotomie"** hat der ergänzte Bewertungsausschuss in seiner 44. Sitzung wichtige „Protokollnotizen" festgelegt.

Zu den klaren vergütungsrelevanten Hinweis, dass die vereinbarten Bewertungen – die bei der Tonsillotomie z.B. erstaunlich niedrig ausgefallen sind – kein Präjudiz hinsichtlich einer evtl. Überführung in die vertragsärztliche Versorgung darstellen.

Protokollnotizen (Beschluss ergBA 44. Sitzung)

... „1. Der ergänzte Bewertungsausschuss empfiehlt die Verordnung von Leistungen nach § 137e SGB V auf den Vordrucken gemäß Anlage 2, 2a und 2b des BMV-Ä zu ermöglichen. Hierfür empfiehlt der ergänzte Bewertungsausschuss, den nach § 137e Abs. 3 SGB V teilnehmenden Vertragsärzten und zugelassenen Krankenhäusern eine eindeutige Betriebsstättennummer zuzuweisen. Der ergänzte Bewertungsausschuss empfiehlt, das weitere Verfahren in einer dreiseitigen Vereinbarung zwischen Kassenärztlicher Bundesvereinigung, Deutscher Krankenhausgesellschaft und GKV-Spitzenverband zeitnah zu regeln.

2. Sofern der ergänzte Bewertungsausschuss neue Informationen über die zu erprobenden Leistungen, den studienbedingten Mehraufwand oder Erkenntnisse aus dem Abrechnungsgeschehen erhält, die ihm zum Zeitpunkt der Beschlussfassung nicht vorlagen, prüft der ergänzte Bewertungsausschuss, ob eine Anpassung des Bereichs VIII notwendig wird.

3. Die Kassenärztliche Bundesvereinigung, die Deutsche Krankenhausgesellschaft und der GKV-Spitzenverband sind sich einig, dass aufgrund der Besonderheiten des Erprobungsverfahrens gemäß § 137e SGB V die Bestimmung von Art und Umfang der zu erprobenden Leistungen mit teilweise erheblichen Unsicherheiten behaftet ist und gleichzeitig eine ausreichende finanzielle Ausstattung der Studienzentren für die Durchführung der zu erprobenden Leistungen gewährleistet sein muss. Die vereinbarten Bewertungen und inhaltlichen Beschreibungen der Leistungen und Kostenpauschalen sollen diesen Rahmenbedingungen Rechnung tragen. Sie stellen daher kein Präjudiz hinsichtlich der möglichen Überführung von Erprobungsleistungen in die vertragsärztliche Versorgung oder eines Anpassungsbedarfs bereits bestehender Gebührenordnungspositionen in der vertragsärztlichen Versorgung der Regelversorgung dar..."

61.2.2.1 Gebührenordnungspositionen bei Durchführung einer Tonsillotomie gemäß Kategorie N2

61030	Tonsillotomie gemäß Kategorie N2	**1593** 183,06

Obligater Leistungsinhalt
* Chirurgischer Eingriff der Kategorie N2 entsprechend Anhang 2

Fakultativer Leistungsinhalt
* Ein postoperativer Arzt-Patienten-Kontakt

Im Anschluss an die Leistung nach der Gebührenordnungsposition 61030 kann für die postoperative Überwachung die Gebührenordnungsposition 61031 und für die postoperative Behandlung die Gebührenordnungsposition 61032 berechnet werden.

61031	Postoperative Überwachung im Anschluss an die Erbringung der Leistung entsprechend der Gebührenordnungsposition 61030	**743** 85,38

Obligater Leistungsinhalt
* Kontrolle von Atmung, Kreislauf, Vigilanz,
* Abschlussuntersuchung(en)

VIII I.R.v. Erprobungsverfahren berechnungsf. Gebührenordnungspositionen **61032–61040**

61 Spezifische Regelungen zu Erprobungsverfahren gemäß § 137e SGB V

EBM-Nr.   EBM-Punkte/Euro

Fakultativer Leistungsinhalt
- Infusionstherapie,
- akute Schmerztherapie,
- EKG-Monitoring

61032 Postoperative Behandlung nach der Erbringung einer Leistung entsprechend der Gebührenordnungsposition 61030 bei Erbringung durch den Operateur **230**
26,43

Obligater Leistungsinhalt
- Befundkontrolle(n),
- Befundbesprechung,

Fakultativer Leistungsinhalt
- Verbandwechsel,
- Drainagewechsel,
- Drainageentfernung,
- Einleitung und/oder Kontrolle der medikamentösen Therapie,

einmalig im Zeitraum von 21 Tagen nach Erbringung der Leistung entsprechend der Gebührenordnungsposition 61030

61033 Anästhesie und/oder Narkose, im Rahmen der Durchführung von Leistungen entsprechend der Gebührenordnungsposition 61030 einschließlich der prä- und postanästhesiologischen Rüstzeiten, mittels eines oder mehrerer der nachfolgend genannten Verfahren: **1257**
144,45

- Plexusanästhesie und/oder
- Spinal- und/oder Periduralanästhesie und/oder
- Intravenöse regionale Anästhesie einer Extremität und/oder
- Narkose mit Maske, Larynxmaske und/oder endotracheale Intubation einschließlich Kapnometrie

Obligater Leistungsinhalt
- Anästhesien oder Narkose

Fakultativer Leistungsinhalt
- Kontrolle der Katheterlage durch Injektion eines Lokalanästhetikums,
- Legen einer Blutleere,
- Infusion(en),
- Magenverweilsondeneinführung,
- Anlage suprapubischer Harnblasenkatheter,
- Wechsel/Entfernung suprapubischer Harnblasenkatheter,
- Wechsel/Legen transurethraler Dauerkatheter,
- arterielle Blutentnahme,
- Multigasmessung,
- Gesteuerte Blutdrucksenkung,
- Dokumentierte Überwachung bis zur Stabilisierung der Vitalfunktionen

61034 Kostenpauschale für den Sprechstundenbedarf im Zusammenhang mit der Durchführung der Leistungen aus Abschnitt 61.2.2.1 **30,48**

Die Kostenpauschale 61034 ist nur für Krankenhäuser berechnungsfähig.

61035 Pauschale für Begleitleistungen und Auftragsleistungen in Zusammenhang mit Leistungen des Abschnitts 61.2.2.1 **800**
91,93

61.2.2.2 Gebührenordnungspositionen bei Durchführung einer Tonsillotomie mit Adenotomie gemäß Kategorie N3

61040 Tonsillotomie mit Adenotomie gemäß Kategorie N3 **2318**
266,37

Obligater Leistungsinhalt
- Chirurgischer Eingriff der Kategorie N3 entsprechend Anhang 2

61041–61045 I.R.v. Erprobungsverfahren berechnungsf. Gebührenordnungspositionen VIII
61 Spezifische Regelungen zu Erprobungsverfahren gemäß § 137e SGB V
EBM-Nr.   EBM-Punkte/Euro

Fakultativer Leistungsinhalt
- Ein postoperativer Arzt-Patienten-Kontakt

61041   Postoperative Überwachung im Anschluss an die Erbringung der Leistung entspre-   **743**
chend der Gebührenordnungsposition 61040   85,38

Obligater Leistungsinhalt
- Kontrolle von Atmung, Kreislauf, Vigilanz,
- Abschlussuntersuchung(en)

Fakultativer Leistungsinhalt
- Infusionstherapie,
- akute Schmerztherapie,
- EKG-Monitoring

61042   Postoperative Behandlung nach der Erbringung einer Leistung entsprechend der   **230**
Gebührenordnungsposition 61040 bei Erbringung durch den Operateur   26,43

Obligater Leistungsinhalt
- Befundkontrolle(n),
- Befundbesprechung,

Fakultativer Leistungsinhalt
- Verbandwechsel,
- Drainagewechsel,
- Drainageentfernung,
- Einleitung und/oder Kontrolle der medikamentösen Therapie,

Abrechnungsbestimmung einmalig im Zeitraum von 21 Tagen nach Erbringung der Leistung entsprechend der Gebührenordnungsposition 61040

61043   Anästhesie und/oder Narkose, im Rahmen der Durchführung von Leistungen   **1542**
entsprechend der Gebührenordnungsposition 61040 einschließlich der prä- und   177,20
postanästhesiologischen Rüstzeiten, mittels eines oder mehrerer der nachfolgend genannten Verfahren:
- Plexusanästhesie und/oder
- Spinal- und/oder Periduralanästhesie und/oder
- Intravenöse regionale Anästhesie einer Extremität und/oder
- Narkose mit Maske, Larynxmaske und/oder endotracheale Intubation einschließlich Kapnometrie

Obligater Leistungsinhalt
- Anästhesien oder Narkose

Fakultativer Leistungsinhalt
- Kontrolle der Katheterlage durch Injektion eines Lokalanästhetikums,
- Legen einer Blutleere,
- Infusion(en),
- Magenverweilsondeneinführung,
- Anlage suprapubischer Harnblasenkatheter,
- Wechsel/Entfernung suprapubischer Harnblasenkatheter,
- Wechsel/Legen transurethraler Dauerkatheter,
- arterielle Blutentnahme,
- Multigasmessung,
- Gesteuerte Blutdrucksenkung,
- Dokumentierte Überwachung bis zur Stabilisierung der Vitalfunktionen

61044   Kostenpauschale für den Sprechstundenbedarf im Zusammenhang mit der   **37,13**
Durchführung der Leistungen aus Abschnitt 61.2.2.2
Die Kostenpauschale 61044 ist nur für Krankenhäuser berechnungsfähig.

61045   Pauschale für Begleitleistungen und Auftragsleistungen in Zusammenhang mit   **800**
Leistungen des Abschnitts 61.2.2.2   91,93

VIII I.R.v. Erprobungsverfahren berechnungsf. Gebührenordnungspositionen **61050–61060**

61 Spezifische Regelungen zu Erprobungsverfahren gemäß § 137e SGB V

EBM-Nr.

EBM-Punkte / Euro

61.3 Erprobungs-Richtlinie „MRgFUS-TUF"

61.3.1 Präambel

1. Die in diesem Abschnitt genannten Gebührenordnungspositionen sind ausschließlich im Rahmen der Durchführung einer Leistung gemäß der Richtlinie des Gemeinsamen Bundesausschusses zur Erprobung der Magnetresonanztomographie-gesteuerten hochfokussierten Ultraschalltherapie zur Behandlung des Uterusmyoms (MRgFUS-TUF) (Erprobungs-Richtlinie „MRgFUS-TUF") berechnungsfähig.

2. Die Gebührenordnungspositionen dieses Abschnitts enthalten alle Kosten einschließlich Sprechstundenbedarf. Die Regelungen gemäß

60.1.2 finden keine Anwendung.

61.3.2 Spezifische Leistungen

61050	Voruntersuchung im Rahmen der Erprobungs-Richtlinie MRgFUS-TUF inklusive der notwendigen bildgebenden Verfahren	**1700** 195,36

       Anmerkung Die Gebührenordnungsposition 61050 ist einmal berechnungsfähig.

       Abrechnungsausschluss im Behandlungsfall 61051 und 61052

61051	Magnetresonanztomographie-gesteuerte hochfokussierte Ultraschalltherapie zur Behandlung des Uterusmyoms im Rahmen der Erprobungs-Richtlinie MRgFUS-TUF	**33000** 3792,20

       Obligater Leistungsinhalt
- Planungs-MRT,
- Eingriff gemäß Erprobungs-Richtlinie MRgFUS-TUF,
- Analgosedierung,
- Legen transurethraler Dauerkatheter und Rektalkatheter,
- Überwachung der Vitalparameter,
- Kontroll-MRT nach durchgeführter MRgFUS-TUF,
- Nachbeobachtung und -betreuung

       Anmerkung Die Gebührenordnungsposition 61051 ist einmal berechnungsfähig.

       Abrechnungsausschluss im Behandlungsfall 61050 und 61052

61052	Nachuntersuchung(en) im Rahmen der Erprobungs-Richtlinie MRgFUS-TUF inklusive der notwendigen bildgebenden Verfahren	**3000** 344,75

       Anmerkung Die Gebührenordnungsposition 61052 ist einmal berechnungsfähig.

       Abrechnungsausschluss im Behandlungsfall 61050 und 61051

61.4 Erprobungs-Richtlinie „MM-pul-art-Druck-Herzinsuff"

61.4.1 Präambel

1. Die in diesem Abschnitt genannten Gebührenordnungspositionen sind ausschließlich im Rahmen der Durchführung einer Leistung gemäß der Richtlinie des Gemeinsamen Bundesausschusses zur Erprobung der Messung und des Monitorings des pulmonalarteriellen Drucks mittels implantierten Sensors zur Therapieoptimierung bei Herzinsuffizienz im Stadium NYHA III (Erprobungs-Richtlinie „MM-pul-art-Druck-Herzinsuff") berechnungsfähig.

2. Die Kosten für die mobile Messeinheit sowie den notwendigen Datenservice sind nicht Bestandteil der Leistungen dieses Abschnitts. Diese sind gemäß 60.1.2.2 zusätzlich berechnungsfähig.

61.4.2 Spezifische Leistungen

61060	Pauschale für die Nachsorge von Patienten der Interventionsgruppe im Rahmen der Erp-RL-MM-pul-art-Druck-Herzinsuff in der 1.–8. Woche nach Implantation eines PA-Drucksensors	**2500** 287,29

       Obligater Leistungsinhalt
- Überprüfung der erhobenen Parameter und Messwerte, mindestens fünfmal pro Woche,

61061–61064 I.R.v. Erprobungsverfahren berechnungsf. Gebührenordnungspositionen VIII

61 Spezifische Regelungen zu Erprobungsverfahren gemäß § 137e SGB V

EBM-Nr.   EBM-Punkte / Euro

- Datenbankeinsicht und Trendbewertung durch Arzt und spezialisierter Pflegekraft, mindestens einmal pro Woche,
  - Telefonische Kontaktaufnahme mit dem Patienten

  Fakultativer Leistungsinhalt
  - Therapieanpassung,
  - Konsultation mit dem Hausarzt
  Die Gebührenordnungsposition 61060 ist einmal berechnungsfähig.

61061   Pauschale für die Nachsorge von Patienten der Interventionsgruppe im Rahmen   **7000**
der Erp-RLMM-pul-art-Druck-Herzinsuff in der 9.–52. Woche nach Implantation   804,41
eines PA-Drucksensors

Obligater Leistungsinhalt
- Überprüfung der erhobenen Parameter und Messwerte, mindestens einmal pro Woche,
- Datenbankeinsicht und Trendbewertung durch Arzt und spezialisierter Pflegekraft, mindestens einmal im Monat,
- Telefonische Kontaktaufnahme mit dem Patienten

Fakultativer Leistungsinhalt
- Therapieanpassung,
- Konsultation mit dem Hausarzt
Die Gebührenordnungsposition 61061 ist einmal berechnungsfähig.

61062   Pauschale für die Versorgung von Patienten der Kontrollgruppe im Rahmen der   **2400**
Erp-RLMM-pul-art-Druck-Herzinsuff in der 1.–52. Woche   275,80

Obligater Leistungsinhalt
- Telefonische Kontaktaufnahme mit dem Patienten mindestens einmal im Monat,
- Überprüfung der vom Patienten erhobenen Parameter und Messwerte

Fakultativer Leistungsinhalt
- Therapieanpassung,
- Konsultation mit dem Hausarzt
Die Gebührenordnungsposition 61062 ist einmal berechnungsfähig.

61063   Pauschale für die Nachsorge von Patienten der Interventionsgruppe der Erp-   **1200**
RL-MM-pul-art-Druck-Herzinsuff ab der 53. Woche nach Implantation eines   137,90
PA-Drucksensors bis zur Sicherstellung oder zum Ausschluss der Vergütung im
Rahmen der vertragsärztlichen Versorgung gemäß § 7 Erp-RL-MM-pul-art-Druck-
Herzinsuff,
einmal im Kalendervierteljahr

61064   Pauschale für Auftragsleistungen der Abschnitte 12.2 und 32.2.3 im Rahmen der   **1057**
Erp-RL-MM-pul-art-Druck-Herzinsuff   121,47
Die Gebührenordnungsposition 61064 ist einmal berechnungsfähig.

61.5 Erprobungs-Richtlinie „Amyloid-PET"

61.5.1 Präambel

1. Die in diesem Abschnitt genannten Gebührenordnungspositionen sind ausschließlich im Rahmen der Durchführung einer Leistung gemäß der Richtlinie des Gemeinsamen Bundesausschusses zur Erprobung der Amyloid-Positronenemissionstomographie bei Demenz unklarer Ätiologie (Erprobungs-Richtlinie „Amyloid-PET") berechnungsfähig.

2. Die Kosten für den eingesetzten Tracer sowie die im Zusammenhang mit der Beschaffung des Tracers anfallenden Transportkosten sind nicht Bestandteil der Leistungen dieses Abschnitts. Diese sind gemäß 60.1.2.2 zusätzlich berechnungsfähig.

VIII I.R.v. Erprobungsverfahren berechnungsf. Gebührenordnungspositionen **61070–61081**

61 Spezifische Regelungen zu Erprobungsverfahren gemäß § 137e SGB V

EBM-Nr.   EBM-Punkte / Euro

61.5.2 Spezifische Leistungen

61070   Pauschale für die Amyloid-Positronenemissionstomographie im Rahmen der   **3770**
Erprobungsrichtlinie Amyloid-PET   433,23
Die Gebührenordnungsposition 61070 ist einmal berechnungsfähig.
Berichtspflicht Nein

61071   Kostenpauschale für den Sprechstundenbedarf im Zusammenhang mit der   **8,95**
Durchführung der Leistungen aus Abschnitt 61.5.2
Die Kostenpauschale 61071 ist nur für Krankenhäuser berechnungsfähig.
Berichtspflicht Nein

61072   Zuschlag zu der Gebührenordnungsposition 61070 bei Durchführung einer diag-   **958**
nostischen CT (Amyloid-PET/CT) im Rahmen der Erprobungsrichtlinie Amyloid-PET   110,09
Anmerkung Die Gebührenordnungsposition 61072 ist einmal berechnungsfähig.
Abrechnungsausschluss in derselben Sitzung 61073
Berichtspflicht Nein

61073   Zuschlag zu der Gebührenordnungsposition 61070 bei Durchführung einer MRT   **1477**
(Amyloid-PET/MRT) im Rahmen der Erprobungsrichtlinie Amyloid-PET   169,73
Anmerkung Die Gebührenordnungsposition 61073 ist einmal berechnungsfähig.
Abrechnungsausschluss in derselben Sitzung 61072
Berichtspflicht Nein

61074   Visite im Rahmen der Erprobungsrichtlinie Amyloid-PET   **224**
Anmerkung Die Gebührenordnungsposition 61074 ist insgesamt fünfmal berech-   25,74
nungsfähig
Berichtspflicht Nein

61.6 Erprobungs-Richtlinie „Transkorneale Elektrostimulation bei RP"

61.6.1 Präambel

1. Die in diesem Abschnitt genannten Gebührenordnungspositionen sind ausschließlich im Rahmen der
Durchführung einer Leistung gemäß der Richtlinie des Gemeinsamen Bundesausschusses zur Erprobung der
Transkornealen Elektrostimulation bei Retinopathia Pigmentosa (Erprobungs-Richtlinie „Transkorneale Elektrostimulation bei RP"; TES-RP Erp-RL) berechnungsfähig.
2. Die Kosten für das OkuStim®-System sind nicht Bestandteil der Leistungen dieses Abschnitts. Diese sind
gemäß Abschnitt 60.1.2.2 zusätzlich berechnungsfähig.

61.6.2 Spezifische Leistungen

61080   Voruntersuchung im Rahmen der TES-RP Erp-RL   **1100**
Anmerkung Die Gebührenordnungsposition 61080 ist einmal berechnungsfähig.   126,41
Berichtspflicht Nein

61081   Pauschale für die Trainingsphase im Rahmen der TES-RP Erp-RL inklusive der   **2900**
Untersuchungen   333,25
Anmerkung Die Gebührenordnungsposition 61081 ist einmal berechnungsfähig.
Berichtspflicht Nein

61082–61092 I.R.v. Erprobungsverfahren berechnungsf. Gebührenordnungspositionen VIII

61 Spezifische Regelungen zu Erprobungsverfahren gemäß § 137e SGB V

EBM-Nr.   EBM-Punkte

61082 Pauschale für Visite nach der Trainingsphase im Rahmen der TES-RP Erp-RL **1100**
126,41
Anmerkung Die Gebührenordnungsposition 61082 ist dreimal berechnungsfähig.
Berichtspflicht Nein

61083 Kostenpauschale für den Sprechstundenbedarf im Zusammenhang mit der **8,12**
Durchführung der Leistungen aus Abschnitt 61.6.2
Anmerkung Die Kostenpauschale 61083 ist nur für Krankenhäuser berechnungsfähig.
Berichtspflicht Nein

61084 Pauschale für Begleitleistungen und Auftragsleistungen im Zusammenhang mit **25,00**
Leistungen aus Abschnitt 61.6.2
Berichtspflicht Nein

61.7 Erprobungs-Richtlinie „CAM-vordere-Kreuzbandruptur"

61.7.1 Präambel

1. Die in diesem Abschnitt genannten Gebührenordnungspositionen sind ausschließlich im Rahmen der Durchführung einer Leistung gemäß der Richtlinie des Gemeinsamen Bundesausschusses zur Erprobung des Einsatzes
von aktiven Kniebewegungsschienen zur häuslichen Selbstanwendung durch Patientinnen und Patienten im
Rahmen der Behandlung von Rupturen des vorderen Kreuzbands (Erp-RL-CAM-vordere-Kreuzbandruptur)
berechnungsfähig.
2. Die Kosten für die CAM-Schiene sind nicht Bestandteil der Leistungen dieses Abschnitts. Diese sind gemäß
Kapitel 60 Nr. 2 Allgemeine Regelungen zu Erprobungsverfahren gemäß § 137e SGB V unmittelbar durch die
Krankenkassen zu erstatten

61.7.2 Spezifische Leistungen

61090 Voruntersuchung im Rahmen der Erp-RL-CAM-vordere-Kreuzbandruptur **212**
24,36
Anmerkung Die Gebührenordnungsposition 61090 ist einmal berechnungsfähig.
Berichtspflicht Nein

61091 Nachuntersuchung im Rahmen der Erp-RL-CAM-vordere-Kreuzbandruptur **178**
20,45
Anmerkung Die Gebührenordnungsposition 61091 ist insgesamt sechsmal
berechnungsfähig.
Berichtspflicht Nein

61092 Kostenpauschale für den Sprechstundenbedarf im Zusammenhang mit der **1,42**
Durchführung der Leistungen aus Abschnitt 61.7.2
Anmerkung Die Kostenpauschale 61092 ist nur für Krankenhäuser berechnungsfähig.
Berichtspflicht Nein

Schutzimpfungen

Richtlinie des Gemeinsamen Bundesausschusses über Schutzimpfungen nach § 20i Absatz 1 SGB V Stand 1.10.2022
https://www.g-ba.de/downloads/62-492-2945/SI-RL_2022-08-18_iK-2022-10-01.pdf

HINWEIS:
Über die aufgelisteten Impfungen in den Schutzimpfungsrichtlinie bieten einzelne Krankenkassen regional zusätzlich einige Schutzimpfungen als freiwillige Leistungen an.
Zu Informationen kontaktieren Sie Ihre regionale KV!

1. Schutzimpfungs-Richtlinie (Schutzimpfungs-Richtlinie(SI-RL) von G-BA Oktober 2022)
Nachfolgend finden Sie die einzelnen Impfungen und die Dokumentationsnrn. dazu. Wir haben auf die EBM Bewertungen verzichtet, weil es in der Regel überall regionale Impfvereinbarungen der KV mit den Krankenkassen gibt und unterschiedliche Honorare, diese Rahmenvereinbarungen mit Honoraren sollten Sie bei Ihrer KV nachfragen.

Bei der Dokumentation der Einzelimpfstoffe hat die Nummer der Standardimpfung Vorrang, wenn gleichzeitig weitere Indikationen in Betracht kommen. Influenza-Impfung eines 60-jährigen Patienten mit Diabetes gilt als Standardimpfung (89111) Influenza-Impfung eines 50-jährigen Patienten mit Diabetes gilt als Indikationsimpfung (89112).

Bei der Anwendung von Kombinationsimpfstoffen sind ausschließlich die Dokumentationsnummern der entsprechenden Kombinationen zu verwenden.

Rechtsprechung:

▶ **Vorfahrt für Impfung bei Uneinigkeit der Eltern**
Im Falle eines Streits der gemeinsam sorgeberechtigten Eltern darüber, ob ihr Kind geimpft werden soll, kann das Entscheidungsrecht gem. § 1628 BGB demjenigen Elternteil übertragen werden, der sich an den Empfehlungen der Ständigen Impfkommission (STIKO) am Robert Koch-Institut orientiert und damit das Kindeswohl als Maßstab nimmt. Dies gilt auch für den Fall, dass das Kind beim anderen Elternteil lebt, wie der Bundesgerichtshof (BGH) höchstrichterlich entschied.
Aktenzeichen: BGH, 03.05.2017, AZ.: XII ZB 157/16
Entscheidungsjahr: 2017

2. Abrechnung von Impfleistungen
Die jeweiligen Honorare sind bei den regionalen Kassenärztlichen Vereinigungen entsprechend den mit den Krankenkassen geschlossenen Verträgen unterschiedlich.
Im Internetauftritt Ihrer KV können Sie in der Regel die für Sie geltenden Honorare finden.
▶ **Risikoaufklärung kann bei Routine-Impfungen schriftlich erfolgen**
Eine rein schriftliche Patientenaufklärung bei einer Impfung, die den Empfehlungen der Ständigen Impfkommission (STIKO) folgt, ist ausnahmsweise ausreichend. Dies bestätigte das Oberlandesgericht (OLG) Zweibrücken und folgt damit der Rechtsprechung des Bundesgerichtshofs, die in bestimmten Fällen Ausnahmen zulässt zu der gemäß § 630e BGB bestehenden ärztlichen Pflicht, Patienten mündlich über mögliche Risiken aufzuklären. Allerdings müsse dem Patienten auch bei einer schriflichen Aufklärung zumindest die Gelegenheit zu einem Gespräch gegeben werden. Im vorliegenden Fall hatte ein Hausarzt bei einer Impfung gegen Influenza dem Patienten zur Aufklärung ein Merkblatt ausgehändigt. In Folge der Behandlung trug der Patient eine schwere Behinderung davon und wurde berufsunfähig.
Aktenzeichen: OLG Zweibrücken, 31.02.2013, AZ: 5 U 43/11
Entscheidungsjahr: 2013

© Springer-Verlag GmbH Deutschland, ein Teil von Springer Nature 2023
P. M. Hermanns (Hrsg.), *EBM 2023 Kommentar*, Abrechnung erfolgreich
und optimal, https://doi.org/10.1007/978-3-662-66400-1

Impfungen **Dokumentationsnummer***

	erste Dosis eines Impfzyklus, bzw. unvollständige Impfserie	letzte Dosis eines Impfzyklus nach Fachinformation	Auffrischungsimpfung

Einfachimpfung

Diphtherie (Standardimpfung) – Kinder und Jugendliche bis 17 Jahre	89100A	89100B	89100R
Diphtherie – sonstige Indikationen	89101A	89101B	89101R
Frühsommermeningo-Enzephalitis (FSME)	89102A	89102B	89102R
Haemophilus influenza Typ b (Standardimpfung) – Säuglinge und Kleinkinder	89103A	89103B	
Haemophilus influenza Typ b – sonstige Indikationen	89104A	89104B	
Hepatitis A	89105A	89105B	89105R
Hepatitis B (Standardimpfung) – Säuglinge, Kinder und Jugendliche bis 17 Jahre	89106A	89106B	
Hepatitis B – sonstige Indikationen	89107A	89107B	89107R
Hepatitis B – Dialysepatienten	89108A	89108B	89108R
Humane Papillomarviren (HPV) – Mädchen und weibl. Jugendliche	89110A	89110B	
Influenza (Standardimpfung) – Personen über 60 Jahre	89111		
Influenza – sonstige Indikationen	89112		
Masern (Erwachsene) (1)	89113		
Meningokokken Konjugatimpfstoff (Standardimpfung) – Kinder	89114		
Meningokokken – sonstige Indikationen	89115A	89115B	89115R**
Pertussis (Standardimpfung)◊ – Säuglinge, Kinder und Jugendliche bis 17 Jahre	89116A	89116B	89116R
Pertussis ◊ – sonstige Indikationen	89117A	89117B	
Pneumokokken Konjugatimpfstoff (Standardimpfung) – Kinder bis 24 Monate	89118A	89118B	
Pneumokokken (Standardimpfung) – Personen über 60 Jahre	89119		89119R**
Pneumokokken – sonstige Indikationen	89120****		89120R
Poliomyelitis (Standardimpfung) – Säuglinge, Kinder und Jugendliche bis 17 Jahre	89121A	89121B	89121R
Poliomyelitis – sonstige Indikationen	89122A	89122B	89122R**
Rotaviren (RV)	89127A	89127B	
Röteln (Erwachsene) (1) ◊	89123		
Tetanus	89124A	89124B	89124R
Varizellen (Standardimpfung) – Säuglinge, Kinder und Jugendliche bis 17 Jahre	89125A	89125B	

Varizellen – sonstige Indikationen	89126A	89126B	

Zweifachimpfung

Diphtherie, Tetanus (DT) (Kinder) ◊	89200A	89200B	
Diphtherie, Tetanus (Td) (Erwachsene)	89201A	89201B	89201R
Hepatitis A und Hepatitis B (HA – HB) – nur bei Vorliegen der Indikationen für eine Hepatitis A- und eine Hepatitis B-Impfung	89202A	89202B	
Haemophilus influenza Typ b, Hepatitis B ◊	89203A	89203B	

Dreifachimpfung

Diphtherie, Pertussis, Tetanus (DTaP)	89300A	89300B	
Masern, Mumps, Röteln (MMR)	89301A	89301B	
Diphtherie, Tetanus, Poliomyelitis (TdIPV)	89302	89302	89302R**
Diphtherie, Pertussis, Tetanus (Tdap)	89303	89303	89303R***

Vierfachimpfung

Diphtherie, Pertussis, Tetanus, Poliomyelitis (TdapIPV)	89400	89400	89400R***
Masern, Mumps, Röteln, Varizellen (MMRV)	89401A	89401B	

Fünffachimpfung

Diphtherie, Pertussis, Tetanus, Poliomyelitis, Haemophilus influenzae Typ b (DTaP-IPV-Hib)	89500A	89500B	

Sechsfachimpfung

Diphtherie, Pertussis, Tetanus, Poliomyelitis, Haemophilus influenza Typ b, Hepatitis B (DTaP-IPV-Hib-HB)	89600A	89600B	

Hinweise aus dem Internet

Aufklärung vor Schutzimpfungen Robert Koch Institut
https://www.rki.de/SharedDocs/FAQ/Impfen/Aufklaerung/FAQ-Liste.html?nn=2391120

Themenbereiche
- Warum ist eine Impfaufklärung notwendig?
- Welche Informationen sollte die Impfaufklärung beinhalten?
- Zu welchem Zeitpunkt und durch wen ist die Impfaufklärung durchzuführen?
- Wo gibt es Informationsmaterialien zur Impfaufklärung?
- Ist eine schriftliche Einwilligung erforderlich?
- Was ist bei minderjährigen Patienten zu beachten?
- Was ist bei öffentlichen Impfterminen zu beachten?

STIKO@rki-App
Kostenlose App mit Informationen und Service rund ums Impfen, entwickelt für die impfende Ärzteschaft, um sie bei Fragen zum Impfen im Praxisalltag zu unterstützen – mit interaktivem Impfcheck, Fachinformationen aller Impfstoffe, Antworten auf häufig gestellte Fragen zu Impfungen sowie die RKI-Ärzteratgeber zu impfpräventablen Erkrankungen sowie integrierter News-Feed-Funktion. Herausgeber: Robert Koch-Institut (RKI)

Web-Version der App unter www.STIKO-web-app.de

Themenbereiche
- Warum ist eine Impfaufklärung notwendig?
- Welche Informationen sollte die Impfaufklärung beinhalten?
- Zu welchem Zeitpunkt und durch wen ist die Impfaufklärung durchzuführen?
- Wo gibt es Informationsmaterialien zur Impfaufklärung?
- Ist eine schriftliche Einwilligung erforderlich?
- Was ist bei minderjährigen Patienten zu beachten?
- Was ist bei öffentlichen Impfterminen zu beachten?

Deutsche Gesellschaft für Tropenmedizin und Globale Gesundheit e.V.
https://www.dtg.org/

Themenbereiche
- Reiseimpfungen
- Impfplan und Zeitabstände
- Reiseimpfungen bei Schwangeren
- Reiseimpfungen bei Kindern
- Impfungen bei HIV-Infektion

Informationen der KBV
Vergütung in der ASV: Beschluss zur Definition des Behandlungsfalls

Die KBV informiert auf ihrer Homepage zur ambulanten spezialfachärztlichen Versorgung am 16.04.2020: https://www.kbv.de/html/asv.php

… „nach schwierigen Verhandlungen hat der ergänzte erweiterte Bewertungsausschuss unter Vorsitz von Prof. Jürgen Wasem am 15. September weitere Regelungen zur ambulanten spezialfachärztlichen Versorgung (ASV) beschlossen.

Der Beschluss regelt, wie der Behandlungsfall in der ASV definiert ist. Die KBV konnte hierbei für Vertragsärzte durchsetzen, dass für sie bei der Abrechnung von ASV-Leistungen der Arztfall gilt. Damit kann eine Leistung auch von mehreren Teammitgliedern im Behandlungsfall abgerechnet werden. Nicht verhindern konnte die KBV, dass es bei solchen Mehrfachabrechnungen Abschläge geben kann. Wir möchten Ihnen den Beschluss vorstellen und Sie über einzelne Regelungsinhalte informieren.

Definition des Behandlungsfalls
Da nicht nur Vertragsärzte in der ASV tätig sind, sondern auch Krankenhausärzte (vgl. § 116b Abs. 2 Satz 1 in Verbindung mit § 2 Abs. 1 Satz 1 ASV-RL), kann für die Leistungen der ASV nicht die Definition des Behandlungsfalles gemäß 3.1 der Allgemeinen Bestimmungen des EBM gelten. Nachdem sich KBV, DKG und GKV-Spitzenverband im ergänzten Bewertungsausschuss nicht auf eine Definition des Behandlungsfalles in der ASV einigen konnten, hat der ergänzte erweiterte Bewertungsausschuss folgende Regelungen getroffen:

- Behandlungsfall für Vertragsärzte in Einzelpraxen: Für Gebührenordnungspositionen im EBM, die sich auf den Behandlungsfall beziehen, gilt der Arztfall.
- Behandlungsfall für ASV-berechtigte Vertragsärzte innerhalb einer Berufsausübungsgemeinschaft (BAG) oder für Ärzte innerhalb eines Medizinischen Versorgungszentrums (MVZ): Für sie gilt nicht der Arztfall, sondern der Fachgruppenfall.
- Behandlungsfall für teilnehmende Krankenhäuser: Für Gebührenordnungspositionen im EBM, die sich auf den Behandlungsfall beziehen, gilt der Fachgruppenfall.

Erläuterungen
Der Arztfall umfasst die Behandlung desselben Versicherten durch denselben an der vertragsärztlichen Versorgung teilnehmenden Arzt in einem Kalendervierteljahr zu Lasten derselben Krankenkasse unabhängig von der Betriebs- oder Nebenbetriebsstätte.

Der Fachgruppenfall umfasst die ambulante spezialfachärztliche Behandlung desselben Versicherten in einem Kalendervierteljahr durch dieselbe Fachgruppe eines Krankenhauses oder einer BAG oder eines MVZ unabhängig vom behandelnden Arzt zu Lasten derselben Krankenkasse. Als Fachgruppe gelten entsprechend § 3 Abs. 3 Satz 2 ASV-RL die Facharzt-, Schwerpunkt- und Zusatzbezeichnungen gemäß (Muster-)Weiterbildungsordnung der Bundesärztekammer laut Appendizes der ASV-RL.

Abschlagsregelungen beschlossen
In der ASV steht die Behandlung in einem interdisziplinären Team im Vordergrund. Damit soll sichergestellt werden, dass Patienten mit seltenen Erkrankungen beziehungsweise schwerstkranke Patienten multidisziplinär von Ärzten gemeinsam behandelt werden. Zugleich können so Doppeluntersuchungen und -behandlungen vermieden werden.

Bereits in der Richtlinie des Gemeinsamen Bundesausschusses werden deshalb unter anderem zwingend die Tätigkeit der Kernteammitglieder am Ort der Teamleitung und regelmäßige Fallkonferenzen gefordert. Vor diesem Hintergrund war eine Abschlagsregelung nicht zu verhindern.

Allerdings hat dabei der ergänzte erweiterte Bewertungsausschuss festgelegt, dass sich die Abschlagsregelungen nur auf das Kernteam beziehen und nicht auch auf Ärzte, die hinzugezogen werden können. Die Abschlagszahlungen fallen zudem wesentlich geringer aus als vom GKV-Spitzenverband gefordert.

© Springer-Verlag GmbH Deutschland, ein Teil von Springer Nature 2023
P. M. Hermanns (Hrsg.), *EBM 2023 Kommentar*, Abrechnung erfolgreich und optimal, https://doi.org/10.1007/978-3-662-66400-1

Die Abschlagsregelungen im Detail
Die Abschlagsregelungen kommen bei Mehrfachberechnung derselben behandlungsfall-definierten Gebührenordnungsposition durch dieselbe Fachgruppe in einem ASV-Kernteam zur Anwendung. Das heißt:

- EBM-Leistungen, die pro Patient nur einmal im Behandlungsfall abgerechnet werden dürfen (z. B. die Grundpauschale), sind nur von einem Arzt des ASV-Kernteams einmal zu 100 Prozent berechnungsfähig. Dabei ist es egal, ob dieser Arzt in einer Einzelpraxis, in einer BAG oder in einem MVZ oder am Krankenhaus tätig ist.

- Bei Mehrfachberechnung einer solchen Gebührenordnungsposition durch Ärzte derselben Fachgruppe im ASV-Kernteam erfolgt für alle Abrechnungen ein Abschlag auf die Punktzahl in Höhe von 15 Prozent. Abgerechnet werden dürfen (z. B. bestimmte diagnostische Leistungen) – so oft in voller Höhe vergütet – wie im EBM vorgegeben, zum Beispiel höchstens dreimal im Behandlungsfall. Wird diese maximale Abrechnungshäufigkeit überschritten, so werden alle weiteren Leistungen zwar vergütet, allerdings mit einem Abschlag von der Punktzahl in Höhe von 10 Prozent. Dies gilt immer dann, wenn diese Leistungen von Ärzten derselben Fachgruppe im ASV-Kernteam durchgeführt werden.

Hinweis: Die Ärzte rechnen ihre Leistungen wie gewohnt ab. Erst die Prüfung der Abrechnungen durch die Krankenkassen ergibt, ob gegebenenfalls ein Abschlag erfolgt. Die Krankenkassen haben die Aufgabe, dies zu prüfen, da nur ihnen alle Abrechnungsdaten eines Kernteams vorliegen.

Einführung einheitlicher Abrechnungs- und Zahlungsfristen
In einer Protokollnotiz zum Beschluss wurde festgehalten, dass die Vertragspartner bis zum 31. März 2016 eine einheitliche Abrechnungsfrist für ASV-berechtigte Ärzte sowie eine Zahlungsfrist für Krankenkassen vereinbaren (nach § 116b Absatz 6 Satz 2 SGB V). Die KBV befürwortet solche Fristen, damit insbesondere Zahlungen nicht in Verzug geraten.

Auswirkungen des Beschlusses sollen überprüft werden
Das Institut des Bewertungsausschusses soll mit der Evaluation des Abrechnungsver-haltens, insbesondere der Mehrfachabrechnung der behandlungsfalldefinierten Gebührenordnungspositionen, beauftragt werden. Dies wurde ebenfalls in Form einer Protokollnotiz festgehalten. Auf der Datengrundlage aus 2016 sollen bis spätestens Ende des Jahres 2018 Ergebnisse vorgelegt werden. Ziel ist es, auf Basis dieser Untersuchung den Beschluss zu überprüfen und gegebenenfalls anzupassen.

Hinweise zum Inkrafttreten und zur Veröffentlichung
Die Änderungen treten zum 1. Oktober 2015 in Kraft. Der Beschluss und die entscheidungserheblichen Gründe befinden sich derzeit noch in der redaktionellen Endabstimmung. Sie erhalten diese daher in der Entwurfsform. Sobald die Dokumente finalisiert sind, werden wir Ihnen diese zur Verfügung stellen. Beide Dokumente werden dann auch auf der Internetseite des Institutes des Bewertungsausschusses sowie im Deutschen Ärzteblatt veröffentlicht. .."

Rechtsprechung:
Urteile zu GKV-Abrechnungen und Behandlungen

1. **Grundsätze bei GKV-Abrechnung**
2. **Behandlungen – Einzelfälle**
3. **Praxisführung**

1. Grundsätze bei GKV-Abrechnung

▶ **Ärztliche Aufklärungsformulare unterliegen nur eingeschränkt der AGB-Kontrolle**
Ein Augenärzte-Verband empfiehlt seinen Mitgliedern die Verwendung eines Patienteninformationsblatts, in dem Patienten zunächst darüber aufgeklärt werden, dass ab einem Alter von 40 Jahren die Gefahr der Entwicklung eines Glaukoms (sog. Grüner Star) besteht. Deshalb werde eine – von der GKV nicht bezahlte – Früherkennungsuntersuchung angeraten.
Ein Verbraucherschutzverband war der Auffassung, bei der Erklärung, diese Patienteninformation gelesen und darüber aufgeklärt worden zu sein, dass die Früherkennungsuntersuchung ärztlich geboten sei, handele es sich um eine nach § 309 Nr. 12 Hs. 1 Buchst. b BGB unzulässige Tatsachenbestätigung. Er hat vor dem LG erfolgreich beantragt, den Augenärzte-Verband zur Unterlassung zu verurteilen. Im Berufungsverfahren wurde die Klage abgewiesen. Die Revision des Klägers hatte keinen Erfolg.
Eine Unwirksamkeit der angegriffenen Klausel gemäß § 307 Abs. 1 und 2, § 308 oder § 309 BGB wurde nicht bestätigt. Der BGH wies darauf hin, dass für die ärztliche Aufklärung eigenständige Regeln gelten, die auch das Beweisregime erfassen. Einen wesentlichen Anhaltspunkt für den Inhalt der Patienten-Aufklärung stelle ein dem Patienten zur Verfügung gestelltes oder von diesem unterzeichnetes Aufklärungs- oder Einwilligungsformular dar. Dem Umstand, dass es sich um formularmäßige Mitteilungen, Merkblätter oder ähnliche allgemein gefasste Erklärungen handele, hat der BGH dabei keine Bedeutung beigemessen. Vielmehr wies er auf die Vorteile vorformulierter Informationen für den Patienten hin, denen selbst dann Beweiswert beizumessen sei, wenn sie nicht unterschrieben sind. An diese Grundsätze habe der Gesetzgeber bei der Schaffung des Gesetzes zur Verbesserung der Rechte von Patientinnen und Patienten angeknüpft.
Aktenzeichen: Bundesgerichtshof, Urteil vom 02.09.2021 – III ZR 63/20
Quelle: Deutscher Anwaltsverein Medizinrecht Newsletter

▶ **Anspruch auf Behandlungskosten/Honorar, wenn GKV nicht besteht**
Eine Mutter hatte ihre minderjährige Tochter zur Behandlung in eine Klinik eingeliefert. Irrtümlich ging sie davon aus, dass die Tochter über ihren Ehemann bei der AOK mitversichert sei. Erst nach der Behandlung stellte sich dieser Irrtum heraus. Da die Klinik und sowie die Mutter von einer Mitversicherung der Tochter ausgingen, fehlt dem Behandlungsvertrag, der zwischen dem Krankenhaus und der Mutter abgeschlossen wurde, die Geschäftsgrundlage. Die notwendige Anpassung des Vertrages führt dazu, dass die Klinik die Vergütung nach den §§ 10 ff. BPflV von Mutter einfordern kann. Der BGH weist darauf hin, dass es grundsätzlich nicht die Aufgabe der Klinik ist, sich um den Versicherungsschutz von Patienten zu kümmern. Dieses Risiko trug allein die Mutter.
Aktenzeichen: BGH, 28.04.2005, AZ: III ZR 351/04
Entscheidungsjahr: 2005

▶ **Abrechnung von Einmalartikeln als Sachkosten gegenüber der KV**
Einmalartikel können auch dann als Sachkosten gegenüber der KV abgerechnet werden, wenn sie als Ersatz für Artikel zur Anwendung kommen, die von der Abrechnung ausgeschlossen sind. Dies gilt dann nicht, wenn die Verwendung ausdrücklich durch die EBM – Ziffer abgegolten ist oder nach dem EBM die gesonderte Abrechnung ausgeschlossen ist. Nach Auffassung des Gerichts konnte daher ein Chirurg Einmal-Abdeckungen bei ambulanten Operationen als Sachkosten gegenüber der KV abrechnen.
Aktenzeichen: LSG Nordrhein-Westfalen, 16.01.2008, AZ: L 11 KA 44/06
Entscheidungsjahr: 2008

▶ **Angabe von Diagnosen**
Zwingendes Abrechnungserfordernis ist die Angabe von Diagnosen auf den Behandlungs- und Abrechnungsausweisen. Nach § 295 Abs. 1 Satz 1 Nr. 2 SGB V sind die an der vertragsärztlichen Versorgung teilnehmenden Ärzte und Einrichtungen verpflichtet, in den Abrechnungsunterlagen für die vertragsärztlichen Leistungen die von ihnen erbrachten Leistungen einschließlich des Tages der Behandlung, bei ärztlicher Behandlung mit Diagnosen aufzuzeichnen und zu übermitteln. Eine Ausnahme für Ärzte für Labormedizin ist nicht ersichtlich. Auch für Ärzte für Labormedizin macht die Angabe der Diagnose

Sinn. Die Diagnose ist Bestandteil einer ordnungsgemäßen Leistungsbeschreibung des Arztes und daher in den Abrechnungsnachweisen des Vertragsarztes anzugeben. Die Kenntnis der Diagnose ist für die Kassenärztlichen Vereinigungen und Krankenkassen für die Erfüllung ihrer gesetzlichen Aufgaben erforderlich. Eine hinreichende Prüfung der Rechtmäßigkeit der Abrechnung des Vertragsarztes setzt die vollständige, die Diagnose einschließende Leistungsbeschreibung des Vertragsarztes voraus. Weiterhin ermöglicht die Angabe der Diagnose der Krankenkasse die Prüfung ihrer Leistungspflicht. Schließlich ist die Angabe der Diagnose für die Durchführung von Wirtschaftlichkeitsprüfungen erforderlich. Die Angabe allein der Gebührenpositionen oder der Leistungsbeschreibungen der Gebührenordnungen reicht dazu nicht aus. Mit solchen Angaben wird nur aufgezeigt, dass eine Behandlung der bezeichneten Art überhaupt erfolgt ist, nicht zugleich aber, ob die ergriffenen Maßnahmen auch den gesetzlichen Vorgaben für eine vorschriftsmäßige ärztliche Versorgung genügt haben (vgl. BSG, Urt. v. 04.05.1994 – 6 RKa 37/92).
Aktenzeichen: SG Marburg, 20.03.2013, AZ: S 12 KA 83/12
Entscheidungsjahr: 2013

▶ **Implausible Akupunktur-Abrechnungen eines Facharztes für Neurologie und Psychiatrie**
Wie das Sozialgericht zu Recht entschieden hat, sind die Tages- und Quartalsprofile im Rahmen der zeitbezogenen Plausibilitätsprüfung der Honorarabrechnungen nicht falsch berechnet worden, indem diesen Prüfzeiten entsprechend den Zeitangaben im EBM 2000plus zugrunde gelegt wurden. § 106a Abs. 2 S. 4 SGB V bestimmt, dass im EBM enthaltene Angaben zum Zeitaufwand bei den Prüfungen zu Grunde zu legen sind. Die im Anhang 3 zum EBM-Ä 2000plus festgelegten Prüfzeiten sind bundeseinheitliche Messgrößen, die für Vertragsärzte und Kassenärztliche Vereinigungen verbindlich sind.
In einem gerichtlichen Verfahren sind die Angaben zum Zeitaufwand nur eingeschränkt überprüfbar. Der weite Gestaltungsspielraum des Bewertungsausschusses bei der Aufstellung des EBM-Ä als Rechtsnorm in Form von Normsetzungsverträgen ist zu beachten. Angesichts der nur eingeschränkten richterlichen Kontrolle der Prüfzeiten sah sich der Senat nicht gehalten, dem Antrag des Klägers zum Beweis der Tatsache, dass die im Anhang 3 zum EBM-Ä festgelegte Prüfzeit von 10 Minuten für die Leistungserbringung der Akupunkturbehandlung nach der EBM-Nr. 30791 insgesamt zu hoch bemessen ist, ein Sachverständigengutachten einzuholen, nachzukommen, da diese Tatsache nicht erheblich ist. Selbst unterstellt, die Annahme des Klägers sei richtig, ließe eine längere Prüfzeit für die Nr. 30791 EBM-Ä keine Rückschlüsse auf eine Überschreitung des Gestaltungsspielraums des Bewertungsausschusses zu.
Aktenzeichen: Hessisches Landessozialgericht, Urteil vom 13. September 2017 – L 4 KA 64/14

▶ **Persönliche Leistungserbringung des Vertragsarztes**
Gemäß § 32 Abs.1 S.1 Ärzte-ZV hat ein Vertragsarzt seine ärztliche Tätigkeit grundsätzlich persönlich auszuüben; vgl. auch § 15 Abs.1 S.1 BMV-Ä.
Aber auch ärztliche Leistungen von genehmigten Assistenten gelten als persönliche Leistungen des Vertragsarztes, wenn sie dem Praxisinhaber als Eigenleistung zugerechnet werden können.
Bei der Tätigkeit von Weiterbildungsassistenten ist diese Zurechnung nicht ohne weiteres möglich, da die Ausbildung des Assistenten noch nicht abgeschlossen ist. Erforderlich ist daher eine Überwachung und Anleitung der Tätigkeit durch den Vertragsarzt.
Aktenzeichen: BSG, 17.03.2010, AZ: B 6 KA 13/09
Entscheidungsjahr: 2010

Die Aufzählung der Vertretungsgründe in § 32 Ärzte-ZV ist nicht abschließend, jedoch vor dem Hintergrund des im Vertragsarztrecht geltenden elementaren Grundsatzes der persönlichen Leistungserbringung können weitere Gründe nur in Ausnahmefällen eine Durchbrechung des Grundsatzes rechtfertigen. Es kann daher lediglich eine restriktive Erweiterung der Vertretungsgründe in Betracht kommen. (Rn.40). Ein solcher rechtfertigender Vertretungsgrund ist anzunehmen, wenn es sich um eine rein ehrenamtliche Tätigkeit (zB ehrenamtliche Tätigkeit eines Arztes in Entwicklungsländern bei Ärzte ohne Grenzen) handelt, bei der finanzielle Interessen nicht im Vordergrund stehen. (Rn.40)
Aktenzeichen: SG München, Urt. V. 02.06.2022 – S 38 KA 125/19

▶ **Unzulässige Verweigerung der vertragsärztlichen Behandlung und Privatliquidation**
Gem. § 13 Abs. 7 Satz 3 BMV-Ä darf der Vertragsarzt, sofern kein Fall des § 13 Abs. 7 Sätze 1, 2 BMV-Ä vorliegt, die Behandlung eines Versicherten nur in begründeten Fällen ablehnen. Grundsätzlich kann eine kapazitätsmäßige Überlastung des Arztes einen derartigen begründeten Ablehnungsgrund darstellen. Eine solche Überlastung ist jedoch nicht gegeben, wenn der Arzt die Patienten am selben

Tag umfangreich privatärztlich behandelt. Die Weigerung eines Vertragsarztes, eine Versicherte wegen kapazitätsmäßiger Überlastung als Kassenpatientin zu behandeln, und die stattdessen am selben Tag erfolgende Behandlung der Versicherten aufgrund Privatliquidation stellen einen Verstoß gegen vertragsärztliche Pflichten dar (Verstoß gegen das Sachleistungsprinzip sowie gegen die Vorschrift des § 128 Abs. 5a SGB V)
Aktenzeichen: SG München, 23.04.2021, AZ.: S 28 KA 116/18
Entscheidungsjahr: 2021

2. Behandlungen – Einzelfälle

▶ **Leitlinien**
Bei einer ärztlichen Behandlung kann dann ein Behandlungsfehler angenommen werden, wenn der zum Zeitpunkt der Behandlung bestehende medizinische Standard nicht eingehalten wurde. Der medizinische Standard wird geprägt durch den Stand der naturwissenschaftlichen Erkenntnisse und der ärztlichen Erfahrung zur Erreichung des Behandlungsziels.
Der BGH hat nochmals klargestellt: Handlungsanweisungen in Leitlinien ärztlicher Fachgremien / Verbände können nicht unbesehen mit dem medizinischen Standard gleichgesetzt werden. Leitlinien ersetzen kein Sachverständigengutachten; sie können allenfalls Hinweise geben.
Aktenzeichen: BGH, 15.04.2014, AZ: VI ZR 382/12
Entscheidungsjahr: 2014
Hauptbereich: Medizinischer Standard / Leitlinien / Richtlinien
Unterbereich: Leitlinien

▶ **Kostenerstattung für Dialysefahrten abgelehnt**
Ein Anspruch auf vollständige Fahrkostenerstattung zu Dialysefahrten besteht grundsätzlich nur zur nächstgelegenen Dialysepraxis, auch wenn dem Versicherten vorher über einen längeren Zeitraum die Fahrkosten zu einer weiter entfernt liegenden Praxis erstattet wurden. Denn Fahrtkosten werden nur in notwendiger und wirtschaftlicher Höhe übernommen.
Die gesetzliche Krankenkasse ist verpflichtet, eine bisher rechtswidrige Praxis zeitnah zu beenden. Medizinische Gründe, von diesem Grundsatz abzuweichen, sind in einem einstweiligen Rechtsschutzverfahren vom Antragsteller
glaubhaft zu machen.
Aktenzeichen: Schleswig-Holsteinisches Landessozialgericht, Beschluss vom 19.07.2017 – L 5 KR 99/17 B ER
(Quelle: https://goo.gl/xBPD9j)

▶ **Risikoaufklärung kann bei Routine-Impfungen schriftlich erfolgen**
Eine rein schriftliche Patientenaufklärung bei einer Impfung, die den Empfehlungen der Ständigen Impfkommission (STIKO) folgt, ist ausnahmsweise ausreichend. Dies bestätigte das Oberlandesgericht (OLG) Zweibrücken und folgt damit der Rechtsprechung des Bundesgerichtshofs, die in bestimmten Fällen Ausnahmen zulässt zu der gemäß § 630e BGB bestehenden ärztlichen Pflicht, Patienten mündlich über mögliche Risiken aufzuklären. Allerdings müsse dem Patienten auch bei einer schriftlichen Aufklärung zumindest die Gelegenheit zu einem Gespräch gegeben werden. Im vorliegenden Fall hatte ein Hausarzt bei einer Impfung gegen Influenza dem Patienten zur Aufklärung ein Merkblatt ausgehändigt. In Folge der Behandlung trug der Patient eine schwere Behinderung davon und wurde berufsunfähig.
Aktenzeichen: OLG Zweibrücken, 31.02.2013, AZ: 5 U 43/11
Entscheidungsjahr: 2013

▶ **Kostenerstattung für Ganzkörper-Hyperthermiebehandlung bei CUP-Syndrom**
Eine Versicherte mit CUP-Syndrom, einer Krebserkrankung bei unbekanntem Primärtumor, bei dem es innerhalb kürzester Zeit trotz Chemotherapie und experimenteller Antikörpertherapie zu einer fortschreitenden Metastasierung in Leber, Lunge, Milz, Bauchspeicheldrüse, Magen, Magenwand und Lymphknoten gekommen war, hat einen Primärleistungsanspruch gegen die gesetzliche Krankenversicherung auf Kostenerstattung für eine Ganzkörper-Hyperthermiebehandlung nach der Rechtsprechung des BVerfG zur Leistungspflicht der gesetzlichen Krankenversicherung für neue Behandlungsmethoden in Fällen einer lebensbedrohlichen oder regelmäßig tödlichen Erkrankung (vgl BVerfG vom 6.12.2005 – 1 BvR 347/98
Aktenzeichen: LSG Niedersachsen-Bremen, 18.12.2014, AZ: L 1 KR 21/13
Entscheidungsjahr: 2014

▶ **Keine Ermächtigung eines Vertragsarztes zur Behandlung der chronischen Migräne mit Botulinum-Toxin.**
Einem Vertragsarzt kann die Ermächtigung für die Behandlung der chronischen Migräne mit Botulinum-Toxin durch den Zulassungsausschuss der Kassenärztlichen Vereinigung nicht erteilt werden, da der Gemeinsame Bundesausschuss den Wirkstoff Botox zur Behandlung von Migräne nicht zugelassen hat und die Voraussetzungen für eine zulassungsüberschreitende Anwendung von Arzneimitteln im Sinne der gesetzlichen Krankenversicherung nach § 35c SGB 5 nicht vorliegen. (zitiert nach juris)
Aktenzeichen: SG Karlsruhe, 21.10.2014, AZ: S 4 KA 1446/13
Entscheidungsjahr: 2014
▶ **Anthroposophische Therapie**
Behandlung GKV-Patient – keine Kostenübernahme durch GKV für rhythmische Massage der anthroposophischen Alternativmedizin
Die Rhythmische Massage der Anthroposophischen Medizin stellt ein „neues" Heilmittel i. S. des § 138 SGB V dar, auf das erst dann ein Behandlungsanspruch des Versicherten besteht, wenn es von dem Gemeinsamen Bundesausschuss in Form einer Richtlinie nach § 92 Abs 1 S 2 Nr 6 SGB V positiv bewertet worden ist. Dafür genügt eine reine Binnenanerkennung des Heilmittels innerhalb der Besonderen Therapierichtung nicht.
Aktenzeichen: LSG Hessen, 24.11.2011, AZ: L 8 KR 93/10
Entscheidungsjahr: 2011

▶ **Elektroakupunktur nach Voll**
Keine Kostenerstattung für Elektroakupunktur nach Voll durch GKV
Behandlung und Diagnostik nach der EAV sind keine Leistungen der GKV. § 135Abs.1 SGB V schließt die Leistungspflicht einer GKV für neue Untersuchungs- und Behandlungsmethoden solange aus, bis diese vom GBA als zweckmäßig anerkannt ist. Die EAV ist aber vielmehr vom GBA in den Katalog der Leistungen aufgeführt, die nicht von den Vertragsärzten verordnet werden dürfen.
Aktenzeichen: BSG, 09.11.2006, AZ: B 10 KR 3/06
Entscheidungsjahr: 2006

▶ **Thermotherapie**
Laserinduzierte Interstitielle Thermotherapie (LITT)
In einer weiteren Entscheidung vom Nov. 2006 ging es um die Erstattung von Kosten für eine Laserinduzierte Interstitielle Thermotherapie (LITT), einem Verfahren zur Zerstörung von Tumoren bzw. Metastasen. Da der Sachverhalt nicht ausreichend aufgeklärt war, wurde das Verfahren an die untere Instanz (Landessozialgericht) zurück verwiesen.
Wichtig ist aber der Hinweis des Bundessozialgerichtes: der Nachweis der hinreichenden Erfolgsaussicht einer Außenseitermethode ist in der Regel dann nicht mehr möglich, wenn der Gemeinsame Bundesausschuss zu dem Ergebnis gelangt ist, dass nach dem Stand der wissenschaftlichen Erkenntnisse ein diagnostischer oder therapeutischer Nutzen nicht gesichert ist, und der Ausschuss eine negative Beurteilung abgegeben hat.
Aktenzeichen: Bundessozialgericht, Urteil vom 07.11.2006, AZ: B 1 KR 24/06 R)
Entscheidungsjahr: 2006

3. Praxisführung
▶ **Arzt muss sich an Aufklärungsgespräch nicht erinnern**
Für den Beweis, dass ein ärztliches Aufklärungsgespräch durchgeführt wurde, ist es nicht erforderlich, dass sich der Arzt an das Gespräch konkret erinnert. Der Nachweis einer ständigen Übung genügt vielmehr, wenn die Angaben des Arztes in sich schlüssig sind und durch die Dokumentation im Wesentlichen bestätigt werden.
Aktenzeichen: Oberlandesgericht Dresden, Urteil vom 29.06.2021 – 4 U
Quelle: Quelle: arge-medizinrecht-newsletter-2021

▶ **Heranziehung zum ärztlichen Bereitschaftsdienst**
Der Sozialrechtsweg kann für ein Verfahren eröffnet sein, in dem ein niedergelassener, aber nicht zur vertragsärztlichen Versorgung zugelassener Arzt zum Ärztlichen Bereitschaftsdienst herangezogen werden soll. Das hat das Bundessozialgericht (BSG) entschieden. Streitig ist vorliegend, ob die Klage gegen einen Bescheid der Kassenärztlichen Vereinigung (KV) vor dem Verwaltungsgericht oder dem Sozialgericht zu erheben ist.
Die beklagte KV wandte sich an den Kläger und informierte ihn über die Einbeziehung der nicht zur vertragsärztlichen Versorgung zugelassenen, in seiner Praxis tätigen Ärzte (Privatärzte) in ihren Ärztlichen

Bereitschaftsdienst. Sie bat den Kläger um die Übersendung von Unterlagen und wies auf dessen Mitwirkungspflicht hin. Sie informierte zudem unter anderem über das Prozedere der Dienstplangestaltung, die Vergabe einer Betriebsstättennummer für die Teilnahme am Bereitschaftsdienst, die Abrechnung der geleisteten Dienste und erbrachten Leistungen, die nach ihrer Bereitschaftsdienstordnung vorgesehenen Befreiungsgründe und die Verpflichtung des Klägers zur Teilnahme an diesem Dienst und der Kostenbeteiligung. Mit seiner Klage vor dem Sozialgericht hat der Kläger geltend gemacht, der Rechtsweg zu den Sozialgerichten sei nicht gegeben. Rechtsgrundlage für die Heranziehung zur Beitragszahlung solle das zuständige Heilberufsgesetz sein. Für diese Rechtsmaterie des ärztlichen Berufsrechts seien die Verwaltungsgerichte zuständig.
Dieser Auffassung des Klägers ist das BSG nicht gefolgt. Vielmehr werde der vorliegende Rechtsstreit von der in § 51 Abs. 1 Nr. 2 SGG geregelten abdrängenden Sonderzuweisung an die Gerichte der Sozialgerichtsbarkeit erfasst. Danach entscheiden diese über öffentlich-rechtliche Streitigkeiten in Angelegenheiten der gesetzlichen Krankenversicherung, auch soweit durch diese Angelegenheiten Dritte betroffen werden. Die Pflicht von Nichtvertragsärzten zur Mitwirkung im Ärztlichen Bereitschaftsdienst ergebe sich vorliegend aus einem Zusammenwirken von ärztlichem Berufsrecht und Vertragsarztrecht. Der hessische Gesetzgeber habe mit § 23 Nr. 2 Heilberufsgesetz eine eigenständige, über das allgemeine ärztliche Berufsrecht hinausgehende Regelung getroffen. Darin wurde die Berechtigung der KV normiert, auch Nichtvertragsärzte im Rahmen einer Zwangsabgabe zur Finanzierung des Dienstes heranzuziehen. Der vertragsärztliche Bereitschaftsdienst der Beklagten sei wesentlich durch Normen des Rechts der GKV bestimmt.
Aktenzeichen: BSG, Beschluss vom 5. Mai 2021, Az.: B 6 SF 1/20
Quelle: Dtsch Arztebl 2021; 118(37): A-1657 / B-1374
Autorin: R RAin Barbara Berner

▶ **Partnerschaftsgesellschaften von Anwälten mit Ärzten und Apothekern erlaubt**
Die Regelung in der Bundesrechtsanwaltsordnung (BRAO), dass Anwälte mit Ärzten und Apothekern keine gemeinsamen Gesellschaften gründen dürfen, verstößt gegen die Berufsfreiheit und ist damit verfassungswidrig. So entschied das Bundesverfassungsgericht (BVerfG) höchstrichterlich und gibt damit den Weg frei für anwaltliche Allianzen jenseits der derzeit Zulässigen, d.h. mit Steuerberatern und Wirtschaftsprüfern. Zwar dürfe die BRAO die Sozietätsfreiheit einschränken, um anwaltliche Grundpflichten wie die Verschwiegenheit zu gewährleisten. Ein Verbot sei jedoch im Falle von Zusammenschlüssen mit Ärzten und Apothekern nicht notwendig, da auch diese Berufsgruppen zur Verschwiegenheit verpflichtet seien.
Aktenzeichen: BVerfG, 12.01.2016, AZ: 1 BvL 6/13
Entscheidungsjahr: 2016

▶ **Praxisverkauf: Abgebender Arzt muss mindestens drei Jahre beim Käufer angestellt bleiben**
Das Bundessozialgericht (BSG) hat entschieden, dass Ärzte, die ihre Praxis durch Zulassungsverzicht zugunsten einer Anstellung abgeben möchten, künftig grundsätzlich drei Jahre lang beim Praxiskäufer angestellt sein müssen, bevor sie sich um eine Neuzulassung bemühen. Durch diese Rechtspraxis solle verhindert werden, dass das sog. Nachbesetzungsverfahren ausgehebelt werde, bei welchem der Zulassungsausschuss im Rahmen einer öffentlichen Ausschreibung den am besten geeigneten Bewerber als Nachfolger auswählt. Ein reiner Zulassungsverkauf, durch den unliebsame Mitbewerber ausgeschlossen werden sollen, ist somit erheblich erschwert worden. Allerdings sein unter bestimmten Voraussetzungen eine kürze als eine dreijährige Angestelltentätigkeit möglich: wenn der Arzt nach seiner Praxisübergabe erkrankt oder aus „zwingenden Gründen" seine Berufs- oder Lebensplanung ändern" muss. Außerdem stehe es altersbedingt einem abgebenden Arzt frei, die Stelle um ein Viertel pro Jahr zu reduzieren.
Aktenzeichen: BSG, 04.05.2016, AZ: B 6 KA 21/25 R
Entscheidungsjahr: 2016

▶ **Kein Recht auf Löschung aus einem ärztlichen Bewertungsportal**
Ein Arzt, dessen persönliche und berufsständische Daten auf einem medizinischen Internetportal geführt werden, auf dem registrierte Nutzer zudem die Möglichkeit haben, den Arzt zu bewerten, hat weder ein Recht auf Löschung seines Eintrags noch auf Unterlassung der Veröffentlichung seiner Berufs- und Kontaktdaten. Das Recht auf informationelle Selbstbestimmung des Arztes wiege nicht schwerer als das Recht des Portalbetreibers auf Kommunikationsfreiheit, entschied der Bundesgerichtshof (BGH) höchstrichterlich. Allerdings dürfe der Arzt den potentiellen Gefahren eines Bewertungsportals nicht schutzlos ausgeliefert sein. Dafür sei es z.B. notwendig, dass Ärzte sich mittels eines benutzerfreundlichen Mechanismus direkt an den Portalbetreiber wenden können, um unzulässige Bewertungen entfernen zu lassen.

Aktenzeichen: BGH, 23.09.2014, AZ: VI ZR 358/13
Entscheidungsjahr: 2014

▶ **Entzug der Approbation wegen veruntreuter Forschungsmittel**
Seine Approbation zurückgeben muss ein Klinikarzt, der sich heimlich von der Pharmaindustrie einen Betriebsausflug finanzieren lässt und zudem zweckgebundene Forschungsgelder für seine Geburtstagsfeier verwendet. Ein derartiges Fehlverhalten zerrütte das Vertrauen der Öffentlichkeit, weshalb der Arzt unwürdig sei, seinen Beruf weiter auszuüben, bestätigte das Bundesverfassungsgericht (BVerfG).
Aktenzeichen: BVerfG, 18.08.2011, AZ: 3 B 6.11
Entscheidungsjahr: 2011

▶ **Keine Erstattungspflicht bei in Deutschland verbotenen Behandlungen**
Der Bundesgerichtshof (BGH) hat entschieden, dass auch im Fall eines europaweiten privaten Krankenversicherungsschutzes Kosten für Heilbehandlungen nur dann erstattet werden müssen, wenn diese in Deutschland auch erlaubt sind. Im vorliegenden Fall hatte eine Versicherte im Ausland eine In-Vitro-Fertilisation mit gespendeten Eizellen an sich vornehmen lassen – eine Behandlung, die in Deutschland gegen das Embryonenschutzgesetz (ESchG) verstößt. Ihre Krankenversicherung lehnte deswegen die Erstattung der Behandlungskosten in Höhe von 11.000 Euro ab. Der BGH bestätigte die Auffassung, dass der Umfang des Versicherungsschutzes durch das deutsche Recht – einschließlich des EschG - bestimmt würden. Aus Gründen der öffentlichen Ordnung, Sicherheit oder Gesundheit sei eine Einschränkung der Dienstleistungsfreiheit gerechtfertigt.
Aktenzeichen: BGH, 14.06.2017, AZ: IV ZR 141/16
Entscheidungsjahr: 2017

▶ **Medizinische Zwangsbehandlung bedarf eng gefasster gesetzlicher Grundlagen**
Das Bundesverfassungsgericht (BVerfG) hat höchstrichterlich entschieden, dass die medizinische Zwangsbehandlung nicht einsichtsfähiger Patienten nur als ultima ratio und unter engen verfassungsrechtlichen Grenzen zulässig ist. Es gelten die selben Maßstäbe wie im Maßregelvollzug psychisch kranker Straftäter. So müsse zuvor versucht werden, die vertrauensvolle Zustimmung des Patienten zu erreichen. Der Nutzen der Behandlung müsse zudem klar erkennbar, die Behandlung als solche erfolgversprechend und verhältnismäßig sein sowie von einem Arzt angeordnet und überwacht werden. Landesgesetze, die diesen hohen Anforderungen nicht gerecht werden, verstoßen gegen Verfassungsrecht und sind nichtig. Außer beim Maßregelvollzug psychisch Kranker kommen Zwangsbehandlungen in Betracht bei uneinsichtigen Patienten mit schwer ansteckenden Krankheiten oder bei Menschen, die aufgrund psychischer Faktoren die Notwendigkeit einer Behandlung nicht erkennen können.
Aktenzeichen: BVerfG, 19.07.2017, AZ: 2 BvR 2003/14
Entscheidungsjahr: 2017

Literatur

Hinweis: Leider waren bei Redaktionsschluss noch nicht alle Neuerscheinungen zum EBM 2023 auf dem Markt oder in der Werbung. Anfang des Jahre 2023 sollten Sie daher nochmals über google suchen!

Einheitlicher Bewertungsmaßstab (EBM) – Band 1 und Band 2
Kassenärztliche Bundesvereinigung
(unkommentiert, ohne Stichwortverzeichnis),
2022, Deutscher Arzte-Verlag, Köln

Hermanns, P.M.
EBM 2022 Gesamtausgabe EBM – Praxiskommentar für alle Fachgruppen
Springer Verlag, Heidelberg 2022 – 12. Auflage erscheint zum Jahresanfang

EBM 2022 – Kommentar Kinderheilkunde – Mit Hinweisen zur UV-GOÄ für die Pädiater und Abrechnungshinweise
Hermanns, PM. (Hrsg.) – unter Mitarbeit W. Landendörfer – R. Bartezky – S. Mizich -- Kommentare – Abrechnungshinweise
4. Auflage 2022 Springer Verlag, Heidelberg, 2021 – Auflage erscheint zum Jahresanfang

Köhler, A. – Hess, R.
Kölner Kommentar zum EBM
Kommentierung des Einheitlichen Bewertungsmaßstabes – 15. Ergänzungslieferung – Loseblattwerk mit begleitender CD-ROM 2019
Deutscher Arzte-Verlag, Köln

Der Kommentar zu EBM und GOÄ
Begründet von Wezel, H. – Liebold, R.
8. Auflage (Loseblattwerk – 64. Lieferung), Stand 01.10.21
Asgard-Verlag Dr. Werner Hippe GmbH, Sankt Augustin

Internet

EBM im Internet
KBV – Informationen zum neuen Einheitlichen Bewertungsmaßstab und mehr
http://www.kbv.de/html/ebm.php

Arztgruppen EBM als Pdf Datei
http://www.kbv.de/html/arztgruppen_ebm.php

Laborkompendium der KBV – dazu informiert die KBV: ... „Das Laborkompendium enthält diesbezüglich eine Fülle von Informationen. Dazu gehören Hinweise zu Legendierung im Kapitel 32 des EBM ebenso wie Erläuterungen und Interpretationshilfen zu einzelnen Gebührenordnungspositionen (GOP) sowie zu medizinisch sinnvoller und wirtschaftlicher Stufendiagnostik im Laborbereich. Das Kompendium gilt für die Beauftragung und Abrechnung aller Laborleistungen und hat Richtliniencharakter.
http://www.kbv.de/media/sp/Laborkompendium_final_web.pdf

Kassenärztliche Vereinigungen in den Bundesländern
Neben der Kassenärztlichen Bundesvereinigung bieten auch alle regionalen KVen Informationen zum EBM an. Ferner finden Sie über diese Seiten alle Richtlinien (z.B. Früherkennung, Gesundheitsuntersuchung, Mutterschaftsvorsorge), die Grundlage einzelner Leistungspositionen im EBM sind.

Kassenärztliche Bundesvereinigung	www.kbv.de
KV Baden-Württemberg	www.kvbawue.de
KV Bayern	www.kvb.de
KV Berlin	www.kvberlin.de
KV Brandenburg	www.kvbb.de
KV Bremen	www.kvhb.de
KV Hamburg	www.kvhh.de
KV Hessen	www.kvhessen.de
KV Mecklenburg-Vorpommern	www.kvmv.de

© Springer-Verlag GmbH Deutschland, ein Teil von Springer Nature 2023
P. M. Hermanns (Hrsg.), *EBM 2023 Kommentar*, Abrechnung erfolgreich
und optimal, https://doi.org/10.1007/978-3-662-66400-1

KV Niedersachsen	www.kvn.de
KV Nordrhein	www.kvno.de
KV Rheinland-Pfalz	www.kv-rlp.de
KV Saarland	www.kv-saar.de
KV Sachsen	www.kvs-sachsen.de
KV Sachsen-Anhalt	www.kvsa.de
KV Schleswig-Holstein	www.kvsh.de
KV Thüringen	www.kv-thueringen.de
KV Westfalen-Lippe	www.kvwl.de

G-BA – Gemeinsamer Bundesausschuss: oberstes Beschlussgremium der gemeinsamen Selbstverwaltung der Ärzte, Zahnärzte, Psychotherapeuten, Krankenhäuser und Krankenkassen in Deutschland. Richtlinien des Gemeinsamen Bundesausschusses. Auf diesen Seiten sind die Richtlinien veröffentlicht, die der Gemeinsame Bundesausschuss laut gesetzlichem Auftrag „über die Gewähr für eine ausreichende, zweckmäßige und wirtschaftliche Versorgung der Versicherten" beschließt (§ 92 SGB V). https://www.g-ba.de/

Ärztekammern
- Bundesärztekammer
  http://www.bundesaerztekammer.de/
- Übersicht über alle Ärztekammern – Internet
  http://medical-text.de/wichtige-links/aerztekammern.php

Leitlinien – National
- Arbeitsgemeinschaft der Wissenschaftlichen Medizinischen Fachgesellschaften e.V.
  http://www.awmf.org/leitlinien/aktuelle-leitlinien.html
- Leitlinien-In-Fo - Leitlinien-Informations- und Fortbildungsprogramm des Ärztlichen Zentrum für Qualität in der Medizin
  http://www.aezq.de/
- Nationale VersorgungsLeitlinien (Kooperation AWMF / BÄK / KBV)
  http://www.leitlinien.de/nvl/

Leitlinien – International
- Clinical Practice Guidelines (CPG) der Canadian Medical Association (CMA)
  https://www.cma.ca/index.cfm/ci_id/54316/la_id/1.htm
- AHRQ (Agency for Healthcare Research and Quality) – USA
  https://www.ahrq.gov/
- Guidelines International Network - G-I-N Internationaler Zusammenschluss von Leitlinien-Agenturen
  http://www.g-i-n.net/
- National Guideline Clearinghouse (USA) sammelt und publiziert Leitlinien unterschiedlicher Organisationen
  https://www.guideline.gov/

Patienten-Informationen
- „Patienten-Information" des „Ärztlichen Zentrum für Qualität in der Medizin (äzq)"
  http://www.patienten-information.de/
- Leitlinien-In-Fo - Leitlinien-Informations- und Fortbildungsprogramm des Ärztlichen Zentrum für Qualität in der Medizin (äzq)
  http://www.aezq.de/

Recht und Soziales
- Bundesministerium der Justiz und Verbraucherschutz
  http://www.bmjv.de/DE/Startseite/Startseite_node.html
- Bundesministerium für Gesundheit
  https://www.bundesgesundheitsministerium.de/

Stichwortverzeichnis

© Springer-Verlag GmbH Deutschland, ein Teil von Springer Nature 2023
P. M. Hermanns (Hrsg.), *EBM 2023 Kommentar*, Abrechnung erfolgreich
und optimal, https://doi.org/10.1007/978-3-662-66400-1

Avidität von Toxoplasma-IgG-Antikörperm 32640
Axilla
– MRT-Untersuchung 34450

B
B-Lymphozyten (Immunphänotypisierung) 32520
Badekur
– Verordnung und Leitung 01622
Bakterielle Toxine
– Untersuchung. 32749
Bakterien
– Empfindlichkeitstestung 32770
– Gewebekultur. . 32720, 32725, 32726, 32740
– Identifizierung 32760
– Keimzahlbestimmung. 32151
– lichtmikroskopische Untersuchung . . . 32045
– Metabolitprofil 32294
– Nativuntersuchungen. 32700
Bakterien, Differenzierung gezüchteter B.
mittels Antiseren 32750
Bakterienantigene
– Antikörper 32586
– Direktnachweis (Agglutination, Immun-
präzipitation) 32700
– Nachweis durch Präzipitation. 32707
– Nachweis mittels Ligandenassay 32707
– qualitative Untersuchung des Nativ-
materials 32707
– qualitativer Nachweis von Antikörpern . 32585
– quantitative Bestimmung. . . . 32641, 32585
Bakterientoxine
– Nachweis durch Präzipitation. 32707
– Nachweis mittels Ligandenassay 32707
Bakteriologische/Mykologische Untersuchung
– kulturelle 32151
Bakteriologische Untersuchung
– in vivo 32748
Bakteriologische Untersuchungen 32700–32770
Balneophototherapie 10350
Barbiturate 32141
– Immunoassay. 32331
Basaliom
– chemochirurgische Behandlung 02300, 10340
– Strahlenbehandlung 17370
BASDAI Erhebung. 13701
Basisassessment, hausärztlich-geriatrisch 03360
Basisdiagnostik, allergologische
– Internisten 13250, 13258
Basisdiagnostik, klinisch-neurolo-
gische 22230, 27311
Basiskomplex
– Internisten 13250
Batroxobin-(Reptilase-)-Zeit 32205

Bauchhöhle
– endoskopische Untersuchung 31312
– Punktion 02340, 02343
Beatmung, Zuschlag 01221
Becken
– CT-Untersuchung. 34342
– MRT-Untersuchung. 34442
– Röntgenaufnahme(n) 34234
– Röntgenteilaufnahme 34237
Beckenbodenplastik 31301
Beckenendlage
– Geburtsleitung 08411
Beckenkamm, Punktion 02341
Beckenübersicht 34234
Bedside-Test (ABO-Identitätstest) 02110
Befundbericht. 01601
Befundübermittlung. 01430, 01820
Begleitung
– eines Kranken zur stationären
Behandlung. 01416
– psychisch Kranker 01416
– somatisch Kranker 01416
Begutachtung
– humangenetisch 01622
Behandlung, spezielle schmerztherapeutische
30710, 30712, 30720–30724, 30730, 30731,
30740, 30750, 30751, 30760
Behandlungskomplexe, postoperative
– Facharzt 31601–31731
– Hausarzt 31600
Beinvenen, Thrombus-Expression 02300, 10340
Belastungs-EKG
– Hausärzte. 03321
– Internisten . . . . 13250 f.
– Kinderärzte 04321
– physikalisch rehabilitative Medizin . . . 27321
Belastungsgrenze, Bescheinigung 01610
Bellocq-Tamponade 09310
Benzodiazepine. 32142, 32332
– Immunoassay. 32332
Beobachtung und Betreuung . . . 01510–01531,
01857, 01910, 01911, 05350, 05372
– nach OP oder Diagnostik 05350
– Zusatzpauschale n. diagn. Angiografie . 01530
– Zusatzpauschale n. Koronarangiografie. 01521
Beratung(en)
– Empfängnisregelung . . . . 01821 f.
– Früherkennung des kolorektalen
Karzinoms 01740
– Früherkennungsuntersuchungen 01735
– im Rahmen der Mutterschaftsvorsorge . 01815
– künstliche Befruchtung . . . . 08520 f.

Printed in the United States
by Baker & Taylor Publisher Services